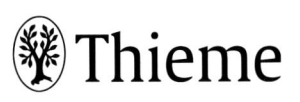

Orthopädie und Orthopädische Chirurgie

Herausgegeben von
Carl Joachim Wirth und Ludwig Zichner

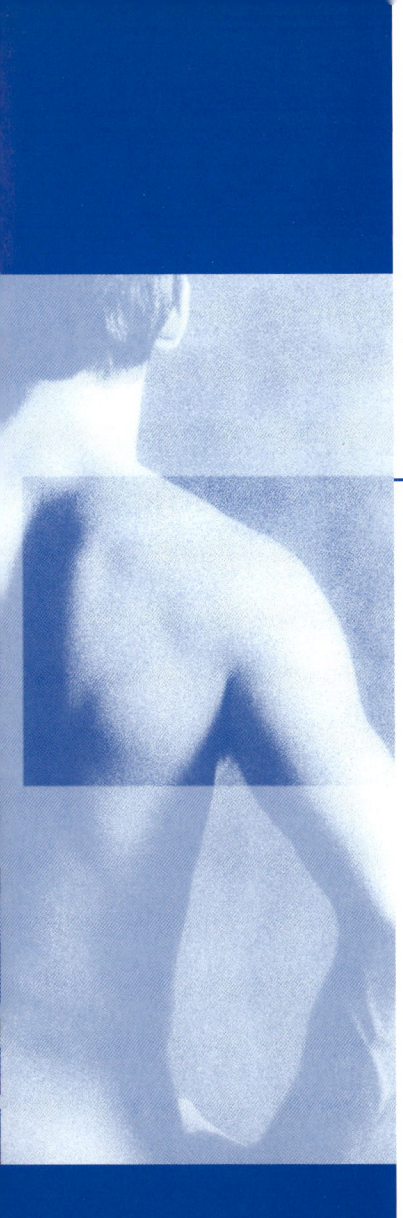

Schulter

Herausgegeben von
Frank Gohlke und Achim Hedtmann

Mit Beiträgen von

Th. Barthel
D. Böhm
H. Fett
H. G. Georgousis
F. Gohlke
F. Gossé
A. Hedtmann
G. Heers
E. Janßen
W. Kenn
R. Kölbel

Ch. Melzer
U. Möbius
Th. Müller
O. Rühmann
J. A. van der Sluijs
A. Werner
E. Wiedemann
C. J. Wirth
J. Witthaut
N. Wülker
P. Wuisman

743 Abbildungen
 97 Tabellen

Georg Thieme Verlag
Stuttgart New York

Die Deutsche Bibliothek – CIP-Einheitsaufnahme

Schulter: das Standardwerk für Klinik und Praxis
hrsg. von Frank Gohlke und Achim Hedtmann
Stuttgart; New York: Thieme, 2002
    (Orthopädie und orthopädische Chirurgie)
    NE: Wirth, Carl Joachim

Wichtiger Hinweis: Wie jede Wissenschaft ist die Medizin ständigen Entwicklungen unterworfen. Forschung und klinische Erfahrung erweitern unsere Erkenntnisse, insbesondere was Behandlung und medikamentöse Therapie anbelangt. Soweit in diesem Werk eine Dosierung oder eine Applikation erwähnt wird, darf der Leser zwar darauf vertrauen, dass Autoren, Herausgeber und Verlag große Sorgfalt darauf verwandt haben, dass diese Angabe **dem Wissensstand bei Fertigstellung des Werkes** entspricht.

Für Angaben über Dosierungsanweisungen und Applikationsformen kann vom Verlag jedoch keine Gewähr übernommen werden. **Jeder Benutzer ist angehalten,** durch sorgfältige Prüfung der Beipackzettel der verwendeten Präparate und gegebenenfalls nach Konsultation eines Spezialisten festzustellen, ob die dort gegebene Empfehlung für Dosierungen oder die Beachtung von Kontraindikationen gegenüber der Angabe in diesem Buch abweicht. Eine solche Prüfung ist besonders wichtig bei selten verwendeten Präparaten oder solchen, die neu auf den Markt gebracht worden sind. **Jede Dosierung oder Applikation erfolgt auf eigene Gefahr des Benutzers.** Autoren und Verlag appellieren an jeden Benutzer, ihm etwa auffallende Ungenauigkeiten dem Verlag mitzuteilen.

© 2002 Georg Thieme Verlag
Rüdigerstraße 14
D-70469 Stuttgart
Telefon: +49/07 11/89 31-0
Unsere Homepage: http://www.thieme.de

Printed in Germany

Zeichnungen: Karin Baum, Mannheim, Werner Grosser, Ilshofen
    und Peter Haller, Stuttgart
Umschlaggestaltung: Thieme Verlagsgruppe
Umschlaggrafik: Martina Berge, Erbach-Ernsbach
Satz: Druckhaus Götz GmbH, D-71636 Ludwigsburg,
    System 3B2
Druck: Staudigl Druck GmbH, D-86609 Donauwörth

ISBN 3-13-125661-3   1   2   3   4   5   6

Geschützte Warennamen (Warenzeichen) werden **nicht** besonders kenntlich gemacht. Aus dem Fehlen eines solchen Hinweises kann also nicht geschlossen werden, dass es sich um einen freien Warennamen handele.

Das Werk, einschließlich aller seiner Teile, ist urheberrechtlich geschützt. Jede Verwertung außerhalb der engen Grenzen des Urheberrechtsgesetzes ist ohne Zustimmung des Verlages unzulässig und strafbar. Das gilt insbesondere für Vervielfältigungen, Übersetzungen, Mikroverfilmungen und die Einspeicherung und Verarbeitung in elektronischen Systemen.

Vorwort der Reihenherausgeber

Mit den acht Bänden Orthopädie und Orthopädische Chirurgie wird eine umfassende Übersicht über den gegenwärtigen Wissensstand der Orthopädie einschließlich ihrer Grenzgebiete angeboten. Der rasche Wissenszuwachs in vielen Bereichen der Orthopädie und die heutigen Möglichkeiten des Informationstransfers über wissenschaftliche Datenbanken scheinen den Wert der Handbücher einzuschränken. Andererseits können elektronische Datenträger keine kompetent ausgewählte, kritisch wertende und am Arbeitsplatz stets verfügbare Nachschlagequelle über das gesamte Gebiet der Orthopädie zur Verfügung stellen.

Dies waren die Gründe für Verlag und Herausgeber, eine Präsentationsform zu wählen, die das klassische Handbuch weiterführt. Entscheidend für Auswahl und Gewichtung des zu berücksichtigenden Stoffes war dessen aktuelle klinische Relevanz.

Die Dokumentation des Wissens auf dem Gebiet der Orthopädie ist bis etwa 1985 im deutschen Schrifttum in Handbüchern und ähnlichen Sammel- und Übersichtswerken in hervorragender Weise niedergelegt. Hauptanliegen der Beiträge des vorliegenden Werkes sollte es deshalb sein, besonderes Gewicht auf die Darstellung der neueren Entwicklung – etwa seit 1980 – zu legen. Älteres Wissensgut wurde dementsprechend weitgehend als bekannt vorausgesetzt, wenngleich gelegentlich seine Erwähnung notwendig war – sei es, dass sich dies im Interesse einer schlüssigen und geschlossenen Abhandlung als zweckmäßig erwies oder sei es, dass durch einen Mangel an neuen, weiterführenden Fakten zum Thema der Rückgriff auf Altwissen zur Abrundung des Gesamttextes erforderlich wurde.

Die zwei allgemeinen Bände der Reihe tragen zum Verständnis der System- und Stoffwechselerkrankungen sowie der Tumoren und der tumorähnlichen Erkrankungen bei. Die weiteren sechs Bände sind monothematisch geprägt und haben Anatomie und Biomechanik, Diagnostik und Therapie, Fehlbildungen und Deformitäten, entzündliche, rheumatische und degenerative Erkrankungen, neurogene und stoffwechselbedingte Störungen, Verletzungen und Verletzungsfolgen des gesamten Haltungs- und Bewegungsapparates zum Inhalt. Eigene Kapitel befassen sich mit Begutachtungsfragen. Ein übersichtliches Inhaltsverzeichnis, eine einheitliche Gliederung der regionenbezogenen Bände sowie ein ausführliches, im Internet abrufbares Sachverzeichnis dienen der klaren und raschen Orientierung.

Soweit in der vorliegenden Bandreihe Orthopädie und Orthopädischen Chirurgie zu Operationen Stellung zu nehmen ist, geschieht dies lediglich in prinzipieller Weise mit wenigen Schemazeichnungen, ohne auf Operationsverfahren, -konzepte und -alternativen im Detail einzugehen.

Die Mitwirkung einer großen Zahl von Autoren bringt zwangsläufig eine gewisse Variationsbreite in der Form der Textgestaltung mit sich. Dies erhöht aber auch die Farbigkeit des Dargestellten und schafft eine reizvolle Meinungspalette. Die Vorteile dieser Stoffbewältigung dürften deren Nachteile aufwiegen, zumal es heute auf Schwierigkeiten stoßen würde, genügend Autoren zu finden, die in der Lage und willens wären, sehr große heterogene und möglicherweise auch komplizierte Themenkomplexe mit gleichbleibend hoher Kompetenz im Alleingang zu bearbeiten.

Den Herausgebern der Einzelbände gebührt unser besonderer Dank, denn ohne ihre Kooperation wäre das Gesamtwerk nicht realisierbar gewesen.

Für die Bereitschaft, ein derart weit gespanntes Vorhaben in Angriff zu nehmen, sind wir Herrn Albrecht Hauff und den Mitarbeitern des Georg Thieme Verlages, besonders Frau Silvia Buhl, für die stets gute Zusammenarbeit und die sachkundige Betreuung des Projektes zu großem Dank verpflichtet.

Wir hoffen, mit diesem Werk den konservativ und operativ tätigen Kollegen ein aktuelles und verlässliches Hilfsmittel für ihre tägliche Arbeit an die Hand geben zu können.

Hannover und Frankfurt, im Frühjahr 2002

Carl Joachim Wirth
Ludwig Zichner

Vorwort der Bandherausgeber

Un beau livre,
c'est celui qui sémes a foison
les points d'interrogation

Ein gutes Buch,
ist eines, das in Fülle
Fragezeichen sät

(Jean Cocteau)

Das vorangestellte Zitat beschreibt vordergründig die Qualität eines Buches, das den Leser im Dialog zu fesseln vermag, da es nicht nur Fragen beantwortet, sondern ihn auch dazu bewegt weiterzudenken, indem es ständig neue Fragen aufwirft.

Gleichzeitig kennzeichnet das Zitat aber auch den Zwiespalt, in dem sich die Herausgeber befinden, wenn sie ein solches Handbuch abschließen: Einerseits dem Anspruch einer umfassenden, möglichst vollständigen Abhandlung eines Themas gerecht zu werden, andererseits aber auch der ständigen Erneuerung des medizinischen Fachwissens im Zeitalter des Internets gerecht zu werden.

Dies trifft umso mehr zu, als sich der vorliegende Band mit einem Gelenk befaßt, das wegen der Besonderheiten seiner Anatomie und Biomechanik sowie der Vielfalt pathologischer Veränderungen oft als das komplizierteste des menschlichen Körpers bezeichnet wird. Trotz der Fülle an neuen Erkenntnissen, die mit der Einführung neuer bildgebender Verfahren und endoskopischer Techniken Eingang gefunden haben, bleiben auch zum gegenwärtigen Zeitpunkt noch viele Fragen unbeantwortet und eine Reihe von Therapieverfahren in ihrem Stellenwert nicht gesichert.

Aufgabe eines solchen Handbuches muss es daher sein, nicht nur den aktuellen Wissensstand wiederzugeben, sondern auch jenseits aller aktuellen Trends und Strömungen dem Leser einen umfassenden Überblick anzubieten, der ihm ermöglicht, anhand gesicherter Daten eine Auswahl unter den vielen möglichen Therapieverfahren zu treffen, ein Vorgehen, das derzeit gerne als „evidenzbasiert" umschrieben wird.

Sich mit dem Schultergelenk zu befassen, heißt daher auch, sich ständig mit wandelnden Konzepten in Pathogenese und Therapie, mit einer Fülle von neuen Fragen auseinanderzusetzen. Ein Vergleich mit der letzten Ausgabe des Handbuches aus den 80-er Jahren zeigt deutlich, wie groß der Nachholbedarf ist, den wir auf diesem Gebiet im deutschsprachigen Raum haben. Interessanterweise hat sich gerade in den letzten Jahren gezeigt, dass es nicht nur der angloamerikanische Raum mit seinem bekanntesten Protagonisten Ch. Neer ist, an dem wir uns orientieren müssen, sondern auch die Kreativität unserer unmittelbaren europäischen Nachbarn, die mit originellen Fragestellungen das Feld für spätere, erfolgreiche Lösungen bestellt haben.

Dies verleiht der vorangestellten Metapher von Jean Cocteau einen unmittelbaren Bezug zu dem Wunsch der Verfasser, dass auf dem von ihnen langjährig „beackerten" klinischen und wissenschaftlichen Betätigungsfeld mit der Herausgabe dieses Werkes in ähnlicher Weise der Boden bereitet wird.

Wir danken daher allen Beteiligten, die ihren Beitrag zum Gelingen dieses Bandes geleistet haben, sei es auch durch den an dieser Stelle meist hervorgehobenen Verzicht der beteiligten Familien und Lebenspartner.

Würzburg und Hamburg,
im April 2002

Frank Gohlke
Achim Hedtmann

Anschriften

Reihenherausgeber

Wirth, C. J., Prof. Dr. med.
  Orthopädische Klinik II
  der Medizinischen Hochschule
  im Annastift e.V.
  Heimchenstr. 1–7
  30625 Hannover

Zichner, L., Prof. Dr. med.
  Ortopädische Univ.-Klinik
  und Poliklinik Friedrichsheim
  Marienburgstr. 2
  60528 Frankfurt

Bandherausgeber

Gohlke, F., Priv.-Doz. Dr. med.
  Orthopädische Univ.-Klinik
  König-Ludwig-Haus
  Brettreichstr. 11
  97074 Würzburg

Hedtmann, A., Priv.-Doz. Dr. med.
  Klinik Fleetinsel Hamburg
  Abt. Orthopädie II
  Admiralitätstr. 3
  20459 Hamburg

Mitarbeiter

Barthel, Th., Dr. med.
  Orthopädische Univ.-Klinik
  König-Ludwig-Haus
  Brettreichstr. 11
  97074 Würzburg

Böhm, D., Dr. med.
  Orthopädische Univ.-Klinik
  König-Ludwig-Haus
  Brettreichstr. 11
  97074 Würzburg

Fett, H., Dr. med.
  OGP Straubing
  Hebbelstr. 14a
  94315 Straubing

Georgousis, H. G., Dr. med.
  St. Josef-Hospital
  Dep. für Schulter-, Ellenbogen-
  chirurgie und Sportmedizin
  Heidbergweg 22–24
  45257 Essen

Gohlke, F., Priv.-Doz. Dr. med.
  Orthopädische Univ.-Klinik
  König-Ludwig-Haus
  Brettreichstr. 11
  97074 Würzburg

Gossé, F., Priv.-Doz. Dr. med.
  Orthopädische Klinik II
  der Medizinischen Hochschule
  im Annastift e.V.
  Heimchenstr. 1–7
  30625 Hannover

Hedtmann, A., Priv.-Doz. Dr. med.
  Klinik Fleetinsel Hamburg
  Abt. Orthopädie II
  Admiralitätstr. 3
  20459 Hamburg

Heers, G., Dr. med.
  Orthopädische Univ.-Klinik
  Regensburg – BRK Rheumazentrum
  Kaiser-Karl V.-Allee 3
  93077 Bad Abbach

Janßen, Elke, Dr. med.
  Briller Höhe 8
  42115 Wuppertal

Kenn, W., Dr. med.
  Institut für Röntgendiagnostik
  Universität Würzburg
  Joseph-Schneider-Str. 8
  97080 Würzburg

Kölbel, R., Prof. Dr. med.
  Alte Landstr. 258
  22391 Hamburg

Melzer, Ch., Prof. Dr. med.
 Fachkrankenhaus für Orthopädie
 Waldkrankenhaus
 Gustav-Adolf-Str. 15a
 04849 Bad Düben

Möbius, U., Dr. med.
 St. Josef-Hospital
 Dep. für Schulter- und
 Ellenbogenchirurgie
 Heidbergweg 22–23
 45257 Essen

Müller, Th., Dr. med.
 Klinik Vincentium
 Franziskanergasse 12
 86152 Augsburg

Rühmann, O., Dr. med.
 Orthopädische Klinik II
 der Medizinischen Hochschule
 im Annastift e.V.
 Heimchenstr. 1–7
 30625 Hannover

van der Sluijs, J. A., Dr. med.
 Klinik und Poliklinik
 für Orthopädie
 Vrije Universiteit
 1007 MB Amsterdam

Werner, A., Dr. med.
 Orthopädische Univ.-Klinik
 Heinrich-Heine-Universität
 Moorenstr. 5
 40225 Düsseldorf

Wiedemann, E., Priv.-Doz. Dr. med.
 Klinikum der Universität München
 Innenstadt – Chirurgische Klinik
 Nussbaumstr. 20
 80336 München

Wirth, C. J., Prof. Dr. med.
 Orthopädische Klinik II
 der Medizinischen Hochschule
 im Annastift e.V.
 Heimchenstr. 1–7
 30625 Hannover

Witthaut, J., Dr. med.
 St. Josef-Hospital
 Dep. für Handchirurgie
 Heidbergweg 22–24
 45257 Essen

Wülker, N., Prof. Dr. med.
 Univ.-Klinikum Tübingen
 Orthopädische Klinik und Poliklinik
 Hoppe-Seyler-Str. 3
 72076 Tübingen

Wuisman, P., Prof. Dr. med.
 Academisch Ziekenhuis
 Vrije Universiteit
 afdeling orthopaedie
 Postbus 7057
 1007 MB Amsterdam

Inhaltsverzeichnis

I Allgemeiner Teil

1 Anatomie und Entwicklungsgeschichte 3
F. Gohlke und E. Janßen

1.1	**Vergleichende Anatomie und Entwicklungsgeschichte** 4		1.2.2	Fornix humeri	8
			1.2.3	Glenohumeralgelenk	10
1.1.1	Ontogenese	5	1.2.4	Gefäßversorgung der Schulter	25
1.1.2	Entwicklung des Skeletts	6	1.2.5	Nervenversorgung	29
1.2	**Morphologie und Topographie der Schulter** .	7	1.3	**Funktionelle Anatomie und Kinematik**	35
1.2.1	Schultergürtel (Akromioklavikular- und Sternoklavikulargelenk)	7	1.3.1	Kinematik	35
			1.3.2	Funktionen der Muskulatur	38

2 Biomechanik der Schulter 49
N. Wülker

2.1	**Beweglichkeit und Ruhigstellung**	50	2.2	**Kräfte**	54
2.1.1	Bewegungsebenen	50	2.2.1	Muskelkräfte	54
2.1.2	Sternoklavikulargelenk und Akromioklavikulargelenk	52	2.2.2	Gelenkkräfte	57
2.1.3	Ruheposition der Skapula	52	2.3	**Stabilität**	59
2.1.4	Skapulohumeraler Rhythmus	52	2.3.1	Statische Stabilisatoren	60
2.1.5	Bewegungsablauf im Glenohumeralgelenk ..	52	2.3.2	Dynamische Stabilisatoren	66

3 Terminologie 71
A. Hedtmann

3.1	**Erkrankungen der subakromialen Strukturen (Subakromialsyndrome)**	72	3.4	**Erkrankungen und Verletzungen des Akromioklavikulargelenks**	73
3.2	**Instabilitäten des Glenohumeralgelenks**	73	3.5	**Bewegungsrichtungen an der Schulter**	74
3.3	**Arthrosen des Glenohumeralgelenks**	73			

4 Klinische und bildgebende Diagnostik 75

4.1	**Klinische Diagnostik**	76	4.1.4	Kraftmessung	83
	A. Hedtmann und G. Heers		4.1.5	Impingementzeichen	84
4.1.1	Aktive Bewegungsmessung	78	4.1.6	Gelenkspiel	85
4.1.2	Passive Bewegungsmessung	79	4.1.7	Instabilitätszeichen	87
4.1.3	Selektive Muskeltests	79	4.1.8	Zeichen der Gelenkirritation	91

4.1.9	Palpationszeichen	92	4.4	**Sonographische Diagnostik**	118
4.1.10	Untersuchung auf neurovaskuläre Irritations- und Kompressionsphänomene (sog. Thoracic-Outlet-Syndrome)	93		A. Hedtmann und H. Fett	
			4.4.1	Apparative Voraussetzungen	118
			4.4.2	Schallkopfpositionen bei subakromialer Pathologie	119
4.1.11	Vieldeutigkeit einzelner Untersuchungsbefunde und Tests	95	4.4.3	Untersuchungstechnik	122
4.1.12	Vom klinischen Befund zur klinischen Diagnose	95	4.4.4	Sonographisches Bild der normalen Schulter	122
			4.4.5	Pathologische Ultraschallbefunde an Bursa subacromialis und Rotatorenmanschette	124
4.1.13	Klinischer Untersuchungsgang	97	4.4.6	Veränderungen der Bursa subacromialis	124
4.2	**Scores**	98	4.4.7	Veränderungen der Rotatorenmanschette	126
	D. Böhm		4.4.8	Veränderungen der langen Bizepssehne	130
4.2.1	Scoring-Systeme	98	4.4.9	Sonographie bei Verletzungen des Akromioklavikulargelenks	132
4.2.2	Schmerzfreies Bewegungsausmaß	101			
4.2.3	Kraft	102			
4.2.4	Zusammenfassung	103	4.4.10	Fehler	133
			4.4.11	Leistungsfähigkeit der Schultersonographie	134
4.3	**Radiologische Diagnostik**	105	**4.5**	**Kernspintomographische Diagnostik**	136
	Ch. Melzer			W. Kenn	
4.3.1	A.-p. Aufnahme des GH-Gelenks in 30° Außenrotation	105	4.5.1	Grundlagen und Voraussetzungen	136
			4.5.2	Kontraindikationen und Artefakte	136
4.3.2	Axiale Aufnahme des GH-Gelenks	106	4.5.3	Untersuchungstechnik	136
4.3.3	Supraspinatus-Outlet- oder Y-Aufnahme	106	4.5.4	Indikationsstellung	137
4.3.4	A.-p. Aufnahme in unterschiedlichen Rotationsstellungen des Arms (sog. Schwedenstatus)	108	4.5.5	Magnetresonanztomographie der verschiedenen Krankheitsbilder	137
4.3.5	Sulkusaufnahme (Humeruskopf tangential)	109	**4.6**	**Differenzialdiagnose der Schultererkrankungen**	148
4.3.6	Transthorakale (seitliche) Aufnahme des GH-Gelenks	109		A. Hedtmann und H. Fett	
			4.6.1	Orthopädische Differenzialdiagnosen	148
4.3.7	Akromionaufnahme	110	4.6.2	Neuroorthopädische Differenzialdiagnosen	150
4.3.8	West-Point-Aufnahme	110	4.6.3	Neurologische Differenzialdiagnosen	151
4.3.9	Gehaltene Aufnahmen des GH-Gelenks	110	4.6.4	Orthopädisch-rheumatologische Differenzialdiagnosen	152
4.3.10	AC-Gelenk	111			
4.3.11	SC-Gelenk (Doppel-Aufnahme nach Zimmer)	111	4.6.5	Tumoren	152
4.3.12	Klavikulaaufnahme	112	4.6.6	Übertragener Schmerz und internistische Erkrankungen	152
4.3.13	Arthrographie des GH-Gelenks	112			
4.3.14	Arthrographie bei Frozen Shoulder	115			
4.3.15	Arthro-Computertomographie	117			
4.3.16	Nativ-Computertomographie	117			

5 Arthroskopie des Schultergelenks 153

Th. Barthel

5.1	**Anatomie**	156	5.2.2	Labrumläsionen	158
5.1.1	Glenohumeralgelenk	156	5.2.3	Läsionen der langen Bizepssehne	158
5.1.2	Subakromialer Raum	157	5.2.4	Erkrankungen der Rotatorenmanschette	158
			5.2.5	Schulterinstabilität	160
5.2	**Endoskopische Darstellung bei verschiedenen Gelenkläsionen**	157	5.2.6	Schultersteife	161
			5.2.7	Erkrankungen des Akromioklavikulargelenks	162
5.2.1	Synoviale Erkrankungen	157			

II Spezieller Teil

6 Angeborene Fehlbildungen des Schultergelenks ... 167
F. Gohlke

6.1	**Fehlbildungen der Skapula** ... 168
6.1.1	Sprengel-Deformität ... 168
6.1.2	Persistierende Spaltbildungen am Akromion . 170
6.1.3	Holt-Oram-Syndrom ... 172
6.1.4	Fehlbildungen des Corpus scapulae ... 173
6.1.5	Fehlbildungen des Processus coracoideus und des Akromions ... 173
6.1.6	Glenoiddysplasie ... 173

6.2	**Fehlbildungen der Klavikula** ... 175
6.2.1	Kongenitale Pseudarthrose ... 175
6.2.2	Vollständige Aplasien ... 177
6.2.3	Dysostosis cleidocranialis ... 177
6.2.4	Synostosen und Artikulationen mit der Skapula ... 177
6.2.5	Kongenitale akromioklavikuläre Subluxationen ... 177

6.3	**Fehlbildungen des Humerus** ... 178
6.3.1	Humerus varus ... 178
6.3.2	Fehlbildungen des proximalen Humerus bei Syndromen ... 178

6.4	**Muskuläre Fehlbildungen** ... 178
6.4.1	Isolierte Aplasien und Defekte ... 178
6.4.2	Aplasien und Defekte bei Fehlbildungssyndromen: Poland-Syndrom ... 179
6.4.3	Formvarianten und überzählige Muskeln und Sehnen ... 180
6.4.4	Fibröse Kontrakturen ... 181

7 Plexusläsionen ... 185

7.1	**Geburtstraumatische Plexusläsionen** ... 186
	J. A. van der Sluijs und P. Wuisman

7.2	**Sekundäre Deformitäten bei geburtstraumatischen Plexusläsionen** ... 189
	J. A. van der Sluijs und P. Wuisman

7.3	**Traumatische Plexusläsionen** ... 199
	O. Rühmann, F. Gossé und C. J. Wirth

8 Schulterinfektion des Erwachsenen ... 213
H. Georgousis und J. Witthaut

9 Rheumatische Erkrankungen des Schultergelenks ... 221
F. Gohlke

10 Subakromialsyndrome ... 245

10.1	**Erkrankungen der Rotatorenmanschette** ... 246
	A. Hedtmann und H. Fett

10.2	**Rekonstruktive Eingriffe an der Rotatorenmanschette** ... 286
	R. Kölbel und A. Hedtmann
10.2.1	Historischer Überblick ... 286
10.2.2	Indikationen ... 286
10.2.3	Technik ... 288
10.2.4	Ersatzoperationen ... 296
10.2.5	Nachbehandlung von Rotatorenmanschettenrekonstruktionen ... 299
10.2.6	Sonderfälle ... 303
10.2.7	Komplikationen von Rotatorenmanschettenrekonstruktionen ... 306
10.2.8	Ergebnisse von Rotatorenmanschettenrekonstruktionen ... 307

10.3	**Läsionen im Bereich des Rotatorenintervalls und der langen Bizepssehne** ... 310
	A. Hedtmann, H. Fett und G. Heers
10.3.1	Läsionen im Bereich des Rotatorenintervalls . 311
10.3.2	Läsionen der langen Bizepssehne ... 311

10.4	**Subakromialsyndrom bei Tendinosis calcarea** 317
	A. Hedtmann und H. Fett

11 Frozen Shoulder 339
H. Fett und A. Hedtmann

12 Erkrankungen des Akromioklavikulargelenks 349
A. Hedtmann und H. Fett

13 Erkrankungen des Sternoklavikulargelenks 367
D. Böhm und F. Gohlke

13.1	**Anatomische Besonderheiten und ligamentäre Sicherung des Sternoklavikulargelenks** . 368	13.2.5	Chronisch rekurrierende multifokale Osteomyelitis (CRMO) 374
		13.2.6	Sternokostoklavikuläre Hyperostose (SCCH) . 374
13.2	**Erkrankungen** 369	13.2.7	SAPHO-Syndrom 375
13.2.1	Allgemeine Gesichtspunkte 369	13.2.8	Morbus Friedrich 376
13.2.2	Arthrose 373	13.2.9	Infektionen 376
13.2.3	Kondensierende Osteitis 373	13.2.10	Tumoren und Sekundäraffektionen bei Systemerkrankungen 377
13.2.4	Erkrankungen aus dem rheumatischen Formenkreis 374		

14 Instabilität des Glenohumeralgelenks 379
F. Gohlke und E. Janßen

14.1	**Übergreifende Gesichtspunkte** 380	14.3.3	Atraumatische unwillkürliche hintere Instabilität 428
14.2	**Vordere Instabilität** 401	14.3.4	Willkürliche hintere Instabilität 433
14.2.1	Traumatische vordere Schulterluxation 401		
14.2.2	Posttraumatische und atraumatische vordere Schulterinstabilität 403	14.4	**Multidirektionale Instabilität** 434
		14.5	**Besonderheiten der Schulterinstabilität bei Kindern und Jugendlichen** 437
14.3	**Hintere Instabilität** 424	14.5.1	Posttraumatische Instabilitäten 438
14.3.1	Traumatische hintere Schulterluxation 425	14.5.2	Atraumatische Instabilitäten 438
14.3.2	Posttraumatische hintere Instabilität 426		

15 Sportartspezifische Erkrankungen 449
F. Gohlke

15.1	**Läsionen bei sportlicher Überkopfbelastung** . 451	15.2	**Spontan auftretende Sehnenrupturen und Abrissfrakturen** 464
15.1.1	Biomechanik der Wurfbewegung 452		
15.1.2	Instabilität des Glenohumeralgelenks 453	15.3	**Ermüdungsbrüche und spontane Osteolysen** . 464
15.1.3	Subakromiales Schmerzsyndrom 455		
15.1.4	Läsionen des Labrum glenoidale und der langen Bizepssehne 460	15.4	**Plexusschäden, Nervenläsionen und Kompressionssyndrome** 464

16 Osteochondrale und synoviale Erkrankungen des Glenohumeralgelenks ... 469
Th. Müller und F. Gohlke

16.1	Arthrose des Glenohumeralgelenks .... 470 Th. Müller und F. Gohlke	16.4	Endoprothetik des Schultergelenks .... 493 A. Hedtmann und G. Heers	
		16.4.1	Geschichte der Schulterendoprothetik 493	
16.2	Humeruskopfnekrose .... 480 Th. Müller und F. Gohlke	16.4.2	Indikationen zum Gelenkersatz 495	
		16.4.3	Endoprothesenmodelle 497	
		16.4.4	Operation 505	
16.3	Chondromatose der Schulter .... 489 A. Werner und F. Gohlke	16.4.5	Komplikationen 509	
		16.4.6	Ergebnisse 512	

17 Neurovaskuläre Schultergürtelsyndrome der oberen Thoraxapertur 519

17.1	Neurovaskuläre Irritations- und Kompressionssyndrome .... 520 A. Hedtmann und G. Heers	17.2	N.-suprascapularis-Syndrom .... 527 A. Hedtmann	

18 Verletzungen des Schulterbereichs 531

18.1	Proximale Humerusfrakturen beim Erwachsenen .... 532 Ch. Melzer und A. Werner	18.4	Verletzungen des Akromioklavikulargelenks . 567 A. Hedtmann und H. Fett	
18.2	Proximale Humerusfrakturen beim Kind .... 551 A. Werner und F. Gohlke	18.5	Verletzungen des Sternoklavikulargelenks ... 589 D. Böhm und F. Gohlke	
		18.6	Klavikulafrakturen .... 597 A. Werner	
18.3	Endoprothetische Versorgung bei 3- und 4-Fragment-Frakturen .... 553 H. G. Georgousis, U. Möbius und F. Gohlke	18.7	Skapulafrakturen .... 603 F. Gohlke	

19 Tumoren des Schultergürtels und des Schultergelenks 661
P. Wuisman und Ch. Melzer

19.1	Primäre Knochentumoren und tumorähnliche Läsionen 612	19.2	Skelettmetastasen 635

20 Begutachtung 641
E. Wiedemann

20.1	Gutachterliche Begriffe 642	20.3.2	Spätfolgen der Schulterinstabilität 644	
20.2	Frakturen und posttraumatische Fehlstellungen im Bereich des Schultergürtels ... 643	20.4	Sekundäre Schultersteife 644	
		20.5	Läsionen der Rotatorenmanschette 645	
20.3	Schulterinstabilität 644	20.5.1	Vorkommen von Rotatorenmanschettenläsionen 645	
20.3.1	Verletzungsmechanismen der Schulterluxation 644			

20.5.2 Ätiologie von Rotatorenmanschettenläsionen 645
20.5.3 Reißfestigkeit der Rotatorenmanschette 646
20.5.4 Verletzungsmechanismen der Rotatorenmanschette 646
20.5.5 Potenziell geeignete Verletzungsmechanismen 647
20.5.6 Ungeeignete Verletzungsmechanismen 647
20.5.7 Spontanverlauf der traumatischen Rotatorenmanschettenruptur 647

20.6 **Läsionen der langen Bizepssehne** 648

20.7 **Primärbefund und abgestufte Diagnostik** ... 649

20.8 **4-Säulen-Konzept der Zusammenhangsbeurteilung** 651

20.9 **Minderung der Erwerbsfähigkeit
und Gliedertaxe** 654

Sachverzeichnis 656

I Allgemeiner Teil

1 Anatomie und Entwicklungsgeschichte

F. Gohlke und E. Janßen

1.1 Vergleichende Anatomie und Entwicklungsgeschichte

1.2 Morphologie und Topographie der Schulter

1.3 Funktionelle Anatomie und Kinematik

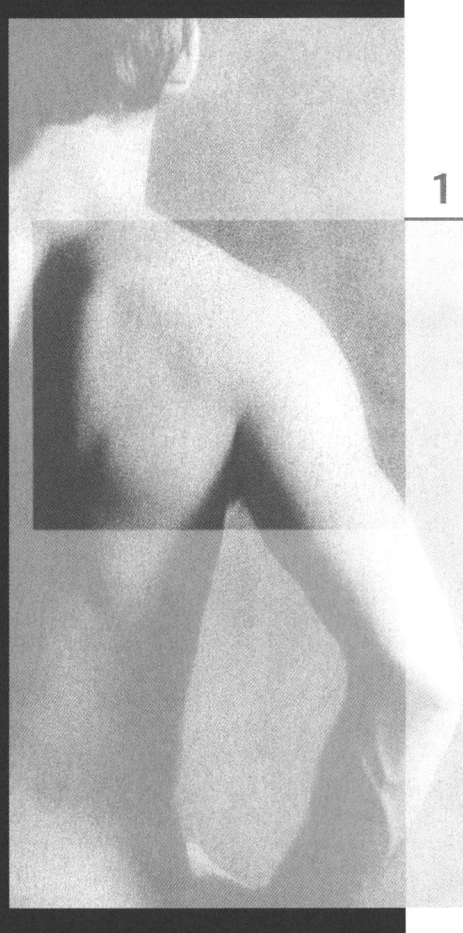

1.1 Vergleichende Anatomie und Entwicklungsgeschichte

Die menschliche Schulter weist im Vergleich zu anderen Spezies Besonderheiten auf, die auf den Erwerb manueller Fertigkeiten und die Entwicklung des zweifüßigen Gangs zurückgeführt werden. Da innerhalb der Primaten deutliche Unterschiede bestehen, können diese anatomischen Besonderheiten nicht allein durch die Anpassung an das Baumleben und die damit verbundene Überkopfaktivität erklärt werden.

Im Vergleich zu den tetrapeden Säugern, bei denen das Schultergelenk vorwiegend auf Flexions- und Extensionsbewegungen ausgerichtet ist, kommt es bei den Primaten parallel mit dem Erwerb der Fähigkeit zum Greifen und Schwinghangeln zu einer erheblichen Erweiterung des Bewegungsumfangs. Der gleichzeitige Stabilitätsverlust im Glenohumeralgelenk wird durch eine verbesserte muskuläre Stabilisierung und die Erweiterung des Fornix humeri ausgeglichen. Insbesondere auf dem Weg zum Homo sapiens lässt sich eine Größenzunahme von Akromion und Lig. coracoacromiale beobachten.

Die Umstellung vom gewichttragenden Vorderbein zum Greifarm vollzieht sich im Rahmen einer komplexen Veränderung, an der außer der gesamten oberen Extremität auch der knöcherne Thorax und die zwischengeschalteten Gelenke des Schultergürtels teilnehmen (Starck 1979). Bei den Vierfüßern besitzt der Thorax eine größere Tiefe in der Sagittalebene, und die Skapula ist nach vertikal und nach vorne ausgerichtet (Abb. 1.1). Da die Fossa glenoidalis nach ventral zeigt, werden die Bewegungen im Schultergelenk vorwiegend in der Sagittalebene ausgeführt.

Mit der Entwicklung des bipeden Gangs kommt es zu einer Abnahme des Sagittaldurchmessers des Thorax und zu einer Schrägverlagerung der Skapula um 45° nach dorsal. Daraus resultiert eine Neuorientierung des proximalen Humerus mit einer Retrotorsion von ca. 20–30°, während die Achse des Ellenbogengelenks weiterhin nach vorne ausgerichtet bleibt (Sonnabend u. Jones 1996). Dies bedingt eine Verlagerung der langen Bizepssehne nach medial, was die Ursache für die erhebliche Variationsbreite in der Ausformung des Sulcus intertubercularis beim Menschen sein kann.

Im Vergleich zur ursprünglichen Anlage des Schultergürtels bei Amphibien, Reptilien und Vögeln hat sich das dort vorhandene Korakoid bis auf einen separaten Ossifikationskern und einen kleinen Fortsatz zurückgebildet. Bereits zu einem stammesgeschichtlich recht frühen Stadium lässt sich bei Beuteltieren wie dem Opossum in der Ontogenese die Aufspaltung des M. supracoracoideus (ursprünglich ein großer, eher ventral gelegener Muskel) in die Mm. supra- und infraspinatus beobachten (Romer u. Parsons 1983). Die Fortsetzung dieser Entwicklung führt im weiteren Verlauf zur Verlagerung des M. supraspinatus unter das Akromion. Des Weiteren lässt sich in der Reihe der Primaten eine progrediente Veränderung in den Proportionen der Skapula und der daran inserierenden Muskulatur beobachten. Die deutliche Zunahme der Masse des M. deltoideus geht mit einer Vergrößerung der Mm. infraspinatus und subscapularis einher, während die relative Masse des M. supraspinatus gleich bleibt. So lässt sich an der Skapula eine stetige Veränderung im Verhältnis der Insertionsflächen dieser Muskeln (der Fossa supraspinata gegenüber den Fossae infraspinata und subscapularis) und damit auch eine Größenzunahme der inferioren Anteile feststellen (Abb. 1.2). Diese Veränderung ist erforderlich, um die steigende Kraftentfaltung des Deltamuskels durch eine Verstärkung der depressorischen Schlinge aus den Mm. subscapularis und infraspinatus auszugleichen. Der M. teres minor stellt, phylogenetisch gesehen, eine Abspaltung des M. deltoideus dar, woraus sich auch seine Innervation aus dem N. axillaris erklärt.

Dennoch ist die Existenz einer Rotatorenmanschette nicht auf höhere Primaten begrenzt. Da diese mit den Anforderungen des Baumlebens korreliert, gibt es z. B. auch ein baumbewohnendes Känguruh, das einen ähnlichen Aufbau der Rotatorenmanschette aufweist (Sonnabend u. Jones 1996).

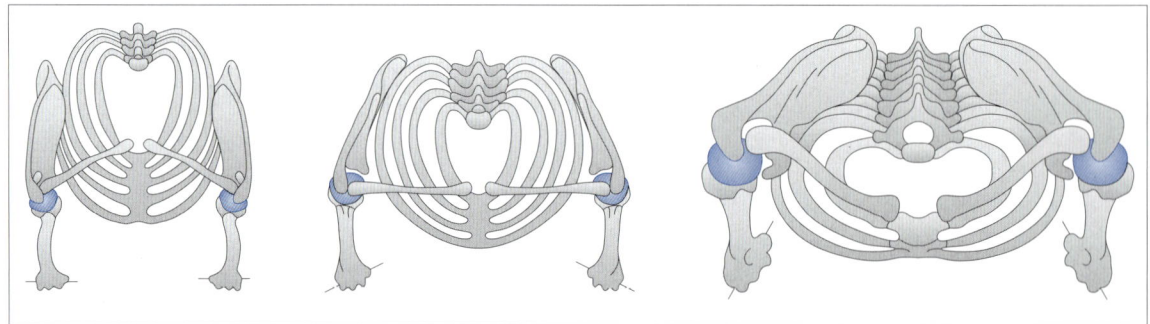

Abb. 1.1 Abnahme des Sagittaldurchmessers des Thorax im Verlauf der Entwicklung vom tetrapeden zum bipeden Gang mit gleichzeitiger Neuorientierung der Lage der Skapula und der Retrotorsion des proximalen Humerus gegenüber der Achse der Kondylen am Ellenbogen (nach O'Brien).

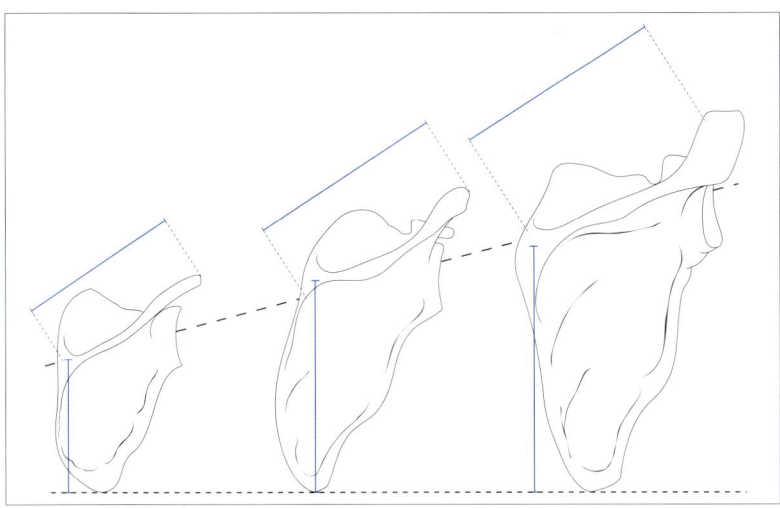

Abb. 1.2 Veränderung des Skapulaindex und Größenzunahme der Fossa infraspinata im Laufe der Evolution (nach O'Brien).

Die Formgebung des menschlichen Schultergelenks, insbesondere die Veränderungen am Schulterdach, sind somit als Folge einer **hochgradigen Spezialisierung** anzusehen. Die Zunahme des Bewegungsumfangs und die Verfeinerung der muskulären Steuerung der oberen Extremität ermöglichte den universellen Einsatz der Hand als wichtigstem Tast- und Greiforgan.

1.1.1 Ontogenese

In der pränatalen Entwicklung (Abb. 1.3) bilden sich die Armknospen in der 3. Woche (ca. 26. Tag) etwa zwei Tage vor den Beinknospen aus. Sie entspringen in Höhe der unteren Halssomiten und teilen sich bald in einen proximalen und in einen distalen Abschnitt, aus dem der Schultergürtel und die freie obere Extremität hervorgehen. Im weiteren Verlauf kommt es zunächst zu einer Orientierung in Adduktion und Flexion und schließlich Außenrotation (bzw. Supination) um 90°, wodurch der Ellenbogen mit seiner Streckseite nach dorsal gerichtet wird.

Die **Skelettmuskulatur** bildet sich in der 7. Embryonalwoche aus Anteilen der Somiten, die in die Armknospen einwandern. Die Muskelblasteme der autochthonen Armmuskeln differenzieren sich erst mit dem Einwachsen der Spinalnerven C5–Th1 von proximal nach distal. Im weiteren Verlauf kommt es zu einer Verlagerung von Extremitätenmuskeln auf den Rumpf (zonale Muskeln, z.B. Mm. pectoralis major, latissimus dorsi) und von kranialen (branchiogenen) Muskeln auf den Schultergürtel. Diese übergreifende Lage einiger Muskeln ist für die Beweglichkeit des Schultergürtels gegenüber dem Rumpf von Vorteil.

Die **Knochen** entstehen mit Ausnahme der Klavikula, die aus Deckknochen gebildet wird, durch enchondrale Ossifikation. Die Klavikula bildet beim Menschen als erster Knochen in der 5.–6. Woche zwei Ossifikationszentren (eins lateral und medial), die frühzeitig miteinander verschmelzen. Aus dieser Entwicklung wird die Topografie späterer Defektbildungen, wie z.B. der kongenitalen Pseudarthrose (s. Kap. Fehlbildungen), hergeleitet.

Die knorpelige Anlage des Skeletts ist in der 7. Woche abgeschlossen. Im Laufe der 8. Embryonalwoche beginnt die Verknöcherung der Humerusdiaphyse, in der 9. Woche der Bereich der Skapulaanlage.

Die ersten **Gelenkstrukturen** treten dann in der 8. Woche in Form von Spaltbildungen zwischen den knorpeligen Skeletteilen auf. Einer detaillierten Beschreibung der Entwicklung des Schultergelenks beim Embryo und Feten durch Gardner und Gray (1953) kann man entnehmen, dass aus einer dreischichtigen mesenchymalen Zwischenzone, durch Auflösung der mittleren Zellreihe von peri-

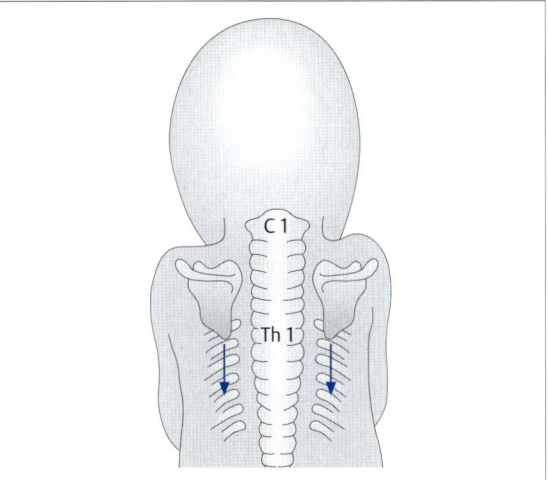

Abb. 1.3 Deszension der Skapula in der Ontogenese. In der 5. Gestationswoche steht die Skapula in Höhe CIV-V, um dann allmählich nach kaudal zu wandern Störungen der Entwicklung zu diesem Zeitpunkt können zu einer Sprengel-Deformität führen.

pher nach zentral fortschreitend, das Kavum des Glenohumeralgelenks entsteht. Aus der inneren, der Gelenkhöhle zugewandten Zelllage entsteht die Synovialis und aus der äußeren die fibröse Kapsel.

Die Autoren beschreiben in der 7.–8. Woche auftretende Besonderheiten im Aufbau der Gelenkkapsel und des anterosuperioren Labrum glenoidale. Eine Verbindung des Gelenkraums zur Bursa subcoracoidea soll in diesem Bereich bereits ebenso nachweisbar sein wie die beim Erwachsenen noch zu beobachtende Ablösung des Labrums vom Glenoidrand (sublabral hole), die dennoch häufig als Folge einer degenerativen oder traumatischen Veränderung fehlinterpretiert wird.

Es wird zudem eine konstant vorhandene „Bursa infraspina" am lateralen Abgang der Spina vom Schulterblatt beschrieben. Dort lokalisierte Ganglien können im späteren Lebensalter gelegentlich zu Kompressionssyndromen des N. suprascapularis führen.

Beim Fetus ist bereits die Verschmelzung der Rotatorenmanschette aus einem kapsulären und einem tendinösen Anteil mit unterschiedlich ausgerichteten Kollagenfasern nachweisbar. Die Verschmelzung reicht zunächst bis an den Glenoidrand und weicht mit steigendem Alter unter Ausbildung von lockerem Bindegewebe immer weiter bis zur Insertionszone zurück (Steiner u. Hermann 1989), was die Neigung zur intralaminären Aufsplitterung von Partialdefekten beim älteren Menschen erklärt.

Zusammenfassend lässt sich somit ab der 8. Woche eine Ausformung des Schultergelenks feststellen, die sich von der des Erwachsenen kaum unterscheidet.

1.1.2 Entwicklung des Skeletts

Der Beginn der Knochenbildung zeigt deutliche individuelle und geschlechtsspezifische Unterschiede. In der 6.–7. Embryonalwoche beginnt sie an der Klavikula. Die perichondrale Knochenbildung an der Humerusdiaphyse fängt gegen Ende der 8. Embryonalwoche an. Am Ende des ersten Lebensjahres erscheint der Knochenkern im proximalen Humeruskopf. Zwischen dem 3. und 4. Lebensjahr verschmilzt dieser mit den apophysären Kernen der Tuberkel und bildet eine gemeinsame Epiphysenfuge zum Humerusschaft. Lateral verläuft sie oberhalb der Begrenzung des Tuberculum majus und medial im Bereich des Collum anatomicum. Dadurch befindet sich die Epiphysenfuge medial innerhalb des Gelenkraums.

Der Knochenkern des Humeruskopfs erscheint zwischen dem 12.–15. Monat, die der Tuberkel zwischen dem 2.–4. Lebensjahr. Sie verschmelzen ca. im 7. Lebensjahr miteinander.

Die Randleisten der Skapula sind ebenso wie die Apophyse des Akromions erst zwischen dem 15.–18. Lebens-

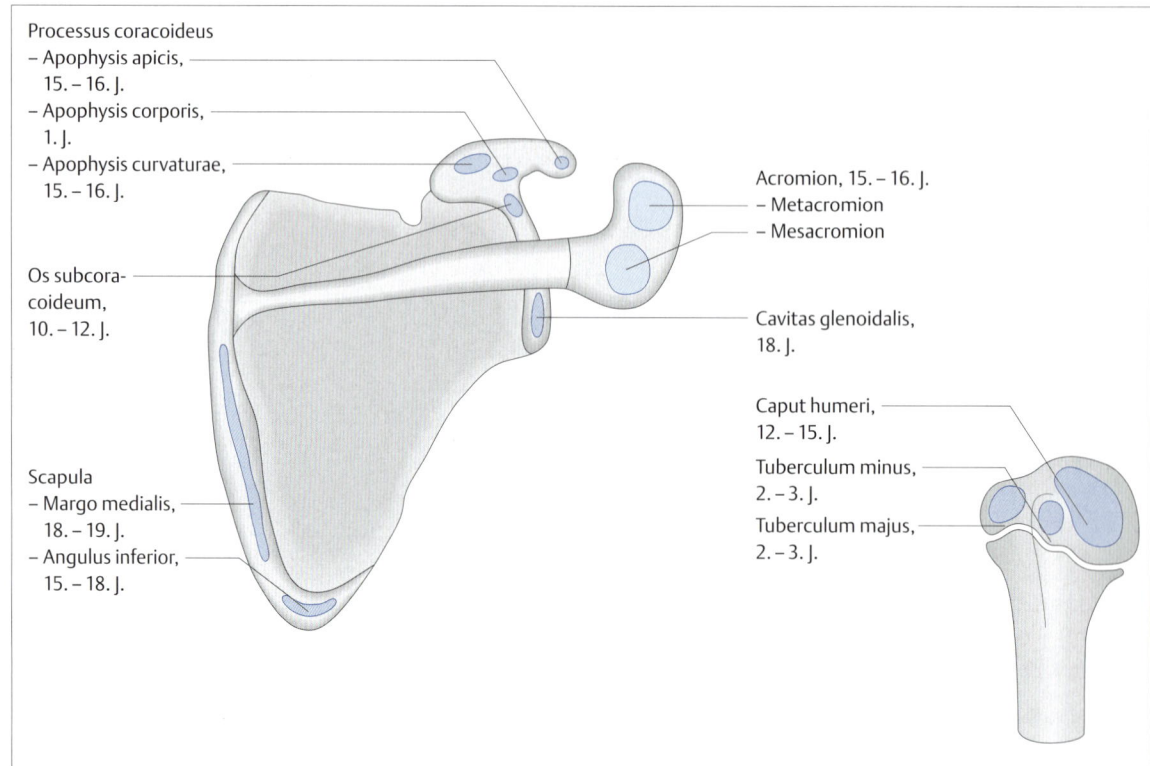

Abb. 1.4 Entwicklung der Knochenkerne von Humerus und Skapula.

jahr zu erkennen. Der Processus coracoideus zeigt drei Verknöcherungszonen, wobei der Körper bereits im ersten Lebensjahr vorhanden ist. Der zweite Kern erscheint in der Basis um das 10. Lebensjahr und ist an der Bildung der kranialen Hälfte der Cavitas glenoidalis beteiligt. Etwa um das 15. Lebensjahr verschmilzt der Kern mit der Skapula. Ein inkonstanter dritter Kern bildet sich erst in der Pubertät, um das 15.–16. Lebensjahr, an der Spitze aus und kann, wenn er persistiert, Anlass zur Verwechslung mit einer Fraktur geben (Abb. 1.**4**).

Das Akromion hat zwei, gelegentlich auch drei, Ossifikationszentren, die erst zwischen dem 21.–24. Lebensjahr miteinander verschmelzen. Nicht selten werden verbleibende Spaltbildungen als Fraktur fehlgedeutet. Die drei Ossifikationskerne hinterlassen bei ca. 4 % eine Spaltbildung in unterschiedlicher Distanz von der Basis. Von medial nach lateral betrachtet, kann diese am Übergang zwischen Metakromion und Mesakromion oder dem lateralen Ende (Präakromion) entstehen. Am häufigsten kommt sie zwischen Mes- und Metakromion vor (Mudge u. Mitarb. 1984). Der röntgenologisch erkennbare separate Anteil wird auch als Os acromiale bezeichnet. Die Inzidenz wurde in der Literatur mit 1–15 % angegeben. Sammarco (2000) beschrieb die Inzidenz in Abhängigkeit vom Geschlecht (bei Männern 8,5 %, bei Frauen 4,9 %) und von ethnischen Faktoren (bei Farbigen 13,2 %, bei Weißen 5,8 %). Das mobile „Os acromiale" kann zu einem subakromialen Impingement führen.

Die proximale Wachstumsfuge des Humerus schließt sich erst spät: bei Mädchen zwischen dem 14.–17. Lebensjahr und bei Jungen zwischen dem 16.–18. Lebensjahr, ist jedoch meist noch bis zum 20.–24. Lebensjahr auf dem Röntgenbild deutlich zu erkennen. Sie trägt daher weitaus mehr (ca. 80 %) als die distale Wachstumsfuge zum Längenwachstum des Humerus bei.

1.2 Morphologie und Topographie der Schulter

Die Funktion des Schultergelenks ist als Leistung einer Gelenkkette anzusehen, an der neben dem Glenohumeralgelenk, den Schultergürtelgelenken (Akromioklavikular- und Sternoklavikulargelenk) und der skapulothorakalen Gleitschicht auch das sog. subakromiale „Nebengelenk" beteiligt ist (Pfuhl 1933).

1.2.1 Schultergürtel (Akromioklavikular- und Sternoklavikulargelenk)

Die knöchernen Anteile des Schultergürtels stehen lediglich über das **Sternoklavikulargelenk** (Articulatio sternoclavicularis, SC-Gelenk) mit dem Rumpfskelett in Verbindung. Dieses besteht aus zwei leicht inkongruenten, individuell unterschiedlich sattelartig geformten Gelenkflächen unterschiedlicher Größe, die mit Faserknorpel bedeckt sind. Die Inkongruenz der Gelenkflächen wird von dem ca. 3–5 mm dicken Discus interarticularis und den umgebenden Ligamenten ausgeglichen. Der die Inkongruenz der Gelenkflächen ausgleichende Discus articularis ist am Rand vollständig mit der vorderen und hinteren Gelenkkapsel verwachsen und teilt zusammen mit dichten Faserzügen des Lig. interarticulare, welche vom synchondralen Übergang der ersten Rippe durch das Gelenk zum hinteren und oberen Anteil der medialen Klavikula ziehen, das SC-Gelenk in zwei separate Gelenkräume (Grant 1965, Gray 1966). Ein inkompletter meniskoider Diskus ist bei 3 % aller Gelenke zu finden (de Palma 1963). Die feste Gelenkkapsel wird durch die Ligamenta sternoclavicularia anterius und posterius verstärkt und sichert zusammen mit dem kostoklavikulären Band (zwischen 1. Rippe und medialer Klavikula) das SC-Gelenk insbesondere gegen eine Luxation der Klavikula nach dorsal. Der anterosuperiore Anteil der Gelenkkapsel mit den verstärkenden vorderen Ligamentanteilen ist kräftiger als die hintere Hälfte und verhindert die Dislokation nach kranial (Beam 1967).

Zwischen beiden Schlüsselbeinen zieht das Lig. interclaviculare, sodass Bewegungsausschläge der Klavikula beim Heben und Senken begrenzt werden. Die Ligg. sternoclavicularia anterius und posterius gehen mit ihren inneren Faserzügen in den Discus articularis über, sodass in der Achse der Klavikula nach medial auftretende Druckkräfte sowie in der Ebene des Sternoklavikulargelenks auftretende Scherkräfte aufgenommen werden.

Bei der operativen Versorgung von Verletzungen (insbesondere bei Luxationen nach dorsal) oder rekonstruktiven Eingriffen ist die Nähe großer Gefäße (V. und A. subclavia, V. jugularis, A. carotis, Truncus brachiocephalicus rechts) und der Trachea im Mediastinum zu beachten.

Das Schultereckgelenk (Articulatio acromioclavicularis, AC-Gelenk) besitzt ebenfalls einen sehr variablen, meist unvollständigen Discus articularis. Dieser Diskus kann vollständig fehlen, sodass die akromioklavikuläre Gelenkhöhle nur selten in zwei vollständig getrennte Kammern geteilt wird. Die Gelenkflächen sind plan ausgebildet; die Gelenkebene aus der Sagittalebene schräg nach lateral/unten gekippt. Moseley (1969) beschrieb neben diesem Underriding Type auch AC-Gelenktypen mit vertikalen, inkongruenten und von außen/oben nach innen/unten (Overriding Type) verlaufenden Gelenkflächen (Schmidt

u. Vahlensieck 1996). Die Gelenkkapsel wird im oberen Anteil durch das Lig. acromioclaviculare sowie einstrahlende Fasern der Sehnen der Mm. deltoideus und trapezius verstärkt. Zusätzlich erfolgt die Sicherung durch eine zweigeteilte Bandverbindung, das Lig. trapezoideum (vorne) und das Lig. conoideum (hinten) als Anteile des Lig. coracoclaviculare und weiterhin durch die Ligg. acromioclaviculare superius und inferius, mit denen der Discus articularis verwachsen ist. Von Fukuda u. Mitarb. (1986) konnte gezeigt werden, dass die Ligamenta acromioclavicularia für die Sicherung des Gelenks wichtiger sind als bisher angenommen wurde. Sie limitieren insbesondere die nach dorsal gerichtete Translation und Rotation der Klavikula und schützen somit vor einer Luxation nach dorsal. Das Lig. conoideum verhindert vorrangig die Dislokation der Klavikula nach vorne und oben. Dagegen schützt das Lig. trapezoideum erst nach axialer Druckbelastung der Klavikula in Richtung des Akromions vor Translation und Distraktion in Horizontal- oder Vertikalebene. Die Hauptfunktion des Lig. trapezoideum besteht darin, den Kompressionskräften im AC-Gelenk entgegenzuwirken.

Diese Angaben korrelieren mit der klinischen Beobachtung, dass erhebliche Dislokationen im AC-Gelenk nach oben und hinten in der Regel nicht nur eine Ruptur aller Ligamente, sondern auch der Deltotrapezoidfaszie voraussetzen.

Bei der Resektion des AC-Gelenks müssen die Ansätze von Kapsel und Bändern soweit wie möglich erhalten bzw. rekonstruiert werden. Eine zu ausgiebige Resektion lateraler Anteile der Klavikula kann zur Instabilität des AC-Gelenks führen. Bei einer Ablösung der Weichteile am lateralen Klavikulaende von mehr als 1 cm besteht die Gefahr einer Instabilität zwischen Akromion und Klavikula durch einen Funktionsverlust der Kapsel des AC-Gelenks und der akromioklavikulären Bänder. Eine Resektion von 2 cm kann bereits, je nach Größe des Individuums, den überwiegenden Anteil des Lig. trapezoideum ablösen. Bei mehr als 2,5 cm Resektion wird zunehmend auch das Lig. conoideum beeinträchtigt.

Im planen AC-Gelenk sind translatorische Bewegungen nach kranial und kaudal sowie ventral und dorsal möglich. Das größte Bewegungsausmaß ist in der Rotation der Klavikula um ihre Längsachse zu erhalten. Damit kann sich auch die gesamte Skapula als sog. Flügelbewegung im AC-Gelenk um die vertikale Achse drehen, sodass der mediale Skapularand vom Rumpf abkippt.

Bewegungen im AC- und SC-Gelenk kommen nicht isoliert, sondern gemeinsam vor. So ist im SC-Gelenk bei Heben oder Abduktion der Schulter sowohl eine Drehung der Klavikula bis zu 45° um eine sagittale Achse wie auch eine Rotation um eine Achse in der Transversalebene um 30° nach dorsal möglich. Bei endgradiger Retroversion des Arms kommt es zu einer Rotation der Klavikula im SC-Gelenk um bis zu 45° ihrer Längsachse.

Skapula und Klavikula bilden somit eine mechanisch gekoppelte Einheit. Dabei gleitet bei allen Bewegungen des Schultergürtels die Skapula im lockeren Bindegewebe zwischen dem M. serratus anterior und dem M. subscapularis auf dem Thorax mit (skapulothorakales Nebengelenk). Erst durch eine kombinierte Dreh- und Schwenkbewegung der Skapula kann der Arm über die Horizontale gehoben werden.

1.2.2 Fornix humeri

Die knöchernen Eckpfeiler werden von Akromion und Processus coracoideus gebildet (Abb. 1.**5**). Das Akromion überlagert als platter Fortsatz der lateralen Spina scapulae hinten oben das Schultergelenk. Die Dimensionen des Akromions sind individuell und geschlechtsabhängig unterschiedlich, jedoch ebenso wie die individuell vorhandenen Formvarianten altersunabhängig, sofern degenerative Veränderungen berücksichtigt werden. Nicholson u. Mitarb. (1996) ermittelten folgende Durchschnittswerte für Männer und Frauen: Länge 48,5 (40,6) mm, Breite 19,5 (18,4) mm und Dicke im vorderen Anteil 7,7 (6,7) mm.

Der an seiner Wurzel ca. 2 cm breite und 1 cm dicke Processus coracoideus entspringt im kranialen Bereich des Skapulahalses, biegt nahezu rechtwinklig nach medioventral um, um dann abgerundet zu enden und so eine Länge von ca. 2 Zentimetern und eine Breite von 1,5 Zentimetern zu erreichen (Schmidt u. Vahlensiek 1996). Zwischen diesem und dem Akromion spannt sich das Lig. coracoacromiale. Dieses kräftige Band entspringt von der Unterfläche und Vorderkante des Processus coracoideus, wo es an seiner Unterfläche einen hyalinen Knorpelüberzug aufweist (Wasmer u. Mitarb. 1985, Putz u. Reichelt 1990, Lech u. Mitarb. 1996), und zieht zur Vorder- und Unterkante des Akromions. Es besitzt bei jungen Menschen eine dreiseitige, mit zunehmendem Alter sogar v-förmige Gestalt, bestehend aus einem festen, lateralen und einem schmalen, medialen Anteil (Flatow u. Mitarb. 1996, Pieper u. Mitarb. 1996). Nach medial setzt sich das Lig. coracoacromiale in einer Aponeurose fort, die über die Fossa supraspinata zum Margo medialis zieht und so als Verstärkungszug der Fascia supraspinata angesehen wird. Die Funktion des Fornix humeri wird zum einen in einer mechanischen Schutzfunktion gesehen – es schützt den Humeruskopf vor Gewalteinwirkungen von oben, vorne und hinten sowie vor einer Verschiebung in kranialer Richtung (Fick 1904, Lanz u. Wachsmuth 1959). Eine weitere Funktion des Lig. coracoacromiale besteht in einer Zuggurtungsfunktion: Es setzt die Biegebeanspruchung des Processus coracoideus herab und wirkt so der Zugkraft des M. pectoralis minor entgegen; weiterhin schützt es als Zuggurtung das Akromion vor mechanischer Überlastung. Frakturen des Akromions sind daher häufig mit Abrissen des Processus coracoideus vergesellschaftet (Putz u. Mitarb. 1988, Tillmann u. Tichy 1986, Ogawa u. Mitarb. 1990) (Abb. 1.**6**).

Das Lig. coracoacromiale bildet zusammen mit dem Akromion und dem Processus coracoideus das Dach des

1.2 Morphologie und Topographie der Schulter

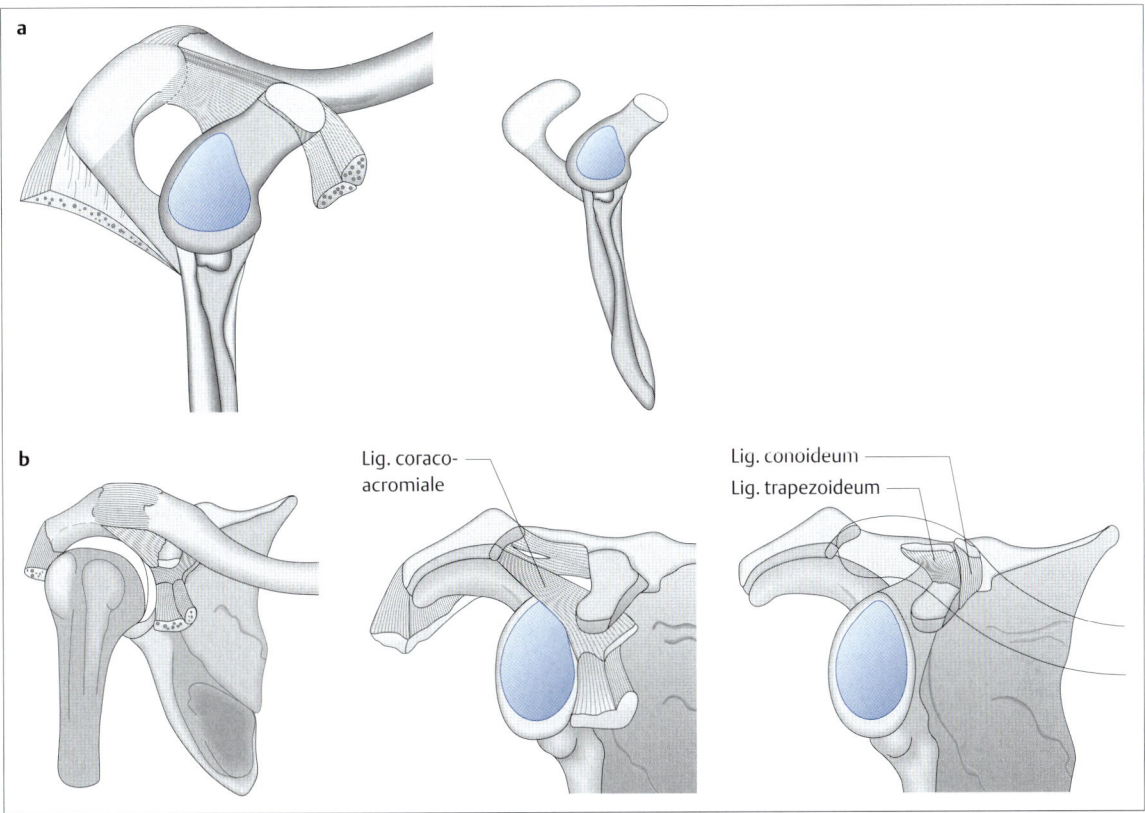

Abb. 1.5 a u. b Fornix humeri. Es besteht eine enge Lagebeziehung zwischen dem Lig. coracoacromiale, den korakoklavikulären Bändern und dem AC-Gelenk. Die medialen Anteile des zweigeteilten Lig. coracacromiale sind größtenteils von der darüber liegenden Klavikula verdeckt.

a Ansicht von kaudal.
b Ansicht von kranial.
(vgl. auch Abb. 12.3 zum Aufbau der korakoklavikulären Bänder)

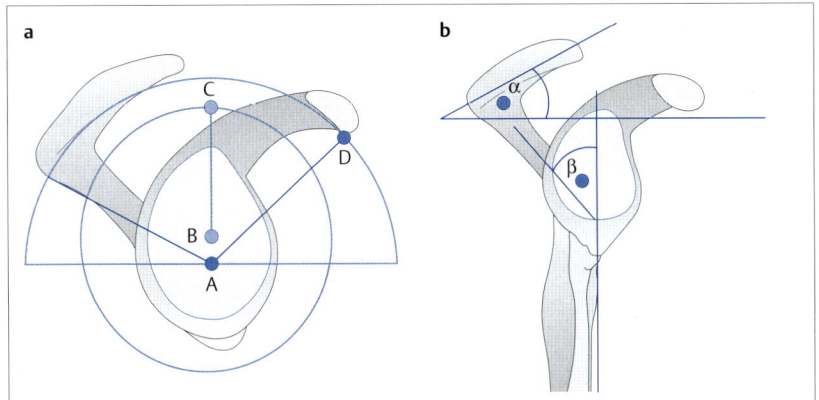

Abb. 1.6 a u. b Messwerte zur Beschreibung des Fornix humeri.
a Der Radius des nur annähernd sphärisch geformten Raums unter dem Fornix humeri ist im Mittel um 39% größer als der des zugehörigen Humeruskopfs.
b Die Neigung des Akromions über der Horizontalen, gekennzeichnet durch den α-Winkel nach Aoki u. Mitarb. (1986) korreliert ebenso wie der Überhang des Akromions nach ventral mit dem Abgangswinkel der Spina scapulae (β-Winkel) (nach Gohlke).

sog. Subakromialraums. In diesem befindet sich eine Gleitschicht, die von Pfuhl (1933) als **„subakromiales Nebengelenk"** bezeichnet wurde und von den häufig konfluierenden Bursae subacromialis und subdeltoidea ausgekleidet wird. Dieser Subakromialraum entspricht dem **Supraspinatus Outlet** von Neer (Neer u. Poppen 1987). Darunter wird im klinischen Sprachgebrauch der Raum unter dem anterioren Akromion, dem Lig. coracoacromiale und dem Schultereckgelenk verstanden, innerhalb dessen sich die Rotatorenmanschette bewegt. Einengungen durch Formvarianten des Akromions, degenerativ bedingte Auftreibungen des Schultereckgelenks oder Sporne am anterolateralen Akromionende sollen in erster Linie für ein Impingement der Supraspinatussehne verantwortlich sein.

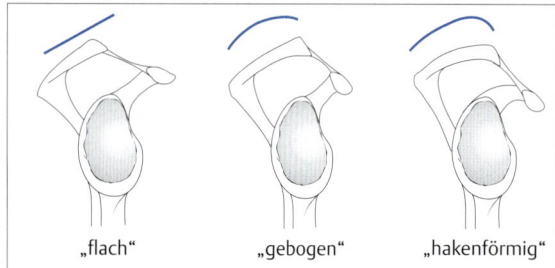

Abb. 1.7 Akromionvarianten nach Bigliani und Morrison (1986). Während die gebogene und flache Form auch von anderen Arbeitsgruppen bestätigt wurden, ist die Existenz eines hakenförmigen Akromions, das bereits primär ohne zusätzliche, degenerativ entstandene Sporne den Subakromialraum einengt, umstritten.

Seit den Arbeiten von Bigliani u. Mitarb. (1986, 1991) sowie Aoki u. Mitarb. (1986) wird den **Formvarianten des Akromions** eine klinische Bedeutung beigemessen (Abb. 1.7). Ihr Einfluss auf die Entwicklung oder das Fortschreiten von Rotatorenmanschetten-(RM-)Defekten erscheint gesichert (Gohlke u. Mitarb. 1992, Zuckerman u. Mitarb. 1992), selbst wenn man voraussetzt, dass initial eine degenerative Vorschädigung der Rotatorenmanschette zur Entstehung einer pathologisch gesteigerten Druckbelastung des anterolateralen Akromions beiträgt. Das Neer-Konzept (Neer 1972) eines subakromialen Impingements kann – ebenso wie das Instabilitätsimpingement beim Sportler – als Sonderfall einer kranialen Instabilität des proximalen Humerus angesehen werden, bei der die Rotatorenmanschette oder das Tuberculum majus mit den Strukturen des Fornix humeri in Konflikt gerät und eine Überlastung des subakromialen Gleitlagers verursacht.

Morphometrische Untersuchungen des Fornix humeri ergaben deutliche individuelle Unterschiede hinsichtlich der Überdachung des Glenohumeralgelenks. Im Hinblick auf die Entstehung von degenerativen Veränderungen der Rotatorenmanschette wurde versucht, den Subakromialraum durch messbare Parameter der knöchernen Anteile zu definieren (Aoki u. Mitarb. 1986, Aoki u. Mitarb. 1990, Bigliani u. Mitarb. 1986, Zuckerman u. Mitarb. 1992). Dabei fanden sich starke individuelle Schwankungen in der Formgebung und der Neigung des Akromions in Bezug auf die Position der Glenoidfläche.

Über den Einfluss des Fornix auf die **Stabilität** des Glenohumeralgelnks gegenüber Translationskräften in der a.p. Ebene existieren nur spärliche Daten, die darauf hinweisen, dass der Processus coracoideus die a.p. Translation nach ventral stärker als das Akromion nach dorsal einschränkt. Bei abduziertem Arm wird der Humeruskopf durch die entfaltete untere Kapsel unter dem Gewölbe des Fornix gehalten (Gohlke u. Mitarb. 1994). Die Kraft, mit der der Deltamuskel den Humeruskopf aktiv in die Konkavität des Fornix humeri zieht, vermindert sich dagegen mit zunehmender Abduktion.

Indirekte Hinweise auf den stabilisierenden Einfluss des Fornix ergeben sich aus der Wirksamkeit operativer Verfahren, die die Formschlüssigkeit gegenüber dem Humerus erhöhen, indem sie den Processus coracoideus verlängern oder näher an den Glenoidrand verlagern, z.B die Operationen nach Oudard (1924) oder Trillat (1954).

1.2.3 Glenohumeralgelenk

Das Glenohumeralgelenk (Abb. 1.8) wird von der Form des Gelenkkörpers her als **Kugelgelenk** angesehen. Im Vergleich zu einem sphärischen Gelenk, wie es beispielsweise in der Maschinentechnik verwendet wird, fällt nicht nur der Unterschied in der Größe der knorpelig überdeckten Gelenkflächen auf, sondern auch die Abweichung von der exakt sphärisch geformten Oberfläche, die mit einer leichten Inkongruenz einhergeht. Während ältere Arbeiten aufgrund direkter Messungen und der Beurteilung im Röntgenbild noch eine Abweichung der Krümmungsradien von Humeruskopf und Glenoid in der Transversalebene um mindestens ca. 2 mm feststellten (Saha 1961, Sarrafian 1983, Ferrari 1990), kamen Soslowsky u. Mitarb. (1992) mittels der computergestützten Stereophotogrammetrie zu dem Ergebnis, dass die Abweichungen bei 88% der untersuchten Gelenke unter 2 mm lagen. Auch wenn somit der Humeruskopf insgesamt nicht mehr als 1% vom idealen Kugelradius abweicht, entsteht dadurch, dass der Radius der Gelenkfläche in der Horizontalebene ca. 2 mm weniger als in der Vertikalebene beträgt, eine leichte Eiform.

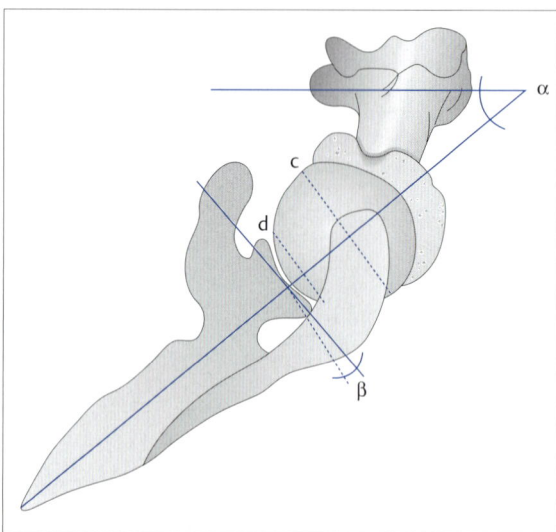

Abb. 1.8 Messwerte zur Beurteilung der Gelenkgeometrie (vgl. Abb. 2.16 und 2.17, Kap. 2).
α-Winkel Retrotorsion des Humerus
β-Winkel Neigung der Glenoidfläche zur Lotrechten auf die Ebene des Schulterblatts
d:c Kopf-Pfannen-Relation (TGHI)

Die mangelnde knöcherne Formgebung des Glenohumeralgelenks ist Ausgangspunkt aller Untersuchungen über den Einfluss von Varianten in Form und Stellung der Gelenkpartner auf die Stabilität im Glenohumeralgelenk. Das offensichtliche Missverhältnis der Gelenkflächen, das mit 1:3 bis 1:4 angegeben wird (Putz 1996, Tillmann u. Töndury 1998), legt den Schluss nahe, hierin den Grund für die Entwicklung einer Instabilität zu vermuten. Der Durchmesser der glenoidalen Gelenkfläche in der Transversalebene beträgt im Mittel nur 60% von dem des Humeruskopfs (Hirschfelder 1985, Sarrafian 1983). Daher hat es nicht an Versuchen gefehlt, durch morphometrische Studien Anomalien der Gelenkkörper aufzudecken, die für eine Instabilität verantwortlich gemacht werden können. Die gebräuchlichsten Parameter sind in Tab. 1.1 aufgelistet.

Humerus. Die proximale Epiphyse wird von dem Humeruskopf, Caput humeri, gebildet, der durch das Collum anatomicum von der Diaphyse und den beiden Apophysen, den Tubercula, getrennt ist (Abb. 1.9). Zwischen beiden Tubercula liegt der Sulcus intertubercularis, in dem das Caput longum des M. biceps brachii verläuft. Der Bereich des proximalen Humerus direkt unterhalb der Tubercula wird wegen der häufig in diesem Bereich zu beobachtenden Frakturen als Collum chirurgicum bezeichnet. Das Tuberculum majus dient den Sehnen der Mm. supraspinatus, infraspinatus und teres minor als Insertion.

In der Frontalebene ist der Humeruskopf (Caput humeri) beim Erwachsenen gegenüber der Achse des Schafts in einem Winkel von ca. 130–150° (141°+/–8,6°, McPherson 1997) geneigt. Das Caput humeri ist gegenüber der Achse der distalen Gelenkfläche (durch die Epikondylen des Ellenbogengelenks verlaufend) verdreht. Je nach Messver-

Tab. 1.1 Richtwerte zur Beurteilung der knöchernen Gelenkgeometrie (nach Boileau u. Mitarb. 1992, Cyprien u. Mitarb. 1983, Deutsch u. Mitarb. 1985, Gebauer u. Mitarb. 1985, Hirschfelder und Kirsten 1992, Kunz u. Mitarb. 1992, Laumann u. Krambs 1984, Randelli u. Gambrioli 1986)

Neigung der Pfanne gegenüber dem Schulterblatt	messbar in der Frontal- und Transversalebene Transversalebene: Röntgen unsicher durch Projektionsfehler, anatomisch und im CT 3–5° Retrotorsion der Pfanne bei ca. 75% der Bevölkerung
Torsionsfehler des Humerus	nach Saha (1973) anatomisch 5°–50° Retrotorsion des Humeruskopfs gegenüber der Kondylenebene des Ellenbogens; große geographische Unterschiede Normalwert im CT ca. 15–30° in der direkten Messung; im Röntgen Mittelwerte je nach Methode unterschiedlich, ca. 15–35°; in der Kronberg-Projektion 26°
Kopf-Pfannen-Relation (TGHI: transversaler glenohumeraler Index)	transversal im CT ca. 0,6 sagittal wenig gebräuchlich
Verhältnis der knöchernen Krümmungsradien von Kopf und Pfanne	nach Saha (anatomisch) 3 Typen. Zumeist Angabe eines größeren Krümmungsradius der Pfanne als des Kopfs. Nach McPherson u. Mitarb. (1997) keine statistisch signifikante Korrelation zwischen beiden Werten

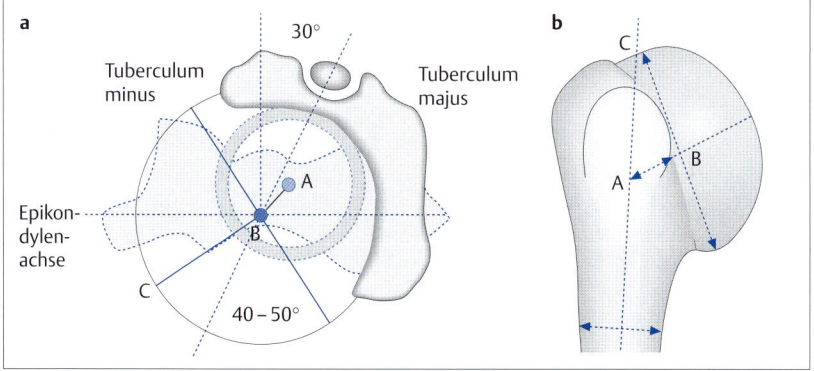

Abb. 1.9a u. b Messwerte zur Morphologie des proximalen Humerus

a Das Zentrum der Gelenkfläche des Humerus (**B**) liegt nicht auf der Verlängerung der zentralen Achse der Diaphyse (**A**), sondern ca. 2 mm in der Transversalebene und ca. 7,5 mm in der Frontalebene davon entfernt. Diese Distanz wird auch als Offset des Humeruskopfs bezeichnet. Der Radius der Gelenkfläche (**B–C**) wird im Mittel mit ca. 23 mm angegeben. Die Gelenkfläche des Humeruskopfs steht gegenüber der Epikondylenachse ca. 20–30° nach hinten gedreht (Retrotorsion); die Bizepssehne gegenüber einer Lotrechten auf die Epikondylenachse 20–30° nach außen.
b Die Distanz **A–B** (im Mittel 11 mm) entspricht der virtuellen Halslänge.

fahren wird ein durchschnittlicher Torsionswinkel von ca. 15–45° in der Transversalebene ermittelt (s. Kap. Instabilität des Glenohumeralgelenks). Der Retrotorsionswinkel ist jedoch starken geographischen und individuellen Schwankungen unterworfen. Neuere Untersuchungen mittels Röntgen-CT haben an einer mitteleuropäischen Population Durchschnittswerte von 15–20° ermittelt (s. Kap. Instabilität des Glenohumeralgelenks).

Der Durchmesser des Humeruskopfs liegt im Mittel bei ca. 47 mm (McPherson u. Mitarb. 1997, Ianotti u. Mitarb. 1992) und korreliert mit der Körpergröße. Die Gelenkfläche weist im Bogenmaß 113° (+/–5,3°) auf. Das Zentrum ihrer Krümmung in der Transversalebene liegt jedoch nicht in Verlängerung der Diaphyse, sondern ca. 2 (+/–2,2) mm (Matsen u. Mitarb. 1994) davon nach dorsal und 7,6 mm (+/–3,2 mm) nach medial versetzt. Der Abstand zwischen Mittelpunkt der Gelenkfläche und verlängerter Schaftachse, auch als „virtuelle Halslänge" bezeichnet, beträgt ca. 10–12 mm. Diese Werte sind gerade in den letzten Jahren mit der Entwicklung modularer Gelenkprothesen, die eine möglichst weitgehende Anpassung an die vorbestehende Anatomie anstreben, wieder aktuell überprüft worden.

Die lange Bizepssehne verläuft zwischen den Tuberkeln in einem osteofibrösen Kanal, der von dem Lig. transversum, in das Ausläufer der Sehne der Pars sternocostalis des M. pectoralis major einstrahlen, geschlossen wird (**Sulcus intertubercularis**). Messungen von Cone u. Mitarb. (1983) ergaben eine mittlere Tiefe von 4,3 mm (4–6 mm). Die Ausformung der medialen Wand des Sulkus, die in manchen Untersuchungen mit der Subluxationsneigung der Sehne korreliert, wurde als Winkel zur Tangente über den Tuberkeln definiert. Dieser ergab einen mittleren Wert von 56° (40–70°) mit großen individuellen Unterschieden (Abb. 1.**10**). Hitchcock und Bechtol (1948) weisen darauf hin, dass die menschliche Schulter als einzige eine derartig große Variabilität im Vergleich zu der anderer Primaten aufweist.

Die Ausformung des Sulkus als rinnenförmige Vertiefung mit einer Ausziehung des Tuberculum minus nach kranial bis in das Collum anatomicum (Supratubercular Ridge) wurde von ihnen ebenfalls als sehr variabel (komplett bei 8%, partiell bei 59% und fehlend bei 33%) beschrieben. Sie fanden eine Korrelation dieser Kantenbildung mit degenerativ bedingten Osteophyten und vermuteten darin eine der Ursachen für einen verstärkten Abrieb der Sehne. Radiologische Zeichen einer Degeneration des Sulcus bicipitalis korrelieren in 43,6% mit sonographisch nachweisbaren Erkrankungen der Bizepssehne (Pfahler u. Mitarb. 1999). Die Form des Sulkus scheint von der mechanischen Belastung durch die Bizepssehne abhängig zu sein, da Vettrivel u. Mitarb. (1992) eine Korrelation zur Dominanz des Arms fanden.

Die Stabilität der langen Bizepssehne wird jedoch nicht allein durch die Ausformung des Sulkus und das Lig. transversum, sondern überwiegend von der Fixierung in der fibrösen Schlinge am kranialen Ende des Sulkus bestimmt.

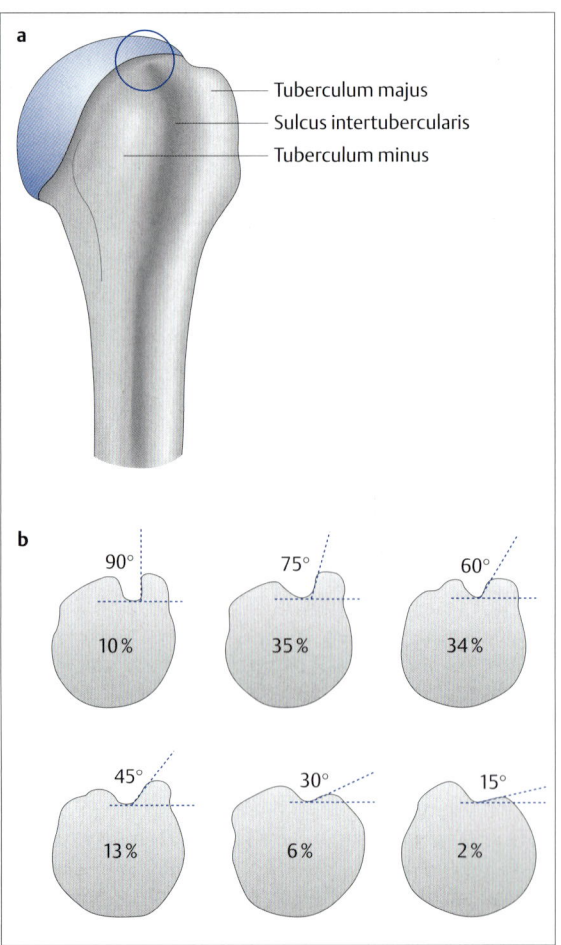

Abb. 1.10a u. b Variationen der Ausformung des Sulcus intertubercularis (nach Hitchcock u. Bechtol).
a Lage des Sulcus intertubercularis und der Supratubercular Ridge.
b Häufigkeitsverteilung der verschiedenen Varianten.

Nicht nur die Tiefe und Breite, sondern auch die Lage des Sulkus in Bezug auf die Retrotorsion des Caput humeri ist für die an der Sehne angreifenden Scherkräfte von Bedeutung. Daher korreliert die Lage des Sulkus mit der Humerusretrotorsion. Im Normalfall bildet die Verbindung von Kopfzentrum und tiefstem Punkt des Sulkus mit der Ebene der Kondylen am Ellenbogen einen Winkel von ca. 50–60°. Die mittlere Differenz zum Retrotorsionswinkel des Caput humeri beträgt ca. 30° (Kummer u. Mitarb. 1998) (Abb. 1.**9**). Diese Tatsache liegt der sonographischen Retrotorsionsmessung nach Harland und der Messung im CT nach Dähnert zugrunde, berücksichtigt aber nicht ausreichend die individuell vorhandenen Abweichungen (Kunz u. Mitarb. 1992). Aufgrund dieser Variabilität kann der Sulcus intertubercularis bei der Implantation einer Schulterprothese nicht als zuverlässiger Indikator zur Ausrichtung der notwendigen Retrotorsion verwendet werden. Nach Doyle u. Mitarb. (1998) dagegen kann aber durch die Orientierung am Sulcus intertubercularis (Finne 12 mm nach dorsal versetzt zum Tuberculum majus) eine bessere Rekonstruktion der anatomischen Verhältnisse erreicht werden als durch eine standardmäßige Ausrichtung von 30–40° Retrotorsion, die der individuellen Variationsbreite dieses Parameters wenig gerecht wird.

Skapula. Die Skapula gleicht in ihrer Form einem platten, annähernd dreieckigen Knochen. Aus der dorsalen Fläche, der Facies dorsalis, entspringt die Spina scapulae und bildet nach lateral hin das Akromion. Unterhalb davon entspringt in der Fossa infraspinata der M. infraspinatus und oberhalb in der Fossa supraspinata der gleichnamige Muskel.

An der ventralen Fläche, der Facies costalis, entspringt der M. subscapularis. Medial vom Processus coracoideus, der im kranialen Bereich des Skapulahalses entspringt, befindet sich die hinsichtlich ihrer Tiefe sehr variable Incisura scapulae, die durch das Lig. transversum scapulae zu einem osteofibrösen Kanal geschlossen wird, in dem der N. suprascapularis verläuft. Nach Rengachary u. Mitarb. (1979) können 6 verschiedene Varianten bis hin zur Verknöcherung des supraskapulären Ligamentes beobachtet werden, deren klinische Relevanz in möglichen Kompressionssyndromen liegt. Von der Fossa supraspinata verläuft der Nerv weiter nach dorsal und kaudal unter das Lig. transversum scapulae inferius (auch als Lig. spinoglenoidale bezeichnet), das von der Spina bis zur Glenoidkante reicht und in das dorsale Labrum und die hintere Gelenkkapsel einstrahlt. Nach Demirhan u. Mitarb. (1998) ist das Lig. spinoglenoidale bei 60,8% aller Schultern nachweisbar. Cummins u. Mitarb. (1998) fanden zwei unterschiedliche Varianten dieses Ligamentes, das bei nur 20% der untersuchten Präparate nicht ausgebildet war. Typ 1 (80%) wurde als dünner bindegewebiger Streifen und Typ 2 (20%) als eindeutig ligamentäre Struktur definiert. Beide bildeten einen osseofibrösen Kanal für den N. suprascapularis. Plancher u. Mitarb. (1998) stellten fest, dass sich diese ligamentäre Verstärkung in Adduktion und Innenrotation anspannt und folgerten daraus, dass eine funktionelle Beengung des N. suprascapularis, z. B. in der Follow-through-Phase bei repetitiven Wurfbelastungen, möglich ist. Sie empfehlen im Falle eines Nervenkompressionssyndroms immer die Spaltung dieses Ligaments.

Der Angulus lateralis trägt die Gelenkpfanne, die Cavitas glenoidalis, im klinischen Sprachgebrauch oft auch als Glenoidfläche bezeichnet.

Am oberen Pol der Cavitas glenoidalis befindet sich das Tuberculum supraglenoidale, von dem ein Teil der Sehne des Caput longum m. bicipitis entspringt. Am unteren Pol dient das Tuberculum infraglenoidale dem Caput longum des M. triceps brachii als Verankerungsfläche.

Glenoidfläche (Cavitas glenoidalis). Die Pfanne des Schultergelenks ist flach und besitzt eine birnenförmige Kontur. An ihrem knöchernen Rand ist das Labrum glenoidale befestigt. Die Glenoidfläche (Abb. 1.11) ist in der Transversalebene deutlich schmaler als der Humeruskopf und beträgt im Bogenmaß nur 80° (Tillmann u. Töndury 1998). In der Frontalebene dagegen entspricht die Höhe der Glenoidfläche unter Berücksichtigung des Labrum glenoidale nahezu der des Caput humeri.

Der Gelenkknorpel ist in der Peripherie dicker als im zentralen Bereich, während die Dichte des subchondralen Knochens altersabhängig variabel ist. Messungen der subchondralen Mineralisierung des Glenoids durch Müller-Gerbl u. Mitarb. (1993) ergaben mit zunehmendem Alter eine Abnahme der Knochendichte in den Randzonen der Glenoidfläche als Indiz dafür, dass eine Abschwächung der physiologischen Inkongruenz und der Gleitbewegungen auftritt. Demnach müsste man annehmen, dass sich die Kinematik des Glenohumeralgelenks mit zunehmendem Alter der eines formschlüssigen Kugelgelenks angleicht. Dort ist bei älteren Menschen (jenseits des 50. Lebensjahres) die Knochendichte am höchsten, vermutlich als Folge einer überwiegend zentralen Druckbelastung. Bei Jugendlichen besitzt sie dagegen ihre höchste Dichte in den Randzonen ventral und dorsal, was als Folge der ausgiebigeren Translationsbewegungen und der Wanderung der Kontaktzonen in verschiedenen Gelenkpositionen anzuse-

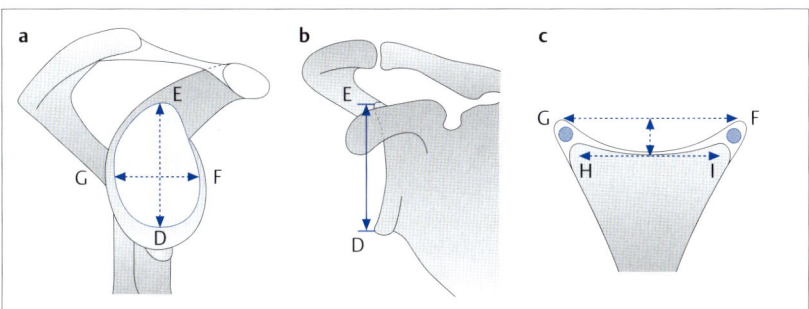

Abb. 1.11 a u. b Messwerte zur Beschreibung der Gelenkfläche des Glenoids. Die Breite (**G**–**F**) der Gelenkfläche beträgt im Mittel 28,6 mm, die Höhe (**E**–**D**) 33,9 mm und die Tiefe 2,9 mm in der Transversalebene und 5 mm (+/-1 mm) in der Frontalebene, wobei hierbei das Labrum glenoidale nicht berücksichtigt ist (nach McPherson).

Abb. 1.11 c Die Glenoidfläche wird durch das Labrum glenoidale in der Formschlüssigkeit um ca. 50% erhöht. Wenn der Gelenkknorpel und das Labrum berücksichtigt werden, entsprechen sich die Krümmungsradien der Gelenkflächen von Humerus und Glenoid weitgehend.

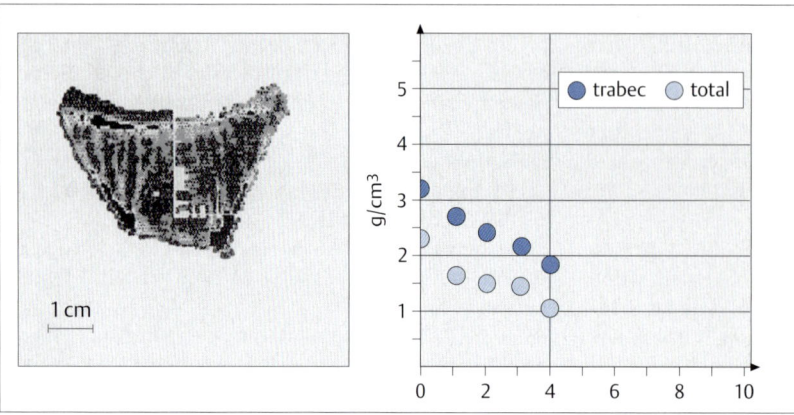

Abb. 1.12 Dichte der glenoidnahen Skapula, gemessen mittels Q-CT in der Transversalebene. Es zeigt sich eine deutliche Abnahme der Knochendichte und der Dicke der Kortikalis in den inferioren Anteilen (nach Gohlke).

hen ist. Nach Soslowsky u. Mitarb. (1992) bewegt sich die Kontaktzone mit zunehmender Elevation auf dem Caput humeri von kaudal nach kranial, während sie sich auf der Glenoidfläche nach dorsal verlagert. Der flächenmäßig größte Kontakt wurde zwischen 60° und 120° gemessen. Die Verlagerung der Kontaktzonen in die Randzonen wurde als ein Hinweis auf eine zusätzliche Druckaufnahme des Labrums und der am Glenoidrand inserierenden kapsuloligamentären Weichteile (Abb. 1.**38 d**, S. 37) interpretiert.

Die Dichte des gelenknahen Knochens nimmt jedoch auch von kranial nach kaudal deutlich ab (Abb. 1.**12**), was teilweise durch die geringere Dicke der Kortikalis bedingt ist und für die Verankerung von Fadenankern bei Instabilitätsoperationen von Bedeutung sein kann (Gohlke u. Mitarb. 1993). Von Frich u. Mitarb. (1998) wurden die regionalen Unterschiede der Knochendichte mit den höchsten Werten dorsal/kranial bestätigt und eine Analogie im Aufbau der Spongiosaarchitektur zur Tibiakonsole gefunden. Diese Feststellungen sind insbesondere für biomechanische Studien zur Verankerung von Implantaten und die operative Technik des Glenoidersatzes von Bedeutung.

Labrum glenoidale. Das Labrum glenoidale beinhaltet die Einstrahlung der Gelenkkapsel mit ihren ligamentären Verstärkungen (Hertz 1984, Moseley u. Overgaard 1962) und bildet gleichzeitig die faserknorpelige Randzone der Gelenkpfanne (Bankart 1938, Prodromos u. Mitarb. 1990). Es umfasst ringförmig die Glenoidfläche und verstärkt sowie erhöht dessen Randzone um ca. 50 % (Galinat u. Howell 1987), woraus eine stabilisierende Funktion für den Humeruskopf abgeleitet wurde. Kranial strahlt das Caput longum des M. biceps brachii in das Labrum und Tuberculum supraglenoidale ein. Meistens entspringt die Sehne zum überwiegenden Anteil aus dem hinteren oberen Labrum. Als Variante ist jedoch auch ein alleiniger Ursprung aus dem Tuberculum supraglenoidale oder aus dem anterosuperioren Labrum möglich (s. lange Bizepssehne) (Abb. 1.**13**).

Es bestehen deutliche individuelle Unterschiede hinsichtlich der Höhe und Dicke des Labrum glenoidale. Im Querschnitt zeigt das Labrum eine dreieckige Form mit einer Basis von ca. 4–6 mm und einer Höhe von 2–4 mm – je nach Position am Glenoidrand. Vom Labrum ausgehende meniskoide Falten, die sich der Gelenkfläche anlegen, lassen sich zu 60–85 % in der superioren und nur zu 10–15 % in der inferioren Hälfte beobachten (Barthel u. Mitarb. 1996).

Sowohl makroskopisch als auch histologisch können entlang der gesamten Zirkumferenz des Labrum glenoidale Varianten auftreten, die im Zusammenhang mit individuellen Besonderheiten der dort einstrahlenden ligamen-

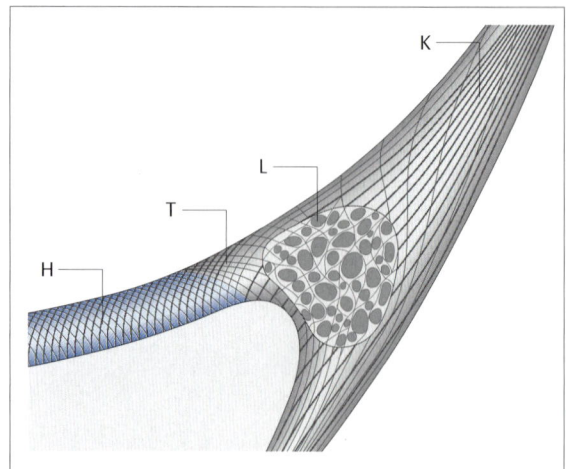

Abb. 1.13 Schematische Darstellung des histologischen Aufbaus des inferioren Labrum glenoidale. Die scherengitterähnliche Struktur der Faserbündel setzt sich vom hyalinen Knorpel in die Übergangszone fort und bildet die Basis der Verankerung der zirkulären Faserbündel.
H hyaliner Knorpel
T fibrokartilaginäre Übergangszone
L Labrum, überwiegend bestehend aus zirkulären Faserbündeln
K Kapsel

tären Verankerungen stehen (Abb. 1.14). Insbesondere am anterosuperioren Labrum besteht häufig nur eine lose Verbindung zum Gelenkknorpel oder die Ausbildung eines kleinen Rezessus (Cooper u. Mitarb. 1993), oft auch als Sublabral Hole oder Sublabral Foramen bezeichnet. An Leichenschultern lässt sich die Ausbildung eines kleinen Rezessus zwischen Labrum und Gelenkfläche in nahezu allen Präparaten in den anterosuperioren Anteilen nachweisen (Barthel u. Mitarb. 1996). Die Einbuchtungen besitzen durchschnittlich eine Tiefe von 3,2 mm und sind in der Nähe des Ursprungs der langen Bizepssehne anzutreffen (94%). Bei 44% lässt sich anterosuperior eine tiefe Spaltbildung nachweisen, die bei 22% sogar zu einer vollständigen Ablösung von der Glenoidfläche führt. Williams u. Mitarb. (1994) fanden bei 200 Arthroskopien folgende Varianten des anterosuperioren Labrums: bei 12% ein „sublabral foramen", in der Mehrzahl kombiniert mit einem kranial davon ansetzenden, strangförmigen mittleren glenohumeralen Ligament (MGHL) und bei 1,5% als dessen deutlichste Ausprägung den sog. **Buford-Komplex**. Dieser wird durch folgende Eigenschaften charakterisiert: ein strangförmiges MGHL, das ungewöhnlich weit kranial, nahe der Basis der langen Bizepssehne, ansetzt und kaudal davon kein Labrumgewebe erkennen lässt (s. Kap. Arthroskopie).

Von de Palma u. Mitarb. (1949) wurde eine Zunahme degenerativ bedingter Ablösungen des Labrums von der 2.–7. Lebensdekade von 16% auf 94% festgestellt. Mit höherem Lebensalter sind aber nicht nur degenerativ bedingte Auffaserungen und Einrisse, sondern es ist auch eine zunehmende Verknöcherung des Labrums (Kohn 1988) zu beobachten.

Lichtmikroskopisch lässt sich feststellen, dass der überwiegende Anteil des Labrums aus dicht gepackten, zirkulär umlaufenden Kollagenfaserbündeln besteht. Histologisch lässt sich ein charakteristischer Aufbau in Zonen feststellen. Ausgehend vom hyalinen Gelenkknorpel schließt sich daran eine schmale, fibrokartilaginäre Übergangszone an, die das eigentliche Labrum mit dem Glenoidrand verbindet. Die Ausdehnung dieser faserknorpeligen Übergangszone hängt jedoch stark vom Alter ab. Bei Kindern und Jugendlichen ist sie noch deutlich breiter als beim älteren Menschen (Gardner u. Gray 1953, Küsswetter u. Stuhler 1985) und wird als Schwachpunkt der Verankerung am Glenoid angesehen.

Von Moseley und Overgaard (1962) wurde darauf hingewiesen, dass das mittlere glenohumerale Ligament als Variante häufig nicht direkt am Labrum, sondern am Skapulahals entspringt (Abb. 1.15). In der Regel ist das MGHL dann breitflächig in die Gelenkkapsel integriert und nicht als separat durch den Gelenkraum verlaufender Zügel ausgebildet. Von Moseley u. Mitarb. wurde in dieser Variante eine Prädisposition zur Instabilität vermutet und als Ausgangspunkt eines von McLaughlin als „pseudo-sleeve-avulsion" beschriebenen Operationsbefunds bei Instabilitäten gesehen. Von Moseley wurde für diese Ablösung der Kapsel vom vorderen Pfannenrand bei erhaltenem Labrum später auch die Bezeichnung Non-Bankart-Läsion eingeführt (s. Kap. Instabilität des Glenohumeralgelenks). Eine von Uthoff und Piscopo (1985) durchgeführte embryologische Studie bestätigte die anlagebedingte Natur dieser Variante, da bereits in der 7.–22. Woche bei 23% der untersuchten Präparate das MGHL ebenfalls nicht am Labrum, sondern am Skapulahals inserierte.

Der Ursprung des vorderen Anteils des inferioren glenohumeralen Ligamentes (IGHL) kann als Variante ebenfalls sehr weit nach kranial reichen und, den Ursprung des MGHL überkreuzend, im spitzen Winkel in das Labrum einstrahlen. Dadurch kann der Eindruck entstehen, dass es wesentlich an der Bildung des Labrum glenoidale beteiligt ist.

Kapsel des Glenohumeralgelenks und ligamentäre Verstärkungen. Die Gelenkkapsel des Schultergelenks ent-

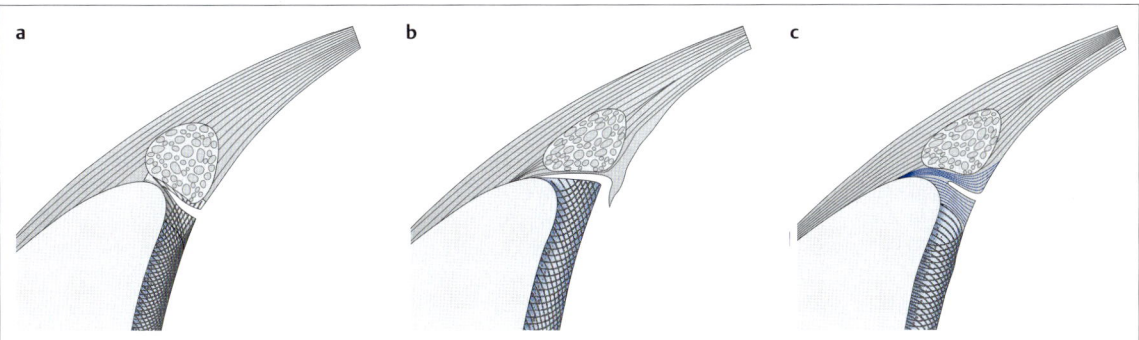

Abb. 1.14a–c Varianten im Aufbau des Kollagenfasergerüsts des anterosuperioren Labrum glenoidale.

a Häufigster Aufbau (44,4%), bei der innerhalb der fibrokartilaginären Übergangszone eine Anordnung der Kollagenfaserbündel im Scherengitter besteht.
b Bei 47,2% fehlt die Übergangszone, und es ist eine Spaltbildung im Sinne eines Rezessus nachweisbar.
c Seltener (8,4%) findet sich eine Mischform, bei der die Kollagenfaserbündel in der Übergangszone radiär angeordnet sind. Bei diesem Typ ist die Rezessusausbildung gering (nach Barthel).

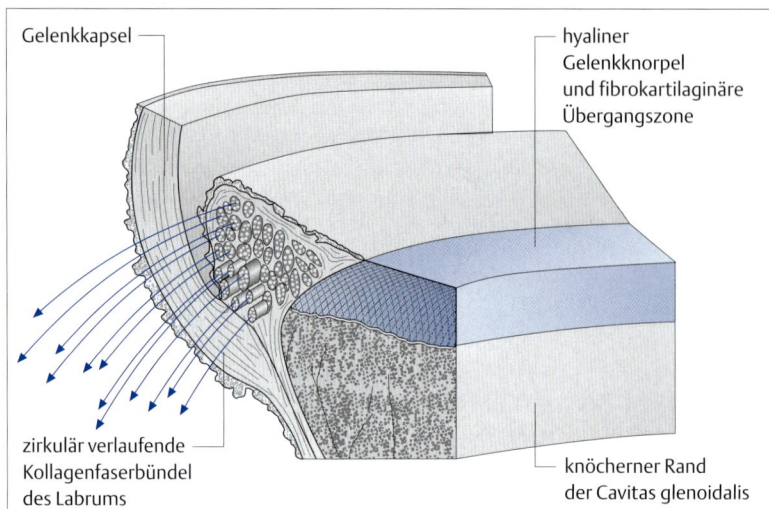

Abb. 1.15 3-dimensionale Rekonstruktion des feingeweblichen Aufbaus des Labrum glenoidale. Das mittlere glenohumerale Ligamentum entspringt als Variante am Skapulahals und nicht direkt am Labrum glenoidale.

springt vom Labrum glenoidale und inseriert am Collum anatomicum des Humerus (Abb. 1.16). Die Tubercula majus und minus als Knochenansatzfelder bleiben extrakapsulär. Kaudal bildet die Kapsel am Collum anatomicum oft einen v-förmigen Ansatz (O'Brien u. Mitarb. 1990). Über dem Ansatz der langen Bizepssehne weicht die Kapsel bis an die Basis des Processus coracoideus zurück. Am Sulcus intertubercularis überdacht sie die lange Bizepssehne, die sie mit einer Vagina synovialis röhrenförmig umfasst.

In den dorsokranialen und den ventralen Anteilen wird die Schultergelenkkapsel durch einstrahlende tiefe Fasern der Muskeln der Rotatorenmanschette verstärkt. Die kaudal gelegenen Anteile der Gelenkkapsel, auch als Recessus axillaris bezeichnet, bilden in Neutralposition eine schlaffe Aussackung, die sich erst bei Elevationsbewegungen entfaltet und über dem Humeruskopf ausspannt. Hier liegen ihr der N. axillaris und die Vasa circumflexa posteriora humeri dicht an. Der hintere Anteil der Gelenkkapsel weist keine einstrahlenden Muskelfasern oder ligamentären Verstärkungen auf. In der ventralen Kapselwand finden sich Verstärkungen, die Schlemm (1853) erstmals vollständig beschrieb. Er schilderte bereits mit Bezug auf die vordere Schulterluxation den Verlauf und Ausprägung eines oberen, mittleren und inferioren Bandes. So wird z. B. detailliert die Beteiligung eines „oberen Bands mit zwei Wurzeln" (Anm. d. Verf.: Lig. coracohumerale und SGHL) bei der Bildung des Kapseldachs über der langen Bizepssehne beschrieben. In der Folgezeit wurde das makroskopische Erscheinungsbild der Gelenkkapsel wiederholt untersucht und zusätzliche Anteile oder Varianten der Ligamente definiert. Von Delorme (1910) wurden erstmals (noch vor Landsmeer und Meyers [1959]) äußere, annähernd zirkulär verlaufende Anteile der Kapsel als „Fasciculus obliquus" beschrieben.

Der „klassische" Aufbau der Gelenkkapsel beinhaltet die Existenz von 3 überwiegend ventral gelegenen ligamentären Verstärkungen: dem superioren (SGHL), mittleren (MGHL) und inferioren glenohumeralen Ligament (IGHL), die nach kranial hin durch das korakohumerale Band ergänzt werden. Diese Ligamente sind jedoch sowohl hinsichtlich Form und Ausprägung deutlichen individuellen Schwankungen unterworfen (Tab. 1.2).

An der unfixierten Gelenkkapsel sind die ligamentären Verstärkungen wie am offenen Situs oft nur mit Mühe zu erkennen. Bei der Arthroskopie erlaubt die Füllung des Gelenks durch die Ausweitung dünnerer Kapselareale und die Ausstülpung der Rezessus eine bessere Darstellung. Bereits frühzeitig wurde versucht, aus der Anordnung und Größe der Rezessus auf Schwachstellen der Gelenkkapsel zu schließen. In bestimmten Anomalien der Anordnung bzw. dem Fehlen von ligamentären Verstärkungen glaubte man eine Ursache für die Entwicklung einer Instabilität gefunden zu haben.

Die Schultergelenkkapsel kommuniziert in der Regel über das Foramen Weitbrecht zwischen dem superioren und mittleren glenohumeralen Ligament mit der Bursa subtendinea m. subscapularis. Kranial des sehnenförmigen oberen Rands des M. subscapularis kann sie mit der Bursa subcoracoidea (unter dem Processus coracoideus) in Verbindung stehen. Im Bereich des M. coracobrachialis findet sich eine weitere gleichnamige Bursa (Lanz u. Wachsmuth 1959).

De Palma u. Mitarb. beschrieben 1949 sechs verschiedene Verteilungstypen der **Rezessus** zwischen den ligamentären Verstärkungen. Sie vermuteten eine Prädisposition zur Instabilität bei Schultern mit ausgedehnter Rezessusbildung, da sie in diesen Fällen auch häufiger einen Ansatz der ligamentären Verstärkungen nicht direkt am Labrum, sondern am äußeren Glenoidrand feststellten.

Morgan u. Mitarb. (1992) gaben die Häufigkeit von Varianten der ligamentären Verstärkungen bei arthroskopischen Befunden im Vergleich zu postmortalen Befunden an und stellten so eine Verbindung zu der Klassifikationen

1.2 Morphologie und Topographie der Schulter

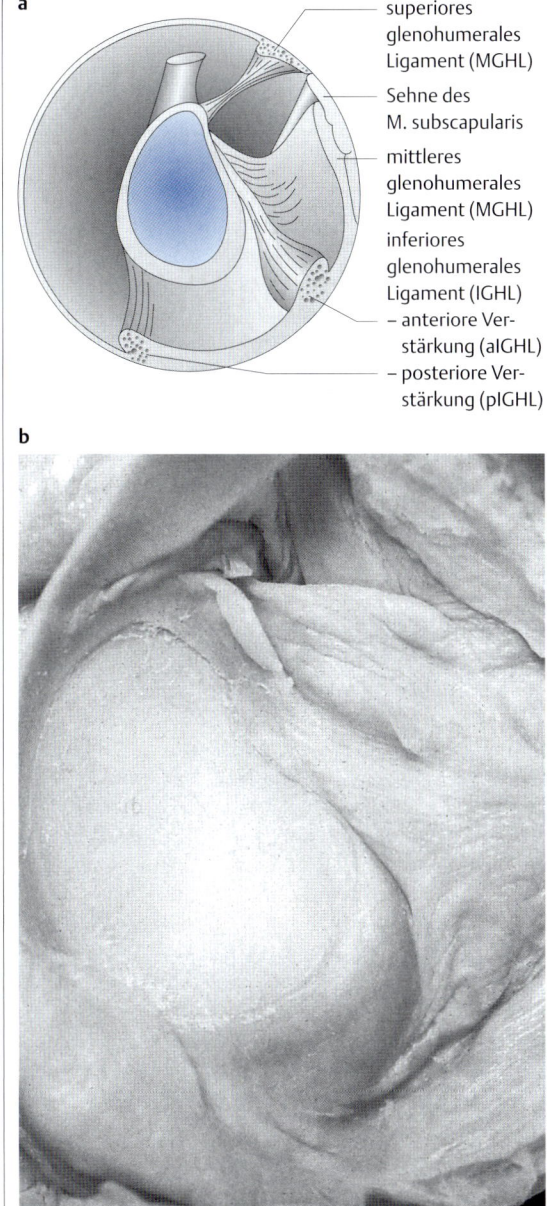

Tab. 1.2 Häufigkeitsverteilung der Kapseltypen (Rezessusvarianten) (nach de Palma u. Mitarb. 1949, Moseley u. Overgaard 1962, O'Brien u. Mitarb. 1962, Gohlke u. Mitarb. 1994)

Typ I	20% (6–30)	
Typ II	4% (2–9)	
Typ III	50% (36–89)	
Typ IV*	8% (1–18)	
Typ V	6% (4–10)	
Typ VI	12% (11–18)	

* Typ IV beinhaltet in der Originalbeschreibung von de Palma das Fehlen ventraler ligamentärer Verstärkungen; ein Befund, der in einigen autoptischen Untersuchungen nicht vorkam.

Abb. 1.16 a u. b Ligamentäre Verstärkungen der Gelenkkapsel.
a Darstellung des klassischen Aufbaus der ligamentären Verstärkungen (Aufsicht auf die Glenoidfläche).
b Bild eins anatomisches Präparats, bei dem der Humerus an der Insertion der Kapsel herausgelöst und entfernt wurde.
(zur Lagebeziehung mit der periartikulären Muskulatur vgl. Abb. 2.**21**)

von de Palma her. Bei Instabilitäten fanden sie den Typ IV (ventral fehlende ligamentäre Verstärkungen) deutlich häufiger (15%) und ein strangförmiges (cordlike) MGHL signifikant seltener als bei Leichenschultern. Ob die beobachteten Abweichungen Folge oder Ursache der Instabilität sind, bleibt unklar, auch wenn die Autoren dem strangförmigen MGHL eine protektive Wirkung zusprechen.

Das **superiore glenohumerale Ligament (SGHL)** entspringt am kranialen Glenoidrand in der Nähe des Ursprungs des Caput longum des M. biceps und zieht als Bestandteil der anterosuperioren Kapsel und damit auch des sog. Rotatorenintervalles nach lateral zu seinem Ansatz am Humerus in der Nähe des Sulcus intertubercularis. Die polarisationsmikroskopische Analyse ergibt, dass bei 20% der Fasern deutliche Ausläufer der Faserbündel bestehen, die nach kranial und lateral hin die lange Bizpssehne überkreuzen. Das SGHL ist zusammen mit dem Fasciculus obliquus an der Ausformung der Bizepssehnenschlinge beteiligt.

Bereits von de Palma u. Mitarb. (1949) wurde makroskopisch und später von O'Brien u. Mitarb. (1990) auch histologisch eine beträchtliche Variabilität im Bereich des **mittleren glenohumeralen Ligaments (MGHL)** beschrieben (Abb. 1.17). Insbesondere die Art der Insertion am Labrum glenoidale wechselt stark. In der Regel entspringt das MGHL weiter kranial und medial vom IGHL gelegen, d. h. näher am Glenoidrand, was die Untersuchungen von Moseley und Overgaard (1962) sowie Uthoff und Piscopo (1985) zur embryologischen Entwicklung bestätigten.

Die Existenz eines zügelförmig frei im Gelenkraum und damit separat von der übrigen ventralen Kapsel verlaufenden MGHL wird durch aktuelle arthroskopische Befunde bestätigt (Thomas u. Matsen 1989, Morgan u. Mitarb. 1992, Esch u. Baker 1993). Nicht selten wird diese Variante bei MRT-Untersuchungen in transversalen Schnittebenen als Ablösung des Labrums fehlinterpretiert. An Leichenschultern lässt sich bei ca. 30% ein strangförmiger Anteil des MGHL feststellen, der direkt vom Labrum entspringt, teilweise frei durch den Gelenkraum verläuft und lateral an der ventralen Gelenkkapsel ansetzt (Gohlke u. Mitarb. 1994) (Abb. 1.18). In der Mehrzahl ist das MGHL jedoch in voller Länge in die ventrale Gelenkkapsel integriert.

Das **inferiore glenohumerale Ligament** entspringt an der kaudalen Hälfte des Glenoidrands und setzt entweder rund an der unteren Zirkumferenz des Collum anatomicum oder kaudal davon v-förmig am kurzen Hals an (O'Brien u. Mitarb. 1990). Es weist ebenfalls, wenn auch seltener als das MGHL, Variationen im Aufbau auf (Abb. 1.19). Bei Post-mortem-Untersuchungen lässt sich in der Mehrzahl (91%) das IGHL als kräftigster Anteil der Gelenkkapsel nachweisen.

Durch Turkel u. Mitarb. (1981) wurden erstmals ligamentäre Verstärkung am anterioren (A-IGHL) und posterioren Rand (P-IGHL) und ihre Bedeutung für die Limitierung der Translationsbewegungen im Glenohumeralgelenk beschrieben.

Histologisch ist die Gelenkkapsel aus zwei Schichten aufgebaut – dem äußeren Stratum fibrosum und dem inneren Stratum synoviale. Das Stratum fibrosum besteht überwiegend aus straffem, kollagenfaserigem Bindegewebe, das größtenteils aus Kollagenfibrillen vom Typ I aufgebaut ist (Tillmann 1987). Aus der Struktur der Gelenkkapsel ergeben sich Rückschlüsse auf die biomechanischen Eigenschaften und die Kräfte, denen das Gewebe in vivo ausgesetzt ist (Abb. 1.20).

Die makroskopisch erkennbaren Verstärkungen der Kapsel des Glenohumeralgelenks zeigen (wie später am Beispiel des korahumeralen Ligaments ausgeführt wird) bei mikroskopischer Betrachtung nicht unbedingt einen ligamentären Charakter. Der äußerlich erkennbare Faserverlauf muss zudem nicht der vorherrschenden Orientierung der Kollagenfaserbündel im Gewebe entsprechen (Abb. 1.21).

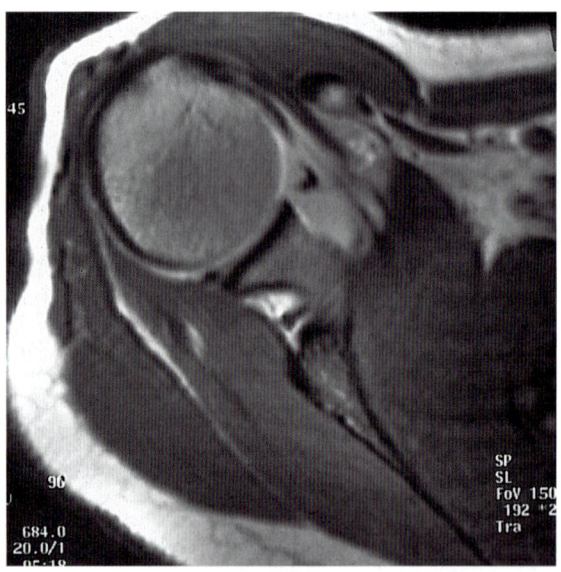

Abb. 1.17 MRT-Befund einer Variante des MGHL. Transversalschnitt in Höhe der Glenoidebene bei einem 32-jährigen Mann mit subakromialem Schmerzsyndrom. Vor dem ventralen Glenoidrand ist eine rundliche, signalarme Struktur erkennbar, entsprechend einem strangförmigen MGHL bei Buford-Komplex (arthroskopisch gesichert).

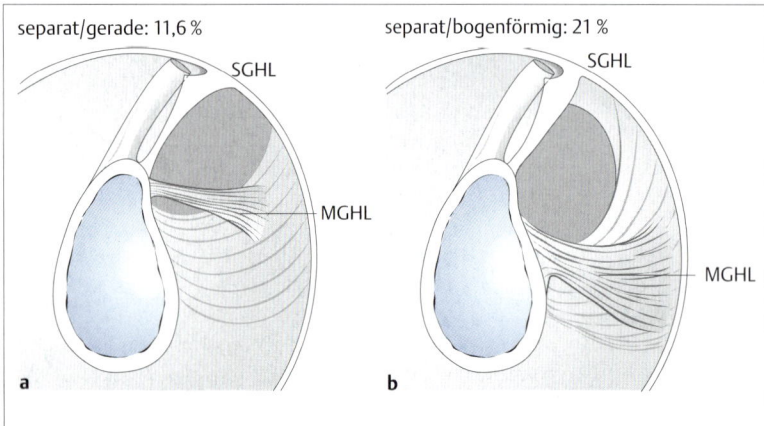

Abb. 1.18 Varianten des mittleren glenohumeralen Ligamentums (MGHL). Dieses kann vom Labrum entweder weit kranial (**a**) oder zwischen 2.00 und 3.00 (**b**) entspringen und strangförmig frei durch den Gelenkraum verlaufen, bis es unterschiedlich weit lateral an der ventralen Kapselwand ansetzt. Meistens ist das MGHL jedoch vollständig in die Kapsel integriert. Ein frei verlaufender, zügelförmiger Anteil liegt lediglich bei 32,6% vor (Korrelation des makroskopischen Befunds zur polarisationsmikroskopischen Analyse der Faserstruktur nach Gohlke u. Mitarb. 1994).

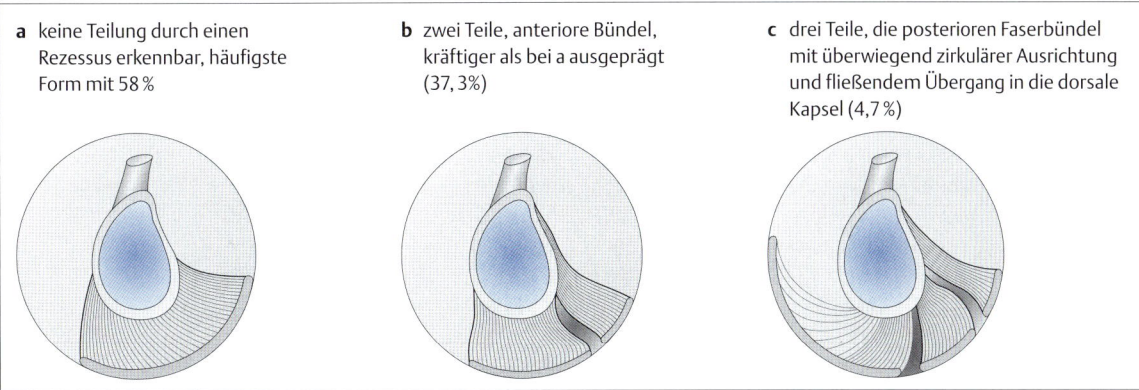

Abb. 1.19 a–c Varianten im Aufbau des Lig. glenohumerale inferius (IGHL). Die Unterschiede bestehen in erster Linie in der Ausprägung und Abgrenzbarkeit der Verstärkungen, oft auch als anteriores (A-IGHL) oder posteriores Band (P-IGHL) bezeichnet. Seltener besteht ein fließender Übergang in die posteriore Kapsel ohne erkennbare Verstärkungsbündel (**c**) (Korrelation des makroskopischen Befunds zur polarisationsmikroskopischen Analyse der Faserstruktur nach Gohlke u. Mitarb. 1994). Eine posteriore Verstärkung ließ sich nur bei 62,8 % als ligamentäre Struktur abgrenzen.

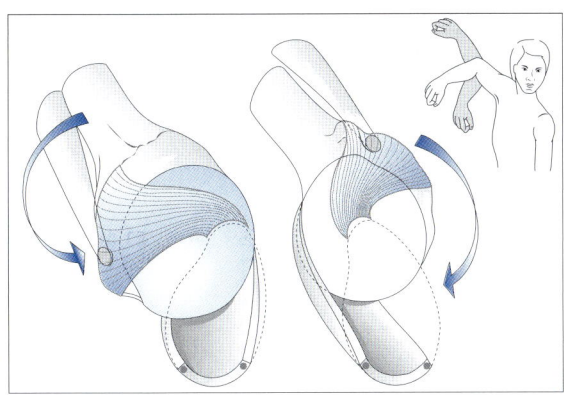

Abb. 1.20 Stabilisierende Funktion der Gelenkkapsel bei Rotation des abduzierten Arms. Der IGHL-Komplex der Gelenkkapsel mit seiner vorderen und hinteren Verstärkung stabilisiert bei abduzierter Position des Arms den Humeruskopf in Außen- und Innenrotation wie eine Hängematte (O'Brien u. Mitarb. 1990). Zusammen mit den superioren Kapselverstärkungen (SGHL und korakohumerale Faserbündel), die eher in Adduktion wirksam werden, unterstützen sich beide diametral gegenüberliegenden Fasersysteme in mittlerer Abduktion insbesondere dann, wenn sie durch Rotationsbewegungen gegeneinander verwrungen werden. Gagey u. Mitarb. (1987) verglichen daher die Funktion der inferioren und superioren Kapselverstärkungen mit den Kreuzbändern am Kniegelenk.

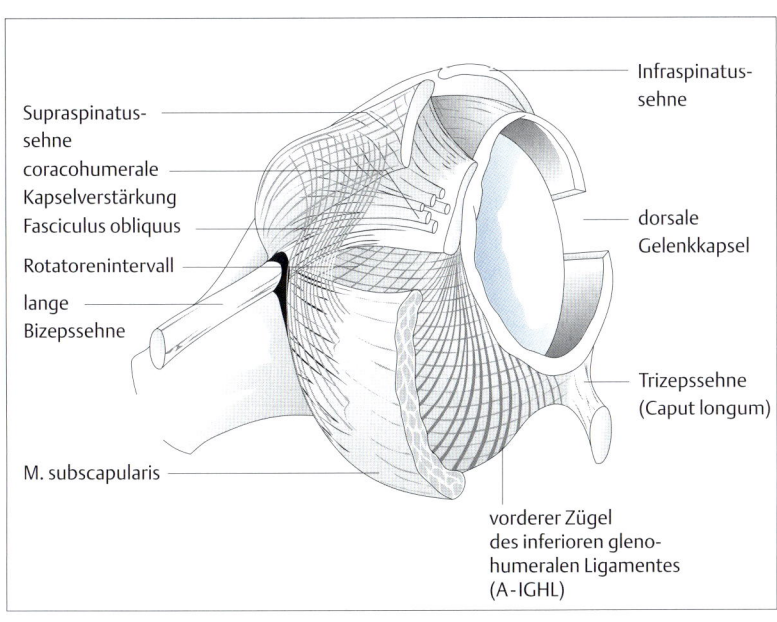

Abb. 1.21 Aufbau der Kollagenfaserbündel in der Kapsel des Glenohumeralgelenks (Rekonstruktion). Ansicht auf die ventrale Gelenkkapsel einer rechten Schulter von vorne oben nach Entfernung der Skapula und Ablösung des Labrum glenoidale direkt am Glenoidrand. Die muskulären Anteile der Mm. subscapularis, supraspinatus und infraspinatus sind größtenteils entfernt.

Steiner und Herrmann (1989) konnten unter Verwendung der Aufhellung nach Spalteholtz und Betrachtung unter dem Polarisationsmikroskop Hinweise auf eine variable Orientierung der Kollagenfaserbündel in der Gelenkkapsel liefern. Eine weiter reichende lichtmikroskopische Aufarbeitung der Architektur der Kollagenfaserbündel unter zusätzlicher Verwendung von Serienschnitten ergab einen komplexeren Aufbau als bisher angenommen (Gohlke u. Mitarb. 1994). Eine klare Abgrenzung einzelner Ligamente ließ sich selten feststellen. Es bestand in der Regel ein mehrschichtiger Aufbau aus sich überkreuzenden Faserbündeln, die Zonen einer innigen Verflechtung aufwiesen.

Bisher bekannte vergleichende Untersuchungen über den histologischen Aufbau von Ligamenten und Sehnen (Amiel u. Mitarb. 1984, Carlstedt u. Nordin 1989, Ham 1987, Junqueira u. Carneiro 1991) anderer Gelenke beschreiben einen prinzipiell ähnlichen Aufbau. Ligamente weisen demnach eine vergleichsweise weniger strenge, aber dennoch überwiegend parallele Ausrichtung ihrer Faserbündel auf. Innerhalb der Gelenkkapsel besteht dagegen eine viel größere Bandbreite der Organisation des dichten Bindegewebes.

Für 3 (superiorer, anteroinferiorer und posteriorer Anteil) nach funktionellen und strukturellen Gesichtspunkten unterscheidbare Komplexe der Schultergelenkkapsel lassen sich daher folgende Feststellungen treffen: Die Hauptzone der Beanspruchung liegt aufgrund der Dicke und Ausprägung der Faserbündel eindeutig in den anteroinferioren Anteilen. In diesem Areal befinden sich die kräftigsten Anteile der Kapsel mit eher radiären Fasersystemen, die in 3 Schichten spiralförmig am Labrum glenoidale inserieren. Die deutlichen Schwankungen in der Ausprägung der Ligamente gleichen sich kompensatorisch wieder aus und können als Ausdruck einer individuell unterschiedlichen funktionellen Anpassung an die einwirkenden Kräfte und die jeweilige Gelenkgeometrie interpretiert werden.

Aufgrund seines konstanten Aufbaus aus dicht gepackten, gerichteten Kollagenfasern ist insbesondere dem anterioren Anteil des IGHL am ehesten eine Haltefunktion zuzuweisen. O'Brien u. Mitarb. (1990) versuchten, mit konventionellen lichtmikroskopischen Techniken vor allem den Aufbau der inferioren Kapsel zu klären. Sie beschrieben eine „hängemattenähnliche" Struktur der Kollagenfasern mit anterioren und posterioren Verstärkungsbündeln. Daher taucht in klinischen Arbeiten derzeit häufiger ein Akronym für die anterioren und posterioren Anteile des inferioren glenohumeralen Ligaments auf (A-IGHL und A-IGHL).

Aus der Sicht polarisationsoptischer Befunde wird die auf den ersten Blick ungeordnete Struktur des mittleren Anteils des IGHL (oft auch als axillärer Rezessus bezeichnet) aus einer Überlagerung der weniger streng parallel ausgerichteten, radiären und zirkulären Bündel mit Fasern aus der Einstrahlung der extrakapsulär gelegenen Sehne des Caput longum des M. triceps brachii hervorgerufen. Eine ligamentäre Sruktur des P-IGHL ließ sich nur bei 62,8 % aller Schultern nachweisen, während das A-IGHL als ligamentäre Verstärkung konstant vorhanden war (Gohlke u. Mitarb. 1994).

Der Einfluss eines Ligaments auf die **Stabilität und Kinematik des Gelenks** hängt von verschiedenen Faktoren ab, insbesondere
- der Lage der Insertion an den Gelenkkörpern und deren Distanz sowie
- der Verlaufsrichtung der Faserbündel und den mechanischen Eigenschaften.

Letztere hängen nicht nur vom Querschnitt, sondern auch von der Zusammensetzung der Faserbündel ab. Gewöhnlich sind Ligamente ähnlich wie Sehnen aus straffem Bindegewebe aufgebaut, das ganz überwiegend Kollagen vom Typ I enthält (Ham 1987, Burgeson u. Nimni 1992). In Sehnen verlaufen die Kollagenfasern nahezu alle parallel und können sehr hohen unidirektionalen Zugkräften widerstehen. In Ligamenten, mehr noch in der Gelenkkapsel, ist diese Anordnung weniger streng (Amiel u. Mitarb. 1984). Dadurch ist die Zugfestigkeit gegenüber Kräften in der vorwiegenden Faserrichtung geringer als in Sehnen, aber dafür in anderen Richtungen erhöht (Carlstedt u. Nordin 1989).

Die meisten Untersuchungen über die Festigkeit der Gelenkkapsel des Glenohumeralgelenks (Reeves 1968, Kaltsas 1983) wurden mittels einer Anordnung erhoben, die sich in erster Linie für Ligamente und Sehnen mit einem viel gleichförmigeren Aufbau ihrer Kollagenfaserbündel eignet. Bei den verwendeten Versuchsanordnungen wird eine Knochen-Ligament-Knochen-Einheit im linearen, unidirektionalen Zug geprüft, was den tatsächlichen Belastungsverhältnissen nur teilweise entspricht. Da sich die mechanischen Eigenschaften von Ligamenten mit der Richtung der einwirkenden Kraft zur vorherrschenden Faserrichtung verändern (Butler u. Mitarb. 1984, Carlstedt u. Nordin 1989, Ham 1987), liegt die Vermutung nahe, dass die gefundene vermehrte Dehnbarkeit der gesamten Kapsel (Kaltsas 1983) ebenso wie die Unterschiede der einzelnen Areale untereinander durch ihre Textur bedingt sind. Die am medialen Seitenband oder vorderen Kreuzband erhobenen Werte (Woo 1982) können somit nicht auf die Kapsel des Glenohumeralgelenks übertragen werden. Unter Verwendung von Videoanalysegeräten ließ sich zeigen, dass auch innerhalb eines Ligaments Unterschiede in der Festigkeit bestehen, die nicht nur von der Struktur, sondern auch von der Art der Krafteinwirkung und vom Alter des Individuums abhängen (Noyes u. Grood 1976).

Die Reißfestigkeit der anteroinferioren Anteile der Gelenkkapsel (s. Kapitel Instabilität des Glenohumeralgelenks) beträgt ca. 400–700 N, während die gesamte Kapsel in Abduktion erst bei 1.000–2.000 N abreißt. Die mittlere Abrissfestigkeit des A-IGHL wurde von Stefko u. Mitarb. (1997) mit 713 N bestimmt. Bigliani u. Mitarb. (1992) untersuchten das IGHL in 3 streifenförmigen Anteilen (anteriores, mittleres und posteriores Drittel) und stellten fest, dass es lange vor dem Abriss auch zu einer Überdehnung (von ca. 27%) kam, die deutlich über den Durchschnittswerten anderer Ligamente lag. Diese Werte korrelieren gut mit der vorher beschriebenen unterschiedlichen Textur dieser Kapselareale.

Rotatorenmanschette. Die Sehnen der in den gleichnamigen Fossae entspringenden Mm. supra- und infraspinatus sowie des durch mehrere septenartige Kollagenfaserzügel gefiederten M. subscapularis ziehen durch den unter dem Fornix humeri gelegenen subakromialen Raum und setzen als einheitliche Sehnenmanschette an den Tubercula majus und minus des Humeruskopfs an, wo die Sehne des M. subscapularis ventral, die des M. supraspinatus kranial und die des Infraspinatus dorsal zu liegen kommen. Die Sehnen von Supra- und Infraspinatus fusionieren ca. 15 mm vor ihrem Ansatz am Tuberculum majus, sodass die anteriore Hälfte des Sehnenansatzes nur aus Fasern des M. supraspinatus, die posteriore Hälfte jedoch aus Supraspinatusfasern und sie bedeckenden Fasern des M. infraspinatus besteht (Minagawa u. Mitarb. 1998). Die Sehnen von M. infraspinatus und M. teres minor vereinigen sich kurz vor ihren muskulotendinösen Übergängen.

Diese weit interdigitierenden Muskelansätze bewirken eine Zugspannungsverteilung der muskulotendinösen Abschnitte der Rotatorenmanschette, sodass große Belastungen einzelner Sehnen vermieden werden. Innerhalb der einzelnen Muskeln sind Varianten im Aufbau beschrieben. Einen konstanten Befund, der sich auch im MRT regelmäßig darstellt, stellt dagegen die Zweiteilung des Muskelbauches des M. supraspinatus dar (Vahlensiek u. Mitarb. 1994). Eine strangförmige Verstärkung des ventralen Sehnenanteiles ist intraoperativ häufig zu beobachten.

Alle 4 Sehnen bilden gemeinsam mit der superioren Gelenkkapsel, in die sie einstrahlen, eine gemeinsame Sehnenkappe (Abb. 1.22). Nahe der Insertion an den Tubercula sind die tendinöse und kapsuläre Schicht noch dicht miteinander verbunden. Nach Steiner und Hermann (1990) lockert sich mit zunehmendem Alter diese Verflechtung vom Glenoidrand her nach lateral hin allmählich auf, was die Neigung zur interlaminären Aufsplitterung von degenerativ bedingten Defekten erklärt.

Unter der Bursa subdeltoidea sind die Sehnen der Mm. supra- und infraspinatus von einer dünnen fibrösen Schicht bedeckt, die mit fächerartigen Zügeln zwischen Korakoid und Humerus Ausläufer zum Rotatorenintervall aussendet. Diese können auch als Ausläufer des Lig. cora-

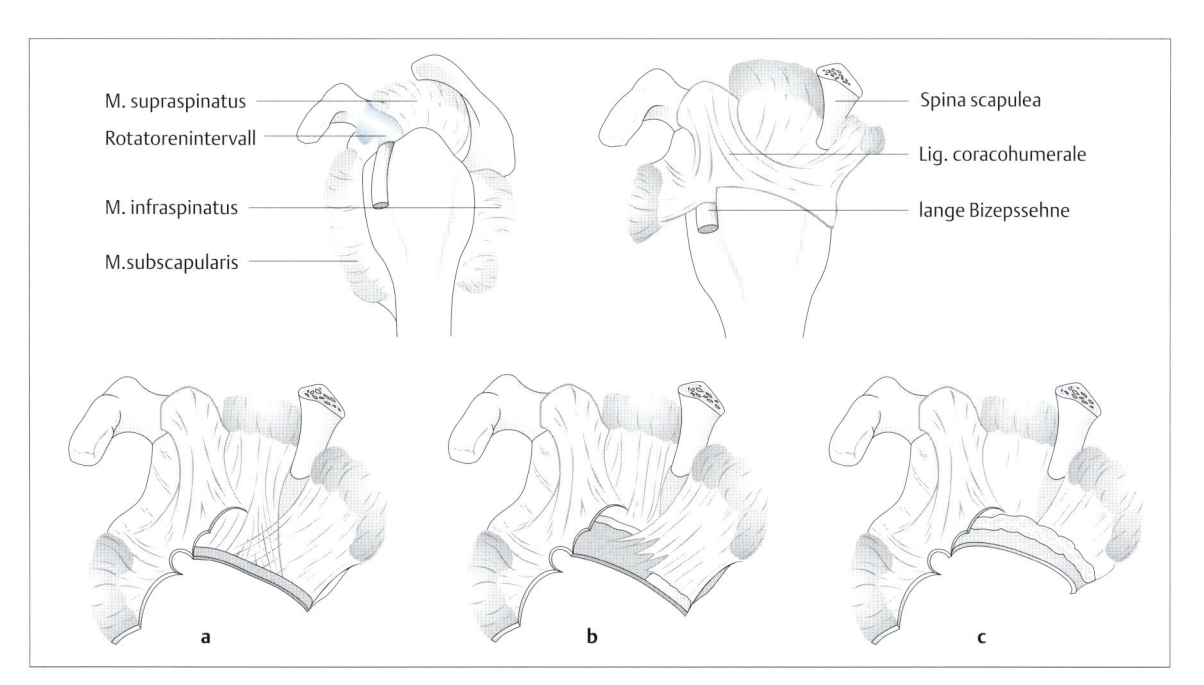

Abb. 1.22 a–c Makroskopischer Aufbau der Rotatorenmanschette und des sog. Rotatorenintervalles (nach Clark und Gohlke). Aufsicht auf die Rotatorenmanschette von vorne oben. (Die Spina ist zusammen mit dem Akromion zur besseren Übersicht in **a–c** nicht dargestellt. Entsprechend einer schichtweisen Präparation ist der Aufbau der kranialen Anteile der Rotatorenmanschette dargestellt.)
a u. **b** Nach Abtragung der oberflächlichen Anteile des Lig. coracohumerale, das wie eine Hülle den vorderen Rand des M. supraspinatus bedeckt, und distaler Anteile der Sehne des M. supraspinatus lassen sich Ausläufer der Sehne des M. infraspinatus erkennen, die nach ventral in die kapsuläre Schicht einstrahlen und damit die zirkulären Faserbündel verstärken.
c Die Rotatorenmanschette lässt bereits makroskopisch einen schmaleren kapsulären und einen deutlich breiteren sehnigen Anteil erkennen. Beide haben auch histologisch einen unterschiedlichen Aufbau.

cohumerale betrachtet werden, welches in seiner tiefen Schicht einen in seiner Ausprägung variablen, ca. 1 cm breiten Zügel zur Verstärkung der Kapsel – nahezu im rechten Winkel zur Verlaufsrichtung der Sehnenfasern – nach dorsal zu Supra- und Infraspinatussehne schickt (Clark u. Mitarb. 1990, 1992). Dieser mündet in das zirkuläre Fasersystem der kapsulären Schicht ein (Gohlke u. Mitarb. 1994). Hierdurch werden in Rotationspositionen des Gelenks Querspannungen der Sehnen aufgefangen.

histologische Aufbau der superioren Kapsel unterscheidet sich wesentlich von dem in den inferioren Anteilen (Abb. 1.23). Als charakteristisches Merkmal besteht hier eine Durchflechtung im Scherengitter – analog zu den Befunden von Steiner und Herrmann (1989). Diesen fiel bereits die dominierende zirkuläre Ausrichtung der kapsulären Faserbündel in der Rotatorenmanschette auf. Aufgrund makroskopischer Befunde wurde von Clark u. Mitarb. (1990) eine Beanspruchung der anterosuperioren Kapselanteile als depressorisch wirkende Schlinge zwischen den Mm. subscapularis und infraspinatus aufgefasst. Nach Burkhart (1994) verstärkt sich dieses Fasersystem im höheren Lebensalter unter Einfluss der veränderten Belastungsverhältnisse zum Rotator Cable, während die eigentliche Sehne des M. supraspinatus ansatznah an Dicke abnimmt. Dadurch kann eine kleine Defektbildung noch biomechanisch kompensiert bleiben.

Die Verflechtungszone mit der Rotatorenmanschette weist einen charakteristischen 5-schichtigen Aufbau auf (Abb. 1.24). Dieser mehrschichtige Aufbau wurde von Clark u. Mitarb. (1992) in erster Linie als das Resultat einer Verflechtung von Ausläufern der Infra- und Supraspinatussehne beschrieben.

Als strukturelle Besonderheit des gelenknahen Anteiles der Rotatorenmanschette wird von Tillmann u. Mitarb. (1991) eine faserknorpelähnliche Struktur beschrieben. Die Autoren erklären dies mit der besonderen funktionellen Beanspruchung der gelenknahen Schicht als „Gleitsehne" (Tillmann u. Koch 1995). Die Aufgabe dieser Faserknorpelschicht besteht darin, die unterschiedlichen Elastizitätsmodule von Sehne und Knorpel/Knochen auszugleichen.

Die von Steiner und Hermann (1989) beschriebene Lokalisation eines „Schwachpunkts der Kapsel" entspricht nicht dem Bereich der Critical Zone von Codman (1934), dem typischen Ausgangspunkt von Defekten. Die Besonderheit dieser Critical Zone liegt vielmehr darin, dass sich hier die Fasersysteme der Kapsel und der SSP-Sehne nahezu rechtwinklig überkreuzen. Im Längsschnitt der Sehne zeigt sich genau hier eine deutliche Verminderung der parallel gerichteten Sehnenfasern. Aufgrund dieser Textur kann ein Ort herabgesetzter mechanischer Widerstandsfähigkeit gegenüber den Scherkräften vermutet werden, die sich im gefundenen Aufbau widerspiegeln. Untersuchungen von Nakajima u. Mitarb. (1994) ergaben ein unterschiedliches Dehnungsverhalten der bursalen und artikulären Hälfte der Rotatorenmanschette, was mit dem gefundenen Aufbau gut korreliert.

Altersabhängige Veränderungen der Extrazellulärmatrix der Rotatorenmanschette, wie sie von Stofft u. Mitarb. (1991) gefunden wurden, könnten an diesem Ort die Entwicklung von Rotatorenmanschettendefekten einleiten.

Rotatorenintervall (RI) und Bizepssehnenschlinge. Der Begriff Rotatorenintervall fand nach Berichten von Nobuhara und Ikeda (1987) über Läsionen der anterosuperioren Kapsel Eingang in den klinischen Sprachgebrauch. Darunter wird ein Areal verstanden, das den Übergang zwischen dem vorderen Rand der Sehne des M. supraspinatus und dem kranialen Rand des M. subscapularis bildet. Das Rotatorenintervall bildet somit die Überdachung der langen Bizepssehne und beinhaltet als ligamentäre Verstärkungen

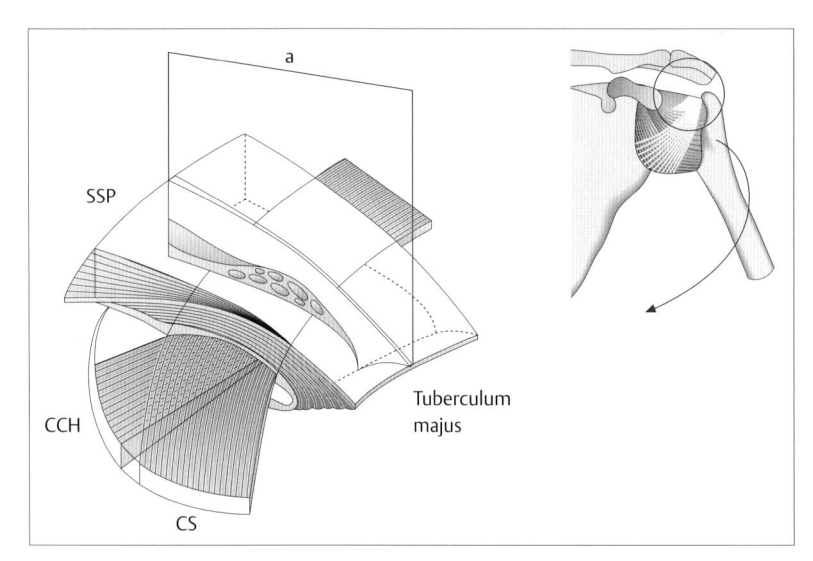

Abb. 1.23 Aufbau der Rotatorenmanschette aus der Supraspinatussehne (SSP) und dem kapsulären Anteil. Linke Schulter: Aufsicht von kranial auf ein Areal von ca. 4 × 4 cm Ausdehnung (einschließlich des Ansatzes am Tuberculum majus) – zur Darstellung der Verflechtung der Kollagenfaserbündel aus dem zirkulären (CS) und korakohumeralen (CCH-) System. Die zirkulären Faserbündel verlaufen nur im Bereich der ventralen Supraspinatusanteile im Winkel von ca. 90° zu den Faserbündeln der Supraspinatussehne und werden von Ausläufern der Infraspinatussehne verstärkt (s. vorhergehende Abbildung zum makroskopischen Aufbau der Rotatorenmanschette) (nach Gohlke).

1.2 Morphologie und Topographie der Schulter

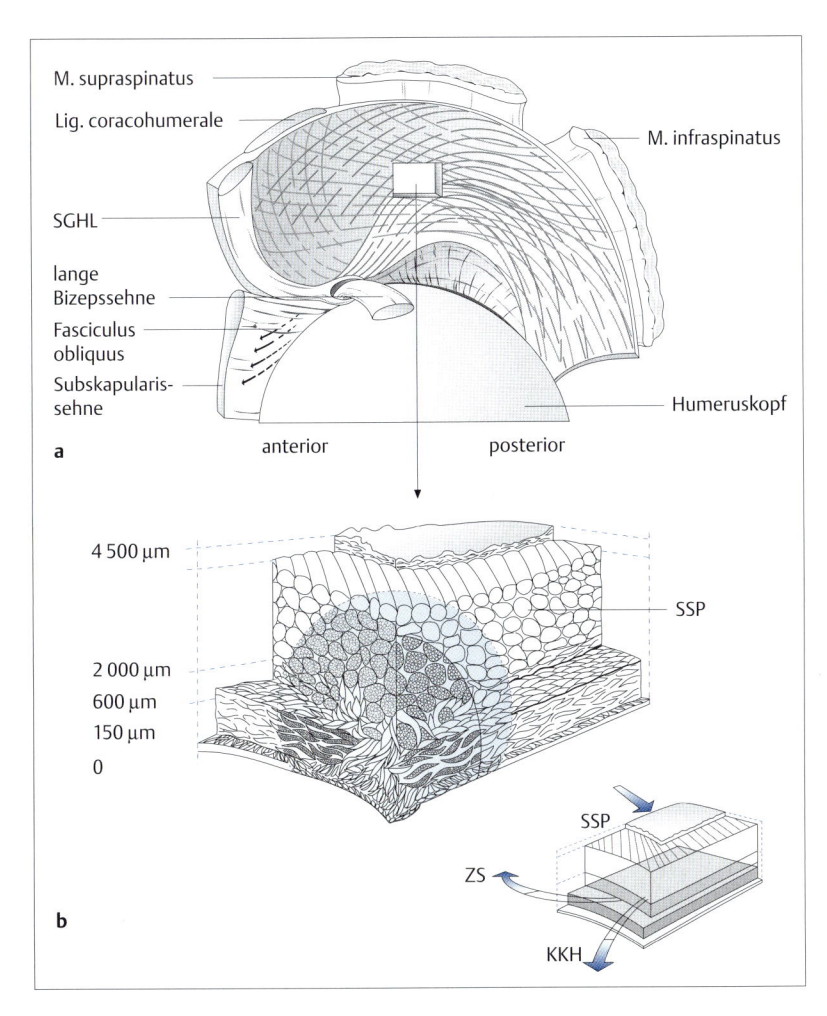

Abb. 1.24a u. b Verflechtung der Kollagenfaserbündel in der Rotatorenmanschette.
a Sicht vom Gelenkraum aus auf die angehobene kraniale Hälfte der Gelenkkapsel. Beachte den Aufbau der fibrösen Schlinge der langen Bizepssehne, die hauptsächlich vom SGHL und Fasciculus obliquus gebildet wird (vgl. Abb. 1.25).
b Detail eines Gewebeblocks aus der Rotatorenmanschette im Bereich des sog. Rotator Cable, in dem sich in der kapsulären Schicht das zirkuläre (**ZS**) und korakohumerale Fasersystem (**KKH**) miteinander verflechten und mit den annähernd parallel verlaufenden Fasern der Sehne des M. supraspinatus (**SSP**) durch eine schmale Intermediärzone verbunden sind. Gelenknah findet sich eine schmale Schicht, die ähnlich wie Faserknorpel aufgebaut ist (nach Gohlke).

das superiore glenohumerale Ligament (SGHL) und das Lig. coracohumerale (Abb. 1.25).

Biomechanische Untersuchungen ergaben für die ligamentären Verstärkungen des Rotatorenintervalls (insbesondere für das SGHL) eine stabilisierende Wirkung auf das Glenohumeralgelenk, die vorwiegend bei geringer Abduktion des Arms (Bowen u. Warren 1991, Warner u. Mitarb. 1992) insbesondere in Außenrotation wirksam wird. Harryman u. Mitarb. (1992) untersuchten in einer biomechanischen Studie die Auswirkungen einer Raffung der Weichteilstrukturen im Rotatorenintervall. Die Autoren kamen zu dem Schluss, dass eine Durchtrennung der korakohumeralen Fasern den Bewegungsumfang in Elevation und Außenrotation erhöht und eine posteroinferiore Instabilität durch Raffung verbessert werden kann. Bei einer Reinsertion nach Defektdeckung sollte ein Release erfolgen, weil sonst eine Zwangstranslation nach vorne und oben bei Flexionsbewegungen entsteht, wodurch sich ein subakromiales Impingement verschärfen kann.

Bei dem **Lig. coracohumerale** handelt es sich um eine Verstärkung des Rotatorenintervalls, die aus zwei Anteilen besteht. Ein tiefer kapsulärer Anteil entspringt an der Korakoidbasis kranial des SGHL. Seine Faserbündel strahlen bogenförmig nach dorsal in die zirkulär orientierten Fasern der superioren Kapsel ein. Der oberflächliche Anteil entspringt noch weiter kranial am Processus coracoideus, bildet eine fibröse Umschlagfalte für den ventralen Rand der Supraspinatussehne und strahlt in dessen oberflächliche, an der Bursaseite gelegene Schicht ein. Mehrere fächerförmige fibröse Septen des darüber liegenden fettreichen Bindegewebes können in die Unterfläche des Lig. coracoacromiale und die Bursa einstrahlen.

Die Angaben in der Literatur hinsichtlich der Ausprägung des Lig. coracohumerale schwanken erheblich. Die Autoren beziehen sich meistens entweder auf das makroskopische (Hollinshead 1982) oder arthroskopische (France u. Mitarb. 1991, Warner u. Mitarb. 1992) Erscheinungsbild. Von Tillmann und Töndury (1998) wurde darauf hingewiesen, dass sich diese Struktur im höheren Lebensalter zurückbildet. Cooper u. Mitarb. (1993) beschrieben bei 75 % aller untersuchten Präparate einen v-förmigen Ursprung an der Basis des Processus coracoideus, wodurch sich eine Kapselfalte ausbildet. Bei makroskopischer Präparation entsteht daher zunächst der Eindruck einer

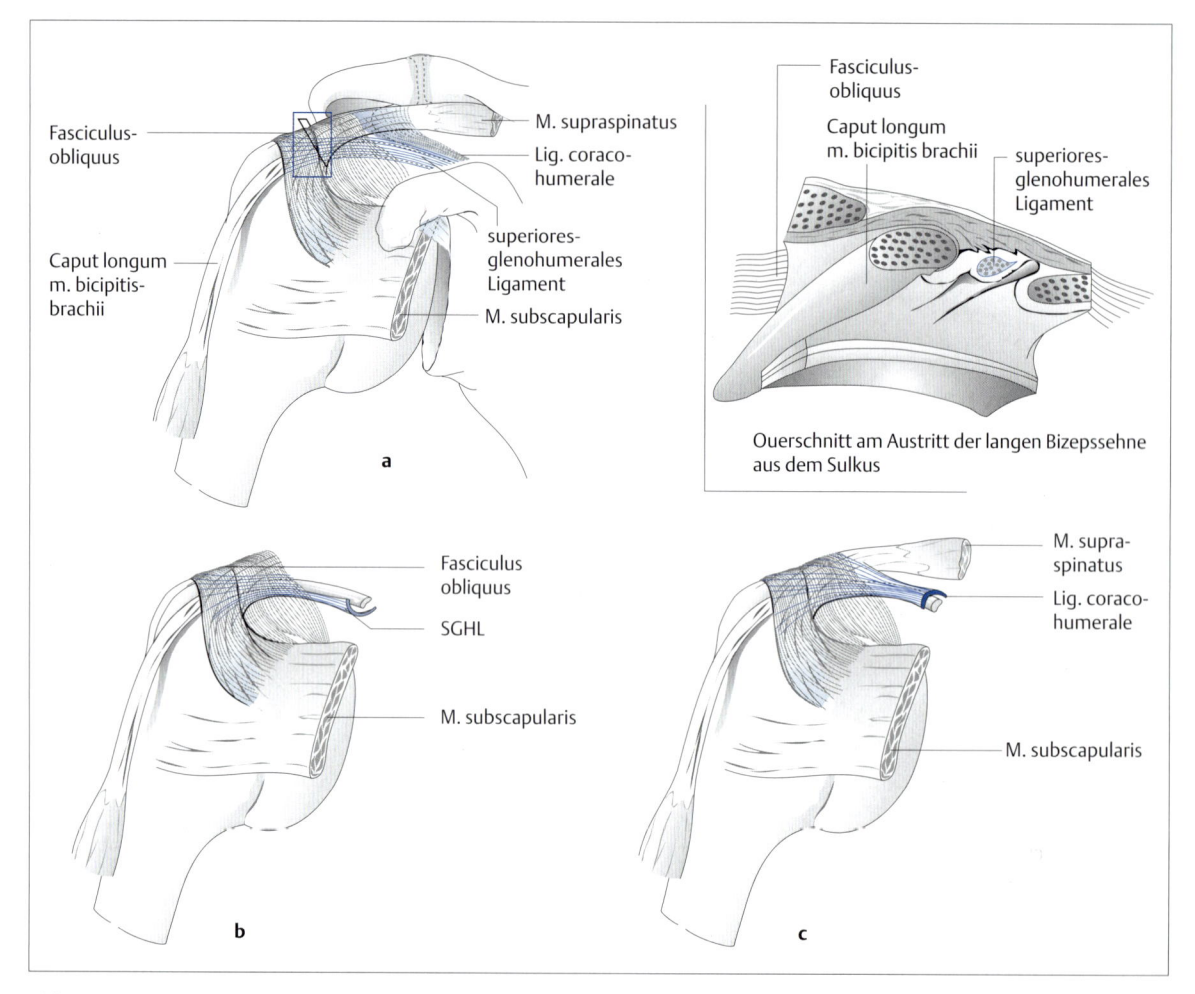

Abb. 1.25 a–c Aufbau des Rotatorenintervalls und der Bizepssehnenschlinge (sog. Bizeps-pulley).
a Schematische Darstellung der Kollagenfaserstruktur der Schichten. Die fibröse Schlinge für die lange Bizepssehne wird hauptsächlich von dem SGHL, dem Fasciculus obliquus und den ventralen Ausläufern der Supraspinatussehne gebildet.
b Tiefe, gelenkseitige Anteile.
c Bursalseitige oberflächliche Anteile

soliden ligamentären Verstärkung. Lediglich bei 8 % aller Präparate ließ sich jedoch histologisch eine echte ligamentäre Struktur nachweisen. Zu ähnlichen Ergebnissen kamen auch Edelson u. Mitarb. (1991) und Warner u. Mitarb. (1992). Obwohl sich diese Struktur bei Außenrotation wie ein Ligament anspannt, lassen sich in der polarisationsmikroskopischen Analyse bei 46 % keine eindeutig abgrenzbaren, parallel ausgerichteten Kollagenfaserbündel erkennen. Die häufig widersprüchlichen Angaben in der Literatur zur Funktion erklären sich daraus, dass keine einheitliche Abgrenzung zum SGHL und den benachbarten Kapselstrukturen vorgenommen wird.

Klinische Bedeutung gewinnt das Lig. coracohumerale bei primären und sekundären Schultersteifen. Hier findet sich regelmäßig eine erhebliche Fibrosierung dieses Areals, das dann bei einer Arthrolyse durchtrennt oder reseziert werden muss.

Der laterale Anteil des Rotatorenintervall bildet eine fibröse **Schlinge für die lange Bizepssehne**. Bei der makroskopischen Präparation gewinnt man den Eindruck, dass diese von anterolateral ausstrahlenden Fasern der Supraspinatussehne unter Verflechtung mit dem Lig. coracohumerale und der Subskapularissehne gebildet wird. Von Slätis und Aalto (1979) sowie Walch u. Mitarb. (1994) wurde aus makroskopischen Befunden die Bildung dieser Schlinge durch den Zusammenschluss ventraler Anteile eines v-förmigen Lig. coracohumerale (sog. Lig. transversum) mit dem darunter gelegenen SGHL abgeleitet.

Die polarisationsoptische Aufarbeitung (Werner u. Mitarb. 1997) lässt jedoch erkennen, dass diese fibröse Schlinge in erster Linie aus einer Verflechtung der zirkulär ausgerichteten Faserbündel (Fasciculus obliquus) der superioren Kapsel mit dem SGHL resultiert. Die tiefen Anteile der Subskapularissehne strahlen mit wenigen Ausläufern kau-

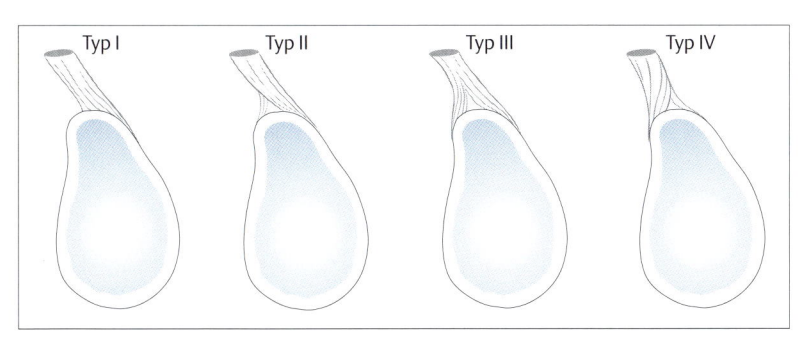

Abb. 1.26 Varianten des Ursprungs der langen Bizepssehne (LBS) nach Vangsness u. Mitarb. (1994).
Typ I   Verankerung der LBS nur posterosuperior (22%)
Typ II überwiegend posterosuperior, aber nicht ausschließlich (33%)
Typ III zu gleichen Anteilen antero- und posterosuperior befestigt (37%)
Typ IV vorwiegend aus dem anterosuperioren Labrum entspringend (8%).

dal ein und kleiden den Sulcus intertubercularis fibrokartilaginär aus. Die Ausbildung einer zirkulär geschlossenen Schlinge vor Eintritt in den Sulcus konnte nicht bestätigt werden.

Die feste, fibröse Einscheidung der langen Bizepssehne beim Eintritt in den Sulcus ist erforderlich, um Scherkräften zu widerstehen, die bei Anspannung der Sehne und gleichzeitigen Rotationsbewegungen dislozierend auf sie einwirken. Damit wirkt die Sehnenschlinge als ein Punctum fixum, das der Bizepssehne als Hypomochlion dient und damit einen stabilisierenden Einfluss auf das Glenohumeralgelenk ausübt (Itoi u. Mitarb. 1994).

Läsionen dieser Schlinge kommen entweder in Verbindung mit Subluxationen der langen Bizepssehne (Field u. Mitarb. 1995, O,Donoghue 1982) oder zusammen mit Rotatorenmanschettendefekten vor (Walch u. Mitarb. 1994).

Die Luxationsneigung der langen Bizepssehne ist jedoch auch von der Tiefe und Ausformung des Sulcus intertubercularis abhängig, die wiederum erheblichen individuellen Schwankungen unterliegen.

Lange Bizepssehne. Die lange Bizepssehne (LBS) entspringt meistens sowohl vom Tuberculum supraglenoidale als auch dem hinteren oberen Labrum glenoidale mit einer Y-förmigen Verbreiterung (Steiner u. Hermann 1990). Variationen des Ursprungs sind jedoch häufig. Habermeyer u. Mitarb. (1987) fanden bei 48% eine Befestigung am posterosuperioren Labrum, bei 20% am Tuberculum supraglenoidale und nur bei 28% an beiden. Von Pal u. Mitarb. (1991) wurde festgestellt, dass 70% vom posterosuperioren Labrum entspringen und nur 25% überwiegend am Tuberculum supraglenoidale fixiert sind. Von Vangsness u. Mitarb. (1994) wurde eine Klassifikationen dieser Varianten vorgenommen (Abb. 1.**26**).

Die lange Bizepssehne ist durchschnittlich ca. 100 mm lang (Refior u. Sowa 1995) und kann entsprechend ihrem Verlauf in 4 Zonen unterteilt werden:
- Ursprungsbereich,
- intraartikulären Anteil,
- im Sulcus intertubercularis und
- kaudal davon befindlichen Teil.

Im Sulcus ist die Sehne von einer synovialen Ausstülpung (Vagina synovialis) umhüllt. Der Sulcus verschiebt sich bei wechselnden Gelenkpositionen relativ entlang der Sehne, sodass der intraartikuläre Abschnitt der Sehne von variabler Länge (ca. 3,5–4 cm) ist. Nach Lippmann (1944) erhöht sich die Länge des intraartikulären Anteils von der Abduktionsposition (13 mm) bis zur Außenrotation-Extension-Position (50 mm). Der Querschnitt der Sehne ändert sich vom Ursprung ($8,5 \times 7,8$ mm) bis zum Eintritt in den Sulcus ($4,7 \times 2,6$ mm) und dem muskulotendinösen Übergang ($4,5 \times 2,8$ mm). Vor dem Eintritt in den Sulcus besitzt die Sehne eher eine abgeflachte, querovale Form. Nicht selten findet man bei großen Rotatorenmanschettendefekten als Anpassung an die veränderte mechanische Belastung eine ausgeprägte Verbreiterung.

In ihrem Verlauf im Sulcus wird sie als Gleitsehne beansprucht und weist daher im knochennahen Anteil eine fibrokartilaginäre (deshalb primär avaskuläre) Schicht auf. Nach Korn und Schünke (1989) besteht in ihrem intraartikulären Anteil jedoch ein dichtes Kapillarnetz ohne hypovaskuläre Zonen. Nach Refior und Sowa (1995) finden sich degenerative Veränderungen der Sehne dennoch am häufigsten im Ursprungsbereich und im distalen Sulcus. Degenerative oder traumatische Läsionen können zur inkompletten oder vollständigen Ablösung vom Glenoidrand führen (s. SLAP-Läsion, Kap. Sportartspezifische Erkrankungen).

Die Funktion für das Schultergelenk besteht in einer eher schwachen depressorischen Wirkung auf den Humeruskopf und in einer stabilisiernden Wirkung auf das Glenohumeralgelenk. Rodosky u. Mitarb. (1994) fanden diesen Einfluss insbesondere in Abduktion und Außenrotation und vermuteten eine Unterstützung der stabilisierenden Funktion des IGHL.

1.2.4 Gefäßversorgung der Schulter

Makroskopische und topographische Anatomie (Abb. 1.**27**). Die aus dem Truncus thyreocervicalis der A. subclavia kommende **A. suprascapularis** gelangt oberhalb des den N. suprascapularis bedeckenden Lig. transversum scapulae superius zur Fossa supraspinata und unter den M. supraspinatus, den sie mit zwei Muskelästen versorgt. In ihrem Verlauf nach kaudal gibt sie Äste zur Spina sca-

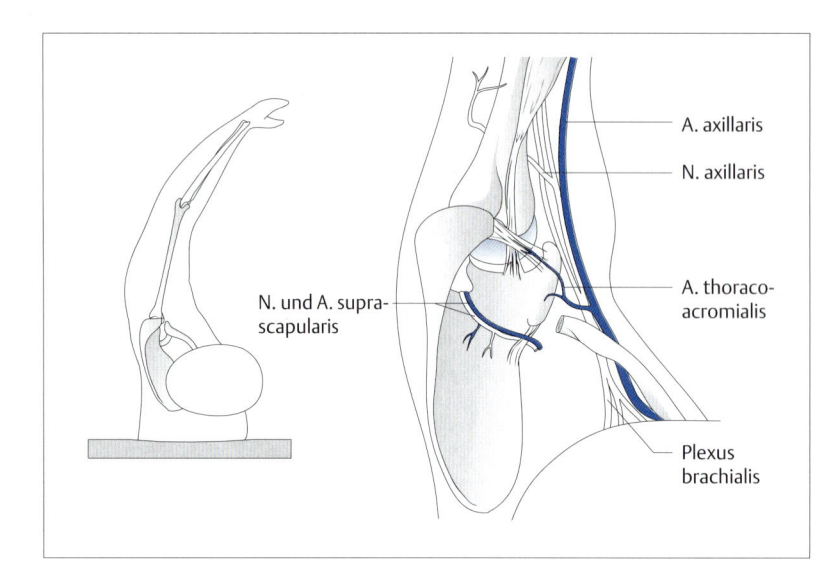

Abb. 1.27 Verlauf wichtiger Gefäße und Nerven zu den knöchernen Fixpunkten. Aufsicht von kranial in Seitenlagerung (entsprechend einer Standardlagerung für arthroskopische Eingriffe – das laterale Klavikulaende ist der Übersicht halber nicht dargestellt (nach Gohlke u. Barthel).

pulae und zur darüber liegenden Haut ab und bildet am Unterrand des Collum scapulae durch zahlreiche Anastomosen mit der A. circumflexa scapulae einen Kollateralkreislauf.

Die A. suprascapularis tritt mit dem gleichnamigen Nerven unter dem inkonstanten, zwischen Spina sapulae und Glenoid ausgespannten Lig. transversum scapulae inferius (auch Lig. spinoglenoidale) in die Fossa infraspinata ein, wo sie drei bis vier Äste zur Muskulatur und dem Gelenk abgibt (Tillmann 1992).

Oberflächlich ventral liegt, von der Mohrenheim-Grube zwischen M. deltoideus und M. pectoralis major im Sulcus deltoideopectoralis nach distal ziehend, die V. cephalica als Leitstruktur. Diese durchbohrt hier dicht unter der Klavikula die tiefe Pektoralisfaszie, um in der Tiefe in die **V. axillaris** zu münden.

Als Ast der **A. axillaris** tritt in Begleitung der Nn. pectorales die A. thoracoacromialis in umgekehrter Richtung durch die Faszie und teilt sich in ihre Endäste für die Infraklavikularregion. Diese versorgen den M. pectoralis, Anteile des M. deltoideus, die laterale Klavikula und das Schultereckgelenk. Der R. acromialis speist gemeinsam mit den Ästen der A. suprascapularis das Rete acromialis.

Die A. axillaris verläuft subfaszial lateral der V. axillaris und medial der 3 Faszikel des Plexus brachialis und zieht, vom M. coracobrachialis geleitet, unter den Mm. pectorales in die Achselhöhle, die nach dorsal vom M. latissimus dorsi begrenzt wird. Zunächst gibt die A. axillaris (nach Abzweigung der variablen A. thoracica suprema) die A. thoracica lateralis zu M. pectoralis minor und M. serratus anterior ab, auf dem sie senkrecht nach unten verläuft; sie kann jedoch auch (in 10%) aus der A. thoracoacromialis entspringen.

Etwas weiter dorsal, zwischen M. latissimus dorsi und M. serratus anterior gelegen, zweigt die kurze A. subscapularis aus der A. axillaris ab und teilt sich in die rückläufige A. circumflexa scapulae und die stärkere A. thoracodorsalis. Die A. circumflexa scapulae tritt mit der gleichnamigen Vene durch die dreiseitige, von den Mm. teres major und minor sowie dem langen Kopf des M. triceps brachii begrenzte mediale Achsellücke auf die Dorsalseite der Skapula, wo sie mit den Aa. suprascapularis und transversa cervicis bzw. scapularis descendens aus der A. subclavia zahlreiche Anastomosen bildet. Die A. thoracodorsalis läuft mit dem N. thoracodorsalis vom axillären Fettgewebe über den lateralen Rand der Innenfläche des M. latissimus dorsi zur benachbarten Muskulatur (Abb. 1.28).

Von der A. axillaris zieht die **A. circumflexa humeri posterior** mit den gleichnamigen, paarigen Venen und in 84% mit dem N. axillaris (Putz u. Mitarb. 1996) durch die vierseitige, von den Mm. teres major und minor, Caput longum m. tricipitis brachii und dem Humerus gebildete laterale Achsellücke, versorgt den M. deltoideus, das Caput longum und das Caput laterale des M. triceps und gibt Gelenkäste nach dorsal und kranial sowie Äste zum Collum chirurgicum, zur Sehne des M. infraspinatus, zum Tuberculum majus und zum dorsolateralen M. deltoideus ab. Sie kann selten auch unterhalb des M. teres major aus der A. profunda brachii entspringen.

Wie die A. circumflexa humeri posterior auf der Rückseite verläuft die mit ihr anastomosierende **A. circumflexa humeri anterior** auf der Vorderseite des Humerus in Höhe des Collum chirurgicum, wo beide, z.B. bei Frakturen, verletzt werden können. Ein Risiko für eine iatrogene Traumatisierung ergibt sich hier durch den operativen Zugang für eine laterale Kapseldissektion oder einen Deltaflap (Bailie u. Mitarb. 1999, Hue u. Mitarb. 1998). Die A. circumflexa humeri anterior entspringt mit der A. circumflexa humeri posterior, der A. subscapularis oder beiden ca. 1 cm distal des Unterrands des M. pectoralis major aus der A. axillaris. Sie verläuft zwischen kurzem Bizepskopf und M. coracobrachialis zum Collum chirurgicum des Humerus im unteren Drittel des M. subscapularis. Sie versorgt von ventral her den Oberarmkopf mit Ästen zum

1.2 Morphologie und Topographie der Schulter

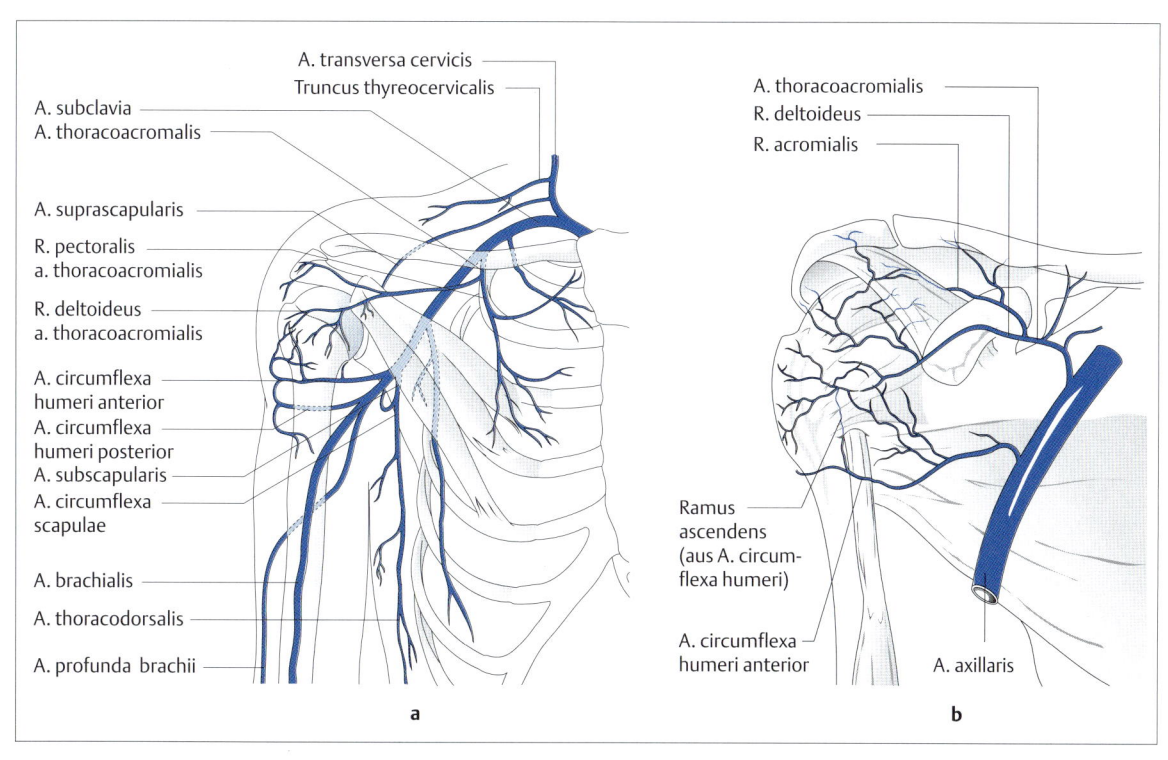

Abb. 1.28 a u. b Gefäßversorgung der Schulter.
a Übersicht (von ventral).
b Details der Versorgung von ventral durch die Äste der A. thoracoacromialis und die A. circumflexa humeri anterior.

Collum chirurgicum, den Tuberkeln und mit einem den Sulcus intertubercularis entlangverlaufenden Gefäßzweig die lange Bizepssehne. Weitere Äste ziehen zu den Sehnen der Mm. supraspinatus und subscapularis sowie zum distalen Anteil des M. deltoideus. Die proximalen Anteile des M. deltoideus werden über die A. thoracoacromialis versorgt (Seggl u. Weiglein 1991, Koch u. Tillmann 1993).

Gefäßversorgung des Humerus. Die Blutversorgung des Humeruskopfs wird durch die Aa. circumflexae humeri anterior und posterior gewährleistet. Der Hauptast der A. circumflexa humeri anterior, der R. anterolateralis, steigt lateral der langen Bizepssehne im Sulcus intertubercularis auf, um an dessen proximalen Ende am Tuberculum majus in den Oberarmkopf einzutreten. Intraossär bildet er die nach posteromedial verlaufende A. arcuata, die nach Gerber u. Mitarb. (1990) die gesamte Humerusepiphyse sowie weite Teile des Humeruskopfs versorgt. Ausgenommen sind hier der posteroinferiore Anteil des Humeruskopfs und der posteriore Anteil des Tuberculum majus, die vorwiegend von der A. circumflexa humeri posterior erreicht werden. Die intraoperativ gut zu identifizierende A. circumflexa humeri anterior stellt somit den Großteil der Blutversorgung der anterosuperioren und zentralen Anteile des Humeruskopfs (Duparc u. Mitarb. 1999) und sollte daher möglichst geschont werden. Verletzungen dieses Gefäßes, z. B. bei Frakturen, bergen ein umso größeres Risiko einer Humeruskopfnekrose, je näher die Verletzung am Eintritt des Gefäßes in den Knochen liegt (Gerber u. Mitarb. 1990).

Im Bereich des Tuberculum majus bilden die Aa. circumflexae humeri zahlreiche Anastomosen, Seggl und Weiglein stellten fünf Hauptanastomosen dieser Gefäße zur Versorgung des Humeruskopfs dar (Seggl u. Weiglein 1991) (Abb. 1.**29**).

Außerhalb des Humeruskopfs weisen die Aa. circumflexae humeri Gefäßverbindungen mit den Rr. deltoideus und acromialis der A. thoracoacromialis, den Aa. sub- und suprascapularis, der A. profunda brachii und den Humerusschaftgefäßen auf; die A. circumflexa humeri posterior anastomosiert weiterhin mit der A. circumflexa scapulae. Über diese Anastomosen kann gelegentlich eine ausreichende Blutversorgung des Humeruskopfs auch dann gewährleistet sein, wenn eine Ligatur beider traumatisch rupturierten Aa. circumflexa humeri erforderlich ist (Gerber u. Mitarb. 1996).

Von Brooks u. Mitarb. (1993) wurde die arterielle Versorgung des Humeruskopfs und die Auswirkung von Mehrfragmentfrakturen mittels einer Perfusionsstudie an Leichenschultern untersucht. Demnach bilden die aufsteigenden Äste der A. circumflexa anterior und ihre intraossäre Fortsetzung in der A. arcuata (ähnlich wie von Gerber u. Mitarb. beschrieben) die Hauptversorgung. Die intraossären Anastomosen zu der A. circumflexa posterior und

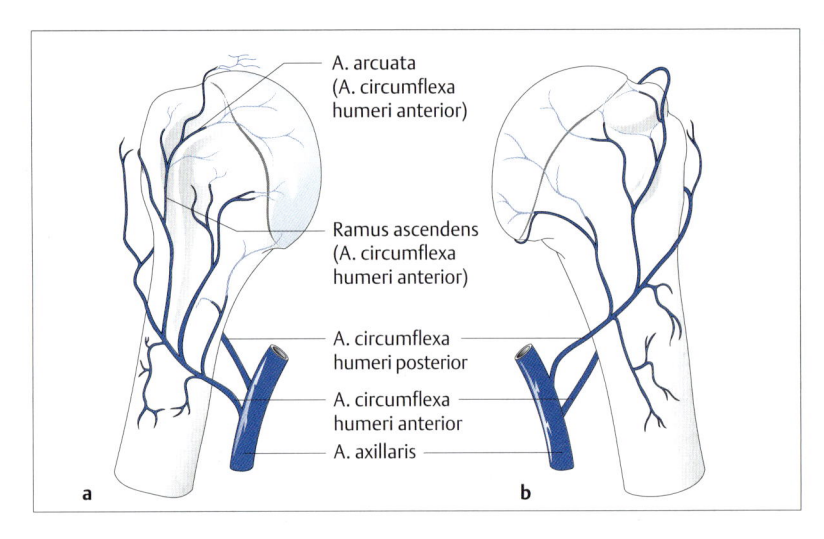

Abb. 1.29 a u. b Gefäßversorgung des proximalen Humerus. Schematische Darstellung nach den Angaben von Gerber u. Mitarb. (1990), Seggl und Weiglein (1991) und Brooks u. Mitarb. (1993).
a Aufsicht von ventral.
b Aufsicht von dorsal.

den einstrahlenden periostalen Gefäßen der Tubercula werden erst durch Frakturzonen unterhalb des Niveaus des Collum anatomicum unterbrochen. In diesem Fall können lediglich noch die posteromedial einstrahlenden Gefäße die Blutversorgung aufrechterhalten. Bei der operativen Versorgung von 4-Fragment-Frakturen sollte daher diese periostale Gefäßbrücke unbedingt geschont werden. Valgusimpaktierte 4-Fragment-Frakturen haben durch die Restversorgung über diese periostalen Brücke entlang der kaudalen Ansatzzone der Gelenkkapsel eine bessere Prognose hinsichtlich der Entstehung einer Kopfnekrose.

Gefäßversorgung von Skapula und Akromion. Die arterielle Versorgung des Schulterblatts ist durch die Existenz zahlreicher Anastomosen gewährleistet, die überwiegend von dorsal her versorgt werden. Medial der Skapula zieht der R. profundus der A. transversa cervicis nach kaudal. Dieser anastomosiert in mehreren Ästen mit der A. suprascapularis. Beide Gefäße können in ihrer Ausprägung sehr variieren und sich bezüglich ihrer Versorgungsgebiete gegenseitig vertreten.

Von kranial tritt die A. suprascapularis an das Schulterblatt heran. Sie anastomosiert mit dem R. acromialis der A. thoracoacromialis und speist damit das Rete acromiale. Das Akromioklavikulargelenk wird zusätzlich vom R. clavicularis der A. thoracoacromialis versorgt.

Die A. suprascapularis zieht an den Unterrand des Collum scapulae, wo sie Verbindung mit Ästen der A. circumflexa scapulae aufnimmt. Letztere tritt durch die hintere mediale Achsellücke auf die Dorsalseite der Skapula und bildet in der Fossa infraspinata wiederum Anastomosen mit Ästen der A. transversa cervicis. Klinische Relevanz ergibt sich hieraus für glenoidnahe Skapulafrakturen und Eingriffe am Akromion, wie z. B. die Osteosynthese eines Os acromiale. Werden die Zuflüsse zum Rete acromiale als Folge einer zu ausgedehnten Weichteilablösung des Akromions nicht ausreichend geschont, ist mit einer hohen Rate von Pseudarthosen zu rechnen (Hertel u. Mitarb. 1996). Äste der A. circumflexa scapulae treten 4,1 bzw. 0,5 cm von der Scapula entfernt in den M. teres major ein. Aufgrund dieser ausreichenden Gefäßversorgung und bei einer durchschnittlichen Sehnenlänge von 2 cm und einer mittleren Länge des muskulären Anteils von 11,8 cm eignet sich die Sehne des M. teres major für einen Muskeltransfer auf den Humeruskopf (Wang u. Mitarb. 1999).

Gefäßversorgung der Rotatorenmanschette. Der M. infraspinatus wird von der A. suprascapularis mit 3–4 Ästen versorgt. Die Sehne des M. subscapularis wird von einem Ast der A. circumflexa humeri anterior, der muskulöser Anteil überwiegend von der gleichnamigen Arterie erreicht. Die Blutversorgung des M. supraspinatus erfolgt – neben der Versorgung der Sehne im Insertionsbereich durch ossäre und periostale Gefäße aus den Aa. circumflexa humeri anterior und posterior (Moseley u. Goldie 1963) – vorwiegend durch zwei Äste der A. suprascapularis, die in Längsrichtung des M. supraspinatus verlaufen.

Bereits von Rothman und Parke (1965) wurde festgestellt, dass in 76 % eine zusätzliche arterielle Versorgung der anterosuperioren Kapsel und der Sehne des M. supraspinatus durch einen Ast der A. thoracoacromialis besteht, seltener auch (zu 58 %) durch die Aa. suprahumeralis oder subsapularis.

Im Hinblick auf die Entstehung von Rotatorenmanschettenrupturen wurde die Blutversorgung insbesondere der Sehne des M. supraspinatus ausführlich untersucht: So fanden Gerber u. Mitarb. (1990) mittels Radiographie eine ausschließliche Versorgung der Insertionszone durch die A. suprascapularis. Im Gegensatz zu Moseley und Goldie (1963) konnten sie hier keine Anastomosen der A. suprascapularis zur A. arcuata der A. circumflexa humeri anterior nachweisen, deren Verminderung mit zunehmendem Lebensalter von Rothman und Parke (1965) beschrieben wurde. Eine Minderperfusion mit nachfolgender Ischämie und Nekrose der Sehne als Ursache für eine Rotatorenmanschettenruptur stellten auch Rathbun und Macnab

(1970) zur Diskussion, da sie eine positionsabhängige, avaskuläre Zone in der Supraspinatussehne bei adduziertem Arm nachwiesen. Eine computergestützte, quantitative histologische Analyse des Gesamtgefäßquerschnitts (alle Gefäße mit einem Durchmesser von mehr als 20 µm wurden erfasst) von Brooks u. Mitarb. (1992) ergab eine deutliche Verminderung der Kontrastmittelfüllung innerhalb der distalen 15 mm der Sehne. Histologisch nahm der Gefäßquerschnitt innerhalb der distalen 10 mm am stärksten ab. Es zeigte sich jedoch kein signifikanter Unterschied zwischen den Sehnen der Mm. infraspinatus und supraspinatus. Von Löhr und Uthoff (1990) wurde die Minderperfusion der sog. **Critical Zone** der Supraspinatussehne auf die gelenknahe Schicht lokalisiert.

In neueren Untersuchungen konnte gezeigt werden, dass diese 1–2 cm² messende avaskuläre Zone der Sehne ca. 1 cm proximal des Tuberculum majus nicht positionsabhängig auftritt. Es handelt sich hier um eine primäre, also nicht als pathologisch zu betrachtende, avaskuläre Zone im gelenkseitigen Sehnenanteil. Aufgrund der mechanischen Anforderungen an die Rotatorenmanschette als „Gleitsehne" ist diese in ihrer artikulärseitigen Schicht aus Faserknorpel aufgebaut und deshalb nicht vaskularisiert. Der überwiegende bursaseitige Anteil weist dagegen ein gut ausgebildetes, durchgehendes Netz von Gefäßen auf, die überwiegend parallel zu den Sehnenfasern verlaufen (Tillmann u. Gehrke 1995).

Gefäßversorgung des Labrum glenoidale. Anastomosierende Äste der A. suprascapularis, des R. circumflexus der A. subscapularis und der A. circumflexa humeri posterior, die auch die Gelenkkapsel, Synovialmembran und das Periost von Skapula und Glenoid versorgen, bilden am Labrumansatz ein dichtes Gefäßnetz, das vorwiegend aus radiär verlaufenden Gefäßen besteht (Hertz u. Weinstabl 1987). Diese anastomosieren mit Seitenästen der weniger zahlreichen zirkulären Arterien. Blutgefäße des darunter liegenden Knochens erreichen das Labrum nicht. Cooper u. Mitarb. (1992) fanden, dass vor allem die kapselnahe Peripherie des Labrum glenoidale gut vaskularisiert ist. In Analogie zum Kniegelenkmeniskus war jedoch der freie Rand insbesondere in Bereichen eines meniskusartig ausgebildeten Labrums schlechter versorgt. Auch wenn die Vaskularisation intra- und interindividuell deutliche Variationen zeigte, war festzustellen, dass posteriores und inferiores Labrum sehr gut und im Gegensatz hierzu die anteriosuperioren Anteile schlecht versorgt sind. Eine Refixation des anterosuperioren Labrums, z.B. nach einer traumatischen SLAP-Läsion, sollte diese Tatsache berücksichtigen (Cooper u. Mitarb. 1992).

1.2.5 Nervenversorgung

Makroskopische Gliederung. Der aus den Rami ventrales der Spinalnerven C5–Th1, welche häufig Anastomosen zu denen der Segmente C4 und Th2 aufweisen, entstehende Plexus brachialis (Abb. 1.30) tritt durch die hintere Skalenuslücke in das laterale Halsdreieck. Hier formieren sich

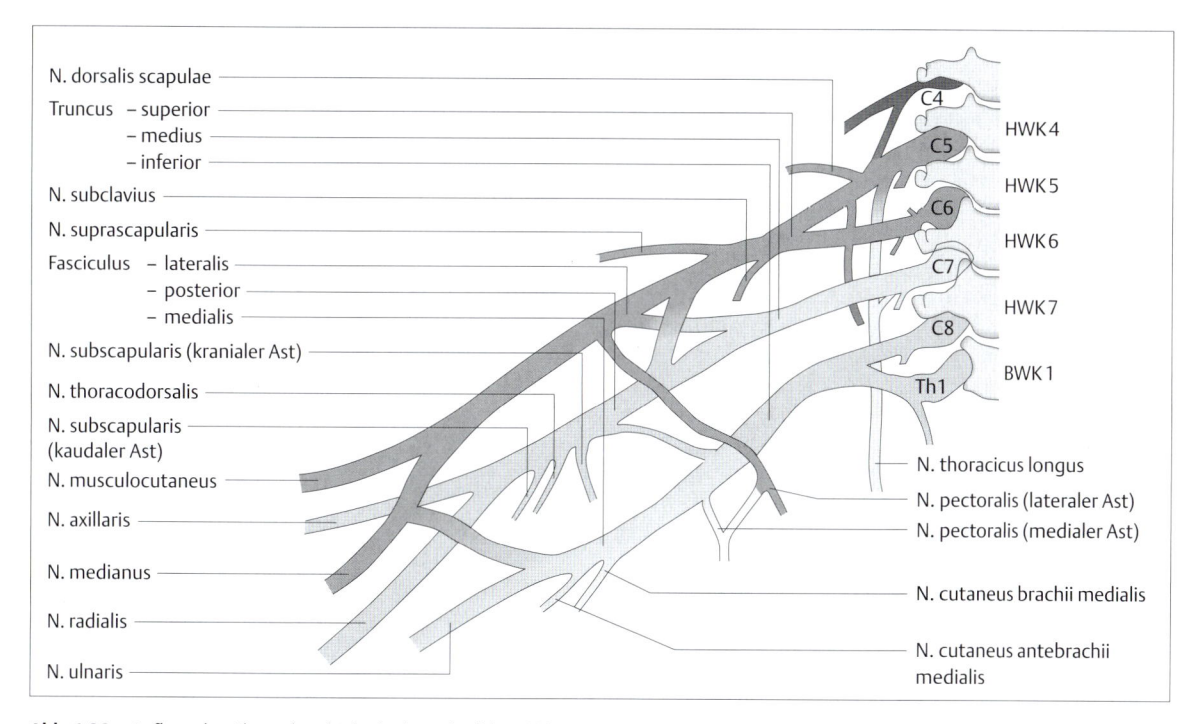

Abb. 1.30 Aufbau des Plexus brachialis (vgl. auch Abb. 1.32).

die 3 Trunki (Truncus superior, medius und inferior) und ziehen unter der Klavikula hindurch in die Achselhöhle. Man kann so eine Pars supraclavicularis des Plexus brachialis (N. dorsalis scapulae, N. thoracicus longus, N. suprascapularis, Nn. subscapulares sowie N. thoracodorsalis und N. subclavius) von einer Pars infraclavicularis (Fasciculus lateralis, medialis und posterior) unterscheiden.

Von der Pars supraclavicularis zieht vor dem M. scalenus anterior der N. subclavius (C4–C5) nach ventral zum M. subclavius und die Nn. pectorales medialis et lateralis (C5–Th1) hinter der Klavikula zu den Mm. pectorales minor und major.

Dorsal zieht der N. dorsalis scapulae (C4–C5) durch den M. levator scapulae zu den Mm. levator scapulae und rhomboidei. Der N. suprascapularis (C4–C6) tritt durch die Incisura scapulae und versorgt die Mm. supra- und infraspinatus. Der N. thoracodorsalis (C6–C8) zieht mit der gleichnamigen Arterie zum M. latissimus dorsi.

Der N. thoracicus longus (C5–C7) verläuft mit der gleichnamigen Arterie lateral auf dem M. serratus anterior. Aufgrund seiner relativ exponierten Lage auf dem Thorax kann es durch traumatische Einwirkungen oder langdauerndes Tragen von Lasten zu Druckläsionen mit dem klinischen Bild einer Scapula alata kommen.

Versorgung der Mm. supra- und infraspinatus (N. suprascapularis C4–C6). Der N. suprascapularis verläuft mit der gleichnamigen Arterie auf die Dorsalseite der Skapula (Abb. 1.**31**). Während die Arterie oberhalb des Lig. transversum scapulae in die Fossa supraspinata eintritt, zieht der Nerv meistens unterhalb des Bands hindurch, wo er durch die variable Ausprägung der Incisura scapulae oder eine partielle bzw. auch komplette Verknöcherung des Ligamentums (6%) komprimiert werden kann. Selten ziehen der N. suprascapularis oder sein 1. motorischer Ast (3%) über das Lig. transversum scapulae hinweg, das in 6% auch ganz fehlen kann (Warner u. Mitarb. 1992). In der Fossa supraspinata, ca. 3 cm vom Tuberculum supraglenoidale entfernt, zweigen zwei motorische Äste zur Versorgung des M. supraspinatus vom N. suprascapularis ab. Der 1. motorische Ast des N. suprascapularis kreuzt nahezu vertikal das Intervall zwischen den Mm. infra- und supraspinatus, das hier durchschnittlich 1,8 cm vom superioren Glenoidrand entfernt liegt. In einem Abstand vom oberen Glenoidrand von ca. 2,8 cm zieht dieser durch das Infraspinatus-/Teres-minor-Intervall. Nach seinem Verlauf um die Basis der Spina scapulae entlässt der Nerv nach Eintritt in die Fossa infraspinata 2,1 cm (+/−0,5 cm) vom hinteren Glenoidrand entfernt, 3–4 motorische Äste zur Versorgung des M. infraspinatus, sodass bei operativen Zugängen via Infraspinatus-Splitting (z.B. bei einem glenoidseitigen Shift wegen posteriorer Instabilität) kein größeres Risiko einer Nervenverletzung besteht, sofern eine kritische Distanz zum Glenoidrand von ca. 1,5 cm nicht überschritten wird (Shaffer u. Mitarb. 1994). Bailie u. Mitarb. maßen den kürzesten Abstand zwischen N. suprascapularis und Glenoid mit 20 mm. Die anatomischen Relationen änderten sich auch nach einem anterior-inferioren Kapselshift nicht (Bailie u. Mitarb. 1999).

Bei Rekonstruktionen von Rotatorenmanschettendefekten ist häufig eine Mobilisation der retrahierten Supra- und/oder Infraspinatussehnen erforderlich. Deren Ausmaß wird durch den Verlauf der versorgenden Nerven, insbesondere deren motorischer Anteile, limitiert. Die nur im Bereich der Bursa subacromialis oder der im Fettgewebe gelagerten Gefäß-Nerven-Straßen mögliche Mobilisation des M. supraspinatus nach lateral wird von Tillmann mit maximal 3 cm angegeben (Tillmann 1992). Warner u. Mitarb. (1992) beschreiben für den üblichen anterior-superioren Zugang jedoch eine kritische Distanz von maximal nur 1 cm bei der Mobilisation sowohl des M. supra- als auch des M. infraspinatus nach lateral. Erst unter Verwendung einer modifizierten Technik nach Debeyre (Abschieben des Muskels in der Fossa supraspinata) erhöht sich diese Strecke auf ca. 3 cm. Diese Angaben sind jedoch nur mit Einschränkungen für das operative Vorgehen von Bedeutung, da sie sich auf normale anatomische Verhältnisse (Abb. 1.31) und nicht auf die Mobilisation eines retrahierten Muskels beziehen.

Versorgung des M. subscapularis (Nn. subscapulares C5–C7). Zwei oder mehr Nn. subscapulares gehen meistens direkt aus dem Fasciculus posterior des Plexus brachialis hervor und treten in Höhe des medialen Skapulahalses, medial/kaudal der Basis des Processus coracoideus mit 3–4 dünnen Ästen (1–1,5 mm) in einem Bereich von 21–48 mm von der Korakoidbasis und 37–40 mm vom Glenoidrand entfernt in den septierten M. subscapularis ein. Die verschiedenen Muskeläste innervieren möglicherweise funktionell unterschiedliche Anteile des Muskels. So zeigen der obere und untere Subscapularisanteil positionsabhängig verschiedene Aktivitätsmuster in EMG-Ableitungen (McCann u. Mitarb. 1994). Der Abgang der Nerven ist sehr variabel; insbesondere der kaudale Ast geht oft entweder direkt aus dem N. axillaris oder dem N. thoracodorsalis ab.

Die motorischen Äste sind bei einer Mobilisierung des M. subscapularis auf seiner Oberfläche, die einen Abstand von 1,5 cm vom Glenoidrand nach medial hin überschreitet, gefährdet (Yung u. Mitarb. 1996). In Außenrotation vermindert sich die kritische Distanz zum Glenoidrand sogar auf 1 cm (Checchia u. Mitarb. 1996). Der inferiore Ast liegt knapp lateral unter dem N. axillaris und ist daher bei Identifizierung und Schonung desselben intraoperativ weniger gefährdet als die kranialen Äste.

Pars infraclavicularis des Plexus brachialis. Die 3 Faszikel der Pars infraclavicularis des Plexus brachialis liegen in der Achselhöhle medial, lateral und dorsal der A. axillaris und teilen sich nach weiterer Verschaltung ihrer Fasern in ihre peripheren Nerven auf:

Aus dem Fasciculus lateralis geht zunächst der N. musculocutaneus (C5–C7) hervor, der in seinem Verlauf am Unterrand des Processus coracoideus, z.B. bei Rekonstruk-

1.2 Morphologie und Topographie der Schulter

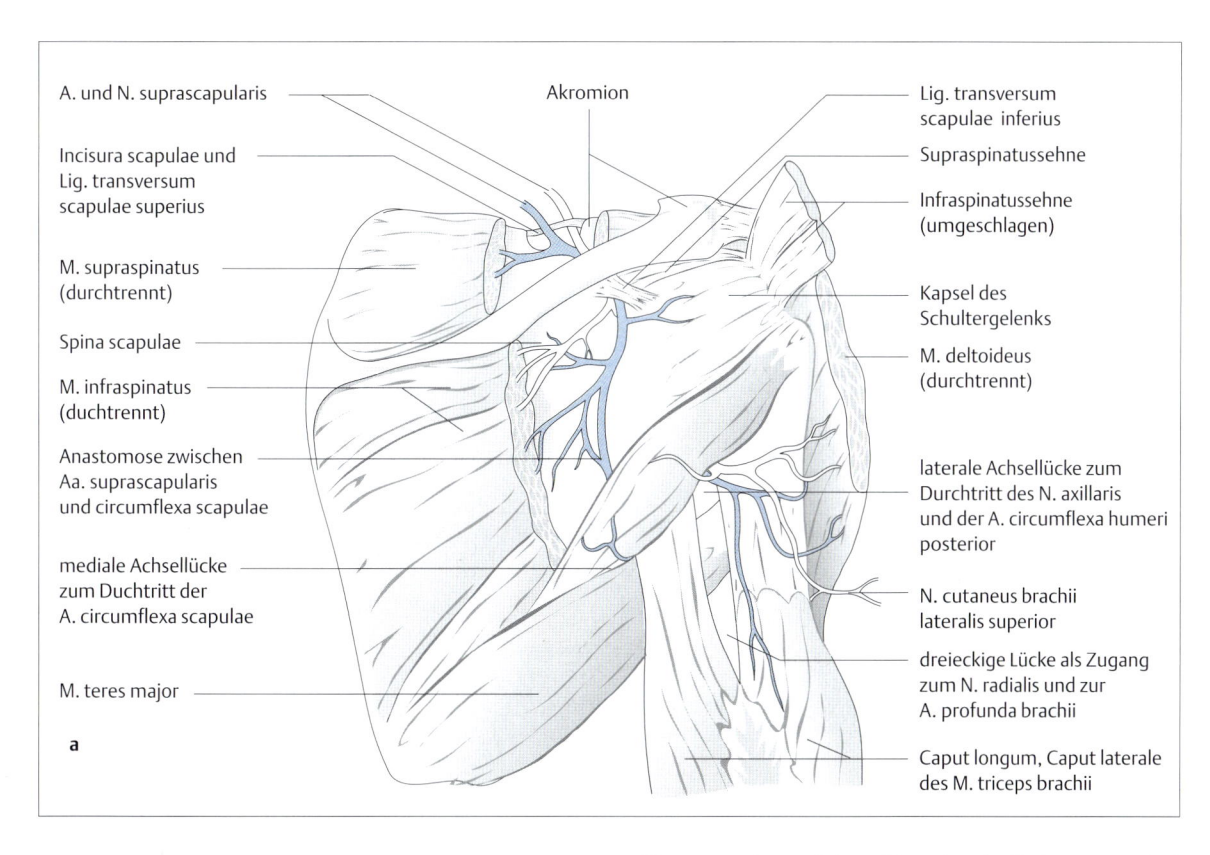

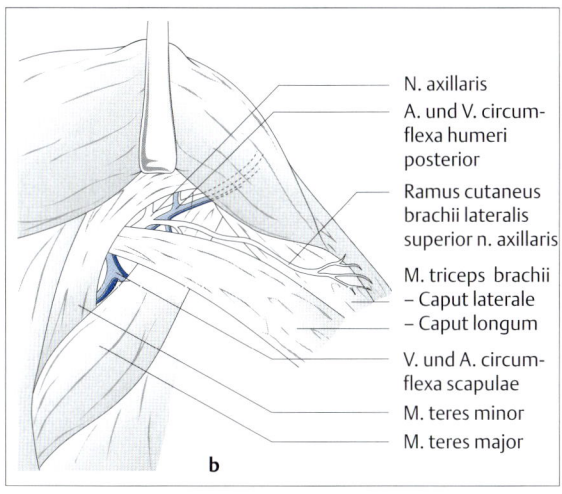

Abb. 1.31 a u. b Mediale und laterale Achsellücke sowie Verlauf des N. suprascapularis an der dorsokranialen Skapula.
a Übersicht nach Entfernung des M. deltoideus und der lateralen Anteile der Mm. infraspinatus und supraspinatus.
b Zugangsweg zur lateralen Achsellücke, z. B. bei Latissimus-dorsi-Transfer, Dekompression des N. axillaris oder Abtragung von Ossifikationen oder Tumoren. Nach Anheben des M. deltoideus kann der N. axillaris mit der A. und V. circumflexa humeri posterior dargestellt werden. Zur besseren Übersicht des kaudalen Glenoidpols von dorsal kann der Ansatz des Caput longum m. triceps brachii abgelöst und zurückgeschlagen werden.

tion der korakoklavikulären Bänder oder bei Korakoidtranspositionen, besonders beachtet werden muss. Der Nerv tritt im weiteren Verlauf ca. 3–5 cm von der Korakoidspitze entfernt in den M. coracobrachialis ein und verläuft zwischen M. biceps brachii und M. brachialis durch die Beugerloge zum Ellenbogen. Einer Arbeit von Flatow u. Mitarb. (1989) zufolge beträgt der Abstand der motorischen Äste zur Korakoidspitze bei 5–10% aller Schultern lediglich 1,7 cm.

Aus dem Fasciculus lateralis geht zudem die laterale Wurzel der Medianusgabel ab, die sich, auf der A. axillaris liegend, mit der aus dem Fasciculus medialis stammenden Wurzel zum **N. medianus** (C6–Th1) vereinigt, der mit der A. brachialis bis in die Ellenbeuge gelangt. Mit dem N. medianus verläuft der ebenfalls aus dem Fasciculus medialis stammende **N. ulnaris** (C5–Th1) im Sulcus bicipitalis nach distal in der Beugerloge des Oberarms. Aus dem Fasciculus posterior entspringen in der Achselhöhle der N. radialis und der N. axillaris.

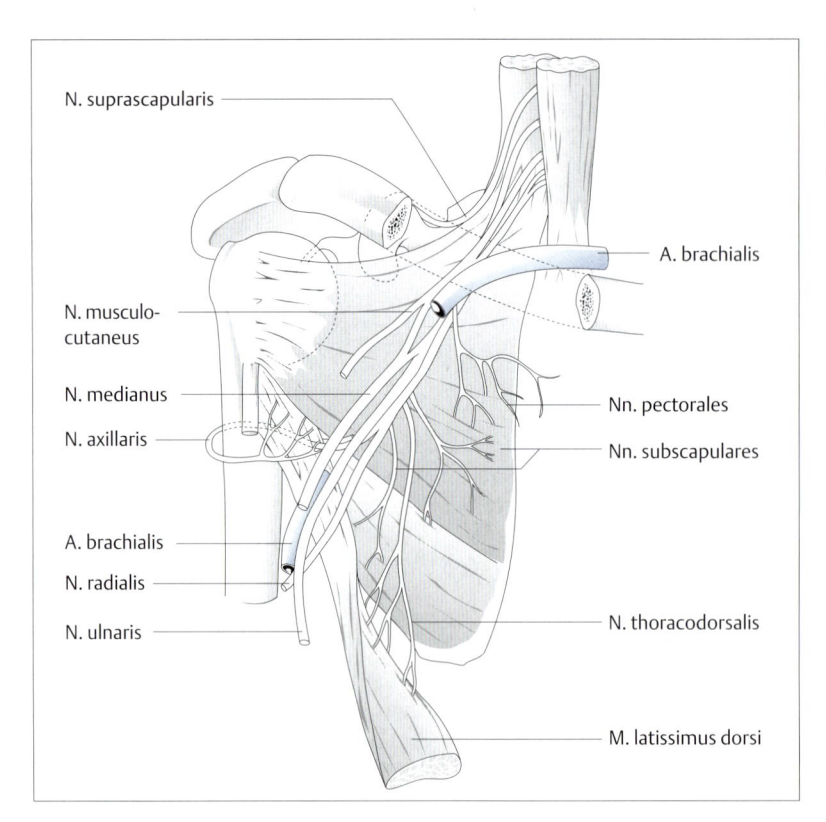

Abb. 1.32 Tiefe Schicht der ventralen Schultermuskulatur und der infraklavikulären Nervenabgänge vom Plexus brachialis. Die A. brachialis ist im mittleren Bereich, der Medianusschlinge, entfernt dargestellt.

Der **N. axillaris** (C4–C6) zieht in der Tiefe der Achselhöhle ca. fingerbreit unterhalb der Kapsel an die Rückseite des Humerus, tritt zusammen mit der A. circumflexa humeri posterior durch die laterale Achsellücke und verläuft an der Unterfläche des M. deltoideus entlang wieder nach ventral. Meistens zieht er am Unterrand der kaudalen Anteile des M. subscapularis nach dorsal, wo er der Gelenkkapsel direkt anliegt. Bei ca. 2% tritt der Nerv durch die kaudalen Anteile des Muskel hindurch und kann bei einer Präparation im Muskel verletzt werden (s. auch M. subscapularis-teres-latissimus im Kap. Angeborene Fehlbildungen). Er gibt Äste zu M. teres minor, Deltamuskel sowie den für die klinische Kontrolle des autonomen sensiblen Areals wichtigen N. cutaneus brachii lateralis superior ab. Dieser verläuft am Hinterrand des M. deltoideus zur Haut des dorsolateralen Oberarms.

Die genaue Kenntnis des Verlaufs, insbesondere des R. circumflexus, ist Voraussetzung zur Vermeidung iatrogener Verletzungen. Burkhead u. Mitarb. (1992) geben einen mittleren Abstand des Nerven zum Akromion von 5,5–6 cm, bzw. zum AC-Gelenk von 8,3 cm an. Dabei ist zu beachten, dass diese Abstände in Abhängigkeit von Geschlecht, Armlänge und Position des Arms variieren. So kann der Abstand des N. axillaris zum Akromion bei kleineren Frauen nur wenig mehr als 3 cm betragen. Bei ca. 20% aller untersuchten Schultern soll der Abstand weniger als 5 cm betragen, was bei der Darstellung des Glenohumeralgelenks über ein „Deltasplitting" ebenso zu beachten ist wie die Tatsache, dass der Nerv bei Abduktion des Arms um durchschnittlich 1,3 cm näher an das Akromion rückt. Die Autoren empfehlen daher für den posterioren arthroskopischen Zugang eine Distanz von nicht mehr als 10 mm zur palpablen Akromionkante. Sie beschreiben eine „sichere Zone" mit einem Abstand von maximal 3 cm zum Akromion – unabhängig von Geschlecht, Armlänge oder Armposition (Burkhead u. Mitarb. 1992).

Der **N. radialis** (C6–C8) verläuft in direkter Fortsetzung des dorsalen Faszikels zwischen lateralem und medialem Trizepskopf nach hinten in langgestreckter Tour direkt um den Humerus zusammen mit der A. profunda brachii zum Septum intermusculare laterale nach distal. Bei operativen Eingriffen, die eine Transposition der Sehnen des M. latissimus dorsi oder teres major beinhalten, muss der Nervenverlauf direkt hinter den flachen Sehnen beachtet werden.

Sensorische Nervenendigungen der Gelenkkapsel, Rotatorenmanschette und des Subakromialraums. Neben der motorischen Innervation und den vasomotorischen Efferenzen ist auch die Versorgung mit afferenten Nervenfasern von großem klinischen Interesse. Diese beinhaltet Nervenendigungen, die der Schmerzfortleitung (Nozizeption) und der propriozeptiven Kontrolle des Schultergelenks dienen. Letztere geriet innerhalb der letzten Jahre immer stärker in den Brennpunkt des Interesses. Trotz einer Reihe von neuen Befunden wird aber der Einfluss der sensomotorischen Rückkopplung auf die Entstehung einer glenohumeralen Instabilität (s. Kap. Instabilität des Glenohumeralgelenks) oder eines subakromialen Impingements bis heute kontrovers diskutiert.

Die Innervation des Schultergelenks wurde bereits 1857 in den Arbeiten von Rüdinger erstmalig beschrieben. Diese kann vereinfacht den Ausbreitungsgebieten der Nn. suprascapularis, subscapulares und axillaris zugeordnet werden, wobei deutliche individuelle Varianten hinsichtlich der versorgten Gebiete bestehen (Wilhelm 1958).

Bis zu 4 verschiedene Gelenkäste aus dem **N. suprascapularis** können sich die Versorgung der kranialen Bereiche teilen und dabei miteinander anastomosieren. Der obere Gelenkast entspringt in der Fossa supraspinata und zieht an der Unterseite des Lig. coracoacromiale zur dorsokranialen Schultergelenkkapsel und weiter zum Akromioklavikulargelenk (Rüdinger 1857, Wilhelm 1958). Der untere Gelenkast des N. suprascapularis versorgt Anteile der Gelenkkapsel bis zum Ausbreitungsgebiet des N. axillaris. Als Variante können zwei weitere Gelenkäste zwischen dem oberen und dem unteren Gelenkast oder vom distalen Muskelast abzweigend zur humerusseitigen Gelenkkapsel (Wilhelm 1958) ziehen.

Der kraniale Muskelast, der **N. subscapularis**, zieht durch den lateralen M. subscapularis zur Bursa subcoracoidea und zur ventralen Gelenkkapsel. Aus den intermuskulären Plexus gehen mehrere Äste hervor, von denen zwei zur gelenknahen humeralen und glenoidseitigen Gelenkkapsel verlaufen. Der dritte, kaudale Muskelast gibt einen feinen Zweig zur unteren Kapsel des Glenohumeralgelenks ab (Wilhelm 1958).

Ein erster Gelenkast des **N. axillaris** tritt am Unterrand des M. subscapularis zur anterioren Kapsel, um sich in skapuläre und humerale Äste zu teilen; der Ast des N. axillaris kann zusätzliche Fasern von N. musculocutaneus oder direkt aus dem Fasciculus dorsalis bzw. dem Plexus brachialis erhalten. Der zweite, stärkere Ast des N. axillaris zieht als R. circumflexus zwischen langem Trizepskopf und M. teres major um den Humerushals und kann Fasern des Fasciculus dorsalis, N. thoracicus ant. lat. oder sympathische Fasern aufnehmen, bevor er die superiore Kapsel versorgt. Ein dritter Gelenkast läuft lateral im Sulcus bicipitalis zu Humerus, Sehnenscheide der langen Bizepssehne und benachbarter Gelenkkapsel (Wilhelm 1958, Wrete 1948, Fick 1904, Gardner 1948).

Da die neurosensorische Funktion bei jedem operativen Eingriff möglichst erhalten werden sollte, stellt sich die Frage, welcher Zugang am geeignetsten erscheint, die Rezeptoren und afferenten Nerven möglichst unversehrt zu lassen. Unter diesem Gesichtspunkt sollten eine weitgehende Denudierung der Kapsel vor allem im Bereich der Gelenkäste des N. axillaris und suprascapularis sowie eine Ablösung des M. subscapularis kaudal der Vasa circumflexa humeri vermieden werden.

Anhand morphologischer Kriterien und neurophysiologischer Charakteristika der zugehörigen Nervenfasern können den **periartikulären, terminalen Endigungen** gewisse **Funktionen**, entweder als Mechanorezeptor, Nozizeptor oder sympathische Efferenz zugeordnet werden. Nach Freeman und Wyke (1967) werden vier verschiedene Rezeptortypen unterschieden (Tab. 1.**3**). Die Rezeptoren Typ I-III werden auch als korpuskuläre Nervenendigungen charakterisiert. Sie befinden sich überwiegend im periartikulären Gewebe oder den ligamentären Verstärkungen. Sie reagieren auf mechanische Einwirkungen, die zu einer Deformierung des umgebenden Bindegewebes (z.B. Dehnung) führen.

Typ-IV-Rezeptoren werden auch als „freie" Nervenendigungen bezeichnet und sind überwiegend Nozizeptoren – können aber auch als Mechanorezeptoren arbeiten. Sie stellen insofern eine Besonderheit dar, als sie durch direkte, meist starke mechanische Reize oder chemische Irritation (z.B. im Zuge einer Entzündungsreaktion) aktiviert werden und nicht adaptieren. Im Normalzustand, d.h. im nicht bewegten, gereizten oder entzündeten Gelenk, sind sie inaktiv.

In der **Bursa subacromialis** und im **Lig. coracoacromiale** finden sich korpuskuläre und freie Nervenendigungen bevorzugt in interfaszikulären Bindegewebsspalten

Tab. 1.3 Artikuläre Rezeptortypen nach Freeman und Wyke unter Berücksichtigung der Klassifizierung afferenter Nerven (nach Lloyd u. Chang bzw. Gasser u. Grundfest)

Rezeptortyp	I	II	III	IV
Bezeichnung	Ruffini-Körperchen	Pacini-Körperchen	Golgi-ähnliche Endigung	freie Nervenendigung
Funktion	afferenter Mechanorezeptor, niedrige Schwelle, langsam adaptierend; auf statische und dynamische Kräfte reagierend	afferenter Mechanorezeptor, niedrige Schwelle, schnell adaptierend; auf Beschleunigung reagierend	afferenter Mechanorezeptor, hohe Schwelle, sehr langsam adaptierend; inhibitorische Reaktion	afferenter Nozizeptor, nicht adaptierend oder vasomotorische Efferenz
zugehörige, afferente Nervenfasern (mittlerer Faserdurchmesser und Leitungsgeschwindigkeit)	Typ II (Aβ): 8 μm, 30–70 m/s	Typ II (Aβ): 8 μm, 30–70 m/s	Typ I: 13 μm, 70–120 m/s	Typen III und IV: 1–3 μm, 0,5–25 m/s

oder dem Fettgewebe in der Grenzschicht vom dichten Bindegewebe des Bands zur Bursa. Die gefundenen Nervenendigungen sind mit ihrer Längsachse überwiegend quer zur vorherrschenden Verlaufsrichtung der Kollagenfaserbündel ausgerichtet.

Die größte relative Dichte von korpuskulären Endigungen unterschiedlicher Größe und Morphologie besteht in den medialen und den lateral-inferioren Anteilen des Lig. coracoacromiale. Es lassen sich aber auch reichlich freie Nervenendigungen als unmyelinisierte Plexus oder als kurze Aufzweigungen unmyelinisierter Nervenfasern in den medialen Bandanteilen und der anhängenden Bursaschicht nachweisen (Janßen 1998, Ide u. Mitarb. 1996). Es konnten zudem bisher nicht klassifizierbare Korpuskel gefunden werden, deren Morphologie vermutlich mit einer besonderen, für die menschliche Schulter spezifischen Leistung verknüpft ist.

Die Funktion aller korpuskulären Endigungen besteht vermutlich in einer Rückmeldung von Bewegungen und Veränderungen des Spannungszustands in der Bursa und dem Lig. coracoacromiale, die durch den Druck des Humeruskopfs hervorgerufen werden. Die reichliche Versorgung mit Nozizeptoren lässt eine Schutzfunktion gegenüber einer Überlastung des subakromialen Gleitraums annehmen. Die in den freien Nervenendigungen nachgewiesenen Neuropeptide wie Substanz P und CRGP können eine lokale Vasodilatation und Bradykininausschüttung auslösen und sind an der Schmerzmodulation beteiligt.

Tennant u. Mitarb. (1996) untersuchten die räumliche Verteilung von Nervenfaserendigungen in der **Kapsel des Schultereckgelenks** und den anhängenden Weichteilen. Sie fanden diese bevorzugt in den inferioren Anteilen der Kapsel und dem Lig. coracoacromiale (Abb. 1.**33**).

In der glenohumeralen Gelenkkapsel nimmt von medial nach lateral, also vom Labrum zum humeralen Ansatz hin, die Anzahl der angeschnittenen Nerven ab, während die Dichte der terminalen Nervenendigungen und Korpuskel zunimmt.

Die korpuskulären Nervenendigungen sind in den anteroinferioren Arealen bevorzugt in bindegewebigen Spalten der Kollagenfaserbündel zwischen tiefer und oberflächlicher Schicht lokalisiert. Hier überwiegen die Pacini-Endigungen, die sich vor allem in der Nähe der inferioren ligamentären Verstärkungen und im Bereich des superioren glenohumeralen Ligaments nachweisen lassen (Gohlke u. Mitarb. 1998). Das Vorkommen aller vier Mechanorezeptortypen im mittleren und inferioren glenohumeralen Ligament wurde durch Untersuchungen von Guanche u. Mitarb. (1999) bestätigt. 42% der Proben des MGHL und 48% der Proben des IGHL enthielten neurale Strukturen, die sie mittels Goldchloridimprägnation darstellen konnten. Einzelne Pacini-Korpuskel kommen auch in der meniskoiden Umschlagfalte des superioren Labrums vor. Nozizeptive Fasern sind vor allem in der posterioren Kapselhälfte, am Kapselrand sowie, wenn auch nur in geringer Anzahl, im Parenchym des Labrum lokalisiert (Tarumoto u. Mitarb. 1998). Freie Nervenendigungen finden sich nahe den Blutgefäßen in der synovialen Auskleidung sowie in größerer Dichte in der oberflächlichen Kapselschicht in der Bursa.

In der Rotatorenmanschette und der superioren Kapsel finden sich korpuskuläre Nervenendigungen bevorzugt in der Nähe des superioren Labrums und im Rotatorenintervall in der Nähe des superioren glenohumeralen Ligaments und des Lig. coracohumerale. Sie sind überwiegend zwischen der artikulärseitigen (kapsulären) und bursasei-

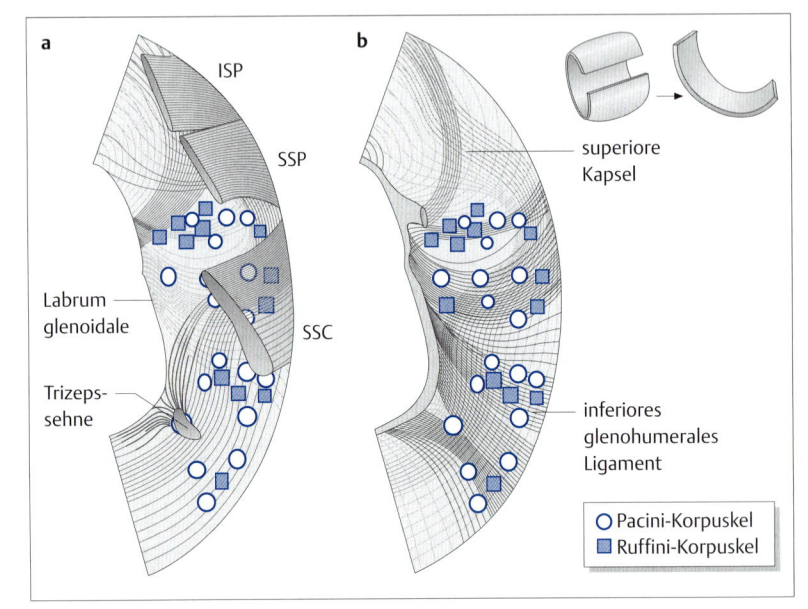

Abb. 1.33 a u. b Verteilung von korpuskulären Rezeptoren in der anteroinferioren und posteroinferioren Gelenkkapsel. Eine Häufung der korpuskulären Rezeptoren ist sowohl in den inferioren als auch superioren glenohumeralen Verstärkungen der Kapsel zu beobachten (aus Gohlke F, Janßen E, Leidel J, Heppelmann E, Eulert J. Histomorphologische Grundlagen der Propriozeption. Orthopäde 8, 1998, 510–517).
a Gelenkseitige Ansicht.
b Ansicht von außen auf die flach ausgebreitete Kapsel.

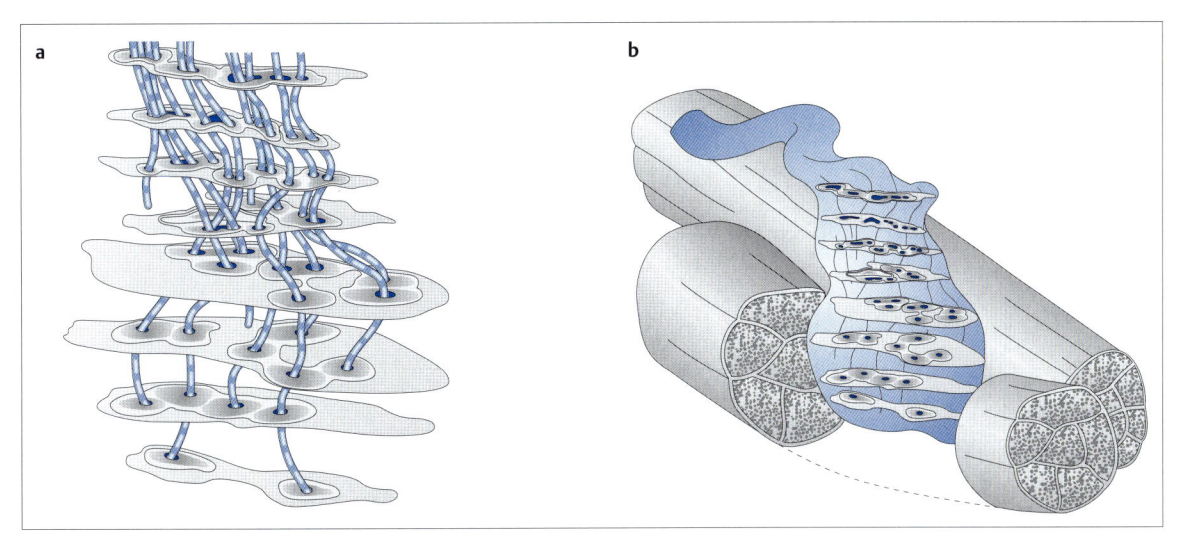

Abb. 1.34 a u. b 3-dimensionale Rekonstruktion eines korpuskulären Rezeptors (Golgi-Mazzoni-Rezeptor).
a Rekonstruktion der Schnittbilder einer Nervenfaserendigung, die mittels Immunfluoreszenzmikroskopie dargestellt wurde.
b Grafische Darstellung des Korpuskels zwischen Kollagenfaserbündeln.

tigen (tendinösen) und im eher lockeren Bindegewebe zusammen mit Gefäßen anzutreffen. Ruffini-Korpuskel sind hier gegenüber Pacini-Körperchen ca. 4-fach häufiger nachweisbar. Typ-III-Rezeptoren, sog. Golgi-Sehnenorgane, finden sich in den muskulotendinösen Übergangszonen.

1.3 Funktionelle Anatomie und Kinematik

1.3.1 Kinematik

Der große Bewegungsradius, den die Hand zum „Begreifen" erhält, wird durch den Aufbau der Schulter als Gelenkkette und die besondere Beweglichkeit des nur wenig formschlüssigen Glenohumeralgelenks erreicht. Die Leistung dieser Funktionseinheit muss daher neben einer differenzierten neuromuskulären Führung auch durch den komplexen Aufbau des Kapsel-Band-Apparates gewährleistet werden. Das Gleichgewicht dieses Systems befindet sich dabei im ständigen Ausgleich zwischen den notwendigen Anforderungen an Stabilität und Beweglichkeit (Abb. 1.**35**).

Aus dem Blickwinkel der Biomechanik ist Stabilität in einem kraftschlüssigen Gelenk nur dann gegeben, wenn der Vektor der resultierenden Kraft durch die Pfanne zielt (Bergmann 1987). Ein gewisses Maß an Formschlüssigkeit ist in dem Glenohumeralgelenk gegeben, wobei die seitliche Erhöhung der Ränder von ca. 5 6 mm (in der Transversalebene) zur Hälfte durch die Randzone des Labrum glenoidale gebildet wird (Galinat u. Howell 1987).

Wie von Lippit und Matsen (1993) gezeigt wurde, entsteht aus dieser Erhöhung der Randzone ein Widerstand gegenüber einer Dezentrierung, der abhängig von der

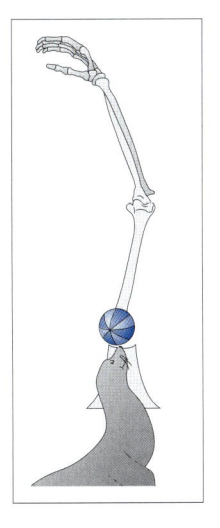

Abb. 1.35 Balance der Kräfte im Glenohumeralgelenk. Diese wird gerne unter Verwendung der Metapher von C. R. Rowes dargestellt. Wie bei dem Balanceakt des Seehunds ist nicht nur die Resultierende der einwirkenden Kräfte auf den Humerus, sondern auch die dynamische Positionierung der Skapula (entsprechend der Nase des Seehunds) von Bedeutung, da es sich nicht um ein rein formschlüssiges Gelenk handelt.

Höhe der muskulär bedingten Kompressionskräfte im Gelenk und der Tiefe des Glenoids ist (Abb. 1.**36**).

Grundsätzlich muss man jedoch in Betracht ziehen, dass nicht nur das Labrum, sondern auch die daran ansetzende Kapsel immer dann, wenn sie angespannt wird, zu einer funktionellen Erweiterung der Glenoidfläche führt (Kölbel 1985) (Abb. 1.**38 d**).

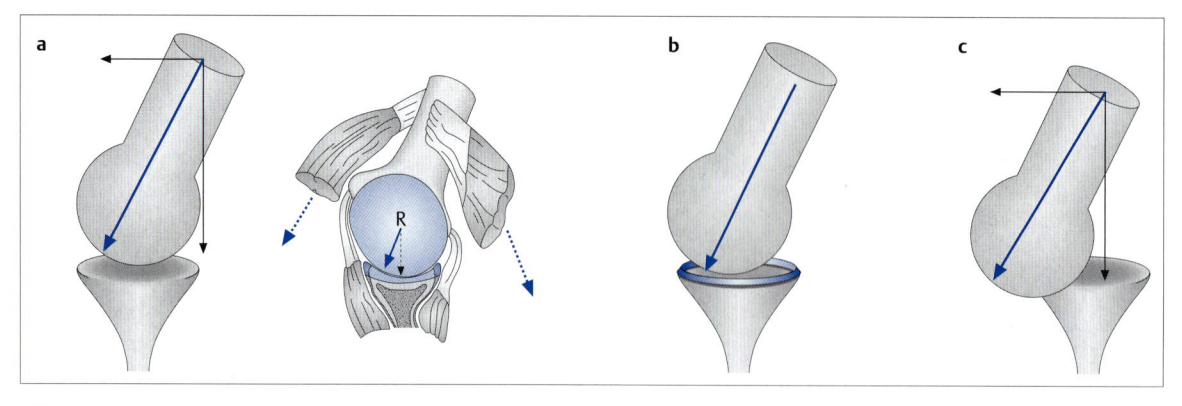

Abb. 1.36 a–c Dynamische Stabilisierung im Glenohumeralgelenk.
a Wenn die Zielrichtung der Resultierenden innerhalb der Glenoidfläche bleibt, erhöht die Summe der muskulären Kräfte auch die Kompression der Gelenkkörper und damit die Stabilität des Gelenks.
b Das Labrum glenoidale erhöht die Formschlüssigkeit der flachen Pfanne.
c Fällt die Resultierende der einwirkenden Muskelkräfte neben die Glenoidfläche, kann lediglich die Gelenkkapsel mit ihren ligamentären Verstärkungen eine Dezentrierung verhindern.

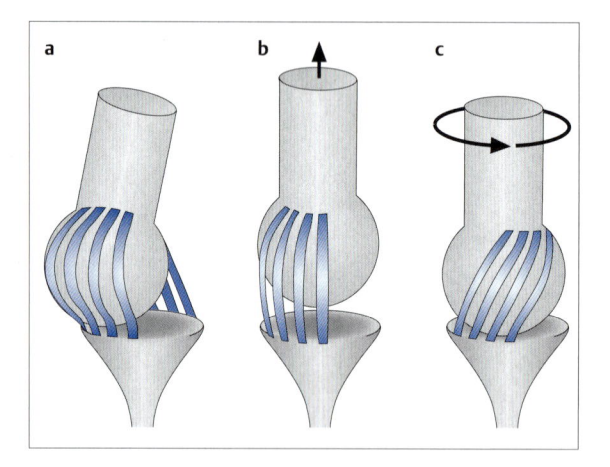

Abb. 1.37 a–c Rezentrierende Wirkung der ligamentären Verstärkungen der Kapsel des Glenohumeralgelenks.
a Durch Rotationskräfte werden die radiär orientierten Faserbündel unter Spannung gesetzt und damit gleichzeitig das Volumen der Gelenkkapsel vermindert. Die von der Rotationsstellung abhängende Vorspannung limitiert die mögliche Translationsbewegung (s. auch Kap. 2).
b Distraktion des Gelenks.
c Eine Rotation und damit Verwringung der ligamentären Verstärkungen führt wieder zur Zentrierung. Dieser Effekt kann bei der Untersuchung in Narkose als Hinweis für die Intaktheit bestimmter Kapselanteile genutzt werden. In biomechanischen Untersuchungen (Gohlke 1994) lässt sich diese Funktion der ligamentären Verstärkungen reproduzieren.

Röntgenkinematographische (Fischer u. Mitarb. 1977, Kohn u. Mitarb. 1992, Poppen u. Walker 1976) und biomechanische Untersuchungen haben festgestellt, dass die Kinematik des Glenohumeralgelenks in den Endpositionen der Rotation und unter besonderen Krafteinwirkungen (vor allem in der Abduktion) deutlich von der eines formschlüssigen Kugelgelenks abweicht. Neben der rein gleitenden Rotationsbewegung kommt es bei der Elevation des Arms auch im Normalfall zu einem Abrollen und Gleiten (Translation) des Humerus auf dem Glenoid. Der Kontaktpunkt wandert mit zunehmender Abduktion nach kaudal.

Als ähnlich formschlüssiges Gelenk wie das Hüftgelenk, das auch als Nussgelenk (Enarthrosis) charakterisiert wird, dürfte das Glenohumeralgelenk somit lediglich 3 Freiheitsgrade der Bewegung aufweisen. Tatsächlich weicht es aber dadurch, dass Translationsbewegungen auftreten, davon ab und gewinnt 5 Freiheitsgrade. Aufgrund dessen wird das Glenohumeralgelenk allgemein als überwiegend kraftschlüssige Konstruktion angesehen, für deren Stabilität muskuläre Kompressionskräfte eine große Bedeutung besitzen.

Aufgrund dieser Besonderheiten wird das Glenohumeralgelenk auch als „dimeres Gelenk" bezeichnet, dessen Kinetik nur durch die gegensinnige Rotation zweier virtueller Drehpunkte beschrieben werden kann (Kubein-Meesenburg u. Mitarb. 1993). Dennoch soll sich das Rotationszentrum in der Horizontalebene innerhalb eines breiten Bewegungsradius durch die Wirkung der passiven und aktiven Stabilisatoren vom geometrischen Mittelpunkt des Humeruskopfs nicht mehr als 5 mm entfernen (Howell u. Mitarb. 1988, Poppen u. Walker 1976).

Während Hoffmeyer (1992) annimmt, dass „die Gelenkkinematik die Gelenkbeweglichkeit ohne Mitberücksichtigung der Muskelaktivität oder applizierter Kräfte" untersuchen müsse, hat dies für Nägerl u. Mitarb. (1993) „physikalisch keinen Sinn, denn kraftschlüssige Gelenke, wie es die menschlichen Gelenke sind, nehmen ihre Funktionen nur in Anwesenheit von Druckkräften wahr, deren Wirkungslinien jeweils die Positionen der Kontaktpunkte der artikulierenden Gelenkflächen bestimmen und dabei gleichzeitig neben der Kinematik auch die Statik des Gelenks und seine statische Stabilität bedingen".

Es hat nicht an Versuchen gefehlt, die Gelenkkette der menschlichen Schulter mit mathematischen Modellen zu beschreiben (Engin u. Tümer 1989, Högfors u. Mitarb. 1991), um eine Computersimulation dynamischer Bewegungsabläufe zu erreichen. Die Probleme bei der Erstellung der Basiswerte sind jedoch bereits für vereinfachte dynamische Modelle vielfältig, behandeln sie doch ein System mit 12 (!) Freiheitsgraden (Högfors u. Mitarb. 1987). Die Größe der angreifenden Muskelkräfte kann annäherungsweise aus dem Querschnitt und der gemessenen EMG-Aktivität bei ausgewählten Bewegungsmustern abgeschätzt werden (Howell u. Mitarb. 1986). Dynamische Veränderungen der Längen-Spannungs-Beziehung, z. B. bei der Skapularotation und die Aktivierung unterschiedlicher Muskelanteile (vor allem des M. deltoideus), erschweren nach Lucas (1973) und MacConail und Basmajian (1969) derartige Berechnungen aber erheblich (Abb. 1.**38**).

Nur in Annäherung zu berechnen ist derzeit noch die Kraftaufnahme und Umverteilung durch die ligamentären Verbindungen sowie die wechselseitige mechanische Beeinflussung bestimmter Muskelgruppen, z. B. die des M. pectoralis und des M. latissimus dorsi an ihren humeralen Insertionen. Die allgemein verwendete Reduzierung der Muskeln auf einzelne Vektoren mit punktförmigen Endpunkten berücksichtigt nicht deren Umlenkung an gekrümmten knöchernen Konturen, z. B. dem Thorax und der Skapula. Die Variablen, die durch dynamische Veränderungen des Muskelquerschnitts und der Faserlänge auftreten, werden meistens vernachlässigt.

In grober Annäherung kann der **Einfluss der Gelenkkapsel** auf ein einfaches Bauprinzip zurückgeführt werden: Zwei Gelenkkörper sind durch einen Kapselzylinder verbunden, der aus dominierenden, radiären Verstärkungen (vereinfacht den „klassischen" Ligamenten) besteht; diese sind durch zirkuläre Elemente (z. B. Fasciculus obliquus) aneinander gekoppelt. Rotationskräfte, mit denen die Gelenkkörper gegeneinander bewegt werden, erzeugen durch die Verwringung der ligamentären Verstärkungen eine Zugspannung der ligamentären Verstärkungen, die nicht nur zu einer Gelenkkompression, sondern auch zu einer Verminderung des Kapselvolumens und damit zu einer Zentrierung führt (s. Abb. 1.**37** und 1.**39**).

Da die kräftigen ligamentären Verstärkungen nicht gleichmäßig über die gesamte Zirkumferenz des Kapselzylinders verteilt sind (s. Aufbau des IGHL-Komplexes), kommt es bei endgradigen Rotationsbewegungen zum Phänomen der Zwangstranslation. So erzeugt die Verwringung des AIGHL in maximaler Außenrotations-/Abduktionsposition nach Howell u. Mitarb. (1988) eine leichte Translation nach hinten.

Werden diese theoretischen Überlegungen zur Biomechanik mit der Anordnung der Kollagenfaserbündel verglichen, fällt auf, dass nur selten eine rein radiäre Anordnung in den ligamentären Verstärkungen vorhanden ist. Meist liegt ein Aufbau im Scherengitter oder zumindest ein schräger oder bogenförmiger Verlauf vor (Gohlke u. Mitarb. 1994). Darin spiegelt sich in erster Linie die mechanische Beanspruchung auf Scherkräfte und damit

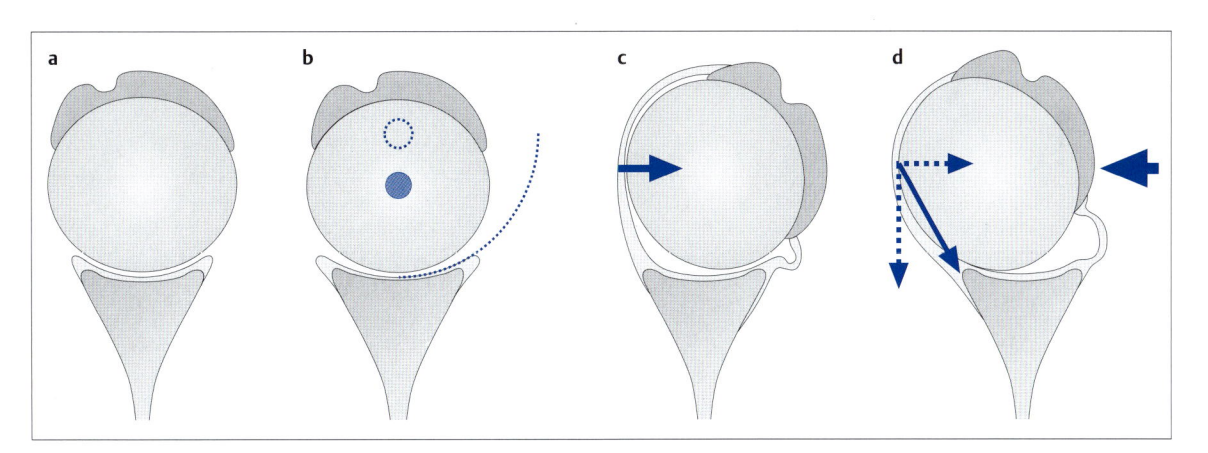

Abb. 1.38 a–d Einfluss der Formschlüssigkeit des Glenoids auf die Kinematik im Glenohumeralgelenk.

a Wenn sich die Krümmung des Glenoids und des Humeruskopfs entsprechen, kann das Glenohumeralgelenk als Kugelgelenk mit einem Drehpunkt angesehen werden, bei dem ähnlich wie bei dem Hüftgelenk lediglich ein Gleiten der Gelenkflächen aufeinander stattfindet.
b Bei unterschiedlichen Krümmungsradien entspricht es nach Nägerl u. Mitarb. (1993) einem dimeren Gelenk mit zwei momentanen Drehachsen, bei dem die Kontaktpunkte von der Wirkungslinie der Resultierenden aus den einwirkenden Muskelkräften abhängen.
c Durch die Anspannung der Kapsel entsteht eine rezentrierende Komponente. Bei endgradigen Rotationsbewegungen kommt es – sowohl experimentell als auch in vivo nachweisbar – durch ein „Aufwickeln" der kapsuloligamentären Stabilisatoren zu einer gekoppelten Bewegung, der „Zwangstranslation" in die Gegenrichtung. Bei verkürzter Kapsel kann daraus eine Verdrängung zur Gegenseite entstehen.
d Unter der Einwirkung einer translatorischen Kraft bildet die angespannte, anteriore Kapsel eine funktionelle Erweiterung der Glenoidfläche. Aus dem Widerstand, den sie der Dezentrierung entgegensetzt, errechnet sich eine zentrierende Komponente.

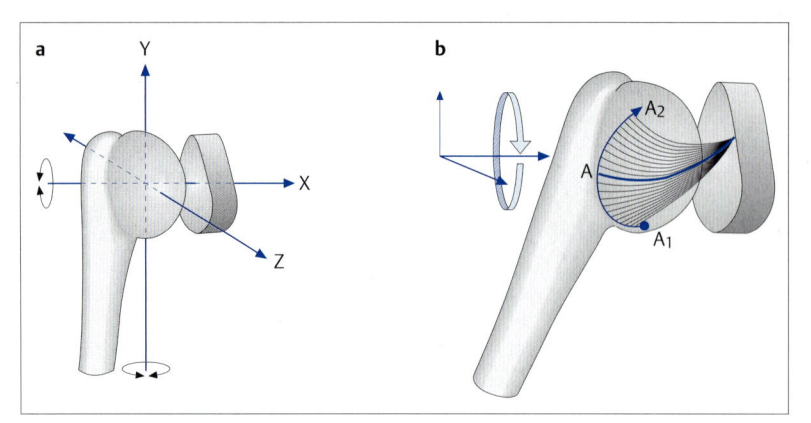

Abb. 1.39 a u. b Zusammenhang von vorgegebener Faserlänge einer ligamentären Verstärkung, Vorspannung und möglichem Bewegungsradius.

a Alle Bewegungen des Humerus im Glenohumeralgelenk können, wenn man die Translationsbewegungen vernachlässigt, als Kombinationen von Rotationen um die x-Achse (Ante-/Retroversion), die y-Achse (Außen-/Innenrotation) und die z-Achse (Ab-/Adduktion) aufgefasst werden.
b Das von einer Faser des AIGHL (**A**) limitierte Bewegungsausmaß für eine dieser Drehungen hängt von dessen Vorspannung als Folge der gleichzeitig erfolgten Rotationen um die anderen Achsen ab. Daraus erklärt sich, dass mit der Abduktion (Position **A₂**) auch das Maß an Außenrotation zunimmt, während in Adduktion (Position **A₁**) zwangsläufig eine stärkere Innenrotation möglich ist. Bei einer Annäherung an die Endpositionen der Ab- bzw. Adduktion jedoch reduziert sich der Umfang der Rotation dagegen wieder, da es zu einer maximalen Anspannung anderer Kapselanteile (inferior bzw. superior) kommt. Von Jobe und Ianotti (1995) wurde daher eine mittlere Abduktion von ca. 40° (**a**) als „wahre Neutralstellung" des Glenohumeralgelenks angesehen, da hier die Gesamtheit aller Faserbündel die geringste Vorspannung aufweist.

bessere Anpassung an die in der Richtung ständig wechselnden Torsionskräfte wider. Diese Textur erklärt auch die starke Dehnbarkeit der Kapsel, die bei einer Distraktion der Gelenkkörper entsteht (Kaltsas 1983).

Zusätzlich muss berücksichtigt werden, dass es sich bei der Gelenkkapsel um ein 3-dimensionales Gebilde handelt, in dem sich die Faserbündel an die Krümmung des sphärischen Humeruskopfs anpassen. Die kürzeste Verbindung zwischen den knöchernen Ansatzpunkten wird dabei von der geodätischen Linie auf einer abgeflachten Halbkugel gebildet.

Betrachtet man rein radiär verlaufende Faserbündel, die direkt vom Glenoid zum Humerus verlaufen, so sind alle möglichen Bewegungsausschläge als Kombination einer Rotation um die 3 Achsen des Raumes (x, y und z) anzusehen. Verläuft eine Faser beispielsweise parallel zur x-Achse, so wird das Ausmaß einer Rotation um die y-Achse (in 0° Abduktion annähernd dem Humerusschaft entsprechend) von der gleichzeitig erfolgenden Rotation um die anderen Achsen limitiert, da eine bestimmte Faserlänge vorgegeben ist. In den Endstellungen der Rotationen wird das Gelenk dann durch die Vorspannung der Faserbündel verriegelt. Ein schräger Verlauf erlaubt somit mehr Rotation um die x-Achse (Abb. 1.39). Dadurch, dass die kräftigen Faserbündel des anterioren IGHL spiralförmig am Glenoid entspringen und sich erst mit zunehmender Abduktion anspannen, wird die notwendige Reserve für Außenrotationsbewegungen bereitgestellt.

Als Neutralstellung müsste demnach eine Gelenkstellung angesehen werden, die für die Gesamtheit aller Faserbündel die größtmögliche Bewegungsreserve in alle Richtungen aufweist. Wegen der geringen Vorspannung der Faserbündel ist in dieser Position gleichzeitig ein Maximum an Translationsbewegungen möglich. Die gleichmäßigste Entfaltung des Kapselzylinders besteht in 40° Abduktion und mittlerer Rotationsstellung.

Für einen zweiten wichtigen Parameter, das Kapselvolumen, ist die Tatsache von Bedeutung, dass viele Faserbündel keine knöchernen Punkte verbinden, sondern eher einen zirkulären Verlauf aufweisen. Wird die Kapsel über die Gelenkfläche gespannt, kommt es zu einer stärkeren Dehnung der äußeren Schichten, welche insbesondere die zirkulären Fasern auffangen. Die spiralförmig sich kreuzenden Fasersysteme bewirken dabei einen Mechanismus, wie er allgemein unter dem Prinzip des „Mädchenfängers" bekannt ist. Eine Distraktion der Gelenkkörper führt über eine Längsdehnung des Kapselzylinders zu einer zirkulären Einengung.

1.3.2 Funktionen der Muskulatur

Unter ontogenetischen Gesichtspunkten kann die Muskulatur des Schultergelenks in eine autochthone (mit Insertion am Humerus) und in eine von Rumpf und Kopf eingewanderte Gruppe untergliedert werden.

Die herkömmliche anatomische Betrachtungsweise unterscheidet dagegen eine ventrale und eine dorsale Gruppe, die je nach Ursprung und Ansatz weiter unterteilt werden (Tillmann u. Töndury 1998).

Nach Perry (1988) wird die Beweglichkeit des Glenohumeralgelenks von 12 muskulären Einheiten kontrolliert, die sich vor allem nach funktionellen Aspekten unterscheiden lassen. Diese werden (eher nach ihrer Wirkung und Lage als unter anatomischen Gesichtspunkten) 3 verschiedenen Gruppen zugeordnet:

- Die **periphere Gruppe** beinhaltet alle Muskeln, die vom Thorax ausgehend ihren Angriffsort am Humerus finden. Vor allem der sternale Anteil des M. pectorales major und der M. latissimus dorsi können über eine weite Strecke kraftvoll den Arm herunter an den Rumpf ziehen. Aufgrund der gleichartigen Funktion wird auch der M. teres major dieser Gruppe zugerechnet, obwohl er nicht vom Thorax entspringt.
- Zur **oberflächlichen Muskulatur** gehören vor allem die 3 Anteile des Deltamuskels, deren Hauptaufgabe die Elevation des Arms ist. Ventral werden diese durch den klavikulären Anteil des M. pectoralis major, den M. coracobrachialis und den M. biceps unterstützt.
- Die **Muskeln der tiefen Schicht** (Mm. subscapularis, supraspinatus, infraspinatus und teres minor), von Saha (1981) auch als „Steuermuskeln" bezeichnet, bilden die Rotatorenmanschette.

Diesen „Steuermuskeln" wird eine Schlüsselfunktion bei der Erhaltung der dynamischen Stabilität aufgrund folgender Wirkungen zugeschrieben:

- **Direkte Erzeugung von Kompressionskräften im Glenohumeralgelenk.** Die zentrierende Wirkung (Blasier u. Mitarb. 1992) entfaltet sich in Verbindung mit der Formschlüssigkeit des Glenoids. Wie Klein u. Mitarb. (1989) durch 3-dimensionale Rekonstruktionen verschiedener Gelenkpositionen in kernspintomographischen Untersuchungen gezeigt haben, zielen die effektiven Vektoren grundsätzlich durch das Glenoid und weisen eine Komponente auf, die parallel zur Gelenkfläche zentrierend wirkt.
- **Depressor des Humeruskopfs.** Eine neutralisierende Wirkung auf dezentrierende Scherkräfte kann z.B. als Folge der Aktion des Deltamuskels auftreten. Nach Morrey und An (1990) entspricht die Kompressionskraft, die durch die Rotatorenmanschette bei einer Abduktion von 90° ausgeübt wird, in der Größenordnung bereits dem halben Körpergewicht.

  Kuechle (1997) bestimmte das resultierende Drehmoment von 10 verschiedenen Muskeln. Er kam zu dem Schluss, dass die Mm. pectoralis, latissimus dorsi und teres major wirksamer als die Rotatorenmanschette sind und als stärkste Depressoren des Humeruskopfs anzusehen sind. Innerhalb der Rotatorenmanschette wurde der M. subscapularis am höchsten bewertet.
- **Indirekte Erzeugung von Kompressionskräften** bei einer Dezentrierung im Glenohumeralgelenk (Himeno u. Tsumura 1984). Jede Verschiebung des Humeruskopfs in der Glenoidebene erhöht die vorgegebene Eigenspannung der Rotatorenmanschette und erzeugt durch die Umlenkung über die Krümmung der Gelenkfläche des Humerus rezentrierende Translationskräfte.

Für die Funktion des Schultergelenks sind die Mitbewegungen des Schultergürtels und der Skapula von annähernd gleichwertiger Bedeutung. Bei einer Elevation von 180° können davon durch eine zusätzliche **Rotationsbewegung** je nach Gelenkgeometrie und Kapsellaxität höchstens 120° im Glenohumeralgelenk durchgeführt werden (Abb. 1.40).

Beim Wurfsportler kann diese Limitierung des Bewegungsumfangs durch die Gelenkgeometrie Ursache eines „posterosuperioren Impingements" sein. Auf dem Boden einer erworbenen Hypermobilität und zusätzlichen Ermüdung der an der Skapula angreifenden Muskulatur kommt es zu einem wiederholten Anstoßen des Tuberculum majus und der daran inserierenden Sehnen am Glenoidrand (s. Kap. Sportspezifische Erkrankungen).

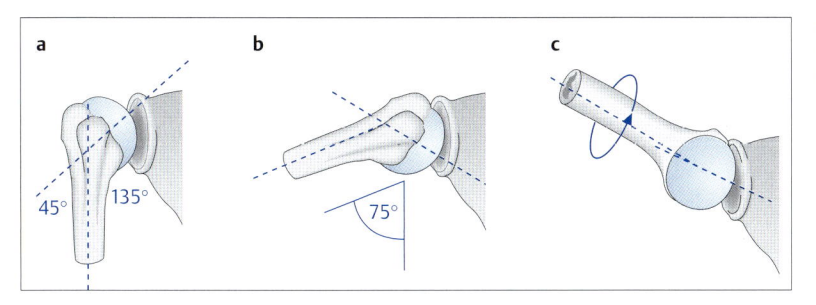

Abb. 1.40 a–c Zugewinn an Elevation durch Außenrotation des Humerus (nach Jobe u. Ianotti).

a Der Gelenkknorpel des Caput humeri ist gegenüber der Schaftachse um ca. 45° geneigt. Dies kann mit einem Kollum-Diaphysen-Winkel von 135° (90°+45°) verglichen werden.
b Ein Anstoßen des Tuberculum majus am Glenoidrand limitiert den Bewegungsradius im Glenohumeralgelenk bereits ab ca. 75° Abduktion.
c Durch Außenrotation des Humerus um 90° werden 45° gewonnen, woraus eine Elevation von insgesamt ca. 120° möglich ist.

Die Positionierung des Schulterblatts wird in erster Linie von den Muskeln kontrolliert, die vom Thorax zur Skapula ziehen (M. pectoralis minor, M. rhomboideus minor, M. rhomboideus major, M. levator scapulae, M. serratus anterior, M. trapezius). Die Schwenkbewegung über dem Thorax wird dabei von Muskelschlingen (z. B. M. serratus anterior zusammen mit den Mm. rhomboidei oder M. levator scapulae mit der Pars descendens des M. trapezius) geführt.

Von Laumann (1985) wurde festgestellt, dass für den Ablauf des skapulohumeralen Rhythmus „essenzielle" Muskeln von vorrangiger Bedeutung sind (Pars acromialis und clavicularis des M. deltoideus, M. supraspinatus, Pars descendens des M. trapezius, M. serratus anterior). Fällt einer dieser Muskeln aus, kann dies noch weitgehend kompensiert werden. Der Verlust von zwei essenziellen Muskeln ruft jedoch eine erhebliche Störung des Bewegungsablaufs hervor.

An dem klinischen Bild der Scapula alata bei einem Ausfall des M. serratus anterior wird deutlich, wie ohne die harmonische Mitbewegung der Skapula bei Elevation des Arms zunächst ein Funktionsverlust und sekundär ein schmerzhaftes subakromiales Impingement entstehen können.

Tab. 1.4 zeigt eine Übersicht über die Muskulatur des Schultergelenks.

Tab. 1.4 **Muskulatur des Schultergelenks**

Muskel	Ursprung	Ansatz	Nervenversorgung	Funktion
Vom Thorax zum Humerus verlaufend				
M. latissimus dorsi	Pars vertebralis: Dornfortsätze ThV–XII Pars iliaca: Fascia thoracolumbalis, hinteres Drittel der Crista iliaca Pars costalis: 10.–12. Rippe Pars scapularis: Angulus inferior scapulae	Crista tuberculi minoris, zusammen mit M. teres major	N. thoracodorsalis, C6–8	wirksamer Depressor des Humeruskopfs, Adduktion, Innenrotation, Senken des erhobenen Arms, Zusammenziehen der Schultern nach hinten, unten Atemhilfsmuskel bei forcierter Exspiration
M. pectoralis major	Pars clavicularis: mediale Vorderfläche der Klavikula Pars sternocostalis: Membrana sterni 3.–5. (–7.) Rippenknorpel Pars abdominalis: oberer Anteil der vorderen Rektusscheide	Crista tuberculi majoris, unter Überkreuzung der Fasern	N. pectoralis C5–Th1, Pars clavicularis: akzessorische Fasern N. axillaris	Adduktion des abduzierten Arms, Innenrotation, Senken und Retroversion des erhobenen Arms durch die Pars sternocostalis und Pars abdominalis; Hochziehen und Halten des Körpers
Vom Thorax zur Skapula verlaufend:				
M. pectoralis minor	3.–5. Rippe	Processus coracoideus	Nn. pectorales, C6–Th1	Senken und Drehen der Skapula

Tab. 1.4 **Muskulatur des Schultergelenks** (Fortsetzung)

Muskel	Ursprung	Ansatz	Nervenversorgung	Funktion
M. rhomboideus minor	Dornfortsätze CVI–VII	Margo medialis scapulae	N. dorsalis scapulae, C4–5	Ziehen der Skapula an die Wirbelsäule, Pressen der Skapula an den Thorax
M. rhomboideus major	Dornfortsätze ThI–V	Margo medialis scapulae, kaudal des M. rhomboideus minor	N. dorsalis scapulae, C4–5	Ziehen der Skapula an die Wirbelsäule, Pressen der Skapula an den Thorax
M. levator scapulae	Tuberculum posterior der Querfortsätze CI–IV	Angulus superior und angrenzender Margo medialis	N. dorsalis scapulae, C4–5	Heben der Skapula unter gleichzeitiger Drehung des Angulus inferior nach medial
M. serratus anterior	1.–9. Rippe	Pars superior: am bzw. nahe Angulus superior Pars intermedia: Margo medialis Pars inferior: am bzw. nahe Angulus inferior	N. thoracicus longus, C5–7	Ziehen der Skapula nach vorne, Pressen der Skapula an Thorax durch Pars superior und inferior, Drehen der Skapula nach außen, vorne durch Pars inferior, Atemhilfsmuskel bei forcierter Inspiration
M. trapezius	Pars descendens: Linea nuchae superior, Protuberantia occipitalis externa, Lig. nuchae Pars transversa: Dornfortsätze und Ligg. supraspinalia CVII–ThIII Pars ascendens: Dornfortsätze und Ligg. supraspinalia ThIII–XII	Pars descendens: laterales Drittel der Klavikula Pars transversa: laterale Klavikula, Akromion, Spina scapulae Pars ascendens: Trigonum spinae und angrenzende Spina scapulae	N. accessorius, R. trapezius, C2–4	statisches Halten und Fixierung des Schultergürtels, Ziehen der Skapula und Klavikula zur Wirbelsäule, Pars ascendens und descendens: Drehen der Skapula, Pars descendens: Adduktion und geringes Heben der Schulter

Tab. 1.4 **Muskulatur des Schultergelenks** (Fortsetzung)

Muskel	Ursprung	Ansatz	Nervenversorgung	Funktion
Vom Thorax zur Klavikula verlaufend:				
M. subclavius	Knorpel-Knochen-Grenze der 1. Rippe	Sulcus m. subclavii claviculae	N. subclavius, C4–5	Ziehen der Klavikula an das Sternum
Von der Skapula zum Humerus verlaufend:				
M. supraspinatus	Fossa und Fascia supraspinata	obere Facette Tuberculum majus	N. suprascapularis, C4–6	Zentrierung des Humeruskopfs, Abduktion und Heben des Arms nach vorne außen, Außenrotation des adduzierten Arms, Retroversion des abduzierten Arms
M. infraspinatus	Fossa und Fascia infraspinata	mittlere Facette Tuberculum majus	N. suprascapularis, C4–6, akzessorische Fasern vom N. axillaris	Außenrotation, schwache Adduktion des gesenkten Arms, schwache Abduktion des erhobenen Arms, Abhebeln des Margo medialis vom Thorax und Auswärtsdrehen der Skapula bei fixiertem Arm, Zentrierung des GH-Gelenkes
M. teres minor	Margo lateralis scapulae, oberhalb des M. teres major	untere Facette Tuberculum majus	N. axillaris, C4–5 (4–6), akzessorische Fasern vom N. subscapularis	Außenrotation, Adduktion
M. subscapularis	Fossa subscapularis	Tuberculum minus und proximale Crista tuberculi minoris	N. subscapularis, C5–7, unterer Teil akzessorische Fasern vom N. axillaris	Zentrierung des GH-Gelenks, Innenrotation, oberer Anteil: Anteversion des abduzierten Arms (aktiver Schutz vor ant. Luxation)
M. teres major	Angulus inferior und Margo lateralis scapulae	Crista tuberculi minoris, zusammen mit M. latissimus dorsi	N. thoracodorsalis, C6–8, akzessorische Fasern vom N. subscapularis	wirksamer Depressor des Humeruskopfs Adduktion, geringe Innenrotation, Retroversion nach medial, Regulierung der Armstellung gegen die Skapula, Außendrehung der Skapula bei Hebung des Arms

Tab. 1.4 **Muskulatur des Schultergelenks** (Fortsetzung)

Muskel	Ursprung	Ansatz	Nervenversorgung	Funktion
M. deltoideus	Pars clavicularis: laterales Drittel der Klavikula Pars acromialis: Akromion Pars spinalis: Unterrand Spina scapulae	Tuberositas deltoidei humeri	N. axillaris, C5–6 (4–6), akzessorische Fasern von Rr. ventrales n. thoracalis, Pars clavicularis: Rr. pectorales	Abduktion bis 60° durch Pars acromialis, über 60° auch durch Pars clavicularis und Pars sternalis, Adduktion bei bis zu 60° abduziertem Arm durch Pars clavicularis und Pars sternalis, Anteversion durch Pars clavicularis und acromialis, Retroversion und Außenrotation des innenrotierten Arms durch Pars spinalis
M. coracobrachialis	Processus coracoideus, mit Caput breve m. bicipitis	Humerus in Verlängerung der Crista tuberculi minoris	N. musculocutaneus, C5–7	Anteversion des Arms
M. biceps brachii	Caput breve: Processus coracoideus Caput longum: Tuberculum supraglenoidale sowie angrenzendes Labrum und Kapsel	Tuberositas radii, mit Aponeurose Lacertus fibrosus Einstrahlung in die Unterarmfaszie	N. musculocutaneus, C5–7	Caput breve: Adduktion Caput longum: Abduktion und Innenrotation. beide Köpfe: Anteversion sowie Supination und Flexion im Ellenbogengelenk
M. triceps brachii	Caput longum: Tuberculum infraglenoidale und benachbarter Skapularand Caput mediale: dorsaler Humerus, Septum intermusculare mediale und laterale Caput laterale: dorsaler Humerus (lateral und proximal des Sulcus n. radialis)	Olecranon ulnae, Hinterwand der Ellenbogengelenkkapsel	N. radialis, C6–8	Retroversion, Adduktion in der Schulter sowie in erster Linie Streckung im Ellenbogengelenk

Literatur

Amiel D, Frank C, Harwood F, Fronek J, Akeson W. Tendons and ligaments: A morphological and biomechanical comparison. J Orthop Res, 1984;1:257.

Aoki M, Ishii S, Usui M. The slope of the acromion and rotator cuff impingement. Orthop Trans, 1986;10:228.

Aoki M, Ishii I, Usui M. Clinical application for measuring the slope of the acromion. In: Post M, Hawkins RJ, Morrey BF, eds. Surgery of the shoulder. St. Louis: Mosby; 1990:200.

Bailie DS, Moseley B, Lowe WR. Surgical anatomy of the posterior shoulder: effect of arm position and anterior inferior capsular shift. J Shoulder Elbow Surg. 1999;8:307–313.

Bankart ASB. Pathology and treatment of recurrent dislocation of the shoulder joint. Br J Surg. 1938;26:23–29.

Barthel Th, Gohlke F, König U, Eulert J. The collagen fiber structure of the glenoid labrum. J Shoulder Elbow Surg. 1996;5 (2):72.

Beam JG. Direct observation on the function of the capsule of the sternoclavicular joint in clavicular support. J Anat. 1967;101:159–170.

Bergmann G. Biomechanik und Pathomechanik des Schultergelenkes im Hinblick auf den künstlichen Gelenkersatz. In: Kölbel R, Helbig B, Blauth W, Hrsg. Schulterendoprothetik. Berlin, Heidelberg: Springer; 1987:33–43.

Bigliani LU, Morrison DS, April DW. The morphology of the acromion and its relationship to rotator cuff tears. Orthop Trans. 1986;10:216.

Bigliani LU, Pollok RG, Soslowsky LJ, Flatow EL, Pavluk RJ, Mow VC.Tensile properties of the inferior glenohumeral ligament. J Orthop Res. 1992;10:187–197.

Blasier RB, Guldberg RE, Rothman ED. Anterior shoulder stability: Contributions of rotator cuff forces and capsular ligaments in a cadaver model. J Shoulder Elbow Surg. 1992;1(3):140–150.

Boileau P, Walch G, Mazzoleni N, Urien JP. In vitro study of humeral retrotorsion. 5 th. Paris: International Conference on Surgery of the Shoulder; 1992.

Bowen MK, Warren RF. Ligamentous control of shoulder stability based on selective cutting and static translation experiments. Clin Sports Med. 1991;10(4):757–782.

Brooks CH, Revell WJ, Heatley FW. A quantitative histological study of the vascularity of the rotator cuff tendon. J Bone Joint Surg. 1992;74-B:151–153.

Brooks CH, Revell WJ, Heatly FW. Vascularity of the humeral head after proximal humeral fractures. 1993;75-B:132–136.

Burgeson RE, Nimni ME. Collagen types. Molecular structure and tissue distribution. Clin Orthop. 1992;282:250–272.

Burkhead WZ, Scheinberg RR, Box G. Surgical anatomy of the axillary nerve J Shoulder Elbow Surg. 1992;1(1):31–36.

Burkhart SS. Reconciling the paradox of rotator cuff repair versus debridement: A unified biomechanical rationale for the treatment of rotator cuff tears. Arthroscopy 1994;10(1):4–19.

Butler DL, Grood ES, Noyes FR. Effects of structure and strain measurement techniques on the material properties of young human tendons and fascia. J Biomech. 1984;17: 579–596.

Carlstedt CA, Nordin M. Biomechanics of tendons and ligaments. In: Nordin M, Frankel VH, Hrsg. Basic biomechanics of the musculoskeletal system. 2nd ed. Malvern: Lea Febiger; 1989:59–75.

Checchia SL, Doneux P, Martins MG, Meireles FS. Subscapularis muscle enervation: The effect of arm position. J Shoulder Elbow Surg. 1996:5:214–218.

Clark J, Sidles JA, and Matsen FA. The relationship of glenohumeral joint capsule to the rotator cuff. Clin Orthop. 1990;254:29–34.

Clark M, Harryman DT. Tendons, ligaments and capsule of the rotator cuff. J Bone Joint Surg. 1992;74-A:713–725.

Codmann EA. The shoulder. Rupture of the supraspinatus tendon and other lesions in or about the subacromial bursa. Boston: Thomas Todd; 1934.

Cone RD, Danzig L, Resnick D, Goldmann AB,. The bicipital groove: Radiographic anatomic and pathologic study. American J Roentgenol. 1983;41:781–788.

Cooper DE, Arnoczky SP, O`Brien SJ, Warren RF, DiCarlo E, Answorth A. Anatomy, histology and vascularity of the glenoid labrum. J Bone Joint Surg. 1992;74-A:46–52.

Cooper DE, O'Brien SJ, Arnoczky SP, Warren RF. The structure and function of the coracohumeral ligament: An anatomic and microscopic study. J Shoulder Elbow Surg. 1993;2(2):70–77.

Cummins CA, Anderson K, Bowen M, Nuber G, Roth SI. Anatomy and histological characteristics of the spinoglenoid ligament. J Bone Joint Surg Am 1998;80:1622–1625.

Cyprien JM, Vasey HM, Burdet A. Humeral retrotorsion and glenohumeral relationship in normal shoulder and in recurrent anterior dislocation (scapulometry). Clin Orthop. 1983;175:8–17.

Delorme. Die Hemmungsbänder des Schulterlenkes und ihre Bedeutung für die Schulterluxation. Archiv für klinische Chirurgie 1910;92:79–98.

Demirhan M, Imhoff AB, Debski RE, Patel PR, Fu FH, Woo SLY. The spinoglenoidal ligament and its relationship to the suprascapular nerve. J Shoulder Elbow Surg. 1998;7:239–243.

de Palma AF, Callery G, Bennett GA. Variational anatomy and degenerative lesions of the shoulder joint. Instr Course Lect. 1949;6:255–281.

Deutsch AL, Resink D, Mink JH. Computed tomography of the glenohumeral and sternoclavicular joint. Orthop Clin North Am. 1985;16:497–509.

Doyle AJ, Burks RT. Comparison of humeral head retroversion with the humeral axis/biceps groove relationship: a study in live subjects and cadavers. J Shoulder Elbow Surg 1998;7:453–457.

Duparc F, Muller JM, Freger P. Arterial blood supply of the proximal humeral epiphysis and anatomical basis of posttraumatic necrosis. In: Willems J, Rozing P. Proceedings of the SECEC-Kongreß, Den Haag; 1999:216.

Edelson JG, Taitz C, Grishkhan A. The coracohumeral ligament. Anatomy of a substantial but neglected structure. J Bone Joint Surg. 1991;73-B:150–153.

Edelson JG, Taitz C. Anatomy of the coracoacromial arch. Relation to degeneration of the acromion. J Bone Joint Surg. 1992;74-B:589–594.

Engin AE, Tümer ST. Three dimensional kinematic modelling of the human shoulder complex – I: physical model and determination of joint sinus cones. J biomech Engng. 1989;111:107–110.

Esch JC, Baker CL. Surgical arthroscopy: The shoulder and elbow. J.B. Philadelphia: Lippincott Company; 1993.

Ferrari DA. Capsular ligaments of the shoulder. Anatomical and functional study of the anterior superior capsule. Am J Sports Med. 1990;18:20–24.

Fick R. Schultergelenk. In: Handbuch der Anatomie des Menschen. Jena: Gustav Fischer; 1904:163–187.

Field LD, Warren RF, O'Brien SJ, Altchek DW, Wickiewicz TL. Isolated closure of rotator interval defects for shoulder instabiity. Am J Sports Med. 1995;23:557–563.

Fischer LP, Carret JP, Gonon GP, Dimmet J. Etude cinématique des mouvements de l'articulation scapulohumerle. Rev Chir Orthop Suppl. 1977;11, 63:108–112.

Flatow EL, Bigliani LU, April EW. An anatomic study of the musculocutaneous nerve and its relationship to the coracoid process. Clin Orthop. 1989;244:166–171.

Flatow EL, Fealy S, April EW, Flynn HMO, Barralat JA. The coracoacromial ligament anatomy, morphology and a study of acromial enthesiopathy. J Shoulder Elbow Surg. 1996;5: 2(2):177.

France E, Richmond JC, Paulos LE. Softtissue fixation about the shoulder. In: Paulos LE, Tibone JE, Hrsg. Operative Techniques in Shoulder surgery. Aspen Publishers; 1991.

Freeman MAR, Wyke B. The innervation of the knee joint – an anatomical and histological study in the cat. J Anat. 1967;101(3):505–532.

Frich LH, Odgaard A, Dalstra M. Glenoid bone architecture. J Shoulder Elbow Surg 1998;7:356–361.

Fukuda H, Craig EV, An KN, Cofield RH, Chao E. Biomechanical study of the ligamentous system of the acromioclavicular joint. J Bone Joint Surg. 1986;68-A:434–439.

Gagey O, Bonfait H, Gillot C, Hureau J, and Mazas F. Anatomic basis of the ligamentous control of elevation of the shoulder (reference position of the shoulder joint). Surg Radiol Anat. 1987;9:19–26.

Galinat BJ, Howell SM. The containment mechanism: the primary stabilizer of the glenohumeral joint. Orthop Trans. 1987;11:458.

Gardner E. The innervation of the shoulder joint. Anat Rec. 1948;102(1):1–18.

Gardner E, Gray DJ. Prenatal development of the human shoulder and acromioclavicular joints. Am J Anat. 1953;92:219–260.

Gebauer D, Pfister A, Böhm P, Heimkes B, Poltmeier S, Hahn D. Die knöchernen Verhältnisse des Schultergelenkes bei Patienten mit Schulterluxationen. In: Refior HJ, Plitz J, Jäger M, Hackenbroch MH, Hrsg. Biomechanik der gesunden und kranken Schulter. Stuttgart: Thieme; 1985.

Gerber Ch, Schneeberger Th, Vinh S. The vascularization of the humeral head. J Bone Joint Surg. 1990;72-A:1486–1494.

Gerber C, Lambert S, Hoogewoud H. Absence of avascular necrosis of the humeral head after posttraumatic rupture of the anterior and posterior humeral circumflex arteries. J Bone Joint Surg. 1996;78-A:1256–1259.

Gohlke F, Barthel T, Löhr J, Gandorfer A, Eulert J. Morphological variations of the coracoacromial arch as a possible cause of rotator cuff tears. J Shoulder Elbow Surg. 1992;2(1/2):7.

Gohlke F, Barthel Th, Gandorfer A. The influence of variations of the coracoacromial arch on the development of rotator cuff tears. Arch Orthop Trauma Surg. 1993;113:28–32.

Gohlke F, Schneider P, Siegel K, Balzer Ch. Über die Festigkeit unterschiedlicher Verankerungssysteme zur operativen Korrektur der Instabilität des Schultergelenkes. Unfallchirurg. 1993;96:546–550.

Gohlke F, Daum P, Bushe Ch. Über die stabilisierende Funktion der Kapsel des Glenohumeralgelenkes. Neue Aspekte zur Biomechanik der Instabilität. Z Orthop. 1994;2:112–119.

Gohlke F, Essigkrug B, Schmitz F. The pattern of collagen fiber bundles of the capsule of the glenohumeral joint. J Shoulder Elbow Surg. 1994;3:111–128.

Gohlke F, Janßen E, Leidel J, Heppelmann E, Eulert J. Histomorphologische Grundlagen der Propriozeption. Orthopäde 1998;8:510–517.

Gohlke F, Barthel Th. Die endoskopische, subakromiale Dekompression. In: Imhoff A. Fortbildung Orhopädie 1. Darmstadt: Steinkopff-Verlag;1999:53–61.

Guanche CA, Noble J, Solomonow M, Wink CS. Periarticular neural elements in the shoulder joint. Orthopedics 1999;22:615–617.

Ham AW. Textbook of histology, 9th. edition, Philadelphia: J. B. Lippincott; 1987.

Habermeyer P, Kaiser P, Knappe M, Kreuser T, Wiedemann E. Zur funktionellen Anatomie und Mechanik der langen Bizepssehne. Unfallchirurg. 1987;90:219–329.

Harryman DT, Sidles JA, Harris LS, and Matsen FA. The role of the rotator interval capsule in passive motion and stability of the shoulder. J Bone Joint Surg. 1992;74-A:53–66.

Hertel R, Ballmer FT, Windisch W. Devascularized os acromiale does not heal. 9th. Nottingham: Congress of SECEC; 1996.

Hertz H. Die Bedeutung des Limbus glenoidalis für die Stabilität des Schultergelenkes. Wiener Klin Wschr. 1984;96(Suppl) 152:3–24.

Hertz H und Weinstabl. Struktur und Gefäßversorgung des Limbus glenoidalis. H Unfallheilk. 1987;186:11–14.

Himeno S, Tsumra H. The role of the rotator cuff as a stabilizing mechanism of the shoulder. In: Batemann J, Welsh RO, Hrsg. Surgery of the shoulder. CV St. Louis: Mosby; 1984.

Hirschfelder H. Biomechanische Beurteilung des Schultergelenkes mit Hilfe der Computertomographie. In: Refior HJ, Plitz J, Jäger M, Hackenbroch MH, Hrsg. Biomechanik der gesunden und kranken Schulter. Stuttgart: Thieme; 1985.

Hirschfelder H, Kirsten C. Ossäre Veränderungen des Schultergelenkes bei chronischer Instabilität. Orthop Praxis 1992;3:171–174.

Hitchcock HH, Bechtol CO. Painful shoulder. J Bone Joint Surg. 1948;30-A:267–271.

Hoffmeyer P. Biomechanik der Schulter – Kinematik und intraartikuläres Vakuum. Orthopäde 1992;21:71–74.

Högfors C, Sigholm G, Herberts P. Biomechanical model of a human shoulder I: Elements. J Biomech. 1987;20(2):157–166.

Högfors C, Peterson B, Sigholm G, Herberts P. Biomechanical model of a human shoulder joint II: The shoulder rythm. J Biomech. 1991;24(8):699–709.

Hollinshead WH. Anatomy for surgeons. 3rd ed. Philadelphia: Harper Row; 1982.

Howell SM, Im Obersteg M, Seger DH, Marone PJ. Clarification of the role of the supraspinatus muscle in shoulder function. J Bone Joint Surg. 1986;68-A:398–404.

Howell SM, Galinat BJ, Renzi AJ. Normal and abnormal mechanism of the glenohumeral joint in the horizontal plane. J Bone Joint Surg. 1988;70-A:227–232.

Hue E, Gagey O, Mestdagh H, Fontaine C, Drizenko A, Maynou C. The blood supply of the deltoid muscle. Application to the deltoid flap technique. Surg Radiol Anat 1998;20:161–165.

Ianotti J, Gabriel JP, Schneck SL, Evans BG, Mistra S. The normal glenohumeral relationship. J Bone Joint Surg. 1992;74-A:491–500.

Ide K, Shirai J, Ito H, Ito H. Sensory nerve supply in the human subacromial bursa. J Shoulder Elbow Surg. 1995;5:371–382.

Itoi E, Motzkin NE, Morrey BF, An KN. Stabilizing function of the long head of the biceps in the hanging arm position. J Shoulder Elbow Surg. 1994;3:135–142.

Janßen E. Verteilung und Morphologie von Mechanorezeptoren im Lig. coracoacromiale des Menschen. Würzburg: Inauguraldissertation; 1998.

Jobe CM, Ianotti JP. Limits imposed on glenohumeral motion by joint geometry. J Shoulder Elbow Surg. 1995;4:281–285.

Junqueira LC, Carneiro J. Histologie (überarb. von Schiebler TH, Schneider F). Berlin, Heidelberg, New York: Springer; 1991.

Kaltsas DS. Comparative study of the properties of the shoulder joint capsule with those of other joint capsules. Clin Ortop. 1983;173:20–26.

Klein AH, McKernan DJ, Harner CD, Davis P, Fu FH. A study of rotator cuff vectors across the glenohumeral joint using magnetic resonance imaging. Transactions of 35th. annual meeting: Las Vegas: ORS; 1989.

Koch S, Tillmann B. Der ventrokraniale Zugang zum Schultergelenk. Operat Orthop Traumatol. 1993; 5:229–232.

Kölbel R. Instabilitäten des glenohumeralen Gelenkes. In: Kölbel R, Hrsg. Hamburger Schulterworkshop 1985, Manuskriptsammlung, aufgen. in Zentralbibliothek der Medizin, Köln; 1985.

Kohn D. Zur Beurteilung des Labrum glenoidale – eine makroskopische und histologische Studie. Arthroskopie 1988;1:178–181.

Kohn D, Wülker N, Renner S. Die subakromiale Durchsichtaufnahme – eine experimentelle und klinische Studie. Orthop Praxis 1992;3:155–156.

Korn S, Schünke M. Das Blutgefäßsystem der langen Bizepssehne. Unfallchirurg. 1989;92:43–47.

Kubein-Meesenburg D, Nägerl H, Cotta H, Fanghänel J. Biomechanische Prinzipien in Diarthrosen und Synarthrosen. Teil I: Grundbegriffe bei Diarthrosen. Z Orthop. 1993;131:97–104.

Kuechle J. Shoulder muscle moment arms during horizontal flexion and elevation. J Shoulder Elbow Surg. 1997;6:429–439.

Kummer FJ, Perkins R, Zuckerman J. The use of the bicipital groove for alignment of the humeral stem in shoulder arthroplasty. J Shoulder Elbow Surg. 1998;7:144–146.

Kunz C, Rieder T, Viehweger R. Ist die Sonographie zur Torsionswinkelmessung am Humerus einsetzbar? Vergleich sonographischer, computertomographischer und anthropometrischer Methoden. Z Orthop. 1992;131:307–312.

Küsswetter W, Stuhler T. Morphologische Untersuchungen zur Wachstumsentwicklung der menschliche Schulterpfanne. In: Refior HJ, Plitz J, Jäger M, Hackenbroch MH, Hrsg. Biomechanik der gesunden und kranken Schulter. Stuttgart, New York: Thieme; 1985.

Landsmeer JMF, Meyers KAE. The shoulder region exposed by anatomical dissection. Archivum Chirurgicum Neerlandicum. 1959;11:274.

Laumann V, Kramps HA. Computer tomography on recurrent shoulder dislocation. In: Bateman JE, Welsh RP, Hrsg. Surgery of the shoulder. Philadelhia: BC Decker; 1984:84–86.

Laumann U. Elektromyographische und stereophotogrammetrische Untersuchungen zur Funktion des Schulter-Arm-Komplexes. In: Refior HJ, Plitz J, Jäger M, Hackenbroch MH, Hrsg. Biomechanik der gesunden und kranken Schulter. Stuttgart, New York: Thieme; 1985.

Lanz T, Wachsmuth W. Die Schulter: Praktische Anatomie, Teil III, 1959:96–107.

Lech O, Kuhn A, Siguera P, Schmidt,. The coracoacromial and coracohumeral ligaments. J Shoulder Elbow Surg. 1996;5:2(2):70.

Lippman RK. Bicipital tenosynovitis. N Y State J Medicine 1944;44:2235–2240.

Lippit S, Matsen F. Mechanisms of glenohumeral joint stability. Clin Orthop 1993;291:20–28.

Löhr J F, Uthoff H K. The microvascular pattern of the supraspinatus tendon. Clin Orthop. 1990;254:35–38.

Lucas DB. Biomechanics of the shoulder joint. Arch Surg. 1973;107:425–451.

McCann PD, Cordasco FA, Ticker JB, Kadaba MP, Wooten ME, April EW, Bigliani LU. An anatomic study of the subscapular nerves: a guide for electromyographic analysis of the subscapularis muscle. J Shoulder Elbow Surg. 1994;3(2):94–99.

MacConail MA, Basmajian JD. Muscles and movements: A basis for human kinesiology. Baltimore: The Wiliams and Wilkins Comp; 1969:129–198.

McPherson, Friedman RJ, An YH, Chokesi R, Dooley RL. Anthropometric study of normal glenohumeral relationships. J Shoulder Elbow Surg. 1997;6:105–112.

Matsen F, Lippit S, Sidles JA, Harryman DT. Practical evaluation and management of the shoulder. Philadelphia: Saunders; 1994.

Minagawa H, Itoi E, Konno N, Kido T, Sano A, Krayama M, Sato K. Humeral attachement of the supraspinatus and infraspinatus tendon: an anatomic study. Arthroscopy 1998;14:302–306.

Morgan CD, Rames RD, Snyder SJ. Arthroscopic assessment of anatomical variations of the glenohumeral ligaments associated with recurrent anterior shoulder instability. Presented at the 59. AAOS-Meeting; 1992.

Morrey BF, An K. Biomechanics of the shoulder. In: Rockwood CA, Matsen FA, Hrsg. The shoulder. Philadelphia: WB Saunders; 1990:208–245.

Moseley HF, Overgaard B. The anterior capsular mechanism in recurrent anterior dislocation of the shoulder. Morphological and clinical studies with special reference to the glenoid labrum and the glenohumeral ligaments. J Bone Joint Surg. 1962;44-B:913–927.

Moseley FH, Goldie I. The arterial pattern of the rotator cuff of the shoulder. J Bone Joint Surg. 1963;45-B:780–789.

Mudge MK, Wood VE, Frykman GK. Rotator cuff tears associated with os acromiale. J Bone Joint Surg. 1984;66-A:427–429.

Müller-Gerbl M, Putz R, Kenn R. Vereilungsmuster der subchondralen Mineralisierung in der Cavitas Glenoidalis bei Normalpersonen, Sportlern und Patienten. Z Orthop. 1993;131:10–13.

Nägerl H, Kubein-Meesenburg D, Cotta H, Fanghänel J, Kirsch S. Biomechanische Prinzipien im Diarthrosen und Synarthrosen. Teil II: Die Articulatio humeri als dimeres Kugelgelenk. Z Orthop. 1993;131:293–301.

Nakajima T, Rokuuma N, Hamada K, Tomatsu T, Fukuda H. Histological and biomechanical chracteristics of the supraspinatus tendon: Reference to rotator cuff tearing. J Shoulder Elbow Surg. 1994;3:79–87.

Neer CS. Anterior acromioplasty for the chronic impingement syndrome in the shoulder. J Bone Joint Surg. 1972;54-A:41–50.

Neer CS. Impingement lesion. Clin Orthop. 1983;173:70–77.

Neer CS, Poppen NK. Supraspinatus Outlet. Orthop Trans. 1987;11:234.

Nicholson GP, Goodman DA, Flatow EL, Bigliani LU. The acromion: Morphologic condition and age-related changes. A study of 420 capsules. J Shoulder Elbow Surg. 1996;5:1–11.

Nobuhara K, Ikeda H. Rotator interval lesion. Clin Orthop. 1987;223:44–50.

Noyes FR, Grood ES. The strength of the anterior cruciate ligament in humans and rhesus monkeys. Age-related and species-related changes. J Bone Joint Surg. 1976;58-A:1074–1082.

O'Brien SJ, Neves MC, Arnoczky SP, Rozbruck SR, Dicarlo EF, Warren FR, Schwartz R, Wickiewicz T. The anatomy and histology of the inferior glenohumeral ligament complex of the shoulder. Am J Sport Med. 1990;18(5):449–456.

O'Brien S, Allen A, Fealy S, Rodeo S, Arnocky S. Developmental anatomy of the shoulder and anatomy of the glenohumeral joint. In: Rockwood CA, Matsen FA, Hrsg. The Shoulder. Philadelphia: WB Saunders; 1998:1–33.

O'Donoghue DH. Subluxing biceps tendon in the athlete. Clin Orthop. 19__;164:26–29.

Ogawa K, Toyama Y, Ishige S, Matsui K. Fracture of the coracoid process: its classification and pathomechanism. J Jap Orthop Assoc. 1990;64:909–919.

Oudard M. La luxation récidivante de l'épaule. Procédé opératoire. J Chir Paris 1924;23:13.

Pal GP, Bhatt RH, Patel VS. Relationship between the tendon of the long head of bices brachii and the glenoid labrum in humans. Anat Rec. 1991;229:278–280.

Perry J. Biomechanics of the shoulder. In: Rowe CR, Hrsg. The shoulder. New York: Churchill Livingstone; 1988:1–15.

Pfahler M, Branner S, Refior HJ. The role of bicipital groove in tendopathy of the long biceps tendon. J Shoulder Elbow Surg 1999;8:419–424.

Pfuhl W. Das subacromiale Nebengelenk des Schultergelenkes. Gegenbaurs Morph JB 1933;73:300–346.

Plancher KD, Peterson RK, Johnston JC. The spinoglenoid ligament: anatomy, morphology and histology. J Shoulder Elbow Surg. 1998;7:175–176.

Pieper HG, Radas D, Blank M. New findings on the anatomy of the coracoacromial ligament: consequences for the surgical treatment of subacromial pain. J Shoulder Elbow Surg. 1996;5, 2(2):76.

Poppen NK, Walker PD. Normal and abnormal motion of the shoulder. J Bone Joint Surg. 1976;65-A:195–201.

Poppen NK, Walker PD. Forces at the glenohumeral joint in abduction. Clin Orthop. 1978;135:165–170.

Prodromos CC, Ferry JA, Schiller AL, Zarins B. Histological studies of the glenoid labrum from fetal life to old age. J Bone Joint Surg. 1990;72-A:1344–1348.

Putz R, Liebermann J, Reichelt A. Funktion des Ligamentum coracoacromiale. Acta Anat Basel 1988;131:140–145.

Putz R, Reichelt A,. Strukturelle Befunde am Ligamentum coracoacromiale bei Rotatorenmanschette, Tendinosis calcarea und Supraspinatussyndrom. Z Orthop. 1990;128:46–50.

Putz R. Topographie und funktionelle Anatomie des Schultergürtels und des Schultergelenks. In: Habermeyer P, Schweiberer L, Hrsg. Schulterchirurgie. München, Wien, Baltimore: Urban Schwarzenberg; 1996:1–20.

Randelli M, Gambrioli PL. Glenohumeral osteometry by computed tomography in normal and unstable shoulder. Clin Orthop. 1986;208:151–156.

Rathbun JB, MacNab I. The microvascular pattern of the rotator cuff. J Bone Joint Surg. 1970;52-B:540–553.

Reeves B. Experiments on the tensile strength of the anterior capsular structures of the shoulder in man. J Bone Joint Surg. 1968;50-B:858–865.

Refior HJ, Sowa D. Long tendon of the biceps brachii: Sites of predilection for degenerative lesions. J Shoulder Elbow Surg. 1995;4:436–440.

Rengachary SS, Burr D, Lucas S. Suprascapular entrapment neuropathy: A clinical, anatomical, and comparative study. Part 1–3. Neurosurgery 1979;5:441–455.

Rodosky MW, Harner CD, Fu FH. The role of the long head of the biceps muscle and superior glenoid labrum in anterior shoulder stability of the shoulder. Am J Sports Med. 1994;22:121–130.

Romer AS, Parsons TS. Vergleichende Anatomie der Wirbeltiere (übersetzt von H. Frick). 5. Auflage. Hamburg, Berlin: Paul Parey; 1983.

Rothman RH, Parke WW. The vascular anatomy of the rotator cuff. Clin Orthop. 1965;41:176–186.

Rüdinger N. Die Gelenknerven des menschlichen Körpers. Erlangen: Enke; 1857.

Saha AK. Theory of shoulder mechanism. Descriptives and applies. Springfield, Illinois: Thomas CC; 1961:56–69.

Saha AK. Mechanics of elevation of glenohumeral joint. Acta Orthop Scand. 1973;44:668–678.

Saha AK. Recurrent dislocation of the shoulder. Physiopathology and operative corrections, 2nd ed. New York: Thieme; 1981.

Sammarco VJ. Os acromiale: frequency, anatomy and clinical implications. J Bone Joint Surg 2000;82-A:394–400.

Sarrafian SK. Gross and functional anatomy of the shoulder. Clin Orthop. 1983;173:11–19.

Schlemm F. Über die Verstärkungsbänder am Schultergelenk. Müller's Archiv; 1853.

Seggl W, Weiglein A. Die arterielle Blutversorgung des Oberarmkopfes und ihre prognostische Bedeutung bei Luxationen, Frakturen und Luxationsfrakturen des Oberarmkopfes. Acta chir austr. 1991;23(Suppl. 92):1–19.

Schmidt HM, Vahlensieck M. Klinisch-radiologische Anatomie der Schulterregion. Radiologe 1996;36:993–943.

Shaffer BS, Conway J, Jobe FW, Kvitne RS, Tibone JE. Infraspinatus muscle splitting incision in posterior shoulder surgery. Am J Sports Med. 1994;22(1):113–120.

Slätis P, Aalto K. Medial dislocation of the tendon of the long head of the biceps brachii. Acta Orthop Scand. 1979;50:73–77.

Sonnabend DH, Jones D. Comparative anatomy of the shoulder. J Shoulder Elbow Surg. 1996;5, 2(2):110.

Soslowsky LJ, Flatow EL, Bigliani LU, Mow VC. Articular Geometry of the glenohumeral joint. Clin Orthop. 1992;285:181–190.

Soslowsky LJ, Flatow EL, Bigliani LU, Pawluk RJ, Ateshian GA, Mow VC. Quantification of in situ areas at the glenohumeral joint: a biomechanical study. J Orthop Res. 1992;10:524–534.

Starck D. Vergleichende Anatomie der Wirbeltiere auf evolutionsbiologischer Grundlage. Band 2, Berlin, Heidelberg, New York: Springer; 1979.

Stefko JM, Tibone JE, Cawley PW, ElAttrache LE, McMahon PJ. Strain of the anterior band of the inferior glenohumeral ligament during capsule failure. J Shoulder Elbow Surg. 1997;6:473–479.

Steiner D, Herrmann B. Collagen fiber arrangement of the human shoulder joint capsule – an anatomical study. Acta Anat. 1989;136:300–302.

Steiner D, Hermann B. Zur Topographie des oberen Bizepssehnenabschnitts. Langenbecks Arch Chir. 1990;375:19–23.

Stofft E, Neurath M, Zschäbitz A. Ultrastrukturelle und immunhistochemische Studien an der Extrazellulärmatrix der Rotatorenmanschette. Orthopädie Mitteilungen 1991;21(3):185.

Tarumoto R, Murakami M, Imai S, Maeda T, Hukuda S. A morphometric analysis of protein gene product 9.5-, substance P- and calcitonin gene related peptide immunoreactive innervation in the shoulder joint of the Japanese macaque. J Shoulder Elbow 1998;7:522–528.

Tennant S, Flanagan A, McMullen L, Emery RJH. Innervation of the acromioclavicular joint. A histological study. 9th. Notthingham: Congress of SECEC; 1996.

Thomas SC, Matsen FA. An approach to the repair of avulsion of the glenohumeral ligaments in the management of traumatic anterior glenohumeral instability. J Bone Joint Surg. 1989;71-A:506–513.

Tillmann B. Binde- und Stützgewebe des Bewegungsapparates. In: Tillmann B, Töndury G, Hrsg. Rauber/Kopsch, Anatomie des Menschen. Stuttgart, New York: Thieme; 1987:13–49.

Tillmann B, Schünke M, Röddecker K. Struktur der Supraspinatusansatzsehne. Anat Anz. 1991;172:82–83.

Tillmann B. Rotatorenmanschetten-Rupturen. Operat Orthop Traumatol. 1992;4:181–184.

Tillmann B, Gehrke T. Funktionelle Anatomie des subacromialen Raumes. Arthoskopie 1995;8:209–217.

Tillmann B, Koch S. Funktionelle Anpassungsvorgänge in Gleitsehnen. Sportverl Sportschaden 1995;9:44–50.

Tillmann B, Töndury G. Obere Extremität. In: Tillmann B, Töndury G, Hrsg. Rauber/Kopsch, Anatomie des Menschen, 2. Aufl., Stuttgart, New York: Thieme; 1998:310–443.

Tillmann B, Tichy P. Fuktionelle Anatomie der Schulter. Unfallchirurg. 1986;89:389–397.

Trillat A. Traitment de la luxation récidivante de l'épaule. Considerations techniques. Lyon Chir. 1954;49:986.

Turkel SJ, Panio MW, Marshal JL, Girgis FG. Stabilizing mechanisms preventing anterior dislocation of the glenohumeral joint. J Bone Joint Surg. 1981;63-:1208–1217.

Uthoff HK, Piscopo M. Anterior capsular redundancy of the shoulder: congenital or traumatic? An embryological study. J Bone Joint Surg. 1985;67-B:363–366.

Vahlensiek M, van Haak K, Schmidt HM. Two portions of the supraspinatus muscle: a new finding about the muscles macroscopy by dissection and magnetic resonance imaging. Surg radiol Anat 1994;16:101–104.

Vangsness CT, Jorgenson SS, Watson T, and Johnson DL:. The origin of the long head of the biceps from the scapula and glenoid labrum. J Bone Joint Surg. 1994;76-B:951–954.

Vettrivel S, Indrasingh I, Chaudi G,. Variations in the intertubercular sulcus of the humerus related to handness. J Anat. 1992;180:312–326.

Walch G, Nove-Josserand L, Levigne Ch, Renaud E. Tears of the supraspinatus tendon associated with "hidden" lesions of the rotator interval. J Shoulder Elbow Surg. 1994;3:353–360.

Wang AA, Strauch RJ, Flatow EL, Bigliani LU, Rosenwasser MP. The teres major muscle: an anatomic study of its use as a tendon transfer. J Shoulder Elbow Surg 1999;8:334–338.

Warner JJP, Deng XH, Warren RF, Torzilli PA. Static capsuloligamentous restraints to superior-inferior translation of the glenohumeral joint. Am J Sports Med. 1992;20:675–685.

Warner JJP, Krushell RJ, Masquelet A, Gerber C. Anatomy and relationship of subscapular nerve: anatomical constraints to mobilization of the supraspinatus and infraspinatus muscle in management of massive rotator-cuff-tears. J Bone Joint Surg. 1992;74-A(1):36–45.

Wasmer G, Hagena FW, Bermann M, Mittelmaier T. Anatomische und biomechanische Untersuchung des Ligamentum coracoacromiale am Menschen. In: Refior HJ, Plitz W, Jäger M, Hackenbroch HM, Hrsg. Biomechanik der kranken und gesunden Schulter. Stuttgart: Thieme; 1985.

Werner A, Gohlke F, Müller Th, Barthel Th. Histoanatomic aspects of the superior glenohumeral ligament as a stabilizer for the long head of the biceps. J Shoulder Elbow Surg. 1997;6(2):215.

Wilhelm A. Zur Innervation der Gelenke der oberen Extremität. Z Anat Entwicklungsgeschichte 1958;120:331–371.

Williams MM, Stephen MD, Snyder MD, Buford D. The Buford complex – the "cord-like" middle glenohumeral ligament and absent anterosuperior labrum complex: a normal anatomic capsulolabral variant. Arthroscopy 1994;10:241–247.

Woo SL-Y. Mechanical properties of tendons and ligaments. Biorheology 1982;19:385–396.

Wrete M. The innervation of the shoulder joint in man. Acta Anat Basel 1948;7:173–190.

Yung SW, Lazarus MD, Harryman DT. Practical guidelines to safe surgery about the subscapularis. J Shoulder Elb Surg. 1996;5:467–470.

Zuckerman JD, Matsen FA. Biomechanics of the shoulder. In: Nordin M, Frankel VH, Hrsg. Basic biomechanics of the musculoskeletal system. Philadelphia: Lea and Febiger; 1989:225–248.

Zuckerman JD, Kummer JF, Cuomo JF, Simon J, Rosenblum S, Katz N. The influence of coracoacromial arch anatomy on rotator cuff tears. J Shoulder Elbow Surg. 1992;1:4–14.

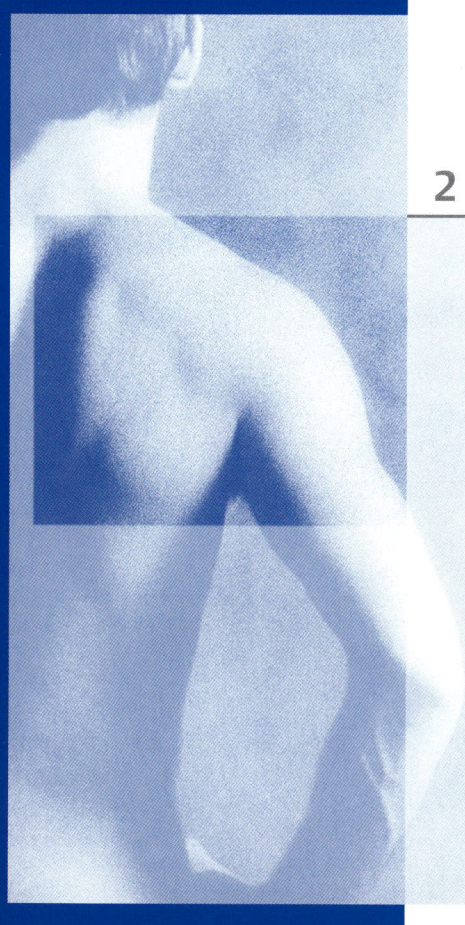

2 Biomechanik der Schulter

N. Wülker

2.1 Beweglichkeit und Ruhigstellung
2.2 Kräfte
2.3 Stabilität

Die Mechanik des Schultergelenks ist komplexer als die jedes anderen menschlichen Gelenks. Nur so kann die Schulter den mechanischen Beanspruchungen gerecht werden, die an sie gestellt werden. Dies wird im Wesentlichen durch 3 Faktoren bedingt:
- Die Beweglichkeit der Schulter ist größer als die anderer Gelenken. Diese Beweglichkeit wird benötigt, um dem Arm und der Hand als Handlungsorgan des Menschen einen möglichst großen Bewegungsspielraum zu verleihen.
- Die Hand des Menschen wird regelmäßig im Gesichtsfeld vor dem Körper gehalten. Die dabei auftretenden Muskel- und Gelenkkräfte dürfen nicht zu groß sein, damit kein Überlastungsschaden entsteht.
- Das Schultergelenk muss stabil sein. Dies ist an der Schulter schwerer zu verwirklichen als an anderen Gelenken, da es sehr mobil ist und über den Arm Kräfte in sehr unterschiedlichem und von z.T. erheblichem Ausmaß wirksam sind.

Ein ausgewogenes Verhältnis zwischen Mobilität, Stabilität und Ökonomie ist an der Schulter von herausragender Bedeutung.

2.1 Beweglichkeit und Ruhigstellung

Je größer das Bewegungsausmaß eines Gelenks ist, desto weniger kann es durch die Form der Gelenkflächen, durch die Gelenkkapsel und durch Bänder stabil gehalten werden. An der Schulter dient die Skapula als bewegliche Plattform für das Glenohumeralgelenk, sodass das Bewegungsausmaß zwischen Skapula und Humerus verringert wird. Dabei ist die Skapula über das Schlüsselbein gelenkig mit dem Achsenskelett verbunden, kann jedoch von kräftigen Muskeln auf dem Thorax weit verschoben werden. Bei nahezu jeder Bewegung des Arms bewegen sich zusätzlich zum Glenohumeralgelenk auch das Sternoklavikulargelenk, das Akromioklavikulargelenk und die Verschiebeschicht zwischen Skapula und Thorax.

2.1.1 Bewegungsebenen

Skapula. Die Skapula bewegt sich auf dem Thorax in drei Bewegungsebenen (Abb. 2.1), wobei Bewegungen in der Regel kombiniert ablaufen:
- Protraktion/Retraktion ist die horizontale Verschiebung der Skapula nach lateral-vorne bzw. medial-hinten. Normal sind ca. 10 cm.
- Elevation/Depression ist eine Hebung/Senkung der Skapula in vertikaler Richtung. Der Normalwert liegt bei ca. 8 cm.
- Rotation um eine sagittale Achse dreht die Gelenkfläche des Glenoids nach oben bzw. nach unten. Der maximale Drehwinkel beträgt ca. 70°.

Arm. Bewegungen des Arms (Abb. 2.2) werden als Winkel zwischen der Längsachse des Körpers und der Längsachse des Humerus angegeben. Seitliche Bewegungen in der Frontalebene werden als Abduktion/Adduktion bezeichnet. Die maximale Abduktion beträgt ca. 150° (Kapandji 1984, Matsen u. Mitarb. 1994). Eine weitere Abduktion erfolgt durch Neigung der Wirbelsäule zur Gegenseite. Eine Adduktion kann nur als Kombinationsbewegung vor oder hinter dem Körper erfolgen. Bewegungen nach vorne und hinten in der Sagittalebene werden als Anteversion/Retroversion, Drehbewegungen um die Oberarmachse als Rotation bezeichnet. Eine horizontale Anteversion/Retroversion ist eine Bewegung nach vorne/hinten in der Transversalebene, also bei horizontal angehobenem Arm. Elevation bezeichnet den Winkel zwischen der Körperlängsachse und der Humeruslängsachse – unabhängig von der Richtung, in die der Arm gehoben wird. Die maximale

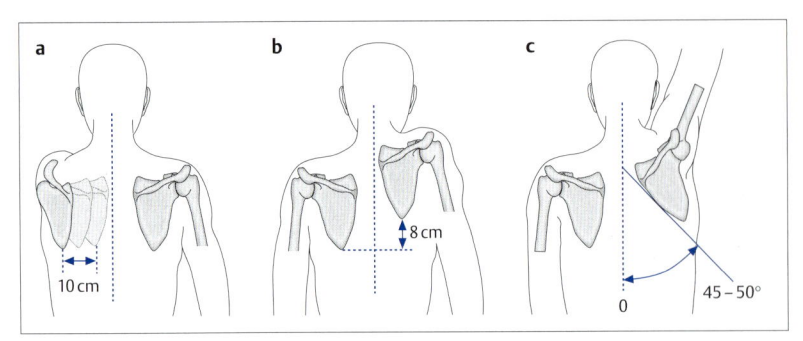

Abb. 2.1 a–c Bewegungsebenen und maximaler Bewegungsausschlag der Skapula.
a Protraktion/Retraktion.
b Elevation/Depression.
c Rotation.

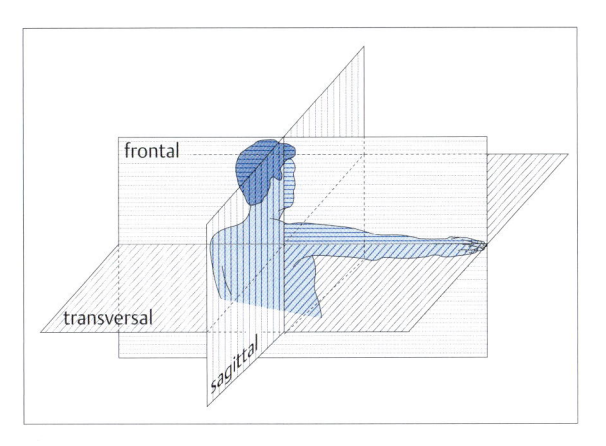

Abb. 2.2 Bewegungsebenen des Arms: Abduktion/Adduktion in der Frontalebene, Anteversion/Retroversion in der Sagittalebene, horizontale Anteversion/Retroversion in der Transversalebene, Rotation um die Humeruslängsachse, Elevation als Winkel zwischen der Körperlängsachse und der Humeruslängsachse unabhängig von der Richtung, in die der Arm gehoben wird.

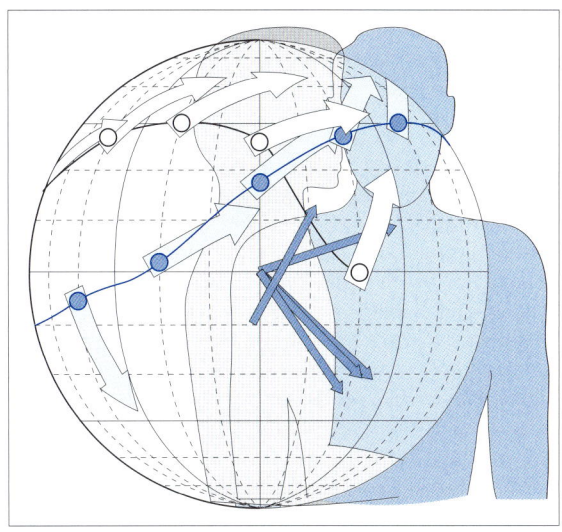

Abb. 2.3 Maximale Elevation des Glenohumeralgelenks in einem globalen Bewegungsdiagramm (nach Matsen). Die Beweglichkeit des Arms wird durch Bewegungen der Skapula auf dem Thorax vergrößert.

Elevation des Glenohumeralgelenks wird in einer Anteversionsstellung von 50° erreicht (Matsen u. Mitarb. 1994).

Bei der klinischen Untersuchung kann die Bewegung zwischen Skapula und Humerus nicht präzise aus der Beweglichkeit des gesamten Schultergürtels isoliert werden, auch wenn die Skapula manuell „fixiert" wird. Im biomechanischen Experiment ist dies mit präzisen Positionsmesssystemen möglich. Die isolierte Bewegung des Glenohumeralgelenks in allen Dimensionen kann in einem globalen Diagramm dargestellt werden (Abb. 2.**3**) (Blauth u. Mitarb. 1990, Yoshikawa 1993, Matsen u. Mitarb. 1994).

Obwohl sich die dargestellte Einteilung der Bewegungsebenen in der Klinik bewährt hat, ist sie mathematisch nicht korrekt. Hierauf wies bereits Codman (1934) mit dem sog. Schulterparadoxon (Abb. 2.**4**) hin: Aus der hängenden Armposition wird der Ellenbogen um 90° nach vorne gebeugt. Anschließend wird die Schulter um 90° nach außen angehoben (Abduktion) und dann um 90° horizontal nach vorne bewegt (horizontale Anteversion). Wird der Arm bei weiter gebeugtem Ellenbogen wieder an den Körper zurückgeführt (Retroversion), steht er um 90° nach innen gedreht, obwohl eigentlich keine Rotationsbewegung stattgefunden hat. Mathematisch lässt sich dieses Paradoxon auflösen (Politti u. Mitarb. 1998). Mit Hilfe des Kugelsektors, durch den sich der Arm bewegt, kann die während dieser Bewegung vollzogene Rotation berechnet werden, solange keine eigentliche Achsenrotation des Humerus stattfindet: Die Oberfläche einer Kugel mit einem Radius r beträgt $4\pi r^2$. Während der Bewegung im Paradoxon wird 1/16 der gesamten Kugeloberfläche durchlaufen, also $\pi r^2/4$. Da der Umfang eines Kreises $2\pi r$ beträgt, entsprechen $\pi r^2/4$ einer Einheitskugel einem Winkel von 90°.

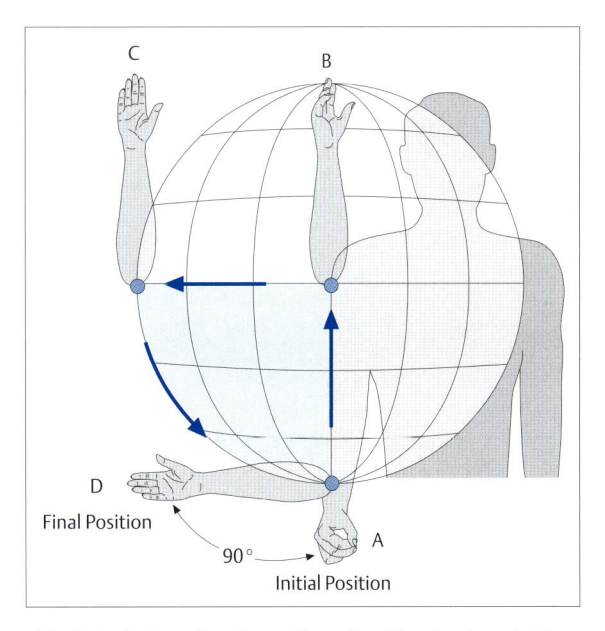

Abb. 2.4 Codman-Paradoxon: Neutralposition des Arms bei im rechten Winkel nach vorne gebeugtem Ellbogen: Es wird eine horizontale Anteversion um 90°, eine Retroversion um 90° und schließlich eine Adduktion um 90° durchgeführt. Der Arm steht um 90°; nach innen gedreht, obwohl eigentlich keine Rotationsbewegung stattgefunden hat.

2.1.2 Sternoklavikulargelenk und Akromioklavikulargelenk

Die Bewegungen in Sternoklavikulargelenk und Akromioklavikulargelenk bestimmen den Weg, den die Skapula auf dem Thorax zurücklegt. Dabei wird die Skapula im Sternoklavikulargelenk nach oben und unten (Elevation/Depression) und nach vorne und hinten bewegt (Protraktion/Retraktion). Die Rotation der Skapula erfolgen überwiegend durch Bewegung im Akromioklavikulargelenk.

Bei Elevation bis 90° erfolgt die Bewegung überwiegend im Sternoklavikulargelenk (Inman u. Mitarb. 1944, Inman u. Saunders 1946, Perry 1988, Saha 1983), und zwar um ca. 4° für jede 10° Elevation des Arms (Inman u. Mitarb. 1944). Danach findet keine wesentliche Bewegung im Sternoklavikulargelenk mehr statt. Das Akromioklavikulargelenk bewegt sich um ca. 30°, und zwar während der ersten 30° Elevation und bei Elevation über 135°. Dazwischen bewegt sich das Akromioklavikulargelenk nur wenig. Während der Elevation dreht sich die Klavikula ca. 40° um ihre Längsachse, und zwar überwiegend bei Elevation über 90°. Wird die Rotation der Klavikula in Ruhestellung fixiert, kann der Arm nur bis 110° angehoben werden (Inman u. Mitarb. 1944).

2.1.3 Ruheposition der Skapula

Die Gelenkfläche des Glenoids wird optimal so eingestellt, dass der Humeruskopf ohne zusätzliche Muskelkraft im Gelenk zentriert wird. Wegen der Schwerkraft des Arms soll die Gelenkfläche leicht nach kranial gekippt sein (Basmajian u. Bazant 1959, Kapandji 1984). Einige Untersucher berichten jedoch über eine Ausrichtung des Glenoids in der Ruhestellung der Skapula zwischen 22° nach kaudal und 12° nach kranial, im Mittel um 5° nach kaudal (Freedman u. Munro 1966, Perry 1988).

Durch die Stellung der Skapula in Ruhe wird eine Ebene vorgegeben, die als natürliche Bewegungsebene des Arms betrachtet wurde (Straßer 1917, Johnston 1937, Freedman u. Munro 1966, Doody u. Mitarb. 1970, Poppen u. Walker 1978, Howell u. Mitarb. 1986). Diese sog. Skapulaebene steht um etwa 30° zur Frontalebene nach vorne geneigt. Die Orientierung der Skapulaebene unterscheidet sich wahrscheinlich interindividuell deutlich. Nach stereophotogrammetrischen Untersuchungen (Kondo u. Mitarb. 1984) ist die Skapulabene um durchschnittlich 39° um die Körperlängsachse nach medial geneigt. Zusätzlich steht die Skapula um die quere Körperachse im Mittel um 12° nach vorne gekippt.

2.1.4 Skapulohumeraler Rhythmus

Die Bewegungen des Glenohumeralgelenks und der skapulothorakalen Gleitschicht wurden bereits im letzten Jahrhundert untersucht. Ursprünglich wurde angenommen, dass sich bei Armhebung zunächst nur die Skapula bewegt und erst dann das Glenohumeralgelenk (Duplay 1872). Später wurde von einer gleichzeitigen Bewegung ausgegangen (Inman u. Mitarb. 1944) und hierfür die Bezeichnung „skapulohumeraler Rhythmus" (Codman 1934) geprägt. Dieser Begriff bezieht sich auf die Abduktion in der Frontalebene oder in der Skapulaebene. Nach neueren Untersuchungen unterscheidet sich das Bewegungsverhältnis zwischen Glenohumeralgelenk und Skapulabewegung stark interindividuell, insbesondere bei Abduktion bis 30°. Bei Abduktion über 30° besteht dagegen ein konstanteres Verhältnis von etwa 1,5 : 1 – 2 : 1 (Abb. 2.**5**) (Inman u. Mitarb. 1944, Freedman u. Munro 1966, Doody u. Mitarb. 1970, Saha 1950, Lucas 1973, Poppen u. Walker 1976, Laumann 1984, 1985, de Groot u. Mitarb. 1999).

2.1.5 Bewegungsablauf im Glenohumeralgelenk

Im Glenohumeralgelenk sind drei verschiedene Bewegungsarten möglich (Abb. 2.**6**):
- **Rotation.** Der Kontaktpunkt an der Pfanne bleibt identisch; der Kontaktpunkt am Humeruskopf verschiebt sich. Diese Bewegung gleicht einem Reifen, der im Schnee durchdreht.
- **Rollen.** Die Kontaktpunkte von Pfanne und Kopf ändern sich zu gleichen Teilen wie bei einem Reifen, der mit vollständiger Bodenhaftung rollt.
- **Translation.** Der Kontaktpunkt am Humeruskopf bleibt gleich; der Kontaktpunkt der Pfanne ändert sich. Dies entspricht einem Reifen, der mit angezogenen Bremsen auf Glatteis rutscht.

Der Bewegungsablauf im Glenohumeralgelenk ist bedeutsam für die Konstruktion von Endoprothesen, da hier die natürliche Bewegung möglichst vollkommen nachvollzogen werden soll. Außerdem kann eine Translation nach kranial zu einem Anstoßen des Humeruskopfs an das Akromion führen, was auch als Impingement bezeichnet wird (s. S. 58: Kräfte im Subakromialraum). Schließlich ist die Translationsbewegungen identisch mit einer Subluxationen des Glenohumeralgelenks. Der Bewegungsablauf im Glenohumeralgelenk ist daher auch für Fragen der Schulterinstabilität von Bedeutung.

Es ist nicht abschließend geklärt, ob das Glenohumeralgelenk ein reines Kugelgelenk darstellt, bei dem ausschließlich Rotation stattfindet, oder ob Translation und Rollen unter physiologischen Bedingungen ebenfalls vorkommen. Eine Translation von einigen Millimetern nach

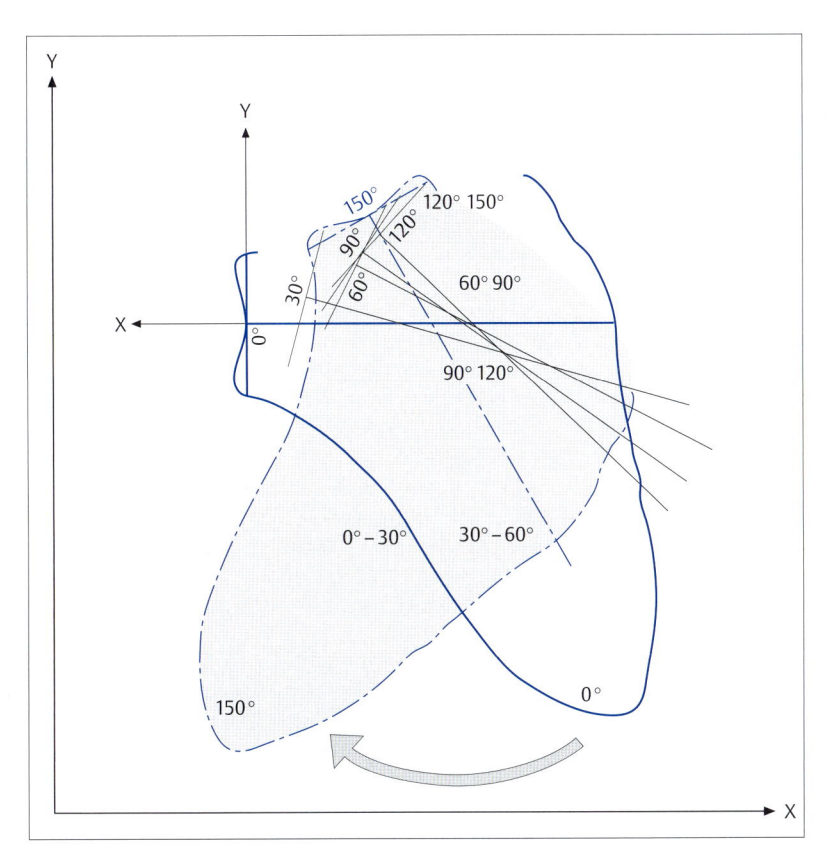

Abb. 2.5 Skapulohumeraler Rhythmus: Bei Abduktion bis 30° ist das Bewegungsverhältnis zwischen Glenohumeralgelenk und Skapulabewegung inkonstant. Bei Abduktion über 30° besteht ein konstanteres Verhältnis von etwa 1,5 : 1 – 2 : 1.

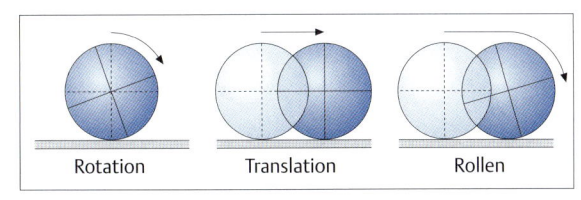

Abb. 2.6 Bewegungsablauf im Glenohumeralgelenk.
Rotation: Der Kontaktpunkt an der Pfanne bleibt identisch, der Kontaktpunkt am Humeruskopf verschiebt sich.
Translation: Der Kontaktpunkt am Humeruskopf bleibt gleich, der Kontaktpunkt der Pfanne ändert sich.
Rollen: Die Kontaktpunkte von Pfanne und Kopf ändern sich zu gleichen Teilen.

kranial zu Beginn der Abduktion wurde von den meisten Untersuchern angegeben. Mehrere Autoren sahen aber aufgrund ihrer anthropometrischen und röntgenologischen Messungen eine Translation von mehr als 1–1,5 mm als pathologisch an (Poppen u. Walker 1976, Perry 1988, Howell u. Mitarb. 1988, Kelkar u. Mitarb. 1992, Helmig u. Mitarb. 1993). Messungen mit modernen Analysesystemen deuten darauf hin, dass auch unter physiologischen Bedingungen Translationsbewegungen von über 5 mm vorkommen, wobei mit der Elevation des Arms eine Translation nach kranial verbunden zu sein scheint (Harryman u. Mitarb. 1990, Wülker u. Mitarb. 1994 [4], Chen u. Mitarb. 1999).

Die Translation im Glenohumeralgelenk wird dadurch ermöglicht, dass der Krümmungsradius des Humeruskopfs um etwa 2 mm geringer ist als der des Glenoids (Kelkar u. Mitarb. 1992, Iannotti u. Mitarb. 1992, McPherson u. Mitarb. 1992). Außerdem kann die Translationsbewegung im Glenohumeralgelenk durch eine Verformung des Gelenkknorpels und des Labrums zustande kommen (Harryman u. Mitarb. 1990).

2.2 Kräfte

2.2.1 Muskelkräfte

An der Schulter können wegen des großen Bewegungsumfangs passive Strukturen wie Bänder und Gelenkkapsel nur wenig zur Gelenkführung beitragen. Sie würden die Bewegung sonst behindern. Der Humeruskopf wird daher durch die Rotatorenmanschette als Muskelmantel aktiv gesteuert und stabilisiert. Dieser Mechanismus ist einzigartig im menschlichen Bewegungsapparat. Rotatorenmanschette und übrige Schultermuskeln arbeiten koordiniert zusammen, sodass Schulterbewegungen so effizient wie möglich ablaufen. Nahezu jede Bewegung der Schulter muss mit Muskelaktionen an der Rotatorenmanschette einhergehen, um den Humeruskopf erneut optimal auf dem Glenoid zu positionieren.

Die Mehrgelenkigkeit des Schultergürtels hat zur Folge, dass ein Muskel gleichzeitig auf mehrere Gelenke wirkt. So bewegt der M. pectoralis major, der am Thorax entspringt und am Humerus inseriert, gleichzeitig das Glenohumeralgelenk, das Akromioklavikulargelenk, das Sternoklavikulargelenk und die skapulothorakale Verschiebeschicht. In Abhängigkeit von der jeweiligen Position entfalten einzelne Muskeln dabei völlig unterschiedliche und z. T. gegensätzliche Wirkungen.

In diesem komplexen Zusammenspiel ist es außerordentlich schwierig, die Wirkungen einzelner Muskeln isoliert zu betrachten. Mehrere Autoren haben versucht, den aktiven Muskelmechanismus durch mechanische Modelle (Fick u. Weber 1877, Mollier 1899, McMahon u. Mitarb. 1993, Cain u. Mitarb. 1987, Soslowsky u. Mitarb. 1992, Wuelker u. Mitarb. 1995 [1], Laursen u. Mitarb. 1998) und durch Computermodelle (Wood u. Mitarb. 1989, Karlsson u. Peterson 1992, van der Helm u. Mitarb. 1992, Klein Breteler u. Mitarb. 1999) näher zu analysieren. Dabei kann die Kontraktionskraft einzelner Schultermuskeln in bestimmten Armstellungen ungefähr errechnet werden, indem man die maximal mögliche Kraft des Muskels anhand seiner Querschnittsfläche abschätzt und den wirksamen Anteil der Maximalkraft zu einem bestimmten Zeitpunkt durch Ableitung der elektrischen Muskelaktivität misst.

Angaben zur Maximalkraft der Skelettmuskulatur liegen zwischen 30 und 100 Newton pro cm^2 Muskelquerschnittsfläche (Fick 1910 u. 1929, Franke 1920, Recklinghausen 1920, Morris 1948, Ikai u. Fukunaga 1968, Bechtol 1980). 30–40% dieser Maximalkraft gelten als autonom geschützte Reserve, die auch bei maximaler Willkürinnervation nicht erreicht werden kann (Habermeyer 1989, Ikai u. Mitarb. 1967). Außerdem wird die tatsächliche Maximalkraft jedes Muskels von seinem Faserverlauf, die Ausgangslänge und durch das Trainingsniveau beeinflusst. Berücksichtigt werden muss auch die Arbeitsweise des Muskels, die der Messung zugrunde gelegt wird. Verglichen mit der Maximalkraft bei isometrischer Wirkungsweise des Muskels (Anspannung ohne Verkürzung) liegen die Werte bei konzentrischer Kraftwirkung (Anspannung mit Verkürzung) 10–15% niedriger, bei exzentrischer Arbeitsweise (Anspannung gegen passive Dehnung) 5–40% höher (Bigland u. Lippold 1954, Habermeyer 1989, Perry 1988, Singh u. Kaprovich 1966). Schließlich nimmt die Maximalkraft des Muskels mit Verkürzung der Kontraktionszeit ab (Bigland u. Lippold 1954, Eggli 1986, Perry 1983). Als Mittel der Angaben aller Autoren erhält man als Wert für die physiologische Maximalkraft von Skelettmuskulatur 32 N/cm^2.

Muskelquerschnitt. Die Angaben zum Querschnitt einzelner Muskeln der Schulter (Fick 1929, Fick u. Weber 1877, Shiino 1913, Schumacher u. Wolff 1966, Deluca u. Forrest 1973, Poppen u. Walker 1978, Howell u. Mitarb. 1986) zeigen gewisse Abweichungen voneinander. Als Durchschnitt der in der Literatur verfügbaren Angaben ergeben sich die in Abb. 2.7 angegebenen Werte.

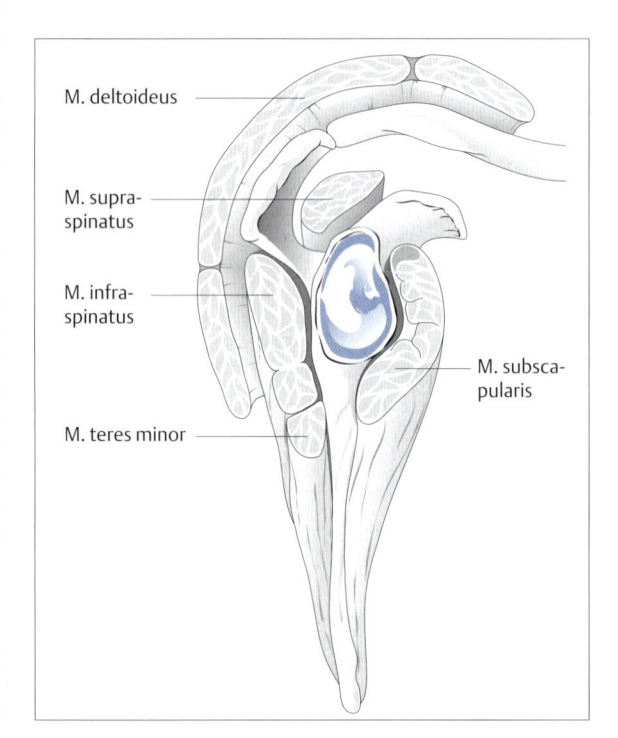

Abb. 2.7 Muskelquerschnitte des M. deltoideus und der Rotatorenmanschette: M. deltoideus (Pars clavicularis) 7,78 cm^2, M. deltoideus (Pars acromialis) 17,11 cm^2, M. deltoideus (Pars spinalis) 8,32 cm^2, M. supraspinatus 7,05 cm^2, Mm. infraspinatus und teres minor 16,83 cm^2, M. subscapularis 20,03 cm^2.

Wirksame Kraft bei Armbewegungen. Der Anteil der wirksamen Kraft eines Muskels an seiner maximal möglichen Kraftleistung zu einem bestimmten Zeitpunkt lässt sich abschätzen, indem man das Produkt der Muskelquerschnittsfläche und der maximalen physiologischen Kraftleistung der Muskulatur mit dem Anteil der EMG-Aktivität an der EMG-Aktivität bei Maximalinnervation multipliziert (Habermeyer 1989, Howell u. Mitarb. 1986, Poppen u. Walker 1978). Hierzu wurde folgende Formel angegeben (Ringelberg 1985):

$F = x_f \times A$ %EMG/100

F: Muskelkraft, $x_f = 10$ kg $\times$ cm^{-2}, A: Querschnittsfläche

Ein präziser, linearer Zusammenhang zwischen Muskelkraft und EMG-Aktivität wurde allerdings von anderen Autoren infrage gestellt (Recklinghausen 1920, Inman u. Mitarb. 1944, Sigholm u. Mitarb. 1984).

EMG-Untersuchungen. Seit Inman u. Mitarb. (1944) zuerst Kurven der EMG-Aktivität einzelner Schultermuskeln angaben, wurden die elektrischen Muskelpotenziale an der Schulter wiederholt abgeleitet (Basmajian u. Latif 1957, Basmajian u. de Luca 1974, Wertheimer u. Ferraz 1958, Saha 1973, Sugahara 1974, MacConnaill u. Basmajian 1977, Poppen u. Walker 1978, Laumann 1984, 1985, Sigholm u. Mitarb. 1984, Ringelberg 1985, Habermeyer 1989, Arwert u. Mitarb. 1997, Larsson u. Mitarb. 1999). Die ermittelte Aktivität einzelner Muskeln unterscheidet sich zwischen den Autoren erheblich. Ein Vergleich macht die Unterschiede deutlich (Abb. 2.8): Bei einem Autor (Kronberg u. Mitarb. 1987) ist der M. subscapularis fast gar nicht aktiv (Abb. 2.8 a), bei einem anderen Autor (Perry 1988) erreicht der M. subscapularis deutlich mehr Aktivität als die Mm. infraspinatus und teres minor (Abb. 2.8 b). Insgesamt erreichen die Schultermuskeln bei Armhebung z. T. nur deutlich weniger als die Hälfte der EMG-Aktivität bei Maximalinnervation. Aus den Messungen wurden sehr unterschiedliche Rückschlüsse gezogen, z. B. mit Bezug auf die Gelenkstabilisierung durch die Rotatorenmanschette und den M. deltoideus oder auf die Reihenfolge der Muskelaktivierung zu Beginn der Abduktion.

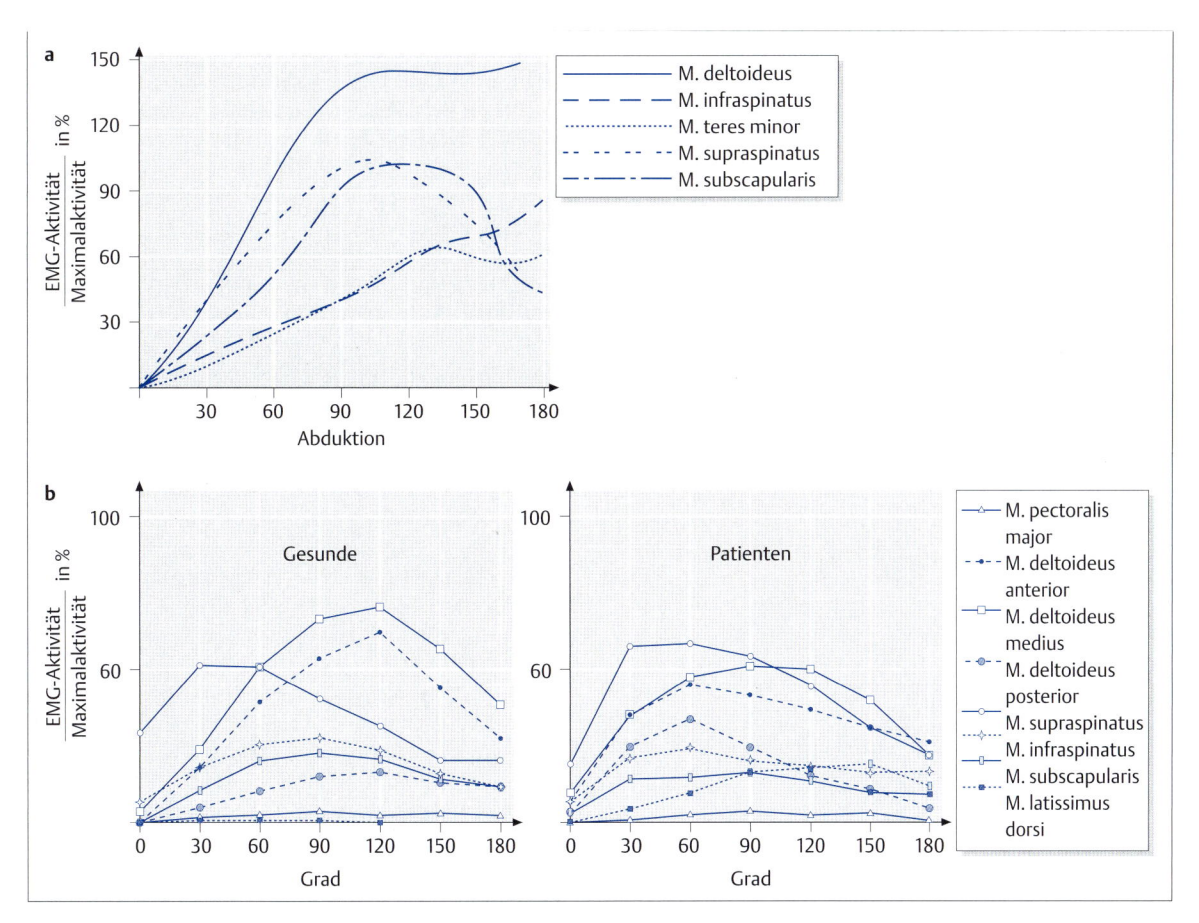

Abb. 2.8 a u. b EMG-Aktivität als Anteil der Maximalaktivität jedes Muskels bei Abduktion des Arms. Die ermittelte Aktivität einzelner Muskeln unterscheidet sich zwischen den Autoren erheblich.
a Nach Kronberg u. Mitarb. (1987).
b Nach Perry (1988).

Zugrichtung der Schultermuskulatur. Angaben zur Zugrichtung der Schultermuskulatur beziehen sich in der Regel auf den Ruhezustand der Schulter bei hängendem Arm. Das dynamische Bewegungsspiel der Schulter mit sich ständig ändernden Winkelverhältnissen können sie nicht widerspiegeln. In der Ruhestellung der Skapula ist die Zugrichtung zur Horizontalen beim M. supraspinatus um etwa 15–20° nach kranial, beim M. subscapularis um 45° nach kaudal, beim M. infraspinatus um 45–50° nach kaudal und beim M. teres minor um 55° nach kaudal geneigt (Abb. 2.**9**) (Cain u. Mitarb. 1987, Perry 1988). Der M. deltoideus zieht in Ruheposition des Arms um 63° nach kranial, bei 60° Abduktion um 45° nach kranial (Perry 1988).

Selektive Nervenblockade durch Leitungsanästhesie. Die Wirkung einzelner Muskeln kann untersucht werden, indem man den motorischen Nerv des entsprechenden Muskels durch Lokalanästhetikum ausschaltet. So konnten Probanden nach Ausschaltung der Mm. supraspinatus und infraspinatus (N. suprascapularis) den Arm gegen die Schwerkraft vollständig abduzieren, allerdings mit verminderter Maximalkraft und Ausdauer (Linge u. Mulder 1963, Perry 1988). Eine Ausschaltung des M. deltoideus (N. axillaris) führte zu einer Minderung der gesamten Abduktionskraft um etwa die Hälfte (Colachis u. Mitarb. 1969, Howell u. Mitarb. 1988). Der M. supraspinatus allein hingegen erreicht eine Abduktion des Arms bis maximal 30° (Perry 1988).

Force Couple und Funktion des M. supraspinatus. Der Begriff Force Couple wurde 1944 von Inman u. Mitarb. (1944) geprägt und bezieht sich auf ein Zusammenspiel des M. deltoideus und der Rotatorenmanschette bei der Elevation des Arms. Während der Armhebung durch den M. deltoideus muss die Rotatorenmanschette aktiv den Humeruskopf im Glenoid zentrieren, um ein Maximum an Elevation pro Krafteinheit des M. deltoideus zu erzielen (Wülker u. Mitarb. 1995 [1]). Dabei konnte nachgewiesen werden, dass dieser Effekt insbesondere durch die kaudal gelegenen Muskeln der Rotatorenmanschette verursacht wird, also die Mm. subscapularis, infraspinatus und teres minor, obwohl sie nach ihrem Verlauf eher eine Adduktion als eine Abduktion bewirken (Wuelker u. Mitarb. 1995 [1]). Der M. supraspinatus spielt nach experimentellen Untersuchungen bei diesem Mechanismus nur eine geringe Rolle (Wuelker u. Mitarb. 1994 [3]).

Der M. supraspinatus nimmt unter den Muskeln der Rotatorenmanschette eine Sonderstellung ein. Entsprechend seinem anatomischen Verlauf erfüllt er am Glenohumeralgelenk eine Doppelfunktion: Zum einen bewirkt er eine Elevation des Arms, zum anderen stabilisiert er zusammen mit den übrigen Muskeln der Rotatorenmanschette den Humeruskopf auf dem Glenoid. Der M. supraspinatus des Menschen besitzt deutlich weniger relative Muskelmasse als der entsprechende Muskel bei den Vorfahren im Tierreich (Inmann u. Mitarb. 1944). Er ist beim Menschen der kleinste Muskel des Schultergürtels (Deluca u. Forrest 1973, Fick 1910, Poppen u. Walker 1978, Shiino 1913). Auch die Fossa supraspinata der Skapula hat im Verlauf der Evolution deutlich an relativer Größe verloren. Es stellt sich die Frage, wie bedeutend dieser Muskel für den funktionellen Bewegungsablauf des Schultergelenks beim Menschen ist.

Experimentell konnte gezeigt werden, dass der M. deltoideus mehr Wirkung auf die Elevation des Arms hat als der M. supraspinatus (Wülker u. Mitarb. 1994 [3]), was auf dem längeren Hebelarm des M. deltoideus bei dieser Bewegung beruht (Perry 1988). Während der M. deltoideus in erster Linie ein Drehmoment verursacht, bewirkt der M. supraspinatus mehr eine Kompression des Glenohumeralgelenks (Habermeyer 1989, Kapandij 1984, Poppen u. Walker 1978, Linge u. Mulder 1963). Dabei entfallen bis zu 94 % der Muskelwirkung des M. supraspinatus auf eine Kompression des Humeruskopfs in der Pfanne (Perry 1988).

Die Kompressionswirkung des M. supraspinatus am Glenohumeralgelenk soll dazu beitragen, den Humeruskopf bei der Elevation des Arms auf der Gelenkpfanne zu zentrieren (Habermeyer 1989, Kapandji 1984, Perry 1988, Poppen u. Walker 1978). Dies ist an der Schulter von besonderer Bedeutung, da die nach oben gegen das Akromion gerichtete Kraftkomponente des M. deltoideus bei der Elevation entlastet werden muss. Andernfalls kommt es zur Druckerhöhung unterhalb des korakoakromialen Bogens, dem sog. Impingement (s. S. 59: Glenohumerale Kraft). Experimentellen Ergebnissen zufolge scheint der M. supraspinatus jedoch nicht wesentlich an dieser Druckentlastung des Subakromialraums beteiligt zu sein (Wülker u. Mitarb. 1994 [3]). Die Zentrierung des Humeruskopfs auf dem Glenoid wird offensichtlich von den mehr kaudal gelegenen Muskeln der Rotatorenmanschette be-

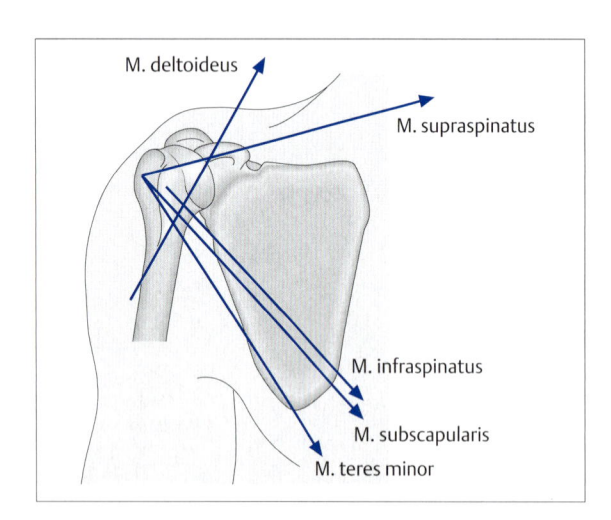

Abb. 2.9 Zugrichtung der Schultermuskulatur in Ruhestellung des Arms: M. supraspinatus um 15–20° nach kranial, M. subscapularis um 45–50° kaudal, M. infraspinatus um 45–50° nach kaudal und M. teres minor um 55° nach kaudal, M. deltoideus um 60° nach kranial.

wirkt. Auch in Bezug auf die Translation des Humeruskopfs auf dem Glenoid konnte kein wesentlicher Einfluss des M. supraspinatus auf die Gelenkmechanik gefunden werden. Insgesamt scheint dieser Muskel im Verlauf der jüngeren Evolution also nicht nur an Größe, sondern auch an mechanischer Bedeutung verloren zu haben.

Lange Bizepssehne. Der lange Kopf des M. biceps brachii ist ein zweigelenkiger Muskel, dessen Sehne proximal durch das Glenohumeralgelenk zieht. Von seinem anatomischen Verlauf bewirkt dieser Teil des M. biceps brachii eine Abduktion und Anteversion des Glenohumeralgelenks und – abhängig von der Ausgangsposition – eine Innenrotation oder eine Außenrotation. Die gesamte Querschnittsfläche des M. biceps brachii beträgt etwa 9 cm^2, wobei die Hälfte auf jeden der beiden Köpfe entfällt (Perry 1988). Elektromyographisch scheint der M. biceps brachii bei Abduktion der Schulter nur aktiv zu sein, wenn gleichzeitig der Ellenbogen supiniert wird (Basmajian u. de Luca 1974). Dem M. biceps brachii wurde eine Funktion bei der Depression des Humeruskopfs (s. u.: Kräfte im Subakromialraum) und bei der Stabilisierung des Glenohumeralgelenks (s. S. 66: Dynamische Stabilisatoren) zugeschrieben.

2.2.2 Gelenkkräfte

Die Kräfte der Schultermuskeln einerseits und die auf den Arm wirksame Schwerkraft, Beschleunigungsmomente und zusätzliche auf den Arm wirkende Kräfte (z. B. an der Hand gehaltene Gewichte) führen im Glenohumeralgelenk zu einer resultierenden Gesamtkraft. Diese Kraft lässt sich in eine gegen das Glenoid gerichtete Komponente und eine gegen den korakoakromialen Bogen gerichtete Komponente zerlegen (Abb. 2.10). Während das Gelenk zwischen Glenoid und Humeruskopf ein regelrechtes Gelenk mit hyalinem Knorpel, einer synovialen Membran und einer Gelenkkapsel darstellt, befindet sich unterhalb des korakoakromialen Bogens lediglich eine Gleitschicht aus den beiden Blättern der Bursa subacromialis und der darunter liegenden Rotatorenmanschette. Der korakoakromiale Bogen besteht aus dem Akromion, dem Lig. coracoacromiale und dem Processus coracoideus. Er ist bei Betrachtung von der Seite gleichmäßig gekrümmt (Abb. 2.11). Am korakoakro-

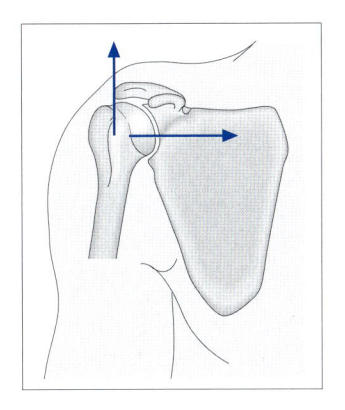

Abb. 2.10 Kraftkomponenten im Glenohumeralgelenk. Die resultierende Gesamtkraft lässt sich in eine gegen das Glenoid gerichtete Komponente und eine gegen den korakoakromialen Bogen gerichtete Komponente zerlegen.

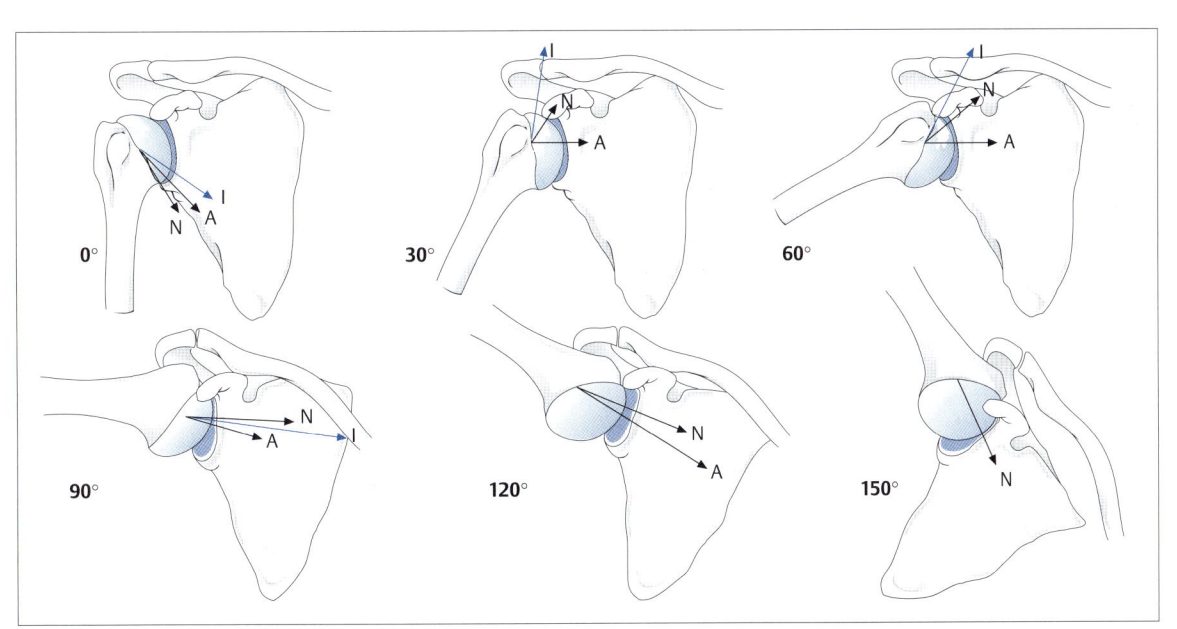

Abb. 2.11 Richtung der resultierenden Kraft in verschiedenen Phasen der Abduktion nach Poppen und Walker. Die Richtung der Resultierenden (in A = Außenrotation; I = Innenrotation; N = Neutralrotation) wandert mit zunehmender Abduktion von kranial nach kaudal und ist bei 120° Elevation auf das Rotationszentrum Mitte der Glenoidfläche gerichtet. Bis zu einer Abduktion von ca. 60° dominiert das Kräftepaar aus M. subscapularis und Mm. infraspinatus/teres minor bei der Gelenkzentrierung und wirkt den vom M. deltoideus verursachten Schwerkräften entgegen (aus Gohlke 2000).

mialen Bogen ist die Kraftübertragung sehr viel problematischer als am Glenoid, was die klinische Anfälligkeit des Subakromialraums erklärt. Am häufigsten tritt hier das sog. Impingement auf, das wörtlich übersetzt ein „Anschlagen" oder „Anstoßen" des Humeruskopfs gegen das Akromion bedeutet.

Kräfte im Subakromialraum. Bereits Mitte des letzten Jahrhunderts war bekannt, dass der Subakromialraum eine Prädilektionsstelle für pathologische Prozesse ist: „Die Erklärung für die Umstände, warum eine große, rundliche Perforation der Gelenkkapsel im oberen und äußeren Anteil gefunden wurde, durch die der Humerus durchtreten konnte, scheint zu sein, dass der Humeruskopf plötzlich durch den M. deltoideus nach oben gezogen wird und dann gewohnheitsmäßig gegen die Unterfläche des Akromions gedrückt bleibt" (Adams 1852). Gleichzeitig wurde festgestellt: „Es steht außer Zweifel, dass die Sehne (der Rotatorenmanschette) gelegentlich durch die Reibung von der Seite des Humeruskopfs aufgebraucht wird" (Humphry 1858). 1933 wurde der Begriff des subakromialen Nebengelenks geprägt (Pfuhl 1933), in dem die Rotatorenmanschette einen „Diskus" bildet. Es wurde von einem Anstoßen des Tuberculum majus an das Akromion mit schädlichen Quetschungen oder Einklemmungen des „Diskus" gesprochen (Pfuhl 1933, Voßschulte 1942). Inzwischen hat sich der Begriff des Impingements zur Beschreibung einer übermäßigen mechanischen Belastung unterhalb des korakoakromialen Bogens durchgesetzt (Goldthwait 1909, Hammond 1962, Inman u. Mitarb. 1944, Meyer 1937, Neer 1972).

Die zwischen Akromion und Humeruskopf wirksame Kraft wurde anhand von Vektordiagrammen theoretisch berechnet (Lucas 1973, Poppen u. Walker 1978, Kapandji 1984). Die Maximalkraft erreichte das 10,2fache des Armgewichts bei 90° Abduktion (Lucas 1973), bzw. das 0,42fache des Körpergewichts bei 60° Abduktion (Poppen u. Walker 1978). Die Maximalkraft nahm um 60% zu, wenn ein Gewicht von 1 kg in der Hand gehalten wurde, und um 30% ab, wenn der Ellenbogen um 90° gebeugt wurde. Eine Innenrotation führte bei 90° abduziertem Arm zu einer Verdoppelung der auftretenden Kräfte, nicht jedoch eine Außenrotation (Poppen u. Walker 1978).

Der Druck in der Bursa subacromialis wurde an Probanden in unterschiedlichen Armpositionen bestimmt (Sigholm 1988). In der Ruheposition des Arms betrug er 8 mm Hg, bei Armhebung 32 mmHg. Bei einem zusätzlichen Gewicht von 1 kg in der Hand stieg der Druck noch weiter auf 56 mmHg. Im biomechanischen Experiment wurde die Kraft zwischen Humeruskopf und Akromion mit Druckmessfolien (Jerosch u. Mitarb. 1989, Payne u. Mitarb. 1997) und mit kapazitiven Sensoren (Wuelker u. Mitarb. 1994 [2]) gemessen. Dabei trat unter dem korakoakromialen Bogen eine Maximalkraft von ca. 40 N in einem Bewegungssegment zwischen 80 und 140° Elevation auf (Abb. 2.12) (Wülker u. Mitarb. 1994 [2]). An der anterolateralen Kante bestanden erhebliche Druckspitzen (Abb. 2.13) (Wülker u. Mitarb. 1995 [2]). Hier waren Maximaldrücke über 50 N/cm^2 messbar. Auch unterhalb des Processus coracoideus und weniger auch unter dem Lig. coracoacromiale traten messbare Druckwerte auf. Durch Anspannung der kaudal gelegenen Anteile der Rotatorenmanschette (M. subscapularis, Mm. infraspinatus u. teres minor) wurde die Kraftwirkung unter dem korakoakromialen Bogen deutlich gesenkt, nicht jedoch durch Anspannung des M. supraspinatus.

Ob der M. biceps brachii für die Kraft unter dem korakoakromialen Bogen von Bedeutung ist, ist nicht abschließend geklärt. Da die lange Sehne dieses Muskels durch das Glenohumeralgelenk verläuft, wurde von einigen Untersuchern angenommen, dass sie zur Depression des Humeruskopfs beiträgt und somit den Subakromialraum entlastet (Habermeyer 1987, Lucas 1973).

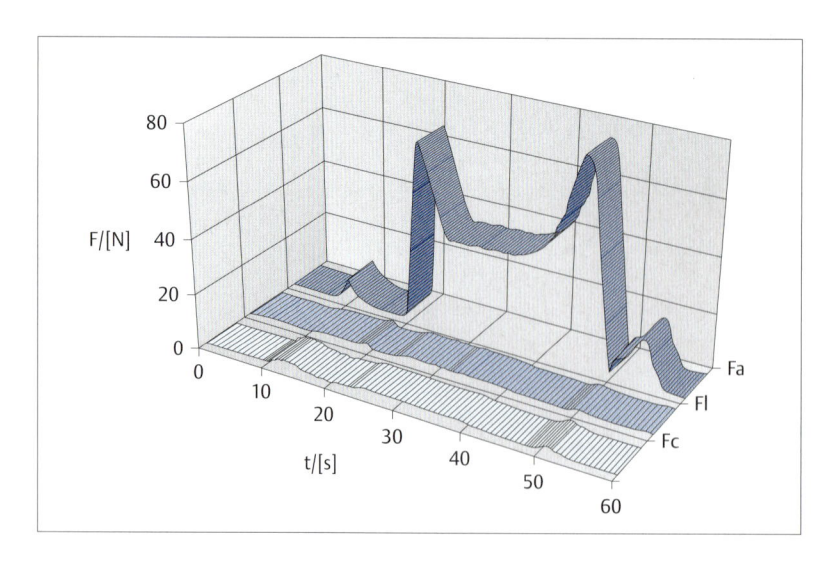

Abb. 2.12 Kraft unterhalb des Akromions (**Fa**), unterhalb des Lig. coracoacromiale (**Fl**) und unterhalb des Processus coracoideus (**Fc**) während einer Elevationsbewegung in einem dynamischen Schultermodell (Wülker u. Mitarb. 1994). Über den Bewegungsablauf von 60 Sekunden (x-Achse) wird der Arm maximal angehoben (Sekunde 1–30) und wieder abgesenkt (Sekunde 31–60). Kraftspitzen unter dem Akromion entsprechen dem „schmerzhaften Bogen" zwischen 80 und 140° Elevation.

Abb. 2.13 Maximaldruck unter dem korakoakromialen Bogen während einer Elevationsbewegung in einem dynamischen Schultermodell (Wülker u. Mitarb. 1995). Ansicht der rechten Schulter von medial-dorsal. Die Druckspitze liegt an der anterolateralen Kante des Akromions.
A Fläche unter dem Akromion
L Fläche unter dem Lig. coracoacromiale
C Fläche unter dem Processus coracoideus

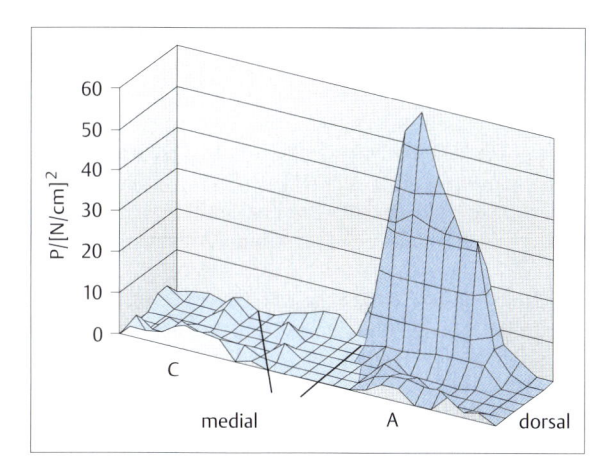

Glenohumerale Kraft. Experimentelle Messungen liefern keine verwertbaren Ergebnisse der gegen das Glenoid gerichteten Kraft (Warner u. Mitarb. 1998). Nach theoretischen Berechnungen erreicht diese Kraft bei 90° Abduktion maximal das 10,2fache des Armgewichts (Inman u. Mitarb. 1944), bzw. 90% des Körpergewichts bei 90° Abduktion (Poppen u. Walker 1978). Ein am horizontal ausgestreckten Arm hängendes Gewicht vermehrt die Kompressionskraft um das 20- bis 35fache desselben Gewichts (Bodem u. Mitarb. 1985, Poppen u. Walker 1978). Für einen Sportler im Seitspannstütz an den Ringen wurde eine Gelenkkompressionskraft vom 5fachen des Körpergewichts angenommen (Bodem u. Mitarb. 1985).

2.3 Stabilität

Das Schultergelenk luxiert häufiger als jedes andere Gelenk des menschlichen Körpers (Inman u. Mitarb. 1944, Neer 1990, Rowe 1988). Ein Vergleich zum Hüftgelenk zeigt die wesentlichen Merkmale des Glenohumeralgelenks (Abb. 2.**14**):
- Das Glenoid ist als Schultergelenkpfanne relativ flach. Zusammen mit dem Labrum glenoidale beträgt seine Tiefe nur ca. 25% des Humeruskopfradius, während das Azetabulum etwa ebenso tief ist wie der Femurkopfradius.
- Das Glenoid ist relativ klein. Es umfasst nur etwa ein Drittel der Gelenkfläche des Humeruskopfs, während an der Hüfte die Gelenkflächen von Azetabulum und Femurkopf etwa gleich groß sind (Soslowsky u. Mitarb. 1992 [1]).
- Die Schulter ist Kräften und Momenten in sehr unterschiedlichen Richtungen ausgesetzt, die über den Arm als Hebelarm erhebliche Größenordnungen erreichen können. Die Hüfte wird hingegen überwiegend in axialer Richtung belastet.

Vergleicht man die Hüfte mit einem Ei, das in einem Eierbecher sitzt, dann gleicht das Glenohumeralgelenk eher einem Golfball auf einem Tee. Das Kniegelenk, das ebenfalls nur eine flache Gelenkpfanne besitzt, erhält seine Stabilität durch verschiedene Bänder in isometrischer An-

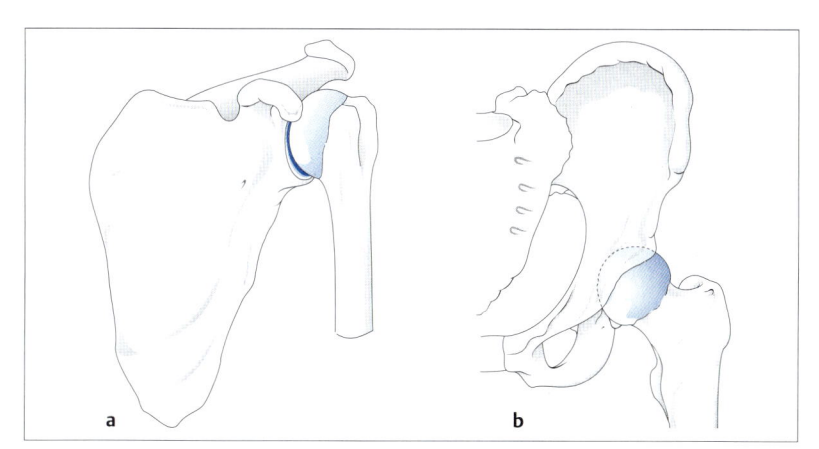

Abb. 2.14 a u. b Vergleich zwischen Schultergelenk und Hüfte.
a Das Glenoid als Schultergelenkpfanne ist relativ flach und klein. Die Schulter ist Kräften und Momenten in sehr unterschiedlichen Richtungen ausgesetzt.
b Die Hüfte wird überwiegend in axialer Richtung belastet.

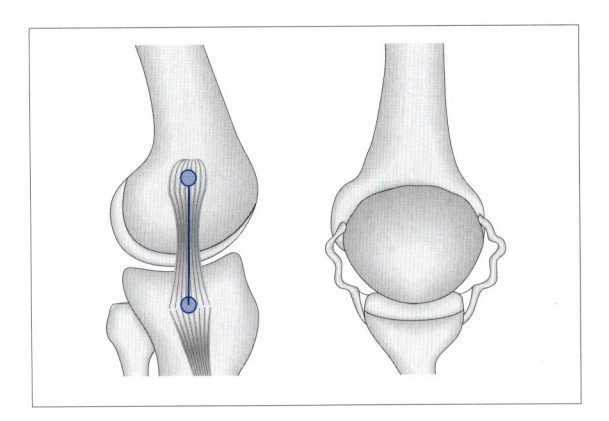

Abb. 2.15 Das Kniegelenk, das im Wesentlichen nur einen Freiheitsgrad besitzt, erhält seine Stabilität durch verschiedene Bänder in isometrischer Anordnung, die über den gesamten Bewegungsumfang gespannt sind und die Bewegung nicht behindern. An der Schulter ist dieser Mechanismus nicht möglich.

ordnung (Abb. 2.15). Diese Bänder sind über den gesamten Bewegungsumfang des Kniegelenks gespannt, behindern die Bewegung aber nicht. Dies ist nur an Gelenken möglich, die im Wesentlichen einen Freiheitsgrad besitzen. An der Schulter ist dieser Mechanismus nicht möglich. Folgende Faktoren beeinträchtigen die Stabilität der Schulter noch weiter:

- Gelenkkapsel und Bänder des Glenohumeralgelenks werden wegen des großen Bewegungsausmaßes erst in Extrempositionen des Gelenks angespannt. In normalen Arbeitspositionen können sie nur wenig zur Stabilisierung des Glenohumeralgelenks beitragen.
- Vermutlich ist der Krümmungsradius des Glenoid etwas größer als der des Humeruskopfs, d.h. die Pfanne des Gelenks ist weniger gekrümmt als der Kopf. Dies erleichtert eine Translation, d.h. ein Gleiten des Humeruskopfs auf dem Glenoid.

Instabilität ist eine klinische Diagnose. Der Patient beklagt, dass seine Schulter nicht stabil ist und evtl. komplett herausspringt. Die Verschieblichkeit des Humeruskopfs auf dem Glenoid, die bei der klinischen Untersuchung durch manuelle Auslenkung des Humeruskopfs gegenüber der Skapula ermittelt wird, bezeichnet man als Laxität. Die Laxität kann auch experimentell durch verschiedene Messsysteme ermittelt werden. Instabilität und Laxität der Schulter sind nicht immer identisch. Personen mit sehr laxen Schultergelenken haben nicht immer ein Instabilitätsgefühl. Eine Instabilität liegt erst dann vor, wenn die Laxität des Glenohumeralgelenks zu Symptomen führt.

Passive Stabilisatoren des Glenohumeralgelenks, d.h. Bänder und Gelenkkapsel, wurden ausgiebig untersucht. Da nach Schulterluxationen häufig ein Kapselbandabriss am Glenoid auftritt (Bankart 1923, Perthes 1906), wurde passiven Stabilisationsmechanismen über lange Zeit am meisten Aufmerksamkeit gewidmet. Passive Gelenkstabilisatoren können jedoch erst in Extremstellungen des Glenohumeralgelenks wirksam sein, da sie sonst das große Bewegungsausmaß des Gelenks behindern. Die Stabilisierung durch das intraartikuläre Vakuum bzw. die Kompression des Glenohumeralgelenks durch den atmosphärischen Druck von außen waren bereits im letzten Jahrhundert bekannt. Aktive Stabilisatoren des Glenohumeralgelenks werden seit einigen Jahren intensiv untersucht. Hier steht die Rotatorenmanschette im Vordergrund des Interesses, aber auch andere Schultermuskeln können zur Stabilisierung des Glenohumeralgelenks beitragen. Nicht nur die Kraft der Muskeln ist von Bedeutung, sondern insbesondere auch ihre Koordination.

Die quantitative Bedeutung der einzelnen Stabilisationsmechanismen der Schulter ist nicht genau zu beurteilen. Modellrechnungen haben bestätigt, dass passive Stabilisatoren allein die Schulter nicht stabil halten können (Wülker u. Mitarb. 1994 [1]). Vermutlich ergänzen sich passive und aktive Stabilisatoren, wobei die passiven Mechanismen eher die grobe Stabilisierung in Extrempositionen des Gelenks übernehmen, während aktive Stabilisatoren für die Feineinstellung des Gelenks unter Gebrauchsbedingungen verantwortlich sind.

2.3.1 Statische Stabilisatoren

Knöcherne Anatomie. Ein Gelenk ist besonders stabil, wenn die Gelenkflächen über ein möglichst großes Bewegungsausmaß aufeinander gerichtet sind. Die Orientierung der knöchernen Gelenkflächen an Glenoid und Humeruskopf ist daher für die Stabilität der Schulter von Bedeutung.

Das Glenoid ist über die Skapula beweglich am Thorax aufgehängt. Die Orientierung der Skapula zum Thorax ist sehr variabel und mit der klinischen Routinediagnostik kaum zu erfassen (Itoi u. Mitarb. 1992, Warner u. Mitarb. 1992). Wichtiger ist die Ausrichtung des Glenoids zur Längsachse der Skapula, und zwar insbesondere nach ventral und dorsal. Dies bezeichnet man als Anteversion und Retroversion (Abb. 2.16). Der Winkel kann auf der axialen Röntgenaufnahme und insbesondere mittels Computertomographie bestimmt werden. Normalerweise ist das Glenoid relativ zur Skapula um etwa 5–10° nach dorsal geneigt (Lehmann u. Mitarb. 1990, Randelli u. Gambrioli 1986, Brewer u. Mitarb. 1986, Hurley u. Mitarb. 1992, Das u. Mitarb. 1966). Ob ein Zusammenhang zwischen der Version des Glenoids und einer klinischen Instabilität des Gelenks nach ventral und nach dorsal besteht, ist strittig (Randelli u. Gambrioli 1986, Brewer u. Mitarb. 1986, Hurley u. Mitarb. 1992, Cyprien u. Mitarb. 1983, Fronek u. Mitarb. 1989, Scott 1967, Kronberg u. Broström 1990). Das Glenoid ist zusätzlich um 5° nach kranial geneigt (Basmajian u. Bazant 1959). Ein Zusammenhang zwischen der Neigung des Glenoids in dieser Ebene relativ zur Skapula und der Schulterinstabilität ist nicht bekannt.

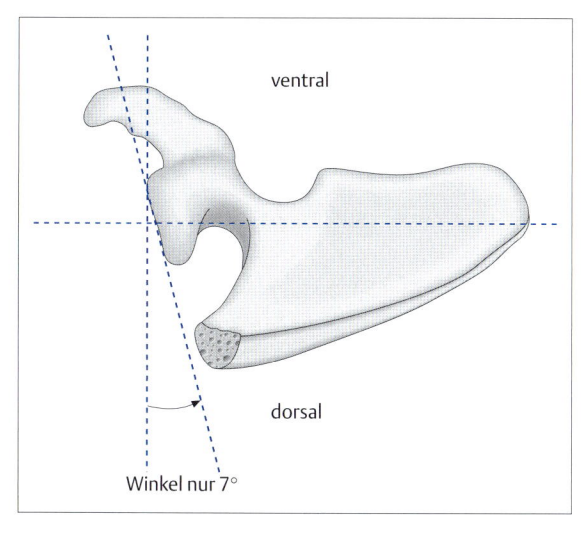

Abb. 2.16 Physiologische Retroversion des Glenoids um 5–10°. Ansicht von kranial. Das Akromion wurde entfernt.

Die Ausrichtung der Gelenkfläche des Humeruskopfs zum Schaft wird als Torsion bezeichnet (Abb. 2.17). Die Referenzebene für die Torsion wird durch die Epikondylen des Humerus am Ellenbogen vorgegeben. Im Mittel ist die Gelenkfläche um 30–50° nach dorsal gerichtet (Broca 1881, Dähnert u. Bernd 1986, Randelli u. Gambrioli 1986, Kronberg u. Mitarb. 1990), wobei physiologischerweise eine Schwankungsbreite von über 45° besteht. Von einigen Autoren wurde ein Zusammenhang zwischen klinischer Instabilität nach ventral und einer verminderten Retrotorsion vermutet (Kronberg u. Mitarb. 1990). Von anderen Autoren wurde dieser Zusammenhang abgelehnt (Randelli u. Gambrioli 1986). Drehosteotomien des Humerus in vermehrte (Weber 1971) und verminderte (Saha u. Das 1967) Retrotorsion zur Therapie von rezidivierenden Schulterluxationen wurden beschrieben. Der Winkel zwischen Humerusschaft und Humerushals beträgt 120–130° (Saha 1971). Ein Zusammenhang zwischen diesem Winkel und einer Schulterinstabilität ist nicht bekannt.

Gelenkflächen und Labrum glenoidale. Die Länge des Glenoids beträgt 30 mm in ventrodorsaler Richtung und 40 mm in kraniokaudaler Richtung (Ianotti u. Mitarb. 1992). Sie unterscheidet sich deutlich interindividuell. Das Glenoid hat nur eine Oberfläche von etwa 5 cm², verglichen mit etwa 15 cm² am Humeruskopf (Flatow u. Mitarb. 1991, Soslowsky u. Mitarb. 1992). Der Krümmungsradius des Glenoids beträgt etwa 25–27 mm, der Krümmungsradius des Humeruskopfs ist vermutlich einige Millimeter kleiner (Ianotti u. Mitarb. 1992). Die Tiefe des Glenoids mit Labrum glenoidale wird mit 2–7 mm in ventrodorsaler Richtung und mit 5–11 mm in kraniokaudaler Richtung angegeben (Matsen u. Mitarb. 1994, Howell u. Galinat 1989, Hata u. Mitarb. 1992). Von dieser Tiefe macht das Labrum glenoidale 20–100% aus (Matsen u. Mitarb. 1994, Howell 1989, Hata u. Mitarb. 1992). Von der Form des knöchernen Glenoids können keine Rückschlüsse auf die Form der Gelenkfläche geschlossen werden, da die Dicke des Gelenkknorpels zwischen 1 und 4 mm variiert (Soslowsky u. Mitarb. 1992).

Auf den Humeruskopf wirkt ständig eine große Zahl unterschiedlicher Kräfte ein. Dabei handelt sich um die Gewichtskraft des Arms, um von außen auf den Arm wirkende Kräfte, um Muskelkräfte und um Beschleunigungskräfte. Die Schulter ist stabil, wenn die Resultierende aller

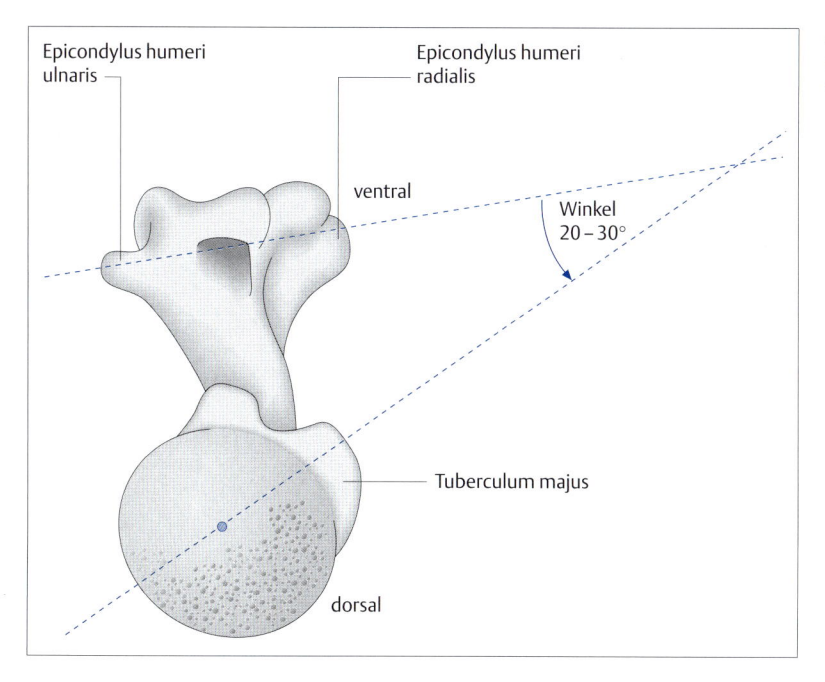

Abb. 2.17 Physiologische Retrotorsion des Humerus um 10–50°, gemessen zu den Epikondylen des Humerus.

dieser Kräfte auf das Glenoid trifft (Abb. 2.**18**). Zeigt die resultierende Kraft neben das Glenoid, kommt es zur Schulterluxation. Die Größe und die Form des Glenoids (Abb. 2.**19**) sind daher für die Schulterstabilität von Bedeutung.

Der Winkel, den die resultierende Kraft am Glenohumeralgelenk einnehmen kann, ohne neben das Glenoid zu treffen (der sog. Stabilitätssektor des Glenoids), lässt sich nach folgender Formel berechnen:
Stabilitätssektor =
Bogenlänge/Krümmungsradius × 360°/2p
Je größer das Glenoid ist, umso stabiler ist die Schulter. Je flacher das Glenoid ist, umso weniger stabil ist sie.

Die Richtung der Kraftresultierenden hängt von der Koordination der Schultermuskeln ab (s. S. 66: Dynamische Stabilisatoren). Auch die Skapulamuskulatur kann zur Schulterstabilität beitragen, indem sie das Glenoid so einstellt, dass es in den Bereich der resultierenden Kraft gelangt.

In einer anderen Betrachtungsweise kann die resultierende Kraft auf den Humeruskopf in eine Stabilisationskomponente zerlegt werden, die den Humeruskopf in die Pfanne drückt und in eine Luxationskomponente, die den Humeruskopf aus der Pfanne auslenkt (Abb. 2.**20**). Experimentell kann das Verhältnis zwischen Luxationskomponente und Stabilisationskomponente bestimmt werden (Lippit u. Mitarb. 1993), das auch als Stabilitätsquotient bezeichnet wird. Dieser Quotient unterscheidet sich am Glenoid für verschiedene Auslenkungsrichtungen. Entsprechend dem größeren Längsdurchmesser des Glenoids beträgt er bei Auslenkung nach kranial und nach kaudal etwa 0,6, bei Auslenkung nach ventral und nach dorsal etwa 0,3. Der Anteil des Labrum glenoidale an diesem Stabilitätsquotienten beträgt etwa 20% (Matsen u. Mitarb. 1994).

Adhäsion und Kohäsion zwischen Glenoid und Humeruskopf führen zu einer Haftung der Gelenkflächen aneinander. Diese Haftung ist umso größer, je größer die Kontaktfläche beider Gelenkpartner ist. Sie wird bestimmt durch die Größe des Glenoids und durch die Differenz der Krümmungsradien beider Gelenkpartner. Bei identischem Krümmungsradius kommt es zu einem Kontakt über die gesamte Fläche des Glenoids, bei stark unterschiedlichen Krümmungsradien kommt es theoretisch zu einer punktförmigen Auflagefläche. Inwieweit eine elastische Verformung des Gelenkknorpels den Gelenkflächenkontakt verbessert, ist nicht bekannt. Auch ist nicht bekannt, welche quantitative Rolle Adhäsion und Kohäsion am Glenohumeralgelenk spielen.

Das Labrum glenoidale vertieft die Gelenkpfanne und trägt somit zur mechanischen Stabilisierung des Glenohumeralgelenks bei. Die Wirkung des Labrums ist jedoch nicht unmittelbar mit den Menisken des Kniegelenks zu vergleichen, die für die Lastübertragung und die Druckverteilung auf den Kniegelenksflächen von Bedeutung sind. Entwicklungsgeschichtlich stellt das Labrum glenoidale eher eine Dopplung des Kapselansatzes am Glenoid dar, der das Gelenk praktisch am Rand abdichtet, aber nicht einen Knorpelkeil im Gelenk, der Last überträgt (Moseley u. Övergaard 1962). Zumindest im kaudalen Anteil ragt das Labrum glenoidale nicht regelmäßig in den Gelenkspalt des Glenohumeralgelenks hinein (Cooper u. Mitarb. 1992). Es besteht überwiegend aus Fasergewebe und nicht aus Knorpel (Cooper u. Mitarb. 1992). Ein alleiniger Abriss des Labrum glenoidale verursacht keine Instabilität der Schulter, wenn nicht gleichzeitig eine Läsion der Gelenk-

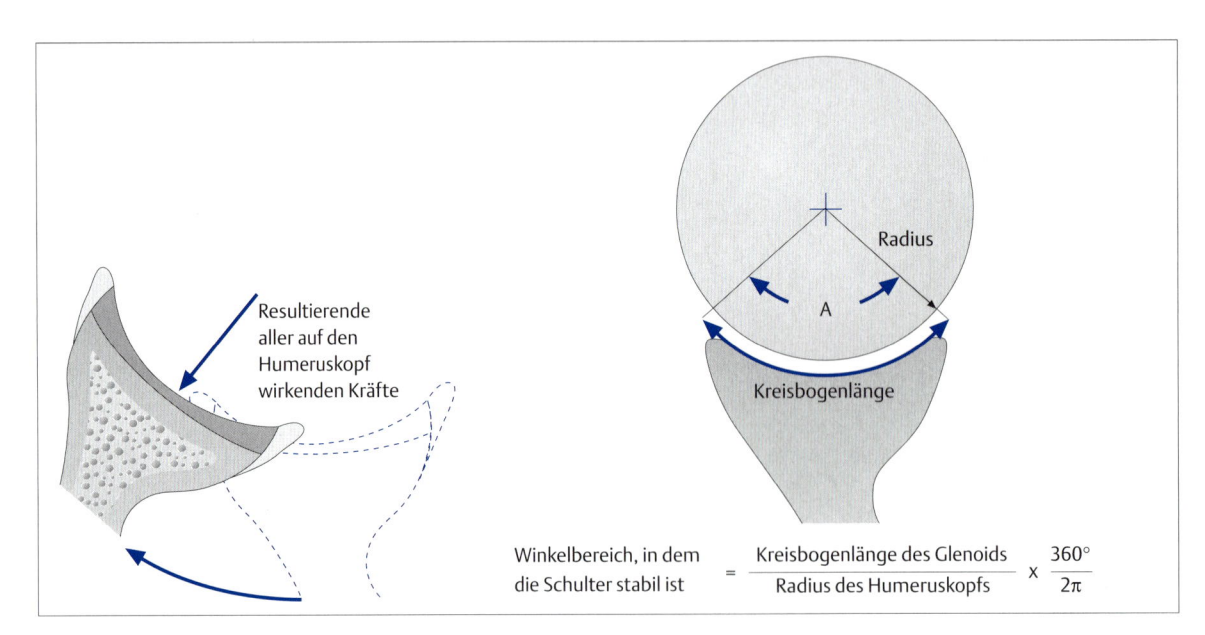

$$\text{Winkelbereich, in dem die Schulter stabil ist} = \frac{\text{Kreisbogenlänge des Glenoids}}{\text{Radius des Humeruskopfs}} \times \frac{360°}{2\pi}$$

Abb. 2.18 Ist die Resultierende aller auf den Humeruskopf wirksamen Kräfte auf das Glenoid gerichtet, ist die Schulter stabil. Zeigt die resultierende Kraft neben das Glenoid, kommt es zur Schulterluxation.

2.3 Stabilität

Schnitt anterior-posterior — posterior, anterior

Schnitt superior-inferior — inferior, superior

Glenoid

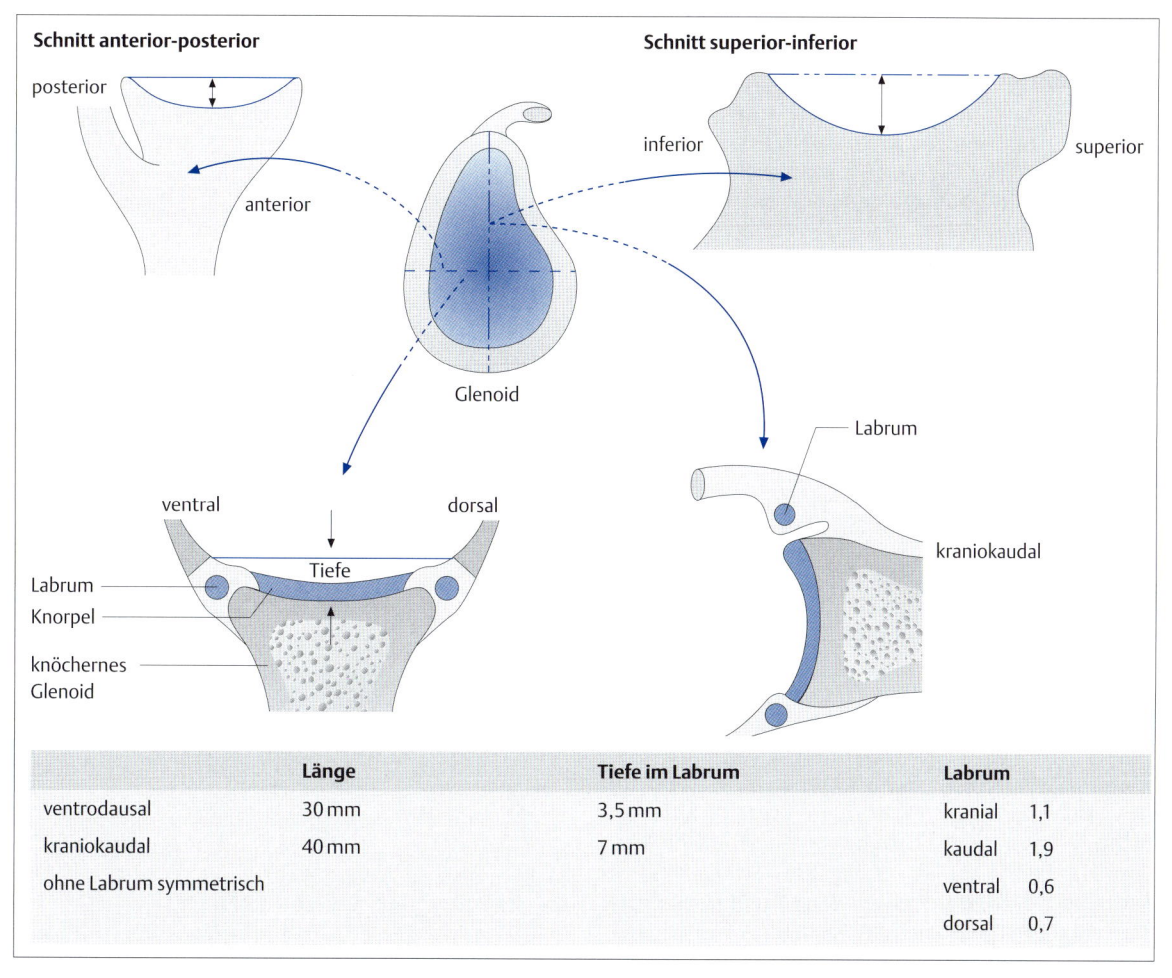

ventral, dorsal, Tiefe, Labrum, Knorpel, knöchernes Glenoid

Labrum, kraniokaudal

	Länge	Tiefe im Labrum	Labrum	
ventrodausal	30 mm	3,5 mm	kranial	1,1
kraniokaudal	40 mm	7 mm	kaudal	1,9
ohne Labrum symmetrisch			ventral	0,6
			dorsal	0,7

Abb. 2.19 Größenverhältnisse des Glenoids.

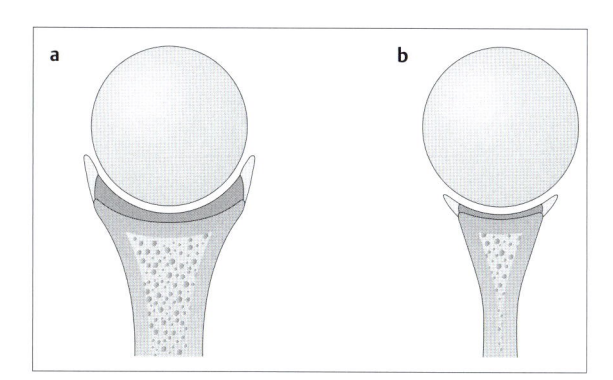

Abb. 2.20 a u. b Stabilitätsquotient als Verhältnis der luxierenden Kraftkomponente zur stabilisierenden Kraftkomponente.
a Niedriger Stabilitätsquotient.
b Hoher Stabilitätsquotient.

kapsel vorliegt (Moseley u. Övergaard 1962, Townley 1950).

Kapsel-Band-Strukturen. Schulterluxationen führen regelmäßig zu einem Kapselabriss vom Glenoid (Bankart 1923, Perthes 1906). Seit Mitte des letzten Jahrhunderts wurde daher die Funktion der Kapsel bei der Stabilisierung der Schulter intensiv untersucht (Schlemm 1853). Folgende Stabilisationsmechanismen der Gelenkkapsel sind denkbar:
- Die Kapsel fesselt den Humeruskopf auf der Seite der Auslenkung.
- Die Kapsel verhindert übermäßige Bewegungen des Humeruskopfs auf der Gegenseite der Auslenkung.
- Die Kapsel verhindert übermäßige Rotationsbewegungen des Glenohumeralgelenks.
- Die Kapsel spannt sich bei Rotation an, drückt den Humeruskopf in das Glenoid und zentriert dadurch das Glenohumeralgelenk.

Der komplexe mikrostrukturelle Aufbau der Gelenkkapsel (Kaltsas 1983, Gohlke u. Mitarb. 1994) spiegelt die komplizierten funktionellen Anforderungen bei der Stabilisierung der Schulter wider. Der vordere untere Anteil der Kapsel ist am kräftigsten ausgeprägt (Gohlke u. Mitarb. 1994). In dieser Region treten daher Kapselabrisse nicht deswegen besonders häufig auf, weil es sich um eine Schwachstelle der Kapsel handelt, sondern weil die mechanischen Belastungen hier besonders groß sind. Diese Belastung kommt insbesondere dadurch zustande, dass bei maximaler Abduktion, Retroversion und Außenrotation der Humeruskopf über das Akromion nach vorne unten gehebelt wird.

Anatomischen Untersuchungen zufolge verfügt die Schultergelenkkapsel bereits vor der Geburt über eine erhebliche Redundanz (Uhthoff u. Piscopo 1985, Moseley u. Övergaard 1962). Diese behält sie, um die Schulterbeweglichkeit auch nach Abschluss des Wachstums nicht einzuschränken. Die Oberfläche der Kapsel beim Erwachsenen ist doppelt so groß wie die Oberfläche des Humeruskopfs (O'Brien 1990 [2]). Stabilisierend wirkt die Kapsel daher insbesondere an den Grenzen der physiologischen Gelenkbeweglichkeit (Debski u. Mitarb. 1999).

In geringem Maße muss zu der Stabilisation durch Kapsel-Band-Strukturen auch die Plastizität der Muskeln der Rotatorenmanschette gerechnet werden.

Bei verschiedenen experimentellen (Gibb u. Mitarb. 1991, Wülker u. Mitarb. 1994 [1], Warner u. Mitarb. 1992, Warner u. Mitarb. 1999) ließ sich der Humeruskopf durch eine Kraft von 50 N etwa um die Hälfte aus dem Gelenk auslenken. Nach ventral ist die Kapsel etwas fester als nach dorsal. Am meisten Widerstand bietet sie nach kaudal. Bei neutraler Gelenkstellung oder leichter Elevation ist die Auslenkung am größten, durch Abduktion wird sie vermindert und bei gleichzeitiger Abduktion und Außenrotation ist sie am geringsten.

Verstärkungszüge der Kapsel (Abb. 2.21), die teilweise als Bänder imponieren, sind bereits im letzten Jahrhundert beschrieben worden (Flood 1829, Schlemm 1852, Delorme 1910, Fick 1910). Mit Verbreitung der Schulterarthroskopie wurde diesen Strukturen vermehrte Aufmerksamkeit gewidmet, da sie im Gelenkinneren besonders deutlich hervortreten. Die Faserstruktur dieser Bänder ist stark mit der umgebenden Kapsel verbunden, von der sie oft nur ungenau abzugrenzen sind. Ihre Funktion ist von der jeweiligen Gelenkposition abhängig. Der Bandverlauf in unterschiedlichen Gelenkstellungen ist erst teilweise untersucht worden (Warner u. Mitarb. 1993 [1], Turkel u. Mitarb. 1981). Die Bedeutung von Untersuchungen zu den biomechanischen Eigenschaften dieser Bänder, z. B. der Elastizität oder der Maximalkraft, ist daher noch unklar. Alle benannten Bänder finden sich an der Vorderseite des Gelenks. Der dorsale Anteil der Gelenkkapsel ist weniger gut beschrieben, obwohl auch die dorsale Kapsel zur Stabilisierung nach ventral und nach dorsal beiträgt (Ovesen u. Nielsen 1986, 1986).

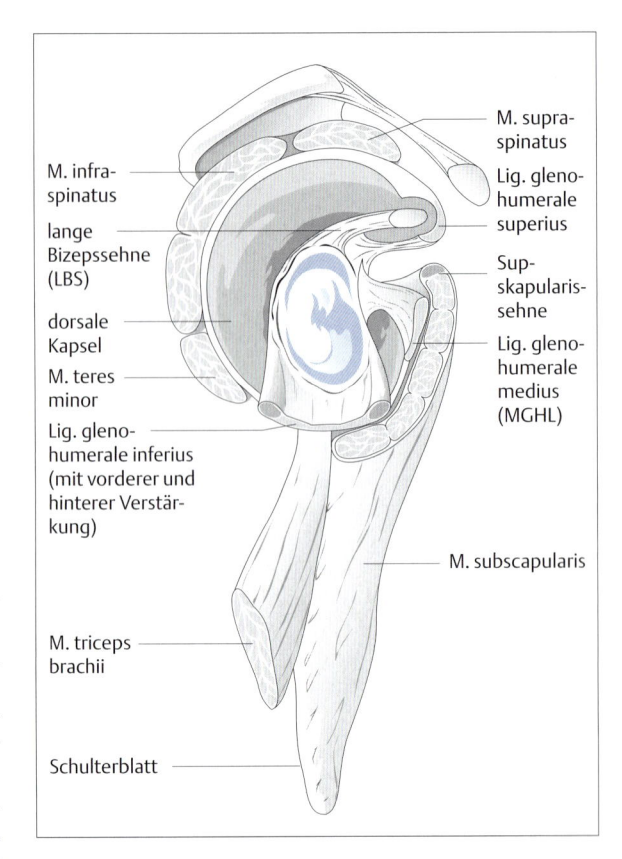

Abb. 2.21 Glenohumerale Bänder und Lagebeziehung zur periartikulären Muskulatur. Ansicht der Schulter von lateral nach Entfernung des Humeruskopfs.
SGHL Lig. glenohumerale superius
MGHL Lig. glenohumerale medius
IGHL Lig. glenohumerale inferius
DK dorsale Kapsel
LBS lange Bizepssehne

Das **Lig. coracohumerale** ist nur eine dünne Kapselfalte, in dem sich bei einem Fünftel der Präparate histologische Bandstrukturen finden (Cooper u. Mitarb. 1993, Gohlke u. Mitarb. 1994, Edelson u. Mitarb. 1991). Der Ursprung liegt an der Lateralseite des Processus coracoideus, der Ansatz am Tuberculum minus und majus. Das Lig. coracohumerale verläuft zusammen mit dem Lig. glenohumerale superius durch das sog. Rotatorenintervall zwischen M. supraspinatus und M. subscapularis. Seine Funktion wurde in erster Linie in einer Sicherung gegen eine Translation des Glenohumeralgelenks nach kaudal und gegen eine übermäßige Außenrotation gesehen (Jerosch u. Mitarb. 1990, Ferrari 1990, Clarke u. Mitarb. 1990, Ovesen u. Nielson 1985 [1], Basmajian u. Bazant 1959, Helmig u. Mitarb. 1990, Neer u. Mitarb. 1992). Andere Autoren schrieben dem Band aufgrund seiner schwachen Struktur keine wesentliche Funktion zu (Cooper u. Mitarb. 1993, Warner u. Mitarb. 1992, Turkel u. Mitarb. 1981).

Das **Lig. glenohumerale superius** verläuft im Rotatorenintervall parallel zum Lig. coracohumerale. Es ist stärker ausgeprägt als das Lig. coracohumerale und bei fast allen Schultern aufzufinden, wenn auch sehr variabel (Gohlke u. Mitarb. 1994, Cooper u. Mitarb. 1993, Warner u. Mitarb. 1992). Das Band entspringt knapp ventral zur langen Bizepssehne im kranialen Teil des Labrum glenoidale und setzt am Tuberculum minus an. Das Lig. glenohumerale superius soll insbesondere einen Stabilisationseffekt nach kaudal haben (Helmig u. Mitarb. 1990, Cooper u. Mitarb. 1993, Warner u. Mitarb. 1992, Basmajian u. Bazant 1959). Teilweise wurde ihm auch ein stabilisierender Effekt nach dorsal (Warren u. Mitarb. 1984), nach ventral (insbesondere bei hängendem Arm) (O'Connell u. Mitarb. 1990, Turkel u. Mitarb. 1981), gegen Außenrotation (Ferrari 1990, Ovesen u. Nielsen 1985 [2]) oder wegen seiner Variabilität und seiner insgesamt geringen Größe kein wesentlicher stabilisierender Effekt zugeschrieben (O'Brien u. Mitarb. 1990 [1], Ovesen u. Nielsen 1986 [1]).

Das **Lig. glenohumerale medius** ist bei der Mehrzahl der Schultern vorhanden, aber sehr variabel ausgeprägt (Jerosch u. Mitarb. 1990, Ferrari 1990, Gohlke u. Mitarb. 1994). Es entspringt vom Glenoid ventral und kaudal zum Ursprung des Lig. glenohumerale superius und zieht zum Ansatz des M. subscapularis am Tuberculum minus. Dabei kann es entweder eine eher flächige und teilweise mit dem Lig. glenohumerale inferius verschmolzene Form oder eine eher bandförmige Struktur annehmen. Diesem Band wurde eine Bedeutung bei der Stabilisierung nach ventral (O'Connell u. Mitarb. 1990, Ovesen u. Nielsen 1985, Turkel u. Mitarb. 1981), nach kaudal (Ferrari 1990) und gegen eine Außenrotation (Jerosch u. Mitarb. 1990, Ferrari 1990, Turkel u. Mitarb. 1981) oder kein wesentlicher Stabilisationseffekt (O'Connell u. Mitarb. 1990) beigemessen.

Das **Lig. glenohumerale inferius** liegt in der kaudalen Kapsel des Glenohumeralgelenks und zieht vom Labrum glenoidale unterhalb des Glenoidäquators zum unteren Rand des Collum anatomicum am Humerus. Es ist relativ konstant ausgebildet (Bigliani u. Mitarb. 1992, Gohlke u. Mitarb. 1994). An der ventralen und der dorsalen Kante besitzt das Band Verstärkungszüge, sodass es den Humeruskopf wie eine Hängematte unterstützt (Turkel u. Mitarb. 1981, Ferrari 1990, O'Brien 1990 [1]). Hierzu trägt auch die hohe Elastizität dieses Bandes bei (Bigliani u. Mitarb. 1992). Seinem Verlauf entsprechend stabilisiert es das Glenohumeralgelenk gegen eine Luxation nach kaudal. Zusätzlich hat es, insbesondere bei abduziertem Arm, eine stabilisierende Wirkung nach ventral (O'Connell u. Mitarb. 1990, Turkel u. Mitarb. 1981) und nach dorsal (O'Connell u. Mitarb. 1990). Allerdings ist im Bereich der kaudalen Gelenkkapsel bereits anlagebedingt eine erhebliche Reservefalte vorhanden (Uhthoff u. Piscopo 1985).

Atmosphärischer Druck. Auf die stabilisierende Wirkung des intraartikulären Vakuums wurde bereits Ende des letzten Jahrhunderts hingewiesen (Aeby 1876, Buchner 1878, Fessler 1893). Eigentlich drückt der atmosphärische Druck den Humeruskopf von außen ins Glenoid, wenn im Gelenk kein entsprechender Gegendruck besteht. Voraussetzung hierfür ist eine Gewebeschicht um das Gelenk, die luftdicht ist und ausreichend starr sein muss. Andernfalls wird das paraartikuläre Gewebe beim Versuch, das Gelenk auszulenken, in den Gelenkraum gezogen. Dies wird klinisch beim sog. Sulkuszeichen bei vermehrter Laxität des Glenohumeralgelenks nach kaudal beobachtet. Der Stabilisationseffekt durch den atmosphärischen Druck ist proportional zur Größe der Gelenkflächen. An der Schulter nimmt die Translation bei vorgegebener Auslenkungskraft nach Belüftung des Gelenks signifikant zu (Gibb u. Mitarb. 1991, Habermeyer u. Schuller 1990, Harryman u. Mitarb. 1990, Kumar u. Balasubramaniam 1985, Wülker u. Mitarb. 1994 [1], Warner u. Mitarb. 1992, Helmig u. Mitarb. 1993). Die Stabilisationskraft durch den atmosphärischen Druck wurde zwischen 30–70 N (Aeby 1876) und 150 N (Habermeyer u. Schuller 1990) angegeben. In Extrempositionen des Gelenks scheint der atmosphärische Druck etwa halb so viel wie die Gelenkkapsel zur Gesamtstabilität des Glenohumeralgelenks beizutragen (Wülker u. Mitarb. 1994 [1], Gibb u. Mitarb. 1991).

Korakoakromialer Bogen. Der korakoakromiale Bogen wird dorsal vom Akromion, ventral vom Processus coracoideus und in der Mitte vom Lig. coracoacromiale gebildet. In der Seitenansicht bildet der korakoakromiale Bogen eine Pfanne, in die der Humeruskopf von kaudal hineinragt (Abb. 2.**11**). Zwischen dem korakoakromialen Bogen und dem Humeruskopf befindet sich eine Verschiebeschicht, die Bursa subacromialis. Obwohl es sich bei der Verbindung zwischen dem korakoakromialen Bogen und dem Humeruskopf nicht um eine gelenkige Verbindung mit hyalinem Gelenkknorpel handelt, wurde diese Verbindung auch als subakromiales Nebengelenk bezeichnet (Voßschulte 1942).

Der korakoakromialen Bogen trägt nicht in vergleichbarer Weise wie das Glenohumeralgelenk zur Schulterstabilität bei. Es muss angenommen werden, dass der Humeruskopf unter physiologischen Bedingungen nur mit einer geringen Kraft nach kranial gedrückt wird (Wülker u. Mitarb. 1994 [2]). Die Geometrie des korakoakromialen Bogens hat zur Folge, dass der Humeruskopf naturgemäß nicht nach kranial luxieren kann. Auch rein ventrale Luxationen sind kaum möglich, da der Processus coracoideus als vordere Begrenzung des korakoakromialen Bogens den Humeruskopf blockiert und Luxationen daher in der Regel nach ventral-kaudal erfolgen. Die Druckverhältnisse in der Bursa subacromialis können zur Stabilität insbesondere nach kaudal beitragen, da es sich um einen luftleeren Raum handelt. In der Bursa subacromialis wurde jedoch in Ruhestellung des Arms, im Gegensatz zum Glenohumeralgelenk (-34 mmHg) (Habermeyer u. Mitarb. 1992), ein positiver atmosphärischer Druck gemessen (8 mmHg) (Sigholm u. Mitarb. 1988). Adhäsion und Kohäsion zwischen den Verschiebeschichten des korakoakromialen Bogens spielen vermutlich auch eine Rolle.

2.3.2 Dynamische Stabilisatoren

Muskelkräfte an der Schulter können durch folgende Mechanismen zur Stabilität des Glenohumeralgelenks beitragen:
- Die zwischen Glenoid und Humeruskopf wirksame Gesamtkraft wird in erheblichem Maße von der Kraft der Schultermuskeln bestimmt. Sie hängt auch von der Schwerkraft, von Beschleunigungsmomenten und von zusätzlich auf den Arm wirkenden Kräften ab. Die Größe und die Richtung der Muskelkraft spielen eine Rolle. Kann die Muskulatur die am Glenohumeralgelenk wirksame Gesamtkraft auf das Glenoid lenken, ist die Schulter stabil. Ist die Gesamtkraft neben das Glenoid gerichtet, luxiert die Schulter (Abb. 2.22) (Howell u. Mitarb. 1989, Howell u. Kraft 1991, Lippit u. Mitarb. 1993).
- Der Humeruskopf wird durch Muskelkräfte, die parallel zur Glenoidoberfläche verlaufen, gezügelt und an der Auslenkung gehindert. Dieser Mechanismus kann zunächst an der der Auslenkung entgegengesetzten Seite des Glenoids wirksam werden, bei stärkerer Auslenkung auch an der gleichen Seite.
- Die Muskulatur kann den Humeruskopf im Glenoid so einstellen, dass passive Stabilisatoren, insbesondere die Gelenkkapsel, besonders wirksam sind.
- Die Schultermuskulatur kann dazu beitragen, Extremstellungen des Glenohumeralgelenks, die zu einer Überforderung der passiven Stabilisatoren führt, zu vermeiden.

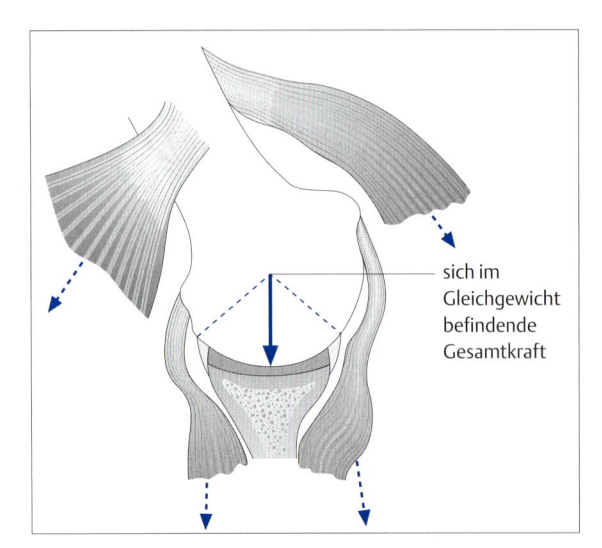

Abb. 2.22 Kraftgröße und -richtung der Schultermuskeln tragen zur Stabilität bei. Kann die Muskulatur die am Glenohumeralgelenk wirksame Gesamtkraft auf das Glenoid lenken, ist die Schulter stabil. Ist die Gesamtkraft neben das Glenoid gerichtet, luxiert die Schulter.

Der quantitative Anteil der aktiven Stabilisatoren an der Gesamtstabilität der Schulter ist nicht genau bekannt. Nach Modellrechnungen muss davon ausgegangen werden, dass schon bei Schulterbewegungen ohne äußere Einwirkung auf den Arm am Glenohumeralgelenk erhebliche Kräfte wirksam sind, die deutlich über der Maximalkraft der Schultergelenkskapsel liegen (Wülker u. Mitarb. 1994). Für die Feineinstellung des Humeruskopfs auf dem Glenoid sind ganz überwiegend aktive Stabilisatoren verantwortlich. Hier können passive Stabilisatoren nicht wirksam sein, um das Bewegungsausmaß der Schulter nicht zu behindern. Die Stabilisierung in Extrempositionen des Glenohumeralgelenks wird von passiven und aktiven Stabilisatoren gemeinsam übernommen.

Der stabilisierende Effekt der Schultermuskeln wurde in mehreren experimentellen Untersuchungen bestätigt. Werden die Schultermuskeln als aktive Stabilisatoren mittels Leitungsanästhesie ausgeschaltet, kann der Humeruskopf in bestimmten Fällen bereits durch manuelle Auslenkung vollständig aus dem Glenoid luxiert werden (Saha 1971, 1978). Wird die Muskelkraft an anatomischen Präparaten durch über Drahtseile an den Sehnen angebrachte Gewichte simuliert, senken die Mm. infraspinatus und teres minor während der Ausholbewegung zum Wurf signifikant die Spannung der ventralen Gelenkkapsel und stabilisieren das Glenohumeralgelenk somit nach ventral (Cain u. Mitarb. 1987). Auch andere Muskeln der Rotatorenmanschette tragen in derartigen Versuchsanordnungen in verschiedenen Gelenkpositionen zur Zentrierung des Humeruskopfs auf dem Glenoid bei (Blasier u. Mitarb. 1992, Soslowsky u. Mitarb. 1997, Debski u. Mitarb. 1999). An einem dynamischen Schultermodell kam es nach einer Reduktion der Kraft der Rotatorenmanschette um 50% zu einer Zunahme der ventral-dorsalen Auslenkung um 30% (Wülker u. Mitarb. 1998). Dieser Effekt beruht auf der Kompression des Glenohumeralgelenks durch die Muskulatur.

Nicht nur die Größe der Muskelkraft, sondern insbesondere auch ihre Richtung sind für die Schulterstabilität von Bedeutung. Die resultierende Richtung aller Schultermuskelkräfte wird durch das Aktivitätsmuster der Muskeln zu jedem Zeitpunkt bestimmt. Entscheidend für die Schulterstabilität ist also insbesondere die Koordination der Muskulatur. Dieser Mechanismus ist bisher erst ansatzweise untersucht worden (Glousman u. Mitarb. 1988). Grundlage für die Koordination der Schultermuskulatur ist die Propriozeption im Glenohumeralgelenk. Ein Zusammenhang zwischen Propriozeption und Schulterinstabilität ist aus mehreren Untersuchungen bekannt (Blasier u. Mitarb. 1993, Jerosch u. Mitarb. 1992, Warner u. Mitarb. 1993 [2]).

Die lange Bizepssehne kann zumindest theoretisch die Stabilität des Glenohumeralgelenks erhöhen (Itoi u. Mitarb. 1994, Kumar u. Mitarb. 1989), und zwar insbesondere nach ventral und nach dorsal, aber auch nach kaudal. Inwieweit dieser Mechanismus unter physiologischen Bedingungen zur Schulterstabilität beiträgt, bleibt nach den vorliegenden EMG-Messungen unklar (Habermeyer u. Mitarb. 1987, Glousman u. Mitarb. 1988, Basmajian u. Latif 1957, de Luca u. Forrest 1973, Bradley u. Tibone 1991 [1]).

Der Stabilisierungseffekt anderer Muskeln, die über das Glenohumeralgelenk ziehen, ist bislang nicht untersucht worden. Es ist anzunehmen, dass auch diese Muskeln zur Stabilität des Glenohumeralgelenks beitragen.

Literatur

Adams R. Shoulder joint. In: Todd RB, Hrsg. Cyclopaedia of anatomy and physiology. Bd. 4, London: Longman; 1852:571–621.

Aeby C. Beiträge zur Kenntnis der Gelenke. Dtsch Z Chir. 1876;6:354–417.

Arwert HJ, de Groot J, van Woensel WW, Rozing PM. Electromyography of shoulder muscles in relation to force direction. J Shoulder Elbow Surg. 1997;6:360–70.

Bankart ASB. Recurrent or habitual dislocation of the shoulder. Br Med J. 1923;2:1132–1143.

Basmajian JV, Bazant FG. Factors preventing downward dislocation of the adducted shoulder – an electromyographic and morphological study. J Bone Joint Surg. 1959;41-A:1182–1186.

Basmajian JV, de Luca CJ. Muscles alive. Their functions revealed by electromyography. 3. Ausg. Baltimore, London, Sydney: Williams Wilkins; 1974.

Basmajian JV, Latif A. Integrated actions and functions of the chief flexors of the elbow: a detailed electromyographic analysis. J Bone Joint Surg. 1957;39-A:1106–1118.

Bechtol CO. Biomechanics of the shoulder. Clin Orthop. 1980;146:37–46.

Bigland B, Lippold OCJ. The relation between force, velocity and integrated electrical activity in human muscles. J Physiol. 1954;123:214–224.

Bigliani LU, Pollock RG, Soslowski LJ, Flatow EL, Pawluk RJ, Mow VC. Tensile properties of the inferior glenohumeral ligament. J Orthop Res. 1992;10:187–197.

Blasier RB, Carpenter JE, Huston LJ. Shoulder proprioception: Effect of joint laxity, joint position, direction of motion, and muscle fatigue. Proceedings of the 7 th congress of the European Society for Surgery of the Shoulder and Elbow. Aarhus; June 1993:10–12:

Blasier RB, Guldberg RE, Rothman E. Anterior shoulder stability: contribution of rotator cuff forces and the capsular ligaments in a cadaver model. J Shoulder Elbow Surg: 1992;1:140–150.

Blauth W, Hahne H-J, Vogiatzis M. Der Kieler Arthrograph – Ein Gerät zur Aufzeichnung der aktiven und passiven Schulterbeweglichkeit. Z Orthop. 1990;128:199–205.

Bodem F, Brussatis F, Menke W. Zur theoretischen Biomechanik des Schultergelenks: Die Entstehung gewöhnlicher und außergewöhnlicher mechanischer Belastungen des glenohumeralen Gelenkknorpels. In: Refior J, Plitz W, Jäger M, Hrsg. Biomechanik der gesunden und kranken Schulter. Stuttgart, New York: Thieme; 1985:82–87.

Bradley JP, Tibone JE. Electromyographic analysis of muscle action about the shoulder. Clin Sports Med. 1991;10:789–805.

Brewer B, Wubben RC, Carrera GF. Excessive retroversion of the glenoid cavity: A cause of non-traumatic posterior instability of the shoulder. J Bone Joint Surg. 1986;68-A:724–731.

Broca P. La torsion de l'humerus et le tropomtre, instrument destiné à mesurer la torion des os. Revue d'Antropologie (Paris) 2. Ser. 4; 1981.

Buchner H. Studien über den Zusammenhalt des Hüftgelenkes. Arch Anat Physiol, Anat Abt. 1878:22.

Cain PR, Mutschler TA, Freddie H, Lee SK. Anterior stability of the glenohumeral joint. A dynamic model. Am J Sports Med. 1987;15:144–147.

Chen SK, Simonian PT, Wickiewicz TL, Otis JC, Warren RF. Radiographic evaluation of glenohumeral kinematics: a muscle fatigue model. J Shoulder Elbow Surg. 1999;8:49–52.

Clarke J, Sidles JA, Matsen FA. The relationship of the glenohumeral joint capsule to the rotator cuff. Clin Orthop. 1990;254:29–34.

Codman EA. The shoulder. Boston: Thomas Todd; 1934.

Colachis SC, Strohm BR, Brechner VL. Effects of axillary nerve block and muscle force in the upper extremity. Arch Phys Med Rehabil. 1969;50:647–654.

Cooper DE, Arnoczky SP, O'acute]Brien SJ, Warren RF, DiCarlo E, Answorth A. Anatomy, histology and vascularity of the glenoid labrum. An anatomical study. J Bone Joint Surg. 1992;74-A:46–52.

Cooper DE, O'acute]Brien SJ, Arnoczky SP, Warren RF. The structure and function of the coracohumeral ligament: An anatomic and microscopic study. J Shoulder Elbow Surg. 1993;2:70–77.

Cyprien JM, Vasey HM, Burdet A. Humeral retrotorsion and glenohumeral relationship in the normal shoulder and in recurrent anterior dislocation (scapulometry). Clin Orthop. 1983;175:8–17.

Dähnert W, Bernd W. Computertomographische Bestimmung des Torsionswinkels am Humerus. Z Orthop. 1986;124:46–49.

Das SP, Saha AK, Roy GS. Observation on the tilt of the glenoid cavity of the scapula. J Anat Soc Indi. 1966;15:114.

de Groot JH, van Woensel W, van der Helm FC. Effect of different arm loads on the position of the scapula in abduction postures. Clin Biomech. 1999;14:309–14.

Debski RE, Sakone M, Woo SL, Wong EK, Fu FH, Warner JJ. Contribution of the passive properties of the rotator cuff to glenohumeral stability duringanterior-posterior loading. J Shoulder Elbow Surg. 1999;8:324–329.

Debski RE, Wong EK, Woo SL, Sakane M, Fu FH, Warner JJ. In situ force distribution in the glenohumeral joint capsule during anterior-posterior loading. J Orthop Res. 1999;17:769–76.

Delorme D. Die Hemmungsbänder des Schultergelenks und ihre Bedeutung für die Schulterluxation. Arch klin Chir. 1910;92:79–101.

Deluca CJ, Forrest WJ. Force analysis of individual muscles acting simultaneously on the shoulder joint during isometric abduction. J Biomech. 1973;6:385–393.

Doody SG, Freedman L, Waterland JC. Shoulder movements during abduction in the scapular plane. Arch Phys Med Rehabil. 1970;51:595–599.

Duplay S. De la péri-arthrite scapulo-humérale et des raideurs de l'epaule qui en sont la conséquence. Arch Gén Méd. 1872;20:513–542.

Duplay S. De la péri-arthrite scapulo-humérale. Sem méd (Paris) 16, 1896, 193–199

Edelson JG, Taitz C, Grisham A. The coracohumeral ligament: anatomy of a substantial but neglected structure. J Bone Joint Surg. 1991;73-B:150–153.

Eggli D. Maßstab für Kräfte. In: von Ow D, Hüni G, Hrsg. Muskuläre Rehabilitation. Erlangen: Perimed; 1986.

Ferrari DA. Capsular ligaments of the shoulder. Anatomical and functional study of the anterior superior capsule. Am J Sports Med. 1990;18:20–24.

Fessler J. Festigkeit der menschlichen Gelenke mit besonderer Berücksichtigung des Bandapparates. München: Dissertation; 1893.

Fick AE, Weber E. Anatomisch-mechanische Studie über die Schultermuskeln. Würzburg: Verh. d. physik. med. Gesellsch. 1877;11:123–152.

Fick R. Handbuch der Anatomie und Mechanik der Gelenke unter Berücksichtigung der bewegenden Muskeln. Jena: Fischer; 1910.

Fick R. Über die Arbeitsleistung der Schultergelenkmuskeln. Sonderausgabe Sitzungsberichte der Preussischen Akademie der Wissenschaften. Phys-Math Klasse XXIII; 1929.

Flatow EL, Soslowsky LJ, Ateshian GA, Ark JW, Pawluk RJ, Bigliani LU, Mow VC. Shoulder joint anatomy and the effect of subluxations and size mismatch on patterns of glenohumeral contact. Orthop Trans. 1991;15:803–804.

Flood V. Discovery of a new ligament. Lancet. 1829:671–672.

Franke F. Die Kraftkurve menschlicher Muskeln bei willkürlicher Innervation und die Frage der absoluten Muskelkraft. Pflügers Arch ges Physiol. 1920;184:300–322.

Freedman L, Munro RR. Abduction of the arm in the scapular plane: Scapular and glenohumeral movements. J Bone Joint Surg. 1966;48-A:1503–1510.

Fronek J, Warren RF, Bowen M. Posterior subluxation of the glenohumeral joint. J Bone Joint Surg. 1989;71-A:205–216.

Gibb TD, Sidles JA, Harryman DT, McQuade KJ, Matsen FA. The effects of capsular venting on glenohumeral laxity. Clin Orthop. 1991;168:120–127.

Glousman R, Jobe F, Tibone J, Moynes D, Antonelli D, Perry J. Dynamic electromyographic analysis of the throwing shoulder with glenohumeral instability. J Bone Joint Surg. 1988;70-A:220–226.

Gohlke F, Essigkrug B, Schmitz F. The pattern of the collagen fiber bundles of the capsule of the glenohumeral joint. J Shoulder Elbow Surg. 1994;3:111–28.

Gohlke F. Biomechanik der Schulter. Orthopäde 2000; 29: 834–844.

Goldthwait JE. An anatomic and mechanical study of the shoulder joint, explaining many of the cases of painful shoulder, many of the recurrent dislocations and many of the cases of brachial neuralgias or neuritis. Am J Orthop Surg. 1909;6:579–606.

Habermeyer P. Isokinetische Kräfte am Glenohumeralgelenk. Hefte Unfallheilkd. 1989;202:1–102.

Habermeyer P, Kaiser E, Knappe M, Kreusser T, Wiedemann E. Zur funktionellen Anatomie und Biomechanik der langen Bicepssehne. Unfallchirurg. 1987;90:319–329.

Habermeyer P, Schuller U. Die Bedeutung des Labrum glenoidale für die Stabilität des Glenohumeralgelenkes. Eine experimentelle Studie. Unfallchirurg. 1990;93:19–26.

Habermeyer P, Schuller U, Wiedemann E. The intra-articular pressure of the shoulder: An experimental study on the role of the glenoid labrum in stabilizing the joint. Arthroscopy. 1992;8:166–172.

Hammond G. Complete acromionectomy in the treatment of chronic tendinitis of the shoulder. J Bone Joint Surg. 1962;44-A:494–504.

Harryman DF, Sidles JA, Clark JM, McQuade KJ, Gibb TD, Matsen FA. Translation of the humeral head on the glenoid with passive glenohumeral motion. J Bone Joint Surg. 1990;72-A:1334–1343.

Hata Y, Nakatsuchi Y, Saitoh S, Hosaka M, Uchiyama S. Anatomic study of the glenoid labrum. J Shoulder Elbow Surg. 1992;1:207–214.

van der Helm FCT, Veeger HEJ, Pronk GM, van der Woude LHV, Rozendal RH. Geometry parameters for musculoskeletal modelling of the shoulder system. J Biomechanics. 1992;2:129–144.

Helmig P, Sjbjerg JO, Sneppen O, Loehr JF, stegaard SE, Suder P. Glenohumeral movement patterns after puncture of the joint capsule: An experimental study. J Shoulder Elbow Surg. 1993;2:209–215.

Helmig P, Sjbjerg JO, Kjaersgaard-Andersen P, Nielsen S, Ovesen J. Distal humeral migration as a component of multidirectional shoulder instability. An anatomical study in autopsy specimens. Clin Orthop. 1990;252:139–143.

Hille E, Roggenland G, Schulitz KP, Döhring S. Der subacromiale Raum des Schultergelenkes – eine experimentelle Studie. In: Refior J, Plitz W, Jäger M, Hrsg. Biomechanik der gesunden und kranken Schulter. Stuttgart, New York: Thieme; 1985: 66–70.

Howell SM, Kraft TA. The role of the supraspinatus and infraspinatus muscles in glenohumeral kinematics of anterior shoulder instability. Clin Orthop. 1991;263:128–134.

Howell SM, Galinat BJ. The glenoid-labral socket. Clin Orthop. 1989;243:122–125.

Howell SM, Galinat BJ, Renzi AJ, Marone PJ. Normal and abnormal mechanics of the glenohumeral joint in the horizontal plane. J Bone Joint Surg. 1988;70-A:228–232.

Howell SM, Im Obersteg M, Seger DH, Marone PJ. Clarification of the role of the supraspinatus muscle in the shoulder function. J Bone Joint Surg. 1986;68-A:398–404.

Humphry GM. A treatise on the human skeleton including the joints. Cambridge: Macmillan Co; 1858.

Hurley JA, Andersen TE, Dear W Andrish JT, Bergfeld JA, Weiker GG. Posterior shoulder instability: Surgical versus conservative results with evaluation of glenoid version. Am J Sports Med. 1992;20:396–400.

Iannotti JP, Gabriel JP, Schneck SL, Evans BG, Misra S. The normal glenohumeral relationships. J Bone Joint Surg. 1992;74-A:491–500.

Ikai M, Fukunaga T. Calculation of muscle strength per unit cross-sectional area of human muscle by means of ultrasonic measurement. Int Z Angew Physiol. 1968;26:26–32.

Ikai M, Yabe K, Ischij K. Muskelkraft und muskuläre Ermüdung bei willkürlicher Anspannung und elektrischer Reizung des Muskels. Sportarzt Sportmed. 1967;17:197–204.

Inman VT, Saunders M. Observations on the function of the clavicle. Calif Med. 1946;65:158–166.

Inman VT, Saunders M, Abbot LC. Observations on the function of the shoulder joint. J Bone Joint Surg. 1944;26:1–30.

Itoi E, Motzkin N, Morrey B, An KN. Stabilizing function of the long head of the biceps in the hanging arm position. J Shoulder Elbow Surg. 1994;3:135–142.

Itoi E, Motzkin NE, An KN. Scapular inclination and inferior instability of the shoulder. Trans Orthop Res Soc. 1992;17:288.

Jerosch J, Castro WH, Sons HU, Moersler M. Zur Ätiologie des subacromialen Impingement-Syndroms – eine biomechanische Untersuchung. Beitr Orthop Traumatol. 1989;36:411–418.

Jerosch J, Clahsen H, Grosse-Hackmann A, Castro HM. Effects of proprioceptive fibers in the capsule tissue in stabilizing the glenohumeral joint. Orthop Trans. 1992;16:773.

Jerosch J, Moersler M, Castro HM. Über die Funktion der passiven Stabilisatoren des glenohumeralen Gelenkes – Eine biomechanische Studie. Z Orthop. 1990;128:206–212.

Johnston TB. The movements of the shoulder joint. A plea for the use for the "plane of the scapula" as the plane of reference for movements occuring at the humero-scapular joint. Br J Surg. 1937;25:252–260.

Kaltsas DS. Comparative study of the properties of the shoulder joint capsule with those of other joint capsules. Clin Orthop. 1983;173:20–26.

Kapandji IA. Funktionelle Anatomie der Gelenke. Die Gelenke der Schulter und des Schultergürtels. In: Otte P, Schlegel KF, Hrsg. Bücherei des Orthopäden, Bd 40/I. Stuttgart: Enke; 1984.

Karlsson D, Peterson B. Towards a model for force predictions in the human shoulder. J Biomechanics. 1992;25:189–199.

Kelkar, R, Newton PM, Armengol J, Ateshian GA, Pawluk RJ, Flatow EL, Bigliani LU, Mow VC. Glenohumeral kinematics. Abstract, Annual Meeting of the American Shoulder and Elbow Surgeons, Vail, Colorado, September 1992:10–12.

Klein Breteler MD, Spoor CW, van der Helm FC. Measuring muscle and joint geometry parameters of a shoulder for modeling purposes. J Biomech. 1999;32:1191–1197.

Kondo M, Tazoe S, Yamada M. Changes of the tilting angle of the scapula following elevation of the arm. In: Bateman JE, Welsh RP, Hrsg. Surgery of the shoulder. Philadelphia, Toronto: Decker; 1984:12–16.

Koydl P, Ernst H. Druckkräfte am Schulterdach bei der Armabduktion – eine experimentelle Studie. In: Refior J, Plitz W, Jäger M, Hrsg. Biomechanik der gesunden und kranken Schulter. Stuttgart, New York: Thieme; 1985:93–97.

Kronberg M, Broström LA. Humeral head retroversion in patients with unstable humeroscapular joints. Clin Orthop. 1990;260:207–211.

Kronberg M, Broström LA, Nemeth G. EMG-Studies of shoulder muscles in subjects with stable or unstable humeroscapular joint. In: Takahishi N, Hrsg. The shoulder. Proceedings Third Int Conf Surg Shoulder. Tokyo: Professional Postgraduate Service; 1987:55–59.

Kumar VP, Balasubramaniam P. The role of atmospheric pressure in stabilising the shoulder. J Bone Joint Surg. 1985;67-B:719–721.

Kumar VP, Satku K, Balasubramaniam P. The role of the long head of biceps brachii in the stabilization of the head of the humerus. Clin Orthop. 1989;244:172–175.

Larsson B, Karlberg C, Elert J, Gerdle B. Reproducibility of surface EMG during dynamic shoulder forward flexions: a study of clinically healthy subjects. Clin Physiol. 1999;19:433–439.

Laumann U. Kinesiology of the shoulder – electromyographic and stereophotogrammetric studies. In: Bateman JE, Welsh RP, Hrsg. Surgery of the shoulder. Philadelphia, Toronto: Decker; 1984:6–11.

Laumann U. Elektromyographische und stereofotogrammetrische Untersuchungen zur Funktion des Schulter-Armkomplexes. In: Refior J, Plitz W, Jäger M, Hrsg. Biomechanik der gesunden und kranken Schulter. Stuttgart, New York: Thieme; 1985:126–131.

Laursen B, Jensen BR, Nemeth G, Sjogaard G. A model predicting individual shoulder muscle forces based on relationship between electromyographic and 3D external forces in static position. J Biomech. 1989;31:731–739.

Lehmann M, Kreitner K-F, Kirschner P, Schild H. Möglichkeiten der Computertomographie in der Diagnostik von Schulterinstabilitäten. Unfallchirurg. 1990;93:228–231.

von Linge B, Mulder JD. Function of the supraspinatus muscle and its relation to the supraspinatus syndrome. J Bone Joint Surg. 1963;45-B:750–754.

Lippitt S B, Vanderhooft JE, Harris SL, Sidles JA, Harryman DT, Matsen FA. Glenohumeral stability from con-cavity-compression: A quantitative analysis. J Shoulder Elbow Surg. 1993;2:27–35.

Lucas DB. Biomechanics of the shoulder joint. Arch Surg. 1973;107:425–432.

MacConnaill MA, Basmajian JV. Muscles and movements: A basis for human kinesiology. Huntington, New York: Krieger; 1977.

Matsen FA, Lippitt SB, Sidles JA, Harryman DT. Practical evaluation and management of the shoulder. Philadelphia: W.B. Saunders; 1994.

McMahon PJ, Debski RE, Thompson WO, Warner JJP, Woo SSY, Fu, FH. A cadaveric model to study glenohumeral motion. San Francisco: Scientific Exhibit, Sixtieth Annual Meeting, A.A.O.S.; 1993.

McPherson EJ, Friedman RJ, Dooley RL. Anatomic basis of total shoulder design. Proc American Shoulder and Elbow Surgeons, Vail, Colorado, Sep. 10–12; 1993.

Meyer AW. Chronic functional lesions of the shoulder. Arch Surg. 1937;35:646–674.

Mollier S. Über die Statik und Mechanik des menschlichen Schultergürtels unter normalen und pathologischen Verhältnissen. Jena: Festschr f C v Kupffer; 1899.

Morris CB. The measurements of the strength of muscle relative to the cross-section. Res Quart Am Assn Health Phys Ed Recrn. 1948;19 295–303.

Moseley HF, Övergaard B. The anterior capsular mechanism in recurrent anterior dislocation of the shoulder: Morphological and clinical studies with special reference to the glenoid labrum and the glenuhumeral ligaments. J Bone Joint Surg. 1962;44-B:913–927.

Neer CS. Anterior acromioplasty for the chronic impingement of the shoulder. J Bone Joint Surg. 1972;54-A:41–50.

Neer CS. Impingement lesions. Clin Orthop. 1983;173:70–77.

Neer CS. Shoulder reconstruction. Philadelphia: Saunders; 1990.

Neer CS, Satterlee CC, Dalsey RM, Flatow EL. The anatomy and potential effects of contracture of the coracohumeral ligament. Clin Orthop. 1992;280:182–185.

O'Brien SJ, Arnoczky SP, Warren RF. Developmental anatomy of the shoulder and anatomy of the glenohumeral joint. In: Rockwood CA, Matsen FA, Hrsg. The Shoulder. Philadelphia: Saunders; 1990;(2):1–33.

O'Brien SJ, Neves MC, Arnoczky SP, Rozbruck SR, Dicarlo EF, Warren RF, Schwartz R, Wickiewicz TL. The anatomy and histology of the inferior glenohumeal ligament complex of the shoulder. Am J Sports Med. 1990;18(1):449–456.

O'Connell, Nuber GW, Mileski RA, Lautenschlager E. The contribution of the glenohumeral ligaments to anterior stability of the shoulder joint. Am J Sports Med. 1990;18:579–584.

Ovesen J, Nielsen S. Experimental distal subluxation of the glenohumeral joint. Arch Orthop Trauma Surg. 1985;104(1):78–81.

Ovesen J, Nielsen S. Stability of the shoulder joint: Cadaver study of stabilizing structures. Acta Orthop Scand. 1985;56(2):149–151.

Ovesen J, Nielsen S. Anterior and posterior shoulder instability: A cadaver study. Acta Orthop Scand. 1986;57(1):324–327.

Ovesen J, Nielsen S. Posterior instability of the shoulder: A cadaver study. Acta Orthop Scand. 1986;57(2):436–439.

Payne LZ, Deng XH, Craig EV, Torzilli PA, Warren RF. The combined dynamic and static contributions to subacromial impingement. A biomechanical analysis. Am J Sports Med. 1997;25:801–808.

Perry J. Anatomy and biomechanics of the shoulder in throwing, swimming, gymnastics and tennis. Clin Sports Med. 1983;2:247–253.

Perry J Biomechanics of the shoulder. In: Rowe CR, Hrsg. The shoulder. New York, Edinburgh, London, Melbourne: Churchill Livingstone; 1988:1–15.

Perthes G. Über Operationen der habituellen Schulterluxation. Dt Z Chir. 1906;85:199–211.

Pfuhl W. Das subacromiale Nebengelenk des Schultergelenks. Gegenbaurs morph Jb. 1933;73:300–346.

Politti JC, Goroso G, Valentinuzzi ME, Bravo O. Codman's paradox of the arm rotations is not a paradox: mathematical validation. Med Eng Phys. 1988;20:257–60.

Poppen KN, Walker PS. Normal and abnormal motion of the shoulder. J Bone Joint Surg. 1976;58-A:195–201.

Poppen NK, Walker PS. Forces at the glenohumeral joint. Clin Orthop. 1978;135:165–170.

Randelli M, Gambrioli PL. Glenohumeral osteometry by compute tomography in normal and unstable shoulders. Clin Orthop. 1986;208:151–156.

Recklinghausen H. Gliedermechanik und Lähmungsprothesen. Berlin: Springer; 1920.

Ringelberg JA. EMG and force production of some human shoulder muscles during isometric abduction. J Biomech. 1985;18:939–947.

Rowe C R. Dislocation of the shoulder. In: Rowe, Hrsg. The Shoulder. New York: Churchill Livingstone; 1988:165–192.

Saha AK. Mechanism of shoulder movements and a plea for the recognition of "zero Position" of glenohumeral joint. Indian J Surg. 1950;12:153–165.

Saha AK. Dynamic stabilisers of the glenohumeral joint. Acta Orthop Scand. 1971;42:491–505.

Saha AK. Mechanics of elevation of glenohumeral joint. Acta Orthop Scand. 1973;44:668–678.

Saha AK. Rezidivierende Schulterluxation. Pathophysiologie und operative Korrektur. In: Otte P, Schlegel KF, Hrsg. Bücherei des Orthopäden, Bd 22. Stuttgart: Enke; 1978.

Saha AK. Mechanism of shoulder movements and a plea for the recognition of "zero position" of the glenohumeral joint. Clin Orthop. 1983;173:3–10.

Saha AK, Das AK. Anterior recurrent dislocation of the shoulder: Treatment by rotation osteotomy of the upper shaft of the humerus. Indian J Orthop. 1967;1:132–137.

Schlemm F. Über die Verstärkungsbänder am Schultergelenk. Arch Anat Wissenschaft Physiol Med. 1853:45.

Schumacher GH, Wolff E. Trockengewicht und physiologischer Querschnitt der menschlichen Skelettmuskulatur. Anat Anz. 1966;119:259–269.

Scott DJ. Treatment of recurrent posterior dislocation of the shoulder by glenoplasty: Report of three cases. Bone Joint Surg. 1967;49-A:471–476.

Shiino K. Schultergelenkbewegungen und Schultermuskelarbeit. Arch f Anat u Physiol Anat Abt, Suppl; 1913.

Sigholm G, Herberts P, Almström C, Kadefors R. Electromyographic analysis of shoulder muscle load. J Orthop Res. 1984;1:379–386.

Sigholm G, Styf J, Körner L and Herberts P. Pressure recordings in the subacromial bursa. J Orthop Research. 1988;6:123–128.

Singh M, Kaprovich PV. Isotonic and isometric forces for forearm flexors and extensors. J Appl Physiol. 1966;21:1435–1437.

Soslowsky LJ, Flatow EL, Bigliani LU, Mow VC. Articular geometry of the gleno-humeral joint. Clin Orthop. 1992;285(1):181–190.

Soslowsky LJ, Flatow EL, Bigliani LU, Pawluk RJ, Ateshian GA, Mow, VC. Quantitation of in situ contact areas at the glenohumeral joint: A biomechanical study. J Orthop Res. 1992;10(2):525–534.

Soslowsky LJ, Malicky DM, Blasier RB. Active and passive factors in inferior glenohumeral stabilization: a biomechanical model. J Shoulder Elbow Surg. 1997;6:371–379.

Straßer H. Lehrbuch der Muskel- und Gelenkmechanik. IV. Bd: Spezieller Teil. Die obere Extremität. Berlin: Springer; 1917.

Sugahara R. Electromyographic study of shoulder movements. Jpn J Rehabil Med. 1974;11:41–49.

Townley CO. The capsular mechanism in recurrent dislocation of the shoulder. J Bone Joint Surg. 1950;32-A:370–380.

Turkel SJ, Panio MW, Marshall JL, Girgis FG. Stabilizing Mechanisms preventing anterior dislocation of the glenohumeral joint. J Bone Joint Surg. 1981;63-A:1208–1217.

Uhthoff H, Piscopo M. Anterior capsular redundancy of the shoulder: Congenital or traumatic? J Bone Joint Surg. 1985;67-B:363–365.

Voßschulte A. Untersuchungen über die Bewegungsmechanik des Schultergelenks und ihre Bedeutung für die Pathologie der Periarthritis humeroscapularis. Arch klin Chir. 1942;203:43–121.

Warner JJ, Bowen MK, Deng X, Torzilli PA, Warren RF. Effect of joint compression on inferior stability of the glenohumeral joint. J Shoulder Elbow Surg. 1999;8:31–36.

Warner JJ, Bowen MK, Deng XH, Hannafin JA, Arnoczky SP, Warren RF. Articular contact patterns of the normal glenohumeral joint. J Shoulder Elbow Surg. 1998;7:381–388:

Warner JJ, Deng XH, Warren RF, Torzilli PA. Static capsuloligamentous restraints to superior-inferior translation of the glenohumeral joint. Am J Sports Med: 1992;20:675–685.

Warner JJP, Caborn DNM, Berger R, Fu FH, Seel M. Dynamic capsuloligamentous stability of the glenohumeral joint. J Shoulder Elbow Surg. 1993;2(1):115–133.

Warner JJP, Lephart SM, Borsa PA, Kocher MS, Harner CD, Fu FH. Proprioception in athletic individuals with unilateral shoulder instability. Proceedings of the 7 th congress of the European Society for Surgery of the Shoulder and Elbow. Aarhus, June 10–12, 1993;(2).

Warren RF, Kornblatt IB, Marchand R. Static factors affecting posterior shoulder instability. Orthop Trans. 1984;8:89.

Weber BG. Humerusosteotomie bei habitueller Schulterluxation. Ther Umsch. 1971;28:292–293.

Wertheimer LG, Ferraz ECGF. Observacoes electromiograficas sobre as funcoes dos musculos supraespinhal e deltoide nos movimentos do ombro. Folia Clin Biol. 1958;28:276–289.

Wood JE, Meek SG, Jacobsen SC. Quantitation of human shoulder anatomy for prosthetic arm control- I. Suface modelling. J Biomechanics. 1989;22:273–292.

Wuelker N, Brewe F, Sperveslage C. Passive glenohumeral joint stabilization: A biomechanical study. J Shoulder Elbow Surg. 1994;3(1):129–134.

Wuelker N, Korell M, Thren K. Dynamic Glenohumeral Joint Stability. Model Measurements. J Shoulder Elbow Surg. 1995;(3). [im Druck]

Wuelker N, Korell M, Thren K. Dynamic glenohumeral joint stability. J Shoulder Elbow Surg. 1998;7:43–52.

Wuelker N, Plitz W, Roetman B. Biomechanical data concerning the shoulder impingement syndrome. Clin Orthop. 1994;303(2):242–249.

Wuelker N, Plitz W, Roetman B, Wirth CJ. Function of the supraspinatus muscle. Abduction of the humerus studied in cadavers. Acta Orthop Scand. 1994;65(3):442–446.

Wuelker N, Roetman B, Schmotzer H, Roessig S. Coracoacromial pressure recordings in an experimental cadaveric model. J Shoulder Elbow Surg. 1995;4(2):462–467.

Wuelker N, Schmotzer H, Thren K, Korell M. Translation of the glenohumeral joint with simulated active elevation. Clin Orthop. 1994;309(4)193–200.

Wuelker N, Wirth CJ, Plitz W, Roetman B. A dynamic shoulder model: Reliability testing and muscle force study. J Biomechanics. 1995;28(1):489–499:

Yoshikawa G. A spherical model analyzing shoulder motion in overhead and sidearm pitching. J Shoulder Elbow Surg: 1993;2:198–208.

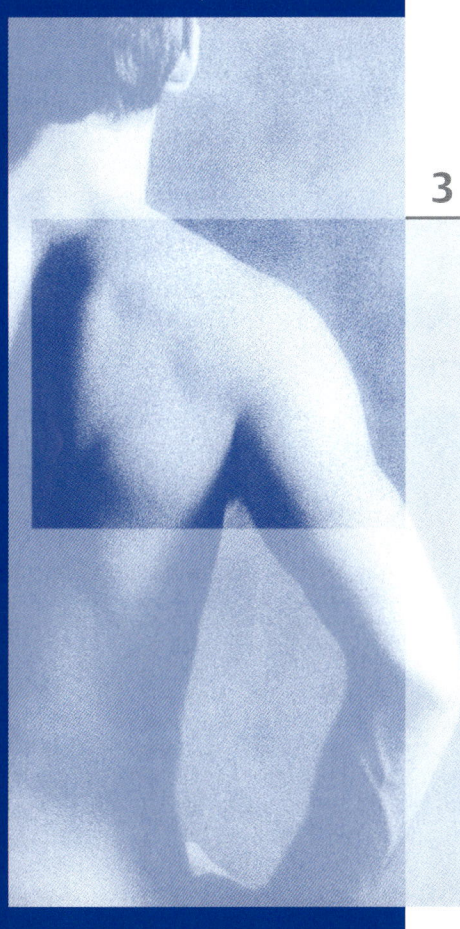

3 Terminologie

A. Hedtmann

3.1 Erkrankungen der subakromialen Strukturen (Subakromialsyndrome)

3.2 Instabilitäten des Glenohumeralgelenks

3.3 ArthroseFn des Glenohumeralgelenks

3.4 Erkrankungen und Verletzungen des Akromioklavikulargelenks

3.5 Bewegungsrichtungen an der Schulter

Es existiert eine Vielzahl von terminologischen Beschreibungen der Schultererkrankungen, die zudem in den verschiedenen Sprachräumen auch nicht einheitlich sind.

Nach den beteiligten anatomischen Strukturen können folgende Erkrankungs- und Verletzungsgruppen unterschieden werden:
- Fornix humeri und Subakromialraum:
  - Rotatorenmanschette: degenerativ, entzündlich, traumatisch,
- Glenohumeralgelenk:
  - Instabilitäten,
  - Arthrose,
  - Arthritis,
  - Arthropathien,
- AC-Gelenk: degenerativ, entzündlich, traumatisch,
- Klavikula,
- Sternoklavikulargelenk.

Es ist eine Erkenntnis der letzten Jahre, dass einige Krankheitsentitäten nicht so geschlossen sind, wie es die terminologische Abgrenzung vermuten lässt. Es kommen sowohl häufig konkomitante Affektionen z. B. eines Subakromialsyndroms mit Arthrosen des AC-Gelenks vor wie auch fließende Übergänge, z. B. bei glenohumeralen Instabilitäten mit sekundären subakromialen Symptomen.

3.1 Erkrankungen der subakromialen Strukturen (Subakromialsyndrome)

Für die Erkrankungen der Rotatorenmanschette und der Bursa subacromialis dominierte im deutschsprachigen Raum lange der Begriff der Periarthritis humeroscapularis. Nachdem man erkannt hatte, dass diese Erkrankungen histologisch nur in einer Minderzahl dem eigentlichen Entzündungsbegriff entsprachen, wurde der Begriff der Periarthropathie verwendet. Seit den 70er-Jahren bürgerte sich unter dem Einfluss von Neer und – mit begrifflich starker Vereinfachung der Pathologie – die Bezeichnung Impingementsyndrom ein. Impingement ist jedoch nur ein Symptom der damit bezeichneten Erkrankungen und wird keinesfalls dem vielgestaltigen und multifaktoriellen Erkrankungsmuster gerecht.

Hinsichtlich des Impingementbegriffs muss man heute an der Schulter zwei Formen differenzieren: Einerseits das häufige, sozusagen klassische, subakromiale Impingement durch Kontaktphänomene der Rotatorenmanschette und Bursa subacromialis mit dem korakoakromialen Bogen (auch als externes oder äußeres Impingement bezeichnet). Andererseits das seltenere, glenoidale Impingement (auch als internes Impingement bezeichnet) zwischen der Rotatorenmanschette und dem posterosuperioren Glenoidrand, das man vorwiegend bei Sportlern mit vermehrter Abduktions-Außenrotations-Beanspruchung findet (s. Kap. 10, 14 und 15).

Bei den Erkrankungen der Rotatorenmanschette finden sich in variabler Ausprägung und Gewichtung sowohl die sog. (funktionellen) **Impingementzeichen** wie auch die (strukturbezogenen) Zeichen der Tendopathie. Zu den **Tendopathiezeichen** gehören u. a. die isometrischen Anspannungstests und der lokale Druckschmerz der Sehnenansätze an den Tuberkula. Die subjektive Symptomatik ist auch bei unterschiedlicher objektiver Gewichtung immer sehr ähnlich.

Bei freier Beweglichkeit und intakter Rotatorenmanschette handelt es sich um ein einfaches Subakromialsyndrom (SAS).

Bei eingeschränkter Beweglichkeit, aber intakter Rotatorenmanschette (Sonographie!) liegt ein adhäsives Subakromialsyndrom vor, dessen Ursache sowohl eine adhäsive Komponente im Subakromialraum wie auch eine kapsuläre Komponente vor allem in der dorsalen Kapsel und eine Verkürzung der Außenrotatoren sein kann (adhäsives SAS).

Bei Rotatorenmanschettendefekt (auch bei partiellem Defekt mit noch erhaltener kapsulärer oder tendinöser Schicht) handelt es sich um ein Subakromialsyndrom bei Rotatorenmanschettendefekt, ggf. mit dem Zusatz „posttraumatisch" und der Lokalisation des (Partial-)Defekts (z. B. „posttraumatisches Subakromialsyndrom bei bursaseitigem Partialdefekt im Supraspinatus").

Es sollte beim Fehlen von Traumen in der Anamnese nur von Rotatorenmanschettendefekten und nicht von Rotatorenmanschettenrupturen gesprochen werden. Auch beim Vorliegen von Rotatorenmanschettendefekten nach Traumen sollte man bis zur ätiologischen Klärung möglichst nur von posttraumatischen Rotatorenmanschettendefekten sprechen.

Bei Verkalkung einer Rotatorensehne mit Symptomen liegt ein „Subakromialsyndrom bei Tendinosis calcarea" oder „bei Verkalkung der Rotatorenmanschette" vor.

Die symptomlose Verkalkung der Rotatorenmanschette wird als Tendinosis calcarea bezeichnet, was auch dem Begriff der pathologisch-anatomischen Nomenklatur entspricht, die unabhängig von Krankheitssymptomen ist.

Ein Subakromialsyndrom mit signifikanten kaudalen Osteophyten am AC-Gelenk wird als Subakromialsyndrom mit ACG-Impingement bezeichnet.

3.2 Instabilitäten des Glenohumeralgelenks

Sie werden eingeteilt (s. auch Kap. 14):
- nach Ursache:
  - traumatisch,
  - atraumatisch,
  - repetitiv-mikrotraumatisch,
- nach Instabilitätsrichtung:
  - unidirektional,
  - bidirektional,
  - multidirektional,
- nach der kapsuloligamentären Konstitution:
  - Instabilität ohne Hypermobilität,
  - Instabilität mit Hypermobilität,
- nach motorischer Kontrollsituation:
  - unwillkürliche Instabilität,
  - willkürliche Instabilität,
    a) positionell-demonstrierbare Instabilität und
    b) habituell-willkürliche Instabilität.

Begrifflich sind Hypermobilität und Gelenklaxität als Normvarianten oder Folge von Gebrauchserfordernissen streng von der pathologischen und symptomatischen Instabilität zu trennen.

Hypermobilität bezeichnet die gegenüber der statistischen Norm vermehrte aktive Beweglichkeit in einer oder mehreren Ebenen. Besonders wichtig ist die sog. Gebrauchshypermobilität, die sich trainings- und anspruchsabhängig bei bestimmten Sportarten und beruflichen Erfordernissen entwickelt.

Hypermobilität kann, muss aber nicht mit erhöhter Gelenklaxität einhergehen.

Sie kann ein Dispositionsfaktor für die Entwicklung einer Instabilität sein, kann aber auch völlig problemlos bestehen. Die selektive Hypermobilität (vor allem in Außenrotation aus Abduktion, wie sie z. B. Speerwerfer oder Pitcher im Baseball aber auch z. T. Tennisspieler benötigen) ist meistens kombiniert mit einer etwas vermehrten Translatierbarkeit, die entweder generalisiert als Ausdruck der konstitutionellen oder selektiv als Ausdruck der erworbenen kapsulären Laxität anzusehen ist.

Laxität bezeichnet eine gegenüber der statistischen Norm verminderte kapsuläre Führung des Gelenks, die mit erhöhter passiver Beweglichkeit und verstärktem Gelenkspiel einhergeht. Das sog. Gelenkspiel wird erfasst durch die Translationstests, d.h. die Verschiebungen der Gelenkpartner zueinander parallel zu den Gelenkflächen. Diese Bewegungen sind aktiv-willkürlich nicht möglich (Ausnahme: echte willkürliche Instabilität). Die konstitutionelle Laxität ist in der Regel nicht monoartikulär, sondern generalisiert und somit auch an anderen Gelenken nachzuweisen. Die Laxität geht üblicherweise mit einer gewissen aktiven Hypermobilität einher. Sie ist definitionsgemäß nur eine nicht schmerzhafte und nicht funktionsbehindernde Normvariante.

Instabilität bezeichnet die Unmöglichkeit, alle physiologisch möglichen Bewegungen der Schulter ohne Schmerz oder Funktionsstörung durchzuführen aufgrund einer pathologischen Translation des Humeruskopfs gegenüber der Pfanne. Es mangelt dabei an perfekter Zentrierung des Humeruskopfs in der Pfanne. Die Instabilität tritt in der Mehrzahl uni- bzw. bidirektional auf, seltener multidirektional. Traumatische Ursachen überwiegen atraumatische.

3.3 Arthrosen des Glenohumeralgelenks

Sie werden eingeteilt in primäre (idiopathische) und sekundäre Arthrosen. Zu den häufigsten sekundären Arthrosen gehören an der Schulter die Rotatorendefektarthropathie als Folgezustand großer Rotatorenmanschettendefekte, weiterhin die postnekrotische Arthrose nach Humeruskopfnekrose und die posttraumatische Arthrose nach Humeruskopf- oder Glenoidfrakturen. Arthrosen nach metabolischen Arthropathien, wie z. B. Gicht, sind an der Schulter selten.

3.4 Erkrankungen und Verletzungen des Akromioklavikulargelenks

Eine symptomatische, röntgenologisch sichtbare AC-Arthrose wird als solche bezeichnet, beim Vorliegen eines Gelenkergusses (Sonographie!) oder sonstiger Zeichen sekundär-entzündlicher Veränderung als aktivierte Arthrose.

Eine laterale Klavikulaosteolyse wird als solche bezeichnet, eine sich ggf. daraus entwickelnde Arthrose als postnekrotisch.

Ein Subakromialsyndrom mit begleitender, symptomatischer AC-Arthrose wird als Subakromialsyndrom bei Akromioklavikulararthrose bezeichnet. Dies schließt nicht aus, dass auch das eigenständig arthrotische, symptomatische AC-Gelenk zusätzlich mit kaudalen Osteophyten an Impingementsymptomen beteiligt ist.

Die posttraumatischen Instabilitäten des AC-Gelenks werden nach der akuten Verletzung nach Rockwood eingeteilt (s. Kap. 18.4). Bei den chronischen Verletzungen wird unterschieden zwischen
- Gruppe A: mit ausschließlich vertikaler Komponente (Gruppe A),
- Gruppe B: zusätzlich dynamisch-horizontaler Komponente (Gruppe B) und
- Gruppe C: mit permanenter horizontaler Dislokation (in der Regel nach dorsal).

Die Gradeinteilung ergibt sich daraus, dass bei Verletzungen ab Schweregrad IV nach Rockwood nicht nur akromioklavikuläre und korakoklavikuläre Kapsel- und Bandstrukturen betroffen sind, sondern auch relevante Läsionen der Deltotrapezoidfaszie und der Delta- und Trapeziusmuskelansätze an der lateralen Klavikula und dem Akromion vorliegen.

3.5 Bewegungsrichtungen an der Schulter

Fast ebenso verwirrend wie die Terminologie der Schultererkrankungen ist die Bezeichnung der Bewegungsrichtungen.

So wird in der Literatur die Vorhebung sowohl als Flexion wie auch als Anteversion und als Elevation bezeichnet.

Auch für die Seitenhebung in der Frontalebene finden sich variable Bezeichnungen wie Abduktion und Elevation. Die Armhebungen, die zwischen der Parasagittalebene und der Frontalebene u. a. in der so wichtigen Schulterblattebene erfolgen, werden ebenfalls z. T. als Elevation bezeichnet, z. T. gar nicht benannt.

Die Rückführung des seitlich um 90° erhobenen Armes in horizontaler Ebene wird sowohl als horizontale Extension wie als horizontale Abduktion bezeichnet.

Die American Academy of Orthopaedic Surgeons unterscheidet heute gar nicht mehr, in welcher Ebene der Arm gehoben wird, da es aufgrund des Codman-Paradoxons immer dazu kommt, dass bei der vollen Armhebung der mediale Epikondylus des Ellenbogens etwas nach vorne zeigt. Insofern wird für die Armhebung nur noch der Begriff der Elevation benutzt und unter (echter) Abduktion ausschließlich die Armhebung in Skapulaebene verstanden. Da sich in der klinischen Praxis bei bewegungseingeschränkten Schultern aber regelmäßig deutliche Unterschiede für Vor- und Seitenhebung zeigen, sollte man diese Bewegungsrichtungen schon getrennt dokumentieren.

Der nachfolgende **Terminologievorschlag** (Tab. 3.1) orientiert sich z. T. an der Neutral-Null-Methode, z. T. werden eigenständige Bezeichnungen eingeführt. Das Ziel ist eine verwechslungsfreie Bezeichnung auch von Kombinationsbewegungen.

Kombinationsbewegungen können auch als Funktionsbeschreibung erfasst werden, wobei man sich an den von der Hand erreichten Körperstellen orientiert, z. B. im sog. Schürzengriff aus Extension, Innenrotation und Adduktion: Trochanter, Glutäalregion, Sakrum, untere/mittlere/obere LWS, untere/mittlere BWS (ggf. mit Angabe des erreichten Dornfortsatzes). Beim Nackengriff dokumentiert man, ob der Kopf, die Halswirbelsäule oder die obere Brustwirbelsäule erreicht werden. Die Ellenbogenstellung (seitlich oder vorn) ist dabei wesentlich und muss dokumentiert werden.

Tab. 3.1 Terminologie der Bewegungsrichtungen an der Schulter

Flexion	Vorhebung in Parasagittalebene
Extension	Rückführung in Parasagittalebene
Elevation	Seitenhebung in Frontalebene
Abduktion	Seitenhebung in Skapulaebene
Adduktion	Führung zur Sagittalebene vor dem Körper aus 90° Flexion/Abduktion/Elevation
Horizontaladduktion	Führung zur Sagittalebene vor dem Körper aus 90° Flexion/Abduktion/Elevation
Horizontalabduktion	Führung von der Sagittalebene weg aus 90° Flexion/Abduktion/Elevation
Außenrotation	Außendrehung aus Neutralstellung
Innenrotation	Innendrehung aus Neutralstellung
Außenrotation (90°), synonym Hochrotation	Außenrotation aus 90° Abduktion (in Schulterblattebene)
Innenrotation (90°), synonym Tiefrotation	Innenrotation aus 90° Abduktion (in Schulterblattebene)

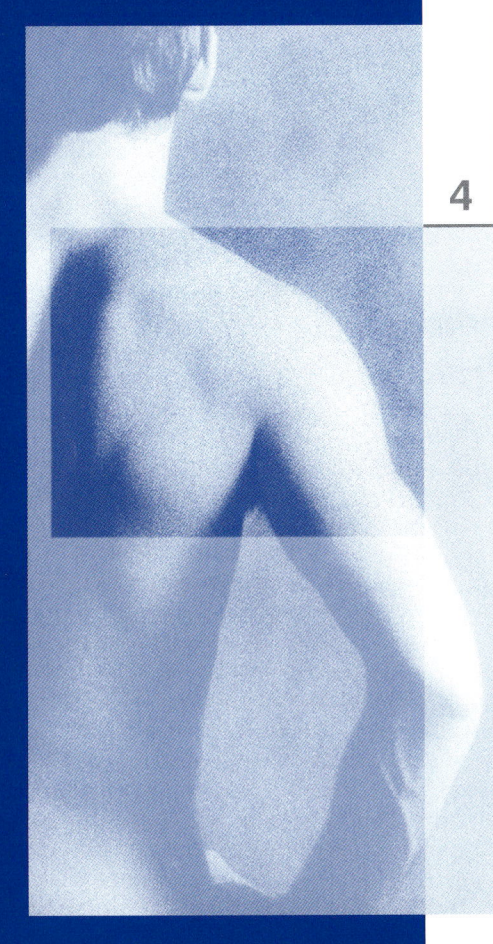

4 Klinische und bildgebende Diagnostik

4.1 Klinische Diagnostik
A. Hedtmann und G. Heers

4.2 Scores
D. Böhm

4.3 Radiologische Diagnostik
Ch. Melzer

4.4 Sonographische Diagnostik
A. Hedtmann und H. Fett

4.5 Kernspintomographische Diagnostik
W. Kenn

4.6 Differenzialdiagnose der Schultererkrankungen
A. Hedtmann und H. Fett

4.1 Klinische Diagnostik

A. Hedtmann und G. Heers

Die Funktion der Schulter ist immer im Verbund mit der Gesamtheit des Schultergürtels und der Halswirbelsäule zu sehen. Die funktionelle Einheit aus Skapulabeweglichkeit und glenohumeraler Bewegung koppelt die Halswirbelsäule, an der das Schulterblatt muskulär aufgehängt ist, eng mit dem Schultergürtel. Aber auch die Wirbelsäule mit Becken-Lenden-Region ist über den M. latissimus dorsi mit dem Humerus verknüpft, der wiederum über den M. teres major eine weitere muskuläre Verbindung mit dem Schulterblatt eingeht.

Die Untersuchung bei Beschwerden der Schulterregion beinhaltet also immer auch eine Betrachtung und funktionelle Evaluation der Wirbelsäule und vor allem der Skapulafunktion, die sich im sog. skapulohumeralen Rhythmus äußert. Darunter versteht man das Verhältnis von skapulohumeraler zu skapulothorakaler Beweglichkeit. Nach Inman u. Mitarb. (1944) beträgt dieser Wert für die Gesamtabduktion ca. 2:1, d.h. bei 170° Abduktion resultieren ca. 110° aus der Beweglichkeit des Glenohumeralgelenks und ca. 60° aus der Skapulabeweglichkeit. Der Anteil des Schulterblatts ist dabei nicht konstant, sondern ist in einer initialen Einstellphase bis etwa 30° gering (nur ca. 20%), um dann bei weiterer Armhebung kontinuierlich zuzunehmen. Bei hoher Abduktion (über 120°) nimmt der skapulothorakale Gleitweg überproportional zu. Da eine Schulter nur einwandfrei funktioniert, wenn unter allen Bedingungen die Resultierende aller Muskelkräfte dazu führt, dass der Humeruskopf in die Pfanne gedrückt wird, ist eine korrekte Einstellbewegung der Skapula sehr wichtig.

Der skapulohumerale Rhythmus ist bei allen einsteifenden Schultererkrankungen wie auch bei vielen Rotatorenmanschettendefekten trotz erhaltener Globalbeweglichkeit und bei Lähmungen verändert. Auch einfache Subakromialsyndrome mit erhaltener Beweglichkeit zeigen oft einen gestörten Rhythmus. Bei gröberen und vor allem atraumatischen Instabilitäten tritt ebenfalls ein veränderter skapulohumeraler Rhythmus auf. Er sollte deshalb immer erfasst werden. Die beste Beurteilung gelingt bei palpatorischer und optischer Erfassung der Bewegungen des unteren Skapulawinkels und des Akromions bei Sicht von hinten bei gleichzeitiger Bewegung beider Arme. Dies verhindert zudem zuverlässig Rumpfausweichbewegungen.

Die Skapulastellung sollte erfasst werden, um statisch-posturale Faktoren zu dokumentieren (z.B. vermehrte Rotation um den Thorax, vermehrte Kippung bei thorakaler Kyphose, einseitiger Hochstand bei Skoliosen oder besonderer einseitiger Handdominanz etc.).

Störungen der Halswirbelsäule können zu einer erheblichen Beeinträchtigung der Skapulasteuerung führen: Z.B. ist bei einer einseitige Verkürzung des M. levator scapulae die Rotation des Kopfs zur Gegenseite beeinträchtigt. Nur wenn auf der verkürzten Seite das Schulterblatt gehoben wird, normalisiert sich die Kopfrotation. Damit ist aber die natürliche Einstellbewegung des Schulterblatts beeinträchtigt. Muskuläre Dysbalancen sind dabei klinisch einfacher an den verkürzten tonischen Muskeln erkennbar als an den schwieriger funktionell in ihrer Schwäche zu erfassenden phasischen Muskeln.

An der Schulterbewegung für die Armhebung sind immer das Glenohumeralgelenk, das subakromiale Nebengelenk, das AC-Gelenk, das SC-Gelenk und das Skapulothorakalgelenk gemeinsam beteiligt. Eine isolierte Bewegung in einem dieser Gelenke ist nur artifiziell möglich, z.B. bei manueller Fixierung der Skapula, um die passive glenohumerale Beweglichkeit zu testen. Dies ist sinnvoll, um auch leichte glenohumerale Bewegungseinschränkungen zu erfassen: Da bei passiven Bewegungen die aktive (und u.U. kompensatorisch veränderte) Einstellung der Skapula fehlt, sind diese besser geeignet, kapsuläre glenohumerale Bewegungseinschränkungen festzustellen.

Die Rotation am hängenden Arm ist eine weitgehend glenohumeral bestimmte Funktion und nur endgradig von Mitbewegungen der Skapula beeinflusst. Sie kann deshalb besser als die Hebebewegungen Ausschluss über mögliche artikuläre oder extra- bzw. periartikuläre Ursachen einer Bewegungseinschränkung geben.

Die Untersuchung sollte einem reproduzierbaren, möglichst einfachen System folgen, das auch in der Praxis noch sinnvoll genutzt werden kann.

Wenn zusätzlich wissenschaftliche Fragen beantwortet werden sollen, kann ein erweitertes Untersuchungsprogramm ablaufen.

Ziel der klinischen Untersuchung ist es, sowohl eine funktionelle Diagnose (z.B. Impingement oder Instabilität) wie eine strukturelle Diagnose befallener Elemente zu stellen. Die strukturelle Diagnose ergibt sich aus dem strukturellen Befund und der strukturierten Anamnese. Der strukturbezogene Befund wird erhoben durch bestimmte Untersuchungsmanöver, mit denen bevorzugt einzelne Strukturen belastet, gedehnt oder palpiert werden. Zusätzlich werden dynamische Prozesse strukturbezogen gedeutet wie bei den sog. Impingementzeichen.

Die **strukturierte Anamnese** (Tab. 4.1) ist integraler Bestandteil der klinischen Untersuchung und führt bereits zu einer Verdachtsdiagnose. Dabei werden berücksichtigt:
- Alter,
- akutes oder graduelles Auftreten der Beschwerden,
- traumatisches oder spontanes Auftreten der Beschwerden,
- Funktionsabhängigkeit der Beschwerden und Ruheschmerz.

Tab. 4.1 Strukturierte Anamnese

Frage	Hinweis auf z. B.
Beschwerden wie lange?	degenerative oder rheumatische Erkrankung
Trauma?	posttraumatische Veränderungen
Graduelles Auftreten?	degenerative Ursache, Arthropathie
Akutes Auftreten ohne Trauma oder besondere Belastung?	Subakromialsyndrom bei Tendinosis calcarea adhäsive Kapsulitis neuralgische Schulteramyotrophie
Nächtlicher Ruheschmerz?	subakromiale Erkrankung adhäsive Kapsulitis ACG-Affektion Omarthrose HWS-Affektion zervikale Radikulitis
Nur beim Liegen auf der Schulter?	subakromiale Erkrankung (ACG-Affektion) (Omarthrose)
Schmerz bei welcher Bewegung/Belastung?	Instabilität subakromiales Impingement ACG-Affektion posterosuperiores (internes) Impingement
Schmerz beim Sport?	Instabilität subakromiales Impingement ACG-Affektion
Beschwerden beim Tragen am hängenden Arm?	ACG-Affektion untere Instabilität ggf. Mehrfachinstabilität
Kraftverlust bei bestimmten Bewegungen?	Rotatorenmanschettendefekt Lähmung
Schmerzhafter unterer Bogen? Umgekehrter schmerzhafter Bogen?	subakromiales Impingement
Hoher schmerzhafter Bogen?	ACG-Affektion, ggf. oberes subakromiales Impingement
Schmerz bei horizontaler Armbewegung über die Körpermittellinie	ACG-Affektion, korakoidales Impingement
Bei Luxation: spontane Reposition ärztliche Reposition, ggf. in Narkose	atraumatische Instabilität traumatische Instabilität

Subakromiale Erkrankungen gehen fast immer mit einem deutlichen Nachtschmerz einher, vor allem beim Liegen auf der betroffenen Schulter.

Beim Tragen schwerer Gegenstände am hängenden Arm verursachen sie nur sehr selten Beschwerden. Diese finden sich hingegen oft bei Affektionen des AC-Gelenks. Auch Instabilitäten verursachen üblicherweise keinen Nachtschmerz. Das Auftreten eines Nachtschmerzes ist hinweisend auf ein subakromiales Impingement, eine reaktive Tendinitis oder eine begleitende Bursitis subacromialis (Tab. 4.1).

Es sind für die Schulter in der Literatur eine Vielzahl von Tests und Untersuchungsmanövern beschrieben worden. Selbst in jüngster Zeit kommen immer noch neue Tests hinzu. Es soll deshalb im Folgenden einerseits zwar eine weitgehend vollständige Darstellung der gebräuchlichen klinischen Untersuchungsmethoden erfolgen. Andererseits wurden einige apokryphe Tests oder solche mit sehr unspezifischer Aussage bewusst nicht aufgeführt.

Da manche Untersuchungsmanöver und Tests nicht regelhaft erforderlich sind und oft unspezifisch oder vieldeutig sind, wurden einige gewichtet in solche zweiter Ordnung (II), die man entweder nur komplementär braucht oder aber dann ausführen sollte, wenn die Routineuntersuchung wegen Vieldeutigkeit der Aussage oder widersprüchlichen Befunden nicht weiter hilft.

Als Erstes sollten durchgeführt werden
- Inspektion:
  - in Ruhe: Wirbelsäule inklusive Statik (Beckenstand, Wirbelsäulenform in sagittaler und frontaler Ebene), Schultergürtel (symmetrischer Schulterstand, Skapulastellung), betroffene Schulter (Abb. 4.1).
  - in Funktion: Skapulothorakaler und skapulohumeraler Rhythmus. Bei subakromialen Affektionen ist häufig das Schulterblatt hochgezogen und die Schulterkulisse verkürzt. Aus dieser Stellung fällt die Armhebung mit einem höheren skapulothorakalen Anteil leichter, zudem wird der subakromiale Raum durch die Medialrotation und ggf. Retraktion des Schulterblatts weiter.
- orientierende Untersuchung der Hals- und Rumpfwirbelsäule inklusive Statik: An der Halswirbelsäule bewährt sich als Schnelltest vor allem die Feststellung der globalen Beweglichkeit inklusive der Rotation aus Flexion zur differenzierten Beurteilung der oberen Halswirbelsäule in Verbindung mit dem sog. Quadrantentest (Abb. 4.2). Dabei wird der Kopf passiv extendiert und zur selben Seite rotiert. Dadurch verengen sich die Foramina intervertebralia, und es werden die Wirbelgelenkfacetten belastet und die Wirbelgelenkkapseln torquiert. Der Test ist unspezifisch, gibt aber eine zuverlässige Reproduktion sowohl arthrogener, pseudoradikulärer wie diskogen und/oder ossär bedingter, radikulär ausstrahlender Beschwerden. Bei negativem Ausfall und freier HWS-Beweglichkeit ist die zervikogene Ursache eines Schulterschmerzes weitgehend ausgeschlossen.

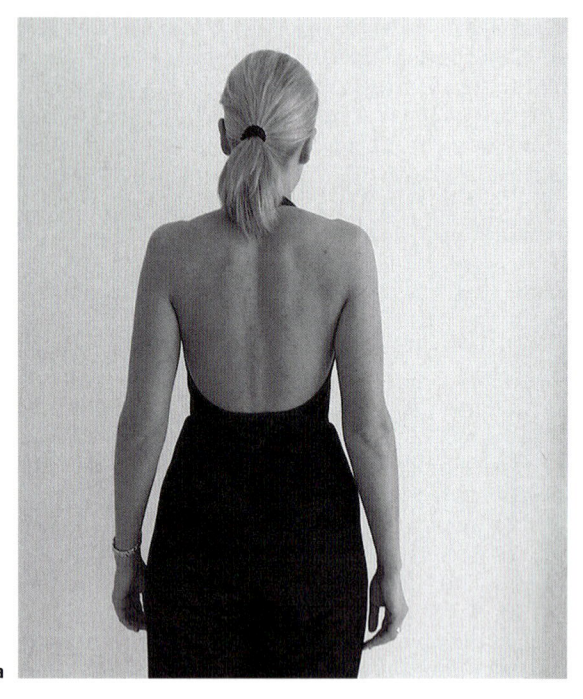

Abb. 4.1 a u. b Inspektion.

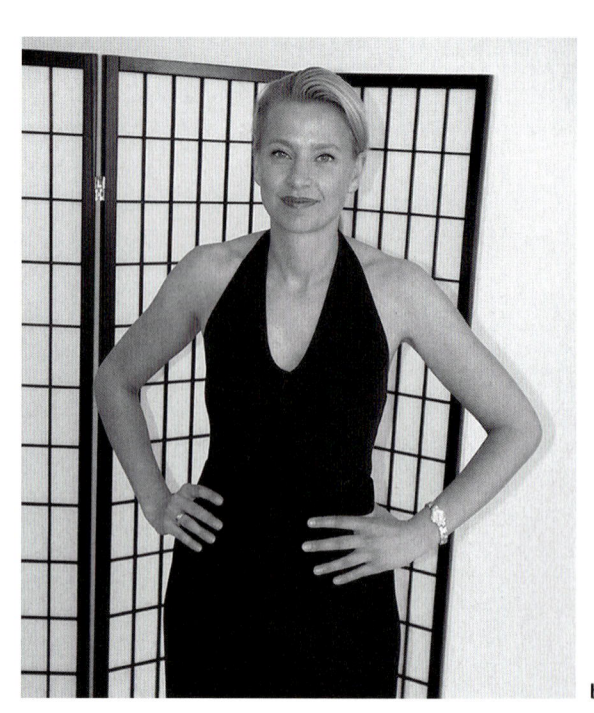

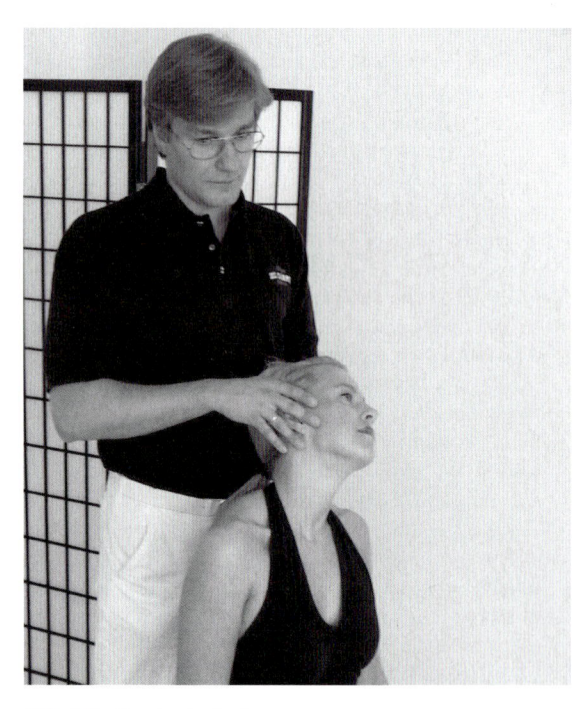

Abb. 4.2 Quadrantentest.

4.1.1 Aktive Bewegungsmessung

Schultergürtelbeweglichkeit. Der Patient hebt beide Schultern sowohl ohne wie gegen Widerstand (Abb. 4.3). Damit wird sowohl die Funktion des Trapeziusmuskels wie auch die der Schlüsselbeingelenke, vor allem der SC-Gelenke, getestet.

Die aktive Globalbeweglichkeit in Flexion/Extension wird ebenso dokumentiert wie die Innen- und Außenrotation am hängenden Arm, Elevation/Adduktion (in bzw. vor der Frontalebene), Abduktion (in Schulterblattebene), horizontale Abduktion und Adduktion (aus 90° Flexion gemessen, bezogen auf die Sagittalebene oder aus 90° Abduktion in Schulterblattebene) und die Außen- und Innenrotation aus 90° Abduktion. Dokumentiert werden unterer und/oder oberer schmerzhafter Bogen (insbesondere Sektor des Auftretens und Verschwindens), ggf. umgekehrter und auch belasteter schmerzhafter Bogen.

Untersuchung der Kombinationsbewegungen. Für die klinische Praxis wird die Orientierung an erreichten Körperreferenzstellen vorgenommen:
- kombinierte Abduktion und Außenrotation: Wichtig ist dabei die Registrierung der Ellenbogenstellung. So reicht z.B. für den sog. Nackengriff eine ausschließliche Flexion von ca. 60–70°, sofern die Rotationsneutralstellung erreicht werden kann. Volle Beweglichkeit liegt aber nur vor, wenn der Ellenbogen zur Seite zeigt.

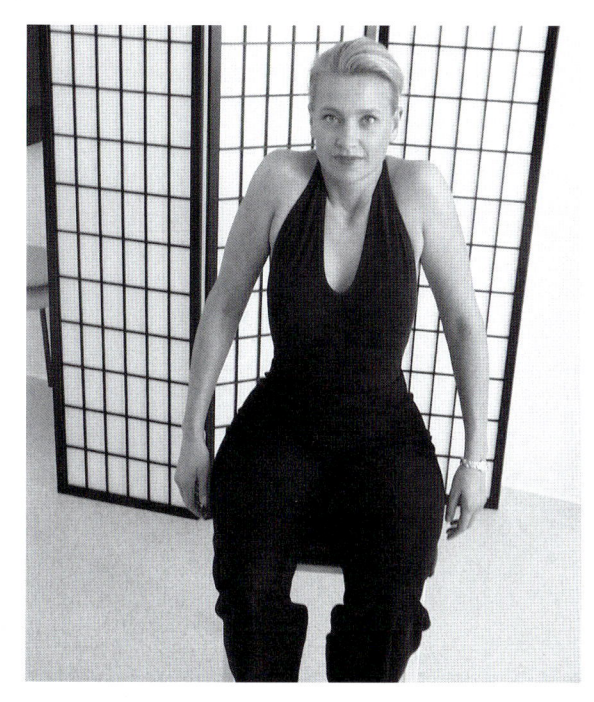

Abb. 4.3 Routineuntersuchung: Die Patientin hebt beide Schultern.

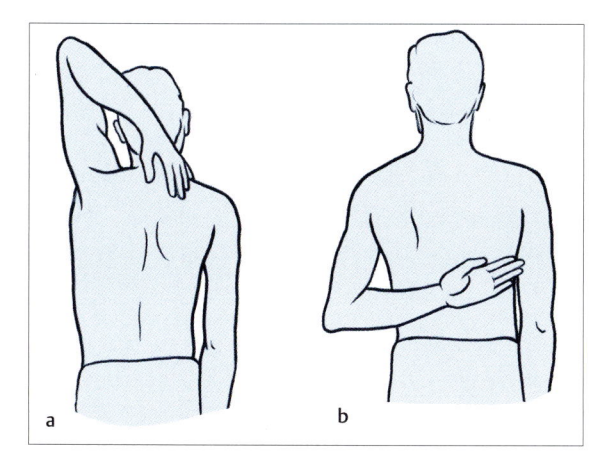

Abb. 4.4 a Kombinierte Außenrotation und Abduktion. **b** Kombinierte Innenrotation und Extension.

- Dokumentation der erreichten Region:
  - HWS, Ellenbogen vorn, HWS, Ellenbogen seitlich,
  - Hinterkopf, Ellenbogen vorn, Hinterkopf, Ellenbogen seitlich,
  - Scheitel, Ellenbogen vorn, Scheitel, Ellenbogen seitlich,
- volle Hebung der Hand über den Kopf mit Ellenbogen seitlich (gewichtet stärker die Abduktionskomponente, Maßstab im Constant-Score),
- Nackengriff bis obere BWS mit Ellenbogen seitlich (gewichtet stärker die Außenrotations- und horizontale Abduktionskomponente).

Kombinierte Innenrotation und Extension. Erreichte Körperregionen: Trochanter major, Glutäen, Sakrum, untere, mittlere, obere LWS, untere und mittlere BWS (Abb. 4.4). Für wissenschaftliche und gutachtliche Zwecke sollte der mit dem Daumen erreichte Dornfortsatz bezeichnet werden.

4.1.2 Passive Bewegungsmessung

Passive Globalbeweglichkeit (nur bei aktiv bewegungseingeschränkten Schultern erforderlich). Es werden dieselben Bewegungen wie bei der aktiven Prüfung durchgeführt, nur passiv vom Untersucher und damit unter Ausschluss der Schwerkraft. Wenn die verbliebene glenohumerale Beweglichkeit interessiert, wird die skapuläre Einstellbewegung durch manuelle Fixierung ausgeschaltet. Damit wird sowohl teilweise der schmerzreflektorische Effekt ausgeschaltet wie das tatsächliche, kapsulär mögliche Bewegungsmuster festgestellt. Wichtig ist, dass abrupte, Schmerz und damit reflektorische Anspannung verursachende Bewegungen vermieden werden.

Bei Rotatorenmanschettendefekten oder Axillarisparesen und sonstigen Paresen stellt man die sog. Pseudoparalyse bzw. die echte Paralyse fest, wobei die passive Beweglichkeit meist nicht beeinträchtigt ist.

4.1.3 Selektive Muskeltests

Die Tests werden eingesetzt, um die Kraft zu prüfen und ggf. tendomyopathische Anspannungsschmerzen zu provozieren: Die isolierte Aktivierung eines Muskels und damit seine selektive Testung ist aufgrund der menschlichen neuromuskulären Organisation nicht möglich. Die Tests sind so aufgebaut, dass sie möglichst weitgehend nur einzelne Muskelfunktionen ansprechen.

Neutral-Abduktions-Test (in Skapulaebene) (M. supraspinatus, M. deltoideus). Der in Neutralstellung herabhängende Arm wird gegen den Widerstand des Untersuchers isometrisch abduziert. Symmetrische Durchführung des Tests (Abb. 4.5). Bewertet werden induzierter Schmerz und Kraftminderung.

Neutral-Außenrotations-Test (M. infraspinatus, z.T. M. supraspinatus, ggf. M. teres minor). Der in Neutralstellung herabhängende Arm wird mit 90° gebeugtem Ellenbogen gegen den Widerstand des Untersuchers isometrisch außenrotiert (Abb. 4.6). Symmetrische Durchführung des Tests. Bewertet werden induzierter Schmerz und Kraftminderung. Bei Rotatorenmanschettendefekten findet sich fast immer eine Beeinträchtigung der Außenrotationskraft.

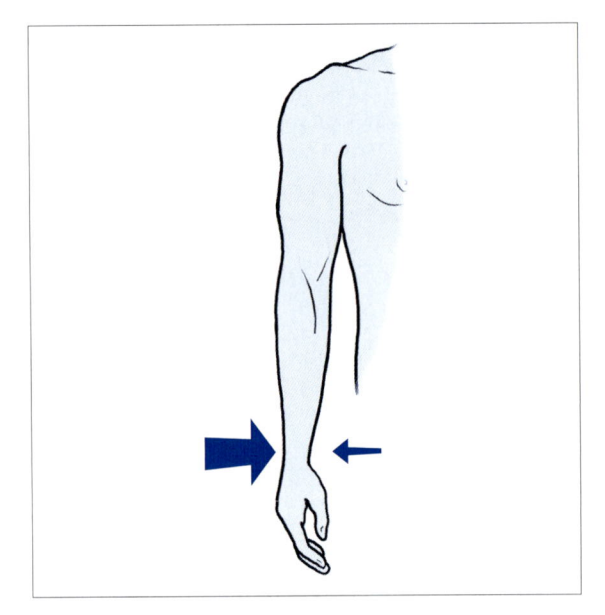

Abb. 4.5 Neutral-Abduktions-Test.

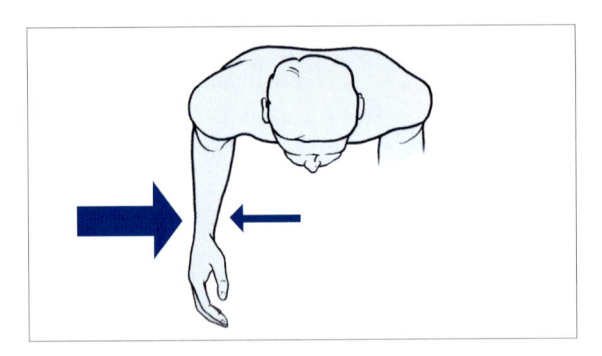

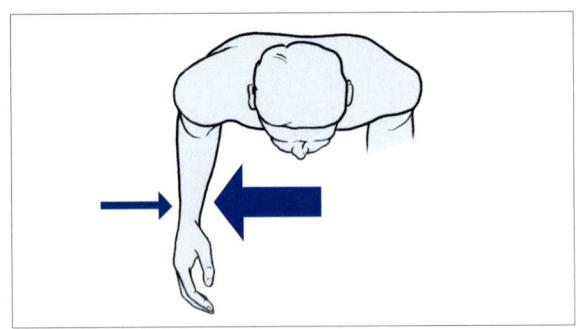

Abb. 4.7 Neutral-Innenrotations-Test.

Abb. 4.6 Neutral-Außenrotations-Test.

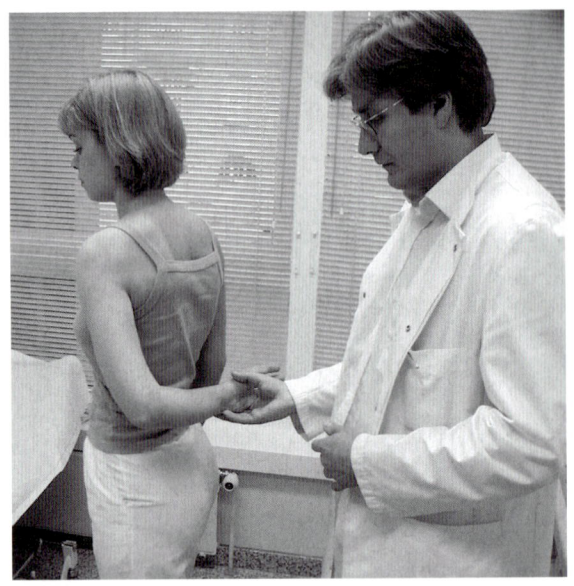

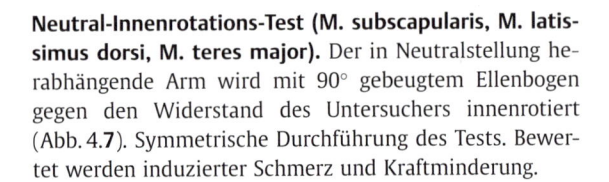

Abb. 4.8 Aktiver Lift-off-Test.

Neutral-Innenrotations-Test (M. subscapularis, M. latissimus dorsi, M. teres major). Der in Neutralstellung herabhängende Arm wird mit 90° gebeugtem Ellenbogen gegen den Widerstand des Untersuchers innenrotiert (Abb. 4.7). Symmetrische Durchführung des Tests. Bewertet werden induzierter Schmerz und Kraftminderung.

Lift-off-Test (M. subscapularis, M. latissimus dorsi, M. teres major). Der hinter dem Körper im sog. Schürzengriff befindliche Arm soll mit der Hand weiter nach dorsal vom Rücken entfernt werden. Die Unmöglichkeit, dies zu tun, ist pathognomonisch für einen Defekt der Subskapularissehne. Teilrisse führen ggf. nur zu einer Schwäche. Der Test setzt die freie passive kombinierte Extension/Innenrotation voraus, die zuvor deshalb geprüft werden muss. Durch die Extension werden M. latissimus dorsi und M. teres major weitgehend neutralisiert, sodass überwiegend der M. subscapularis getestet wird (Abb. 4.8).

Napoleon-Zeichen (M. subscapularis)(!!). Der Unterarm liegt bei gebeugtem Ellenbogen dem Bauch auf. Der Patient versucht, den Arm weiter kräftig gegen den Bauch zu drücken. Bei Riss des M. subscapularis fehlt dessen innenrotatorisches Moment, und der Ellenbogen weicht unter der Wirkung von M. latissimus dorsi und M. teres major seitlich nach dorsal ab (Abb. 4.9).

Abduktions-Außenrotations-Test (M. infraspinatus, M. teres minor). Der Arm wird in Schulterblattebene ca. 90° angehoben und aus Neutralrotationsstellung gegen Widerstand des Untersuchers weiter außenrotiert (Abb. 4.10). Da ein Teil der Außenrotationskraft dabei schon zur Überwindung der Schwerkraft benötigt wird, offenbaren sich auch leichte Außenrotationsschwächen bei biomechanisch nur gering relevanten Rotatorenmanschettendefekten.

Bei einer Außenrotation über 45° wird vorwiegend der M. teres minor getestet.

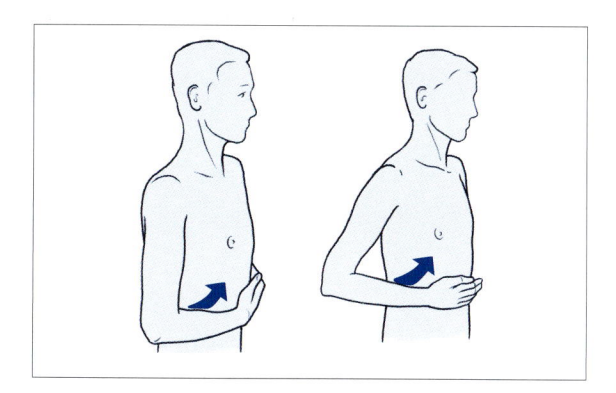

Abb. 4.9 Napoleon-Zeichen.

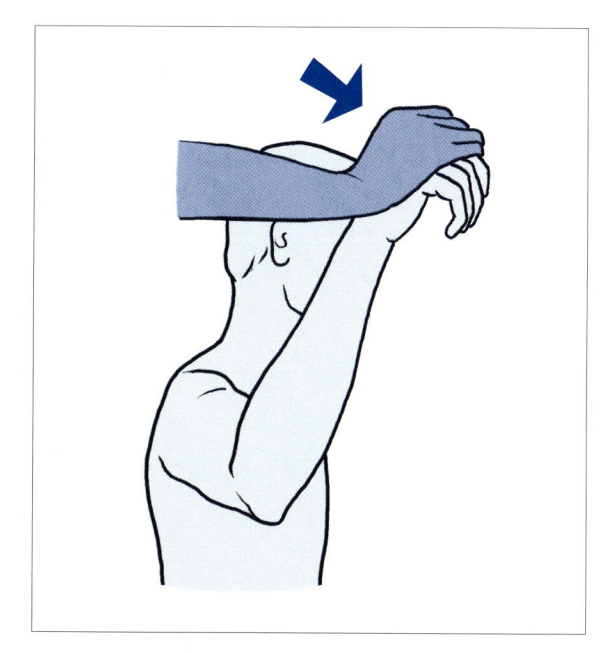

Abb. 4.10 Abduktions-Außenrotations-Test.

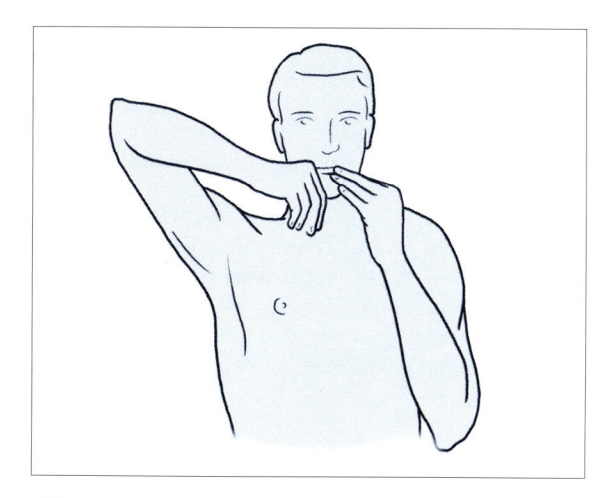

Abb. 4.11 Signe du Clairon (Trompeterzeichen).

Wenn bei leicht abduziertem Arm keine Außenrotation geleistet werden kann (z. B. um eine Tasse zum Mund zu führen) spricht man vom Trompeterzeichen (signe du clairon in der französischen Literatur, hornblower sign in der englischen Literatur) (Abb. 4.11). Das Zeichen beschreibt durch die Außenrotationsschwäche ausgelöste Phänomene (Walch u. Mitarb. 1998). Zum Heben der Hand muss immer auch der Ellenbogen gehoben und gebeugt werden. Die verminderte Außenrotationskraft wird z. T. durch Hebefunktionen des Arms kompensiert, und die Beugung des Ellenbogens verkürzt den Hebelarm und damit die notwendige Kraft am Lastarm. Bei einem positiven Signe du Clairon sind regelmäßig Supra- und Infraspinatussehne der Rotatorenmanschette defekt.

Supraspinatustest nach Jobe (empty can test). Der Arm wird in Schulterblattebene um ca. 90° angehoben und mit gestrecktem Ellenbogen innenrotiert, sodass der Daumen nach unten zeigt (wie beim Ausschütten einer Getränkedose: empty can) (Abb. 4.12). Es erfolgt eine weitere isometrische Hebung gegen den Widerstand des Untersuchers. Nach EMG-Untersuchungen lässt sich dabei die Supraspinatusfunktion weitgehend isoliert testen (Jobe u. Moynes 1982). Da es sich um eine Impingementposition handelt, wird dabei sowohl ein tendopathischer wie impingementbedingter Schmerz ausgelöst. Kraftminderung wird ebenfalls dokumentiert. Zur Differenzierung kann der Test bei nur 45° Abduktion wiederholt werden. Wenn die Impingementkomponente eine wesentliche Rolle spielt, findet man nun eine geringere Schmerzangabe und bessere Kraftentfaltung, sofern die Sehne in der Kontinuität intakt ist. Der Test kann bei Affektionen der langen Bizepssehne falsch positiv ausfallen.

Palm-up-Test/Speed-Test (lange Bizepssehne). Der Test wird in der Literatur in unterschiedlichen Varianten beschrieben. Der im Ellenbogen fast gestreckte und supinierte Arm wird in reiner Flexionsrichtung (oder in Schulterblattebene) aus ca. 60° (90°) gegen den zunehmenden Widerstand des Untersuchers isometrisch gehoben (Abb. 4.13). Dabei entstehender Schmerz deutet auf die lange Bizepssehne hin, ist aber auch bei Läsionen der Intervallzone der Rotatorenmanschette oft positiv wie z. T. auch bei sonstigen Subakromialsyndromen. Der Schmerz sollte ventral und ggf. im Verlauf der langen Bizepssehne projiziert werden. Bei anderen Lokalisationen ist von einem unspezifisch positiven Testergebnis auszugehen. Der Test ist sehr sensitiv, aber nicht sehr spezifisch.

Yergason-Test (Bizepstest) (II). Der Arm wird gegen den Widerstand des Untersuchers im Ellenbogen supiniert und flektiert (Abb. 4.14). Der Test lässt in der klinischen Praxis zu wünschen übrig. Er scheint zwar sehr spezifisch zu sein, aber nur wenig sensitiv. In vielen Fällen eindeutiger Affektion der langen Bizepssehne fällt der Test negativ aus.

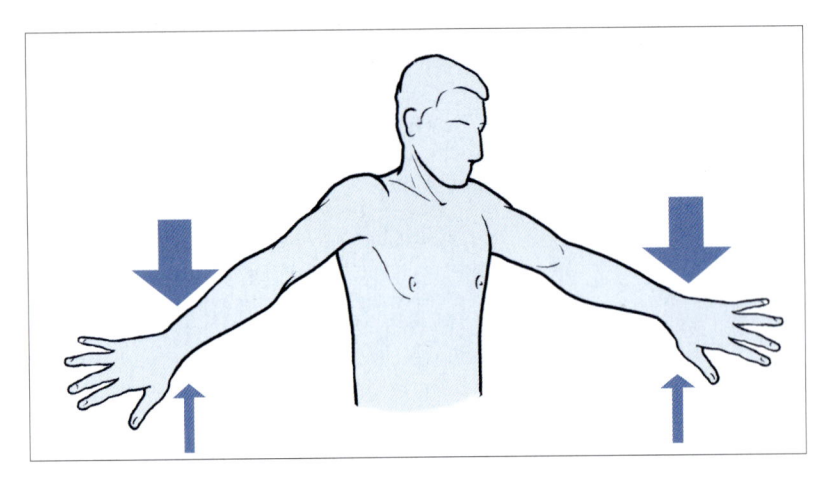

Abb. 4.12 Supraspinatustest nach Jobe.

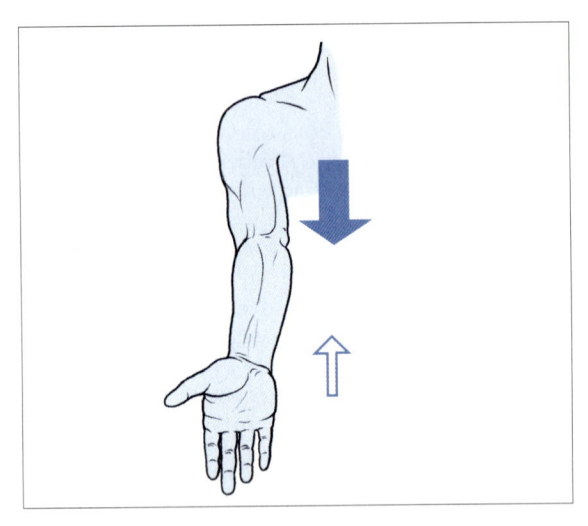

Abb. 4.13 Palm-up-Test/Speed-Test.

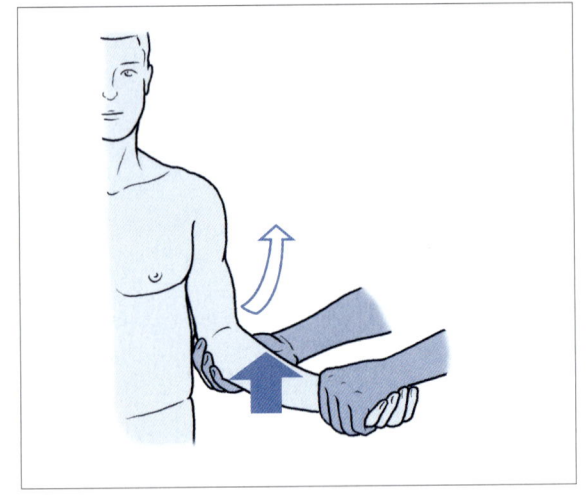

Abb. 4.14 Yergason-Test.

O'Brien-Test. Es handelt sich um einen Test vorwiegend für die SLAP-Läsionen: Aus ca. 90° Flexion und leichter Adduktion wird der innenrotierte Arm gegen Widerstand zu heben versucht (Abb. 4.15). Ein dabei auftretender Schmerz soll hinweisend für SLAP-Läsionen sein. Der Test ist auch bei ACG-Affektionen sowie bei medialem (korakoidalem) Impingement oft positiv, sodass diese durch andere Tests ausgeschlossen werden müssen.

Die vorgenannten Tests stellen einerseits isometrische Anspannungstests aus der Gelenkneutral- oder Mittelstellung dar, andererseits Tests aus verkürzten Muskelpositionen heraus. Ein Beispiel für eine mittlere Verkürzung stellt der Supraspinatustest nach Jobe dar, für eine endgradige Verkürzung der Lift-off-Test.

Für die Kraftmessung sind sicher Tests aus mittlerer oder sogar höhergradiger Verkürzung sensibler, wie sie z. B. auch in der sog. Applied Kinesiology progagiert werden (Walther 1988). Dabei kann man z. B. auch ARO/IRO aus jeweils 30° ARO/IRO oder sogar aus noch aus höhergradiger Verkürzung heraus testen. Tests aus muskelverkürzten Positionen nahe der Gelenkendstellung heraus werden auch als sog. Lag Signs bezeichnet (Hertel u. Mitarb. 1996). Dabei werden bei passiver Durchführung die Gelenke in die entsprechende endstellungsnahe Position gebracht und sollen dort gehalten werden. Für die Außenrotatoren kann man beide Arme aus Adduktion in die endgradige Außenrotation überführen und stellt bei Rotatorenmanschettendefekten fest, dass diese auf der betroffenen Seite nicht gehalten werden kann. Für den M. subscapularis kann man analog verfahren in Extension/Innenrotation (passiver Lift-off-Test).

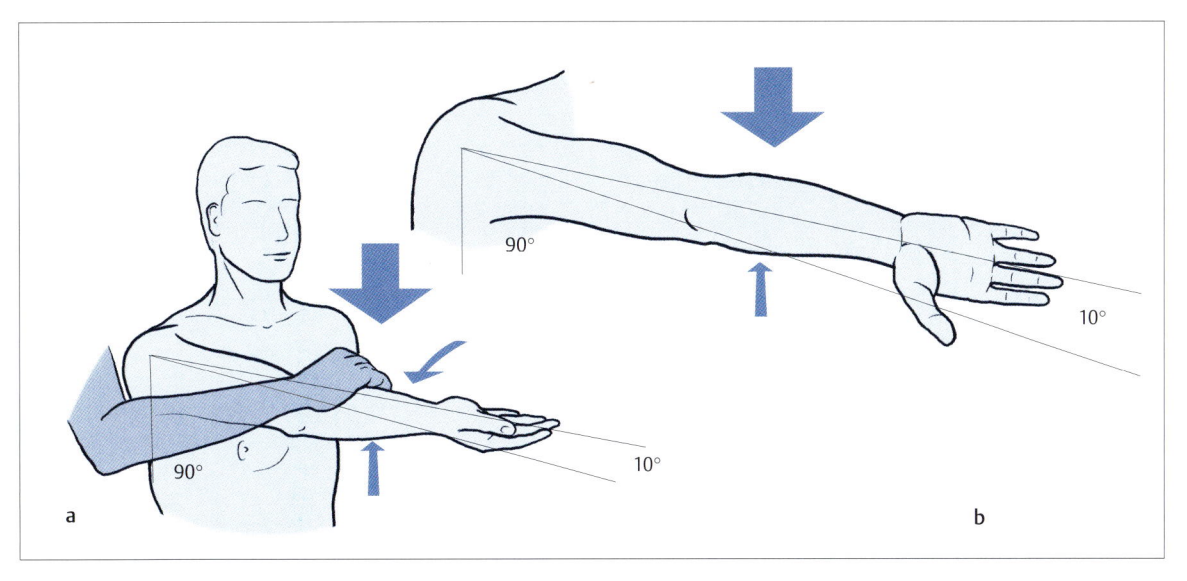

Abb. 4.15 a u. b O'Brien-Test. Der Test ist positiv für eine SLAP-Läsion, wenn bei Ausführung in maximaler Innenrotation des Armes ein Schmerz auftritt, der bei Außenrotation abnimmt oder verschwindet.

a In maximaler Außenrotation.
b In maximaler Innenrotation.

4.1.4 Kraftmessung

Gemessen werden sollte auf jeden Fall die Abduktion und Außenrotation als Minimalprogramm.

Die Kraftmessung kann einerseits manuell mit grober Orientierung an der Gegenseite erfolgen: Gleich, leicht abgeschwächt (ca. $2/3$ der Gegenseite), deutlich abgeschwächt (<$2/3$–$1/3$ der Gegenseite), weitgehend abgeschwächt (<$1/3$ der Gegenseite). Sie kann in einem Arbeitsgang bei den isometrischen Anspannungstests erhoben werden. Besser ist allerdings eine instrumentelle Kraftmessung, wie sie auch für den Constant-Score gefordert wird. Hierzu kann man entweder eine Federwaage benutzen oder besser ein elektronisches Messgerät wie z. B. den Isobex-Apparat (Abb. 4.16) oder das Mecmesin-Myometer (Abb. 4.16 b). Mit dem Isobex-Gerät werden elektronisch integriert isometrische Kräfte gemessen, wobei auch die während einer einstellbaren Messzeit von 3 oder 5 Sekunden auftretenden Oszillationen erfasst werden und in Form eines Minimal- und Maximalkraftwertes während der Messzeit ausgegeben werden.

Es hat sich bewährt, die Kraft bei isometrischer Anspannung im Seitenvergleich und auch in Relation zu den Antagonisten abzuschätzen. Es liegen Referenzwerte

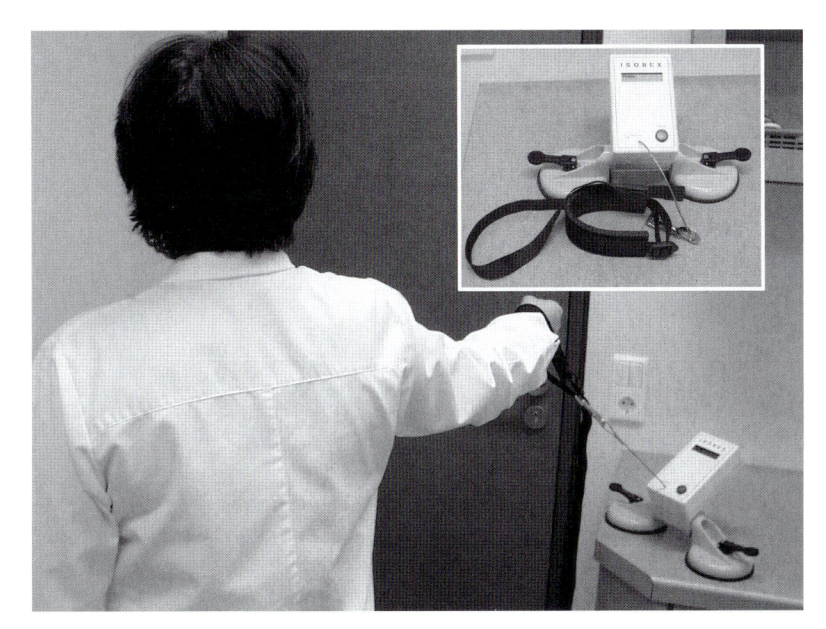

Abb. 4.16 a Isobex-Apparat.

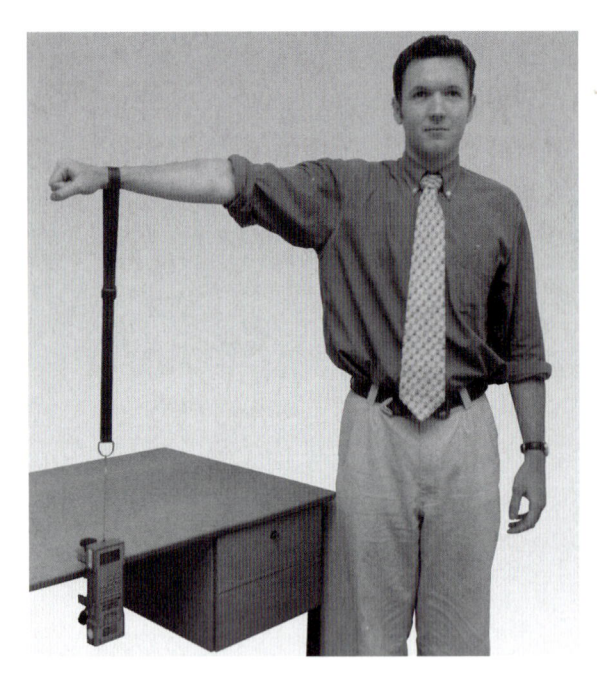

Abb. 4.16 b Mecmesin-Myometer.

in der Literatur vor (Magee 1997). Für die grobe Abschätzung der Kraft kann man davon ausgehen, dass bei isometrischer Testung die Abduktion ca. 50–70 % der Adduktionskraft erreichen muss. Die Flexionskraft sollte etwa 50–60 % der Abduktions- und Extensionskraft erreichen. Die Außenrotation sollte etwa 65–70 % der Innenrotation erreichen. Die horizontale Abduktion sollte etwa 70–80 % der horizontalen Abduktion betragen, gemessen mit der Skapulalängsachse als Referenzebene.

4.1.5 Impingementzeichen

Die Impingementzeichen sind passive Untersuchungsmanöver, bei denen das Schultergelenk mit rascher Bewegung in eine Stellung gebracht wird, in der die Kontaktphänomene am korakoakromialen Bogen ausgelöst werden. Da sie passiv erfolgen, fehlt die zentrierende Kraft der Rotatorenmanschette, und es wird leichter ein Irritationsphänomen durch kraniale Dezentrierung ausgelöst.

Weiter muss berücksichtigt werden, dass durch das Fehlen der skapulären Einstellbewegung die Bewegungsausmaße, bei denen Schmerzen auftreten, geringer sind als sie bei aktiver Bewegung zu erwarten wären. So entspricht ein positives Neer-Impingementzeichen bei ca. 60°–70° Flexion einer Gelenkstellung bei aktiver Flexion von ca. 80°–90°.

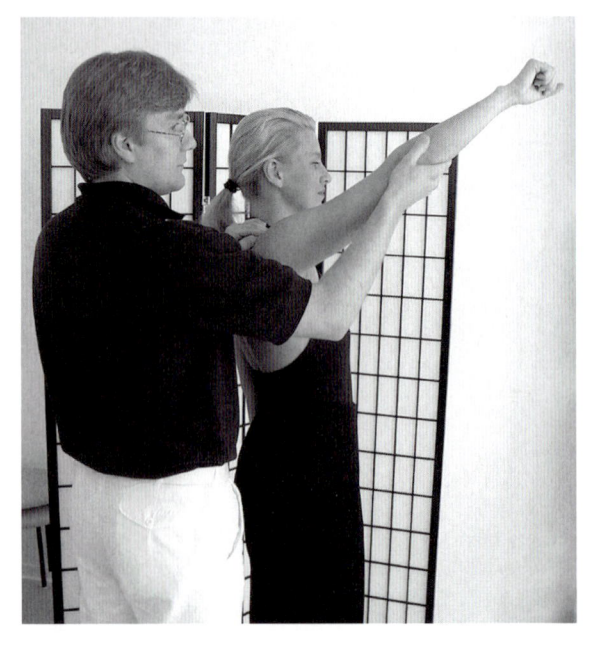

Impingementzeichen nach Neer. Der hängende Arm wird vom Untersucher in leichter Innenrotationsstellung abrupt flektierend gehoben (Abb. 4.17). Dabei wird in einem Sektor wie beim schmerzhaften Bogen ein Schmerz angegeben. Ein Schmerz unterhalb von etwa 45° entspricht dabei einer kapsulären Schmerzursache und kann nicht als Impingement klassifiziert werden. Es reicht die Flexion bis ca. 120°.

Der Arm sollte dabei nicht über 150° hochgerissen werden, um einen Endanschlags- oder Dehnungsschmerz intra- oder extraartikulärer Ursache nicht fälschlich als Impingement zu identifizieren. Es wird in der Literatur vereinzelt versucht, den Test durch Ausführung in unterschiedlichen Innenrotationsstellungen des Arms und in skapulärer Abduktion oder frontaler Elevation weiter zu differenzieren. Wissenschaftliche Daten hierzu liegen allerdings nicht vor.

Der Test setzt zur Beurteilung eine aktive Flexionsfähigkeit von mindestens 120° voraus. Andernfalls ist er wertlos.

Impingementzeichen nach Hawkins/Kennedy. Der Test wird in der Literatur in unterschiedlichen Versionen präsentiert: Einerseits in Flexion des Unterarms von ca. 90° und in Neutralrotationsstellung gebeugtem Ellenbogen (Abb. 4.18). Aus dieser Stellung heraus wird ein rasches, passives Innenrotationsmanöver vorgenommen. Die zweite Variante ist die Abduktion in Schulterblattebene, aus der heraus die Innenrotation vorgenommen wird und wird z. T. auch als Impingementzeichen nach Jobe bezeichnet.

Der Test fällt (vor allem im Schmerzgrad) häufig abweichend zum Neer-Zeichen aus, woraus manche Unter-

Abb. 4.17 Impingementzeichen nach Neer.

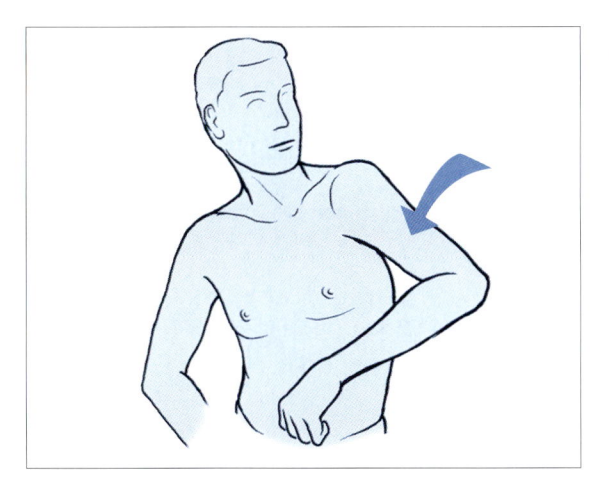

Abb. 4.18 Impingementzeichen nach Hawkins und Kennedy.

sucher ableiten, dass sie bestimmte Lokalisationen des Impingements am korakoakromialen Bogen (mehr akromial bzw. mehr ligamentär oder korakoidal) oder an bestimmten Sektoren der Rotatorenmanschettenoberfläche besser differenzieren können. Wissenschaftliche Daten hierzu liegen nicht vor.

Verbeugungstest nach Kölbel. Der Test dient dazu, unspezifisch positive von tatsächlich positiven Neer-Zeichen zu differenzieren: Der Patient beugt sich mit dem Oberkörper weit vor und lässt die Arme hängen. Dabei wird unter Schwerkraftzug eine Flexion von ca. 60° oder höher erreicht. Ein kapsulärer Dehnungsscherz persistiert, ein Impingementzeichen verschwindet oder fällt deutlich schwächer aus, da die subakromialen Strukturen durch den Schwerkraftzug am Arm entlastet sind.

Schmerzhafter Bogen. Der schmerzhafte Bogen ist das aktive Äquivalent zu den Impingementzeichen (Abb. 4.**19**). Da sowohl eine aktive Zugbelastung der Sehnen vorliegt wie ein Passieren des Impingementsektors, kann davon ausgegangen werden, dass dabei sowohl Tendopathie- wie Impingementkomponenten überprüft werden. Klassischerweise wird der schmerzhafte Bogen in der Frontalebene überprüft. Sinnvollerweise sollte er in der Skapulaebene und ggf. auch in der Sagittalebene überprüft werden. Als positiv können dabei Schmerzen etwa zwischen 50° und 120° Armhebung gewertet werden. Bei stark eingesteiften Schultern ist der Test wertlos.

Armfalltest und umgekehrter schmerzhafter Bogen. Der passiv durch den Untersucher in Schulterblattebene auf etwa 150° erhobene Arm wird aktiv vom Patienten heruntergelassen (Abb. 4.**20**). Bei großen, biomechanisch relevanten Rotatorenmanschettendefekten tritt dann ein abruptes Herabfallen des Arms in einem bestimmten Sektor auf, wenn die Funktionseinheit von Deltamuskel und Rotatorenmanschette nicht mehr in der Lage ist, den Arm

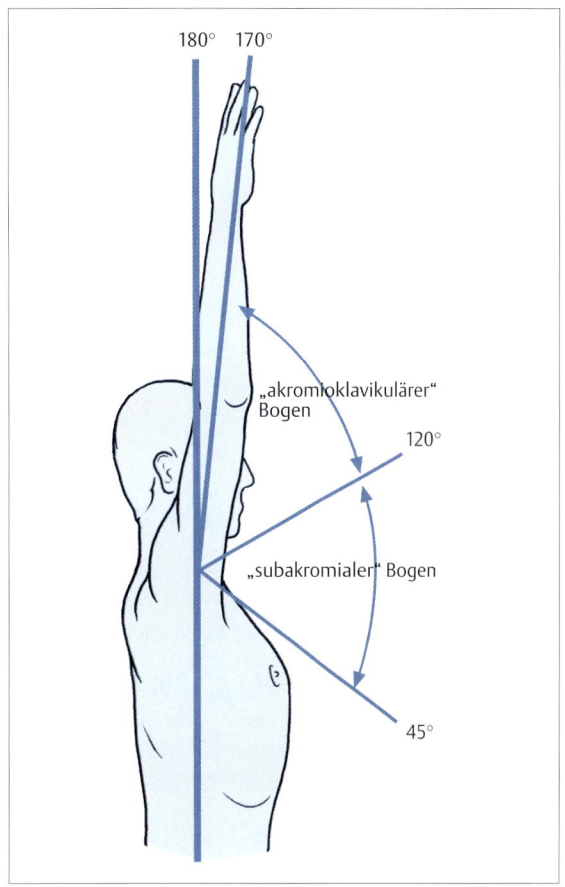

Abb. 4.19 Schmerzhafter unterer (subakromialer) und oberer (akromioklavikulärer) Bogen.

zu stabilisieren. Bei intakter Rotatorenmanschette oder nur kleinen Defekten tritt dabei sektoriell ein Schmerz auf. Da es Situationen gibt, wo die isometrischen Anspannungstests noch ausreichende Kraft nahe legen, trotzdem aber der Armfalltest positiv ist, sollte der Untersucher sicherstellen, dass er den Arm auffangen kann, da das abrupte Herunterfallen des Arms sehr schmerzhaft sein kann.

Die exzentrische Belastung beim Herablassen des Arms ist eine stärkere Gewebeprovokation als die konzentrische bei der Armhebung. Deshalb fällt der umgekehrte schmerzhafte Bogen oft auch positiv aus, wenn der klassische schmerzhafte Bogen negativ ist.

4.1.6 Gelenkspiel

Das sog. Gelenkspiel wird mit den **Translationstests** geprüft. Es handelt sich dabei um die in der manuellen Medizin als Gelenkspiel bezeichneten, nicht willkürlich durchzuführenden Bewegungen parallel zu den Gelenkflä-

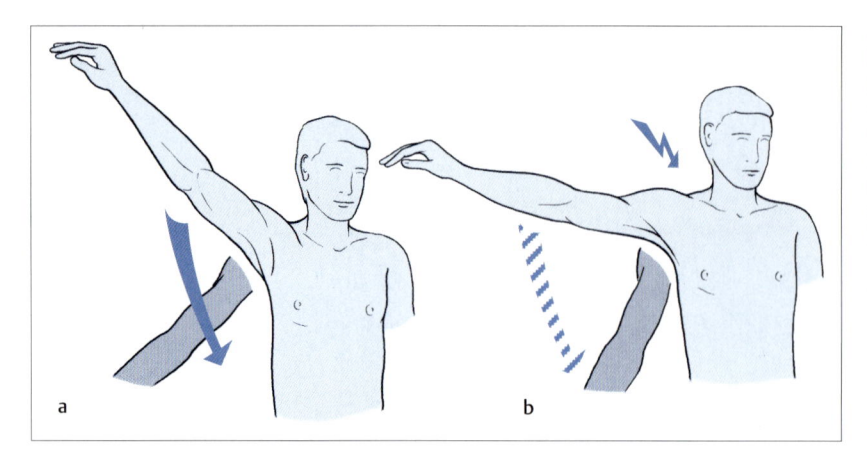

Abb. 4.20 Armfalltest und umgekehrter schmerzhafter Bogen: Beim positiven Armfalltest kann der passiv erhobene Arm beim Absenken in einem bestimmten Sektor nicht mehr gehalten werden. Beim umgekehrten schmerzhaften subakromialen Bogen gibt der Patient beim Durchlaufen des Sektors von ca. 120° bis ca. 45–60° einen Schmerz an.

chen. Gelenkphysiologisch handelt es sich dabei um ein Gleiten ohne angulären Bewegungsausschlag. Diese Untersuchungen werden in der Entspannungsposition des Gelenks durchgeführt, in der die Bänder die geringste Spannung zeigen und die damit nicht verwrungene Kapsel das größte Volumen aufweist. Diese Stellung beträgt am Schultergelenk etwa 45°– 55° Abduktion in Skapulaebene. Die Translationstests dienen sowohl dazu, verringertes Gelenkspiel bei bewegungseingeschränkten Schultern festzustellen wie auch der Dokumentation gerichteter oder allgemeiner Laxität.

Bei der **vorderen Translation** (Abb. 4.21) wird von dorsal ein anterior gerichteter Druck ausgeübt und die ventrale Translation beurteilt. Das Schulterblatt muss gegen eine Rotation um den Thorax gesichert werden.

Bei der **hinteren Translation** (Abb. 4.22) wird von ventral ein dorsal gerichteter Druck ausgeübt und die dorsale Translation beurteilt.

Die **dorsale Translation** ist normalerweise immer größer als die ventrale. Nach dorsal kann der Kopf um bis zu ca. 50% des Durchmessers verschoben werden, nach ventral um weniger als 25%. Die dorsale Translation ist bei subakromialen Affektionen mit Bewegungseinschränkung

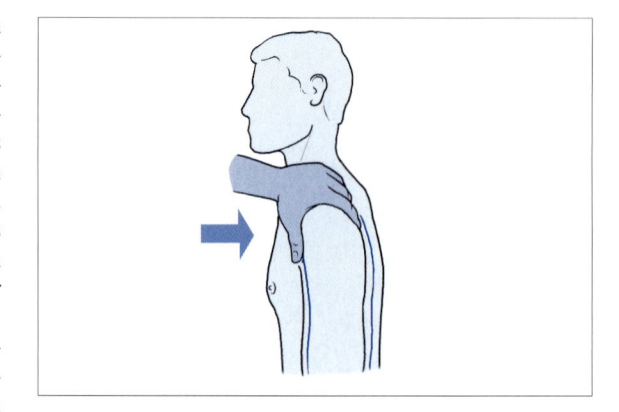

Abb. 4.22 Hintere Translation (Fukuda-Test).

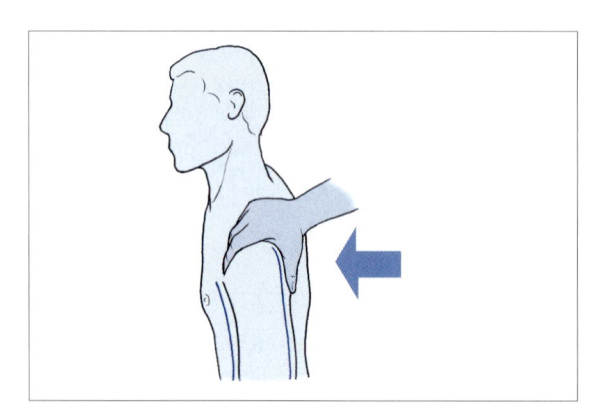

Abb. 4.21 Vordere Translation (Leffert-Test).

und Verkürzung von Außenrotatoren und hinterer Kapsel in der Regel eingeschränkt.

Aus der Ausgangsstellung von laterokranial über dem proximalen Humerus wird eine kaudal-medial gerichtete Kraft ausgeübt und dabei die **untere Translation** beurteilt. Sie ist bei stark eingesteiften Schultern jeglicher Ätiologie in der Regel stark vermindert oder aufgehoben.

Bei allgemeiner Gelenklaxität oder unterer Instabilität tritt bei Längszug am Arm das sog. **Sulkuszeichen** (Abb. 4.23) auf, eine Einsenkung im Relief des Deltamuskels neben und unter dem Akromion durch den tiefer tretenden Humeruskopf. Der Test wird am stehenden oder sitzenden Patienten ausgeführt. Unter Fixation der Skapula durch aufgelegte Hand, die eine Lateralkippung hemmen soll, wird ein dosierter Zug am hängenden Arm (z. B. am Ellenbogen) ausgelöst, der nicht zu abrupt erfolgen darf. Sonst wird der Deltamuskel aktiviert und der Test u. U. falsch negativ. Bei positivem Ausfall durch erhöhte untere Translatierbarkeit zeigt sich prä- und paraakromial eine rinnenartige Gewebeeinziehung. Deshalb der Name Sulkustest, der nichts mit dem Sulcus bicipitalis zu tun hat. Falls der Patient nicht gut entspannt und der Verdacht auf einen falsch-negativen Testausfall vorliegt kann der

4.1.7 Instabilitätszeichen

Da die glenohumerale Stabilität beurteilt werden soll, ist bei allen Tests darauf zu achten, dass eine adäquate Stabilisierung oder zumindest Lagekontrolle des Schulterblatts erfolgt. Dies geschieht durch manuelle Fixierung bei Untersuchung im Sitzen, ggf. auch durch Untersuchung im Liegen bei einigen Tests.

Vorderer Apprehensionstest. Der Arm wird kontrolliert und in harmonischer Bewegung aus 90° Abduktions- und Rotationsneutralstellung in die Außenrotationsstellung von 90° überführt (Abb. 4.24). Dabei liegt die eine Hand des Untersuchers auf der Schulterhöhe, und der 2. und 3. Finger erreichen die Pars clavicularis des Deltamuskels und die Pars clavicularis des Pectoralis-major-Muskels. Der Daumen der anderen Hand drückt von dorsal auf den Humeruskopf, um ihn nach ventral zu translatieren. Der Test ist positiv, wenn eine abrupte muskuläre Anspannung auftritt, die entweder eine weitere außenrotatorische Bewegung hemmt oder aber mit den Fingern auf dem Deltamuskel und dem Pectoralis-major-Muskel deutlich fühlbar wird. Es kann auch eine deutliche, u. U. von einem Schnappen oder Klicken begleitete ventrale Translation oder in Extremfällen sogar eine Subluxation eintreten. Als positiv wird auch ein dorsal lokalisierter Schmerz durch Kapseldehnung angegeben.

Wirkungsmechanismus: Die kombinierte Abduktion und Außenrotation führt zu einer ventralen Translationstendenz des Humeruskopfs, die normalerweise durch die Verwringung des ventrokaudalen Kapselapparats begrenzt wird. Die dabei ausgelöste Rezeptoraktivierung steuert die neuromuskuläre Stabilisierung des Gelenks. Bei intaktem Kapsel-Band-Apparat führt diese Kombinationsbewegung deshalb zu einer geringen reaktiven Dorsaltranslation des Humeruskopfs. Bei Läsion oder Ausweitung des ventralen

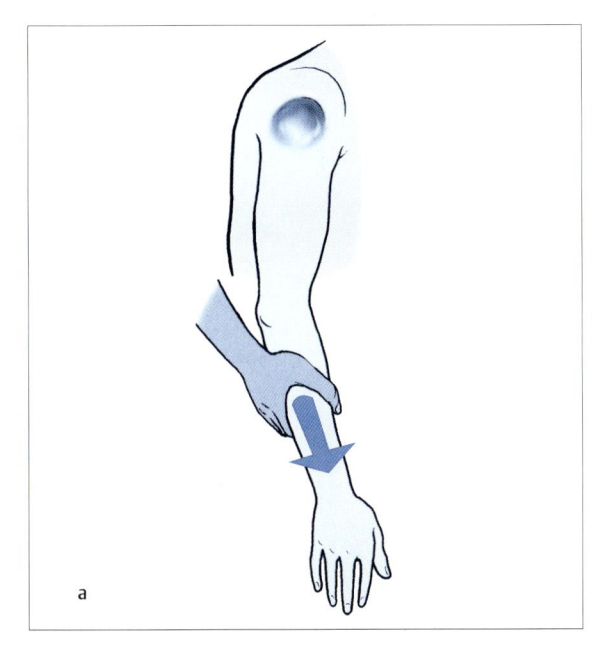

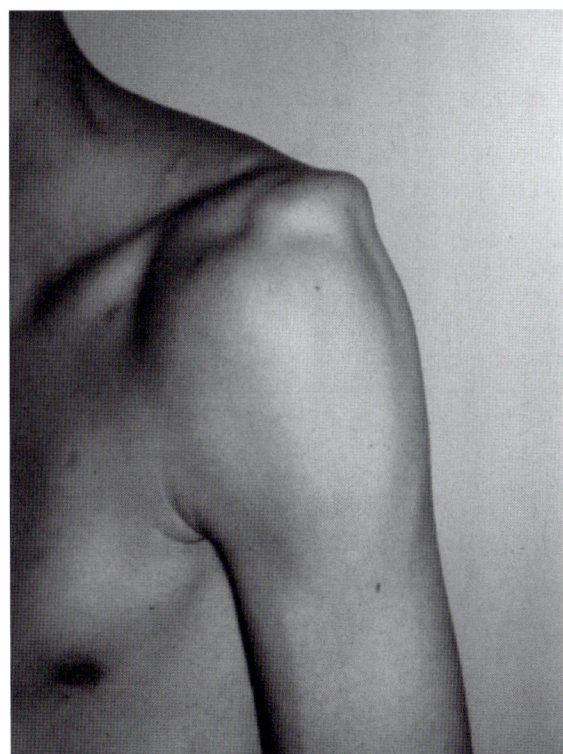

Abb. 4.23 a Längszug am Arm.
b Sulkuszeichen.

Test aus Vorneigung des Rumpfes wiederholt werden. Ein Schmerz beim Sulkustest ist ein Hinweis auf eine Labrum-Kapsel-Läsion.

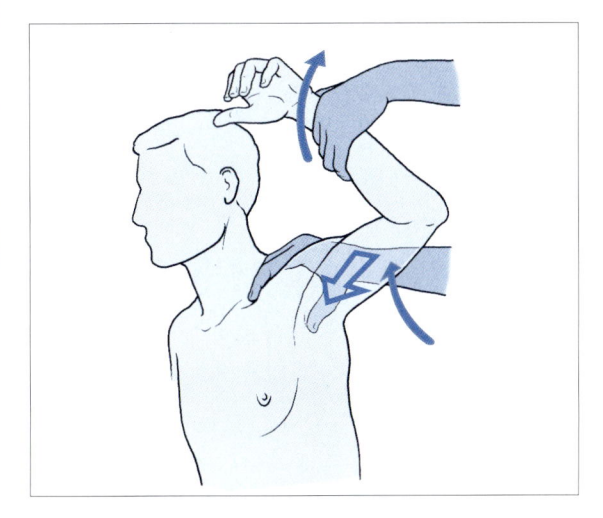

Abb. 4.24 Vorderer Apprehensionstest.

Kapsel-Labrum-Komplexes kommt es bei der dadurch möglichen anterioren Hypertranslation relativ plötzlich zu einer Kapselanspannung mit resultierender abrupter Muskelanspannung. Der dorsale Schmerz entsteht wahrscheinlich durch eine Dehnungsirritation der dorsalen Kapsel bei der vermehrten ventralen Humeruskopftranslation.

Bei einer Abduktionsstellung von 90° werden vorwiegend die Strukturen im Bereich des unteren glenohumeralen Bandes und des unteren Rezessus angespannt. Zur Feindifferenzierung kann der Test noch bei 60° Abduktion (vorwiegend Anspannung im Bereich des mittleren glenohumeralen Bandes) und 120° Abduktion (Anspannung des unteren Rezessus) wiederholt werden.

Der Test kann durch direkten Daumendruck auf empfindliche dorsale Kapselstrukturen u. U. eine Schmerzreaktion auslösen, die ihn schwer interpretierbar macht. Die Autoren favorisieren dann eine Variante, bei der der ventral gerichtete Schub mit der flachen Hand unmittelbar distal des Humeruskopfs aufgebracht wird (Abb. 4.25).

Hinterer Apprehensionstest. Posteriore Instabilitäten werden mit dem hinteren Apprehensionstest erfasst (Abb. 4.26). Der Arm wird bei stehendem Patienten aus hängender Stellung in ca. 90° Flexion und Innenrotation gebracht und dabei in der Oberarmlängsachse nach dorsal geschoben bei gleichzeitigem Widerlager der anderen Hand auf dem Schulterblatt. Der Daumen kann dabei auf dem Humeruskopf liegen. Der Test ist positiv mit unwillkürlicher Anspannung, ggf. Angabe von Schmerz oder Unbehaglichkeitsgefühl. Zusätzlich kann mit dem Daumen die dorsale Translation palpiert werden, die verschwindet, wenn man den Oberarm horizontal abduziert.

Fulcrumtest (Jerk-Test). Bei inkonsistentem Ausfall des Apprehensionstests kann der Fulcrumtest durchgeführt werden (Abb. 4.27). Es wird in Rückenlage des Patienten das übliche 90°/90° Apprehensionsmanöver ausgeführt. Dabei liegt eine Hand des Untersuchers als eine Art Hypomochlion unter der Schulter und vermehrt damit die anteriore Translation des Humerus. Subtile Instabilitäten können damit erfasst werden in Form einer Apprehensi-

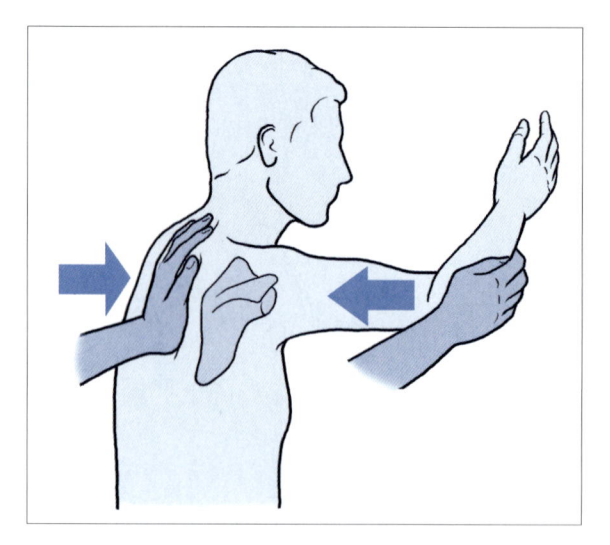

Abb. 4.26 Hinterer Apprehensionstest.

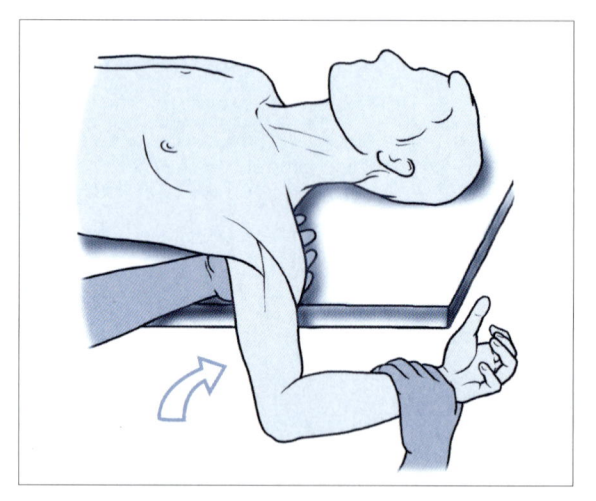

Abb. 4.27 Fulcrumtest.

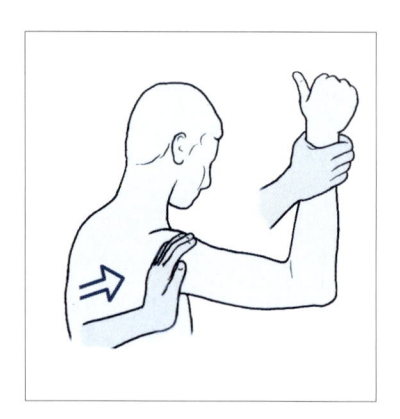

Abb. 4.25 Modifizierter vorderer Apprehensionstest.

onsreaktion, ggf. auch Subluxation und Schmerz. Der Test ist falsch positiv, falls nur eine Schmerzreaktion auftritt, z. B. bei Affektionen der langen Bizepssehne und der Rotatorenmanschette, deren endgradige Verwringung Schmerzen auslösen kann. Auch posterosuperiorer Kontakt zwischen der Unterfläche der Rotatorenmanschette (z. B. mit einer Partialruptur) und dem oberen hinteren Glenoidrand kann zu einer positiven Testreaktion führen. Der Fulcrumtest kann ein klassisches Impingement auslösen durch die gegen den korakoakromialen Bogen gerichtete Kraft des Hypomochlions. In diesen Fällen bestehen fast immer auch positive Impingementzeichen.

Load-and-Shift-Test nach Hawkins. Der Test erfolgt anlog zu den am liegenden Patienten ausgeführten Translationstests. Der Unterschied ist, dass hier am sitzenden Patien-

ten mit hängendem Arm untersucht wird und gleichzeitig durch manuellen Druck von lateral eine gewisse stabilisierende Gelenkvorkompression ausgeübt wird (Abb. 4.28). Aus dieser Stellung heraus werden dann die vordere und hintere Translation untersucht, die nach Hawkins graduiert werden (Abb. 4.29):
- Grad I. Translation: 0–25 % des Kopfdurchmessers,
- Grad II. Translation des Kopfs bis auf den Glenoidrand (>25–50 % Kopfdurchmesser),
- Grad III. Translation über den Glenoidrand hinaus mit Luxation. Spontane Reposition, wenn die laterale Kompressionskraft nachgelassen wird,
- Grad IV. Translation über den Glenoidrand hinaus mit kompletter Luxation, die durch ein ärztliches Manöver reponiert werden muss.

Der Load-and-Shift-Test kann noch weiter differenziert werden durch Einnahme von Rotationsstellungen: In Innenrotation sollte die posteriore Translation sehr gering werden, in Außenrotation die anteriore. Der Load-and-Shift-Test ist auch als Narkoseuntersuchung sehr aufschlussreich und gibt dann wertvolle Informationen über den Anteil der kapsulären Laxizität am Ausmaß der Instabilität.

Repositionstest (relocation test nach Jobe u. Moynes). Am liegenden Patienten wird das 90°/90° Apprehensionsmanöver ausgeführt (Abb. 4.30). Dabei wird jedoch durch Schub von ventral der Humeruskopf passiv dorsalisiert. Eine beim klassischen Apprehensionstest oder auch im Fulcrumtest ausgelöste Reaktion sollte nun negativ ausfallen und damit die Instabilität bestätigen. Ein Schmerz durch kapsulotendinöse Verwringung (z.B. bei Tendinitis einer Rotatorensehne oder der langen Bizepssehne) bleibt unbeeinflusst. Der Test dient also der Absicherung der durch den Apprehensionstest gestellten Instabilitätsdiagnose. Er hilft auch, beim sog. oberen Impingement eine Differenzierung zur Instabilität durchzuführen. Falsch positive Testaussagen können vorliegen, wenn z.B. beim Apprehensionstest ein (internes) posterosuperiores Impingement zu einem positiven Ergebnis geführt hat. In diesem Fall kann der Relocationtest das Kontaktphänomen verhindern oder vermindern und fälschlich eine Instabilität nahe legen. Bei Patienten mit Bewegungseinschränkung vor allem durch kontrakte hintere Kapsel und verkürzte Außenrotatoren führen die forcierte Abduktion und Außenrotation zu einer diagonalen Bewegung in Richtung auf das korakoakromiale Band und die vordere Akromionkante und kann dort ein Impingementphänomen auslösen, das fälschlich als positives Apprehensionszeichen gedeutet wird. Der Relocationtest führt dann zu einem Verschwinden oder einer Verminderung des Symptoms, da durch die passive Dorsalisierung des Kopfs das Kontaktphänomen eliminiert wird.

Hyperabduktionstest nach Gagey (Gagey u. Gagey 2001). Der Test gilt als spezifisch für die Intaktheit oder ggf. Elongation und Laxität des unteren glenohumeralen Bandes. Der Arm wird in Neutralrotation bei passiv manuell fixierter Skapula passiv in Frontalebene abduziert

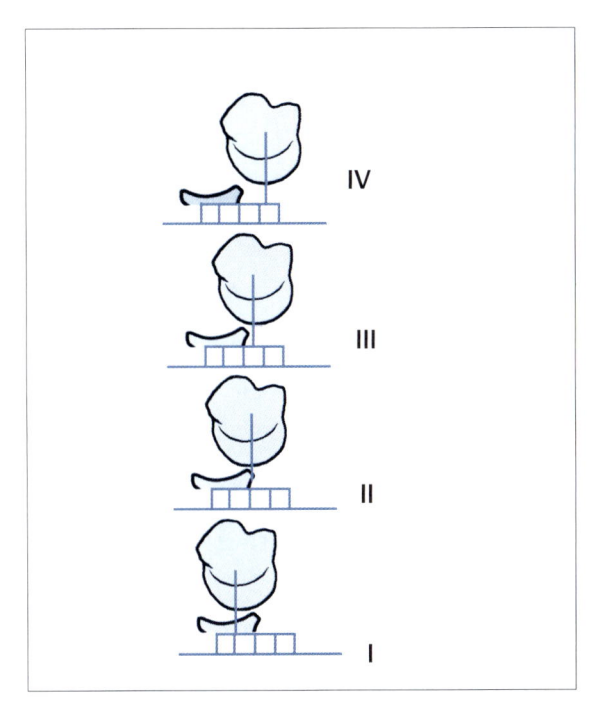

Abb. 4.29 Graduierung des Load-and-Shift-Tests nach Hawkins.
Grad I: Translation um bis zu 25‰
Grad II: Translation um ca. 25–50 % des Kopfdurchmessers bis zum Pfannenrand mit spontaner Reposition.
Grad III: Translation bis zur Luxation über den Pfannenrand hinaus mit spontaner Reposition.
Grad IV: Translation bis zur Luxation und ohne spontane Reposition.

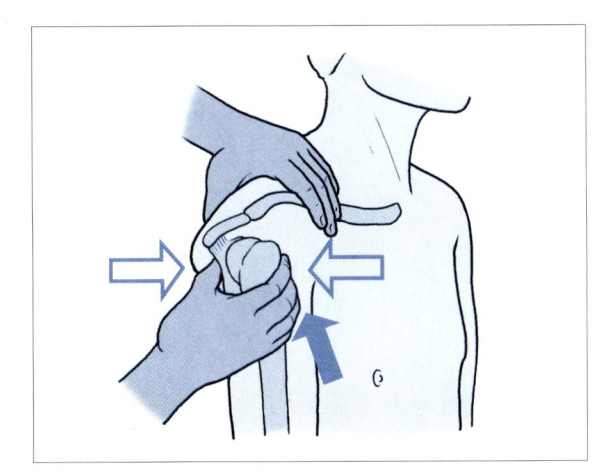

Abb. 4.28 Load-and-Shift-Test nach Hawkins: Die Translation wird unter lateraler Vorkompression des GH-Gelenks durchgeführt.

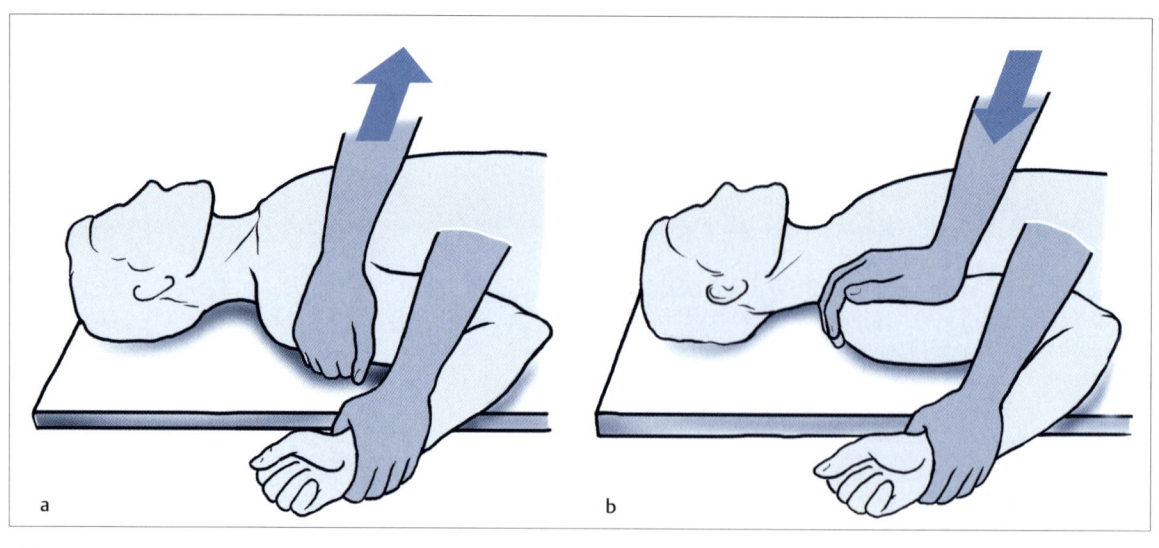

Abb. 4.30 Repositionstest (relocation test) nach Jobe und Moynes

(Abb. 4.**31**). Bei Gesunden ohne Gelenklaxität gelingt dies bis 90–95°. Bei vorliegender Gelenklaxität sind Werte zwischen 100 und 110° möglich. Bei anteroinferiorer Instabilität sind Werte über 100° beim Fehlen sonstiger Zeichen allgemeiner kontitutioneller Laxität pathologisch. In etwa 15% werden Apprehensionsphänomene ausgelöst, sodass der Test nicht verwertbar ist. Die Sensitivität des Tests liegt bei ca. 70%.

Der Wert des Tests liegt darin, dass er offensichtlich spezifisch das untere glenohumerale Band beurteilen lässt und nicht nur ein globaler Instabilitätstest ist.

Instabilitätszeichen des AC-Gelenks. Es wird dabei die relative Verschiebung der lateralen Klavikula gegen die Skapula beurteilt, wobei als Skapulareferenzstruktur das Akromion dient.

Die vertikale Klavikulaverschieblichkeit prüft man durch Fingerdruck auf die laterale Klavikula (Abb. 4.**32**). Wenn ein deutlich hochstehendes laterales Klavikulaende

Abb. 4.31 Hyperabduktionstest nach Gagey.

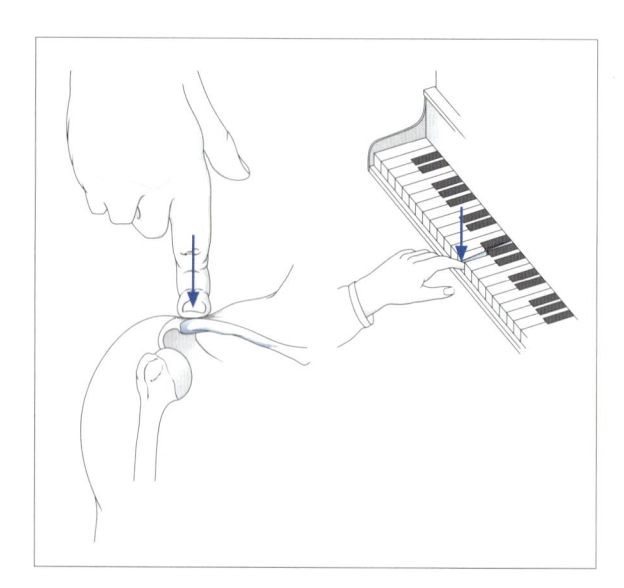

Abb. 4.32 Klaviertastenphänomen.

4.1.8 Zeichen der Gelenkirritation

Zeichen der AC-Gelenkirritation. Das erkrankte oder verletzte AC-Gelenk zeigt fast immer einen lokalen und eng umschriebenen Palpationsschmerz über dem Gelenk.

Der **horizontale Adduktionstest** (Kompressionstest) (Abb. 4.34) mit passiver, forcierter horizontaler Adduktion ist sehr sensibel, aber nicht sehr spezifisch: Er fällt falsch positiv aus bei Verkürzung der Außenrotatoren und/oder der hinteren Kapsel sowie bei korakoidal und medial-ligamentär betontem Impingement.

Der **Adduktions-Widerstandstest** (Abb. 4.35) hat sich nach Sallay und Misamore als sensitiver als der horizontale Adduktionstest erwiesen. Seine Spezifität ist nicht untersucht. Dabei drückt der Untersucher forciert den um 90° flektierten Arm gegen den Widerstand des Untersuchten in die Adduktion.

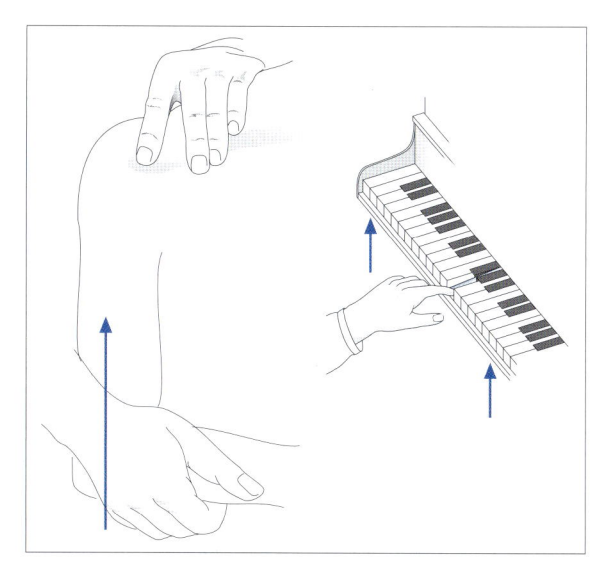

Abb. 4.33 Umgekehrtes Klaviertastenphänomen.

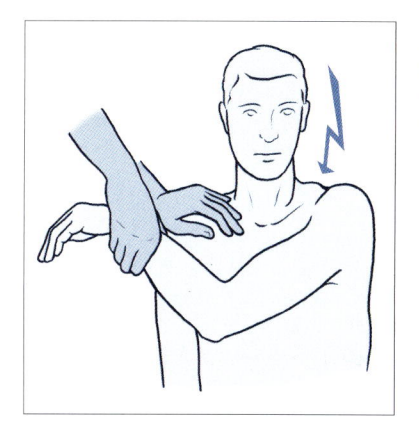

Abb. 4.34 Horizontaler Adduktionstest (Cross-over-Test).

mit diesem Manöver reponiert werden kann, spricht man vom Klaviertastenphänomen. Sehr viel leichter auszulösen ist allerdings das umgekehrte Klaviertastenphänomen: Man hebt am Ellenbogen den gesamten Schulterarmkomplex an, reponiert damit das Schultereckgelenk und erreicht zusätzlich eine schmerzlindernde mechanische Entlastung bei diesem Manöver (Abb. 4.33).

Zur Prüfung der horizontalen Klavikulaverschieblichkeit wird mit einer Hand das Akromion so umfasst, dass der Zeigefinger die laterale Kontur umgreift und der Daumen auf der Spina scapulae liegt. Die Handfläche mit den restlichen Langfingern liegt dabei auf dem Deltamuskel. Mit Daumen und Zeigefinger der anderen Hand wird die laterale Kavikula horizontal verschoben. Normalerweise ist nur ein geringes Gelenkspiel von wenigen Millimetern möglich.

Instabilitätszeichen des SC-Gelenks. Bei Instabilität des SC-Gelenks ist meist schon in Ruhe eine ventrale Prominenz der medialen Klavikula gegenüber dem Sternum sichtbar. Je nach Art und Ausmaß der Instabilität gelingen oft eine Reposition oder Verstärkung der Subluxationsstellung bei verschiedenen Manövern des Schultergürtels, z. B. aktive oder passive direkte Retraktion des Schulterblatts oder indirekte Retraktion durch horizontale Abduktion des Arms aus 90° skapulärer Abduktion (s. Abb. 4.36).

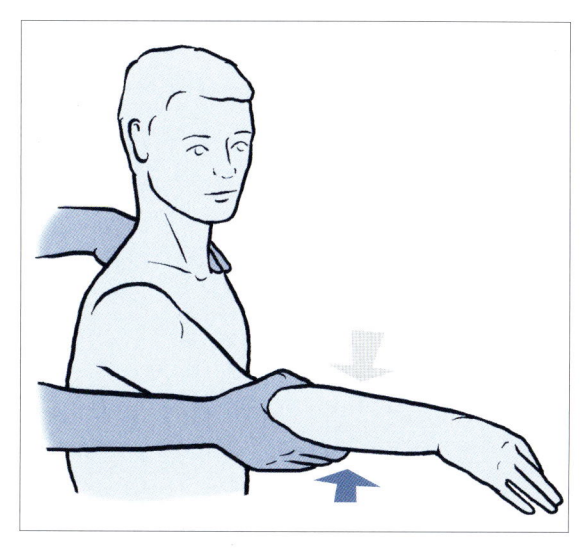

Abb. 4.35 Adduktions-Widerstandstest.

Nach Buchberger (1999) ist der **ACG-Differenzierungstest** besonders geeignet, ACG-Affektionen von subakromialem Impingement zu differenzieren: Der Untersucher drückt im lateralen Klavikuladrittel nach kaudal. Mit der anderen Hand wird der adduzierte und leicht außenrotierte Arm forciert flektiert. Ein dabei auftretender Schmerz soll spezifisch für das ACG sein.

Neben der Kompression kann auch die Distension des Gelenks als Provokation benutzt werden. Hierzu dient der **horizontale Abduktionstest** (Abb. 4.36): Der in Schulterblattebene 90° erhobene Arm wird passiv weiter nach dorsal gezogen. Es ist dabei auf eine leichte Innenrotation der Schulter zu achten, um nicht einen Pectoralis-major-Dehnungsschmerz auszulösen.

Jenseits von ca. 120° Armhebung kommt es zur zunehmenden Kraftübertragung im AC-Gelenk (Abb. 4.37). Hierdurch wird bei AC-Gelenkaffektionen Schmerz provoziert (**hoher schmerzhafter Bogen**). Der Test ist aktiv wie passiv ausführbar. Bei passiver Ausführung wird er oft erst bei forcierter Abduktion von über 170° positiv.

Eine hypertrophe AC-Arthrose mit kaudalen Spornen kann in dieser endstellungsnahen Position des Schulterhauptgelenks auch zu einem sog. **oberen Impingement** führen, sodass zur Differenzierung ggf. neben einer intraartikulären ACG-Injektion und der klassischen subakromialen Injektion auch eine subartikuläre Injektion unter das AC-Gelenk erforderlich ist (s. u.).

Zeichen der SC-Gelenkirritation. Ein irritiertes SC-Gelenk ist fast immer bei lokaler Palpation schmerzhaft.

Oft tritt ein lokaler Schmerz bei aktiver Hebung des Schultergürtels und Bewegung im SC-Gelenk auf. Analog zum AC-Gelenk kann ein **horizontaler Adduktionstest** als Kompressionstest und ein horizontaler Abduktionstest als Distensionstest des Gelenks durchgeführt werden.

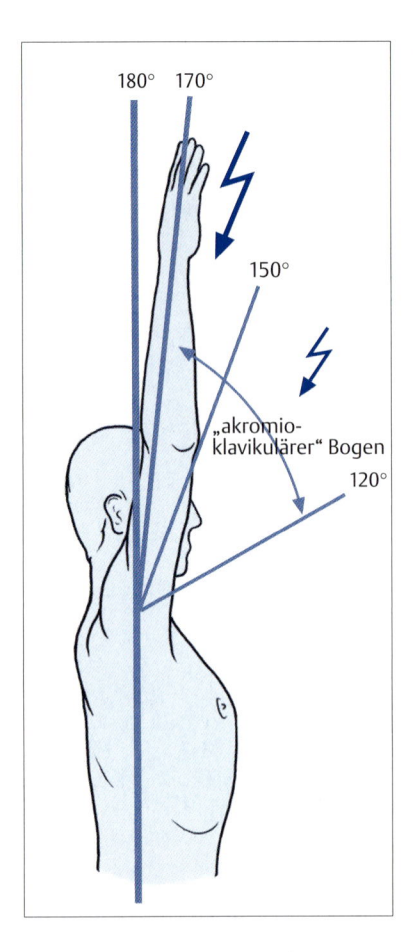

Abb. 4.37 Schmerzhafter oberer (akromioklavikulärer) Bogen.

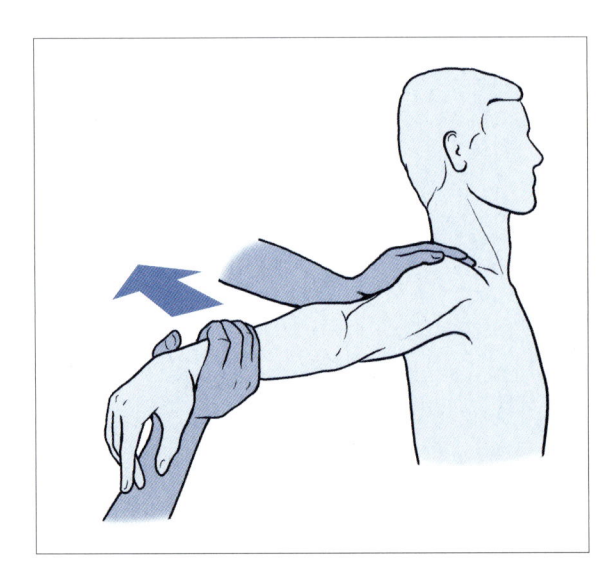

Abb. 4.36 Horizontaler Abduktionstest.

4.1.9 Palpationszeichen

Es wird mit zunächst sanftem Druck eine zunehmende Gewebeirritation durch ansteigenden Fingerdruck mit leichten Rotations- und Friktionsbewegungen des Fingers ausgeübt (Abb. 4.38). Irritierte Strukturen reagieren dabei regelmäßig mit einer Schmerzreaktion.

An Muskeln werden dabei der Grundtonus sowie eine evtl. Druckschmerzhaftigkeit registriert. Standardmäßig sollten der M. trapezius und der M. sternocleidomastoideus sowie der M. pectoralis major untersucht werden.

Triggerpunkte im Supra- und Infraspinatusmuskel sind häufig, in der Mehrzahl aber nicht hinweisend auf eine lokale Schulterproblematik, sondern vielmehr auf HWS-Affektion. Bei Kompressionssyndromen des N. suprascapularis fällt oft eine besondere Druckschmerzhaftigkeit der Spinatimuskeln auf.

An der Rotatorenmanschette werden die Insertionszonen sequenziell palpiert.

Bei Rotationsneutralstellung und leichter Extension des Gelenks trifft man präakromial ventral auf die Supraspinatussehne, weiter medial davon auf die Intervallzone mit der langen Bizepssehne. Ein Druckschmerz paraakromial lateral findet sich bei Infraspinatussehnenbeteiligung.

Durch zunehmende Innenrotation kann man den Infraspinatusansatz auch präakromial eindrehen und an der Stelle palpieren, wo sich der Supraspinatusansatz in der Neutralrotation unter dem Deltamuskel befand. Der Effekt wird noch verstärkt durch Extension des Gelenks. Anstelle der Palpation an verschiedenen prä- und paraakromialen Punkten hat es sich deshalb bewährt, am selben präakromialen Punkt zu palpieren und dabei die Rotationsstellung zu variieren. Bei Außenrotation kann man dann auch die lange Bizepssehne und den Oberrand des M. subscapularis erreichen. Alternativ ertastet man das Tuberculum minus und findet unmittelbar medial davon den Subskapularisansatz.

Dorsal-infraakromialer Druckschmerz über Infraspinatusansatz und Kapsel findet sich oft als unspezifisches Zeichen bei vorderen Instabilitäten.

An der langen Bizepssehne sollte palpatorisch auf Druckschmerz intraartikulär (supratuberkulär) und im Sulcus bicipitalis untersucht werden.

Ein Druckschmerz der Subskapularissehne wird medial des gut tastbaren Tuberculum minus ausgelöst.

Am AC-Gelenk wird von kranial sowie an den Vorder- und Hinterkanten des Gelenkspalts palpiert. Vor allem der hintere Gelenkspalt ist bei ACG-Affektionen oft schmerzhaft. Zudem wird der AC-Gelenk-Verschiebeschmerz bei horizontaler Verschiebung der lateralen Klavikula unter gleichzeitiger Fixierung des Schulterblatts geprüft. Dabei erhält man zusätzlich Informationen über die horizontale Translatierbarkeit.

Am SC-Gelenk wird ebenfalls auf Schmerz bei Druck von ventral auf Kapsel und Gelenkspalt untersucht, weiterhin ein evtl. provozierbarer SC-Gelenk-Verschiebeschmerz registriert (schräg kraniokaudale Verschiebung der medialen Klavikula; eine Fixierung des Sternums ist in der Regel nicht erforderlich).

4.1.10 Untersuchung auf neurovaskuläre Irritations- und Kompressionsphänomene (sog. Thoracic-Outlet-Syndrome)

Von proximal nach distal werden diese Syndrome in verschiedenen anatomisch-topographischen Ebenen hervorgerufen (s. Kap. 17): Als Halsrippensyndrom, als Skalenus-anterior- oder Skalenus-minimus-Syndrom, als kostoklavikuläres Syndrom und als Hyperabduktionssyndrom (synonym Pectoralis-minor-Syndrom). Die Untersuchungsgänge beruhen alle darauf, dass mit bestimmten Kopf- und Armhaltungen versucht wird, eine Irritation/Kompression hervorzurufen und die entsprechenden Beschwerden zu provozieren.

Es gibt in der Literatur immer wieder Angaben, dass die Kompression oder Irritation in einer bestimmten Etage spezifisch mit einem bestimmten Test verifiziert werden

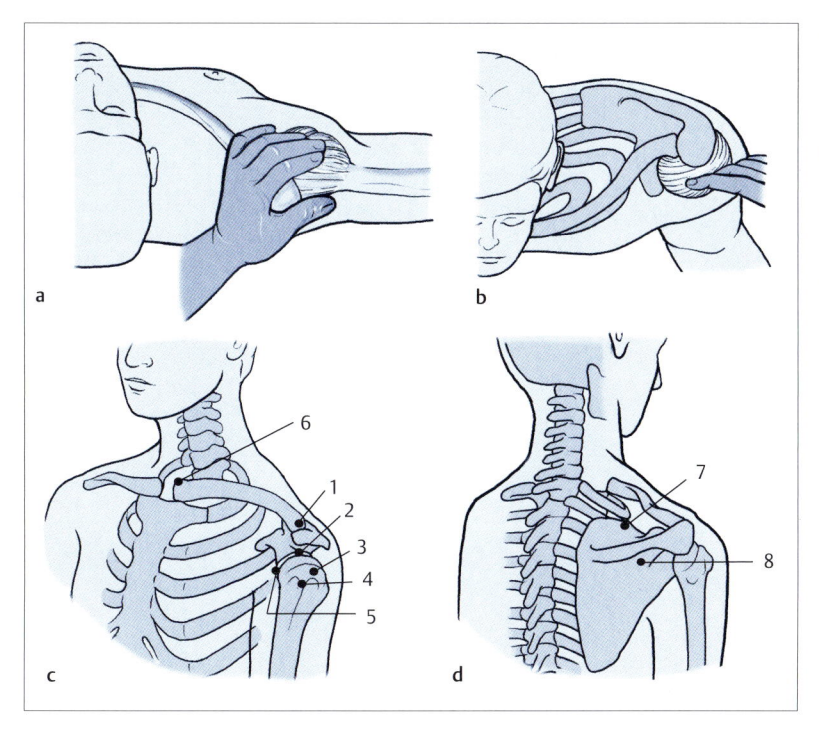

Abb. 4.38 Palpation der Schulter.
a Mit dem Griff nach Codman können die Sehnenansätze der Rotatorenmanschette orientierend mit den Fingern einer Hand erfasst werden.
b Bei der Einfingerpalpation können durch Drehen des Arms die verschiedenen Rotatorenmanschettenanteile präakromial sequentiell getastet werden.
c u. d Die Palpation sollte neben der Rotatorenmanschette auch die weiteren Strukturen des Schultergürtels erfassen.

1 AC-Gelenk
2 subakromial ventral
3 Tuberculum majus
4 Tuberculum minus/Sulcus bicipitalis
5 Subskapularissehne vorderer Gelenkspalt
6 SC-Gelenk
7 Supraspinatusmuskel
8 Infraspinatusmuskel

könne. Daten von Vergleichsuntersuchungen, die mit den Ergebnissen neurologischer und angiologischer Untersuchungen und Operationsbefunden korreliert sind, findet man jedoch kaum. Insofern reicht es für die klinische Routine, ein bestimmtes Spektrum an Untersuchungsmanövern anzuwenden, um einen klinischen Verdacht zu erhärten. Die Lokalisationsdiagnostik erfolgt dann durch bildgebende, neurologische und angiologische Zusatzuntersuchungen.

Da bei den verschiedenen Untersuchungsmanövern auch bei symptomlosen Patienten Pulsdifferenzen oder -absenzen auftreten können, sollte immer die Gegenseite mit untersucht werden.

Adson-Test. Der Radialispuls wird bei sitzendem Patienten palpiert (Abb. 4.39). Der Kopf des Patienten wird zur Untersuchungsseite gedreht. Während der Untersucher den im Ellenbogen gestreckten Arm extendiert und außenrotiert soll der Patient tief einatmen und den Atem anhalten. Der Test ist positiv, wenn der Radialispuls dabei verschwindet.

Allen-Test. Der Arm des Patienten wird mit gebeugtem Ellenbogen in die 90°/90° Abduktions-Außenrotations-Position im Schultergelenk gebracht und anschließend horizontal extendiert (Abb. 4.40). Der Patient dreht dabei den Kopf zur Gegenseite. Wenn der Radialispuls dabei verschwindet, ist der Test positiv.

Halstead-Test. Der Untersucher tastet den Radialispuls. Während der Kopf extendiert und zur Gegenseite gedreht wird, erfolgt ein distal gerichteter Zug am Arm. Verschwinden des Pulses wird als testpositiv gewertet.

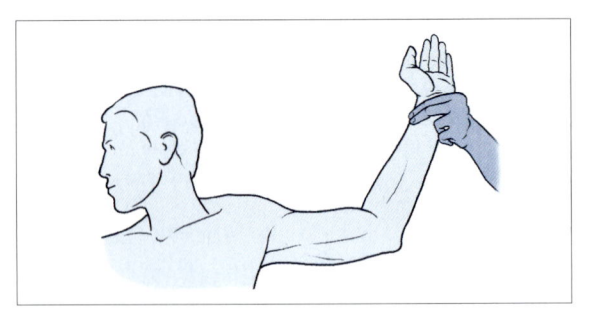

Abb. 4.40 Allen-Test.

Kostoklavikularsyndromtest. Der Radialispuls wird palpiert. Durch kaudal und dorsal gerichteten Zug am herabhängenden Arm und ggf. gleichzeitigen Druck auf die Schulter von oben verschwindet der Radialispuls. Der Test wird auch als sog. Military-Brace-Test in der englischen Literatur bezeichnet, da ein ähnlicher Mechanismus wirkt, wenn beim Tragen von Tornistern oder Rucksäcken Symptome auftreten. Z.T. wird auch der Geisel-Test (symmetrische Abduktion/Außenrotation beider Arme bis ca. 90°) als kostoklavikulärer Test bezeichnet.

Roos-Test. Bei stehendem Patienten wird der Arm in die 90°/90° Abduktions-Außenrotationsposition und leichte zusätzliche horizontale Extension gebracht (Abb. 4.41). Die Hände werden dann langsam über 3 Minuten geöffnet und wieder zur Faust geschlossen. Wenn der Patient die Armposition nicht über 3 Minuten einhalten kann, Schwäche, Sensibilitätsstörungen oder Ischämieschmerz verspürt, wird der Test als positiv angesehen.

Wright-Test. Der Arm wird mit gestrecktem Ellenbogen maximal abduziert, ggf. der Kopf zusätzlich rotiert und extendiert. Verschwinden oder Abschwächung des Radialispulses werden als positives Ergebnis gewertet. Der Test wurde für die kostoklavikuläre Enge beschrieben.

Es gibt noch eine Vielzahl weiterer Tests wie den **Naffziger-Test**, den **Geisel-Test**, den **passiven Schultergürtelhebetest**, Modifikationen des Roos-Tests wie den **Abduktions-Provokations-Test**. Es liegt kein Datenmaterial vor, aus dem sich eine diagnostisch besonders sichere und zuverlässige Testkombination ableiten ließe.

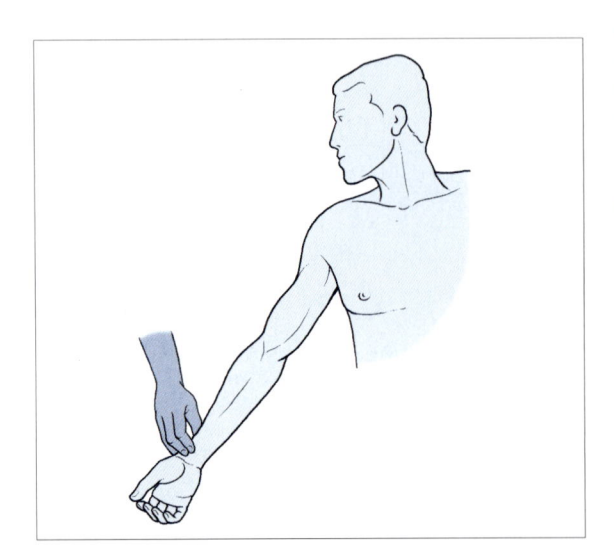

Abb. 4.39 Adson-Test.

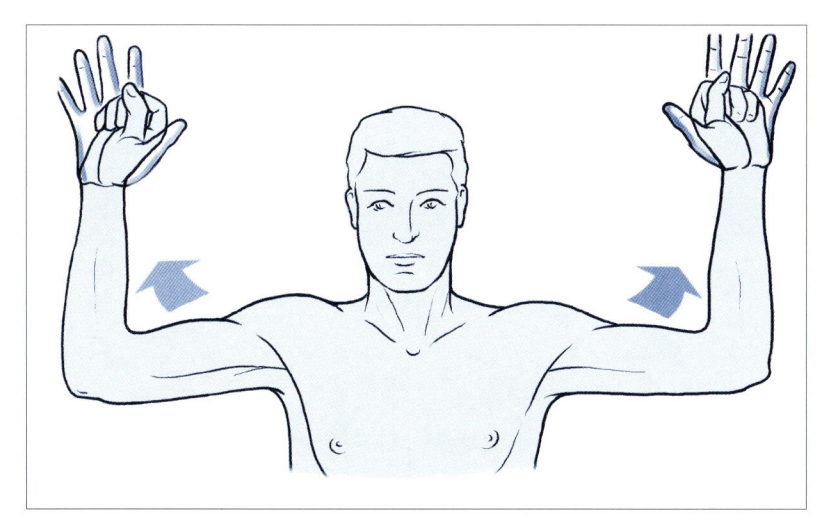

Abb. 4.41 Roos-Test.

4.1.11 Vieldeutigkeit einzelner Untersuchungsbefunde und Tests

Bei entzündlichen (synovialitischen) Affektionen, z. B. der adhäsiven Kapsulitis, oder bei rheumatoider Arthritis findet sich an vielen Lokalisationen ein Druckschmerz. Es ist deshalb wichtig, vollständig zu untersuchen, um nicht bei verkürztem Untersuchungsschema eine falsche lokalisatorische Zuordnung zu treffen, wenn man z. B. ausschließlich den Supraspinatusansatz präakromial ventral als häufigste Lokalisation eines Druckschmerzes untersucht hat. Auch die sog. Impingementzeichen sind in diesen Fällen positiv, aber bereits bei einem Bewegungsausmaß, das man als kapsulären Sektor bezeichnet.

Die forcierte horizontale Adduktion (sog. Überkreuzungstest oder Cross-over-Test) ist zwar vor allem ein Zeichen der AC-Gelenkaffektion. Sie kann aber auch positiv sein beim sog. korakoidalen Impingement oder bei einer Verkürzung dorsaler Strukturen wie des M. infraspinatus, des M. teres minor und der dorsalen Kapsel. Auch an einen Dehnungsschmerz des dorsalen Deltamuskelanteils ist zu denken. Wenn ein bestätigender Untersuchungsbefund wie z. B. ein lokaler Druckschmerz am AC-Gelenk fehlt, ist ein unspezifischer Befund in Erwägung zu ziehen, der durch weitere Tests und ggf. die diagnostische lokale Injektion zu bestätigen oder auszuschließen ist.

Der lokale Druckschmerz an den Sehneninsertionen von Supra- und Infraspinatus ist gleichfalls zu finden bei den Fällen isolierter Bursitis subacromialis wie sie z. B. nach extremen und ungewohnten Schulterbelastungen gefunden wird. (Diese wird auch als harmlose Nacherkrankung infolge von Virusinfekten gefunden.) Auch bei entzündlich-rheumatischem Befall der Bursa subacromialis werden die lokalisationsspezifischen Palpationstests unspezifisch positiv ausfallen.

4.1.12 Vom klinischen Befund zur klinischen Diagnose

Die Mosaiksteine des Befunds müssen sinnvoll zu einer Diagnose zusammengesetzt werden. Ggf. sind zur weiteren Klärung diagnostische Injektionen erforderlich. Es gibt dabei klassische Konstellationen von Anamnese und Befund, die unproblematisch eine Diagnose ermöglichen sowie überlappende anamnestische Angaben und z. T. unscharfe oder diskrepante Befunde der klinischen Untersuchung. In solchen Fällen liegen in der Regel Überschneidungen klar definierter klinischer Entitäten vor wie z. B. beim sog. Instabilitätsimpingement, d. h. einer zugrunde liegenden Instabilität mit sekundär entwickelter Impingementsymptomatik oder aber 2 parallel entwickelte, unabhängig voneinander bestehende Affektionen wie eine Erkrankung des Subakromialraums in Verbindung mit einer Arthrose des AC-Gelenks. Dabei kann z. B. das AC-Gelenk selbstständig symptomatisch sein oder aber durch kaudale Osteophyten an den Impingementprozessen teilnehmen. In solchen Situationen ist oft die diagnostische Lokalanästhesie sehr hilfreich: Der Schmerz durch Arthrose des AC-Gelenks kann durch die intraartikuläre Injektion blockiert werden. Die Impingementsymptomatik durch kaudale ACG-Osteophyten lässt sich durch eine solche Injektion nicht beeinflussen.

Ein lokaler Druckschmerz am AC-Gelenk und u. U. auch ein positiver Überkreuzungstest kann auch bei sternaler Belastungshaltung durch Kapselstress im AC-Gelenk auftreten. Eine Untersuchung in habitueller Haltung und aufgerichteter Haltung hilft hier weiter.

Ein Apprehensionstest kann gelegentlich durch kraniale Kapsel- und Sehnenverwringung und/oder Auslösung eines Impingements falsch positiv sein. Dabei tritt dann meist neben der für die Bewertung des Apprehensionstests wichtigen muskulären Anspannung auch ein diffuser oder vorwiegend ventraler Schmerz auf, der nicht dem für ein positives Apprehensionphänomen erwarteten dorsalen Schmerz entspricht. Bei erheblicher Tendinitis der Rotatorensehnen und Impingmentphänomenen wird die gereizte Rotatorensehne gegen den korakoakromialen Bogen gedrückt. In diesen Fällen ist der Schmerz beim Apprehensionstest ein Äquivalent zu den Impingementzeichen.

Sowohl Druckschmerz der langen Bizepssehne wie auch ein positiver Palm-up-Test/Speed-Test können nicht nur vorliegen bei einer Affektion der langen Bizepssehne, sondern auch bei Befall der Intervallzonenregion der Rotatorenmanschette zwischen Supraspinatus und Subskapularis und der unmittelbar benachbarten Rotatorenmanschettenanteile.

Bedeutsam ist auch die Altersgruppe des Patienten, da z.B. neu aufgetretene Instabilitäten ohne Trauma jenseits des 50. Lebensjahrs fast nicht mehr gefunden werden, wenn keine massiven Rotatorenmanschettendefekte vorliegen. Umgekehrt sind Rotatorenmanschettendefekte vor dem 40. Lebensjahr selten.

Punktionen und Injektionen können als sog. Provokations- oder Suppressionstests durchgeführt werden. Klassisches Beispiel für Provokationstests sind Punktionen der lumbalen Wirbelgelenkfacetten zur Identifizierung des Schmerzgenerators bei pseudoradikulären Lumbalsyndromen. An der Schulter sind provokative Punktionen und Injektionen nicht gebräuchlich. Hier finden vielmehr ausschließlich suppressive oder ablative diagnostische Injektionen Anwendung: Gemeinsames Prinzip ist die gezielte Injektion eines Lokalanästhetikums in ein möglichst geschlossenes Gewebekompartiment zur Blockade von dort vermutlich ausgelösten Schmerzreaktionen. Der Effekt kann dann wiederum mit Provokationsmanövern der klinischen Untersuchung überprüft werden.

Die Tests sollten grundsätzlich mit kleinen Mengen hochkonzentrierter Lokalanästhetika durchgeführt werden, um möglichst die benachbarten Strukturen nicht durch Diffusion mit zu beeinträchtigen.

Impingementtest nach Neer. Indikation: Bestätigung oder Ausschluss von subakromialen Impingementsymptomen. Differenzierung des subakromialen Schmerzanteils bei kombinierter Pathologie, z.B. gleichzeitiger AC-Arthrose oder Omarthrose (s. auch Kap. 10).

Prinzip: Subakromiale, möglichst intrabursale Injektion blockiert die Nozizeption der kranialen Rotatorenmanschette. Ein zuvor positives Impingementzeichen wird negativ. Eine ausschließlich schmerzinduzierte Schwäche der Armhebung oder Außenrotation verschwindet. Die Injektion kann von lateral, dorsal, anterior oder von anterolateral (von den Autoren bevorzugt) durchgeführt werden.

Sie kann auch unter sonographischer Kontrolle erfolgen, was die Präzision wesentlich verbessert, da nach eigenen Untersuchungen mindestens 30% der blinden subakromialen Injektionen nicht korrekt den Bursaraum treffen.

Durchführung (blind) (s. Kap. 10.1): Von lateral, dorsal, anterior oder anterolateral wird auf den Subakromialraum gezielt, nachdem zuvor die Unterkante des Akromions palpiert wurde. Die Injektion sollte in spitzem, möglichst geringen Winkel zur Sehnenoberfläche erfolgen. Bei Injektion von dorsal wird auf die anterolaterale Akromionkante gezielt. Die Sehne kann angestochen werden. Der Stempeldruck bei versuchter Injektion ist dann sehr hoch, die Injektion u. U. überhaupt nicht möglich. Die Nadel wird dann langsam zurückgezogen (meist nur 1–2 mm), bis die Injektion leicht erfolgt. In der Regel ist man dann in der Bursa. Es werden 2 bis max. 5 ml eines 1–2%igen Lokalanästhetikums benutzt (Bupivacain: 0,5% bis 0,75%).

Glenohumeraler Injektionstest. Bestätigung oder Ausschluss artikulärer Pathologie, z.B. bei Omarthrosen, Differenzierung adhäsiver Subakromialsyndrome von adhäsiven Kapsulitiden, auch bei Instabilitäten, da ein positiver Apprehensionstest dadurch unterdrückt wird. Hilft in Kombination mit Apprehension- und Repositionstest, das instabilitätsassoziierte Impingement zu differenzieren. Blockiert auch die Symptomatik von SLAP-Läsionen. Bei kompletten Rotatorenmanschettendefekten nur hilfreich zur Differenzierung einer schmerzinduzierten Schwäche, nicht jedoch lokalisatorisch, da dabei Austritt des Lokalanästhetikums in den Subakromialraum.

Durchführung: Injektion von dorsal: ca. 1–2 cm (abhängig von der Größe des Patienten) jeweils unterhalb und medial der posterolateralen Akromionecke Einstechen der Nadel in Richtung auf den Processus coracoideus. Das Gelenk sollte sich dabei zur Anspannung der dorsalen Strukturen in leichter Innenrotation befinden. So spürt man besser die Perforation der Gelenkkapsel. Injektion von 10 ml eines 1%igen Lokalanästhetikums (Bupivacain: 0,5%).

Injektion von ventral: Unmittelbar lateral des Processus coracoideus wird mit ca. 20° nach medial gerichteter Nadel eingestochen. Eine zusätzliche kaudale Inklination der Nadel ist meist nicht erforderlich. Man perforiert hier entweder die Intervallzone (Durchtritt oft nicht zu fühlen) oder den sehr kräftigen Kranialrand der Subskapularissehne. Hier ist eine Injektion meist nicht möglich. Es tritt ein deutliches Widerstandsverlustphänomen auf bei weiterem Vorschieben der Nadel mit plötzlich stark abfallendem Injektionswiderstand. Die Injektion sollte in Außenrotation erfolgen, damit einerseits die ventralen Strukturen angespannt sind, wodurch die Perforation der Kapsel besser zu spüren ist. Andererseits verhütet die Außenrotation, dass die Nadelspitze auf das Tuberculum minus aufläuft.

ACG-Injektionstest. Indikation: Identifizierung des AC-Gelenks als Schmerzgenerator. Auch bei Operation von Rotatorenmanschettendefekten wichtig, um das ACG als wesentlichen, begleitenden Schmerzgenerator zu identifizieren und ggf. mitzubehandeln, da in der typischen Altersgruppe mit RM-Defekten radiologisch apparente AC-Arthrosen sehr häufig sind (s. auch Kap. 10).

Subartikulärer ACG-Injektionstest. Dient zur Differenzierung des seltenen Impingements durch kaudale Osteophyten des AC-Gelenks. Diese können – falls nicht erkannt – für die Fehlschläge von Akromioplastiken verantwortlich sein.

4.1.13 Klinischer Untersuchungsgang

Am stehenden Patienten wird die Wirbelsäulenform in der Sagittal- und Frontalebene registriert. Die passive Mobilität der Schulterblätter wird durch Untergreifen des medialen Rands und Abheben sowie Lateral- und Medialverkippung getestet. Bei sehr stark muskulär fixierten Schulterblättern muss der Arm u. U. in die Schürzengriffposition gebracht werden, um das Schulterblatt unterfassen zu können.

Es wird die aktive Beweglichkeit in Einzel- und Kombinationsebenen geprüft, bei Einschränkung auch die passive Beweglichkeit.

Es folgen die Stabilitätstests und die isometrischen Anspannungstests sowie die Kraftprüfung.

Erst zum Schluss erfolgen die oft recht schmerzhafte Palpation und die Prüfung der Impingementzeichen. Eigene Patienten mit Subakromialerkrankungen, bei denen erst nach den Impingementzeichen und der Palpation die Kraft geprüft wurde, zeigten eine gegenüber Untersuchung an einem Folgetag z.T. um ca. 20% und in Einzelfällen um bis zu ca. 50% verminderte Kraftentfaltung bei der Isobex-Testung für den Constant-Score. Man sollte also die schmerzhaftesten Teile des Untersuchungsganges an den Schluss der Untersuchung legen.

Es folgt die sonographische Untersuchung und erst zum Schluss die Röntgenuntersuchung. Diese Reihenfolge hat sich bewährt, da z.B. auffällige Befunde bei der Sonographie wie ein Hill-Sachs-Defekt röntgenologisch zusätzlich durch eine Innenrotationsaufnahme oder sonstige Spezialprojektion dargestellt werden können.

Falls diagnostische Injektionen erforderlich sind, können diese in idealer Weise vor der Röntgenuntersuchung erfolgen, falls diese nicht für ihre Indikationsstellung notwendig sind. Ansonsten ist die während des Röntgens verstreichende Zeit ideal, die lokalanästhesierende Wirkung sich voll entfalten zu lassen.

Literatur

Adson AW, Coffey JR. Cervical rib: A method of anterior approach for relief of symptoms by division of the scalenus anticus. Ann Surg. 1927; 85:839–857.

Allen EV. Thromboangiitis obliterans. Methods of diagnosis of chronic occlusive arterial lesions distal to the wrist with illustrative cases. Am J Med Sci. 1929; 178:237–244.

Boublik M, Hawkins RJ. Clinical examination of the shoulder complex. J Orthop Sports Phys Ther. 1993; 18:379–385.

Buchberger DJ. Introduction of a new physical examination procedure for the differentiation of acromioclavicular joint lesions and subacromial impingement. J Manipulative Physiol Ther. 1999; 22:316–321.

Deutsch A, Altchek DW, Veltri DM, Potter HG, Warren RF. Traumatic tears of the subscapularis tendon. Clinical diagnosis, magnetic resonance imaging findings and operative treatment. Am J Sports Med. 1997; 25:13–22.

Gagey OJ, Gagey N. The hyperabduction test. J Bone Joint Surg. 2001; 83-B: 69–74.

Habermeyer P. Klinische Untersuchung. In Hedtmann A (Hrsg.). Degenerative Schultererkrankungen. Enke, Stuttgart, 1990.

Hawkins RJ, Bokor DJ. Clinical evaluation of shoulder problems. In Rockwood CA, Matsen FA (Hrsg.). The Shoulder. Lippincott, Philadelphia, 1990.

Heininger-Biner K, Müller M, Hertel R. Diagnostik der Rotatorenmanschettenruptur. Korrelation des klinischen Befundes und der Magnetresonanztomographie mit dem intraoperativen Befund. Z Orthop. 2000; 138:478–480.

Hermann B, Rose DW. Stellenwert von Anamnese und klinischer Untersuchung beim degenerativen Impingement-Syndrom im Vergleich zu operativen Befunden – eine prospektive Studie. Z Orthop. 1996; 134:166–170.

Hertel R., Ballmer FT, Lambert SM, Gerber C. Lag signs in the diagnosis of rotator cuff rupture. J Shoulder Elbow Surg. 1996; 5:307–313.

Ianotti JP. Full-thickness rotator cuff tears. Factors affecting surgical outcome. J Am Acad Orthop Surg. 1994; 2:87–95.

Jerosch J, Castro WHM. Orthopädisch-traumatologische Gelenkdiagnostik. Enke, Stuttgart, 1995.

Kelly JJ. Neurologic problems in the athlete's shoulder. In Petrone FA (Hrsg.). Athletic injuries of the shoulder. McGraw Hill, New York, 1995.

Kelley MJ. Evaluation of the shoulder. In Kelley MJ, CLARK WA (Hrsg.). Orthopaedic therapy of the shoulder. JB Lippincott, Philadelphia, 1995.

Kölbel R. The bow test. J Shoulder Elbow Surg. 1994; 3:254–255.

Lyons AR, Tomlinson JE. Clinical diagnosis of tears of the rotator cuff. J Bone Joint Surg. 1992; 74 B: 414–415.

Magee DJ. Orthopaedic physical examination. 3. Auflage. Saunders, Philadelphia, 1997.

Matsen FA, Lippitt SB, Sidles JA, Harryman DTA. Evaluating the shoulder. In MATSEN et al. Practical evaluation and management of the shoulder. Saunders, Philadelphia, 1994, 1–17.

Naffziger HS, Grant WT. Neuritis of the brachial plexus mechanical in origin. The scalenus syndrome. Clin Orthop. 1967; 51:7–15.

Norris TR. History and physical examination of the shoulder. In Nichlas JA, Herschman EB (Hrsg.). The Upper Extremity in Sports Medicine. CV Mosby, St. Louis, 1990.

Norwood LA, Barrack R, Jacobson KE. Clinical presentation of complete tears of the rotator cuff. J Bone Joint Surg. 1989; 71 A: 499–505.

O'Brien SJ, Pagnani MJ, Fealy S, McGlynn SR, Wilson JB. The Active Compression Test. A New and Effective Test for Diagnosing Labral Tears and Acromioclavicular Joint Abnormality. Am J Sports Med. 1998; 26:610–613.

Patte D. Directions for the use of the index of severity for painful and/or chronic disabled shoulders. First Open Congress of the European Society für Surgery of the Shoulder and Elbow. Paris, Book of Abstracts, 1987:36–41.

Roos DB. Congenital anomalies associated with thoracic outlet syndrome. J Surg. 1976; 132:771–778.

Sallay PI, Misamore GW. The Resisted AC Compression Test: A Sensitive And Specific Test For AC Joint Pain. Symposium der American Shoulder and Elbow Surgeons, 16.02.1997, AAOS Kongress, San Francisco.

Silliman JF, Hawkins RJ. Clinical examination of the shoulder complex. In Andrews JR, Wilk KE (Hrsg.). The Athlete's Shoulder. Churchill Livingstone, New York, 1994:45–58.

Ure BM, Tiling T, Kirchner R, Rixen D. Zuverlässigkeit der klinischen Untersuchung der Schulter im Vergleich zur Arthroskopie. Unfallchirurg. 1993; 96:382–286.

Walch G, Boulahia A, Calderone S, Robinson AHN. The "dropping" and "hornblower's" signs in evaluation of rotator cuff tears. J Bone Joint Surg. 1998; 80-B:624–629.

Walther DS. Applied kinesiology. Systems DC, Pueblo/USA 1988.

Wright IS. The neurovascular syndromes produced by hyperabduction of the arms. Am Heart J. 1945; 29:1–19.

Yergason RM. Supination sign. J Bone Joint Surg. 1931; 13:160.

4.2 Scores

D. Böhm

Durch die große Variabilität der Erkrankungen und Verletzungen der Schulter ist es schwierig, eine Funktionsbeurteilung durchzuführen, welche alle Aspekte ausreichend berücksichtigt und gleichzeitig für den Routinebetrieb der Klinik praktikabel ist. Neer (1972) hat als einer der Ersten die Notwendigkeit für eine Ergebnisbewertung von Behandlungsmethoden erkannt. Anhand der Patientenzufriedenheit bewertete er seine Ergebnisse nach offener subakromialer Dekompression als zufriedenstellend oder unzureichend. Andere Klassifikationssysteme, wie zum Beispiel der Rowe-Score (Rowe 1978), können für eine spezifische Entität wie die Schulterinstabilität hervorragend geeignet sein, sind aber für andere Schultererkrankungen oder Verletzungen nicht sinnvoll. In den letzten zwei Jahrzehnten wurden daher viele Scores publiziert, die versuchten, die Funktion der Schulter ungeachtet der vorliegenden Diagnose zu bewerten. Dennoch gibt es bislang keinen generell akzeptierten und standardisierten Score, der weltweit eingesetzt wird.

Folgende Forderungen werden an einen idealen Score gestellt:
- Unabhängigkeit von der Diagnose,
- klar definierte Terminologie und Durchführungsmethode,
- Einbeziehung aller relevanten Schulterfunktionen und deren gewichtete Wertung entsprechend ihrer Bedeutung,
- exklusives Erfassen der Schulterfunktion,
- Kombination von subjektiven und objektiven Kriterien,
- einfache und schnelle Handhabung,
- gute Reproduzierbarkeit.

Wülker u. Mitarb. (1991) hatten an 166 Patienten zwölf verschiedene Scoring-Systeme analysiert und konnten zum Teil erhebliche Unterschiede in der Gewichtung einzelner Funktionselemente (Schmerz, Stabilität; Beweglichkeit, Kraft) finden. Im Folgenden werden die am häufigsten eingesetzten Scores kurz mit ihren Funktionselementen beschrieben und hinsichtlich ihrer Einsetzbarkeit gewertet.

4.2.1 Scoring-Systeme

U.C.L.A (University of California Los Angeles) Score (1986). Der von Ellman 1986 eingeführte University of California Los Angeles Score zur Erfassung der Ergebnisse von Rotatorenmanschettenrekonstruktionen ist ein sehr einfach anzuwendender Score. Insgesamt können 35 Punkte erreicht werden. Für Schmerz und Funktion werden jeweils 10 Punkte, für die aktive Anteversion, die Kraft bei der Anteversion und die Zufriedenheit der Patienten werden jeweils 5 Punkte vergeben, wobei speziell die Zufriedenheit des Patienten mit der Therapie durch den dichotomen Aufbau nur die Zufriedenheit oder die Unzufriedenheit als Antwortmöglichkeit zulässt. 5 Punkte erhält der zufriedene und 0 Punkte der nicht zufriedene Patient. Ein präoperativer Score lässt sich aufgrund dieses Parameters nicht erheben. Auch die Wertung als exzellentes (34–35 P), gutes (29–33 P) und schlechtes (< 29 P) Ergebnis hat ein zu grobes Raster und ist nach Romeo (1996) nicht für Patienten mit glenohumeraler Instabilität geeignet. Gartsman (2000) hingegen fand nach arthroskopischer Stabilisierung eine signifikante Verbesserung des Scores. Von Kay (1988) wurde ein modifizierter UCLA--Score zur Beurteilung der Ergebnisse von Hemiprothesen der Schulter vorgeschlagen. Der UCLA-Score wird aufgrund seiner Einfachheit relativ häufig eingesetzt; seine Anwendung wird jedoch weder von der amerikanischen noch der europäischen Vereinigung für Schulterchirurgie empfohlen.

ASES (American Shoulder and Elbow Surgeons) Score (1994). Dieses vom Research Committee der amerikanischen Schulter- und Ellenbogenchirurgen entwickelte und von Richards u. Mitarb. 1994 vorgestellte Scoring-System erfasst Schmerz, Beweglichkeit, Kraft, Stabilität und Funktion der Schulter. Es setzt sich aus einem subjektiven Anteil mit einer Selbsteinschätzung des Patienten und einem objektiven Anteil durch die klinische Untersuchung des Arztes zusammen. Da der vom Arzt objektiv erhobene Anteil nicht mit in den Scoreindex eingeht, wird er im Folgenden nicht mitberücksichtigt. Der Patientenbogen enthält für den Schmerz eine visuelle Analogskala (schmerzfrei = 0 Punkte, maximal schmerzhaft = 10 Punkte) sowie 10 Fragen zu Aktivitäten des täglichen Lebens (ADL). Hierzu kann auf einer 4-Punkte-Ordinalskala zwischen den Auswahlmöglichkeiten „nicht", „sehr schwer", „weniger schwer" und „problemlos durchführbar" unterschieden werden. Ist die Tätigkeit nicht durchführbar, wird kein Punkt vergeben, ist sie problemlos durchführbar, 3 Punkte. Die maximal erreichbaren 100 Punkte können dann anhand folgender Formel errechnet werden:

$(10 -$ Wert der visuellen Schmerzskala$) \times 5 + (5/3) \times$ Summe der ADL-Werte.

Eine Bewertung der erzielten Punkte wird von Richards (1994) allerdings nicht getroffen. Sowohl Patienten nach arthroskopischer Stabilisierung einer anteroinferioren glenohumeralen Instabilität (Gartsman 2000) als auch Patienten mit einer Rotatorenmanschettenrekonstruktion (McKee 2000, Skutek 2000), zeigen postoperativ signifikante Verbesserungen des Scores. Dieser Score wird zwar von der ASES propagiert, ist jedoch mehr als Untersuchungs- und Erhebungsbogen und weniger als Beurteilungsscore geeignet. Skutek (2000) empfiehlt ihn aufgrund der in seiner Arbeit gefundenen guten Korrelation mit dem Constant-Murley-Score für postoperative Fragebogenerhebungen, falls die Patienten nicht klinisch untersucht werden können.

Simple Shoulder Test (SST, 1993). Dieser von Lippitt u. Mitarb. 1993 publizierte Score enthält 12 einfache, die Schulterfunktion betreffende Fragen. Der dichotome Aufbau mit der Auswahlmöglichkeit „ja" oder „nein" liefert eine sehr gute Reliabilität. Es erfolgt allerdings keine direkte Untersuchung von Bewegungsausmaßen, Schmerz oder Kraft. Eine Abstufung der Schmerzintensität kann ebenfalls nicht getroffen werden. Dieser Score dient als ein Instrument, welches dem Arzt erlaubt, die Schulterfunktion ohne klinische Untersuchung zu erfassen. Nach einer Rekonstruktion der Rotatorenmanschette zeigt sich eine signifikante Verbesserung des SST (McKee 2000). Beaton u. Mitarb. (1996) konnten eine gute Korrelation dieses einfachen Scores mit dem ASES-Score und dem SPADI (s.u.) zeigen. Dieser Score ist eher für soziodemographische Untersuchungen als für wissenschaftliche Fragestellungen geeignet, da keine objektiven Werte ermittelt werden und keine Abstufung erfolgen kann.

Shoulder Pain and Disability Index (SPADI, 1991). Mit dem Shoulder Pain and Disability Index stellen Roach u. Mitarb.(1991) einen aus visuellen Analogskalen aufgebauten Score mit 13 Fragen vor, welcher maximal 100 Punkte vergibt. 5 Fragen erfassen den Schmerz und acht Fragen die vorhandenen Einschränkungen. Williams u. Mitarb. (1995) haben eine numerische Skalierung vorgeschlagen, um auch eine Erhebung am Telefon zu ermöglichen. Nach einer Rotatorenmanschettenrekonstruktion zeigt sich eine signifikante Verbesserung im SPADI (McKee 2000). Dieser Score wird selten eingesetzt.

Disabilities of the Arm, Shoulder and Hand (DASH, 1996). Hudak u. Mitarb. (1996) haben mit Unterstützung der Amerikanischen Akademie der Orthopädischen Chirurgen (AAOS) diesen sehr komplexen Score zur Beurteilung der muskuloskelettalen Funktion der oberen Extremität publiziert. Es werden rein subjektive Parameter über den Zustand der Extremität während der letzten Woche erfasst. Da nicht nur schulterspezifische Veränderungen berücksichtigt werden, ist der Score zu sehr von der Funktion der Restextremität abhängig, um als universeller Score für die Schulter eingesetzt zu werden.

Athletic Shoulder Outcome Rating Scale (1993). Tibone u. Mitarb. (1993) haben diesen 100-Punkte-Score speziell für Athleten entwickelt. 90 Punkte werden direkt auf das subjektive Empfinden bei sportlicher Aktivität vergeben und 10 Punkte auf die objektive Beweglichkeit. Für die Mehrzahl der Patienten mit Schultererkrankungen ist der Score nicht einsetzbar, da er die Bedürfnisse des täglichen Lebens nicht berücksichtigt und zu sehr auf die sportlichen Anforderungen der Athleten ausgelegt ist.

Rowe-Score (1978). Dieser bereits 1978 von Rowe u. Mitarb. publizierte Score ist für die Ergebnisbeurteilung nach operativer Stabilisierung einer vorderen Instabilität hervorragend einsetzbar. Da aber 50% der maximal erreichbaren 100 Punkte direkt mit der Stabilität zusammenhängen, ist dieser Score für andere Schultererkrankungen nicht geeignet. Der Rowe-Score wird in seiner Bestimmung auch von anderen Autoren angewandt (Field 1995, Wirth 1996, Gartsman 2000) und zeigt nach operativer Stabilisierung der Schulter eine signifikante Verbesserung (Gartsman 2000, Tauro 2000).

Walch (1987) hat eine Modifikation dieses Scores vorgeschlagen und dabei den Punktanteil der Stabilität auf 25 reduziert. Dafür wurde ein Komplex mit Fragen zum Schmerz mit maximal erreichbaren 25 Punkten hinzugefügt. Um eine bessere Vergleichsmöglichkeit für Gruppen mit unterschiedlichen Ansprüchen zu erreichen, sollten nach Walch (1987) auch das Sportniveau, die Sportart und die Seitendominanz erhoben und eingruppiert werden. Obwohl durch diese Modifikation die Schwächen des Rowe-Scores sehr gut behoben werden, wird sie leider trotzdem nicht häufig eingesetzt.

WOSI (Western Ontario Shoulder Instability Index 1996). Kirkley u. Mitarb. (1996) haben diesen Score als krankheitsspezifisches Messinstrument für die Lebensqualität von Patienten mit einer Schulterinstabilität entwickelt. Responsivität, Validität und Reliabilität wurden ermittelt und anschließend an einem sehr kleinen Patientengut (zwei Gruppen mit 10 Patienten) getestet. In den 4 Sektionen (körperliche Symptome; Sport/Freizeit/Arbeit; Lifestyle; Empfindungen) wurden nur visuelle Analogskalen eingesetzt. Dieser Score zeigte sich für Schulterinstabilitäten sensitiver als der DASH-, ASES-, Rowe-, UCLA- und Constant-Score. In einer prospektiv randomisierten Studie konnte Kirkley (1999) zeigen, dass der WOSI-Score bei Patienten mit arthroskopisch stabilisierter Erstluxation nach 32 Monaten signifikant besser ist als bei konservativ behandelten Patienten. Von weiteren Autoren wurde dieser Score nicht eingesetzt. Da es sich um einen rein subjektiven Score handelt, ist er für klinisch-wissenschaftliche Fragestellungen wenig geeignet.

Patte-Score (1987). Zur Erfassung des klinischen Status einer schmerzhaften oder chronisch beeinträchtigten Schulter wurde von Patte 1987 dieser Score vorgestellt. 100 Punkte werden auf folgende 4 Hauptgruppen verteilt:
- Schmerz (30 Punkte),
- funktioneller Index (40 Punkte),
- Muskelkraft (15 Punkte),
- Behinderung im täglichen Leben (15 Punkte).

Im Bereich Schmerz werden im Gegensatz zu anderen Scores neben der Ausprägung des Schmerzes bei verschiedenen Tätigkeiten zusätzlich Blockierungen und die Einnahme von Schmerzmitteln erfragt. Im funktionellen Index werden Tätigkeiten der Körperpflege, des Ankleidens, des Essens und Verrichtungen des täglichen Lebens vom Patienten mit 5 Unterscheidungsmöglichkeiten (von keinerlei Schwierigkeiten bis zur Unmöglichkeit, die Tätigkeit zu verrichten) eingestuft. Seine Muskelkraft beim Seitwärtsheben von 2 kg am ausgestreckten Arm muss der Patient beurteilen. Die Behinderungen im täglichen Leben werden auf einer visuellen Analogskala von 0–15 erfasst. Alle erhaltenen Punkte werden aufsummiert und dann von 100 abgezogen. Als „sehr gut" wird ein Wert größer 90, als „gut" ein Wert größer 75, als „befriedigend" ein Wert größer 66, als „mäßig" ein Wert größer 50 und als „Versager" ein Wert kleiner 50 gewertet.

Hedtmann (1998) hat über eine signifikante Verbesserung des Patte-Scores nach operativer Behandlung von Akromioklavikulargelenksprengungen berichtet und gleichzeitig eine Umrechnung in den Constant-Score beschrieben.

Die Schulterfunktion wird mit dem Patte-Score sehr gut erfasst und alle relevanten Gesichtspunkte werden berücksichtigt. Nachteile sind eine komplizierte Auswertung sowie der rein subjektive Charakter des Scores.

Score nach Wolfgang (1974). Bereits 1974 stellte Wolfgang diesen 17 Punkte umfassenden Score vor, um Ergebnisse von Rotatorenmanschettenrekonstruktionen zu beurteilen. Für Schmerz, Beweglichkeit, Kraft und Funktion konnten jeweils 4 Punkte erreicht werden. Einen Punkt gab es für die Zufriedenheit des Patienten, der allerdings bei Unzufriedenheit auch abgezogen werden konnte. Dieser einfache Score hat sich jedoch nicht durchgesetzt.

Score nach Blauth (1991). Blauth und Gärtner (1991) entwickelten einen 100-Punkte-Score, in welchem sie versuchten, die Scores von Neer (1983) und Patte (1981) zu kombinieren und zu modifizieren. 100 Punkte (50 objektiv/ 50 subjektiv) werden für Schmerzen, Funktion, Patientenurteil, isometrische Muskelprüfung, Reichweite und passive Beweglichkeit vergeben. Vor allem die objektiven Kriterien wurden nicht sehr klar definiert. Daher hat dieser Score kaum Anwendung gefunden.

Score nach Ha'Eri (1981). Dieser einfache Score vergibt 70 Punkte für Schmerz, Beweglichkeit und Kraft. Als einziger Score berücksichtigt er die Arbeitsfähigkeit mit 30 von insgesamt 100 Punkten. Allerdings ist die exakte Punktvergabe zu vage festgelegt, sodass auch dieser Score keinen verbreiteten Einsatz fand.

Score nach Reichelt (1985). Dieser 30 Punkte Score wurde für die Beurteilung von Rotatorenmanschettenrupturen entwickelt. Er gewichtet als einziger die Nachtschmerzen mit 13% relativ hoch. Auch werden genaue Werte zur Einstufung des Resultats angegeben. Auch dieser Score hat kaum Verbreitung gefunden.

SF 36 (Ware 1993). Der SF 36 ist kein schulterspezifischer Score, sondern ein Instrument zur Bestimmung des Gesamt-Gesundheitsstatus. In den USA findet er zur Analyse der Effektivität einer Therapieform breiten Einsatz. Es werden 36 Fragen zu 8 sowohl physischen als auch psychischen Parametern erhoben. Matsen (1996) konnte eine signifikante Verbesserung des SF36 nach Schulterprothesenimplantation bei Patienten mit glenohumeraler Arthrose zeigen. Beaton (1996) fand hingegen keine positive Korrelation des SF36 zu 5 schulterspezifischen Scores und empfiehlt daher sowohl einen schulterspezifischen als auch den SF36 zur Beurteilung des Therapieerfolges.

Constant-Murley-Score (1987). In diesem Score werden subjektive (35%) und objektive (65%) Parameter zu maximal 100 Punkten zusammengefasst. Es werden 4 bedeutsame funktionelle Bereiche untersucht. Während subjektiv der Patient über Schmerzen und Aktivitäten des täglichen Lebens (ADL) berichtet, wird objektiv vom Untersucher die schmerzfreie Beweglichkeit und die Schulterkraft beurteilt. Die Verteilung der Punkte auf die 4 Bereiche wird in Abb. 4.42 dargestellt.

Der subjektiv empfundene Schmerz wird auf einer visuellen Analogskala von 0–15 festgelegt, wobei 0 Punkte bei stärksten Schmerzen und 15 Punkte bei Schmerzfreiheit vergeben werden. Ursprünglich wurden von Constant (1987) nur 4 Wahlmöglichkeiten (keine, leichte, mäßige und starke Schmerzen) angeboten, durch die visuelle Analogskala ist jedoch eine wesentlich feinere Abstufung möglich.

In der Kategorie für die Aktivitäten des täglichen Lebens werden jeweils maximal 4 Punkte für uneingeschränkte Arbeitsfähigkeit und Freizeitaktivität sowie 2 Punkte für ungestörten Schlaf vergeben. Bei schmerzfrei möglicher Überkopfarbeit können 10 Punkte erreicht werden. Tab. 4.2 zeigt die Aufschlüsselung der subjektiven Angaben.

4.2.2 Schmerzfreies Bewegungsausmaß

Besonders hervorzuheben ist, dass immer die schmerzfreie Beweglichkeit bewertet wird und nicht die unter Schmerzen maximal erreichbare Position.

Bei der funktionellen Untersuchung von Anteversion und Abduktion werden bei schmerzfreier Beweglichkeit von mehr als 150° jeweils maximal 10 Punkte vergeben, bei geringerer schmerzfreier Beweglichkeit dementsprechend, wie in den Tabellen 4.3 und 4.4 dargestellt, weniger Punkte.

Die Außenrotation wird in 5 verschiedenen Positionen untersucht. Hier ist die Bewertung dichotom aufgebaut. Ein schmerzfreies Erreichen der angegebenen Position ergibt jeweils 2 Punkte. Kann die Position nicht oder nur unter Schmerzen erreicht werden, wird kein Punkt vergeben (Tab. 4.5).

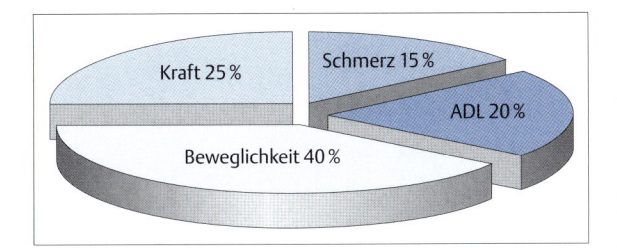

Abb. 4.42 Kategorien des Constant-Murley-Scores.

Kraft 25%, Schmerz 15%, ADL 20%, Beweglichkeit 40%

Tab. 4.2 Subjektive Parameter des Constant-Murely-Scores

Schmerz		0–15*
Arbeitsfähigkeit	voll	4
	zur Hälfte	2
	nicht	0
Freizeitaktivität (z. B. Sport)	voll	4
	zur Hälfte	2
	nicht	0
Schlaf	ungestört	2
	teilweise gestört	1
	stark gestört	0
Einsetzbarkeit der Hand möglich bis	Überkopf	10
	Scheitel	8
	Hals	6
	Xiphoid	4
	Gürtellinie	2
Gesamt		35

* Punkte

Tab. 4.3 Punktetabelle für die schmerzfreie Anteversion

Anteversion (schmerzfrei)	Punkte
0– 30°	0
31– 60°	2
61– 90°	4
91–120°	6
121–150°	8
151–180°	10

Tab. 4.4 Punktetabelle für die schmerzfreie Abduktion

Abduktion (schmerzfrei)	Punkte
0– 30°	0
31– 60°	2
61– 90°	4
91–120°	6
121–150°	8
151–180°	10

Tab. 4.5 Punktetabelle für die schmerzfreie Außenrotation

Außenrotation (schmerzfrei)	Punkte
Hand am Hinterkopf, Ellenbogen nach vorne	2
Hand am Hinterkopf, Ellenbogen nach hinten	2
Hand auf Scheitel, Ellenbogen nach vorne	2
Hand auf Scheitel, Ellenbogen nach hinten	2
Volle Elevation vom Scheitel ausgehend	2
Gesamt	10

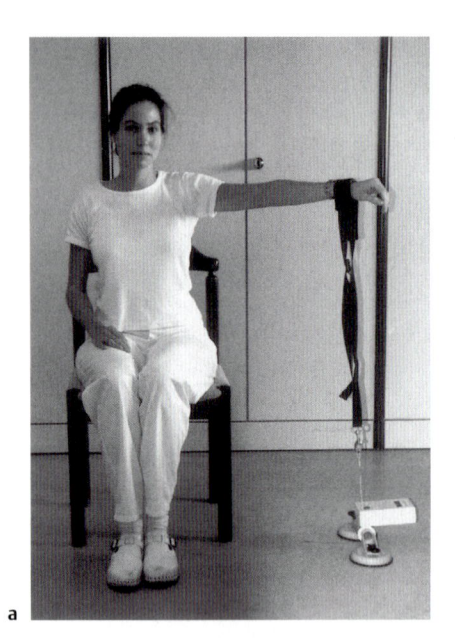

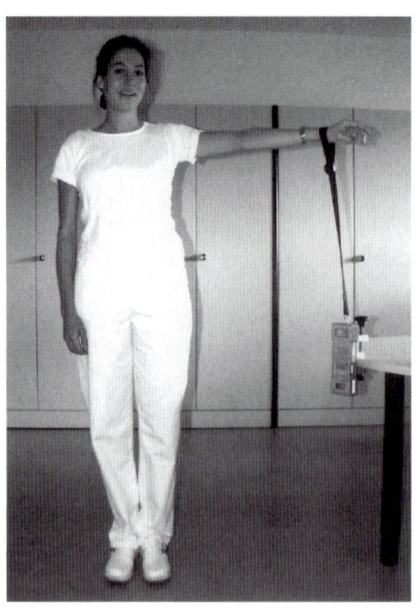

Abb. 4.43 a u. b Kraftmessung am sitzenden Patienten (Isobex).
c Kraftmessung am stehenden Patienten (Myometer).

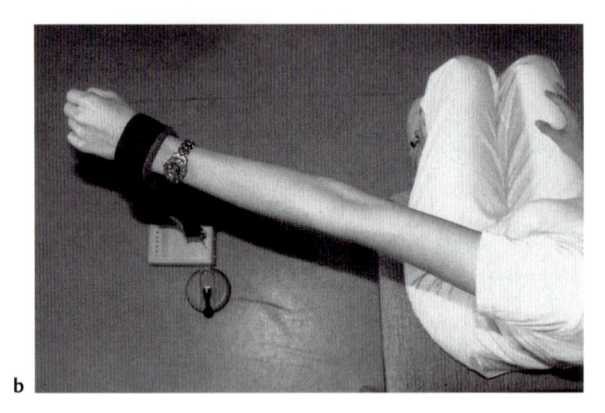

Die kombinierte Innenrotationsfähigkeit wird durch die mit dem Handrücken über der Wirbelsäule maximal erreichbare Höhe getestet. Für 10 Punkte muss die Interskapularregion schmerzfrei erreicht werden, bei geringerer schmerzfreier Beweglichkeit werden dementsprechend weniger Punkte vergeben (Tab. 4.6).

Tab. 4.6 Punktetabelle für die schmerzfreie Innenrotation

Innenrotation (schmerzfrei)	Punkte
Handrücken auf Außenseite des Oberschenkels	0
Handrücken auf Gesäß	2
Handrücken auf lumbosakralem Übergang	4
Handrücken auf LIII	6
Handrücken auf ThXII	8
Handrücken zwischen den Schulterblättern	10

4.2.3 Kraft

Die Messung der Kraft erfolgt entweder am sitzenden oder am stehenden Patienten (Abb. 4.43). Der gestreckte Arm wird in der Skapulaebene (30° Anteversion) 90° abduziert und die Messvorrichtung direkt unter dem Handgelenk angebracht. Constant verwendete dazu eine Federwaage, welche vom Patienten mit der Hand gehalten wurde. Gerber (1996) empfiehlt eine elektronische Messung im Stehen oder Sitzen. Geeignete Geräte sind das Isobex-Kraftanalysegerät (Cursor AG, Bern, Switzerland; s. Abb. 4.43 b), oder das Nottingham Myometer (Mecmesin, Broadbridge Heath, West Sussex, England; s. Abb. 4.43 c). Taylor (1998) konnte keinen statistischen Unterschied zwischen den erhaltenen Werten beider Geräte feststellen, während die mit einer Federwaage ermittelten Werte um 0,5–1 kg höher lagen. Auch Bankes (1998) fand etwas höhere Werte mit einer in Taillenhöhe fixierten Federwaage, hält den Einsatz einer Federwaage aber dennoch für geeignet.

Pro Pfund ($1/2$ kg) erreichter Abduktionskraft wird ein Punkt gegeben. Maximal sind 25 Punkte für 12,5 kg erreichbar. Die Angabe der Kraft in Pfund erfolgt aufgrund der ursprünglich eingesetzten Federwaage, welche zur Gewichtsmessung konzipiert war. Die Kraftmessung ist der eigentliche Schwachpunkt dieses Scores, da unverständlicherweise oft verschiedene Stellen am Arm als Messpunkt verwendet wurden. In einer eigenen Studie (Böhm u. Mitarb. 1998) wurde bei schultergesunden Frauen eine durchschnittliche Kraft von 4,8 kg und bei schultergesunden Männern von 9,2 kg gefunden. Somit kann selbst eine 25-jährige Frau mit vollkommen normaler Schulterfunktion nie einen vollen Punktwert im Constant-Score erreichen. In dieser Studie konnte auch gezeigt werden, dass die Kraft in beiden Geschlechtern signifikant mit dem Alter abnimmt. Gerber (1992) und Bankes (1998) beschrieben ebenfalls eine signifikante Kraftdifferenz zwischen Frauen und Männern, jedoch keine Abnahme mit höherem Alter. Gerber (1992) fand einen durchschnittlichen Constant-Score von 91 bei Männern und 83 bei Frauen. In Tab. 4.7 werden die von Gerber (1993) in Berufung auf Constant beschriebenen Durchschnittswerte für Männer und Frauen in den verschiedenen Altersguppen angegeben.

Anhand dieser Werte kann der alters- und geschlechtsadaptierte Constant-Score ermittelt werden. Dieser Wert muss dann allerdings als Prozentwert angegeben werden. Die angegebenen Punktzahlen für Männer decken sich gut mit den von uns ermittelten Normwerten. Bei Frauen allerdings zeigen sich in der Altersgruppe von 20–30 um mehr als 10 Punkte höhere, und bei den Altersgruppen von 40–60 um mehr als 10 Punkte niedrigere Scorewerte (Tab. 4.8).

Von Constant (1987) wurde leider keine Einteilung für die Einstufung der Scoreergebnisse in „ausgezeichnet", „gut", etc. vorgenommen. Die von uns verwendete Einteilung anhand der alters- und geschlechtsadaptierten Werte wird in Tab. 4.9 gezeigt.

Conboy u. Mitarb. (1996) fanden eine gute Intraobserver- und Interobserver-Variabilität, bemängelten jedoch eine beschränkte Einsatzfähigkeit für Patienten mit einer Schulterinstabilität. Gartsman (2000) konnte allerdings bei Patienten mit Schulterinstabilität postoperativ eine signifikante Verbesserung des Constant-Scores von 56,4 auf 91,7 Punkte zeigen.

Von Löhr (2000) wurde der SVISS (Schulthess VIsual Shoulder Score) vorgestellt, der eine Fragenbogenerhebung des Constant-Scores ermöglichen soll. Bis auf die Ermittlung der Kraft wurden alle Kategorien des Constant-Scores validiert. Ob dies ein sinnvolles und gut einsetzbares Instrument sein wird, müssen noch weitere Studien zeigen.

Richtlinien für die Erhebung des Constant-Scores wurden vom wissenschaftlichen Komitee der SECEC (Europäischen Gesellschaft für Schulter- und Ellenbogenchirurgie) erarbeitet und sollen unter der Federführung von Constant (2001) herausgegeben werden.

Tab. 4.9 Wertung der Score-Ergebnisse

Ausgezeichnet	91%–100%
Gut	81%–90%
Befriedigend	71%–80%
Ausreichend	61%–70%
Schlecht	<60%

4.2.4 Zusammenfassung

Auch wenn Williams u. Mitarb. (1999) die Notwendigkeit für Schulterscores infrage stellten, da sie eine gute Korrelation zwischen dem ASES bzw. dem Rowe-Score und einer einfachen prozentualen Selbsteinschätzung der Patienten fanden, bildet ein allgemein akzeptierter und angewandter Score die Basis für den Vergleich unterschiedlicher klinischer Studien. Nach kritischer Beleuchtung der oben behandelten Scores entspricht der Constant-Murely-Score am ehesten den für einen idealen Score geforderten Kriterien. Von der Europäischen Gesellschaft für Schulter und Ellenbogenchirurgie (SECEC/ESSSE) wird der Constant Score für alle die Schulter betreffenden wissenschaftlichen Arbeiten empfohlen. Auch von der deutschen Vereinigung für Schulter und Ellenbogenchirurgie (DVSE) wird der Constant-Score als offizieller Score favorisiert. Bei Patienten mit Schulterinstabilitäten sollte jedoch zusätzlich ein spezifischer Bewertungsmaßstab, wie z. B. der nach Walch (1987) modifizierte Rowe-Score, erhoben werden, da er über viele Jahre als Standard für diese Entität verwendet wurde.

Tab. 4.7 Alters- und geschlechtsadaptierter Constant-Murely-Score

Alter	Frauen	Männer
20–30	97	98
31–40	90	93
41–50	80	92
51–60	73	90
61–70	70	83
71–80	69	75
81–90	64	66
91–100	52	56

Tab. 4.8 Kraftadaptierter, alters- und geschlechtskorrigierter Constant-Murely-Score

Alter	Frauen	Männer
20–30	86	95
31–40	86	96
41–50	87	94
51–60	84	92
61–70	83	89

Literatur

Bankes MJ, Crossman JE, Emery PJ. A standard method of shoulder strength measurement for the Constant score with a spring balance. J Shoulder and Elbow Surg. 1998; 7(2):116–121.

Beaton DE, Richards RR. Measuring function of the shoulder. A cross-sectional comparison of five questionnaires. J Bone Joint Surg. 1996; 78 A:882–890.

Blauth W, Gärtner J. Ergebnisse postoperativer Arthrographien nach Naht rupturierter Rotatorenmanschetten. Orthopäde 1991; 20:262–265.

Boehm TD, Mueller T, Rehwald C, Gohlke F, Barthel T, Eulert J. Age and sex related Constant Murely Score. J Shoulder and Elbow Surg. 1997; 6(2):194.

Conboy V, Morris R, Kiss J, Carr A. An evaluation of the Constant-Murley shoulder assessment. J Bone Joint Surg. 1996; 78 B:229–232.

Constant CR, Murley AHG. A clinical method of functional assessment of the shoulder. Clin Orthop. 1987; 214:160–164.

Constant C, Gerber C, Emery R, Boileau P, Sjoeberg JE, Gohlke F. Guidelines for the practical use of the Constant score – recommendation of the scientific committee of SECEC. J Shoulder Elbow Surg. (im Druck).

Ellman H, Hanker G, Bayer M. Repair of the rotator cuff. End-result study of factors influencing reconstruction. J Bone Joint Surg. 1986; 68 A:1136–1144.

Field LD, Warren RF, O'Brien SJ, Altchek DW, Wickiewicz TL. Isolated closure of rotator interval defects for shoulder instability. Am J Sports Med. 1995; 23:557–563.

Gartsmann GM, Roddey TS, Hammerman SM. Arthroscopic treatment of anterior-inferior glenohumeral instability. J Bone Joint Surg. 2000; 82 A:991–1003.

Gerber C, Arneberg O. Measurement of abductor strength with an electronical device (Isobex). J Shoulder and Elbow Surg. 1992; 2:S6.

Gerber C. Integrated scoring systems for the functional assessment of the shoulder. In The Shoulder: a Balance of Mobility and Stability. Edited by FA Matsen, III, FH Fu, and RJ Hawkins. Rosemont, Illinois, The American Academy of Orthopaedic Surgeons 1992:531–550.

Gerber C. Use of Constant Score for assessing shoulder instability. Instructional course, 9th Congress of the SECEC/ESSES, Nottingham, 1996.

Ha'Eri GB, Wiley AM. Advancement of the supraspinatus muscle in the repair of ruptures of the rotator cuff. J Bone Joint Surg. 1981; 63 A:232–238.

Hedtmann A, Fett H, Ludwig J. Die Behandlung veralteter, posttraumatischer Akromioklavikulargelenkinstabilitäten und -arthrosen. Orthopäde 1998; 27:556–566.

Hudak PL, Amadio PC, Bombardier C. Development of an upper extremity outcome measure: the DASH (Disabilities of the Arm, Shoulder and Hand). The Upper Extremity Collaborative Group (UECG). Am J Indust Med. 1996; 29:602–608.

Kay SP, Amstutz HC. Shoulder hemiarthroplasty at UCLA. Clin Orthop. 1986; 228:42–48.

Kohn D, Geyer M, Wülker N. The Subjective Shoulder Rating Scale (SSRS) – an examiner-independent scoring system. International Congress on Surgery of the Shoulder, Paris, July 12–15, 1992.

Lippitt SB, Harryman DT II, Matsen, FA III. A practical tool for evaluating function: the Simple Shoulder Test. In The Shoulder: a Balance of Mobility and Stability,. Rosemont, Illinois, The American Academy of Orthopaedic Surgeons, 1993:501–518.

Löhr J, Schuetz U, Hauser C, Schwyzer HK, Simmen BR. Introduction of a Visual Score correlating to the Constant Shoulder Functional Score. 14th Open Congress of the European Society für Surgery of the Shoulder and Elbow. Lissabon. Book of Abstracts, 2000:124.

Matsen FA. Early effectiveness of shoulder arthroplasty for patients who have primary glenohumeral degenerative joint disease. J Bone Joint Surg. 1996; 78 A:260–264.

McKee MD, Yoo DJ. The effect of surgery for rotator cuff disease on general health status. J Bone Joint Surg. 2000; 82 A:970–979.

Neer CS II. Anterior acromioplasty for the chronic impingement syndrome in the shoulder. J Bone Joint Surg. 1972; 54 A:41–50.

Neer CS II. Displaced proximal humerus fractures. Clin Orthop. 1987; 223:3–10.

Patte D. Reichelt A. Die Rotatorenmanschettenruptur. Operative Ergebnisse in Abhängigkeit vom Zugang. Z Orthop. 1987; 123:38–43.

Richards RR, An K-N, Bigliani LU, Friedman RJ, Gartsman GM, Gristina AG, Iannotti JP, Mow VC, Sidles JA, Zuckerman JD. A standardized method for the assessment of shoulder function. J Shoulder and Elbow Surg. 1994; 3:347–352.

Roach KE, Budiman-Mak E, Songsiridej N, Lertratanakul Y. Development of a shoulder pain and disability index. Arthrit. Care and Res. 1991; 4:143–149.

Rowe CR, Patel D, Southmayd WW. The Bankart procedure: a long-term end-result study. J Bone Joint Surg. 1978; 60 A:1–16.

Rowe C R Zarins B, Ciullo JV. Recurrent anterior dislocation of the shoulder after surgical repair. Apparent causes of failure and treatment. J Bone Joint Surg. 1994; 66 A:159–168.

Skutek M, Fremerey RW, Zeichen J, Bosch U. Outcome analysis following open rotator cuff repair. Early effectiveness validated using four different shoulder assessment scales. Arch Orthop Trauma Surg. 2000; 120:432–436.

Tauro JC. Arthroscopic inferior capsular split and advancement for anterior and inferior shoulder instability: Technique and results at 2- to 5-year follow-up. Arthroscopy 2000; 16(4):451–456.

Taylor AJ, Neumann L, Almeida I, Wallace WA. Strength assessement for the constant score: comparison of the isobex, a fixed spring balance and the Nottingham myometer. 7 International Congress of Shoulder Surgery. Sydney, Book of Abstracts, 1998:271.

Walch G. Directions for use of the quotation of anterior instabilities of the shoulder. First Open Congress of the European Society für Surgery of the Shoulder and Elbow. Paris, 1987. Book of Abstracts, 1987:36–41.

Ware JE Jr, Snow KK, Kosinski M, Gandek B. SF-36 Health Survey: Manual and Interpretation Guide. Boston, The Health Institute, New England Medical Center, 1993.

Williams A. Setting priorities in health care: an economist's view. J Bone and Joint Surg. 1991; 73 B:365–367.

Williams GN, Gangel TJ, Arciero RA, Uhorchak JM, Taylro DC. Comparison of the single assessment numeric evaluation method and two shoulder rating scales. Am J Sports Med. 1999; 27:214–221.

Williams JW Jr, Holleman DR Jr, Simel DL. Measuring shoulder function with the Shoulder Pain and Disability Index. J Rheumatol. 1995; 22(4):727–732.

Wirth MA, Blatter G, Rockwood CA. The capsular imbrication procedure for recurrent anterior instability of the shoulder. J Bone Joint Surg. 1996; 78 A:246–259.

Wolfgang GL: Surgical repair of tears of the rotator cuff of the shoulder. J Bone Joint Surg. 1974; 56 A:14–25.

Wülker N, Kohn D, Grimm C. Bewertung der Schulterfunktion mit unterschiedlichen Scores. Orthop Praxis 1991; 12:750–754.

4.3 Radiologische Diagnostik

Ch. Melzer

Die konventionelle Röntgendiagnostik hat unabhängig von der Entwicklung moderner bildgebender Verfahren wie Sonographie, Computertomographie, Kernspintomographie und Arthroskopie weiterhin einen diagnostischen Stellenwert. Nach der Erhebung der Anamnese und gezielter klinischer Untersuchungen kann durch die Anfertigung von Standardröntgenaufnahmen und spezielle Einstellungen in vielen Fällen auf eine Abklärung durch zusätzliche bildgebende Methoden verzichtet werden.

Im Unterschied zu Becken und Hüftgelenk sind Röntgenaufnahmen des Schultergürtels und des Glenohumeralgelenks oft nicht vergleichbar oder weisen Abweichungen auf. Die Unterschiede ergeben sich durch Besonderheiten der Anatomie. So hat die Konfiguration des Thorax ebenso einen Einfluss wie der Habitus, die Körperhaltung, die Ausbildung der Muskulatur und der Muskeltonus (Resch 1990). Besonders schwierig ist die Anfertigung standardisierter Röntgenaufnahmen bei frischen Traumen und akuten Schmerzen.

Grundsätzlich sollten – wann immer es möglich ist – 2 Röntgenaufnahmen in 2 senkrecht aufeinander stehenden Ebenen angefertigt werden (Gächter u. Mitarb. 1996, Resch 1990).

4.3.1 A.-p. Aufnahme des GH-Gelenks in 30° Außenrotation

Die a.-p. Aufnahme des Schultergelenks sollte im Stehen angefertigt werden. Eine überlagerungsfreie Darstellung des GH-Gelenks ist nur möglich, wenn sich der Schulter-

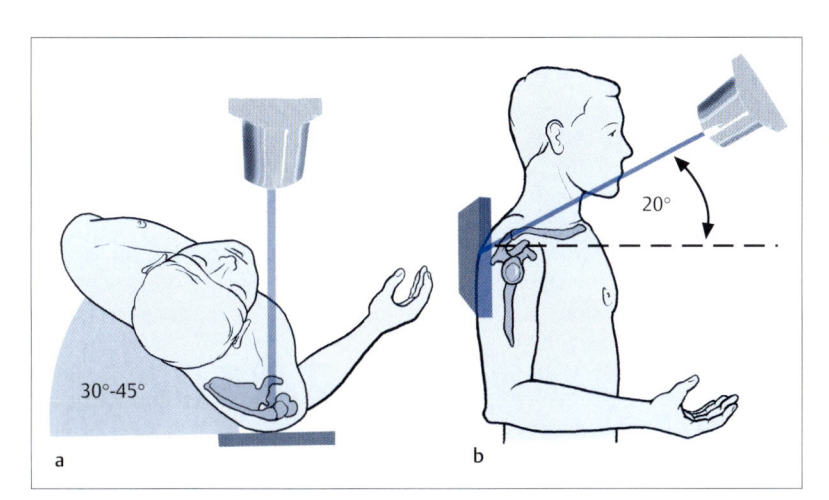

Abb. 4.44a u. b A.-p. Aufnahme des GH-Gelenks in 30° Außenrotation (aus Gächter A, Freuler F, Nidecker A, Gückel C. Schulterdiagnostik. Springer, Berlin, 1996).

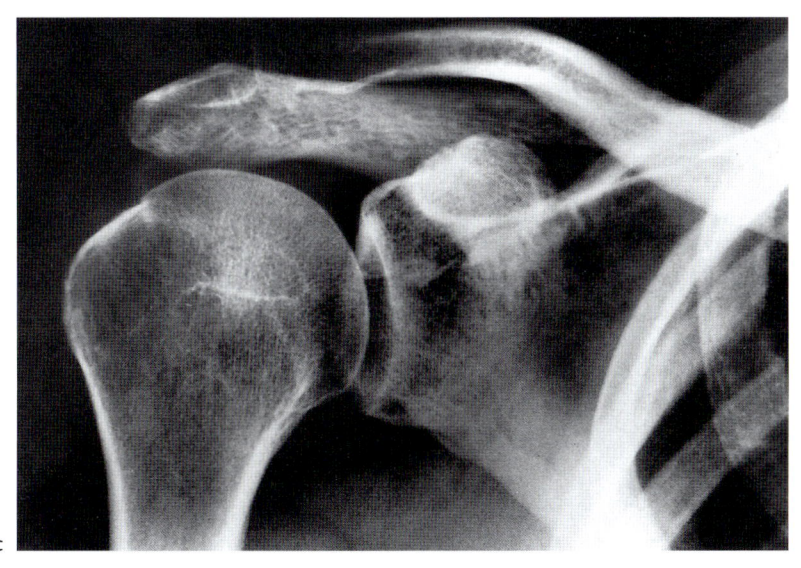

c A.-p. Aufnahme mit gut einsehbarem Gelenkspalt.

gürtel in einem Winkel von 30–45° zur Filmebene befindet, d. h. dass die Skapula des zur Abbildung vorgesehenen Schultergelenks der Filmkassette flach anliegen muss. Durch die Außenrotation (AR) des Arms wird das Tuberculum majus lateral konturbildend. Der Zentralstrahl wird auf die Korakoidspitze in einer Neigung von 20° nach kaudal ausgerichtet (Abb. 4.**44**).

4.3.2 Axiale Aufnahme des GH-Gelenks

Die axiale Aufnahme des GH-Gelenks kann sowohl im Sitzen als auch im Liegen angefertigt werden. Der Oberarm des seitlich am Röntgentisch sitzenden Patienten ist um 70° abduziert, das Ellbogengelenk rechtwinklig gebeugt und der Unterarm parallel zum Rand des Tisches gelagert. Eine plane oder gebogene Kassette (Sattelkassette, wie sie zur Anfertigung der Frik-Aufnahme Anwendung findet) im Format 18/24 cm wird auf dem Tisch platziert. Der Oberkörper muss so weit zur Röntgenkassette hingeneigt werden, dass sich das Zentrum des GH-Gelenks etwa über der Mitte der Kassette befindet. Eine gleichzeitige Neigung des Kopfs zur Gegenseite ist erforderlich. Der Zentralstrahl ist senkrecht von oben auf die Mitte des GH-Gelenks auszurichten (Abb. 4.**45**).

Die axiale Aufnahme im Sitzen lässt sich auch bei vorliegender Schulterluxation durchführen. Hierzu sollte der Arzt den im Ellbogengelenk gebeugten Arm vorsichtig extendieren.

Eine axiale Aufnahme des GH-Gelenks lässt sich auch in Rückenlage anfertigen. Voraussetzung ist eine Abduktionsfähigkeit des Arms um 90°, die Röntgenkassette liegt kranial der Schulter an, und der Zentralstrahl wird auf die Mitte der Axilla gerichtet.

Vor allem beim Verdacht auf eine hintere Schultergelenkluxation sollte auf die Anfertigung dieser Aufnahme nicht verzichtet werden, da die a.-p. Aufnahme eine normale Gelenkstellung vortäuschen kann.

4.3.3 Supraspinatus-Outlet- oder Y-Aufnahme

Die seitliche Aufnahme der Skapula ist besonders zur Beurteilung des Subakromialraums geeignet (Abb. 4.**46**). Der Patient steht in einem Winkel von 30–45° schräg vor dem Wandstativ. Der exakte Winkel zur Filmebene ist von der Konfiguration des Thorax und der damit verbundenen Stellung der Skapula abhängig. Die Aufnahme ist prinzipiell auch in sitzender Position möglich, eine exakte Projektion gelingt jedoch seltener als im Stehen. Die Filmkassette liegt dem Schultergelenk anterolateral an, der Zentralstrahl wird parallel zur Skapula und senkrecht zur Filmebene ausgerichtet (Abb. 4.**47**).

Morrison und Bigliani (1987) empfehlen zusätzlich eine kraniokaudale Neigung des Zentralstrahls um 5–10°.

Die Skapula projiziert sich in der Form eines Y, wobei die kurzen Schenkel vom Processus coracoideus und der Spina scapulae und der lange Schenkel vom Skapulakörper gebildet werden. Verschiedene Formvarianten des Akromions, knöcherne Ausziehungen und Kalkdepots im sehnigen Anteil der Rotatorenmanschette können im Vergleich zu a.-p. und axialen Aufnahmen exakter beurteilt werden.

Nach Toivonen u. Mitarb. (1995) besteht ein Zusammenhang zwischen den verschiedenen Akromiontypen und der Wahrscheinlichkeit des Auftretens einer Rotatorenmanschettenruptur. Dieser Zusammenhang wird jedoch von einer Reihe anderer Autoren abgelehnt (Liotard u. Mitarb. 1998) und als Folge der Projektionsfehler bei dieser Aufnahmetechnik (Barthel u. Mitarb. 1995, Duralde u. Gauntt 1999) erklärt.

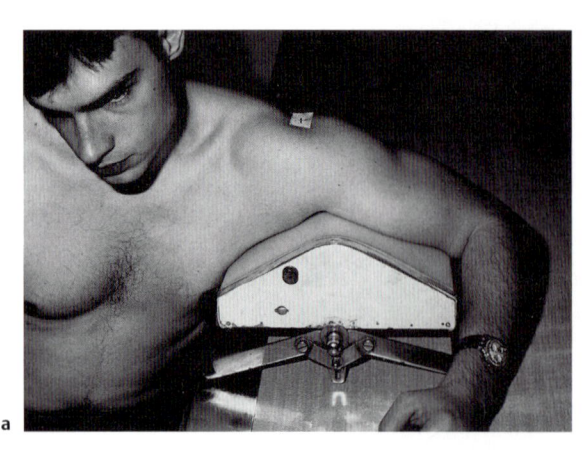

Abb. 4.45 a u. b   Axiale Aufnahme des Glenohumeralgelenks.

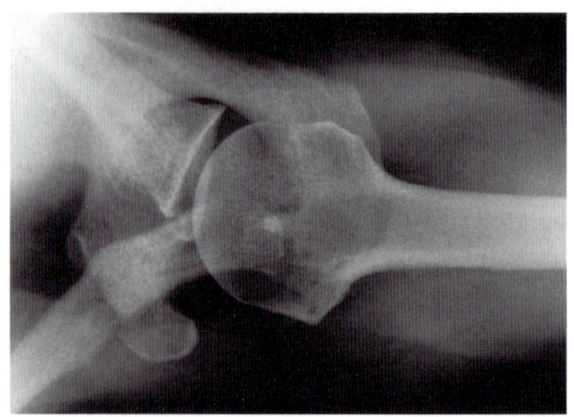

4.3 Radiologische Diagnostik | 107

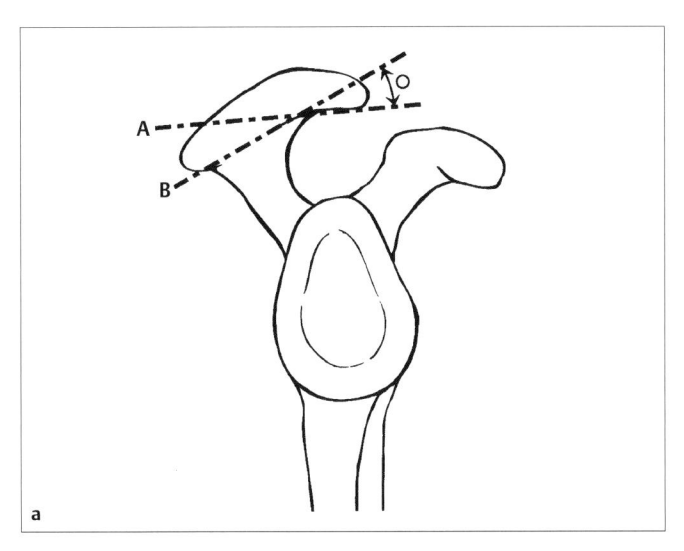

Abb. 4.46 a–c Akromionwinkel nach Toivonen.
b Akromiontyp I (Winkel 0–12°).
c Röntgenaufnahme des Präparats.

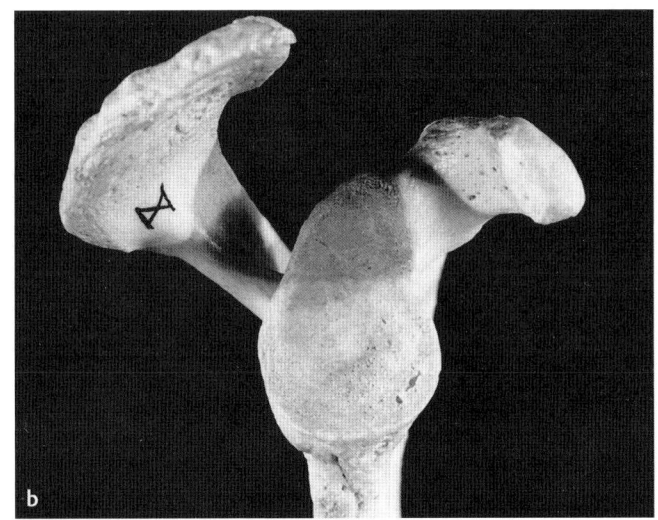

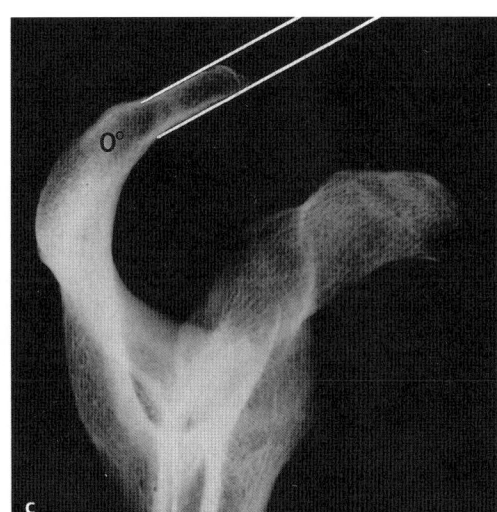

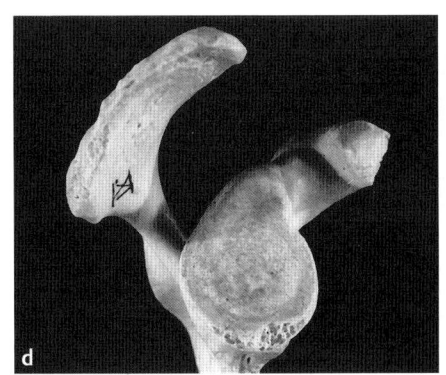

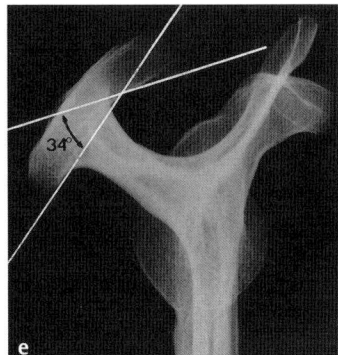

Abb. 4.46 d u. e Akromiontyp III (Winkel > 27°).
d Präparat.
e Röntgenaufnahme des Präparats.

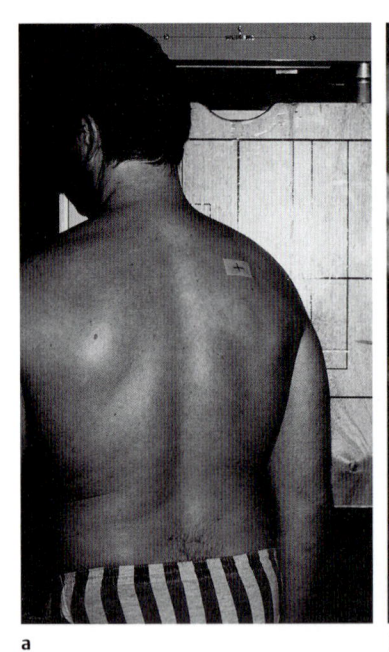

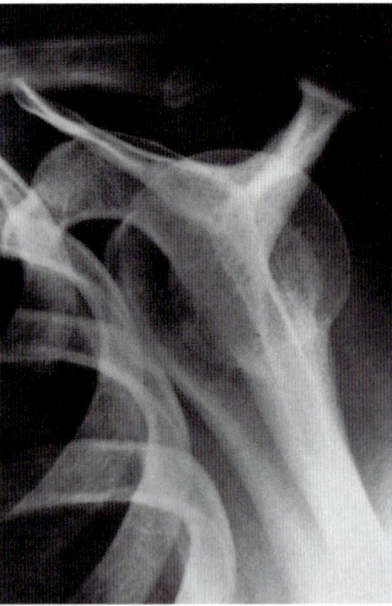

Abb. 4.47 a u. b Supraspinatus-Outlet- oder Y-Aufnahme.

4.3.4 A.-p. Aufnahme in unterschiedlichen Rotationsstellungen des Arms (sog. Schwedenstatus)

Die Aufnahmen entsprechen der bereits angegebenen a.-p. Standardprojektion und unterscheiden sich lediglich durch unterschiedliche Rotationsstellungen des Arms (Neutralrotation, 30° Außenrotation und 60° Innenrotation). In 30° Außenrotation ist das Tuberculum majus lateral konturbildend, ein Kalkdepot z.B. in der Sehne des M. supraspinatus stellt sich überlagerungsfrei dar (Abb. 4.**48**). In 60° Innenrotation ist eine Malgaigne- oder Hill-Sachs-Läsion zu erkennen. Auch lässt sich in dieser Armstellung ein Kalkdepot in der Sehne des M. infraspinatus überlagerungsfrei abbilden.

Zur Darstellung von Kalkablagerungen sollten Aufnahmen mit niedriger Röhrenspannung angefertigt werden, da Kalkdepots im Frühstadium oder bei einsetzender Resorption sonst nicht nachweisbar sind (Melzer 1992).

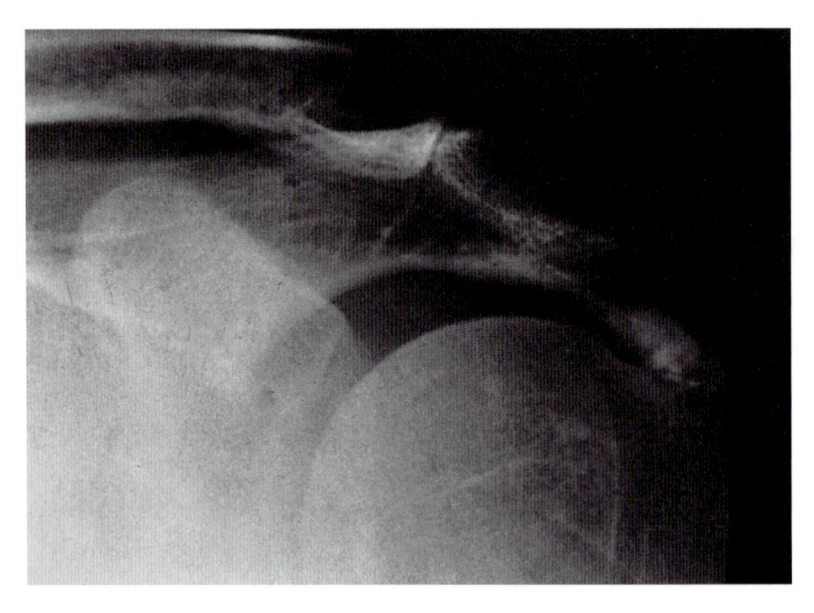

Abb. 4.48 Darstellung eines Kalkdepots im Bereich der Supraspinatussehne (mit niedriger Röhrenspannung angefertigte a.-p. Aufnahme des GH-Gelenks in 30° AR).

4.3.5 Sulkusaufnahme (Humeruskopf tangential)

Die Aufnahme des Sulcus intertubercularis kann im Sitzen oder Liegen angefertigt werden. Bei der Aufnahme im Sitzen befindet sich der Patient seitlich neben dem Rastertisch, der Unterarm wird aufgelegt und mit der gleichseitigen Hand wird ein flacher Bocollo gehalten, auf dem die Kassette liegt. Der Arm wird retrovertiert, um den Humeruskopf zentral auf die Kassette projizieren zu können. Der Zentralstrahl verläuft senkrecht von oben nach unten (Abb. 4.**49**).

Sollte der Patient nicht in der Lage sein, die beschriebene Armhaltung einzunehmen, besteht auch die Möglichkeit, die Aufnahme im Liegen anzufertigen. Der Arm befindet sich dann neben dem Rumpf und in maximaler Außenrotation, gleichzeitig Kopfneigung zur Gegenseite. Die Kassette wird kranial platziert und auf das Gelenkzentrum ausgerichtet. Die Richtung des Zentralstrahls ist tangential zum Oberarmkopf.

4.3.6 Transthorakale (seitliche) Aufnahme des GH-Gelenks

Die transthorakale Aufnahme des GH-Gelenks ist beim Verdacht einer dorsalen Luxation oder bei Frakturen des proximalen Humerus indiziert (Abb. 4.**50**). Wenn möglich,

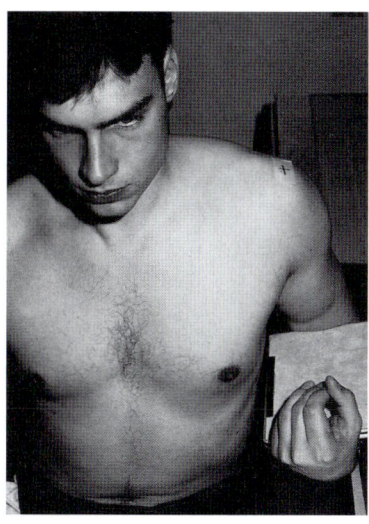

Abb. 4.49 a u. b Sulkusaufnahme (Humeruskopf tangential).

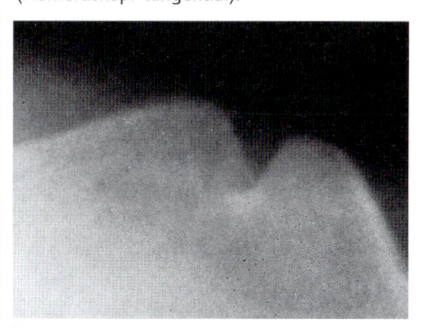

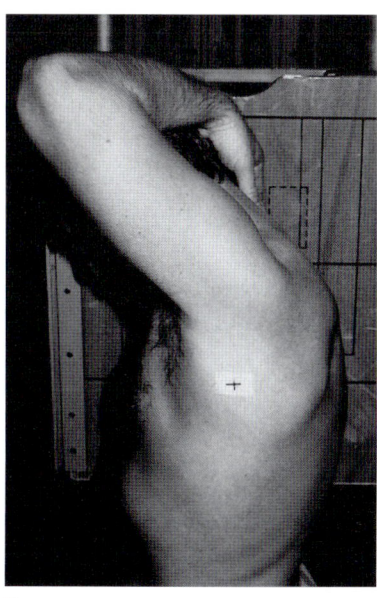

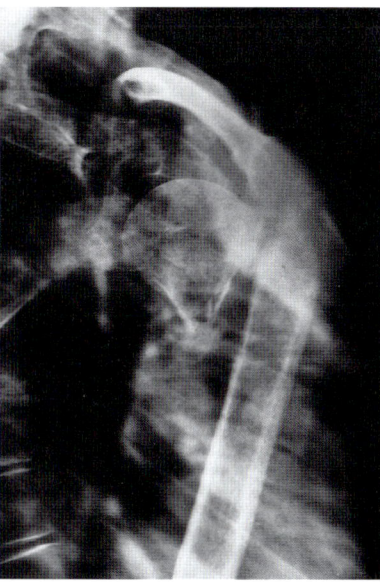

Abb. 4.50 a u. b Transthorakale (seitliche) Aufnahme des GH-Gelenks bei einer veralteten dislozierten subkapitalen Humerusfraktur).

sollte die Aufnahme im Stehen angefertigt werden; das zu untersuchende Schultergelenk liegt der Röntgenkassette an. Bei Patienten, die nicht stehen können, kann die Aufnahme auch im Sitzen erfolgen. Der gegenseitige Arm wird angehoben, und der Unterarm befindet sich über dem Kopf, die Hand hängt locker herab. Der Rumpf muss etwas nach dorsal gedreht werden, um den Zentralstrahl zwischen Sternum und Wirbelsäule ausrichten zu können.

4.3.7 Akromionaufnahme

Akromionosteophyten und Ossifikationen im Bereich des Lig. coracoacromiale lassen sich auf Aufnahmen mit einer um 30° kraniokaudal gekippten Röntgenröhre darstellen. Der Zentralstrahl wird auf die Mitte des Akromions gerichtet, die Röntgenkassette befindet sich auf der Rückseite des Schultergelenks (Abb. 4.51).

4.3.8 West-Point-Aufnahme

Die West-Point-Aufnahme ist zur Darstellung des anterokaudalen Pfannenrandes geeignet (knöcherne Bankart-Läsion). Der Patient befindet sich in Bauchlage mit Unterlagerung des Schultergelenks, Kopf und Hals müssen zur Gegenseite gedreht werden. Der Zentralstrahl wird jeweils 25° kaudokranial und lateromedial auf das Glenohumeralgelenk ausgerichtet (Abb. 4.52). Alternativ dazu bietet sich die Aufnahmetechnik nach Bernageau an.

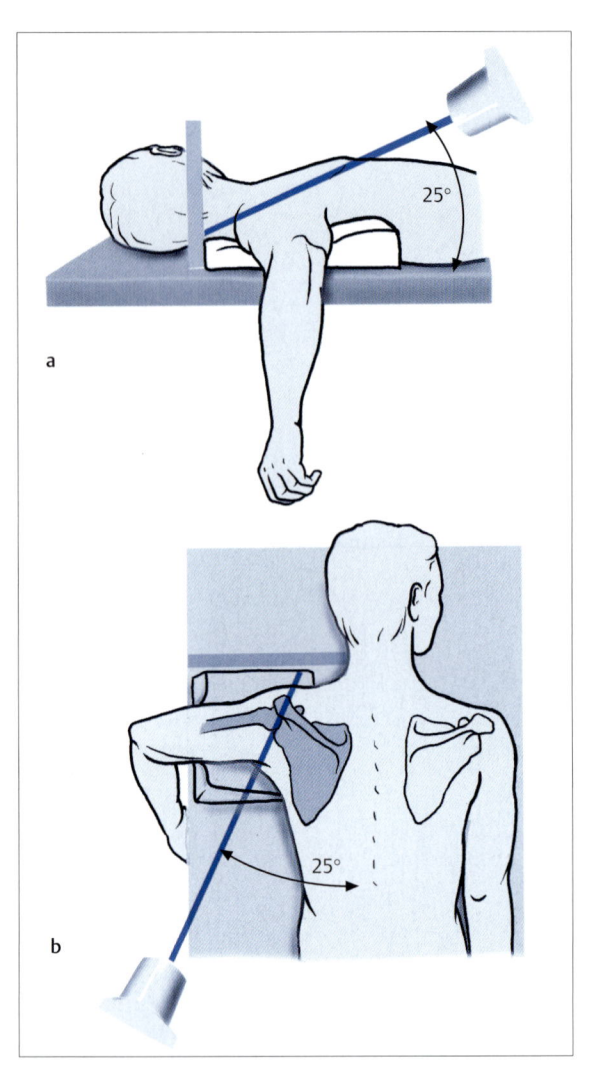

Abb. 4.52 a u. b West-Point-Aufnahme zur Darstellung des anteroinferioren Glenoidrands (aus Gächter A, Freuler F, Nidecker A, Gückel C. Schulterdiagnostik. Springer, Berlin, 1996).

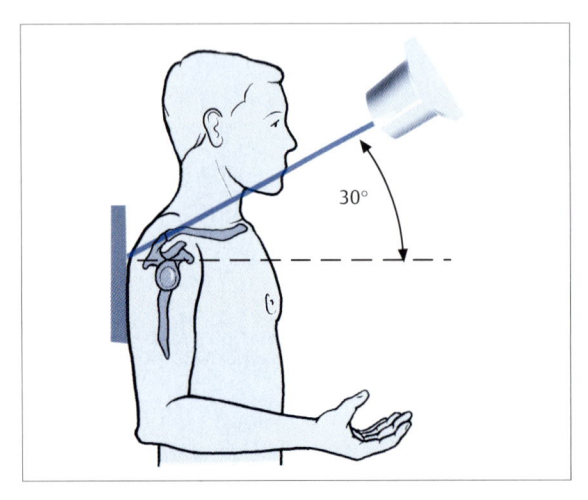

Abb. 4.51 A.-p. Aufnahme zur Darstellung des Akromions (aus Gächter A, Freuler F, Nidecker A, Gückel C. Schulterdiagnostik. Springer, Berlin, 1996).

4.3.9 Gehaltene Aufnahmen des GH-Gelenks

Ist die Richtung der Instabilität des GH-Gelenks nach vorn, dorsal oder in mehrere Richtungen (multidirektionale Instabilität) unklar, bieten sich zur Klärung gehaltene axiale Aufnahmen oder eine a.-p. Aufnahme unter Zug an (Abb. 4.53). Alternativ zu gehaltenen Röntgenaufnahmen kann die Sonographie eingesetzt werden (s. Kap. 4.4).

4.3.10 AC-Gelenk

Das Akromioklavikulargelenk lässt sich in der a.-p. und axialen Projektion der Schulter darstellen. Der Zentralstrahl sollte zur optimalen Abbildung auf das AC-Gelenk ausgerichtet werden (Abb. 4.54).

Zum Nachweis von Kapselbandverletzungen (Rockwood I–VI) sind Belastungsaufnahmen mit einem Gewicht von 5–10 kg in a.-p. Richtung und im Seitenvergleich erforderlich. Die Aufnahmen können im Stehen oder Sitzen angefertigt werden. Nur bei „zurückgenommenen Schultern" sind eine korrekte Projektion und eine Abgrenzung der Subluxation von der Luxation zu erwarten (Jäger u. Wirth 1978, Bernau 1982). Zum Nachweis einer ACG-Instabilität bietet sich auch die Sonographie an (s. Kap. 4.4).

4.3.11 SC-Gelenk (Doppel-Aufnahme nach Zimmer)

Es sollten immer beide Sternoklavikulargelenke gleichzeitig geröntgt werden (Abb. 4.55). Die Arme liegen parallel neben dem Körper, die Röntgenkassette liegt auf einem 15° Schaumstoffkeil und die Schultern sind nach ventral gelagert. Der Zentralstrahl wird an der Brustwirbelsäule vorbei (ca. 2 cm) auf das rechte SC-Gelenk gerichtet. Meist ergibt sich zusätzlich die Notwendigkeit zur Anfertigung einer Tomographie.

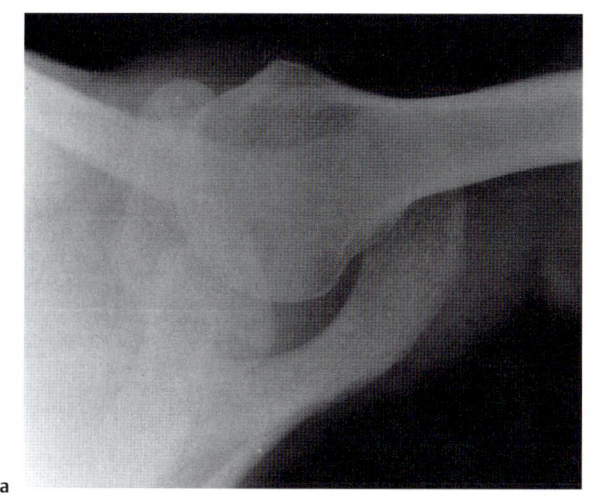

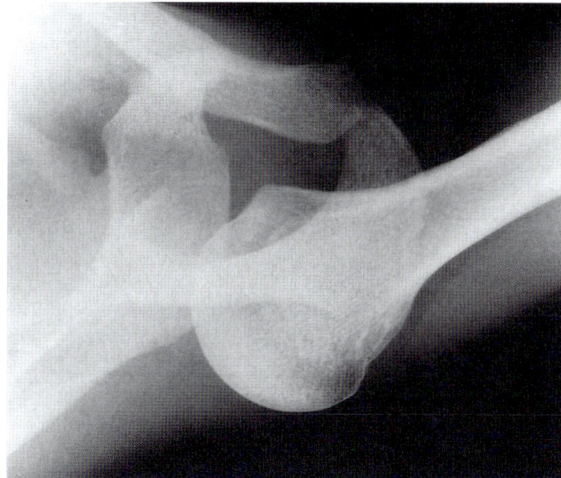

Abb. 4.53 a u. b Gehaltene Aufnahme des GH-Gelenks zur Abklärung einer Instabilität.
a Normale axiale Projektion.
b Dorsale Luxation.

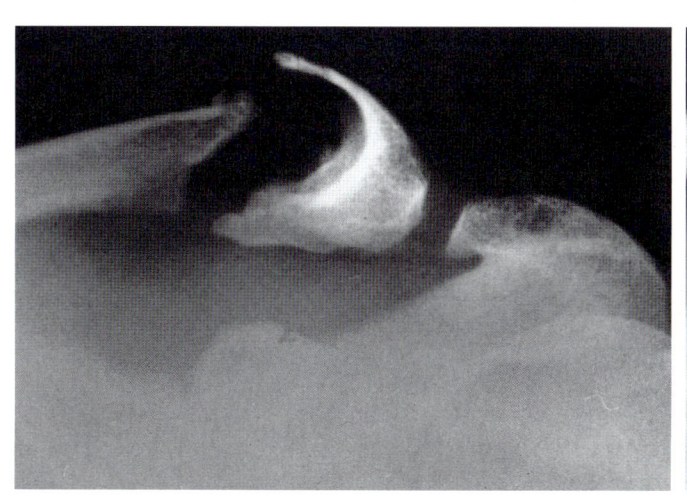

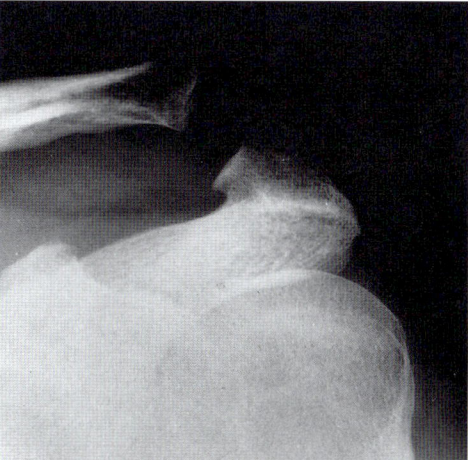

Abb. 4.54 a Zielaufnahme des AC-Gelenks mit Pseudarthrose des lateralen Klavikulaendes.
b Belastungsaufnahme des AC-Gelenks mit 7,5 kg bei Rockwood-III-Verletzung.

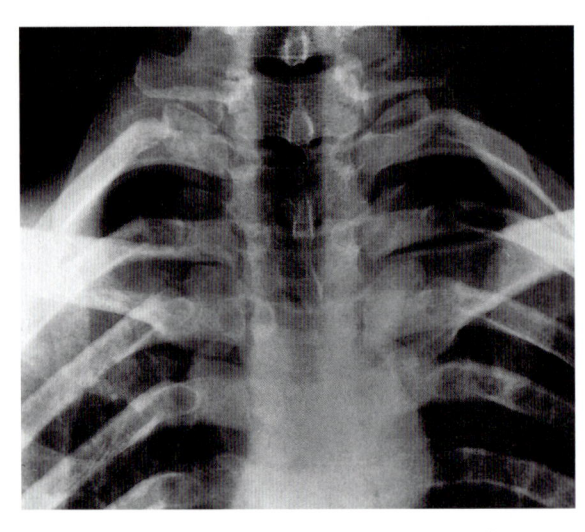

Abb. 4.55 Doppelaufnahme des Sternoklavikulargelenks p.-a. nach Zimmer.

4.3.12 Klavikulaaufnahme

Zur Anfertigung einer Röntgenaufnahme der Klavikula befindet sich der Patient in Rückenlage, die Arme liegen dem Körper an, der Kopf wird zur Gegenseite geneigt und gedreht.

Die Schulter wird unterlagert mit einem Schaumstoffkeil, die Röntgenkassette befindet sich in einem Winkel von ca. 45° am Oberrand der Schulter, und der Zentralstrahl wird auf die Mitte der Klavikula gerichtet (Abb. 4.**56**).

4.3.13 Arthrographie des GH-Gelenks

Der Vorschlag, bei unklaren Schulterbeschwerden eine Arthrographie durchzufahren, geht auf Codman und das Jahr 1927 zurück. 6 Jahre später führte Oberholzer erstmals eine Schulterarthrographie mit Luft als Kontrastmittel durch.

Die Arthrographie hat in den folgenden Jahrzehnten einen breiten Eingang in die Diagnostik der periartikulären Schultererkrankungen und bei Verletzungen gefunden, wobei sie vorwiegend zum Ausschluss oder Nachweis einer Rotatorenmanschettenläsion eingesetzt wurde (Bloch u. Fischer 1958, Fischedick u. Haage 1973, Melzer u. Mitarb. 1986, Petersson 1942).

Es empfiehlt sich, die Schultergelenkarthrographie beim liegenden Patienten auf dem Durchleuchtungstisch durchzuführen. Um den Gelenkspalt überlagerungsfrei darzustellen, muss die gegenseitige Schulter um 30–45° angehoben werden (s.a.-p. Aufnahme des GH-Gelenks). Die Untersuchung kann im Monokontrast (z.B. 10–15 ml Hexabrix 320^R) oder im Doppelkontrast (5 ml Kontrastmittel und 10–15 ml gefilterte Raumluft) durchgeführt werden (Abb. 4.**57**).

Im Unterschied zur Monokontrasttechnik gelingt mit der Doppelkontrastmethode die Beurteilung des intraartikulären Anteils der langen Bizepssehne, da die Sehne mit einem feinen positiven Kontrastsaum umgeben wird, der sich vom umgebenden negativen Kontrast abhebt. In gleicher Weise kommt es zu einer besseren Darstellung des Gelenkknorpels.

Unter Durchleuchtung wird die korrekte Projektion des Gelenks überprüft und im kaudalen Drittel sämtliche Gewebeschichten bis zum Gelenk mit einem Lokalanästhetikum infiltriert. Es empfiehlt sich, nach der Infiltration der Haut auf eine Lumbalpunktionsnadel der Stärke 20 gg. zu wechseln. Bei korrekter Lage der Nadel im Gelenk kann die Injektion des Kontrastmittels unter Durchleuchtungskont-

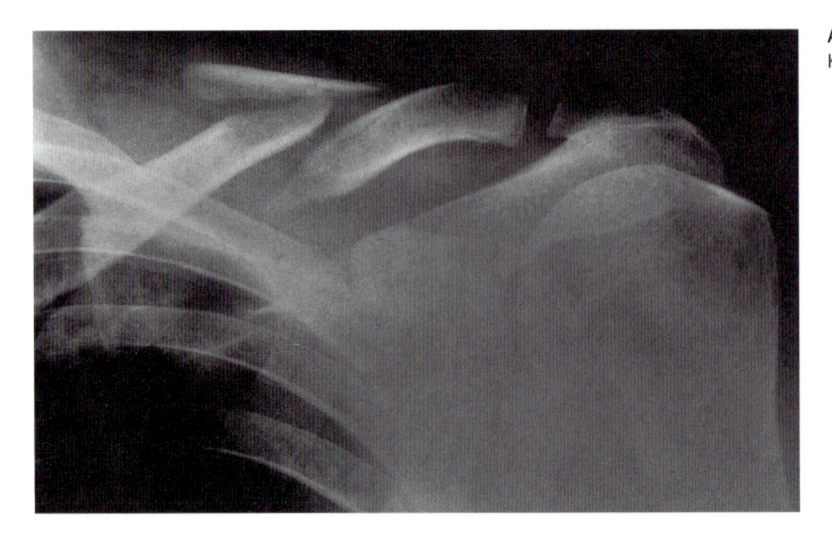

Abb. 4.56 A.-p. Aufnahme des Klavikula bei Vorliegen einer Fraktur.

4.3 Radiologische Diagnostik

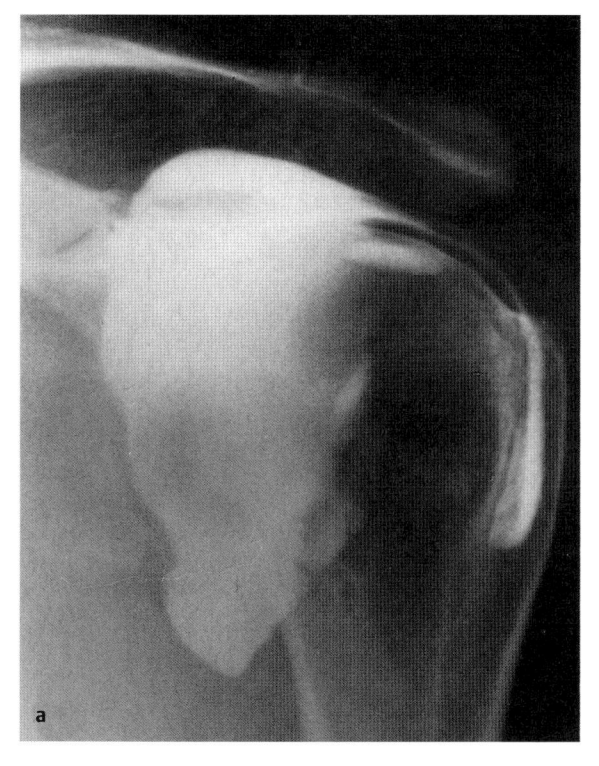

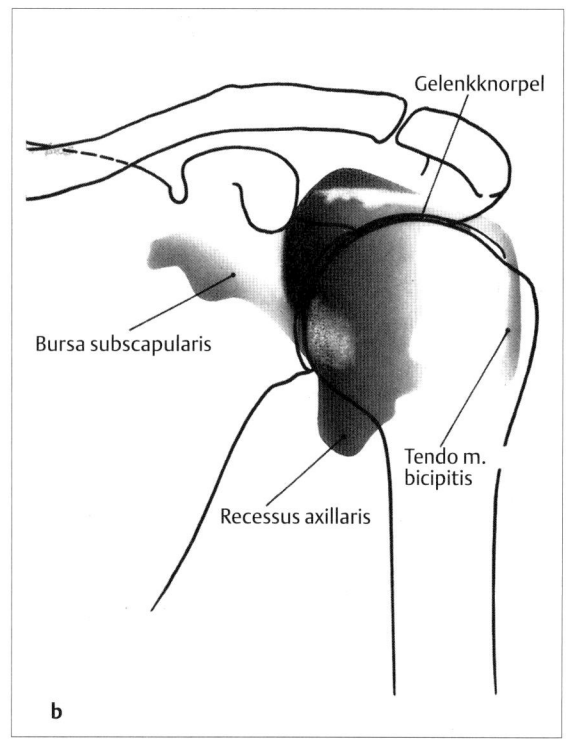

Abb. 4.57 a u. b Normales Schultergelenkarthrogramm.

rolle erfolgen. Es kann die Ausbreitung des Kontrastmittels nach kranial und über den Humeruskopf nach lateral verfolgt werden. In der Doppelkontrasttechnik werden zunächst 5 ml Kontrastmittel und anschließend 10–15 ml gefilterte Raumluft injiziert. Der Zusatz von Adrenalin zur Vasokonstriktion, um den Abtransport des Kontrastmittels aus dem Gelenk zu verzögern, ist bei der anschließenden Durchführung einer Computertomographie vorteilhaft. Nach der Entfernung der Nadel sollte das Schultergelenk bewegt werden, um eine gleichmäßige Verteilung des Kontrastmittels bzw. Durchmischung bei der Doppelkontrasttechnik zu erreichen.

Bei einem in der Beweglichkeit nicht eingeschränkten Schultergelenk empfiehlt sich die Anfertigung von insgesamt 6 Aufnahmen (a.-p. in Neutralposition, a.-p. in Außenrotation, a.-p. in Innenrotation, axilläre Projektion in Neutralposition, axilläre Position in Außenrotation und axilläre Projektion in Innenrotation) unter Durchleuchtungskontrolle.

Beim Vorliegen einer kompletten Rotatorenmanschettenruptur kommt es zum Kontrastmittelübertritt in die Bursa subacromio-deltoidea (Abb. 4.58). Der Kontrastmittelaustritt kann zu Beginn der Injektion unter Durchleuchtung verfolgt werden, und es kann die Ruptur in vielen Fällen dem betroffenen Sehnenabschnitt zugeordnet werden. Nach vollständiger Auffüllung der Bursa kommt es zu einer Überlagerung der Rupturstelle, sodass eine Zuordnung nicht mehr möglich ist.

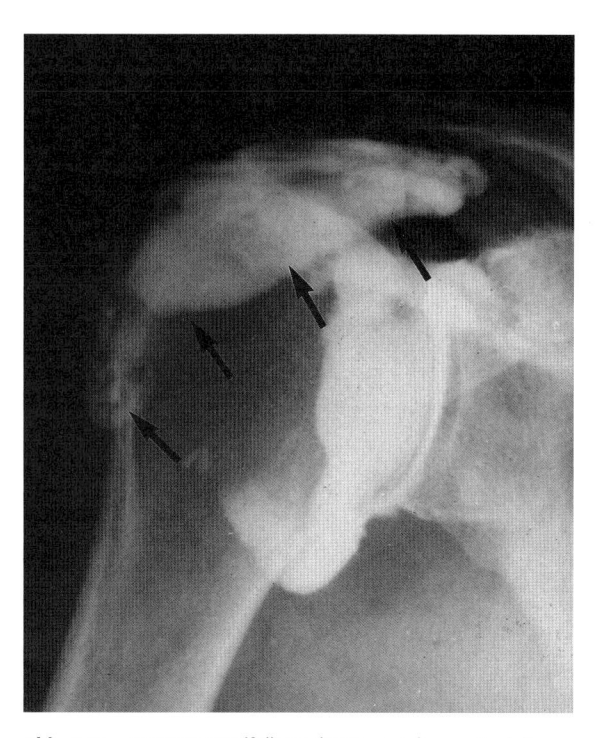

Abb. 4.58 Kontrastmittelfüllung der Bursa subacromio-deltoidea (↑) als Ausdruck einer kompletten Rotatorenmanschettenruptur. Fehlende Darstellung der langen Bizepssehne.

Im Gegensatz zu Goldman u. Ghelman (1978) sehen wir in der Menge des in die Bursa subacromio-deltoidea übergetretenen Kontrastmittels kein Maß für die Größe einer Ruptur. Eine entsprechende Korrelation zwischen arthrographischen und intraoperativen Befund konnten wir nicht feststellen.

Durch entzündliche Reaktionen im Rahmen einer Rotatorenmanschettenruptur kommt es nicht selten zu Verklebungen und Vernarbungen der B. subacromio-deltoidea, die eine Kontrastmittelausbreitung und vollständige Darstellung verhindern. Auch große Rupturen führen so nur zu einer partiellen Auffüllung der Bursa (Melzer u. Mitarb. 1986).

Die Schulterarthrographie stellt eine zuverlässige Methode zum Nachweis von kompletten Rotatorenmanschettenrupturen dar (Brosgol u. Claessens 1957, Kernwein u. Mitarb. 1957, Lindblom u. Palmer 1939, Melzer u. Mitarb. 1986, Petersson 1942).

Ein vergrößertes Gelenkvolumen (Norm: 35–45 ml) mit Ausweitung der Gelenkkapsel findet sich bei rezidivierenden Schultergelenkluxationen.

Beim Nachweis von inkompletten, gelenkseitigen Rotatorenmanschettenrupturen weist die Arthrographie eine sehr viel geringere Sensitivität und Spezifität auf, was nicht bedeutet, dass positive Befunde nicht mit dem arthroskopischen Bild übereinstimmen (Abb. 4.**59**).

Zur Darstellung von bursaseitigen inkompletten Rotatorenmanschettenrupturen ist eine Bursographie erforderlich, intratendinös gelegene Regionen entziehen sich sowohl der arthrographischen als auch der bursographischen Diagnostik.

Die von uns arthrographisch festgestellten Bizepssehnenrupturen konnten intraoperativ bestätigt werden (Abb. 4.**60**). Schwieriger ist der Nachweis von diskreten Veränderungen im Bereich der Bizepssehnenscheide und Bizepssehne, wie Tenosynovitiden und degenerativen Veränderungen.

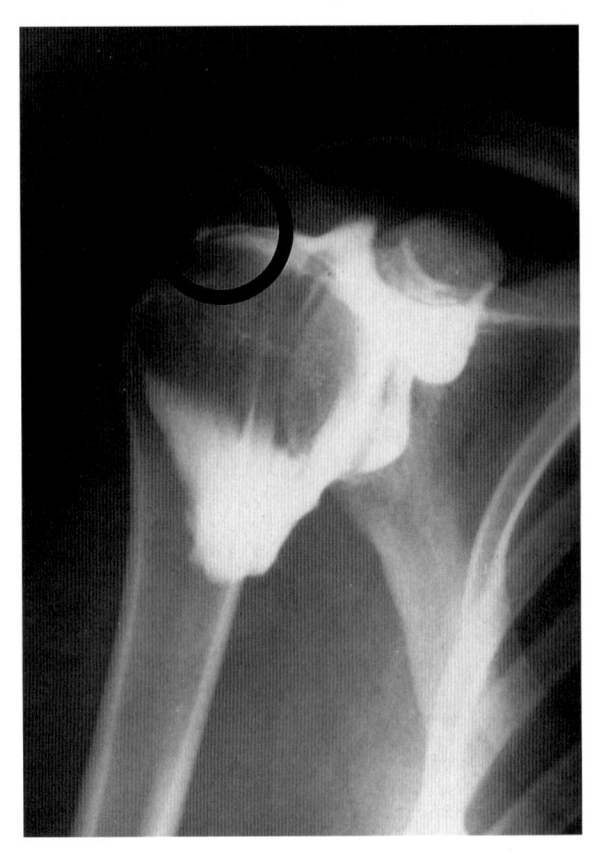

Abb. 4.59 Kontrastmitteleinheit an der Sehnenunterseite bei inkompletter Ruptur.

Über eine vollständige Übereinstimmung des arthrographischen Befundes mit dem intraoperativen Situs berichteten u.a. Lindblom und Palmer (1939), Kernwein u. Mitarb. (1957) sowie Preston u. Jackson (1977).

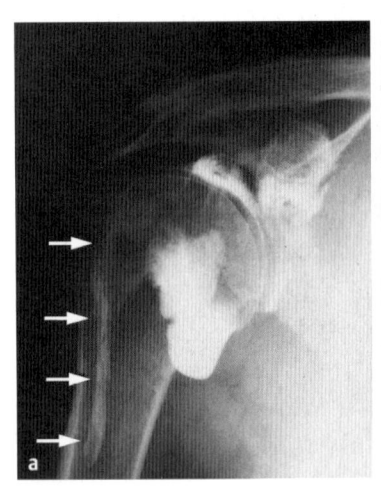

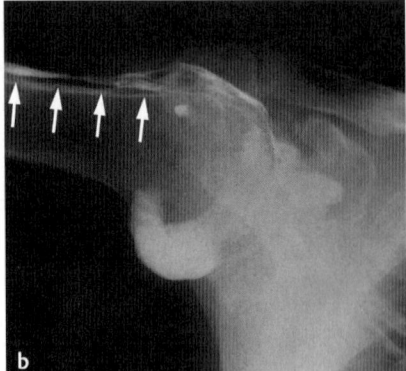

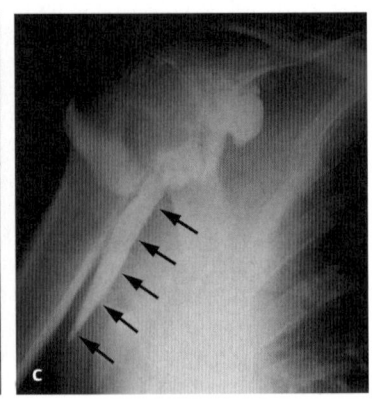

Abb. 4.60 a–c Ruptur der langen Bizepssehne.
a u. **b** Fehlende Sehnenstruktur innerhalb der Sehnenscheide.
c Distaler Kontrastmittelaustritt aus der Sehnenscheide.

Andere Autoren wie Bandi (1981) und Habermeyer u. Mitarb. (1984) fanden in 14% ihrer Fälle eine Diskrepanz zwischen arthrographischem und intraoperativ makroskopischem Befund.

In diesen Fällen standen zahlenmäßig die falsch positiven Arthrographiebefunde, bei denen intraoperativ keine Rotatorenmanschettenruptur nachweisbar war, im Vordergrund. Operativ gesicherte Rotatorenmanschettenrupturen, die dem arthrographischen Nachweis entgingen, also falsch negative Befunde, sahen die o. g. Autoren in keinem Fall.

Erklärbar sind falsch positive Arthrographiebefunde durch degenerativ verändertes Sehnengewebe mit Mikrorupturen, sodass es zu einem Übertritt von Kontrastmittel in die Bursa subacromio-deltoidea kommt, auch wenn intraoperativ ein lokalisierter Defekt nicht erkennbar ist (Abb. 4.61).

Nach eigener Erfahrung (Melzer u. Mitarb. 1986) können auch falsch negative Befunde vorliegen, wenn Adhäsionen oder Vernarbungen bei kleinen kompletten Rotatorenmanschettenrupturen einen Kontrastmittelaustritt in die B. subacromio-deltoidea verhindern.

Aus dem gleichen Grund ist es möglich, dass komplette Rupturen, bei denen ein Substanzdefekt nur durch Granulationsgewebe abgedichtet wird, arthrographisch als inkomplett imponieren.

Wie auch von anderen Autoren (Fischedick u. Haage 1973, Killoran 1968, Familson u. Mitarb. 1961) berichtet, ließ sich nach unserer Erfahrung nicht in jedem Falle eine arthrographische Darstellung der Bizepssehnenscheide und -sehne erzielen. Dies stößt insbesondere dann auf Schwierigkeiten, wenn es infolge einer Rotatorenmanschettenruptur zur vollständigen Kontrastmittelauffüllung der Bursa subacromio-deltoidea mit entsprechenden Überprojektionen kommt (Goldmann u. Ghelman 1978, Preston u. Jackson 1977).

4.3.14 Arthrographie bei Frozen Shoulder

Die Schultersteife kann klinisch zuverlässig diagnostiziert werden, die Arthrographie kann dabei als unterstützende therapeutische Maßnahme (Distentionsarthrographie) eingesetzt werden. Die Punktion des Schultergelenks ist infolge der Bewegungseinschränkung schwieriger, das Gelenkvolumen im allgemeinen auf 5–8 ml verringert (Abb. 4.62). Es empfiehlt sich neben dem Kontrastmittel zusätzlich ein

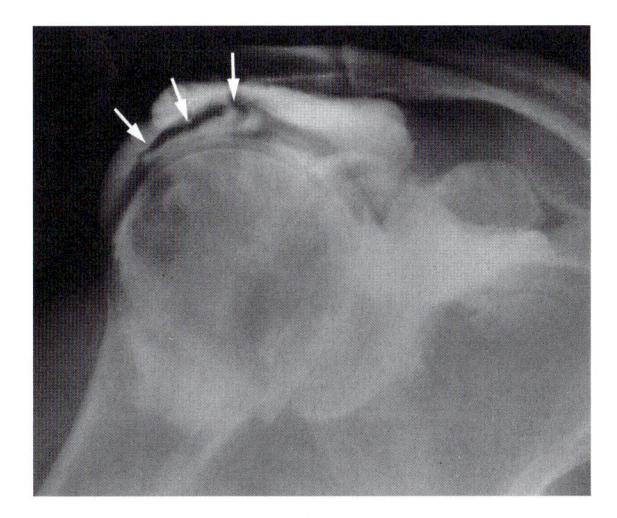

Abb. 4.61 Kontrastmittelübertritt in die Bursa subacromio-deltoidea (↓). Intraoperativ erhebliche Sehnendegeneration ohne vollständige Ruptur.

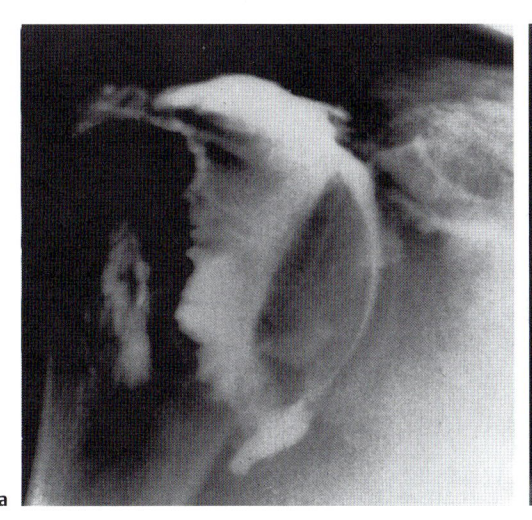

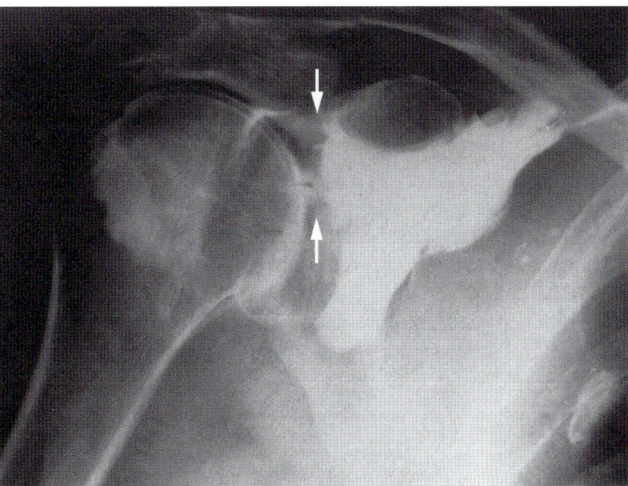

Abb. 4.62 a u. b Schultergelenkarthrographie bei der Frozen Shoulder.
a Maximales Gelenkvolumen 7 ml.
b Nach der Kapseldistension kommt es zur Ruptur im Bereich der Bursa subscapularis.

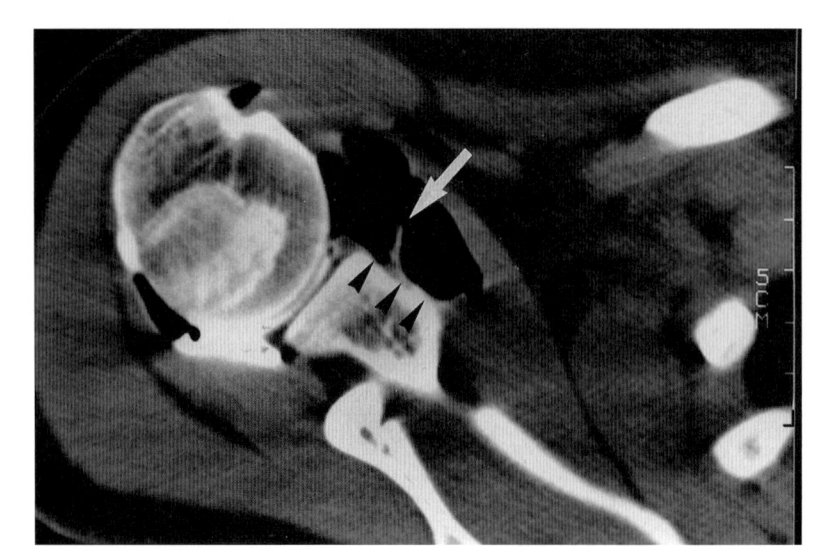

Abb. 4.63 Arthro-CT mit Ablösung des Kapsel-Limbus-Komplexes (▲▲▲) bei rezidivierender Schultergelenkluxation.
↑ Lig. glenohumerale inferius

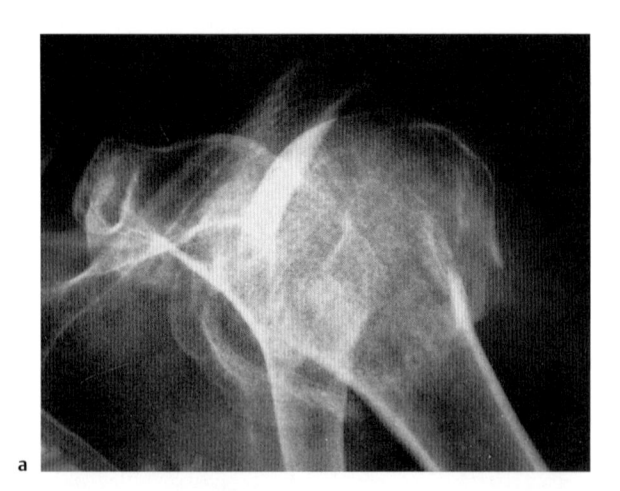

Lokalanästhetikum zu verwenden und den geschrumpften Gelenkraum unter Druck mit einem größeren Volumen aufzufüllen. Durch den erhöhten Druck kommt es zu einer Dehnung der geschrumpften Kapselanteile und einer Ruptur des Recessus subscapularis. Auf andere, den Patienten mehr belastende Maßnahmen, wie die Narkosemobilisation oder arthroskopisch durchgeführte Adhäsiolyse, kann mitunter verzichtet werden.

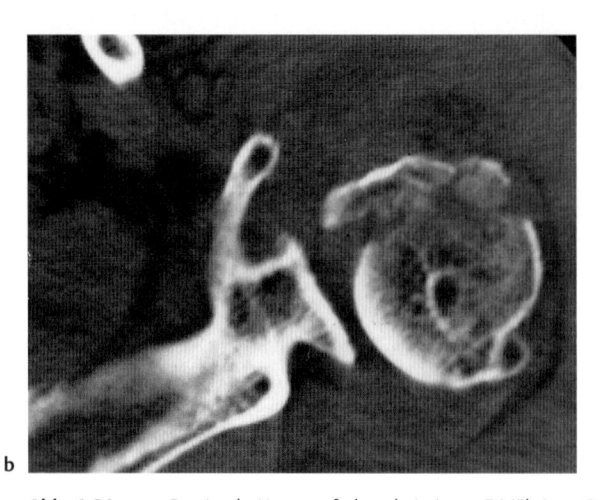

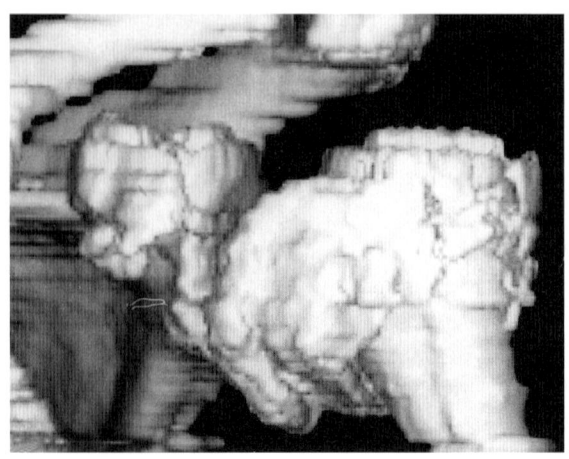

Abb. 4.64 a–c Proximale Humerusfraktur bei einem 54-jährigen Patienten.
b CT-Schicht in Gelenkmitte.
c 3 D-Darstellung.

4.3.15 Arthro-Computertomographie

Die Durchführung eines Arthro-CT ist zur weiteren Abklärung bei Schultergelenkinstabilitäten indiziert (Gächter u. Mitarb. 1996, Wirth u. Mitarb. 1990). Unmittelbar im Anschluss an die Arthrographie in der beschriebenen Doppelkontrasttechnik erfolgt die Computertomographie mit 2 ml Schichtdicke in kontinuierlicher Schichtfolge. Als typische Folge einer Subluxation oder Luxation findet sich eine Ablösung des Kapsel-Labrum-Komplexes (Abb. **4.63**). Nach der Meinung einiger Autoren ist das Arthro-CT bei der Abklärung von Schultergelenkinstabilitäten der MRT überlegen.

4.3.16 Nativ-Computertomographie

Nicht alle Fragestellungen lassen sich durch konventionelle Röntgenaufnahmen klären und nicht immer ist ein Kontrastmittel-CT erforderlich. Das Nativ-CT eignet sich zur Bestimmung der Größe einer Hill-Sachs- und Bankart-Läsion, zur Beurteilung der Pfannenkrümmung, Pfannenneigung und einem möglichen Missverhältnis von Kopf- und Pfannengröße (Resch 1988).

Der transversale Glenohumeralindex (TGHI) beschreibt das Verhältnis zwischen dem maximalen Querdurchmesser der Gelenkfläche des Glenoids und dem maximalen Querdurchmesser der Humeruskopfgelenkfläche (Saha 1978). Die Neigung des Glenoids zum Corpus scapulae (Schulterblatt-Pfannen-Winkel; Abb. **4.64**) kann ebenso exakt bestimmt werden wie die Krümmung der Pfanne (Resch 1989).

Einen Fortschritt stellt die CT-Darstellung und ggf. 3 D-Rekonstruktion von komplexen gelenknahen Frakturen dar.

Literatur

Bandi W. Die Läsionen der Rotatorenmanschette. Helv chir Acta 1981; 48:537–529.
Barthel Th, Gohlke F, Gandorfer A. Die Akromionmorphologie und ihre Darstellbarkeit in der Supraspinatus-Tunnelaufnahme. Arthroskopie 1995; 8:218–223.
Bernau A. Orthopädische Röntgendiagnostik – Einstelltechnik. Urban & Schwarzenberg, München, 1982.
Bloch J, Fischer FK. Probleme der Schultersteife. Documenta Rheumatologica 1958:15.
Brosgol M, Claessens H. Les lésions traumatiques des parties molles de l'epaule. Acta Orthop Belg. 1957; 23:97–218.
Codman EA. Obscure lesions of the shoulder; rupture of the supraspinatus tendon. Boston Med Surg J. 1927; 196:381–387.
Duralde XA, Gauntt SJ. Troubleshooting the supraspinatus outlet view. J Shoulder Elbow Surg. 1999; 8:314–319.
Fischedick O, Haage H. Die Kontrastdarstellung der Schultergelenke. In Diethelm L, Olsson O, Strnad F, Vieten H, Zuppinger A (Hrsg.) Handbuch der Medizinischen Radiologie. Springer, Berlin, Heidelberg, New York, 1973.
Gächter A, Freuler F, Nidecker A, Gückel C. Schulterdiagnostik. Springer, Berlin, 1996.
Goldman AB, Ghelman B. The double-contrast shoulder arthrogramm. Radiology 1978; 127:655–663.
Habermeyer P, Mayer R, Mayr B, Brunner U, Sachs G. Vergleichende Diagnostik der Rotatorenverletzung durch Arthrographie, Computertomographie und Sonographie. Z. Unfallchir Vers med Berufskr. 1984; 77:121–129.
Habermeyer P, Schweiberer L. Schulterchirurgie. Urban & Schwarzenberg, München, 2. Aufl. 1995.
Jäger M, Wirth CJ. Kapselbandläsionen. Thieme, Stuttgart, 1978.
Kernwein GH, Roseberg B, Sneed WR. Arthrographic Studies of Shoulder Joint. J Bone Joint Surg. (Am) 1957; 39:1267–1279.
Lindblom K. Arthrography and Roentgenography in ruptures of the tendons of the Shoulder Joint. Acta Radiol. (Stockh.) 1939; 20:548–562.
Liotard JP, Cochard P, Walch G. Critical analysis of the supraspinatus outlet view: rationale for a standard scapular Y-view. J Shoulder Elbow Surg. 1998; 7:134–139.
Melzer C, Krödel A, Refior HJ. Der Wert der Arthrographie in der Diagnostik traumatischer und degenerativer Veränderungen der periartikulären Strukturen des Schultergelenks. Unfallchirurg 1986; 89:243–247.
Melzer C, Kohn D, Lazovic D, Wirth CJ. Stellenwert der Sonographie, Arthrographie und Arthroskopie in der Diagnostik der Schultererkrankungen. Arthroskopie 1989; 2:128–133.
Melzer C. Tendonosis calcarea. In Kohn D, Wirth CJ (Hrsg.). Die Schulter – Aktuelle operative Therapie. Thieme, Stuttgart, 1992.
Morrison DS, Bigliani LU. The clinical significance of variations in acromial morphology. Orthop Trans 1987; 11:234.
Oberholzer J. Die Arthro-Pneumoradiographie bei habitueller Schulterluxation. Roentgenpraxis 1933; 5:589–590.
Pettersson G. Rupture of the tendon aponeurosis of the shoulder joint in antero-inferior dislocation. Acta Chir Scand. (Suppl.) 1942; 87:73–77.
Preston BJ, Jackson JP. Investigation of shoulder disability by arthrography. Clin Radiol. 1977; 28:259–266.
Resch H, Helweg G, zur Nedden D, Beck E. Doublecontrast computed tomography examination techniques of habitual and recurrent shoulder dislocations. Europ J Radiol 1988; 8:1–6.
Resch H. Die vordere Instabilität des Schultergelenkes. Hefte zur Unfallheilkd. 1989:202.
Saha AK. Rezidivierende Schulterluxation, Pathophysiologie und operative Korrektur. Enke, Stuttgart, 1978.
Toivonen DA, Tuite MJ, Orwin JF. Acromial structure and tears of the rotator cuff. J Shoulder Elbow Surg. 1995; 4:376–383.
Wirth CJ, Kohn D, Melzer C, Markl A. Wertigkeit diagnostischer Maßnahmen bei Weichteilerkrankungen und Weichteilschäden des Schultergelenks. Unfallchirurgie 1990; 93:339–345.
Zimmer EA. Das Brustbein und seine Gelenke. Fortsch Röntgenstr. (Suppl.) 1939:58.

4.4 Sonographische Diagnostik

A. Hedtmann und H. Fett

Die Domäne der Ultraschalldiagnostik sind Weichteilveränderungen, die an der Schulter vor allem an der Rotatorenmanschette, der langen Bizepssehne und der Bursa subacromialis zu erwarten sind. Weiterhin können knöcherne Konturdarstellungen sehr zuverlässig erfolgen, wohingegen durch die Totalreflexion am kortikalen Knochen das Innere des Knochens der Sonographie verborgen bleibt. Zudem sind Stellungsrelationen von Knochen einfach zu erfassen, wie z.B. bei Subluxationen und Luxationen des AC- oder SC-Gelenks. Weitere Indikationen sind die Weichteilverletzungen an Delta- und Trapeziusmuskel und ihrer gemeinsamen Faszie an lateraler Klavikula und Akromion bei den Verletzungen des AC-Gelenks.

Dementsprechend sind die Hauptindikationen der Sonographie

- die posttraumatischen oder degenerativen Veränderungen der Rotatorenmanschette einschließlich der Tendinosis calcarea, der langen Bizepssehne sowie der Bursa subacromialis,
- die Darstellung von rheumatischen Synoviden, Bursitiden sowie Rotatorenmanschetten- und Bizepssehnenschäden,
- Darstellungen von Humeruskopfkortikalis-Defekten, hauptsächlich der Hermodsson-Hill-Sachs-Defekte nach Schulterluxationen und bei rheumatischen Erkrankungen. Auch können Veränderungen der subchondralen Kortikalis bei Osteonekrosen des Humeruskopfs und bei Arthrosen abgebildet werden,
- die Darstellung von Kapselverdickungen und Stellungsveränderungen am AC-Gelenk sowie die posttraumatischen Schäden der Deltotrapezoidfaszie bei höhergradigen ACG-Sprengungen. Analoge Kapsel- und Stellungsveränderungen am SC-Gelenk sind ebenfalls nachweisbar.

Nebenindikationen sind die Darstellung von Translationen des Humeruskopfs und der Klavikula in der Instabilitätsdiagnostik sowie die Abbildung des Labrum glenoidale und seiner Läsionen.

Die Sonographie konkurriert in der Weichteildiagnostik einerseits mit der Arthrographie und andererseits mit der Magnetresonanztomographie.

Die Arthrographie ist leider an der Schulter mit dem Nachteil behaftet, dass sie nur in der Diagnostik der Totalrupturen zuverlässig ist. Bei intratendinösen oder bursaseitigen Partialrupturen versagt sie völlig und ist auch bei artikulärseitigen Defekten nur zuverlässig, wenn diese sich sichtbar füllen und die zweidimensionale Darstellung nicht durch Überlagerungen beeinträchtigt ist. Zudem ist die Arthrographie eine invasive Methode und mit dem inhärenten, wenn auch heute kleinen Risiko allergischer Kontrastmittelreaktionen behaftet.

Die MRT ist prinzipiell in der Lage, alle pathologischen Schulterveränderungen abzubilden, wobei die kortikalen Veränderungen mit einer gewissen Einschränkung dargestellt werden. In der Praxis zeigt sich aber, dass vor allem die Differenzierung zwischen Partialrupturen und Sehnendegeneration an der Rotatorenmanschette oft schwer ist. Zudem ist die Untersuchung teuer. Sher u. Mitarb. (1998) fanden bei einem amerikanischen Kollektiv mit Rotatorenmanschettendefekten, das sonographisch nicht vordiagnostiziert war, nur in 17% eine therapiemodifizierende oder diagnoseändernde Zusatzinformation durch die native MRT. Zanetti u. Mitarb. (1999a) berichten von 34% Diagnoseänderungen und 13% neuen Diagnosen sowie 49% Therapiemodifikationen durch die MR-Arthrographie bei einem sonographisch nicht vordiagnostizierten Kollektiv. Nicht kortikal manifestierte Knochenverletzungen wie das sog. Bone Bruise nach Traumen sind hingegen eine Domäne der MRT-Diagnostik und können vor allem nach Traumen häufiger als früher angenommen gefunden werden (Zanetti u. Mitarb. 1999b).

Einzigartige sonographische Eigenschaft ist die Möglichkeit, sonographisch im Echtzeitverfahren am bewegten Gelenk zu untersuchen. Auch die modernen Bewegungsstudien in offenen MRT-Geräten sind tatsächlich bislang nur pseudodynamische Abbildungen.

In der Instabilitätsdiagnostik sind die Arthro-CT und das Arthro-MRT der Sonographie eindeutig überlegen. Die Sonographie kann hier nur zuverlässig die Begleitläsionen, wie z.B. den Hill-Sachs-Defekt oder die Rotatorenmanschettenruptur, zeigen. Die eigentlichen instabilitätsrelevanten Schäden an Labrum und Kapsel sind der Sonographie nur eingeschränkt und mit begrenzter Zuverlässigkeit zugänglich.

4.4.1 Apparative Voraussetzungen

Technischer Standard ist heute für die Diagnostik der Rotatorenmanschette oder am AC-Gelenk ein hochauflösender 7,5-MHz- oder 10-MHz-Linearschallkopf. Die Untersuchung ist auch möglich mit einem 5-MHz-Linearschallkopf, obwohl der optimale Fokusbereich für diese Schallköpfe tiefer liegt als die Rotatorenmanschette unter der Haut (1–2 cm, selten mehr). 10-MHz-Schallköpfe ergeben gegenüber solchen mit 7,5 MHz eine nochmals verbesserte Auflösung und arbeiten zudem in einem optimalen Fokusbereich (Hedtmann u. Fett 1991). In der Labrumdarstellung bei Instabilitäten und Luxationen genügt bei kräftigen Individuen ein 5-MHz-Schallkopf. Der 10-MHz-Schallkopf ist weniger geeignet, da hierbei die Tiefe der darzustellenden Strukturen unterhalb seines optimalen Fokusbereichs liegt.

4.4.2 Schallkopfpositionen bei subakromialer Pathologie

Die häufigste anatomische Lokalisation von Rotatorenmanschettenläsionen ist im Bereich der sog. kritischen avaskulären Zone (Rathbun u. MacNab 1970) des Supraspinatus-Sehnenansatzes sowie der Intervallzone der RM zwischen M. supraspinatus und M. subscapularis. Hier verläuft unter der nur einschichtigen Lage der Rotatorenmanschette die intraartikuläre lange Bizepssehne (Abb. 4.65).

Diese Region befindet sich unmittelbar lateral der korakoakromialen Linie zwischen dem Processus coracoideus und der anterolateralen Akromionkante. Diese beiden Strukturen dienen als Marker für die Schallkopfpositionierung.

Die korakoakromiale Linie hat zudem den Vorteil, dass sie sich mit einer Abweichung von maximal 15° rechtwinklig zur Verlaufsrichtung der Supraspinatusgrube befindet und somit eine einfache Orientierung für die sog. Standard-Schallkopfpositionen in Längs- und Querverlauf der Supraspinatussehne besteht. In der sog. Position I (Abb. 4.66) befindet sich der Schallkopf lateral und parallel der korakoakromialen Linie, in der Position II etwa rechtwinklig dazu (Abb. 4.67). Die Supraspinatussehne befindet sich dabei mit ihrem Hauptanteil bei etwa $2/3$ aller Menschen in Rotationsneutralstellung unter dem Lig. coracoacromiale (Krämer u. Seibel 1983).

Die Darstellung der zum Teil durch die Akromionüberdachung verdeckten Strukturen erfolgt durch Rotation und Extension des Arms (Abb. 4.68).

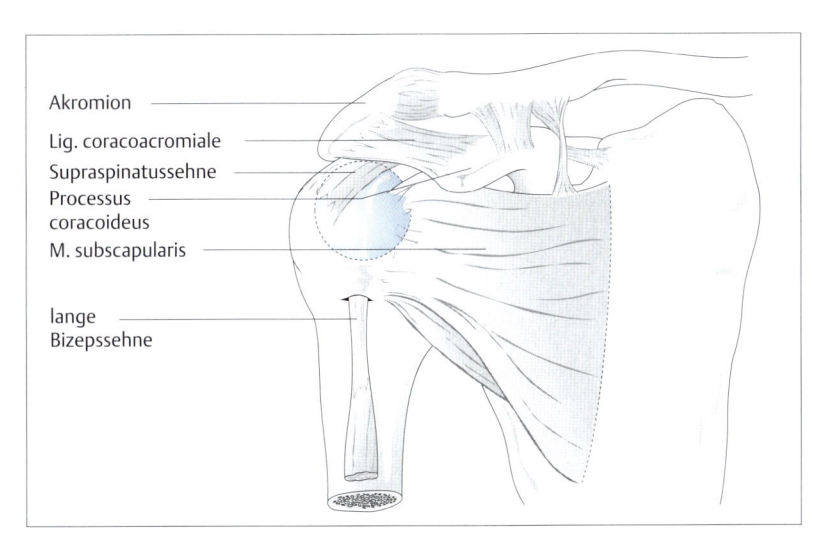

Abb. 4.65 Lokalisation der häufigsten strukturellen Veränderungen bei Subakromialsyndromen.

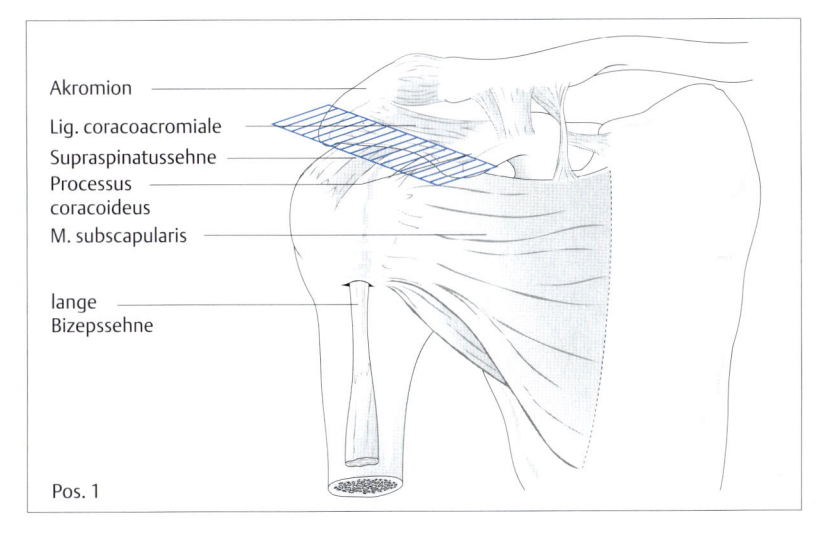

Abb. 4.66 Korakoakromiale Schallkopfposition I (transversaler Schnitt).

4 Klinische und bildgebende Diagnostik

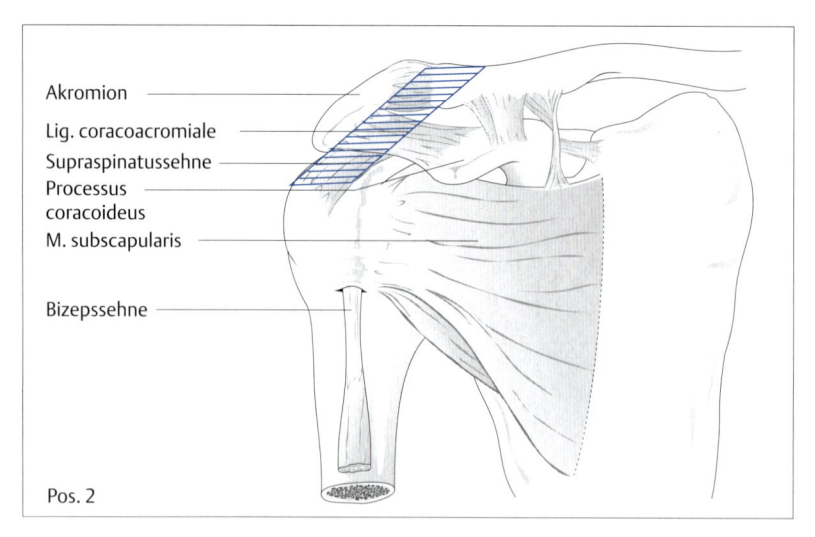

Abb. 4.67 Korakoakromiale Schallkopfposition II (Longitudinaler Schnitt).

- Akromion
- Lig. coracoacromiale
- Supraspinatussehne
- Processus coracoideus
- M. subscapularis
- Bizepssehne

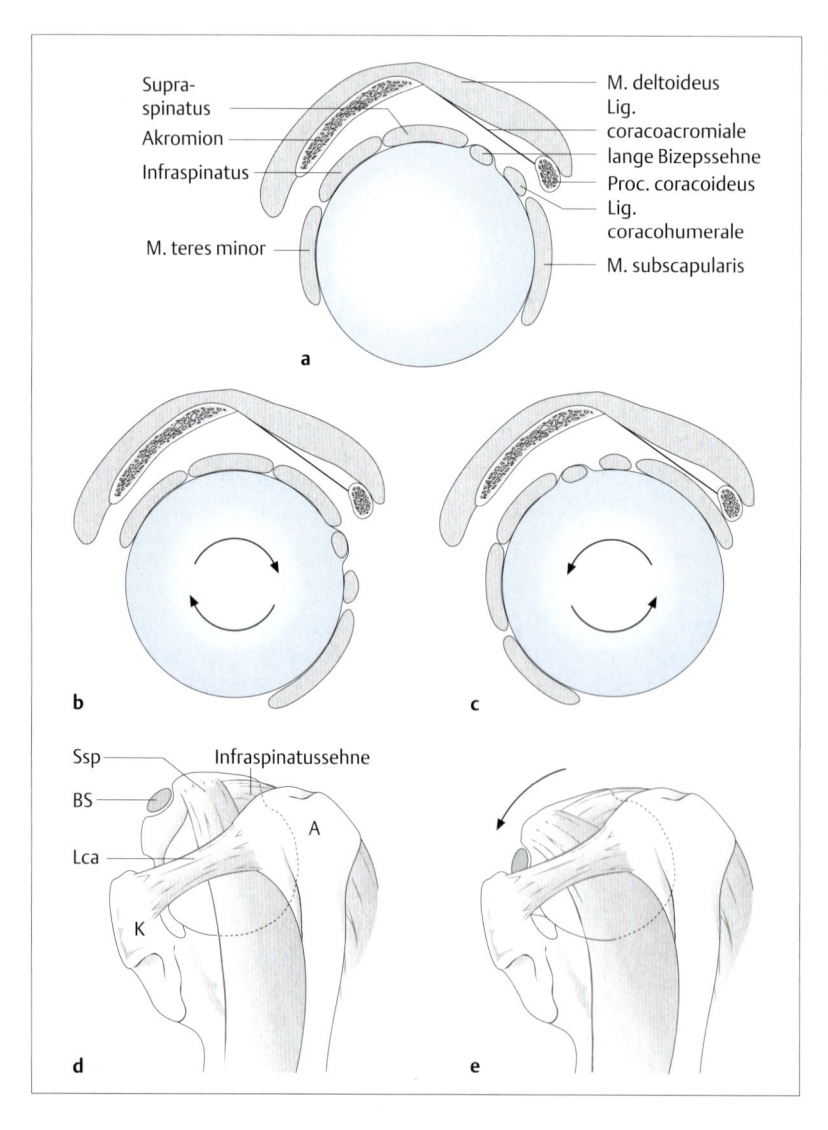

Pos. 2

Abb. 4.68 Einstellen verschiedener Rotatorenmanschettenanteile durch sagittale und horizontale Rotation.

- Supraspinatus
- Akromion
- Infraspinatus
- M. teres minor
- M. deltoideus
- Lig. coracoacromiale
- lange Bizepssehne
- Proc. coracoideus
- Lig. coracohumerale
- M. subscapularis

Ssp — Infraspinatussehne
BS
Lca
K
A

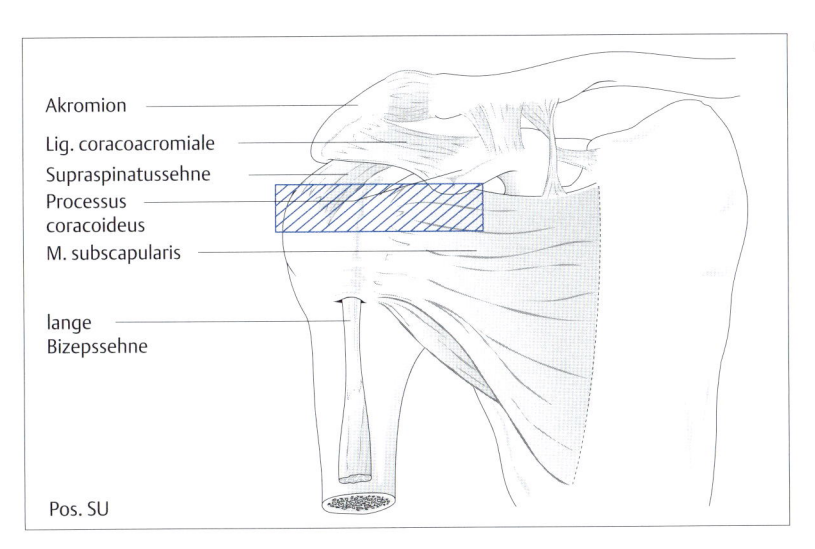

Abb. 4.69 Ventral-transversale Schallkopfposition (sog. Sulkusschnitt).

Darüber hinaus gibt es erweiterte Standardpositionen, z.B. eine ventrale quere Position (der sog. Sulkusschnitt, Abb. 4.69) und eine dorsale Position in lateraler Verlängerung der Infraspinatusgrube (Abb. 4.70) für die Darstellung von Strukturen, die mit den Standardpositionen nicht erfasst werden. Hilfspositionen werden bei Sondersituationen (z.B. starke Bewegungseinschränkung, die mit den Standardschallkopfpositionen keinen ausreichenden Überblick über die Rotatorenmanschette und die Bursa subacromialis erlaubt) benötigt.

Schallkopfpositionen in der Instabilitätsdiagnostik. Die dorsale Schallkopfposition der Rotatorenmanschettendiagnostik ist gleichermaßen auch für die dorsale Labrumdiagnostik geeignet. Diese Untersuchung kann ebenfalls im Sitzen erfolgen.

Für die ventrale Diagnostik sollte der Patient liegen, möglichst mit gut unterstütztem Schulterblatt. Eine ventrale quere Schallkopfposition – alternativ parallel zum Verlauf des Oberrandes des M pectoralis major – zeigt dann das ventrale Labrum und den Glenoidrand. Es ist wichtig, dass der Arm frei von der Innen- in die Außenrotation bewegt werden kann.

Schallkopfpositionen am Akromioklavikulargelenk. Das AC-Gelenk wird mit einer Schallkopfposition dargestellt, die sich kranial im Längsverlauf der lateralen Klavikula befindet und das Gelenk etwa rechtwinklig zum Gelenkspalt überquert (Abb. 4.71 a u. b). Dabei ist die Gelenkkapsel ebenso identifizierbar wie die kranialen Konturen von Klavikula und Akromion und der Gelenkspalt.

Eine wie sonst übliche Darstellung im rechten Winkel zu dieser Position erbringt keine zusätzlichen Informationen über das Gelenk. Eine reproduzierbare Darstellung des Discus articularis sowie evtl. Läsionen ist bis heute nicht möglich.

Eine parasagittale Schallkopfposition (Abb. 4.72 a u. b) vor und hinter der Klavikula wird benutzt, um Läsionen der Deltotrapezoidfaszie und der Muskeln bei höhergradigen AC-Gelenksprengungen vom Typ Rockwood IV und V zu erkennen.

Schallkopfpositionen zur Darstellung der Trophik von Supra- und Infraspinatusmuskel. Hierzu wird jeweils der Schallkopf annähernd im Längsverlauf von Supra- und Infraspinatusmuskel in den Gruben aufgesetzt. Die vom Glenoid aus tiefste Stelle der jeweiligen Grube wird dargestellt. Ausgewertet werden die Dicke des Muskels, die Echogenität, die bei chronischer Inaktivität nach Denervierung und Sehnendefekt zunimmt (Kullmer u. Mitarb. 1997 und 1998) sowie das dynamische Verhalten bei der Bewegung.

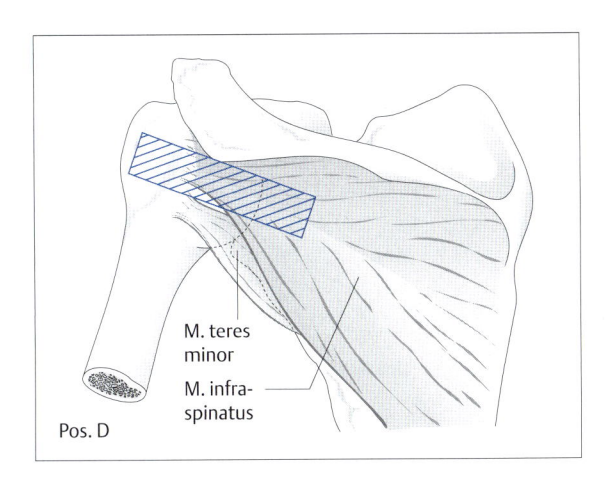

Abb. 4.70 Dorsal-transversale Schallkopfposition (Longitudinaler Schnitt).

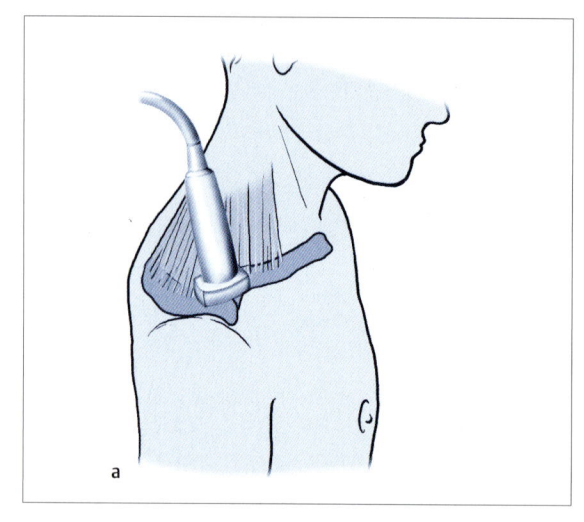

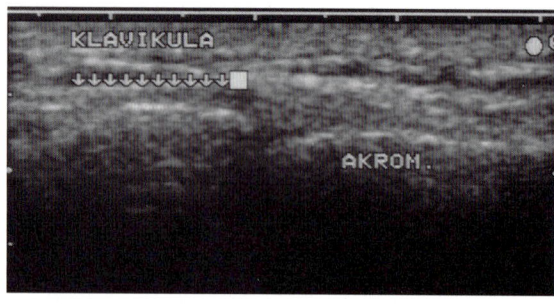

Abb. 4.71 a Kranial-transversale Schallkopfposition am AC-Gelenk.
b Zugehöriges Ultraschallbild: Die vertikalen Pfeile über der Klavikula zeigen auf die Kapselinsertion und die Deltotrapezoidfaszie über der lateralen Klavikula.

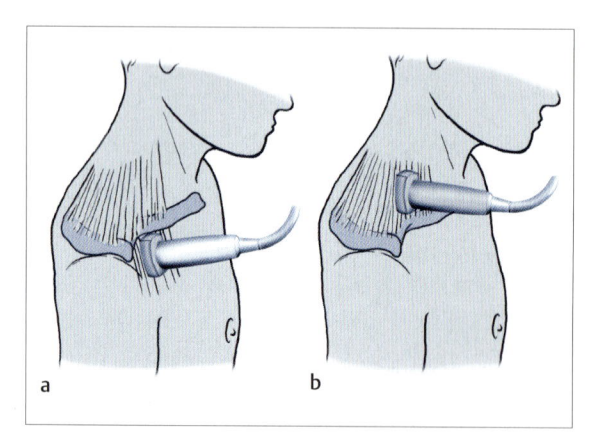

Abb. 4.72 a u. b Parasagittale Schallkopfposition zur Darstellung der Insertionen
a des Deltamuskels vor und
b des Trapeziusmuskels hinter der Klavikula.

4.4.3 Untersuchungstechnik

Es wird bis auf die vordere Instabilitätsdiagnostik am sitzenden, leicht zurückgelehnten Patienten untersucht. Wenn der Arm der zu untersuchenden Schulter in dieser Rumpfstellung frei herabhängt, befindet er sich in leichter Extension, was ein größeres Areal der anterosuperioren Rotatorenmanschette knöchern unbedeckt freigibt. Zudem kann der Arm mühelos bewegt werden.

Das Bild wird mit Fokusreglern und selektiver Tiefenverstärkung so abgestimmt, dass der M. deltoideus eben noch erkennbar eine Struktur durch seine bindegewebigen Septen aufweist. Die Echogenität der Rotatorenmanschette ist normalerweise höher als die des Deltoideus. Dieses ideale Verhältnis zwischen den Echogenitäten von Deltamuskel und Rotatorenmanschette nimmt im Alter wegen verminderter RM-Echogenität und z.T. erhöhter Echogenität des Deltamuskels ab (Katthagen 1988), ebenso bei chronischer Denervierung oder fettigem bzw. fibrösem Umbau des Muskels. Letzteres trifft auch auf die Spinatimuskeln bei Rotatorendefekten zu.

4.4.4 Sonographisches Bild der normalen Schulter

Statische Darstellung. Am gut konturierten Humeruskopf findet an der subchondralen Grenzlamelle Totalreflexion statt. Die subkutane Fettschicht ist von mittelgradiger Echogenität; sie wird durch eine gut reflektierende Grenzschicht (Faszie) vom Deltamuskel getrennt. Die Muskulatur zeigt ein durch ihre fibrösen Septen hervorgerufenes zart gestreiftes Reflexmuster (Fornage u. Mitarb. 1983).

Die Fascia subdeltoidea und das äußere Blatt der Bursa subacromialis werden gemeinsam durch eine verstärkt echogene Schicht repräsentiert, unter der sich die Rotatorenmanschette darstellt (Abb. 4.73 a). Normalerweise ist das innere Bursablatt nicht von der Rotatorenmanschettenoberfläche zu differenzieren und das Reflexmuster der RM ist weitgehend homogen.

Die Bursa subacromialis kann nicht nur lateral in die Bursa subdeltoidea übergehen, sondern auch medial in eine Bursa subcoracoidea – ohne dass eine sichere Grenze zu identifizieren wäre. Insofern wird in den Schemazeichnungen zu den Ultraschallbildern die Bursastruktur als „Bsca" (B. subcoracoacromialis) bezeichnet.

Die lange Bizepssehne ist in der Neutralstellung in Position I in der korakoidalen Bildhälfte zu finden. Bei annähernd orthograd auftreffendem Schall stellt sie sich typischerweise als eine annähernd runde bis gering querovale, etwas stärker echogene Struktur dar als die Rotatorenmanschette. Anatomisch markiert die Bizepssehne in Neutralstellung des Schultergelenks die Übergangs- oder Intervallzone von Supraspinatusanteil zu Subskapularis-

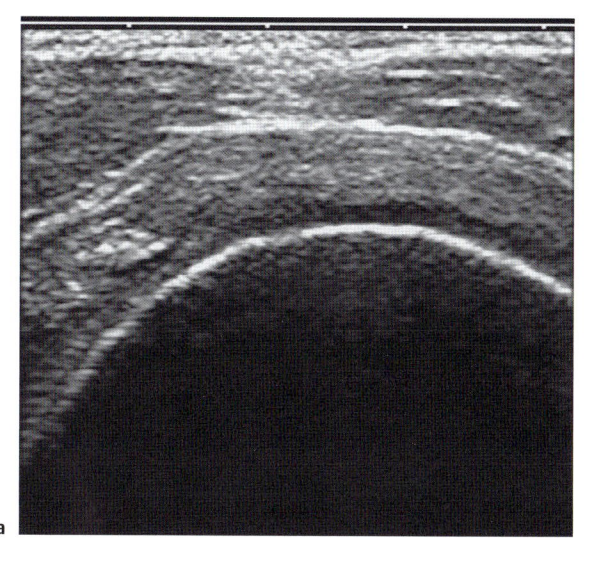

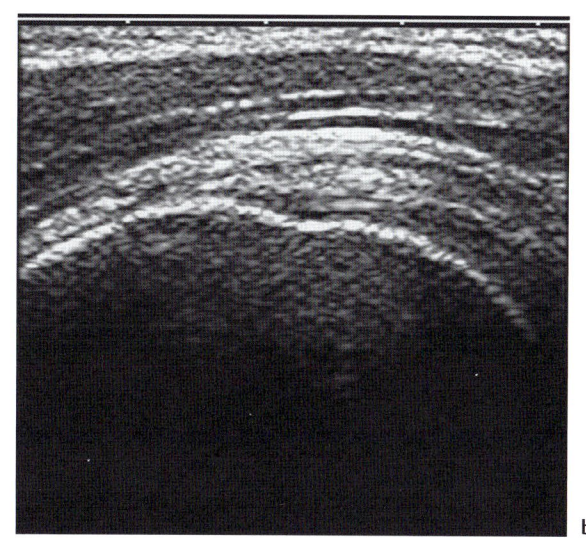

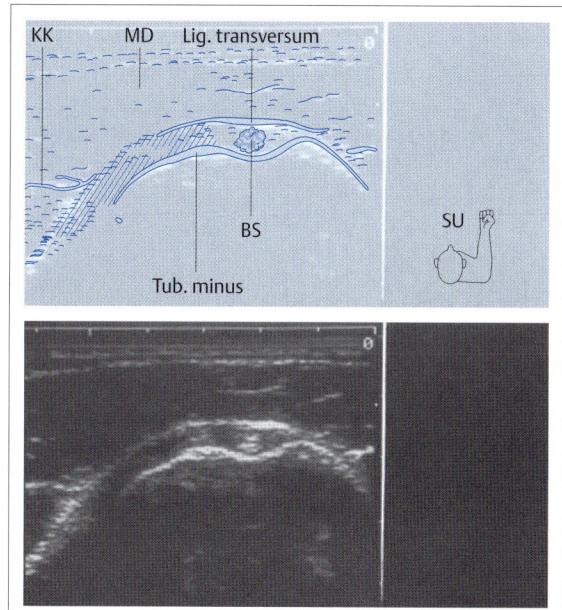

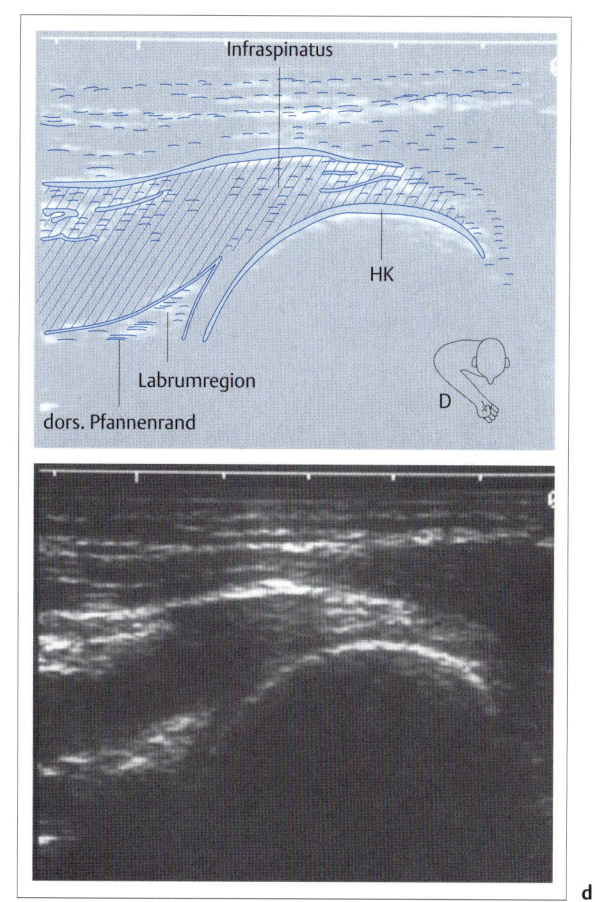

4.4 Sonographische Diagnostik | 123

Abb. 4.73
a Sonogramm einer normalen Schulter in Schallkopfposition I und Innenrotation von ca. 45° (Transversalschnitt).
b Sonogramm einer normalen Schulter in Schallkopfposition II und Innenrotation von ca. 45° (Longitudinalschnitt).
c Sonogramm einer normalen Schulter im Sulkusschnitt (ventraler Transversalschnitt).
d Sonogramm einer normalen Schulter im dorsalen Horizontalschnitt (Longitudinalschnitt).

anteil der Rotatorenmanschette. Eine reproduzierbar abzubildende, sehr ähnlich aussehende, echoreiche und rundliche Struktur stellt sich am Kranialrand der Subskapularissehne, also medial der langen Bizepssehne, dar. Diese Struktur entspricht dem vorderen Schenkel des Lig. coracohumerale und dem einstrahlenden oberen glenohumeralen Band. Es handelt sich hier um eine wichtige Stabilisierungsstruktur für die lange Bizepssehne (Werner u. Mitarb. 2000). Die Differenzierung gegenüber der langen Bizepssehne gelingt durch die topographische Zuordnung (vor allem bei dynamischer Untersuchung), wie auch durch den schmalen echoarmen Saum, der die gesamte Bizepssehne umgibt. Bei weiterer Innenrotation mit Extension zum sog. Schürzengriff wandert der ventrale Anteil der Infraspinatussehne unter den Schallkopf. Eine zuvor noch sichtbare lange Bizepssehne verschwindet hierbei am korakoidalen Bildrand. In Abhängigkeit von der ventralen akromialen Überdachung, der Skapulastellung und dem Ausmaß der möglichen Innenrotation und Extension ist die ansatznahe Infraspinatussehne von etwa der Hälfte bis zur kompletten Abbildung darstellbar, in der Regel zu mindestens ⅔.

In Außenrotation wandert der kraniale Anteil der Subskapularissehne mit dem vorderen Schenkel des Lig. coracohumerale unter das korakoakromiale Fenster.

In Schallkopfposition II, annähernd senkrecht zum Verlauf der korakoakromialen Linie, zeigt sich in mittlerer Innenrotation von ca. 45° die Insertion der Supraspinatussehne an der mittleren Facette des Tuberculum majus (Abb. 4.73b), bei weiterer Innenrotation die Infraspinatusinsertion an der flachen hinteren Facette.

Im sog. Sulkusschnitt (Abb. 4.73c) wird die lange Bizepssehne im Sulcus bicipitalis mit dem bedeckenden Lig. transversum dargestellt. In Außenrotation eignet sich dieser Schnitt auch gut zur Beurteilung der Subskapularisinsertion.

Der dorsale Transversal- oder Horizontalschnitt stellt den hinteren Pfannenrand mit dem dorsalen Labrum und die Insertion des Infraspinatusmuskels dar (Abb. 4.73d). Bei Kaudalverschiebung des Schallkopfs findet man den Teres-minor-Muskel.

Dynamische Untersuchung. Die gezielte dynamische Exploration der Schulterstrukturen ist essenzieller Teil der Untersuchung: In beiden Standard-Schallkopfpositionen wird der Arm systematisch rotatorisch bewegt und gleichzeitig abduziert, bis das Tuberculum majus unter dem korakoakromialen Bogen verschwindet. Bei der passiven Untersuchung der Rotationsbewegungen zeigen sich vor allem Bursaveränderungen (Verklebungen) durch gut erkennbaren Zug am umgebenden Gewebe, Aufwulstungen oder zum Gelenk hin konkave Einziehungen der Rotatorenmanschette sowie der Verlust des normalerweise gut zu erkennenden Gleitprozesses der einzelnen Gewebeschichten zueinander. Bei der passiven Abduktion kann man ähnliche Phänomene beobachten und zusätzlich gelegentlich in der Position II auch kurzzeitige Aufwulstungen der Rotatorenmanschette vor dem Lig. coracoacromiale und dem Akromion.

4.4.5 Pathologische Ultraschallbefunde an Bursa subacromialis und Rotatorenmanschette

Pathologische Befunde an der Bursa sub(coraco)acromialis und der RM werden unterschieden in

- **formale Veränderungen**: Kaliberschwankungen von Bursa und RM, Stufenbildungen der Bursagrenzschicht oder RM, Konturumkehr der Bursagrenzschicht, fehlende Darstellung der RM,
- **Strukturveränderungen** (Echogenitätsveränderungen): Abweichungen in der Echogenität der Rotatorenmanschette wie echoarme (hypoechogene) oder echoreiche (hyperechogene) Zonen, die ggf. auch in Kombination vorkommen können. Derartige Veränderungen sind auch an der (pathologisch veränderten) Bursa sub(coraco)acromialis zu finden. Es fehlt hier bislang jedoch eine schlüssige wissenschaftliche Zuordnung zu bestimmten histologischen Veränderungen, auch wenn eigene Untersuchungen bislang nahe legen, dass echoreiche Bursaverbreiterungen eher chronisch-fibrosierenden Umbauten und echoarme Veränderungen der RM vor allem entzündlich-ödematösen Prozessen und Defekten entsprechen. Der Befund einer Echoveränderung der RM setzt voraus, dass es sich um eine zonale Veränderung mit angrenzend (annähernd) normaler RM-Darstellung handelt.

4.4.6 Veränderungen der Bursa subacromialis

Verbreiterung. Relativ oft ist eine Verbreiterung der normalerweise 1, maximal 2 mm dicken Bursa zu sehen (Abb. 4.74), üblicherweise mit gegenüber der Rotatorenmanschette verminderter Echogenität.

Es gibt zwei Varianten:

- mit Ergussbildung im Lumen und klarer Darstellung des inneren Blatts auf der Rotatorenmanschettenoberfläche,
- mit völlig unscharfer Begrenzung zur meist dann auch geschwollenen Rotatorenmanschette. Intraoperativ findet sich in solchen Fällen meist eine nicht nur verdickte, sondern auch infiltrierte Bursa.

Stufenbildung/Unterbrechung. Im normalerweise harmonisch kranial-konvex gekrümmten Verlauf der Bursagrenzkontur tritt eine Stufe (Abb. 4.75) oder aber Unterbrechung (Abb. 4.76) auf. Diese ist meistens Folge einer läsionsbedingten Kaliberschwankung der Rotatorenmanschette bei Mitreaktion der Grenzschicht. Selten tritt die Stufenbildung ohne erkennbare Kaliberveränderung der

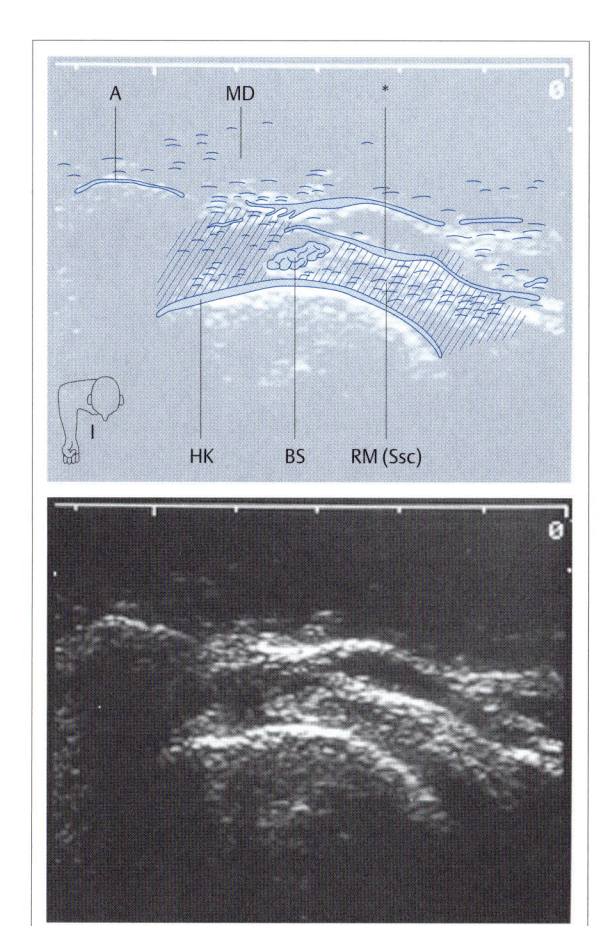

Abb. 4.74 Bursaverbreiterung (Transversalschnitt).
* echoarme Verbreiterung zwischen den Bursablättern
HK Humeruskopf
BS lange Bizepssehne
RM Rotatorenmanschette

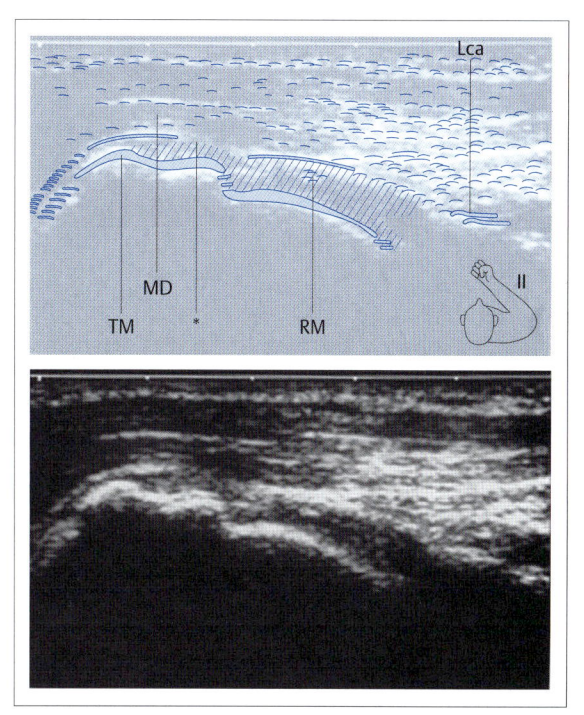

Abb. 4.75 Stufe in der Bursa-RM-Grenzschicht bei RM-Defekt (Longitudinalschnitt).
* Defektzone mit Stufe zwischen den angrenzenden Lagen von äußerem Bursablatt und Fascia subdeltoidea
Lca Lig. coracoacromiale

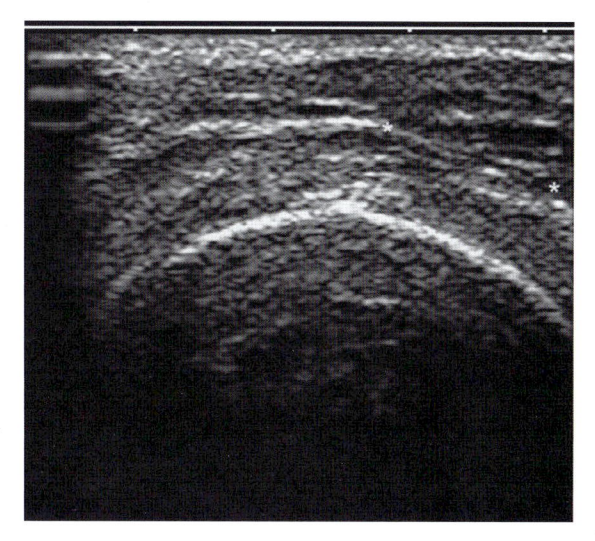

Abb. 4.76 Unterbrechung der Bursa-RM-Grenzschicht bei RM-Defekt zwischen den beiden *-Markierungen. Die tatsächliche Defektausdehnung ist nur in der 2. Schallkopfposition erkennbar (Transversalschnitt).

RM auf, sondern nur über einer Zone veränderter Echogenität. In jedem Fall ist die Stufenbildung ein Befund, der fast nur bei Rotatorenmanschettendefekten zu erheben ist.

Konturumkehr. Die Konturumkehr (Abb. 4.77) ist das Durchhängen der Bursagrenzschicht über einem Totaldefekt der RM, selten über einem Partialdefekt. Es kommt dabei zu einer kranial-konkaven Grenzschichtkontur, die immer pathologisch und für einen RM-Defekt beweisend ist (Ausnahme: Übergangszone der RM in Position I und AR). In der Regel ist die Konturumkehr mit einer echoarmen, zonalen Strukturveränderung der RM kombiniert. Die Konturumkehr ist meistens besonders auffällig in der Schallkopfposition II.

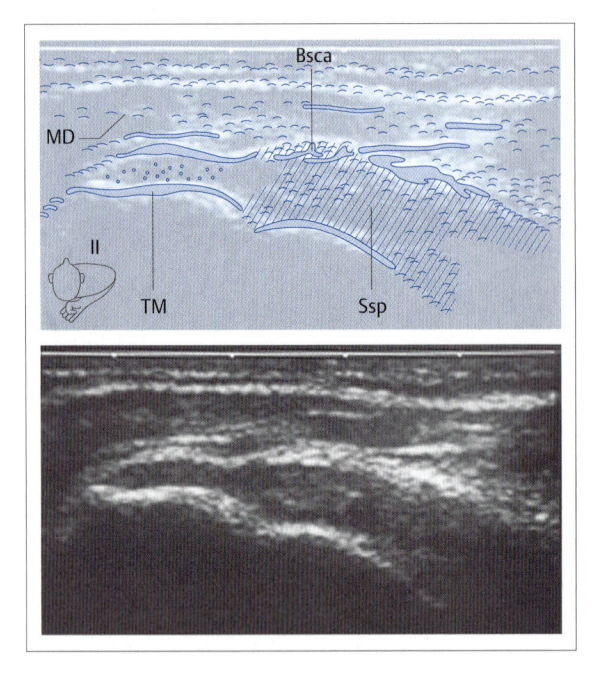

Abb. 4.77 Konturumkehr als Ausdruck eines Partialdefektes (Longitudinalschnitt).
MD M. deltoideus
Bsca Bursa subacromialis
TM Tuberculum majus.

4.4.7 Veränderungen der Rotatorenmanschette

Zu den **formalen Veränderungen** zählen (s. Tab. 4.**10**)

- **Verschmälerung der RM.** Die Verschmälerung oder Ausdünnung der Rotatorenmanschette findet man sowohl bei Partialrupturen wie auch in den Randzonen von Totalrupturen. Häufig ist die Verschmälerungszone auch strukturell im Sinne zunehmender Echogenität verändert (Hedtmann u. Fett 1991), insbesondere in den Randbereichen von Rotatorenmanschettendefekten. Oft findet sich auch eine Verschmälerung mit

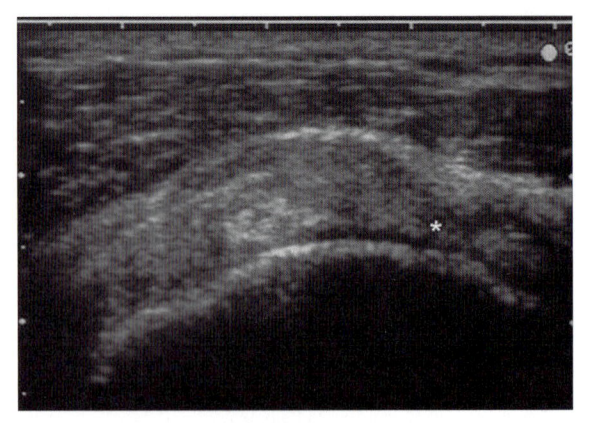

Abb. 4.78 Verschmälerung der Rotatorenmanschette mit darunter liegender echoarmer Zone (*) bei RM-Defekt, auch leichte Konturumkehr (Transversalschnitt).

echoarmer Darstellung des Defektareals (Abb. 4.**78**). Eine gleichzeitige Verschmälerung der Rotatorenmanschette mit Verbreiterung der Bursa unter Erhalt des Gesamtkalibers von Rotatorenmanschette und Bursagrenzschicht bezeichnet man als Pseudoverbreiterung der Bursa.

- **Kalibersprung der RM.** Die RM zeigt eine abrupte Verminderung der Breite, die beweisend für einen Defekt ist. Der Befund kann bei Partial- wie auch bei Totalrupturen erhoben werden, geht oft mit Bursastufen einher.
- **Fehlende Darstellung der RM** (Abb. 4.**79**). In solchen Fällen liegt der M. deltoideus direkt auf dem Humeruskopf, getrennt nur durch eine meistens deutlich echoreiche, schmale Trennschicht (Bursa): Dies ist die typische Darstellung ausgedehnter RM-Defekte, denen im Operationssitus die sog. Humeruskopfglatze entspricht. Bei fortgeschrittener Rotatorendefektarthropathie findet man oft auch Sekundärveränderungen der subchondralen Kortikalislamelle und erhebliche Bursaverbreiterungen und Echogenitätserhöhungen als Ausdruck der geweblichen Reaktion auf die Lastübertragung (Abb. 4.**80**).

Tab. 4.10 Häufigkeit der verschiedenen Läsionskriterien bei operierten Total- und Partialdefekten der Rotatorenmanschette (1.227 operierte Schultern, 425 RM-Defekte, 292 Totaldefekte, 133 Partialdefekte)

	Alle Schultern mit RM-Defekt (%)	Totaldefekte (%)	Partialdefekte (%)
Bursa: Stufe/Unterbrechung	9,9	10,3	9
Bursa: Konturumkehr	14,4	16,1	10,5
RM: Verschmälerung	38,4	34,6	46,6
Echoarme Zone	30,8	24,7	44,4
Echoreiche Zone	12,7	8,2	22,6
Fehlende RM-Darstellung	25,6	34,9	5,3
Dynamische Untersuchung: Aufwulstungen und Einziehungen	61,2	70,2	41,4

4.4 Sonographische Diagnostik

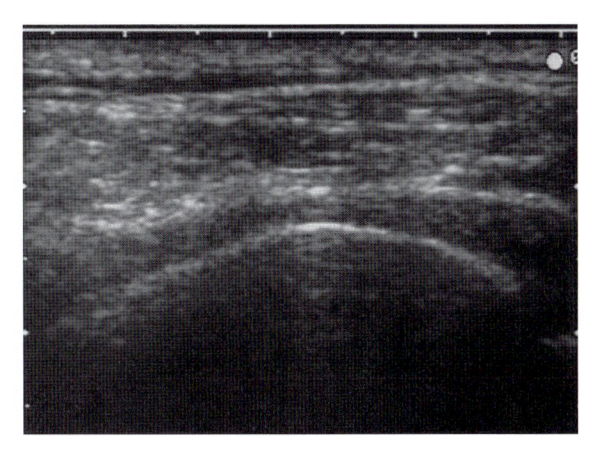

Abb. 4.79 Fehlende Rotatorenmanschette (Transversalschnitt).

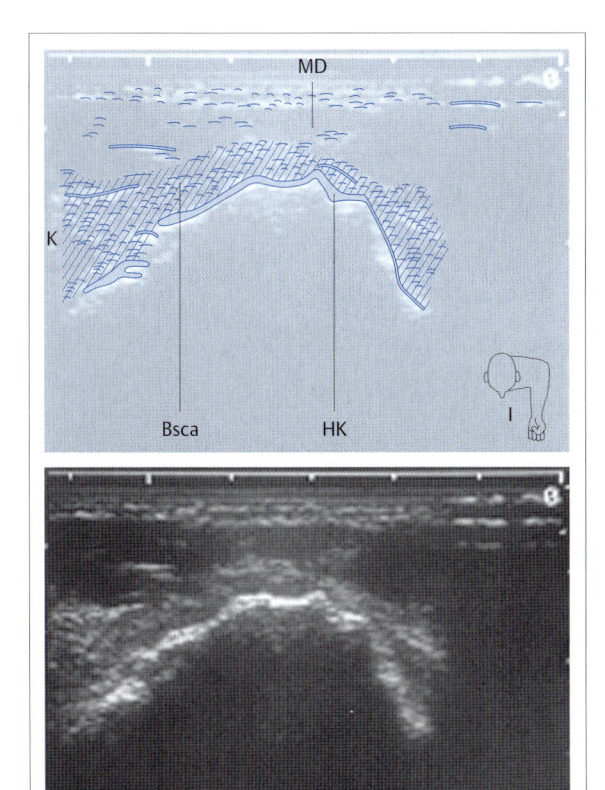

Abb. 4.80 Fehlende Rotatorenmanschette und Sekundärveränderungen am Humeruskopf bei Defektarthropathie. (Die relativ echogene Schicht auf dem Humeruskopf ist die verdickte Bursa subacromialis, nicht die Rotatorenmanschette!) (Transversalschnitt).

- **Verbreiterung der Rotatorenmanschette.** Dies ist ein relativ seltener Befund, der sowohl bei akuten Subakromialsyndromen, z. B. dem in Lösung gehenden Kalkdepot, aufgefunden wird wie auch bei chronischen Rotatorenmanschettensyndromen. Die Rotatorenmanschette zeigt hierbei oft eine Verbreiterung mit relativ echoarmer Strukturdarstellung und in über 95 % der Fälle eine ebenfalls verbreiterte und zur RM nur unscharf und verwaschen abgrenzbare Bursa subacromialis. Makroskopisch findet sich in solchen Fällen regelmäßig eine deutlich gefäßinfiltrierte Oberfläche der verquollenen RM, wobei die histologische Untersuchung in der Regel eher weniger auffällig ist als der makroskopische Befund. Der Zustand entspricht der sog. Tendinitis des angelsächsischen Sprachraums. Der sonographische Befund bedarf immer der Kontrolle der Gegenseite.

Zu den **strukturellen Veränderungen** (Echoveränderungen) der Rotatorenmanschette (s. Tab. 4.10) zählen

- **Inhomogenität.** Häufig findet man mit zunehmendem Alter ein Muster kleiner, feinfleckiger Herde wechselnd erhöhter und verminderter Echogenität, die als Inhomogenität der sonographischen Struktur bezeichnet werden. Sie entsprechen intraoperativ oder arthroskopische häufig Ober- oder Unterflächenveränderungen der RM, die als Degenerationszeichen anzusehen sind. Die gleichmäßige Echogenität der jugendlichen Rotatorenmanschette geht mit zunehmendem Alter in ein inhomogenes Muster über, wobei nach Katthagen (1988) die Gesamtechogenität der Sehnen abnimmt, wofür die fortschreitende Desintegration der Kollagenstrukturen verantwortlich ist.
  Der Befund wird auch bei Patienten mit diffusen Kalkimprägnationen erhoben, ist also nicht spezifisch für die Sehnendegeneration. Gelegentlich ermöglicht oft erst der Vergleich mit dem Röntgenbild die genaue Zuordnung.
- **Echoarme (hypoechogene) Zone** (Abb. 4.81). Es handelt sich hier um Zonen fast völlig fehlender Schallreflexion in der Rotatorenmanschette, meistens eine Ausdehnung von 2 cm nicht überschreitend. Makroskopisch handelt es sich nach Operationsbefunden in der Mehrzahl um Totalrupturen, seltener um Partialrupturen. Die Abbildung in den 2 Ebenen erlaubt eine präzise Größen- und Lokalisationsbestimmung.
- **Echoreiche (hyperechogene) Zone.** Man findet den Befund einerseits bei Verkalkungen, andererseits bei Partialrupturen oder aber in den Randzonen einer Totalruptur (Abb. 4.82). Dabei entsprechen die echoreichen Regionen aufgequirlten Fibrillen des Defektrandes wie auch reparativen Zonen von Granulationsgewebe (Katthagen 1988). Ein Kalkdepot kann ein sehr ähnliches Bild hervorrufen, wenn kein Schallschatten vorhanden ist. Eine Sonderform ist das sog. zentrale Echoband, das durch Anschnitt der Rupturränder bildlich entsteht.
- **Kombinierte echoreiche und echoarme Zone.** Umschriebene Herde erheblich verstärkter Echogenität, die die ganze Rotatorenmanschette durchsetzen mit benachbarter oder aber in anderer Schallkopfposition

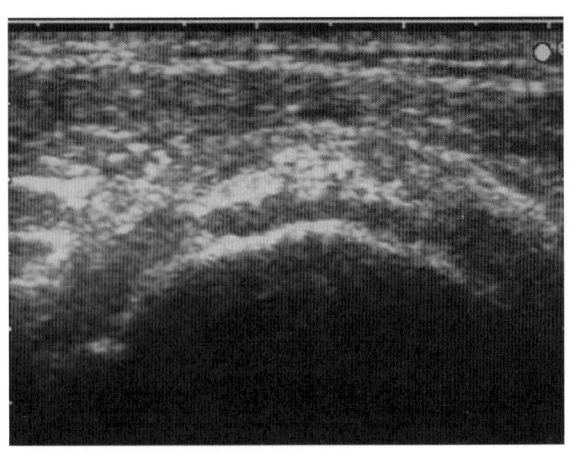

Abb. 4.82 Echoreiche Zone im Stumpfbereich bei RM-Defekt (Cave: ähnliche Darstellung auch bei Verkalkungen möglich!) (Transversalschnitt).

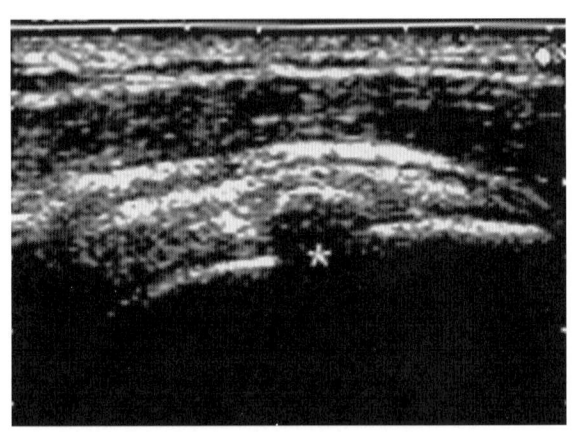

Abb. 4.83 Echoreiche Sichel mit Schallschatten (*) bei Verkalkung der Rotatorenmanschette (Longitudinalschnitt).

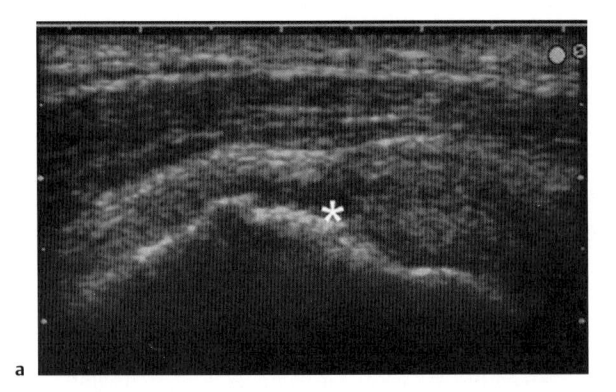

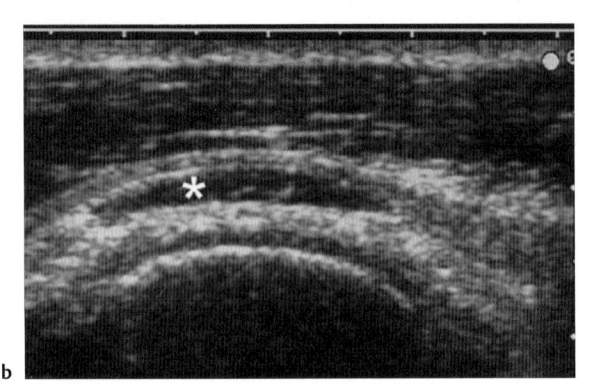

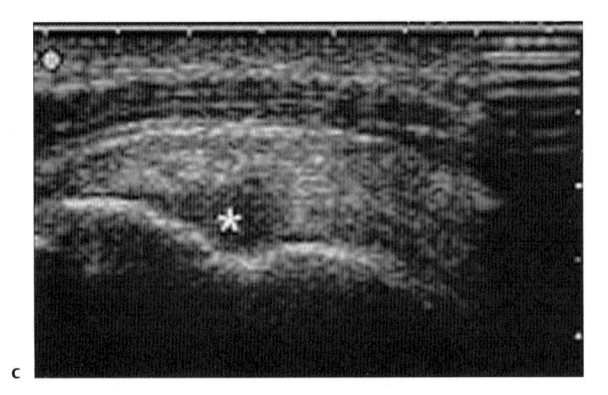

Abb. 4.81 a–c Echoarme Zonen.
a Kleiner Totaldefekt (*) im Supraspinatusansatz, auch Konturumkehr (Longitudinalschnitt).
b Bursaseitiger Partialdefekt (*) (Transversalschnitt).
c Artikulärseitiger Partialdefekt (*) (Longitudinalschnitt).

oder Gelenkstellung anzutreffender echoarmer Zone. Operativ zeigte sich in diesen Fällen meistens eine Längsruptur oder L-förmige Ruptur mit maximal 3–4 cm Länge und einer Dehiszenz von maximal 2 cm.
- **Echoreiche Zonen bei Verkalkungen.** Diese treten in 2 Varianten auf: Einerseits durchsetzen sie mehr oder weniger das ganze Rotatorenmanschettenkaliber. Sie geben nur in ca. der Hälfte der Fälle einen Schallschatten und können deshalb zur Verwechslung mit RM-Defekten führen. Andererseits erscheinen sie auch als Sicheln mit darunter liegendem Schallschatten (Abb. 4.83). Röntgenologisch sichtbare, kleine Verkalkungen, die sich nur als schmale Zonen von weniger als 5 mm Ausdehnung präsentieren, zeigen sonographisch oft nur eine umschriebene echoreiche Zone der Rotatorenmanschette, die von Inhomogenitäten kaum zu unterscheiden ist. Hier spielt eine Rolle, dass das Ultraschallbild nur einen kleinen Ausschnitt eines solchen Herdes schneidet, während im Röntgenbild ein Summationseffekt besteht. Größere Verkalkungen können den gesamten Querschnitt der Sehne durchsetzen und damit zur Fehldiagnose einer Partialruptur verleiten. Wenn sie eine Totalreflexion des Ultraschalls mit einem Schallschatten und damit sektorieller Auslöschung der Kontur des darunter befindlichen Humeruskopfs hervorrufen, ist keine Verwechslung mehr möglich, denn dieses Bild findet sich nur bei Verkalkungen oder den – extrem seltenen – Ossifikationen der RM.

4.4 Sonographische Diagnostik

Tab. 4.11 Ergebnisse der Schultersonographie bei RM-Defekten (1.227 operierte Schultern, 425 RM-Defekte, davon 292 Totaldefekte, 133 Partialdefekte)

Sensitivität	405 : 425	95,3%
Spezifität	759 : 802	94,6%
Falsch positiv	43 : 1.227	3,5%
Falsch negativ	20 : 1.227	1,6%
Positiver prädiktiver Wert	405 : 468	86,5%
Negativer prädiktiver Wert	759 : 822	92,3%
Gesamtgenauigkeit	1.164 : 1.227	94,9%

Tab. 4.12 Häufigkeit des Befalls einzelner Sehnen bei Rotatorenmanschettendefekten

Defekte Sehnen	n	%
Subskapularis (Ssc) (gesamt)	45	10,6
Supraspinatus (Ssp) (gesamt)	407	95,8
Infraspinatus (Isp) (gesamt)	167	39,3
Lange Bizepssehne (LBS) (gesamt)	143	33,6
Subskapularis (isoliert) (+/− LBS)	8	1,9
Supraspinatus (isoliert) (+/− LBS)	232	54,6
Infraspinatus (isoliert) (+/− LBS)	7	1,6
Ssc + Ssp (+/− LBS)	18	4,2
Ssp + Isp (+/− LBS)	141	33,2
Ssc + Ssp + Isp (+/− LBS)	16	3,8
Ssc + Isp (+/− LBS)	3	0,7
Ssp + LBS	60	14,1
Ssp + Ssc + LBS	10	2,4
Ssp + Isp + LBS	58	13,6
Ssc + Ssp + Isp + LBS	11	2,6
Befall der LBS in Relation zur Größe des Rotatorenmanschettendefekts		
LBS bei Ssp-Defekten	60/232	25,9
LBS bei Ssp- + Ssc-Defekten	10/ 18	55,6
LBS bei Ssp- + Isp-Defekten	58/141	41,1
LBS bei Ssp- + Isp- +Ssc-Defekten	11/ 16	68,75

Läsionen des Rotatorenintervalls wurden mit der Läsion der assoziierten Sehne registriert. Isolierte Läsionen des Rotatorenintervalls sind in dieser Tabelle nicht enthalten.

Tab. 4.13 Vertikale Lokalisation der operierten Partialdefekte (n = 133)

Lokalisation des Partialdefekts	n	%
Bursaseitig	39	29,3
Intratendinös	22	16,5
Artikulärseitig	72	54,1

Diagnose des Rotatorenmanschettendefekts. Mögliche Artefakte bei den reinen Echoveränderungen und projektionsbedingte Varianten der Rotatorenmanschettendarstellung, vor allem an der Ventral- und Dorsalfacette des Tuberculum majus in der Position II, erfordern klare Kriterien zur Diagnose des Rotatorenmanschettendefekts. Ein Rotatorenmanschettendefekt als anatomisch schwerwiegendste Läsion der Schulterweichteile darf sonographisch nur unter bestimmten Bedingungen diagnostiziert werden. Immerhin kann diese Diagnose Anlass zu operativer Intervention geben. Die Diagnose muss deshalb bestimmte Voraussetzungen erfüllen:

Der auffälligste oder ausgedehnteste Befund wird als Diagnosekriterium bezeichnet. Ein zweiter, ebenfalls pathologischer Befund, wird als Bestätigungskriterium bezeichnet. Diagnosekriterium und Bestätigungskriterium können durchaus identisch sein, müssen aber in zwei Gelenkstellungen oder zwei Schallkopfpositionen darstellbar sein. Alternativ genügt ein Bild, in dem 2 Kriterien dargestellt sind, z. B. eine Konturumkehr der Bursagrenzschicht und eine Verschmälerung der RM.

Tab. 4.11 zeigt die Häufigkeit, mit der bestimmte sonographische Veränderungen bei Total- und Partialrupturen zu finden sind, Tab. 4.12 gibt die Häufigkeit des Befalls einzelner Sehnen wieder. Tab. 4.13 stellt die Lokalisation operierter Partialdefekte bei 133 Patienten dar, Tab. 4.14 die Größe operierter RM-Defekte, gemessen in anteroposteriorer Richtung parallel zum Tuberculum majus und Tab. 4.15 gibt die Korrelation der sonographisch und operativ gemessenen Größen von Rotatorenmanschettendefekten wieder. In Tab. 4.16 ist das schultersonographische Verfahren bezüglich Sensitivität und Spezifität bewertet.

Postoperative Sonographie der Rotatorenmanschette. Nach RM-Rekonstruktionen vergehen mindestens 3 Monate, in der Regel 6 Monate, bis sich wieder eine klar konturierte Grenzschicht von Bursa und RM einstellt. Bis zu diesem Zeitpunkt findet man meist eine mehr oder weniger ausgeprägte Bursaverbreitung mit verwaschenem Übergang zur RM. Die sonographische Aussage muss sich bis zu diesem Zeitpunkt auf die Beschreibung dieser Strukturen sowie dynamischer Phänomene beschränken. Aussagen hinsichtlich der Echogenität der RM sind innerhalb der ersten drei Monate nur mit Vorbehalt zu treffen, da im Naht- und Reinsertionsbereich sehr unterschiedlich lang die Echostruktur unvorhersehbar verändert ist.

Tab. 4.14 Größe der operierten RM-Defekte, gemessen in anteroposteriorer Richtung parallel zum Tuberculum majus

Größe der operierten RM-Defekte	Alle Defekte (%) (n = 425)	Totaldefekte (%) (n = 292)	Partialdefekte (%) (n = 133)
< 1 cm	19,2 (n = 82)	2,7 (n = 8)	55,6 (n = 74)
1–2,5 cm	34,1 (n = 145)	31,2 (n = 91)	40,6 (n = 54)
2,5–5 cm	35,5 (n = 151)	50,0 (n = 146)	3,8 (n = 5)
> 5 cm	11 (n = 47)	16,2 (n = 47)	0

Tab. 4.15 Korrelation der sonographisch und operativ gemessenen Größen von Rotatorenmanschettendefekten

Operation Sonographie	< 1 cm	1–2,5 cm	> 2,5–5 cm	> 5 cm
Kein Defekt	18	2	0	0
< 1 cm	62	3	0	0
1–2,5 cm	2	138	6	0
2,5–5 cm	0	2	142	3
> 5 cm	0	0	3	44

Eine Abplattung der Kontur ist bei der üblicherweise nicht orthotop, sondern leicht dystop im anatomischen Hals und der artikulärseitigen Basis der oberen oder hinteren Facette des Tuberculum majus erfolgenden Reinsertionsstelle normal. Weiterhin ist zu berücksichtigen, dass die reinserierten Rotatorenmanschettensehnen nicht immer eine normale Dicke aufweisen, sodass auch bei einer Verschmälerung die Kontinuität der Rekonstruktion erhalten sein kann.

4.4.8 Veränderungen der langen Bizepssehne

An der langen Bizepssehne können prinzipiell auch formale von strukturellen Veränderungen unterschieden werden. Da diese jedoch immer in typischen Kombinationen auftreten, ist für praktische Zwecke eine Differenzierung in formale und strukturelle Kriterien nicht sinnvoll. Die Darstellung der langen Bizepssehne ist hinsichtlich der Echogenität artefaktanfällig, außerdem besteht eine große interindividuelle Variabilität der sonographischen Abbildbarkeit. Deshalb sollten eindeutige befundliche Aussagen immer die Kontrolle der Gegenseite einschließen.

Veränderungen der langen Bizepssehne sind
- **Verbreiterung.** Die lange Bizepssehne wird relativ häufig verdickt angetroffen (Abb. 4.84), wobei als signifikanter Befund eine Querschnittsvergrößerung im orthograden Schnitt um mehr als $\frac{1}{3}$ gewertet wird.

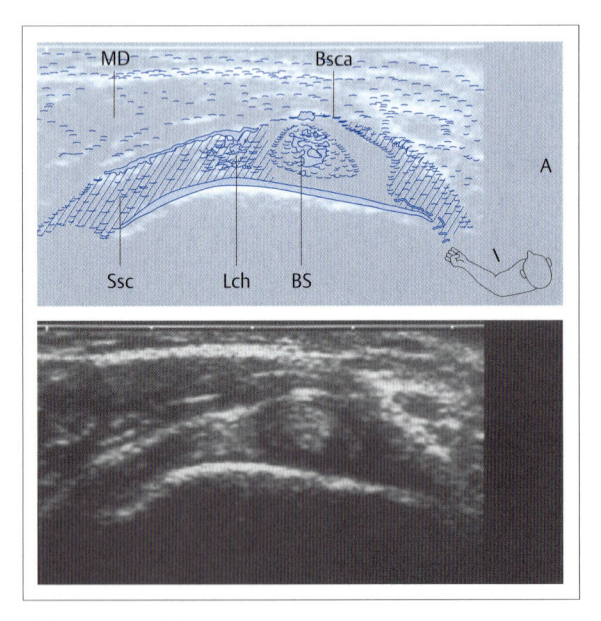

Abb. 4.84 Verdickung der langen Bizepssehne (Transversalschnitt).

Dabei ist darauf zu achten, die Sehne annähernd orthograd zu schallen, was in der Position I am besten in leichter Außenrotation gelingt. Geringe Verbreiterungen können üblichen Schwankungen des Rechts-Links-Verhältnisses entsprechen, und andererseits kann eine nicht exakt orthograde, sondern leicht schräg geschnittene Projektion den Querschnitt ebenfalls vergrößert

Tab. 4.16 Ergebnisse der Schultersonographie mit Operation (OP) oder Arthrographie (AG) als Referenzverfahren bei kontinuitätstrennenden Totaldefekten (TD) und nicht kontinuitätstrennenden Partialdefekten (PD)

Erstautor	Referenzmethode	TD/PD TD + PD	Sensitivität (%)	Spezifität (%)	n
Crass 1984	OP	TD	100	k. A.*	9
Bretzke 1985	OP	TD	100	50	19
Middleton 1985	AG	TD	93	83	39
Middleton 1986	AG	TD	91	91	106
Mack 1985	OP	TD	91	98	47
Mack 1986	AG	TD	93	97	72
Hedtmann 1986	OP	TD	83	89	95
Rapf 1986	AG	TD	87	91	81
Triebel 1986	OP	TD	100	83	47
Craig 1987	OP	TD	90	k. A.	135
Schlepckow 1987	OP	TD	87	67	29
Schlepckow 1987	AG	TD	78	84	86
Furtschegger 1988	OP	TD	91	k. A.	68
Hedtmann 1988	OP	TD+PD	88	91	230
Hodler 1988	OP	TD	100	76	51
Pattee 1988	OP	TD+PD	77	65	52
Brandt 1989	OP	TD	57	76	38
Burk 1989	OP	TD	63	50	14
Soble 1989	OP	TD	93	73	30
Drakeford 1990	OP	TD	92	95	50
Hedtmann 1990	OP	TD+PD	95	93	600
Vick 1991	AG	TD	66	93	79
Kurol 1991	OP	TD+PD	67	74	58
Hodler 1991	AG	TD	93	78	24
Brenneke 1992	OP	TD+PD	85	81	120
Olive 1992	AG	TD	90	91	72
Sperner 1993	OP	TD	91	89	375
Wiener 1993	OP	TD-PD	95	94	225
Hedtmann 1995	OP	TD+PD	95	95	1.227
Farin 1996c	OP	TD+PD	84	89	61

* k. A. keine Angaben

erscheinen lassen. Die normalerweise echoreichere Struktur gegenüber der Rotatorenmanschette ist bei Verdickungen der Sehne meistens isoechogen oder sogar hypoechogen verändert. Dies entspricht einer tendinitischen Ödematisierung und Verdickung der Sehne, die intraoperativ vielfach auch zusätzlich Längsauffaserungen der Sehne zeigt. Der Abstand zwischen Humeruskopfkontur und kranialer Grenze der RM über der Bizepssehne darf nicht größer sein als im benachbarten M. supraspinatus. Eine begleitende Tenosynovialitis bzw. Synovialitis der Übergangszone der Rotatorenmanschette bzw. der den Sulkus bedeckenden Strukturen führt zum Bild des echoarmen Hofes um die Sehne („Halo") (Abb. 4.85).

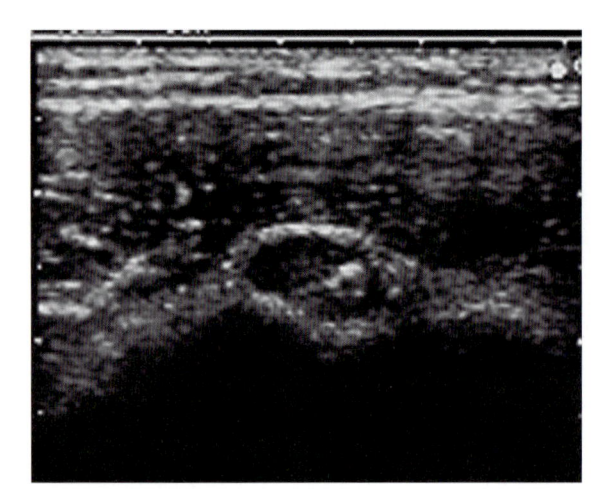

Abb. 4.85 Halobildung bei Tenosynovialitis der langen Bizepssehne (ventraler Transversalschnitt).

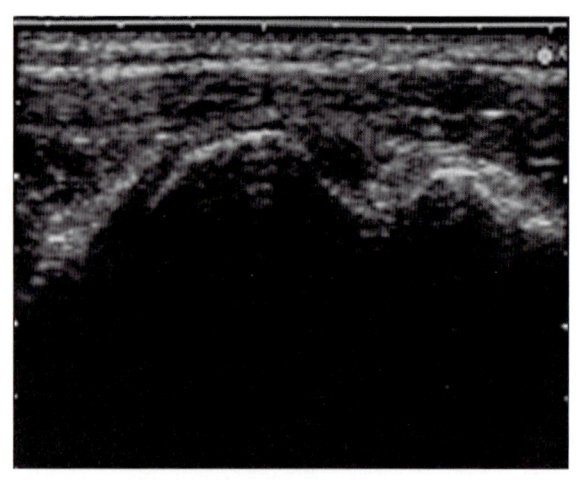

Abb. 4.87 Fehlende Darstellung der langen Bizepssehne im Sulkus, in dem sich bei der Operation nur noch faserige Reste der Sehne befanden (ventraler Transversalschnitt).

Bei erhaltenem und intakten Lig. transversum humeri ist keine nennenswerte Schwellung der Sehne oder der Synovialmembram im ligamentbedeckten Sulkusanteil möglich (Abb. 4.86). Eine Aufwulstung des transversen Bands deutet auf seine mechanische Insuffizienz hin.
- **Verschmälerung und fehlende Darstellung.** Bizepssehnenpartialrupturen kommen mit und ohne Rotatorenmanschettendefekte vor. In solchen Fällen findet man dann ein verringertes Kaliber oder aber auch eine fehlende Darstellung entweder intraartikulär (Position I) oder auch extraartikulär im Sulcus bicipitalis (Position SU) (Abb. 4.87). Im Sulcus bicipitalis ist die komplette Darstellung aller Wandkonturen gleichzeitig mit der Bizepssehne oft nicht in einem Bild möglich, da die kleinen Verkippungen des Schallkopfs, die zur scharf konturierten Darstellung des Sulkus erforderlich sind, zum tangentialen Anschallen der Bizepssehne führen, die damit echoarm bis sogar echofrei erscheint und zur Fehldiagnose einer Bizepsruptur verleitet.

4.4.9 Sonographie bei Verletzungen des Akromioklavikulargelenks

Die höhergradigen Verletzungen vom Typ Rockwood IV und V unterscheiden sich von den Verletzungen der Schweregrade I–III strukturell vor allem durch die Begleitverletzungen an Delta- und Trapeziusmuskel und ihrer

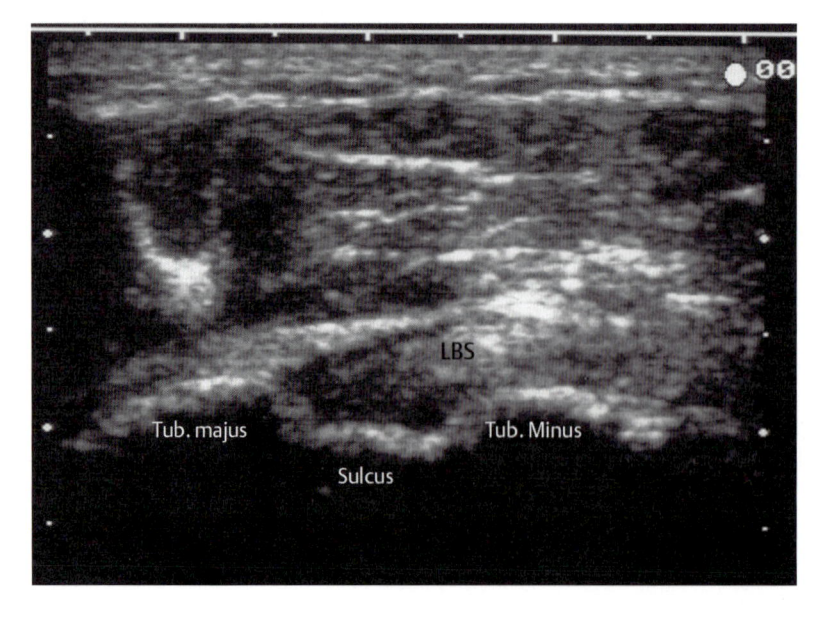

Abb. 4.86 Subluxation der langen Bizepssehne aus dem deutlich deformierten Sulcus bicipitalis nach medial auf die Spitze des Tuberculum minus (ventraler Transversalschnitt).

gemeinsamen Faszie (s. Kapitel 18.4). Der Typ IV kann im a.-p. Röntgenbild mit einen Typ II verwechselt werden. Der Übergang vom Typ III zum Typ V ist röntgenologisch fließend. Das tatsächliche Ausmaß einer Typ-V-Verletzung kann ebenso wie bei der Typ-IV-Verletzung gut sonographisch durch Darstellung der Ablösung und Zerreißung von Delta- und Trapeziusmuskel und ihrer gemeinsamen Faszie sichtbar gemacht werden (Abb. 4.88 u. 4.89).

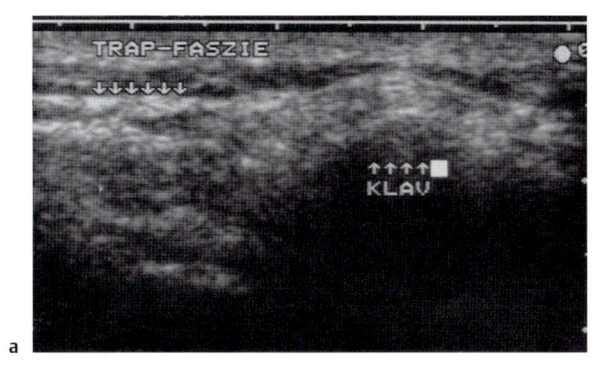

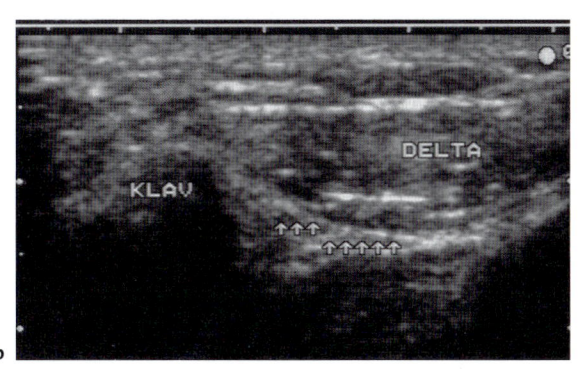

Abb. 4.88 a u. b Normale Darstellungen (Parasagittalschnitte).
a Retroklavikulär,
b präklavikulär.

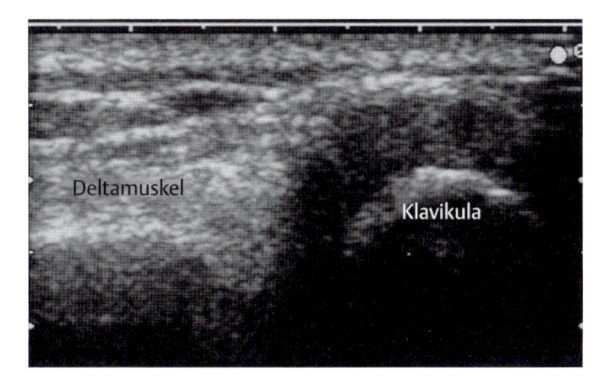

Abb. 4.89 Ablösung des Deltamuskels von der lateralen Klavikula bei Verletzung Typ Rockwood V.

4.4.10 Fehler

Der Schallkopf muss immer annähernd orthograd zur zu beurteilenden Struktur auf die Haut aufgesetzt werden. Bei Verkippung des Schallkopfes aus der optimalen Position heraus kommt es zur Unschärfe der Grenzkonturen und Minderung der Echogenität der Rotatorenmanschette. Man produziert künstlich einen sog. Echodifferenzeffekt (s. u.).

Interpretationsfehler entstehen immer dann, wenn man gegen Regeln der Weichteilsonographie verstößt. Hierzu gehört vor allem die Beachtung möglicher Artefakte. Hier wird auf die gängigen Lehrbücher der Sonographie verwiesen (Bücheler, Friedmann u. Thelen 1983, Fiegler 1984, Götz 1983) sowie auf das Kompendium von Graf (1985, 1989), der die orthopädisch relevanten Phänomene besonders behandelt, und vor allem auch auf die sich u.a. speziell mit Artefakten beschäftigende Arbeit von Kaarmann (1988).

Bursa- und Grenzschichtveränderungen. Die Bursa subacromialis reicht unterschiedlich weit nach korakoidal. Sie kann mit einer Bursa subcoracoidea in Kontakt stehen oder auch kommunizieren, wie eigene präoperative Injektionsversuche zeigten. Wenn eine Bursa subacromialis nicht sehr weit nach korakoidal reicht, entsteht an ihrem Ende eine kleine Stufe, die in solchen Fällen normal ist und dann meistens über der Intervallzone der RM gefunden wird. Laterale, ansatznahe Partialrupturen mit Ausdünnung der Rotatorenmanschette ohne gleichzeitige Echogenitätsveränderungen können in der Position II verkannt werden, wenn eine begleitende Konturumkehr fehlt und die Kontur der Bursagrenzschicht nur vorzeitig ausläuft. Hier hilft der Vergleich mit der Gegenseite.

Echogenitätsveränderungen. Die lange Bizepssehne wird leicht mit dem am Kranialrand der Subskapularissehne verlaufenden Lig. coracohumerale (vorderer oder unterer Schenkel) verwechselt, das ebenfalls rundlich und echoreich erscheint und dessen medialer Schenkel mit dem Ansatz des oberen glenohumeralen Bandes am Tuberculum minus verschmilzt. Die Klärung bringt meistens die dynamische Untersuchung, die beide Strukturen in Bewegung zeigt und den echoarmen Saum um die Bizepssehne zeigt. Bevor ein Befund als echoreicher Herd interpretiert wird, sollten immer die lange Bizepssehne und das Lig. coracohumerale eindeutig identifiziert worden sein.

Echoreiche Zonen sind einerseits ein gelegentlicher Befund bei Partialrupturen wie auch in den Randzonen von Totalrupturen. Andererseits findet man sie regelmäßig als Echobild von Verkalkungen. In solchen Fällen ist beim Fehlen eines Schallschattens manchmal nur schwer eine eindeutige Zuordnung (Kalk oder RM-Defekt?) möglich. Zweifelsfälle klärt die Röntgenuntersuchung, ggf. in veränderter Rotationsstellung des Gelenks.

Echoarme Zonen sind immer hinweisend auf einen Rotatorenmanschettendefekt. Andererseits sind Echominderungen auch die häufigste Manifestation von Artefakten an der Schulter. Hier ist vor allem an den sog. Echodifferenzeffekt zu denken, der immer beim Anschallen gewölbter Oberflächen auftritt.

Nur die annähernd orthograd getroffenen Oberflächenanteile reflektieren vollständig zum Schallkopf, an den Rändern wird ein Teil des Ultraschalls entsprechend dem Auftreffwinkel am Schallkopf vorbei reflektiert, sodass auf diese Weise echogeminderte Zonen entstehen. Eine echoarme Zone darf deshalb nur diagnostiziert werden, wenn sich an den echoarmen Herd beidseits Rotatorenmanschettenanteile (annähernd) normaler (oder ggf. auch erhöhter) Echogenität anschließen. Die Überprüfung auf Artefakte gelingt leicht mit der dynamischen Untersuchung: Ein echoarmer Herd als Ausdruck eines RM-Defekts wandert bei der dynamischen Untersuchung mit, ein Artefakt bleibt ortsständig.

4.4.11 Leistungsfähigkeit der Schultersonographie

Wir verfügen mittlerweile über die Erfahrungen von über 20.000 Untersuchungen sowie über 5.000 operationskontrollierte sonographische Schulteruntersuchungen. Dabei zeigte sich, dass die Sensitivität in der Erfassung von Totaldefekten bei über 96%, die der Erfassung von Partialdefekten mit mindestens 1/3 der Manschettendicke über 90% beträgt. Die Häufigkeit falsch positiver Befunde liegt hinsichtlich der Totaldefekte unter 2%, bei sonographisch diagnostizierten Partialdefekten bei 5–10%.

Im Vergleich mit der Arthrographie wurden regelmäßig arthrographisch positive Befunde auch sonographisch erfasst. In der Diagnostik der Partialdefekten versagte die Arthrographie regelmäßig bei intratendinöser bzw. bursaseitiger Lokalisation sowie z.T. auch bei Totaldefekten. Im Vergleich zur nativen MRT erscheint uns die Sonographie in der Hand des Erfahrenen und bei moderner Technik mit 10-MHz-Linearschallkopf in der Diagnostik der RM-Defekte immer noch überlegen.

Literatur

Brandt TD, Cardone BW, Grant TH, Post M, Weiss CA. Rotator Cuff Sonography: a reassessment. Radiology 1989; 173(2):323–327.

Bretzke CA, Crass JR, Craig EV, Feinberg SB. Ultrasonography of the rotator cuff: normal and pathologic anatomy. Invest Radiol 1985; 20:311–315.

Bücheler E, Friedmann G, Thelen M (Hrsg.). Real-Time-Sonographie des Körpers. Thieme, Stuttgart, New York, 1983.

Caig EV, Crass JR. Sonographic Evaluation of the Rotator Cuff. In Takagishi N (Hrsg.). The Shoulder, PPS, Tokyo, 1987.

Crass JR, Craig EV, Thompson R, SB Feinberg. Ultrasonography of the rotator cuff: surgical correlation. J Clin Ultrasound 1984; 12:487–492.

Crass JR, Craig EV, Bretzke CA, SB Feinberg SB. Ultrasonography of the Rotator Cuff. Radiographics 1985; 5:941.

Crass JR, Craig EV, Feinberg SB. Ultrasonography of Rotator Cuff Tears: A Review of 500 Diagnostic Studies. J Clin Ultrasound 1988; 16:313–327.

Drakeford KM, Quinn MJ, Simpson SL, Pettine KA. A comparative study of ultasonography and arthrography in evaluation of the rotator cuff. Clin Orth 1990; 253:118–122.

Farin P, Danner R, Jaroma H: Sonographie der Rotatorenmanschettenruptur. Korrelation sonographischer, arthrographischer und intraoperativer Befunde bei Rotatorenmanschettenrupturen. Röfo – Fortschr Geb Röntgenstr Neuen Bildgeb Verfahr 1990; 153:711–715.

Farin PU, Jaroma H. Sonographic findings of rotator cuff calcifications. J Ultrasound Med 1995; 14:7–14.

Farin PU, Jaroma H, Harju A, Soimakallio S. Medial displacement of the biceps brachii tendon: evaluation with dynamic sonography during maximal external shoulder rotation. Radiology 1995a; 193:845–848.

Farin PU, Jaroma H, Soimakallio S. Rotator cuff calcifications: treatment with US-guided technique. Radiology 1995b; 195:841–843.

Farin PU, Jaroma H. Acute traumatic tears of the rotator cuff: value of sonography. Radiology 1995c; 197:269–273.

Farin PU. Sonography of the biceps tendon of the shoulder: normal and pathologic findings. J Clin Ultrasound 1996a; 24:309–316.

Farin PU: Consistency of rotator-cuff calcifications. Observations on plain radiography, sonography, computed tomography, and at needle treatment. Invest Radiol 1996b; 31:300–304.

Farin PU, Kaukanen E, Jaroma H, Vaatainen U, Miettinen H, Soimakallio S. Site and size of rotator-cuff tear. Findings at ultrasound, double-contrast arthrography, and computed tomography arthrography with surgical correlation. Invest Radiol 1996c; 31:387–394.

Farin PU, Jaroma H. The bicipital groove of the humerus: sonographic and radiographic correlation. Skeletal Radiol 1996d; 25:215–219.

Farin PU, Rasanen H, Jaroma H, Harju A. Rotator cuff calcifications: treatment with ultrasound-guided percutaneous needle aspiration and lavage. Skeletal Radiol 1996e; 25:551–554.

Farin PU, Kaukanen E, Jaroma H, Harju A, Vaatainen U. Hill-Sachs lesion: sonographic detection. Skeletal Radiol 1996f: 25:559–562.

Farin P, Jaroma H. Sonographic detection of tears of the anterior portion of the rotator cuff (subscapularis tendon tears). J Ultrasound Med 1996g; 15:221–225.

Farrar EL, Matsen FA, Rogers JV, Hirsh J, Kilcoyne RF. Dynamic Sonographic Study of the Rotator Cuff. Vortrag, 50. Kongreß der American Academy of Orthopaedic Surgeons, Atlanta, März 1983.

Fornage BD, Touche DH, Segal P, Rifkin MD. Ultrasonography in the evaluation of musculoskeletal trauma. J Ultrasound Med 1983; 2:549–554.

Fiegler W. Ultraschall in der bildgebenden Diagnostik. Springer, Berlin, Heidelberg, New York, Tokyo, 1984.

Gohlke F, Leuterbach Th, Croissant Th, Lippert MJ, Andresen K. The incidence of degenerative changes in the rotator cuff – asonographic study. J Bone Joint Surg 1992; 74-B,Suppl. I:20.

Götz AJ. Kompendium der medinisch-diagnostischen Ultrasonographie. Enke, Stuttgart, 1983.

Harland U. Die Abhängigkeit der Echogenitat vom Anschallwinkel an Muskulatur und Sehnengewebe. Z Orthop 1988; 126:117–124.

Harland U, Diepolder M, Gruber G, Knoss HP. Die sonographische Bestimmung des Humerusretrotorsionswinkels. Z Orthop 1991; 129:36–41.

Hedtmann A, Weber A, Schleberger R, Fett H. Ultraschalluntersuchung des Schultergelenks. Orthopädische Praxis 1986; 22:647–661.

Hedtmann A, Fett H, Moraldo M. Ultraschalldiagnostik der Schulter bei Sportverletzungen. Dtsch Z Sportmed 1987; 38:86.

Hedtmann A, Fett H, Weber A. Ultrasound Investigation of the Shoulder Joint Soft Tissues in Takagishi N (Hrsg.). The Shoulder. PPS, Tokyo, 1987.

Hedtmann A, Fett H: Die sog. Periarthropathia humeroscapularis – Klassifizierung und Analyse anhand von 1266 Fällen. Z Orthop 1989; 127:643.

Hedtmann A, Fett H. Atlas und Lehrbuch der Schultersonografie. 2. Auflage. Enke, Stuttgart, 1991.

Hollister MS, Mack LA, Patten RP, TC Winter 3 rd, Matsen FA 3 rd, Veith RR: Association of sonographically detected subacromial/subdeltoid bursal effusion and intraarticular fluid with rotator cuff tear. Am J Roentgenol 1995; 165:605–608.

Kaarmann H. Ultraschalltechnik in: Graf R und Schuler P: Sonographie am Stütz- und Bewegungsapparat bei Erwachsenen und Kindern. VCH, Weinheim, 1988.

Katthagen BD. Schultersonographie. Thieme, Stuttgart, New York 1988.

Krämer J, Seibel R. Funktionell-anatomische Grundlagen zur operativen Behandlung der Periarthropathia humeroscapularis. Z Orthop 1983; 121:98–102.

Kullmer K, Sievers KW, Rompe JD, Nägele M, Harland U. Sonography and MRI of experimental muscle injuries. Arch Orthop Trauma Surg 1997; 116:357–361.

Kullmer K, Sievers KW, Reimers CD, Rompe JD, Müller-Felber W, Nägele M, Harland U. Changes of sonographic, magnetic resonance tomographic, electromyographic, and histopathologic findings within a 2-month period of examinations after experimental muscle denervation. Arch Orthop Trauma Surg 1998; 117:228–234.

Kunz C, Rieder T, Viehweger R. Ist die Sonographie zur Torsionswinkelmessung am Humerus einsetzbar? Vergleich sonographischer, computertomographischer und anthropometrischer Methoden. Z Orthop 1993; 131:307–312.

Kurol M, Rahme H, Hilding S. Sonography for diagnosis of Rotator Cuff Tear. Acta Orthop Scan 1991; 62:465–467.

Mack LA, Matsen FA, Kilcoyne RF, Davies PK, ME Sickler ME. Ultrasound evaluation of the rotator cuff. Radiology 1985; 157:205.

Mack LA, Nyberg DA, Matsen FA, Kilcoyne RF, Harvey D. Sonography of the postoperative shoulder. AJR 1988; 150:1089–1093.

Mack LA, Gannon MK, Kilcoyne RF, Matsen FA. Sonographic Evaluation of the Rotator Cuff: Accuracy in Patients without prior Surgery. Clin Orth 1988; 234:21–27.

Melzer Ch, Krödel A. Sonographische Beurteilung der Rotatorenmanschette nach Rekonstruktion kompletter Rupturen. Fortschr Röntgenstr 1988; 149:408.

Middleton WD, Edelstein G, Reinus WR, Melson GL, Murphy WA. Ultrasoundofthe rotator cuff: technique and normal appearance. J Ultrasound Med 1984; 3:549–551.

Middleton WD, Edelstein G, Reinus WR, Melson GL, Totty WG, Murphy WA. Sonographic detection of rotator cuff tears. AJR 1985; 144:349–353.

Middleton WD, Reinus WR, Totty WG, Melson GL, Murphy WA. Ultrasonographic evaluation of the rotator cuff and biceps tendon. J Bone Jt Surg 1986; 68-A:440.

Miller CL, Karasick D, Kurtz AB, Fenlin jr JM. Limited sensitivity of ultrasound for the detection of rotator cuff tears. Skeletal Radiol 1989; 18 (3):179–183.

Olive RJ, HO Marsh. Ultrasonography of Rotator Cuff Tears. Clin Orth 1982; 282:110–113.

Pattee GA, Snyder StJ. Sonographic Evaluation of the Rotator Cuff: Correlation with Arthroscopy. Arthroscopy 1988; 4:15–20.

Rapf Ch, Furtscheger A, Resch H. Die Sonographie als neues diagnostisches Verfahren zur Abklärung von Schulterbeschwerden. Fortschr Röntgenstr 1986; 145:288–295.

Rathbun J, Macnab I. The microvascular pattern of the rotator cuff. J Bone Jt Surg 1970; 52-B:540.

Sher JS, Iannotti JP, Williams GR, Herzog RJ, Kneeland JB, Lisser S, Patel N. The effect of shoulder magnetic resonance imaging on clinical decision making. J Shoulder Elbow Surg 1998; 7:205–209.

Triebel HJ, Wening V, G Witte G. Rotatorenmanschettenrupturen des Schultergelenks. Sonographie-Arthrographie. Röntgenblätter 1986; 39:266–272.

Vick CW, Bell SA. Rotator cuff tears. Diagnosis with sonography. AJR 1990; 154:121–123.

Werner A, Müller T, Böhm D, Gohlke F. The stabilizing sling for the long head of the biceps tendon in the rotator cuff interval. A histoanatomic study. Am J Sports Med 2000; 28:28–31.

Wülker N, Melzer Chr, Wirth CJ. Shoulder Surgery for Rotator Cuff Tears. Acta Orthop Scan 1991; 62:142–147.

Zanetti M, Jost B, Lustenberger A, Hodler J. Clinical impact of MR arthrography of the shoulder. Acta Radiol 1999a; 40:296–302.

Zanetti M, Weishaupt D, Jost B, Gerber C, Hodler J. MR imaging for traumatic tears of the rotator cuff: high prevalence of greater tuberosity fractures and subscapularis tendon tears. AJR 1999b; 172:463–467.

4.5 Kernspintomographische Diagnostik

W. Kenn

4.5.1 Grundlagen und Voraussetzungen

Die Magnetresonanztomographie (MRT) ist ein multiplanares Schnittbildverfahren, das sich durch den höchsten Weichteilkontrast und die höchste Kontrastmittelempfindlichkeit aller bildgebenden Verfahren auszeichnet. Nebenwirkungen sind bei den im Rahmen der Bildgebung eingesetzten Feldstärken (maximal 2 Tesla nach WHO) und Magnetfeldgradienten nicht bekannt. Grundlage der Magnetresonanztomographie ist die Änderung der Magnetresonanz der Wasserstoffprotonen durch einen Hochfrequenzimpuls. Nach dem Abschalten der Hochfrequenz entsteht ein exponentiell abklingendes Kernresonanzsignal. Durch Schalten von Frequenz- und Phasenkodiergradienten wird eine Ortskodierung möglich. Die Signalintensität ist eine Funktion der Protonendichte (direkte Proportionalität) sowie der T1- und T2-Relaxationszeit. Deren Einfluss auf die Signalintensität kann durch Variation der Akquisitionsparameter TR, TE bei Spinechosequenzen (SE) sowie zusätzlich des Anregungswinkels α bei Gradientenechosequenzen (GE) stärker gewichtet werden. Da die Signalintensität nahezu proportional der Magnetfeldstärke ist, haben Hochfeldgeräte (1,0/1,5 Tesla) ein besseres Signal/Rausch-Verhältnis. Hinzu kommt eine höhere Magnetfeldhomogenität (wichtig für fettsaturierte Sequenzen), stärkere Magnetfeldgradienten und schnellere Schaltzeiten, was insgesamt zu einer deutlich besseren Untersuchungsqualität führt (bessere Ortsauflösung, kürzere Untersuchungszeiten). Auch wenn einzelne Arbeitsgruppen mit Niederfeldgeräten (Loew u. Mitarb. 2000) dem Hochfeldgerät vergleichbare Treffsicherheiten erzielen (nach Arthrographie bei ausgedehnten Befunden!), ist für eine suffiziente Gelenkdiagnostik der Schulter dem Hochfeldgerät der Vorzug zu geben. Dies wird durch die Ergebnisse von Tung u. Mitarb. (2000) belegt, die zeigen konnten, dass nur 60 % der durch das Hochfeldsytem detektierten Slap-Läsionen auch am Niederfeldgerät nachweisbar waren. Die Röhrenkonfiguration der Hochfeldsysteme mit einem Durchmesser von gut 60 cm schließt sehr adipöse und klaustrophobe Patienten von einer MR-Untersuchung aus. Bei klaustrophoben Patienten kann dann auf ein offenes Niederfeldgerät mit einer Magnetfeldstärke von 0,2–0,5 T ausgewichen werden, in absehbarer Zukunft werden auch offene Hochfeldsysteme mit 1,0 Tesla verfügbar sein.

4.5.2 Kontraindikationen und Artefakte

Als kontraindiziert gilt eine MRT bei Trägern von Herzschrittmachern, auch wenn unter besonderem Monitoring in kontrollierten Studien Herzschrittmacherträger an einem offenen Niederfeldgerät ohne Komplikationen untersucht worden sind. Bezüglich inkorporierten ferromagnetischen Materials ist im Einzelfall zu klären (Röntgen, CT), wo sich das Fremdmaterial befindet. Ein metallischer Splitter im Auge stellt eine Kontraindikation dar (er würde sich ähnlich einer Kompassnadel entlang der Magnetfeldhautachse ausrichten), während kutane, subkutane oder intramuskuläre Lokalisationen in der Regel unproblematisch sind.

Mittlerweile sind nahezu alle verwendeten Materialien magnetresonanztauglich (Shellock 2000), bei älteren Materialen ist vor der Untersuchung zu klären, ob sie sich für eine MR-Untersuchung eignen. Das Ausmaß der Bildartefakte ist abhängig von Materialzusammensetzung und Legierung sowie von der Magnetfeldstärke des verwendeten MR-Gerätes (geringere Suszeptibilitätsartefakte der Niederfeldgeräte) und der verwendeten Sequenz (geringere Artefakte bei SE-Sequenzen). So ist im Einzelfall zu entscheiden, ob das Implantat im Untersuchungsbereich eine diagnostische MR-Untersuchung zulässt oder nicht. Besonders artefaktarm sind Materialien aus Titan, die nur eine geringe Verbreiterung der materialinduzierten Signalauslöschung verursachen. Zu beachten sind Artefakte durch Metallabrieb und Nahtmaterial, die u. U. wesentlich störender sein können als z. B. der implantierte Anker.

4.5.3 Untersuchungstechnik

Obligat ist die Verwendung von Oberflächenspulen. Untersuchungsposition ist bis auf wenige bestimmte Provokationsstellungen (Aber- oder Apprehensionsposition) die Rückenlage in Neutral-Null-Position. Den Empfehlungen der Bundesärztekammer folgend, ist auf eine Schichtdicke von < 3 mm bei einer Ortsauflösung von < 0,5 × 1 mm zu achten. Dabei werden T1- und T2-gewichtete SE- oder Turbo-Spin-Echo-Sequenzen (TSE-Sequenzen) in transversaler, schräg koronaler (entlang der Supraspinatussehne) sowie schräg sagittaler Schichtorientierung (orthogonal dazu) empfohlen, wobei die Messzeit einer Einzelsequenz 5 Minuten nicht überschreiten sollte. In der Schultergelenk-MR-Diagnostik sind vor allem Spin-Echo-Sequenzen (SE-Sequenzen) zu bevorzugen. Gradientenechosequenzen

(GE) eignen sich nicht zur Beurteilung der Rotatorenmanschette, ein sinnvoller Einsatz der GE-Sequenzen liegt in der Beurteilung des Gelenkknorpels, eingeschränkt in der des Labrums sowie in deren Einsatz als 3 D-Gradientenechosequenzen nach intraartikulärer KM-Gabe. 3 D-Sequenzen zeichnen sich durch ein sehr gutes Signal-Rausch-Verhältnis aus, was Schichtdicken von < 1,0 mm möglich macht. Des Weiteren lässt der 3 D-Datensatz die Möglichkeit einer Bildrekonstruktion in beliebiger Schichtorientierung zu, was jedoch weniger die Detektion pathologischer Befunde als eher die Demonstrabilität erhöht.

Ausschließlich in T1-gewichteten SE-Sequenzen (kurze Repetitionszeit TR, kurze Echozeit TE) wird der Kontrastmitteleffekt des intravenösen KM (Gadoliniumchelate) deutlich. Sie ist zwingend in der Differenzialdiagnose solider versus zystischer Raumforderungen sowie zum Nachweis entzündlicher Veränderungen.

Protonengewichtete Sequenzen (langes TR, kurzes TE) haben das beste Signal-Rausch-Verhältnis unter den SE-Sequenzen. Protonengewichtete Sequenzen werden zur Beurteilung der Rotatorenmanschette eingesetzt. Durch eine zusätzliche Fettsaturierung ist ohne intraartikuläre KM-Gabe eine Beurteilung größerer Labrumpathologien möglich. Das abgeleitete 2. Echo dieser Sequenz ergibt das T2-gewichtete Bild (langes TR, langes TE). Durch die lange Echozeit wird zwar das Signal-Rausch-Verhältnis schlechter, das T2-gewichtete Bild erhält seine Bedeutung jedoch als sehr sensitive „Detektionssequenz", da viele pathologische Prozesse vor allem eine Verlängerung der T2-Relaxationszeit zeigen. Lag die Messzeit der Doppelechosequenz der konventionellen SE-Sequenz in einer Größenordnung von 10 Minuten und mehr (was sie empfindlich für Bewegungsartefakte machte), so hat sich die Messzeit durch Verwendung von Turbo-Spin-Echo-Sequenzen (TSE) um den sog. Turbofaktor verkürzt (sinnvoller Größenordnungsbereich für die Gelenkdiagnostik zwischen 5 und 12). Durch verbesserte Gradiententechnik ist die Akquisition mehrerer Phasenkodierschritte pro Anregung (Turbofaktor) möglich. Nachteilig ist die im Vergleich zu den anderen Gewebearten „sequenzbedingte" Signalerhöhung des Fettgewebes, was z. B. eine diskrete Knochenmarkpathologie maskieren kann. Deshalb ist zusätzlich eine fettunterdrückte T2-gewichtete Sequenz zu empfehlen (alternativ eine Inversionssequenz als nichtspektrale Fettunterdrückung). Durch die in den letzten Jahre stark verbesserte MR-Technologie sind Schichtdicken von 2–3 mm für SE-Sequenzen bei einer 512er-Bildmatrix Standard. Die Untersuchungsstrategie variiert in Abhängigkeit von der Fragestellung. Dabei können sich im Verlauf der Untersuchung Aspekte ergeben, die abweichend von einem Standardprotokoll für die jeweilige Fragestellung (s. u.) eine Änderung der Untersuchungsstrategie zur Folge haben (z. B. ergänzende Ebenen, dünnere Schichten, höhere Ortsauflösung, ergänzende i. v. Gabe etc). Vorweg ist nur zu klären, ob die Fragestellung eine vorherige intraartikuläre KM-Gabe erfordert (Labrum und kapsuloligamentärer Bandapparat).

4.5.4 Indikationsstellung

Der diagnostische Vorteil einer MR-Untersuchung hängt auf der anfordernden Seite von der Güte der klinischen Voruntersuchung (einschließlich der Vorbefunde wie Ultraschall, Röntgenuntersuchung etc) sowie einer dedizierten Fragestellung ab. Von Seiten der Bildgebung sollte zunächst die Überlegung angestellt werden, ob die MRT diese Fragestellung mit der erforderlichen Treffsicherheit beantworten kann. Hier gehen Qualität von Untersuchung und Befunderhebung ein, die – wie wohl bei keiner anderen MR-Gelenkdiagnostik – stark untersucherabhängig ist. So wird der diagnostische Vorteil in Abhängigkeit von den lokalen Gegebenheiten unterschiedlich sein.

In einem universitären Umfeld fanden Zanetti u. Mitarb. (Zanetti 1999) bei 49 % der Fälle als Folge der MRT eine Änderung des therapeutischen Procedere, wobei in $2/3$ dieser Fälle ein invasives, in $1/3$ ein konservatives Vorgehen gewählt wurde. Dabei lag die Übereinstimmung von MR- und OP-Befund bei 85 %, die von klinischer Diagnose und operativem Befund bei 60 %. Im spezialisierten Ambulanzbereich beschreiben Sher u. Mitarb. (1998) bei 100 konsekutiven MR-Untersuchungen in 17 % der Rotatorenmanschettenläsionen, in 29 % aller Fälle glenohumeraler Instabilität, bei 8 % der Patienten mit adhäsiver Kapsulitis sowie in 100 % (2/2!) der Fälle mit Bizepssehnenpathologie eine Änderung des therapeutischen Procederes (operatives versus konservatives Vorgehen oder eine andere, klinisch relevante Änderung des Therapiekonzepts).

4.5.5 Magnetresonanztomographie der verschiedenen Krankheitsbilder

Impingementsyndrome. Ungeachtet der Diskussion über den Einfluss der Formvarianten des Akromions auf die Impingementsymptomatik ist die MRT kein Ersatz für den Outlet View in der Beurteilung des knöchernen Fornix humeri, wenngleich die parasagittale Schichtführung im MRT die akromiale Morphologie (wie in einer Studie von Peh u. Mitarb. [1995] belegt) aufgrund der großen projektionsbedingten Streuung der Radiographie besser wiedergibt. Das laterale „downsloping" des Akromions als möglicher begünstigender Faktor einer Rotatorenmanschettenpathologie mit/ohne entsprechende enthesiopathische Veränderungen lässt sich ebenso wie das klinisch relevante Ausmaß einer Fusion des Os acromiale überlagerungsfrei darstellen. Die AC-Arthrose zeigt im MR-Bild dieselben Veränderungen (Auftreibung, aufgebrauchter Gelenkspalt, Zystenbildung, Sklerose, knöcherne Appositionen etc), die auch im Röntgenbild eindeutig nachweisbar sind. Die Rolle der MRT liegt u. U. darin, das Marködem und eine KM-Aufnahme des Gelenkspalts als akute Aktivitätszeichen nachzuweisen. Dabei kann die differenzialdiagnostische Abgrenzung einer aktivierten Arthrose von einer schleichenden AC-Arthritis unmöglich sein. Synoviahypertrophie, Knorpelerosionen und eine schnellere, kräftigere KM-Aufnahme, sind Zeichen der AC-Arthritis.

In Zusammenhang mit einer Impingementsymptomatik wurden Verdickungen des korakoakromialen Ligaments beobachtet. Die Dicke und der Verlauf sind im MR gut darstellbar, wobei der physiologische Banddurchmesser stark variiert (2–5 mm) (Gallino u. Mitarb. 1995).

Die Abgrenzung von kleinen Traktionsosteophyten gegenüber Formvarianten ist nicht sicher möglich. Gegenüber verschiedenen Veröffentlichungen aus dem Gebiet der Radiologie ist zu betonen, dass die Impingementsymptomatik ist erster Linie eine klinische Diagnose darstellt, die anhand des klinischen Befunds gestellt wird.

Das sehr seltene **korakoidale Impingementsyndrom** findet sich bei repetitivem Überlastungsstress (Speerwerfer, Schwimmer, Tennisspieler) in Flexion und Innenrotation. Eine Assoziation mit Intervallläsionen oder Läsionen des M. subscapularis ist in der neueren Literatur beschrieben worden (Dumontier u. Mitarb. 1999). Andere Ursachen können posttraumatischer Genese sein, wie z.B. Frakturen des Korakoids oder Verkalkungen des M. subscapularis oder auch die anterosuperiore Dezentrierung bei einer fortgeschrittenen rheumatoiden Arthritis oder einer Defektarthropathie.

Verschmälerung des anatomischen Raums zwischen Korakoidspitze und Tuberculum minus (v.a. in Innenrotation), vermehrte Sklerose und knöcherne Appositionen sowie Teilrupturen des M. subscapularis sind Zeichen eines korakoidalen Impingements. Dabei gilt nach Friedmann u. Mitarb. (1998) ein Abstand des Tuberculum minus in Innenrotation von ca. 11 mm noch als normal, während bei symptomatischen Patienten 5 mm und weniger gemessen werden.

Das Konzept des **posterior-superioren Impingements** geht auf Jobe (1995) zurück, der bei professionellen Wurfsportlern Auffaserungen der posterior-superioren Rotatorenmanschettenunterfläche, Auffaserungen des dorsalen Labrums und des Glenoidrands, ein eingerissenes oder überdehntes vorderes Labrum, eine Überdehnung des anterior-inferioren Kapselkomplexes sowie Läsionen der langen Bizepssehne und des Bizepssehnenankers fand. Dabei kommt es in Abduktion und Außenrotation während der Wurfbewegung zu einem Anschlag zwischen Glenoidrand und Tuberculum majus an der Unterfläche der Rotatorenmanschette. Tirman u. Mitarb. (1994) fanden MR-arthrographisch eine vollständige Übereinstimmung mit dem arthroskopischen Befund, wobei durch eine zusätzliche Sequenz in Provokationsstellung (Außenrotation und Abduktion) in Fällen einen Unterflächendefekt des M. infraspinatus nachgewiesen werden konnte, die in Neutral-Null-Position nicht nachweisbar war. In allen 8 untersuchten Fällen zeigten sich Veränderungen im posterior-superioren Markraum des Humeruskopfs (Zysten, Markraumödem).

Bursa subacromialis/deltoidea. Die Bursa subacromialis/deltoidea (Abb. 4.90) ist normalerweise nicht abgrenzbar, wohingegen das extrasynoviale Fett als sog. „peribursaler Fettstreifen" sichtbar ist. Die Dicke variiert und korreliert direkt mit dem Ausmaß des subkutanen Fettgewebes (Mitchell u. Mitarb. 1988). Zeichen einer bursalen Pathologie sind die Obliteration des peribursalen Fettstreifens mit und ohne Verbreiterung der bursalen Grenzschicht, eine Ergussbildung in der Bursa und die Kontrastmittel-

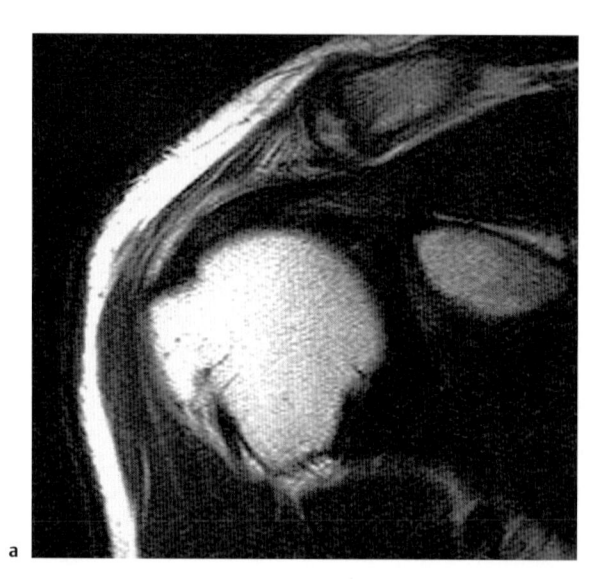

Abb. 4.90 a u. b 39-jähriger Wasserballspieler mit Exazerbation einer rezidivierenden Impingementsymptomatik. Verdickung der bursalen Grenzschicht im Sinne einer Bursitis subacromialis/deltoidea. Erguss im AC-Gelenk und klavikularseitiges Marködem.

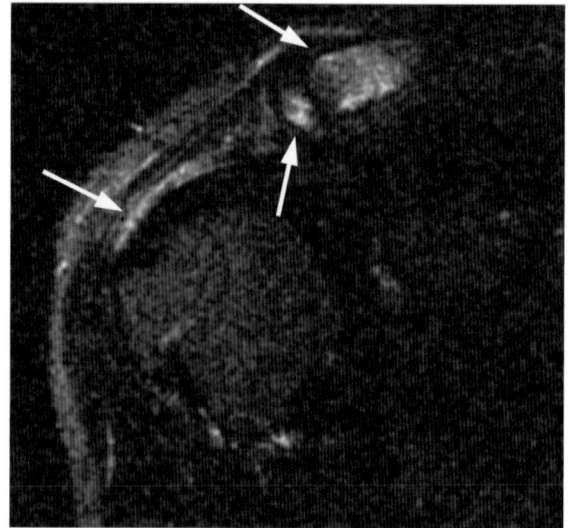

a T2-gewichtete TSE.
b Vor allem in der fettgesättigten Sequenz werden das Marködem (breiter Pfeil), der Gelenkerguss (kurzer Pfeil), und die Bursitis subacromialis/deltoidea (langer Pfeil) deutlich.

aufnahme. Da ödematöse Veränderungen vor allem in TSE-Sequenzen durch die „sequenzbedingte Signalerhöhung" des Fettgewebes (s.o.) u.U. nicht von vermehrtem peribursalem Fett unterschieden werden können, ist eine ergänzende fettgesättigte T2-gewichtete Sequenz sinnvoll (Abb. 4.90). Ausgedehnte bursale Veränderungen können kleinere oberflächliche Partialdefekte vollständig demaskieren, und die Abgrenzung gelingt nur in den Fällen, in denen es zu einer Ausdehnung des Partialdefekts in die tieferen Sehnenschichten gekommen ist.

Die sog. „Reiskornbursitis" (Griffith 1996) ist eine ungewöhnliche Komplikation einer chronischen rheumatischen Bursitis und von einer synovialen Osteochondromatose nicht zu unterscheiden.

Rotatorenmanschette. Hierbei ist die richtige Angulierung entlang des sehnigen Anteils der Supraspinatussehne in koronaler Schichtführung wichtig, um eine „Pseudounterbrechung" der Sehnenkontinuität nicht als komplette Ruptur fehlzuinterpretieren. Eine transversale Schichtführung ist erforderlich zur Detektion von Rupturen der Subskapularissehne, ergänzt durch eine parasagittale Orientierung als 3. Ebene. (Pfirrmann u. Mitarb. 1999).

In der MR-Literatur finden sich zahlreiche Arbeiten über **Tendinosen**. Diese Arbeiten versuchen, die Klassifikation nach Neer auf die MR-Bildgebung zu übertragen. Kjellin u. Mitarb. (1991) fanden in Sehnenbiopsien von symptomatischen Patienten mit Signalerhöhungen im T1- und protonengewichteten Bild eosinophile und mukoide Einlagerungen und bezeichneten diese unter dem Oberbegriff „degenerative Veränderungen" als Tendinose oder Tendopathie. Dabei ist zu berücksichtigen, dass Signalerhöhungen auch bei asymptomatischen Probanden (Neumann u. Mitarb. 1992) beschrieben worden sind. Eine Ursache ist das „Magic-Angle-Phänomen" (Timins u. Mitarb. 1995). Es beschreibt das Phänomen, dass Sequenzen mit einer kleinen Echozeit bei einer Orientierung der Sehnenfasern zwischen 45° und 60° zur Magnetfeldachse eine virtuelle Signalerhöhung zeigen können. Somit ist zu fordern, dass entsprechende Signalerhöhungen auch in mindestens einer 2. Ebene nachweisbar sind, um sie von der virtuellen Signalerhöhung des „Magic-Angle-Phänomens" abgrenzen zu können. Kleine Verkalkungen im Rahmen einer Tendinosis calcarea können sich dem Nachweis im MRT entziehen und lassen sich erst ab einer gewissen Größe als hypointense Einlagerungen erkennen.

Partialrupturen zeigen sich als kontinuierliche, nicht die ganze Sehnendicke ausmachende Signalerhöhung. Die Läsionen sollten in Anlehnung an die gebräuchliche klinische Einteilung nach Ellmann (1990) eingeteilt werden:
- Grad I   < 3 mm,
- Grad II die Läsion ist weniger als die Hälfte der Sehnendicke,
- Grad III der Partialdefekt macht mehr als die Hälfte der Sehne aus.

Je nach Lokalisation werden die Partialdefekte als gelenkseitig, bursaseitig oder intratendinös beschrieben. Vergleichende Studien belegen eine höhere Treffsicherheit der MRT im Vergleich zur Sonographie (Kenn u. Mitarb. 2000), vor allem im Hinblick auf die geringere Anzahl falsch positiver Befunde. Grad-III-Partialdefekte zeigen dabei im Unterschied zu Grad-I- und Grad-II-Befunden eine Auftreibung der Sehne, was sich intraoperativ dann als intralaminäre Auffaserung zeigen kann (Abb. 4.91).

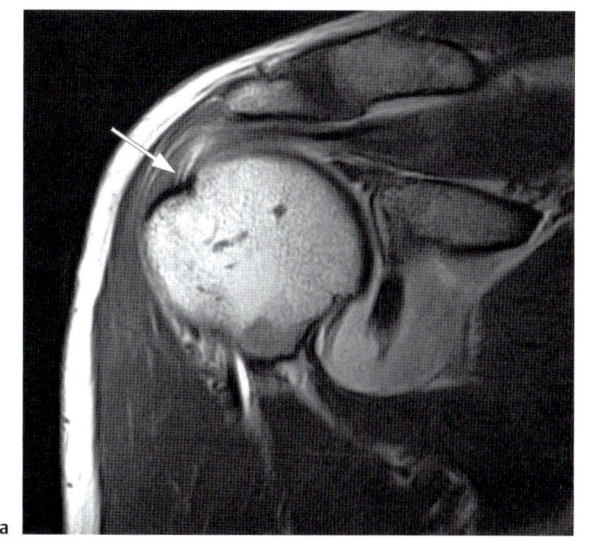

Abb. 4.91 a u. b MR-Arthrographie. T1-gewichtete SE-Sequenz in angulierter koronaler Schichtführung. Kontinuierliche Schichten. Gelenkseitiger Kontrastmitteleintritt mit intratendinöser Ausbreitung.

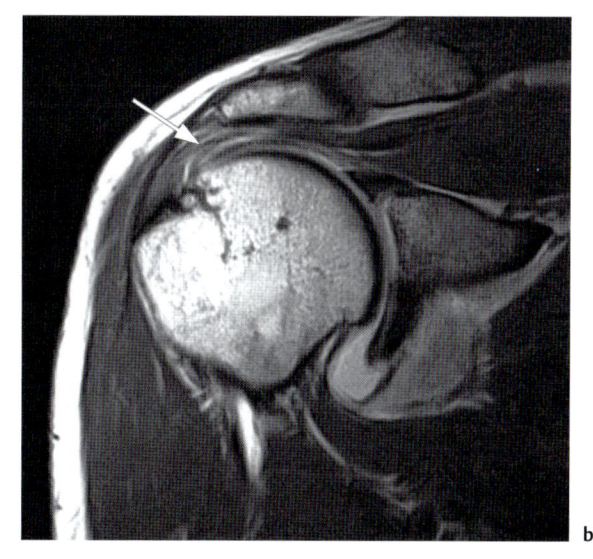

a Ventral.
b 3 mm dorsal zu a.

Sicheres Zeichen einer **kompletten RM-Ruptur** ist die vollständige Kontinuitätsunterbrechung. Diese wird vor allem in den T2-gewichteten Sequenzen deutlich, die „arthrographieähnlich" die direkte Kommunikation des Gelenkkavums mit der Bursa subacromialis/deltoidea darstellen. Dabei sollte die Rupturgröße in Anlehnung an die Einteilung nach Bateman oder nach Anzahl der beteiligten Sehnen bestimmt werden:

- Grad I: < 1 cm,
- Grad II: zwischen 1 und 3 cm,
- Grad III: zwischen 3 und 5 cm,
- Grad IV: Rupturen mit einer Ausdehnung von mehr als 5 cm.

Die Differenzierung eines hochgradigen Partialdefektes von einer winzigen kompletten Ruptur ist u.U. nicht exakt möglich (Kenn u. Mitarb. 2000) und klinisch nicht relevant. Dabei sollte die Diagnose einer kompletten Ruptur mit der heutigen Technik mit sehr hoher Sicherheit gestellt werden. Ältere Arbeiten mit reduzierter Ortsauflösung belegen Treffsicherheiten zwischen 84% (Quinn u. Mitarb. 1990) und 100% (Ianotti u. Mitarb. 1991). Traumatisch bedingte Rupturen zeigen oft einen erhaltenen Ansatz am Tuberculum majus bei proximaler Rupturlokalisation. Im Unterschied zur Sonographie, die bezüglich kompletter Rupturen in der Hand des Erfahrenen eine vergleichbare Treffsicherheit erzielt, ist im MRT das Ausmaß von Retraktion, Atrophie sowie der Status des Glenohumeralgelenks besser beurteilbar. So lassen sich durch die MR-Untersuchung direkte therapeutische Konsequenzen (Sehnennaht und/oder Muskeltransfer oder rein arthroskopisches Débridement) ableiten.

Atrophie und fettige Degeneration (Abb. 4.92) sind entscheidende prognostische Parameter einer RM-Rekonstruktion. Dabei meint der Begriff der Atrophie die Volumenreduktion des betroffenen Muskels, während der Begriff der fettigen Degeneration auf vermehrte Fetteinlagerungen im Muskel selber zielt. Dabei wird oft nicht berücksichtigt, dass eine Verringerung von Fett- und Bindegewebe im Muskel auftritt. Bezüglich einer Klassifikation der Atrophie sind mehrere Konzepte entwickelt worden: Das Tangentenzeichen nach Thomazeau (Thomazeau u. Mitarb. 1996) ist positiv, wenn der Muskelbauch des M. supraspinatus unterhalb einer Verbindungslinie liegt, die bei standardisierter Schichtführung von die oberen Grenze der Spina scapula zur oberen Grenze der Basis des Processus coracoideus gezogen wird (Abb. 4.93). Das Tangentenzeichen war in einer Studie von Zanetti u. Mitarb. in 90% der Massenrupturen

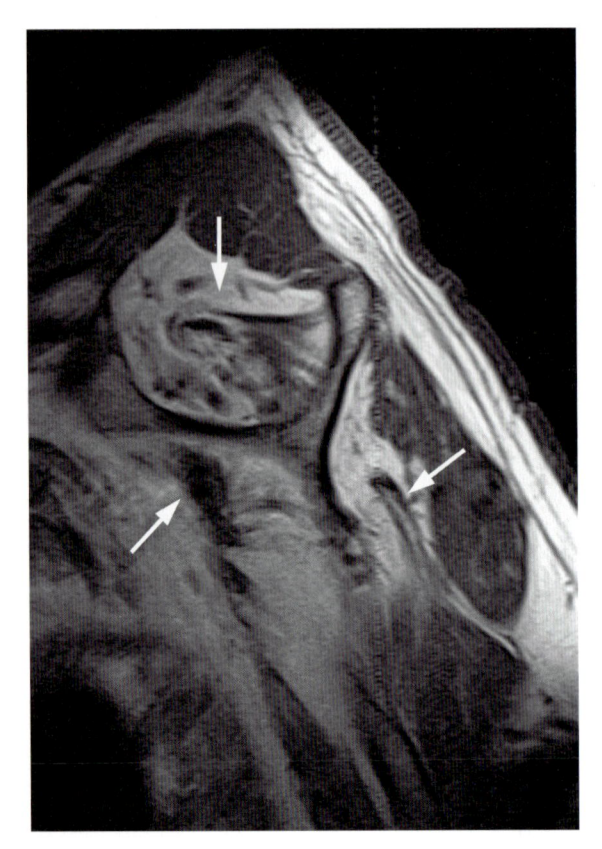

Abb. 4.92 T1-gewichtete SE in angulierter sagittaler Schichtführung. Atrophie und fettige Degeneration des M. supraspinatus, des M. infraspinatus und des M. subscapularis bei Massenruptur.

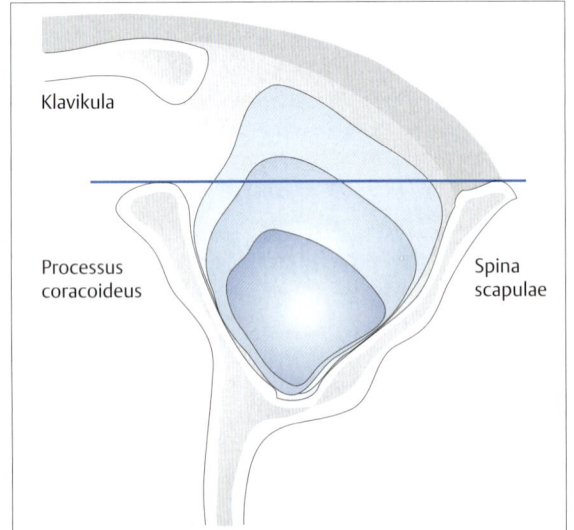

Abb. 4.93 Klassifikation der Atrophie des M. supraspinatus in der Fossa supraspinata. Das Verhältnis Flächendeckung im Querschnitt der Fossa supraspinata und dem darin befindlichen Muskel beträgt nach Thomazeau u Mitarb. (1996) bei Grad I > 0,6, bei Grad II > 0,4 und bei Grad III < 0,4. Das später von Zanetti u. Mitarb. (1998) eingeführte Tangentenzeichen benutzt als Richtwert die Tangente auf Höhe der Basis des Processus coracoideus, wobei die normale Kontur des Muskelbauchs kranial der eingezeichneten Tangente liegen sollte. Beide Einteilungen berücksichtigen nicht die Fetteinlagerungen in den Muskel selbst, sondern nur die Abnahme seines Querschnitts, wobei die Retraktion des Muskelbauchs als Variable ebenfalls mit eingeht (nach Thomazeau u. Mitarb. sowie Zanetti u. Mitarb.).

positiv (1998); weniger geläufig ist die Supraspinatus-Muscle-Belly-Rate (SMBR) nach Nakagaki (Nakagaki u. Mitarb. 1996). Sie ergibt sich als Quotient von maximaler Muskelbauchdicke und der Länge einer Verbindungslinie, die vom proximalen Ende des M. supraspinatus bis zum Tuberculum majus gezogen wird. Dabei ergab sich nur eine geringe bis mäßige Korrelation (r = -0,58) zwischen Defektgröße und der SMBR (Nakagaki u. Mitarb. 1996). Beide Konzepte beziehen sich ausschließlich auf den M. supraspinatus und berücksichtigen nicht die wichtige Mitbeteiligung von M. infraspinatus und M. subscapularis. Bezüglich der Frage einer fettigen Degeneration des Muskels selber existieren bisher nur semiquantitative Ansätze in Anlehnung an die computertomographische Einteilung nach Goutallier (Goutallier u. Mitarb. 1994):
- Stadium 1: einzelne fettige Einlagerungen (hyperintense Einlagerungen im T1-gewichteten Bild),
- Stadium 2: deutliche Verfettung, wobei noch mehr Muskel als Fett vorhanden ist,
- Stadium 3: Fett und Muskel sind gleichverteilt,
- Stadium 4: mehr Fett als Muskel nachweisbar.

Eine Quantifizierung der fettigen Degeneration über eine direkte Messung der Signalintensität muss die oberflächenspulenbedingte Signalverstärkung spulennaher Areale berücksichtigen, was in den bisher vorliegenden Arbeiten nicht berücksichtigt wurde (Zanetti u. Mitarb. 1998). Dabei ist mit dem sog. Chemical Shift Imaging (CSI) oder mit Hilfe einer CSI-Spektroskopie (Kamba u. Mitarb. 2000) eine exakte Quantifizierung von Fett und Wasseranteilen prinzipiell möglich.

Isolierte Läsionen des Rotatorenintervalls sind selten und schwierig zu diagnostizieren. Größere Studie über die Wertigkeit der MRT liegen nicht vor. Eine intraartikuläre KM-Gabe ist obligat, wegweisend für die Diagnose einer Intervallläsion ist eine Subluxation bzw. Luxation der Bizepssehne mit und ohne KM-Austritt nach ventral (Abb. 4.**94**).

Instabilität von Labrum und kapsuloligamentärem Bandapparat. Vor der MR-Untersuchung sollten durch Anamnese und klinische Untersuchung geklärt sein, ob eine traumatische oder atraumatische Form der Schulterinstabilität vorliegt, ob es sich um eine generelle Laxität oder um eine wirkliche Instabilität handelt, welche Richtung (uni- oder multidirektional) und welches Ausmaß der Instabilität vorliegt. Der Röntgenstatus mit a.-p. Projektion, axialer Projektion sowie eine Spezialprojektion zur Darstellung des anterior-inferioren Glenoidrands (z.B. Bernageau) klärt das Vorhandensein einer Hill-Sachs-Läsion oder einer knöchernen Bankartläsion. Wird eine additive Bildgebung erforderlich, so war dies in den letzten Jahren die Computertomographie. Für die Computertomographie spricht die überlegene Darstellung der ossären Strukturen. Auch kleine knöcherne Flakes sind mit hoher Sicherheit nachweisbar. Vorteil der MRT ist die durch zahlreiche Studien belegte überlegene Darstellung des Labrums, des kapsuloligamentären Bandapparates und der Rotatorenmanschette (Chandnani u. Mitarb. 1993, Sano u.

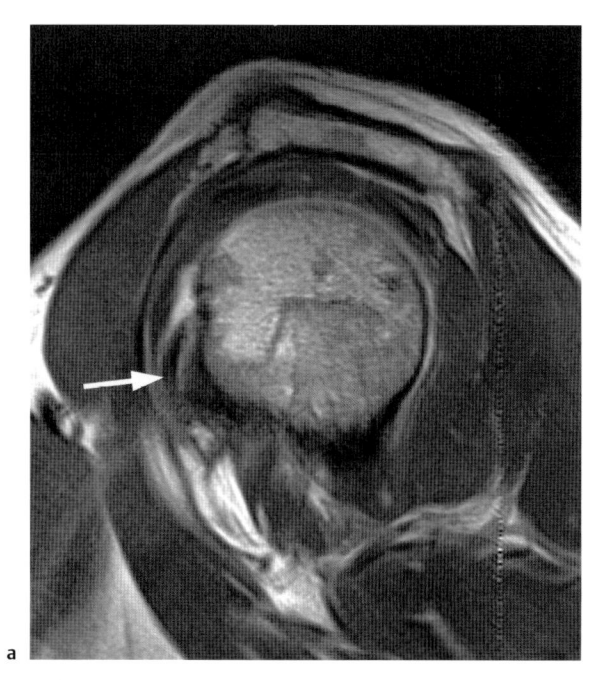

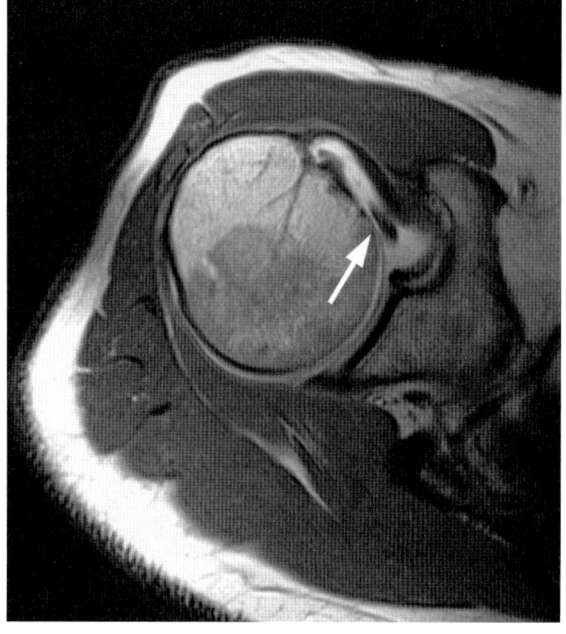

Abb. 4.94 a u. b MR-Arthrographie (T1-gewichtete SE-Sequenz). Intervallläsion mit luxierter Bizepssehne in
a angulierter koronaler und
b transversaler Schichtführung.

Mitarb. 1996). Im Unterschied zur Computertomographie lässt sich das Knochenmarködem als akute Traumafolge eindeutig nachweisen.

Bezüglich des MR-Untersuchungsprotolls bedarf es noch einer Standardisierung. So wird zum Teil noch die indirekte Arthrographie bevorzugt. Sie beruht auf dem Phänomen, dass nach intravenöser KM-Gabe gadoliniumhaltige Chelate die Synovia passieren, in die Gelenkflüssigkeit gelangen und so einen indirekten arthrographischen Effekt erzielen. Da dieser indirekte arthrographische Effekt gering ist, ist eine 15-minutige Bewegung der Schulter vor der Untersuchung erforderlich. Einzelne Studien (Vahlensieck u. Mitarb. 1996) berichten von einer verbesserten Detektierbarkeit von Rotatorenmanschettenrupturen, Labrum- und Knorpelläsionen. Da die optimale Planung der operativen Behandlung eine möglichst genaue Information über die Ausweitung des kapsuloligamentären Komplexes erfordert, ist eine gute Füllung des Gelenkraums wichtig, wie sie mit der indirekten Arthrographie nicht möglich ist. Methode der Wahl ist die direkte MR-Arthrographie. Ergänzend zu den T1-gewichteten Sequenzen ohne und mit Fettsaturierung sollte zumindest eine T2-gewichtete Sequenz (TSE oder TIRM) durchgeführt werden, um präexistente Flüssigkeitsansammlungen nachzuweisen und zum Beweis eines Knochenmarködems (bone bruise) als akute Traumafolge (akute oder chronische Hill-Sachs-Läsion). Ergänzend dazu sollte eine 3D-Gradientenechosequenz angeschlossen werden, die Schichtdicken von < 1 mm ermöglicht. Normalanatomie und Varianten, wie z.B. Variationen des superioren, mittleren (z.B. Buford-Komplex) und inferioren GHL, des Labrums (Pseudo-Slap, Foramen sublabrum, Buford-Komplex) sowie der synovialen Rezessus lassen sich MR-arthrographisch zuverlässig nachweisen (Shankman u. Mitarb. 1999). Dennoch darf, wie von Lieu u. Mitarb. (1996) gezeigt wurden, der Stellenwert bildgebender Verfahren – wie auch das Arthro-MRT – gegenüber einer sorgfältigen klinischen Untersuchung kritisch bewertet werden: Lieu u. Mitarb. fanden für die Arthro-MRT bei Wurfsportlern eine geringere Sensitivität für Labrumläsionen im Vergleich zur detaillierten klinischen Untersuchung bei vergleichbarer Spezifität.

Der Einsatz der MRT mit 3D-Rekonstruktion der Weichteile bei Instabilitäten ist derzeit noch als experimentell zu bewerten (Yoshikawa 1998).

Die klassische **Bankart-Läsion** als vollständige Ablösung des anteriorinferioren kapsulolabralen Komplexes und des Periosts am Skapulahals lässt sich MR-tomographisch mit hoher diagnostischer Sicherheit nachweisen (Chandnani u. Mitarb. 1993, Sano u. Mitarb. 1996) (Abb. 4.95).

Die Abgrenzung zu den Bankart-ähnlichen Läsionen wie der ALPSA-Läsion (anterior labroligamentous periostal sleeve avulsion), bei der das Periost intakt bleibt, oder der GLAD-Läsion (glenoid labral articular disruption), bei der ein Fragment des Gelenkknorpels mit abreißt, ist schwierig und klinisch von geringer Relevanz. Der häufigere Befund bei der chronisch rezidivierenden atraumatischen anterioren Instabilität einer weiten kapsuloperiostalen Gelenktasche mit Abrundung und/oder Abschilferung des Labrums stellt bei guter Gelenkextension ebenso kein diagnostisches Problem dar wie die knöcherne Bankart-Läsion oder der Hill-Sachs-Defekt, wobei ein kleiner knöcherner Chip u.U. schwierig zu erkennen ist. Bei einer guten Gelenkextension ist ein Abriss der glenohumeralen Ligamente diagnostisch sicher darstellbar. So lässt sich die sog. HAGL-Läsion als Abriss des IGL am Humerus gut in den parakoronalen Schichten nachweisen.

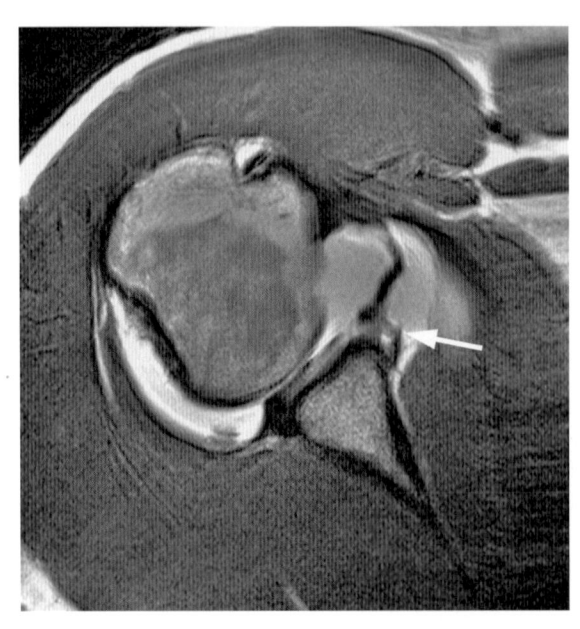

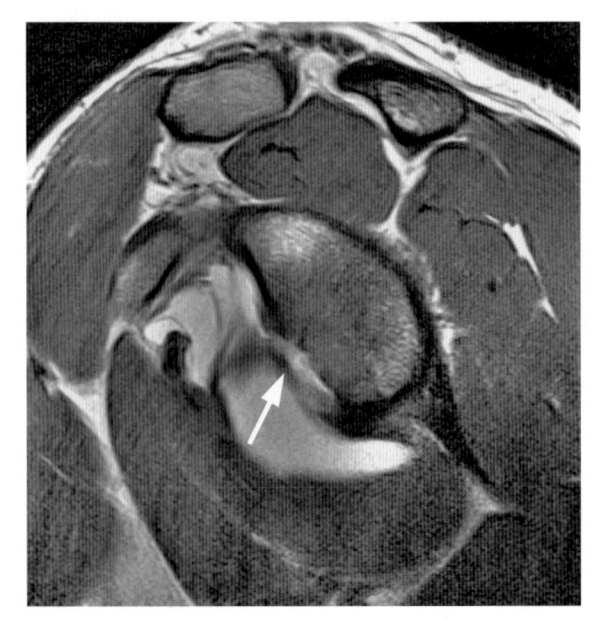

Abb. 4.95 MR-Arthrographie (T1-gewichtete SE-Sequenz). Anteroinferiore, kapsuloperiostale Labrumablösung.

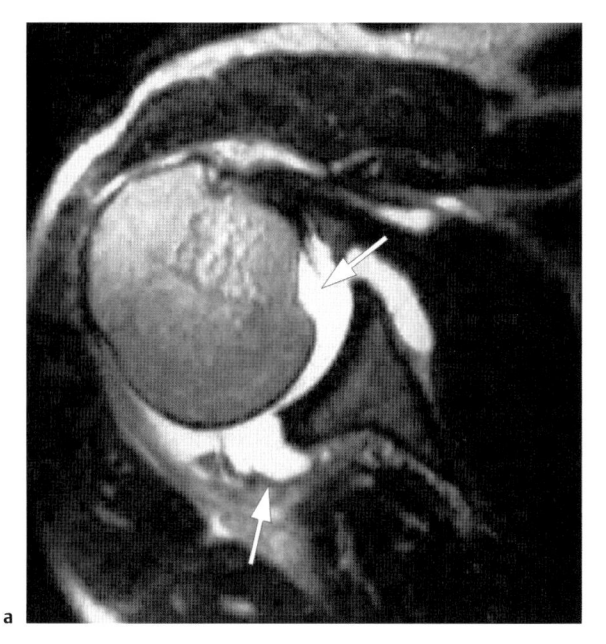

Abb. 4.96
a MRT-Befund nach Reposition einer posttraumatischen, verhakten hinteren Schulterluxation.
Die T2-gewichtete, transversale Schichtung zeigt eine spontane Dezentrierung nach hinten, Ablösung des hinteren Kapsel-Labrum-Komplexes und eine reverse Hill-Sachs-Impression.

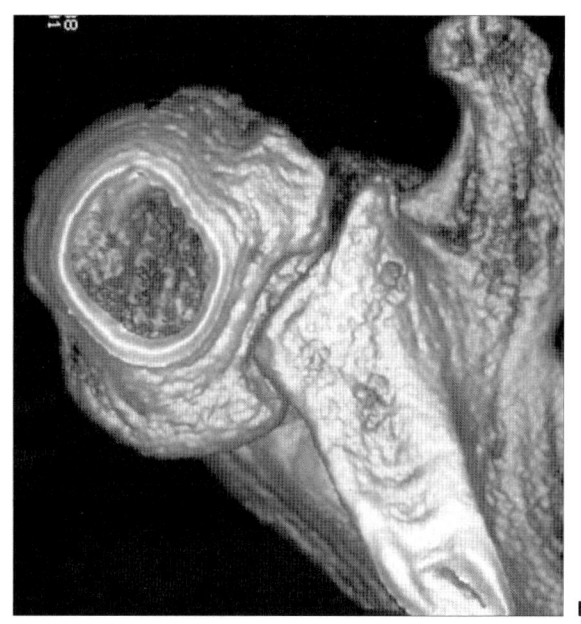

b Ursprünglicher Befund im 3 D-CT (Aufsicht von kaudal) bei einem 54-jährigen Mann.

MR-Zeichen einer **posterioren glenohumeralen Instabilität** (Abb. 4.96) können sein:
- weite dorsale kapsuloperiostale Tasche,
- dorsale Kapselruptur,
- reverse Hill-Sachs-Läsion,
- reverse Bankart-Läsion.

Dabei findet sich die Labrumläsion vor allem im posteroinferioren Quadranten. In der Mehrzahl handelt es sich jedoch (s. Kap. 14) um atraumatische Formen, bei denen eine konstitutionell bedingte oder erworbene (s. Kap. 15) Ausweitung der dorsalen und inferioren Gelenkkapsel vorliegt. Sehr selten liegt eine Anomalie der Gelenkkörper (z.B. verstärkte Neigung der Glenoidfläche nach hinten oder exzessive Retroversion) vor, die mittels MRT (gegebenenfalls mit zusätzlicher Referenzebene in Höhe der Epikondylen des Ellenbogens) ausgeschlossen werden kann.

Bei professionellen Wurfsportlern ist die extraartikuläre, posterior-inferiore Verkalkung, assoziiert mit einer dorsalen Labrumläsion als Bennet-Läsion bekannt. Ursächlich soll ein Abriss des posterioren Kapselansatzes durch extremen Zug der posterioren Abschnitte des IGL Bands während der Dezelerationsphase der Wurfbewegung sein (s. Kap. 15).

Die Ursache der **multidirektionalen Instabilität** liegt in einer angeborenen oder erworbenen Kapsellaxität. Die MR-Arthrographie kann hier kaum entscheidende Hinweise auf das zugrunde liegende pathologische Substrat geben, kann aber die bevorzugte Instabilitätsrichtung durch richtungsweisende Befunde in unklaren Fällen aufzeigen.

Läsionen des kranialen Labrums und Bizepsankers (SLAP-Läsionen). SLAP-Läsionen (SLAP superior labral anterior to posterior) werden nach der arthroskopischen Klassifikation nach Snyder in 4 Typen unterteilt (Snyder u. Mitarb. 1990), erweitert auf 3 weitere Gruppen durch Maffet u. Mitarb. (1995) (vgl. auch Abb. 15.4):
- Typ I: Der superiore Labrumanteil ist degenerativ aufgeraut, jedoch fest mit dem Glenoid und der Bizepssehne verbunden.
- Typ II: Zusätzlich zu I ist das Labrum mit dem Bizepssehnenursprung vom Glenoid abgelöst (instabiler Bizeps-Labrum Komplex).
- Typ III: Das superiore Labrum ist ähnlich wie bei einem Korbhenkel eingerissen und eingeschlagen. Die Bizepssehne inseriert jedoch noch am Ursprung (Abb. 4.97).
- Typ IV: Zusätzlich zu III ist die Bizpssehne in Längsrichtung eingerissen und teilweise mit dem rupturierten Labrum disloziert.
- Typ V: anterior-inferiore Bankart-Läsion, die sich nach superior bis in den Bizepssehnenanker ausbreitet,
- Typ VI: freier Flap mit Ablösung des Bizepssehnenankers,
- Typ VII: Ausdehnung der SLAP Läsion unterhalb des MGL.

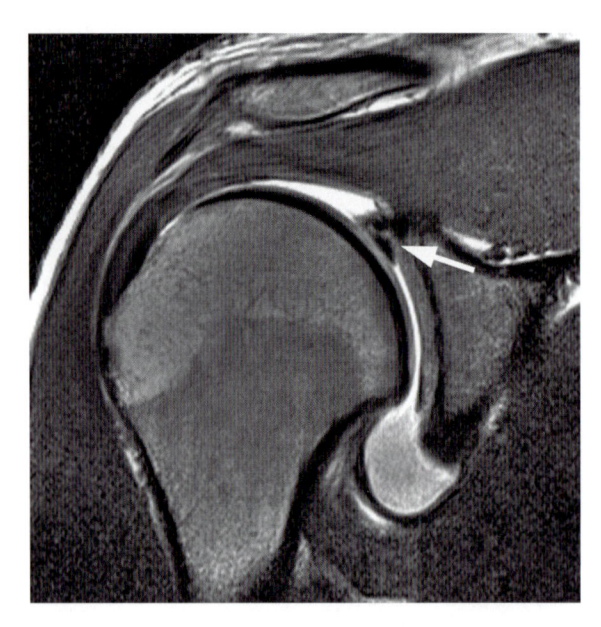

Abb. 4.97 SLAP-III-Läsion. Korbhenkelriss des superioren Labrums bei einem 28-jährigen Patienten mit rezidivierender vorderer Luxation.

In einer Studie mit 19 arthroskopisch gesicherten Slap-Läsionen zeigte sich eine Sensitivität der MR-Arthrographie von 89 % bei einer Spezifität von 91 %. Dabei entsprach in 76 % der Fälle die MR-arthrographische Befundklassifikation der arthroskopischen Befundklassifikation (Bencardino u. Mitarb. 2000). Differenzialdiagnostisch kann die Abgrenzung einer Slap-Läsion Typ II von einem physiologisch vorkommenden sublabralen Rezessus (hier werden – in Abhängigkeit von der Größe des sublabralen Rezessus – 3 Typen unterschieden) schwierig sein. Dabei zeigt die Kontrastmitteltasche des sublabralen Rezessus nach medial, zum Glenoid, hin und zeigt scharfe Ränder – im Unterschied zur Slap-Läsion, die unscharf begrenzt ist und deren Tasche in der Regel nach lateral zeigt. Der sublabrale Rezessus sollte nicht mit dem in 11 % der Individuen vorkommenden sublabralen Foramen verwechselt werden, das anterior des Bizepssehnenankers liegt, längsoval ist und eine glatte Begrenzung zeigt.

Glenohumeralgelenk. Die Bedeutung der MRT in der Arthrosediagnostik der Schulter liegt in der exakten Beurteilung des Ausmaßes der **Omarthrose** (Abb. 4.98). Ausmaß und Lokalisation der subchondralen Zysten, Knorpelstatus, Nekroseareale sowie osteophytäre Ausziehungen und Gelenkinkongruitäten lassen sich überlagerungsfrei darstellen.

Für die Indikationsstellung und Planung eines endoprothetischen Gelenkersatzes ist insbesondere die Neigung und das Ausmaß des Abriebs der Gelenkfläche sowie der Zustand der Rotatorenmanschette von Bedeutung (s. Kap. 16.4). Aus der Darstellung in den transversalen Schnittebenen ergeben sich wichtige Gesichtspunkte für die knöcherne Rekonstruktion.

Eine fortgeschrittene Muskelatrophie und massive Sehnendefekte legen den Entschluss nahe, auf einen Glenoidersatz möglichst zu verzichten.

Durch die überlegene Weichteilauflösung und die hohe Kontrastmittelempfindlichkeit der MRT kann die **Arthritis des Glenohumeralgelenks** mit der höchsten Sensitivität aller bildgebenden Verfahren nachgewiesen werden. MR-Zeichen entzündlicher Gelenkveränderungen können sein:
- synoviale KM-Aufnahme mit/ohne pannusartiger synovialer Hypertrophie,
- Erguss, chondrale und subchondrale Destruktion mit und ohne Zystenbildung,
- begleitendes Knochenmarködem als Zeichen einer Ostitis oder Destruktion der Knochensubstanz im Sinne einer Osteomyelitis.

Dabei können sich im MRT differenzialdiagnostische Hinweise auf die Ätiologie ergeben. Eine durch Hämosiderin bedingte, verminderte randständige Signalintensität der synovialen Proliferationen ist ein pathognomisches Zeichen einer pigmentierten villonodulären Synovitis (Jelinek u. Mitarb. 1989). Typische Zeichen einer Amyloidarthropathie (Cobby 1991) sind pseudotumoröse, muskelisointense, periartikulär lokalisierte Gewebsmassen mit destruierenden Erosionen.

Die **Bizepssehnentendinitis** ist als vorwiegend degenerativer Prozess im Bizepssehnensulkus lokalisiert. Dabei ist der flüssigkeitsgefüllte Saum um die Bizepssehne (Halo-Zeichen) weniger spezifisch – vor allem beim Vorhandensein eines intraartikulären Gelenkergusses – als die Verdickung und eine vermehrte KM-Aufnahme der Sehnenscheide. Eine im Rahmen einer Ruptur des Lig. transversum oder des M. subscapularis entstandene Luxation wird vor allem in den axialen und anguliert sagittalen Schichtorientierungen deutlich (Radke u. Mitarb. 2001).

Das MRT-Bild der **synovialen Chondromatose** (Kramer u. Mitarb. 1993) variiert. Dabei ist das Vollbild mit multiplen randständig verkalkten Chondromen eindeutig. Die nicht verkalkten Chondrome können iso- bis hyperintens in der T2-gewichteten Aufnahme erscheinen und als konglomeratartiger Tumor imponieren. Differenzialdiagnostisch kann dann ein peripheres oder septales KM-Enhancement hilfreich sein (vgl. Kap. 16.3).

Für die Diagnose einer **Frozen Shoulder** kommt der klinischen Untersuchung die entscheidende Rolle zu. Charakteristisch ist der erhöhte Injektionswiderstand und die deutliche eingeschränkte Entfaltung der Gelenkkapsel bei der MR-Arthrographie. Emig u. Mitarb. (1995) fanden eine Verdickung von Kapsel und Synovia auf mehr als 4 mm als sehr spezifisches (95 %) und mäßig sensitives (70 %) Zeichen. Ohne arthrographische Darstellung lässt eine Synoviaverdickung, die erst nach i.v. Gabe deutlich wird, und fehlenden klinischen Arthritiszeichen an eine Frozen Shoulder denken.

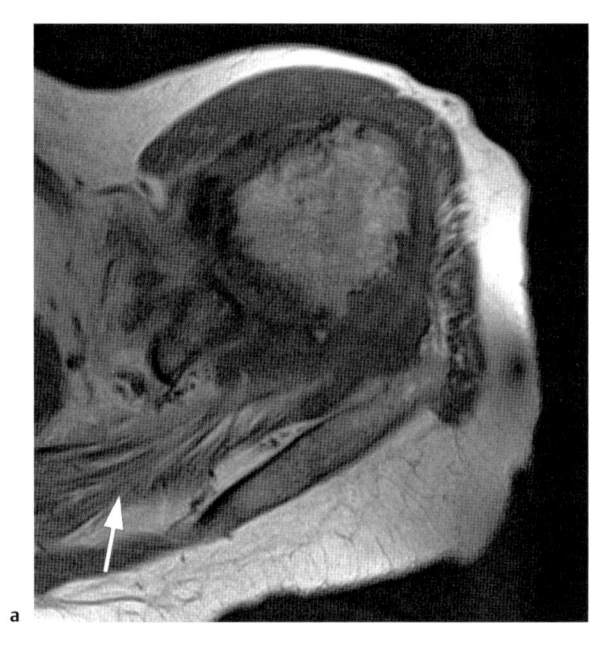

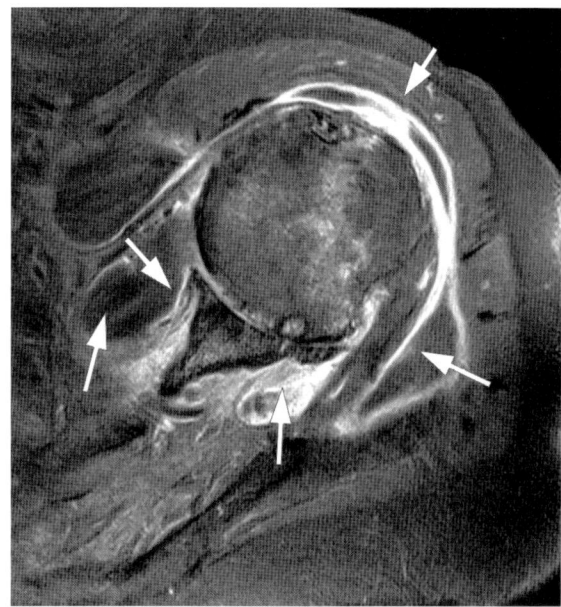

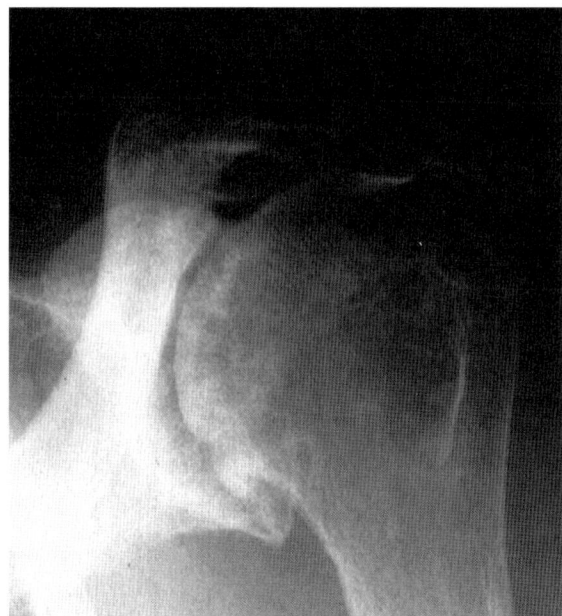

Abb. 4.98 a u. b Destruierende Arthropathie. T1-gewichtete SE-Sequenz vor (**a**) und nach i.v. KM-Gabe und Fettsaturierung (**b**). Azetabulisierung des Glenoids, Knorpeldestruktion und subchondrale Zystenbildung. Ausgedehnte Ergussbildung (lange Pfeile) und synoviale KM-Aufnahme (kurze Pfeile) werden erst nach i.v. KM-Gabe deutlich, wohingegen Atrophie und fettige Degeneration (**a**) nur in der nativen T1-gewichteten SE-Sequenz deutlich werden.
c Röntgenbild.

Die **Humeruskopfnekrose** ist relativ häufig – der Humeruskopf ist die zweithäufigste Manifestation der avaskulären Knochennekrose. Die MRT hat sich als das sensitivste Verfahren in der Detektion und Darstellung der avaskulären Nekrose etabliert. Pathognomonische Frühzeichen einer Humeruskopfnekrose ist das sog. Double-Lline-Zeichen. Eine signalreiche, im T2-gewichten Bild nachweisbare Randzone und ein signalarmes Band im T1- und T2-gewichteten Bild demarkieren den Nekroseherd. Kollaps und Desintegration der Gelenkfläche sind im MRT gut darstellbar.

Tumoren und tumorähnliche Veränderungen. Die Schulter ist selten Manifestationsort eines malignen Knochentumors. Es überwiegen benigne Tumoren, angeführt von den Osteochondromen, solitären Knochenzysten, Enchondromen und aneurysmatische Knochenzysten mit typischen MR-Bildern. In der Regel ist aber auch schon das Röntgenbild so charakteristisch, dass eine weiterführende Bildgebung nicht mehr erforderlich ist.

Die häufigsten malignen Knochentumoren sind das Osteosarkom, das Chondrosarkom und das Ewing-Sarkom, gefolgt von Plasmazytom, Lymphom und metastatischem Tumorbefall. In diesen Fällen trägt die MRT weniger zur Differenzialdiagnose als zur Ausdehnungsbestimmung bei.

Häufige benigne Weichteiltumoren der Schulter sind Lipome und lipomähnliche Tumoren, wobei das MR-Bild eines Lipoms eindeutig ist. Es zeigt ein in allen Sequenzen fettäquivalentes Signalverhalten bei vollständig fehlender KM-Aufnahme. Auch das Weichteilhämangiom bereitet in aller Regel ein typisches Bild mit einer hohen Signalintensität im T2-gewichteten Bild und einer zum Teil schwammartig imponierenden KM-Aufnahme. Eine kugelig wirkende, sehr gut abgrenzbare und im T2-gewichteten Bild signalreiche Raumforderung mit kräftiger KM-Aufnahme lässt an ein Neurinom denken, obwohl die Differenzialdiagnose zum malignen Schwannom oder dem Hämangioperizytom nicht eindeutig möglich. Bezüglich

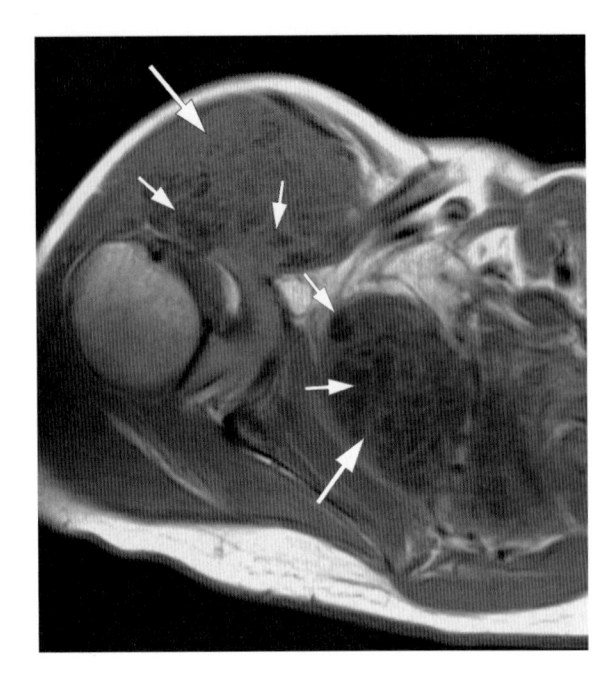

Abb. 4.99 Histologisch gesicherte tumoröse Kalzinose mit zwei Tumorlokalisationen bei einem 48-jährigen Patienten mit dialysepflichtiger Niereninsuffizienz. Dabei lassen fehlende KM-Aufnahme, signalarme Einlagerungen (Kalk, kleine Pfeile) und die Anamnese einer Langzeitdialyse an die sog. „sporadische" Form (im Unterschied zur familiären Form) der tumoralen Kalzinose denken.

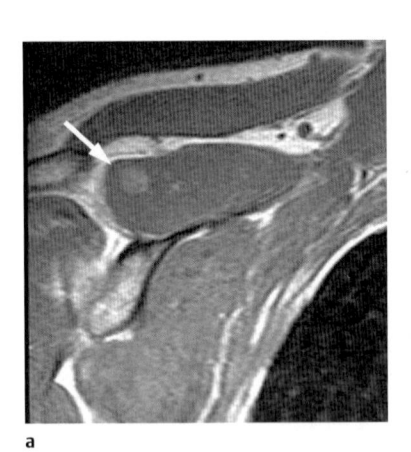

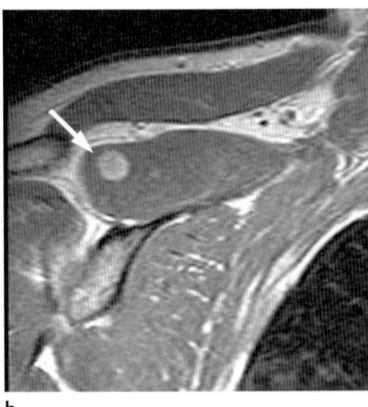

Abb. 4.100 a u. b Histologisch gesicherte Melanommetastase im M. supraspinatus nativ (**a**) und nach i. v. KM-Gabe (**b**) in angulierter koronaler Schichtführung. Das nativ hyperintense Signal lässt an eine Methämoglobinablagerung (Blutung) oder an Melanin denken, die kompakte KM-Aufnahme lässt bei diesem 56-jährigem Patienten mit der Anamnese eines nodulären Melanoms der rechten Schläfe vor 10 Jahren eine metastatische Tumorabsiedlung annehmen.

der Weichteiltumoren gilt ebenfalls, dass die MRT in erster Linie eine Lokalisationsdiagnostik ist. Ergänzend zur Bildgebung bietet die MRT die Möglichkeit einer Magnetresonanzangiographie, die die ehemals der DSA vorbehaltenen Fragen, wie z.B. Vaskularisierung, Gefäßstatus vor Kompartmentresektion, Möglichkeiten der präoperativen Embolisierung etc., beantworten kann. Bezüglich der Rezidivdiagnostik ist die MRT das bildgebende Verfahren der Wahl, auch wenn die Differenzierung einer posttherapeutischen Veränderung gegenüber einem Rezidiv oft nur in der Verlaufsbeurteilung möglich ist. In der differenzialdiagnostischen Abgrenzung zu pseudotumorösen Veränderungen (wie z.B. Muskelrupturen, die sog. Chronic Avulsion Injury, die tumoröse Kalzinose (Abb. 4.**99**) oder tumorähnliche Bilder einer destruierende Arthropathie) kann die MRT wichtige differenzialdiagnostische Aspekte aufdecken, wenngleich in den meisten Fällen eine bioptische Abklärung nicht vermieden werden kann (Abb. 4.**100**)

Literatur

Bencardino JT, Beltran J, Rosenberg ZS, Rokito A, Schmahmann S, Mota J, Mellado JM, Zuckerman J, Cuomo F, Rose D. Superior labrum anterior-posterior lesions: diagnosis with MR arthrography of the shoulder. Radiology Jan 2000; 214(1):267–271.

Chandnani VP, Yeager TD, de Berardino T, Christensen K, Gagliardi JA, Heitz DR, Baird DE, Hansen MF. Glenoid labral tears: prospective evaluation with MRI imaging, MR arthrography, and CT arthrography. AJR Am J Roentgenol 1993; 161 (6):1229–3517.

Cobby MJ, Adler RS, Swartz R, Martel W. Dialysis-related amyloid arthropathy: MR findings in four patients. AJR Am J Roentgenol Nov 1991; 157(5):1023–1027.

Dumontier C, Sautet A, Gagey O, Apoil A. Rotator interval lesions and their relation to coracoid impingement syndrome. J Shoulder Elbow Surg Mar-Apr 1999; 8(2):130–135.

Emig EW, Schweitzer ME, Karasick D, Lubowitz J. Adhesive capsulitis of the shoulder: MR diagnosis. AJR Am J Roentgenol Jun 1995; 164(6):1457–1459.

Ellman H. Diagnosis and treatment of incomplete rotator cuff tears. Clinical Orthopedics and Related Research 1990; 254:65–74.

Friedman RJ, Bonutti PM, Genez B. Cine magnetic resonance imaging of the subcoracoid region. Orthopedics 1998; 21:545–548.

Gallino M, Battiston B, Annartone GTF. Coracoacromial ligament: a comparative arthroscopic ans anatomic study. Arthroscopy 1995; 11:564–567.

Goutallier D, Postel JM, Bernageau J, Lavau L, Voisin MC. Fatty muscle degeneration in cuff ruptures. Pre- and postoperative evaluation by CT scan. Clin Orthop Jul 1994;(304):78–83.

Griffith JF, Peh WC, Evans NS, Smallman LA, Wong RW, Thomas A. Multiple rice body formation in chronic subacromial/subdeltoid bursitis:MR appearances. Clin Radiol Jul 1996; 51(7):511–5114.

Ianotti A, Zlatkin MB, Esterhai JL, Kressel HJ, Daninka MK, Spindler KP. Magnetic Resonance imaging of the shoulder. J Bone and Joint Surgery 1991; 73 A:17–29.

Jelinek JS, Kransdorf MJ, Utz JA, Berrey BH Jr, Thomson JD, Heekin RD, Radowich MS. Imaging of pigmented villonodular synovitis with emphasis on MR imaging. AJR Am J Roentgenol Feb 1989; 152(2):337–342.

Jobe CM. Posterior superior glenoid impingement: expanded spectrum. Arthroscopy 1995; 11:530.

Kamba M, Meshitsuka S, Iriguchi N, Koda M, Kimura K, Ogawa TJ. Measurement of relative fat content by proton magnetic resonance spectroscopy using a clinical imager. Magn Reson Imaging Mar 2000; 11(3):330–335.

Kenn W, Hufnagel P, Muller T, Gohlke F, Bohm D, Kellner M, Hahn D. Arthrography, ultrasound and MRI in rotator cuff lesions: a comparison of methods in partial lesions and small complete ruptures. Rofo Fortschr Geb Rontgenstr Neuen Bildgeb Verfahr 2000; 172(3):260–266.

Kjellin I, Ho CP, Cervilla V. Alterations of the supraspinatus tendon at MR imaging: Correlation with histopathologic findings in cadavers. Radiology 1991; 181:837–884.

Kramer J, Recht M, Deely DM, Schweitzer M, Pathria MN, Gentili A, Greenway G, Resnick D. MR appearance of idiopathic synovial osteochondromatosis. J Comput Assist Tomogr Sep-Oct 1993; 17(5):772–776.

Liu SH, Henry MH, Nuccion S, Shapiro MS, Dorey F. Diagnosis of glenoid labral tears. A comparison between magnetic resonance imaging and clinical examinations. Am J Sports Med 1996; 24:149–154.

Loew R, Kreitner KF, Runkel M, Zoellner J, Thelen M. MR arthrography of the shoulder: comparison of low-field (0.2 T) vs high-field (1.5 T) imaging. Eur Radiol 2000; 10(6):989–996.

Maffet MW, Gartsman GM, Moseley B. Superior labrum-biceps tendon complex lesions of the shoulder. Am J Sports Med Jan-Feb 1995; 23(1):93–98.

Mitchell MJ, Causey G, Berthoty DP, Sartoris DJ, Resnick. Peribursal fat plane of the shoulder: anatomic study and clinical experience. Radiology Sep 1988; 168(3):699–704.

Nakagaki K, Ozaki J, Tomita Y, Tamai S. Fatty degeneration in the supraspinatus muscle after rotator cuff tear. J Shoulder Elbow Surg May-Jun 1996; 5(3):194–200.

Neumann CH, Holt RG, Steinbach LS, Jahnke AH, Petersen SA. MR imaging of the shoulder: Appearance of supraspinatus tendon in symptomatic volunteers. AJR 1992; 158:1281–1287.

Peh WC, Farmer TH, Totty WG. Acromial arch shape: assessment with MR imaging. Acromial arch shape: assessment with MR imaging. Radiology May 1995; 195(2):501–505.

Pfirrmann CW, Zanetti M, Weishaupt D, Gerber C, Hodler J. Subscapularis tendon tears: detection and grading at MR arthrography. Radiology Dec 1999; 213(3):709–714.

Quinn SF, Sheley RC, Demlow TA, Szumowski J. Rotator cuff tendon tears: Evaluation with fat-suppressed MR-imaging with arthroscopic correlation in 100 patients. Radiology 1995; 195:497–501.

Radke S, Kenn W, Gohlke F. MRT der Schulter. Degenerative Veränderungen und Rotatorenmanschetten-Defekte. Orthopäde 2001, 30:484–491.

Sano H, Kato Y, Haga K, Iroi E, Tabata S. Magnetic resonance arthrography in the assessment of anterior instability of the shoulder: comparison with double-contrast computed tomography arthrography. J Shoulder Elbow Surg Jul-Aug 1996; 5(4):280–285.

Shankman S, Bencardino J, Beltran J. Glenohumeral instability: evaluation using MR arthrography of the shoulder. Skeletal Radiol 1999; 28(7):365–382.

Shellock FG. Pocket guide to MR procedures and metallic implants. Lippincott-Raven 2000.

Sher JS, Iannotti JP, Williams GR, Herzog RJ, Kneeland JB, Lisser S, Patel NJ. The effect of shoulder magnetic resonance imaging on clinical decision making. Shoulder Elbow Surg May-Jun 1998; 7(3):205–209.

Snyder SJ, Karzel RP, Del Pizzo W, Ferkel RD, Friedman MJ. SLAP lesions of the shoulder. Arthroscopy 1990; 6(4):274–279.

Thomazeau H, Rolland Y, Lucas C, Duval JM, Langlais F. Atrophy of the supraspinatus belly. Assessment by MRI in 55 patients with rotator cuff pathology. Acta Orthop Scand Jun 1996; 67(3):264–268.

Timins ME, Erickson SJ, Estkowski LD, Carrera GF, Komorowski RA. Increased signal in the normal supraspinatus tendon on MR imaging: Diagnostic pitfall caused by the magic angle effect. AJR 1995; 164:109–114.

Tirman PF, Bost FW, Garvin GJ, Peterfy CG, Mall JC, Steinbach LS, Feller JF, Crues JV 3 rd. Posterosuperior glenoid impingement of the shoulder: findings at MR imaging and MR arthrography with arthroscopic correlation. Radiology Nov, 193(2), 1994, 431–436. Tung GA, Entzian D, Green A, Brody JM. High-field and low-field MR imaging of superior glenoid labral tears and associated tendon injuries. AJR Am J Roentgenol Apr 2000; 174(4):1107–1114.

Vahlensieck M, Peterfy CG, Wischer T, Sommer T, Lang P, Schlippert U, Genant HK, Schild HH. Indirect MR arthrography: optimization and clinical applications. Radiology 1996; 200(1):249–245.

Yoshikawa Gen-itsu, Kikkawa M, Murakami M, Tarumoto R, Kakimoto A, Hukuda S. Three-dimensional magnetic resonance arthrography of traumatic anterior shoulder dislocation. J Shoulder Elbow Surg 1998; 7:332.

Zanetti M, Gerber C, Hodler J. Quantitative assessment of the muscles of the rotator cuff with magnetic resonance imaging. Invest Radiol Mar 1998; 33(3):163–170.

Zanetti M, Jost B, Lustenberger A, Hodler J. Clinical impact of MR arthrography of the shoulder. Acta Radiol May 1999; 40(3):296–302.

4.6 Differenzialdiagnose der Schultererkrankungen

A. Hedtmann und H. Fett

Die differenzialdiagnostischen Erkrankungen und Verletzungen lassen sich in funktionelle, gemischt funktionell-strukturelle und strukturelle Störungen einteilen. Zudem sind orthopädische, neurologische und entzündlich-rheumatische von infektiösen Ursachen zu differenzieren.

Die wichtigsten lokoregionalen Differenzialdiagnosen sind bei älteren Menschen Affektionen des AC-Gelenks, Omarthrosen und bei jüngeren glenohumerale Instabilitäten. Die häufigste Differenzialdiagnose sind pseudoradikuläre und (inkomplette) radikuläre Zervikalsyndrome

Die wichtigsten orthopädischen Differenzialdiagnosen und häufigste Ursachen von Fehldiagnosen sind funktionelle Störungen des Schultergürtels, Zervikalsyndrome, Affektionen des AC-Gelenks, Instabilitäten, Omarthrosen und Humeruskopfnekrosen.

4.6.1 Orthopädische Differenzialdiagnosen

Funktionelle Störungen. Schmerzhafte muskuläre Dehnungsphänomene bei Stellungsvarianten des Schulterblatts und muskulärer Verkürzung können Beschwerden analog einem schmerzhaften Bogen hervorrufen. Die Impingementzeichen sind dabei in der Regel negativ.

Im rein funktionellen Bereich spielen sich auch durch Bewegungs- und Haltungsstereotypien induzierte Störungen des skapulohumeralen Rhythmus ab, häufig begünstigt durch erworbene Muskelverkürzungen.

Hierzu gehören auch sekundäre Subakromialsyndrome zervikogener Ursache: Neben den pseudoradikulären und radikulären Syndromen mit Schmerzausstrahlung in die Schulter ohne autochthone Schulterbeteiligung können über zervikogene Mechanismen auch funktionelle Komponenten sekundär eine subakromiale Symptomatik auslösen. Hierzu gehört die Dysfunktion des M. levator scapulae, der Rhomboideusmuskulatur und vor allem der Pars descendens des M. trapezius, die bei den meisten zervikalen Erkrankungen hyperton ist. Die resultierende Dysfunktion des Schulterblatts mit verändertem skapulohumeralen Rhythmus kann ein Subakromialsyndrom auslösen. Bei verkürzter Pars descendens des Trapeziusmuskels führt eine Kopfrotation zu einer Hebung der gleichseitigen Skapula und damit zu einer Störung des normalen skapulohumeralen Rhythmus.

Auch reversible funktionelle Hypomobilitäten (sog. Blockierungen) der oberen Thorakalsegmente und der Kostotransversalgelenke können einen Schulterschmerz auslösen. Die segmentale Untersuchung sollte also neben der HWS zumindest die obere BWS einschließen.

Gemeinsam ist all diesen funktionellen Komponenten die Störung des skapulohumeralen Rhythmus, die ihre Ursache sowohl in der skapulothorakalen Beweglichkeit wie auch in der Störung der autochthonen Skapulamuskulatur haben kann.

Auslösend können neben den zervikalen Muskelgruppen auch Störungen der von Thorax und Lumbalbereich entspringenden Muskeln wie dem M. pectoralis major und dem M. latissimus dorsi sein sowie auch Störungen der thoracoskapulären Muskeln wie dem M. pectoralis minor und dem M. serratus anterior und der mittleren und unteren Anteile des M. trapezius. Bei etabliertem Krankheitsbild wird die differenzierte Muskelfunktions- und Strukturanalyse in der Regel komplexe, nicht auf singuläre Muskeldysfunktion zurückzuführende Störungen herausfinden. Dementsprechend finden neben intensiver Dehnungstherapie vor allem krankengymnastische Techniken mit neurophysiologischer Grundlage Anwendung, wie z.B. PNF- oder E-Technik nach Hanke bzw. Vojta in entsprechend altersadaptierten Varianten.

Zur Differenzierung der Komponenten gehört auch die klinische Untersuchung in Korrekturhaltungen von Brustwirbelsäule, Thorax und Schulterblättern, die gelegentlich eindrucksvolle Effekte zeigt, indem z.B. positive Impingementzeichen bei korrigierter Haltung nicht mehr oder abgeschwächt nachweisbar sind.

Gemischt funktionell-strukturelle Störungen. Subtile **Instabilitäten** können manchmal durch begleitende und die Symptomatik dominierende Impingementzeichen in die Irre führen. Fehlender Nachtschmerz, jüngeres Lebensalter (< 35 J.) und mangelndes Ansprechen auf subakromiale Injektionstherapie sind diagnostisch wegweisend.

Als **Thoracic-Outlet-Syndrome** werden Kompressions- und Distraktionserscheinungen des Plexus brachialis/axillaris am Übertritt vom Hals und Rumpf auf den Arm bezeichnet. Es gibt typische Prädilektionsstellen (s. Kap. 17). Gemeinsam ist allen, dass die Nerven- und Gefäßkompressionssymptome oft nur funktionsabhängig von bestimmten Kopf- und Armstellungen auftreten und häufig sehr vage und flüchtig sind. Dementsprechend vergeht oft eine lange Zeit bis zur Diagnosestellung. Sie entstehen in der Regel durch eine Kombination anatomisch-konstitutioneller Disposition in Verbindung mit funktionellen Komponenten wie erworbenen Muskelverkürzungen. Erkrankungsbeginn ist meist das frühe Erwachsenenalter.

Die Diagnose wird durch typische Provokationstests gestellt, wie z.B. den Adson-Test oder den Naffziger-Test, die allerdings in ihrer Aussage dadurch beeinträchtigt sind, dass sie häufig falsch positiv oder negativ ausfallen können. Die Thoracic-Outlet-Syndrome gehören ebenso wie die Neuropathie des N. suprascapularis zu den Chamäleons der Schultererkrankungen.

Man kann neurologisch betonte Formen (> 90 %) von den vaskulär betonten Formen (< 10 %) abgrenzen. Die schwereren Formen führen auch zu sich langsam entwickelnden Paresen.

Es muss betont werden, dass es sich bei den schwereren Formen um seltene Erkrankungen handelt, während leichtere und Abortivformen wahrscheinlich häufiger sind. Selbst in spezialisierten Schultersprechstunden wird man nur einige wenige Patienten pro Jahr finden.

Strukturelle Läsionen. Die Symptomatik einer **Omarthrose** ist gekennzeichnet durch Funktionseinschränkung und Funktionsschmerz sowie meist in späteren Stadien auch Ruheschmerz. Hinzu kommen oft Morgensteifigkeit und morgendlicher Bewegungsschmerz. Differenzialdiagnostisch können Verwechslungen mit Subakromialsyndromen mit Rotatorenmanschettendefekten auftreten.

Klinisch fällt oft eine deutliche Außenrotationseinschränkung bei noch gut erhaltener Flexion und Abduktion auf. Aktivierte Arthrosen mit Erguss können auch plötzlich manifest werden, z. T. nach Traumen, und lassen auch dadurch eine Verwechslung mit Rotatorenmanschettendefekten zu. Ellman u. Mitarb. (1992) betonen in diesem Zusammenhang die Bedeutung der Arthroskopie vor jedem dekomprimierenden (offenen oder endoskopischen) Eingriff beim älteren Patienten.

Bei aktivierten Arthrosen sind die Impingementzeichen in der Regel positiv, aber meist schon in einem kapsulären Sektor, d. h. vor dem Erreichen des impingementtypischen Bewegungsausschlags. Es gibt auch die seltene Koinzidenz von klinisch manifestem subakromialen Impingement und gleichzeitiger Omarthrose. Die Kombination von klinischem Befund, Röntgenbild und Sonographie klärt meistens die Situation. Ansonsten ist die sequentielle Lokalanästhetikablockade subakromial und intraartikulär hilfreich.

Eine initiale **Humeruskopfnekrose** verursacht einen Ruhe- und Funktionsschmerz mit Bewegungseinschränkungen, die durchaus mit einer subakromialen Affektion mit Adhäsionen, Muskelverkürzung und Kapselschrumpfung verwechselt werden können. Das Röntgenbild ist anfänglich ebenso wie die Sonographie unauffällig. Die Heilungsaussichten ohne bleibende Humeruskopfdeformierung sind bei frühzeitiger Core-Dekompression gut, sodass die Frühdiagnose nicht verpasst werden sollte. Die größte Sensitivität – noch vor dem Szintigramm – weist die MRT auf. Diese beiden Untersuchungen sind wegweisend.

Affektionen des Akromioklavikulargelenks gehören zu den häufigsten und wichtigsten Differenzialdiagnosen: Einerseits können Sie durch die enge topographische Nachbarschaft übersehen werden, andererseits ist die Kombination einer ACG-Arthrose und eines Rotatorenmanschettendefekts überzufällig häufig (Petersson u. Gentz 1983, Jerosch u. Mitarb. 1990). Wenn eine subakromiale Symptomatik initial das Krankheitsgeschehen dominierte, kann nach dessen erfolgreicher Therapie gelegentlich erst dann die begleitende Erkrankung des AC-Gelenks vordergründig werden. Vor allem vor geplanten Operationen im Subakromialraum ist das AC-Gelenk sorgfältig abzuklären, da ggf. der Eingriff erweitert werden muss.

Bei Akromioklavikulargelenkinstabilitäten findet sich meist ein Trauma in der Vorgeschichte oder Zeichen einer ausgeprägten konstitutionellen Hypermobilität.

Die laterale Klavikulaosteolyse (s. Kap. 12) findet sich häufig bei jüngeren, männlichen Individuen im 4., z. T. schon im 3. Lebensjahrzehnt. Kraftsportler, die bevorzugt mit Langhanteln arbeiten, sind häufig betroffen.

Bei persistierenden Beschwerden nach subakromialen Dekompressionsoperationen und Rekonstruktionen der Rotatorenmanschette sind Affektionen des AC-Gelenks neben Prozessen der langen Bizepssehne eine der häufigsten Ursachen. Da symptomlose ACG-Arthrosen vor allem bei Männern sehr häufig sind, führt ein langfristig durch Erkrankung und Operation veränderter Bewegungsrhythmus zur symptomatischen Aktivierung der Arthrose.

Die **adhäsive Kapsulitis (frozen shoulder)** kann vor allem im Stadium II (s. Kap. „Frozen shoulder") mit einem adhäsiven Subakromialsyndrom verwechselt werden. Im ersten Stadium mit massivem bis extremem Nachtschmerz besteht eher eine Verwechslungsmöglichkeit mit entzündlichen Affektionen des Plexus brachialis/axillaris. Kontrakturen über die Neutralebene des Gelenks gehören nicht zum typischen Bild des adhäsiven Subakromialsyndroms. Auch das typische Kapselmuster mit Bewegungseinschränkung in absteigender Reihenfolge von Außenrotation, Abduktion und Innenrotation ist nicht typisch für das adhäsive Subakromialsyndrom. Hier dominiert neben der Flexions- und Abduktionseinschränkung vor allem auch die Innenrotationseinschränkung beim Griff hinter den Körper.

Die **Skeletttuberkulosen** sind in Mitteleuropa sehr selten geworden. Es sollte aber nicht vergessen werden, dass es auch rein synoviale Formen gibt, die über erhebliche Zeit keinerlei entzündungsverdächtige Veränderungen am Röntgenbild des Knochens hervorrufen. Vor allem bei Immigranten aus nichteuropäischen Ländern oder aus Osteuropa und dem Balkan sollte bei unklaren Schulterschmerzen auch an eine Tuberkulose gedacht werden.

Sonstige **bakterielle Omarthritiden** wie auch **subakromiale Infektionen** sind extrem selten. Sie werden entweder durch hämatogene Streuung verursacht oder sind (wesentlich häufiger) die Folge von intraartikulären und subakromialen Punktionen und Injektionen oder sonstiger diagnostischer und therapeutischer Eingriffe. Sie gehen meist mit deutlicher lokaler Entzündungssymptomatik, Fieber und weiteren Allgemeinsymptomen und serologischen Entzündungszeichen einher. Dabei spielt die hochakute Tendinitis calcarea eine wichtige Differenzialdiagnose zu den bakteriellen Infektionen (s. u.).

4.6.2 Neuroorthopädische Differenzialdiagnosen

Radikuläres Zervikalsyndrom. Läsionen ab C6 und tiefer verursachen schon durch ihre typische Schmerzausstrahlung über den Ellenbogen hinaus kaum differenzialdiagnostische Probleme. Die Wurzeln C4 und C5 überlagern mit ihrem Versorgungsgebiet hingegen direkt die Schulterregion, und ihr Befall kann leichter zu Irrtümern führen.

Vor allem bei Befall der Wurzeln C4 und C5, geringer bei C6, kommen reaktiv-hypertone Veränderungen von Supra- und Infraspinatusmuskel sowie des Deltamuskels in Betracht. Bei Paresen stört die entsprechende Schwäche in analoger Weise.

C4-Läsionen verursachen meist keine oder nur subtile motorische Schwächen der Außenrotation.

Ausgeprägte C5-Läsionen verursachen deutliche Armhebeschwächen, da die Wurzel C5 sowohl an der Innervation des Deltamuskels wie auch der Spinatimuskeln beteiligt ist. Zudem liegen auch Außenrotationsschwächen und seltener Abschwächungen der Innenrotationskraft vor.

C6-Läsionen können die Innenrotationskraft abschwächen, meist dominieren aber Minderungen der Kraft für die Ellenbeugung und Handextension. Da die C6-Wurzel auch noch an der Versorgung der Spinatimuskeln beteiligt ist, finden sich gelegentlich auch leichte Schwächen der Armhebung und der Außenrotation.

Die typische Schmerzausstrahlung in Verbindung mit der fast immer auch vorliegenden Sensibilitätsstörung, Reflexabschwächung und dem Lokalbefund der Halswirbelsäule weisen differenzialdiagnostisch den Weg.

C7- und C8-Syndrome stellen nur bei inkompletter Schmerzausstrahlung gelegentlich ein differenzialdiagnostisches Problem dar.

N.-suprascapularis-Syndrom. N.-suprascapularis-Affektionen sind das Chamäleon unter den Schultererkrankungen. Sie sind selten und betreffen etwa 1 % der Patienten von Schulterspezialsprechstunden. Ursache sind Einengungen oder auch nur mechanische Irritationen des N. suprascapularis in der Incisura scapulae wie auch Ganglien. Sportler mit extremen Bewegungsausschlägen des Schulterblatts sind bevorzugt betroffen sowie Patienten, die häufig Lasten auf den Schultern tragen. In nordischen Ländern mit vielen Beschäftigten in der Holzindustrie (Finnland, Kanada) ist das Krankheitsbild relativ häufig. Seltene Ursachen sind massive direkte Traumen von oben auf den Schultergürtel. Die Symptomatik kann sehr variabel sein mit myogeloseartigen Befunden in den Spinatigruben und erheblichem lokalen Druckschmerz bei ziehenden Spontanschmerzen. Deutliche Paresen sind eher selten, häufiger hingegen leichte Atrophien. Auch die neurologische Untersuchung mit EMG ist trotz längerer Anamnese nicht immer ergiebig. Zur differenzialdiagnostischen Abklärung muss man ggf. eine selektive Blockade des N. suprascapularis mit Lokalanästhetikum vornehmen, wobei die Schmerzausschaltung durch diese Blockade auch nicht spezifisch ist, aber einen gravierenden Hinweis gibt.

Eine seltene Variante stellt die Kompressionsneuropathie des Ramus infraspinatus des N. suprascapularis dar. Hier kommt es meistens an der Basis der Spina scapulae (spinoglenoidale Einkerbung der Skapula) durch Ganglien zu einer Kompression des Nerven. Die Symptomatik ist dementsprechend auf die Infraspinatusgrube beschränkt. Da die spinoglenoidale Rinne anatomisch durch akromiale Überlagerung der Sonographie nicht oder nur sehr schwer zugänglich ist, wird die Diagnose meist als Zufallsbefund bei einer MRT gestellt.

Akzessoriusparese (Trapeziusmuskelparese). Schon leichte Paresen des N. accessorius verschlechtern die Skapulaführung und können damit ein subakromiales Impingement auslösen, ohne dass das Vollbild der Trapeziusparese besteht. Häufigste Ursache sind operative Eingriffe im Trigonum colli laterale, meist Lymphknotenbiopsien. Wenn die Pars descendens bevorzugt betroffen ist, kommt es zu einer Lateralkippung des Schulterblatts mit Tiefstand der betroffenen Schulter. Die Prognose ist oft schlecht. Das Erholungspotenzial des N. accessorius als Hirnnerv scheint schlechter zu sein als das peripherer Nerven. Die postoperative Parese verrät sich durch die Narbe im Trigonum colli laterale.

Serratus-anterior-Parese. Auch bei Läsionen des N. thoracicus longus verschlechtert sich die Schulterblattführung und kann bei leichteren Ausprägungen Beschwerden hervorrufen, die an ein Subakromialsyndrom denken lassen. Der Abstütztest und die sorgfältige Beobachtung der Skapulabewegungen führen zur Diagnose, die dann durch neurologische und elektrophysiologische Untersuchungen gesichert werden sollte. Häufigste Ursachen sind postinfektiöse Schäden und mechanische Läsionen, z. B. beim Sport. Oligosymptomatische Formen der Plexus-brachialis/axillaris-Neuritis befallen bevorzugt den N. thoracicus longus. Die Prognose ist meistens günstig mit kompletter oder weitgehender Remission, die sich allerdings oft mehr als 1 Jahr hinzieht. Vereinzelt wird von erfolgreichen operativen Revisionen mit Neurolyse des Nerven an der lateralen Thoraxwand berichtet (Manning u. Mitarb. 1996).

Syndrom der lateralen Achsellücke. In der lateralen Achsellücke zwischen langem Kopf des M. triceps brachii, dem subkapitalen Humerusschaft und dem Teres minor und major kann der N. axillaris, der hier auch unmittelbar der unteren glenohumeralen Gelenkkapsel anliegt und von der A. circumflexa humeri posterior begleitet wird, irritiert werden. Das dabei in der angloamerikanischen Literatur als sog. „quadrilateral space syndrome" (Syndrom der lateralen Achsellücke) bezeichnete Krankheitsbild wurde erstmalig von Cahill u. Palmer (1983) beschrieben: Typischerweise tritt es bei Sportlern mit häufigen und extremen Überkopfbewegungen in Abduktion und Außenrotation auf. Der Nerv ist in der Passage nur von sehr wenig Baufett umgeben. Wahrscheinlich führt die muskuläre Hypertrophie zur Kompression. Die Symptomatik besteht meist aus einem qualitativ nicht sehr präzise beschriebenen Schmerz, der typischerweise anterior angegeben wird, zumeist aber nur sehr vage und in der Lokalisation unscharf begrenzt ist. Hinzu kommt meist eine gewisse subjektive Schwäche, die aber in vielen Fällen bei der manuellen Muskelkrafttestung nicht reproduziert werden kann. Bei dorsaler Palpation kann manchmal über der lateralen Achsellücke (soweit bei kräftiger Muskulatur überhaupt erreichbar) ein umschriebener Schmerz ausgelöst werden. Schmerzen können bei endgradiger aktiver Abduktion und Außenrotation provoziert werden, hingegen nicht bei passiver langsamer Bewegung. Dies dient auch zur Abgrenzung gegenüber Apprehensionsphänomenen bei subtilen Instabilitäten.

Die Diagnose ist schwierig und wird oft erst gestellt, wenn bereits Deltamuskelatrophien aufgetreten sind. Sie wird gestützt durch das EMG und kann gesichert werden durch eine Angiographie in Funktionsstellung, die bei Abduktion und Außenrotation eine Okklusion der A. circumflexa humeri posterior zeigt. Die Therapie ist operativ, wobei in einfachen Fällen nur eine Neurolyse und ggf. Resektion von atypisch nach dorsal verlaufenden unteren Subskapularisfasern erfolgt. In ausgeprägteren Fällen muss eine Ablösung entweder des M. teres minor (als kranialer Begrenzung) oder des oberen Randes des M. teres major (als kaudaler Begrenzung) von der humeralen Insertion erfolgen.

Karpaltunnelsyndrom. Ein typisches Karpaltunnelsyndrom kann nicht mit einer Schultererkrankung verwechselt werden, auch wenn proximale Schmerzausstrahlungen nicht selten sind. Es gibt jedoch auch atypische Formen, bei denen nächtliche Schulterschmerzen im Vordergrund stehen.

Die atypischen Formen sind häufig im EMG noch nicht nachweisbar durch eine Verminderung der motorischen Leitungsgeschwindigkeit und auch die sensible (ggf. antidrome) Leitungsgeschwindigkeitsmessung erbringt vielfach nur einen grenzwertigen Befund.

Die Diagnose wird geklärt durch das Fehlen von Impingement- und Tendopathiezeichen sowie das fehlende Ansprechen auf einen subakromialen Lokalanästhetikainjektionstest. Dieser muss ggf. abends mit einem langwirkenden Lokalanästhetikum erfolgen.

Ergänzend kann eine abendliche lang anhaltende Lokalanästhetikablockade des N. medianus in Zweifelsfällen hilfreich sein. Alternativ kann eine diagnostische axilläre Plexusblockade zumindest klären, dass die Schmerzursache peripher der Schulter liegt.

4.6.3 Neurologische Differenzialdiagnosen

Neuralgische Schulteramyotrophie (Parsonage-Turner-Syndrom). Es handelt sich dabei um eine wahrscheinlich durch neurotrope Viren induzierte Entzündung des Plexus brachialis/axillaris. Der Beginn mit z.T. extremen Schmerzen kann eine hochakute Tendinitis calcarea nahe legen oder aber auch das Initialstadium einer adhäsiven Kasulitis/Frozen Shoulder. Oft sind in der unmittelbaren Vorgeschichte banale grippale Infekte. Gelegentlich befällt die Erkrankung auch beide Seiten.

Nach wenigen Tagen treten dann Paresen auf, die sowohl die Spinatimuskeln wie auch den Deltamuskel, den Trapeziusmuskel und den am häufigsten befallenen Serratus-anterior-Muskel (N. thoracicus longus) umfassen. Auch der M. latissimus dorsi, der M. teres major und der M. teres minor sowie der Bizeps- und Trizepsmuskel können betroffen sein.

Oligosymptomatische Formen treten in bis zu 50% der Fälle auf und befallen vorwiegend den M. serratus anterior (N. thoracicus longus). Im EMG findet man meistens aber auch neurogene Schädigungen in weiteren Muskeln.

Der initial sehr heftige Schmerz klingt meist innerhalb von 2 Wochen ab, während sich zunehmend eindrucksvollere Muskelatrophien ausbilden. Diese bilden sich nur sehr langsam zurück. Die langfristige Prognose ist nicht schlecht mit etwa 80% deutlich oder vollständig zurückgebildeten Paresen innerhalb von 2 Jahren. Geringe, funktionell unbedeutende Restparesen persistieren oft. Auch nach 2 Jahren können sich noch Besserungen einstellen.

Differenzialdiagnostisch bedeutsam ist, dass die akuten Plexusneuritiden nur sehr schlecht auf übliche, auch opiathaltige, Analgetika ansprechen, während sie auf Kortikosteroide prompt mit oft dramatischer Schmerzreduktion reagieren.

Borreliose. Die Neuroborreliose kann über eine zervikale Radikulitis auch zu Schulterschmerzen führen. Wenn durch den brennenden, oft ruhebetonten Schmerz, ggf. in Kombination mit Paresen, der Verdacht auf eine infektiöse Radikulitis geweckt wird, führt die Labordiagnostik weiter. Neben neurotropen Viren sollte dabei immer nach einer Borreliose geforscht werden. Anamnestisch hilfreich kann eine ungeklärte Mon- oder Oligoarthritis im Sinne einer Lyme-Arthritis sein. Der auslösende Zeckenbiss ist den Patienten meist nicht mehr erinnerlich, ebenso wenig ein Erythema migrans.

Zosterneuritis. Es handelt sich um eine endogene Reinfektion aus in den Spinalganglien persistierenden Varicella-Viren, die bei einer primären Windpockenerkrankung oder auch stummen Infektion erworben wurden. Wenn nach dem initial sehr heftigen, meist dermatomgebundenen Schmerz die typischen Hauterscheinungen des Herpes zoster auftreten, ist die Diagnose gesichert. Ansonsten muss man die serologische Sicherung anstreben (Anstieg des IgA ca. 10–14 Tage nach Symptombeginn oder deutliche Boosterung des IgG auf mindestens doppelten, sicherer 4fachen Titer; IgM reagiert fast nur bei der Primärinfektion). Da heute mit dem Aciclovir und Nachfolgepräparaten hochpotente Virostatika zur Verfügung stehen, sollte man schon vor den Hauterscheinungen versuchen, die Diagnose serologisch zu sichern und ggf. auch ex juvantibus behandeln. Frühe Therapie inklusive repetitiver therapeutischer Lokalanästhesie ist die beste Prophylaxe der gefürchteten postzosterischen Neuralgie. Der seltene Zoster sine herpete, d.h. ohne Hauterscheinungen, kann differenzialdiagnostisch erhebliche Schwierigkeiten bereiten. Hilfreich ist dann u.U. ein EMG sowohl in den vom ventralen wie dorsalen Spinalnerven versorgten Muskeln. Bei typischen neurogenen Veränderungen wird man dann sekundär die serologischen Untersuchungen durchführen.

Ähnlich den Plexusneuritiden sprechen die Schmerzen bei Zosterneuritiden schlecht auf Analgetika und gut auf Steroide an.

Neurolues. Die Lues ist heute selten geworden. Man sollte sie jedoch bei differenzialdiagnostisch unklaren Fällen nicht vergessen. Sowohl die Lues cerebrospinalis wie die Tabes doralis können auch zu Schulterschmerzen führen. Gerade bei letzterer wird man aber immer auch über den Schulterbefall hinausgehende klinische Symptome finden. Bei ersterer können die nächtlich betonten Schmerzen zu Verwechslungen mit früher adhäsiver Kapsulitis oder subakromialen Erkrankungen führen. Die Diagnostik ist serologisch (TPHA, FTA), erfordert ggf. auch die Liquorpunktion.

Transverse Myelitis. Eine transverse Myelitis kann in einfacheren Fällen auch einmal oligosymptomatisch mit Schulterschmerz beginnen. Meist treten aber rasch andere Symptome hinzu. Die Ursache ist vielfach unklar, z.T. handelt es sich wahrscheinlich um Infektionen mit neurotropen Viren. Es handelt sich um ein sehr seltenes Krankheitsbild.

Parkinson-Erkrankung und -Syndrome. Der Rigor kann in frühen Stadien mit monosymptomatischem Verlauf zu Schulterschmerzen führen. Diese sind häufiger beidseitig, zuweilen aber auch einseitig. Die klinische Untersuchung ist in diesen Fällen meist unergiebig. Die Frühdiagnose des M. Parkinson und der Parkinsonsyndrome kann ausgesprochen schwierig sein. Hilfreich ist vor allem, wenn man diese Differenzialdiagnose erwägt.

4.6.4 Orthopädisch-rheumatologische Differenzialdiagnosen

Polymyalgia rheumatica und rheumatoide Arthritis im Alter (sog. Alters-c.P.). Beide Krankheitsbilder gehen oft mit sehr heftigen, meist beidseitigen Schulterschmerzen einher. Das bilaterale Auftreten ohne klar zuzuordnende strukturelle Befunde bei der klinischen Untersuchung weist auf die Diagnose hin. Vor allem bei der Polymyalgia rheumatica findet man oft hohe, z.T. in der ersten Stunde schon dreistellige Erhöhungen der Blutsenkung. Beide Erkrankungen sind manchmal auch unter Einsatz aller Diagnostika nicht zu differenzieren. Erst das Auftreten einer Arteriitis temporalis bei der Polymyalgia rheumatica oder von Gelenkschwellungen bei der rheumatoiden Arthritis führt zur richtigen Diagnose. Da beide Erkrankungen gut auf orale Steroide ansprechen, kann eine ex juvantibus begonnene orale Steroidtherapie zur Diagnose führen.

4.6.5 Tumoren

Epiphysäre Tumoren des Humeruskopfs und Metastasen von Humeruskopf und Skapula sind seltene Ereignisse. Meistens werden sie schon durch die Röntgenuntersuchung aufgedeckt. Die klinische Symptomatik ist bei Primärtumoren sowie bei Metastasen mit noch unbekanntem Primärtumor meist wenig spezifisch. Bei bekanntem Primärtumor liegt natürlich der Verdacht auf eine Filiarisierung nahe und muss bei jeder neu aufgetretenen Gelenkaffektion ausgeschlossen werden.

Beim infiltrierenden Lungenspitzentumor (Pancoast-Tumor) kann durch das Einwachsen in den Plexus brachialis ein diffuser, häufig extremer Schulterschmerz hervorgerufen werden (Weiteres s. Kap. 19).

4.6.6 Übertragener Schmerz und internistische Erkrankungen

Zwerchfellnahe Oberbaucherkrankungen, aber auch Herzerkrankungen, können Schulterschmerzen verursachen. Funktionsabhängige Schmerzen fehlen meist, und die orthopädische Untersuchung ist inklusive der Provokationstests unergiebig. Bei ungeklärtem Schulterschmerz ohne orthopädische Auffälligkeiten ist neben einer neurologischen auch eine internistische Untersuchung zu veranlassen.

Literatur

Manning P, Frostick SP, Wallace WA: Winging of the scapula, a fresh look at the long thoracic nerve. Vortrag, 9. Kongreß der SECEC/ESSE, September 1996, Nottingham.

Turner JNA, Parsonage MJ. Neuralgic Amyotrophy (Paralytic Brachial Neuritis); with Special Reference to Prognosis. Lancet 1957; 1:209.

Turner JNA, MJ Parsonage MJ. Neuralgic Amyotrophy. The Shoulder-Girdle Syndrome. Lancet 1958; 2:973.

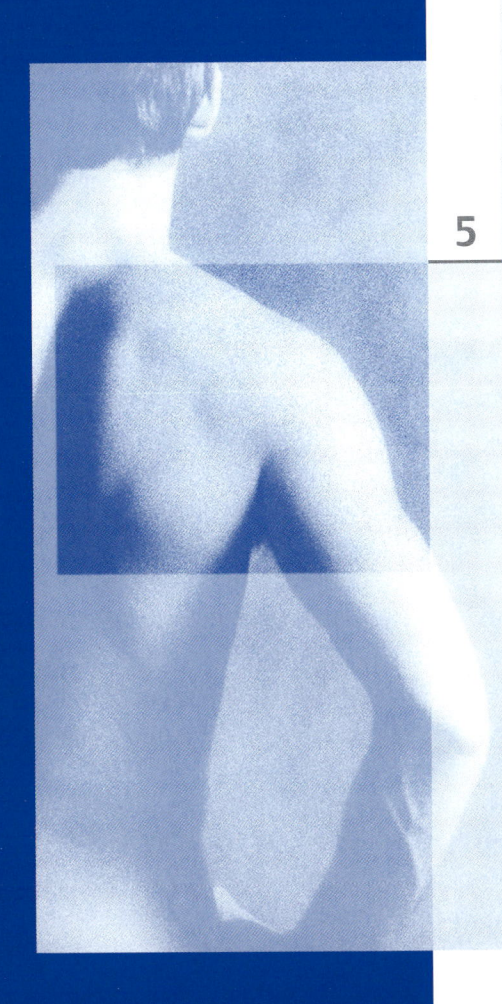

5 Arthroskopie des Schultergelenks

Th. Barthel

5.1 Anatomie

5.2 Endoskopische Darstellung bei verschiedenen Gelenkläsionen

5 Arthroskopie des Schultergelenks

Die Arthroskopie darf sicher zu den Techniken gezählt werden, die im vergangenen Jahrhundert die Entwicklung auf dem Gebiet der Orthopädie ganz wesentlich beeinflusst haben. Die ersten Schulterarthroskopien wurden von Burman 1931 in New York und Friedrichstadt an Leichen durchgeführt. Erste klinische Berichte erschienen von Johnson (1980), Wiley u. Older (1980), Haeri u. Maitland (1981) und Caspari (1982) Anfang der Achtzigerjahre. Nachdem sich die Basistechniken der Arthroskopie in den Siebzigerjahren zunächst am Kniegelenk entwickelt hatten, kamen in den Achtzigern weitere Gelenke hinzu, von denen zahlenmäßig und von seiner Bedeutung her die Schulter heute an die zweite Stelle gerückt ist.

Schulterarthroskopie bedeutet Arthroskopie des Glenohumeralgelenks und des subakromialen Raums, wobei der Begriff Arthroskopie eigentlich nur korrekt für das Glenohumeralgelenk ist und im subakromialen Raum durch den Begriff Endoskopie ersetzt werden muss, da es sich hier nicht um einen Gelenkraum handelt.

Wie an anderen Gelenken hat die Arthroskopie durch ihre besondere Betrachtungsweise auch an der Schulter unser Wissen über die Anatomie und anatomischen Formvarianten, deren Kenntnis für die Gelenkbeurteilung unverzichtbar sind, entscheidend erweitert. Auch hat sie neue Erkenntnisse über Pathologie und Pathophysiologie von Erkrankungen der Schulter ermöglicht und insgesamt

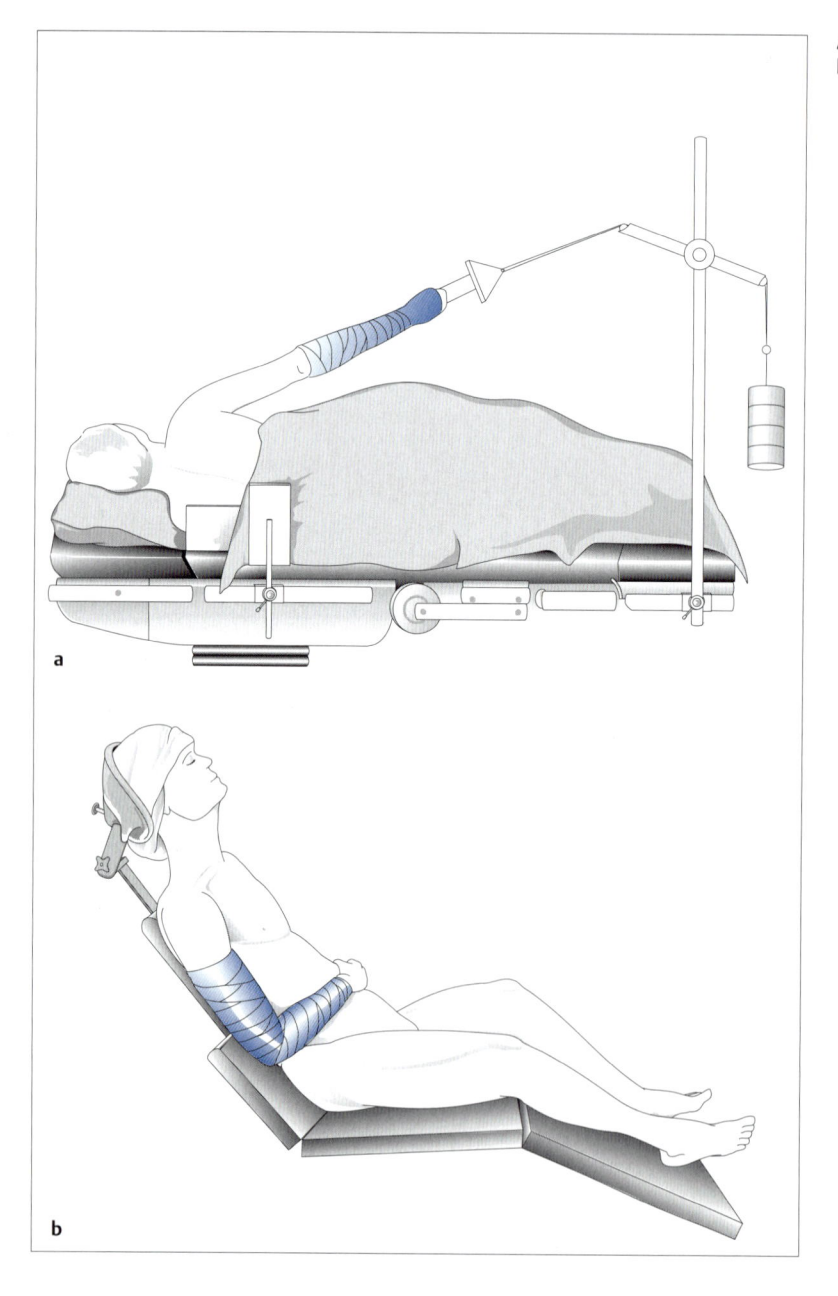

Abb. 5.1 a Lagerung in Seitenlage.
b Lagerung in Beach-Chair-Position.

das Interesse an diesem Gelenk und damit neue Entwicklungen gefördert.

Die **Durchführung** der Schulterarthroskopie erfolgt heute ausschließlich unter Zuhilfenahme einer Videokette und in der Regel unter Nutzung einer 4 mm-30°-Weitwinkeloptik. Zum Einsatz kommen bei arthroskopischen Eingriffen mechanische wie auch motorgetriebene Instrumente mit verschiedenen Schneideblättern zur Bearbeitung von Weichteilen und Knochen. Da der subakromiale Raum anders als ein durch die Gelenkkapsel begrenztes Gelenk nicht in sich geschlossen ist, sind hier elektrochirurgische Instrumente oder auch der Laser zur Vermeidung von Blutungen besonders hilfreich.

Arthroskopien an der Schulter werden entweder in **Vollnarkose** oder in **Regionalanästhesie** mit einem interskalenären Block durchgeführt. Gerade die Regionalanästhesie kann im Bezug auf die Analgesie in der unmittelbar postoperativen Phase von erheblichem Vorteil sein. Aus diesem Grund können auch beide Verfahren kombiniert zur Anwendung kommen.

Die **Lagerung** des Patienten für die Schulterarthroskopie kann grundsätzlich auf zwei verschiedene Arten erfolgen (Abb. 5.1):
- Seitenlagerung und
- Liegestuhlposition (Beach-Chair-Position)
(Skyhar 1988).

Die Seitenlagerung hat den Vorteil einer gleichmäßigen und definierten Extension, die Liegestuhlposition dagegen ist vorteilhaft, wenn sich eine offene Operation anschließen soll, weil dann nicht umgelagert werden muss, oder wenn eine komplette Rotationsfähigkeit der Schulter intraoperativ gewünscht wird, was bei extendiertem Arm in Seitenlage nur bedingt möglich ist.

Der **Standardzugang** zum Schultergelenk liegt dorsal 1–2 cm kaudal und medial des hinteren Akromionecks; über diesen Zugang wird primär das Arthroskop mit Richtung auf den Processus coracoideus in das Glenohumeralgelenk eingebracht. Weitere Zugänge für Instrumente, Zulaufkanülen oder zum Wechseln der Position der Optik werden ventral im Intervall zwischen Vorderrand der Supraspinatussehne und sehnigem Oberrand des M. subscapularis in unterschiedlicher Höhe angelegt (Abb. 5.2). Der für die extraartikulare Schulterstabilisierung von Resch u. Mitarb. (1996) beschriebene anteroinferiore Zugang unterhalb des Processus coracoideus verlangt besondere Vorsichtsmaßnahmen und eine ganz spezielle Technik zur Vermeidung einer Schädigung des in dieser Höhe in den kurzen Bizepskopf und den M. coracobrachialis eintretenden N. musculocutaneus.

Nur selten, so eventuell bei der Refixation kranial gelegener Labrumläsionen, wird ein superiorer Zugang benutzt, der medial im Winkel zwischen lateraler Klavikula,

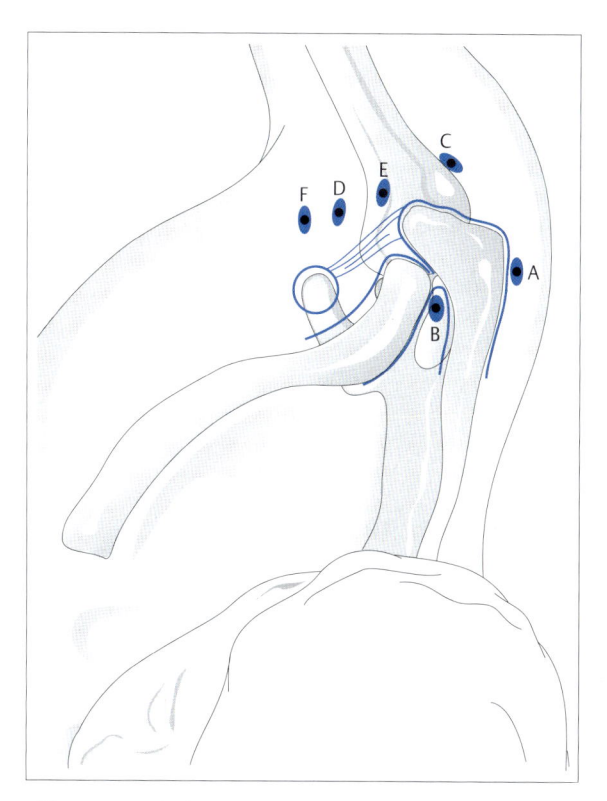

Abb. 5.2 Standardzugänge bei der Schulterarthroskopie.
A dorsaler Zugang
B superiorer Zugang
C lateraler Zugang
D anteriorer Zugang
E anterosuperiorer Zugang
F anteroinferiorer Zugang

Akromion und Spina scapulae liegt. Das Arthroskop wird bei diesem Zugang schräg nach lateral-kaudal durch den Supraspinatusmuskel geführt (Souryal u. Baker 1990).

Für die Darstellung der Strukturen im subakromialen Raum nutzt man zum einen primär den gleichen dorsalen Zugang, wobei das Arthroskop nach Durchdringen des Deltamuskels dann direkt unter das Akromion in die Bursa subacromialis geschoben wird, sowie 1 oder 2 weitere, lateral im Abstand von 3 cm zum Akromion gelegene Portale. Grundsätzlich kann stets ein Wechsel von Instrument und Arthroskop zwischen den einzelnen Portalen erfolgen, um die bildgebende Darstellung des jeweiligen Gelenkabschnittes und den Einsatz der Instrumente zu optimieren.

Weitere Zugänge sind eventuell notwendig für Eingriffe am AC-Gelenk. Diese werden dann in der Regel ventral, seltener kranial (Johnson 1986, Flatow u. Bigliani 1991) oder dorsal des Schultereckgelenks angelegt.

5.1 Anatomie

Anders als bei der anatomischen oder chirurgischen Präparation zeigt die Arthroskopie die Anatomie der Schulter zum einen von innen und zum anderen als Folge der Auffüllung mit einem Medium in einem Zustand der Distension. Hierdurch zeichnen sich anatomische Strukturen in einer anderen Art ab, als man dies von normalen anatomischen Bildern her gewöhnt ist. Darüber hinaus haben wir an der Schulter als einzigem Gelenk den Sonderfall, dass man eine anatomische Struktur, die Rotatorenmanschette, sowohl von ihrer Unterfläche als auch von ihrer Oberfläche her beurteilen kann.

5.1.1 Glenohumeralgelenk

Die Inspektion des Glenohumeralgelenks beginnt mit Blick von dorsal (Abb. 5.3) und der Darstellung der Gelenkflächen von Humeruskopf und Glenoid, des sehnigen Oberrands des M. subscapularis und des intraartikulären Abschnittes der langen Bizepssehne mit ihrem Ansatz am oberen Glenoidpol (Abb. 5.4a). Der Eintritt der langen Bizepssehne in den Sulcus intertubercularis wird von einer komplex aufgebauten Schlinge stabilisiert. Dorsal der langen Bizepssehne lässt sich dann die Insertion der Unterflächen von Supraspinatussehne (Abb. 5.4b), Infraspinatussehne und der Sehne des M. teres minor am Tuberculum majus darstellen. Während im gesunden Zustand die Insertion von M. supra- und infraspinatus unmittelbar bis an die knorpelige Gelenkfläche des Humeruskopfs heranreicht, findet sich vor der Insertion des M. teres minor ein knorpelfreies Humeruskopfareal, das nicht mit pathologischen Veränderungen am dorsalen Humeruskopf, z. B. einer durch eine Schulterluxation verursachten Hill-Sachs-Delle (Abb. 5.5b), verwechselt werden darf. Das Labrum glenoidale begrenzt und vertieft die glenoidale Gelenkfläche (Howell u. Galinat 1989) und dient als Anker für die Schultergelenkskapsel mit den glenohumeralen Bändern. In den meisten, aber nicht in allen Fällen, verläuft es zirkulär um das ganze Glenoid und ist dabei in den verschiedenen Glenoidabschnitten mehr oder weniger mobil (Cooper u. Mitarb. 1992). Von den verschiedenen Anteilen des Labrum glenoidale sieht man bei der Arthroskopie nur die Oberfläche mit dem meniskusartigen, mobilen Teil, der aufgrund der synovialen Deckschicht zurecht als meniskoide Falte bezeichnet wird. Unterschiedlich stark ausgeprägt ist auch der Spalt zwischen Labrum glenoidale und Glenoid. Während dieser Rezessus kaudal und dorsal kaum nachzuweisen ist, kann er kranial und anterosuperior mehrere Millimeter tief sein, dem Labrum dadurch größere Mobilität verleihen und dem unerfahrenen Untersucher eine pathologische Ablösung des Labrums vortäuschen (Barthel u. Mitarb. 1998).

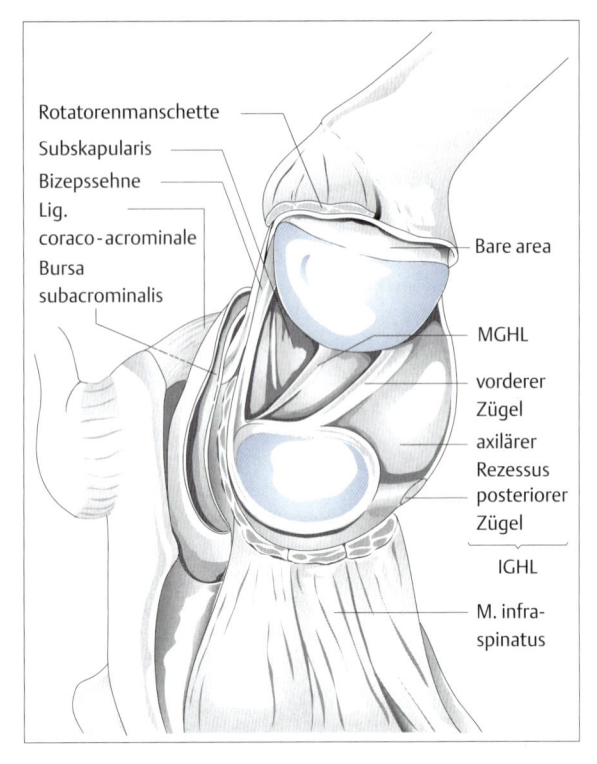

Abb. 5.3 Darstellung des Schultergelenks aus posteriorer Sicht.

Besondere **anatomische Varianten des Labrum glenoidale** sind:
- sublabrales Foramen (Abb. 5.4c) und
- Buford-Komplex (Abb. 5.4d).

Das sublabrale Foramen ist eine anterosuperior zwischen Labrum glenoidale und Glenoid befindliche Verbindung zur Bursa subcoracoidea. Sie kommt in ca. 15 % der Fälle vor und ist häufig mit einem strangförmigen, zumindest jedoch klar abgrenzbaren mittleren glenohumeralen Ligament vergesellschaftet. Das Labrum ist in diesem Abschnitt besonders mobil, es handelt sich aber um eine anatomische Normvariante und keine pathologische Ablösung (Cooper u. Mitarb. 1992).

Beim Buford-Komplex endet das Labrum glenoidale ventral bei ca. 3 Uhr, kranial davon ist bis zum Bizepssehnenanker kein Labrum nachweisbar, der Rand des Glenoids wird hier vom hyalinen Gelenkknorpel und nicht wie sonst vom Labrum glenoidale gebildet. Bei Vorliegen eines Buford-Komplexes ist das mittlere glenohumerale Ligament strangförmig ausgebildet und strahlt weit kranial in das Labrum und den Bizepssehnenanker ein (Williams u. Mitarb. 1994).

Die Verstärkungszügel der ventralen Schultergelenkskapsel, die glenohumeralen Bänder, können durch die Distension des Gelenks in ihrer unterschiedlichen Morphologie gut und weit differenzierter als bei der offenen Schulterchirurgie dargestellt und typisiert werden. Die Kenntnis des Vorkommens, des Verlaufs, der Insertion und der anatomischen Varianten der glenohumeralen Bänder ist für deren Beurteilung und für die Abgrenzung von pathologischen Befunden unerlässlich (Gohlke u. Mitarb. 1994).

5.1.2 Subakromialer Raum

Der subakromiale Raum wird kranial durch das Akromion und das Akromioklavikulargelenk, lateral und dorsal durch den M. deltoideus, ventral zusätzlich durch das besonders mit seinem lateralen Rand deutlich vorspringende Lig. coracoacromiale und nach kaudal durch die Rotatorenmanschettenoberfläche begrenzt. Bei pathologischen Befunden im subakromialen Raum wird die freie Sicht auf diese Strukturen nach Einführen des Arthroskops zunächst häufig durch die chronisch entzündlichen Veränderungen der Bursa subacromialis verhindert. Normalerweise begrenzt die Bursa nur mit einer dünnen Gewebsschicht den Raum zwischen der Rotatorenmanschettenoberfläche und der ventralen Hälfte der Akromions sowie der Unterfläche des M. deltoideus. Bei Veränderungen im subakromialen Raum wird erst nach erfolgter Teilentfernung der Bursa subacromialis eine vollständige und genaue arthroskopische Beurteilung möglich. Die Akromionunterfläche selbst ist im Normalfall von dem flächenhaft ansetzenden Lig. coracoacromiale überzogen und ebenso wie die Rotatorenmanschette glatt. Aufrauungen und Auffaserungen von Akromionunterfläche und korrespondierender Abschnitte der Rotatorenmanschette sprechen für eine chronische Enge des subakromialen Raums, Rupturen der Rotatorenmanschette müssen durch Überprüfung mit dem Tasthaken ausgeschlossen werden. Die Unterseite des Akromioklavikulargelenks ist in der Regel von lockeren, meist gut vaskularisierten Weichteilen verdeckt und nicht unmittelbar arthroskopisch beurteilbar. Erst die Entfernung dieser Strukturen macht eine vollständige Beurteilung und arthroskopische Eingriffe am Akromioklavikulargelenk möglich.

5.2 Endoskopische Darstellung bei verschiedenen Gelenkläsionen

Die Arthroskopie kann wie an anderen Gelenken besser als jedes andere bildgebende Verfahren pathologische Veränderungen der Gelenkflächen aufzeigen. Bei der Arthrose des Schultergelenks erlaubt die Arthroskopie eine direkte und genaue Beurteilung sowie Therapie der Veränderungen der Gelenkflächen von Humeruskopf und Glenoid sowie der meist diffusen, zottigen Synovitis. In Form der sog. „Gelenktoilette" mit partieller Synovektomie, Entfernung von Gelenkkörpern, Glätten und Stabilisierung der Gelenkflächen und nicht zuletzt der Wirkung der Gelenklavage kann die Arthroskopie eine zumindest vorübergehende Besserung der Symptome bewirken (Matthews u. Mitarb. 1991).

Bei der seltenen **Osteochondrosis dissecans** des Humeruskopfs ermöglicht die Arthroskopie eine Beurteilung und Zuordnung des Stadiums, wobei in Ergänzung zu den bildgebenden Verfahren durch die Untersuchung mit dem Tasthaken gleichzeitig eine präzisere Aussage über die Stabilität des Dissekats getroffen werden kann.

Im Frühstadium einer **Humeruskopfnekrose** kann nach Ausschluss eines Einbruchs der Gelenkfläche mit Hilfe der Arthroskopie minimalinvasiv eine Anbohrung des nekrotischen Kopfabschnitts erfolgen.

5.2.1 Synoviale Erkrankungen

Entzündlich-rheumatische Erkrankungen der Schulter imponieren arthroskopisch durch eine kräftige, proliferative, meist zottige Entzündung der Synovialmembran. Für die arthroskopische Synovektomie, z.B. an Knie- oder Ellenbogengelenk, zeigen zumindest die kurz- bis mittelfristigen Ergebnisse, dass Patienten ohne stärkere Destruktion der Gelenkflächen von dem Eingriff profitieren. Der Gewinn an Schulterfunktion wird durch die Schmerzbeseitigung erreicht, während ein prophylaktischer Effekt auf den Verlauf der Gelenkdestruktion nicht nachgewiesen ist (Miehlke u. Mitarb. 1997). Die arthroskopische Synovektomie ist ein minimalinvasives Operationsverfahren, das neben der Artikulosynovektomie vielleicht auch durch die subakromiale Bursektomie die Schmerzsituation des Patienten verbessert und eine rasche postoperative Mobilisierung ermöglicht, was letztlich die Entscheidung für diesen Eingriff rechtfertigt.

Die **synoviale Chondromatose** als häufigste primäre synoviale Erkrankung der Schulter ist gekennzeichnet durch eine Vielzahl freier Gelenkkörper, einer meist auch ausgeprägten Synovitis und nach langjährigem Verlauf den Zeichen der glenohumeralen Arthrose (Imhoff u. Schreiber 1988). Durch die Möglichkeit der Inspektion des gesamten Gelenks kann die Arthroskopie zwischen lokalisierter und diffuser Form der synovialen Chondromatose unterscheiden. Die arthroskopisch mögliche exakte Lokalisierung der erkrankten Schleimhautareale erleichtert die kausale Behandlung, die neben der Entfernung der Gelenkkörper eine mehr oder weniger ausgedehnte Synovektomie erfordert. Diese erfolgt entweder ausschließlich arthroskopisch oder z.B. bei Mitbeteiligung der langen Bizepssehne als kombinierter arthroskopisch-offener Eingriff (Covall u. Fowble 1993). Gleichzeitig im subakromialen Raum nachweisbare Gelenkkörper sprechen immer für eine begleitende Rotatorenmanschettenruptur, die in der Regel einer Rekonstruktion zugeführt werden sollte.

Auch die **pigmentierte villonoduläre Synovitis** kann als lokalisierte oder als diffuse Form auftreten und arthroskopisch entsprechend klassifiziert werden. Intraoperativ findet sich eine typische knotige, durch Hämosidereinlagerungen charakteristisch gelborangefarbene Synovitis nur an einer Stelle bei der lokalisierten Form oder im ganzen Gelenk bei der diffusen Form. Die Konsistenz des erkrankten Gewebes ist derb, eine Entfernung mit dem arthroskopischen Shaver-System kaum möglich. Für die Arthroskopie eignen sich daher nur lokalisierte Formen der pigmentierten villonodulären Synovitis, die arthroskopisch mit guter Prognose zu behandeln sind, und frühe Stadien der diffusen Form, bei denen die tumorösen Gewebemassen noch begrenzt sind und keine knöcherne Beteiligung vorliegt.

Beim Verdacht auf einen **septischen Gelenkinfekt** besteht auch an der Schulter die Indikation für eine sofortige arthroskopische Exploration des Gelenks mit gründlicher Spülung, Débridement und Entfernung des entzündlich veränderten Gewebes (Gächter 1990). Die guten Ergebnisse der arthroskopischen Behandlung von intraartikulären Infekten an anderen Gelenken machen die Arthroskopie auch bei der Behandlung des septischen Infekts des Schultergelenks zur Therapie der Wahl. Ist der subakromiale Raum bei einer bestehenden Rotatorenmanschettenruptur bereits primär oder im Verlauf des Infektgeschehens sekundär mitbetroffen, muss die operative Behandlung auch auf diesen Bereich ausgedehnt werden. Während auf das Anlegen von Spül-Saug-Drainagen bei der arthroskopischen Behandlung von Gelenkinfekten weitgehend verzichtet wird, kommt bei fortbestehenden Infektzeichen die nochmalige arthroskopische Spülung heute frühzeitig zur Anwendung.

5.2.2 Labrumläsionen

1990 beschrieb Snyder die SLAP-Läsionen (superior labrum from anterior to posterior) als Veränderungen des Labrums im superioren Bereich unter Einschluss des Bizepssehnenankers, 1995 wurde die Klassifikation nach dem Vorschlag von Maffet u. Mitarb. erweitert. Es handelt sich bei den SLAP-Läsionen um eine der typischen Befunde, die erst durch die Arthroskopie entdeckt und beschrieben wurden, und die auch unter diagnostischen Gesichtspunkten bis heute trotz moderner bildgebender Schnittbildverfahren eine Domäne der Arthroskopie geblieben sind. Je nach Typ der SLAP-Läsion werden arthroskopisch Teile des Labrums geglättet, reseziert oder auch refixiert.

5.2.3 Läsionen der langen Bizepssehne

Die Arthroskopie ist das einzige Verfahren, mit dem man den intraartikulären Verlauf und damit anatomische Formvarianten der langen Bizepssehne sicher darstellen und von pathologischen Befunden abgrenzen kann. Mit einem Tasthaken kann man die Sehne etwa 2 cm aus dem Sulcus intertubercularis herausziehen und damit auch diesen kritischen Sehnenabschnitt beurteilen. So werden Instabilitäten der Sehne unmittelbar am Eintritt in den Sulcus bicipitalis, wie sie im Rahmen einer Läsion des Rotatorenmanschettenintervalls bzw. der Bizepssehnenschlinge auftreten können und mit anderen Verfahren nur schwer zu erfassen sind, arthroskopisch sichtbar (Abb. 5.4f, siehe Tafelteil). Bei Rupturen der langen Bizepssehne ist die Resektion des proximalen intraartikulären Sehnenstumpfs arthroskopisch einfach durchzuführen, die Versorgung der instabilen langen Bizepssehne dagegen erfordert in der Regel offene Operationstechniken.

Bei nicht rekonstruierbaren Massenrupturen der Rotatorenmanschette bewirkt die einfache Durchtrennung der verbreiterten, häufig teilrupturierten und instabilen langen Bizepssehne, die zwischen Humeruskopf und Unterfläche des Akromions eingeklemmt wird, eine Verbesserung der Schmerzsymptomatik (Habermeyer 1995).

5.2.4 Erkrankungen der Rotatorenmanschette

Auch bei den Erkrankungen der Rotatorenmanschette haben die Fortschritte in der arthroskopischen Technik die Kenntnisse über Art, Lokalisation und Häufigkeit der Läsionen erweitert, neue Klassifikationen ermöglicht, die insbesondere auch die partiellen Rupturen stärker berücksichtigen, und schließlich auch neue Optionen für die operative Behandlung geschaffen.

Einer der wesentlichen Vorteile der Arthroskopie an der Schulter ist die Möglichkeit, sowohl das Glenohumeralgelenk als auch den subakromialen Raum betrachten zu können. Für die Rotatorenmanschette bedeutet dies, dass sowohl deren Ober- als auch Unterfläche beurteilt werden können. Der Arthroskopie verborgen bleiben letztendlich Veränderungen, die intratendinös lokalisiert sind und weder bis zur Ober- noch bis zur Unterfläche reichen. Nur durch Überprüfung mit dem Tasthaken sind diese eventuell durch eine veränderte Konsistenz des Sehnengewebes erfassbar.

Bei Vorliegen eines **subakromialen Engpasssyndroms** (Impingementsyndroms) (Abb. 5.5c, siehe Tafelteil) mit einer primären, mechanischen Enge durch Form- oder Stellungsvarianten des Akromions, erworbene Spornbildungen im Insertionsbereich des Lig. coracoacromiale oder durch kaudal gerichtete Osteophyten des Akromioklavikulargelenks wird endoskopisch eine Erweiterung des subakromialen Raums, die endoskopische subakromiale Dekompression (ESD) durchgeführt (Abb. 5.6). Die arthroskopische Technik der ESD wurde von Ellman (1987), Esch (1988) und Paulos (1990) beschrieben und im Detail präzisiert und verbessert. Die einzelnen Schritte der ESD sind:

- Diagnostik und Therapie von Begleitläsionen im Glenohumeralgelenk,
- Resektion der Bursa subacromialis,
- Resektion des Lig. coracoacromiale (Abb. 5.5d, siehe Tafelteil),
- anteriore/inferiore Akromioplastik (Abb. 5.5e, siehe Tafelteil),
- evtl. zusätzliches Entfernen von AC-Gelenkosteophyten.

Das durch die bereits partielle Entfernung der Bursa subacromialis verursachte Fehlen eines abgeschlossenen Raums und das Vorliegen gut vaskularisierter Strukturen macht gerade für die Operationsschritte im subakromialen Raum gezielte Maßnahmen für die Blutungskontrolle notwendig. Hierzu gehört die Verwendung einer Infusionspumpe, die Regulation des systolischen Blutdrucks auf niedrigem Niveau, das Vermeiden eines zu starken Flüssigkeitsverlustes und geeignete Elektroinstrumente für die Blutstillung bzw. Resektion des Gewebes.

Seit der zunehmenden Anwendung der Arthroskopie wurden insbesondere **partielle Rupturen** der artikulären Seite der Rotatorenmanschette häufiger beschrieben (Ellman 1990, Gartsman 1995). Snyder (1991) und Ellman (1993) haben partielle und komplette Rupturen der Rotatorenmanschette aus arthroskopischer Sicht nach Lage, Lokalisation und Größe klassifiziert (s. Kap. 10). Wie in den übrigen bekannten Klassifikationen sind jedoch auch bei Snyder und Ellman intratendinöse Rupturen nicht berücksichtigt.

Liegt eine **inkomplette Rotatorenmanschettenruptur** vor (Abb. 5.4e, siehe Tafelteil), muss bei der Auswahl des geeigneten operativen Verfahrens die Ätiologie, Lokalisation und Ausdehnung der Ruptur sowie der Aktivitätsgrad des Patienten berücksichtigt werden. Zeigt sich, nachdem die partielle Ruptur mit dem Shaver geglättet wurde, dass diese lediglich dem Grad 1 nach Ellman entspricht und gleichzeitig eine subakromiale Enge vorliegt, kann mit der alleinigen endoskopischen subakromialen Dekompression ein gutes Ergebnis erreicht werden. Partielle Rupturen vom Schweregrad 3 nach Ellman dagegen erfordern eine Rekonstruktion der in diesem Fall bereits zu mehr als der Hälfte gerissenen Sehne. Schwieriger ist die Entscheidung häufig bei Patienten, die dazwischen liegen, bei denen die partielle Ruptur noch weniger als die halbe Sehnendicke umfasst und auch die Befunde im subakromialen Raum keine eindeutige subakromiale Enge nachweisen lassen. Beim sorgfältigen Abwägen der einzelnen Entscheidungsfaktoren gibt häufig letztlich der Aktivitätsanspruch des Patienten den Ausschlag für die Entscheidung zur Rekonstruktion. Ob bei notwendiger Rekonstruktion einer partiellen Ruptur der Eingriff in konventioneller offener Technik, in einem kombinierten Verfahren aus zunächst endoskopischer Dekompression und anschließender offener Sehnenrekonstruktion über einen minimierten lateralen Zugang ohne Ablösung des Deltamuskels oder schließlich in rein arthroskopischer Technik erfolgt, hängt wesentlich vom arthroskopischen Können des Operateurs ab. In jedem Fall sollte die Arthoskopie jedoch genutzt werden, um zusätzliche Läsionen im Glenohumeralgelenk sicher ausschließen zu können.

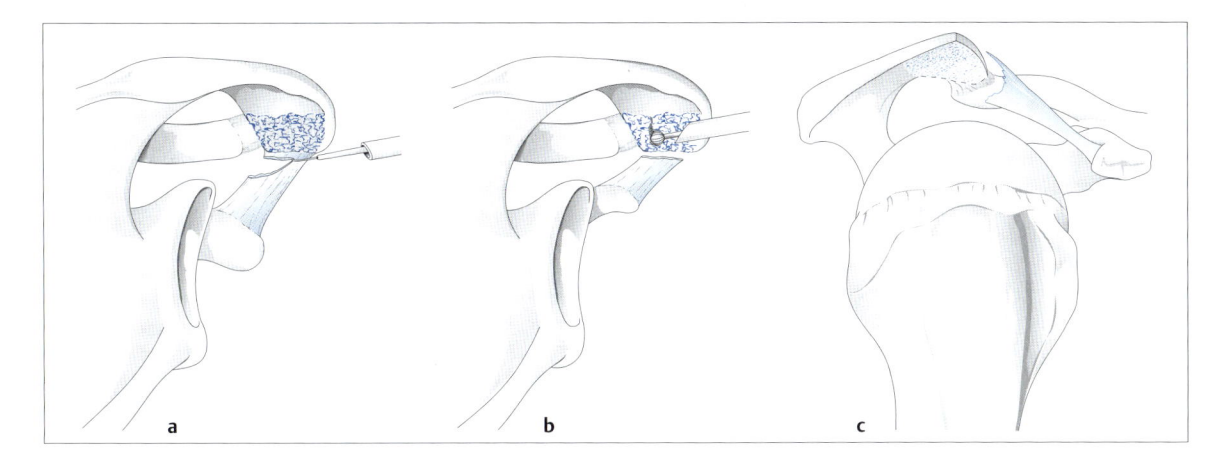

Abb. 5.6 a–c Endoskopische subakromiale Dekompression (ESD).
a Die Unterfläche des Akromions wird dargestellt, das flächenhaft ansetzende Lig. coracoacromiale ist abgetragen und an der Vorderkante des Akromions durchtrennt.
b u. **c** Bei der Akromioplastik wird mit der Fräse durch Abtragen der ventralen Krümmung eine flache Akromionunterfläche geschaffen.

Gleiches gilt auch für die **kompletten Rotatorenmanschettenrupturen**. Neben dem Ausschluss zusätzlicher intraartikulärer Läsionen ermöglicht die Arthroskopie hier eine exakte Beurteilung von Größe und Mobilisierbarkeit und damit auch Rekonstruierbarkeit der Ruptur. Die Indikation für eine endoskopische Durchführung der Akromioplastik stellt sich, wenn die rupturierte Sehne danach rein arthroskopisch oder aber offen über den bereits genannten minimierten lateralen Zugang, der zur Schonung des N. axillaris auf maximal 4 cm zu begrenzen ist, rekonstruiert werden kann. Dies trifft in der Regel nur für gut mobilisierbare, kleine bis mittelgroße Rupturen mit guter Sehnenqualität zu. Die Kombination von Arthroskopie und offenen Verfahren macht das Vorgehen minimalinvasiv, schont die Insertion des Deltamuskels und ermöglicht dennoch eine sichere und kontrollierte Refixation der Sehne (Levy 1990, Liu 1994, Paulos 1994). Die sichere Befestigung der Sehne am Knochen – sei es durch transossäre Nähte oder mittels einer Fadenankertechnik – ist der unsicherste Schritt bei der rein arthroskopischen Rekonstruktion, die sich daher auch bis heute noch nicht allgemein durchsetzen konnte (Morrison 1998). Neben der nicht notwendigen Ablösung der Deltamuskulatur spricht auch die geringere postoperative Beeinträchtigung der Patienten für ein weniger invasives Verfahren, allerdings wird weder durch die rein arthroskopische noch durch die kombinierte Technik die Nachbehandlung beschleunigt, da deren Ablauf primär durch die Heilung der Sehne bestimmt wird.

Bei kompletter Rotatorenmanschettenruptur stellt sich die Indikation zur Arthroskopie auch ohne geplante Rekonstruktion der Sehne beim älteren, wenig aktiven Patienten, bei dem der Schmerz als Hauptsymptom im Vordergrund steht, oder wenn der RM-Defekt so groß und die dazugehörige Muskulatur bereits so verändert ist, dass eine Rekonstruktion nicht mehr erfolgsversprechend durchgeführt werden kann (Burkhart 1991, Ellman 1993, Olsewski 1994). Es erfolgt dann lediglich ein Débridement im subakromialen Raum, ergänzt ggf. durch die Tenotomie der frei liegenden, degenerativ veränderten, meist auch instabilen oder schon teilrupturierten langen Bizepssehne (Habermeyer 1995). Den Subakromialraum einengende Osteophyten des Akromions oder im Bereich des AC-Gelenks werden mit einer Fräse abgetragen, aber auf die Durchtrennung des Lig. coracoacromiale verzichtet, um bei fehlender Rotatorenmanschette ein weiteres Höhertreten des Kopfs zu verhindern.

Bei der ganz überwiegenden Zahl von Patienten mit einer **Tendinosis calcarea** (s. Kapitel 10.4) verschwindet der Kalk im Verlauf unter konservativer Therapie, sodass nur 10–15% überhaupt einer operativen Behandlung bedürfen (Kulenkampf 1990). Die arthroskopische Entfernung ist hierfür dann heute die Methode der Wahl und indiziert bei fortbestehender Schmerzsymptomatik und einem sich radiologisch nicht verändernden oder großen Kalkdepot. In 18% der Fälle kann das Kalkdepot arthroskopisch nicht lokalisiert und entsprechend auch nicht entfernt werden, was insgesamt zu schlechteren Resultaten führt (Ellman 1992, Mole 1992). Wird das Kalkdepot intraoperativ aufgefunden, spielt die Vollständigkeit der Entfernung dagegen wohl nur eine untergeordnete Rolle. Für die Darstellung des Kalkdepots muss die bei der Tendinosis calcarea häufig durch wiederholte Entleerung kleiner Kalkmengen chronisch entzündlich veränderte Bursa subacromialis reseziert werden. Ist der Kalk in der Sehne nicht sichtbar, kann er mit Hilfe einer Nadel aufgesucht werden. Das Depot wird dann mit einem kleinen Messer im Längsverlauf der Sehnen eröffnet und schrittweise und möglichst komplett ausgeräumt (Abb. 5.**5**, siehe Tafelteil). Die Sehne ist im Randbereich des Kalkdepots vermehrt vaskularisiert, was anfangs das Auffinden des Kalkes erleichtert und nach Entleerung des Kalkdepots die Heilung begünstigt. Ein Fortbestehen des Sehnendefektes nach Kalkausräumung oder sogar die Entstehung einer Ruptur an dieser Stelle ist nur bei sehr großen Kalkdepots nicht zu befürchten. Ein operativer Verschluss des Defekts ist daher selten. Die Frage der Notwendigkeit einer gleichzeitigen Akromioplastik wird kontrovers diskutiert. Im Rahmen einer europäischen Multicenter-Studie konnte Mole (1992) zeigen, dass die zusätzliche Dekompression keine Verbesserung der Ergebnisse bewirkt. Goutallier (1992) dagegen befürwortete sogar die isolierte subakromiale Dekompression und hielt die gleichzeitige Entfernung des Kalkdepots nicht für notwendig. Eine im deutschsprachigen Raum durchgeführte Multicenter-Studie konnte aufzeigen, dass die Tendenz zur Rückbildung des Kalkdepots bei Patienten mit nur partieller Entfernung des Kalkes größer war als bei den Fällen, wo eine Lokalisierung endoskopisch nicht gelang (Barthel 1996). Es scheint doch so zu sein, dass bei einer Tendinosis calcarea zumindest die partielle Kalkentfernung für den weiteren Verlauf günstig ist, die gleichzeitige ESD ohne Zeichen eines subakromialen Impingements jedoch keine weiteren Vorteile bringt.

5.2.5 Schulterinstabilität

Unbestritten hat die Arthroskopie unser Wissen über die pathomorphologischen Veränderungen des instabilen Schultergelenks erweitert. Sie ermöglichte eine genauere Beschreibung der instabilitätsspezifischen Läsionen des Labrum-Kapsel-Komplexes und eine zuverlässige Erfassung von Begleitläsionen (Abb. 5.**5a** u. 5.**5b**, siehe Tafelteil). Selbst vor jeder offenen Schulterstabilisierung ist daher die Arthroskopie zum Ausschluss von Schädigungen der Rotatorenmanschette oder des kranialen Labrums und Bizepssehnenankers indiziert.

Für den erfolgreichen Einsatz der in arthroskopischer Technik durchgeführten Stabilisierung bedarf es einer sorgfältigen Patientenauswahl. Geeignet sind Patienten mit einer rezidivierenden posttraumatischen Instabilität, bei denen ein noch klar definierter und abgrenzbarer Labrum-Ligament-Komplex vorliegt, sowie traumatische

Erstluxationen, wobei folgende Parameter für eine frühzeitige operative Versorgung nach einmaliger Luxation sprechen:
- junge Patienten unter 25 Jahren,
- Sportarten mit hohem Rezidivrisiko bei Sportausübung z. B. Wurfsportarten,
- Sportarten mit potentieller Gefährdung des Sportlers bei persistierender Schulterinstabilität, z. B. Klettern, Wildwasserfahren.

Die arthroskopische Stabilisierung ist ungeeignet bei größeren knöchernen Bankart-Defekten, bei nicht klar abgrenzbarem Labrum-Ligament-Komplex schlechter Qualität und bei zusätzlichen Begleitverletzungen wie Rupturen der Rotatorenmanschette oder Instabilitäten der langen Bizepssehne infolge Läsion des Rotatorenmanschettenintervalls.

Arthroskopische Stabilisierungstechniken. Allen arthroskopischen Stabilisierungstechniken gemeinsam ist die Notwendigkeit einer zunächst ausreichenden Mobilisierung des Labrum-Kapsel-Komplexes und das anschließende Anfrischen von Pfannenrand und Skapulahals mit einer Knochenraspel oder -fräse. Der Labrum-Kapsel-Komplex wird dann gefasst, angehoben und unter Anspannung des IGHL an seine anatomische Position am Glenoidrand reponiert. Für die arthroskopische Refixation am Pfannenrand wurden verschiedene Verfahren beschrieben (s. Kap. 14.2.2):
- Stapling (Detrisac u. Johnson 1986),
- Verschraubung (Snyder 1993),
- transglenoidale Nahttechniken (Morgan u. Bodenstab 1987, Caspari 1988),
- intraartikuläre Refixation des Labrum-Kapsel-Komplexes:
    - Fadenanker (Wolf 1991),
    - Resorbierbare Dübel (Warner u. Mitarb. 1991),
- extraartikulare Refixation des Labrum-Kapsel-Komplexes (Resch u. Mitarb. 1996).

Bei Vorliegen einer großen vorderen Luxationstasche, wie sie bei posttraumatischen Instabilitäten mit steigender Anzahl von Reluxationen oder auch bei atraumatischen, vorderen und unteren Instabilitäten zu beobachten sind, sind bei der arthroskopischen Stabilisierung neben der Refixation des abgelösten Labrum-Kapsel-Komplexes zusätzliche Maßnahmen erforderlich, um das Gelenk durch eine Reduktion des Gelenkvolumens zu stabilisieren. Hierfür stehen spezielle Techniken des Kapselshifts und Verfahren der thermischen Kapselschrumpfung zur Verfügung:
- **Arthroskopischer Kapselshift durch V-Y-Platik.** Durch eine y-förmige Inzision der ventralen Gelenkkapsel und einen sog. superomedialen Kapslshift wird die Kapsel dreidimensional verkleinert und eine stärkere Reduktion des Gelenkvolumens erreicht (Habermeyer 1996).
- **Thermische Kapselschrumpfung.** Unter dem Begriff LACS (laser assisted capsular shrinkage) wurde von Fanton (1992) die Schrumpfung der Gelenkkapsel mit Hilfe eines Holmium:YAG-Lasers vorgeschlagen. Unter Anwendung nicht ablativer Energiemengen wird die ausgeweitete Gelenkkapsel geschrumpft. Neben dem Laser werden heute auch bipolare Hochfrequenzsonden für das Schrumpfen der Gelenkkapsel eingesetzt. Die hierfür notwendigen Geräte und Instrumente haben wegen ihrer Vorteile bei Anwendung im subakromialen Raum und wegen ihres deutlich niedrigeren Preises eine schnelle Verbreitung gefunden und dem Laser den Rang abgelaufen.

Da nicht nur die Kollagenfasern, sondern auch die sensorischen Rezeptoren bei der thermischen Kapselschrumpfung verändert werden, sind die langfristigen Auswirkungen dieses Verfahrens für das Schultergelenk allerdings noch nicht sicher zu beurteilen (Gohlke u. Mitarb. 1999).

5.2.6 Schultersteife

Narkosemobilisierung und offene Arthrolyse konkurrieren mit der arthroskopischen Arthrolyse bei therapieresistenter Bewegungseinschränkung der Schulter. Pollock u. Mitarbeiter (1994) halten die Arthroskopie nur für die Behandlung von Begleitschäden nach geschlossener Mobilisierung der Schulter für angezeigt. Warner u. Mitarbeiter (1997) beurteilen die Arthroskopie als eine effektive Form der Behandlung mit minimaler Morbidität bei allerdings ausgewählter Indikationsstellung bei Patienten mit postoperativer Schultersteife und Ausschluss extraartikulärer Ursachen. In der Behandlung der primären Schultersteife führt die arthroskopische Arthrolyse zu einer Verbesserung der Beweglichkeit, beeinflusst jedoch nicht die Schmerzsymptomatik, die in der Regel spontan abklingt (Beaufils u. Mitarb. 1999). Die Indikation bei der primären Schultersteife ergibt sich entsprechend bei Fällen mit ausgeprägter Bewegungseinschränkung, die keine Tendenz zur Besserung aufweisen.

Die arthroskopische Arthrolyse kann unter Berücksichtigung der Art der Bewegungseinschränkung an den hierfür verantwortlichen anatomischen Strukturen sequenziell erfolgen. Warner u. Mitarb. (1992) zeigten, dass das superiore glenohumerale Ligament und das korakohumerale Ligament die inferiore Translation und Außenrotation hemmen, Harryman u. Mitarb. (1997) fanden, dass ein Release der inferioren Kapsel besonders die Abduktion verbessert, während die Innenrotation durch die verkürzte dorsale Kapsel eingeschränkt ist.

Bei der arthroskopischen Arthrolyse beginnt nach eindeutiger Identifizierung der Subskapularissehne die Durchtrennung der Kapsel ventral der langen Bizepssehne im Bereich des Rotatorenmanschettenintervalls und reicht bis zur Fünf-Uhr-Position an der vorderen unteren Glenoidecke. Zwischen 5 und 7 Uhr liegt der N. axillaris in gefährlicher Nähe der Gelenkkapsel, wobei die Distanz zum glenoidnahen Kapselansatz größer ist als zum humerusnahen Ansatz der Kapsel und bei abduzierter und außenrotierter Schulter ein Maximum von ca. 25 mm aufweist (Jerosch et al. 2000). Ein arthroskopisches Release der inferioren Kapsel zur Verbesserung der Abduktion erfordert daher besondere Sorgfalt. Ist eine Durchtrennung des Lig. coracohumerale erforderlich, kann diese alternativ zur offenen Durchtrennung (Ozaki u. Mitarb. 1989) auch arthroskopisch im Bereich der Basis des Processus coracoideus durchgeführt werden (Pollock u. Mitarb. 1994).

5.2.7 Erkrankungen des Akromioklavikulargelenks

Die ersten arthroskopischen Eingriffe am AC-Gelenk wurden in Kombination mit einer subakromialen Dekompression beschrieben. Sie wurden von der Bursa subacromialis aus im Anschluss an die Dekompression durchgeführt und beinhalteten meist das einfache Abtragen von kaudalen Osteophyten bei Patienten mit einem subakromialen Engpasssyndrom und Rotatorenmanschettenpathologie (Ellman 1987, Esch 1988). Für Patienten mit isoliertem Befall des AC-Gelenks, sei es im Sinne einer primären bzw. sekundären Arthrose oder einer Osteolyse der lateralen Klavikula hat Johnson (1986) einen direkten superioren Zugang zum AC-Gelenk beschrieben. Sowohl über diesen direkten superioren oder den indirekten bursalen Zugang ist eine ausreichende Knochenresektion möglich, wobei 5–7 mm beim arthroskopischen Vorgehen als Minimum gelten, um ein zufriedenstellendes Resultat zu erreichen (Flatow 1992). Die Ergebnisse der arthroskopischen Resektion sind bisher zumindest im kurz- und mittelfristigen Verlauf denen der offenen Verfahren vergleichbar (Gartsman 1993, Kay 1994, Snyder 1995, Flatow 1995). Das arthroskopische Verfahren ist weniger invasiv, erhält die akromioklavikuläre Kapsel und Ligamente, was unter biomechanischen Gesichtspunkten für die Vermeidung einer posterioren Translation der lateralen Klavikula (Fukuda 1986) und der ansonsten notwendigen ausgedehnteren Knochenresektion entscheidend ist. Bei gleichzeitiger Instabilität des AC-Gelenks sind schnell die Grenzen des arthroskopischen Vorgehens erreicht und offene operative Maßnahmen erforderlich. Eine Ausnahme bildet die symptomatische chronische Instabilität Grad II nach Tossy bzw. Rockwood, die auch durch alleinige Resektion des lateralen Klavikulaendes ohne Bandrekonstruktion behandelt werden kann.

Literatur

Beaufils P, Prevot N, Boyer T et al. Arthroscopic release of the glenohumeral joint in shoulder stiffness: a review of 26 cases. Arthroscopy 1999; 15 : 49 – 55.

Barthel T. Ergebnisse der endoskopischen subakromialen Dekompression. Eine prospektive Multicenter-Studie. In Eulert J, Hedtmann A (Hrsg.). Das Impingement-Syndrom der Schulter. Thieme, Stuttgart, New York, 1996; 114 – 123.

Barthel T, König U, Gohlke F. Anatomie des antero-superioren Labrum-Kapsel-Komplexes. Z Orthop. 1998; 136:A 141 – 142.

Burkhart SS. Arthroscopic treatment of massive rotator cuff tears: Clinical results and biomechanical rationale. Clin Orthop. 1991; 267 : 45 – 56.

Burman MS. Arthroscopy, a direct visualization of joints: an experimantal cadaver study. J Bone Joint Surg. 1931; 13-A:669.

Caspari RB. Shoulder arthroscopy: a review of the present state of the art. Contemp Orthop. 1982; 4 : 523.

Caspari RB. Arthroscopic reconstruction for anterior shoulder instability. Techniques Orthop. 1988; 3 : 59 – 66.

Cooper DE, Arnoczky SP, O'acute]Brien SJ, Warren RF, DiCarlo E, Answorth A. Anatomy, histology and vascularity of the glenoid labrum. J Bone Joint Surg. 1992; 74-A:46 – 52.

Covall DJ, Fowble CD. Arthroscopic treatment of synovial chondromatosis of the shoulder and biceps tendon sheath. Case report. Arthroscopy 1993; 9 : 602 – 604.

Detrisac DA, Johnson LL. Arthroscopic shoulder capsulorraphy using metal staples. Orthop Clin North Am. 1993; 24 : 71 – 88.

Ellman H. Arthroscopic subacromial decompression: Analysis of one- to three-year results. Arthroscopy 1987; 3 : 173 – 181.

Ellman H. Diagnosis and treatment of incomplete rotator cuff tears. Clin Orthop. 1990; 254 : 64 – 74.

Ellman H, Bigliani LU, Flatow E, Esch JC, Snyder SJ, Olgivie-Harris D, Weber SC. Arthroscopic treatment of calcifying tendinitis: the American experience. 5 th Int.Conference on Surgery of the Shoulder, Paris, 1992; Abstract.

Ellman H, Gartsman GM. Arthroscopic Shoulder Surgery and related Procedures. Lea Febiger, Phialdelphia, Baltimore, Hongkong, London, München, Sydney, Tokyo, 1993.

Ellman H, Kay SP, Wirth M. Arthroscopic treatment of full-thickness rotator cuff tears: 2 – 7 year follow-up study. Arthroscopy 1993; 9 : 195 – 200.

Esch JC, Ozerkis LR, Helgager JA, Kane N, Lilliot N. Arthroscopic subacromial decompression: results according the degree of rotator cuff tear. Arthroscopy 1988; 4 : 241 – 249.

Fanton GS, Dillingham MF. The use of Holmium: YAG-Laser in arthroscopic surgery. Sem Orthop. 1992; 7 : 102 – 116.

Flatow EL, Bigliani LU. Arthroscopic acromioclavicular joint debridement and distal clavicle resection. Oper Tech Orthop. 1991; 1 : 240.

Flatow EL, Cordasco FA, Bigliani LU. Arthroscopic resection of the outer end of the clavicle from a superior approach: a critical quantitative, radiographic assessment of bone removal. Arthroscopy 1992; 8 : 55 – 64.

Flatow EL, Duralde XA, Nicholson GP et al. Arthroscopic resection of the distal clavicle with a superior approach. J Shoulder Elbow Surg. 1995; 4 : 41 – 50.

Fukuda K, Craig EV, An K et al. Biomechanical study of the ligamentous system of the acromioclavicular joint. J Bone Joint Surg. 1986;A-68 : 434 – 439.

Gächter JB. Die Bedeutung der Arthroskopie beim Pyarthros. H Unfallheilk. 1990; 200 : 132 – 136.

Gartsman GM. Arthroscopic resection of the acromioclavicular joint. Am J Sports Med. 1993; 21 : 71 – 77.

Gartsman GM, Milne JC. Articular surface partial-thickness rotator cuff tears. J Shoulder Elbow Surg. 1995; 4 : 409 – 415.

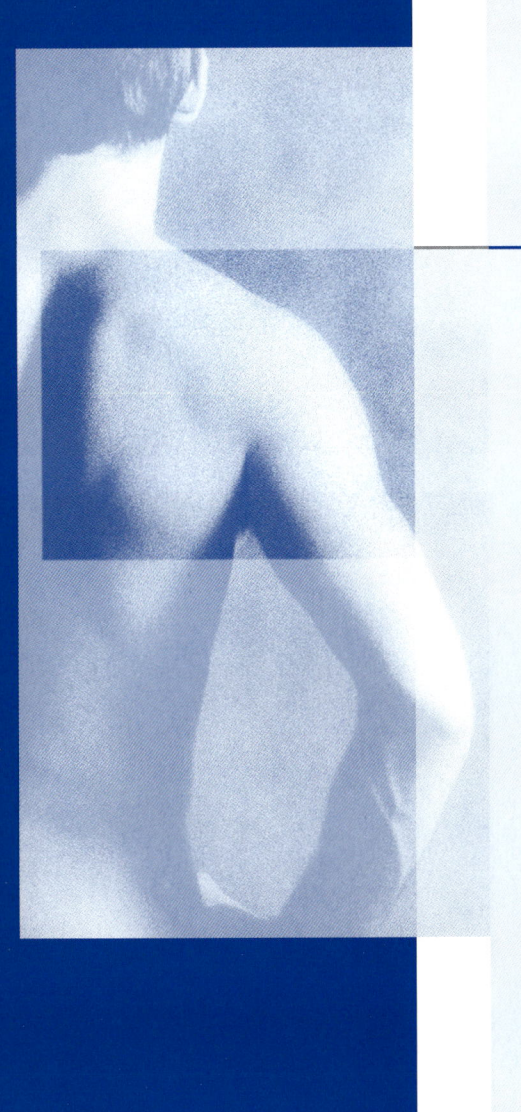

Tafelteil

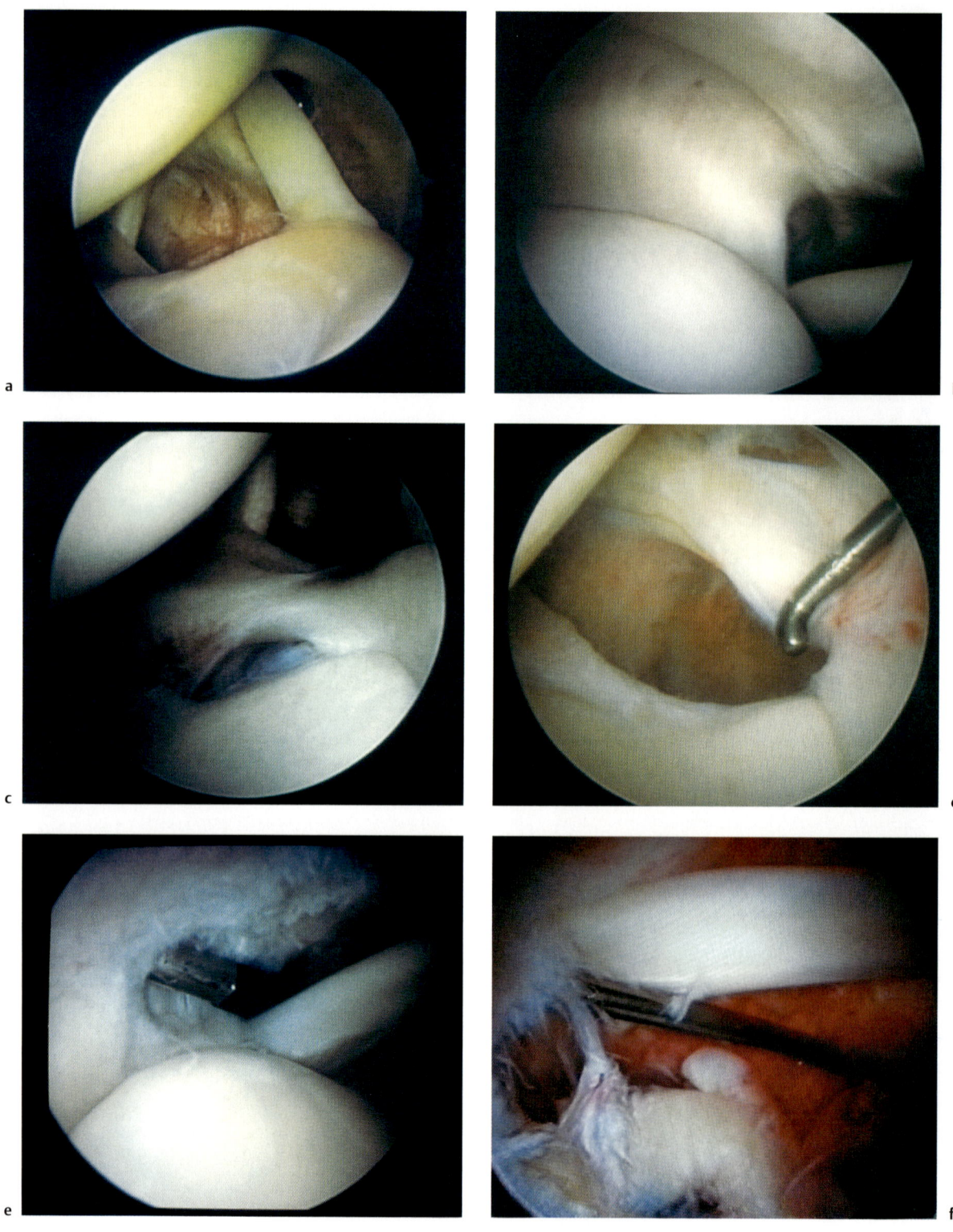

Abb. 5.4 Arthroskopische Befunde, erhoben an einem rechten Schultergelenk (Einblick vom dorsalen Portal).

a Intaktes kraniales Labrum mit Bizepssehnenanker.
b Intakte Unterfläche und Insertion der Supraspinatussehne. Die zirkulären Fasern der kapsulären Schicht (vgl. Abb. 1.**24**) heben sich ab.
c Sublabrales Foramen (sublabral hole) im anterosuperioren Glenoidabschnitt.
d Buford-Komplex; das Labrum fehlt im anterosuperioren Glenoidabschnitt, das MGHL ist strangförmig und strahlt in das kraniale Labrum ein.
e Partielle Unterflächenläsion der Supraspinatussehne.
f Traumatische SLAP-Läsion bei einem 42-jährigen Mann nach Fahrradsturz. Mit dem Tasthaken wird die Bizepssehne vom oberen Glenoidpol abgehoben. Das vordere Labrum ist nahe der Bizepssehne ebenfalls abgerissen.

Tafelteil | III

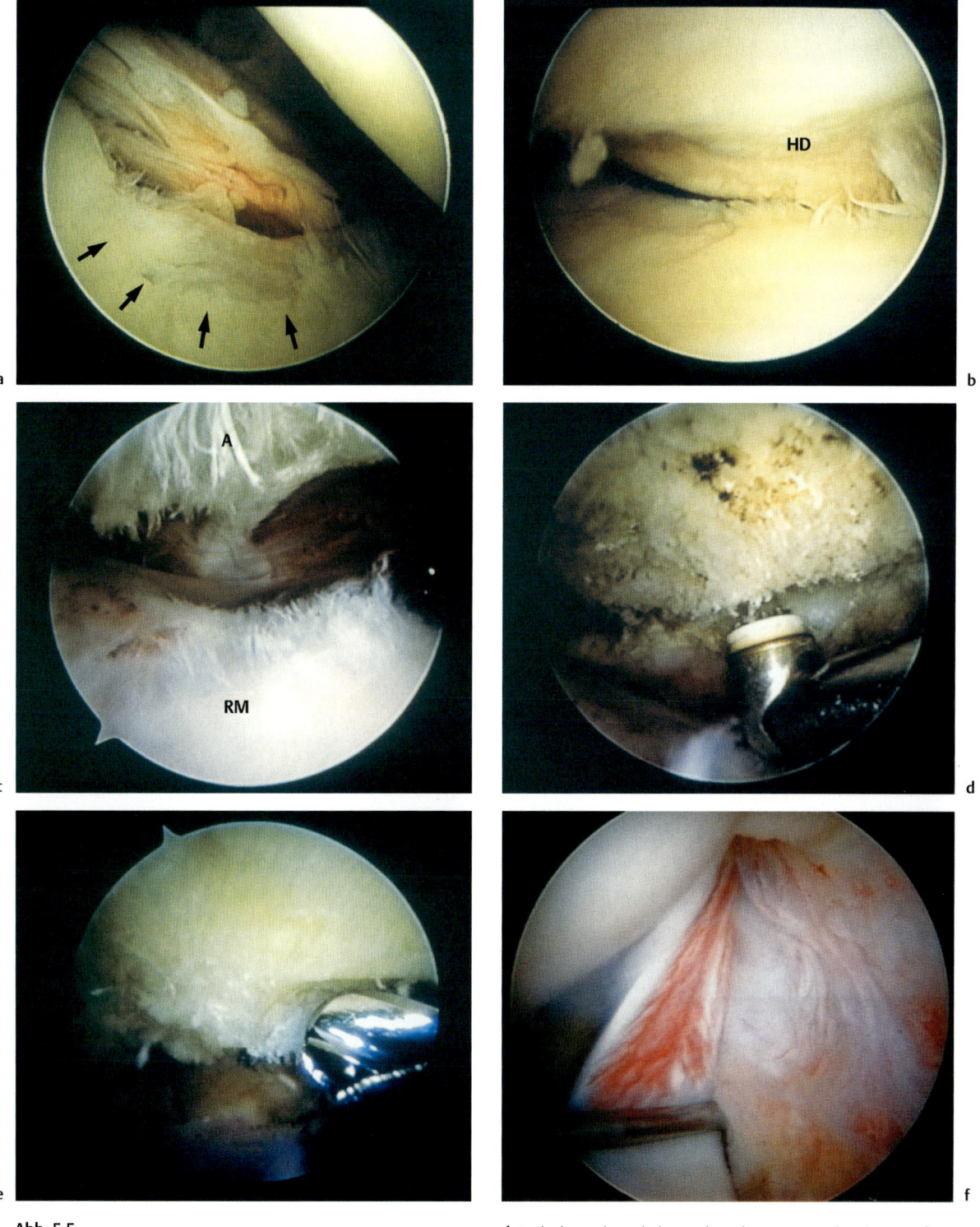

Abb. 5.5

a Zustand nach vorderer unterer Schulterluxation: Ablösung des Labrum-Kapsel-Komplexes und Knorpeldefekt (markiert) in der Übergangszone zum Labrum (GLAD-Läsion).
b Zustand nach vorderer unterer Schulterluxation: Hill-Sachs-Defekt (HD), der gerade am Glenoidrand einrastet.
c Subakromiales Impingement mit Auffaserung der Akromionunterfläche (A) und Rotatorenmanschettenoberfläche (RM).
d Endoskopische subakromiale Dekompression (ESD): Darstellung der knöchernen Akromionunterfläche mittels Durchtrennen und Entfernen des flächenhaft inserierenden Lig. coracoacromiale mittels Elektrokauter.
e Endoskopische subakromiale Dekompression (ESD): Durchführen der vorderen Akromioplastik mit der Walzenfräse.
f Tendinitis der langen Bizepssehne bei Pulley-Läsion. Die Bizepssehne wird mit dem Tasthaken aus dem Sulkus nach kaudal herausgezogen und gewendet, um die entzündliche Gefäßinjektion darzustellen.

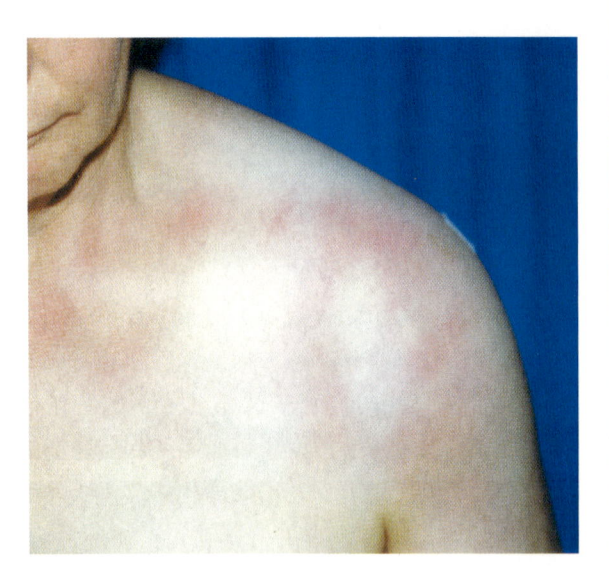

Abb. 8.2 Klinisches Bild einer Schulterinfektion. Rötung und Schwellung sind deutlich sichtbar.

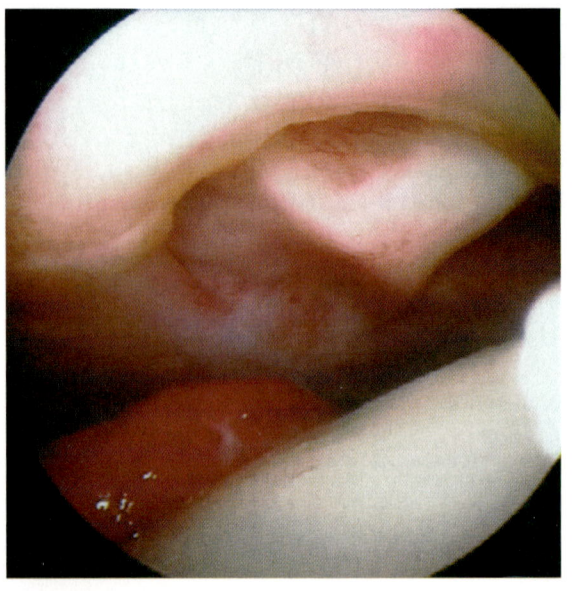

Abb. 10.44 Kapsulotendinöse Dissektion bei RM-Defekt. Die Kapsel ist weiter retrahiert als die Sehne.

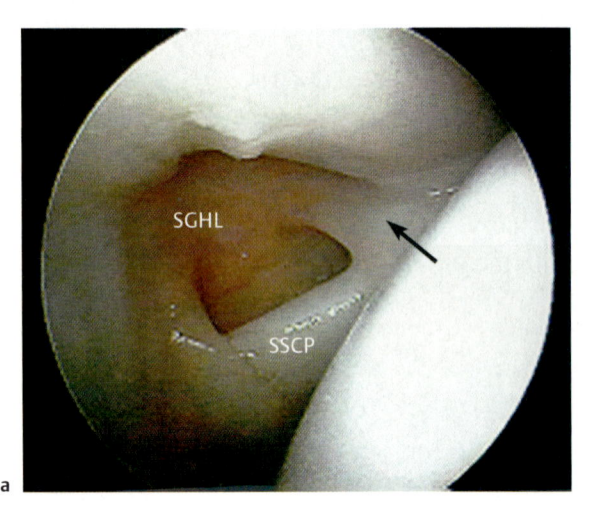

Abb. 10.68 a u. b Intraartikuläre Führung der langen Bizepssehne in der Rotatorenintervallzone (Pfeile sog. Bizeps-Pulley, SGHL: superiores glenohumerales Ligament, SSCP: sehniger Oberrand des M. subscapularis, SSP: Insertion der Sehne des M. supraspinatus).

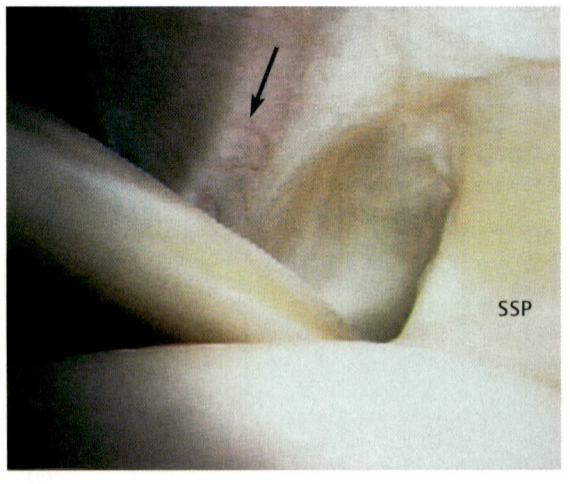

Tafelteil | V

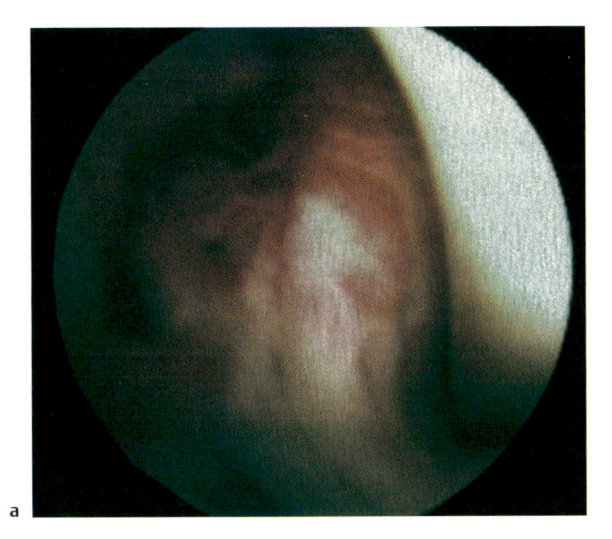

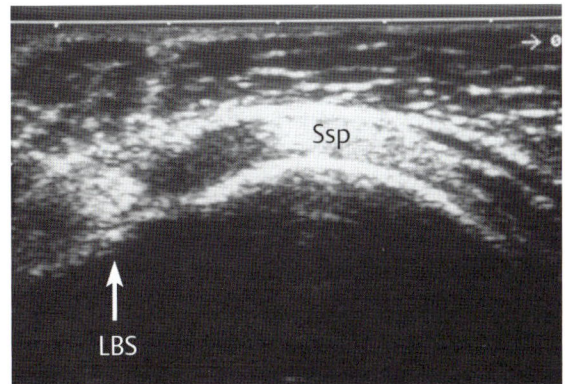

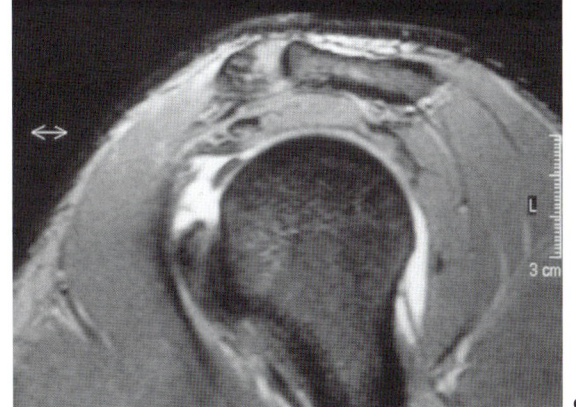

Abb. 10.69 a Arthroskopiebild einer frischen Intervallzonenläsion mit ausgerissenem superioren Band.
b Sonogramm mit nach medial supratuberkulär instabiler langer Bizepssehne (s. den großen Abstand zum Vorderrand der Supraspinatussehne).
c MRT einer Intervallzonenläsion.

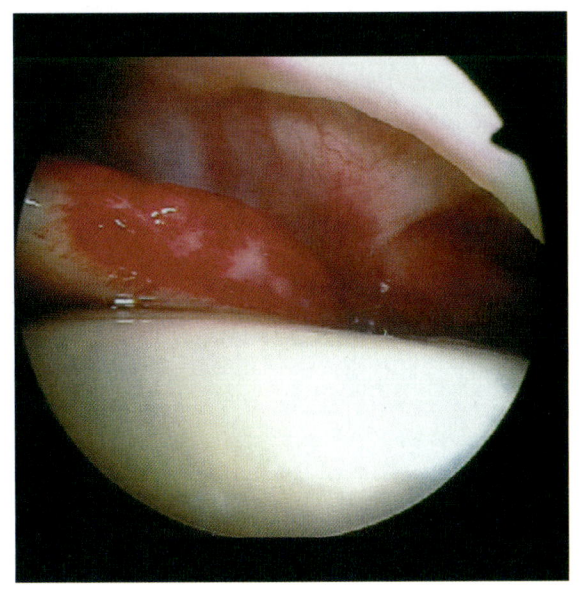

Abb. 10.70 Unbedeckte lange Bizepssehne bei RM-Defekt.

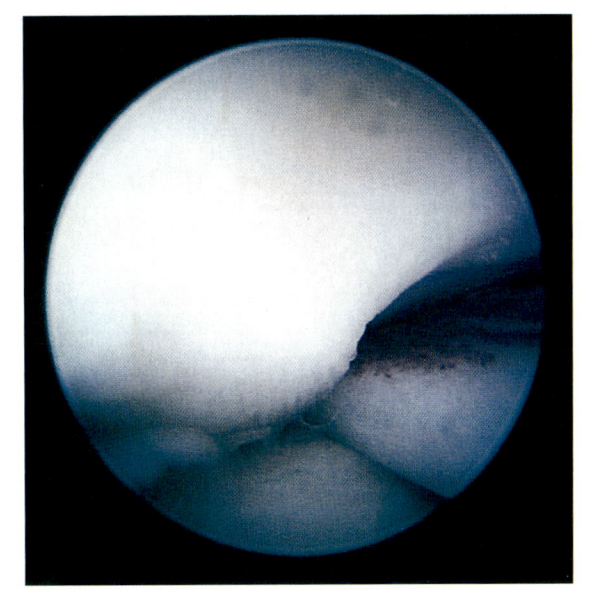

Abb. 10.71 Artikulärseitige Rotatorenläsion der Supraspinatusvorderkante mit begleitender Tendinitis der langen Bizepssehne.

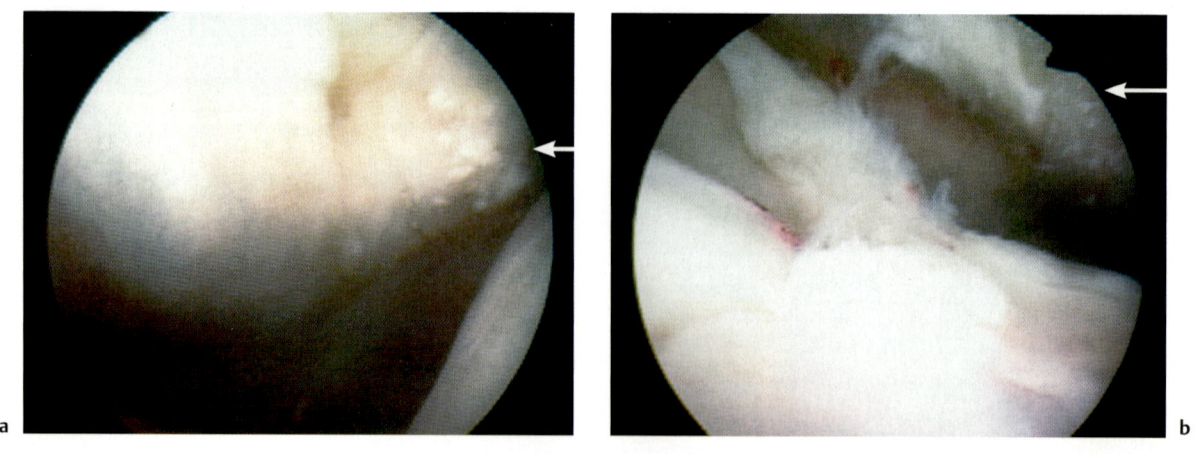

Abb. 10.81 a u. b Assoziation von Rotatorenmanschettendefekt und dystropher Verkalkung des Gelenkes (sog. Milwaukee-Schulter).

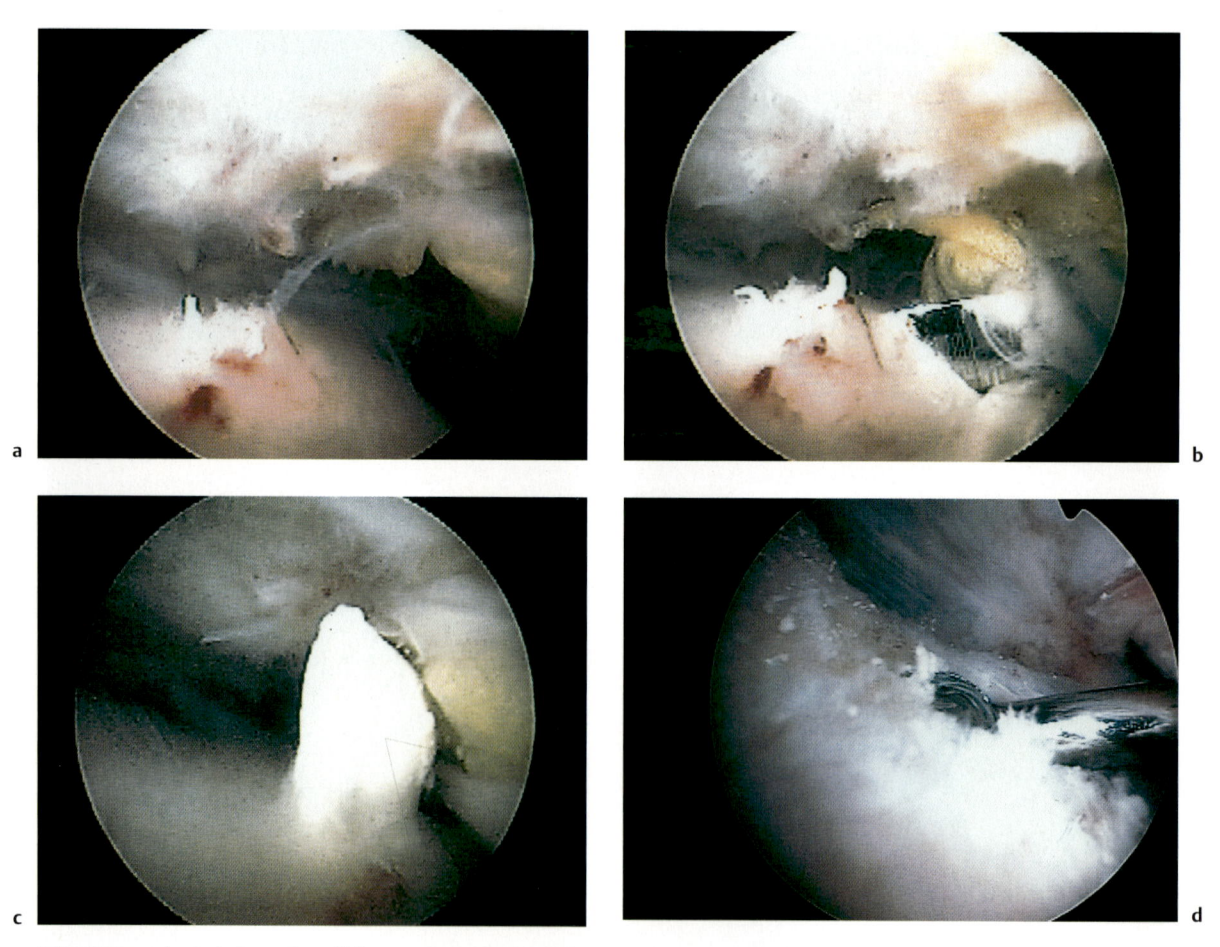

Abb. 10.82 a–d Endoskopische Kalkdepotentfernung im Subakromialraum.
a Oberflächlich sichtbarer Kalk nach Nadelstich.
b Inzision mit dem Arthroskopiemesser.
c Kalkentleerung.
d Ausräumung mit dem Löffel.

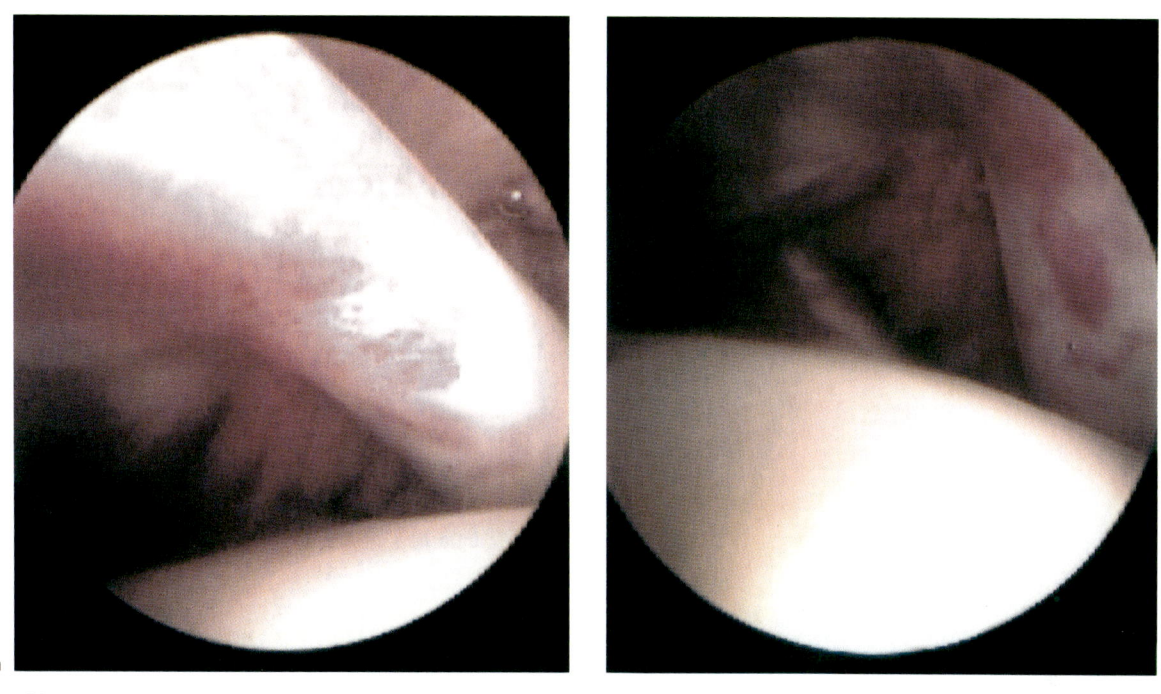

Abb. 11.1 a u. b Deutliche Synovitis der Intervallzone und der langen Bizepssehne entsprechend einem Stadium 2 nach Neviaser bei einer adhäsiven Kapsulitis (frozen shoulder).

Gohlke F, Essigkrug B, Schmitz F. The pattern of the collagen fiber bundles of the capsule of the glenohumeral joint. J Shoulder Elbow Surg. 1994; 3:111–128.

Gohlke F, Ilg A., Böhm D. Influence of laser shrinking ans vaporisation on terminal nerve endings of the glenohumeral joint capsule. In Willems J. Rozing P.: Proceedings of 13 th Congress of the European Society for Surgery of the Shoulder and the Elbow, Den Haag, 1999:118.

Goutallier D, Duparc F, Postel JM. Treatment of old painful calcified shoulders by decompression without calcification removal. 5 th Int. Conference on Surgery of the Shoulder, Paris, 1992; Abstract.

Habermeyer P. Rotatorenmanschette und lange Bizepssehne. In Habermeyer P, Schweiberer L (Hrsg): Schulterchirurgie. Urban Schwarzenberg, München, 1995:185–214.

Habermeyer P. Operative Arthroskopie bei Schulterinstabilität. In Habermeyer P, Schweiberer L (Hrsg): Schulterchirurgie. Urban Schwarzenberg, München, 1995:285–304.

Haeri GB, Maitland A. Arthroscopic findings in the frozen shoulder. J Rheumatol 1981; 8:149–152.

Harryman DT, Matsen F, Sidles JA. Arthroscopic management of refractory shoulder stiffness. Arthroscopy 1997; 13:133–147.

Howell SM, Galinat BJ. The glenoid-labral socket: A constrained articular surface. Clin Orthop. 1989; 173:122–125.

Imhoff A, Schreiber A. Synoviale Chondromatose. Orthopäde 1988:17:233–244.

Jerosch J, Filler T, Peuker E. Wie gefährdet ist der N. axillaris beim arthroskopischen Kapselrelease (AKR) im Rahmen der Therapie von Patienten mit einer adhäsiven Kapsulitis? Orthopädische Praxis 2000; 36:389–393.

Johnson LL. Arthroscopy of the shoulder. Orthop Clin North Am. 1980; 11:197–204.

Johnson LL. Arthroscopic surgery principles and practice. 3 rd ed. St. Louis: CV Mosby, 1986.

Kay DP, Ellman H, Harris E. Arthroscopic distal clavicle excision: Technique and early results. Clin Orthop. 1994; 301:181–184.

Kulenkampff A, Reichelt A. Der klinische Verlauf der Rotatorenmanschettenruptur nach konservativer Therapie. Orthop. Praxis, 1990:493–496.

Levy H, Uribe J, Delaney L et al. Arthroscopic assisted rotator cuff repair: preliminary results. Arthroscopy 1990; 6:55–60.

Liu S. Arthroscopically-assisted rotator cuff repair. J Bone Joint Surg-B 1994; 76:592–595.

Maffet MW, Gartsman G, Mosely B. Superior labrum-biceps tendon complex lesions of the shoulder. Am J Sports Med. 1995; 23:93–98.

Matthews LS, Wolock BS, Martin DF. Arthroscopic management of degenenerative arthritis of the shoulder. In Mc Ginty JB. (Hrsg.) Operative arthroscopy. Raven, New York, 1991:567.

Miehlke W, Schyzer HK, Simmen BR, Klonz A. Arthroskopische Synovektomie des Schultergelenks bei chronischer Polyarthritis. Arthroskopie 1997; 10:22–26.

Mole D, Walch G, Kempf JF, Boyer T, Allard M, Resch H, Willems S, Handelberg F, Jerosch J, van Dijk E, Gerber C. Arthroscopic treatment of calcifying tendinitis. Results of the multicentric European study. 5 th Int. Conference on Surgery of the Shoulder, Paris, 1992; Abstract.

Morgan CD, Bodenstab AB. Arthroscopic Bankart suture repair: Technique and early results. Arthroscopy 1987; 3:111–122.

Morrison DS, Jacobson SR. Limited open rotator cuff repair. In Fu FH, Ticker JB, Imhoff AB (Hrsg.): An atlas of shoulder surgery. Martin Dunitz, 1998; 183–191.

Olsewski JM, Depew AD. Arthroscopic subacromial decompmression and rotator cuff debridement for stage II and stage III impingement. Arthroscopy 1994; 10:61–68.

Ozaki J, Nakagama Y, Sakurai G, Tamai S. Recalcitrant chronic adhesive capsulitis of the shoulder. J Bone Joint Surg 1989; 71 [Am]:1511–1515.

Paulos LE, Franklin JL. Arthroscopic shoulder decompression: development and application. A five year experience. Am J Sports Med. 1990; 18:235–244.

Paulos LE, Kody M. Arthroscopically enhanced "mini-approach" to rotator cuff repair. Am J Sports Med. 1994; 22:19–25.

Pollock RG, Duralde XA, Flatow EL, Bigliani LU. The use of Arthroscopy in the treatment of resistant frozen shoulder. Clin Orthop. 1994; 304:30–36.

Resch H, Wykypiel HF, Maurer H, Wambacher M. The antero-inferior (transmuscular) approach for arthroscopic repair of the Bankart lesion: an anatomic and clinical study. Arthroscopy 1996; 12:309–322.

Skyhar MJ, Altchek DW, Warren RF, Wickiewicz TL, O'Brien SJ. Shoulder arthroscopy with the patient in the beach-chair position. Arthroscopy 1988; 4:256–259.

Snyder SJ, Karzel RP, Del Pizzo W, Ferkel RD, Friedman MJ. SLAP lesions of the shoulder. Arthroscopy 1990; 6:274–279.

Snyder SJ, Pachelli AF, Del Pizzo WD, Friedman MJ, Ferkel RD, Pattee G. Partial thickness rotator cuff tears: results of arthroscopic treatment. Arthroscopy 1991; 7:1–7.

Snyder SJ, Strafford BB. Arthroscopic management of instability of the shoulder. Orthopedics. 1993; 16:993–1002.

Snyder SJ, Banas MP, Karzel RP. The arthroscopic Mumford procedure: an analysis of results. Arthroscopy 1995; 11:157–164.

Souryal TO, Baker CL. Anatomy of the supraclavicular fossa portal in shoulder arthroscopy. Arthroscopy 1990; 6:297–300.

Warner JJP, Warren RF. Bankart repair using a cannulated, absorbable fixation device. Oper Tech Orthop. 1991; 1:192–198.

Warner JJP, Xiang-Hug Deng, Warren RF et al. Static capsuloligamentous restraints to superior inferior translation of the glenohumeral joint. Am J Sport Med. 1992; 20:675–685.

Warner JJP, Allen AA, Marks PH, Wong P. Arthroscopic release of postoperative capsular contracture of the shoulder. J Bone Joint Surg. 1997; 79-A:1151–1158.

Wiley AM, Older MW. Shoulder arthroscopy: investigations with a fiber-optic instrument. Am J Sports Med. 1980; 8:31–38.

Williams MM, Snyder SJ, Buford D. The buford complex – The "cord-like" middle glenohumeral ligament and absent anterosuperior labrum complex : a normal anatomic capsulolabral variant. Arthroscopy 1994; 10:241–247.

Wolf EM. Arthroscopic capsular repair using suture anchors. Orthop Clin North Am. 1993; 24:59–69.

II Spezieller Teil

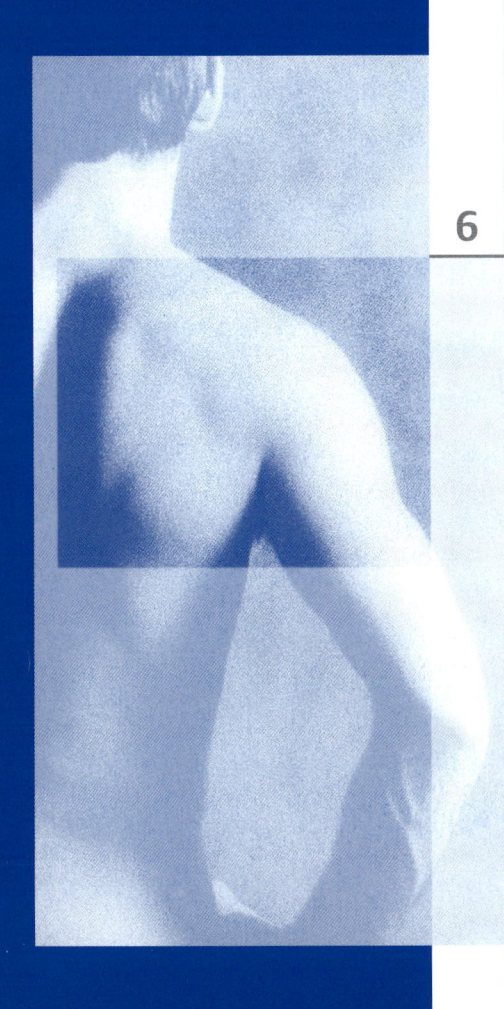

6 Angeborene Fehlbildungen des Schultergelenks

F. Gohlke

6.1 Fehlbildungen der Skapula
6.2 Fehlbildungen der Klavikula
6.3 Fehlbildungen des Humerus
6.4 Muskuläre Fehlbildungen

Die meisten Fehlbildungen stellen bereits in der Frühschwangerschaft entstandene Schädigungen dar, für die nur teilweise eine hereditäre Disposition bekannt ist. Nach Einsatz von Thalidomid kam es Ende der 50er-Jahre zu einer Zunahme schwerer Fehlbildungen: Mehr als die Hälfte aller Mütter, die zwischen dem 38. und 54. Tag der Schwangerschaft Thalidomid einnahmen, brachten Kinder mit schweren Fehlbildungen, meist einer Phokomelie, auf die Welt.

Generell werden **transversale** von **longitudinalen** Fehlbildungen unterschieden. Bei **Differenzierungsfehlern** entsteht eine unvollständige Separation des Gewebes, wie z. B. bei der Syndaktylie oder der radioulnaren Synostose.

In einer sog. teratologischen Reihe wird der Schweregrad einer Schädigung auf die gesamte betroffene Extremität bezogen. Die Ausprägung reicht von leichten Formen, wie z. B. einer klinisch kaum auffälligen Hypoplasie einzelner Finger, bis hin zu einer vollständigen Aplasie der gesamten oberen Extremität einschließlich des Schultergelenks.

Nur 3,3 % aller Fehlbildungen am Haltungs- und Bewegungsapparat sind nach Rogala u. Mitarb. (1974) an der oberen Extremität lokalisiert, wobei die Inzidenz aller Fehlbildungen und Heredopathien auf insgesamt ca. 2–3 % geschätzt wird (Gilbert 1992, Lamp u. Mitarb. 1982). Von Flatt (1977) wurde die Inzidenz an der oberen Extremität mit 0,8 % angegeben. Der überwiegende Anteil dieser Fehlbildungen der oberen Extremität manifestiert sich jedoch in den distalen Anteilen, z. B. Hand, Unterarm oder Ellenbogen, sodass Fehlbildungen im Bereich der Schulter eher eine Rarität darstellen.

6.1 Fehlbildungen der Skapula

6.1.1 Sprengel-Deformität

Definition

Unter der Sprengel-Deformität versteht man eine angeborene Deformität und Lageanomalie der Skapula, die mit ihrem Angulus superior zu weit kranial an der Halswirbelsäule bindegewebig fixiert ist. Leitsymptom ist der Schulterblatthochstand. Es handelt sich dabei jedoch um eine komplexe Fehlbildung, die in wechselnder Ausprägung auftritt und meistens mit anderen Fehlbildungen der zervikothorakalen Region kombiniert ist.

Diese Deformität wurde erstmals 1863 von Eulenberg beschrieben, später jedoch (1891) von Kölliker nach Sprengel benannt, der kurz zuvor (1891) 4 Fälle beschrieben hatte und als erster die Ursache dieser Fehlbildung in einer frühkindlichen Verschiebung der Skapula nach kranial erkannte.

Ätiologie

Obwohl die Erkrankung in der Regel sporadisch auftritt, wurden auch familiäre Häufungen mit einem autosomal dominanten Erbgang beschrieben (Neuhof 1913, Walker 1972).

Aufgrund tierexperimenteller Befunde und der Assoziation mit anderen Hemmungsmissbildungen (Degenhardt 1964) wird für die Mehrzahl der Fälle angenommen, dass die Sprengel-Deformität durch ein Verharren der Skapulaanlage in frühembryonaler Position entsteht. Im Normalfall ist die präformierte Skapula Ende der 5. Woche in ihrer ursprünglichen Position in Höhe der Segmente CIV/V zu beobachten. Zwischen der 9.–12. Woche wandert sie dann tiefer in die Thoraxregion. Bei der Sprengel-Deformität kommt es zu einem ungenügenden Deszensus der Skapula. Gleichzeitig besteht auch eine Fehlform von Skapula und Klavikula.

Pathogenese

Eine Skapula ist gegenüber der Gegenseite kleiner und weist häufig einen hakenförmigen Fortsatz des kraniomedialen Winkels auf, der zu ca. 50 % mit einem fibrösen Strang, bei 20–30 % auch von knorpelig-knöcherner Konsistenz tastbar, an den Quer- und Dornfortsätzen oder Wirbelbögen der 4.–6. Halswirbelkörper fixiert ist. Ein sog. Os omovertebrale lässt sich bei ca. 20 % (Cavendish 1972) auch röntgenologisch nachweisen. (Bei der operativen Resektion sollte beachtet werden, dass Ausläufer dieses Os omovertebrale bei dem gleichzeitigen Vorliegen einer Bogenschlussstörung bis in den Wirbelkanal reichen können.)

Die Beweglichkeit des Schulterblatts wird durch 3 Veränderungen stark eingeschränkt:
- kraniale Fixierung mit dem Os omovertebrale,
- bindegewebige Stränge, die – vom M. subscapularis ausgehend – zur Thoraxwand ziehen,
- stärkere Krümmung der inferioren Anteile des Korpus.

Infolge der verminderten Ausweichbewegung der Skapula geht ein Teil der Abduktion des Arms verloren. Die Rotationsfehlstellung führt dazu, dass der kaudale Glenoidpol nach unten weist, wodurch die Abduktion im Glenohumeralgelenk zusätzlich eingeschränkt wird.

Die Klavikula weicht ebenfalls von der normalen Form ab. Die Kurvatur der mittleren Anteile ist geringer als normal, was zu einer Plexuseinengung führen kann. Diese Formveränderung muss bei einer operativen Korrektur, insbesondere bei älteren Kindern, berücksichtigt und evtl. durch eine Klavikulaosteotomie korrigiert werden.

Epidemiologie

Obwohl bisher keine klaren Angaben zur Inzidenz vorliegen, wird die Sprengel-Deformität als die häufigste Fehlbildung der Schulter angesehen. Über die Koinzidenz mit anderen Deformitäten gibt es jedoch eine Reihe von Daten, die darauf hinweisen, dass bei 60–100% aller Fälle weitere Fehlbildungen vorliegen (Wood u. Marchinski 1998): Skoliose (47%), Rippenanomalien (38%), Klippel-Feil-Syndrom (29%), Spina bifida (19%) und Diastostematomyelie (3%). Zudem wurde eine Koinzidenz mit Fehlbildungen an Hand und Fuß sowie der inneren Organe beschrieben.

Umgekehrt gehört die Sprengel-Deformität auch zu den häufigsten mit Malformationen der Wirbelsäule assoziierten Fehlbildungen (Beals u. Mitarb. 1993, Bernard u. Mitarb. 1985). Neurologische Ausfälle, wie z.B. ein Brown-Sequard-Syndrom (Haumann u. Mitarb. 1986), sind dagegen eher selten.

Einige dieser multiplen Fehlbildungen lassen sich bekannten Syndromen, wie z.B. dem Klippel-Feil-Syndrom (Hensinger u. Mitarb. 1979) oder dem Goldenhar-Syndrom (Avon und Shively 1988), zuordnen.

Diagnostik

Klinische Diagnostik

In schweren Fällen stehen die Verbreiterung und Auftreibung der Nackenkontur durch die Skapula im Vordergrund. Das Schulterblatt steht zu hoch, rotiert nach oben und vorne und erscheint kleiner als das der gesunden Gegenseite. Meistens ist die Abduktion des Arms durch die gestörte Mitbewegung der Skapula auf 90° und weniger reduziert.

Der klinische Befund kann nach **Cavendish** in 4 Schweregrade unterteilt werden:
- Grad I: Schultern stehen auf gleicher Höhe, kaum erkennbare Deformität,
- Grad II: Schultern auf gleicher Höhe, Vorwölbung des Nackens,
- Grad III: Schulter bis zu 5 cm höher, deutlich sichtbare Konturveränderung,
- Grad IV: ausgeprägte Deformität, bei der sich die Skapula dem Hinterhaupt annähert.

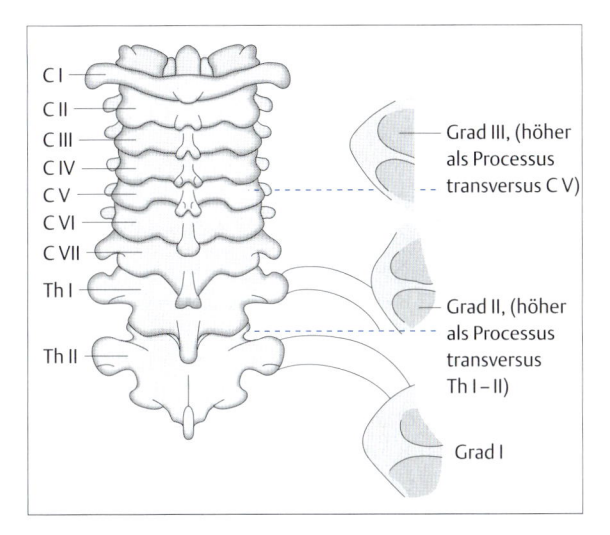

Abb. 6.1 Einteilung der Sprengel-Deformität nach Rigault (1967). Die Höhe des medialen Skapulawinkels erlaubt Rückschlüsse auf die funktionelle Beeinträchtigung und das zu wählende Operationsverfahren (LeSaout 1987).

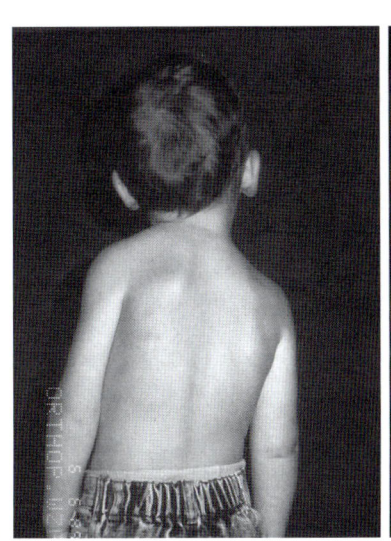

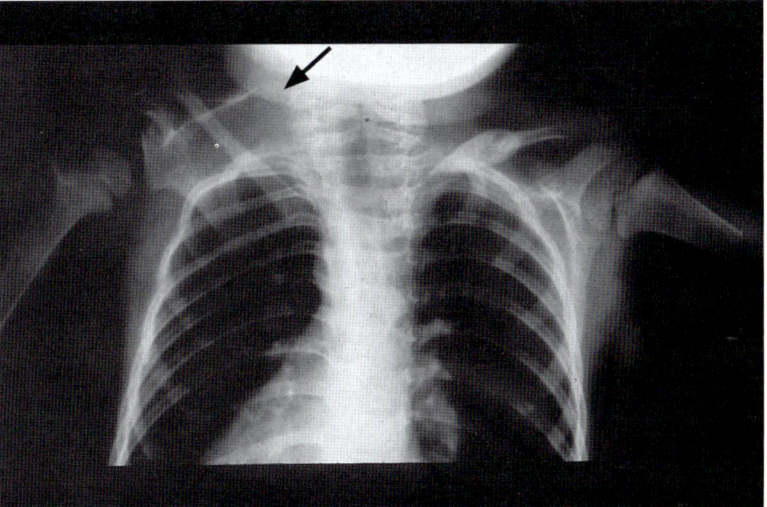

Abb. 6.2 a u. b Sprengel-Deformität. 3-jähriges Kind im Stadium III nach Rigault mit Klippel-Feil-Syndrom.
a Klinischer Befund vor der operativen Korrektur.
b Röntgenbefund.

Nach Rigault (1976) werden je nach Höhe des medialen Skapulawinkels 3 Typen unterschieden (Abb. 6.1). Diese Einteilung orientiert sich an dem im Röntgenbild erkennbaren Hochstand.

Bildgebende Diagnostik

Röntgenologisch zeigt sich die hoch stehende, fehlrotierte Skapula am besten im Seitenvergleich auf der a.-p. Übersichtsaufnahme des Schultergürtels (Abb. 6.2). Das Os omovertebrale lässt sich oft nur auf ausgeblendeten, evtl. schrägen Projektionen darstellen, sodass präoperativ ein Röntgen-CT oder die MRT-Diagnostik zur genaueren Erfassung sinnvoll sind, zumal sie zusätzliche Informationen über die HWS (Fehlbildungen der Wirbelkörper, Verbindung zum Wirbelkanal, Diastematomyelie) oder die obere Thoraxapertur (fehlende oder formveränderte Rippen) geben können. Bei einem Fehlen von Rippen besteht bei einer operativen Lösung der Adhäsionen in der skapulothorakalen Gleitschicht die Gefahr einer Eröffnung der Pleura.

Therapie

Bei geringen Schweregraden ohne wesentliche Funktionseinschränkung (Rigault I) ist die operative Behandlung in der Regel nicht indiziert. Die Nachteile der ästhetisch oft wenig befriedigenden Narbe und die operationsbedingten Risiken überwiegen hier meistens die Vorteile einer Operation. Von Greitemann u. Mitarb. (1993) wird aber auch für diese Fälle die partielle Resektion der superioren Skapulaanteile empfohlen.

Operative Verfahren

Eine Reihe von Operationstechniken, wie z.B. nach Sands, McFarland und Putti, haben nur noch historische Bedeutung. Die wichtigsten Vorläufer heutiger Verfahren sind die Operationen nach Putti (1908), eine Fixation der Skapula an die Rippen, und nach König (1913), eine Abtrennung des medialen Skapularands und die Transposition des lateralen Anteils nach kaudal. Einige Modifikationen, wie z.B. die nach Schrock (1926) oder Green (1957), sind auch heute noch gebräuchlich.

Am erfolgversprechendsten sind die Aussichten eines operativen Eingriffs bei Kindern im Alter zwischen 3–6 Jahren mit einer mäßigen Deformität (Rigault II) (LeSaout 1987). Bei älteren Kindern und einer höhergradigen Deformität (Rigault III) sind die Aussichten für eine Verbesserung der Funktion geringer und die Komplikationsrate erhöht.

Die dynamische Kaudalisierung der Skapula mit Hilfe der **Technik nach Woodward** (1961) (Abb. 6.3) wird derzeit bevorzugt, da dieses Verfahren vergleichsweise deutliche Vorteile hinsichtlich der Narbenbildung und des Korrekturerfolgs ergibt (Grogan u. Mitarb. 1983). Zunächst wird eine gerade Inzision über den Dornfortsätzen durchgeführt und der M. trapezius abgelöst und zurückgeschlagen. Nach Resektion der bindegewebigen Zügel und des Os omovertebrale (sofern vorhanden), die den oberen medialen Skapulawinkel fixieren, erfolgt die Mobilisierung der skapulothorakalen Gleitschicht und die Refixation in korrigierter Stellung. Da das Schulterblatt der Gegenseite größer ist, muss dabei die Spina der gegenseitigen Skapula, nicht jedoch der kaudale Pol, als Referenzlinie dienen. Gerade bei älteren Kindern (nach dem 6. Lebensjahr) sollte intraoperativ grundsätzlich die Durchblutung (z.B. anhand des Radialispulses) kontrolliert werden. Im Falle einer zu starken Kompression des Gefäß-Nerven-Bündels muss eine Osteotomie der Klavikula, bevorzugt nach Robinson u. Mitarb. (1967), angeschlossen werden.

Komplikationen

Als mögliche Komplikationen werden außer der Kompression des Gefäß-Nerven-Bündels zwischen Klavikula und erster Rippe auch Läsionen des N. accessorius und der motorischen Äste der Zervikalnerven mit einer Parese des M. trapezius angegeben.

Ergebnisse

In einer Metaanalyse von Laumann und Ciré (1985) wurden weltweit seit der Erstbeschreibung insgesamt 767 mit unterschiedlichen Verfahren operierte Fälle erfasst. Die Operationsmethoden reichen von einer Fixierung der Skapula an den Rippen bis zu Osteotomien und partiellen Resektionen der Skapula. Berichte über größere Fallzahlen mit einem Verfahren liegen kaum vor.

Von Carson u. Mitarb. (1981) wurde für das vom Autor favorisierte Woodward-Verfahren eine Verbesserung der Abduktion im Schultergelenk von durchschnittlich 29° berichtet, wobei die weniger ausgeprägten Fälle (entsprechend Rigault I–II) deutlich bessere Werte erzielten. Das kosmetische Resultat wurde bei 82% als gut oder sehr gut eingeschätzt, wobei insbesondere die mediane Inzision sehr günstige Narben ergab. Diese Resultate entsprechen den Angaben der meisten anderen Anwender dieses Verfahrens.

Mäßige oder schlechte Ergebnisse mit diesem Verfahren werden in der Literatur für ausgeprägte Fehlbildungen der Halswirbelsäule (Klippel-Feil-Syndrom, Skoliose), doppelseitigen Befall und ein Lebensalter von mehr als 10 Jahren angegeben.

6.1.2 Persistierende Spaltbildungen am Akromion

Die Ossifikationskerne des Akromions können unvollständig miteinander verschmelzen und eine Spaltbildung in unterschiedlicher Distanz von der Basis entstehen lassen (s. Kap. 1). Am häufigsten entsteht ein Spalt zwischen Mes- und Metakromion. Als Os acromiale bezeichnet

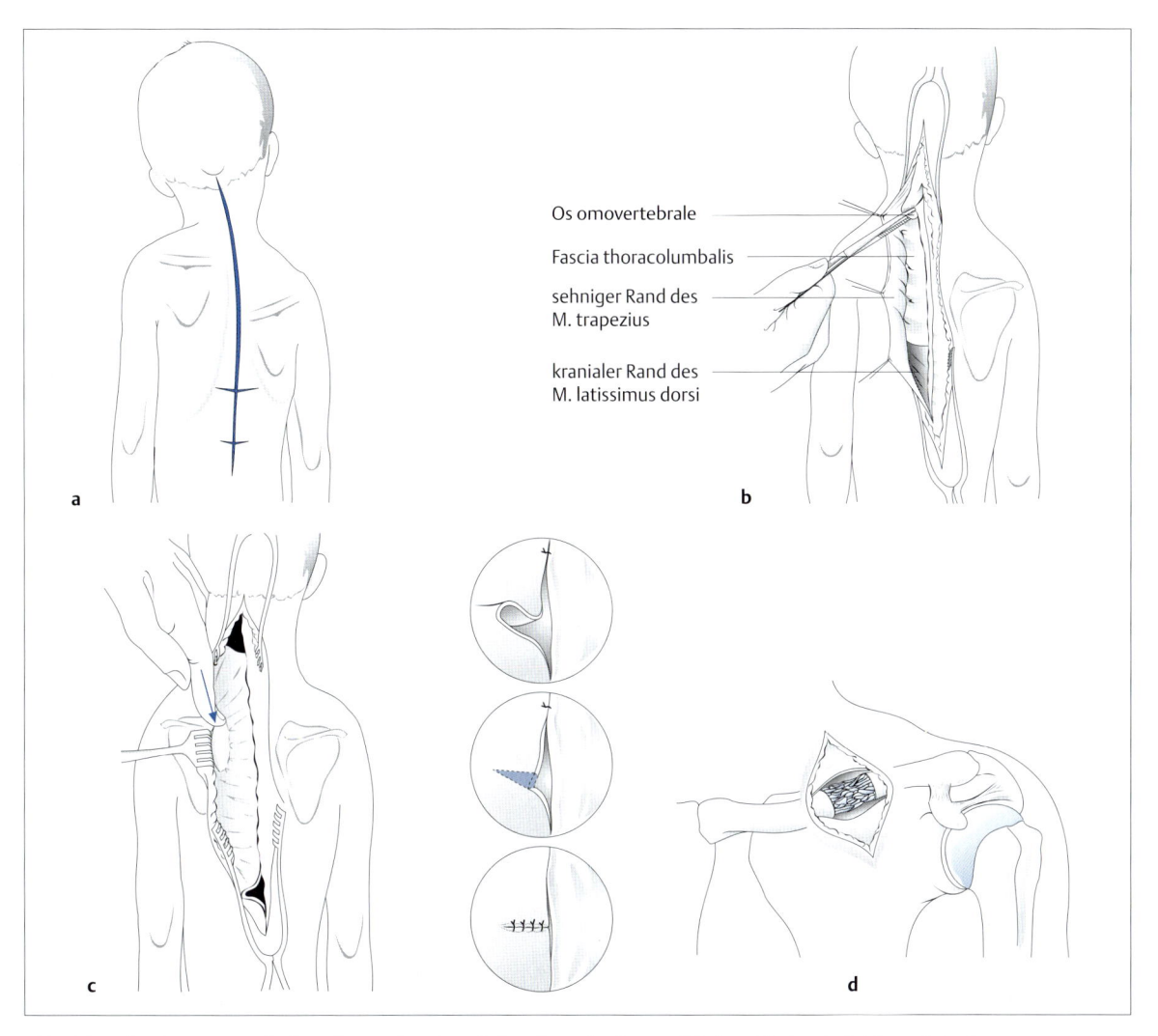

Abb. 6.3 a–d Operationstechnik nach Woodward zur Behandlung der Sprengel-Deformität (nach Gohlke u. Eulert).
a Verlauf der medianen Inzision.
b Nach Ablösung und Hochschlagen des M. trapezius in der Mittellinie erfolgen Resektion des Os omovertebrale und Durchtrennung fixierender fibröser Verbindungen.
c Die Skapula wird in korrigierter Position gehalten und der M. trapezius nach kaudal versetzt refixiert.
d Bei älteren Kindern und einem Verschwinden des Radialispulses während der Operation sollte eine Durchtrennung der Klavikula in der Technik nach Robinson erfolgen.

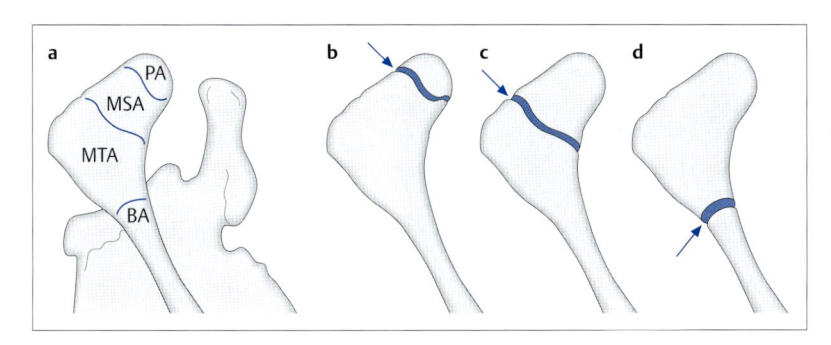

Abb. 6.4 a–d Persistierende Spaltbildungen am Akromion. Einteilung der Ossifikationszentren nach Mudge und Frykman (1984) in Präakromion (**PA**), Mesakromion (**MSA**), Metakromion (**MTA**) und Basakromion (**BA**). Prinzipiell können Spaltbildungen an unterschiedlichen Orten auftreten.
c Am häufigsten werden jedoch die Spaltbildung zwischen Mesakromion und Metakromion beobachtet,
d am seltensten zwischen Metakromion und Basakromion.

man eine persistierende Spaltbildung, die im Röntgenbild auch noch nach dem 25. Lebensjahr erkennbar ist (Abb. 6.**4**).

Die Erstbeschreibung erfolgte durch Cruveilhier (1833). Köhler und Zimmer (1967) geben für das Os acromiale ein Vorkommen von 7–15 % an. Die Angaben für ein bilaterales Vorkommen sind unterschiedlich, und reichen bis zu 62 %. Obwohl das Os acromiale häufig einen Zufallsbefund darstellt, wird eine erhöhte Inzidenz mit Rotatorenmanschettendefekten angegeben (Mudge u. Mitarb. 1984). Verbleibende Spaltbildungen können als Fraktur fehlgedeutet werden.

Die **Therapie** des symptomatischen, „mobilen" Os acromiale hängt vom klinischen Befund, seiner Größe und den strukturellen Begleitschäden ab (s. Kap. Subakromialsyndrome). Sie besteht meistens in der Stabilisierung mittels Zuggurtungsosteosynthese bei einer Spaltbildung zwischen Mesa- und Metakromion. Bei kleineren Anteilen erfolgt in der Regel die Resektion im Rahmen einer Akromioplastik und Bursektomie.

6.1.3 Holt-Oram-Syndrom

Seit der Erstbeschreibung durch Holt und Oram (1960) wurden darunter Fehlbildungssyndrome der oberen Extremität verstanden, die mit komplexen Herzfehlern (einschließlich Ventrikelseptumdefekt und Vorhofseptumdefekt) assoziiert sind. Es besteht ein autosomal dominanter Erbgang. Genetische Untersuchungen haben einen Defekt des Chromosoms 12 aufgedeckt.

Von Newbury u. Mitarb. (1996) wurden in England 55 Fälle zusammen mit den betroffenen Familien klinisch und genetisch aufgearbeitet. Die Fehlbildungen der oberen Extremität waren sowohl bilateral als auch asymmetrisch angelegt. Sie reichten von gering ausgeprägten Veränderungen wie einer Klinodaktylie und abfallenden Schultern bis hin zu schweren Hemmungsfehlbildungen der oberen Extremität bei 4,5 %. Die Veränderungen an der Schulter reichen von einer hypoplastischen, fehlrotierten Skapula und einer Hypoplasie des Humerus bis hin zur Sprengel-

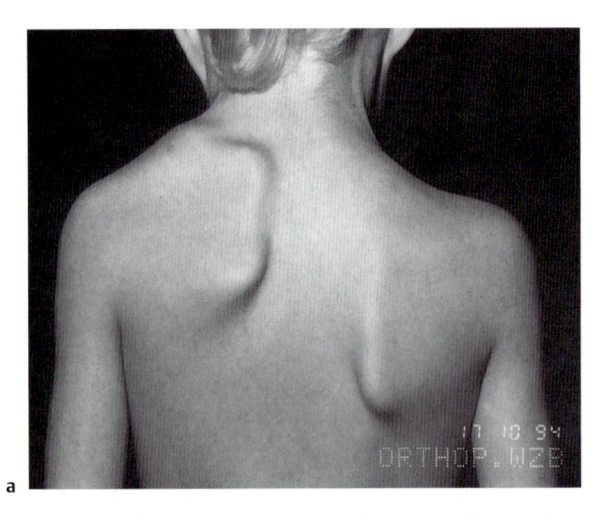

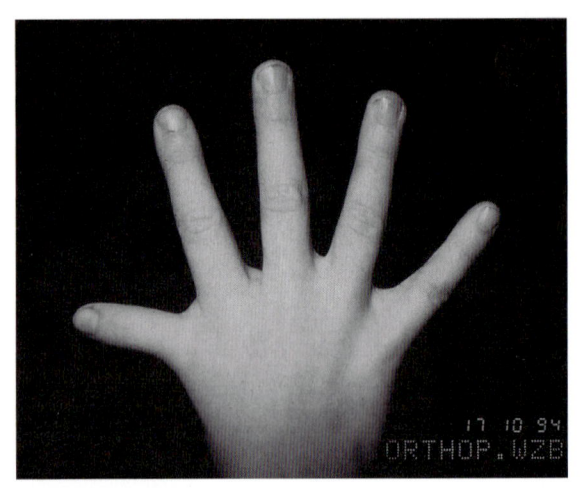

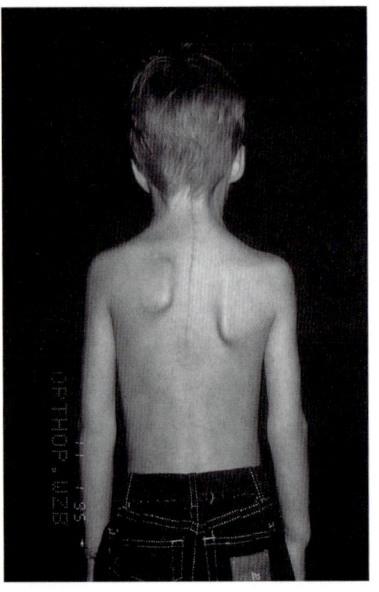

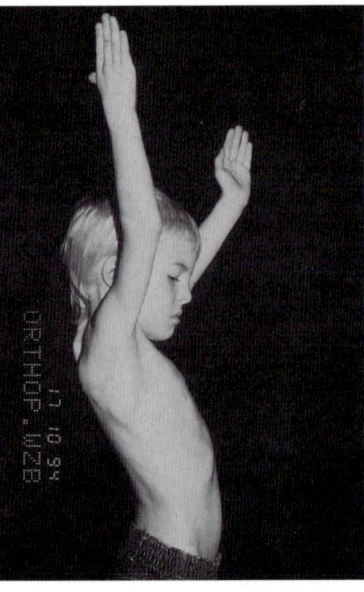

Abb. 6.5 a–d Sprengel-Deformität im Stadium II nach Rigault bei Holt-Oram-Syndrom.
a Klinischer Befund vor der operativen Korrektur.
b Klinischer Befund nach der operativen Korrektur.
c Ein Jahr nach Woodward-Operation bereits deutlich gebesserte aktive Elevation.
d Linke Hand mit Fehlbildung des ersten Strahls.

Deformität (Abb. 6.5), angeborenen Schulterluxation oder sogar Phokomelie.

Die Indikation für operative Korrekturen sollte die evtl. eingeschränkte Lebenserwartung berücksichtigen.

6.1.4 Fehlbildungen des Corpus scapulae

Abgesehen von der Sprengel-Deformität sind isolierte Fehlbildungen selten. Eine vollständige Aplasie ist bisher nicht beobachtet worden. Eine Einbuchtung der Skapula kaudal der Spina wurde von Frey (1929) und Grashey (1935) als Scapula scaphoidea dargestellt. Von Khoo und Kuo (1948) wurde eine schwalbenschwanzähnliche Aufspaltung des unteren Skapulapols beschrieben, die wahrscheinlich auf eine fehlerhafte Ossifikation des Angulus inferior scapulae zurückzuführen ist.

Eine knöcherne Defektbildung nahe der kranialen Randleiste in der Fossa supraspinata wurde als „Henkel"- bzw. „Spangenbildung" bezeichnet (Birkner 1935) und stellt in der Regel einen Zufallsbefund ohne klinisches Korrelat dar.

Doppelungen der Skapula (Abb. 6.6) gehören ebenfalls zu den sehr seltenen Fehlbildungen, die in der Regel mit weiteren Anomalien an der oberen Extremität einhergehen. Wesentliche Funktionseinschränkungen sind nicht bekannt (Stein u. Bettemann 1940, Martini u. Neusel 1987).

6.1.5 Fehlbildungen des Processus coracoideus und des Akromions

Eine übermäßige Verlängerung des Akromions mit haubenförmiger Überdachung, die zu einer Einschränkung der Abduktion führte, wurde von Ahrens (1951) beschrieben. Eine Verdoppelung des Processus coracoideus und des Akromions wurde von McClure und Raney (1974) als Einzelfall in der gesamten Literatur beobachtet. Von Hermans u. Mitarb. (1999) wurde über das familiäre Auftreten einer kongenitalen, bilateralen Agenesie des Akromions, eine ausgesprochen seltene Anomalie, berichtet.

6.1.6 Glenoiddysplasie

Definition

Die angeborene Glenoiddysplasie ist gekennzeichnet durch eine Minderentwicklung der knöchernen Glenoidfläche und der angrenzenden Anteile des Skapulahalses. Häufig besteht auch eine erheblich verstärkte Neigung der glenoidalen Gelenkfläche nach dorsal. Diese Anomalie lässt sich als isolierte Veränderung, aber auch bei einer Reihe von definierten Syndromen, zusammen mit anderen Anomalien, Skelettdysplasien oder auch Systemerkrankungen (z.B. Mukopolysaccharidosen) beobachten (Currarino u. Mitarb. 1998). In der Literatur wurden bisher weniger als 100 Fälle einer isolierten Glenoiddysplasie beschrieben (Borenstein u. Mitarb. 1991, Kozlowski u. Mitarb. 1985, Kozlowski und Scougall 1987, Owen 1953, Tho-

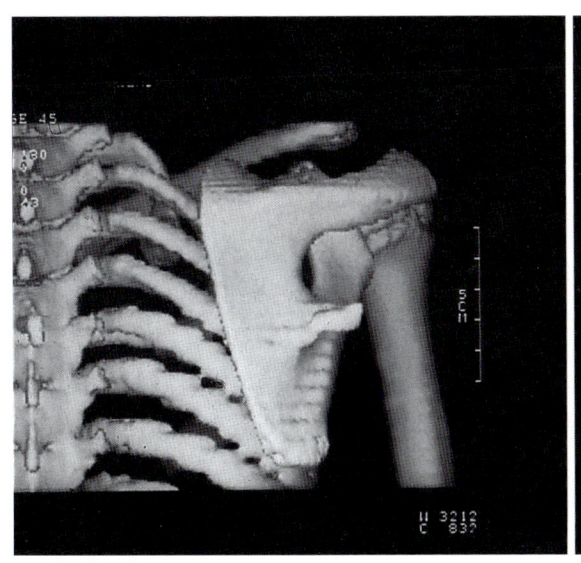

Abb. 6.6 Röntgen-CT bei angeborener Fehlbildung der Skapula mit Doppelung der Spina scapulae und Defektbildung im Bereich der Incisura scapulae bei einem 10-jährigen Kind ohne wesentliche funktionelle Beeinträchtigung. 3 D-Rekonstruktion im Vergleich zur Gegenseite.

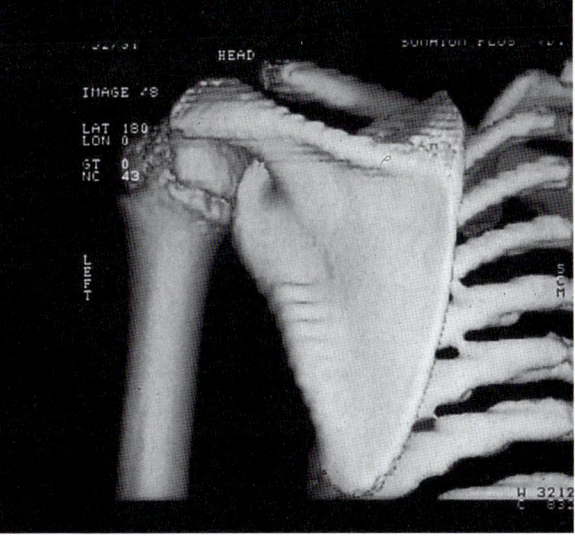

mas u. Mitarb. 1977, Trout und Resnick 1996, Wirth u. Mitarb. 1993). Die Anomalie ist überwiegend bilateral vorhanden und häufiger bei Männern zu finden. Von Fuhrmann u. Mitarb. (1968) wurde ein autosomal dominanter Erbgang bei bilateralem Auftreten gefunden. Ein Zusammenhang von Fehlbildungen der Cavitas glenoidalis mit dem Auftreten einer sog. angeborenen Schulterluxation (Ebert 1914), über die vor allem in der älteren Literatur Berichte zu finden sind, ist anzunehmen.

Ätiologie

Die Ursache dieser Fehlbildung wird in einer gestörten Ossifikation der hufeisenförmigen Apophyse im Bereich der inferioren Glenoidhälfte gesehen (s. Kap. 1).

Diagnostik

Klinische Diagnostik

Bei Erwachsenen werden uncharakteristische Beschwerden und eine eher geringe Bewegungseinschränkung angegeben. Von Samilson (1980) und Wirth u. Mitarb. (1993) wurde eine Zunahme der Beschwerden bis zur 3. Lebensdekade berichtet. Durch eine Zunahme der Arthrose kann jedoch ein instabiles Gelenk wieder an Stabilität gewinnen. Wirth u. Mitarb. (1993) weisen auf den Zusammenhang mit einer Instabilität hin und definierten drei Gruppen

- bilaterale Hypoplasie ohne Instabilität,
- bilaterale Hypoplasie und Instabilität,
- unilaterale Hypoplasie und schwere Deformität des Humeruskopfs. Eine pathologisch verstärkte Neigung der Glenoidfläche nach dorsal führt zu einer hinteren Instabilität (Beispiel s. Kap. 14).

Bildgebende Diagnostik

Röntgen-CT oder Kernspintomographie sind obligat für die Indikationsstellung und OP-Planung (Abb. 6.7). Bei älteren Patienten mit fortgeschrittener Arthrose ist vor Durchführung eines endoprothetischen Ersatzes ebenfalls ein Röntgen-CT zur Planung einer evtl. erforderlichen Glenoidrekonstruktion erforderlich.

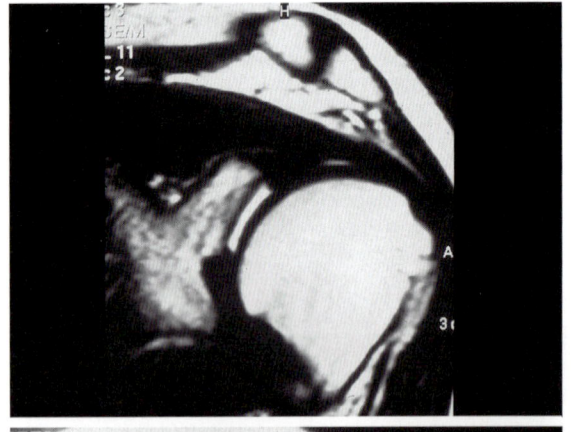

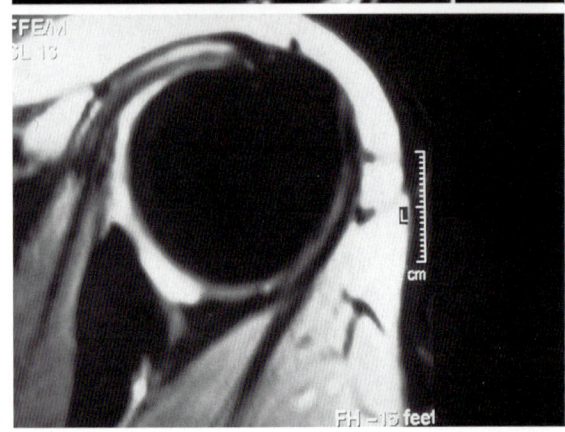

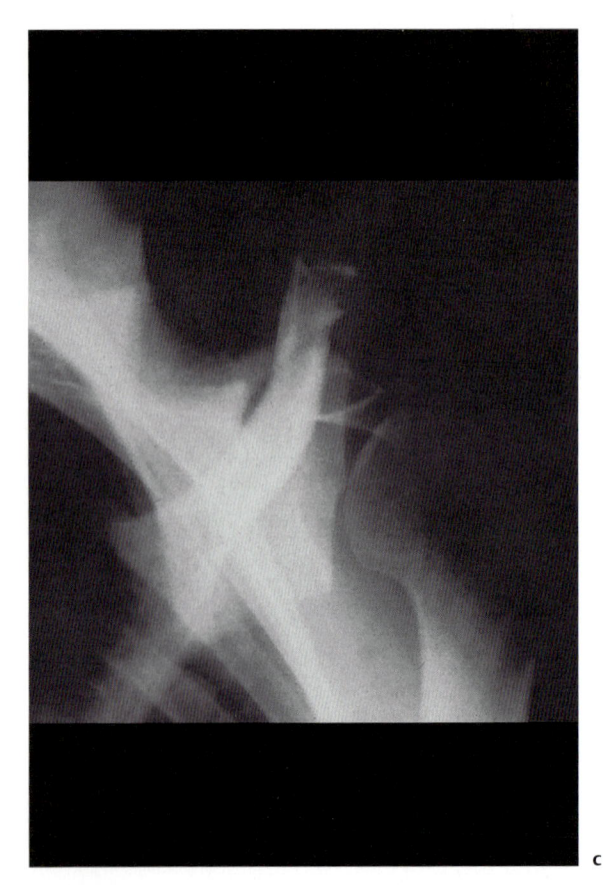

Abb. 6.7 a–c Angeborene einseitige Glenoiddysplasie bei einer 24-jährigen Frau mit atraumatischen posteroinferioren Subluxationen.
a MRT-Befund in der parasagittalen Schnittebene.
b MRT-Befund in der transversalen Schnittebene.
c Röntgenbefund.

Differenzialdiagnose

Differenzialdiagnostisch muss nach weiteren Fehlbildungen, Zeichen einer geburtstraumatischen Plexusläsion und einer Systemerkrankung (z.B. Nagel-Patella- oder Holt-Oram-Syndrom) gesucht werden.

Therapie

Bei einer Instabilität, die auf konservative Behandlung (s. Kapitel 14) nicht anspricht, kann als gelenkerhaltende Maßnahme eine Korrekturosteotomie des Skapulahalses unter Verwendung eines autologen Knochenspans durchgeführt werden (Technik s. Kapitel 14). Die Entwicklung einer Omarthrose ist jedoch dadurch oft nicht aufzuhalten bzw. wird dadurch manchmal eher noch beschleunigt.

Komplikationen

Intraoperativ ist bei der Implantation einer Endoprothese damit zu rechnen, dass nach Abtragung der Osteophyten eine erhebliche Instabilität in posteroinferiore Richtung auftritt. Modulare Implantate sind dann von Vorteil. Die Balance der periartikulären Weichteile ist dennoch oft schwer herzustellen. Auf die Verwendung von zementfrei verankerten Glenoidimplantaten sollte wegen der Gefahr des Metallabriebs durch einen asymmetrischen Polyäthylenabrieb bei verbleibender Dezentrierung verzichtet werden.

6.2 Fehlbildungen der Klavikula

Es können **Defekte der Klavikula** sowie **Synostosen und Artikulationen mit der Skapula** (s. S. 177, Kap. 6.2.4) unterschieden werden.

Klavikuladefekte treten isoliert oder als Teil eines Fehlbildungssyndroms auf. Von der Hypoplasie bis zur segmentalen Defektbildung und vollständigen Aplasie können alle Übergänge beobachtet werden:
- kongenitale Pseudarthrose,
- vollständige Aplasien,
- Dysostosis cleidocranialis.

Als **Ursachen** werden entweder Störungen in der 5.–6. Woche der Keimentwicklung (s. Kap. 1) oder ein zu hoher Kompressionsdruck der A. subclavia (Lloyd-Roberts u. Mitarb. 1975) bei einem Hochstand der ersten Rippe diskutiert. Sofern es sich nicht um den Teil eines Fehlbildungssyndroms handelt, stellt eine hereditäre Komponente die Ausnahme dar.

6.2.1 Kongenitale Pseudarthrose

Definition

Nach Kite (1968) werden zwei Typen kongenitaler Pseudarthrosen unterschieden:
- **Typ I** zeigt primär keine Ossifikation zwischen medialem und lateralem Drittel.
- Bei **Typ II** besteht zunächst eine Hypoplasie, die sich nach einem leichten Trauma zu einer Pseudarthrose entwickelt.

Diagnostik

Klinische Diagnostik

Die Pseudarthrosen sind meistens unilateral und rechts lokalisiert (Abb. 6.8). Betroffen ist das mittlere Drittel. Viele Fälle verlaufen asymptomatisch. Im Alter von ca. 2 Jahren können zunächst eine schmerzlose Schwellung und eine Asymmetrie der Schultern auffallen. Insbesondere die Aplasie eines größeren Segments macht eher geringere Beschwerden als die Pseudarthrose. Das Beschwerdebild zeigt jedoch keine eindeutige Korrelation zu dem Ausmaß der Defektstrecke. Oft besteht eine abnorme Beweglichkeit des Schultergürtels. Die Schultern können ungewöhnlich weit zusammengeführt werden. Neurologische oder vaskuläre Ausfälle sind die Ausnahme. Das freie mediale Ende führt in der Regel zu einer deutlichen Prominenz, über der die Haut atrophieren oder ulzerieren kann. Oft besteht ein lokaler Druckschmerz. Belastungsabhängige Beschwerden mit Ausstrahlung in den Arm beim Tragen von Gegenständen werden angegeben.

Bildgebende Diagnostik

Die Diagnose einer Pseudarthrose wird radiologisch gestellt. Die Röntgenstandardaufnahmen, manchmal aber auch erst Schichtaufnahmen, zeigen das Ausbleiben der knöchernen Durchbauung.

Therapie

Eine operative Behandlung ist bei deutlicher Prominenz und Beschwerden indiziert (Abb. 6.9). Das Prinzip besteht in einer Resektion der Pseudarthrose, Anfrischung der knöchernen Enden und Überbrückung mittels eines autologen Beckenkammspans. Eine interne Fixation mittels Platte wird bevorzugt.

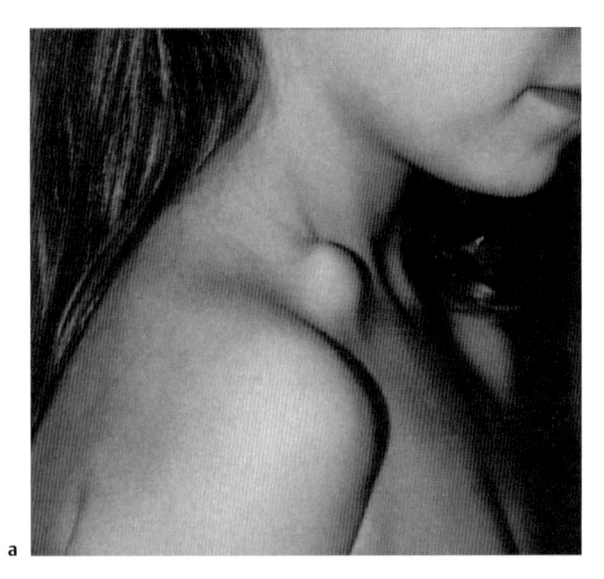

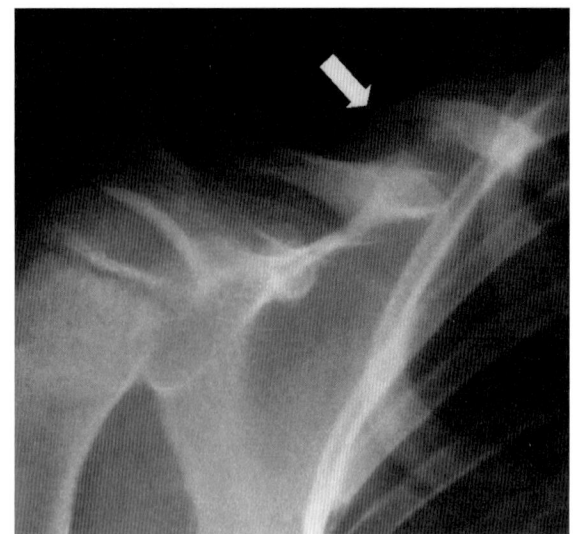

Abb. 6.8 a u. b Angeborene einseitige Klavikulapseudarthrose bei einem 5-jährigen Mädchen.
a Klinischer Befund
b Röntgenbefund der im mittleren Drittel gelegenen Pseudarthrose.

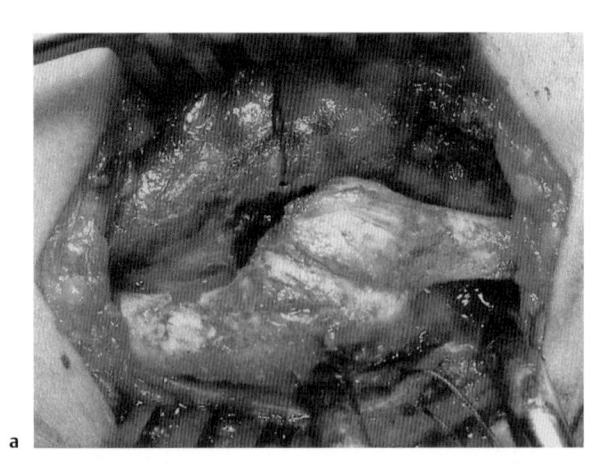

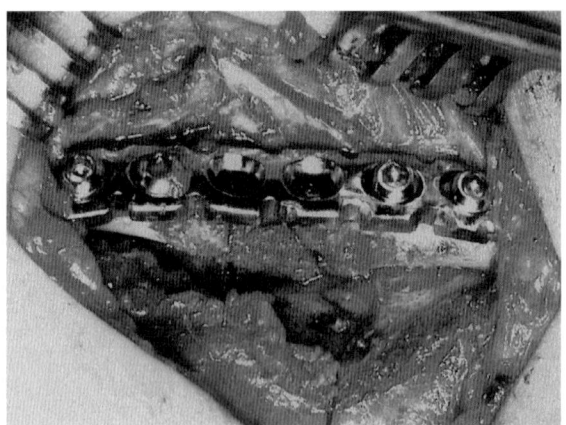

Abb. 6.9 a – c Einseitige angeborene Klavikulapseudarthrose bei einem 5-jährigen Mädchen.
a Intraoperativer Befund der hypertrophen Enden.
b Operative Versorgung nach Resektion der Pseudarthrose mit einem überbrückenden kortikospongiösen Span und einer Rekonstruktionsplatte.
c Postoperativer Röntgenbefund.

Die Aussichten auf eine Heilung sind relativ günstig, z. B. im Vergleich zur angeborenen Tibiapseudarthrose. Nach Stevenson (1968), Gibson und Carrol (1970) und Owen (1970) liegt die Erfolgsrate bei über 80%.

6.2.2 Vollständige Aplasien

Isolierte vollständige Aplasien sind selten und meistens im Rahmen von Syndromen vorhanden, weshalb nach anderen Fehlbildungen gesucht werden sollte, z. B. im Rahmen einer Dysostosis cleidocranialis, eines Holt-Oram-, Melnick-Needles-, oder Waardenburg-Syndroms.

6.2.3 Dysostosis cleidocranialis

Insbesondere bei der Dysostosis cleidocranialis kommen alle Formen einer uni- oder bilateralen Klavikulafehlbildung zusammen mit anderen Ossifikationsstörungen, Anomalien der Schädelverknöcherung, des Beckens und einer gestörten Zahnentwicklung vor.

Die vermutlich erste Beschreibung in Deutschland stammt von Heinecke (1908). Von Fitzwilliams (1910) wurde dieses Syndrom unter dem jetzt gebräuchlichen Namen zusammengefasst. Die ganze Bandbreite, von partiellen Defekten der Klavikula bis zur vollständigen Aplasie, ist hier möglich (Muckart 1959, Marie und Santon 1968). Die Erkrankung wird in der Regel autosomal dominant mit variabler Expressivität vererbt.

Das klinische Bild ist neben den Schädelveränderungen (vorgewölbte Stirn bei kleinem Gesichtsschädel) vor allem durch die auffällige Beweglichkeit der Schultern, die manchmal vor der Brust aneinandergelegt werden können, gekennzeichnet.

6.2.4 Synostosen und Artikulationen mit der Skapula

Korakoklavikuläre Synostose. Die primäre knöcherne Verbindung von Klavikula und Processus coracoideus wird als ein atavistisches Relikt angesehen, da im Tierreich insbesondere bei niederen Wirbeltieren knöcherne Brücken zwischen Klavikula und Processus coracoideus vorkommen. Diese Anomalie stellt eine ausgesprochene Rarität dar.

Korakoklavikuläre Gelenkbildung. Eine breitbasige Ausziehung der Klavikulaunterfläche in Höhe der Insertion des korakoklavikulären Bandapparats ist dagegen häufiger zu beobachten. Diese Variante kann die Form einer gelenkartigen Verbindung annehmen. Differenzialdiagnostisch muss diese Veränderung von einer heterotopen Ossifikation nach traumatischer Schädigung der korakoakromialen Bänder abgegrenzt werden.

Bisher wurde ein kostoklavikuläres Gelenk meist als Fehlbildung angesehen, das gelegentlich (Hama u. Mitarb. 1993) ein Engpasssyndrom verursachen kann. Cho und Kang (1998) konnten jedoch ebenso wie Nalla und Asvat (1995) eine Häufigkeit von ca. 9–10% in Post-mortem-Untersuchungen feststellen. Eine Korrelation besteht weniger mit der Form als mit der Größe von Skapula und Klavikula. Vor dem 40. Lebensjahr fanden Cho und Kang jedoch keine Gelenkbildungen. Diese Altersabhängigkeit ist ein Beleg dafür, dass es sich dabei nicht um eine Fehlbildung handelt. Untersuchungen an Primaten (Haramati u. Mitarb. 1994) ergaben zudem, dass dort eine Gelenkbildung nicht häufiger als beim Menschen vorkommt.

Bei lokalisierbaren Beschwerden ist die Resektion dieser Nearthrose (Wertheim 1948) erfolgversprechend.

6.2.5 Kongenitale akromioklavikuläre Subluxationen

Darunter werden bilaterale Lockerungen des Akromioklavikulargelenks mit einem Hochstand des lateralen Klavikulaendes verstanden. Differenzialdiagnostisch müssen eine bilaterale AC-Gelenkarthrose mit einer osteophytären Auftreibung sowie eine Verletzungsfolge unterschieden werden. Eine klinische Bedeutung dieser Variante ist nicht bekannt.

6.3 Fehlbildungen des Humerus

6.3.1 Humerus varus

Definition

Ein Humerus varus ist eine sehr selten vorkommende **angeborene Varusfehlstellung des proximalen Humerus**. Die ersten Beschreibungen stammen von Riedinger (1900), Milch und Burmann (1933) sowie Fröhlich (1938).

Diagnostik

Beschwerden treten in der Regel nur in einem Teil der Fälle im Erwachsenenalter auf. Die Abduktion ist eingeschränkt. Die Schmerzen entsprechen einem subakromialen Schmerzsyndrom.

Differenzialdiagnose

Differenzialdiagnostisch müssen eine Reihe von sekundären, häufig vorkommenden Varusfehlstellungen abgegrenzt werden. Ein sekundärer Humerus varus kann posttraumatisch (nach Frakturen), nach Osteomyelitis, Arthritiden, bei Stoffwechselerkrankungen (Rachitis), neurologischen Erkrankungen (Plexuslähmungen), hämatologischen Erkrankungen (Thalassämie) und Systemerkrankungen auftreten, wie z. B. Chondrodysplasien oder metaphysäre Dysplasien.

Therapie

In Fällen mit klinischer Symptomatik kann eine Korrektur durch aufrichtende Osteotomie zu einer Besserung der Beschwerden führen (Gill u. Waters 1997). Bei gleichzeitiger Verkürzung des Humerus von mehr als 3 cm kann eine Verlängerung mittels Fixateur externe erwogen werden. Die möglichen Komplikationen müssen gegenüber dem ästhetischen Gewinn sorgfältig abgewogen werden (Lamoureux u. Verstreken 1986).

6.3.2 Fehlbildungen des proximalen Humerus bei Syndromen

Apert-Syndrom. Bei einem Apert-Syndrom handelt es sich um eine angeborene Erkrankung mit Syndaktylien, Synostosen des Schädels, der Hände und Füße sowie Kontrakturen verschiedener Gelenke.

An den Schultern fallen klinisch außer einer Bewegungseinschränkung, insbesondere bezüglich Abduktion und Elevation, eine Prominenz des AC-Gelenks, eine atrophische Muskulatur und eine Scapula alata auf.

Röntgenologisch zeigen sich multiple epiphyseale Dysplasien, die nahezu alle großen Gelenke betreffen, sowie eine Verzögerung der Ossifikation, insbesondere des Humeruskopfs. Es entwickelt sich eine progrediente Deformierung im Sinne eines Humerus varus bei insgesamt zu kurzem Humerus. Eine Dysplasie des Glenoids mit inferiorer Inklination durch einen verkürzten bzw. fehlenden Skapulahals wurde von Cohen und Kreiborg (1993) als regelmäßig vorkommend beschrieben.

Nagel-Patella-Syndrom (Onychoosteodysplasie). Die Onychoosteodysplasie (Nagel-Patella-Syndrom) beinhaltet u. a. eine radial betonte Aplasie der Fingernägel, Dysplasien des lateralen Femurkondylus und der Patella, eine Hypoplasie des Capitulum humeri und des Radiusköpfchens am Ellenbogen sowie hornartige Vorwölbungen des Os ilium. Die Prävalenz beträgt 1 : 1.000.000. Die Erkrankung wird autosomal dominant mit variabler Expressivität vererbt. Eine Beteiligung der Schultern ist selten und betrifft meistens die Skapula. Loomer (1989) berichtet über eine Fehlbildung der Skapula und beschreibt ein ungewöhnlich kleines, nach lateral vorgewölbtes Akromion, ein leicht nach kaudal gerichtetes Glenoid und eine dadurch verursachte ungewöhnliche Distanz zwischen Akromion und Humerus. Loomer führte wegen therapieresistenter Beschwerden eine Korrekturosteotomie des Glenoids mit gutem Erfolg durch.

6.4 Muskuläre Fehlbildungen

6.4.1 Isolierte Aplasien und Defekte

Berichte über isolierte Muskeldefekte tauchen hauptsächlich in der älteren Literatur auf. Nur bei einem Teil der Fälle ist die Funktion der Schulter durch den Ausfall des Muskels eingeschränkt.

Am häufigsten werden partielle Aplasien der **lateralen Anteile des M. pectoralis major** (30–60%) beobachtet. Vollständige Aplasien treten oft in Kombination mit Defekten anderer Muskeln und Fehlbildungen der Brustwand auf (z. B. Fehlen der Brustdrüse, der Achselfalte, einem Fehlen oder Synostosen der Rippen, Subluxationen des Sternoklavikulargelenks, Defekten des M. pectoralis minor).

Aplasien des **M. deltoideus** können zu einer erheblichen Einschränkung der aktiven Abduktion und Instabilität des Glenohumeralgelenks führen.

Tab. 6.1 Klinisch bedeutende Varianten der Schultergürtelmuskulatur

Muskel	Anatomische Varianten	Fehlbildungen
M. pectoralis	M. sternalis, M. pectoralis quartus, Verschmelzung mit Teilen des M. deltoideus	Aplasien, partiell häufiger die Pars abdominalis betroffen
M. pectoralis minor	Ansatz reicht über Processus coracoideus hinweg bis in die Rotatorenmanschette	Aplasie
M. serratus anterior	Varianten des Ursprünge, Aufteilung in selbständige Muskelgruppen	Aplasie
M. subclavius	Ansatzverbreiterung, M. sternoclavicularis, M. interclavicularis	Aplasie und Ersatz durch einen fibrösen Strang, Verdoppelung
M. teres major	zusätzlicher Ansatz am Caput longum des M. triceps oder Fascia brachii	Aplasie, Verbindung zu M. latissimus dorsi und M. subscapularis
M. latissimus dorsi	zusätzliche Ursprünge an Darmbeinkamm und Rippen	Aplasie, zusätzlicher M. axillopectoralis, M. dorsoepitrochlearis, M. anconaeus longus,
M. teres minor	Verschmelzung mit M. infraspinatus, M. teres minimus	Aplasie
M. deltoideus	Verbindungen zu M. pectoralis major, M. trapezius, M. brachioradialis	Aplasie, Lig. acromiohumerale

Ein vollständiges Fehlen des **M. serratus anterior** (Eisler 1912) bewirkt eine Scapula alata.

Die Aplasie des **M. trapezius** kann ebenfalls zu einer Scapula alata und einem Schultertiefstand mit Irritation des Plexus brachialis führen.

Tab. 6.1 gibt eine Übersicht über klinisch wichtige anatomische Varianten und Fehlbildungen der Schultergürtelmuskulatur wieder.

6.4.2 Aplasien und Defekte bei Fehlbildungssyndromen: Poland-Syndrom

Definition

Bei dem Poland-Syndrom (Poland 1941) kommen Defekte des M. pectoralis zusammen mit Fehlbildung der distalen Anteile der oberen Extremität vor. Bevorzugt werden dabei Hypoplasien der Handwurzel, Syndaktylien und Brachydaktylien oder das Fehlen von Fingern beobachtet (Damian u. Mitarb. 1976).

Epidemiologie

Das Syndrom tritt bevorzugt beim männlichen Geschlecht auf der rechten Seite auf und ist oft mit Fehlbildungen der Brustwand assoziiert. Diese können außer dem Muskel auch die Subkutanschicht, die Brustdrüse und die Rippen betreffen. Das Vorkommen ist meistens sporadisch. Ein bilaterales Auftreten ist sehr selten (Karnak u. Mitarb. 1998).

Diagnostik

Es fehlt der gesamte M. pectoralis major oder nur der sternokostale Anteil und manchmal auch der M. pectoralis minor. Die Veränderungen der Brustwand variieren und können alle Schichten bis hin zur 2.–6. Rippe betreffen. Insbesondere bei Mädchen kann es zu einer erheblichen seelischen Belastung kommen. Vorwölbungen des Zwerchfells mit der Lunge können manchmal bei forcierter Exspiration demonstriert werden.

Bei ca. 10 % aller Fälle findet sich in der vorderen Axillarfalte ein bindegewebiger, kontrakter Strang, der zu einer Abduktionseinschränkung des Arms führt. Oft tritt eine Scapula alata auf, hervorgerufen durch eine Insuffizienz des M. serratus anterior und eine Verschmächtigung des Arms neben Handdeformitäten, wie z. B. einer Ektrodaktylie und Brachydaktylie.

Fehlbildungen anderer Extremitäten (z. B. Klumpfuß, Fehlbildungsskoliose) und der inneren Organe und ableitenden Harnwege (z. B. Situs inversus, Aplasie der Nieren) sind häufig assoziiert.

Differenzialdiagnose

Es wird angenommen, dass nur bei 13,5 % aller Aplasien des M. pectoralis ein Poland-Syndrom vorliegt. Die Assoziation ähnlicher Fehlbildungen mit kranialen Nervenausfällen (z. B. einer N.-facialis- oder einer N.-abducens-Parese) und klinischen Zeichen einer Zerebralparese wird als **Möbius-Syndrom** bezeichnet (Jorgenson 1971).

Defekte des M. pectoralis können auch bei einer Reihe von anderen Syndromen, mitunter zusammen mit der Ausbildung eines Flügelfells (Pterygium colli) auftreten,

so bei
- chromosomalen Aberrationen (Trisomie 21),
- Brachydaktyliesyndrom,
- Dysostosis cleidocranialis, zusammen mit der Sprengel-Deformität,
- Neurofibromatose,
- Gardner-Turner-Syndrom.

Therapie

In der Regel verursacht das Fehlen des Brustmuskels keine schwerwiegende Behinderung, die operiert werden muss (Soderberg 1949).

Eine Resektion oder Verlängerung des fibrösen Strangs mit Z-Plastik der Hautfalte ist bei störenden Bewegungseinschränkungen möglich (Pizzutillo 1988).

6.4.3 Formvarianten und überzählige Muskeln und Sehnen

Zusätzliche Ansatz- und Ursprungsbildungen sind bei vielen Muskeln beschrieben, jedoch meist ohne klinische Bedeutung. Die Umwandlung überzähliger Muskeln zu fibrösen Strängen kann jedoch zu Engpasssyndromen führen, wenn sich diese Gebilde in unmittelbarer Nachbarschaft zu Gefäßen und Nerven befinden. So werden Irritationen des Plexus oder die Entwicklung eines Thoracic-Outlet-Syndroms bei Fehlbildungen bzw. Varianten des M. subclavius und M. pectoralis beschrieben.

M. axillopectoralis. Der M. axillopectoralis, zuerst von Langer-Öster (1864) als Achselbogen beschrieben, bezeichnet eine muskuläre Verbindung, die – vom M. latissimus dorsi ausgehend – zu den distalen Anteilen des M. pectoralis verläuft, regelmäßig das Gefäß-Nerven-Bündel des Arms überquert und gelegentlich bis in den Processus coracoideus ausstrahlen kann. Der M. axillopectoralis spannt sich in Abduktion und Elevation an und kann dadurch zu einer Stauung der V. axillaris sowie zu einer Thrombose oder Irritation von Anteilen des Plexus brachialis führen. Wenn man die Inzidenz dieses Muskels im Sektionsgut mit 4–7,7% (Wood u. Marchinski 1998) berücksichtigt, erscheint es erstaunlich, dass Berichte über eine Dekompression eine Rarität sind.

„M. subscapularis-teres-latissimus". Von Kameda (1976) wurde mit einer Inzidenz von 5,2% im Sektionsgut über das Vorkommen eines „M. subscapularis-teres-latissimus" berichtet. Dieser akzessorische Muskel entspringt an der Innenseite der Margo lateralis scapulae, dem M. subscapularis oder der breitflächigen Sehne des M. latissimus dorsi, um dann in die Insertion des M. subscapularis am Humerus einzustrahlen. Der Durchtritt durch den Plexus brachialis ist unterschiedlich weit lateral oder medial möglich. Eine laterale Insertion kann die gelegentlich von Operateuren mitgeteilte und auch die selbst verschiedentlich gemachte Beobachtung (Abb. 6.10) erklären, dass der N. axillaris in den kaudalen Anteilen des M. subscapularis verläuft bzw. von einem aberranten Muskel bedeckt ist (Ogawa u. Mitarb. 1999). Bei einem Teil dieser Fälle handelt es sich vermutlich um den lateralen Anteil des akzessorischen Muskels. Diese anatomische Variante muss bei einer ausgiebigen Präparation, z.B. der Mobilisierung eines retrahierten Abrisses des M. subscapularis, berücksichtigt werden.

M. biceps brachii (Caput longum). In der Literatur werden mehrere anatomische Varianten der proximalen Sehnen des M. biceps brachii beschrieben (Stolowsky 1899, Meyer 1914, Greig 1952). Unter anderem wird über ein Fehlen, eine Doppelung, Fusion oder auch aberrante Ur-

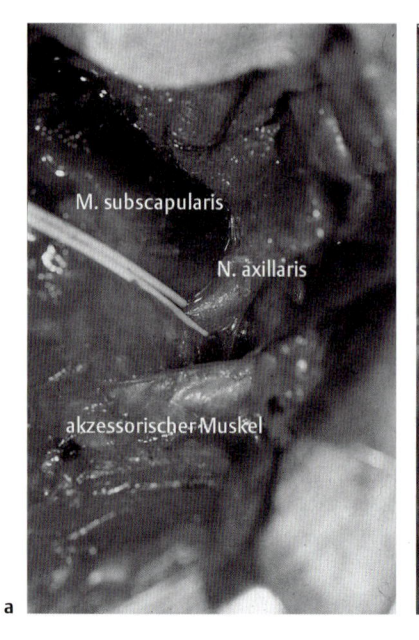

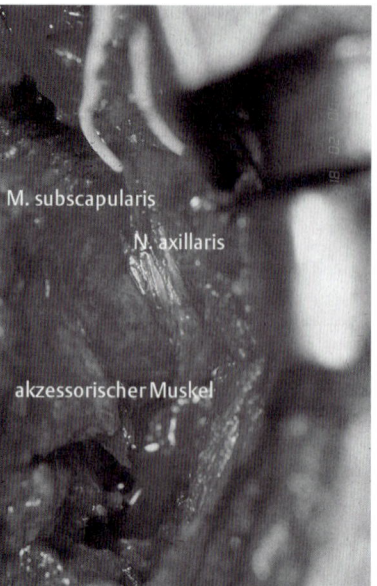

Abb. 6.10 a–c Intraoperativer Befund eines lateralen „M. subscapularis-tereslatissimus". Die Präparation erfolgte anlässlich der Revision des N. axillaris wegen einer kompletten, über 3 Monate nichtreversiblen Parese des N. axillaris nach Luxation. Vier Monate nach der Dekompression nahezu vollständige Reinnervation des M. deltoideus.
a Eintritt des N. axillaris unter den akzessorischen Muskelbauch.
b Der akzessorische Muskelbauch ist zurückgeklappt, sodass der Verlauf des Nerven um den Unterrand des M. subscapularis sichtbar ist.

6.4 Muskuläre Fehlbildungen

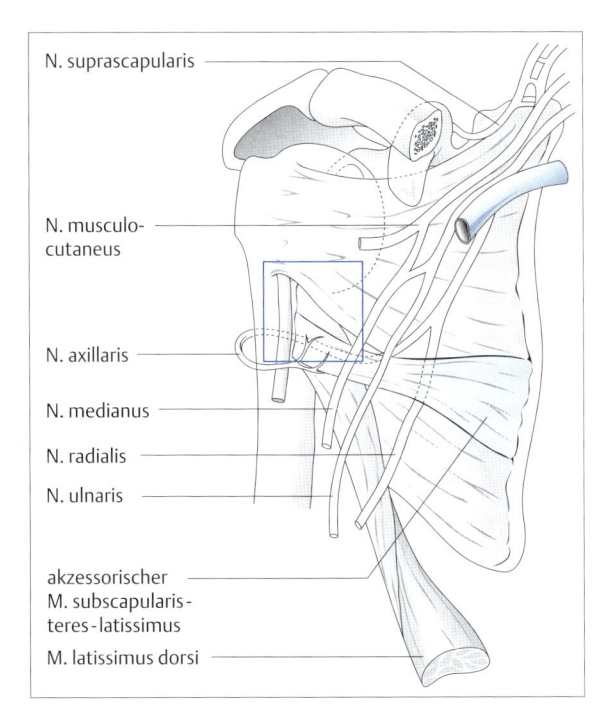

Abb. 6.10 c Schemazeichnung der anatomischen Variante, bei der lediglich die Nn. axillaris und radialis unter dem akzessorischen Muskelbauch liegen und bei der Präparation gefährdet sind. (Der im OP-Befund a und b dokumentierte Bereich ist markiert.)

Beschriftung:
- N. suprascapularis
- N. musculocutaneus
- N. axillaris
- N. medianus
- N. radialis
- N. ulnaris
- akzessorischer M. subscapularis-teres-latissimus
- M. latissimus dorsi

sprünge berichtet. Der arthroskopische Befund einer Einstrahlung in die superiore Gelenkkapsel anstatt eines Ursprungs am oberen Glenoidpol wird von MacDonald (1998) beschrieben. Diese Variante soll nach Yeh u. Mitarb. (1999) auch im MRT gut nachweisbar sein.

Bei einer Doppelung der langen Bizepssehne, 1908 bereits von Frohse beschrieben, können beide Sehnen entweder gemeinsam am kranialen Glenoidpol entspringen und durch den Gelenkraum ziehen oder eine von beiden in die Kapsel oder die Supraspinatussehne einstrahlen (Ogawa u. Naniva 1998) (Abb. 6.11).

Die Verbindung mit einer klinischen Symptomatik wurde von Warner (1992) hergestellt. Ogawa und Naniwa (1998) beschreiben eine Variante, bei der die lange Bizepssehne nicht durch den Sulcus intertubercularis verläuft, sondern durch einen ovale Schlitz im Ansatz der Supraspinatussehne hindurchtritt und aus den proximalen Sehnenanteilen entspringt.

M. pectoralis minor. Ein fibröser Ausläufer der Sehne des M. pectoralis minor, der sich über den Processus coracoideus fortsetzt und – im Verlauf dem Lig. coracohumerale ähnlich – in den Humeruskopf einstrahlt, wurde bereits 1813 von Gantzer erwähnt. Von Grant (1962) wurde eine Häufigkeit dieser abnormen Insertion von insgesamt 15 % des Sektionsguts angegeben. Von Seib (1938) konnte diese Inzidenz bestätigt werden. Nur bei 15 % strahlte der Ausläufer direkt in den Humerus ein. Bei 62,5 % dieser abnorm verlaufenden Pectoralis-minor-Sehnen fand er eine Einstrahlung in das Lig. coracohumerale oder den vorderen Rand der Supraspinatussehne sowie bei 12,5 % in die supraglenoidale Gelenkkapsel.

Bei separater Einstrahlung der Sehne in den Humerus kann sich ein Schleimbeutel entwickeln, der zu einer Bursitis und damit einem subakromialen Schmerzsyndrom führt. Die Therapie besteht in einer Entfernung des Schleimbeutels und Resektion des fibrösen Strangs.

6.4.4 Fibröse Kontrakturen

Über eine fibröse Strangbildung des M. deltoideus, das sog. Lig. acromiohumerale, das zu einer Abduktions- oder Flexionskontraktur des Glenohumeralgelenks führen kann,

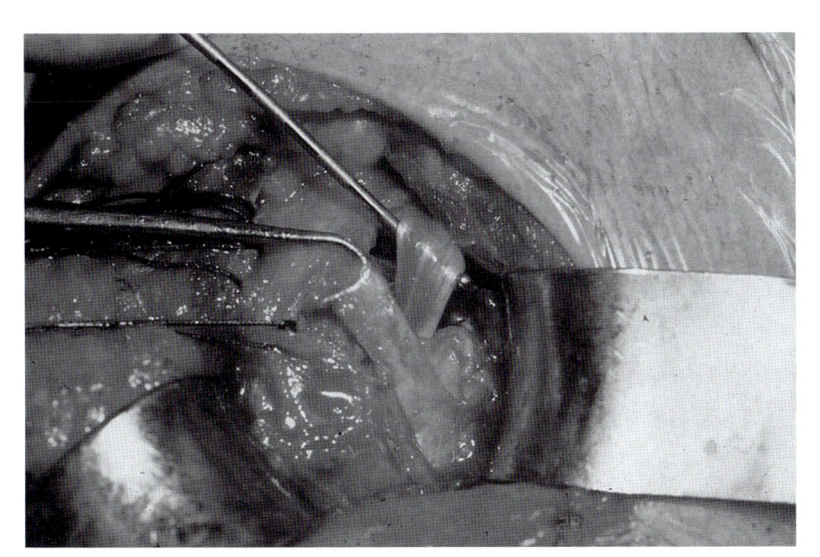

Abb. 6.11 Intraoperativer Befund einer Doppelung der langen Bizepssehne bei gleichzeitig vorhandenem kleinen Defekt im Rotatorenintervall. Die zweite, etwas dünnere Duplikatur (unter dem linken Sehnenhaken) verläuft in einer Schraubentour im Sulcus intertubercularis, überkreuzt die anatomisch korrekt verlaufende breitere Sehne und strahlt in den sehnigen Rand des M. supraspinatus ein. Es besteht eine deutliche Tendinitis des intraartikulären Anteils der breiteren Sehne.

wurde erstmals in den 60er-Jahren berichtet (Sato 1965, Bhattacharya 1966).

Bisher sind ca. 100 Fälle einer angeborenen Kontraktur bekannt. Klinisch findet man in Adduktionsstellung einen tastbar verhärteten Strang und ein Abheben der Skapula, ähnlich dem Bild einer Scapula alata. Nach langjährigem Verlauf soll in schweren Fällen daraus eine Luxation oder Abflachung des Humeruskopfs entstehen können.

Der bilaterale Befall mit analogen Strangbildungen im M. glutaeus medius stellt eine ausgesprochene Rarität dar (Wolbrink u. Mitarb. 1973).

Differenzialdiagnostisch müssen fibröse Kontrakturen abgegrenzt werden, die als Folge von entzündlichen Prozessen im Deltamuskel entstanden sind, verursacht durch lokale Injektionen von Antibiotika, Antipyretika oder Impfungen (Minami u. Mitarb. 1984).

Die Kontraktur kann so ausgeprägt sein, dass sie einer operativen Korrektur mit Exzision des Narbenstrangs und gleichzeitiger plastischer Verschiebung dorsaler Muskelanteile bedarf (Roldan u. Warren 1972). Die Erfahrungen von Minami u. Mitarb. (1984) zeigen, dass in der Regel mit einer deutlichen Verbesserung des Bewegungsumfangs zu rechnen ist – auch wenn manchmal Narbenkeloide und die entstehende Einsenkung der Schulterkontur zu ästhetisch unbefriedigenden Ergebnissen führen.

Literatur

Avon SW, Shively JL. Orthopaedic manifestations of Goldenhar syndrome. J Pediatr Orthop. 1988;8:683–686.

Beals RK, Robbins JR, Rolfe B. Anomalies associated with vertebral malformations. Spine. 1993;18:1329–1332.

Bernard jr TN, Burke SW, Johnston CE 3 d, Roberts JM. Orthopedics. 1985;8:777–783.

Bhattacharya S. Abduction contraction of the shoulder from contracture of the intermediate part of the deltoid. J Bone Joint Surg. 1966;48-Br:127–131.

Birkner R. Fortschr Röntgenstr. 1935;82:695.

Borenstein ZC, Mink J, Oppenheim W, Rimoin DL, Lachman RS. Case report: Congenital glenoid dysplasia (congenital hypoplasia of the glenoid neck and fossa of the scapula, with accompanied deformity of humeral head, coracoid process, and acromion). Skeletal Radiol. 1991;20:134–136.

Carson WG, Lovell WW, Whitesides TE. Congenital elevation of the scapula. Surgical correction by the Woodward procedure. J Bone Joint Surg. 1981;63-A:1199–207.

Cavendish ME. Congenital elevation of the scapula. J Bone Joint Surg. 1972;54-Br:395–408.

Cho BP, Kang HS. Articular facets of the coracoclavicular joint in Koreans. Acta-Anat-Basel. 1993;163:56–62.

Cohen jr MM, Kreiborg S. Skeletal abnormalities in the Apert syndrome. Am J Med Genet. 1993;47:624–32.

Cruveilhier. Traité d'anatomie descriptive. Bd. IV, Paris; 1833.

Currarino G, Sheffield E, Twickler D. Congenital glenoid dysplasia. Pediatr-Radiol. 1998;28:30–37.

Damian CR, Takayama N, Flatt AE. Poland's syndrome. J Bone Joint Surg. 1976;58-A:52–57.

Degenhardt KH. Mißbildungen des Schultergürtelskeletts. In: Becker PE. Humangenetik. Stuttgart: Thieme; 1964.

Ebert R. Über Luxatio humeri congenita. Arch Orthop Unfall-Chir. 1914;13:281–283.

Eisler P. Die Muskeln des Stammes. Fischer; 1912.

Eulenberg MM. Hochgradige Dislocation der Scapula, bedingt durch Retraction des M. levator anguli, und des oberen Teiles des M. cucullaris. Heilung mittelst subcutaner Durchschneidung beider Muskeln und entsprechender Nachbehandlung. Arch klein Chir. 1863;4:304.

Fitzwilliams DCL. Hereditary cranio-cleido-dysostosis. Lancet. 1910;2:1466–1475.

Flatt AE. The care of congenital hand anomalies. St. Louis: Mosby; 1977:51.

Froehlich E. Über Humerus varus, insbesondere bei Schulterkontrakturen – Versuch einer Erklärung seiner Entstehung. Z Orthop. 1938;68:16–33.

Frohse F, Fränkel M. Oberarmmuskeln. In: von Bardeleben K, Hrsg. Handbuch der Anatomie des Menschen. Band II, Jena; 1908.

Fuhrmann W, Koch F, Rauterberg K. Dominant erbliche Hypoplasie und Bewegungseinschränkung beider Schultergelenke. Z Orthop. 1968;104:584.

Gantzer CJ. Dissertatio antomica musculorum varietatis;1813.

Gilbert. Malformations congénitales de la main. Cahiers d'enseignement de la SOFCOT; 1992:33–49.

Gill TJ, Waters P. Valgus osteotomy of the humeral neck: a technique for the treatment of humerus varus. J Shoulder Elbow Surg. 1997;6:306–310.

Grant BJC. Grant's Atlas of Anatomy. 5 th. Ed. Williams Wilkins; 1962.

Green WT. The surgical correction of congenital elevation of the scapula (Sprengel's deformity). J Bone Joint Surg. 1957;39-A:149.

Greig HW, Anson BJ, Budinger JM. Variations in the form and attachment of the biceps brachii. Q Bull Northwestern Univ Med Sch. 1952;26:241–244.

Greitemann B, Rondhuis JJ, Karbowski A. Treatment of congenital elevation of the scapula. 10 (2–18) year follow-up of 37 cases of Sprengel's deformity. Acta-Orthop-Scand. 1993;64:365–368.

Grignard F, de Maeseneer M, Scheerlinck T, Handelberg F, Shahabpour M, Machiels F, Osteaux M. Glenoid dysplasia: radiographic and CT arthrographic findings. J Belge Radiol. 1998;81:82–83.

Gohlke F, Eulert J. Korrektur der Sprengel'schen Deformität nach Woodward. Operat Orthop Traumatol. 1991;3:81–87.

Grogan P, Stanley E, Bobechko W. The congenital undescendent scapula – Surgical correction by the Woodward procedure. J Bone Joint Surg. 1983;65-Br:598–605.

Hama H, Matsusue Y, Ito H, Yamamuro T. Thoracic outlet syndrome associated with an anomalous coracoclavicular joint. A case report. J Bone Joint Surg. 1993;75-A:1368–136.

Hamner DL, Hall JE. Sprengel's deformity associated with multidirectional shoulder instability. J Pediatr Orthop. 1995;15:641–643.

Haramati N, Cook RA, Raphael B, McNamara TS, Staron RB, Feldman F. Coraco-clavicular joint: normal variant in humans. A radiographic demonstration in the human and non-human primate. Skeletal Radiol. 1994;23:117–119.

Hauman H, Wilms G, Roussel JM, van den Bergh R. Congenital elevation of the scapula and Brown-Sequard syndrome. Clin Neurol Neurosurg. 1986;88:289–92.

Hensinger RN, Lang JE, MacEwen GD. Klippel-Feil syndrome; a constellation of associated anomalies. J Bone Joint Surg. 1979;56-A:1246–1253.

Heinecke P. Über den kongenitalen Schlüsselbeindefekt. Z Orthop. 1908;21:553.

Hermans JJ, Mooyaart EL, Hendriks JG, Diercks RL. Familial congenital bilateral agenesis of the acromion: a radiologically illustrated case report. Surg Radiol Anat. 1999;21:337–339.

Holt M, Oram S. Familial heart disease with sceletal malformations. Br Heart J. 1960;22:236–242.

Jorgenson RJ. Moebius syndrome – ectrodactyly, hypoplasia of tongue and pectoralis muscles. Birth Defects. 1971;7:283–284.

Kameda Y. An anomalous muscle (accessory subscapularis teres latissimus muscle) in the axilla pentrating the brachial plexus in man. Acta Anat. 1976;96:513–533.

Karnak I, Tanyel FC, Tuncbilek E, Unsal M, Buyukpamukcu N. Bilateral Poland anomaly. Am J Med Genet 1998;75:505–507.

Köhler A, Zimmer EA. Grenzen des Normalen und Anfänge des pathologischen im Röntgenbild des Skelettes. Stuttgart: Thieme; 1967.

König F. Operationsverfahren bei angeborenem Schulterblatthochstand. Zbl Chir. 1913;40:1186.

Kozlowski K, Colavita N, Morris L, Little KE. Bilateral glenoid dysplasia (report of 8 cases). Australas Radiol. 1985;29:174–177.

Lamp DW, Wynne-Davies R, Soto L. An estimate of the population frequency of congenital malformations of the upper limp. J Hand Surg. 1982;7-A:557–562.

Lamoureux J, Verstreken L. Progressive upper limb lengthening in children: a report of two cases. J Pediatr Orthop. 1986;6:481–485.

Laumann U, Cire B. Congenital upward displacement of the shoulder blade. Z Orthop. 1985;123:380–387.

LeSaout J, Lefevre J, Kerboul B, Fenoll B, Miroux D, Courtois B. Congenital elevation of the scapula. J Chir Paris. 1987;124:181–183.

Lloyd-Roberts CG, Apley AG, Owen R. Reflections upon the aetiology of congenital pseudarthroses of the clavicle. J Bone Joint Surg. 1975;57-B:24–28.

Loomer RL. Shoulder girdle dysplasia associated with nail patella syndrome. A case report and literature review. Clin-Orthop. 1989;238:112–11.

Martini AR, Neusel E. Duplication of the scapula. Int Orthop. (SICOT) 1987;11:361–366.

Meyer AW. Bilateral absence of the tendon of the long head of the biceps in one subject, and five instances of secondary attachment of the tendon to the articular capsule and tuberosities, with special reference to the effect of these anomalous conditions upon the intertubercular sulcus. J Anat Physiol. 1914;48:133–135.

Milch H, Burman MS. Snapping scapula and humerus varus. Arch Surg. 1933;26:570–588.

Minami M, Yamazaki J, Minami A, Ishii S. A postoperative longterm study of the deltoid contracture in children. J Pediatr Orthop. 1984;4:609–613.

MacDonald PB. Case report: Congenital anomaly of the biceps tendon adherent to the undersurface of the rotator cuff. Arthroscopy. 1998;14:741–742.

Marie P, Sainton P. On hereditary cleidocranial dysostosis. Clin Orthop. 1889;58:5–7.

Muckart RD. Craniocleidal dysostosis. J Bone Joint Surg. 1959;41-Br:633–635.

Nalla S, Asvat R. Incidence of the coracoclavicular joint in South African populations. J Anat. 1995;186:645–649.

Neuhof 1913, Orrell-KG, Bell-DF. Structural abnormality of the clavicle associated with Sprengel's deformity. A case report. Clin-Orthop. 1913;258:157–159.

Newbury-Ecob RA, Leanage R, Raeburn JA, Young ID. Holt-Oram syndrome: a clinical genetic study. J Med-Genet. 1996;33:300–307.

Odgen JA, Weid UH, Hempton RF. Developmental humerus varus. J Orthop. 1976;116:158–166.

Ogawa K, Naniwa T. A rare variation of the biceps: a possible cause of degeneration of the rotator cuff. J Shoulder Elbow Surg. 1998;7:295–297.

Ogawa K, Takahashi M, Yoshida A. Aberrant muscle anterior to the shoulder joint: its clinical relevance. J Shoulder Elbow Surg. 1999;8:46–8.

Pizzutillo PD. Congenital anomalies of the shoulder. In: Post M, eds. The shoulder: Surgical and nonsurgical management. 2nd edition. Philadelphia: Lee Febiger; 1988.

Poland A. Deficiency of the pectoralis muscles. Guy's Hosp Rep. 1841;6:191.

Pollard ME, Cushing MV, Ogden JA. Musculoskeletal abnormalities in velocardiofacial syndrome. J Pediatr Orthop. 1999;19:607–612.

Riedinger J. Die Varität im Schultergelenk. Dtsch Z Chir. 1900;54:565–575.

Rigault P, Pouliquen C, Guyonvarch L, Zujovic I. Surélévation congenitale de l'omoplate chez l'enfant. Rev Chir Orthop. 1976;62:5–26.

Robinson R, Braun R, Mack P, Zadeck R. The surgical importance of the clavicular component of Sprengel's deformity. J Bone Joint Surg. 1967;49-A:1481.

Rogala EJ, Wynne-Davies R, Littlejohn A, Gormly J. Congenital limb anomalies. Frequency and etiological factors. J Med Gen. 1974;11:221.

Roldan R Warren D. Abduction deformity of the shoulder secondary to fibrosis of the central portion of the deltoid muscle. In: Proc AAOS. J Bone Joint Surg. 1972;54-A:1332.

Ross D, Cruess R. The surgical correction of congenital elevation of the scapula. Clin Orthop. 1977;125:17–23.

Sato M, Hondo S, Inouhe H. Three cases of abduction contracture of the shoulder joint caused by fibrosis of the deltoid muscle. Orthop Surg. (Tokyo) 1965;16:1052–1056.

Schrock RD. Congenital elevation of the scapula. J Bone Joint Surg. 1926;8:207.

Seib GA. The musculus pectoralis minor in American whites and American negroes. Am J Physiol Antropol. 1938;4:389.

Sprengel O. Die angeborene Verschiebung des Schulterblattes nach oben. Arch klein Chir. 1981;42:545–549.

Soderberg BN. Congenital absence of the pectoral muscle and syndactylism: A deformity association sometimes overlooked. Plast Reconstr Surg. 1949;4:434–436.

Stein HC, Bettemann EH. Rare malformation of the arm. Double humerus with three hands and sixteen fingers. Am J Surg. 1940;1:336–343.

Stolowsky A. Drei seltene Anomalien des M. biceps brachii. Anat Hefte 12; 1899:300–335.

Trout TE, Resnick D. Glenoid hypoplasia and its relationship to instability. Skeletal-Radiol. 1966;2:37–40.

von Torklus D, Türk G, Zippel J. Angeborene Fehlbildungen ohne Dysmelien. In: Witt AN, Rettig H, Schlegel KF, Hrsg. Orthopädie in Praxis und Klinik VI 1982;(2):1–25.

Walker N. Familiäres Vorkommen des Schulterblatthochstandes. Z Orthop. 1972;110:367–372.

Warner JJP, Paletta GA, Warren RF. Acessory head of the biceps brachii. Clin Orthop. 1992;280:179–181.

Wertheimer LG. Coracoclavicular joint. J Bone Joint Surg. 1948;30-A:570–578.

Wood VE, Marchinski LJ. Congenital anomalies of the shoulder. In: Rockwood CA, Matsen FA. The Shoulder. Philadelphia: WB Saunders; 1998:99–163.

Woodward JW. Congenital elevation of the scapula – correction by release and transplantation of muscle origins. A preliminary report. J Bone Jt Surg. 1961;43-A:219–22.

Wolbrink AJ, Hsu Z, Bianco AJ. Abduction contracture of the shoulders and hips secondary to fibrous bands. J Bone Joint Surg. 1973;55-A:844–846.

Yeh L, Pedowitz R, Kwak S, Haghighi P, Muhle C, Trudell D, Resnick D. Intracapsular origin of the long head of the biceps tendon. Skeletal Radiol 1999;28:178–181.

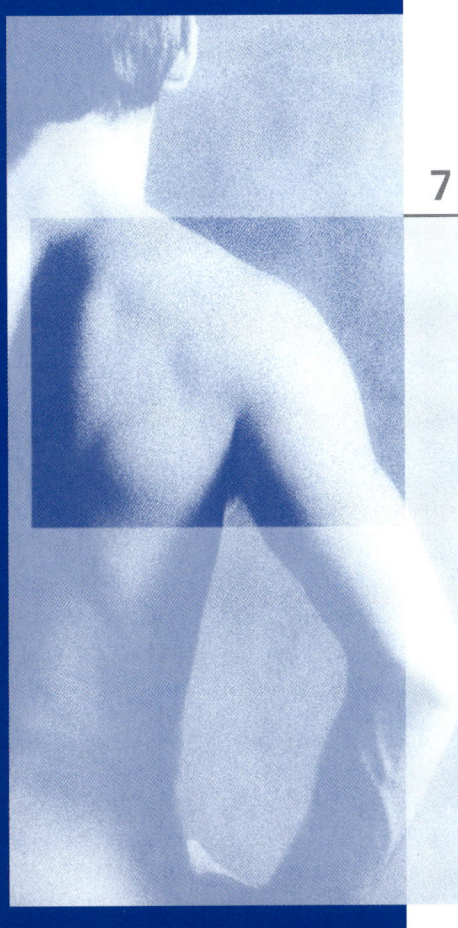

7 Plexusläsionen

7.1 Geburtstraumatische Plexusläsionen
J. A. van der Sluijs und P. Wuisman

7.2 Sekundäre Deformitäten bei geburtstraumatischen Plexusläsionen
J. A. van der Sluijs und P. Wuisman

7.3 Traumatische Plexusläsionen
O. Rühmann, F. Gossé und C. J. Wirth

Der Plexus brachialis innerviert die Schulter- und Armmuskulatur. Während der Geburt können Verletzungen des Plexus brachialis auftreten, sog. geburtstraumatische Plexuslähmungen (GTPL), die zu Funktionsstörungen der oberen Extremität führen. Das Ausmaß der Lähmung sowie die natürliche Regenerationsfähigkeit sind von Fall zu Fall unterschiedlich ausgeprägt.

7.1 Geburtstraumatische Plexusläsionen

J. A. van der Sluijs und P. Wuisman

Synonyme

Entbindungslähmung, Morbus Erb-Duchenne, Dejerine-Klumpke-Lähmung, Brachial Birth Palsy, Obstetric Paralysis, Obstetric brachial Plexus Lesion (OBPL)

Definition

Die geburtstraumatische Plexuslähmung ist eine während der Geburt entstandene Schädigung des Plexus brachialis. Der Plexus brachialis wird aus den Spinalnerven C(4)5–Th1(2) gebildet.

Ätiologie und Pathogenese

Der Plexus brachialis wird von den Rami ventrales der Spinalnerven C5 bis einschließlich Th1 gebildet. Diese Spinalnerven bilden zunächst den oberen (C5–C6), mittleren (C7) und unteren (C8–Th1) Trunkus. Diese 3 Trunki sind nur kurz und teilen sich alsbald in je einen dorsalen und einen ventralen Ast. Meistens entsteht aus dem vorderen Teil der oberen und mittleren Trunki der Fasciculus lateralis (C5–C7), aus dem vorderen Teil des unteren Trunkus der Fasciculus medialis (C8–Th1) und aus den hinteren Teilen der drei Trunki der Fasciculus posterior (C5–Th1). Aus den Faszikeln entspringen durch Zusammen- und Umlagerung die peripheren Stammnerven. In allen Abschnitten des Plexus brachialis treten Nerven für die Versorgung der Stammnerven der Schultermuskulatur aus, wurzelnah in Höhe der Trunki (z.B. N. suprascapularis) oder im Bereich der Faszikel (Kauer 1995).

Ursache für die geburtstraumatische Plexuslähmung ist der während des Geburtsvorgangs ausgeübte Zug (Clark u. Mitarb. 1905). Ein erhöhtes Risiko haben schwangere Frauen mit einem schweren Feten (mehr als 4 kg), Schulterdysostose oder Steißlage. Gleichzeitig ist das Risiko für eine Klavikula- oder Humerusfraktur sowie einen Tortikollis erhöht. Experimentelle Studien haben gezeigt, dass unter Zug zuerst die Wurzel C5, nachfolgend der N. suprascapularis und dann die Wurzeln C6, C7 usw. geschädigt werden. Die Schädigung tritt meistens proximal im Trunkus oder distal in den Spinalnerven auf (Clark u. Mitarb. 1905). Die Spinalnerven werden nicht quer durchtrennt, sondern in die Länge gezogen und zerrissen. Meistens ist die Schädigung unvollständig, und die Fasern werden an verschiedenen Stellen geschädigt.

Ob lediglich eine Neuropraxie (funktionelle Blockade der Axonleitfähigkeit), eine Axonotmesis (Kontinuitätsunterbrechung der Axone unter Erhalt der äußeren Hülle), eine Neuromesis (komplette postganglionöse Nervenläsion) oder Wurzelavulsion vorliegt, hat entscheidende prognostische und therapeutische Konsequenzen. Vor allem die motorischen Ausfälle sind klinisch von Bedeutung; sensible Störungen spielen nur bei größeren Schäden eine Rolle.

Epidemiologie

Die Inzidenz der geburtstraumatischen Plexuslähmung liegt zwischen 0,4 und 2,0 pro 1.000 Geburten (Adler 1967, Greenwald 1984, Sjoberg 1988). Zu Beginn des 20. Jahrhunderts war sie höher, nahm seit den 50er-Jahren ständig ab, steigt jedoch in der letzten Zeit infolge der Zunahme des durchschnittlichen Geburtsgewichts wieder an (Birch 1998).

Diagnostik

Geburtstraumatische Plexuslähmung können klassifiziert werden nach
- Lokalisation (unilateral, bilateral),
- Ausprägung und
- Schwere der Nervenschädigung.

Bei aller Variabilität der Schädigungen herrschen doch bestimmte Lähmungstypen vor, die zu unterschiedlichen Einteilungen der geburtstraumatischen Plexuslähmung geführt haben. Als Parameter werden Ausmaß und Ernst der Schädigung, aber auch der postpartale Regenerationszeitraum bzw. die Regenerationsfähigkeit verwendet.

Die weitaus häufigste Variante (80%) stellt die obere Armplexusparese (Typ Erb-Duchenne, C5–C6) dar. Bei der erweiterten Form (C5–Th1, 20% aller geburtstraumatischen Plexuslähmungen) sind zusätzlich Ausfälle im Bereich des Ober- und Unterarms zu erwarten. Eine isolierte C8–Th1-Schädigung (Typ Dejerdine-Klumpke) ist sehr selten und daher in der Praxis irrelevant (Clarke und Curtis 1995). Zur Zeit findet die von Gilbert und Tassin (1984) vorgeschlagene Klassifikation zur Einteilung der geburtstraumatischen Plexuslähmung weitverbreitet Anwendung (Tab. 7.1). Zwei bis vier Wochen nach der Geburt werden

Tab. 7.1 **Klassifikation der geburtstraumatischen Plexuslähmung nach Gilbert und Tassin**

Typ	Ausprägung	Parese	Merkmale	Prognose
1	obere Armplexuslähmung (C5–C6)	M. deltoideus und M. biceps	Funktion des M. biceps innerhalb von 2 Monaten sichtbar	90% komplette Regeneration
2	erweiterte obere Armplexuslähmung (C5–C6–C7)	zusätzlich zu 1 Parese der Strecker von Ellenbogen, Hand und Fingern	Regeneration des M. biceps innerhalb von 3–6 Monaten sichtbar	60% komplette Regeneration
3	fast komplette Plexuslähmung (C5–C6–C7–C8)	fast vollständige Parese	Fingerbeugung bei oder kurz nach der Geburt nachweisbar	völlige Regeneration bei weniger als der Hälfte der Kinder
4	komplette Plexuslähmung (C5–Th1)	totale Armparese, Horner-Syndrom	totale Armparese	keine vollständige Regeneration möglich

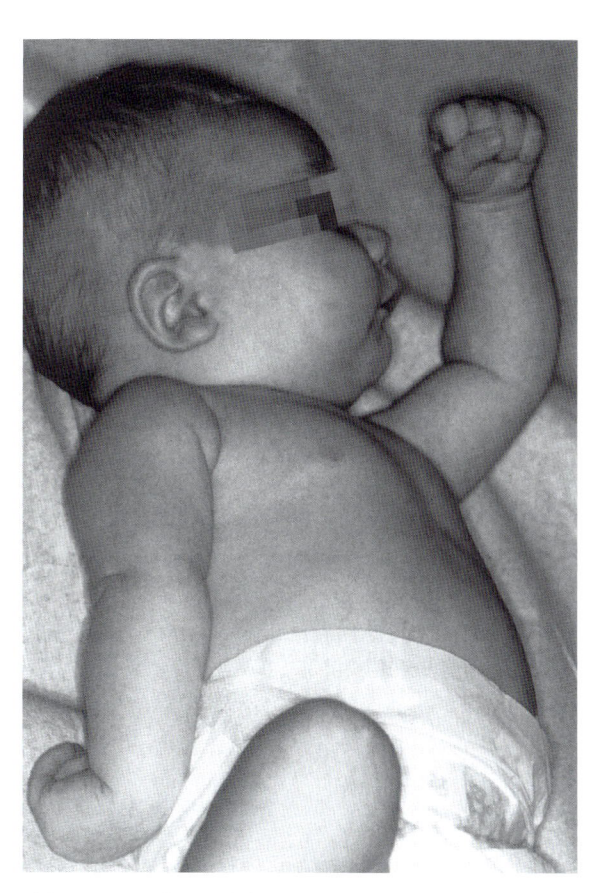

Abb. 7.1 Typische Armhaltung eines Säuglings mit geburtstraumatischer Plexusläsion.

die Säuglinge mit Hilfe dieser Klassifikation eingeteilt. In dieser Klassifikation ist die seltene isolierte Läsion von C7 und C8 aber nicht berücksichtigt.

Klinische Diagnostik

Kennzeichnend für die obere Armplexusparese (Typ Erb-Duchenne) ist ein schlaff herabhängender Arm. Hauptmerkmale sind der Ausfall der Abduktion (Parese des M. deltoideus und M. supraspinatus), der Außenrotation (Parese des M. infraspinatus und des M. teres minor) im Schultergelenk sowie Ausfall der Beugung (Parese von M. biceps und M. coracobrachialis) und der Supination (Parese von M. supinator und M. biceps) im Ellenbogengelenk. Der Oberarm ist nach innen rotiert, der Ellenbogen gestreckt und kann nicht aktiv gebeugt werden. Unterarm und Hand sind proniert. Die Parese der Hand kann unterschiedlich ausgeprägt sein (Abb. 7.1). Alle passiven Bewegungen sind frei, können aber durch gleichzeitig bestehende Weichteil- oder Knochenverletzungen schmerzhaft sein. Sensible Ausfälle sind beim Säugling nur schwer festzustellen.

Bei der erweiterten Form (C5–C8) sind zusätzlich die von C7 versorgten Streckmuskeln des Ober- und Unterarms, die Pronation sowie teilweise die radialen Beugemuskeln für Handgelenk und Finger betroffen. Der gesamte Arm ist praktisch gelähmt. Ein Horner-Syndrom (Miosis, Ptosis, Enophthalmus) tritt bei einer Th1-Läsion auf.

Bildgebende Diagnostik

Bei einer geburtstraumatischen Plexuslähmung sollten die Säuglinge auch gezielt auf eine traumatische Läsion des N. phrenicus untersucht werden. Hierzu ist eine Röntgenaufnahme (Thoraxaufnahme zur Feststellung eines Zwerchfellhochstands) notwendig. Dabei können gleichzeitig Klavikula- oder Humerusfrakturen ausgeschlossen werden.

Differenzialdiagnose

Abzugrenzen sind Frakturen mit peripheren Stammnervenschäden, Arthrogryposis multiplex congenita und Kompressionssyndrome. Außerdem kann der Armplexus durch infektiöse, allergische oder neoplastische Prozesse geschädigt sein.

Therapie

Säuglinge mit einer schweren Schädigung des Plexus brachialis sollten der frühzeitigen mikrochirurgischen Revisi-

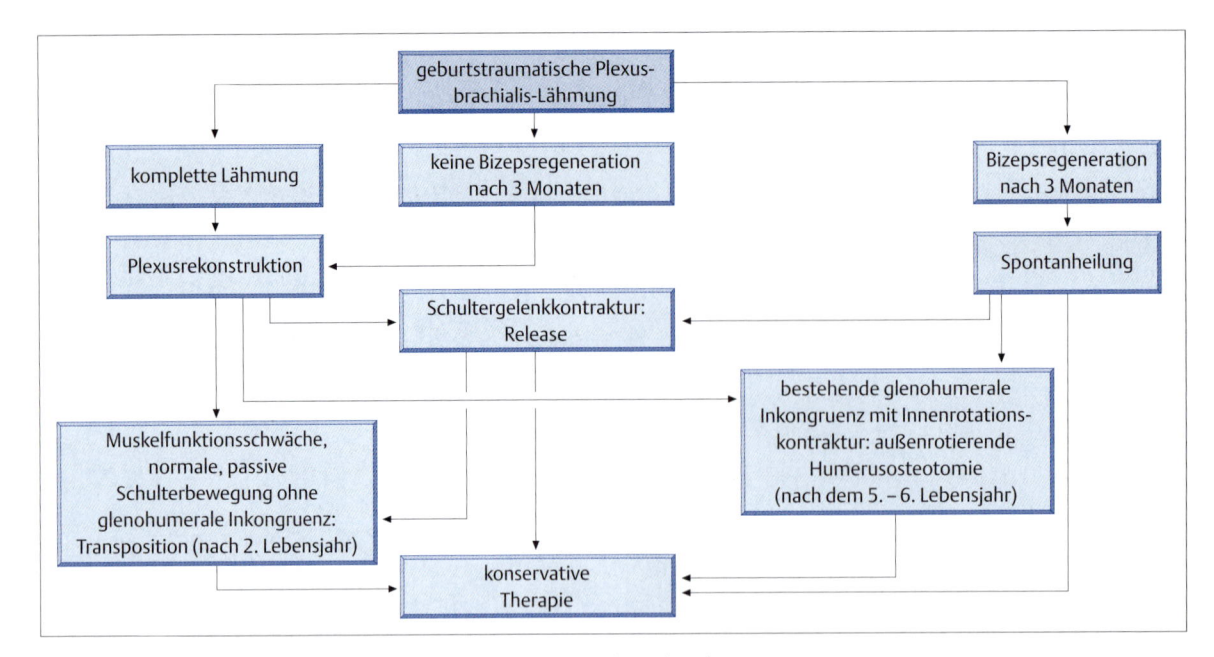

Abb. 7.2 Algorithmus zum Therapiekonzept der geburtstraumatischen Plexusläsion.

on zugeführt werden (Abb. 7.2). Die Schwere der Nervenläsion kann erst aufgrund mehrmaliger klinischer, radiologischer und ggf. elektrophysiologischer Untersuchungen festgestellt werden. Je früher die Schulter- und Ellenbogenbeugung zurückkehren, desto vollständiger ist üblicherweise die Spontanregeneration, vor allem im Schulterbereich.

Im Mittelpunkt steht die Wiederherstellung der Nervenkontinuität durch Neveninterponate sowie die Reanastomosierung der Spinalnerven (Trunki, Faszikel) von proximal nach distal. Höchste Priorität hat die Reinnervation der Hand. Je mehr Handfunktion möglich ist, desto wahrscheinlicher wird das Kind die betroffene Extremität benutzen und in sein Körperschema integrieren.

Ergebnisse

Die Behandlung der geburtstraumatischen Plexuslähmung ist von der korrekten Beurteilung des Schweregrades und der Prognose der Schädigung abhängig. Unter alleiniger intensiver konservativer Therapie regenerieren 57–96% aller geburtstraumatischen Plexuslähmungen komplett oder mit nicht nennenswerter funktioneller oder ästhetischer Beeinträchtigung (Berger u. Mitarb. 1997) (Tab. 7.2). In 4–43% der Fälle kommt es jedoch zu einer Defektheilung mit gravierender funktioneller und ästhetischer Beeinträchtigung.

Ein direkter Zusammenhang zwischen dem Regenerationsbeginn des M. biceps und dem Endergebnis gilt heute als erwiesen (Gilbert u. Tassin 1984, Clarke u. Curtis 1995). Tritt in den ersten 3–6 Monaten keine komplette Bizepsregeneration auf oder liegt eine komplette Lähmung vor, so ist eine operative Behandlung des Plexus brachialis indiziert. Nach Michelow u. Mitarb. (1994) besteht zu einem Zeitpunkt von 3 Monaten eine Irrtumswahrscheinlichkeit von 13%, wenn man die Operationsindikation allein von der Ellenbogenfunktion abhängig macht. Für die alleinige obere Armplexusläsion (C5–C6) ohne Mitbeteiligung der Handgelenk- und Fingerextensoren kann die Vorhersage auf etwa 95% erhöht werden, wenn zusätzliche Kriterien mit einbezogen werden (Michelow u. Mitarb. 1994, Clarke u. Curtis 1995).

Bei dem größten Teil der Säuglinge kommt es zu einer vollständigen Regeneration der geburtstraumatischen Plexuslähmung (Tab. 7.2). Die Prognose hängt entscheidend von der Art und dem Umfang der Schädigung ab. Hohe Plexusschäden haben im Vergleich zu Totalläsionen eine bessere Prognose. Eine schnelle Regeneration deutet auf eine gute Prognose hin. Prognostisch günstig sind auch inkomplette Paresen mit kontrahierenden Muskeln in jedem Wurzelsegment und fehlenden oder nur gering ausgeprägten sensiblen Defekten. Mitbeteiligung des M. serratus anterior, Horner-Syndrom, Lähmungen der skapulothorakalen Muskulatur oder des N. phrenicus, Spastik und komplette Lähmungen können als Ausdruck einer schweren Schädigung mit prognostisch ungünstiger Vorhersage gedeutet werden. Erfahrungsgemäß kann eine klinische Besserung nach dem 12.–18. Lebensmonat kaum mehr erwartet werden (Sjoberg 1988, Clarke und Curtis 1995, Birch 1998, Waters 1999 [1]). In der Literatur wird die Zahl der Kinder mit Dauerschäden unterschiedlich angegeben. Sie hängt u.a. von der angewandten Untersuchungsmethode, der Definition eines Dauerschadens und der gewählten Untersuchungsgruppe ab. Eine verläss-

Tab. 7.2 Spontane Regeneration bei perinatal diagnostizierter GTPL

Autor	Jahr	Anzahl Patienten	Anzahl Geburten	Inzidenz pro 1000	Prozentsatz kompletter Wiederherstellung
Specht	1975	11	19314	0,57	73%
Bennet	1976	21	34299	0,61	75%
Hardy	1981	36	41124	0,87	80%
Greenwald	1984	61	30451	2	96%
Sjoberg	1988	48	25736	1,9	75%
Michelow	1994	61	?	?	92%

liche Prognose kann nur aus Studien abgeleitet werden, in denen perinatal alle Säuglinge einschließlich derjenigen, die eine schnelle und vollständige Regeneration aufwiesen, mit einbezogen wurden (Tab. 7.2). Studien mit selektiven Patientengruppen weisen meistens schlechtere Ergebnisse auf (Gjorup 1966, Adler 1967, Tada 1984).

Gjorup (1966) bestätigt, dass die verbliebenen Schädigungen kaum Einfluss auf den sozialen Status, die Arbeit oder das Lebensglück haben. Adler (1967) fand keine sozioökonomischen Rückstände, stellte jedoch bei seinem selektiven Krankengut bei nur 7% der Fälle eine vollständige Normalisierung der geburtstraumatischen Plexuslähmung fest. Insgesamt ist die Langzeitprognose bei Kindern und jungen Erwachsen gut.

7.2 Sekundäre Deformitäten bei geburtstraumatischen Plexusläsionen

J. A. van der Sluijs und P. Wuisman

Bei dem Großteil der Säuglinge mit geburtstraumatischer Plexuslähmung sind im frühen Stadium die Ausfälle wesentlich ausgedehnter und schwerer (Sjoberg 1988, Birch 1998, Waters 1999 [1]). Nur nach wiederholten klinischen Untersuchungen gewinnt man den für die Behandlungsstrategie notwendigen Überblick über die Dynamik des ablaufenden Schädigungs- oder Regenerationsprozesses. Die Muskeldysbalance kann schon im Frühstadium zu sekundären Schulterdeformitäten führen, die auch nach Rückbildung der neurologischen Defizite verbleiben und die Schulter- bzw. Armfunktion beeinträchtigen (Birch 1998).

Definition

Sekundäre Deformitäten bei geburtstraumatischer Plexuslähmung sind strukturelle Veränderungen an Gelenken oder Knochen des betroffenen Arms.

Ätiologie und Pathogenese

Früher wurde die Subluxation des Humeruskopfs bei geburtstraumatischer Plexuslähmung als Folge einer Epiphysenläsion bzw. als Geburtstrauma betrachtet (Scagliette 1938, Zancolli 1988). Derzeit wird die Meinung vertreten, dass vor allem die muskuläre Dysbalance eine entscheidende Rolle bei der Entstehung einer Humeruskopfsubluxation spielt. Durch Lähmung der Abduktoren (M. deltoideus, M. supraspinatus) und der Außenrotatoren (M. teres minor, M. infraspinatus) dominieren die Innenrotatoren (M. pectoralis major, M. latissimus dorsi, M. subscapularis). Außerdem ist die Skapula nach außen rotiert und gleichzeitig nach vorne gekippt. Dies führt zu einem Adduktions- und Innenrotationsstand, und mit der Zeit entwickelt sich eine hintere Humeruskopfluxation (Fairbank 1913, Birch 1998). Bei bestehender Pathologie kommt es zu Wachstumsstörungen im Schultergelenk. Die knorpeligen Anteile des Glenoids entwickeln sich konvex statt flach. Die Retroversion des Glenoids nimmt zu. Der hintere Teil des Labrums wird vom Humeruskopf nach dorsal verdrängt (Abb. 7.3), wodurch sich die Subluxation verstärkt. Mit der Zeit werden die am Anfang reversiblen Gelenkveränderungen strukturell: Es bilden sich eine pathologisch bikonkave Fossa glenoidalis und ein nach dorsal subluxierter, platter Humeruskopf (Abb. 7.4). Am Anfang handelt es sich vorwiegend um eine knorpelige Deformierung der Gelenkanteile, später kommt durch Ossifikation des Knorpels eine ossale Komponente hinzu. Der Processus coracoideus steht nach vorne statt nach kaudal. Das Skelett kann hypoplastisch werden (Abb. 7.8), und Längenunter-

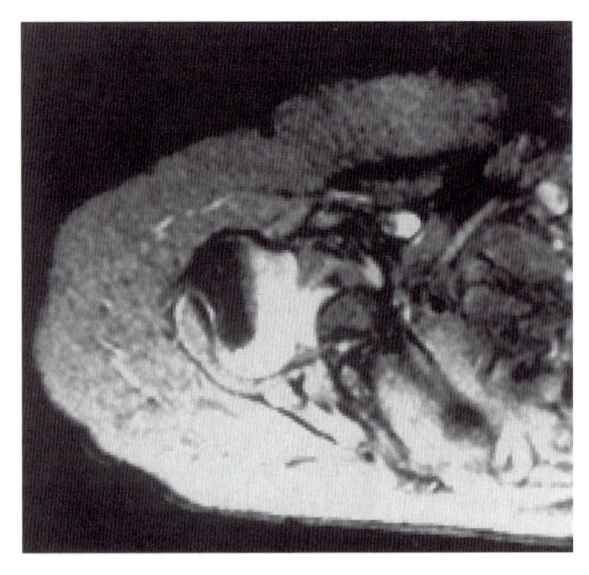

Abb. 7.3 MRT-Bild einer Schultersubluxation mit bikonkavem Glenoid bei einem 7 Monate alten Säugling mit geburtstraumatischer Plexusläsion.

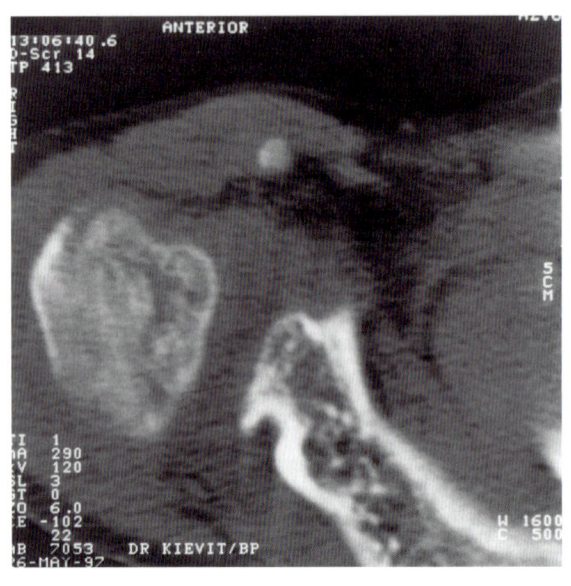

Abb. 7.4 CT-Bild einer glenohumeralen Inkongruenz bei geburtstraumatischer Plexusläsion. 8-jähriger Junge.

schiede von 2% (Gilbert-Klasse I) bis 20% (Gilbert-Klasse IV) entstehen (Birch 1998). In wenigen Fällen nimmt die Humeruskopfretroversion zu (Scaglietti 1938). Aber auch durch Schienenbehandlung kann eine hintere oder eine vordere Subluxation entstehen.

Epidemiologie

Die Prävalenz der sekundären Schulterdeformitäten variiert. Sie ist abhängig von der verwendeten Untersuchungsmethode, der Begriffsdefinition und dem Grad der geburtstraumatischen Plexuslähmung. Die Prävalenz ist hoch und variiert je nach Studie und Gruppenzusammenstellung zwischen 38% und 70% (Fairbank 1913, Waters u. Mitarb. 1998, Waters 1999 [1], van der Sluijs u. Mitarb. 2000).

Diagnostik

Zur Einteilung der sekundären Schultergelenkdeformitäten sind unterschiedliche Einteilungen vorgeschlagen worden. Das Spektrum dieser Einteilungssysteme umfasst sowohl klinische, anatomische als auch radiologische Aspekte (Fairbank 1913, Zancolli 1988, Waters 1998, Pearl 1998). Manche Merkmale sind klinisch von praktischer Bedeutung: Für eine Sehnentransposition ist z.B. die Kongruenz zwischen Humeruskopf und Glenoid Voraussetzung.

Wir bevorzugen die Einteilung von Birch (1998). Es werden 4 klinische Gruppen unterschieden:
- Innenrotationskontraktur,
- einfache Subluxation,
- einfache Dislokation,
- komplexe Subluxation und Dislokation; wie bei der einfachen Subluxation oder Dislokation aber mit ossären knöchernen Anomalien.

Klinische Diagnostik

Der Schulterkontur ist durch die Hypotrophie der Schultermuskulatur gekennzeichnet, manchmal prominiert der Processus coracoideus. Der Oberarm ist nach innen rotiert, was zu einer Pronation des Unterarms führt. Die Skapula ist rotiert und nach vorne gekippt, wodurch der Angulus superior unter dem M. trapezius hervortritt (Skapulazeichen nach Putti) und die Nackenkontur verändert (Abb. 7.**5**). Von hinten ist der subluxierte Humeruskopf sichtbar (sog. lump sign) (Abb. 7.**6**). Im Frühstadium kann der Humeruskopf (keine Gelenkkontraktur) durch Außenrotation des Arms reponiert werden.

Bei der leichten Form ist zunächst die Außenrotation des Oberarms eingeschränkt, welches sich mit zunehmender Deformierung weiter verschlechtert. Oft besteht auch eine diskrete Beugekontraktur im Ellenbogen. Durch die eingeschränkte glenohumerale Beweglichkeit ist die Abduktion vermindert. Die Kombination von bestehender muskulärer Insuffizienz und Entwicklung von Kontrakturen infolge sekundärer Deformitäten begrenzt das Bewegungsausmaß zunehmend, und kompensatorische Bewegungsmesser (z.B. Abb. 7.**7**) treten auf. Vor allem die Innenrotationskontraktur verringert das Bewegungsausmaß des Arms und fördert Ausgleichsbewegungen.

Bildgebende Diagnostik

Ziel der bildgebenden Diagnostik ist es, das Ausmaß der morphologischen Schädigungen festzustellen. Unmittelbar

7.2 Sekundäre Deformitäten bei geburtstraumatischen Plexusläsionen

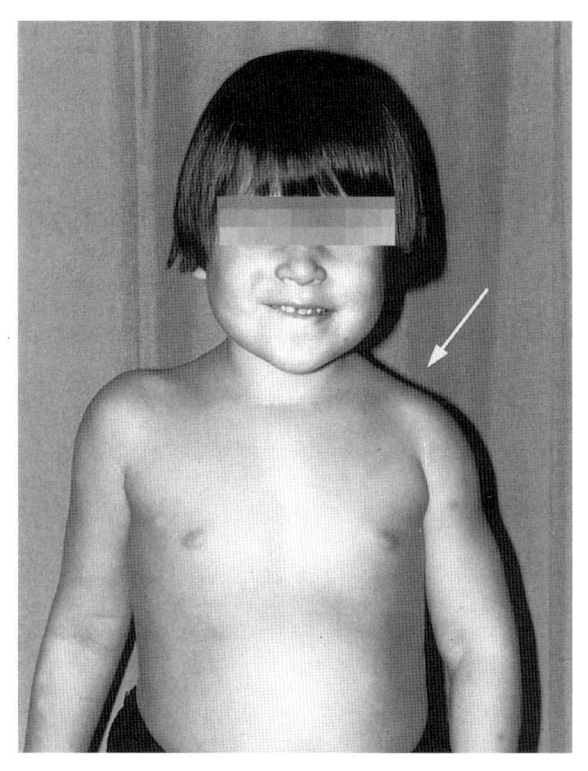

Abb. 7.5 Klinisches Bild bei einem 4-jährigen Mädchen mit geburtstraumatischer Plexusläsion. Prominenz der Skapula unter dem M. trapezius (Putti sign), Innenrotationskontraktur des Oberarms.

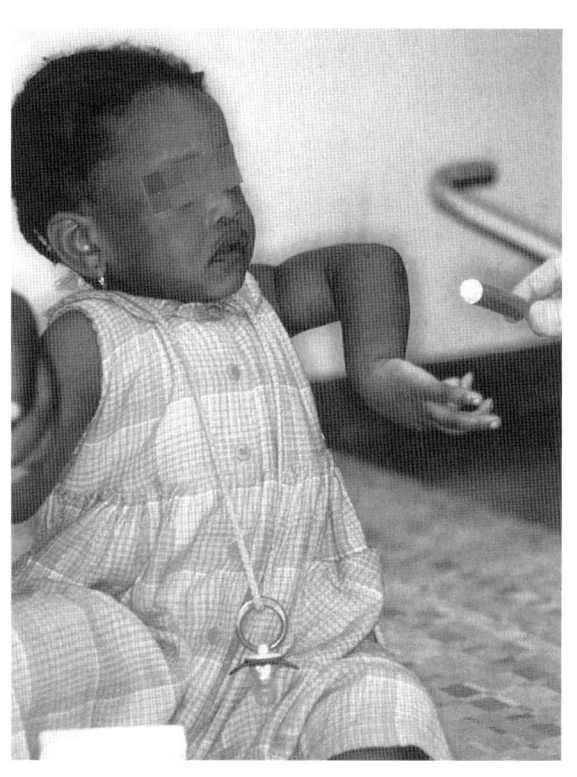

Abb. 7.7 Beispiel einer Kompensationsbewegung wegen Innenrotationskontraktur bei geburtstraumatischer Plexusläsion.

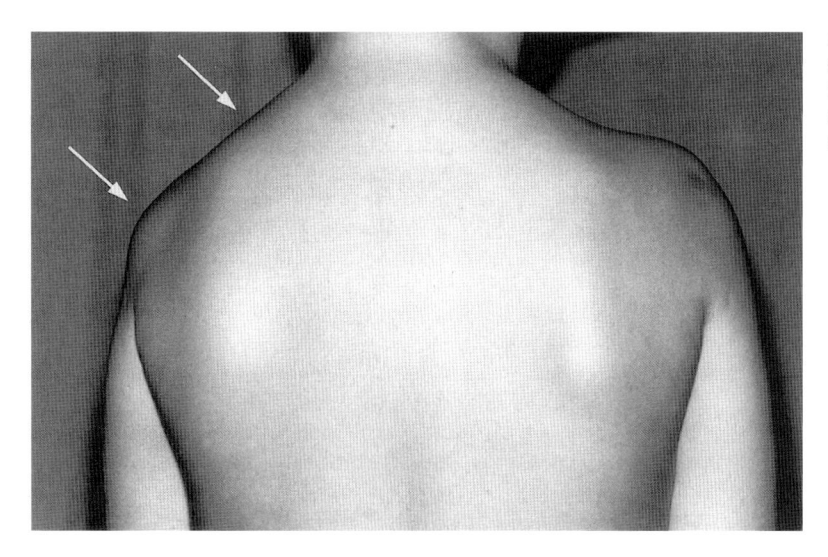

Abb. 7.6 Klinisches Bild einer nach dorsal subluxierten Schulter bei geburtstraumatischer Plexusläsion. Prominenz des Humeruskopfs (lump sign) und des Angulus superior der Skapula (Putti sign).

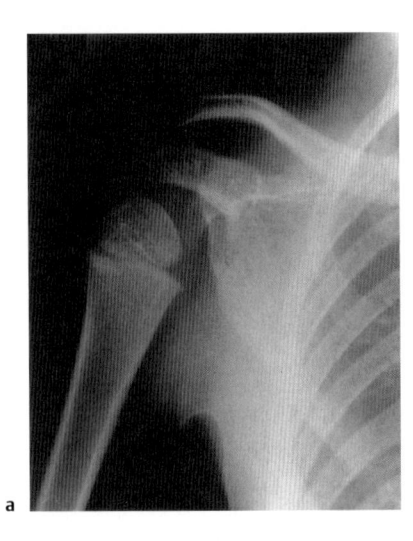

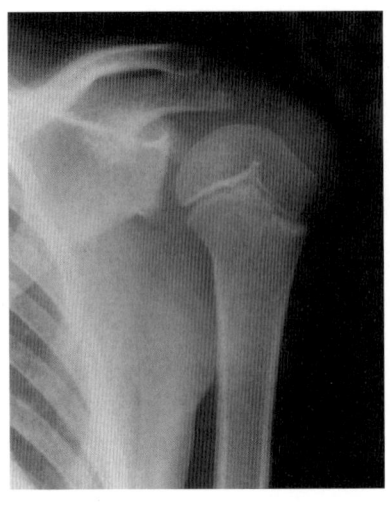

Abb. 7.8
a Komplexe Subluxation des Humeruskopfs bei einem 8 Jahre alten Jungen. Die Glenoidform ist anormal, der Processus coracoideus nach kaudal gerichtet. Es besteht eine Hypoplasie aller Skelettstrukturen.
b Andere Schulter normal.

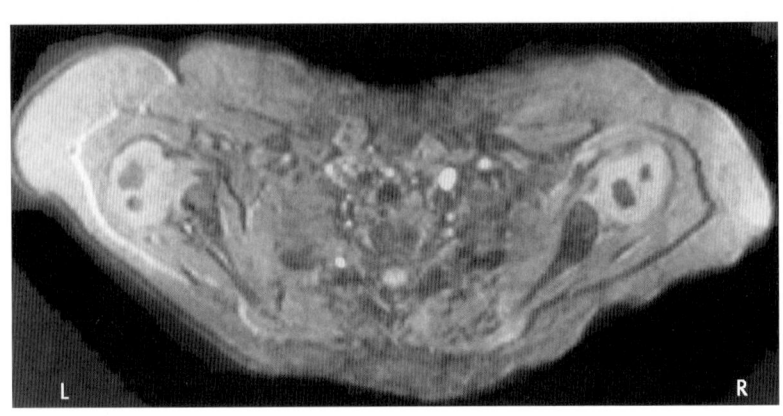

Abb. 7.9 MRT-Bild einer Schulterdeformität bei geburtstraumatischer Plexusläsion. 8 Monate alter Säugling.
R (rechts) normale Entwicklung
L (links) Subluxation des Humeruskopfs mit konvexem Glenoid

nach der Geburt dienen die Untersuchungen dem Ausschluss von Frakturen im Schulterbereich, anderer Ursachen einer Parese und eines Zwerchfellhochstands (Parese des N. phrenicus). In den ersten Lebensjahren können radiologische Veränderungen des Schultergelenks dargestellt werden (Sever 1925, Kattan u. Spitz 1968). Die Drehung der Skapula stellt sich radiologisch in der koronalen Ebene dar; der Angulus superior bildet sich oberhalb der Klavikula ab. Als Folge der Innenrotation entsteht eine Projektion des knöchernen Kerns des Tuberculum majus über den des Humeruskopfs. Bei älteren Säuglingen und Kindern steht der Humeruskopf aufgrund der Subluxation dorsal. Der Processus coracoideus sowie das Akromion zeigen bei länger bestehender Humeruskopfluxation nach kaudal. Auch nimmt die Retroversion des Glenoids zu und wächst konvex oder bikonkav statt neutral. Im Vergleich zur Gegenseite ist eine Hypoplasie aller beteiligten Knochenstrukturen der Schulter und Arm zu beobachten. Die Ossifikation der Epiphyse des Humeruskopfs ist zeitlich verzögert (Abb. 7.8).

Eine Arthrographie des Schultergelenks wird gelegentlich zur Darstellung der knorpeligen Strukturen durchgeführt und gibt Aufschluss über die Reponierbarkeit der Humeruskopfsubluxation (Pearl 1998). Die Methode ist aber nur von begrenzter Aussagefähigkeit, da sie projektionsabhängig ist und im Vergleich zu kernspintomographischen Aufnahmen weniger Details zeigt.

Sonographisch lässt sich das Schultergelenk ebenso gut darstellen wie die Säuglingshüfte. Als Screening-Verfahren oder zur Verlaufsbeobachtung hat die Sonographie jedoch keinen bedeutenden Stellenwert. Klinische Studien sind bislang hierzu nicht durchgeführt worden.

Die Computertomographie wird eingesetzt, um Ossifikationsprozesse darzustellen (Waters 1998, Torode 1998). Im Vergleich zu Röntgenaufnahmen können Humeruskopfsubluxationen und Glenoidveränderungen besser dargestellt werden. Die exakte Form der Knorpelstrukturen ist aber wegen der schlechteren Ortsauflösung nicht zuverlässig zu beurteilen. Weichteilveränderungen und das Ausmaß der Subluxation des Humeruskopfs können auf konventionellen Röntgenbildern nicht sicher diagnostiziert werden, sodass hier neben der klinischen Untersuchung besonders die Magnetresonanztomographie (MRT) im Vordergrund steht (Waters 1998, van der Sluijs 2000). Weitere Vorteile der MRT gegenüber Röntgenaufnahmen und CT liegen u.a. in der mehrdimensionalen Darstellung. Man erhält entscheidende Informationen über die Kongruenz zwischen Humeruskopf und Glenoid,

Gelenkkavum und Weichteilkomponenten (Abb. 7.**9**). Mit der MRT können bereits ab dem 5. Monat subtile Veränderungen des Schultergelenks festgestellt werden (van der Sluijs 2000). Nachteilig ist, dass die Kinder zur Vermeidung von Artefakten sediert werden müssen.

Differenzialdiagnostik

Differenzialdiagnostisch sind Sprengel-Deformität, posttraumatische Zustände oder eine Arthrogryposis multiplex congenita abzugrenzen.

Therapie

Für die Therapie der geburtstraumatischen Plexuslähmung verwenden wir ein abgestuftes Konzept, bei dem neben der Primärtherapie (konservativ, operative Plexuschirurgie) sekundäre Ersatzoperationen vorgenommen werden (Abb. 7.**2**). Während der gesamten Behandlungszeit ist Physiotherapie in unterschiedlicher Form und Intensität durchzuführen.

Vor allem an der Schulter sind Ersatzoperationen ein wirksames Mittel und können ab dem Alter von 2 Jahren durchgeführt werden. Ersatzoperationen der Pro- und Supination sowie jene des Handgelenks werden dagegen erst ab dem 3. Lebensjahr durchgeführt (Berger 1997, Gilbert 1997 [1, 2], Zancolli 1988). Grundsätzlich gilt, dass Gelenkdeformitäten eine Kontraindikation zu bestimmten Ersatzoperationen darstellen. Hauptziel aller operativen Maßnahmen ist es, die Handstellung und deren Funktion zu verbessern. Eine Indikation zur Ersatzoperation im Schulterbereich besteht, wenn das Kind durch fehlende Außenrotation und Abduktion in der Verrichtung seiner täglichen Aufgaben behindert ist. Bei den sekundären Ersatzoperationen an der Schulter wurde zwischen **Release** (bzw. Korrektur fixierter Deformitäten), **Sehnentranspositionen** (um aktive Bewegungen zu ermöglichen) sowie **Osteotomien** unterschieden.

Konservative Therapie

Das gestörte Muskelgleichgewicht führt mit zunehmenden Alter zu vermehrten Gelenkfehlstellungen, welche zu knöchernen Deformitäten an Schulter und Ellenbogen führen. Um solchen Spätfolgen vorzubeugen, sind regelmäßige Kontrolluntersuchungen und intensive krankengymnastische Übungsbehandlungen entscheidend. Ziele der Frühbehandlung sind es, die Ausschaltung der betroffenen Hand und sekundäre Kontrakturen zu vermeiden sowie die Funktion der oberen Extremität wiederherzustellen. Etwa 48 Stunden nach der Geburt wird die erste Untersuchung durchgeführt. Liegt eine geburtstraumatische Plexuslähmung vor, sollten ohne Verzögerung Schulter, Ellenbogen und Unterarm physiotherapeutisch behandelt werden, z.B. bei jeder Mahlzeit für 2–3 Minuten. Im Schulterbereich müssen Außenrotation und Abduktion beübt werden. Manipulationen können mit Erfolg eingesetzt werden (Hardy 1981, Gilbert 1997 [1, 2], Birch 1998). Elektrische Stimulationen zur Vermeidung von Atrophien haben kein Effekt. Bandagen sind ebenso wie Abduktionsschienen kontraindiziert. Sie führen zu Kapselschrumpfung mit Gelenksteife und Abduktionskontraktur (Sever 1925) sowie vorderer Schulterluxation, die evtl. von Kontrakturen und Subluxationen im Ellenbogengelenk begleitet wird (Wickstrom 1962, Adler 1967, Zancolli 1988).

Release

Unter Release wird die Verlängerung oder Durchtrennung von Weichteilen zur Behandlung von Kontrakturen verstanden. Ein Weichteil-Release ist am erfolgreichsten, wenn sich die der Kontraktur entgegenwirkende Muskelgruppe regeneriert hat. Ideale Voraussetzung ist eine zentrierte Schulter mit Innenrotationskontraktur bei innervierten Außenrotatoren. Ein Release ist bei einer Außenrotationshemmung unter 30° indiziert (Gilbert 1997 [1], Berger 1997, Birch 1998). Die Behandlung von Gelenkkontrakturen wird von kombinierten Kontrakturbehandlungen mit (offener) Reposition des Humeruskopfs unterschieden.

Unabhängig von der gewählten operativen Methode wird von allen Autoren postoperativ ein Rumpf-Arm-Gips zur Fixierung des Arms in Außenrotation und Adduktion empfohlen.

Technik der Behandlung von Schultergelenkkontrakturen. Bei dem Release des M. subscapularis wird der Schnitt über den lateralen Skapularand in Seitenlage bei freiem Arm geführt. Durch Dissektion und Reflexion des Vorderrands des M. latissimus dorsi werden die Muskeln der Skapula dargestellt. Nach der Technik von Carlioz und Brahimi (1971) sowie Gilbert (1988) wird die Insertion des M. subscapularis durchtrennt und der Muskel von der Skapula abgelöst. Danach wird der M. subscapularis nach lateral verlagert, sodass Raum gewonnen wird. Dieser Release ist bei Kindern unter 2 Jahren mit Innenrotationskontraktur und zentrierter Schulter vorzunehmen. Die alte Technik von Sever (1925) hat nur noch historischen Wert.

Technik der Behandlung von Schultergelenkkontrakturen mit (offener) Reposition. Fairbank (1913) durchtrennt den M. subscapularis, Kapsel und – falls erforderlich – Teile des M. supraspinatus. Anschließend wird ggf. das Korakoid osteotomiert. Nach Reposition des Humeruskopfs wird die Wunde geschlossen. In der von Birch (1998) beschriebenen Modifikation werden der Processus coracoideus osteotomiert und gekürzt sowie der M. subscapularis Z-förmig verlängert (Birch 1998). Zusätzlich kann die Kapsel zur Reposition des Humeruskopfs eröffnet werden. Beide Operationstechniken können bei vorliegender Innenrotationskontraktur mit oder ohne Subluxation des Schultergelenks durchgeführt werden. Die Technik ist auch bei komplexen Schultergelenkdeformierungen (Subluxation mit ossalen Deformierungen) angewendet worden (Birch 1998). Birch nennt für seine modifizierte Technik eine Altersgrenze von 12 Jahren. Gravierende Deformierungen des Humeruskopfs sollten durch bildgebende Verfahren (CT, MRT) ausgeschlossen werden.

Manche Autoren befürworten einen zeitgleich durchzuführenden zusätzlichen Eingriff: Kontrakturlösung mit oder ohne Humeruskopfreposition und Sehnentransposition (Zancolli 1988, Egloff u. Mitarb. 1995). Wir können die Meinung von Gilbert und Birch bestätigen, dass die Außenrotation des Schultergelenks bei vielen Patienten nach alleiniger Kontrakturbehandlung fast vollständig wiederkehren kann (Gilbert 1997 [1], Birch 1998). Die genaue Beurteilung eines gelähmten Muskels ist jedoch bei bestehender Gelenkkontraktur nicht möglich, daher sollte ein Sehnentransfer erst bei einem Zweiteingriff vorgenommen werden. Durch die Kontrakturlösung können die Außenrotatoren erfolgreich beübt werden.

Transpositionen
Aufgrund der Vielzahl von Muskeln und der Komplexität des Schultergelenks kann von Sehnentranspositionen keine komplette Wiederherstellung der Gelenkfunktion erwartet werden. Gelenkdeformitäten sind eine absolute Kontraindikation für Sehnentransfers, da eine normale Gelenkfunktion nicht erreicht werden kann. Fast alle Sehnentranspositionstechniken sind im Rahmen der Behandlung von Poliopatienten entwickelt worden. Ziel jeder Muskel- und Sehnentransposition ist es, die gelähmten oder geschwächten Agonisten durch Verlagerung anderer Muskeln zu kompensieren. Unterschieden werden operative Techniken zur Verbesserung der **Außenrotation** bzw. zur Verbesserung der **Abduktion** oder zur Verbesserung der **Innenrotation** des Schultergelenks. Durch einfache oder multiple Sehnenumsetzplastiken soll ein spezifisches Bewegungsmuster wiederhergestellt oder verstärkt werden. Sehnentranspositionen können monopolar (entweder Ursprung oder Insertion werden verändert) oder bipolar (Ansatz und Ursprung werden abgelöst und neu inseriert) durchgeführt werden. Viele Variationen sind in der Vergangenheit beschrieben worden. Um von Fall zu Fall die richtige Wahl zu treffen, ist die Kenntnis der verschiedenen Techniken grundlegend. Dargestellt werden in der Literatur mehrfach beschriebene standardisierte und von mehreren Autoren benutzte Techniken.

Transposition zur Wiederherstellung der Außenrotation. Die L'Episcopo-Technik wird häufig zur Kompensation der Schwäche bzw. Parese der M. infraspinatus und des M. teres minor angewendet (L'Episcopo 1939). In Seitenlage bei freiem Arm wird der Schnitt über den vorderen Anteil der Schulter geführt. Der M. latissimus dorsi und der M. teres major werden frei präpariert und können nach Durchtrennung ihrer Sehnen mobilisiert und gehoben werden. Mittels einer zweiten dorsalen Inzision werden die Sehnen hinter den Humerus geführt und reinseriert. Gleichzeitig können die ventrale Weichteile (M. pectoralis major, M. subscapularis) gelöst werden. Die Refixierung erfolgt unter Abduktion und Außenrotation des Arms. Bei der Modifikation von Hoffer ist eine Refixierung beider Muskeln an der hinteren Rotatorenmanschette beschrieben (Hoffer 1978). Diese Methode ist auch bei gleichzeitig bestehender Humeruskopfsubluxation anwendbar, wobei eine axilläre Schnittführung notwendig ist (Berger 1995, Gilbert 1997 [1], Waters 1999 [2]). Abschließend wird die Schulter in Abduktion- und Außenrotation im Gips immobilisiert.

Transpositionen zur Wiederherstellung der Schulterabduktion. Die Indikation beschränkt sich auf Patienten mit kompletter geburtstraumatischer Plexuslähmung und Schultergelenkinstabilität. Wenn die aktive Abduktion durch Parese der Abduktoren nicht möglich ist, kann durch Transposition und Fixierung des horizontalen Anteils des M. trapezius am hinteren Rand des Sulcus intertubercularis ein zufriedenstellendes Ergebnis erreicht werden (Mayer 1939, Gilbert u. Mitarb. 1988, Zancolli 1988, Berger 1995). Mayer (1939) stellt aber für diese Operation so viele strikte Voraussetzungen, dass die Indikation auf die geburtstraumatische Plexuslähmung beschränkt ist.

Transpositionen zur Wiederherstellung der Innenrotation. Ein Verlust der Innenrotationsfähigkeit stellt für Patienten mit guter Ellenbogen- und Handfunktion ein großes Handikap dar (Pearl u. Mitarb. 1992). Die Indikation beschränkt sich meist auf die Patienten, bei denen sich die Innenrotationsschwäche nach einer vorangegangenen vorderen Schulteroperationen entwickelt hat. Durch Transposition des M. pectoralis major nach lateral wird die Dekompensation günstig beeinflusst (Gilbert u. Mitarb. 1988, Birch 1998).

Osteotomien
Um eine aktive Außenrotation im Schultergelenk zu erreichen, wird in vielen Fällen eine Rotationsosteotomie durchgeführt. Die Indikation zu einem knöchernen Eingriff stellt eine Innenrotationskontraktur mit funktionell ungünstigem Bewegungsablauf dar (Goddard u. Fixsen 1984, Kirkos u. Mitarb. 1998). Exakte Indikationsgrenzen sind nicht zu definieren, da das Bewegungsausmaß nicht nur durch die Kontraktur, sondern auch durch die Fähigkeit zur Abduktion bestimmt wird. Auch bei glenohumeraler Inkongruenz, bei der eine Sehnentransposition nicht durchführbar ist, kann eine Humerusosteotomie indiziert sein. Der Eingriff wird ab dem 5.–6. Lebensjahr vorgenommen. Nach der Korrekturosteotomie steht der Arm funktionell günstiger, wodurch es zu einer Funktionsverbesserung kommt.

Außenrotationsosteotomie. In Rückenlage bei freier Schulter und freiem Arm erfolgt der Schnitt über dem anterioren Anteil des proximalen Oberarms. Bei der von Zancolli (1988) beschriebenen Technik wird die Osteotomie oberhalb der Insertion des M. deltoideus durchgeführt. Hierdurch werden der M. deltoideus und der M. biceps lateralisiert, was für die Abduktion biomechanisch günstiger ist. Das Ausmaß der Rotation wird durch die glenohumerale Beweglichkeit bestimmt. Der Korrekturwinkel wird endgültig nach der Osteotomie festgelegt: Die Hand sollte in Neutralstellung des Oberarms und 90° Beugung des Ellenbogengelenks den Bauch leicht berühren können (Zancolli 1988). Eine übermäßige Außenrotationsstellung sollte vermieden werden, da dies das Führen der Hand zum Mund erschwert. Die Funktionsabläufe müssen schon während der Operation überprüft werden, ehe die Osteotomie und damit die Armstellung mit einer AO-Platte fixiert bzw. bestimmt werden. Die Nachbehandlung erfolgt standardisiert durch Anlegen eines Verbands (1–2 Wochen) und ein krankengymnastisches Nachbehandlungsprogramm (Zancolli 1988, Waters 1999 [1]). Andere Techniken zur Fixierung der Osteotomie wie Periostanheftung, Klammern (Kirkos u. Mitarb. 1998) oder intramedulläre Drähte (Goddard u. Fixsen 1984) erfordern eine Gipsbehandlung mit nachfolgender Krankengymnastik.

Innenrotationsosteotomie. Die Indikation zu einer Innenrotationsosteomie besteht, wenn eine Außenrotationskontraktur entstanden ist. Diese Fehlstellung tritt gelegentlich nach offener Reposition eines nach dorsal luxierten Humeruskopfs auf, der extrem in Retroversion stand (Scaglietti 1938, Birch 1998). Nur durch extremes Adduzieren des Arms kann die Hand zum Mund geführt werden. Ehe die Osteotomie fixiert wird, muss der Funktionsablauf des Arms überprüft werden. Die Nachbehandlung findet in gleicher Weise wie oben erwähnt statt.

Arthrodesen sind Palliativeingriffe und werden bei der geburtstraumatischen Plexuslähmung nur selten durchgeführt. Eine Indikation besteht bei Totallähmung mit schmerzhafter Instabilität.

Komplikationen

Folgeschäden der geburtstraumatischen Plexuslähmung treten trotz des deutlichen Rückgangs seit Beginn der Plexuschirurgie noch häufig auf. Dies ist auf unbefriedigende Ergebnisse der primär durchgeführten Plexuschirurgie, auf nicht adäquate postoperative Kontrollen bzw. Physiotherapie oder eine zu konservative Haltung bei der Erstellung der Operationsindikation zurückzuführen. Bei allen Sekundäreingriffen ist darauf zu achten, Heilungstendenzen nicht zu übersehen und eine iatrogen bedingte Dekompensation zu vermeiden.

Ergebnisse

Ersatzoperationen im Bereich des Schultergelenks. Das Bewegungsausmaß von Schulter und Arm wird bestimmt durch die
- verbliebene Muskelinnervation,
- Kontrakturen,
- sekundären Deformitäten sowie
- Kompensationsmechanismen.

Tab. 7.3   Skala des British Medical Research Council

M0	keine Muskelaktivität
M1	sichtbare Kontraktion ohne Bewegungseffekt
M2	Bewegung ohne Schwerkraft möglich
M3	Bewegung gegen die Schwerkraft, aber nicht gegen Widerstand möglich
M4	Bewegung gegen Widerstand möglich
M5	normale Kraft

Tab. 7.4   Skala für Muskelkraft nach Gilbert

M0	*keine Kontraktion*
M1	Kontraktion, keine Bewegung oder leichte Fingerbewegung
M2	inkomplette Bewegung, oder komplette Bewegung mit Ausschaltung der Schwerkraft
M3	komplette Bewegung

Zur Beurteilung einer Therapie werden klinische und radiologische Untersuchungen sowie die subjektive Beurteilung durch den Patienten herangezogen. Eine integrierte Auswertung aller Parameter existiert nicht. Die Bewertung kann grundsätzlich in **essenzielle** bzw. in **funktionelle** Ergebnisse unterteilt werden.

Zur Beschreibung der **essenziellen Schulterfunktionen** sind folgende Bewertungsskalen entworfen worden:
- **aktives Bewegungsausmaß** für Flexion, Abduktion, Adduktion, Außenrotation und Innenrotation. Bei dieser Klassifikation ist das Bewegungsausmaß ausschlaggebend, nicht die Funktion,
- **Muskelkraft** nach dem British Medical Research Council (Tab. 7.**3**) oder nach der von Gilbert (Tab. 7.**4**) oder Clark speziell für die geburtstraumatische Plexuslähmung entwickelten Skala (Clark und Curtis 1995),
- **Sensibilitätsprüfung** nach Gilbert oder **2-Punkte-Diskrimination** bei älteren Patienten.

Zur Erfassung der **funktionellen** Ergebnisse der Schulterfunktion sind folgende Bewertungsskalen entwickelt worden:
- **5-gradige Gesamtklassifikation nach Mallet** (1972) (Tab. 7.**5**). Die Klassifikation basiert auf den essenziellen Schulterfunktionen Abduktion und Außenrotation und den funktionellen Ergebnissen. Die komplette Mallet-Klassifikation hat 5 Dimensionen (Abduktion, Außenrotation, Hand-zu-Nacken-, Hand-zu-Mund- und Hand-zu-Rücken-Kontakt), von denen jede in fünf Grade eingeteilt ist.
- **Schulterbewertungsskala nach Gilbert** mit 6 Untergruppen.

Tab. 7.5 Klassifikation der Schulterfunktion nach Mallet

Grad I	komplett paretische Schulter
Grad II	Abduktion < 30°, keine aktive Außenrotation, Hand-zu-Nacken-Bewegung nicht möglich
Grad III	Abduktion 30°–90°, Außenrotation < 20°, Hand-zu-Nacken-Bewegung schwierig
Grad IV	Abduktion > 90°, Außenrotation > 20°, Hand-zu-Nacken-Bewegung leicht möglich
Grad V	normale Schulter

Es sind auch Bewertungsskalen für Ellenbogen (Gilbert-Hearle) und Hand (Raimondi) entwickelt worden (Haerle 1997).

Funktionelle Bewertungsskalen sind aussagekräftiger als eine statistische Gegenüberstellung vielfältiger Einzelbefunde. Die Gesamtbewertung der Schulter-, Ellenbogen- und Handfunktion ist ein wichtiger Aspekt im Hinblick auf die Gesamtfunktion der betroffenen oberen Extremität. So ist z.B. für viele tägliche Handlungen die Innenrotation des Arms notwendig (Pearl 1992). Daraus ergibt sich, dass eine Außenrotationskontraktur funktionell nachtei-

Tab. 7.6 Ergebnisse verschiedener Techniken zur Behandlung sekundärer Schulterdeformitäten (Literaturauswahl)

Technik	Autor	Jahr	Patientenanzahl	Anzahl obere GTPL	Alter (Jahr)	Nachbeobachtungszeit (Jahre)	Ergebnismessung	Ergebnis laut Autor	Komplikationen
Osteotomie	Waters	1999	16	12	8,4	3,1	objektiv	gut	
	Kirkos	1998	22	18	10	14	objektiv	gut	Angulation
	Zancolli	1988	64	?	?	?	objektiv	gut	
	Goddard	1984	10	4	7,8	5,5	objektiv	gut	1 Patient überkorrigiert
	Wickstrom	1962	9	?	?	6	objektiv	gut	
L'Episcopo mod.	Waters	1999	32	24	4,9	1,6	objektiv	gut	
L'Episcopo mod.	Hoffer	1998	8	6	2,4	3	objektiv	gut	
L'Episcopo mod.+ Sever	Zancolli	1988	29	?	?	?	objektiv	gut	
L'Episcopo mod	Gilbert	1988	44	?	2–5	1–4	objektiv	gut	
L'Episcopo mod	Hoffer	1978	11	5?	5	4	objektiv	gut.	
L'Episcopo	Wickstrom	1962	16	?	?	5	objektiv	gut	
L'Episcopo	L'Episcopo	1938	15	?	?	< 5 ?	subjektiv	gut	
Sever	Sever	1925	60–70	?	?	?	subjektiv	gut	
	Adler	1967	22	?	?	18	objektiv	schlecht	
	Wickstrom	1962	5	?	?	6	objektiv	schlecht	60% Rezidive
M.-subscapularis-Transfer	Gilbert	1988	66	?	?	5	objectiv	gut	20% Rezidive bei Kinder > 2 Jahre
	Birch	1998	86	?	?	?	objektiv	schlecht	29 Reoperationen wegen Rezidivs
Fairbank	Fairbank	1913	18	?	?	< 2?	objektiv	gut	Versteifung
	Wickstrom	1962	7	?	?	7	objektiv	gut	einmal anteriore Luxation
Birch	Birch	1998	86	?	?	2–4	objektiv	gut	Reoperation bei 17 Kindern wegen Außenrotationskontraktur

liger als eine Innenrotationskontraktur ist. Daher besteht ein Bedarf für eine Bewertungsskala, die die verschiedenen Parameter und Gelenke sowie die Bedürfnisse der Patienten übergreifend erfasst. Dabei könnte ein speziell für Patienten mit geburtstraumatischer Plexuslähmung entworfener Dokumentationsbogen hilfreich sein. Der Versuch, die Globalfunktion der gesamten Extremität zu beschreiben, hat in der Vergangenheit oft zu widersprüchlichen Einschätzungen geführt (Mallet 1972). Aus diesem Grund werden derzeit Bewertungsskalen angewendet, die globale und funktionelle Bewertungen der einzelnen Abschnitte der oberen Extremität erlauben.

Die Langzeitergebnisse verschiedener Operationsmethoden sind in Tab. 7.**6** zusammengestellt. Im Folgenden werden diese Ergebnisse nach Weichteil-Release, Transposition und Osteotomie unterteilt.

Behandlung von Gelenkkontrakturen. Die Ergebnisse des M.-subscapularis-Release werden unterschiedlich bewertet. Obwohl Gilbert über zufriedenstellende Ergebnisse nach Release und Verlagerung des M. subscapularis berichtet (Gilbert 1988, 1997), nennt Birch (1998) eine Rezidivrate von bis zu 30%. Eine gleichzeitig bestehende Humeruskopfluxation kann mit der beschriebenen Methode nicht behandelt werden.

Behandlung von Gelenkkontrakturen mit offener Reposition. Fairbank (1913) berichtete über zufriedenstellende Ergebnisse bei 19 Patienten nach gleichzeitiger Behandlung von Gelenkkontrakturen mit offener Reposition des subluxierten Humeruskopfs. Die guten Ergebnisse mit der von Fairbank beschrieben Operationsmethode konnten auch in einer anderen kleinen Studie (7 Patienten) bestätigt werden (Wickstrom 1962). Voraussetzung ist eine gezielte intensive krankengymnastische Nachbehandlung. Auf die Gefahr einer lang anhaltenden glenohumeralen Versteifung mit Innenrotationseinschränkung sollte hingewiesen werden.

Birch (1998) berichtete in seiner umfangreichen Studie (86 Patienten) über gute bis sehr gute Ergebnisse mit der von ihm entwickelte Operationsmethode. Die Auswertung erfolgte nach der Mallet-Bewertungsskala (Tab. 7.**6**). Nach dem operativen Eingriff konnte nicht nur eine beachtliche Zunahme der Außenrotation festgestellt werden, sondern auch eine deutliche Verbesserung von Ellenbogen- und Handfunktion. Es muss jedoch hierbei mit einer glenohumeralen Bewegungseinschränkung gerechnet werden. Bei ausgeprägter Humerusretroversion kann sich nach erfolgter Reposition eine ausgeprägte glenohumerale Versteifung mit Abduktions- und Außenrotationskontraktur entwickeln. Bei fehlender konservativer Therapie besteht dann die Indikation zu einer korrigierenden Innenrotationsosteotomie. Dies war bei Birch bei 20% der Patienten notwendig.

Muskeltranspositionen. Die von L'Episcopo beschriebene Operationsmethode und ihre Varianten zur Verbesserung der Außenrotation sind erfolgreich und führen zu guten klinischen und funktionellen Ergebnissen (Tab. 7.**6**). Auch Subluxationen des Humeruskopfs können mit dieser Methode erfolgreich reponiert werden (Hoffer 1998, Waters 1999 [2]). Birch (1998) meint, es sei die einzig sinnvolle Transpositionsoperation.

Zur Abduktion des Schultergelenks müssen Rotatorenmanschette und M. deltoideus funktionsfähig sein; die Ergebnisse nach Transpositionen zur Wiederherstellung der Schulterabduktion bei Paresen nach geburtstraumatischer Plexuslähmung sind enttäuschend (Gilbert u. Mitarb. 1988, Birch 1998).

Osteotomie. Die Humerusosteotomie hat sich als eine zuverlässige Methode mit guten Langzeitergebnisse gezeigt (Wickstrom 1962, Goddard u. Fixen 1984, Zancolli 1988, Kirkos 1998, Waters 1999 [2]). Die Humerusosteotomie verbessert vor allem Außenrotation und Anteflexion des Oberarms sowie der Stellung des Unterarms und Funktionalität der Hand (Tab. 7.**6**). Bei einem Zuviel an Außenrotation ist der Hand-Mund-Kontakt gefährdet, worauf bei der Planung und Durchführung der Operation geachtet werden muss. Die Methode wird, auch bei optimaler Korrektur der Außenrotation, durch die Minderung der Innenrotation limitiert.

Aus eigener Erfahrung und der vorliegenden Literatur geht hervor, dass die Behandlung einer Schultergelenkkontraktur mit oder ohne Subluxation des Humeruskopfs durch das von Birch beschriebene Operationsverfahren erfolgreich behandelt werden kann (Birch 1998). Auch die modifizierte Transpositionsoperation nach L'Episcopo hat sich in der Praxis bewährt. Die außenrotierende Humerusosteotomie ist ebenfalls eine zuverlässige Operationsmethode mit guten Langzeitergebnissen.

Die Durchführung der Primär- und Ersatzoperationen setzt jedoch ein eingespieltes Team voraus, bei dem interdisziplinäre Kooperation zur Routine gehört. Daher sollten diese Eingriffe spezialisierten Abteilungen vorbehalten bleiben.

Literatur

Adler JB, Patterson RLJ. Erb's palsy. Long-term results of treatment in eighty-eight cases. J Bone Joint Surg. 1967;49-A:1052–1064.

Bennet GC, Harrold AJ. Prognosis and early management of birth injuries to the brachial plexus. Br Med J. 1976;1:1520–1521.

Berger A, Brenner P. Secondary surgery following brachial plexus injuries. Microsurgery. 1995;16:43–47.

Berger AC, Hierner R, Becker MH. Die frühzeitige mikrochirurgische Revision des Plexus brachialis bei geburtstraumatische Lesionen. Patientenauswahl und Ergebnisse. Orthopäde. 1997;26:710–718.

Birch R. Birth lesions of the brachial plexus. In: Birch R, Bonney G, and Wynn Parry CB, eds. Surgical disorders of the peripheral nerves. London: Churchill Livingstone; 1998.

Carlioz H, Brahimi L. La place de la desinsertion interne du sousscapulaire dans le traitement de la paralysie obstetricale. Ann Chir Infant. 1971;12:159–167.

Clark L, Taylor A, Prout T. A study on brachial birth palsy. Am J Med Sci. 1905;130:670–707.

Clarke HM, Curtis CG. An approach to obstetrical brachial plexus injuries. Hand Clin. 1995;11:563–580.

Egloff DV, Raffoul W, Bonnard C, Stalder J. Palliative surgical procedures to restore shoulder function in obstetric brachial palsy. Critical analysis of Narakas' series. Hand Clin. 1995;11:597–606.

Fairbank HAT. Birth palsy: subluxation of the shoulder joint in infants and young children. Lancet. 1913;1:1217–1223.

Gilbert A. Ergebnisse der Plexuschirurgie und Ersatzoperationen bei geburtstraumatischen Plexuslähmungen. Orthopäde. 1997;26:723–728.

Gilbert A, Berger A. Generelles Konzept und Schlussfolgerungen bei der Behandlung geburtstraumatischer Lesionen des Plexus brachialis. Orthopäde. 1997;26:729–730.

Gilbert A, Romana C, Ayatti R. Tendon transfers for shoulder paralysis in children. Hand Clin. 1988;4:633–642.

Gilbert A, Tassin JL. Reparation chirurgicale du plexus brachial dans la paralysie obstetricale. Chirurgie. 1984;110:70–75.

Gjorup L. Obstetrical lesion of the brachial plexus. Acta Neurol Scand. 1966;42 Suppl 18:1–80.

Goddard NJ, Fixsen JA. Rotation osteotomy of the humerus for birth injuries of the brachial plexus. J Bone Joint Surg. 1984;66-B:257–259.

Greenwald AG, Schute PC, Shiveley JL. Brachial plexus birth palsy: a 10-year report on the incidence and prognosis. J Pediatr Orthop. 1984;4:689–692.

Haerle M. Standardisierung von Evaluation und Klassifikation der Krankheitsbilder bei geburtstraumatischen Armplexuslähmungen. Orthopäde. 1997;26:719–722.

Hardy AE. Birth injuries of the brachial plexus: incidence and prognosis. J Bone Joint Surg. 1981;63-B:98–101.

Hoffer MM, Phipps GJ. Closed reduction and tendon transfer for treatment of dislocation of the glenohumeral joint secondary to brachial plexus birth palsy. J Bone Joint Surg. 1998;80-A:997–1001.

Hoffer MM, Wickenden R, Roper B. Brachial plexus birth palsies. Results of tendon transfers to the rotator cuff. J Bone Joint Surg. 1978;60-A:691–695.

Kattan KR, Spitz HB. Roentgen findings in obstetrical injuries to the brachial plexus. Radiology. 1968;91:462–466.

Kauer JM. The brachial plexus: basic anatomical and functional considerations. Microsurgery. 1995;16:9–12.

Kirkos JM, Papadopoulos IA. Late treatment of brachial plexus palsy secondary to birth injuries: rotational osteotomy of the proximal part of the humerus. J Bone Joint Surg. 1998;80-A:1477–1483.

L'Episcopo JB. Restoration of muscle balance in the treatment of obstetrical paralysis. NY State Med. 1939;39:357–363.

Mallet J. Paralysie obstetricale du plexus brachial. Traitement des sequeles. Rev Chir Orthop Reparatrice Appar Mot. 1972;58 Suppl 1:166–8.

Mayer L. Operative Reconstruction of the paralyzed upper extremity. J Bone Joint Surg. 1939;21-A:377–383.

Michelow BJ, Clarke HM, Curtis CG, Zuker RM, Seifu Y, Andrews DF. The natural history of obstetrical brachial plexus palsy. Plast Reconstr Surg. 1994;93:675–680.

Pearl ML, Edgerton BW. Glenoid deformity secondary to brachial plexus birth palsy. J Bone Joint Surg. 1998;80-A:659–667.

Pearl M, Harris S, Lippit S, Sidles J, Harryman D, Matsen F. A system for describing positions of the humerus relative to the thorax and its use in the presentation of several functionally important arm positions. J Shoulder Elbow Surg. 1992;1:113–118.

Scaglietti O. The obstetrical shoulder trauma. Surg Gynecol Obstet 66, 1938, 868–877

Sever JW. Obstetric paralysis, report of eleven hundred cases. J A M A. 1925;85:1862–1865.

Sjoberg I, Erichs K, Bjerre I. Cause and effect of obstetric (neonatal) brachial plexus palsy. Acta Paediatr Scand. 1988;77:357–364.

van der Sluijs JA, van Ouwerkerk WJ, deGast A, Nollet F, Manoliu RA, Wuisman PIJM. Shoulder deformities in infants younger than twelve months with an obstetric brachial plexus lesion. J Bone Joint Surg (Br). [in Druck]

Specht EE. Brachial plexus palsy in the newborn. Incidence and prognosis. Clin Orthop. 1975;110:32–34.

Tada K, Tsuyuguchi Y, Kawai H. Birth palsy: natural recovery course and combined root avulsion. J Pediatr Orthop. 1984;4:279–284.

Torode I, Donnan L. Posterior dislocation of the humeral head in association with obstetric paralysis. J Pediatr Orthop. 1998;18:611–615.

Waters PM. Comparison of the natural history, the outcome of microsurgical repair, and the outcome of operative reconstruction in brachial plexus birth palsy. J Bone Joint Surg. 1999;81-A:649–659.

Waters PM, Peljovich AE. Shoulder reconstruction in patients with chronic brachial plexus birth palsy. A case control study. Clin Orthop. 1999:144–152.

Waters PM, Smith GR, Jaramillo D. Glenohumeral deformity secondary to brachial plexus birth palsy. J Bone Joint Surg. 1988;80-A:668–677.

Wickstom J. Birth injuries of the brachial plexus. Clin Orthop. 1962;23:187–196.

Zancolli EA, Zancolli ERJ. Palliative surgical procedures in sequelae of obstetric palsy. Hand Clin. 1988;4:643–669.

7.3 Traumatische Plexusläsionen

O. Rühmann, F. Gossé und C. J. Wirth

Der Beginn der operativen Versorgung schlaffer Lähmungen geht auf das Ende des 19. Jahrhunderts zurück. Zur Stabilisierung eines paralytischen Schlottergelenks wurde erstmalig von Albert 1879 der Versuch einer Schulterarthrodese unternommen. Nicoladoni war 1880 der erste, der die Funktion eines gelähmten Muskels durch eine Sehnenverpflanzung von funktionsfähigen Muskeln kompensierte. Parallel zur Entwicklung der Sehnenverpflanzung hatte sich insbesondere der Chirurg Spitzy für die Nervenplastik eingesetzt. Die Nervenpropfung geht auf Létiévant zurück, der erste Versuche bereits 1873 unternahm (Wirth u. Rühmann 1997).

Die damaligen Hauptindikationen für Sehnenverpflanzungen waren Lähmungen bei Poliomyelitis. Muskelverpflanzungen erlangten im weiteren Verlauf zusätzlich durch Kriegsverletzungen und in neuerer Zeit durch posttraumatische Armplexuslähmungen, häufig nach Zweiradunfällen, aber auch nach iatrogenen Schädigungen, Bedeutung.

Zur operativen Versorgung schlaffer Lähmungen stehen knöcherne Eingriffe und Weichteiloperationen, insbesondere Muskeltranspositionen, zur Verfügung, die allein oder in Kombination eingesetzt werden. Das allgemeine Operationsziel ist ein Zuwachs an Stabilität einzelner Gelenke und eine Verbesserung der Funktion der Extremitäten. Bevor diese Sekundäroperationen zum Einsatz kommen, müssen neurochirurgische (Plexusfreilegung und -rekonstruktion, Nervenanastomosen und -interpositionen) und konservative Maßnahmen (Krankengymnastik, Ergotherapie, Orthesenversorgung) soweit ausgeschöpft worden sein, dass eine weitere Verbesserung der Situation nicht zu erreichen ist.

Von enormer Bedeutung und nicht zuletzt entscheidend für Erfolg oder Misserfolg ist bei den motorischen Ersatzoperationen die krankengymnastische und ergotherapeutische Nachbehandlung. Dem Patienten muss die neue Funktion des verlagerten Muskels erst bewusst gemacht werden, bevor willkürlich und gezielt die entsprechenden Bewegungen ausgeführt werden können (Gossé u. Mitarb. 1997, Rühmann u. Mitarb. 2001).

Synonyme

Armplexusschaden, Armplexuslähmung, Plexus-brachialis-Läsion, Brachial Plexus Lesion, Brachial Plexus Palsy, traumatische schlaffe Lähmung.

Definition

Die traumatische Plexusläsion ist eine durch äußere Gewalteinwirkung entstandene Schädigung des Armplexus. Davon abgegrenzt werden die geburtstraumatischen Schädigungen, da sich hier wachstumsbedingt Unterschiede im Verlauf und für das therapeutische Vorgehen ergeben.

Epidemiologie, Ätiologie und Pathogenese

Die traumatischen Schädigungen des Plexus brachialis werden meistens durch Verkehrsunfälle verursacht. Wick u. Mitarb. (1997) analysierten retrospektiv für das Jahr 1992 das Verletzungsmuster von 86 verunglückten Motorradfahrern. 20,2% aller Verletzungen betrafen die obere Extremität, von denen wiederum in 13,3% der Fälle eine Plexus-brachialis-Läsion vorlag. Von 104 durch uns behandelten Patienten mit Armplexusläsion waren 74 mit einem Motorrad, 21 als PKW-Insasse, 6 mit einem Fahrrad und 3 als Fußgänger verunglückt. Daraus resultiert ein Durchschnittsalter der Patienten von 26 (14 bis 58) Jahren.

Pathogenetisch ist anzuführen, dass die Primärstämme des Plexus brachialis auf der 1. Rippe liegen und von der Klavikula überkreuzt werden. Ein auf die Schulter einwirkendes Trauma kann dadurch zum Kompressionsschaden des Plexus brachialis führen. Wenn die Schulter durch ein stumpfes Trauma in ihrer Bewegung gestoppt wird, sich der Kopf aber aufgrund der kinetischen Energie weiterbewegt, erhöht sich der Abstand zwischen 1. Rippe und Intervertebralkanälen, wodurch es zu Wurzelausrissen kommen kann. Auch eine reine Traktion kann zu Wurzelausrissen führen, z.B. dann, wenn bei einer Oberarmfraktur oder einer Schulterluxation eine Traktion in Längsrichtung auf die Weichteile ausgeübt wird. Die Zugbelastung auf den Plexus brachialis wirkt sich in Abhängigkeit von der Stellung des Arms während des Unfalls unterschiedlich aus. Bei herabhängendem Arm werden vorwiegend die oberen Wurzeln, bei um ca. 90° abduziertem Arm die Wurzel C7 und bei vollständig abduziertem Arm die Wurzeln C8 sowie Th1 einer vermehrten Dehnung ausgesetzt (Millesi 1997). Zu einer direkten Plexusverletzung kann es außerdem durch Fraktur eines Querfortsatzes oder der Klavikula, durch Schuss- und Stichverletzungen, aber auch durch eine intraoperative Nervenschädigung kommen. Ein strahlungsinduzierter Plexusschaden durch Radiatio ist ebenfalls möglich.

Muskellähmungen durch Apoplex (Hemiparese) oder Poliomyelitis und andere primär neurologische Erkrankungen sind nicht den traumatischen Plexusläsionen zuzuordnen, können aber zu einem ähnlichen klinischen Erscheinungsbild führen.

Diagnostik

In die Operationsplanung ist das neurologisch-muskuläre Ausfallmuster der gesamten Extremität einzubeziehen. So kann abgeschätzt werden, welchen Vorteil der geplante Eingriff für den Patienten bringt und welche etwaigen weiteren Operationen notwendig sind. Es ist zu fordern, dass die Parese der jeweils betroffenen Muskulatur klinisch und neurologisch (ggf. EMG) eindeutig und ohne wesentliche Reinnervationstendenz besteht. Die Muskeln, die zum Transfer als Kraftspender verwendet werden sollen, müssen uneingeschränkt funktionsfähig sein.

Klinische Diagnostik

Das klinische Erscheinungsbild bei Läsionen des Plexus brachialis ist abhängig von den geschädigten Nervenwurzeln und den resultierenden Muskelausfällen. Die Variationsbreite ist äußerst groß und reicht vom Ausfall einzelner Muskeln bis zur kompletten Lähmung der oberen Extremität. Man unterscheidet komplette und inkomplette oder auch obere und untere Plexusläsionen.

Die Kraftgrade der Schultermuskeln bei 104 Patienten mit traumatischer Armplexusschädigung sind Tab. 7.7 zu entnehmen. Durch die unzureichende Funktion des M. deltoideus (Kraftgrad 0 bis 2) in über 90% und des M. supraspinatus in über 80% der Fälle kommt es entsprechend oft zu einer multidirektionalen Schulterinstabilität mit kaudaler Subluxation des Humeruskopfes sowie zu einem nachweisbaren Sulkuszeichen. Der Arm kann nicht mehr abduziert und antevertiert werden, die Kontrolle über die Extremität ist verlorengegangen. Bei über 90% der Patienten besteht eine Lähmung der Außenrotatoren (M. infraspinatus, M. teres minor). An der Innenrotation sind mehr Muskeln beteiligt (M. subscapularis, M. teres major, M. pectoralis major, M. latissimus dorsi) als an der Außenrotation. Diese weisen im Allgemeinen außerdem auch bessere Kraftgrade auf, so dass es zu einem Überwiegen der Innenrotatoren mit innenrotierter Fehlhaltung des Arms kommt. In diesen Fällen kann eine funktionierende Ellbogenbeugung durch Anschlagen des Unterarms am Thorax behindert werden.

Die klinische Untersuchung umfasst die Erhebung der Muskelkraftgrade aller Armmuskeln und des aktiven und passiven Bewegungsausmaßes sowie die Beurteilung der Sensibilität und Durchblutung. Die Testung der Muskelfunktion und des aktiven Bewegungsausmaßes entscheidet darüber, welche Muskelausfälle kompensiert werden müssen und welche Spendermuskeln für einen Transfer zur Verfügung stehen.

Die Grundvoraussetzung für eine Muskeltransposition ist eine ausreichende passive Beweglichkeit, so dass diese ebenfalls immer zu untersuchen und in die Festlegung des operativen Procedere einzubeziehen ist. Sensibilität und Durchblutung sind nicht zuletzt für die Nachbehandlung von Bedeutung, da sich bei Gefühlsstörungen leicht Hautnekrosen durch ggf. postoperativ erforderliche Orthesen ausbilden können. Hautschäden lassen sich durch entsprechende engmaschige Kontrollen und Lagerungsmaßnahmen vermeiden.

Bildgebende Diagnostik

Röntgenaufnahmen der Schulter in 2 Ebenen geben Aufschluss über die Artikulation des Humeruskopfes mit dem Glenoid, durchgemachte Begleitverletzungen wie Frakturen und – in begrenztem Maß – über die Knochenqualität (Inaktivitätsosteoporose). Die Aufnahme im anterior-posterioren Strahlengang sollte bei hängendem Arm erfolgen, um das Ausmaß der kaudalen Humeruskopfsubluxation abschätzen und im postoperativen Verlauf vergleichen zu können. Destruktionen von Kopf und Pfanne können entscheidenden Einfluss auf das zu wählende Operationverfahren haben (s. Abb. 7.11). In diesen Fällen kann zur besseren Beurteilung ein CT indiziert sein.

Zusätzliche Diagnostik

Insbesondere wenn Zweifel bestehen, dass eine Muskellähmung nicht mehr in funktionell relevantem Ausmaß besserungsfähig ist, können EMG-Untersuchungen im Verlauf zur Klärung beitragen. Auch das Ausmaß einer Schädigung möglicher Spendermuskeln kann durch eine EMG-Untersuchung erfasst werden.

Therapie

Operative Therapie, Sekundäroperationen

Nach Abschluss der Akutbehandlungsphase stehen bei posttraumatischen Läsionen des Plexus brachialis innerhalb der ersten 6 Monate nach dem Unfall neurochirurgische und konservative Maßnahmen im Vordergrund. Bei persistierender Lähmung der Schultermuskulatur ist nach abgeschlossener neurochirurgischer Therapie (d.h. frühestens 6 Monate nach neurochirurgischer Operation) und ausgeschöpfter konservativer Behandlung die Verbesserung von Schulterfunktion und Schulterstabilität von entscheidender Bedeutung (Cofield u. Briggs 1979, Goldner 1988, Leffert 1980, Rühmann u. Mitarb. 1997, 1998, 1999, 2001, Rühmann u. Wirth 2001), damit die Kontrolle über den Arm wiedererlangt wird.

Diesbezüglich werden für die Parese des M. deltoideus und des M. supraspinatus als funktionsverbessernde operative Maßnahmen neben der Schulterarthrodese (Chammas u. Mitarb. 1996, Clare u. Mitarb. 2001, Cofield u. Briggs 1979, Emmelot u. Mitarb. 1997, Goldner 1988, Leffert u. Pess 1988, Richards u. Mitarb. 1985, 1988, Rouholamin u. Mitarb. 1991, Rühmann u. Mitarb. 1999, 2001, Vastamäki 1987) diverse Muskeltranspositionsoperationen, insbesondere der Trapeziustransfer (Aziz u. Mitarb. 1990, Bateman 1955, Goldner 1988, Kohn u. Rühmann 1998, Kotwal u. Mitarb. 1998, Mir-Bullo u. Mitarb. 1998, Rudigier 1991, Rühmann u. Mitarb. 1997, 1998, 1999, 2001, Saha 1967), angegeben.

Entscheidend für die Auswahl der durchzuführenden Sekundäroperation sind das neurologisch-muskuläre Ausfallmuster und die Knochenbeschaffenheit der artikulie-

Tab. 7.7 Muskelkraftgrad/Muskelausfall bei 104 Patienten nach traumatischer Arm-Plexus-Läsion

Muskel	Innervation		Kraftgrad					
	Wurzel	Nerv	0 kein Anspannen	1 minimales Anspannen	2 deutliches Anspannen	3 gegen Eigenschwere	4 gegen Widerstand	5 gegen max. Widerstand
Abduktion								
M. deltoideus	C5–6	N. axillaris	87 (84%)	5 (5%)	2 (2%)	1 (1%)	7 (7%)	2 (2%)
M. supraspinatus	C4–5–6	N. suprascapularis	78 (75%)	4 (4%)	3 (3%)	5 (5%)	9 (9%)	5 (5%)
Schultergürtel/Skapulabewegung								
M. trapezius	C1–2–3–4	N. accessorius	0 (0%)	0 (0%)	0 (0%)	0 (0%)	6 (6%)	98 (94%)
M. levator scapulae	C3–4–5	N. dorsalis scapulae	0 (0%)	0 (0%)	0 (0%)	1 (1%)	2 (2%)	101 (97%)
Mm. rhomboidei	C4–5	N. dorsalis scapulae	0 (0%)	1 (1%)	0 (0%)	1 (1%)	6 (6%)	96 (92%)
M. serratus anterior	C5–6–7	N. thoracicus longus	4 (4%)	1 (1%)	2 (2%)	2 (2%)	10 (10%)	85 (82%)
Innenrotation u./o. Adduktion								
M. pectoralis major	C5–6–7–8	N. pectoralis	37 (36%)	7 (7%)	10 (10%)	15 (14%)	22 (21%)	13 (13%)
M. latissimus dorsi	C6–7–8	N. thoracodorsalis	40 (39%)	9 (8%)	12 (12%)	14 (14%)	19 (18%)	10 (10%)
M. subscapularis	C5–6–7	N. subscapularis	52 (50%)	3 (3%)	5 (5%)	20 (19%)	17 (16%)	7 (7%)
M. teres major	C5–6–7	N. subscapularis	51 (49%)	3 (3%)	6 (6%)	18 (17%)	18 (17%)	8 (8%)
Außenrotation								
M. infraspinatus	C4–5–6	N. suprascapularis	90 (87%)	4 (4%)	3 (3%)	2 (2%)	3 (3%)	2 (2%)
M. teres minor	C5–6	N. axillaris	89 (86%)	2 (2%)	3 (3%)	5 (5%)	3 (3%)	2 (2%)

renden Schulteranteile. Eine Lähmung der Außenrotatoren kann dazu führen, dass die Ellbogenbeugung durch Anschlagen des Unterarms am Thorax behindert wird. Zur Kompensation des Außenrotationsverlusts wurde die Verpflanzung des M. teres major isoliert oder in Kombination mit dem M. latissimus dorsi (Goldner 1988, L'Episcopo 1934, 1939, Sever 1918, Wickstrom u. Mitarb. 1955) sowie die Drehosteotomie des Humerus (Al Zahrani 1993, Glez Cuesta u. Mitarb. 1982, Goddard u. Fixsen 1984, Kirkos u. Papadopoulos 1998, Komarevtsev u. Blandinskii 1993, Lange 1912, Rogers 1916, Rühmann u. Mitarb. 1999 [2], 2001) in der Literatur beschrieben.

Wir gehen entsprechend des in Abb. 7.**10** dargestellten Algorithmus vor.

Schulterarthrodese. *Indikation:* Die Schulterarthrodese nützt vor allem Patienten, die einer schweren körperlichen Arbeit nachgehen und eine weitgehend erhaltene Funktion für Ellbogen und Hand behalten oder wiedererlangt haben. Weitere Indikationen für die Schulterarthrodese bestehen, wenn aufgrund der köchernen, funktionellen und/oder neurologisch-muskulären Voraussetzungen Muskeltranspositionen ausscheiden. Dies ist z. B. der Fall, wenn das Schultergelenk erheblich posttraumatisch verändert ist (Abb. 7.**11**), die passive Abduktion unter 80° liegt oder kein ausreichender Kraftgrad der möglichen Spendermuskeln vorliegt. Außerdem besteht die Möglichkeit, bei fehlgeschlagenen Transferoperationen im weiteren Verlauf eine Schulterfusion durchzuführen. Grund-

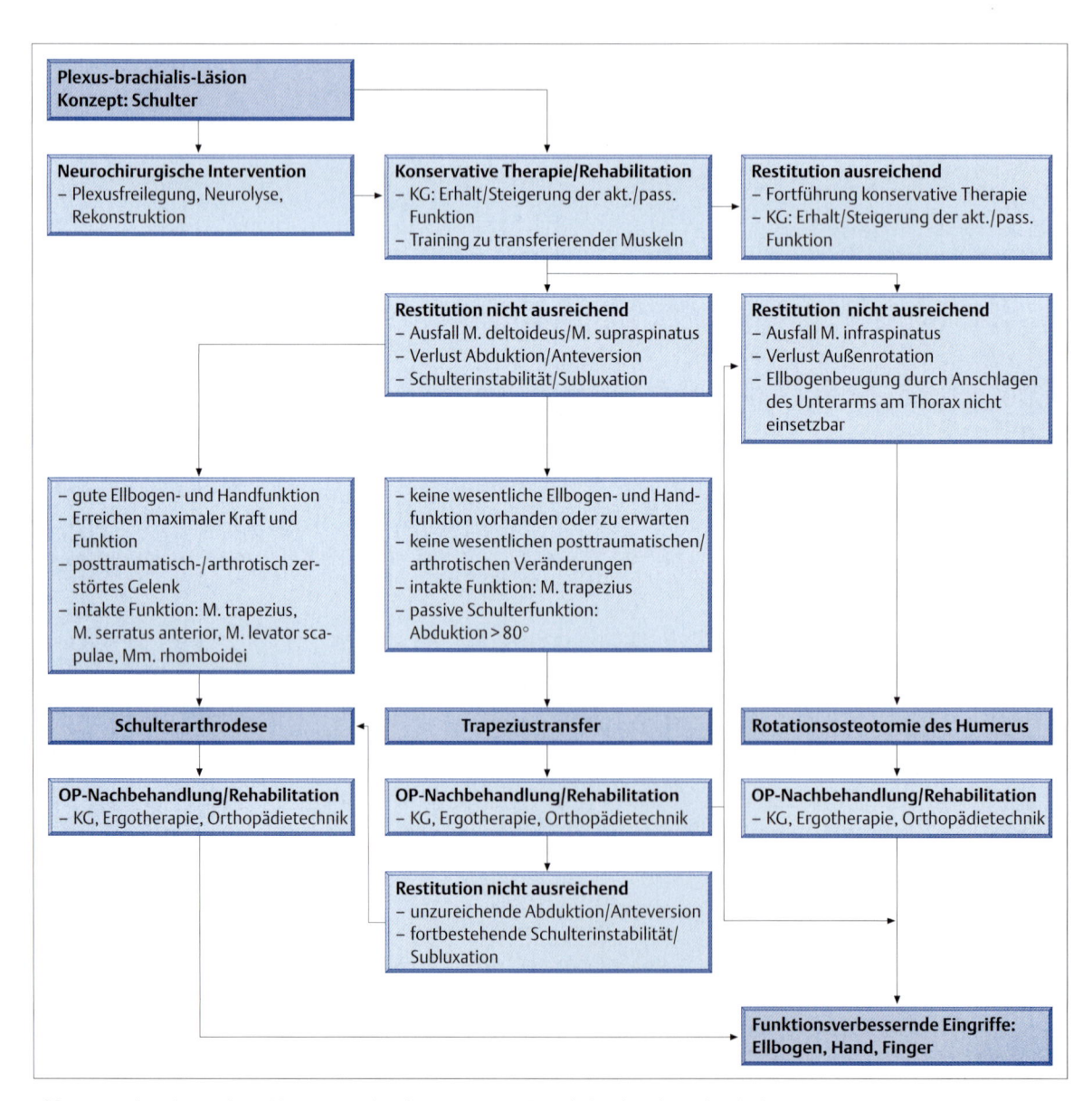

Abb. 7.10 Algorithmus der Indikation zu Sekundäroperationen der Schulter bei Plexus-brachialis-Läsion.

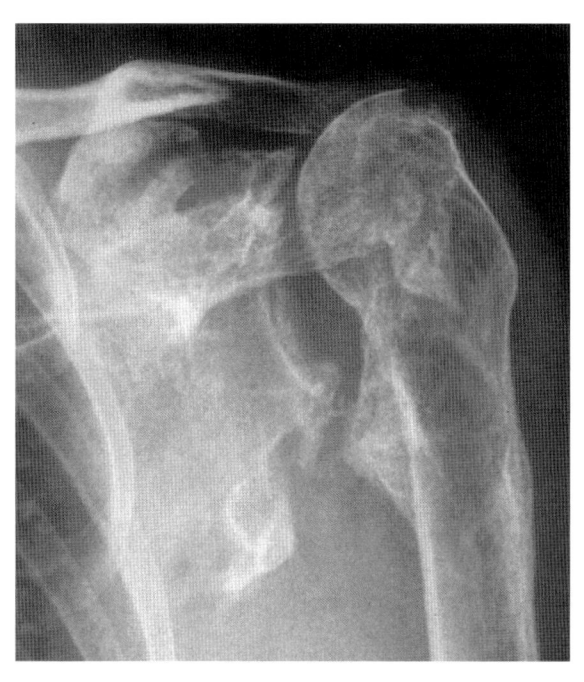

Abb. 7.11 38-jähriger Patient mit Plexus-brachialis-Läsion durch 3 Jahre zurückliegende proximale Humerusluxationsfraktur. Röntgenbefund vor Schulterarthrodese.

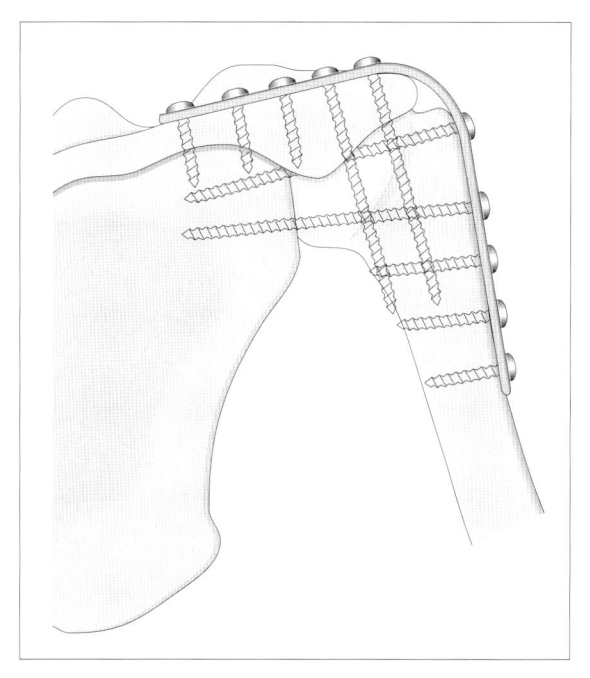

Abb. 7.12 Schulterarthrodese. Der Oberarmkopf wird in einer Position von 20° Abduktion, 30° Anteversion und 40° Innenrotation in der Gelenkpfanne und unter dem Akromion eingestellt. Die entsprechenden Kontaktflächen für die Arthrodese werden durch Osteotomien zugerichtet. Zur Fixierung wird eine Beckenrekonstruktionsplatte verwendet.

voraussetzung für die Schulterarthrodese ist eine intakte aktive skapulothorakale Beweglichkeit. M. trapezius, M. levator scapulae, Mm. rhomboidei und M. serratus anterior müssen genug Kraft entwickeln, um die Rotation und Elevation der Skapula gegen Widerstand zu gewährleisten, d.h. dass mindestens 75 % der normalen Kraft vorhanden sein müssen (Richards u. Mitarb. 1988, Rouholamin u. Mitarb. 1991, Vastamäki 1987) (Tab. 7.**7**).

Technik: In der Vergangenheit wurden viele unterschiedliche Techniken der Schulterarthrodese in Bezug auf die zu wählende Fusionsstellung, die primäre Fixierung und die postoperative Immobilisation angegeben. Zur Fixierung verwenden viele Autoren neben den Schrauben zur Kompression der Arthrodeseflächen zusätzlich DC- oder Rekonstruktionsplatten. In der Vergangenheit wurden häufig Schraubenarthrodesen durchgeführt. Externe Fixateure kommen seltener zur Anwendung als interne Stabilisierungsformen (Clare u. Mitarb. 2001).

Weitgehend Einigkeit besteht mittlerweile über die Arthrodesestellung in 20° bis 40° Abduktion, Anteversion und Innenrotation relativ zum Thorax (Clare u. Mitarb. 2001, Emmelot u. Mitarb. 1997, Richards u. Mitarb. 1985, 1988, Rouholamin u. Mitarb. 1991, Rowe 1983, Rühmann u. Mitarb. 1999, 2001). Durch diese Arthrodesenposition wird die Voraussetzung dafür geschaffen, dass nach der Operation insbesondere die Gesichtsregion erreicht werden kann. Bei größeren Abduktionswinkeln besteht postoperativ die Gefahr, dass durch zu große Annäherung des medialen Skapularandes an die Wirbelsäule lokale Irritationen auftreten (Clare u. Mitarb. 2001, Rühmann u. Mitarb. 1999).

Der operative Zugang erfolgt entlang der Spina scapulae mit Verlängerung zum lateralen Oberarm oder über den Sulcus deltoideopectoralis. Spina scapulae, Akromion und Humerus werden freigelegt. Nach Ausräumung des subakromialen Raums wird zunächst das Glenoid plan osteotomiert. Nachdem der Arm in die gewünschte Position gebracht wurde, erfolgt eine zum Glenoid parallele Osteotomie des Humeruskopfes und der korrespondierenden Arthrodesepartner. Akromionunterfläche und die kraniale Humeruskopfregion werden durch Schaffung spongiöser Flächen zugerichtet. Nach Anmodellieren und Anlegen einer Rekonstruktionsplatte werden Schrauben zur Kompression akromiohumeral und humeroglenoidal eingebracht und die restlichen Plattenlöcher besetzt (Abb. 7.**12**).

Trapeziustransfer. *Indikation:* Die Indikation zum Trapeziustransfer besteht bei Patienten mit multidirektionaler Schulterinstabilität und unzureichender bzw. fehlender Abduktion/Anteversion infolge Ausfalls des M. deltoideus und des M. supraspinatus ohne wesentliche Funktion im Bereich von Ellbogengelenk und Hand. Vorraussetzungen zur Durchführung eines Trapeziustransfers sind eine abgeschlossene neurochirurgische Therapie und eine voraus-

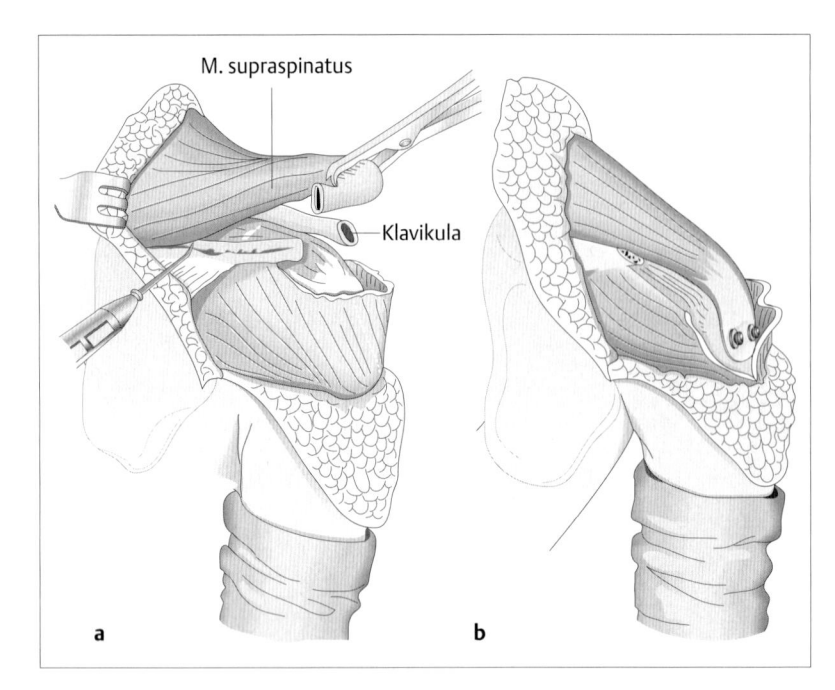

Abb. 7.13 Trapeziustransfer.
a Absetzen des Akromions von der Klavikula und der Spina scapulae.
b Nach Längsspaltung des M. deltoideus wird das Akromion mit dem Ansatz des M. trapezius am proximalen Humerus mit 2 Schrauben befestigt.

gegangene adäquate, intensive konservative Behandlung ohne weitere Besserungstendenz. Es ist zu fordern, dass die Parese des M. deltoideus klinisch und neurologisch (EMG) eindeutig und ohne wesentliche Reinnervationstendenz imponiert. Der M. trapezius muss klinisch vollständig (Kraftgrad 5) intakt sein. Um den Transfer technisch durchführen zu können, ist präoperativ eine passive Schulterabduktion von mindestens 80° erforderlich.

Technik: Es hat sich bei uns eine Operationstechnik entsprechend der Vorgehensweise von Bateman (1955), Saha (1967) und Kohn u. Rühmann (1998) in leichter Modifikation bewährt. Dabei wird das Akromion am Übergang zur Spina scapulae und am lateralen Klavikulende abgesetzt und mit dem anhängenden Trapeziusansatz auf den proximalen Humerus knapp unterhalb des Tuberculum majus verlagert. Die Fixierung erfolgt mit 2 Spongiosaschrauben, wofür der Arm in eine 90° Abduktionsstellung gebracht werden muss (Abb. 7.**13**).

Außenrotationsosteotomie des Humerus. *Indikation:* Wie bei den geburtstraumatischen Plexusläsionen sind auch bei unfallbedingten Plexusschäden im Erwachsenenalter häufig die außenrotierenden Muskeln ausgefallen (Tab. 7.**7**). Die Indikation zur Außenrotationsosteotomie des Humerus besteht dann, wenn durch den resultierenden Außenrotationsverlust eine mögliche Ellbogenbeugung durch Anschlagen des Unterarms am Brustkorb behindert wird. Dies kann sowohl ohne vorausgegangene als auch nach durchgeführter Muskeltransferoperation der Fall sein.

Technik: Zur Verbesserung des Rotationssektors muss die Osteotomie unterhalb der an der Innenrotation beteiligten Muskeln durchgeführt werden. Wir bevorzugen

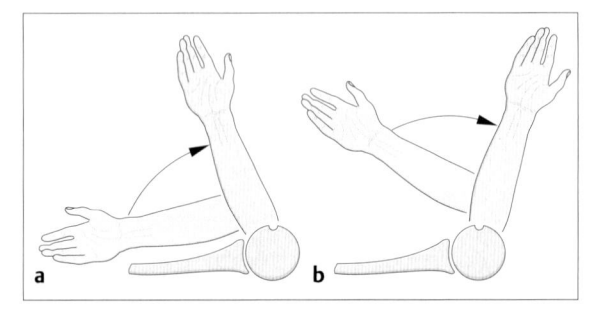

Abb. 7.14 Außenrotationsosteotomie des Humerus.
a Ausgangssituation.
b Der Rotationssektor wird durch die Drehosteotomie nach außen verlagert.

deshalb die Osteotomie im mittleren Humerusschaftdrittel. Über einen lateralen Zugang wird der Humerus freigelegt und osteotomiert, nachdem zur Kontrolle der Rotation 2 Kirschner-Drähte vertikal zur Knochenoberfläche eingebracht worden sind. Entsprechend der präoperativ festgelegten erforderlichen Außenrotation wird der distale Humerusanteil nach außen gedreht (meistens um 30° bis 50°). Zur Osteosynthese werden DC-Platten verwendet. Durch die Operation resultiert eine Verlagerung des Bewegungssektors zu Gunsten der Außenrotation (Abb. 7.**14**).

Nachbehandlung

Die konservative Rehabilitation beginnt bei Armplexus- bzw. Nervenschäden nicht erst nach Durchführung funktionsverbessernder Eingriffe, sondern unmittelbar nach dem Unfall und damit vor allen sekundären Operationen. Dabei sind der Erhalt bzw. die Steigerung der aktiven und passiven Funktion aller Gelenke der oberen Extremität anzustreben, und es ist ein gezieltes Funktions- und Kräftigungstraining der ggf. im Verlauf zu transferierenden Muskeln notwendig.

Nach den meisten knöchernen und weichteiligen Sekundäroperationen bei Lähmungen der Schultermuskulatur ist zur Protektion der verlagerten Muskeln oder Sehnen bzw. zum Schutz der Osteosynthesen eine Ruhigstellung in einem Schlingenverband, einer Orthese oder einem Gips erforderlich. Thorax-Arm-Abduktionsschienen und Schlingenverbände haben gegenüber der Gipsruhigstellung den Vorteil, dass sie leichter sind und sich zu Wundkontrollen, für differenzierte krankengymnastische Behandlungen sowie für pflegerische Maßnahmen lockern oder ganz abnehmen lassen. Ein weiterer Vorteil der Thorax-Arm-Abduktionsschiene gegenüber dem Gips ist die Möglichkeit, durch eingebaute Scharniere eine Bewegung des Ellbogens und/oder der Hand zuzulassen. Durch die Integration von Federmechanismen sind sogar fein abstimmbare Widerstände gegen bestimmte Bewegungsrichtungen realisierbar. Bei der Verwendung von Thorax-Arm-Abduktionsschienen in der Nachbehandlung ist anzustreben, dass die Orthesen bereits am Tag vor der Operation exakt in der postoperativ erforderlichen Stellung angepasst werden. Die Schiene sollte dann vom Patienten getragen und so lange verändert werden, bis ein passgerechter Sitz erreicht ist. Dadurch verhindert man Probleme unmittelbar nach Ende der Operation beim Anlegen der Orthese und bezüglich des korrekten Sitzes im weiteren Rehabilitationsverlauf. Eine ausgiebige Polsterung des gesamten Arms, z.B. durch Anlegen eines Watteverbands direkt nach der Operation, ist unbedingt erforderlich, um Druckulcera zu vermeiden. Man muss in diesem Zusammenhang berücksichtigen, dass neben den muskulären Ausfällen bei Läsionen des Plexus brachialis nahezu regelmäßig ein sensibles Defizit besteht, so dass die Patienten keinen Schmerz verspüren, wenn sich Druckstellen ausbilden. Die tägliche Überprüfung der Haut auf Druckstellen ist obligat.

Die Ergotherapie nimmt in der Rehabilitation nach Sekundäroperationen eine besondere Stellung ein. Das Ziel der Ergoptherapie ist dabei die bestmögliche Wiederherstellung der funktionellen Leistungsfähigkeit im privaten, beruflichen und sozialen Bereich. Neben den teilweise vom Patienten bereits bewältigten Problemen des Umlernens bestimmter Alltagshandlungen aufgrund der Lähmungen sind nach erfolgtem funktionsverbessernden Eingriff neue Umlernprozesse erforderlich. Zusätzlich müssen die kompensatorischen Bewegungen und Haltungen beseitigt oder aber geändert werden, die im Verlauf zur Überlastung anderer Körperregionen führen können.

Wegen des komplexen Bilds der Armplexuslähmung sind neben der krankengymnastischen Therapie andere Disziplinen unbedingt in die postoperative Weiterbehandlung zu integrieren. So ist ein enger Kontakt zwischen dem medizinischen Behandlungsteam (Operateur, Physiotherapeuten, Masseure, Ergotherapeuten, Pflegepersonal) und einer orthopädischen Werkstatt mit allen Möglichkeiten der Herstellung von Hilfsmitteln, Orthesen und Prothesen erforderlich (Gossé u. Mitarb. 1997, Rühmann u. Mitarb. 2001).

Nach **Trapeziustransfer** wird der Arm in einer Thorax-Arm-Abduktionsschiene in 80° Abduktion bis zur 6. postoperativen Woche immobilisiert. Vom 1.–4. postoperativen Tag werden vor allem assistive und aktive Bewegungsübungen von Ellbogen-, Hand- und Fingergelenken durchgeführt. Isometrische Anspannungsübungen sowie Schwellstromtherapie des M. trapezius in Kokontraktion mit den Mm. rhomboidei folgen ab dem 5. postoperativen Tag. Nach Abschluss der 1. postoperativen Woche wird die Thorax-Arm-Abduktionsschiene unter Beibehaltung von 80° Abduktion zur Übungsbehandlung am Schlingentisch abgenommen.

Im Nachbehandlungsregime nach **Schulterarthrodese** erfolgt eine Immobilisation in einer Thorax-Arm-Abduktionsschiene (20° Abduktion, 30° Anteversion, 40° Innenrotation) bis Abschluss der 6. postoperativen Woche. Ab 1. postoperativen Tag werden assistiv-aktive Bewegungsübungen von Ellbogen-, Hand- und Fingergelenken durchgeführt. 5 Tage nach der Operation kann die Orthese erstmalig zur Krankengymnastik mit Schlingentischaufhängung im Sitz abgenommen werden.

Die postoperative Ruhigstellung des operierten Arms erfolgt nach **Rotationsosteotomie** des Humerus in einem Gilchrist-Verband. Ab dem 1. postoperativen Tag werden assistive und aktive Bewegungsübungen von Schulter-, Ellbogen-, Hand- und Fingergelenken durchgeführt, wozu der Gilchrist-Verband bei übungsstabiler Osteosynthese abgenommen werden kann. Nach Abschluss der 1. postoperativen Woche kann der Verband tagsüber weggelassen werden und muss nur noch nachts getragen werden.

Ergebnisse

Schulterarthrodese. In der Literatur wird angeben, dass nach Schulterarthrodese bei Lähmungen durchschnittlich 55° bis 75° Abduktion und Anteversion zu erreichen sind (Tab. 7.**8**). Unsere eigenen Ergebnisse liegen im Bereich der Literaturangaben. Bei 23 Patienten mit Arthrodese (04/1994 bis 12/2000, Nachuntersuchung 1,8 [0,5 bis 5,8] Jahre postoperativ) konnten die aktive Abduktion von durchschnittlich 10° auf 57° (30°–90°) und die Anteversion von 12° auf 58° (20°–105°) gesteigert werden (Abb. 7.**15**). 21 (92%) der Patienten waren mit dem Operationsergebnis zufrieden. Insbesondere positiv bewertet

Tab. 7.8 Ergebnisse nach Schulterarthrodese bei Lähmungen

Autor	Jahr	n	Follow-up (Jahre)	Funktion Abduktion präop.	postop.	Anteversion präop.	postop.	andere Verbesserung	Komplikationen	Anmerkungen (Fixierungen)
Chammas	1996	16	6,8 (0,5–15,7)		59° (30–80°)		60° (49–90°)	14 (88%) Hand erreicht Mund/Gesicht	2 (13%) Pseudarthrose 3 (18%) Humerusfraktur 1 (6%) Pin-Infekt	Schrauben/Fixateur extern
Cofield	1979	21	10,2					13 (72%) Heben 10 (56%) Anziehen 12 (67%) Intimhygiene 11 (61%) Essen 7 (39%) Haare kämmen (für n = 18 Patienten)	0 Pseudarthrose 2 (10%) Humerusfraktur	Schrauben, Nägel, Cerclage
Emmelot	1997	12	7 (0,5–9)				75°	12 (100%) Anziehen 11 (92%) Intimhygiene 11 (92%) Stabilität 11 (92%) Kosmetisch	3 (25%) Infektion 3 (25%) Humerusfraktur	Schrauben/Fixateur extern
Richards	1988	11	2,1 (1,3–3,4)	0	65° (40–80°)	0	75° (45–90°)		2 (18%) Schmerz/ME	Rekonstruktionsplatte
Richards	1985	14	3 (2–5)		72° (60–90°)		min. 50°		2 (14%) Pseudarthrose 7 (50%) ME/Schmerz	DC-Platte
Rouholamin	1991	13	2,7 (2–5)		63° (50–80°)		50° (40–70°)		1 (8%) Pseudarthrose	Schrauben
Vastamäki	1987	14	7,1 (2–13)	10° (0–40°)	56° (40–85°)	13° (0–60°)	58° (25–90°)	9 (64%) Hand erreicht Mund/Gesicht	3 (21%) Pseudarthrose	Schrauben
Eigene OP's	2001	23	1,8 (0,5–5,8)	10° (0–30°) Zunahme: 39° (0–80°)	57° (30–90°)	12° (0–40°) Zunahme: 46° (10–80°)	58° (20–105°)	Subjektiv/Patienten: 4 (17%) sehr gut 11 (48%) gut 6 (26%) befriedigend 1 (4%) weniger gut 1 (4%) schlecht	5 Revisionen bei einem Patienten – Positionskorrektur – Hämatomausräumung – 2 x Infektrevision – Pseudarthrosenrevision 1 weitere Pseudarthrose 3 Humerusfraktur 1 Dekubitus Hand	Rekonstruktionsplatte

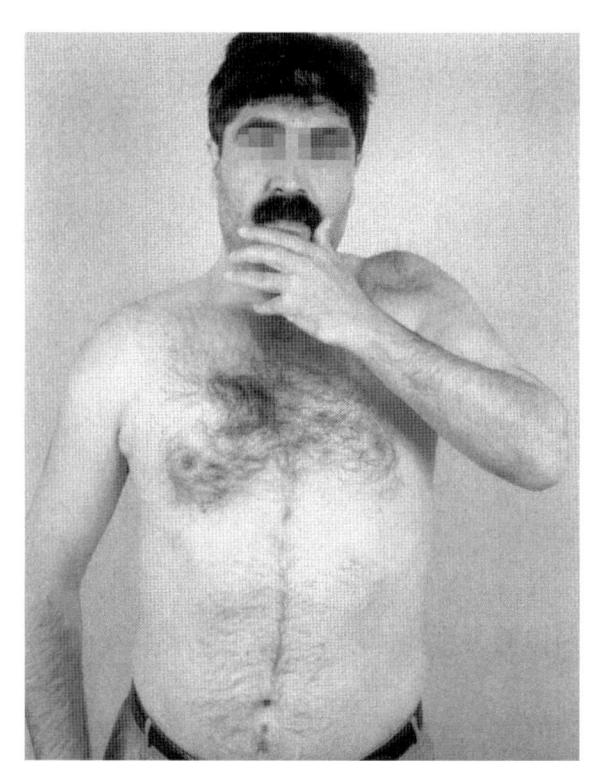

Abb. 7.15 40-jähriger Mann mit Plexus-brachialis-Läsion links. 24 Monate nach Schulterarthrodese kann der Patient durch die erreichte aktive Schulterfunktion (Abduktion und Anteversion 80°) problemlos die Gesichtsregion erreichen.

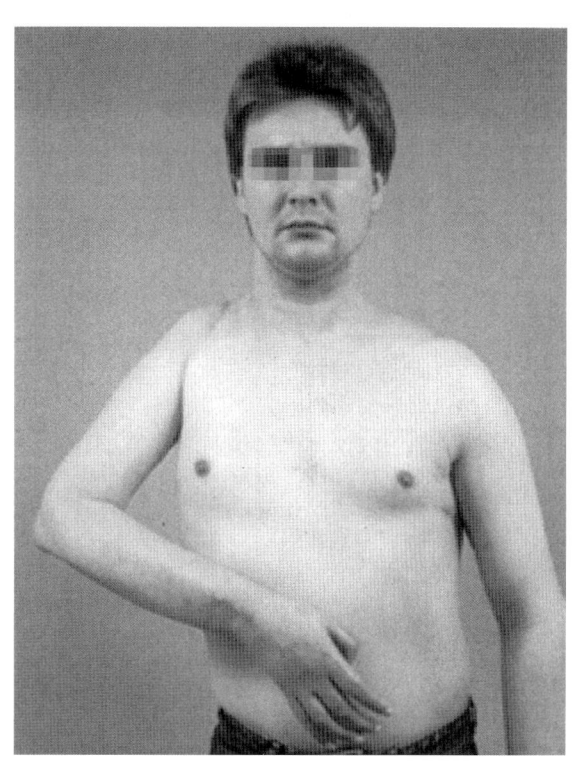

Abb. 7.16 32-jähriger Patient mit Plexus-brachialis-Läsion 6 Jahre nach Autounfall. Klinisches Ergebnis 2,5 Jahre nach Trapeziustransfer mit ca. 30° Abduktion, Stabilitätszunahme in der Schulter und wiedererlangter Kontrolle über den Arm.

wurden die Stabilitätszunahme im Schultergelenk, verbunden mit der wiedergewonnenen Kontrolle über den Arm im täglichen Leben, und die verbesserte aktive Funktion.

Grundsätzlich ist das postoperative Bewegungsausmaß nach Schulterarthrodese von der skapulothorakalen Gleitfähigkeit, der Funktion der Schultergürtelmuskulatur und der gewählten Fusionsstellung abhängig.

Trapeziustransfer. Aziz u. Mitarb. (1990) zeigten, dass nach alleinigem Transfer des M. trapezius eine durchschnittliche Abduktion und Anteversion von ca. 40° zu erwarten ist (Tab. 7.9). Bei den von uns durchgeführten 74 Transferoperationen (04/1994 bis 12/2000, Nachuntersuchung 1,9 [0,5 bis 6,2] Jahre postoperativ) konnte ein aktiver Zuwachs an Beweglichkeit für die Abduktion von durchschnittlich 7° auf 36° (5°–90°) und für die Anteversion von 12° auf 31° (5°–90°) erreicht werden (Abb. 7.**16**). 69-mal (93%) wurde die bestehende multidirektionale Schulterinstabilität in einen stabileren Zustand überführt. Die passive Beweglichkeit im Glenohumeralgelenk wurde postoperativ nahezu wieder vollständig erreicht. Subjektiv waren 70 (94%) der Patienten, insbesondere mit der Zunahme von Schulterstabilität und -funktion, zufrieden.

Als allgemeiner Vorteil der Arthrodese gegenüber Muskeltranspositionen wird vor allem der größere und kraftvollere aktive Funktionsgewinn angesehen (Emmelot u. Mitarb. 1997, Jäger u. Wirth 1977, Richards 1985, 1988). Deshalb sollte die Fusion vor allem Patienten empfohlen werden, die einer schweren körperlichen Arbeit nachgehen und eine weitgehend erhaltene aktive Beweglichkeit für Ellbogen und Hand behalten oder wiedererlangt haben. Diese Patienten profitieren erfahrungsgemäß am meisten von dem kraftvollen Zuwachs an Beweglichkeit im Bereich der Schulter. Für die Durchführung von Muskeltransferoperationen sprechen der Erhalt der passiven Beweglichkeit sowie höhere Komplikationsraten, längere Operationszeiten und Irreversibilität bei der Schulterarthrodese (Aziz u. Mitarb. 1990). Ein anderer Vorteil des Muskeltransfers ist die Möglichkeit, bei Misserfolg im weiteren Verlauf eine Schulterfusion durchzuführen, womit eine weitere Option verbleibt. Goldner (1988) kommt zu dem Schluss, dass die Schulterarthrodese als Ultima Ratio anzusehen und den Muskeltransferoperationen der Vorzug zu geben ist. Dabei ist mit multiplen Transfers in Kombination ein besseres Ergebnis zu erwarten als mit Einzeltranspositionen.

Festzuhalten ist, dass Muskelersatzoperationen und Arthrodesen gleichberechtigte Alternativen und keine

Tab. 7.9 Ergebnisse nach Trapeziustransfer bei Lähmungen

Autor	Jahr	n	Follow-up (Jahre)	Funktion Abduktion präop.	postop.	Anteversion präop.	postop.	andere Verbesserung	Komplikationen	Anmerkungen (Fixierungen)
Aziz	1990	27	1,2 (0,5–3,8)	4° (0–30°) Zunahme:	45° (20–120°) 42°	4° (0–50°) Zunahme:	35° (0–120°) 31°		keine	komplikationsärmer als Arthrodese
Kohn	1997	27	0,5	7° (0–45°)	38° (25–80°)	20° (0–85°)	41 (10–90°)	Zunahme Schulterstabilität 25 (93%) subjektiv, zufrieden	2 (von 31) Hautnekrose 1 (von 31) temp. Irritation N. musculocutaneus 2 (von 31) Infektion 3 (von 27) Schraubenlockerung	adäquate Vorspannung des M. trapezius essenziell wichtig
Kotwal	1998	26	1 (0,8–2,1)		50°				keine	Indikation: 18 × Polio, 8 × Plexusläsion
Lewis	1910	2			1 × wenig 1 × 90°			Zunahme Schulterstabilität	keine	
Mayer	1927	6			2 × keine 1 × > 90°		2 × keine		keine	2 × keine Funktion 4 × befriedigendes Ergebnis
Mir-Bullo	1998	6	1,6 (1–2,1)	13° (0–30°) Zunahme:	76° (50–100°) 63°	18° (0–40°) Zunahme:	78° (45–110°) 50°	Patienten subjektiv zufrieden	keine	
Eigene OP's	2001	74	1,9 (0,5–6,2)	7° (0–45°) Zunahme:	36° (5–90°) 30° (0–75°)	12° (0–85°) Zunahme:	31° (5–90°) 19° (0–45°)	**Subjektiv/Patienten:** 14 (19%) sehr gut 43 (58%) gut 13 (18%) befriedigend 2 (3%) weniger gut 2 (3%) schlecht 69 (93%) Zunahme Stabilität	4 (5%) Infektion 5 (7%) Schraubenlockerung 2 (3%) temp. Irritation N. musculocutaneus 2 (3%) Humeruskopffraktur 2 (3%) Hautnekrose 2 (3%) sek. Schulterarthrodese 2 (3%) sek. Trapezius-Raffung	

konkurrierenden Verfahren zur Verbesserung der Funktion des Arms bei Läsionen des Plexus brachialis sind. Welche Operation zur Anwendung kommt, entscheidet sich aufgrund des individuellen neurologisch-muskulären Ausfallmusters, der passiven Gelenkfunktion und der knöchernen Voraussetzungen.

Außenrotationsosteotomie des Humerus. Die Autoren, die sich mit der Außenrotationsosteotomie beschäftigen (Tab. 7.**10**), berichten neben dem Zuwachs an aktiver Außendrehung insbesondere über die positiven Effekte der Operation für die Patienten. So befindet sich der Arm in einer physiologischeren Ruheposition, der Ellbogen liegt seitlich dem Thorax an, und der Arm muss nicht mehr abduziert und antevertiert werden, damit der Mund mit der Hand erreicht werden kann. Diese Erfahrungen decken sich mit unseren Ergebnissen bei 9 Patienten (04/1994 bis 12/2000, Nachuntersuchung 2 [0,5 bis 5,8] Jahre postoperativ). Das durchschnittliche präoperativ bestehende Außenrotationsdefizit von 37° (10° Defizit bis 70° Defizit) konnte durch die Drehosteotomie des Humerus um 42° auf 6° Außenrotation (10° Defizit bis 40° Außenrotation) verbessert werden. Präoperativ behinderte bei allen Patienten das Anschlagen des Unterarms am Thorax bei Ellbogenbeugung die Einsetzbarkeit des Arms. Dieser Zustand wurde durch die Operation regelmäßig beseitigt, so dass alle Operierten mit der verbesserten Einsatzfähigkeit des Arms zufrieden waren (Abb. 7.**17**).

Das Ausmaß der postoperativ möglichen Rotation hängt von der intraoperativ gewählten Drehung des distalen Humerus ab. Entscheidend für das Ergebnis nach Rotationsosteotomie des Humerus bei Ausfall des M. infraspinatus und des M. teres minor ist, dass die Osteotomie unterhalb der an der Innenrotation beteiligten Muskeln erfolgt. Insbesondere bei Osteotomie oberhalb des Ansatzes von M. latissimus dorsi und M. pectoralis major würden diese Muskeln unter vermehrte Vorspannung kommen und den darunter gelegenen Schaftanteil postoperativ in die Innenrotation bringen.

Komplikationen

Schulterarthrodese. Die operative Versteifung der Schulter gehört zu den komplikationsreichen Operationen mit entsprechend hoher Rate an erforderlichen Revisionsoperationen. Beschrieben wurden Infektionen, postoperative Oberarmfrakturen, Fehlpositionen, Nervenläsionen, Hämatome u. a. Als weiterer Grund für Folgeoperationen werden persistierende Schmerzen sowie Materialentfernung und Materialdislokationen angegeben (Clare u. Mitarb. 2001) (Tab. 7.**8**). In unserer Patientengruppe war der Verlauf bei einem Patienten mit 5 erforderlichen Revisionsoperationen (Positionskorrektur, Hämatomausräumung, 2-mal Infektrevision, Rearthrodese bei Pseudarthrose) komplikationsreich. Zusätzlich bildete sich bei einem weiteren Patienten eine Pseudarthrose aus und 3-mal kam es im Verlauf zu Humerusfrakturen.

Trapeziustransfer. Bei den von Aziz (1990), Kotwal (1998) und Mir-Bullo (1998) beschriebenen Fällen sind keine Komplikationen aufgetreten (Tab. 7.**9**). Wir hatten 4 Infektionen, 2 temporäre Nervenirritationen, 2 intraoperative Humeruskopffrakturen, 5 Schraubendislokationen und 2 druckinduzierte Hautnekrosen zu verzeichnen. Bei subjektiv und objektiv unbefriedigendem Ergebnis wurde je 2-mal eine Raffung des verlagerten Trapezius bzw. eine Schulterarthrodese erforderlich.

Außenrotationsosteotomie des Humerus. In der Literatur wurde über Wundinfektionen (Al Zahrani 1993), Radialisparesen (Goddard u. Fixsen 1984) und postoperative Stellungsfehler (Goddard u. Fixsen 1984, Kirkos u. Papadopoulos 1998) nach Rotationsosteotomie berichtet (Tab. 7.**10**). Bei 2 unserer Patienten kam es zu einer dehnungsinduzierten temporären Radialisparese mit vollständiger Restitution nach 6 bzw. 12 Wochen.

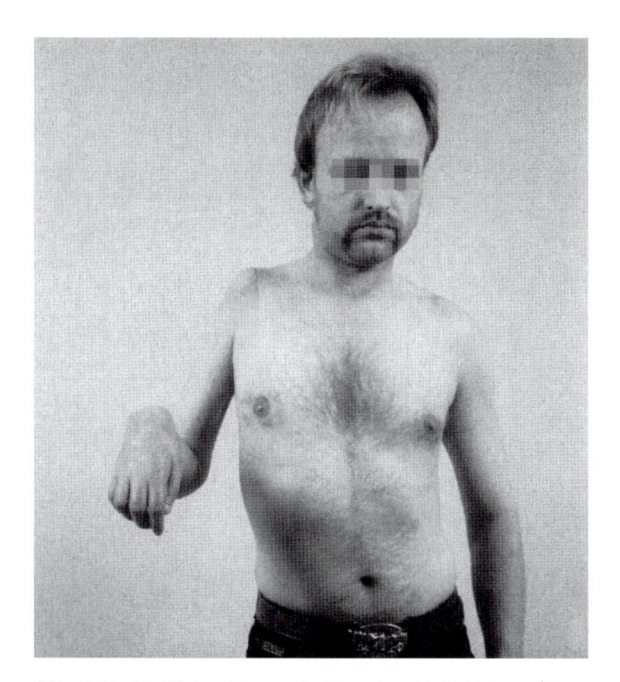

Abb. 7.17 32-jähriger Mann mit Plexus-brachialis-Läsion rechts 3 Monate nach Außenrotationsosteotomie des Humerus (32 Monate nach Trapeziustransfer, 18 Monate nach Trizeps-Bizeps-Transposition). Das präoperative Anschlagen des Unterarms am Brustkorb ist beseitigt, der Patient kann die durch den Trizeps-Bizeps-Transfer zuvor erreichte Ellbogenbeugung einsetzen.

Tab. 7.10 Ergebnisse nach Außenrotations-Osteotomie Humerus

Autor	Jahr	n	Follow-up (Jahre)	Funktion Außenrotation präoperativ	Funktion Außenrotation postoperativ	Komplikationen	Anmerkungen
Al Zahrani	1993	10	3,5 (1–5)	Defizit: 48° (40–60°)	24° (0–30°) Differenz: 72°	1 (10%) Infektion	Osteotomie unterhalb des Deltoideus-Ansatzes Anterior: Keil 15–20°
Glez Cuesta	1982	6		1 x Schultersteife 5 x 0°-Außenrotation	1 x 0°-Außenrotation 1 x bis 20°-Außenrotation		Osteotomie zwischen M. pectoralis und M. deltoideus Rotation: 40–60°
Goddard	1984	10	5,5 (2–8)	Defizit: 26° (0–60°)	45° (0–70°) Differenz 71° Steigerung ADL kosmetischer Benefit	1 (10%) Überkorrektur 1 (10%) fixierte Abduktion (30°) 1 (10%) temporäre Radialisparese	Osteotomie oberhalb des Deltoideus-Ansatzes Rotation: mindestens 30° über Neutral
Kirkos	1998	22	14 (2–31)	Defizit: 41° (0–80°)	20° (0–60°) Differenz 61°	12 (55%) Valgusdeformität	Osteotomie zwischen Ansatz von M. subskapularis und M. pectoralis major
Komarevtsev	1993	13	2,5	Rotationssektor: 64°	Rotationssektor: 83°		Osteotomie oberhalb des Deltoideus-Ansatzes Rotation: 60–70°
Lange	1912	8		Innenrotationsstellung des Arms	Steigerung ADL		Osteotomie in Humerusmitte
Rogers	1916	1		Innenrotationsstellung des Arms Abduktionsstellung des Arms Hand kann Mund/Gesicht nicht erreichen	physiologische Armposition Ellbogen liegt Thorax an normale Handposition Hand erreicht Mund/Gesicht		Osteotomie 5 cm unterhalb Schultergelenks
Wickstrom	1955	6		insuffiziente Außenrotation Hand kann Mund/Gesicht nicht erreichen	Hand erreicht Mund/Gesicht ohne erforderliche Anteversion der Schulter		Osteotomie oberhalb des Deltoideus-Ansatzes
Eigene OP's	2001	9	2 (0,5–5,8)	Defizit: 37° (10–70°) Hand kann Mund/Gesicht nicht ohne Ausweichbewegung erreichen	6° (10° Defizit –40°) Differenz: 42° (25–60°) Hand erreicht Mund/Gesicht Physiologische Armposition subjektiv: 2x sehr gut, 7x gut	2 (22%) temporäre Radialisparese	Osteotomie in Humerusmitte

Muskelersatzoperationen und knöcherne Eingriffe wie Arthrodesen und Korrekturosteotomien sind gleichberechtigte Alternativen und keine konkurrierenden Verfahren zur Verbesserung der Funktion von Schulter und Arm bei Läsionen des Plexus brachialis. Welche Operation zur Anwendung kommt, entscheidet sich aufgrund des individuellen neurologisch-muskulären Ausfallmusters, der passiven Gelenkfunktion und der knöchernen Voraussetzungen. Eine entsprechende dezidierte Untersuchung mit Erhebung des gesamten Muskelstatus ist präoperativ obligat.

Das neurologisch-muskuläre Ausfallmuster bei 104 Patienten mit traumatischer Plexus-brachialis-Läsion zeigt, dass häufig ein unzureichender Kraftgrad von 0 bis 2 für den M. deltoideus (91%), den M. supraspinatus (82%) und die Außenrotatoren M. infraspinatus (94%) bzw. M. teres minor (91%) besteht, entsprechend oft ist eine Verbesserung der Schulterfunktion und -stabilität erforderlich. Der M. trapezius und die anderen nach Schulterarthrodese benötigten Muskeln (Mm. levator scapulae, rhomboidei, serratus anterior) zeigen in über 90% der Fälle einen Kraftgrad von 4 bis 5, so dass Trapeziustransfer und Schulterarthrodese entsprechend oft zur Funktionsverbesserung durchgeführt werden können.

Der erste Schritt der Sekundärbehandlung sollte die Verbesserung der Schulterfunktion und -stabilität sein. Nur mit der dadurch erreichten Armkontrolle können die Patienten ihre wiederhergestellte Hand- und Ellbogenfunktion sinnvoll einsetzen.

Literatur

Al Zahrani S. Modified rotational osteotomy of the humerus for Erb's palsy. Int Orthop. 1993;17:202–204.

Aziz W, Singer RM, Wolff TW. Transfer of the trapezius for flail shoulder after brachial plexus injury. J Bone Joint Surg. 1990; 72-B:701–704.

Bateman JE. The shoulder and environs. St. Louis: Mosby;1955:383–393.

Chammas M, Meyer zu Reckendorf G, Allieu Y. L'arthrodse d'épaule pour paralysie post-traumatque du plexus brachial. Analyse d'une série de 18 cas. Rev Chir Orthop. 1996;82:386–395.

Clare DJ, Wirth MA, Groh GI, Rockwood CA Jr. Shoulder arthrodesis. J Bone Joint Surg Am. 2001;83-A:593–600.

Cofield RH, Briggs BT. Glenohumeral arthrodesis. Operative and long term functional results. J Bone Joint Surg. 1979; 61-A:668–677.

Emmelot CH, Nielsen HKL, Eisma WH. Shoulder fusion for paralyzed upper limb. Clin Orthop. 1997;340:95–101.

Glez Cuesta FJ, Lopez Prats F, Glez Lopez FJ, Bergada Sitja J. The role of bone operations as palliative surgical treatment for sequelae of obstetriacl brachial paralysis in the shoulder. Acta Orthop Belg. 1982;48:757–761.

Goddard NJ, Fixsen JA. Rotation osteotomy of the humerus for birth injuries of the brachial plexus. J Bone Joint Surg. 1984;66-B:257–259.

Goldner JL. Strengthening of the partially paralyzed shoulder girdle by multiple muscle-tendon transfers. Hand Clinics. 1988; 4:223–236.

Gossé F, Brandt F, Poos A, Rühmann O. Nachbehandlungsregime nach Muskelersatzoperationen bei Armplexus-Läsionen. Orthopäde. 1997;26:701–709.

Jäger M, Wirth CJ. Schulterarthrodese und Muskeltransplantation zur Funktionsverbesserung bei oberer Plexusschädigung. Akt Probl Chir Orthop. 1977;1:80–83.

Kirkos JM, Papadopoulos IA. Late treatment of brachial plexus palsy secondary to birth injuries: Rotational osteotomy of the proximal part of the humerus. J Bone Joint Surg. 1998; 80-A:1477–1483.

Kohn D, Rühmann O. Die Verpflanzung des Musculus trapezius zur Behandlung von Armplexusschäden. Operat Orthop Traumatol. 1998;10:1–9.

Komarevtsev VD, Blandinskii VF. Osteotomy of the humerus in the operative treatment of children with complcations of obstetrical Duchenn-Erb-paralysis. Klin Khir. 1993;3:42–44.

Kotwal PP, Mittal R, Malhotra R. Trapezius transfer for deltoid paralysis. J Bone Joint Surg. 1998;80:114–116.

Lange F. Die Entbindungslähmung des Armes. Münch Med Wschr 1912;26:1421–1426.

Leffert RD. Reconstruction of the shoulder and elbow following brachial plexus injury. In: Omer GE., Spinner M, eds. Management of peripher nerve problems. Philadelphia: W.B. Saunders;1980:805–816.

Leffert RD, Pess GM. Tendon transfers for brachial plexus injury. Hand Clinics. 1988;4:273–288.

L'Episcopo JB. Tendon transplantation in obstetrical paralysis. Am J Surg. 1934;25:122–125.

L'Episcopo JB. Restauration of muscle balance in the treatment of obstetrical paralysis. NY State J Med. 1939;39:357–363.

Millesi H. Plexusverletzungen bei Erwachsenen. Orthopäde 1997;26:590–598.

Mir-Bullo X, Hinarejos P, Mir-Batle P, Busquets R, Carrera L, Navarro A. Trapezius transfer for shoulder paralysis. 6 patients with brachial plexus injuries followed for 1 year. Acta Orthop Scand. 1998;69:69–72.

Richards RR, Waddell JP, Hudson AR. Shoulder arthrodesis for the treatment of brachial plexus palsy. Clin Orthop. 1985; 198:250–258.

Richards RR, Sherman RM, Hudson AR, Waddell JP. Shoulder arthrodesis using a pelvic-reconstruction plate. J Bone Joint Surg. 1988;70-A:416–421.

Rogers MH. An operation for the correction of the deformity due to "obstetrical paralysis". Boston Med Surg J 1916;174:163–164.

Rouholamin E, Wootton JR, Jamieson AM. Arthrodesis of the shoulder following plexus brachialis injury. Injury. 1991; 22:271–274.

Rowe CR. Arthrodesis of the shoulder used in treating painful conditions. Clin Orthop. 1983;173:92–96.

Rudigier J. Motorische Ersatzoperationen der oberen Extremität. In: Buck-Gramcko D, Nigst H. Bibliothek für Hanchirurgie. Bd. 1. Schultergürtel, Oberarm und Ellenbogen. Stuttgart: Hippokrates;1991.

Rühmann O, Wirth CJ, Gossé F. Trapezius-Transfer bei Deltoideus-Lähmung. Orthopäde. 1997;26:634–642.

Rühmann O, Wirth CJ, Gossé F, Schmolke S. Trapezius-transfer after brachial plexus palsy: indications, difficulties and complications. J Bone J Surg. 1998;80-B:109–113.

Rühmann O, Gossé F, Wirth CJ, Schmolke S. Reconstructive operations for the paralyzed shoulder in brachial plexus palsy: concept of treatment. Injury. 1999a; 30:309–618.

Rühmann O, Wirth CJ, Gossé F. Sekundäroperationen zur Verbesserung der Schulterfunktion nach Plexus brachialis Läsion. Z Orthop. 1999b; 137:301–309.

Rühmann O, Wirth CJ. Operative Versorgung der schlaffen Lähmungen. In: Wirth CJ, Hrsg. Praxis der Orthopädie. Band II: Operative Orthopädie. Stuttgart: Thieme;2001a:132–144.

Rühmann O, Wirth CJ, Schmolke S, Gossé F, Brandt F, Tempel A. Operative Behandlung und Rehabilitation zur Funktionsverbesserung bei Ausfall der Schultermuskulatur. Rehabilitation. 2001b; 40:145–155.

Saha AK. Surgery of the paralyzed and flail shoulder. Acta Orthop Scand. 1967; Suppl. 97:5–90.

Sever JW. The results of a new operation for obstetrical paralysis. Am J Orthop Surg. 1918;16:248–257.

Vastamäki M. Shoulder arthrodesis for paralysis and arthrosis. Acta Orthop Scand. 1987;58:549–553.

Wick M, Ekkernkamp A, Muhr G. Motorradunfälle im Straßenverkehr. Unfallchirurg. 1997;100:140–145.

Wickstrom J, Haslam ET, Hutchinson RH. The surgical management of residual deformities of the shoulder following birth injuries of the brachial plexus. J Bone Joint Surg. 1955;37-A:27–36.

Wirth CJ, Rühmann O. Historische Entwicklung der Muskelersatzoperationen bei Armplexus-Lähmung. Orthopäde. 1997; 216:626–629.

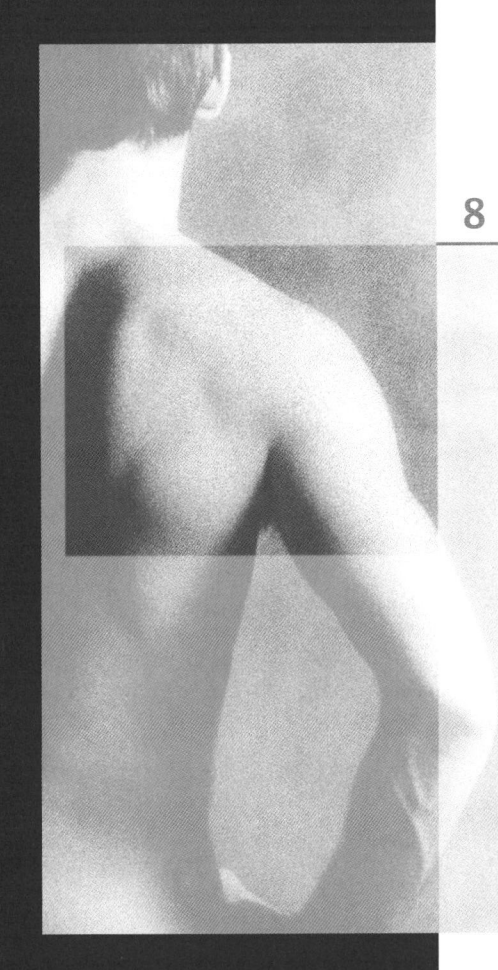

8 Schulterinfektion des Erwachsenen

H. Georgousis und J. Witthaut

Infektionen in der Schulterregion sind zwar selten (3–12% aller septischen Arthritiden [Master u. Mitarb. 1977]), stellen jedoch eine der schwerwiegendsten Erkrankungen der Schulter dar und können zu ausgeprägten bleibenden Beeinträchtigungen bis hin zum Tode fuhren (Gelbermann u. Mitarb. 1980, Gristina u. Mitarb. 1974). Die allgemeinen Prinzipien in der Pathogenese der Schulterinfektion entsprechen denen anderer intraartikulärer Infektionen. Die funktionellen Ergebnisse sind bei Schultergelenkinfektionen jedoch häufig schlechter als die anderer Gelenke (Brulhart u. Kossmann 1993, Leslie u. Mitarb. 1989). Nur eine rasche Diagnose, adäquate Therapie und Nachbehandlung können die Prognose verbessern (Georgousis u. Patsalis 1997, Pfeiffenberger u. Meiss 1996).

Ätiologie und Pathogenese

Die Infektion gelangt auf 3 Wegen in das Gelenk:
- hämatogene oder lymphogene Aussaat,
- Ausbreitung einer Osteomyelitis bei Durchbrechung der Kortikalis der intraartikulär gelegenen Anteile der Metaphyse,
- Penetration des Gelenks durch Trauma, Injektion oder Chirurgie (operativer Eingriff).

Bakteriämie, Injektion, Unfall und Chirurgie sind die häufigsten Ursachen für eine Infektion. Die Infektionsrate nach Schulterarthroskopien wird in der Literatur mit unter 2,0% angegeben (Armstrong u. Bolding 1994).

Die Faktoren für die Entstehung einer Infektion sind der Immunstatus des Patienten und die Virulenz sowie die Anzahl der Keime. Patientengruppen mit Erkrankungen der zellulären, humoralen und regionalen Immunabwehr sowie mit Systemerkrankungen, konsumierenden Tumoren und chronischen Lebererkrankungen haben ein erhöhtes Risiko für eine Schulterinfektion (Gelbermann u. Mitarb. 1980, Georgousis u. Patsalis 1997). So findet sich bei Patienten insbesondere mit Diabetes mellitus und chronischen lokalen Hauterkrankungen ein erhöhtes Risiko für eine Gelenkinfektion (Georgousis u. Patsalis 1997, Barzaga u. Mitarb. 1991). Bei Patienten mit rheumatoider Arthritis können spontane Gelenkinfektionen auftreten (Gristina u. Mitarb. 1974). Spezifische Entzündungen finden wir bei Kindern (Schmidt u. Mitarb. 1981), älteren Patienten, Patienten mit Durchblutungsstörungen, Drogenabhängigen (Roca u. Yoshikawa 1979, Lichtman 1983) und HIV-infizierten Patienten (Calabrese u. Mitarb. 1987).

In den meisten Fällen (90%) liegen Infektionen mit Staphylococcus aureus vor, gefolgt von Staphylococcus epidermis (Kelly u. Mitarb. 1970). Bei Patienten mit systemischen Erkrankungen sind auch andere Keime zu erwarten (Barzaga u. Mitarb. 1991, Tiddia u. Mitarb. 1994).

Die Gelenkinfektion tritt auf, wenn die kritische Bakterienzahl überschritten ist und wird begünstigt durch Gewebeschäden, Fremdkörper und Azellularität der Knorpeloberfläche (Gristina u. Mitarb. 1990).

Der komplette Gelenkersatz stellt durch die Anwesenheit von Metall und polymerisierten Stoffen einen besonderen Risikofaktor dar (Schwyzer u. Mitarb. 1995). Die herabgesetzte Phagozytosefähigkeit durch Makrophagen in der Anwesenheit von Methylmetacrylat spielt hier sicherlich ebenfalls eine Rolle. Biomaterialien und umgebendes geschädigtes Gewebe werden rasch durch Bakterien besiedelt unter der Bildung eines Polysaccharidfilms, der dem Angriff von Makrophagen und der Antibiotikapenetration entgegenwirkt. Die in der Literatur veröffentlichten Infektionsraten nach totalem Schultergelenkersatz unter perioperativer Antibiotikaprophylaxe sind niedrig und liegen in Abhängigkeit von Lokalisation und eingebrachten Materialien zwischen 1–5% (Gristina u. Mitarb. 1990, Schwyzer u. Mitarb. 1995). Ist es jedoch einmal zu einer Infektion gekommen, so ist die Therapie häufig schwierig und langwierig. Die Prognose hängt von vielen Faktoren ab. Ein gutes Ergebnis ist jedoch nur nach rascher Diagnosestellung und einer adäquaten, oft ausgedehnten und aggressiven Therapie zu erwarten (Brulhart u. Kossmann 1993, Gelbermann u. Mitarb. 1980, Georgousis u. Patsalis 1997, Habermeyer u. Mitarb. 1993).

Die **Schulteranatomie** stellt durch ihre Komplexität und strukturellen Besonderheiten gegenüber anderen Gelenken bei der Betrachtung der Pathogenese von Infekten und ihrer intraartikulären Manifestation einen Sonderstatus dar (Abb. 8.1).

In der Schulter des Erwachsenen verläuft die Metaphyse in einem Bereich von 10–12 mm intrakapsulär. Infektionen im Bereich der proximalen Metaphyse können so

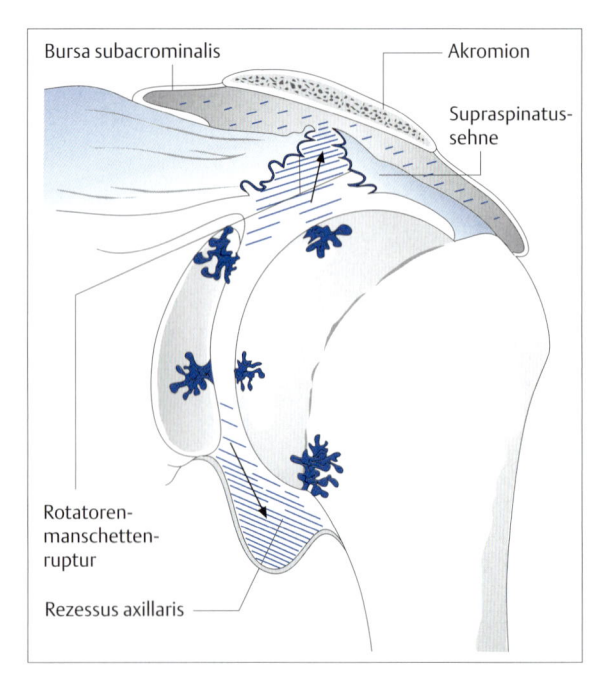

Abb. 8.1 Wege, auf denen sich die Infektion in dem Schultergelenk ausbreitet.

über die Haver- und Volkmann-Kanäle in der periostfreien Zone in das Schultergelenk gelangen.

Besondere Bedeutung kommt der Kommunikation des Gelenkraums mit den verschiedenen Bursen um das eigentliche Gelenk zu. Nach ventral besteht eine direkte Verbindung zwischen der Kapsel und der Bursa subcoracoidea und der Bursa subscapularis. Nach dorsal steht die Kapsel mit der Bursa infraspinata in Verbindung. Eine 3. Öffnung der Kapsel findet sich am Eintritt der langen Bizepssehne in das Schultergelenk. Vom Lig. humeri transversum bis zu ihrem Eintritt in die Schulterkapsel ist die lange Bizepssehne mit Synovialis bekleidet.

Beabsichtigte oder versehentliche Injektionen in diese Strukturen stellen potenzielle Wege für eine Infektion des Glenohumeralgelenks dar. Auch die Injektion in die subdeltoidale oder subakromiale Bursa in der Anwesenheit einer Rotatorenmanschettenruptur ist eine nicht seltene Ursache für eine Infektion des Schultergelenks.

Die Oberfläche des hyalinen Gelenkknorpels ist durch eine geringe Zellzahl, verhältnismäßig geringe Stoffwechselaktivität und eine horizontale Schichtung der eingebetteten Kollagenfasern im Vergleich zu dem reich vaskularisierten Synovialgewebe gekennzeichnet. Studien (Salter u. Mitarb. 1981) zeigen, dass die Kollagenfasern und Glykoproteine des Knorpels und nicht die Synovialis die Adhäsion und Besiedlung durch Keime begünstigen. Synovialiszellen zeigen phagozytotische Aktivität und können so einer Infektion im Rahmen der Entzündungsreaktion entgegenwirken. Allerdings existiert keine Basalmembran, die einer Infektion über die synovialen Blutgefäße in das Gelenk entgegenwirkt.

Diagnostik

Klinische Diagnostik
Der Verdacht auf eine Schulterinfektion ist der erste Schritt zur Diagnose!

Die septische Gelenkinfektion des Erwachsenen ist oft schwer zu diagnostizieren. Häufig vergehen mehr als 3 Wochen zwischen dem ersten Auftreten von Symptomen und der Diagnosestellung (Georgousis u. Patsalis 1997, Pfeiffenberger u. Mitarb. 1996). Schmerz und Bewegungseinschränkung sind häufig frühe Zeichen (Abb. 8.2, siehe auch Tafelteil). Die Symptome ähneln oft den klinischen Zeichen einer akuten Frozen Shoulder oder einer akuten Tendinitis calcarea. Schulterschwellung, Rötung oder lokale Temperaturerhöhung der Haut sind jedoch nicht immer ausgeprägt oder können fehlen. Auch systemische Zeichen wie Fieber oder Abgeschlagenheit sind nicht regelhaft vorhanden.

Laboruntersuchungen. Die klassischen Laborparameter wie Leukozytose, Linksverschiebung sind nicht selten negativ. BSG und CRP zeigen sich dagegen immer erhöht (Georgousis u. Patsalis 1997). Die laborchemische Untersuchung der Synovia zeigt häufig eine Pleozytose zwischen 50.000–200.000 Leukozyten/µl mit einem 90%igen Anteil von polymorphkernigen Leukozyten.

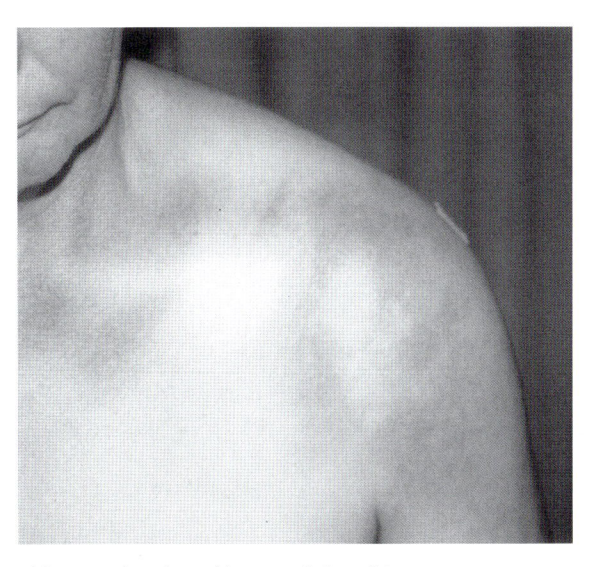

Abb. 8.2 Klinisches Bild einer Schulterinfektion. Rötung und Schwellung sind deutlich sichtbar.

Nadelaspiration und Synovialisbiopsie. Wenn auch die Diagnose der Schulterinfektion häufig durch die Inspektion und Anamnese gestellt werden kann, so ist die Aspirationsdiagnostik von essenzieller Bedeutung. Sie ist noch vor die bildgebende Diagnostik zu stellen.

Die Kultur und Analyse der durch Punktion gewonnenen Flüssigkeit sind entscheidend für die Sicherung der Diagnose. Die getrennte Aspiration zum einen des periartikulären Bereichs (z.B. Bursa subacromialis) und zum anderen des Glenohumeralgelenks sollte immer durchgeführt werden, wenn eine Infektion vermutet wird. Wenn die Kultur negativ ist und auch die Diagnose unsicher, kann eine arthroskopische Biopsie erfolgen. Die Synovialisbiopsie und Kultur auf säurefeste Stäbchen und Pilze sollte bei allen Patienten mit einer chronischen monoartikulären Arthritis durchgeführt werden. Virale Infektionen sind erst dann zu vermuten, wenn bei negativem Nachweis von Bakterien entsprechende serologische Parameter vorhanden sind.

Serologische Tests sind dann erforderlich, da Viren aus dem Gelenkpunktat nicht kultiviert werden können.

Bildgebende Verfahren
Röntgenaufnahmen – insbesondere in der Frühphase der Infektion – sind häufig unauffällig, da knöcherne Veränderungen erst in späteren Stadien auftreten und zunächst Weichteilveränderungen wie Schwellung und Gelenkerguss vorliegen. In späteren Phasen der Infektion finden sich Demineralisation, Gelenkspaltverengung, knöcherne Erosionen, Destruktionen bis zu Luxationen (Abb. 8.3) (Armbuster u. Mitarb. 1977). Röntgennativaufnahmen sind jedoch zwingender Bestandteil jeder diagnostischen Abklärung einer septischen Schultergelenkaffektion.

Die **Sonographie** hat ihre Position hauptsächlich bei der Unterstützung der Punktion zur Gewinnung der Syno-

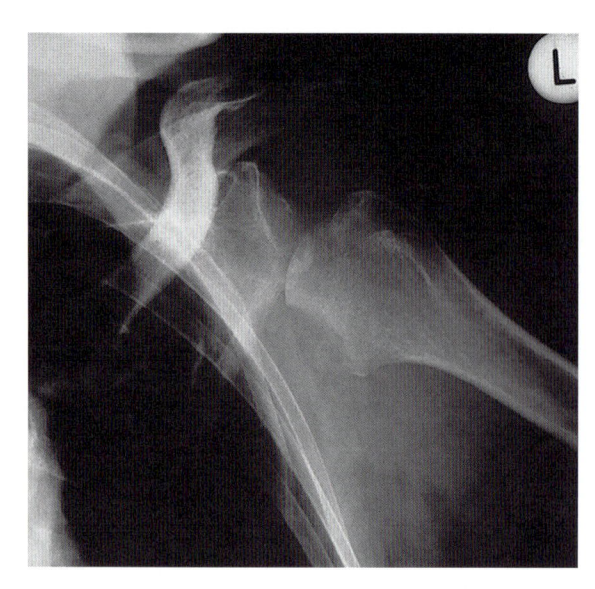

Abb. 8.3 Destruktion und Luxation eines chronisch infizierten Schultergelenks.

via. Sie kann verlässlich den Nachweis von vermehrter Flüssigkeit im Gelenkspalt und in den periartikulären Räumen erbringen.

Die **Szintigraphie** kann gelegentlich bei der Diagnosefindung nützlich sein. Sie wird jedoch wegen fehlender Spezifität, der Zeitverzögerung und der Möglichkeit falsch negativer Befunde beim Gelenkinfekt von den meisten Autoren nicht als ein Diagnoseverfahren der 1. Wahl gesehen (Post 1988). Die **Computertomographie** ist in der Lage, frühe lytische Läsionen, die durch eine Osteomyelitis hervorgerufen werden, darzustellen, welche der konventionellen Röntgendiagnostik entgehen. Die **Kernspintomographie** kann Osteonekrosen und Sequestrationen frühzeitig darstellen (Sartoris u. Resnick 1988). Kapselschwellung und Gelenkergüsse sind im nativen Kernspintomogramm gut erkennbar. Die zusätzliche i.v.-Gd.-Gabe verbessert die Aussagekraft (s. Kap. Kernspintomographie).

Differenzialdiagnose

An erster Stelle sind die akute Frozen Shoulder (primäre adhäsive Kapsulitis) und die akute Tendinitis calcarea zu nennen, welche klinisch von einem Infekt oft nur schwer unterscheidbar sind.

Akute entzündliche Erkrankungen können eine Infektion vortäuschen, aber auch maskieren. Hier sind insbesondere zu nennen: Gicht, Pseudogicht, das rheumatische Fieber, die juvenilen rheumatoiden Arthritisformen. Hilfreich kann hier die Erkenntnis sein, dass Lokalanästhetikainjektionen in das infizierte Gelenk gegen Erwarten eher zu einer Schmerzverstärkung fuhren (Georgousis u. Patsalis 1997). Aber auch Unfälle und Tumoren müssen differenzialdiagnostisch bedacht werden.

Therapie

Eine intraartikuläre Infektion stellt einen Notfall dar und muss schnell behandelt werden. Variablen, welche die Behandlungsmethode bestimmen, sind die vorangehende Dauer der Infektion, der Immunstatus des Patienten, die Virulenz des infektiösen Erregers sowie die Anwesenheit von Fremdkörpern, wie z. B. Prothesen, Osteosynthesematerialien, Naht etc.

Bezüglich der Behandlungsmethoden besteht in der publizierten Literatur eine ausgeprägte Vielfalt und Uneinigkeit. Viele der im Folgenden dargestellten Techniken sind unseres Erachtens inadäquat, sind jedoch vollständigkeitshalber aufgeführt.

Prophylaxe. Die Schultergelenkchirurgie unterliegt wie jede Gelenkchirurgie den Gesetzen der strengen Asepsis. Patienten mit aktiver Infektion sollten keiner Elektivoperation zugeführt werden. Die Haut über der Schulter sollte sorgfältig antiseptisch vorbereitet werden, und bereits während des Abdeckens muss auf eine sterile Technik geachtet werden. Während der Operation muss gewebeschonend gearbeitet werden. Prolongierter Zug oder Quetschung des Gewebes sind unbedingt zu vermeiden. Hier empfehlen sich Selbstspreizer mit breitbasigen Gewebebranchen. Das Operationsgebiet sollte regelmäßig und ausgiebig mit Ringerlösung gespült werden.

Eine tiefe oder periartikuläre Drainage wird regelmäßig gelegt, eine subkutane Drainage nur bei Bedarf.

Eine Wundinspektion mit Verbandswechsel sollte in den ersten 2 Wochen mindestens alle 2 Tage erfolgen.

Die perioperative Antibiotikaprophylaxe ist effektiv, da Erreger beseitigt werden, bevor sie einen oberflächenadhärenten Schleimfilm auf Knochen oder Biomaterialien bilden können. Eine prophylaktische Antibiotikagabe wird für alle Formen der Implantationschirurgie empfohlen. Infrage kommen heutzutage z. B. Cephalosporine der 2. oder 3. Generation (z. B. Cefazolin 2 g i. v. bei Induktion der Narkose) als Single Shot oder fallabhängig in 4- oder 8-stündiger Weitergabe für maximal 48 Stunden.

Konservative Therapie

Antibiose. Eine parenterale antibiotische Therapie sollte sofort mit der Diagnose einer Schulterinfektion möglichst nach Keimsicherung beginnen. Das Spektrum sollte auf jeden Fall die o. g. häufigsten Erreger abdecken und sobald als möglich nach Antibiogramm dem Keim angepasst werden.

Antibiotika, die zur Behandlung von Gelenkinfektionen eingesetzt werden, erreichen normalerweise einen intraartikulären Spiegel, der gleich oder höher als der Serumspiegel ist. Dies gilt mit Ausnahme von Erythromycin und Gentamicin. Intraartikuläre Antibiotikaträger werden von einigen Autoren abgelehnt, da sie sterile Abszesse hervorrufen können (Gristina u. Mitarb. 1990). Andere wiederum benutzen intraartikuläre Antibiotikaträger regelmäßig bei

Schultergelenkinfektionen (Georgousis u. Patsalis 1997, Pfeiffenberger u. Meiss 1996).

Schultergelenkpunktionen. Die Schultergelenkpunktion wird zu diagnostischen und therapeutischen Zwecken angewandt. Sie kommt aber primär zur diagnostischen Gewinnung von Gelenkflüssigkeit zum Einsatz (s.o.). Eine therapeutische Anwendung durch tägliche wiederholte Aspiration kommt nur dann infrage, wenn ein dünnflüssiges, seropurulentes Gelenkexsudat vorliegt. Gleichzeitig kann neben der Aspiration von Gelenkflüssigkeit auch eine Irritation des Gelenkraums erfolgen. Nur wenige Autoren halten diese Methode der Therapie für ausreichend (Master u. Mitarb. 1977).

Perkutane Katheterdrainage. Eine weitere nichtchirurgische Therapie zur Behandlung einer Schultergelenkinfektion ist die perkutane Katheterdrainage. Über einen mehrtägig anliegenden Katheter werden täglich Spülungen und Antibiotikainstillationen durchgeführt (Renner u. Agee 1990, Sanders u. Stapl 1983).

Operative Therapie
Arthroskopisches Débridement. Die Arthroskopie wird bei reiner intraartikulärer Schultergelenksinfektion im Frühstadium als die Therapie der Wahl angesehen (Habermeyer u. Mitarb. 1993). Neben einer direkten Visualisierung des vorliegenden Schadens im Gelenkinnenraum ist in gleicher Sitzung eine intensive Lavage und minimalinvasive Synovektomie (Synovialisbiopsie, s.o.) sowie geschlossene Platzierung von Gelenksdrainagen möglich. Eine frühfunktionelle Übung kann unproblematisch erfolgen.

Offenes chirurgisches Débridement. Bei Verdacht oder Vorliegen einer rein periartikulären oder zusätzlichen intraartikulären Infektion wird über eine chirurgische Eröffnung der Schulter infiziertes Gewebe radikal entfernt. Es können eine komplette Bursektomie, Sequestrotomie und Synovektomie durchgeführt werden. Viele Autoren bevorzugen das offene Débridement bei der Schulterinfektion (Georgousis u. Patsalis 1997, Gristina u. Mitarb. 1974, Leslie u. Mitarb. 1989, Pfeiffenberger u. Meiss 1996). Andere Autoren sehen in der reinen Arthroskopie eine Möglichkeit der Therapie, fordern jedoch innerhalb von 2 Tagen bei Ausbleiben einer Besserung oder dem geringsten Zweifel die Durchführung einer Arthrotomie (Goss 1993).

Bevorzugte Behandlungsmethode der Autoren. Die Komplexität der Anatomie der Schultergelenkregion mit ihren vielfältigen intra- und periartikulären Verbindungsmöglichkeiten leiten uns zu der Meinung, dass das offene chirurgische Débridement bei der Behandlung chronischer Schulterinfektionen zu bevorzugen ist.

In eigenen Untersuchungen konnte immer eine periartikuläre Manifestation des Infekts festgestellt werden, wohingegen nicht immer ein intraartikulärer Befall gleichzeitig vorhanden war.

Durch das offene chirurgische Débridement können toxische Produkte, geschädigtes Gewebe, Fremdkörper etc. effektiv entfernt und somit die Infektion behandelt werden. Bei zweifelhafter Ausdehnung des Prozesses kann durchaus auch das Arthroskop zur besseren intraartikulären Beurteilung zum Einsatz kommen.

Wir benutzen dazu einen vorderen deltoideopektoralen Zugang. Die Ansätze des M. deltoideus sowie der Processus coracoideus werden nicht abgelöst. Es erfolgt zunächst ein radikales periartikuläres Débridement mit Entfernung aller Bursen und ausgiebiger Spülung (5 Liter) des OP-Situs.

Erst an dieser Stelle erfolgt die intraartikuläre Sanierung, die bei Vorliegen eines Rotatorenmanschettendefekts über den Defekt selbst im Sinne eines Débridements und einer Synovektomie sowie einer Spülung des Gelenks erfolgen kann. Bei makroskopisch geschlossenen Gelenkverhältnissen kann die Eröffnung über einen Subskapularis-Splitting-Zugang (in Faserrichtung) bzw. über das Rotatorenmanschettenintervall erfolgen. Somit ist gewährleistet, dass es zu einem systematischen, radikalen periartikulären sowie intraartikulären Débridement mit Entfernung aller toxischen Produkte sowie des geschädigten Gewebes gekommen ist. An dieser Stelle werden lokale resorbierbare Antibiotikaträger (z.B. Sulmycin®-Implant) in die débridierten Bereiche eingelegt. Es werden eine intraartikuläre und bei Bedarf eine großlumige periartikuläre Drainage eingebracht. In den meisten Fällen kann die Wunde locker schichtweise verschlossen und die Redon-Drainage bei Einbringen von lokalen Antibiotikaträgern für etwa 3 Tage belassen werden. Die Dauer und Art der eingesetzten Antibiotika sind organismus- und antibiogrammabhängig, werden jedoch auch vom Immunstatus des Patienten beeinflusst.

Postoperativ ist die initiale Ruhigstellung in einer Schulterbandage ausreichend.

Schulterabduktionsschienen werden nur fallspezifisch in Ausnahmen eingesetzt. Zum frühestmöglichen Zeitpunkt (bei Verwendung von oberen Plexuskathetern nach Winnie zur peri- und postoperativen Analgesie) bereits ab dem 1. postoperativen Tag erfolgt die passive Mobilisierung des Schultergelenks im Bewegungsradius unterhalb der Schmerzgrenze.

Bei den Manifestationen eines Infekts bei liegenden Biomaterialien, z.B. einer Schulterprothese, führen wir immer die Entfernung aller Komponenten durch. Im Übrigen gestaltet sich das chirurgische Débridement wie oben beschrieben. Sofern später an eine Reimplantation, z.B. eine Kopfprothese, gedacht wird, empfiehlt sich das Einbringen eines Gentamicin-Pallacos-Spacers, um ein Kavum für die späteren Prothesenkomponenten zu schaffen (Abb. 8.4). Die intravenöse Antibiose kann ca. nach einer Woche auf eine orale Antibiose umgestellt werden. Diese sollte jedoch für mindestens 6 Wochen trotz Normalisierung aller Laborparameter weitergeführt werden.

Die zweizeitige chirurgische Behandlung größerer Gelenkdestruktionen im Sinne einer Arthrodese bzw. Reim-

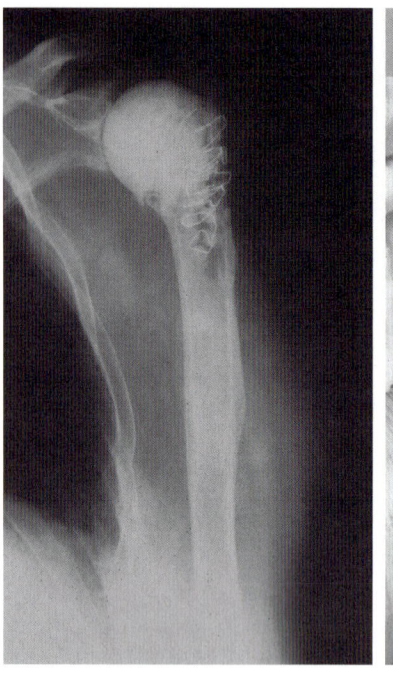

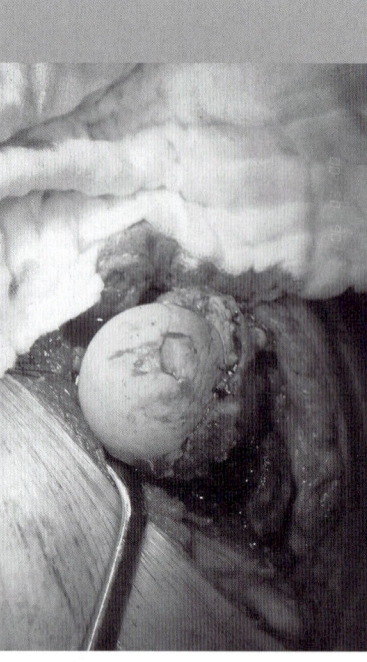

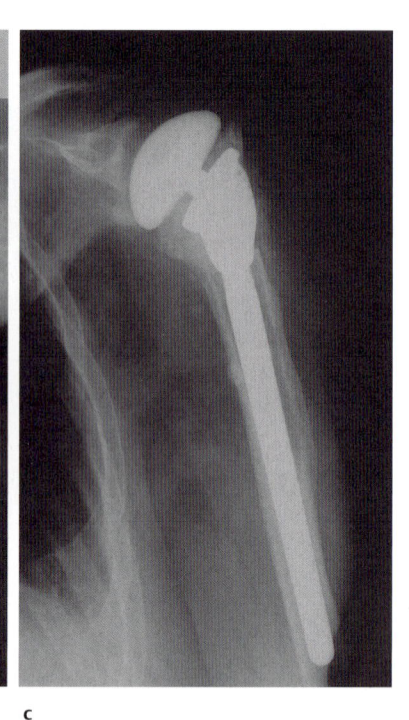

Abb. 8.4 a–c Verwendung eines artikulierenden Platzhalters bei einer chronisch infizierten Hemiprothese, die alio loco bei der 3-Fragment-Fraktur einer 54-jährigen Frau implantiert wurde (Aufnahmen F. Gohlke, Würzburg).
a Röntgenbefund nach Prothesenentfernung und Implantation eines Spacers mit Vancomycin- und Refobacin-Zumischung.
b Befund intraoperativ bei Entfernung des Spacers und Neuimplantation nach Ausheilung der Infektion.
c Röntgenbefund nach Reimplantation eines zementfreien Revisionsimplantats und Aufbau der Knochendefekte am proximalen Humerus mit gemahlener homologer Spongiosa.

plantation einer Prothese gestaltet sich immer in Abhängigkeit der Bedürfnisse des Patienten und den entstandenen Defekten der Weichteile und des knöchernen Lagers.

Die Diagnostik von Schulterinfektionen bedarf eines hohen Grads an Aufmerksamkeit. Mit rascher Basisdiagnostik inklusive Punktion und frühzeitiger, operativer Infektsanierung können selbst bei intraartikulärer Beteiligung gute funktionelle Ergebnisse erzielt werden. Die rein arthroskopische Infektsanierung erscheint aus unserer Sicht zumindest beim chronischen Infekt inadäquat, da durch Septen Abszesshöhen periartikulär vorhanden sein können, die mit dem Arthroskop nicht erreichbar sind, sodass daraus ein inadäquates Débridement mit Rezidivgefahr resultiert.

Nachbehandlung

Die Immobilisation, welche oft für die Behandlung von Gelenkinfektionen gewöhnlich empfohlen wird, muss zumindest für die Schulter infrage gestellt werden. In der Regel wird eine frühfunktionelle Physiotherapie, d.h. ab dem 1.–2. postoperativen Tag, befürwortet (Brulhart u. Kossmann 1993, Georgousis u. Patsalis 1997). Experimentelle und klinische Studien konnten die Überlegenheit einer kontinuierlichen passiven Bewegung gegenüber einer klassischen Immobilisation, aber auch der intermittierenden aktiven Bewegung dokumentieren (Pfeiffenberger u. Meiss 1996, Salter u. Mitarb. 1981). Mögliche Erklärungen sind die Verhinderung der bakteriellen Adhäsion und somit die bessere Drainage sowie die Verbesserung der Diffusion von Nahrungsbausteinen und der verbesserte Effekt der lysosomalen Enzyme im infizierten Gelenk.

Die initiale Imobilisation steht im Dienste der postoperativen Schmerzbefreiung und sollte so kurz wie möglich angewendet werden.

Komplikationen

Eine inadäquat behandelte intraartikuläre Schulterinfektion kann zu einem lokalen Rezidiv sowie zu einer systemischen Ausbreitung, Bakteriämie, septischen Embolie bis hin zum septischen Schock und letalem Ausgang führen (Georgousis u. Patsalis 1997).

Eine verspätete Diagnose kann – trotz adäquater Behandlung – eine Destruktion der Gelenkflächen nach sich ziehen, welche zu Kontrakturen, Subluxationen und Arthrose führt (Abb. 8.3). Oft sind eine prothetische Versorgung oder Arthrodese (Abb. 8.5) unumgänglich.

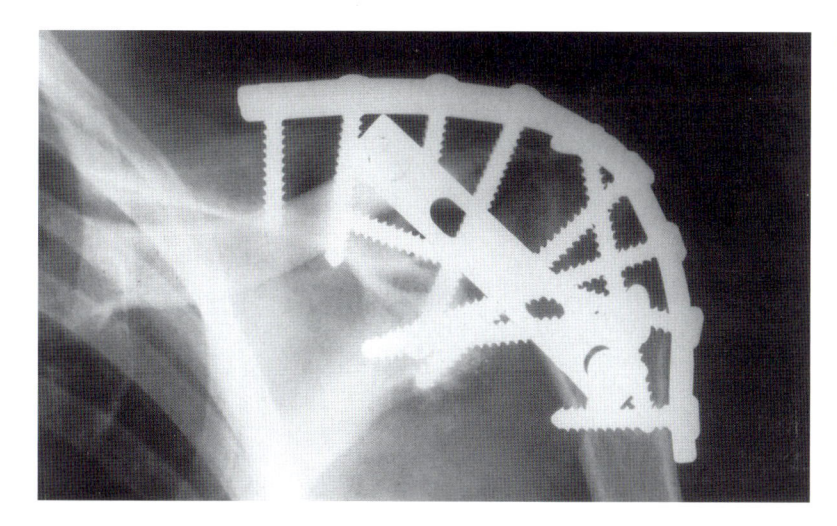

Abb. 8.5 Arthrodese eines zuvor durch Infekt destruierten Gelenks (vgl. Abb. 8.**3**).

Ergebnisse

Die Prognose für eine spät behandelte Schulterinfektion des Erwachsenen ist schlecht. Bereits eine Woche nach intraartikulärer Infektion werden irreversible Knorpelschäden beschrieben (Brulhart u. Kossmann 1993). Trotzdem zeigen sich bei bis zu 4–6 Wochen nach Beginn der Infektion adäquat behandelte Schultern noch gute funktionelle Ergebnisse (Gelberman u. Mitarb. 1980, Georgousis u. Patsalis 1997). Schlechte Ergebnisse sind bei Schulterinfekten gekoppelt an die Verzögerung der Diagnose, die Virulenz des Erregers sowie der Ausgeprägtheit der intraartikulären Beteiligung bzw. Manifestation.

Literatur

Armbuster TG, Slivka J, Resnick D, Goergen TG, Weisman M, Master R. Extaarticular manifestations of septic arthritis of the glenohumeral joint. AJR Am J Roentgeno. 1977; 129(4):667–672.

Armstrong RW, Bolding F. Septic arthritis after arthroscopy: the contributing rotes of intraarticular steroids and enviromnental factors. Am J Infect Control. 1994; 22(1):16–18.

Barzaga RA, Nowak PA, Cunha BA. Escherichia coli septic arthritis of a shoulder in a diabetic patient. Heart Lung. 1991; 20(6):692–693.

Brulhart KB, Kossmann T. Der Schultergelenkinfekt. Ätiologie, Diagnostik und Therapie. Schweiz Med Wochenschr. 1993; 123(41):1951–1957.

Calabrese LH, Profitt MR, Levin KH, Yen-Lieberman B, Starkey C. Acute infection with the human immunodeficiency virus (HIV) associated with acute brachial neuritis and exanthematous rash. Ann Intern Med. 1987; 107(6):849–851.

Gelberman RH, Menon J, Austerlitz MS, Weisman MH. Pyogenic arthritis of the shoulder in adults. J Bone Joint Surg. (Am) 1980; 62(4):550–553.

Georgousis H, Patsalis T. Treatment strategy and results of septic arthritis of the shoulder in adults. J. Shoulder Elbow Surg. 1997; 6(2):200.

Goss TG. Shoulder infections. In Bigliani LU (ed.). Complications of shoulder surgery. Baltimore: Williams and Wilkins, 1993:202–213.

Gristina AG, Kammire G, Voytek A, Webb LX. Sepsis of the shoulder: molecular mechanisms and pathogenesis. In Rockwood jr CA, Matsen FA, III (eds.). The Shoulder. Vol 2. Philadelphia: WB Saunders Company, 1990:920–939.

Gristina AG, Rovere GD, Shoji H. Spontaneous septic arthritis complicating rheumatoid arthritis. J. Bone Jt Surg. 1974; 56-A:1180–1194.

Habermeyer P, Brunner U, Wiedemann E. Behandlungsstrategien bei Schultergelenkinfektionen. Fortschr Med. 1993; 111(34):537–540.

Habermeyer P, Ogon P, Zellner C. Ursachen und Behandlungsergebnisse beim Schultergelenksempyem. Med Orth Tech. 1993; 113:212–216.

Kelly PJ, Martin WJ, Coventry MB. Bacterial (suppurative) arthritis in the adult. J Bone Jt Surg. 1970; 52-A:1595–1602.

Leslie BM, Harris JMD, Driscoll D. Septic arthritis of the shoulder in adults. J Bone Jt Surg. 1989; 71-A(10):1516–1522.

Lichtman EA. Candida infection of a prosthetic shoulder joint. Skeletal Radiol. 1983; 10(3):176–177.

Master R, Weisman MH, Armbuster TG, Slivka J, Resnick D, Goergen TG. Septic arthritis of the glenohumeral joint. Unique clinical and radiographic features and a favorable outcome. Arthritis Rheum 1977; 20(8):1500–1506.

Pfeiffenberger J, Meiss L. Septic conditions of the shoulder – an up-dating of treatment strategies. Arch. Orthop Trauma Surg. 1996; 115(6):325–331.

Post M. Ortliopaedic management of shoulder infections. In Post M (ed.). The shoulder. Surgical and non-surgical management. 2nd ed., Lea u. Febiger, Philadelphia, 1988:39–153.

Renner JB, Agee MW. Treatment of suppurative arthritis by percutaneous catheter drainage. Am J Roentgenol. 1990; 154:135–138.

Roca RP, Yoshikawa TT. Primary skeletal infections in heroin users: a clinical characterization, diagnosis and therapy. Clin Ortliop. 1979:144.

Salter RB, Bell RS, Keeley FW. The protective effect of continuous passive motion on living articular cartilage in acute septic arthritis. Clin Orthop. 1981; 159:223–247.

Sanders TR, Stapl TW, Percutaneous catheter drainage of septic shoulder joint. Radiology 1983; 147:270–271.

Sartoris PJ, Resnick D. Magnetic resonance imaging of septic arthritis. Infect Surg. 1, 1988, 12–14

Schmidt D, Mubarak S, Gelberman R. Septic shoulders in children. Journal of Pediatric Orthopedics 1, 1981; 1:67–72.

Schwyzer HK, Simmen BR, Gschwend N. Infection following shoulder and elbow arthroplasty. Diagnosis and therapy. Orthopade 1995; 24(4):367–375.

Tiddia F, Cherchi GB, Pacifico L, Chiesa C. Yersinia enterocolitica causing suppurative arthritis of the shoulder. J Clin Pathol. 1994; 47(8):760–761.

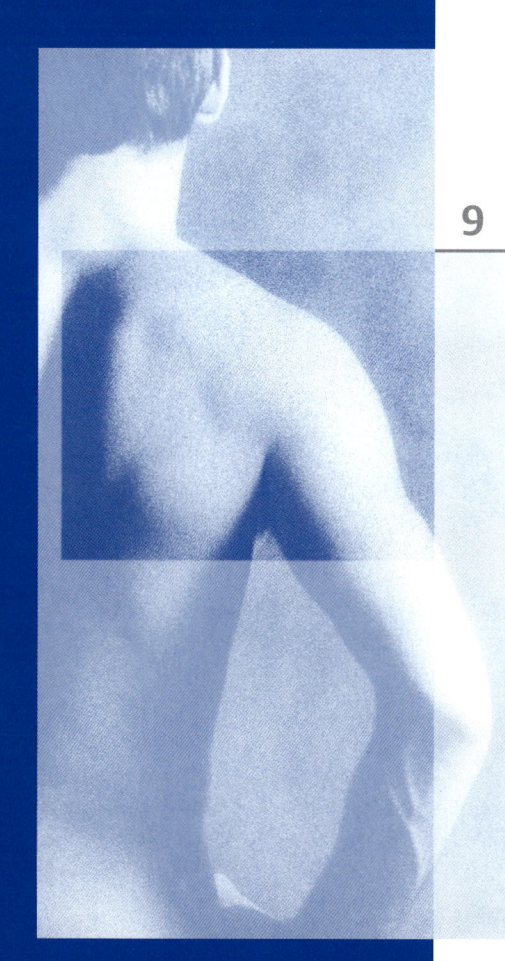

9 Rheumatische Erkrankungen des Schultergelenks

F. Gohlke

Definition

Unter rheumatische Erkrankungen wird eine Vielzahl verschiedener Krankheiten unterschiedlicher Ätiologie zusammengefasst. Ihr gemeinsames Merkmal ist die Manifestation am Stütz- und Bindegewebe des Haltungs- und Bewegungsapparats und eine häufig systemische Beteiligung der inneren Organe. Wegen der vielfältigen und wenig spezifischen Symptome erfolgt die Einteilung nach ätiologischen (infektiös, metabolisch, autoimmun), pathologisch-anatomischen (entzündlich, degenerativ, funktionell) und topographischen Gesichtspunkten (Gelenke, Bänder Sehnen, Muskeln, Faszien).

Ätiologie

Obwohl die Ursache der häufigsten und wichtigsten chronischen Gelenkerkrankung, der **rheumatoiden Arthritis** (RA, Synonym: chronische Polyarthritis [c. P.]), immer noch nicht bekannt ist, spricht doch eine Reihe von Indizien dafür, dass eine Fehlsteuerung des körpereigenen Immunsystems hier ebenso wie bei den meisten anderen Erkrankungen des rheumatischen Formenkreises eine wichtige Rolle spielt. Trotz intensiver Suche ist es jedoch bisher nicht gelungen, ein Autoantigen bzw. einen bakteriellen oder viralen Erreger, der eine immunologische Kreuzreaktion auslösen könnte, als Ursache zu identifizieren. Obwohl die pathologisch-histologische Bilder sich bei den meisten rheumatischen Arthritiden ähneln, lassen sich nicht nur aus dem klinischen Verlauf, sondern auch aus einer Reihe von immunologischen Parametern, wie z.B. der Assoziation zu bestimmten Histokompatibilitätsantigenen (z.B. HLA-B27 bei Spondylarthropathien mit Achsenskelettbeteiligung), Unterschiede ableiten, die auf eine unterschiedliche Ätiologie hinweisen. Die bisher gefundene Disposition für bestimmte HLA-Antigene könnte z.B. darin begründet liegen, dass ein trimolekularer Komplex aus dem bisher unbekannten Antigen, dem bevorzugten HLA-Molekül und dem T-Zellrezeptor eine Schlüsselstellung einnimmt.

Bei den infektassoziierten Arthritiden (z.B. Lyme-Arthritis, rheumatisches Fieber und reaktive Arthritis) ist – im Gegensatz zur rheumatoiden Arthritis – eine Induktion durch bestimmte virale oder bakterielle Antigene bereits nachgewiesen worden. Aber auch hier gilt, dass die Persistenz dieser Erreger weniger entscheidend ist als die genetisch fixierte Disposition des Organismus.

Pathogenese

Das pathologische Substrat besteht aus einer Hyperplasie des synovialen Gewebes, das von inflammatorisch wirksamen Zellen (Lymphozyten, Makrophagen und Plasmazellen) infiltriert wird, und aus aggressivem Pannus, der hauptsächlich aus aktivierten Makrophagen und Fibroblasten besteht. Die intensive Vaskularisation der Synovialis erlaubt einen ständigen Nachschub neuer Zellen des Immunsystems aus dem Kreislauf, wodurch die fehlgeleitete Immunreaktion chronisch aufrechterhalten werden kann.

Derzeit wird angenommen, dass es durch die Wechselwirkung der lokal angehäuften T-Lymphozyten (vorwiegend $CD8^+$-, zytotoxische und $CD4^+$-T-Helferzellen) mit den aktivierten Makrophagen zur Freisetzung großer Mengen von Entzündungsmediatoren und proinflammatorischen Cytokinen (insbesondere Il-1 und TNF_α kommt (Cope u. Mitarb. 1992, Feldman M u. Mitarb. 1992). Diese veranlassen in erster Linie die Synovialzellen, Chondrozyten und Fibroblasten zur Produktion von matrixabbauenden Enzymen. Wachstumsfaktoren (insbesondere GM-CSF und FGF), die unter dem Einfluss dieser Cytokine aus den Synovialzellen in die Gelenkflüssigkeit abgegeben werden, erhöhen die Fähigkeit der angehäuften Granulozyten, Knorpelproteoglykane abzubauen. Diese lokal produzierten Wachstumsfaktoren veranlassen zudem die Einwanderung zellulärer Elemente in den Knorpel und die Bildung von Pannus, was zusätzlich zur Zerstörung von Knorpel und Knochen beiträgt. Es gibt zudem Indizien dafür, dass die genannten Cytokine über die Freisetzung von NO zur Apoptose der Chondrozyten, d.h. zum vorzeitigen programmierten Zelltod, führen können (Cope u. Mitarb. 1992, Feldman u. Mitarb. 1992).

Als weiterer Hinweis für das Vorliegen einer Autoimmunerkrankung gilt die Produktion von Autoantikörpern (serologisch als Rheumafaktor nachgewiesen) durch Plasmazellen in der Synovialis. Diese können, in Immunkomplexen gebunden, entweder im Kreislauf zirkulieren oder in die Synovia abgegeben werden. Die Immunkomplexe können zur Vaskulitis führen und im Gelenk als Folge der Komplementaktivierung und Phagozytose durch Granulozyten und Makrophagen die entzündliche Aktivität weiter ankurbeln.

Letztendlich sind jedoch die beschriebenen Mechanismen auf immunologischer und zellulärer Ebene immer noch nicht vollständig verstanden. Die Ansichten über deren Bedeutung für die Pathogenese und mögliche, daraus sich ergebende Therapieansätze unterliegen derzeit einem raschen Wandel.

Makroskopisch lässt sich feststellen, dass Synovitis und Pannusbildung nicht auf das Glenohumeralgelenk beschränkt bleibt, sondern sich auch auf den Subakromialraum, das AC-Gelenk und die lange Bizepssehne im Sulcus intertubercularis ausdehnt (Abb. 9.1). Pahle (1989) beschreibt z.B. in seinem Krankengut eine spontane Ruptur der langen Bizepssehne in über 70% bei RA. Im Frühstadium der Erkrankung lässt sich die Synovitis endoskopisch vor allem im axillären Rezessus und im anterosuperioren Gelenkanteil, von dem sie auf die Ansatzzone der Supraspinatussehne übergreift, beobachten. Dadurch kann die Rotatorenmanschette sowohl bursaseitig als auch gelenkseitig angegriffen werden. Die Pannusbildung geht dagegen immer von dem sog. Gelenkknischen an den Kapselumschlagsfalten aus und lässt ein unterminierendes, erosives Wachstum in die Tiefe oder ein Überwuchern der

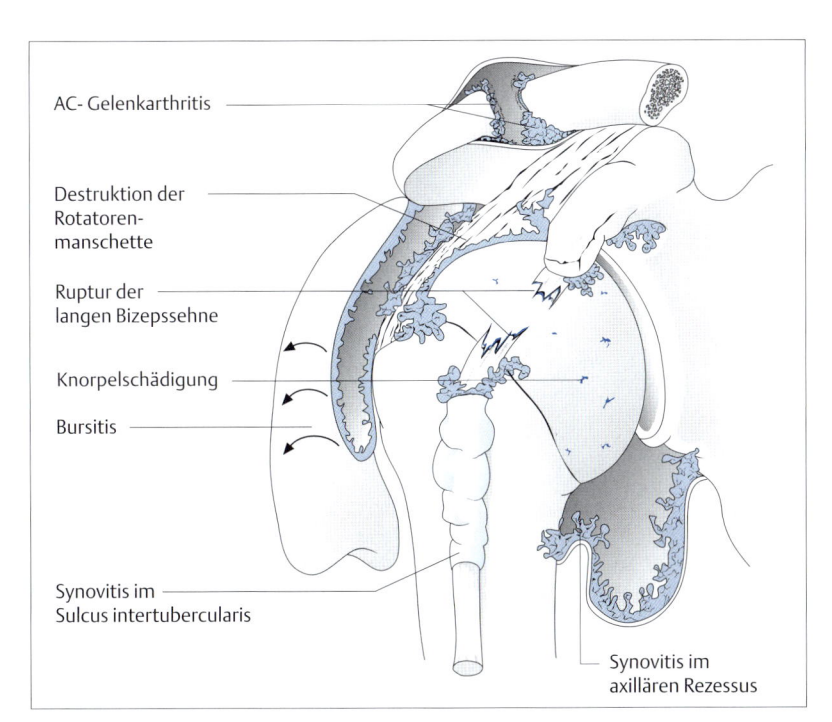

Abb. 9.1 Schematische Darstellung der makroskopisch erkennbaren, rheumatischen Destruktion am Schultergelenk.

- AC-Gelenkarthritis
- Destruktion der Rotatorenmanschette
- Ruptur der langen Bizepssehne
- Knorpelschädigung
- Bursitis
- Synovitis im Sulcus intertubercularis
- Synovitis im axillären Rezessus

Gelenkflächen erkennen. Bereits vor diesem makroskopisch sichtbaren Prozess kommt es jedoch schon durch die freigesetzten Enzyme und Sauerstoffradikale zur mikroskopisch nachweisbaren Zerstörung der Gelenkflächen (Feldman u. Mitarb. 1992).

Befall der Rotatorenmanschette. Darüber, wie häufig und ausgedehnt die Schäden an der Rotatorenmanschette auch bei wenig auffälligem klinischen Befund sein können, haben uns erst prospektive Studien unter Verwendung von Sonographie und Kernspintomographie Auskunft gegeben.

Schwyzer und Gschwend (1994) wiesen prospektiv an 62 überwiegend seropositiven Patienten mit rheumatoider Arthritis in einem Alter von 57 Jahren und nach einer Dauer der Erkrankung von durchschnittlich 16 Jahren bei ca. der Hälfte der Patienten Defekte der Rotatorenmanschette nach (24% komplett, 7% partiell, 18% eine Ausdünnung). Jantsch u. Mitarb. (1990) fanden sonographisch bei stationären Patienten mit gesicherter rheumatoider Arthritis eine Beteiligung der Schulter in 96%. Als typische initiale Veränderungen waren gelenkseitige Partialdefekte der Supraspinatussehne festzustellen, die über kleinen knöchernen Usuren lagen. Bei 69% waren komplette Defekte und nur bei 4% eine unauffällige Rotatorenmanschette anzutreffen. Klinisch war damit in 50% die Kraft vermindert, während 42% Beschwerdefreiheit angaben. Im fortgeschrittenen Stadium der Erkrankung besteht der charakterisische Befund in einer erheblichen Ausdünnung oder ausgedehnten Defekten der Rotatorenmanschette.

Die Häufigkeit struktureller Läsionen der Rotatorenmanschette bei Patienten, bei denen aufgrund fortgeschrittener destruktiver Veränderungen der Gelenkkörper die Implantation einer Schulterprothese erforderlich ist, soll sogar bei ca. 80% liegen (Barrett 1989, Kelly 1987).

Epidemiologie

Die Angaben zur Häufigkeit, mit der das Schultergelenk bei der häufigsten und wichtigsten rheumatischen Erkrankung, der rheumatoiden Arthritis, nach einer mehrjährigen Dauer der Erkrankung betroffen ist, schwanken zwischen 50% (Boyle u. Buchanan 1971, Gschwend 1977, Laine u. Mitarb. 1954, Vainio 1970) und 90% in neueren Arbeiten (Linos u. Mitarb. 1980, Matthews u. LaBudde 1993, Stegers u. Mitarb. 1989). Prospektive Studien haben sogar zu 95% sonographische Veränderungen lange vor dem Auftreten röntgenologisch nachweisbarer Läsionen ergeben (Feldman u. Mitarb. 1992, Stegers u. Mitarb. 1989). Legt man weiteren Schätzungen eine Prävalenz der rheumatoiden Arthritis von 2–5% bei über 55-jährigen mit einem kontinuierlichen Anstieg im Alter zugrunde (Inoue u. Mitarb. 1987, Thomas u. Mitarb. 1991), so ist bei einem erheblichen Anteil der Gesamtbevölkerung mit strukturellen Schäden rheumatischer Genese an der Schulter zu rechnen.

Diagnostik

Klinische Diagnostik

Obwohl die rheumatische Erkrankung des Schultergelenks keine Seltenheit ist, wurde sie bisher lange Zeit wenig beachtet (Pahle 1989, Petersson 1986), wofür mehrere Gründe ausschlaggebend sind. Zum einen liegt es daran,

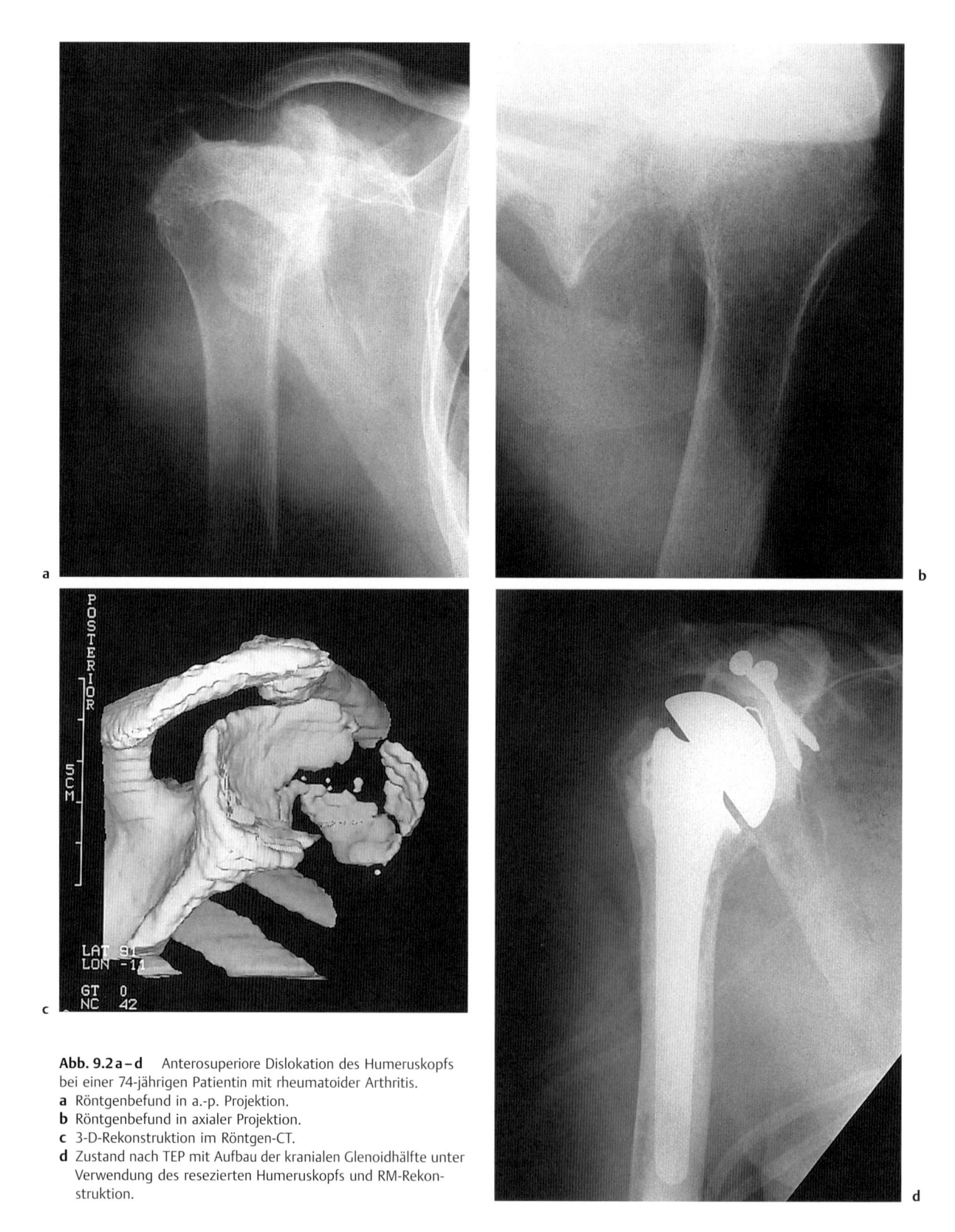

224 | 9 Rheumatische Erkrankungen des Schultergelenks

Abb. 9.2a–d Anterosuperiore Dislokation des Humeruskopfs bei einer 74-jährigen Patientin mit rheumatoider Arthritis.
a Röntgenbefund in a.-p. Projektion.
b Röntgenbefund in axialer Projektion.
c 3-D-Rekonstruktion im Röntgen-CT.
d Zustand nach TEP mit Aufbau der kranialen Glenoidhälfte unter Verwendung des resezierten Humeruskopfs und RM-Rekonstruktion.

dass anders als z. B. an den Händen Deformität oder Schwellung unter dem Weichteilmantel verborgen bleiben und die Gelenkdestruktionen oft erst im Spätstadium erkannt werden. Solange die Schmerzen gering bleiben, kann der schleichende Verlust aktiver Beweglichkeit in der Schulter erstaunlich lange toleriert werden. Obwohl der Schulter eine Schlüsselstellung in der „Funktionskette Arm" zukommt, wird ein Ausfall dieses Gelenks von der stetig zunehmenden Instabilität im Ellenbogengelenk und dem Verlust der Greiffunktion der Hand überlagert. Durch die Restbeweglichkeit aus dem Schultergürtel heraus können Behinderungen bei der Nahrungsaufnahme und Körperpflege noch lange kompensiert werden.

Die Beschwerden in den gewichtsbelasteten Gelenken der unteren Extremität stehen meistens im Vordergrund und haben daher im Therapieplan in der Regel Vorrang bei der operativen Sanierung. Andererseits galten Eingriffe am Schultergelenk lange wegen der komplexen Anatomie als technisch schwierig und die Erfolgsaussichten als zweifelhaft. Deshalb werden immer noch rekonstruktive Eingriffe zu spät, d. h. im weit fortgeschrittenen Stadium der Destruktion durchgeführt. Ein befriedigendes funktionelles Ergebnis kann dann kaum noch erzielt werden.

Die Fortschritte auf dem Gebiet der bildgebenden Verfahren, insbesondere der Sonographie und der Kernspintomographie, haben jedoch eine frühzeitige Erkennung periartikulärer Weichteildefekte ermöglicht. Zusammen mit der Einführung endoskopischer Operationstechniken und zunehmender Erfahrung mit der Endoprothetik zeichnet sich damit ein Wandel in den therapeutischen Möglichkeiten ab.

Bei Erstmanifestation an der Schulter wird eine rheumatische Arthritis selten auf Anhieb erkannt. Prodromalsymptome wie Abgeschlagenheit, Hitzegefühl und Muskelschmerzen sind wenig spezifisch und können fehlen. Die üblichen Leitsymptome wie Erguss und Schwellung sind unter den umgebenden Weichteilen kaum sichtbar und schwer zu palpieren. Vainio (1970) und Pahle (1989) beschreiben als Frühsymptome spontan auftretende Nachtschmerzen, die meistens im Bereich des Sulcus intertubercularis lokalisiert werden, und den für subakromiale Schmerzsyndrome charakteristischen schmerzhaften Bogen bei aktiver Abspreizung des Arms. Der Befall der Bursa subacromialis und des Akromioklavikulargelenks führt somit anfänglich zu einem Beschwerdebild, das sich von dem bei subakromialem Impingement oder Rotatorenmanschettendefekt kaum unterscheiden lässt.

Der weitere Verlauf ist nach Steger u. Mitarb. (1994) vor allem durch die Zunahme der Bewegungseinschränkung, insbesondere der Abduktion und Flexion, weniger der Rotation gekennzeichnet. Gschwendt (1977) fand ebenfalls neben einer erheblichen Einschränkung der Abduktion, die in mehr als der Hälfte der untersuchten Patienten auf weniger als 60° reduziert war, einen eher mäßigen Verlust des Rotationsumfangs.

Im fortgeschrittenen Stadium können die Sekundärarthrose und weitere Zerstörungen der periartikulären Weichteile und Gelenkkörper zur Ausbildung einer schmerzhaften Pseudoparalyse und zur Adduktionskontraktur führen. Seltener bildet sich – insbesondere bei den mutilierenden Formen – ein instabiles Schlottergelenks aus (Abb. 9.**2**).

Nicht selten dagegen entwickelt sich aus der mit dem Gelenkraum konfluierenden Bursa subacromialis eine erhebliche, von Synovia und reiskornähnlichen Fibrinmassen gefüllte Auftreibung, die anfänglich als maligner Tumor oder Folge einer Armvenenthrombose fehlinterpretiert werden kann (Abb. 9.**3**).

Serologie

Eine Laboruntersuchung unter dem Verdacht auf eine rheumatische Arthritis sollte mindestens folgende Entzündungsparameter einschließen.
- Blutsenkungsreaktion (BSR),
- Hämoglobin (Hb),
- Hämatokrit (Hk),
- Serumeisen,
- Leukozyten mit Differenzialblutbild,
- Serumeiweißelektrophorese,
- Harnsäure,
- Bestimmung des Rheumafaktors,
- quantitative Bestimmung des C-reaktiven Proteins.

Zwar lässt sich damit das Vorliegen einer rheumatischen Erkrankung weder beweisen noch ausschließen, doch ergeben sich wichtige Hinweise auf die serologisch nachweisbare Entzündungsaktivität.

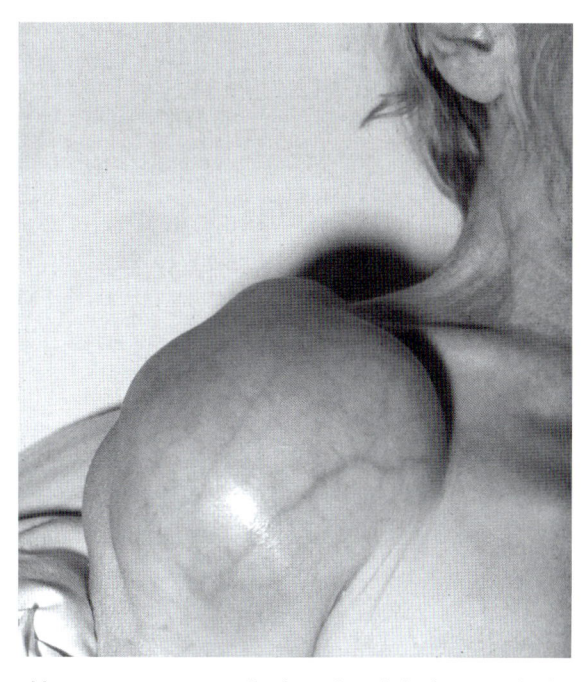

Abb. 9.3 Ausgeprägte Auftreibung der Schulterkonturen durch eine Ergussbildung in der Bursa subacromialis bei rheumatoider Arthritis.

Tab. 9.1 Befall des Schultergelenks bei Erkrankungen des rheumatischen Formenkreises*

	Männer: Frauen	Prädilektionsalter	Serologische Marker	Charakteristisches Befallsmuster	Befall des Schultergürtels
Rheumatoide Arthritis	überwiegend Frauen	mittleres Alter	Rheumafaktor	symmetrisch, polyartikulär	Spätstadium: 90%
Klassische Verlaufsform	adulte RA: 1:4	adulte RA: 35–45 Jahre	Rheumafaktor initial meist negativ	bevorzugt Hand und periphere Gelenke (z.B. MCP und PIP-Reihe)	initial unter 10%
Alters-RA	1:1,4	> 60 Jahre	initial häufig CRP, BSG und Rheumafaktor deutlich erhöht	peripher und/oder große Gelenke	> 25%
Spondylarthropathien (bzw. Spondylarthritiden)	überwiegend Männer	junge Erwachsene	bei Befall des Achsenskeletts assoziiert mit HLA-B27	Sakroileitis, Enthesiopathien, periostale Hyperostosen	seltener als bei rheumatoider Arthritis
Spondylitis ankylosans	80:20	15–40 Jahre	HLA-B27: 90%	Achsenskelett, große Gelenke	GH-Gelenk: 25%, AC-Gelenk: 6%
Arthritis psoriatica	50:50	30–40 Jahre	periphere Arthritis: HLA-B27 bei 14%,	periphere Gelenke, Strahl- oder Transversalbefall	GH-Gelenk: 10–20%
Reiter-Syndrom	95:5 postenteritisch 50:50	30–40 Jahre	HLA-B27: 80%, oft bakterielle Antikörper (Chlamydien)	asymmetrisch, überwiegend Knie- und Sprunggelenk	selten Befall des Sternoklavikulargelenks
Arthroostitis pustulosa	?	?	HLA-B 27 zu 30% bei Arthritiden	sternoklavikuläre Hyperostose	80% kostoklavikulär bzw. manubriosternal
Enteropathische Arthritiden bei Colitis ulcerosa, Morbus Crohn, Morbus Whipple	50:50	20–45 Jahre	ohne Achsenbefall HLA-B27 wie in Normalbevölkerung	Sakroileitis, große Gelenke untere Extremität	selten
Postenteritische reaktive Arthritiden	70:30	20–45 Jahre	HLA-B27 60–80%, bakterielle Antikörper nachweisbar (Yersinien, Shigellen, Salmonellen)	Sakroileitis, große Gelenke untere Extremität	selten
Infektassoziierte Arthritiden	überwiegend Männer	jüngere Erwachsene	unterschiedlich	große Gelenke, untere Extremität	selten
Rheumatisches Fieber	50:50	6–15 Jahre	Antikörper gegen Streptokokkenantigene (z.B. Antistreptolysin-O-Titer)	Knie-, Sprung-, Ellenbogen-, Handgelenk	selten
Reaktive postinfektiöse Enteroarthritiden	70:30	20–45 Jahre	Antikörper gegen Salmonellen, Shigellen, Yersinia enterocolitica, Campylobacter, Chlamydium pneumoniae	s.o. postenteritische Arthritiden	selten
Uroarthritiden	70:30	20–45 Jahre	Antikörper gegen Chlamydien, Neisserien, Mykoplasmen	s.o. postenteritische Arthritiden	selten
Virusinduzierte Arthritiden	ausgeglichen	Kinder	Antikörper gegen virale Antigene (z.B. Röteln-, Masern- oder Mumpsvirus)	große Gelenke	selten

* Die Einteilungen wurden aufgrund ähnlicher klinischer oder immunologischer Merkmale vorgenommen. Innerhalb der einzelnen Gruppen bestehen Übergangsformen. Bei den postinfektiösen Arthritiden gibt es fließende Übergänge zu Spondylarthropathien. Einige juvenilen Arthritiden entsprechen den Erwachsenenformen der rheumatoiden Arthritis oder Spondylarthropathie und gehen auch in diese über. Insgesamt gesehen ist bei den juvenilen Arthritiden ein Befall des Schultergelenks jedoch selten.

Fakultativ lässt sich die Aussage mit der Bestimmung der Transaminasen, alkalischen Phosphatase, Kreatinin, Ferritin und des Urinstatus erweitern. Das Vorliegen von antinukleären Antikörpern (ANA; gegen eine Vielzahl von Zellkernantigenen möglich) kann auf einen Lupus erythematodes oder eine Mischkollagenose hinweisen.

Eine HLA-Typisierung ist im Rahmen eines Labor-Screenings allenfalls für das HLA-B27 sinnvoll, das zu ca. 85% mit einer Spondylarthropathie mit Befall des Achsenskeletts einhergeht. Assoziationen zu anderen rheumatischen Erkrankungen sind lediglich mit deutlich niedrigerer Signifikanz nachgewiesen.

Die Bestimmung der Rheumafaktoren (Autoantikörper gegen eigene Immunglobuline) muss berücksichtigen, dass sich IgM-Rheumafaktoren mit steigendem Alter nicht nur bei der rheumatoiden Arthritis, sondern auch bei Normalpersonen (in bis zu 15%) oder anderen Erkrankungen nachweisen lassen. Zudem fehlt der Rheumafaktor in der differenzialdiagnostisch interessanten Frühphase häufig. Ein gewisser Prozentsatz der Patienten mit rheumatoider Arthritis bleibt sogar zeitlebens „seronegativ". Ein hoher Titer in der quantitativen Bestimmung kann auf eine hohe Krankheitsaktivität hinweisen. Dennoch lassen sich daraus im Einzelfall ebenso wenig wie aus anderen serologischen Parametern prognostische Rückschlüsse ziehen. Eine röntgenologisch nachweisbare, rasch progrediente Destruktion der Gelenkkörper ist nicht immer von einer wesentlichen Erhöhung dieser Laborwerte begleitet, was auch als „dissoziative Entkoppelung" bezeichnet wird.

Das Vorliegen einer infektassoziierten Arthritis kann durch den Nachweis erhöhter Antikörpertiter gegen spezifische bakterielle oder virale Antigene gestützt werden. Im Einzelfall wird der Nachweis durch das Vorhandensein serologischer „Narben", z.B. als Folge einer breiten Durchseuchung mit Yersinien oder Borrelien in der Normalpopulation, erheblich erschwert. Der Nachweis von Chlamydien (häufiger Chlamydium trachomatis als Chlamydium pneumoniae) ist mittels direkter Immunfluoreszenz in Synovialis oder Synovia möglich, die serologischen Tests bisher noch nicht ausreichend spezifisch und sensitiv.

Die Einteilungen wurden aufgrund ähnlicher klinischer oder immunologischer Merkmale vorgenommen (Tab. 9.1). Innerhalb der einzelnen Gruppen bestehen Übergangsformen. Bei den postinfektiösen Arthritiden gibt es fließende Übergänge zu Spondylarthropathien. Einige juvenilen Arthritiden entsprechen den Erwachsenenformen der rheumatoiden Arthritis oder der Spondylarthropathie und gehen auch in diese über. Insgesamt gesehen ist bei den juvenilen Arthritiden ein Befall des Schultergelenks jedoch selten, sodass einzelne Untergruppen hier nicht aufgeführt werden.

Synoviaanalyse

Bei jeder unklaren Arthritis mit Gelenkerguss sollte eine Untersuchung des Punktats durchgeführt werden. Abgesehen von der Möglichkeit, damit einen bakteriellen Infekt oder Kristalle direkt nachweisen zu können, lassen sich damit wertvolle differenzialdiagnostische Hinweise gewinnen (Tab. 9.2). Nicht selten findet sich bei der rheumatoiden Arthritis die Bursa subacromialis prall mit Exsudat und sog. Reiskörperchen aus Fibrin angefüllt.

Bildgebende Diagnostik

Röntgendiagnostik und Computertomographie. Die an der Schulter vorkommenden Läsionen unterscheiden sich vom röntgenologischen Aspekt her wenig von denen an anderen Gelenken. Nach Dihlmann (1985) können sog. „Kollateralphänomene" wie die gelenknahe Kalksalzmin-

Tab. 9.2 Befunde bei der Synoviaanalyse

	Normal	Trauma	Arthrose	Rheumatoide Arthritis	Gicht/ Chondrokalzinose	Bakterieller Infekt
Trübung	strohgelb	klar–trüb	klar	trüb, flockig	trüb	trüb-rahmig
Farbe	klar	blutig	bernsteinfarben	gelblich	weiß/gelb	grau/gelb
Viskosität	hoch	hoch	hoch	vermindert	vermindert	vermindert
Anzahl der Zellen	< 200	< 2 000	< 2 000	5.000–20.000	5.000–30.000	> 20.000
Granulozyten	ca. 25%	ca. 50%	ca. 25%	ca. 75–90%	ca. 75%	ca. 25%
Lymphozyten	ca. 75%	ca. 50%	ca. 75%	ca. 10–25%	ca. 25%	ca. 75%
Rhagozyten	–	–	+/–	++	+/–	–
Immunkomplexe	–	–	–	++	–	–
Komplement	–	–	–	↓↓	–	↓
Kristalle	–	–	– evtl. je nach Genese	–	Urat (evtl. intrazellulär)/ Pyrophosphat	–

Tab. 9.3 Einteilung der röntgenologischen Veränderungen an der Schulter in Anlehnung an die Stadien nach Larsen u. Mitarb. (1977)

Stadium		Beschreibung
Stadium 0		keine Veränderungen am knöchernen Skelett
Stadium I		initiale Veränderungen: periartikuläre Weichteilschwellung, beginnende Gelenkspaltverschmälerung
Stadium II		deutliche Gelenkspaltverschmälerung, initiale Ausbildung von Erosionen
Stadium III		Gelenkspalt bereits eindeutig verschmälert, deutliche Erosionen, leichter Hochstand des Humeruskopfs
Stadium IV		Gelenkspalt verschwunden, ausgeprägte Destruktionen, die äußere Gestalt der Gelenkkörper aber größtenteils noch erhalten, eindeutiger Hochstand des Humeruskopfs
Stadium V		schwere Destruktion mit Deformierung von Glenoid und Humeruskopf, Artikulation des Tuberculum majus mit dem ausgedünnten Akromion, Mutilation mit Subluxation oder knöcherne Ankylose

derung von „arthritischen Direktzeichen", wie z.B. knöcherne Usuren, unterschieden werden.

Je nach Schweregrad können letztere von feinsten Unterbrechungen der subchondralen Grenzlamelle bis hin zu grob deformierenden zystischen Osteolysen, korrekter auch als Pseudozysten bezeichnet, reichen. Im Frühstadium werden diese gelegentlich Signalzysten oder Signalgeoden genannt. Im Stadium der fortgeschrittenen Destruktion spricht man dann eher von Begleitzysten. Diese Läsionen entwickeln sich in der Nähe der Ansatzzone der Gelenkkapsel aus Erosionen an der Knorpel-Knochen-Grenze und brechen von der Gelenkhöhle aus in den darunter gelegenen spongiösen Knochen ein. Intraoperativ erscheinen Ausdehnung und Tiefe der Veränderungen meist gravierender als das Röntgenbild vermuten lässt. Große Begleitzysten können nahezu den gesamten Humeruskopf ausfüllen und sind dann einbruchsgefährdet (van den Boom u. Mitarb. 1994). Auf dem Röntgenbild können die Usuren in der a.-p. Projektion am ehesten kraniolateral am Tuberculum majus oder in Projektion auf das Zentrum des Humeruskopfs wahrgenommen werden. Im axialen Strahlengang lässt sich besser ihre randständige Lage nachweisen. Im weiteren Verlauf breiten sie sich zirkulär am Collum anatomicum, bevorzugt nach dorsal und im Sulcus intertubercularis, aus und unterminieren die Gelenkfläche. Im Spätstadium und bei starker Ausdehnung der zystischen Osteolyse ist differenzialdiagnostisch immer auch an das Auftreten einer Kopfnekrose (insbesondere bei hochdosierter oder langdauernder Behandlung mit Corticoiden oder Chemotherapeutika!) zu denken. Bei mutilierenden Formen kann es zur vollständigen Einschmelzung der Gelenkkörper, Arrosion des Akromions und des AC-Gelenks kommen (Tab. 9.3).

Die Computertomographie wird derzeit zugunsten des MRT immer seltener verwendet, ist jedoch bei Fragestellungen, die die knöchernen Konturen betreffen, z.B. Osteolysen und Frakturen, sowie bei gegebener Kontraindikation der MRT (Abb. 9.2) durchaus hilfreich.

Verlaufsformen und röntgenologische Klassifikation.
Verschiedene Verlaufsformen der rheumatoiden Arthritis sind in Abb. 9.4 dargestellt. Die Einteilung der Veränderungen nach Larsen u. Mitarb. (1977) (Tab. 9.2) hat sich für Verlaufsbeobachtungen günstiger als die ältere Klassifikation nach Steinbrocker (O'Sullivan u. Mitarb. 1990) erwiesen und wird daher allgemein aufgrund der besseren Reproduzierbarkeit zur Beurteilung einer Progredienz verwendet. Eine enge Korrelation zur Situation der Weichteile, insbesondere des Zustands der Rotatorenmanschette, besteht jedoch nicht, wie Schwyzer und Gschwend (1994) feststellten. Mit der Dauer und Aktivität der Erkrankung soll diese Einteilung jedoch gut korrelieren (Stegers u. Mitarb. 1989). Im röntgenologischen Langzeitverlauf konnten Lehtinen u. Mitarb. (2000) beobachten, dass erst im Spätstadium eine deutliche Gelenkspaltverschmälerung des GH-Gelenkes, nach dem Auftreten fortgeschrittener Erosionen (entprechend Larsen IV), auftrat. Von Crossan und Vallance (1982) wurde eine eigene Einteilung in 5 Schwe-

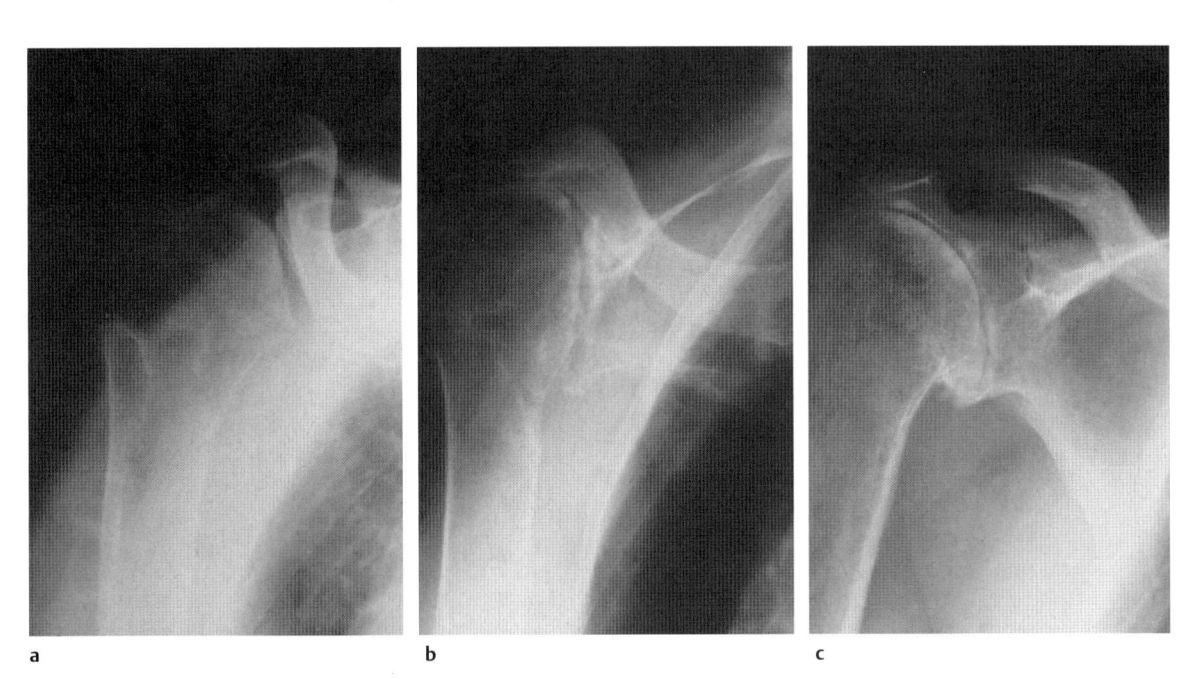

Abb. 9.4 a–c Verschiedene Verlaufsformen der rheumatoiden Arthritis.
a u. **b** Progrediente Resorption der Gelenkkörper innerhalb von 4 Jahren bei einer 66-jährigen Patientin.
c Ausbildung einer stabilen Sekundärarthrose mit sog. Azetabulisierung des Schultergelenks. Die bestehenden Beschwerden werden als gering geschildert, die aktive Abduktion beträgt 130° in der Skapulaebene.

regrade vorgenommen, die auch die Höhe des subakromialen Raums als Zeichen eines Defekts oder einer Ausdünnung der Rotatorenmanschette berücksichtigte. Sie fanden, dass eine Verschlechterung der Funktion eng an das Ausmaß der radiologischen Destruktion gekoppelt ist und diese wiederum erst im Endstadium regelmäßig mit einer kranialen Dezentrierung einhergeht. Diese Dezentrierung verlief nur in wenigen Fällen akut und schmerzhaft, in der Mehrzahl jedoch eher unbemerkt und schleichend.

Von Neer (1990) wurden charakteristische röntgenologische Befunde bei der rheumatoiden Arthritis beschrieben, denen er auch prognostistische Bedeutung beimisst.

- Eine „feuchte" Form zeigt die progrediente Zunahme von Erosionen als Ausdruck einer aggressiven Synovitis, die rasch zur Zerstörung der periartikulären Weichteile und der Gelenkkörper führt.
- Eine „trockene" Form, bei der es als Folge einer Sekundärarthrose zu einer osteoproliferativen Reaktion und einer Einsteifung des Gelenks kommt, führt klinisch über Jahre hinweg zu keiner wesentlichen Zunahme der Beschwerden.
- Die „resorptive" Verlaufsform dagegen ist ebenfalls durch einen raschen Verlust an knöcherner Substanz gekennzeichnet. Diese hat eine Abflachung der Kopfkalotte, weniger eine Vertiefung der zentralen Glenoidanteile zur Folge. Ebenso wie die „feuchte" Form führt dies progredient zum „Endstadium", der vollständigen Destruktion der Gelenkkörper.

Der prognostische Wert dieser Einteilung wurde von Kelly (1994), der den Verlauf von 53 Schultern über einen längeren Zeitraum bis zum endoprothetischen Gelenkersatz beobachtete, bestätigt.

Magnetresonanztomographie (MRT). Die Erkennung einer Synovitis mittels MRT und der dadurch bedingten sekundären Schäden bei rheumatischen Erkrankungen mittels der MRT wurde bereits Anfang der 80er Jahre beschrieben (Adams u. Li 1985, Zacher u. Reiser 1985). Dennoch wird die MRT, insbesondere wegen der hohen Kosten, in der klinischen Routine immer noch vergleichsweise selten verwendet. Eine frühzeitige Anwendung wird jedoch bei bestimmten Indikationen, z.B. dem Verdacht auf ein Malignom oder dem Frühstadium aller Knochenmarksveränderung, insbesondere Infarkt, aseptischer Nekrose oder transitorischer Osteoporose, befürwortet.

Die empfohlenen Schnittebenen und Untersuchungstechniken hängen erheblich von der Fragestellung ab. Während für die Übersicht und anatomischen Zuordnung T1- oder protonengewichtete Spinechosequenzen bevorzugt werden, lassen sich in der ergänzenden T2-Wichtung Ödeme, Ergussbildungen und Abszesse gut abgrenzen. T1-gewichtete Gradientenechosequenzen werden im Allgemeinen zur Darstellung des Gelenkknorpels verwendet. Die Stärke der MRT liegt gegenüber der konventionellen Röntgentechnik und dem CT eindeutig in der direkten Darstellung von Weichteilveränderungen. Hier konkurriert die MRT lediglich mit der Sonographie. Aufgrund des höheren Weichteilkontrasts und der exaktere Darstellung der Gelenk- und Weichteilläsionen ist die MRT von Vorteil. Bereits frühzeitig wurde aber festgestellt, dass in der Regel auch mit der MRT eine Differenzierung verschiedener rheumatischer Erkrankungen nicht möglich ist (Reiser u. Mitarb. 1986).

Während die Abgrenzung der Synovialis oder der Gelenkkapsel von einem Gelenkerguss durch die Verwendung T1- und T2-gewichteter Spinechosequenzen in der Regel zuverlässig gelingt, ist eine zuverlässige direkte Darstellung des Pannus erst durch die Gabe eines Kontrastmittels möglich (Reinhold u. Mitarb. 1986, Beltran u. Mitarb. 1987). Als Kontrastmittel wird dafür die paramagnetische Substanz Gadolinium (Gd) im Komplex mit einem Chelatbildner (meistens Diäthylen-triamin-pentaacetat, DTPA) als einmalige Gabe intravenös verabreicht.

Wenn dagegen mehr auf die Konturen intraartikulär gelegener Strukturen Wert gelegt wird, ist die intraartikuläre Applikation von Vorteil (Reiser 1994). Durch Diffusion des Kontrastmittels nach intravenöser Applikation kann die Darstellung im „indirekten" Arthro-MRT erreicht werden, einem weniger invasiven, aber dafür auch weniger aussagekräftigen Verfahren.

Die dynamische Auswertung der Kontrastmittelaufnahme nach i.v. Gabe im Bolus erlaubt Aussagen über die Vaskularisation und die Permeabilität der Gefäße im entzündlich veränderten Gebiet. Die Verwendung schneller Gradientenechosequenzen ermöglicht die Erfassung der Gewebeperfusionsphase (Erlemann u. Mitarb. 1989, König 1990). Die quantitative Auswertung der Signalintensität-Zeit-Kurven ermöglicht eine Graduierung des Vaskularisationsgrades. Daher wurde dieses Verfahren bisher in erster Linie bei Tumoren verwendet. Durch diese quantitative Auswertung der Kontrastmittelaufnahme erscheint eine Beurteilung der Krankheitsaktivität möglich. In ersten Studien wurde die dynamische MRT bereits zur Verlaufskontrolle des Therapieeffekts von Corticoidinjektionen (König u. Mitarb. 1992) eingesetzt. Ob damit tatsächlich prognostische Aussagen über das destruktive Potenzial des Pannus möglich sind, kann derzeit noch nicht ausreichend beurteilt werden.

Sonographie. Mit der Sonographie können die knöchernen Konturen, eine Ergussbildung, die Synovitis und insbesondere die Weichteile, wie die Rotatorenmanschette und die lange Bizepssehne, dargestellt werden. Die sonographisch sichtbaren Veränderungen der Rotatorenmanschette gehen initial von gelenkseitig gelegenen Partialdefekten aus, häufig gegenüber kleinen knöchernen Usuren. Im fortgeschrittenen Stadium entsprechen sie einem Bild, das einer Defektarthropathie mit zusätzlichen knöchernen Defekten und erheblicher Ergussbildung gleicht (Abb. 9.**5**). Eine Abgrenzung der initialen Veränderungen bei rheumatischen Erkrankungen von degenerativ bedingten Veränderungen ist sonographisch nicht immer möglich. Die Einstellung in einer zusätzlich durchgeführten axillären Schnittebene oder im Verlauf der langen Bizepssehne

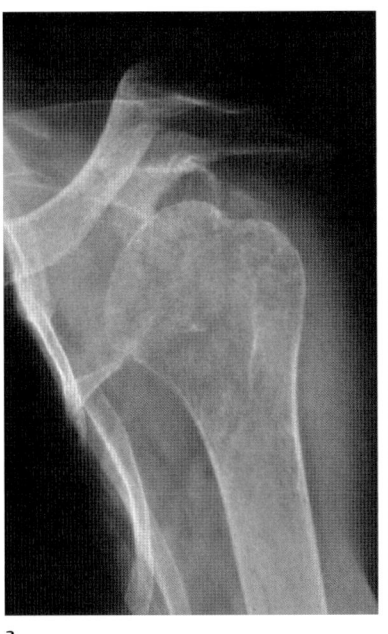

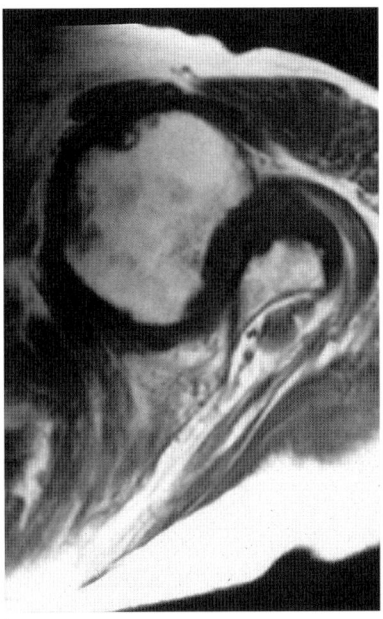

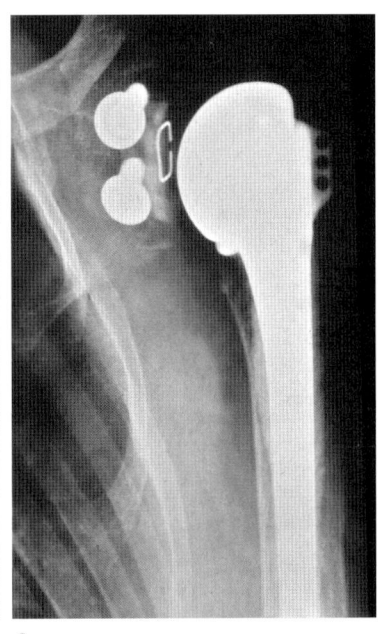

Abb. 9.5 a – c Spontan aufgetretene vordere Luxation bei einer 65-jährigen Patientin mit rheumatoider Arthritis.
a Präoperativer Röntgenbefund.
b Transversale Schnittebene im MRT.
c 5 Jahre nach operativer Reposition, TEP-Implantation und Verschraubung eines Teils des resezierten Humeruskopfs an das Glenoid.

kann durch den möglichen Nachweis einer Synovitis mit Ergussbildung weiterhelfen. Da sich die Synovialis in der Regel echoarm darstellt, ist eine Unterscheidung zwischen exsudativen und proliferativen Formen schwierig. Mittels der farbcodierten Duplexsonographie oder der sog. Powerdopplersonographie (Walther u. Mitarb. 2001) (insbesondere durch die Verwendung von neuartigen Kontrastmitteln, wie z. B. Visitrast-R) ist es möglich, die Vaskularisation der Synovialis nachzuweisen. Dadurch lassen sich Hinweise auf das destruktive Potenzial der Erkrankung ableiten.

Differenzialdiagnostisch muss berücksichtigt werden, dass auch Systemerkrankungen, wie z. B. eine dialysepflichtige chronische Niereninsuffizienz, durch Ergussbildung, periartikuläre Verkalkungen oder Amyloidablagerungen in der Sehne ähnliche Veränderungen verursachen können. Defekte der Rotatorenmanschette stellen zudem beim älteren Menschen ohne rheumatische Grunderkrankung durchaus keinen ungewöhnlichen sonographischen Befund dar (Gohlke 1993).

Die Stärke der Sonographie liegt eindeutig in der Darstellung der periartikulären Weichteile, wo sie mit der MRT konkurriert. Bezüglich des direkten Nachweises einer Synovitis und deren sicherer Abgrenzung gegenüber freier Flüssigkeit in Bursa oder Gelenk besitzt die MRT jedoch klare Vorteile.

Skelettszintigraphie. Bei rheumatischen Erkrankungen hat sich das 3-Phasen-Skelettszintigramm für bestimmte Fragestellungen bereits als Standarduntersuchungsverfahren etabliert. Dabei wird ein radioaktiver Indikator (meist Technetium: ^{99m}Tc), an eine osteotrope Substanz (meist Methylen-di-Phosphonat: MDP) gekoppelt und das Verteilungsmuster im Körper bildlich dargestellt. Durch die Weiterentwicklung der Gerätetechnik, insbesondere die Einführung von SPECT-Szintillationskameras (single photon emission computed tomogram) und der Möglichkeit zum lokalen Seitenvergleich mittels der ROI-(region-of-interest-)Technik, ließ sich die räumliche Auflösung und die Quantifizierung der Anreicherung deutlich verbessern (Aigner u. Fueger 1990).

Mittels einer Auswertung zu verschiedenen Zeitpunkten lassen sich verschiedene Aussagen zur Verteilung treffen:

- Die initiale dynamische Szintigraphie oder auch Radionuklidangiographie (ca. 1 Minute p.i.) gibt Hinweise auf die Anflutung durch das Gefäßsystem
- Die frühstatische Untersuchung (2–10 Minuten p.i.), oft auch fälschlich als Blood-Pool-Phase bezeichnet, stellt die Weichteilvaskularität dar und lässt Rückschlüsse auf die Anreicherung im periartikulären Gewebe zu. Eine ausgeprägte knöcherne Umbaureaktion führt aber auch hier zu einer starken Aufnahme des Indikators.
- Die spätstatische Szintigraphie (2–6 Stunden p.i.) entspricht der Skelettszintigraphie im engeren Sinne. Hier hat die Anreicherung ihr Plateau erreicht und spiegelt die Avidität im Knochen wider.

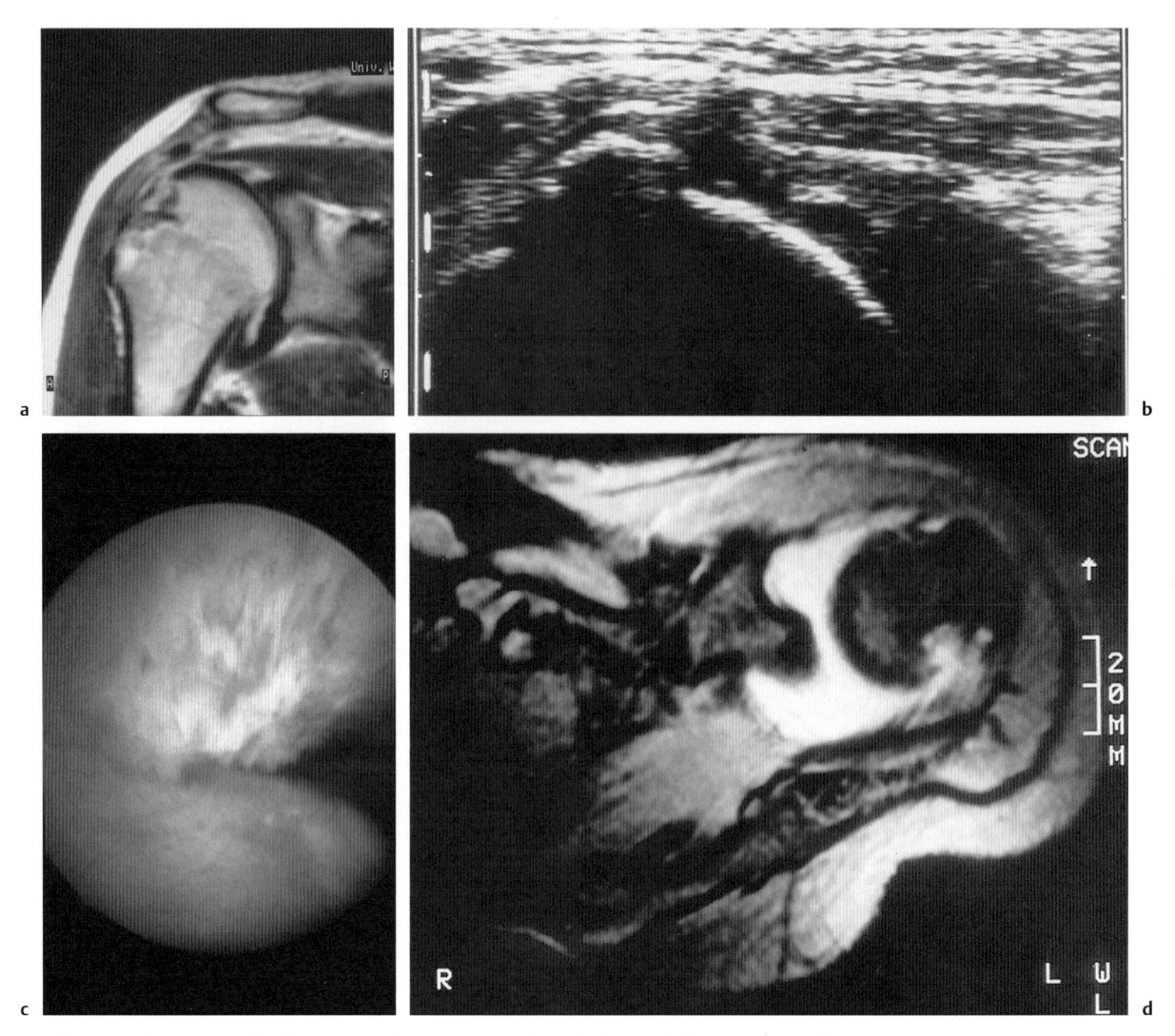

Abb. 9.6 a–d Seltene Befunde von Destruktionen des Schultergelenks bei infektassoziierter Arthritis.

a MRT-Befund (T1-Wichtung) einer 23-jährigen Patientin 2 Jahre nach einer durch Antibiose behandelten Lyme-Arthritis. Mit einer hochgradiger Ausdünnung der Supraspinatussehne und Usurenbildung gleicht das Bild dem einer rheumatoiden Arthritis.
b–d 21-jährige Patientin mit monartikulärer Arthritis und Nachweis von Chlamydium pneumoniae in der Gewebebiopsie.
b Longitudinaler Längsschnitt in der Sonographie mit Nachweis eines Partialdefekts.
c Befund nach arthroskopischer Abtragung des Pannus an der Unterfläche der Supraspinatussehne nahe dem Tuberculum majus, der zu einer randständigen Zerstörung der angrenzenden Gelenkflächen geführt hat.
d Usuren und Ergussbildung in transversaler Schnittebene des MRT (T2-Wichtung).

Alle Veränderungen, die zu einer vermehrten lokalen Perfusion und Aufnahme in die knöchernen Gelenkstrukturen führen, wie z. B. Metastasen, Osteomyelitiden oder traumatische Schädigungen, führen prinzipiell ebenso wie Arthritiden und entzündlich aktivierte Arthrosen zu einer ähnlichen pathologisch veränderten Speicherung. Deshalb muss die nuklearmedizinische Untersuchung immer unter Berücksichtigung von Anamnese, klinischem und röntgenologischem Befund erfolgen.

Es handelt sich somit um eine sehr sensitive, wenn auch vergleichsweise unspezifische Methode. Bei negativem Ausfall kann sie eine entzündliche Gelenkerkrankung weitgehend ausschließen.

Bei unklaren Arthritiden kann die regionale Verteilung im Körper charakteristische Befallsmuster aufdecken und damit zur Differenzialdiagnose beitragen. Manchmal lässt sich auch ein „klinisch stummer" Gelenkbefall nachweisen. Dennoch wird das Verfahren bei Schultererkrankungen eher selten, meist als Entscheidungshilfe bei unklaren Fällen verwendet.

Differenzialdiagnose

Bei isoliertem oder initialem Befall der Schulter kann die differenzialdiagnostische Zuordnung durchaus schwierig sein. Abgesehen von degenerativ bedingten Erkrankungen der Rotatorenmanschette und einer Omarthrose kann es sich auch um eine Arthritis anderer Genese, z.B. Gicht, Chondrokalzinose, eine Infektion (Abb. 1.**6**), Chondromatose, Arthropathie bei Diabetes oder Niereninsuffizienz oder – in seltenen Fällen – auch einen Tumor bzw. eine Systemerkrankung handeln.

Außer dem klinischen Befund und den bildgebenden Verfahren bietet sich die Möglichkeit einer Punktion und Synoviaanalyse zur Diagnosefindung. Innerhalb der verschiedenen Erkrankungen des rheumatischen Formenkreises hilft das Befallsmuster an anderen Gelenken weiter. Abgesehen von den klinischen Angaben, die gerade an peripheren Gelenken eher diffus sein können, lässt sich dieses Verteilungsmuster durch den Einsatz eines 3-Phasen-Skelett-Szintigramms genauer erfassen. Es ist dabei von Bedeutung, in welchem Umfang periphere, kleinere oder stammnahe, große Gelenke betroffen sind (Tab. 9.**4**).

Unter allen Erkrankungen des rheumatischen Formenkreises ist das Schultergelenk am häufigsten bei der rheumatoiden Arthritis befallen. Den Angaben rheumaorthopädisch orientierter Abteilungen über die Anzahl durchgeführter Schulteroperationen bei rheumatischen Erkrankungen lässt sich entnehmen, dass der Anteil von Patien-

Tab. 9.4 Differenzialdiagnosen der rheumatischen Schultererkrankung

	Strukturelle Schäden des GH-Gelenks	*Schäden an periartikulären Strukturen*	*Extraartikuläre Ursache und Schmerzprojektion*
Subakromiales Schmerzsyndrom degenerativer Ursache			
Rotatorenmanschettendefekt	Defektarthropathie: ++	+++	–
Tendinosis calcarea	–	+	–
Omarthrose	+++	Kontraktur	–
Omarthritis bei rheumatischen Erkrankungen			
Rheumatoide Arthritis	+++	+++	–
Spondylitis ankylosans	++	++	–
Psoriasisarthritis	++	++	–
Kollagenosen	–	+/– (Fibrose)	++
Polymyalgia rheumatica	–	–	+++
Infektiöse oder infektassoziierte Arthritiden			
Bakterielle Arthritis	+++	+++	–
Spezifische Arthritis	+++	+++	–
Borreliose	+/–	+/–	Neuroborreliose: ++
Arthropathien bei Stoffwechselerkrankungen			
Gicht	++	+	–
Chondrokalzinose	++	+	–
Diabetes	Osteoarthropathie selten	+/–	Polyneuropathie: +
Neurogene Erkrankungen			
Zervikale Wurzelkompression durch Diskusprolaps oder Unkovertebralarthrose	–	–	+++
Plexusneuropathie	–	–	+++
Tumoren oder tumorähnliche Läsionen			
Synovialitis villonodularis pigmentosa	+++	++	–
Pancoast-Tumor	–	–	+++
Metastase			+++
Primärer Tumor	sekundär durch Infiltration	sekundär durch Infiltration	+++
Reflexdystrophien			
Schulter-Hand-Syndrom (Algodystrophie)	–	+	+++
Primäre Schultersteife (frozen shoulder)	–	++ (Fibrose)	+

ten mit Spondylitis ankylosans lediglich ca. 5–10% beträgt (Jaffe u. Learmonth 1989, Pahle 1989). Andere Erkrankungen des rheumatischen Formenkreises, wie z. B. Psoriasisarthritis oder juvenile Arthritis, sind zumindest, was das operative Aufkommen an der Schulter betrifft, von untergeordneter Bedeutung.

Dennoch ist ein initialer Befall der Schulter auch bei der klassischen RA mit 7–10% eher selten. Häufiger geht ein symmetrischer Befall der Finger-, Hand- oder Kniegelenke voraus (Fehr u. Böni 1989, Wagenhäuser u. Binzegger 1982). Bei der sog. Alters-RA kommt es jedoch in mindestens 25% zu einer Erstlokalisation an der Schulter. Diese Gruppe hat hinsichtlich der Progredienz der Gelenkdestruktionen sogar eine ungünstigere Prognose als die klassische Verlaufsform (Wagenhäuser u. Binzegger (1982), was sich auch in den anfänglich stark erhöhten serologischen Zeichen einer Entzündung (z. B. BSR, CRP) ausdrückt. Differenzialdiagnostisch ist dann auch an eine Polymyalgia rheumatica zu denken, von der bevorzugt auch ältere Menschen betroffen sind. Der charakteristische Gliedergürtelschmerz (zu 80% Schmerzen im Schultergürtel) mit Projektion auf ganze Muskelgruppen lässt sich jedoch in der klinischen Untersuchung von einem bewegungsabhängigen, im Gelenk lokalisierten Schmerz bei einer rheumatischen Arthritis abgrenzen. Röntgenologisch erkennbare Destruktionen der Gelenkkörper kommen bei der Polymyalgie ebenso wie bei den Kollagenosen (Lupus erythematodes, Sklerodermie, Dermatomyositis und Sharp-Syndrom) kaum vor.

Innerhalb der Spondylarthropathien ist vor allem bei der Spondylitis ankylosans neben dem Befall des Achsenskeletts auch mit einem Übergreifen auf die großen Gelenke zu rechnen. Die Schultergelenke sind hier jedoch seltener betroffen als Hüfte oder Knie. Eine frühzeitige ausgeprägte Bewegungseinschränkung ist hier häufiger zu erwarten als bei der rheumatoiden Arthritis.

Eine Überlagerung durch Beschwerden, die von der HWS ausgehen und Folge einer gleichfalls bestehenden segmentalen Instabilität oder einer Kompression des Myelons sind, ist bei der rheumatoiden Arthritis nicht ungewöhnlich und muss insbesondere bei langjährigen Verläufen und hoher Krankheitsaktivität sorgfältig abgegrenzt werden. Die Patienten klagen selbst bei ausgeprägten röntgenologischen Befunden nicht selten lediglich über Nackenschmerzen und muskuläre Verspannungen mit Ausstrahlung in die Schulter und den Arm.

Therapie

Konservative Therapie

Da es sich überwiegend um eine systemische Erkrankung handelt, die sich außer an den betroffenen Gelenken, Sehnen und der Muskulatur auch extraartikulär (z. B. Gefäße [Vaskulitis], Perikard und Lunge) manifestieren kann, ist die Einbindung in ein Gesamtkonzept, das in interdisziplinärer Zusammenarbeit erstellt wird, eine Grundvoraussetzung. Der Therapieplan muss in erster Linie die medikamentöse Einstellung berücksichtigen, z. B. die Einleitung und Fortführung einer Basistherapie, und Ergo- und Physiotherapeuten mit einbeziehen. Ziele jeder Behandlung sind Schmerzlinderung sowie Verbesserung oder Erhaltung der Gelenkfunktion. Es gilt allgemein der Grundsatz, dass bei polyartikulärem Befall und mehrfacher Behinderung zunächst die Selbstversorgung und Geh- und Stehfähigkeit erhalten werden müssen. Bei rekonstruktiven operativen Maßnahmen haben in der Regel die proximalen Gelenke Vorrang gegenüber den distal gelegenen; die untere Extremität wird vor der oberen Extremität versorgt. Es ist jedoch zu berücksichtigen, dass eine Entlastung mit Unterarmgehstützen, z. B. nach Knie- oder Hüftgelenk-TEP, dazu führen kann, dass bisher gut kompensierte Destruktionen im Schultergelenk erhebliche Beschwerden verursachen.

Konservative Maßnahmen wie Krankengymnastik und physikalische Therapie dienen dazu, drohende Funktionsverluste abzuwenden oder werden zur Rehabilitation des oft mehrfach behinderten Rheumakranken eingesetzt. Grundsätzlich muss berücksichtigt werden, dass es sich häufig um multimorbide, unter chronischen Schmerzen leidende Patienten handelt. Rheumakranke mit hoher Krankheitsaktivität oder im entzündlichen Schub sind dabei wesentlich zurückhaltender krankengymnastisch zu behandeln als solche in Remission.

Die Ergotherapie unterstützt diese Maßnahmen durch eine Beratung des Patienten und die Verordnung von Hilfsmitteln, die die Aktivitäten im täglichen Leben erleichtern.

Bei chronischen Schmerzpatienten und Rheumakranken, bei denen sich aus einer langjährigen Behinderung eine nachhaltige Störung des sozialen Umfelds entwickelt hat, kann eine psychotherapeutische Betreuung sinnvoll sein.

Medikamentöse Therapie. In diesem Kapitel sollen lediglich für den im Bereich der Rheumatolgie tätigen Orthopäden wichtige allgemeine Grundlagen erwähnt werden. Weiterführende Hinweise sind internistisch-rheumatologischen Lehrbüchern zu entnehmen.

In der Regel wird die medikamentöse Therapie im Sinne eines Stufenschemas so durchgeführt. Je nach Dauer und Aktivität der Erkrankung werden Substanzen mit möglichst geringer Toxizität und niedriger Rate an Nebenwirkungen eingesetzt.

Nichtsteroidale Antiphlogistika (NSAR) und **Corticoide** haben – im Gegensatz zur Basistherapie – eine symptomatische Wirkung. Sie werden daher meistens bereits zu Beginn der Erkrankung oder in Ergänzung zur sog. Basistherapie fortgeführt. Derzeit ist unter den nichtsteroidalen Antiphlogistika eine deutliche Zunahme der Verordnung von sog. selektiven COX-2-Hemmern zu beobachten. Wie von Emery u. Mitarb. (1999) in einer prospektiven, randomisierten Doppelblindstudie im Vergleich von Celecoxib gegenüber Diclofenac gezeigt wurde, konnte bei vergleichbarer Wirksamkeit die Rate gastrointestinaler Nebenwirkungen auf ca. $1/3$ gesenkt werden.

Bei entzündlicher Exazerbation wird bevorzugt mit einer Initialdosis von 0,25–2 mg/kg Prednisolon (je nach Organbefall) angefangen und dann ausschleichend dosiert. Die Weiterführung mit einer Erhaltungsdosis unterhalb der sog. Cushing-Schwelle hat sich auch im Langzeitverlauf bewährt. Die langdauernde Einnahme von Corticoiden in höherer Dosierung kann aber, abgesehen von anderen systemischen Wirkungen, zu einer Verstärkung der inaktivitätsbedingten Osteopenie und zu aseptischen Knochennekrosen führen. Die verminderte Infektresistenz des Rheumatikers wird durch eine derartige Behandlung verstärkt. Das klinische Bild dieser schwerwiegenden Folgen kann zudem unter hohen Corticoidgaben erheblich verfälscht sein. So werden nicht selten Gelenkinfektionen, insbesondere nach TEP-Implantation, zunächst nicht erkannt oder als erneuter „Schub" der rheumatischen Grunderkrankung fehlinterpretiert.

Zur Verhinderung der steroidinduzierten Osteoporose sollte die geringste effektive Dosis angestrebt werden. In der perioperativen Phase darf wegen einer evtl. vorhandener Nebenniereninsuffizienz die Einnahme keinesfalls abrupt abgesetzt werden. Die Medikation muss bei größeren operativen Eingriffen dem „Stressdedarf", z.B. mit kurzfristiger Verdoppelung der Dosis, Rechnung tragen.

Im deutschsprachigen Raum hat sich die Bezeichnung „Basistherapie" für eine Behandlung mit Medikamenten eingebürgert, die – über einen längeren Zeitraum hinweg angewandt – zu einer Abnahme der Krankheitsaktivität führen. Im angelsächsischen Bereich werden sie daher korrekter auch als Disease modifying oder Slow acting antirheumatic Drugs (SAARD) bezeichnet. Wegen ihrer systemischen Wirkung und der Notwendigkeit einer beständigen Kontrolle der Funktion der inneren Organe und des hämatopoetischen Systems obliegt die Verordnung und weitere Überwachung meist dem internistisch orientierten Rheumatologen.

Zu den Basistherapeutika der Stufe 1, die vor allem bei niedriger Krankheitsaktivität gegeben werden, zählen Malariamittel (Resochin), Sulfosalazin und orale Goldpräparate (Auranofin). Medikamente der Stufe 2 (Methotrexat [MTX], i.m. Gold) werden bei Versagen der Stufe-1-Präparate oder initial hoher Krankheitsaktivität verabreicht. Schwerste Verlaufsformen nach Versagen einer Therapie auf Stufe 2 gelten als Indikation für Präparate der Stufe 3 (Cyclophosphamid [CPH], Ciclosporin A).

Derzeit wird MTX wegen eines günstigen Verhältnisses zwischen nachgewiesener Wirksamkeit und möglichen Nebenwirkungen sowie der dadurch bedingten geringen Zahl von Therapieabbrüchen im Langzeitverlauf bevorzugt verordnet. Es steht damit noch vor parenteral appliziertem Gold, Sulfosalazin oder Resochin an erster Stelle, insbesondere auch wegen des verzögerten Wirkungseintritts (oft mehrere Monate) dieser Substanzen. Hinsichtlich der immunsuppressiven Wirkung wird MTX oft in einer Gruppe mit Azathioprin, CPH und Ciclosporin aufgeführt, wobei letztere wegen ihrer Toxizität und möglichen Induktion von Malignomen nur mit Zurückhaltung eingesetzt werden. Dennoch ist im Langzeitverlauf die Progression der röntgenologisch sichtbaren Gelenkdestruktion auch mit MTX nicht sicher aufzuhalten (Clements u. Furst 1994).

Eine schnell wirksame und hoch effektive Blockierung der Gelenkentzündung ließ sich in den letzten Jahren durch die Anwendung von Inhibitoren des Tumor-Nekrose-Faktors (TNF) zeigen, wobei ein positiver Einfluss auf den Verlauf der Gelenkdestruktion im Langzeitverlauf jedoch noch nicht gesichert ist.

Der Vorteil einer **intraartikulären Instillation** von Corticoiden gegenüber der systemischen Gabe liegt eindeutig in der höheren lokalen Konzentration und ist insbesondere dann von Nutzen, wenn klinisch einzelne Gelenke im Vordergrund stehen. Außer den für die orale Gabe genannten Nebenwirkungen ist das Auftreten einer Knorpelschädigung bzw. einer kristallinduzierten Synovitis zu beachten. Streng aseptische Bedingungen bei der Instillation sind zur Verhinderung einer Keimverschleppung erforderlich. Eine Instillation in das Glenohumeralgelenk sollte 20–40 mg Triamcinolonhexacetonid (z.B. Lederlon) möglichst nicht übersteigen und nicht häufiger als 3–4-mal erfolgen. Die intratendinöse Injektion (in die Rotatorenmanschette oder lange Bizepssehne) bei der subakromialen Gabe ist wegen der Gefahr einer Sehnennekrose unbedingt zu vermeiden.

Synoviorthese. Als Alternative zur operativen Behandlung kann, insbesondere bei hohem Allgemeinrisiko und mehreren betroffenen Gelenken, auch durch Einwirkung einer chemischen Noxe oder eines Radionuklids eine zumindest partielle Nekrose der Synovialis mit Rückgang der entzündlichen Proliferation erreicht werden. Während die chemische Synoviorthese (Morrhuate, Osmiumsäure) in erster Linie wegen unerwünschter Schäden an dem Gelenkknorpel nur noch selten verwendet wird, erlebt die **Radiosynoviorthese** derzeit einen Aufschwung, da nach den neuen Strahlenschutzrichtlinien in Deutschland eine ambulante Behandlung, zumindest bei der Verwendung von beta-Strahlern, wieder möglich ist.

Da das Schultergelenk aus Sicht des Nuklearmediziners den „mittleren" Gelenken zugerechnet wird, kommt derzeit vorwiegend Rhenium-186-Sulfat, ein Beta- und Gammastrahler mit einer maximalen Reichweite im Gewebe von 3,7 mm zum Einsatz. Die Veränderungen an der Synovialis nach Einwirkung einer beta-Strahlung sind insbesondere für Yttrium gut dokumentiert. Es kommt initial zu einer Nekrose nach Aufnahme der Substanz, gefolgt von einer Entzündungsreaktion, die in eine zunehmende Fibrosierung der Synovialis einmündet. Die lokal absorbierte Dosis wird auf ca. 7.000–10.000 rad geschätzt, wobei die effektive Dosis von verschiedenen, im Einzelfall nicht genau abzuschätzenden Größen abhängt, z.B. der Dicke, der flächenhaften Ausdehnung und der Struktur der Synovialis, der Menge der Gelenkflüssigkeit etc.

Eine streng intraartikuläre Injektionstechnik (dokumentiert durch ein Verteilungsszintigramm) wird gefordert, da sonst periartikuläre Gewebsnekrosen drohen.

Von Mödder (1995) wird die Durchführung eines 3-Phasen-Skelettszintigramms und einer Arthrosonographie auch vor Durchführung einer Radiosynoviorthese als obligat angesehen, um eine Injektion bei geringer Krankheitsaktivität oder Sekundärarthrose ohne floride Synovitis zu vermeiden und die Ausdehnung des Gelenkraums (z. B. in die Bursa subacromialis bei Rotatorenmanschettendefekt) beurteilen zu können. Als weitere mögliche Nebenwirkungen gelten Strahlensynovitis, Knorpelschäden, Malignome und Genschäden. Kontraindikationen sind somit Schwangerschaft, Laktation und die Anwendung bei Jugendlichen und Kindern. Bei zystenartigen Aussackungen des Gelenkraums kann es zu einer Ruptur kommen.

Die Angaben zu den kurzfristigen Erfolgsraten schwanken zwischen 50–80%, wobei die besten Chancen im Frühstadium (Larsen I–II) bestehen. Im Langzeitverlauf bleiben aber die anfänglich guten Ergebnisse nur noch zu ca. 50% bestehen (Menkes u. Millet 1989). Die empfohlene gleichzeitige Instillation eines Corticoids zur Verhinderung der anschließenden Strahlensynovitis (Mödder 1995) soll die Ausbildung von narbiger Fibrose und schmerzhafter Einsteifung verhindern. Bei operativer Revision nach erfolgloser Radiosynoviorthese findet sich daher nicht selten die Gelenkhöhle nahezu verödet und von derben Narbensträngen ausgefüllt. Die Indikation zur Radiosynoviorthese ist somit in erster Linie bei stark eingeschränkter Narkosefähigkeit und höherem Lebensalter zu stellen, wenn die bisher durchgeführten konservativen Maßnahmen einschließlich der Instillation von Corticoiden versagt haben.

Synovektomie
Grundsätzlich sollten alle invasiven Maßnahmen einschließlich operativer Eingriffe erst nach dem Scheitern der eingeleiteten Basistherapie und nach einem angemessenen Zeitraum (bis zu 6 Monaten) erfolgen, sofern es sich nicht um eine dringliche Indikation handelt, z. B. Sehnenruptur oder Nervenkompression.

Indikationen und Nutzen einer Synovektomie bei rheumatischen Erkrankungen werden immer noch von konservativ und operativ orientierten Rheumatologen kontrovers diskutiert. Während aufgrund älterer Studien aus dem angloamerikanischen Raum der Nutzen einer Synovektomie generell bestritten wird, herrschte im deutschsprachigen Raum eher die gegensätzliche Auffassung vor, dass nur eine möglichst frühzeitige, radikale Entfernung der Synovialis im Sinne eines Präventiveingriffs die drohende Zerstörung des Gelenks verhindern könne.

Der anhaltende Erfolg hinsichtlich Schmerz und Schwellung ist inzwischen gut belegt. Obwohl an der Schulter – ähnlich wie an anderen Gelenken – die funktionellen Ergebnisse der Synovektomie im Frühstadium deutlich besser sind als im Spätstadium, kann auch bei röntgenologisch erkennbarer Destruktion (Stadium Larsen II° und III°) ein nachhaltiger Effekt auf die Schmerzbefreiung und Schwellung erzielt werden (Gschwend 1977, Stegers u. Mitarb. 1989, Thabe u. Mitarb. 1994). Es fällt dennoch auf, dass Synovektomien im mitteleuropäischen und skandinavischen Bereich wesentlich häufiger durchgeführt wurden, als vergleichsweise in den USA (Gschwend 1977, Pahle 1989). Neer (1990, 1993) bezweifelt den Nutzen von Synovektomien im fortgeschrittenen Stadium, weil dabei die zerstörten Gelenkflächen nicht ersetzt werden. Trotz umfangreicher Operationszahlen habe er nur in Ausnahmefällen eine Synovektomie durchgeführt. Er bevorzugt schon im Stadium der geringen bis mäßigen Destruktion den künstlichen Gelenkersatz, noch bevor es zu einem schweren Knochenverlust durch Pannusdestruktion und Osteoporose gekommen ist. In diesem Stadium sind seiner Erfahrung nach RM-Defekte nur in 20–30% der Fälle vorhanden und in der Regel operativ leicht zu versorgen. Große RM-Defekte wären die Folge eines zu langen Wartens, wodurch es erst als Folge der knöchernen Destruktion zu einer Dezentrierung nach kranial, einem sekundären Impingement und schließlich einem sekundären, mechanisch bedingten Defekt der Rotatorenmanschette kommt.

In den meisten Langzeitstudien konnte daher die radiologisch sichtbare Progression der Gelenkdestruktion bzw. eine Sekundärarthrose auch durch eine frühzeitige Synovektomie nicht verhindert werden, obwohl definitionsgemäß die krankhaften Veränderungen zum Zeitpunkt der Operation auf die Synovialis beschränkt waren. Von Meijers u. Mitarb. (1983) wurde in einer prospektiven, randomisierten Multicenter-Studie nachgewiesen, dass sich das Ausmaß der röntgenologisch feststellbaren Destruktion 5 Jahre nach Synovektomie trotz überlegener Gelenkfunktion und subjektiver Zufriedenheit wieder dem einer konservativ behandelten Kontrollgruppe angleicht. Die Ursachen hierfür sind noch unklar. Eine zum Operationszeitpunkt nur mikroskopisch, aber noch nicht radiologisch erkennbare Schädigung des Gelenkknorpels, eine Ernährungsstörung oder eine initial durch Interleukine hervorgerufene Apoptose der Knorpelzellen (s. Pathogenese) wird ebenso diskutiert wie eine mangelnde Radikalität der Synovektomie. Da diese radiologisch nachweisbare Progression nach Synovektomie mit vergleichsweise geringen klinischen Symptomen einhergeht, kann ein zusätzlicher schmerzlindernder Effekt durch eine Denervierung vermutet werden. Bereits frühzeitig wurde nachgewiesen, dass sich bereits nach wenigen Wochen ein Regenerat der Synovialis bildet, das sich – abhängig vom Krankheitsverlauf – früher oder später lediglich quantitativ von der entfernten Synovialis unterscheidet (Hirohata u. Morimoto 1971).

Die Indikation zur Synovektomie besteht daher vor allem im Frühstadium und bei monartikulärem Befall oder wenn trotz suffizienter Basistherapie bei oligo- oder polyartikulärem Gelenkbefall lokal keine Besserung zu erzielen ist. Zeigen auch andere Gelenke eine hohe Krankheitsaktivität, sollte zunächst eine Umstellung der Basistherapie erwogen werden.

Operationstechnik. Als Voraussetzung für anhaltende Erfolge wird angegeben (Thabe u. Mitarb. 1994, Tressel u. Mitarb. 1989), dass die gleichzeitig vorliegenden struktu-

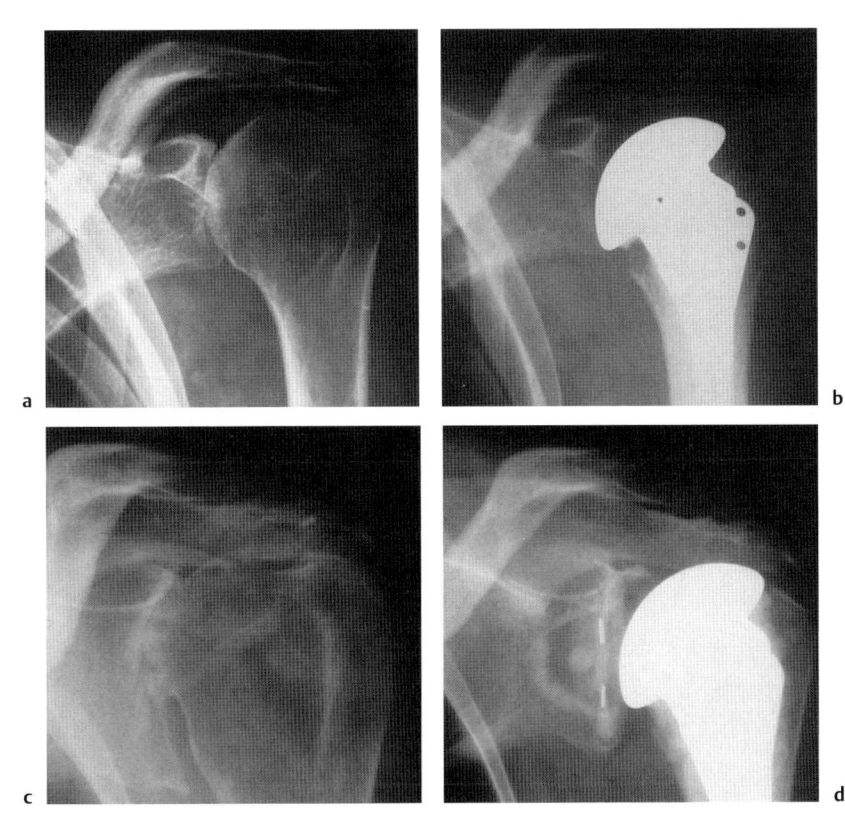

Abb. 9.7 a–d Endoprothetische Versorgung.
a u. b Röntgenologische Befunde einer 28-jährigen Patientin mit seronegativer rheumatoider Arthritis bei einem Krankheitsverlauf von 7 Jahren. Wegen einer zunehmenden schmerzhaften Schultersteife nach offener Synovektomie musste eine Hemiendoprothese implantiert werden. Intraoperativ fand sich ein Jahr nach dem auswärtig durchgeführten Eingriff der Subakromialraum verlötet und eine ausgeprägte Arthrofibrose.

c u. d Wegen der kranialen Migration des Humeruskopfes bei ausgedünnter Rotatorenmanschette und Destruktion der Glenoidfläche wurde bei dieser 43-jährigen Frau mit rheumatoider Arthritis eine TEP (zementierter Glenoidersatz) durchgeführt.

rellen Defekte an der Rotatorenmanschette und der langen Bizepssehne mitversorgt werden. Ein Problem der offenen Synovektomie ist die erforderliche frühzeitige intensive Nachbehandlung zur Vermeidung einer postoperativen Bewegungseinschränkung durch narbige Verklebungen (Abb. 9.7). Die offene Synovektomie wurde in der Vergangenheit unter zumindest teilweiser Ablösung der Rotatorenmanschette durchgeführt. Die postoperativ nach derartigen Eingriffen häufig zu beobachtende Insuffizienz der Rotatorenmanschette sowie die Adhäsionen im Subakromialraum, die oft zu einer schmerzhaften Einsteifung führten, sind Ursache für den schlechten Ruf dieser operativen Maßnahme.

Pahle u. Kvarnes (1985) haben daher den ursprünglichen kranialen Zugang, bei dem Deltamuskel und die Rotatorenmanschette abgelöst werden mussten, zugunsten eines deltoidopektoralen Zugangs, der eine frühzeitigere Übungsbehandlung erlaubt, verlassen. Neer (1993) empfiehlt derzeit einen modifizierten, erweiterten anterosuperioren Zugang, wie er auch für die Rekonstruktion der Rotatorenmanschette verwendet wird.

Die Vermeidung der postoperativen Bewegungseinschränkung gilt als klares Argument für die endoskopische Synovektomie. Deren kurz- bis mittelfristige Ergebnisse stehen auch hinsichtlich der Radikalität anscheinend den offenen nicht nach (Matthews u. LaBudde 1993, Schmidt u. Miehlke 1994, Stegers u. Mitarb. 1989). Das Verfahren gilt jedoch als technisch anspruchsvoller und erfordert in gleicher Weise eine intraartikuläre und subakromiale Ausräumung. Eine Rekonstruktion der Rotatorenmanschette kann endoskopisch derzeit ebenso wenig zufriedenstellend durchgeführt werden wie eine Synovektomie im Sulcus intertubercularis. Dennoch wird die endoskopische Synovektomie wegen der Vorteile in der Nachbehandlung zunehmend bevorzugt.

Rekonstruktive Chirurgie

Doppelosteotomie. Von Benjamin (1974) wurde dieses Verfahren, bei dem sowohl im Bereich des proximalen Humerus als auch des Glenoids Osteotomien durchgeführt werden, als Alternative zur Arthroplastik und Arthrodese empfohlen, vor allem bei älteren Patienten (Benjamin u. Mitarb. 1982).

Dabei wird an der Skapula, ca. 5 mm von der Gelenkfläche entfernt, von einem deltoideopektoralen Zugang aus eine inkomplette Osteotomie bis zur posterioren Kortikalis, die lediglich angebrochen wird, durchgeführt. In gleicher Weise erfolgt die Osteotomie des Humerus subkapital. Eine Ruhigstellung von ca. 1 Woche in einer Armschlinge mit daran anschließender langsam zunehmender Mobilisierung wird als ausreichend erachtet. Die angegebenen Erfolgsraten der wenigen Autoren (Jaffe u. Learmonth 1989), die damit Erfahrungen gesammelt haben, sind hinsichtlich der Schmerzbefreiung hoch. Eine mäßige Verbesserung der Beweglichkeit sei zu verzeichnen. Als Komplikation muss in ca. 5–10% mit der Ausbildung von Pseudarthrosen am Humerus gerechnet werden. Dieses

Verfahren wird zugunsten des endoprothetischen Ersatzes nur noch selten angewendet.

Resektionsarthroplastik. Vor Einführung der Endoprothetik noch häufiger ausgeführt, wird die Indikation zur Resektions-Interpositions-Arthroplastik (RIAP) immer seltener gestellt.

Die Technik der RIAP beinhaltet von einem kranialen Zugang aus als Grundprinzip eine Verkleinerung und Abrundung des Humeruskopfs sowie eine Deckung der angefrischten knöchernen Flächen mit lyophylisierter Dura, Fascia lata oder Kutis. Gleichzeitg können eine Synovektomie, eine Tenodese der langen Bizepssehne und eine Rekonstruktion der Rotatorenmanschette durchgeführt werden.

Als Vorteile gegenüber der Alloarthroplastik gelten der Verzicht auf Fremdmaterialen und damit mögliche Spätkomplikationen wie Lockerung und Infektion. Nachteile sind die langwierige Nachbehandlung, die geringere Schmerzbefreiung und die daraus resultierende geringere Beweglichkeit. Insbesondere die aktive Abduktion ist davon betroffen, da es durch die Remodellierung und Verkleinerung des Humeruskopfs zu einem ungünstigen Hebelarm für Rotatorenmanschette und Deltamuskel gegenüber dem Gewicht des Arms kommt (Strauss u. Mitarb. 1995).

Dennoch gibt es auch Mitteilungen über befriedigende Langzeitresultate (Tillmann u. Braatz 1989).

Arthrodese. Die Bedeutung der Arthrodese hat in den letzten Jahren gegenüber der Alloarthroplastik beständig abgenommen. Eine Arthrodese ist indiziert, wenn chronische Gelenkinfekte oder Zustände nach Mehrfragment-Gelenkfrakturen mit ausgedehnten Ossifikationen vorliegen. Beim Rheumatiker wird daher die Indikation zur Arthrodese wegen der ungünstigen Auswirkungen auf die

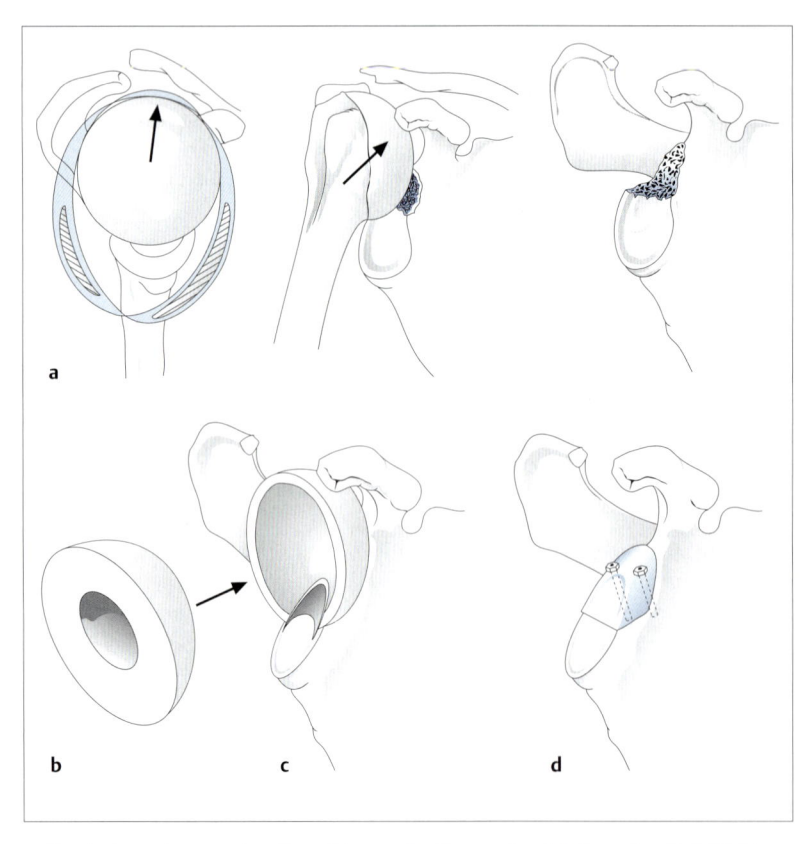

Abb. 9.8 a–d Aufbau knöcherner Defekte am Glenoid bei destruierender Schultergelenkarthritis.

a Durch eine anterosuperiore Dezentrierung des Humeruskopfs bei massiver Defektbildung der Rotatorenmanschette kann ein Defekt des kranialen Glenoidpols entstehen.
b Bei der endoprothetischen Versorgung wird der resezierte Humeruskopf (oder ein kortikospongiöser Beckenkammspan) als Ersatz verwendet.
c Wenn eine Rekonstruktion der Rotatorenmanschette nicht mehr möglich erscheint und lediglich eine Humeruskopfprothese ohne Glenoidersatz (oder bipolare Prothese) eingebaut werden soll, kann der ausgefräste Humeruskopf (oder Spongiosa) kranial angelagert werden, um eine Sekundärpfanne (sog. Azetabulisierung der Schulter) zu bilden.
d Die Verschraubung eines Knochenblocks in den Defekt ist insbesondere dann sinnvoll, wenn eine Rekonstruktion der Rotatorenmanschette und ein Glenoidersatz möglich erscheinen.

benachbarten, meist ebenfalls zerstörten Gelenke eher selten gestellt. Wegen der oft schlechten Knochenqualität kann eine solide Fixierung mittels Schrauben oder Platten schwierig sein und alternative Methoden erfordern, wie z. B. eine Zuggurtung unter Einbeziehung des Akromions.

Endoprothetik. Obwohl die endoprothetische Versorgung des Rheumatikers ähnlichen Prinzipien wie bei der Omarthrose oder Kopfnekrose folgt (s. Kap. 18.3) (Abb. 9.**8**), sind einige Besonderheiten zu beachten. Die knöcherne Substanz ist bei einem rheumatischen Gelenk meistens schlechter. Dadurch wird die Verankerung der Implantate an Glenoid und Humerus beeinträchtigt. Intraoperative Frakturen des Humerusschafts (in 1,4 %) durch verminderte Resistenz der Kortikalis und vermehrte Zunahme einer sekundären Glenoiderosion bei alleinigem Ersatz des Humeruskopfs werden deshalb häufiger beobachtet. Die zementfreie Verankerung des Humerusschafts führt daher (Kelly 1994) beim Rheumatiker ebenso häufig zu frühzeitigen Revisionen wie eine Lockerung der Glenoidkomponenten.

Ausgedehnte Erosionen und zystische Defekte des Glenoids sowie der Endzustand bei mutilierenden Verlaufsformen erfordern ebenso wie veraltete Luxationen (Abb. 9.**6**) einen knöchernen Wiederaufbau. Dieser lässt sich am leichtesten durch Reste des resezierten Humeruskopfs bewerkstelligen und erfordert gelegentlich die Verwendung von autologen (Beckenkamm) oder homologen Transplantaten.

Ein frühzeitiger Ersatz der humeralen Gelenkfläche ohne Glenoidkomponente wird daher von manchen Rheumaorthopäden bevorzugt. Im Frühstadium der Gelenkdestruktion jüngerer Patienten, bei denen in erster Linie der Gelenkknorpel verloren gegangen ist und die knöcherne Substanz, insbesondere des Glenoids, noch erhalten ist, kann ein reiner Oberflächenersatz durch eine Kopfschale (zementiert nach Rydholm, zementfrei nach Copeland) erwogen werden. Alund u. Mitarb. (2000) konnten im mittelfristigen Verlauf bereits nach durchschnittlich 4,4 Jahren eine definitive Lockerung der Kopfschale bei ca. 25 % nachweisen. Der Anteil zufriedener Patienten war trotz überwiegend schlechter Funktion (Constant score von 30) mit 80 % recht hoch.

Bei ausgeprägter Defektbildung der Rotatorenmanschette ist die Hemiprothese gegenüber einer Totalendoprothese zu empfehlen, da sonst die frühzeitige Pfannenlockerung durch die kraniale Dezentrierung des Humeruskopfs droht (Abb. 9.**9**). Nach primär durchgeführter Rekonstruktion soll beim Rheumatiker die Rate einer sekundären Dezentrierung durch erneut auftretende Insuffizienz der Rotatorenmanschette häufiger als bei Arthrosen vorkommen (Wirth u. Rockwood 1994). Die Verwendung

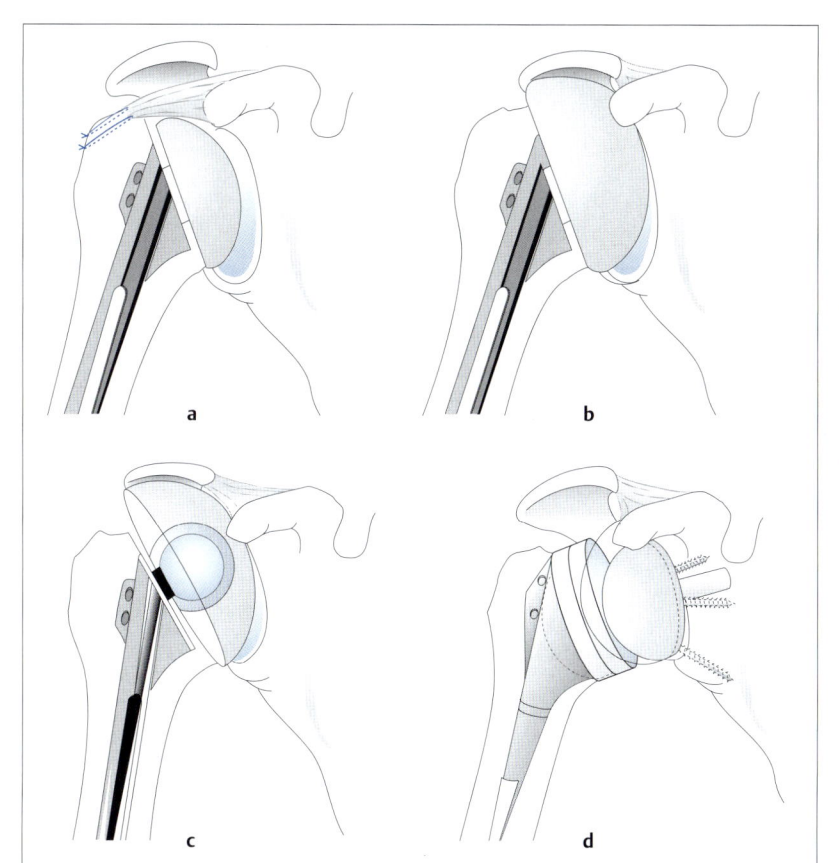

Abb. 9.9 a–d Endoprothetische Versorgung bei massiven Defekten der Rotatorenmanschette.
a Zum Ausgleich einer mangelnden Zentrierung bei massiven Rotatorenmanschettendefekten kann nach stärkerer Resektion unter Verwendung eines möglichst kleinen, modularen Kopfs die retrahierte Rotatorenmanschette geschlossen werden.
b Weitere Möglichkeiten bestehen in der Verwendung eines überdimensionierten oder
c bipolaren Kopfs, die sich beide am Fornix humeri abstützen (nach Thabe oder Worland)
d dem Einbau des inversen Systems nach Grammont (1993).

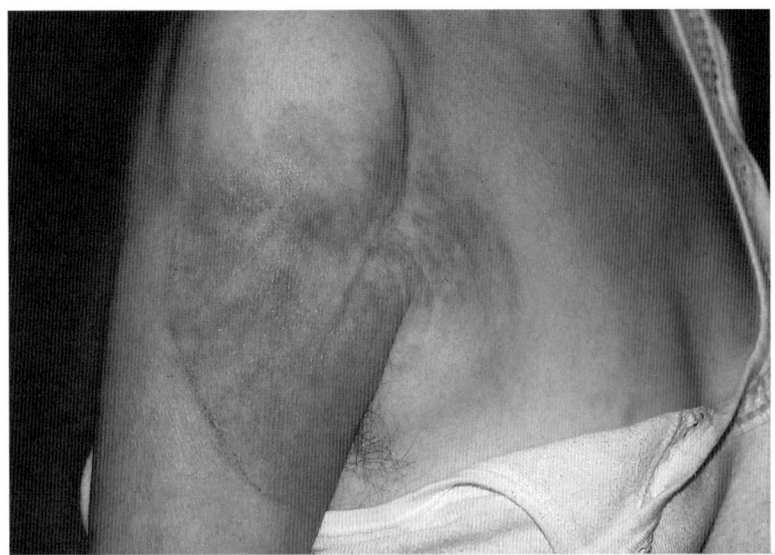

Abb. 9.10 a–d Revisionsendoprothetik bei rheumatischen Erkrankungen.

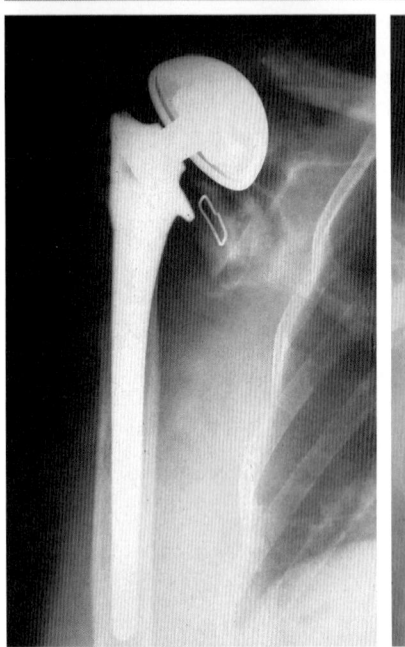

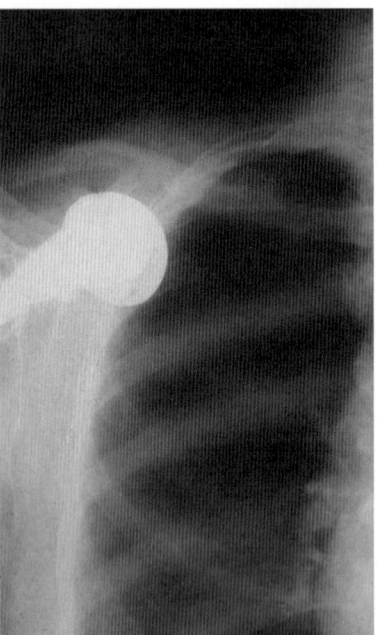

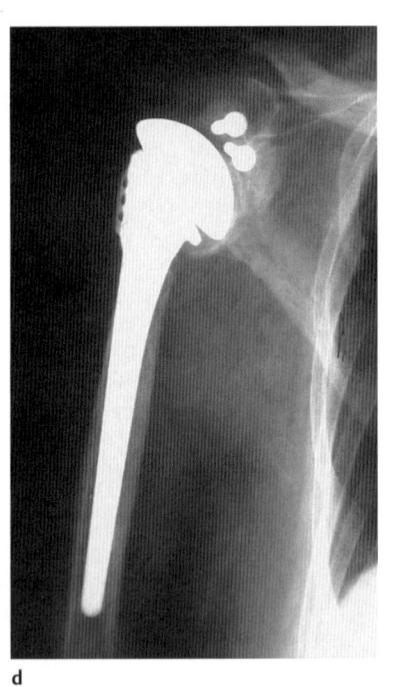

a Präoperativer klinischer Befund einer nach anterosuperior dislozierten Schulterprothese. Es war eine erfolglose Revision auswärts erfolgt (Austausch des modularen Humeruskopfs gegen eine sog. bipolare Komponente bei gelockertem Glenoidersatz). Die Patientin war eingewiesen worden wegen progredienter schmerzhafter Dislokation der Prothese nach medial. Der Einschliff an der Klavikula hatte zu einer subkutanen Verteilung der Abriebpartikel geführt, die bei negativem bakteriellem Befund zu einer rezidivierenden flächenhaften Rötung im ventralen Narbenbereich geführt hatte.

b Präoperativer röntgenologischer Befund.
c Intraoperativ fand sich bei defekter Rotatorenmanschette und fragmentiertem Processus coracoideus der Humeruskopf unter dem Plexus brachialis auf dem Thorax.
d Zustand 1,5 Jahre nach Revision mit Austausch des Humeruskopfs, Mobilisierung des M. subscapularis, Auffüllung des ausgehöhlten Glenoids mit Eigenspongiosa und Verschraubung eines Beckenkammspans als Barriere gegen eine erneute Dislokation.

von formschlüssigen oder verblockten Endoprothesen hat sich bei diesen Problemfällen aber ebenso wenig bewährt wie der Ersatz der Rotatorenmanschette durch künstliche Materialien, wie z. B. Dacron. Bei fehlender Rotatorenmanschette kann es als Folge einer Akromioplastik oder bereits primär arrodiertem bzw. weggeschmolzenem Akromion zu schwer behebbaren anterosuperioren Dislokationen kommen (Wiley 1991). Der knöcherne Aufbau des Fornix ist wegen der oft geringen Weichteildeckung komplikationsreich.

Es werden daher momentan modulare Systeme bevorzugt, die – je nach intraoperativem Befund – einen optimalen Kompromiss zwischen der verbleibenden Beweglichkeit im Glenohumeralgelenk und größtmöglicher Abstützung am Fornix erlauben. Anhand von Manipulierprothesen kann zwischen einem überdimensionierten Humeruskopf oder einer bipolaren Komponente (sog. „bipolare" Prothese nach Worland oder Keramik-Keramik-Paarung nach Thabe) gewählt werden. Der Vorteil einer längeren Haltbarkeit der Implantate geht jedoch auf Kosten der erzielbaren Funktion. Insbesondere die Fähigkeit, den Arm über Kopf zu heben, bleibt auf Dauer beeinträchtigt (Barrett 1989, Kelly 1994).

Einer Auflistung von Cofield (1990) und Gschwend (1994) zufolge sind in der Weltliteratur von 1987–1992 ca. 580 Fälle von TEP-Implantation an der Schulter bei Arthrose und rheumatoider Arthritis beschrieben worden, wobei von diesen Autoren zwischen beiden Gruppen kein deutlicher Unterschied angegeben wurden. Die ungünstigeren präoperativen Voraussetzungen hinsichtlich Knochenqualität, Rotatorenmanschettendestruktion und Infektresistenz werden demnach wenigstens teilweise durch die reduzierte körperliche Aktivität und die geringeren Ansprüche an die funktionelle Leistungsfähigkeit der Schulter ausgeglichen. Im Vordergrund steht für den Rheumakranken die Schmerzbefreiung, die auch zu mehr als 90% erreicht werden kann (Barrett 1989).

Neuere Arbeiten, die unter Verwendung des Constant-Scores auch die aktive Beweglichkeit und Kraft berücksichtigten, zeigen jedoch deutliche Unterschiede nach TEP-Implantation bei Omarthrose und rheumatoider Arthritis (s. Kap. Endoprothetik) auf. Während Godeneche u. Mitarb. (1999) bei der zentrierten Omarthrose einen alters- und geschlechtsadaptierten Wert im Constant-Score von 97% erreichten, konnten Kelly und Wade (1999) nach Versorgung von Patienten mit rheumatoider Arthritis nur einen Constant-Score-Wert von 43 erreichen.

Auch wenn damit das Schultergelenk einem Vergleich mit den Resultaten nach Ersatz des Hüft- und Kniegelenks standhält, ist festzustellen, dass eine ausreichende Anzahl von Nachuntersuchungen mit einem beobachteten Langzeitverlauf von mehr als 10 Jahren noch nicht vorliegt.

Die Häufigkeit von Frühkomplikationen nach Implantation einer Schulterendoprothese wird in Metaanalysen an einem gemischten Krankengut mit weniger als 5% angegeben (Cofield 1990, Gschwend 1994). Die Spätkomplikationen liegen unter 10%. Revisionen sind bei ca. 4% erforderlich (Abb. 9.**10**). Die Rate an Spätinfekten liegt bei ca. 0,5%. Bei gleichzeitiger Einnahme von Immunsuppressiva soll die Häufigkeit von Frühinfekten in der gleichen Größenordnung liegen.

Für die Erzielung einer guten Funktion sollte im Therapieplan auch der Zustand des gleichseitigen Ellenbogengelenks berücksichtigt werden. Von Gill u. Mitarb. (1999) konnte gezeigt werden, dass durch gleichseitige Versorgung mit einer Ellenbogenprothese keine Nachteile, aber ein deutlicher Funktionsgewinn zu erzielen war.

Aseptische Lockerungen und Revisionen nach Schulter-TEP. Als häufigste und bedeutendste Spätkomplikationen werden die klinisch symptomatische Lockerung der Glenoidkomponente in ca. 5–40% (Barrett 1989, Sjoebgerg u. Mitarb. 1999) (das Auftreten von Saumbildungen im Röntgenbild liegt jedoch mit 30–90% je nach Autor wesentlich höher), RM-Defekte (ca. 3%), Instabilitäten (Subluxation 1% und Luxation 3%) angegeben.

Aseptische Lockerungen des Schaftes sind im mittelfristigen Verlauf überwiegend die Folge einer zementfreien Implantation.

Ein sekundäres subakromiales Impingement (ca. 1,5%) kann entweder durch eine unkorrekte Platzierung des Humeruskopfersatzes oder eine sekundäre Migration der Prothese bei Insuffizienz der Rotatorenmanschette entstehen. Im Langzeitverlauf ist gerade bei rheumatischen Patienten trotz Rekonstruktion der Rotatorenmanschette in mindestens der Hälfte der Patienten mit einer erneuten Ausdünnung oder Defektbildung zu rechnen.

Revisionen nach Lockerung der Glenoidkomponente sind wegen der meist bestehenden Knochendefekte, einer fehlenden Rotatorenmanschette und Vernarbungen in der Regel technisch schwierig und zeitaufwendig.

Ein besonderes Problem stellen anterosuperiore Luxation dar. Hier kann sich der Humeruskopf am arrodierten Processus coracoideus vorbei bis unter der Klavikula und an die Rippen schieben. Eine Schlüsselrolle kommt dabei der Mobilisierung des meistens retrahierten M. subscapularis unter gleichzeitiger Schonung von Plexus brachialis und N. axillaris zu (Abb. 9.**8**). Bei erhaltener knöcherner Substanz am Glenoid und intaktem Deltamuskel kann bei älteren Patienten der Wechsel auf eine gekoppelte, inverse Prothese nach Grammont erfolgen. Obwohl damit auch bei fehlender Rotatorenmanschette eine deutliche Verbesserung der aktiven Elevation möglich ist, muss im Langzeitverlauf mit einer frühzeitigen Lockerung der Glenoidkomponente gerechnet werden.

Schäden des M. deltoideus, sei es als Folge von ausgedehnten Vernarbungen oder von Nervenläsionen, senken die Erfolgschancen einer Revision beträchtlich.

Literatur

Adams ME, Li DKB. Magnetic resonance imaging in rheumatology. J Rheumatol. 1985;12 : 1038–1040.

Aho K, Ahvonen P, Lassus A, Sievers K, Tüilikainen A. HLA-B27 in reactive arthritis. A study of yersinia arthritis and Reiter's disease. Arthr Rheum. 1974;17 : 521–526.

Aigner RM, Fueger GF. Nuklearmedizinische Diagnostik. In: Brussatis F, Hahn K, Hrsg. Nuklearmedizin in der Orthopädie. Berlin: Springer; 1990 : 81–109.

Alund M, Hoe-Hansen C, Tillander B, Heden BA, Norlin R. Outcome after cup herniarthroplasty in the rheumatoid shoulder: a retrospective evaluation of 39 patients followed for 2–6 years. Acta Orthop Scand 2000;71 : 180–184.

Barrett WP. Nonconstrained total shoulder arthroplasty in patients with polyarticular rheumatoid arthritis. J Arthroplasty. 1989;41(1):91–96.

Beltran J, Caudill LJ, Herman A, Kantor SM, Hudson PM, Noto AM. Rheumatoid arthritis: MR imaging manifestations, Radiology. 1987;165 : 153–158.

Benjamin A. Double osteotomie of the shoulder. Scand J Rheumatol. 1974;3 : 65.

Benjamin A, Hirschowitz D, Arden GP, Blackburn N. Double osteotomie of the shoulder; in Bayley, Kessel: Shoulder surgery. Berlin: Springer; 1982 : 170–174.

van den Boom H, Schmidt K, Miehlke RK. MRT-gestützte Diagnostik und Verlaufskontrollen bei Operationen von rheumatischen Humeruskopfzysten in semiarthroskopischer Technik. Akt Rheumatol. 1994;19 : 136–141.

Boyle, Buchanan. Clinical Rheumatology. Oxford: Blackwell; 1971 : 96–134.

Clements PJ, Furst DE. Management of rheumatic deseases – SAAR-II, In: Klippel JH, Dieppe PA, eds. Rheumatology; St. Louis: Mosby; 1994 : 13.8.

Cope AP, Aderka D, Doherty M. Increased levels of soluble tumor necrosis factor receptors in the sera and synovial fluid of patients with rheumatoid arthritis. Arthr Rheum. 1992;35 : 1160.

Crossant JF, Vallance R. The shoulder joint in rheumatoid arthritis. In: Bailey I, Kessel L, Hrsg. Shoulder Surgery. Berlin: Springer; 1982.

Dihlmann W. Röntgenatlas rheumatischer Erkrankungen. Stuttgart: Thieme; 1985.

Emery P, Zeidler H, Kvien TK, Guslandi M, Naudin R, Stead H, Verburg KM, Isakson PC, Hubbard RC, Geis GS. Celecoxib versus diclofenac in long-term management of rheumatoid arthritis: randomised double blind comparison. Lancet 1999;354 : 2106–2111.

Erlemann R, Reiser M, Peters PE, Vassalo P, Nommensen B, Kusnierz-Glaz CR, Ritter J, Roesner J. Musculosceletal neoplasms: static and dynamic Gd-DTPA-enhanced MR imaging. Radiology. 1989;171 : 767–773.

Fehr K, Böni A. Chronische Polyarthritis. In: Fehr K, Miehle W, Schattenkirchner M, Tillmann K, Hrsg. Rheumatologie in Praxis und Klinik. Stuttgart, New York: Thieme; 1989 : 7.69–7.124.

Feldman M, Brennan FM, Field M, Maini RN. Pathogenesis of rheumatoid arthritis: cellular and cytokine interactions. In: Smolen J, Kalden R, Maini R, Hrsg. Rheumatoid arthritis. 1992 : 41–54.

Gill DR, Cofield RH, Morrey BF. Ipsilateral total shoulder and elbow arthroplasties in patients who have rheumatoid arthritis. J Bone Joint Surg 1999;81-A: 1128–1137.

Godeneche A, Boileau P, Favard L, Walch G. Resultats de la prothèse aequalis dans l'omarthrose centree (à propos de 268 cas); Proc. of SECEC. 1999;234.

Gohlke F. Das sonografische Erscheinungsbild der Rotatorenmanschette beim älteren Menschen. Orthopäde. 1993;22 : 288–293.

Grammont PM, Baulot E. Delta shoulder prothesis for rotator cuff rupture. Orthopaedics. 1993;16 : 65–68.

Gschwend N. Die operative Behandlung der chronischen Polyarthritis. Stuttgart: Thieme; 1977.

Gschwend N, Schwyzer HK. Komplikationen der Schulterarthroplastik und Behandlungsmöglichkeiten. Akt Rheumatol. 1994;19 : 161–170.

Heilig B, Röhlig C, Kuhlmann F, Debatin KM, Krammer P, Lemmel EM. Expression und Funktion des Apo-1/Fas-Antigens bei Patienten mit rheumatoider Arthritis. Z Rheumatol. 1994;53 (Suppl. 1):3.

Hirohata K, Morimoto K. Ultrastructure of bone and joint diseases. Tokio: Iqaku Shoin; 1971.

Hämäläinen M. Arthrodesis of the shoulder joint in rheumatoid arthritis. In: Lettin AWC, Petersson C, Hrsg. Rheumatoid arthritis surgery of the shoulder. Rheumatology. Basel: Karger; 1989;Vol 12 : 127–135.

Inoue K, Shichikawa K, Nishioka J, Hirota S. Older age onset rheumatoid arthritis with or without osteoarthritis. Ann rheum Dis. 1987;46 : 908–911.

Jantsch S, Zenz P, Schwägerl W. Radiologische und sonographische Screening-Untersuchung an Schultergelenken von Patienten mit chronischer Polyarthritis (cP). Akt Rheumatol. 1990;15 : 70–75.

Jaffe R, Learmonth ID. Benjamin double osteotomie for arhtritis of the glenohumeral joint. In: Lettin AWC, Petersson C, Hrsg. Rheumatoid arthritis surgery of the shoulder. Rheumatology. Basel: Karger; 1989;Vol 12 : 52–59.

Kelly IG. Neer total shoulder replacement in rheumatoid arthritis. J Bone Joint [Br]. 1987;65 : 723–726.

Kelly IG. Unconstrained shoulder arthroplasty in rheumatoid arthritis. Clin Orthop. 1994;307 : 94–102.

Kelly IG, Wade FA. Modular shoulder arthroplasty in rheumatoid arthritis. In: Willems J, Rozing P (eds.): Proc. of SECEC. 1999;230.

König H, Sieper J, Wolf KJ. Dynamische Kernspintomographie zur Differenzierung entzündlicher Gelenkprozesse. RöFo. 1990;153 : 1–5.

König H, Bolze X, Sieper J, Wolf KJ. Quantitativ evaluierte dynamische Magnetresonanztomographie bei chronischer Polyarthritis des Kniegelenkes. Therapiekontrolle nach intraartikulärer Kortisonapplikation. 1992;157, 2 : 140–144.

Laine VAI, VainioKJ, Pekanmäki K. Shoulder affection in rheumatoid arthritis. Ann rheum Dis. 1954;13 : 157.

Larsen A, Dale K, Eek M. Radiographic evaluation of rheumatoid arthritis and related conditions by standard reference films. Acta radiol Diagn. (Stockholm) 1977;18 : 481–492.

Lehtinen JT, Lehto MU, Kaarela K, Kautiainen HJ, Belt EA, Kauppi MJ. Radiographic joint space in rheumatoid glenohumeral joints. A 15-year prospective follow-up study in 74 patients. Rheumatology-Oxford 2000;39 : 288–292.

Linos A, Worthington JW, O'Fallon WM, Kurland LT. The epidemiology of rheumatoid arthritis in Rochester, Minnesota: a study of incidence, prevalence and mortality. Am J Epidemiol. 1980;111 : 87–98.

Matthews LS, LaBudde JK. Arthroscopic treatment of synovial diseases of the shoulder. Orthop Clin North Am. 1993;24 : 101–109.

Meijers KAE, Valkenburg HA, Cats A. A synovectomy trial and the history of early knee synovitis in rheumatoid arthritis. A multicentre study. Rheumatol Int. 1983;3 : 161–166.

Menkes CJ, Millet B. Synoviorthesis of the shoulder joint in rheumatoid arthritis. In: Lettin AWC, Petersson C, eds. Rheumatoid arthritis surgery of the shoulder. Rheumatology. Basel: Karger; 1989;Vol 12 : 46–51.

Mödder G. Nuklearmedizinische Therapie (Radiosynoviorthese) in Rheumatologie und Orthopädie. Nulearmediziner. 1995;18(1): 5–30.

Mohing W, Franke M. Chronische Polyarthritis, Schulter- und Ellenbogengelenk. In: Witt AN, Rettig H, Schlegel KF, Hrsg. Orthopädie in Praxis und Klinik. Stuttgart, New York: Thieme; 1983, Band VI (1):8.1–8.35.

Neer CS. Shoulder reconstruction. Philadelphia: WB Saunders; 1990:212–222.

Neer CS. Surgery of rheumatoid arthritis. In: Hrsg. Textbook of rheumatology; 1993.

O'Sullivan MM, Lewis PA, Newcombe RG, Broderick NG, Robinson DA, Coles EC, Jessop JD. Precision of Larsen grading of radiographs in assessing progression of rheumatoid arthritis. Arthritis Rheum. 1990;49:286.

Pahle JA, Kvarnes L. Shoulder synovectomy. Ann Chir Gynaec Suppl. 1985;198:37–39.

Pahle JA. The shoulder in rheumatoid arthritis. In: Lettin AWC, Petersson C, Hrsg. Rheumatoid arthritis surgery of the shoulder. Rheumatology. Basel: Karger; 1989;Vol 12:15–23.

Pahle JA. Experiences with synovectomy of the shoulder. In: Lettin AWC, Petersson C, eds. Rheumatoid arthritis surgery of the shoulder. Rheumatology. Basel: Karger; 1989;Vol 12:131–139.

Petersson CJ. Shoulder surgery in rheumatoid arthritis. Acta orthop scand. 1986;57:222–226.

Reinhold CB, Terrier F, Revel D. Contrast-enhanced MRI of periarticular soft tissue changes in experimental arthritis of the rat. Magn Res Med. 1986;3:385–392.

Reiser M, Lehner K, Zacher J, Rupp N, Heizer K, Weigert F: MR-Tomographie der rheumatischen Gelenkerkrankungen. Darstellung der normalen und proliferativ verdickten Synovialmembran. Röntgenpraxis. 1986;39:300–305.

Reiser M, Refior HJ, Stäbler A, Heuck A. MRT in der Orthopädie: Gelenkdiagnostik. Orthopäde. 1994;23:342–384.

Rozing PM, Brand R. Rotator cuff repair during shoulder arthroplasty in rheumatoid arthritis. J Arthroplasty. 1998;3:311–319.

Schmidt K, Miehlke RK. Mittelfristige Ergebnisse nach arthroskopischer Synovektomie des Schultergelenkes von Rheumatikern (cP). Akt Rheumatol. 1994;19:148–154.

Schwyzer HK, Gschwend N, Simmen BR. Zur Häufigkeit der Rotatorenmanschettenruptur bei der cP-Schulter. Akt Rheumatol. 1994;19:134–135.

Sojbjerg JO, Frich LH, Johannsen HV, Sneppen O. Late results of total shoulder replacement in patients with rheumatoid arthritis. Clin Orthop. 1999,366:39–45.

Stegers M, Tahira S, Miehlke RK. Involvement of the shoulder in rheumatoid arthritis. In: Lettin AWC, Petersson C, Hrsg. Rheumatoid arthritis surgery of the shoulder. Rheumatology. Basel: Karger; 1989;Vol 12:24–30.

Strauss JM, Schneider T, Rüther W. Biomechanical aspects of resection interposition arthroplasty (RIAP) of the shoulder. Proceedings of the 6 th ICSS, Helsinki FH; 1995:251.

Tillmann K, Braatz D. Resection interposition arthroplasty of the shoulder in rheumatoid arthritis. In: Lettin AWC, Petersson C, Hrsg. Rheumatoid arthritis surgery of the shoulder. Rheumatology. Basel: Karger; 1989;Vol 12:69–72.

Thabe H, Schill S, Dinges H. Die endoprothetische Versorgung des rheumatischen Schultergelenkes. Akt Rheumatol. 1994;19:155–160.

Thomas BJ, Amstutz HC, Cracciolo A. Shoulder arthroplasty for rheumatoid arthritis. Clin Orthop. 1991;265:125–128.

Tressel W, Köhler G, Mohning W. Synovectomy of the shoulder joint in rheumatoid arthritis. In: Lettin AWC, Petersson C, eds. Rheumatoid arthritis surgery of the shoulder. Rheumatology. Basel: Karger; 1989;Vol 12:40–45.

Vainio K. Eingriffe am rheumatischen Schulter- und Ellenbogengelenk. Therapiewoche. 1970;20:727–732.

Wagenhäuser FJ, Binzegger K. Die Besonderheiten der chronischen Polyarthritis mit Krankheitsbeginn im höheren Alter. Akt Rheumatol. 1982;7:154–163.

Walther M, Harms H, Krenn V, Radke S, Faehndrich TP, Gohlke F. Correlation of Power Doppler sonography with vascularity of the synovial tissue of the knee joint. Arthritis Rheumatism. 2001;44:331–338.

Wiley AM. Superior humeral dislocation. A complication following decompression and debridement for rotator cuff tears. Clin Orthop. 1991;263:135–141.

Wirth MA, Rockwood CA. Complications of shoulder arthroplasty. Clin Orthop. 1994;307:47–69.

Worland RL, Jessup DE, Arredondo J, Warburton KJ. Bipolar shoulder arthroplasty for rotator cuff arthropathy. J Shoulder Elbow Surg. 1997;6:512–515.

Zacher J, Reiser M. Ergebnisse der Kernspintomographie bei chronisch entzündlichen Gelenkerkrankungen – Korrelation mit intraoperativen Befunden. Akt Rheumatol. 1985;10:195–201.

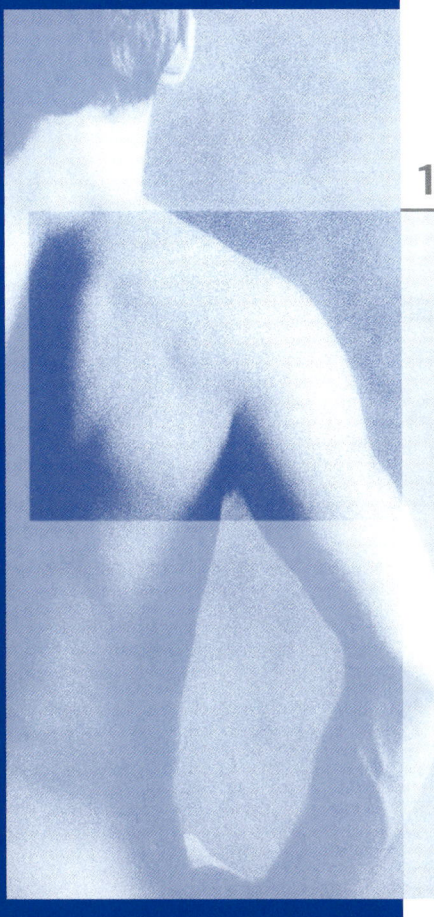

10 Subakromialsyndrome

10.1 Erkrankungen der Rotatorenmanschette

A. Hedtmann und H. Fett

10.2 Rekonstruktive Eingriffe an der Rotatorenmanschette

R. Kölbel und A. Hedtmann

10.3 Läsionen im Bereich des Rotatorenintervalls und der langen Bizepssehne

A. Hedtmann, H. Fett und G. Heers

10.4 Subakromialsyndrom bei Tendinosis calcarea

A. Hedtmann und H. Fett

Unter Subakromialsyndromen versteht man erkrankungs- oder verletzungsbedingte, nicht entzündlich-rheumatisch verursachte, klinisch manifeste Affektionen der Rotatorenmanschette, der langen Bizepssehne und der Bursa subacromialis.

10.1 Erkrankungen der Rotatorenmanschette

A. Hedtmann und H. Fett

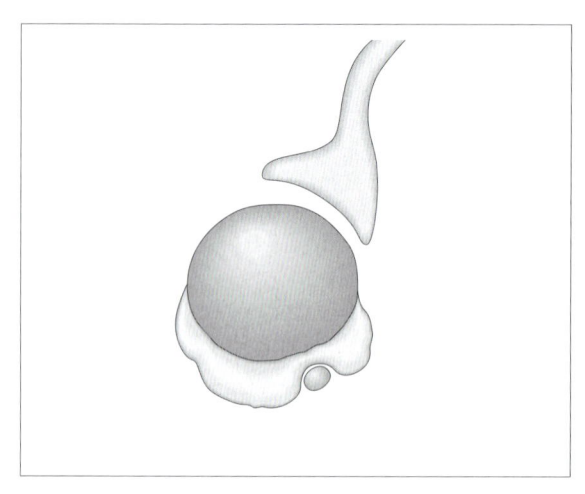

Abb. 10.1 Schulter mit flacher Pfanne.

Einleitung. Das Schultergelenk ist im Unterschied zu dem formschlüssigen Hüftgelenk ein sog. kraftschlüssiges Gelenk, d.h. die Führung des Humeruskopfs gegenüber der Skapula erfolgt im Wesentlichen durch die muskulären (aktiven) und kapsuloligamentären (passiven) Kräfte (Abb. 10.1). Die Aufgabe der Rotatorenmanschette ist die Zentrierung des Humeruskopfs in der flachen Pfanne. Die anatomisch ungewöhnliche Konstruktion (Abb. 10.2) mit einer Einheit aus Kapseln und Sehnen, der komplizierte Verwringungsmechanismus bei den häufigen Kombinationsbewegungen, die anlagebedingte räumliche Enge unter dem Schulterdach sowie die vaskuläre Ernährungssituation machen diese Strukturen anfällig für Erkrankungen und Verletzungen. Die Rotatorensehnen erfüllen im Unterschied zu den meisten anderen Sehnen des menschlichen Körpers nicht nur Aufgaben der Kraftübertragung, sondern auch der Führung und Stabilisierung des Gelenks. Insofern

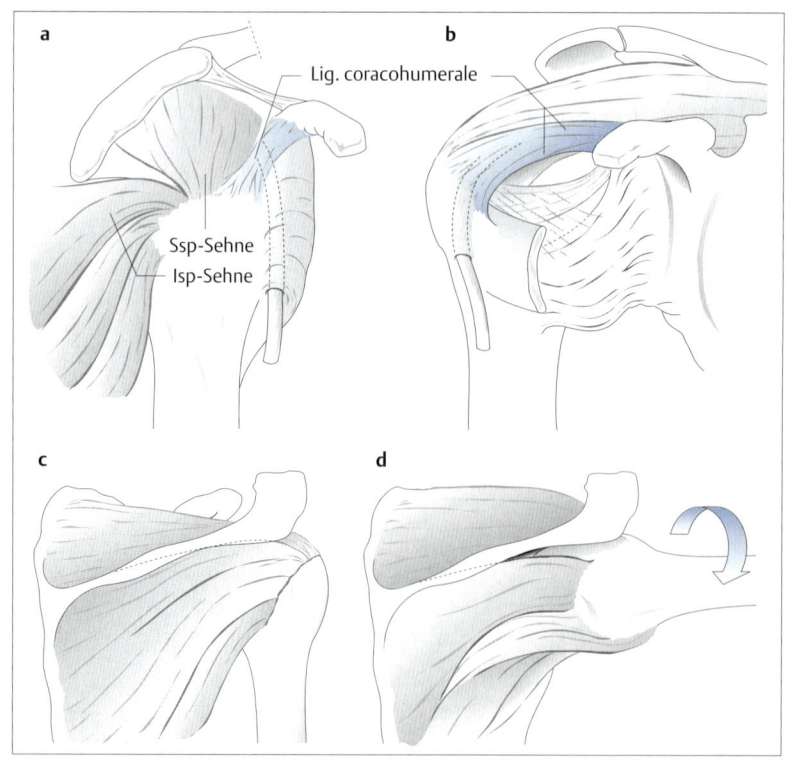

Abb. 10.2
a Anatomisches Übersichtsbild in seitlicher Aufsicht.
b Schema der anterosuperioren Rotatorenmanschette in Frontalansicht.
c und **d** Schema des Verwringungsmechanismus.

entspricht auch der anatomische Aufbau der Supraspinatussehne dem einer sog. Gleitsehne nach Plötz (1938) und nicht dem einer Zugsehne, wie z. B. der Achillessehne. Störungen der perfekten Gelenkzentrierung können zu einem pathologischen Kontakt zwischen der Rotatorenmanschette und der Fornix humeri, dem osteofibrösen Schulterdach aus Akromion, Lig. coracoacromiale und dem Processus coracoideus, führen. Diese Prozesse beschreibt man als **subakromiales Impingement**. Sie waren in den letzten 2 Jahrzehnten fälschlicherweise oft ein Synonym für die subakromialen Erkrankungen, obwohl sie nur eines von vielen Symptomen und Gliedern einer komplexen pathogenetischen Kette darstellen.

Historischer Überblick. Duplay (1872) beschrieb Erkrankungen, die sowohl einer adhäsiven Kapsulitis bzw. Frozen Shoulder oder einem Subakromialsyndrom nach unserem heutigen Verständnis entsprochen haben können. Er prägte den Begriff der Periarthritis humeroscapularis (periarthrite scapulohumérale, in deutscher Abkürzung: PHS), der lange die Literatur bis in die neunziger Jahre dieses Jahrhunderts beherrschte und im deutschsprachigen Raum sehr populär wurde. Duplay sah die Ursache vor allem in traumatischen Auslösern. Colley (1899) und Küster (1902) hatten ähnliche Vorstellungen wie Duplay und glaubten, dass vor allem die periartikulären Schleimbeutel an der Pathogenese beteiligt waren. Mit der neuartigen Röntgendiagnostik erkannte man die periartikulären Verkalkungen (Painter 1907), die z.T. fälschlich in der Bursa subacromialis oder subdeltoidea lokalisiert wurden (Stieda 1908). Wrede (1912) beschrieb korrekt die Lokalisation in den Rotatorensehnen. Im Folgenden wurde die PHS einerseits ein Synonym für Erkrankungen mit Verkalkung der Rotatorenmanschette wie auch ein völlig unscharfer Sammelbegriff für alle möglichen Schultererkrankungen inklusive des AC-Gelenks. Eine systematische Aufarbeitung der subakromialen Erkrankungen begann mit Codman (1906), dessen umfangreiche Erfahrungen ihren Niederschlag in seinem Buch „The Shoulder, Rupture of the Supraspinatus Tendon and Other Lesions in or About the Subacromial Bursa" (1934) fanden. Codman unterschied begrifflich u.a. die Erkrankungen der Rotatorensehnen von der Frozen Shoulder.

Die Suche nach den Ursachen solcher Erkrankungen führte bereits Goldthwait (1909) zu einer mechanischen Theorie des kontaktbedingten Gewebeverschleißes, d.h. eines Schadens durch unphysiologische oder übermäßige Reibung von gleitenden Geweben.

Neben der Möglichkeit des akromialen beschrieb er auch die des korakoidalen Impingements, also des beschwerdeauslösenden Kontakts zwischen Rotatorenmanschette und Bursa einerseits und dem korakoakromialen Schulterdachbogen andererseits. Meyer (1931) war einer der ersten, der wissenschaftlich die pathogenetische Bedeutung des Kontakts der subakromialen Weichteilstrukturen mit dem Akromion sah. Er benutzte bereits den Begriff des Impingements.

Die Bedeutung des subakromialen Gleitraums wurde von Pfuhl (1934) im Sinne eines eigenen Gelenks zwischen der Rotatorenmanschette einerseits und dem korakoakromialen Bogen andererseits erkannt (Abb. 10.**3**). Die Bursa subacromialis übernimmt in diesem Nebengelenk die Funktion des Gelenkknorpels in einem echten Gelenk. Die Gesamtfunktion der Schulter ist untrennbar mit einer ungestörten Funktion des subakromialen Nebengelenks verbunden (Voßschulte 1942).

Erste Beschreibungen von Rotatorenmanschettendefekten finden sich bereits bei Smith (1834) sowie in einer Illustration von Monro (1788) in seinem Buch über die Bursae des menschlichen Körpers. Bardenheuer (1866) erwähnt ebenfalls eine in anatomischen Untersuchungen gefundene Supraspinatussehnenruptur. Payr (1931) und Dollinger (1932) wiesen schon darauf hin, dass Läsionen der Supraspinatussehne eine der häufigsten Ursachen der zur damaligen Zeit überwiegend als Duplay-Periarthritis oder Bursitis subacromialis/subdeltoidea bezeichneten Krankheitsbilder seien. Eine erste Systematik der Rotatorenmanschettenläsionen stammt von Codman (1934).

Der Begriff der Rotatorenmanschette findet sich als **Rotator Cuff** erstmalig bei Bosworth (1940). Die therapeutische Umsetzung des Konzepts der mechanischen Bedrängung der Rotatorenmanschette als Ursache von Schulterbeschwerden erfolgte zunächst als komplette Akromionektomie, die auch das Akromioklavikulargelenk zerstörte (Armstrong 1947, Hammond 1962, Watson-Jones 1939), später als partielle Akromionektomie (Smith-Petersen 1943), die das Akomioklavikulargelenk erhielt und in weiter abgeschwächter Form als laterale Akromionektomie, die nur lateral ungefähr ein Drittel bis ein Viertel des Akromions entfernte (McLaughlin 1944). Als erster erkannte Neer (1972) die anteriore Akromionkante als Hauptkontaktzone und führte die anteriore Akromioplastik ein. Neer (1972) führte auch das Konzept des subakromialen Impingements ein, d.h. des pathologischen Kontakts zwischen Rotatorenmanschette und Bursa subacromialis einerseits und dem Schulterdach andererseits als Hauptursache des von ihm so genannten Impingementsyndroms. Neer stellte eine Klassifikation mit chronologischem Ablauf in 3 Stadien vor.

Anatomie. Die Rotatorenmanschette kann unter funktionell-strukturellen Gesichtspunkten in 5 Zonen mit 5 zugehörigen Sehnen eingeteilt werden. Im engeren Sinn besteht sie aus den 4 Sehnen der Mm. subscapularis, supraspinatus, infraspinatus und teres minor sowie der Gelenkkapsel. Hinzu kommt die sog. Intervallzonenregion zwischen Supraspinatus- und Subskapularissehne (s. auch Kap. 1) und die lange Sehne des M. biceps brachii, die neben ihren Funktionen für die Beugung des Ellenbogens und die Supination des Unterarms auch intrinsisch-agonistische Funktionen in der Rotatorenmanschette ausübt (s.u.). Der M. subscapularis ist der einzige Innenrotator. Alle anderen Sehnen haben neben ihren zentrierenden Funktionen vor allem auch eine unterschiedliche außen-

10 Subakromialsyndrome

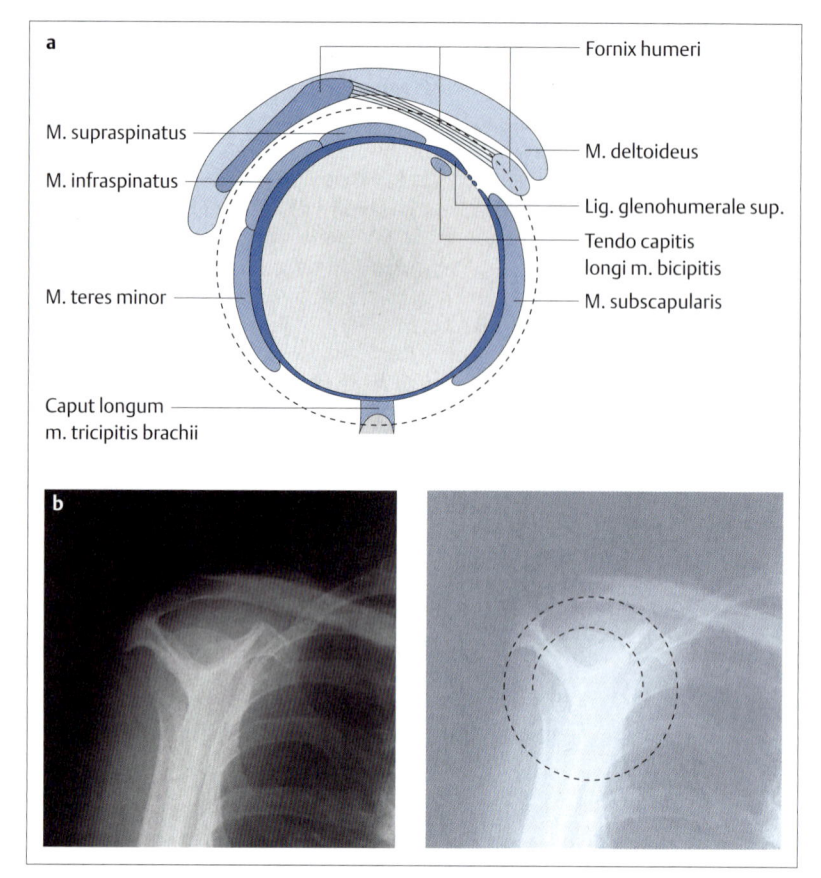

Abb. 10.3 a u. b Schulter mit korakoakromialem Bogen.
a In lateraler Aufsicht.
b In skapulaaxialer Ansicht im Röntgenbild (Doppelbogen).

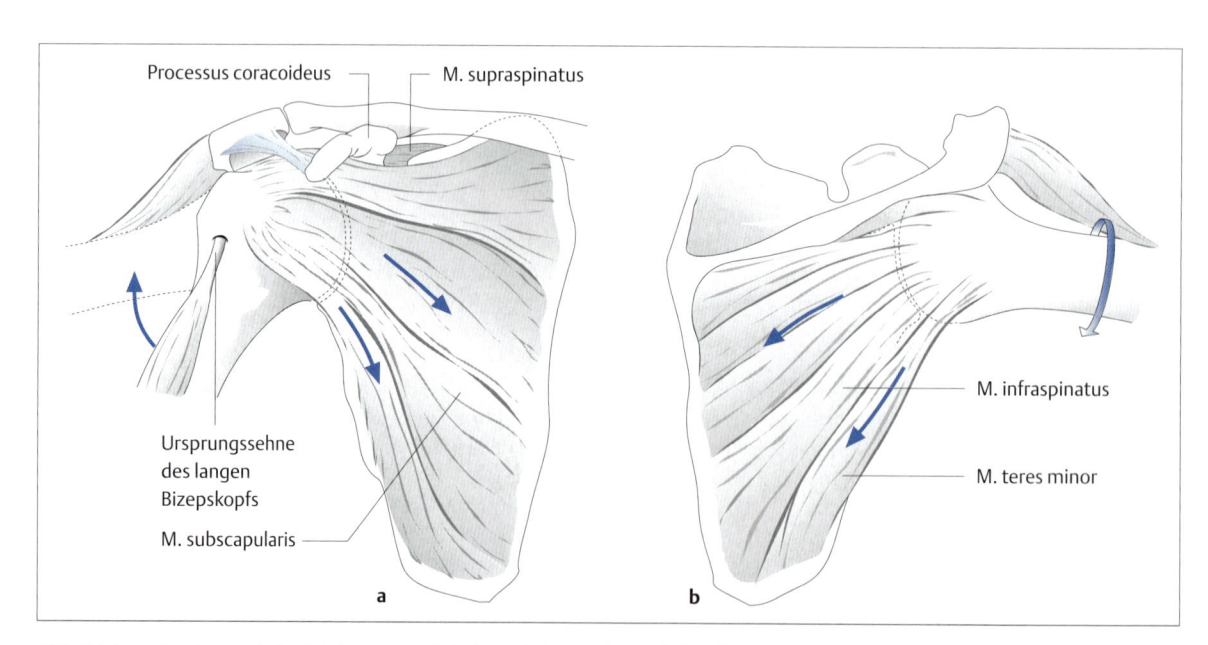

Abb. 10.4 a u. b Anatomische Zeichnung der Schulter mit RM, Deltamuskel und korakoakromialem Bogen.

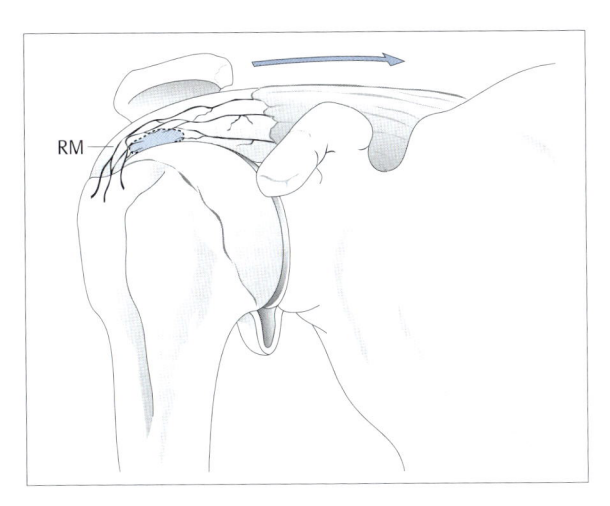

Abb. 10.5 Schema der Vaskularisierung der Rotatorenmanschette in der kritischen Zone.

rotatorische Wirkung. In der Rotatorenintervallzone erfolgt eine Art geweblicher Synchronisation zwischen Außen- und Innenrotatoren. Alterationen der Struktur des Rotatorenintervalls führen in der Regel zu erheblichen klinischen Störungen, da das Zusammenspiel der Rotatorenmuskeln zwangsläufig gestört wird.

Die Rotatorenmanschette weist vor allem in der Supraspinatussehne ca. 1 cm von der Insertion entfernt eine sog. kritische Zone (Codman 1934) auf. Hier ist die Vaskularisation knapp, da kapilläre Endstrecken muskulären und ossären Ursprungs aufeinander treffen (Rothman u. Parke 1965) (Abb. 10.5).

Nach Clark und Harryman (1992) sowie Gohlke u. Mitarb. (1994) liegt in der Rotatorenmanschette eine mehrschichtige Konstruktion vor (s. auch Kap. 1): Eine äußere epitenonartige Schicht dicht unter dem Boden der Bursa subacromialis mit z. T. recht großen Arteriolen zeigt bezüglich der Längsachse der Sehnen eine schräge Verlaufsrichtung der Kollagenfasern. Diese inserieren am Periost der Tuberkula. Die zweite und dickste Schicht besteht aus der Hauptsehnensubstanz mit dicht gepackten, parallel orientierten Faserbündeln, die die direkte Kraftübertragung vom muskulotendinösen Übergang zum Knochen bewirken. Arteriolen treten aus der ersten Schicht z. T. in die zweite über. Diese Schicht fehlt in der Rotatorenintervallzone und ist im Intervall zwischen Supra- und Infraspinatussehne weniger dicht ausgeprägt. Die dritte Schicht ist dünn und zeigt Vernetzungen zwischen den einzelnen Sehnenbündeln. Die Vaskularisation ist spärlich. Arteriolen laufen vorwiegend zwischen der 2. und 3. Schicht.

Die 4. Schicht ist weniger als 1 mm dick und besteht vorwiegend aus lockerem Bindegewebe, das durch einzelne Kollagenfasern aufgefüllt wird. Die 4. Schicht ist eine Art Interposition – wahrscheinlich ohne nennenswerte Kraftübertragungsfunktion im Sehnenlängsverlauf – zwischen der 3. Schicht und der Kapsel, die die 5. Schicht bildet. Diese Schicht zeigt kranial eine überwiegend anteroposteriore Verlaufsrichtung und erreicht mit Sharpey-Fasern das Knocheninnere. Von der Vereinigungsstelle mit der Sehne findet man peripherwärts keine synoviale Auskleidung mehr. Die prominente Darstellung dieser anteroposterioren bandartigen Verstärkung der Kapsel bezeichnet man als kapsulotendinöses Ligament (Abb. 10.6). In der Rotatorenintervallzone findet man nur die Schichten 1, 4 und 5.

Entgegen der Darstellung in älteren Anatomiebüchern gibt es keine klare Insertionsstelle einer einzelnen Sehne am Tuberculum majus. Nur die Fasern der 2. Schicht scheinen direkt an zugehörigen Knochenarealen der Tuberkulumfacetten zu inserieren. Ein erheblicher Teil der Fasern der Schicht 3 zeigt ausgeprägte Überkreuzungen.

Bei ausbalancierten Kraftverhältnissen an der Rotatorenmanschette besteht eine perfekte Zentrierung des Humeruskopfs in allen Bewegungsrichtungen und Belastungssituationen (Abb. 10.7).

Der korakoakromiale Bogen bildet eine Art 2. Gelenk über der Rotatorenmanschette mit annähernd gleichen Krümmungsverhältnissen bei größerem Radius, was Pfuhl (1933) bereits zutreffend mit dem Begriff des subakromialen Nebengelenks bezeichnete.

Die räumlichen Verhältnisse unter dem korakoakromialen Bogen aus Akromion, Lig. coracoacromiale und Processus coracoideus sind begrenzt (Abb. 10.8). Der Raum wird von der Rotatorenmanschette, der Bursa subacromialis und der dünnen Schicht fetthaltigen lockeren Bindegewebes zwischen dem äußeren Bursablatt und dem Akromion weitgehend ausgefüllt.

Die Bursa subacromialis vermittelt die Gleitbewegungen zwischen Rotatorenmanschette und Schulterdach und ist reichhaltig mit nozizeptiven Nervenfasern und Rezeptoren ausgestattet (Gohlke u. Mitarb. 1994, Ide u. Mitarb. 1996, Soifer u. Mitarb. 1996). Wahrscheinlich wird der Schmerz bei subakromialen Syndromen wesentlich über die Bursa vermittelt.

Pathogenese

Allgemeine Pathogenese degenerativer Rotatorenmanschettenveränderungen. Pathologisch-anatomisch finden sich als frühes Substrat der Beschwerden Bursitiden der Bursa subacromialis und Bursa subdeltoidea, ggf. auch der Bursa subcoracoidea (die oft auch einen Rezessus des Gelenks darstellt) sowie degenerative Veränderungen der Sehnen, ggf. mit einer reaktiven Entzündung. Man bezeichnet sie besser als **Tendinosis** und nicht als Tendinitis, da die Zeichen einer echten Entzündung nicht nachgewiesen werden können. Die Bursitiden stellen im engeren Sinne nur Entzündungen mit oder ohne zelluläre Infiltration dar im Sinne einer Inflammation und sind keine immunogene Reaktion (Santavirta u. Mitarb. 1992). Sie sind raumfordernde Schwellungszustände mit zottiger Hypertrophie infolge einer Irritation des Gewebes. Volumenvermehrungen der Strukturen des subkorakoakromialen

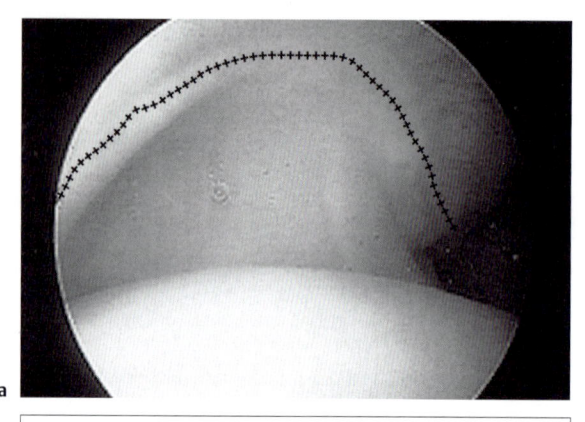

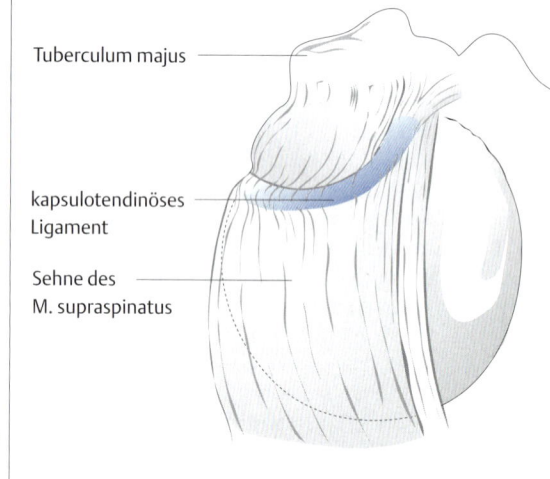

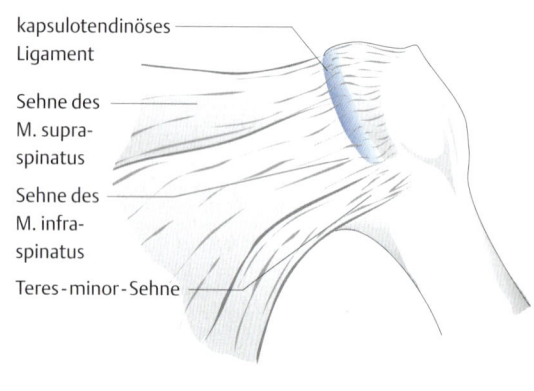

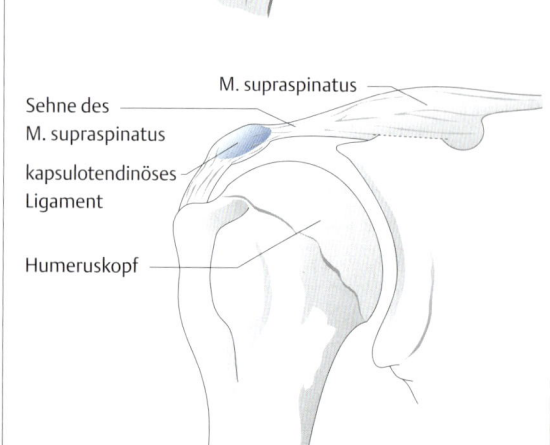

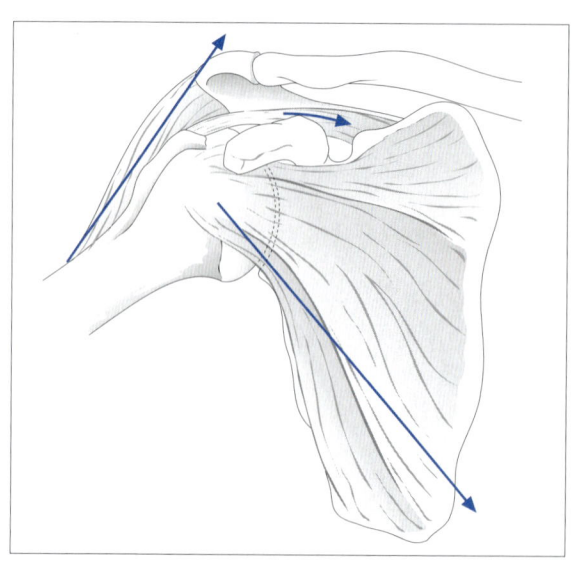

Abb. 10.7 Biomechanische Kraftverhältnisse an der Rotatorenmanschette.

Raums, der in Kurzfassung meist als **subakromialer Raum** bezeichnet wird, führen zu Kontaktphänomenen zwischen den immobilen Strukturen des osteofibrösen Bogens und den mobilen Strukturen der Rotatorenmanschette und der Bursa subacromialis. Gleiches entsteht bei der späteren Ausbildung von Spornen an der vorderen Akromionkante und Ossifikationen im Verlauf des Lig. coracoacromiale. Diese Kontaktphänomene werden in Übernahme angloamerikanischer Terminologie als **Impingement** bezeichnet. Bei Kontakt mit dem Akromion und/oder dem Lig. coracoacromiale spricht man von subakromialem Impingement, bei Kontakt mit dem Processus coracoideus von korakoidalem Impingement. Das subakromiale Impingement ist häufig, das korakoidale selten. Der stellungsabhängige Kontakt mit den verschiedenen Anteilen des korakoakromialen Bogens (Abb. 10.9) begünstigt die Manifestation der klinischen Beschwerden. Solange die Rotatorensehnen noch intakt sind und die Beweglichkeit nicht eingeschränkt ist, sondern nur schmerzhaft ist, spricht man von einem einfachen Subakromialsyndrom.

Bei längerem Bestehen kann es zu Verklebungen und Verwachsungen im Subakromialraum kommen, die die Beweglichkeit einschränken. Es liegt ein **adhäsives Subakromialsyndrom** vor. Kapsel-, Sehnen- und Muskelgewebe unterliegen einem ständigen und sich dem Gebrauch anpassenden Umbau. Dies führt dazu, dass bei mangelnder Ausnutzung der endgradigen Beweglichkeit eine Verkürzung der Außenrotatoren eintritt (entweder primär als disponierende Komponente oder sekundär), ggf. auch eine vorwiegend dorsale Kapselschrumpfung. Die Bewe-

◀ **Abb. 10.6 a–d** Kapsulotendinöses Ligament der Rotatorenmanschette (sog. Rotator Cable nach Burkhart).

10.1 Erkrankungen der Rotatorenmanschette

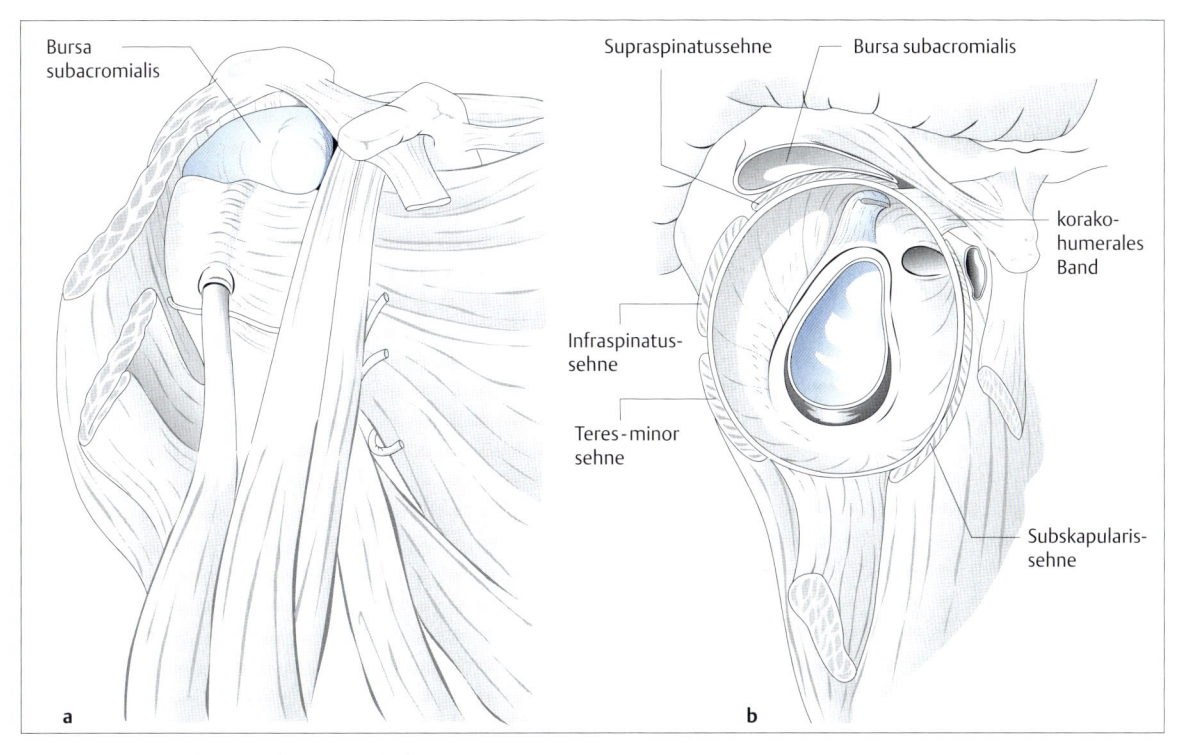

Abb. 10.8 a u. b Subakromiales Nebengelenk.

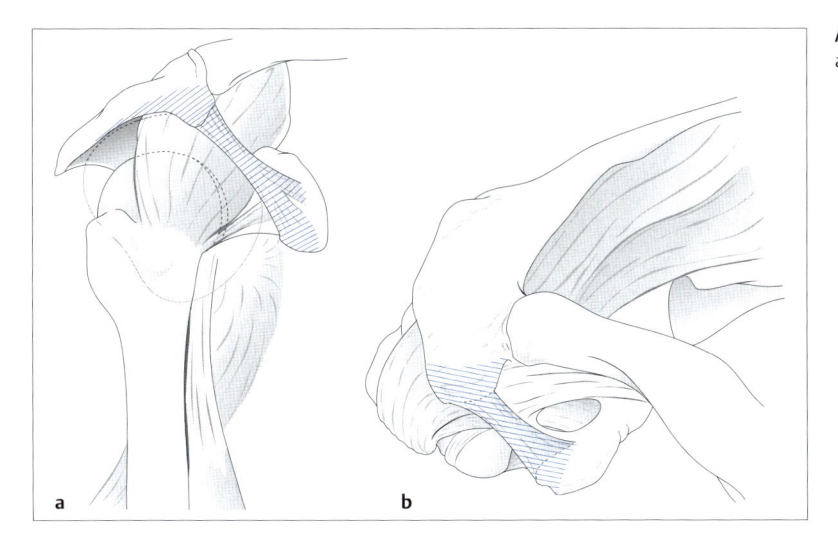

Abb. 10.9 a u. b Impingementzonen am korakoakromialen Bogen.

gungseinschränkung ist selten so ausgeprägt wie bei einer adhäsiven Kapsulitis (s. Kap. 11) und entspricht auch nicht einem so regelmäßigen Muster. Initial sind bei diesen Prozessen vor allem die endgradige Innenrotation durch schmerzhafte Dehnung der Außenrotatoren und hinteren Kapsel behindert und die Abduktion durch Kontaktprozesse am korakoakromialen Bogen eingeschränkt und schmerzhaft.

Die Degeneration der Sehnen ist vielgestaltig. In der pathologisch-anatomischen Literatur gibt es eine Vielzahl von Beschreibungen wie fettige Degeneration, Desorganisation der Kollagenstruktur, mukoide Verquellung, Tendinose, degenerative Tendinitis usw., die z. T. nur vage definiert sind (Übersicht bei Mohr 1987) und fließende Übergänge zu Altersveränderungen aufweisen. Aus vielen anatomisch-pathologischen Untersuchungen (Brewer 1979,

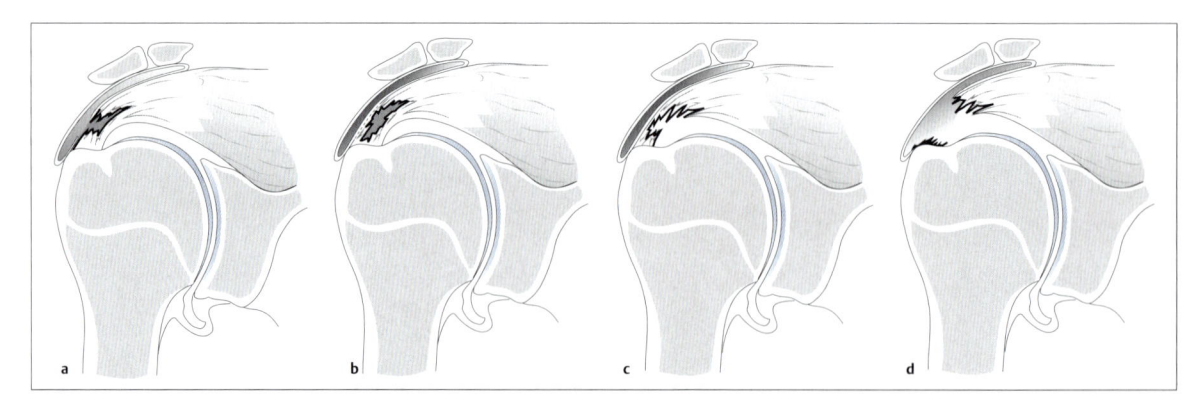

Abb. 10.10 a–d Schema der Lokalisation von Rotatorenmanschettendefekten.
a Bursaseitig.
b Intratendinös.
c Artikulärseitig.
d Komplett.

Glatthaar 1938, Meyer 1922, 1923, 1931, 1937, Schaer 1936, Yamanaka u. Fukuda 1991) können folgende Sehnenveränderungen als Ausdruck der Degeneration abgeleitet werden (Sarkar u. Uhthoff 1996):
- Ausdünnung und Fibrillation der Sehnenfaszikel,
- unregelmäßige Verdickung und Verquellung der sog. blauen Zone, des Übergangs vom nichtmineralisierten zum mineralisierten Faserknorpel mit z. T. (dystrophischer) Einlagerung von Kalziumkristallen (nicht zu verwechseln mit der Tendinosis calcarea) in den unmineralisierten Faserknorpel,
- Ausbildung von Mikrodefekten im Faserknorpel,
- Unterbrechung der sog. blauen Grenzlinie durch fibrovaskuläres Gewebe. Dabei werden die lichtmikroskopisch sichtbaren Unterbrechungen von Sehnenfaszikeln, die als Mikrorupturen bezeichnet werden, von Herden von Granulationsgewebe begleitet. Dieses Granulationsgewebe führt zur Unterbrechung der inserierenden Sharpey-Fasern und schwächt die Sehne mechanisch.

Makroskopisch wird dabei nach Uhthoff (1998) der Abstand zwischen dem Humeruskopfknorpel und dem zurückweichenden Sehnenansatz zunehmend größer. Die Weite des anatomischen Halses zwischen der Knorpel-Knochen-Grenze des Humeruskopfs und der Insertion der Kapsel unter der Supraspinatussehne korreliert signifikant positiv mit dem geweblichen Regressionsgrad und negativ mit der Zerreißungsfestigkeit der Supraspinatussehne (Sano u. Mitarb. 1998). Dadurch nimmt die Zerreißfestigkeit parallel zu den regressiven Veränderungen von ca. 0,7 kp/mm^2 beim Degenerationsgrad 0 auf ca. 0,1 kp/mm^2 beim Degenerationsgrad 6 ab. Dies gilt für die Infraspinatus- und Subskapularisehne nicht gleichermaßen. Dabei reißen gering oder nicht degenerierte Sehnen ansatznah und erst bei höheren Lasten und stärker degenerierte Sehnen weiter proximal in der Substanz und bei geringeren Lasten (Sano u. Mitarb. 1998, Uhthoff 1998).

Hauptort der Degeneration ist die kritische Zone ca. 1 cm proximal der Sehneninsertion.

Diese Sehnenveränderungen können fortschreiten bis zum Defekt der Rotatorenmanschette, der spontan und zunächst unbemerkt oder aber bei traumatischen Ereignissen mit nur geringer Krafteinwirkung auftreten kann. Die Defekte können intratendinös, bursaseitig oder gelenkseitig beginnen (Abb. 10.10). Gelenknahe Defekte sind mehr als doppelt so häufig wie bursanahe. Die Häufigkeit intratendinöser Defekte ist wegen der Unsicherheit ihrer Diagnose spekulativ, wahrscheinlich aber wesentlich höher als die der bursanahen.

Aus diesen inkompletten oder Partialdefekten, die anekdotisch schon von Perthes (1906) und ausführlich erstmalig von Codman (1934) in seiner Monographie beschrieben wurden, entstehen durch Ausbreitung auf die ganze Dicke der Rotatorenmanschette dann die kompletten oder Totaldefekte.

Der Begriff des inkompletten oder kompletten Defekts oder der Ruptur bzw. Partial- oder Totaldefekt/-ruptur bezieht sich nur auf die Tiefenausdehnung des Schadens und bezeichnet nicht die flächige Größenausdehnung des Defekts. Ein Partialdefekt kann flächenmäßig den Ansatz zweier Sehnen umfassen und ein Totaldefekt flächenmäßig nur wenige mm in 2 Richtungen betragen, aber vollständig perforieren. Die Bezeichnungen kompletter/inkompletter Defekt bzw. komplette/inkomplette Ruptur sowie Partial- und Totalruptur werden in der Literatur oft synonym eingesetzt. Sie sollten nicht benutzt werden, um die flächige Ausdehnung eines Defekts zu beschreiben. Bei Defektbildungen ohne auslösendes Trauma sollte man nicht von Ruptur sprechen.

Ein Rotatorenmanschettendefekt beginnt makroskopisch am häufigsten gelenkseitig oder intratendinös an der ventralen Kante der Supraspinatussehne (Abb. 10.11). Der Abstand zwischen dem hyalinen Knorpel und der Kapselinsertion verbreitert sich (Uhthoff 1998). Die tiefe, faserknorplige Schicht der Supraspinatussehne vor dem Tuberculum majus wird ödematös, aufgefasert und weich.

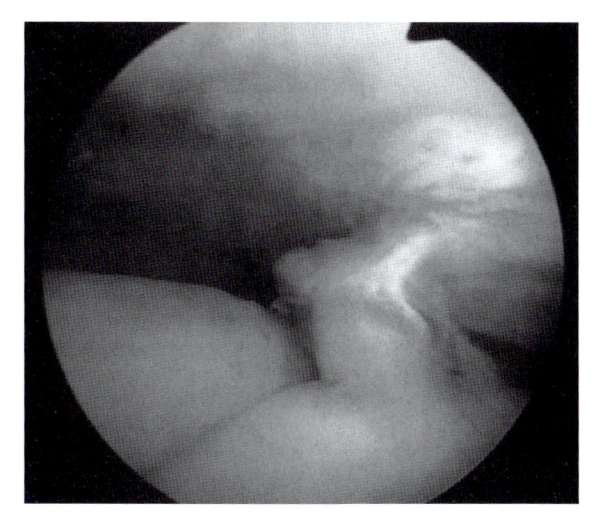

Abb. 10.11 Partialdefekt an der artikulären Vorderkante des Supraspinatusanteils der Rotatorenmanschette.

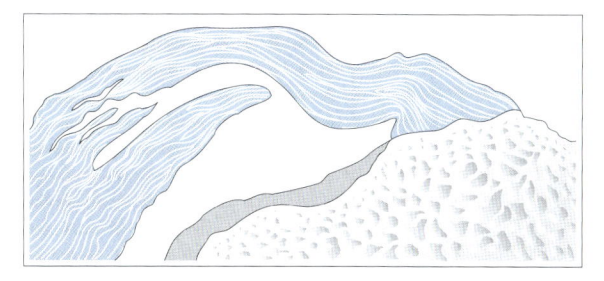

Abb. 10.12 Kulissenartige Dissektion zwischen Kapsel und Sehne bei einem artikulärseitigen Rotatorenmanschettenpartialdefekt.

Dann verliert sie den Anschluss an den Knochen und zieht sich ein wenig zurück. Tuite u. Mitarb. (1998) fanden sowohl bei Personen unter wie über 36 Jahren die Mehrzahl der gelenkseitigen Partialdefekte in der ventralen Hälfte des Supraspinatus (79%/89%). Patienten mit direkt in der Insertionszone auftretenden gelenkseitigen Defekten (sog. rim rent tears nach Codman) sind nach Tuite u. Mitarb. (1998) jünger (im Mittel 31 Jahre) als solche mit weiter proximal in der Sehne befindlichen Läsionen.

Der gelenkseitige oder zunächst auch nur intratendinöse Defekt kann sich ausdehnen und den ganzen ventralen Rand der Sehne einbeziehen. Die bursaseitige Schicht steht noch. Zwischen tiefer und oberflächlicher Sehnenschicht kann sich ein Spalt entwickeln und weiter nach medial und dorsal ausdehnen (Abb. 10.12). Schließlich gibt die oberflächliche Schicht am Tuberculum majus nach oder reißt ab und zieht sich zurück, womit die Kommunikation zwischen Bursa subacromialis und Gelenkraum hergestellt ist: Das Gelenk ist zum Bursaraum hin offen.

Das Zusammenwirken von Zugkräften der Rotatorenmuskeln und den Verstärkungsbändern wie dem Lig. coracohumerale führt zu typischen Rissformen (Kölbel 1991). Der Stumpf zieht sich weiter zurück (Abb. 10.13) und dehnt das daran ansetzende Lig. coracohumerale. Der Zug der Muskeln weitet den Defekt auf, der vordere

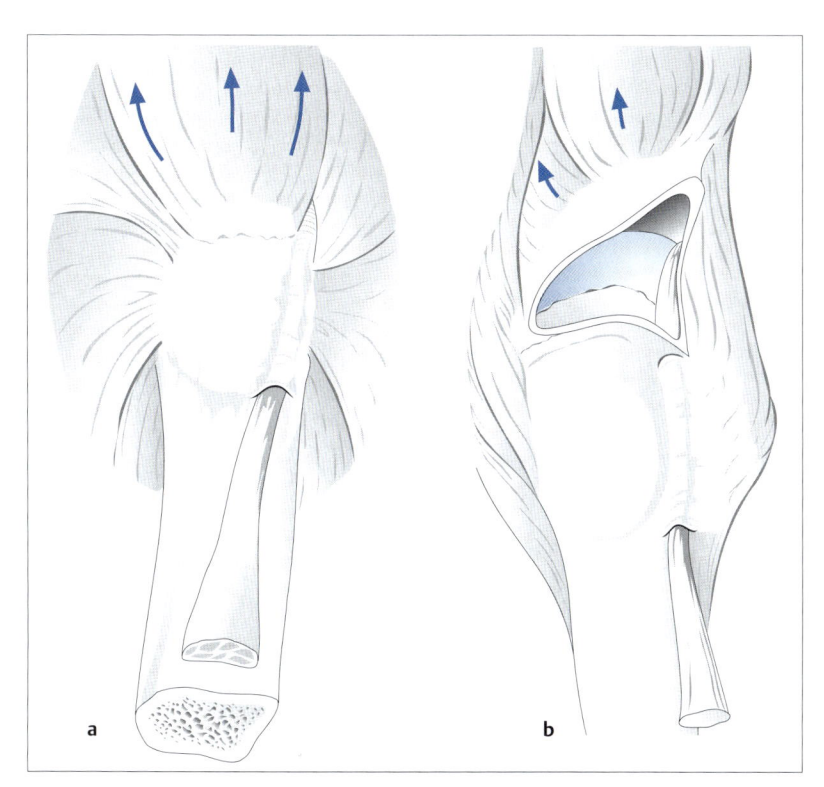

Abb. 10.13 a u. b Schema der Sehnen-Retraktion eines Rotatorenmanschettendefekts.

Rand der Supraspinatussehne ist weit retrahiert, das Lig. coracohumerale nach medial zurückgezogen, sodass die lange Bizepssehne sichtbar wird. Die Verlagerung des Lig. coracohumerale nach medial kann auch den supratuberkulären Halteapparat der langen Bizepssehne (sog. Intervallschlinge) beeinträchtigen. In Folge wird diese oberhalb des Sulcus bicipitalis instabil (s. Abschnitt „Lange Bizepssehne und Rotatorenintervall", 10.3). Bei der beschriebenen Ausdehnung eines Defekts tritt zu einem Querdefekt ein Längsdefekt hinzu. Hierbei entsteht aber nur selten eine L-förmige Defektzone, sondern durch den Zusammenhang von Riss und Retraktion eine eher dreieckförmige oder distal konkave Läsion.

Der Deltamuskel schiebt den Humeruskopf nach kranial, und der Zug der restlichen Muskulatur der Rotatoren weitet den Defekt weiter auf – auch bis in die Infraspinatussehne (Abb. 10.14). Die lange Bizepssehne nimmt nun an den subakromialen Kontaktprozessen teil und kann geschädigt werden, evtl. sogar zerreißen (Abb. 10.15).

Im weiteren Verlauf zeigt der Gelenkknorpel des Humeruskopfs erste Schäden. Je später ein Defekt operiert wird, umso weiter fortgeschritten sind die Verschiebungen und umso wichtiger für die Wiederherstellung ist die Kenntnis der Genese. Damit werden die Formen der Defekte, die ungleichmäßige Retraktion mit der häufigen Lamellenbildung und der Dissektion zwischen Kapsel und Sehne (Abb. 10.13) sowie die kulissenartigen Ränder verständlich.

Je stärker die Dezentrierung fortschreitet, umso wichtiger wird die Funktion des korakoakromialen Bogens als Widerlager für den Humeruskopf, der bei ausgefallener Rotatorenmanschette nur noch durch den Deltamuskel gehoben wird.

In allen Untersuchungen dominiert der Befall der Supraspinatussehne bei weitem gegenüber den anderen Rotatorensehnen, und zwar sowohl bei den Partial- wie auch den Totaldefekten.

Bei Rotatorenmanschettendefekten ist die Supraspinatussehne in ca. 95 % beteiligt, die Infraspinatussehne in ca. 40 %, die Subskapularissehne in ca. 10 %. Etwa die Hälfte aller klinisch manifesten kompletten Defekte ist auf die Supraspinatussehne beschränkt (Hedtmann u. Fett 1995). Isolierte Defekte von Infraspinatus- oder Subskapularisehne treten nur in ca. je 1–2 % aller Fälle auf (Tab. 10.1).

Die traumatische Entstehung von Rotatorenmanschettenrupturen wurde in der älteren Literatur zunächst als wesentliche Ursache angesehen. Erst später kam die Erkenntnis, dass vor allem degenerative Sehnenveränderungen zu Defekten der Rotatorenmanschette führen können.

Aus anatomisch-pathologischen Untersuchungen ist eine (vom Alter abhängige) große Anzahl von Rotatorenmanschettenschäden wie auch Läsionen der langen Bizepssehne bekannt. Bei über 70-Jährigen ist davon auszugehen, dass bei etwa 20–30 % Rotatorenmanschettendefekte vor-

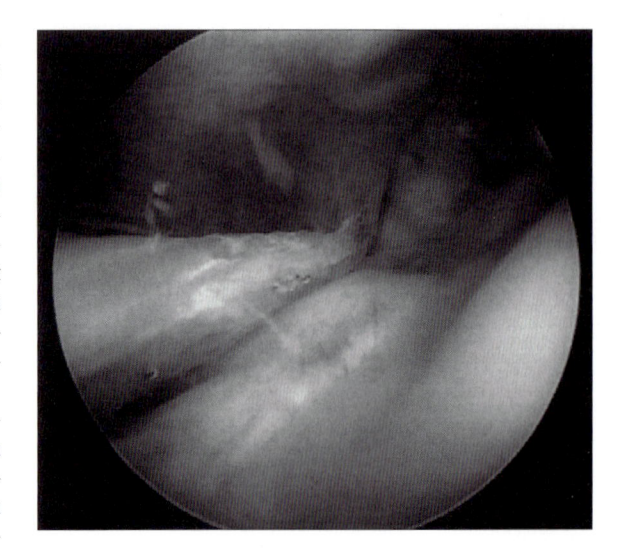

Abb. 10.15 Partialdefekt der langen Bizepssehne bei Totaldefekt der Rotatorenmanschette mit Beteiligung der Intervallzone.

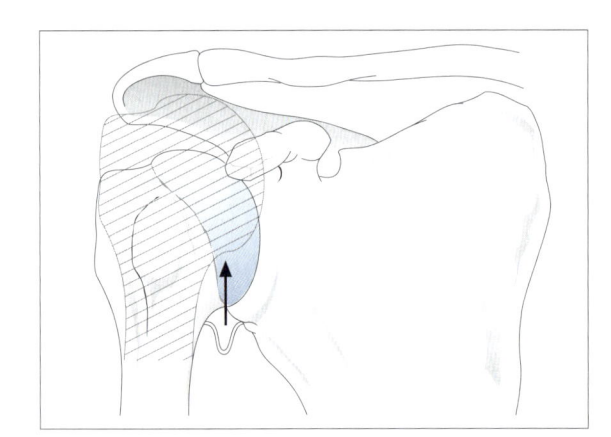

Abb. 10.14 Hochtreten des Humeruskopfs bei großem RM-Defekt.

Tab. 10.1 Defekte Sehnen bei Operation von 425 Rotatorenmanschettendekten (aus Hedtmann A., Fett H. Schultersonographie bei Subakromialsyndromen mit Erkrankungen und Verletzungen der Rotatorenmanschette. Orthopäde 24, 1995, 498–508)

Befallene Sehne	n	%
SSC isoliert	8	1,9
SSP isoliert	232	54,6
ISP isoliert	7	1,6
SSC kumulativ	43	10,1
SSP kumulativ	407	95,8
ISP kumulativ	167	39,3
Läsionen der LBS mit und ohne kompletten Defekt/Ruptur	143	33,6

liegen (Tab. 10.2). Die Mehrzahl davon besteht sicher symptomlos (Tab. 10.3). Eigene große Serienuntersuchungen zeigen eine Häufung der klinisch manifesten Subakromialsyndrome im 5. und 6. Lebensjahrzehnt (Hedtmann u. Fett 1989). Obwohl man nach der Literatur davon ausgehen kann, dass ca. 30% aller über 70-Jährigen einen Totaldefekt der Rotatorenmanschette haben, liegen keine zuverlässigen epidemiologischen Daten über klinisch manifeste Er-

Tab. 10.2 Häufigkeit von Rotatorenmanschettendefekten in autoptischen Studien

Autor/Jahr	n	Alter	RM-Defekte (%)	TD (%)	PD (%)
Codman 1934	200	46 – > 80	32	16,5	15,5
Keyes 1933	146	alle	13,4	13,4	
		< 50	0	0	
		> 50	31	31	
Skinner 1937	100		6	6	
Wilson 1943	180	> 30	21	11	10
Grant u. Smith 1948	190	Alle	19	19	
		< 46	0	0	
		47 – 56	25	25	
		57 – 66	18	18	
		67 – 76	39	39	
		77 – 86	50	50	
Olsson 1953	106	25 – 88	8	8	
Yamada 1969	196		27	8	19
de Palma 1983	96	28 – 74	45	9,5	35,5
Petersson 1983	170	69	31,7	12,9	18,8
Petersson 1984	99	73,5	32,3	14,1	18,2
Refior u. Mitarb. 1984	195	2 – 85 (93% > 60 Jahre)	11,3	11,3	
Uhthoff u. Mitarb. 1986	115		63	20	43
		– 30	12,5	19,0	12,5
		– 40	16,7	3,6	16,7
		– 50	62,5	40	62,5
		– 60	61,9		42,9
		– 70	42,8		39,3
		> 70	75,6		35,6
Uhthoff u. Mitarb. 1988	306	59,8	51,9	19,9	32
Hedtmann 1990	256	75,8	59,8	27	32,8
Jerosch 19991	122	79	59	30,3	28,7
Yamanaka u. Fukuda 1991	227	57,5 (89% > 50 Jahre)	22,4	7,9	14,5
Lehman u. Mitarb. 1995	235	64,7	17	17	
		< 60	6	6	
		> 60	30	30	
Radas u. Mitarb. 1996*	124	75,4	39,5	15,3	24,2
		41 – 50	25	0	25
		51 – 60	25	13	12
		61 – 70	29	15	12
		71 – 80	29	22	7
		81 – 90	52	26	26
		91 – 100	56	26	30

TD = Totaldefekt, PD = Partialdefekt
* Bei Radas u. Mitarb. (1996) wurde die Häufigkeit in den einzelnen Altersgruppen aus nicht zahlenmäßg bezifferter Balkendiagrammdarstellung berechnet.

Tab. 10.3 Häufigkeit von Rotatorenmanschettendefekten bei symptomlosen Probanden bei bildgebender Diagnostik

Autor/Jahr	n	Alter	RM-Defekte (% der Schultern)	TD (%)	PD (%)
Sher u. Mitarb. 1995 (MRT)	46	> 60	54	28	26
	25	40–60	28	4	24
Gohlke 1993 (Sonographie)	150	50–80	36	19	17
Milgrom 1995* (Sonographie)	90	30–49	< 10	keine Differenzierung	
		50–59	ca. 35		
		60–69	ca. 50		
		70–79	ca. 65		
		80–99	80		
Tempelhof u. Mitarb. 1998 (Sonographie)	411		23,4	23,4	
	167	50–59	13	13	
	108	60–69	20	20	
	87	70–79	31	31	
	49	> 80	51	51	

* keine numerischen Angaben, nur unbezifferte Balkendiagramme in der Publikation

krankungen vor. Nach Burkhead u. Mitarb. (1995) sind etwa 72% aller Rotatorenmanschettendefekte symptomlos. Gesichert erscheint, dass trotz zunehmender Häufigkeit von Defekten die klinisch manifesten Erkrankungen jenseits des 70. Lebensjahrs wieder abnehmen. Die pathologisch-anatomische Läsion stellt also nur eine Teilbedingung für die klinische Manifestation dar. Da die Rotatorenmanschette die wichtige Aufgabe hat, den Humeruskopf gegenüber dem Glenoid zu zentrieren und die notwendige biomechanische Feineinstellung für die Grobkkraftentwicklung des Deltamuskels zu gewährleisten, können Läsionen der Rotatorenmanschette sowohl Folge wie Ursache funktioneller und struktureller Störungen sein.

Der chronologische Ablauf der Sehnenveränderungen und der resultierenden Defektbildungen ist nach wie vor wissenschaftlich nicht endgültig geklärt. Manche Partialdefekte können jahrelang unverändert bestehen bleiben. Andere dagegen können innerhalb kurzer Zeit zu einem kompletten Defekt führen.

Aus der Tatsache, dass in autoptischen Studien und bildgebenden Untersuchungen regelmäßig in jüngerem Lebensalter weit mehr Partialdefekte als Totaldefekte gefunden wurden und letztere mit dem Alter kontinuierlich zunehmen (Tab. 10.2 u. 10.3), kann implizit auf eine kontinuierliche Progredienz mit individueller Geschwindigkeit geschlossen werden. Auch Nachuntersuchungen, die zeitabhängig die Entwicklung eines Totaldefekts aus einem gelenkseitigen Partialdefekt zeigten (Yamanaka u. Matsumoto 1994, Weber 1999), stützen diese These. Gohlke (1993) zeigte, dass das Durchschnittsalter von Patienten mit Rotatorenmanschettendefekten mit der Größe der Läsion zunimmt (Partialdefekt: 63,7 Jahre, Totaldefekt < 2 cm: 67 Jahre, Totaldefekt > 2 cm: 69,4 Jahre und TD > 4 cm: 70,6 Jahre).

Das Fortschreiten von bereits voll ausgebildeten Totaldefekten erfolgt nach unterschiedlichen Gesetzen: Einerseits können sie jahrelang stabil ohne jede Größenveränderung verbleiben, andererseits sich in kurzer Frist massiv vergrößern. Es zeichnet sich ab, dass Defekte, die peripher und innerhalb der von Clark und Harryman (1992), Burkhart u. Mitarb. (1993) sowie Gohlke u. Mitarb. (1994) beschriebenen bogenartigen, queren Verstärkungsstruktur vor dem Rotatorenmanschettenansatz liegen, jahrelang in der Größe unverändert sein können. Diese als sog. Rotator Cable (Burkhart u. Mitarb. 1993) oder kapsulotendinöses Ligament (Clark u. Harryman 1992) beschriebene Struktur zieht von der Oberkante des Tuberculum minus als gelenkseitig sichtbare, wulstige Verstärkung in einem Bogen bis zur Hinterkante des Tuberculum majus (Abb. 10.6, s. auch Kap. 1). Distal davon befindet sich eine deutlich schwächere, insertionsnahe Schicht der Rotatorenmanschette. Das sog. Rotator Cable führt zu einer Lastverteilung analog dem Tragseil einer Hängebrücke. Distal davon ist die Rotatorenmanschette deutlich dünner als proximal davon und gelenkseitig auch nicht mehr von der Synovialmembran bedeckt. Der vom Rotator Cable eingeschlossene Bezirk umfasst im Wesentlichen den faserknorpeligen Gleitsehnenanteil der Supraspinatussehne. Defekte, die diese verstärkungsbandartige Struktur überschreiten, neigen dazu, sich regelhaft zu vergrößern.

Die verschiedenen Ursachen eines Subakromialsyndroms werden von einzelnen Autoren sehr unterschiedlich gewichtet. Dies hat zu **unterschiedlichen Sichtweisen** geführt:

Impingementtheorie. Da in der Literatur für die intraartikulären Kontaktphänomene zwischen Rotatorenmanschettenunterfläche und oberem, hinteren Glenoidrand der Begriff posterosuperiores oder inneres Impingement zunehmend gebräuchlich wird (s. auch Kap. 14 u. 15), sollten die subakromialen Prozesse zur Präzisierung als subakromiales Impingement bezeichnet werden.

Der subakromiale Raum stellt ein eigenes Nebengelenk dar (Pfuhl 1933). Hier dreht sich die Rotatorenmanschette, vermittelt durch die Bursa subacromialis als Gleitstruktur, unter dem korakoakromialen Bogen, dem sog. Schulterdach. Der enge Raum unter dem Schulterdach weist nur geringe Volumenreserven auf. Jede Schwellung der bewegenden Strukturen kann zum mechanischen Kontakt führen.

Prinzipiell kann der Kontakt zwischen allen Anteilen stattfinden, also sowohl dem Lig. coracoacromiale wie auch dem Akromion und dem Processus coracoideus (Abb. 10.9).

Das Lig. coracoacromiale weist normalerweise keine faserknorpeligen Anteile auf. Deshalb ist davon auszugehen, dass eine dauernde Kraftübertragung nicht stattfindet, da sonst eine entsprechende fibrokartilaginäre Metaplasie zu erwarten wäre. Der korakoakromiale Bogen dient nach heutiger Erkenntnis physiologisch dazu, die kraniale Translation zu begrenzen, wobei propriozeptive Funktionen mit möglicher Rückkoppelung in die Muskelsteuerung noch weitgehend spekulativ sind. Der eigentliche Gewebekontakt ist sicher nicht schmerzhaft, erst die wiederholte übermäßige Auslösung ist aufgrund geweblicher Irritationen (Bursitis/Tendinose) schmerzhaft. Länger dauernde Druckbelastung am korakoakromialen Bogen infolge einer Dysfunktion der Rotatorenmanschette führt zu einer chondroiden Metaplasie im Lig. coracoacromiale (Putz u. Reichelt 1990), die den Beginn einer enchondralen Ossifikation darstellt. Bei Partialdefekten befinden sich die anterioren Sporne immer im Verlauf des Lig. coracoacromiale. Erst bei Totaldefekten reichen sie tiefer und bedrängen den Subkorakoakromialraum (Gohlke u. Mitarb. 1993).

Das Lig. coracoacromiale wurde verschiedentlich als wesentliche Teilkomponente des pathogenen Kontakts zwischen Rotatorenmanschette und Schulterdach gesehen (McLaughlin u. Asherman 1953, Ogata u. Uhthoff 1990, Uhthoff u. Mitarb. 1988, Sarkar u. Uhthoff 1990) und eine funktionelle Enge bei kombinierter Armflexion und Innenrotation (entsprechend der Stellung beim Impingementzeichen von Neer) konnte von Burns und Whipple (1993) auch an Leichenschultern reproduziert werden.

Neer (1972) sah in ca. 95 % der Fälle mechanische Faktoren einer Enge des subkorakoakromialen Raums als primär verantwortlich. Diese sollen den pathologischen Prozess initiieren. Das große Verdienst von Neer war es, die vordere und untere Kante des Akromions mit dem Lig. coracoacromiale als wesentliche Kontaktzone erkannt zu haben.

Er postulierte mit seiner Theorie der Impingementstadien (Tab. 10.4) eine durch diese äußeren (extrinsischen) Faktoren der Enge des subkorakoakromialen Raums bedingte zunehmende Schädigung der Rotatorenmanschette. Der Ödematisierung und ggf. Einblutung der Sehnen und Bursa (Stadium I) sollte die Sehnenfibrose (Stadium II)

Tab. 10.4 **Impingementstadien (aus Neer CS II. Anterior acromioplasty for the chronic impingement syndrome in the shoulder. J. Bone Joint Surg. 54-A, 1972, 41–50)**

Stadium	Gewebliche Veränderung	Alter
I	Ödem, Einblutung	< 25
II	Fibrose	< 40
III	Sehnendefekt und knöcherne Veränderungen	> 40

folgen und schließlich der Rotatorenmanschettendefekt (Stadium III) mit knöchernen Veränderungen am Akromion und ggf. auch am Humeruskopf.

Die einzelnen Stadien wurden von Neer empirisch einem bestimmten Alter und einer Therapie zugeordnet. Histologische Untersuchungen oder sonstige wissenschaftliche Belege der Theorie wurden von Neer dazu nicht vorgelegt. Die wissenschaftliche Basis bildet dabei z. T. die sog. Attrition Theory von A. W. Meyer aus den 20er-Jahren, die einen durch mechanische Kontaktphänomene und Belastungsfaktoren begünstigten Gewebsverschleiß herausstellte.

Später ergänzte Neer die Theorie um das differenziertere Konzept des sog. Outlet-Impingements (das der ursprünglichen Impingementtheorie entsprach) sowie des sog. Non-Outlet-Impingements, bei dem das Volumen der subakromialen Strukturen zu groß ist für den zu Verfügung stehenden Raum, z. B. bei Verdickung und Schwellung von Bursa subacromialis und Rotatorensehnen (Neer 1990), aber auch z. B. nach Frakturen des Tuberculum majus mit Hochstand. Ursache des Kontakts bei subakromialen Impingementsymptomen kann also nach dem aktualisierten Neer-Konzept einerseits eine (z. B. durch mechanische Irritation oder Überlastung induzierte) Volumenvermehrung der subakromialen Strukturen von Rotatorenmanschette und Bursa subacromialis sein und andererseits eine bereits vorher bestehende Enge des subakromialen Gleitkanals. Diese kann – konstitutionell bedingt – anatomisch präformiert sein durch eine flachere Stellung des Akromions, dessen mehr bogenförmige statt flachere Form, weite ventrale Prominenz des Akromions und sekundär durch Sporne im akromialen Ansatz und Verlauf des Lig. coracoacromiale.

Die Neer-Theorie der vorwiegend extrinsischen Ursachen von Impingement und Rotatorenmanschettenläsionen scheint durch die Untersuchungen von Bigliani und Morrison (1987) bestätigt zu werden, die zeigten, dass bestimmte Akromionformen vom sog. Typ III und II überproportional häufig bei Rotatorenmanschettendefekten vertreten sind (Abb. 10.16). Es liegen aber auch gegenteilige Äußerungen der Literatur vor (Tab. 10.5), da ein sog. hakenförmiges Akromion vom Typ III sowohl unterhalb von 30 Jahren nicht gefunden werden konnte (Edelson

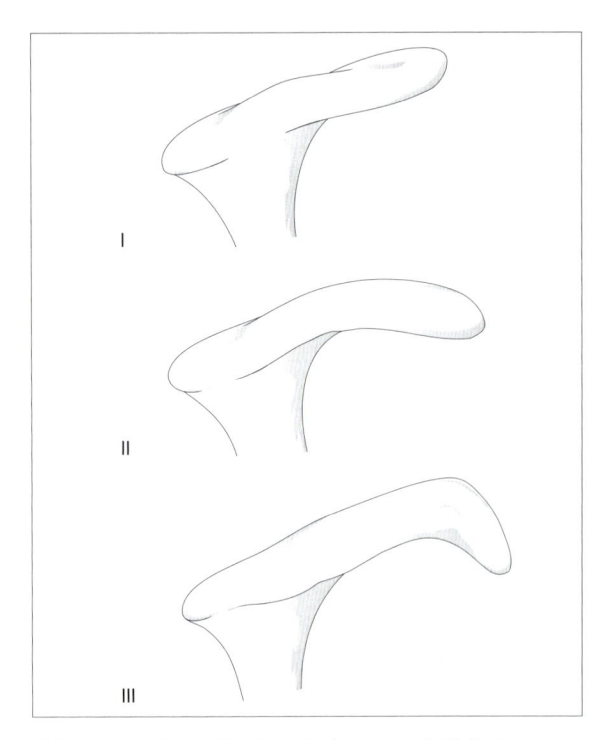

Abb. 10.16 Schema der Akromionformen nach Bigliani und Morrison.

Tab. 10.5 Strukturelle Veränderungen am korakoakromialen Bogen und Rotatorenmanschettenläsionen in der Literatur (Impingementtheorie – pro und kontra)

Autor/Jahr	Strukturelle Veränderungen
Aoki u. Mitarb. 1986, Gohlke u. Mitarb. 1993	Flache Stellung des Akromions findet sich gehäuft bei Rotatorenmanschettendefekten.
Bigliani u. Morrison 1987	Akromiontyp II und III sind signifikant häufiger bei Rotatorenmanschettendefekten.
Edelson 1995	Hakenförmige Akromia wurden unter Alter 30 Jahre nicht gefunden.
Edelson u. Taitz 1992	Flache Stellung des Akromions ist korreliert mit vermehrten degenerativen Veränderungen der Unterfläche.
Gohlke u. Mitarb. 1993	Akromionsporne befinden sich bei Partialdefekten im Verlauf des Lig. coracoacromiale und engen den Gleitkanal nicht ein, erst bei Totaldefekten werden sie einengend, bei 54 Schultern wurden 22 Defekte und kein Typ-III-Akromion gefunden.
Hedtmann 1990	Kein Zusammenhang besteht zwischen der dreidimensionalen Konfiguration des Subkorakoakromialraums und Häufigkeit von Rotatorenmanschettendefekten.
MacGillivray 1998	Die Akromionform ändert sich altersabhängig von einem flachen zu einem mehr bogenförmigen oder hakenartigen Typ. Auch die Krümmung in der Koronarebene bestimmt das Impingementrisiko: 27% aller Akromia waren in der Koronarebene gekrümmt. 85% der Patienten mit lateraler Absenkung und 100% mit medialer Absenkung hatten klinische Impingementzeichen.
Nirschl 1989	Nur bei 46% operierter Patienten mit RM-Defekten lagen Akromionveränderungen vor.
Ogata u. Uhthoff 1990	Die Sporne an der vorderen Akromionkante entstehen durch enchondrale Ossifikation im Ansatz des Lig. coracoacromiale.
Ozaki u. Mitarb. 1988	Degenerative Sehenveränderungen gehen den knöchernen Veränderungen am Akromion voraus.
Putz u. Reichelt 1990	Chondroide Metaplasie des Lig. coracoacromiale findet sich bei Impingementsyndromen.
Shah u. Mitarb. 2001	Alle gebogenen und hakenförmigen Akromia und deren korakoakromiale Bandansätze wiesen ein gemeinsames Muster der Degeneration von Kollagen, Faserknorpel und Knochen auf, das bei flachen Akromia fehlte: Hakenbildung am Akromion ist erworben.
Zuckermann u. Mitarb. 1992, Gohlke u. Mitarb. 1993	Weit nach ventral reichende Akromia sind gehäuft bei Rotatoremanschettendefekten.

1995) wie auch bei einer Serie von Rotatorenmanschettendefekten fehlte (Gohlke u. Mitarb. 1993).

Zudem zeigten Ozaki u. Mitarb. (1988), dass bei Rotatorenmanschettendefekten ein degenerativer Sehnenprozess der Pathogenese einer pathologischen Akromionmorphologie vorangeht: Bei Rotatorenmanschettendefekten, die nicht die Bursaoberfläche erreichten, war das Akromion zumeist morphologisch normal. Die Veränderungen im korakoakromialen Bogen scheinen eine Sekundärfolge zu sein, wahrscheinlich beginnend mit einer kontaktinduzierten chondroiden Metaplasie des Bands und einer sekundären enchondralen Ossifikation seines Ursprungs. Uhthoff u. Mitarb. (1988) sowie Sarkar u. Mitarb. (1990) konnten keinen Nachweis erbringen, dass verschiedentlich angeschuldigte Verdickungen des korakoakromialen Bands (Watson 1984) bei subakromialen Erkrankungen vorliegen. Veränderungen des Lig. coracoacromiale sind somit vorwiegend Folge und nicht Ursache eines Kontaktprozesses. Wir selbst fanden keine überzeugenden Belege, dass primäre Form und Volumen des subkorakoakromialen Raums einen signifikanten Risikofaktor für die Entstehung von Rotatorenmanschettendefekten darstellen (Hedtmann 1990).

Der röntgenologische Nachweis einer pathologischen Akromionmorphologie ist störanfällig, da die Darstellung der Akromionform und -stellung in der sog. Y-Aufnahme sehr stark projektionsabhängig ist (Barthel u. Mitarb. 1993, 1995). Dadurch werden sekundäre Sporne fälschlich als Akromiontyp III klassifiziert.

Eine sehr seltene Sonderform scheint die von Burkhart (1992 [2]) beschriebene kongenitale subakromiale Stenose zu sein, bei der ohne Dezentrierungszeichen des Gelenks (erhaltene Maloney-Linie im a.-p. Röntgenbild) der akromiohumerale Abstand primär gegenüber der Norm verringert ist (Abb. 10.30).

Theorie der primären Sehnendegeneration. Uhthoff stellte der Neer-Theorie eine durch histologische Untersuchungen gestützte Theorie der vorwiegend durch eine primäre Tendopathie entstehenden Erkrankung entgegen. Die Rotatorenmanschettenerkrankung wird nach Uhthoff als intrinsisch bezeichnet, wenn sie selbst die Ursache der folgenden Funktionsstörung ist und als extrinsisch, wenn eine von außen mechanisch induzierte Läsion zu sekundären Funktionsstörungen und Beschwerden führt. Danach bestimmen Ernährungs- und Alterungsfaktoren in der auffallend häufig von Läsionen befallenen sog. kritischen Zone von Codman (ca. 1 cm vor der Insertion der Supraspinatussehne) vor allem den Prozess der Degeneration: Moseley und Goldie (1963) fanden, dass in der kritischen Zone eine Anastomosierung von Endarterien ossären und muskulären Ursprungs vorliegt. Allerdings konnten sie keine fokale Hypovaskularisation nachweisen. Eine mikroangiographische Studie von Rothman und Parke (1965) zeigte, dass die kritische Zone hypovaskularisiert ist (Abb. 10.5). Auch Löhr und Uhthoff (1990) konnten eine hypovaskularisierte Zone nachweisen. Rathburn und MacNab (1970) fanden die hypovaskularisierte kritische Zone vor allem stellungs- und funktionsabhängig: Die feinen anastomosierenden Gefäße verhalten sich analog einem in die Länge gezogenen Gummischlauch, dessen Querschnitt abnimmt: Bei Zugbelastung der Sehne sowie rotationsbedingter Verwringung entsteht durch Kaliberverminderung der Kapillaren eine fokale temporäre Ischämie. Daraus entwickeln sich fokale Degenerationszonen bis hin zur örtlichen Nekrose, die sich dann zum Defekt auswirkt.

Uhthoff u. Mitarb. (1986) konnten durch den Nachweis der unterschiedlichen Vaskularisation von Sehnen- und Kapsellage auch erklären, warum gelenkseitige Partialdefekte wesentlich häufiger sind als bursaseitige, da sie nur gelenkseitig insertionsnah regelmäßig mikroangiographisch eine Minderperfusion nachweisen konnten. Nach der mechanistischen Theorie von Neer wären hingegen vorwiegend bursaseitige Primärläsionen zu erwarten.

Einen Teilaspekt der primären Sehnendegeneration stellen sicher durch übermäßigen Gebrauch und repetitive, stereotype Belastung hervorgerufene Irritationen von Sehnen und Schleimbeuteln sowie Mikrotraumatisierungen dar, die sekundär in eine Sehnendegeneration einmünden können. Sie werden vorwiegend bei Sportlern (Jobe u. Mitarb. 1989, McCann u. Bigliani 1994) und Überkopfarbeitern gefunden, wobei die Übergänge zu instabilitätsbedingten Impingementformen oft fließend sind (s. u.).

Theorie der biologisch begründeten Sehnendegeneration. In Ergänzung der Uhthoff-Theorie fanden Riley u. Mitarb. (1994 [1] u. [2]) eine Glykosaminoglykan/Proteoglykan-Komposition in der Supraspinatussehne, die der einer faserknorpeligen Sehne entspricht und damit Untersuchungen von Tillmann (1989) sowie Tillmann und Koch (1995) zur Natur der Supraspinatussehne als einer Gleitsehne nach Ploetz (1938) bestätigen. Auch die Zusammensetzung der Kollagenmatrix entspricht nicht derjenigen einer normalen Zugsehne (Blevins u. Mitarb. 1997). Ergänzend dazu fanden Nakajima u. Mitarb. (1994), dass die bursaseitige („tendinöse") und die gelenkseitige („kapsuläre") Schicht der Rotatorenmanschette sehr unterschiedliche mechanische Qualitäten haben und u. U. schon durch die intratendinösen Spannungen bei bestimmten Belastungen Schaden nehmen können. Die bursaseitige („tendinöse") Schicht erwies sich als mehr als doppelt so zerreißungsfest wie die gelenkseitige (6,3/2,8 N/mm^2). Die Autoren fanden auch, dass die Zerreißungskraft der Supraspinatussehne nur einen Bruchteil dessen beträgt, was in der älteren Literatur mit schlecht reproduzierbaren Versuchsbedingungen mit 454 kg (Cronkite 1936) angeben wurde. Dies wurde auch von Itoi u. Mitarb. (1995) bestätigt, die bei Supraspinatussehnen von Individuen im 6. und 7. Lebensjahrzehnt mit einer Gesamtzerreißfestigkeit von 600–800 N ähnliche Werte fanden. Auch Georgousis u. Mitarb. (1995) fanden für die native Supraspinatussehne mit Kapsel deutlich niedrigere Werte der Zerreißfestigkeit als in der älteren Literatur angegeben: Durchschnittlich 984 N (+/- 389 N) mit einer deutlichen Altersabhängigkeit. Eine histologische Erklärung für die innerhalb des kapsulotendinösen Komplexes auftretenden Scherkräfte liefern die anatomischen Untersuchungen von Gohlke u. Mitarb. (1994), die eine sehr unterschiedliche Verteilung und Verlaufsrichtung der Fasern in der oberen Kapsel und der Supraspinatussehne nachwiesen.

Tillmann und Koch (1995) stellten heraus, dass in der kritischen Zone eine zwangsläufige Hypovaskularisation vorliegt, da die Supraspinatussehne im Bereich des Kontakts mit der Humeruskopfknorpelfläche keine Zugsehne, sondern eine Gleitsehne darstellt, die dort auf Druck und Scherung beansprucht wird. Sie muss deshalb fokal faserknorpelig angelegt sein (Abb. 10.17), um die restliche Sehne vor diesen Kräften zu schützen. Der sog. degenerative Sehnendefekt entsteht initial im Wesentlichen in der faserknorpeligen Zone.

Experimentelle Versuche, durch subakromialen Druck mit eingebrachten Knochenblöcken sog. Impingementläsionen zu erzeugen, führten immer nur zu Abrasionsphänomenen auf der bursaseitigen Oberfläche, nicht jedoch zu den typischen, intratendinösen oder gelenkseitigen Initialläsionen (Schneeberger u. Mitarb. 1998)

Theorie der neuromuskulären Insuffizienz. Von Nirschl (1989) wurde das Konzept der neuromuskulären Insuffizienz eingeführt, das funktionelle Einflüsse, Überlastungssituationen und damit im weiteren Sinne neurophysiolo-

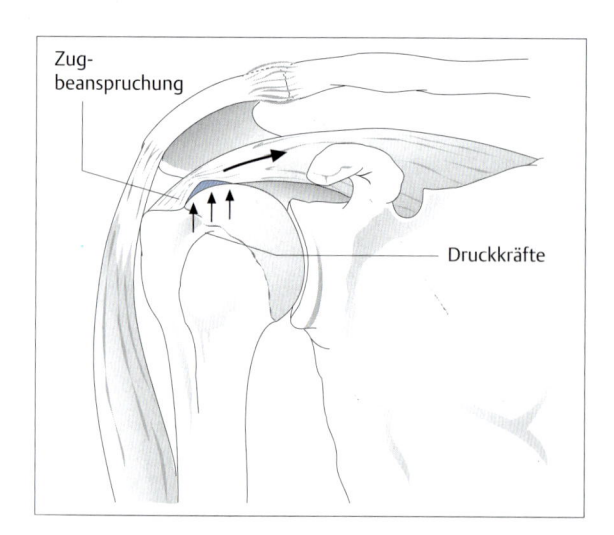

Abb. 10.17 Die Supraspinatussehne als Gleitsehne.

gische Störungen in der Entstehung von Impingementprozessen betont. Danach führt eine dysbalancierte absolute oder relative Muskelschwäche unterschiedlicher Ursache zu einer pathologischen Überlastung der Sehnen, die dann dem bevorzugten Verschleiß unterliegen. Erst die nachfolgende mechanische Sehneninsuffizienz führt nach diesem Konzept zum Kontakt mit dem Schulterdach und der Ausbildung der klinisch manifesten Impingementsymptomatik. Die Rotatorenmanschettenmuskeln sollen stärkeren Altersveränderungen als der Deltamuskel unterliegen. Muskelermüdung führt klinisch-experimentell zu einer vermehrten Translation des Humeruskopfs nach kranial (Wickiewicz 1994, Deutsch u. Mitarb. 1996). Patienten mit Impingementsyndromen zeigen auch an der beschwerdefreien Schulter eine dysbalancierte Schwäche der Rotatorenmuskeln zuungunsten der Innenrotatoren (Leroux u. Mitarb. 1994), die auch bei beschwerdefreien Patienten nach erfolgreicher Dekompressionsoperation bestehen bleibt.

Nach Irlenbusch u. Pieper (1992) sowie Gansen u. Irlenbusch (2002) bestehen schon im Prädefektstadium Veränderungen im Verhältnis der einzelnen Muskelfasertypen im Supraspinatusmuskel wie auch im Deltamuskel zueinander. Auch Kronberg u. Mitarb. (1997) fanden auffällige Veränderungen der Muskelfaserrelationen im Deltamuskel bei Patienten mit Impingementsymptomatik und in der Kontinuität intakter Rotatorenmanschette. Diese muskulären Veränderungen sind vor allem hinsichtlich neurogener oder primär myogener Ursache zur Zeit Gegenstand weiterer Forschungen und in ihrer Bedeutung noch nicht abschließend beurteilbar. Es erscheint aber jetzt schon gesichert, dass muskuläre Veränderungen in der Pathogenese und möglicherweise auch Ätiologie der Rotatorenmanschettenpathologie sicher eine größere Rolle spielen als bislang angenommen.

Eine Verkürzung der Außenrotatoren, wie sie oft und vor allem bei körperlich inaktiven Menschen, aber auch bei Sportlern oder körperlich Tätigen mit einseitigen Bewegungsmustern vorkommt, verhindert ein normales translatorisches Gleiten und begünstigt diagonal anterosuperior ein Impingement. In der amerikanische Literatur wird dieses Phänomen eher strukturell erklärt durch Schrumpfung der hinteren Kapsel (Matsen u. Arntz 1990, Richardson u. Mitarb. 1980). Der posteroinferiore Raffeffekt (Abb. 10.18) von Muskelverkürzung und ggf. Kapselschrumpfung führt bei der Flexion zwangläufig diagonal zu einem Höhertreten des Humeruskopfs anterosuperior und begünstigt damit Kontaktphänomene. Es ist ungeklärt, ob eine hintere Kapselschrumpfung Folge oder Ursache einer Verkürzung der Außenrotatoren ist oder ob sie auch unabhängig davon auftreten kann.

Diese prämorbide neuromuskuläre Insuffizienz führt nach Nirschl (1989) sekundär zu Veränderungen der Rota-

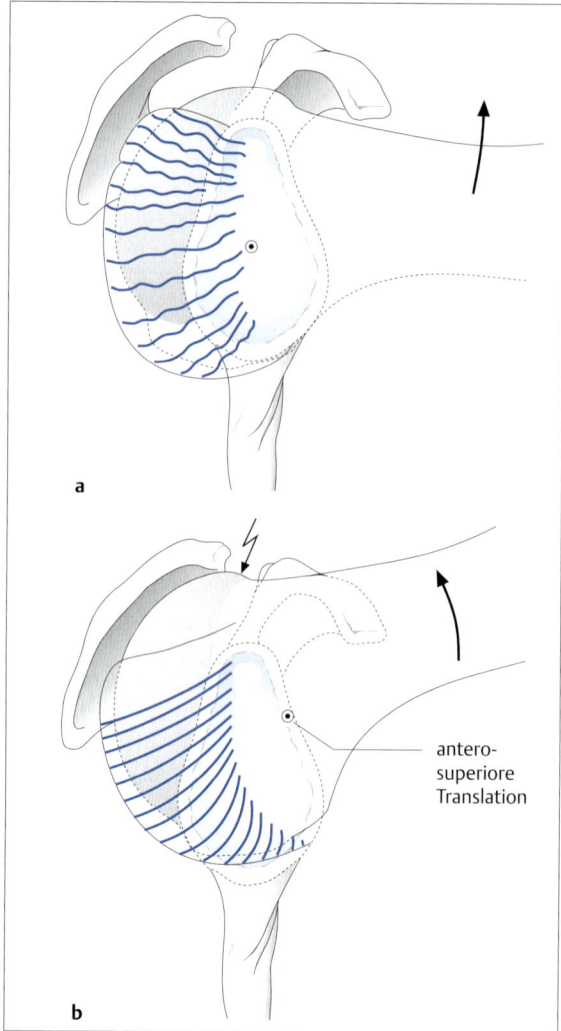

Abb. 10.18 a u. b Anterosuperiore Translation mit subakromialem Impingement bei Verkürzung der Außenrotatoren und der hinteren Kapsel.

torenmanschette mit angiofibroblastischen Umwandlungen im Sehnengewebe, die dessen Substanz schwächen und biomechanisch insuffizient machen, sodass ein Impingementkontakt mit dem korakoakromialen Bogen entstehen kann, der wiederum die klinische Symptomatik auslöst und weiter unterhält.

Funktionelle Untersuchungen zur Humeruskopfposition bei der Armhebung zeigten, dass auch bei noch in der Kontinuität intakter Manschette (sog. Impingmentstadium II nach Neer) bereits eine dynamische kraniale Dezentrierung stattfindet, die weitgehend derjenigen von Rotatorenmanschettendefekten mit einer Größe von unter 3 cm gleicht (Deutsch u. Mitarb. 1996). Somit geht die funktionelle Dezentrierung durch mechanische, gewebliche oder neuromuskuläre Insuffizienz der Rotatorenmanschette dem strukturellen Schaden voran.

Das Konzept spielt vor allem auch bei den tendinogenen Überlastungssyndromen junger Sportler eine Rolle, die sekundär eine subakromiale Bursitis und Impingementsymptome entwickeln. Dabei spielen konstitutionell vorhandene sowie durch Gebrauch oder Training entstandene Dysbalancen zwischen Innen- und Außenrotatoren und zwischen Rotatoren und Deltamuskel eine große Rolle. Die kritische Zentrierung des Humeruskopfs wird dann durch Muskelermüdung zusätzlich beeinträchtigt. Die Muskelermüdung tritt bei exzentrischen Belastungen besonders schnell ein. Aus der funktionell-mechanischen Insuffizienz entsteht dann sekundär das mechanisch-strukturelle Versagen, in der Regel zunächst in Form einer artikulären Partialruptur der Supraspinatussehne. Die kapsuläre Überdehnung und sportabhängige Gebrauchshypermobilität können zu einer begleitenden atraumatischen bzw. repetitiv-mikrotraumatischen Instabilität führen.

Instabilität als Ursache eines funktionellen (sekundären) Impingements. In älteren Veröffentlichungen werden Instabilitäten des Schultergelenks, subakromiale Erkrankungen und Impingementsyndrome als völlig getrennte Entitäten beschrieben. Es gibt jedoch Kombinationen von Instabilität und sekundärem Impingement, vor allem bei bestimmten Sportarten. In den 80er-Jahren wurde die Dekompression durch Resektion des Lig. coracoacromiale als geeignete Therapie für den Schulterschmerz des Überkopfsportlers angesehen (Hawkins u. Kennedy 1980, Penny u. Welsh 1981, Watson 1984), bis man bei schlechten Spätergebnissen und fehlender Wiederherstellung der alten Leistungsklasse den Zusammenhang mit Instabilität herausfand.

Funktionell spielen vor allem dynamische Dezentrierungen des Humeruskopfs nach kranial eine Rolle. Ursache hierfür sind – manchmal sehr subtile – Instabilitäten, wie sie von Hawkins und Kennedy (1980) sowie Jobe u. Mitarb. (1989) beschrieben wurden. Sie zeigen einen lückenlosen Zusammenhang zwischen Instabilität und subakromialem Impingement. Instabilitätsbedingte Impingmentsyndrome sind wesentlich seltener als reine Subakromialsyndrome, aber dadurch bedeutsam, dass die Impingementsymptome oft wesentlich deutlicher ausgeprägt sind als die Zeichen der Instabilität. Zugrunde liegen ein erhöhtes Kapselvolumen sowie u. U. auch eine kongenitale Laxitätskomponente wie ggf. auch die beschriebenen, überlastungsinduzierten Sehnenschäden mit mechanischer Insuffizienz. Es bedarf einer allgemeinen Kapselausweitung, um eine vermehrte superiore Translation zu erzeugen. Bei normalen Kapselverhältnissen ist bei intakter Anatomie in Neutralstellung nach Entfernung des Akromions eine kraniale Translation von ca. 10 mm möglich, die mit zunehmender Abduktionsstellung auf Werte von ca. 2 mm und weniger abnimmt (Gohlke u. Mitarb. 1994 [2]).

Bei Sportlern findet man häufig eine sogenannte Gebrauchshypermobilität. Diese wurde von Rieder (1992) so definiert, dass zur kompetitiven Ausübung bestimmter Sportarten bestimmte Bewegungen ein unphysiologisches Ausmaß erreichen müssen, wie z. B. die kombinierte Abduktion und Außenrotation bei Speerwerfern oder den sog. Pitchern im Baseball. Bei der Entwicklung spielen repetitive Mikrotraumen eine große Rolle. Bei übermäßiger Abduktion und Außenrotation mit horizontaler Extension (Hyperangulation) kann es zu einem posterosuperioren Impingement kommen, d.h. die Unterfläche der Rotatorenmanschette schlägt mit dem hinteren Supraspinatusbzw. Infraspinatusanteil am posterosuperioren Pfannenrand an (Jobe u. Mitarb. 1996) (Abb. 10.19). Dadurch können sowohl Läsionen des posterosuperioren Labrums wie auch der gelenkseitigen Rotatorenmanschette entstehen. Bei erhöhter Möglichkeit der Translation nach anterior durch latente Instabilitäten wird dieser Prozess begünstigt.

Dieses Kontinuum von Instabilitäts- und Impingementsymptomen wurde von Kvitne und Jobe (1993) in 4 Gruppen eingeteilt sowie von Gohlke modifiziert (s. Kap. 14) (Tab. 10.**6**).

Als praktische Richtlinie kann gelten, dass die Gruppe I fast immer jenseits des 35.– 40. Lebensjahrs auftritt, während die Gruppen II–IV meist vor dem 35. Lebensjahr manifest werden. Impingementsymptome vor dem 25. Lebensjahr sind praktisch immer mit Instabilitäten assoziiert.

Die klinische Bedeutung der instabilitätsassoziierten Impingementsyndrome liegt vor allem darin, dass einerseits die Impingementsymptome oft gegenüber den eigentlich therapiebedürftigen Erscheinungen der Instabilität dominieren und andererseits die Übergänge zu Impingementformen infolge einer Rotatorenmanscheteninsuffizienz fließend sind. Zudem sind reine Apprehensionphänomene oft schmerzfrei. Ein deutlicher Schmerz beim Apprehensionstest ist ein – leider nicht beweisender – Hinweis auf ein zusätzliches Impingementphänomen, kann aber auch eine Irritation nur durch kapsuläre Verwringung oder Irritation der langen Bizepssehne anzeigen. Arthroskopisch findet man bei solchen Patienten häufig Läsionen des vorderen oberen Labrums, ein weites Intervall zwischen Subskapularis und Supraspinatus sowie variabel

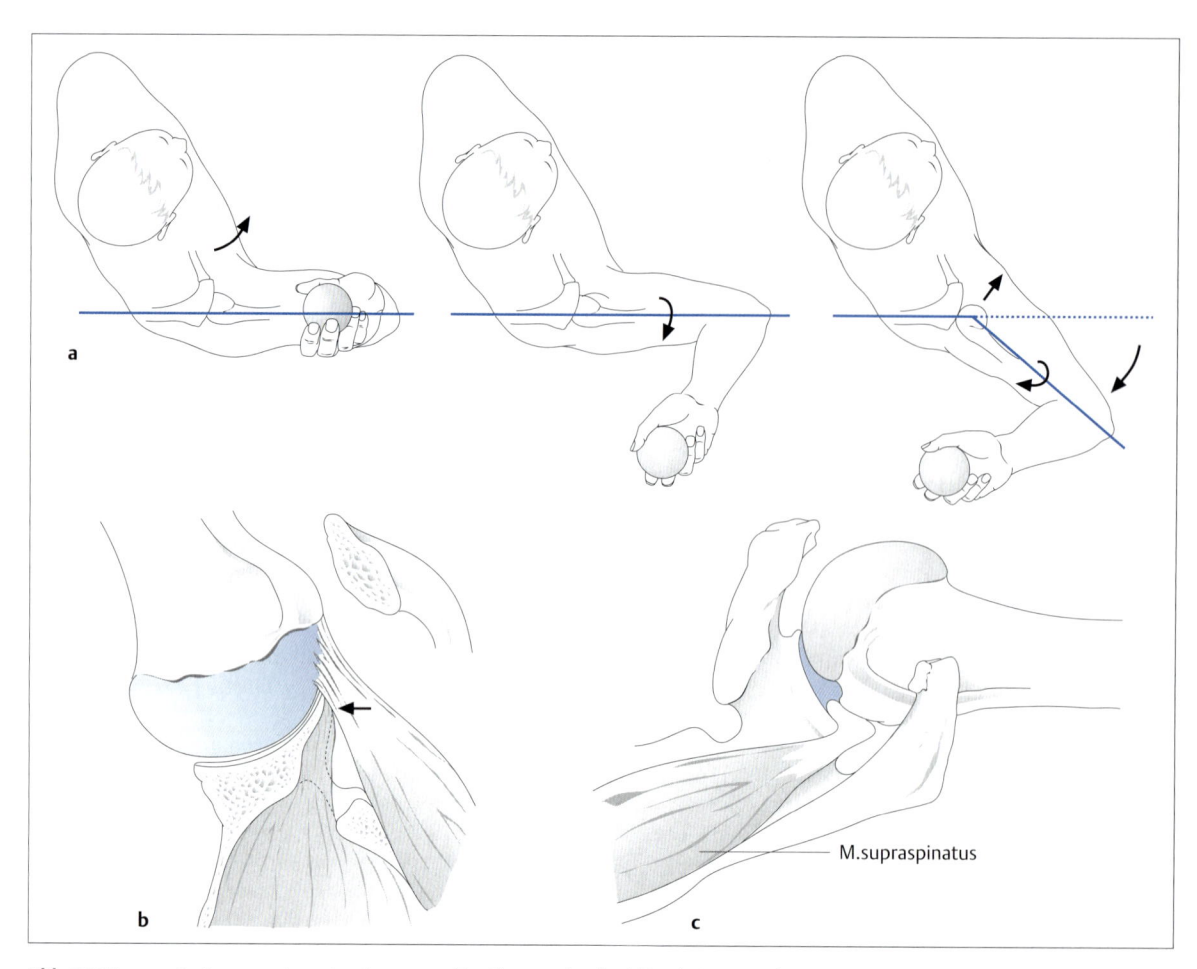

Abb. 10.19 a–c Posterosuperiores Impingement: Der Humeruskopf schlägt bei maximaler Außenrotation aus Abduktion mit horizontaler Extension am hinteren oberen Pfannenrand an.

M. supraspinatus

Tab. 10.6 Graduierung von Instabilität und Impingement beim Sportler (nach Kvitne u. Jobe)

Typ	Klassifikation	Impingement-zeichen	Apprehen-sionstest	Repositions-/Relocationtest	RM-Defekt	Labrumläsion
I	reines subakromiales Impingement	+++	–	– (Schmerz unverändert)	+/++	–
II	repetitiv-mikrotraumatische Instabilität	– (ggf. posterosuperiores [inneres] Impingement)	–/+	++/–	–/+ gelegentlich Partialruptur	++
III	Laxität, sekundäres funktionelles Impingement	+/– (ggf. posterosuperiores Impingement)	++/–	+++	+/– oft artikulärseitige Partialruptur	+ (superior) posterosuperiores Impingement
IV	reine Instabilität	–	+++	++	–	+

ausgeprägte, meist vermehrte Translation im Load-and-Shift-Test. Beim posterosuperioren Impingement finden sich auch Läsionen des oberen hinteren Labrums. Gelenkseitige Partialrupturen des Supraspinatus, z.T. auch des Infraspinatus, finden sich häufig. Große, mehr als eine Sehne umfassende Rotatorenmanschettendefekte treten bei instabilitätsassoziierten Subakromialsyndromen nur sehr selten auf. Auch fehlen meist strukturelle Veränderungen am korakoakromialen Bogen oder sind nur minimal ausgeprägt. Irritationserscheinungen der langen Bizepssehne durch die pathologische Translation sind häufige Begleitsymptome.

Aus der Impingementsymptomatik bei derartigen Beschwerden abgeleitete Dekompressionsoperationen führen sehr häufig nicht zum gewünschten Erfolg: Bei persistierender Instabilität und funktioneller Insuffizienz der Rotatorenmanschette nimmt der Humeruskopf nach wenigen Monaten den operativ präformierten Weg nach anterosuperior ein, und nach einer Phase temporärer Besserung treten die alten Beschwerden erneut auf, oft sogar verstärkt. So fanden Tibone u. Mitarb. (1985) nach einer Akromioplastik bei Leistungssportlern unter 40 Jahren nur 42% gute Resultate und bei Werfern sogar nur 22,2%. Vor der Entscheidung über operative Maßnahmen sollte deshalb eine sehr sorgfältige klinische Untersuchung und ggf. auch sequenzielle Lokalanästhetikablockade subakromial und intraartikulär stehen.

In schwierigen Fällen kann die Entscheidung über eine sehr selten indizierte Dekompressionsoperation oder einen häufiger notwendigen stabilisierenden Eingriff erst anhand einer Synopsis von klinischen und bildgebenden Befunden sowie von denen einer diagnostischen Arthroskopie getroffen werden. Grundsätzlich ist aber das sog. Instabilitätsimpingement eine Domäne der konservativen Therapie.

Ein funktionelles Impingement kann auch nach höhergradigen AC-Gelenkdislokationen (Typ Rockwood III–V) auftreten, da dabei die Skapula nach lateral und ventral kippt (s. Kap. 18). Auch in diesem Fall ist eine Akromioplastik zur Dekompression nicht indiziert. Vielmehr muss hier eine sekundäre Stabilisierung des Akromioklavikulargelenks und damit eine Korrektur der Skapulastellung erfolgen.

Aktuelles, integriertes Konzept der Ätiologie und Pathogenese von Subakromialsyndromen. Eine monokausale Betrachtung ist nicht mehr zeitgemäß. Insbesondere sind unkritische diagnostisch-therapeutische Assoziationen wie „Impingement – Akromioplastik" zu vermeiden. An der klinischen Manifestation eines Subakromialsyndroms nehmen in individuell unterschiedlicher Ausprägung die im Folgenden beschriebenen Faktoren teil, die in Ihrer Gesamtheit zu einer Dysfunktion führen, die klinisch variabel durch Impingementzeichen, mechanische Insuffizienz und Schmerz manifest wird (Abb. 10.20).

Die klinische Manifestation erfolgt mehrheitlich durch den pathologischen Kontakt zwischen Bursa subacromialis

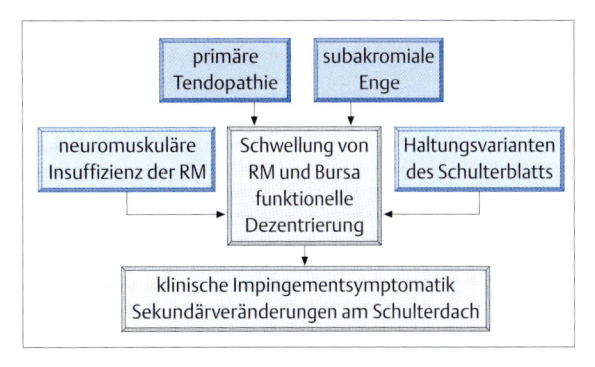

Abb. 10.20 Integriertes Konzept von Ätiologie und Pathogenese der Subakromialsyndrome.

und Rotatorenmanschette einerseits und Schulterdachbogen andererseits. Dieser entsteht durch eine Kombination neuromuskulärer Fehlsteuerungen (funktionell-neurophysiologisch erklärbare muskuläre Dysbalance) und primärer (intrinsischer) degenerativer Tendopathie, u.U. gefördert durch Mikro- oder Makrotraumen und Überlastung. Seltener führen Makrotraumen primär zu einer Sehnenschädigung mit Partial- oder Totalruptur. Die besondere biologische Struktur der Supraspinatussehne als einer Gleitsehne mit fokaler Hypovaskularität begünstigt dies. Mechanische, übermäßige Belastungen werden von einer Gleitsehne nicht in demselben Ausmaß toleriert wie von einer Zugsehne. Durch Haltung (Rundrücken, Skapulaprotraktion) und Muskelverkürzung (Mm. pectoralis major und minor) oder aber auch infolge Traumen (Akromioklavikulargelenkluxationen) bedingte Stellungsänderungen des Schulterblatts (Abb. 10.21) begünstigen einen unphysiologischen Kontakt zwischen Rotatorenmanschette und Bursa subacromialis einerseits und Schulterdachbogen andererseits. Die verstärkte Druckbelastung am Schulterdach induziert Sekundärreaktionen mit Ausbildung von Spornen im Verlauf des Lig. coracoacromiale (Ogata u. Uhthoff 1990, Putz u. Reichelt 1990), die dann eine irreversible knöcherne Kompressionskomponente darstellen können. Begünstigend wirken eine flache Stellung und ein weites ventrales Überragen des Akromions. Durch diese Sekundärveränderungen kann der Prozess u.U. ohne operativen Eingriff irreversibel werden. Da er klinisch oft erst in diesem Stadium manifest wird, erscheint die Konfiguration des korakohumeralen Bogens oft als Prädisposition, obwohl sie mehrheitlich die Folge eines langdauernden pathologischen Prozesses ist, der erst nach langer Zeit das Stadium der klinischen Symptomatik erreicht.

Die mechanisch-strukturell sowie nozizeptiv-funktionell geschwächte Rotatoremanschette begünstigt dann weitere Impingementphänomene. Die dadurch entstehenden Friktionserscheinungen können den Prozess durch fortdauernde Gewebeirritation selbst unterhalten, wobei Bursitis und reaktive Tendinitis schmerzauslösend sind. Diese verstärken das Missverhältnis zwischen dem zur Verfügung stehenden subkorakoakromialen Raum und

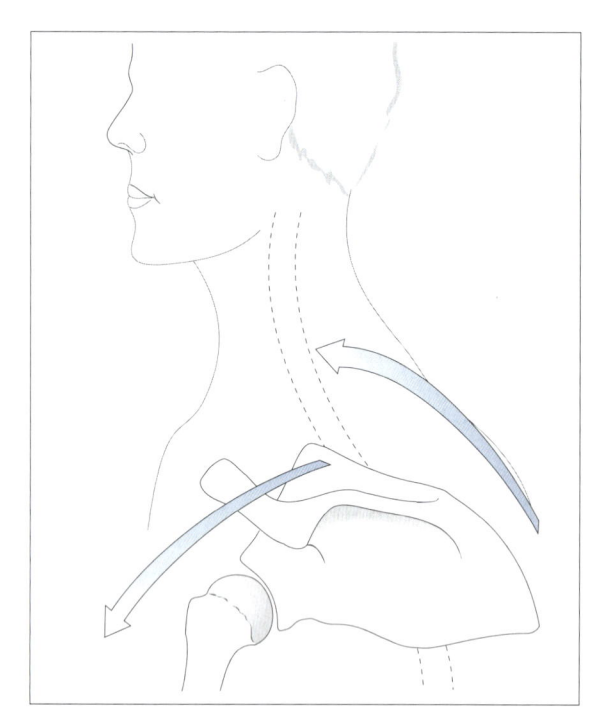

Abb. 10.21 Impingementbegünstigende Konstellation: thorakale Hyperkyphose und um den Thorax ventral rotierte Schulterblätter bei verkürzten Pectoralis-major- und -minor-Muskeln.

den dort befindlichen mobilen Strukturen. Die strukturelle Ursache liegt dann in variablem Ausmaß sowohl im zu knappen Raum wie auch in der Schwellung der sich dort bewegenden Strukturen, die vermehrt Raum beanspruchen.

Sekundäre Adhäsionen im Subakromialraum sowie Schrumpfung vor allem der hinteren Kapsel und Verkürzung der Außenrotatoren führen zum Bild des adhäsiven Subakromialsyndroms. Die Bewegungseinschränkungen sind dabei selten so ausgeprägt wie bei einer adhäsiven Kapsulitis. Die Flexion erreicht meistens 90°–120° oder mehr, Innenrotationskontrakturen finden sich nur selten. Auch sind die Bewegungseinschränkungen viel variabler als bei einer adhäsiven Kapsulitis mit dem typischen Cyriax-Kapselmuster.

Die strukturelle Schwächung und Ausdünnung der Rotatorenmanschette, die dabei zwangsläufig ihre mechanische Kompetenz und damit ihre Führungsfunktionen verliert, ist durch operative Beobachtungen gut belegt, aber schwer quantifizierbar. Deshalb ist dieses Phänomen wissenschaftlich bislang kaum behandelt worden. Es ist anzunehmen, dass die Rotatorenmanschetteninsuffizienz in einer zunächst funktionellen Form nach Nirschl (1989) mit späterem Übergang in eine strukturelle Form das entscheidende Bindeglied zwischen der (intrinsischen), der Tendopathie die größte Bedeutung beimessenden Theorie von Uhthoff und der (extrinsischen) Impingementtheorie von Neer in der Pathogenese der Subakromialsyndrome darstellt.

In dem hier dargestellten Konzept nimmt das Impingement eine wichtige Rolle in der pathogenetischen Kaskade ein, spielt aber in der Ätiologie nur eine nachgeordnete Rolle.

Klassifikation der Subakromialsyndrome. Da die Impingementsymptomatik oft führendes klinisches Symptom der subakromialen Erkrankungen ist, wird in der Literatur einerseits nach der Pathogenese unterschieden zwischen primärem und sekundärem Impingement (Uhthoff) sowie Outlet- und Non-Outlet-Impingement (Neer) (Tab. 10.7).

Tab. 10.7 Klassifikation der Subakromialsyndrome (nach Neer u. Uhthoff)

Subakromial-syndrom	Beschreibung
primäres Impingement (Uhthoff)	Erkrankungen, die durch degenerative (intrinsische) Affektion der Rotatorenmanschette und Bursa subacromialis und/oder durch die Konstellation des korakoakromialen Bogens (Form- oder Stellungsvariante des Akromions, Sporn der vorderen Akromionkante, offene meso- oder metakromiale Apophysenfuge mit mobilem Akromionfragment) entstehen
sekundäres Impingement (Uhthoff)	entsteht durch funktionelle oder strukturelle Veränderungen, die nicht auf ein primäres Missverhältnis zwischen subakromialem Raum und Volumen der enthaltenen Strukturen oder eine primäre Erkrankung der Rotatorenmanschette zurückzuführen sind. Hierzu gehören u. a. Folgezustände nach disloziert verheilten Frakturen des Tuberculum majus und varisch abgekippt verheilten Frakturen im chirurgischen Hals des Humerus. Auch das Impingement nach Traumen sowie funktionelle Impingementformen bei Instabilitäten oder nach ACG-Luxationen gehören hierzu.
Outlet-Impingement (Neer)	Es liegt eine disponierende primäre oder sekundäre (erworbene) Enge des subkorakoakromialen Raums vor, die zum pathogenen Gewebekontakt führt („Druck von oben" nach Wiedemann).
Non-Outlet-Impingement (Neer)	Es beruht auf erworbenen strukturellen oder funktionellen Veränderungen der Strukturen unterhalb des korakoakromialen Bogens, die zum Kontakt zwischen Rotatorenmanschette und Schulterdach führen. Häufigste Ursachen sind Schwellungen der Rotatorenmanschette und der Bursa subacromialis oder posttraumatische Fehlstellungen des Tuberculum majus („Druck von unten" nach Wiedemann). Auch funktionelle Impingementsyndrome bei Instabilitäten und Überlastungsinsuffizienz der Rotatorenmanschette beim Sportler gehören hierzu.

Andererseits wird zwischen Formen mit und ohne Rotatorenmanschettendefekt (s. o.) sowie nach klinischer Präsentation mit und ohne Bewegungseinschränkung unterschieden (s. u.).

Ein Subakromialsyndrom ohne traumatische Ursache kann also z. B. durch Schwellung von Bursa subacromialis und Rotatorenmanschette ein primäres Impingement und sog. Non-outlet-Impingement nach Neer darstellen. Wenn deutliche spornbildende Veränderungen am Akromion vorliegen, handelt es sich weiterhin um ein primäres Impingement, jedoch ein Outlet-Impingement.

Eine zu tief implantierte Humeruskopfendoprothese führt zu einem relativen Hochstand des Tuberculum majus wie nach einer in Fehlstellung verheilten Tuberculum-majus-Fraktur und damit zu einem sekundären Impingement und Non-Outlet-Impingement.

Ein sekundäres strukturelles Impingement wird auch durch in Fehlstellung verheilte Akromionfrakturen verursacht. Diese Situation entspricht wiederum einem Outlet-Impingement nach Neer und zeigt deutlich, dass sich die Begriffe Outlet-Impingement und primäres Impingement unterscheiden.

Von Jobe (1983) wurde die Neer-Klassifikation modifiziert: Stadium III wurde unterteilt in ein Stadium III mit Defekten bis zu 1 cm Größe und ein Stadium IV mit Defekten von über 1 cm Größe (Tab. 10.8). Eine ggf. später entstehende sog. Defektarthropathie, d. h. die Sekundärarthrose des Glenohumeralgelenks bei weiter Zerstörung der Manschette und massivem Humeruskopfhochstand (Abb. 10.22) entspricht dann einem Stadium V.

Da eine Vielzahl von strukturellen Rotatorenmanschettenschäden klinisch nicht manifest ist und für die Mehrzahl der konservativ behandelten Patienten eine detailliertere Strukturdiagnose etwa hinsichtlich Degenerationszone oder Partialruptur in der Rotatorenmanschette irrelevant ist, bevorzugen wir eine an praktisch-klinischen Gesichtspunkten orientierte Klassifikation, die auch die Deutsche Vereinigung für Schulter- und Ellenbogenchirurgie empfiehlt (Tab. 10.9). Hinzu kommt, dass die Stadien I und II der Neer-Klassifikation und auch der Jobe-Modifikation weder klinisch noch radiologisch oder sonographisch einwandfrei zu differenzieren sind. Auch im MRT ist die Diagnostik einer „Tendinitis" bislang noch mit vielen Unsicherheiten behaftet.

Diagnostik

Die definitive Diagnose ergibt sich aus der Anamnese, dem klinischen Befund mit Impingement- und Tendopathiezeichen sowie der Röntgennativdiagnostik und der Sonographie. Frühstadien können durchaus unauffällige Sonogramme zeigen, da geringe Sehnenreizzustände sonographisch nicht dargestellt werden. Häufigster Befund ist eine Verbreiterung der Bursa subacromialis. Röntgenologisch werden – neben der kranialen Dezentrierung bei Rotatorenmanschettendefekten – überwiegend nur Sekundärphänomene erfasst: Sowohl die Sklerosierung am Akromi-

Tab. 10.8 Impingementstadien nach Neer (1972), modifiziert nach Jobe (1983)

Stadium	Gewebliche Veränderung	Alter
I	Ödem, Einblutung	< 25
II	Fibrose	< 40
III	Sehnenläsion bis zu 1 cm Größe und knöcherne Veränderungen	> 40
IV	Sehnenläsion > 1 cm Größe und knöcherne Veränderungen	meist > 50
V	Rotatorendefektarthropathie	meist > 60

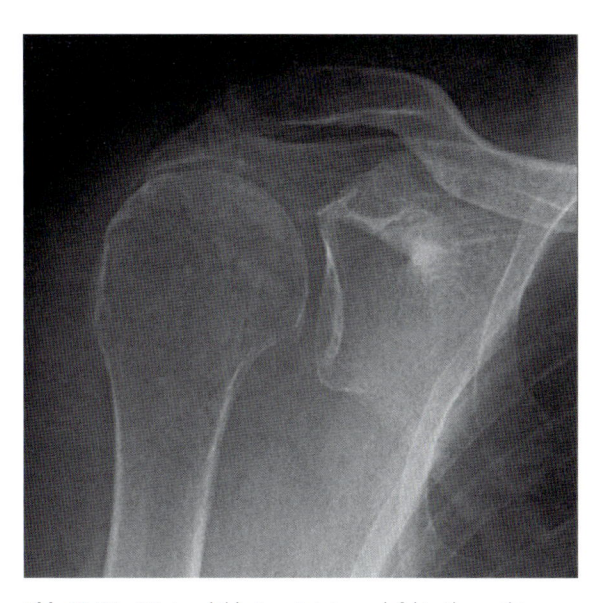

Abb. 10.22 Röntgenbild einer Rotatorendefektarthropathie: maximaler Humeruskopfhochstand und Sekundärveränderungen

Tab. 10.9 Klassifikation der Subakromialsyndrome

Subakromialsyndrom (SAS)	Beschreibung
einfaches SAS	(annähernd) freie Beweglichkeit, positive Impingement- und Tendopathiezeichen
adhäsives SAS	eingeschränkte Beweglichkeit, vor allem in Innenrotation, Innenrotation mit Extension und in Abduktion
SAS bei Tendinosis calcarea	mit und ohne Bewegungseinschränkung. Impingement- und Tendopathiezeichen positiv, Kalknachweis in der RM
SAS bei RM-Defekt	nachgewiesener symptomatischer RM-Defekt, positive Impingement- und Tendopathiezeichen, Schwäche, fakultativ Einsteifung
Rotatorendefektarthropathie (RDA), auch SAS bei RDA	Sekundärarthrose bei großem RM-Defekt mit weiter, kranialer Dezentrierung des Humeruskopfs

on, ggf. mit enthesiopathischer Spornbildung im Ansatz des Lig. coracoacromiale, wie auch die prätuberkuläre Erosions- und Zystenbildung mit reaktiver Sklerosierung am Humeruskopf sind Folgen der Sehnendegeneration. Sie stehen in einem Zusammenhang mit dem zeitlichen Fortschreiten der Veränderungen des Gewebes zu höheren Schädigungsgraden (Cotton u. Rideout 1964). Dabei ist zu beachten, dass klinische Manifestationen durchaus erst bei fortgeschrittenen Veränderungen erfolgen können. So ist es nicht ungewöhnlich, dass ein Patient mit einem symptomatischen Rotatorenmanschettendefekt auf der Gegenseite einen symptomlosen Defekt ähnlicher Größe zeigt. Ist die Diagnose unsicher (z. B. bei atypischer Symptomatik) sollte immer eine gezielte diagnostische Lokalanästhesie erfolgen, ggf. als 3-Schritt-Diagnostik mit subakromialen, intraartikulären und in das AC-Gelenk gerichteten Injektionen. Sollte mit keiner dieser Maßnahmen eine signifikante temporäre Schmerzausschaltung gelingen, kann man davon ausgehen, dass weder vom Subakromialraum noch dem Glenohumeralgelenk oder dem AC-Gelenk die primären Schmerzen ausgehen. Es kommt dann ggf. noch die probatorische Blockade des N. suprascapularis in Frage.

Klinische Diagnostik

Anamnese. Die Patienten mit einem nicht mit einer Instabilität assoziierten Impingement mit strukturellen Veränderungen am korakoakromialen Bogen sind fast immer über 40 Jahre alt. Bei Patienten unter 40 Jahren dominieren hingegen funktionelle und mit einer Instabilität einhergehenden Impingementformen.

Die Armhebung nach vorne oder zur Seite wie auch nach hinten ist schmerzhaft und z. T. auch von geringerer Kraft. Schmerzhafte Dehnungsphänomene der Außenrotatoren sind häufig, z. B. Schmerz beim Anziehen eines Mantels sowie bei Armhebebewegungen. Extension drängt die kraniale Rotatorenmanschette gegen den korakoakromialen Bogen, sodass das Greifen nach hinten ebenfalls schmerzhaft ist.

Nachtschmerz wird fast immer angegeben, vor allem beim Liegen auf der betroffenen Schulter (Differenzialdiagnostisch bedeutsam ist die Klage von Patienten mit radikulären Zervikalsyndromen: Diese können häufig nicht auf der Gegenseite liegen, da das Gleiten des Schulterblatts der schmerzenden Seite nach ventromedial einen Zug am Plexus brachialis hervorruft und dadurch zu Nervendehnungsphänomenen führt). Schmerzhafte Ermüdbarkeit des Arms und Schmerz vor allem nach körperlichen Aktivitäten bestimmt das Bild. Bei Rotatorenmanschettendefekten wird auch über Schwäche geklagt. Da vor allem Außenrotatoren betroffen sind, kann z. B. der in Flexion der Schulter gehaltene Arm mit gebeugtem Ellenbogen nicht mehr die innenrotatorisch wirkende Schwerkraft kompensieren. Dadurch können ein Glas, eine Kaffeekanne oder auch ein Werkzeug nicht mehr gehalten werden. Fortgeschrittene Defekte zeigen eine Pseudoparalyse mit der Unfähigkeit, den unbelasteten oder nur gering belasteten Arm zu heben, während die passive Beweglichkeit meist frei ist. Traumatisch ausgelöste frische Defekte jeder Größe zeigen oft temporäre Pseudoparalysen. Das Tragen von Gegenständen am hängenden Arm ist hingegen meist beschwerdearm.

Nicht untypisch für Subakromialsyndrome ist auch, dass viele schulterbelastende Sportarten, wie z. B. Tennis, über längere Zeit der Erkrankung noch ausgeübt werden können (zumindest solange Rotatorenmanschettendefekte fehlen), während nach der Belastung und vor allem nachts häufig sehr starke Beschwerden auftreten.

Bei funktionellen sekundären Subakromialsyndromen mit Instabilität, die nicht durch Enge des subkorakoakromialen Raums und/oder primäre Rotatorentendopathie entstehen, findet sich in der Anamnese bei genauer Befragung oft ein initiales Intervall, in dem ausschließlich belastungsabhängige Beschwerden vor allem bei Überkopf- und Abduktions-Außenrotations-Aktivitäten, wie z. B. bei Ausholbewegungen auftraten, während ein Nachtschmerz fehlte oder erst verzögert hinzukam und in der Bedeutung für den Patienten vielfach sekundär ist. Dies ist möglicherweise durch die verzögerte Manifestation von belastungsunabhängiger Tendinosis und Bursitis bedingt.

Klinische Untersuchung. Die klinische Untersuchung zeigt auch bei lange bestehenden Beschwerden in der Regel keine oder nur minimale Atrophien der Spinatimuskeln – sofern kein Defekt der Rotatorenmanschette besteht. Selbst wenn sehr gravierende Schmerzen und Funktionsminderung bestehen, ist auch der Deltamuskel nur selten deutlich atrophisch. Der Schultergürtel steht infolge einer reaktiven Trapeziusverkürzung oft auf der betroffenen Seite etwas hoch. Ein Schultertiefstand der betroffenen Seite ist selten. Sehr häufig finden sich Stellungsvarianten des Schulterblatts in Form einer vermehrten Rotation um den Thorax, meist in Kombination mit einer Verkürzung des Pectoralis-major-Muskels (Abb. 10.**21**).

Bei der Armhebung zeigt sich vielfach ein deutlich gestörter skapulohumeraler Rhythmus mit primärer Hebung des Schultergürtels und Armpositionierung ausschließlich über die Skapula. Erst sekundär und verzögert setzt die glenohumerale Bewegung ein. Der sog. schmerzhafte Bogen zeigt den Kontakt der irritierten Sehnenstrukturen mit dem korakoakromialen Bogen an: Ab ca. 50° Armhebung (entsprechend ca. 40° Abduktion des Glenohumergelenks) kommt es zum Kontakt der ansatznahen Rotatorenmanschette vor allem im Supraspinatusanteil mit dem korakoakromialen Bogen, wobei je nach Rotationsstellung des Arms und der Heberichtung mehr zur Seite oder nach vorne in unterschiedlichem Ausmaß das Lig. coracoacromiale oder die vordere Akromionkante und unterschiedliche Manschettenanteile beteiligt sind (Abb. 10.**9**). Dieser aktive Ausdruck der schmerzhaften Kontaktphänomene kann durch passive Manöver überprüft werden, die sog. Impingementzeichen in den Varianten nach Neer sowie Hawkins u. Kennedy (s. Kap. 4.1).

Neben der Impingementkomponente finden sich bei Subakromialsyndromen in variablem Ausmaß auch die sog. Zeichen der Tendopathie, d.h. der Irritation des Sehnengewebes, die sich durch entsprechende klinische Tests objektivieren lassen.

Ein Test wird als positiv beschrieben, wenn bei isometrischer Ausführung entweder Schmerz oder Schwäche auftreten. Die schmerzinduzierte Schwäche ist bei diagnostischer subakromialer Lokalanästhetikablockade reversibel. Bei Rotatorenmanschettendefekten tritt dann die Insuffizienzkomponente der Rotatorenmanschette stärker hervor in Form einer trotz Schmerzausschaltung nicht oder wenig veränderten Schwäche von Abduktion und Außenrotation, ggf. auch der Innenrotation, wenn der M. subscapularis oder die Intervallzone mitbetroffen sind. Dies gilt nur für Totaldefekte. Bei Partialdefekten ist die Schwäche durch Lokalanästhetikablockade weitgehend reversibel (Itoi u. Mitarb. 1997).

Zu den wichtigsten Test gehören die isometrischen Anspannungsmanöver in verschiedenen Ausgangssituationen. Bei Subakromialsyndromen sind vor allem die isometrischen Anspannungstests in (skapularer) Abduktion und Außenrotation positiv. Der Supraspinatustest nach Jobe (sog. empty can test) gibt noch weitergehende Informationen über den Befall des M. supraspinatus.

Wenn die lange Bizepssehne und die Intervallzone ebenfalls betroffen sind, findet man vor allem den Palm-up-Test (Speed-Test) positiv. Begleitend tritt oft eine leichte aktive Bewegungseinschränkung der Innenrotation ein, vor allem am hängenden Arm durch endgradigen Dehnungsschmerz der Außenrotatoren und/oder Verkürzung der hinteren Kapsel.

Abgeschwächte oder schmerzhafte isometrische Innenrotation deuten auf den Befall des M. subscapularis hin.

Sekundär können variable Beeinträchtigungen der Beweglichkeit eintreten, für die 4 Komponenten verantwortlich sind:

- subakromiale Adhäsionen,
- Elastizitätsverlust der tendinotisch veränderten, zunehmend rigideren Sehnen,
- Verkürzung der Außenrotatoren und
- (posteriore) Kapselschrumpfung.

Sehr sensibel auch für kleine Rotatorenmanschettendefekte sind die sog. Lag Signs, d.h. bei endgradigem Bewegungsausschlag auftretende Schwächen oder Verluste der aktiven Bewegung um wenige Grade im Seitenvergleich. Der passive Lift-off-Test für den M. subscapularis ist z.B. ein sog. Lag Sign (s. Kapitel 4.1).

Der von Cyriax beschriebene neurophysiologische Reaktionsmechanismus mit Hypotonie der Agonisten und Hypertonie des Antagonisten eines betroffenen Muskels – hier vorwiegend des M. supraspinatus – lässt sich vielfach nachweisen: Der M. infraspinatus ist hypoton, der M. subscapularis als Antagonist schmerzhaft hyperton. Diese hypertone, schmerzhafte Verspannung des Antagonisten lässt sich durch therapeutische Lokalanästhesie positiv be-

einflussen und sowohl therapeutisch wie auch diagnostisch ausnutzen.

Ein positiver Apprehensionstest gehört nicht zu einer reinen subakromialen Symptomatik. In diesen Fällen besteht immer der Verdacht auf eine begleitende oder sogar ursächliche Instabilität (s.o.). Falls beim Repositions- bzw. Relocationtest noch Beschwerden provozierbar sind, deutet dies auf einen Schmerz durch eine kapsulotendinöse Verwringung, auf die die irritierten Rotatorensehnen empfindlich reagieren.

Diagnostische Injektionsverfahren (diagnostische Lokalanästhesie). Ein subakromial verursachtes Schmerzsyndrom muss bei subakromialer, möglichst intrabursaler Injektion (Abb. 10.**23**) von 2 – max. 5 ml eines hochkonzentrierten Lokalanästhetikums (Amidtyp, 1 oder 2%, Bupivacain 0,5% oder 0,75%) weitgehend oder komplett verschwinden. Der Test wird dann als positiv bezeichnet. Wenn keine Zweifel an der korrekten Lokalisation der Injektion bestehen, ist ein negativer Injektionstest ein wichtiges Argument gegen eine subakromiale Erkrankung. Der Test kann nicht differenzieren zwischen primären und sekundären oder Outlet bzw. Non-Outlet-Impingementformen. Auch durch das AC-Gelenk hervorgerufene Impingementsymptome sprechen häufig darauf an, nicht jedoch eine eigenständige ACG-Symptomatik. Aus der Sehne resultierende Schmerzen bei Partialdefekten verschwinden im isometrischen Anspannungstest nach der Injektion manchmal nicht, auch wenn die Impingementzeichen negativ werden.

Bei klinischem Verdacht oder Alter über 35 – 40 Jahren wird man als nächstes eine diagnostische Injektion in das Akromioklavikulargelenk vornehmen (Abb. 10.**24**). Sollte sich hierdurch der Schmerz wesentlich bessern, ist das AC-Gelenk als Hauptschmerzgenerator identifiziert.

Falls auch die ACG-Injektion ohne sicheren Effekt bleibt, kann zusätzlich eine intraartikuläre Testinjektion mit 10 ml eines Lokalanästhetikums erfolgen. Danach werden impingementähnliche, aber intraartikulär bzw. kapsulär ausgelöste Phänomene, wie z.B. eine Apprehensionreaktion oder ein posterosuperiores Impingement, abgeschwächt oder blockiert. Auch gelenkseitige Partialdefekte mit und ohne assoziierte Instabilität sprechen gut auf die intraartikuläre Injektion an. In diesem Fall sollten weitere bildgebende diagnostische Verfahren zur Untersuchung des Gelenks wie Sonographie, Arthro-CT oder (Arthro-)MRT durchgeführt werden bzw. eine diagnostische Arthroskopie. Gelegentlich führt die intraartikuläre Injektion analog der Arthrographie zu einem Eindringen der Flüssigkeit in einen gelenkseitigen Partialdefekt, der sich dann sonographisch deutlicher darstellt (Abb. 10.**25 a** u. **b**).

Falls es unklar ist, ob das Schultergelenk, der Subakromialraum oder das Akromioklavikulargelenk Schmerzursache sind, können weitergehende Injektionstechniken durchgeführt werden, wie z.B. eine Blockade des N. suprascapularis. Damit wird ein erheblicher Teil der Kapselafferenzen sowie der Afferenzen aus Supra- und Infraspi-

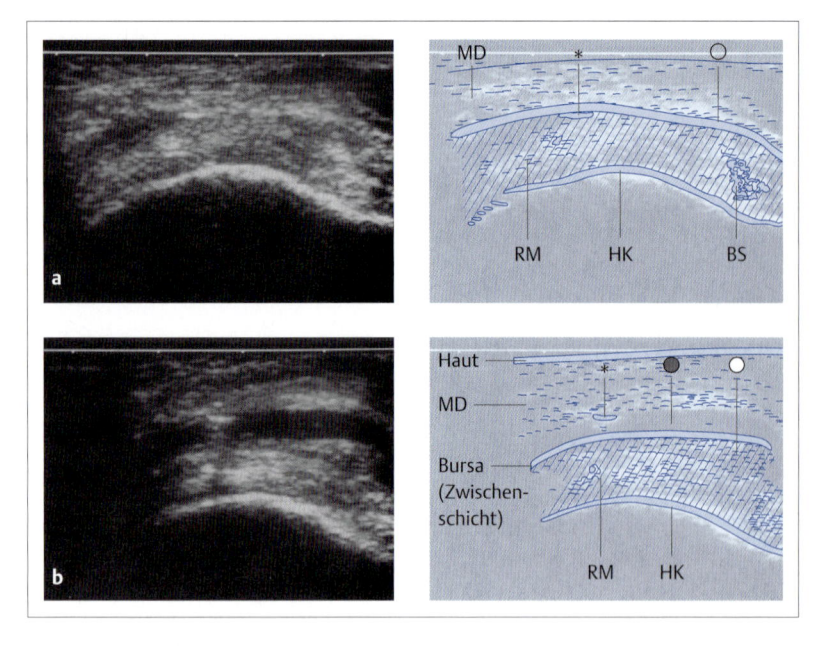

10 Subakromialsyndrome

Abb. 10.23 a u. b Subakromiale, intrabursale Injektion mit sonographischer Kontrolle (Transversalschnitt).
MD Deltamuskel,
RM Rotatorenmanschette,
Hk Humeruskopf
a vor und
b nach der Injektion.

* Nadelspitze
● Flüssigkeitsgefüllter Bursaraum
○ Bursablatt
○ in **b**: inneres Bursablatt von der Rotatorenmanschette abgehoben

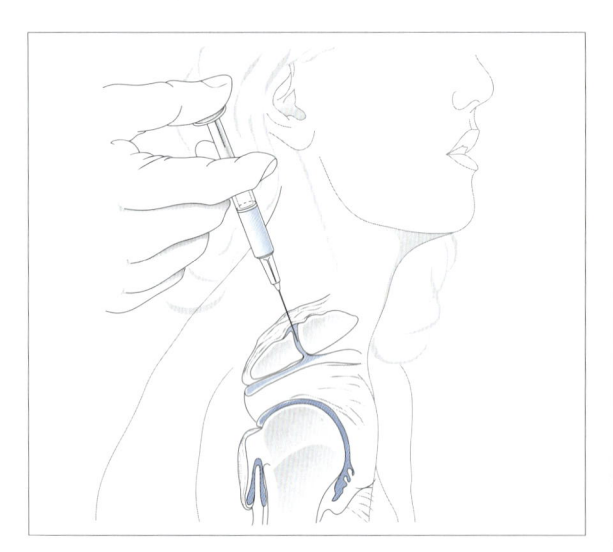

Abb. 10.24 Injektion in das AC-Gelenk: kurze Nadel, um nicht das Gelenk nach kaudal zu perforieren.

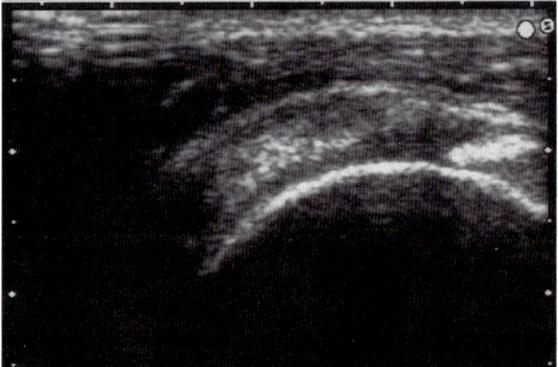

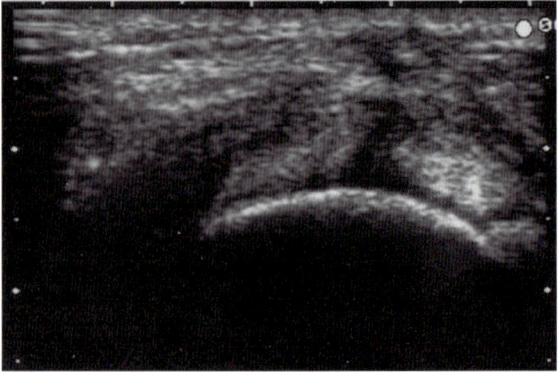

Abb. 10.25 a u. b Intraartikuläre Injektion. Sonogramm eines artikulärseitigen Partialdefektes (Transversalschnitt).
a vor und
b nach der Injektion.

natusmuskel ausgeschaltet und ggf. eine Symptomlinderung erreicht.

Sollte durch die lokalen Injektionstechniken keine eindeutige Symptomausschaltung erreicht werden, können ggf. selektive, zervikale Wurzelblockaden nach Radikulographie von C4 (cave: Zwerchfellinnervation) – C6 diagnostisch aufschlussreich sein. Dies ist jedoch nur gerechtfertigt, wenn andere neuroorthopädische, klinische und apparative (z. B. EMG) sowie bildgebende Untersuchungsverfahren (z. B. zervikales MRT) nicht weiterführen.

10.1 Erkrankungen der Rotatorenmanschette

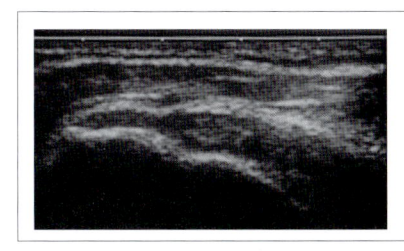

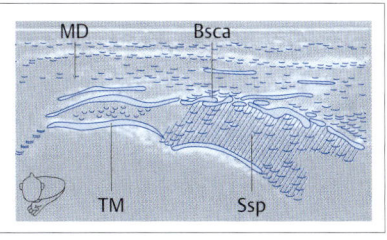

Abb. 10.26 Konturumkehr als Zeichen des Rotatorenmanschettendefekts. Schallkopfposition II nach Hedtmann u. Fett (Longitudinalschnitt).
MD   Deltamuskel
Bsca   Bursa subacromialis
Ssp   Supraspinatussehne
TM   Tuberculum majus

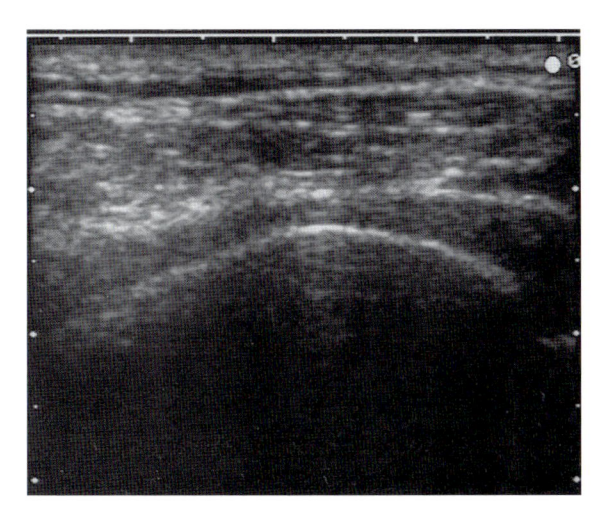

Abb. 10.27 Fehlende Rotatorenmanschettendarstellung bei großem Defekt.

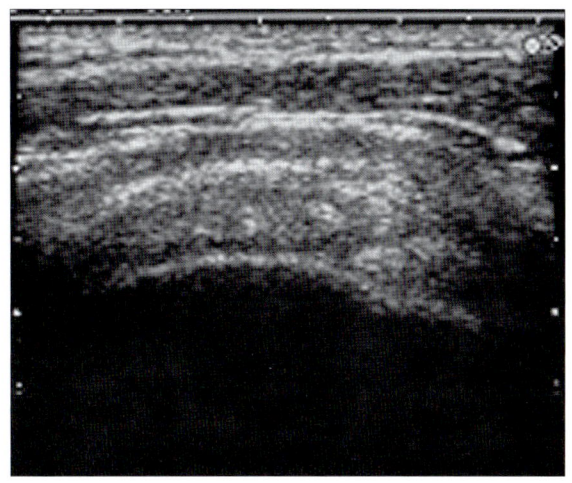

Abb. 10.29 Bursaverbreiterung bei Subakromialsyndrom mit Impingementsymptomatik.

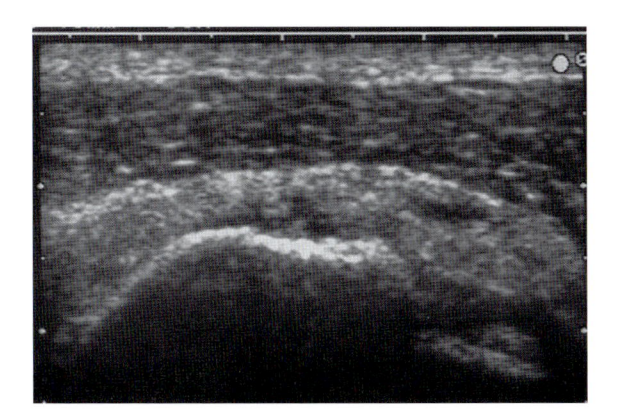

Abb. 10.28 Verschmälerung und echoarme Zone in der Rotatorenmanschette bei kleinem Partialdefekt.

Bildgebende Diagnostik

Sonographie. Die Sonographie (s. Kap. 4.4) stellt Veränderungen der subakromialen Bursa, der Rotatorenmanschette und der langen Bizepssehne dar. Zudem bildet sie auch die Humeruskopfkontur ab. Sie dient vor allem dem Nachweis von Rotatorenmanschettendefekten (Abb. 10.26, 10.27 u. 10.28) und kann andererseits einen reaktiven bursitischen Reizzustand (Abb. 10.29) mit Verbreiterung und die tendinitische Schwellung der Rotatorenmanschette anzeigen. Sie ist in der Lage, alle Lokalisationen von Partialdefekten in der Sehne wie auch bursa- oder gelenkseitig darzustellen. Auch die lange Bizepssehne ist in den Veränderungen ihres Gewebes und Lageanomalien bei (Sub-)Luxationen darstellbar. Lokalisation, Größe und Retraktion von Rotatorenmanschettendefekten sind gut zu bestimmen, ebenso das dynamische Gleitverhalten, das mit keiner anderen Untersuchungsmethode in Echtzeit abgebildet werden kann. Nach Schlepckow (1987) sowie Müller u. Mitarb. (1997) ist die Sonographie auch in der Lage, das Ausmaß der muskulären Dysfunktion zu beurteilen. Auch der Grad der Atrophie kann durch seitenvergleichende planimetrische Ausmessung der Muskeldicke in der Supra- und Infraspinatusgrube beurteilt werden. Die Sonographie stellt die bildgebende Standardmethode dar und hat die Arthrographie weitgehend bei der Diagnostik der Rotatorenmanschettenläsionen abgelöst. Sensitivität und Spezifität in der Diagnostik von Totaldefekten/-rupturen der Rotatorenmanschette liegen über 90% (Hedtmann u. Fett 1995).

Partialdefekte/-rupturen mit einer Tiefe von mindestens etwa 1/3 der Manschettendicke können mit einer Sensitivität von ca. 75% diagnostiziert werden.

Röntgendiagnostik. Die Röntgenuntersuchung (s. Kap. 4.3) ist bei der Diagnosestellung nur als ergänzendes Verfahren hilfreich. Sie dient vor allem dem Ausschluss anderweitiger Erkrankungen sowie der Darstellung dispositioneller oder erworbener anatomischer Veränderungen, wie z. B. von Spornen der vorderen Akromionkante, der Akromionform oder reaktiver Veränderungen am Tuberculum majus humeri, und der Darstellung begünstigender Veränderungen, wie z. B. offener akromialer Apophysenfugen oder pathologischer Prozesse des Akromioklavikulargelenks. Alle diese Veränderungen können aber durchaus symptomlos sein. Ein großer Vorteil aller Röntgenaufnahmen ist bei Aufnahme am stehenden Patienten – anders als bei CT und MRT, die am liegenden Patienten vorgenommen werden – die Abbildung der wirklichen Stellungen von Humeruskopf, Glenoid und Akromion zueinander in der Vertikalen und unter Schwerkrafteinfluss.

Die Nativaufnahme im a.-p. Strahlengang zeigt vielfach keine auffälligen Veränderungen. Typische Veränderungen infolge länger bestehender subakromialer Prozesse sind Sklerosierungen am Tuberculum majus, meist in Kombination mit prätuberkulären Erosionen sowie Sklerosierungen am Akromion (Cotton u. Rideout 1964). Ein Hochstand des Humeruskopfs tritt fast nur bei Rotatorenmanschettendefekten auf. Selten wird er bei ausgeprägt eingesteiften Schultern mit subakromialen Adhäsionen beobachtet. Er kann zuverlässig nur in der Aufnahme bei stehendem Patienten beurteilt werden.

Die Nativröntgenaufnahme sollte als sog. echte a.-p. Aufnahme erfolgen, d. h. dass das Schulterblatt parallel zum Film liegt und der Zentralstrahl um 10° nach kaudal gekippt ist. Damit ist der Gelenkspalt einsehbar und die akromiohumerale Distanz beurteilbar.

Standardisierte Angaben über die akromiohumerale Distanz sind nur in dieser Aufnahme und bei Neutral- oder leichter Außenrotationsstellung des Gelenks zu machen.

Die Zentrierung des Gelenks kann anhand der sog. Maloney-Linie beurteilt werden analog zur Menard-Shenton-Linie am Hüftgelenk (Abb. 10.**30 a**). Zu beachten ist, dass die Maloney-Linie nur zuverlässig beurteilt werden kann, wenn sich das Gelenk in Neutral- oder leichter Außenrotation befindet. Eine sehr seltene Sonderform scheint die von Burkhart (1992 [2]) beschriebene kongenitale subakromiale Stenose zu sein, bei der ohne Dezentrierungszeichen des Gelenks (erhaltene Maloneylinie im a.-p. Röntgenbild) der akromiohumerale Abstand primär gegenüber der Norm verringert ist (Abb. 10.**30 b**).

Die a.-p. Aufnahme nach Rockwood mit um 30° nach kaudal abgesenktem Strahlengang dient der Beurteilung von Spornen der anterioren Akromionkante. Es liegen keine gesicherten Erkenntnisse vor, dass die Rockwood-Aufnahme die Sporne besser beurteilen lässt als die Y-Aufnahme, die zudem Informationen über die Konfiguration des Akromions liefert. Allerdings werden manche Akromionveränderungen entweder in der Y-Aufnahme oder der Rockwood-Aufnahme besser dargestellt. In Zweifelsfällen sollte man deshalb beide Projektionen verwenden.

Komplementär zur a.-p. Projektion sollte eine axiale Aufnahme erfolgen. Da der subakromiale Raum beurteilt werden soll, wählt man hierzu die sog. Y-Aufnahme, eine axiale Skapulaaufnahme, bei der der Zentralstrahl ebenfalls um ca. 10° nach kaudal gekippt ist. Diese Aufnahme wird auch als die des Supraspinatusausgangs (supraspinatus outlet) bezeichnet. Sie bildet die räumlichen Verhältnisse am vorderen Akromion und korakoakromialem Bogen in Relation zum Humeruskopf ab (Abb. 10.31). Die Y-Projektion stellt neben Spornen am vorderen Akromion vor allem auch die Neigung, Form und ventrale Prominenz des Akromions über der Humeruskopfkuppel dar. Der Nachteil der Y-Aufnahme ist ihre große Empfindlichkeit gegenüber den Projektionsverhältnissen (Barthel u. Mitarb. 1993, 1995): Schon geringe Drehungen des Körpers oder Neigungen der Röhre können die Projektion erheblich beeinflussen. Dadurch werden sekundäre, metaplastische Sporne im Verlauf des Lig. coracoacromiale fälschlich als sog. Akromiontyp III klassifiziert.

Zwei weitere Projektionen sind in der Beurteilung der Schulter mit einem Subakromialsyndrom hilfreich: Die transaxilläre Aufnahme (Abb. 10.32) zeigt gut die Beziehung zwischen Kopf und Pfanne sowie das AC-Gelenk und ist die einzige Projektion, die sicher offene metamesoakromiale Apophysenfugen wiedergibt.

Die a.-p. Aufnahme in kombinierter Abduktion-Außenrotation zeigt einerseits, ob das Gelenk auch unter Belastung dynamisch zentriert bleibt und gibt einen guten Einblick in das Akromioklavikulargelenk, da die Skapulabewegung bei der entsprechenden Armbewegung den Gelenkspalt frei projizieren lässt (Abb. 10.33). Z.T. sind auch auf dieser Aufnahme offene Akromionapophysenfugen darstellbar.

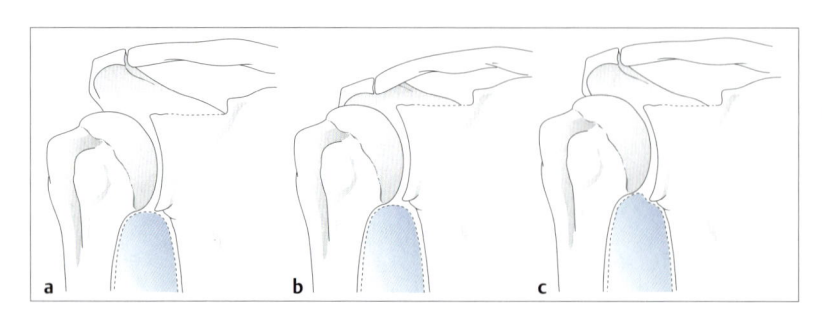

Abb. 10.30 a Röntgenschema einer normalen Schulter mit eingezeichneter Maloney-Linie.
b Röntgenschema einer kongenitalen subakromialen Stenose.
c Röntgenschema bei Humeruskopfhochstand.

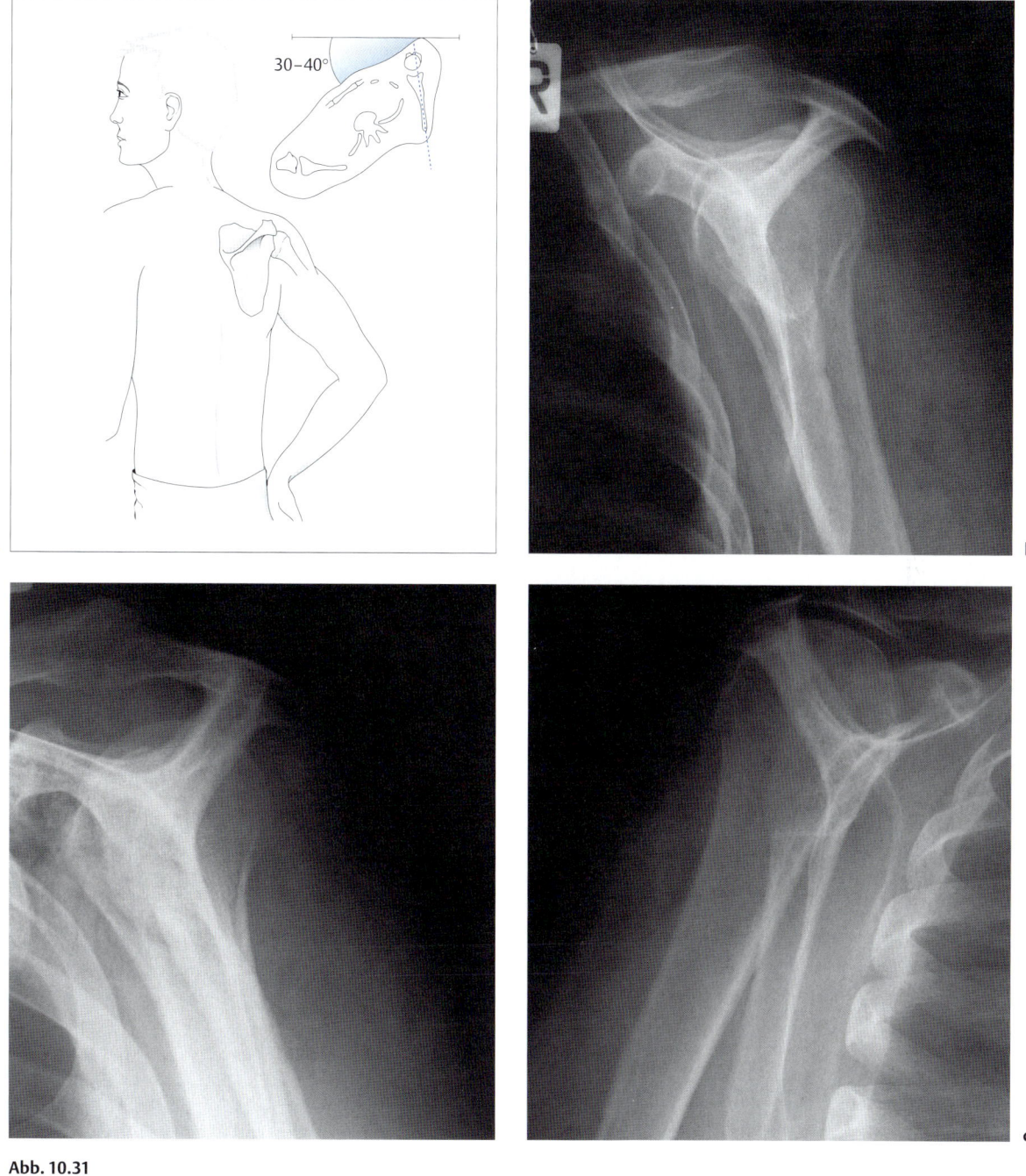

Abb. 10.31
a Projektionsverhältnisse bei der Y-Aufnahme.
b Röntgenbild der Schulter in Y-Projektion (sog. Typ II).
c Typ III.
d Enthesopathischer Sporn.

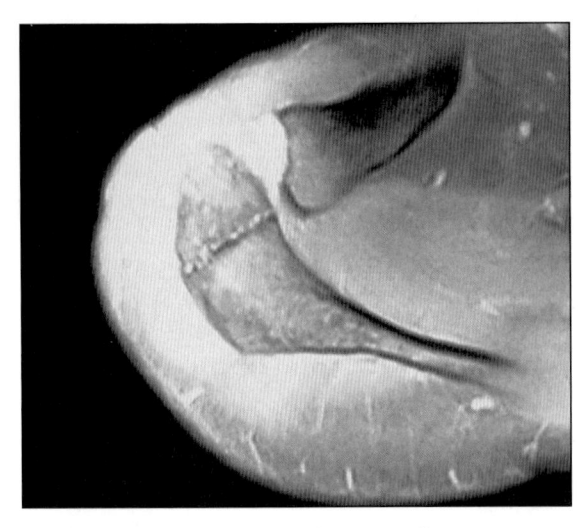

Abb. 10.32 MRT eines Schultergelenks (mit offener persistierender Apophysenfuge im Akromion).

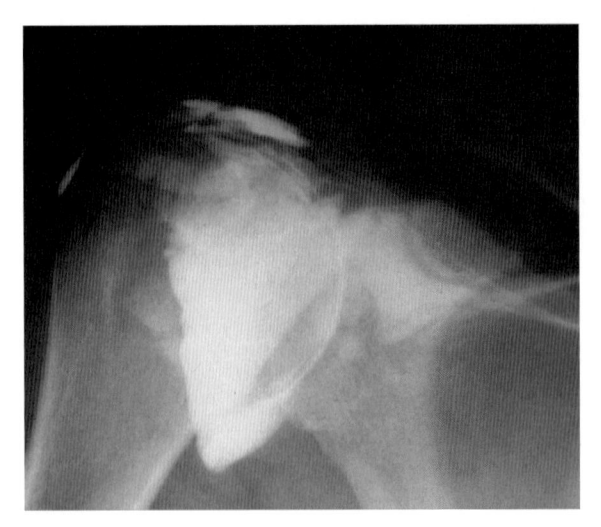

Abb. 10.34 Schulterarthrographie bei Rotatorenmanschettendefekt.

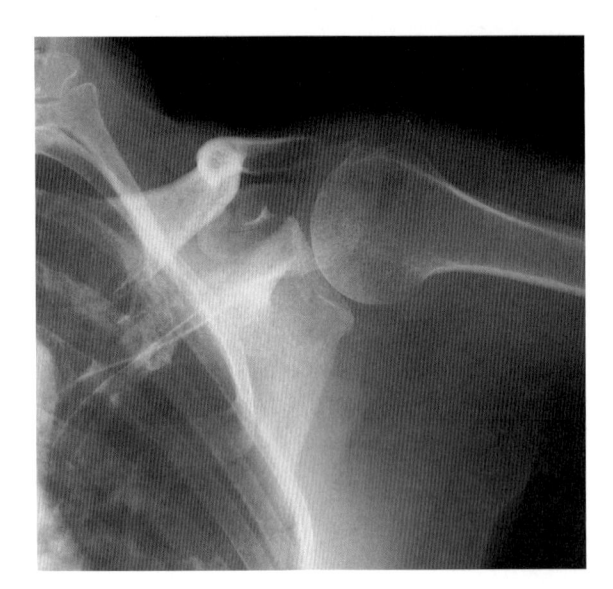

Abb. 10.33 Abduktions-Außenrotationsaufnahme eines Schultergelenks.

Arthrographie. Die Arthrographie wurde – mit Luft als Kontrastmittel – erstmalig von Oberholzer (1933) durchgeführt. Lindblom (1939) beschrieb die Ergänzung durch die Bursographie sowie den Gebrauch von jodhaltigen Kontrastmitteln.

Die Arthrographie stellt den kontinuitätstrennenden Totaldefekt der Rotatorenmanschette durch den Austritt des injizierten Kontrastmittels in die Bursa subacromialis/subdeltoidea zuverlässig dar (Abb. 10.34), versagt aber häufig bei gelenkseitigen und regelmäßig bei bursaseitigen Defekten. Arthroskopisch gesicherte Partialdefekte wurden durch die Arthrographie nur in 22,7 % dargestellt (Wasilewski u. Frankl 1989). Rein intratendinöse Defekte ohne Gelenkkommunikation sind mit der Arthrographie nicht darstellbar. Die Aufnahmen sollten nach Injektion des Kontrastmittels in verschiedenen Gelenkrotationsstellungen vorliegen und auch Projektionen in Abduktionsstellungen einschließen. Die Darstellung durch Doppelkontrast (jodhaltiges Kontrastmittel und Luft) ist vorzuziehen.

Bursographie. Die Bursographie wurde erstmalig von Lindblom (1939) beschrieben, aber ausgiebig experimentell und klinisch erst in den 80er-Jahren von einigen Autoren untersucht (Cone u. Mitarb. 1984, Fukuda u. Mitarb. 1987, Lie u. Mast 1982, Sahlstrand u. Stigsson 1987, Uhthoff u. Mitarb. 1988). Sie kann bei korrekter Durchführung bursaseitige Partialdefekte aufzeigen. Die sichere intrabursale Punktion ist jedoch ausgesprochen schwierig und fehleranfällig. Schon kleine extrabursal oder in die Bursablätter injizierte Kontrastmittelmengen lassen keine sichere Aussage mehr zu. Vor allem die Spezifität der Methode lässt zu wünschen übrig. Die Bursographie spielt deshalb heute keine Rolle mehr.

Computertomographie und CT-Arthrographie. Weder die CT noch die CT-Arthrographie sind bei subakromialen Erkrankungen hilfreich. Bei der CT-Arthrographie sind kaum über die normale Arthrographie hinaus gehende Informationen zu erwarten. Hingegen ist die CT-Arthrographie vor dem nativen MRT die Methode der Wahl in der bildgebenden Diagnostik von Instabilitäten. Sie kann indiziert sein bei der Abklärung einer instabilitätsinduzierten subakromialen Symptomatik. Außerdem ist die CT-Arthrographie sehr hilfreich bei allen Rupturen von Subskapularismuskel und -sehne. Zur Darstellung der seltenen posttraumatischen Akromionveränderungen nach Frakturen sowie offener Apophysenfugen ist die CT gut geeignet.

Szintigraphie. Die Szintigraphie spielt kaum eine Rolle. Sie kommt nur bei differenzialdiagnostischen Abklärungen, z. B. einer AC-Gelenkaffektion, Humeruskopfnekrose oder rheumatischer bzw. infektiöser Erkrankungen, infrage.

Magnetresonanztomographie. Die MRT (Synonym: Kernspintomographie [KST]) stellt sehr zuverlässig alle Weichteil- und Knochenstrukturen dar und ist auch nicht wie die Sonographie durch knöcherne Überlagerungen beeinträchtigt. Sie hat aufgrund der hohen Kosten keine Berechtigung in der Primärdiagnostik, da sie in der Regel keine die initiale konservative Therapie entscheidend verändernden Informationen liefert. Es ist möglich, mit Hilfe der MRT alle Strukturen des Subakromialraums und seine Topographie sowie die Größenverhältnisse darzustellen. Die MRT kann zudem auch Informationen über strukturelle Gewebeveränderungen im Sinne einer Tendinosis liefern, die die Sonographie nur sehr begrenzt erfassen kann.

Keine sinnvolle Indikation für die MRT stellen hingegen Verkalkungen dar: Sie bilden sich in allen Sequenzen schwarz ab, und Darstellung und Interpretation sind schwierig. Da sich Rotatorenmanschettendefekte und Tendinosis calcarea fast gegenseitig ausschließen, fehlt auch jede rationale Grundlage, bei radiologischem und/oder sonographischem Kalknachweis eine MRT standardmäßig durchzuführen.

Da alle für eine konservative Behandlung relevanten Informationen mit Sonographie und konventionellem Röntgen zu erhalten sind, ist die MRT frühestens nach 3–6 Monaten indiziert. Bei evtl. operationsbedürftigen Rotatorenmanschettendefekten sollte die MRT dagegen früher durchgeführt werden. Wenn operative Maßnahmen erwogen werden, die zusätzliche Informationen erfordern, wie z. B. Ausmaß und Art einer muskulären Atrophie der Rotatorenmuskeln, ist sie sehr hilfreich. Sie ist zudem indiziert, wenn sonographisch nicht zu klärende Zweifel am Zustand der Rotatorenmanschette bestehen und nach dem Verlauf und Befund operative Maßnahmen indiziert sind. Totaldefekte sind mit der MRT in deutlich über 90% zuverlässig zu erfassen.

Hinsichtlich der wichtigen Differenzierung von Partialdefekt oder Degenerationszone ist die MRT bislang auch nur begrenzt leistungsfähig.

Die MRT ist nur eingeschränkt in der Lage, Stellungsrelationen von Humeruskopf und Pfanne in der Vertikalebene abzubilden. Die Position des Humerus zum Glenoid ändert sich vom Liegen zum Stehen. Deshalb sollte eine radiologische Beurteilung über einen Hochstand des Humeruskopfs nur anhand von im Stehen angefertigten Röntgenbildern erfolgen. Da die MRT im Liegen durchgeführt wird, resultiert eine Vielzahl von falsch positiven Befunden eines Humeruskopfhochstands.

Die MRT ist immer auch dann indiziert, wenn die klinische Symptomatik nicht ausreichend durch Sonographie und konventionelle Röntgenverfahren erklärt wird und ggf. wichtige Differenzialdiagnosen infrage kommen, wie z. B. die beginnende Humeruskopfnekrose, die schon in ihren frühesten Veränderungen mit der MRT zu erfassen ist.

Therapie

Ziel der Therapie ist die Wiederherstellung einer balancierten, schmerzfreien Funktion der Rotatorenmanschette und damit eine unter allen Funktionszuständen einwandfreie Zentrierung des Glenohumeralgelenks.

Konservative Therapie

Primäre Subakromialsyndrome sind in einem hohen Maß einer konservativen Therapie zugänglich. Dies gilt auch für fortgeschrittene Formen mit Rotatorenmanschettendefekten. Sekundäre Subakromialsyndrome haben sehr unterschiedliche therapeutische Konsequenzen: **Instabilitätsinduzierte Subakromialsyndrome** sind vorwiegend konservativ zu behandeln und stellen bei Versagen fast nie eine Indikation zu einer Dekompressionsoperation dar.

Sekundäre Subakromialsyndrome bei posttraumatischem Hochstand des Tuberculum majus können bei Wiedergewinn freier Beweglichkeit oft konservativ erfolgreich behandelt werden. Bei Versagen der konservativen Behandlung über ca. 6 Monate ist operative Therapie indiziert (s. u.).

Prinzipien der konservativen Therapie. Es ist nicht bekannt, ob es möglich ist, die Geweberegeneration und -reparation an der Rotatorenmanschette und den Begleitstrukturen medikamentös oder nutritiv zu fördern. Die wichtigsten konservativen Therapieprinzipien sind deshalb die medikamentöse Behandlung der Gewebeirritation und die funktionelle Normalisierung (Abb. 10.35).

Antiinflammatorische Beeinflussung der Bursitis und Tendinitis. Ziel ist, eine Volumenverringerung der entzündlich alterierten subakromialen Strukturen zu erreichen. Dies ist ein therapeutischer Ansatzpunkt für den Einsatz von nichtsteroidalen Antirheumatika und Corticosteroiden. Damit wird neben einem direkt schmerzlindernden Effekt durch Abschwellung auch eine Volumenreduktion der Strukturen des Subakromialraums erreicht.

- **Systemische Gabe von nicht-steroidalen antiinflammatorischen Substanzen (NSAID/NSAR)** (z. B. Diclofenac und ähnliches). Diese Substanzen sind sehr effektiv. Sie sollten allerdings nicht über längere Zeiträume gegeben werden. Zunächst nach 2 und spätestens nach 6 Wochen sollte eine Dosisreduzierung versucht werden. Ist diese auch nach 3 Monaten nicht möglich, sind alternative Therapieformen zu erwägen. Auf klinische und Laborkontrollen, entsprechend dem jeweiligen Nebenwirkungsprofil und den Angaben der Hersteller, ist zu achten, insbesondere auf die gastrointestinalen Nebenwirkungen (Zehnerregel: 10% der langfristig mit NSAR behandelten Patienten zeigen derartige Nebenwirkungen, von diesen weisen wiederum 10% gravierende Komplikationen [z. B. Ulkusblutung] auf). Eine Alternative sind die neueren NSAR mit selektiver COX2-Hemmung, die zwar hohe Therapiekosten verursachen, aber dafür signifikant weniger gastrointestinale Nebenwirkungen.

10 Subakromialsyndrome

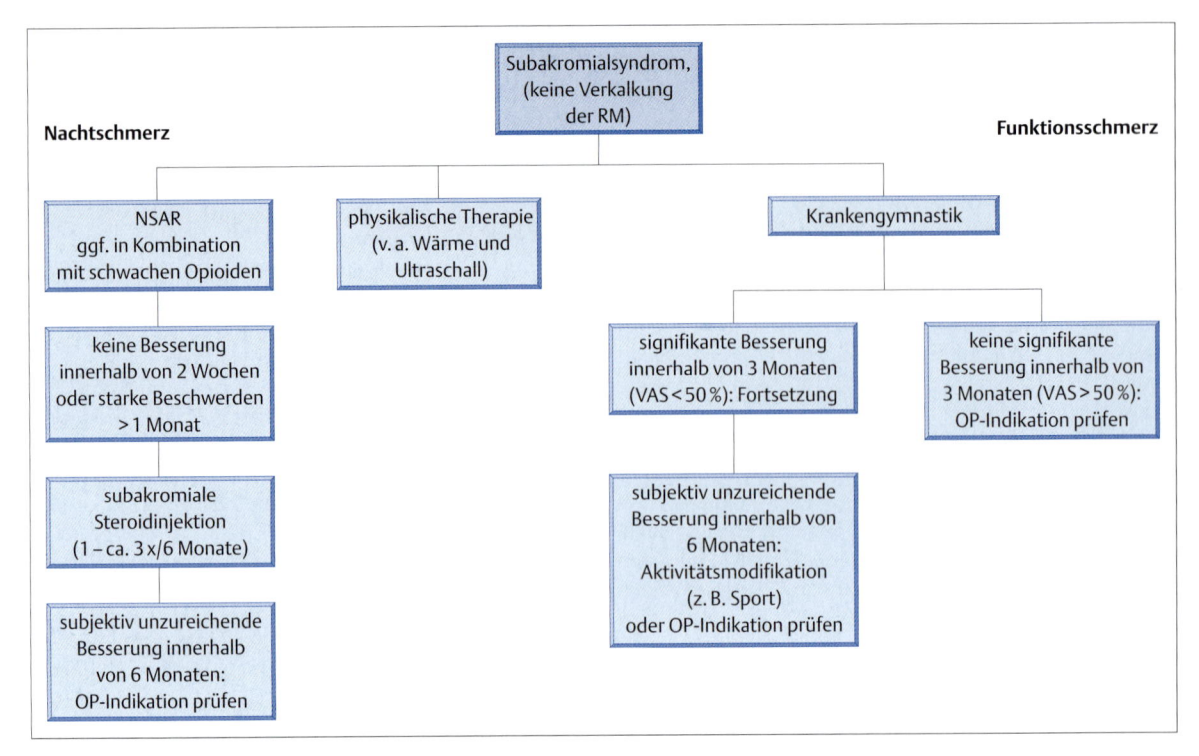

Abb. 10.35 Algorithmus zur konservativen Behandlung von Subakromialsyndromen.

- **Topische Gabe von NSAID** (z.B. Diclofenac). Diese ist meistens weniger effektiv als die systemische Gabe, wird aber von Patienten mit Magenproblemen oft bevorzugt. Sie führt zu therapeutisch ausreichenden Gewebespiegeln der NSAID.
- **Adjuvante Gabe von entzündungsmodulierenden Substanzen** (Vitamin E, Selen, proteolytische Substanzen, z.B. Wobenzym), deren Nutzen wissenschaftlich umstritten ist, kann in Einzelfällen – empirisch begründet – durchaus nützlich sein.
- **Selektive Steroidapplikation subakromial/intrabursal.** Es handelt sich dabei um eine sehr wirksame Therapieform mit eindrucksvollem Sofort- und Früheffekt. Die Effektivität wie auch die Überlegenheit gegenüber oraler Diclofenacgabe sind wissenschaftlich in Doppelblindstudien bewiesen (Adebajo u. Mitarb. 1990, Blair u. Mitarb. 1996). Allerdings ist unklar, ob der Gesamtverlauf des Krankheitsprozesses positiv beeinflusst werden kann. Unzweifelhaft ist aber, dass erst die subakromiale Gabe von Steroiden in vielen Fällen die entscheidende Wende im Schmerzverlauf bringt. Erst danach fällt bei vielen Patienten die hohe schmerzinduzierte Übungshemmung weg, sodass sie eine effiziente Krankengymnastik durchführen können.

Aufgrund der antiproliferativen Wirkung der Steroide sollten diese nicht intratendinös und andererseits wegen der verminderten Effektivität möglichst auch nicht in den Deltamuskel injiziert werden. Deshalb muss die Applikation des Steroids epitendinös und in-

trabursal erfolgen. Dabei ist die sonographische Kontrolle hilfreich.

Die Injektion kann von lateral, dorsal oder ventral erfolgen (Abb. 10.36). Wenn die Injektionsnadel mit der Spitze in der Sehne liegt, ist dies am sehr hohen Injektionswiderstand spürbar. In diesem Fall sollte die Nadel minimal zurückgezogen werden und die Injektion sofort bei nachlassendem Widerstand erfolgen. Man ist dann mit hoher Sicherheit im subakromialen Bursaraum. Diese Technik funktioniert bei Rotatorenmanschettendefekten nicht, wenn über der Defektzone injiziert wird. Eine zu weit dorsal lokalisierte Injektion bei lateralem Zugang oder eine zu kurze Nadel bei dorsalem Zugang sind wesentliche Ursachen dafür, dass die Bursa subacromialis verfehlt wird.

Üblicherweise werden für eine therapeutische Injektion 5–10 ml eines Lokalanästhetikums mit 5 mg–20 mg eines kristallinen Steroids injiziert, z.B. Triamcinolon. Mehr als 3 Injektionen mit mehr als 10 mg eines kristallinen Corticosteroids sollten innerhalb eines halben bis ganzen Jahres möglichst nicht gegeben werden, obwohl eindeutige wissenschaftliche Stellungnahmen zu möglichen negativen klinischen Effekten an den Rotatorensehnen nicht vorliegen. Es ist allerdings bekannt, dass die Ergebnisse von Rotatorenmanschettenrekonstruktionen schlechter sind, wenn viele Steroidinjektionen erfolgten (Watson 1985). Wir bevorzugen eine Erstinjektion mit 10 mg Triamcinolon und – falls nötig – 1–2 Folgeinjektionen im Abstand von mindestens

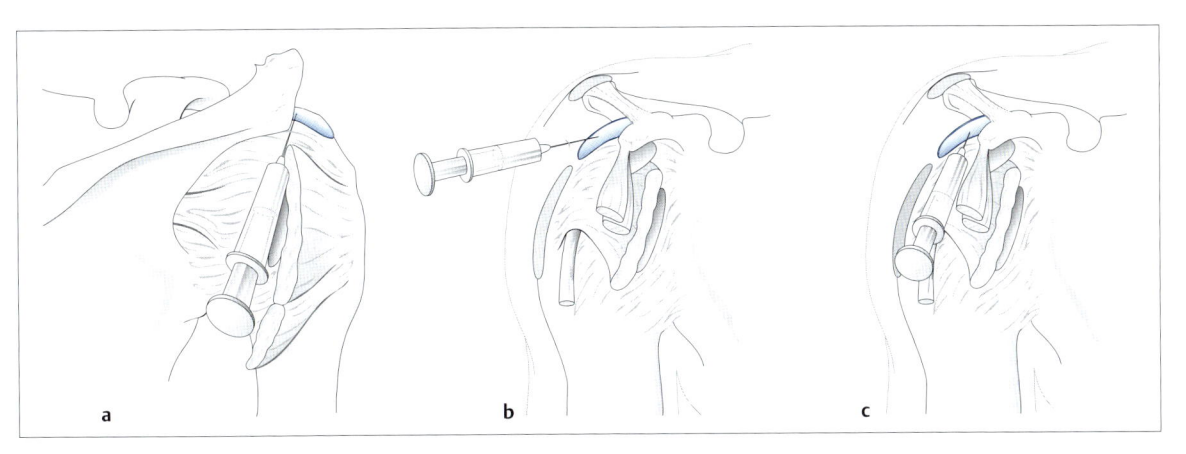

Abb. 10.36 Techniken.
a Dorsale subakromiale Injektion.
b Laterale subakromiale Injektion.
c Ventrale subakromiale Injektion.

2–4 Wochen mit 5–10 mg. Da beim Vorliegen eines Rotatorenmanschettendefekts mit der subakromialen Injektion gleichzeitig auch eine intraartikuläre Injektion stattfindet, sind die Hygienerichtlinien für intraartikuläre Punktionen und Injektionen zu beachten.

Funktionelle Normalisierung. Ziele der funktionellen Normalisierung sind die Wiederherstellung einer normalen Beweglichkeit, eines normalen skapulohumeralen Rhythmus sowie die Rückkehr von Kraft und Stabilität. Dabei spielt eine unter allen Bedingungen perfekte Zentrierung des Kopfs im Glenoid eine herausragende Rolle.

Unter diesem Gesichtspunkt macht es Sinn, die auf das Glenohumeralgelenk wirkenden Muskelkräfte in **primäre** und **sekundäre Stabilisatoren** bzw. **Depressoren** zu unterteilen.

Primäre Stabilisatoren sind die Muskeln der Rotatorenmanschette. Sie wirken bereits bei Neutralstellung des Arms zentrierend auf den Humeruskopf. Sie sind vorwiegend Außenrotatoren und Abduktoren. Eine Ausnahme stellt der M. subscapularis dar, der innenrotiert und adduziert.

Zu den sekundären Stabilisatoren gehören thorakohumerale Muskeln wie der M. pectoralis major und der M. latissimus dorsi, der zudem auch lumbopelvihumerale Anteile hat, ebenso wie der skapulohumerale M. teres major. Ihnen allen ist gemeinsam, dass sie Adduktoren und Innenrotatoren sind und ihre zentrierenden und nach kaudal gerichteten Bewegungen des Humeruskopfs vorwiegend bei abduzierter Stellung des Arms entfalten. In Abduktion wirken sie wesentlich stärker kaudalisierend-zentrierend als die intrinsischen Rotatorenmanschettenmuskeln.

Auch der M. deltoideus hat entgegen früheren Vorstellungen eine gewisse zentrierende Wirkung: Einerseits zeigt aus der Ausgangsstellung des Arms der Kraftvektor schräg nach kranial und dezentriert so den Humerus nach kranial. Andererseits ist das Tuberculum majus gegenüber der lateralen Akromiongrenze deutlich nach lateral ausgestellt, sodass der Deltamuskel bogenförmig darüber verläuft. Die Verkürzung des Muskels führt zwangsläufig auch zu einem medial in Richtung Glenoid verlaufenden Vektor, der sowohl im Sinne einer stabilisierenden Kompression im Glenoid wirkt wie auch direkt zentrierend durch kaudal-medial gerichteten Druck des Deltamuskels (Abb. 10.37) (Gagey und Hue 2000).

Die Rotatorensehnen sind je nach Funktion zueinander antagonistisch oder auch agonistisch. M. infraspinatus und M. subscapularis sind außen- bzw. innenrotatorisch tätig und damit Antagonisten. Sie wirken in horizontaler Ebene jedoch agonistisch bei der Zentrierung des Humeruskopfs. Gleiches gilt für ihre kopfdepressorische Wirkung in koronarer Ebene aufgrund des schräg von medial-kaudal nach lateral-kranial ansteigenden Verlaufs und Ansatzes überwiegend oberhalb des Humeruskopfäquators.

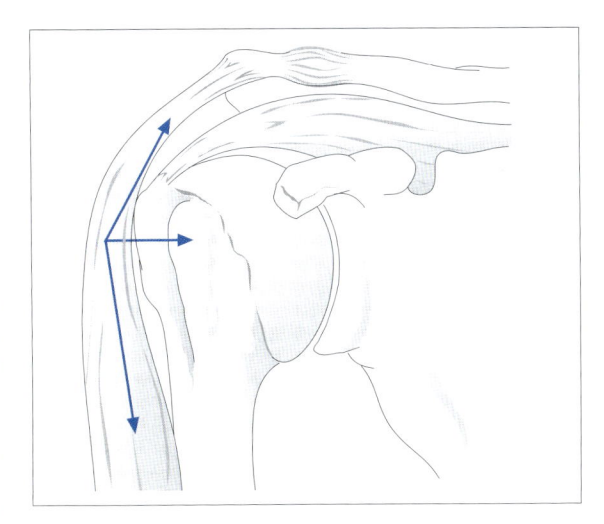

Abb. 10.37 Zentrierende Funktion des M. deltoideus (nach Gagey).

Den sekundären Depressoren gemeinsam ist der starke Funktionswandel in Abhängigkeit von der Ausgangsstellung: Der Pectoralis major hat ein kräftiges innenrotatorisches Moment aus abduziert-außenrotierter Position heraus. Aus extendiert-innenrotierter Ausgangsposition (im Schürzengriff) hat er ein außenrotatorisch-flektierendes Moment.

Hauptziel jeder Krankengymnastik ist das perfekte Zusammenspiel aller Muskelgruppen. Da diese jedoch in unterschiedlichem Ausgangszustand sind, müssen befundabhängig Schwerpunkte gesetzt werden (Abb. 10.**38**):

Bei noch intakter Rotatorenmanschette wird das Hauptgewicht der Übungen vor allem die der Rotatorenmanschettenmuskeln umfassen. Bei defekter Rotatorenmanschette nimmt die Bedeutung der sekundären Stabilisatoren zu, sodass diese neben den noch erhaltenen Rotatoren vorwiegend aktiviert werden müssen.

Krankengymnastik beginnt mit der Dehnung kontrakter Muskelgruppen und der Normalisierung des Gelenkspiels zur Wiederherstellung der passiven Beweglichkeit. Dem schließt sich die funktionelle (aktive) Zentrierung an mit einer Optimierung des skapulohumeralen Rhythmus. Dazu gehören auch die Korrekturen der Skapulastellung bei Rundrücken und einer vermehrten Rotation um den Thorax. Ohne eine gute Skapulaführung wird sich ein schmerzfreies Schultergelenk nur schwer erreichen lassen. Es wurde auch nachgewiesen, dass die Skapulaprotraktion, also die Rotation des Schulterblatts nach anteromedial um den Thorax, den subakromialen Raum einengt (Solem-Bertoft u. Mitarb. 1993).

Da die Rotatorenmanschettenmuskeln in Abhängigkeit von der Ausgangsstellung Agonisten oder Antagonisten zueinander sind, kommt ihrer gleichzeitigen Aktivierung eine besondere Rolle zu. Dies ist möglich mit den Techniken der gemeinsamen Kontraktion in der sog. geschlossenen Kette: Die Hand der Extremität hat dabei ein Widerlager.

Bei der krankengymnastischen Therapie von Subakromialsyndromen mit Defekten der Rotatorenmanschette stellen sich unterschiedliche Aufgaben: Primär kommt es auf eine Verbesserung der funktionellen Zentrierung an, um die schmerzinduzierenden Impingementprozesse zu minimieren. Dabei sind die Übungen des Schulterblatts sowie die horizontale Kräfteäquilibrierung zwischen M. subscapularis einerseits und dorsaler Rotatorenmanschette aus M. infraspinatus und M. teres minor besonders wichtig. Voraussetzung ist eine weitgehend freie passive Beweglichkeit. Liegt diese nicht vor, ist sie zu trainieren. Sekundär sollte erst versucht werden, das Kraftniveau insgesamt zu steigern. Zu frühes und unkontrolliertes Krafttraining ist einer der häufigsten Fehler in der krankengymnastischen Behandlung von Patienten mit Rotatorenmanschettendefekten.

Bei großen Rotatorenmanschettendefekten, die sowohl konservativ nicht in einen funktionell zufriedenstellenden Zustand überführt werden können wie auch operativ nicht rekonstruierbar sind, sollten Ersatzmuster geübt werden.

Nach Erlangung freier Beweglichkeit schließt sich der gezielte Kraftaufbau an. Dabei ist zu berücksichtigen, dass die Innenrotatoren physiologisch etwas stärker sind als die Außenrotatoren – bei isokinetischer Messung in einem Verhältnis von ca. 1,2 : 1 (Leroux u. Mitarb. 1994, 1995), während sich bei Impingementsituationen dieses Verhältnis einem Wert von ca. 1 : 1 annähert. Dabei ist die isokinetische Kraft (Drehmoment) auf ca. 50% der Ausgangskraft in beide Drehrichtungen reduziert, auffälligerweise auch auf der klinisch symptomlosen Seite von operierten und nicht operierten Patienten mit Impingement. Dies deutet auf ein bereits bestehendes Defizit hin, spekulativ auch auf eine neurophysiologisch zu erklärende Funk-

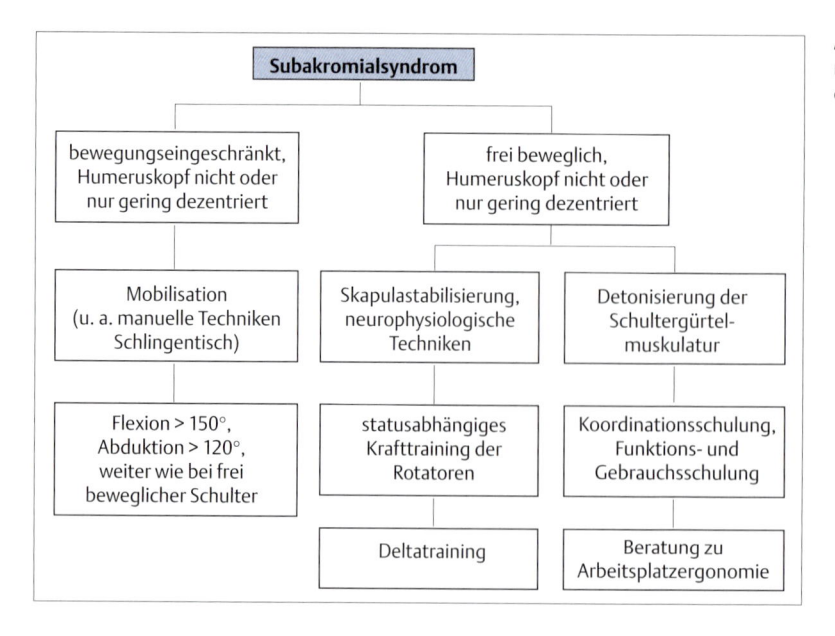

Abb. 10.38 Therapeutischer Algorithmus zur krankengymnastischen Therapie der Subakromialsyndrome.

tionsstörung, denn auch alle beschwerdefreien Patienten nach anteriorer Akromioplastik wiesen ähnliche Resultate auf. Deshalb ist es bedeutsam, auch eine kraftvolle Innenrotation zu trainieren und vor allem eine neurophysiologische Schulung der Bewegungsabläufe durchzuführen (z. B. E-Technik nach Hanke, für Erwachsene adaptierte Vojta-analoge Techniken, PNF). Zudem ist bei gleichzeitigem Training der Innenrotatoren eine bessere Dehnung der Außenrotatoren zu erwarten.

Den Abschluss bilden fortgeschrittene Übungen für Koordination und Schnelligkeit sowie das spezifische Funktionstraining.

Brox u. Mitarb. (1993, 1999) fanden gleichwertige Ergebnisse nach 6 Monaten und 2 Jahren für endoskopisch-subakromiale Dekompression und Krankengymnastik in einer prospektiv-randomisierten Studie von 125 Patienten. Die Ergebnisse waren in beiden Gruppen und zu beiden Nachuntersuchungszeiten einer Placebotherapie signifikant überlegen,

Detonisierende physiotherapeutische Maßnahmen wie Massage, Ultraschall, Iontophorese, Elektrotherapie. Diese können adjuvant eingesetzt werden. Vor allem der therapeutische Ultraschall wird von vielen Patienten als angenehm und hilfreich empfunden. Überzeugende wissenschaftliche Studien speziell zum Einsatz bei Rotatorenmanschettenerkrankungen liegen nicht vor. Der Ultraschall erscheint aber aufgrund seiner Tiefenerwärmung geeignet, verkürzte, kontrakte Gewebe auf die Dehnungstherapie vorzubereiten. Experimentell konnte damit eine verbesserte Dehnbarkeit des Sehnengewebes nachgewiesen werden (Lehmann u. Mitarb. 1970). In experimentellen Untersuchungen nach Achillessehnendurchtrennung (Jackson u. Mitarb. 1991) bzw. nach Beugesehnendurchtrennung (Gan u. Mitarb. 1995) sowie in vitro (Ramirez u. Mitarb. 1997) führte die Ultraschallanwendung zu erhöhter Kollagensyntheserate und verstärkter Endfestigkeit der Sehnennarbe sowie beschleunigter Narbenreifung. Die Indikation zur Ultraschalltherapie erfolgt in Analogie zu anderen Sehnenansatzerkrankungen. Wir sehen sie vor allem bei bewegungseingeschränkten Schultern und Affektionen der langen Bizepssehne.

Extrakorporelle Stoßwellentherapie (ESWT). Die Wirkungsweise der extrakorporellen Stoßwellentherapie ist komplex. Sie unterscheidet sich abhängig davon, ob niedrigenergetische ($<0{,}1$ mJ/mm^2) oder hochenergetische ($\sim 0{,}3$ mJ/mm^2) Stoßwellen verwendet werden. Nur hochenergetische Therapie erscheint in der Lage, ein Kalkdepot direkt durch die Einwirkung der Stoßwellen zur Desintegration zu bringen (analog der ESWT bei Nieren- und Gallensteinen). Signifikante schädliche Nebenwirkungen an Weichteilgeweben sind nur bei Energien von $>0{,}3$ mJ/mm^2 zu erwarten (Rompe u. Mitarb. 1998).

Bei niedrigenergetischer Therapie spielen z. T. noch nicht abschließend geklärte Faktoren, wie z. B. Beeinflussung von lokalen Neurorezeptoren, eine Rolle. In kontrollierten wissenschaftlichen Studien ist nur ein Nachweis der Effektivität hochenergetischer Stoßwellentherapie bei Subakromialsyndromen mit Tendinosis calcarea gelungen, nicht bei anderen Formen der Subakromialsyndrome (Übersichten bei Heller u. Mitarb. 1998, Loew u. Rompe 1998, Rompe u. Mitarb. 2000).

Bei Subakromialsyndromen ohne Tendinosis calcarea besteht derzeitig keine gesicherte Indikation für die ESWT, da entsprechende klinische Studien bislang nicht abgeschlossen sind (Stand: Anfang 2002).

Dekompressionsoperation
Eine Kenntnis der pathogenetischen Bedeutung der subakromialen Bedrängung bestand schon früh, sodass sich Therapieformen mit dem Ziel einer Dekompression der Rotatorensehnen bereits vor über 50 Jahren herausbildeten (Armstrong 1947, Diamond 1962, Hammond 1962, McLaughlin 1944, Watson-Jones 1939) (Abb. 10.39). Dabei beging man jedoch den Fehler, große Teile oder sogar das komplette Akromion zu entfernen und damit auch einen Partner des AC-Gelenks. Die z. T. sehr schlechten Ergebnisse infolge der resultierenden Deltamuskelinsuffizienz wurden ausführlich von Neer und Marberry (1981) dargestellt und führten zur Entwicklung des Konzepts der anterioren Akromioplastik. Es ist das Verdienst von Neer, eindeutig das vordere Akromion als Hauptort des Impingements erkannt und daraus die limitierte anteroinferiore Akromioplastik entwickelt zu haben. Bereits von McLaughlin (1963), in der französischen Literatur durch Dautry und Gosset (1968) sowie von Pujadas (1970) wurde die Dekompression durch einfache Resektion des Lig. coracoacromiale erwähnt (Abb. 10.**40**). Nach Koechlin und Apoil (1981) wurde diese Operation von Dautry schon seit 1953 durchgeführt.

Indikationen zur subakromialen Dekompressionsoperation. Es liegt kein eindeutiges Zahlenmaterial über die Häufigkeit von Subakromialsyndromen in der Primärversorgung vor. Die in der Praxis des niedergelassenen Orthopäden behandelten Patienten sind zum Teil primär erkrankt bzw. wurden vom Hausarzt oder anderen Fachärzten zugewiesen. Der Anteil von Subakromialsyndromen, die letztlich operiert werden müssen, bleibt damit unklar.

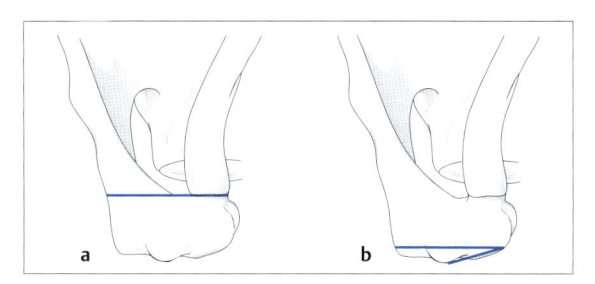

Abb. 10.39 a u. b Varianten der Akromionektomie.
a Totale Akromionektomie.
b Partielle laterale Akromionektomie unter Erhalt des ACG.

Es erscheint aber ausreichend gesichert, dass mindestens 75% oder mehr erfolgreich konservativ behandelt werden können.

Wir stellten in einer 7-jährigen prospektiven Erfassung von über 4.500 Patienten einer universitären Schulterspezialsprechstunde nur in ca. einem Drittel der Fälle mit von Chirurgen und Orthopäden zugewiesenen Subakromialsyndromen Operationsindikationen (Hedtmann u. Fett 1995). Alle Patienten waren gezielt mit der Frage einer Operationsindikation zugewiesen worden.

Grundsätzliche Voraussetzungen zur Operation sind
- gesicherte Diagnose,
- keine weitere sinnvolle Perspektive konservativer Behandlung,
- Bereitschaft des Patienten zur notwendigen Nachbehandlung.

Die Diagnose kann als gesichert gelten, wenn eine typische Konstellation aus anamnestischen Angaben einschließlich Nachtschmerz, positiven Impingement- und Tendopathiezeichen vorliegt. Instabilitätszeichen sollten fehlen, wenn eine Dekompressionsoperation geplant ist. Komplementär können sonographische Zeichen an der Bursa subacromialis und der Rotatorenmanschette sowie röntgenologisch am Akromion und auch Tuberculum majus vorliegen. Dies ist jedoch nicht obligat. In allen Zweifelsfällen sollte ein subakromialer Lokalanästhetikatest erfolgen.

In den seltenen Fällen einer gleichzeitig bestehenden Omarthrose sollte eine sequenzielle subakromiale und intraartikuläre Lokalanästhetikainjektion erfolgen, um die Komponenten zu differenzieren. Auch dürfen keine die Symptomatik bestimmenden Zeichen einer Affektion des AC-Gelenks vorliegen. Da symptomatische Überschneidungen mit AC-Gelenkaffektionen vorliegen können (wie z. B. positiver Überkreuzungstest, positive Impingementzeichen bei großen kaudalen ACG-Osteophyten), sollte zur differenzialdiagnostischen Abgrenzung eine sequenzielle Lokalanästhetikablockade sowohl des subakromialen Raums wie des AC-Gelenks erfolgen. Ggf. muss die operative Therapie des AC-Gelenks mit eingeschlossen werden.

Es kann in Ausnahmefällen indiziert sein, auch bei einer Omarthrose eine Dekompressionsoperation durchzuführen (Ellowitz u. Mitarb. 1997), wenn eine eindeutige subakromiale Impingementsymptomatik besteht und im 2-Stufen-Lokalanästhesietest differenziert werden konnte.

Wenn Zeichen einer allgemeinen Kapsel-Band-Laxität oder sogar einer manifesten Instabilität vorliegen, besteht nur im Ausnahmefall eine Indikation zu einer subakromialen Dekompressionsoperation. Besonders bei Überkopfsportlern ist die Indikation sehr streng zu stellen und die Notwendigkeit eines evtl. stabilisierenden Eingriffes zu prüfen.

Die konservative Behandlung muss als gescheitert gelten, wenn mit systemischen NSAR, 2–3-maliger subakromialer Steroidinjektion und Krankengymnastik in mindestens 10–12 Sitzungen und ggf. zusätzlich physikalischen Therapieformen
- innerhalb von 3 Monaten keine deutliche Besserung der Beschwerden erreicht wurde (VAS: Abnahme um mindestens ⅓ bis ½ des Ausgangswertes),
- eine etwaige Bewegungseinschränkung nach 3 Monaten trotz Therapie zugenommen hat, auch wenn die Schmerzsituation sich gebessert hat,
- die Beschwerden mindestens 6 Monate gedauert haben ohne weitgehende Besserung und der Patient damit unzufrieden ist.

Als weitgehende Besserung ist zu definieren, dass der Patient (wieder) arbeitsfähig und ggf. auch mit Einschränkungen sportfähig ist; auch der Nachtschmerz sollte weitgehend behoben sein. Auf einer globalen visuellen Analogskala sollten weniger als ½–⅓ der ursprünglichen Beschwerden und im alters- und geschlechtskorrelierten Constant-Score mehr als 70% erreicht werden.

Dekompressionsoperationen bei sekundären und sog. Non-Outlet-Impingementsyndromen. Bei instabilitätsbedingten Impingementformen ist eine Dekompressionsoperation fast nie indiziert. Sie kommt als absolute Ausnahmeindikation infrage, wenn die resultierende Impingementsymptomatik eine effektive Physiotherapie behindert, (noch) keine Indikation zu einem stabilisierenden Eingriff besteht. Sie sollte dann in limitierter Form erfolgen, d. h. einer ausschließlichen partiellen Resektion des Lig. coracoacromiale.

Impingementsyndrome bei in kranialer Fehlstellung verheilten Tuberculum-majus-Frakturen sind in einfachen Fällen durch subakromiale Dekompressionsoperationen zu behandeln. Bei stärkerer Tuberkulumdislokation ist dies nicht ausreichend. Dann muss das in Fehlstellung verheilte Tuberculum majus osteotomiert und orthotop refixiert werden. Alternativ kann die Manschette mit kleinem knöchernem Fragment abgelöst und nach Kürzung des Tuberculum majus wieder rekonstruiert werden analog der Rekonstruktion bei einem Rotatorenmanschettendefekt.

Bei der **technischen Indikation** ist zu unterscheiden zwischen der einfachen Dekompression durch ausschließliche Resektion des Lig. coracoacromiale (Abb. 10.**40**), der erweiterten Dekompression in Form der anterioren Akromioplastik (Abb. 10.**41**) und ggf. ihrer Variante nach Rockwood (Abb. 10.**42** s. u.) sowie der sog. globalen Dekompression („grande liberation" der französischen Literatur), die auch die Abtragung von AC-Gelenkosteophyten bzw. die Resektionsarthroplastik des Akromioklavikulargelenks einschließt (Tab. 10.**10**).

Von Neer (1972) wurde für das von ihm beschriebene Stadium II („Tendinitis/Fibrose") die Resektion des Lig. coracoacromiale (Abb. 10.**40**) als operative Standardtherapie angegeben und nur für das Stadium III mit Sehnendefekten und knöchernen Folgeveränderungen die anteriore Akromioplastik, wobei Neer die (Teil-)Resektion des kora-

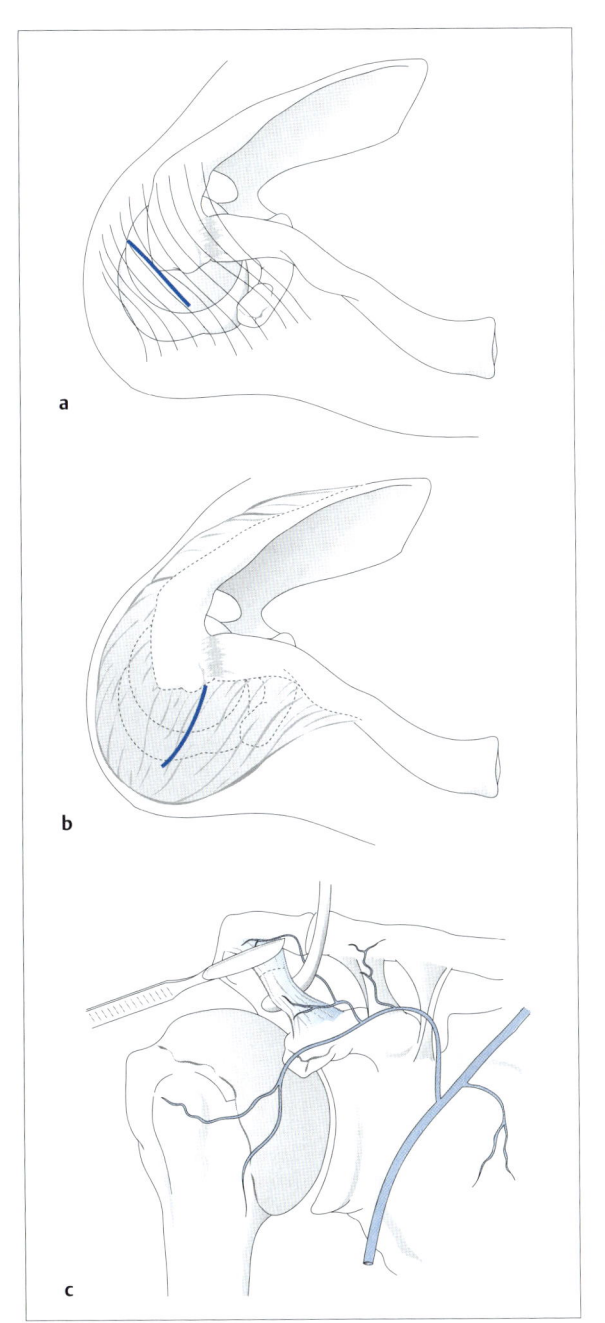

Abb. 10.40 a–c Offene Resektion des Lig. coracoacromiale.

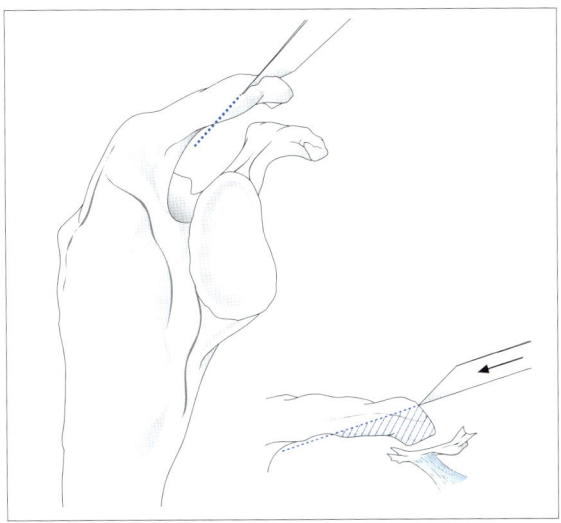

Abb. 10.41 Offene anteriore Akromioplastik.

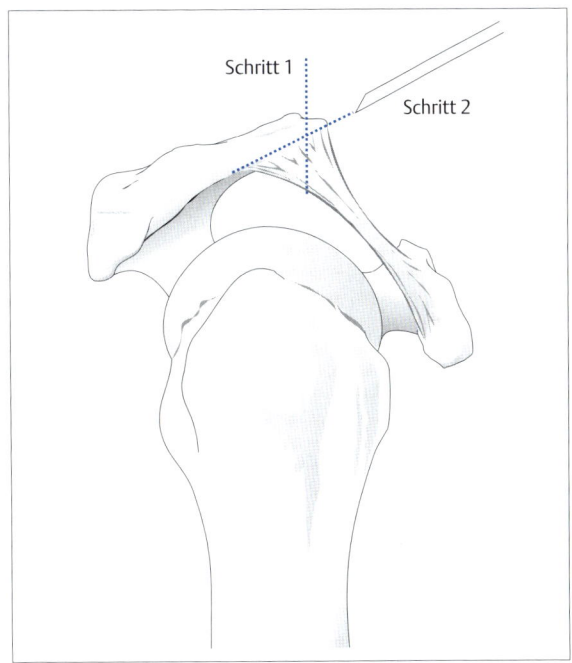

Abb. 10.42 Zwei-Schritt-Akromioplastik nach Rockwood.

koakromialen Bands als integralen Bestandteil der anterioren Akromioplastik bezeichnete. Seit den ersten Mitteilungen von Ellman (1985, 1987) hat sich die endoskopische subakromiale Dekompression zunehmend zu einem Standardverfahren entwickelt (Abb. 10.43) (s. a. Kap. 5).

Bei Rotatorenmanschettendefekten muss entschieden werden, ob ggf. eine Dekompressionsoperation zur operativen Behandlung ausreicht. Letzteres ist die schwierigste Entscheidung, denn sowohl das Ausmaß der Operation wie vor allem auch der Umfang der Nachbehandlung sind sehr unterschiedlich bei einer Dekompression und einer Rekonstruktion der Rotatorenmanschette. Als grobe Entscheidungsregel kann man davon ausgehen, dass bei überwiegendem Schmerz bei zentriertem Gelenk eine Dekompressionsoperation ausreicht, wenn der Patient nicht zu hohe funktionelle Erwartungen hat. Ist die Funktions-

Tab. 10.10 Varianten der subakromialen Dekompressionsoperation

Operation	Alter	Akromion-, RM- und ACG-Morphologie
einfache Dekompression (Resektion des Lig. coracoacromiale)	< 45 J	kein signifikanter Akromionsporn, RM-Kontinuität intakt
erweiterte Dekompression (anteriore Akromioplastik)	> 45 J	signifikanter Akromionsporn oder weit nach ventral reichendes oder stark gebogenes Akromion, RM intakt oder defekt. Bei sehr weit ventral überragendem Akromion evtl. 2-Stufen-Akromioplastik nach Rockwood
globale Dekompression (GLA grande libération anterieure) erweiterte Dekompression und Resektionsarthroplastik des ACG	> 45 (bei lateraler Klavikulaosteolyse auch jünger)	zusätzliche symptomatische AC-Arthrose oder laterale Klavikulaosteolyse
GLA mit Abtragung von kaudalen Klavikulaosteophyten)	variabel, meist > 45 J	Impingement verursachende kaudale Osteophyten bei sonst symptomlosem ACG

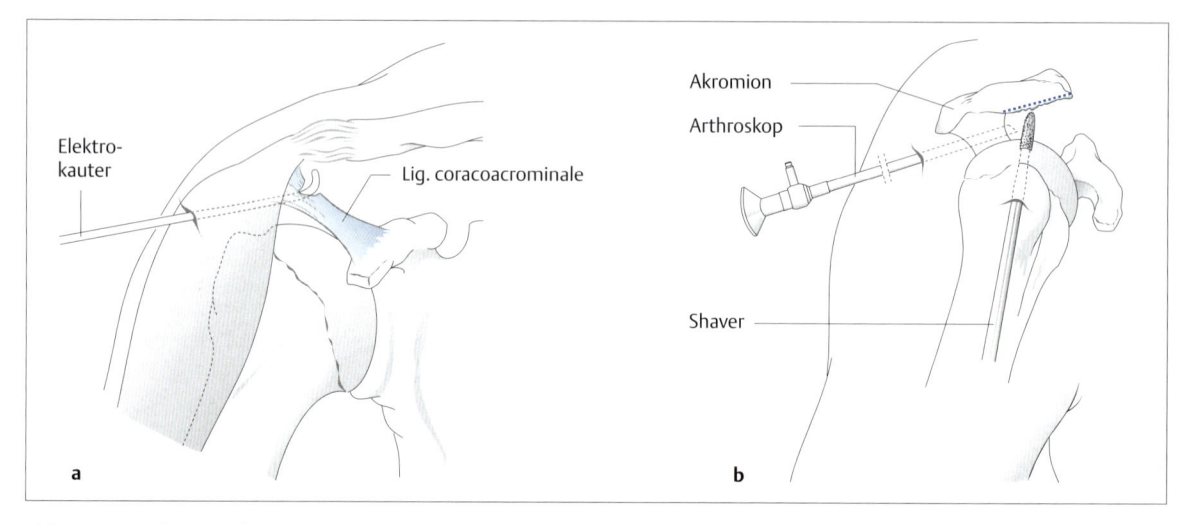

Abb. 10.43 a u. b   Endoskopische subakromiale Dekompression.

störung gleichwertiges oder sogar führendes Symptom („kann keine Kaffeetasse mehr halten"), sollte man sich eher zur Rekonstruktion entscheiden. Da eine erhebliche schmerzinduzierte Funktionshemmung möglich ist, die durch eine Lokalanästhetikablockade ausgeschaltet werden kann, sollte in diesen Fällen immer eine subakromiale Testinjektion mit Lokalanästhetika erfolgen (Ben-Yishay 1994).

Eine einfache Dekompression durch ausschließliche Ligamentresektion kommt infrage, wenn es sich um einen jüngeren Patienten handelt, keine Sporne am Akromion vorhanden sind oder dieses nicht auffällig flach steht bzw. weit nach ventral überragt (Beurteilung in der Röntgenaufnahme in sog. Y-Projektion). Bei hohem Alter, in der Y-Aufnahme nachgewiesenen Spornen bzw. sonstigen inferioren Prominenzen der vorderen Akromionkante sollte eine anteriore Akromioplastik erfolgen, deren Ausmaß individuell festgelegt werden sollte. Dabei ist zu bedenken, dass diese anatomischen Veränderungen über lange Zeiträume entstehen und erst sehr spät klinische Symptome verursachen. Insofern ist eine dosierte, den jeweiligen Verhältnissen des subakromialen Raums und dem Volumen seines Inhaltes angepasste Dekompression sinnvoller als eine, die nach dem Motto „viel hilft viel" durchgeführt wird. Die Beurteilung durch den tastenden Finger bei der offenen Operation ist leichter als die instrumentelle Abschätzung beim endoskopischen Eingriff. Die Dekompression sollte auch die Grundform des Akromions berücksichtigen, das Teil eines 2. Schultergelenks mit annähernd denselben Rotationszentren wie im Glenohumeralgelenk ist. Die globale Dekompression mit Resektion auch des lateralen Klavikulaendes sollte nur mit gezielter Indikation bei symptomatischer Arthrose des Akromioklavikulargelenks oder groben Osteophyten der lateralen Klavikula erfolgen.

Eine ausgedehnte Bursektomie sollte nicht routinemäßig durchgeführt werden, sondern nur in Fällen nachgewiesener erheblicher Entzündungsvorgänge und ausgeprägter hypertropher Verdickungen oder bei bewegungsbehindernden Adhäsionen. Sie ist immer auf das äußere Bursablatt zu beschränken, da das innere Bursablatt vom Peritendineum der Rotatorenmanschettenoberfläche nicht zu trennen ist (Sarkar u. Uthoff 1996) und auf der Oberfläche der Sehnen ernährende Gefäße trägt. Die Bursektomie des „viszeralen" Blatts kann damit zu einer Ernährungsstörung der Sehne führen.

Technik der offenen Dekompressionsoperation. Die in der Literatur beschriebenen offenen Operationstechniken unterscheiden sich im Wesentlichen durch den Zugang mit und ohne Ablösung des Deltamuskels von der vorderen Akromionkante. Die Originalmethode von Neer (1972) umfasst eine Ablösung des Deltamuskels durch quere Abtrennung.

Die Operation erfolgt entweder über einen sog. Wechselschnitt nach Gardner (Hautschnitt unmittelbar lateral der korakoakromialen Linie mit Längsspaltung der Deltafaszie (Abb. 10.**40 a** u. **b**) oder einen Hautlängsschnitt im Verlauf der Deltafasern. Der Längsschnitt ist ggf. leichter zu erweitern und technisch einfacher, gibt aber häufiger breite und keloidartige Narben. Der Deltamuskel wird in Faserrichtung in Richtung vordere Akromionkante gespalten, lateral vom AC-Gelenk.

Die Ablösung des Lig. coracoacromiale vom Akromion kann entweder durch quere Inzision an der Vorderkante erfolgen oder durch Ablösung mit Teilen des unteren Periosts (z. B. wenn das Ligament für eine zusätzliche AC-Gelenkstabilisierung versetzt werden soll). Das Ligamentum kann um ca. 0,5 bis 1 cm reseziert werden. Ein evtl. als Normvariante vorhandener medialer Zügel oder aber weit nach medial reichende Anteile bei einem dreieckigen Band müssen fakultativ nach Austasten des subakromialen Raums ggf. mitentfernt werden oder können auch unter plastischer Exzision des lateralen Zügels belassen werden, falls bei der Flexion des Arms sowie bei der horizontalen Adduktion kein Kontakt mehr zur Manschettenoberfläche entsteht. Ausschließliche Durchtrennung des Bands in der Substanzmitte kann zu einer hypertrophen Narbe mit Rezidiv führen.

Für die anteriore Akromioplastik ist die Darstellung der vorderen Akromionkante notwendig. Ihre ausreichende Exposition ist auch ohne quere Ablösung des Muskels wie in der Originaltechnik nach Neer (1972) möglich, wenn die Faszieninzision auf das Akromion fortgeführt wird und von dort ausgehend die Deltotrapezoidfaszie mit einem Klingenmeißel oder sehr scharfem Raspatorium von der Oberfläche des Akromions jeweils ca. um 1 cm nach medial und lateral abgehoben wird (sog. Deltoid-on-Technik nach Neviaser u. Mitarb. 1982, die auch die Autoren dieses Buches favorisieren). Diese Darstellung reicht für die Akromioplastik aus, da der Muskel von der Vorder- und Oberkante des Akromions entspringt (Kumar u. Mitarb. 1997). Ohne Verkürzung der Vorderoberkante, d. h. der kranialen Kortikalis des Akromions, wird mit einem Meißel schräg die Vorderunterfläche in einem Keil mit ventraler Basis entfernt (Abb. 10.**41**). Der Keil sollte je nach Dicke des Akromions ventral zwischen 3 und 10 mm umfassen (meistens ca. 3–7 mm) und ca. 1–2 cm weit nach

dorsal reichen. Alternativ kann die Unterfläche in der von McShane u. Mitarb. (1987) beschriebenen Technik mit motorisierten Fräsinstrumenten abgeschrägt werden. Bei Flexion und Innenrotation des Arms sollte am Ende der Operation kein Kontakt mehr zwischen der Rotatorenmanschettenoberfläche und dem vorderen Akromion entstehen.

Die Autoren empfehlen nicht routinemäßig die sog. 2-Schritt-Akromioplastik (Rockwood 1993), bei der zunächst die Vorderkante durch vertikale Osteotomie auf das Klavikulaniveau gekürzt wird und im 2. Schritt die anteroinferiore Keilentnahme erfolgt (Abb. 10.**42**). Diesem Konzept liegt die Vorstellung zugrunde, dass bei zu weit nach ventral reichendem Akromion bei Flexion ein verfrühter Kontakt und damit ein Impingement zustande kommt. Dagegen spricht, dass die betroffenen Patienten vor Beginn der Erkrankung in der Regel eine freie Beweglichkeit hatten. Der Operationserfolg ist zudem gefährdet durch die Tatsache, dass bei dieser Operation der Deltamuskel im Bereich der knöchernen Dekompression komplett abgelöst und reinseriert werden muss. Dies bringt die Gefahr einer Ursprungsinsuffizienz des Deltamuskels mit sich und erlaubt nur eine verzögerte Rehabilitation mit intialer partieller Ruhigstellung und damit erhöhter Gefahr der Einsteifung. Diese Technik ist arthroskopisch nicht vollständig nachvollziehbar.

Grobe kaudale Osteophyten bei einer evtl. Arthrose des Akromioklavikulargelenks können nach partieller Kapselresektion mit einer Luer-Hohlmeißelzange oder einem Meißel abgetragen werden, falls keine Resektionsarthroplastik erforderlich ist.

Bursaseitige Partialdefekte der Rotatorenmanschettenoberfläche werden durch tangentiale Führung des Skalpells oder mit kleinen Synovektomiezangen geglättet, ggf. übernäht.

Wenn der Deltamuskel quer vom Akromion abgelöst wurde, muss er transossär reinseriert werden.

Technik der endoskopisch-subakromialen Dekompression. Bei der endoskopischen Operation wird nach zuvoriger diagnostischer Arthroskopie eine subakromiale Endoskopie durchgeführt (s. Kap. 5). Über ein laterales Arbeitsportal oder aber bei lateralem Arthroskopportal über ein dorsales Arbeitsportal wird mit der Tannenzapfenfräse („Acromionizer") oder Kegelfräse die anteroinferiore Akromionkante in gleicher Weise wie bei der offenen Operation abgetragen (Abb. 10.**43**). Der sog. arthroskopische Impingementtest (Warner u. Mitarb. 1994) mit endoskopischer Beobachtung des Kontaktes zwischen Akromion und Rotatorenmanschette in Flexion ist in der Beurteilung des Resektionsausmaßes nur begrenzt zuverlässig, da die Flüssigkeitsfüllung des Subakromialraums das Akromion hebt (was u. a. auch zur relativen Prominenz der kaudalen Klavikulakante bei endoskopischen Operationen im Subakromialraum beiträgt). Ggf. müssen weitere Arbeitsportale benutzt werden, u. a. für Spülkanülen, wenn ein höherer Flüssigkeitsdurchsatz gewünscht ist und für Begleiteingriffe am AC-Gelenk.

Nachbehandlung nach subakromialer Dekompressionsoperation. Sofern man nicht auf einen refixierten Deltamuskel Rücksicht nehmen muss, ist weder eine Immobilisation noch eine Einschränkung der Bewegung erforderlich. Ab dem Operationstag kann mit passiver Bewegungstherapie begonnen werden. Die aktive Beweglichkeit kann schmerzgesteuert ohne vorgegebene Grenzen erfolgen. Erstes Ziel sollte die Wiederherstellung der Beweglichkeit sein, danach der Kraftaufbau, gefolgt von Gebrauchs- und Koordinationstraining. Bei nicht rekonstruierten Rotatorenmanschettendefekten kann es auch notwendig sein, Ersatzmuster zu schulen.

Die transossäre Reinsertion des Muskels erfordert eine Protektionsphase von 2 Wochen, in der der Arm nicht aktiv flektiert und abduziert werden sollte. Die Information über die Ablösung und Reinsertion des Deltamuskels muss an die Nachbehandler weitergegeben werden.

Komplikationen

Nur für die endoskopische Dekompression bekannt sind Sekundärkomplikationen am Akromioklavikulargelenk: Durch ungewollte oder gezielte Tangierung der AC-Gelenkkapsel bei der subakromialen Dekompression bzw. der Osteophytenabtragung wird nachweislich eine leichte **Destabilisierung des AC-Gelenks** hervorgerufen (Küster u. Mitarb. 1998), die sich auch in schlechteren Ergebnissen niederschlägt (Fischer u. Mitarb. 1999, Küster u. Mitarb. 1998). Vor allem die partielle Abtragung der lateralen Klavikula (sog. Mini-Mumford-Procedure der angloamerikanischen Literatur) führt nach Fischer u. Mitarb. (1999) zu schlechten Ergebnissen, sodass bei einer gezielten Indikation zur Operation am Akromioklavikulargelenk der formellen endoskopischen oder offenen lateralen Klavikularesektion der Vorzug gegeben werden sollte.

Sekundäre Einsteifungen durch subakromiale Adhäsionen wie auch eine Symptomatik, die einer Frozen Shoulder ähnelt, sind jedem Operateur geläufig. Trotzdem gelingt es nicht, hierzu eindeutiges Datenmaterial aus der Literatur zu erhalten. Aus den vielfältigen Berichten der letzten 5–7 Jahre vor allem über endoskopische Dekompressionsoperationen ist aber zumindest abzuleiten, dass das Problem bei adäquater frühfunktioneller Nachbehandlung bei weniger als 5% aller Patienten zu erwarten ist

Infektionen nach subakromialen Dekompressionsoperationen sind sowohl nach offener wie endoskopischer Durchführung Raritäten. (s. auch Kap. 8). Sie treten in weniger als 1% auf (ohne oberflächliche Portalinfektionen, die häufiger beobachtet werden und fast immer problemlos abheilen). Wenn eine in der Kontinuität noch intakte Rotatorenmanschette vorliegt, ist der Infekt definitionsgemäß extraartikulär. Er kann in leichteren Fällen nach sonographischer oder kernspintomographischer Verdachtsdiagnose durch Punktion und Aspiration mikrobiologisch gesichert und antibakteriell behandelt werden. Dies gilt vor allem für die sehr selten auftretenden, aber gelegentlich zu beobachtenden Spätinfektionen einige Wochen nach dem Eingriff, denen meistens wenig pathogene Keime wie Staphylococcus epidermidis zugrunde liegen. In den meisten Fällen erscheint aber die chirurgische Revision mit Débridement des infizierten Gewebes sicherer, da bei Fortschreiten der Infektion immer die Ausbreitung ins Gelenk droht. Die Revision kann endoskopisch wie offen erfolgen. Problematisch bei der endoskopischen Revision ist die Tatsache, dass die ventral an die Bursa subacromialis angrenzende Bursa subcoracoidea in mehr als einem Drittel der Fälle einen Gelenkrezessus darstellt. Wurde entweder schon bei der Dekompressionsoperation oder aber bei der Revisionsoperation die Grenze dieser Bursa überschritten, so ist die Ausbreitung des Infekts in das Gelenk möglich. Die subakromialen Infekte heilen bei adäquater chirurgischer Sanierung meistens folgenlos aus. Es sollte schon bei erkennbarem Abklingen des Infekts mit einer dosierten Krankengymnasik begonnen werden, um die drohenden Adhäsionen im Subakromialraum möglichst zu vermeiden. Lange Nachbehandlung ist nach Infekten häufig notwendig.

Ergebnisse

Konservative Therapie von Subakromialsyndromen. Verwertbare Ergebnisse zur konservativen Therapie von Subakromialsyndromen ohne Rotatorenmanschettendefekte liegen in der Literatur kaum vor. Morrison und Frogameni (1993) untersuchten 616 Patienten einer Schulterspezialambulanz (60% Zuweisungen) mit in der Kontinuität intakten Rotatorenmanschetten, jedoch Partialdefekten. Morrison und Frogameni fanden eine globale Erfolgsrate von 67% (30% sehr gut, 37% gut). Schlechter waren die Ergebnisse bei Patienten über 60 Jahren. Patienten mit Behandlungsbeginn innerhalb von 4 Wochen nach Einsetzen der Symptome erzielten zu 78% erfolgreiche Ergebnisse. Die Akromionmorphologie (Typ I-III nach Bigliani u. Morrison 1986) zeigte einen Zusammenhang mit dem erfolgreichen Endresultat (bei Typ I: 91%, Typ II: 68%, Typ III: 64% Erfolgsrate). Da es sich hier schon um eine z.T. vorselektierte und auch vorbehandelte Patientengruppe handelt, kann man davon ausgehen, dass die Erfolgsrate in einem Primärkollektiv höher liegt.

Beim Vorliegen von kompletten Rotatorenmanschettendefekten werden in der Literatur Erfolgsraten von 33% bis 92% berichtet (Tab. 10.11).

Alle Autoren, die **konservative und operative Behandlung** im Vergleich untersuchten, erzielten bessere Ergebnisse mit der Operation, wobei die Kollektive hinsichtlich der Ausgangssituation, wie z.B. der Größenverteilung der Defekte und anderer Variablen, allerdings meist nicht identisch waren. Tabata u. Mitarb. (1987) fanden mit 92% die höchste konservative Erfolgsrate, aber sehr gute Ergebnisse waren in ihrer konservativen Gruppe nur in 31% vertreten, in der operativen Vergleichsgruppe hingegen in 81%. Itoi u. Tabata (1992) stellten fest, dass Patienten, die zu Beginn der konservativen Behandlung eine annähernd freie Beweglichkeit hatten, bessere Ergebnisse erzielten

Tab. 10.11 **Erfolgreiche Ergebnisse konservativer Behandlung von Rotatorenmanschettendefekten**

Autor	Jahr	Erfolgsrate (gut und sehr gut)
Wolfgang	1974	33%
Samilson u. Binder	1975	53%
Takagishi	1978	44%
Patte u. Caroit	1987	50%
Tabata u. Mitarb.	1987	92%
Kulenkampf u. Reichelt*	1990	66%
Riedelberger u. Mitarb.	1990	47%
Itoi u. Tabata	1992	82%
Bokor u. Mitarb.	1993	74%
Hedtmann u. Mitarb.	1993	76%
Bartolozzi u. Mitarb.	1994	42%
Hawkins u. Dunlop	1995	72%
Wirth u. Mitarb.	1997	62%
Goldberg u. Mitarb.	2001	58%

* nur 3 Gruppen: gut, zufriedenstellend, schlecht

als solche mit Einsteifung. 94% der nach durchschnittlich 7,6 Jahren nachuntersuchten Patienten von Bokor u. Mitarb. (1993) hatten muskuläre Schwächen trotz der insgesamt günstigen Resultate.

Die strukturelle Prognose nicht operativ behandelter gelenkseitiger Partialdefekte scheint ungünstig zu sein: 40 konservativ behandelte Patienten zeigten bei Kontrollarthrographien nur in 4 Fällen keinen Defekt mehr als Hinweis auf eine mögliche Heilung. Bei weiteren 4 Patienten bestand eine Größenreduktion. Hingegen zeigten 21 Patienten eine Vergrößerung des Defekts und weitere 11 die Entwicklung zu einem kompletten Defekt (Yamanaka u. Matsumoto 1994). Trotzdem wiesen alle 3 untersuchten Gruppen von kleinen, mittleren und großen Partialdefekten eine klinische Verbesserung unter konservativer Therapie auf.

Weber (1999) fand in einer Vergleichsstudie an Patienten mit fortgeschrittenen Partialdefekten von >50% Dicke deutliche bessere Ergebnisse bei einem sog. Mini-open-Repair bei 33 Patienten als nach Débridement und Akromioplastik bei 32 Patienten, von denen im weiteren Verlauf 3 einen kompletten Defekt entwickelten.

Die konservative Behandlung von symptomatischen Rotatorenmanschettendefekten ist nach den vorliegenden Daten durchaus erfolgreich und im Vergleich zur Operation primär sicher nicht nur die zweitbeste Alternative. Ausnahmen bestehen beim frischen traumatischen Defekt und bei allen Patienten unter 40 Jahren. Zwischen 40 und 60 Jahren liegt eine Grauzone, in der anhand von Defektgröße, Funktionsstörung und funktionellen Ansprüchen entschieden werden muss, ob eine konservative Behandlung erfolgreich sein kann.

Ergebnisse der subakromialen Dekompressionsoperation. Die Dekompressionsoperation bei intakter Manschette erbringt hervorragende Resultate mit einer Erfolgsrate von in der Regel >80% und einem hohen Anteil sehr guter Ergebnisse (d.h. völlig schmerzfreie, bewegliche und uneingeschränkt belastbare Schultern) von oft weit über 50% (Tab. 10.12). Lirette und Kinnard (1992) wiesen allerdings auf die erhebliche Varianz der Ergebnisse durch die unterschiedlichen, verwendeten Scores hin.

Die Frührehabilitation ist nach endoskopischer subakromialer Dekompression erleichtert, wie eine prospektiv-randomisierte Studie von Sachs u. Mitarb. (1994) zeigte: Die Gruppe der endoskopisch operierten Patienten war 36 Tage arbeitsunfähig, die der offen operierten 54 Tage. Die Score-Ergebnisse nach etwa 3 Monaten waren gleichwertig. Beide Gruppen verbesserten sich noch bis zum Ende des 1. Jahres nach der Operation.

Kinnard u. Mitarb. (1996) hingegen fanden, dass die durchschnittliche Zeit bis zur Wiederaufnahme der Arbeit nach offener Akromioplastik 144 Tage und nach endoskopischer Akromioplastik 203 Tage betrug, allerdings wegen kleiner Gruppen ohne statistischen Unterschied. Eine Erklärung wurde nicht gegeben.

Checroun u. Mitarb. (1998) kamen in einer Analyse der Literatur der letzten 25 Jahre zu dem Resultat, dass mit offener und endoskopischer subakromialer Dekompression identische Ergebnisse erreicht werden und favorisieren die endoskopische Operation wegen der erleichterten Frührehabilitation.

Die Ergebnisse bei Partialdefekten zeigen in vergleichenden Untersuchungen durchschnittlich ca. 10–15% weniger erfolgreiche Resultate, d.h. etwa 70–80%. Auch Untersucher wie Roye u. Mitarb. (1995), die im Unterschied zu den meisten anderen Untersuchern keinen Unterschied zwischen intakter Manschette (Stage II) und Partialdefekt (94% Erfolg nach UCLA-Score, 95% nach ASES-Score) fanden, hatten bei Werfern nur in 68% Erfolg im Vergleich zu 90% bei anderen Sportlern. Nur 50% der wettkampfaktiven Baseball- und Softballspieler (Werfer) hatten ein erfolgreiches Ergebnis.

Bei komplettem Rotatorenmanschettendefekt werden mit offenen wie endoskopischen Techniken nur in ca. 60–65% erfolgreiche Resultate mit deutlich geringerer Rate an sehr guten Ergebnissen erreicht, die zudem oft auch längerfristig nicht zu halten sind (Altchek u. Mitarb. 1990, Barthel 1996, Gartsman u. Mitarb. 1990, Hedtmann u. Mitarb. 1996, Montgomery 1994, Thorling 1985, Zvijac u. Mitarb. 1994). Die prospektive Studie von Barthel u. Mitarb. (1996) wie auch eine retrospektive Studie von Ellman und Kay (1993) zeigten beide eine umgekehrte Korrelation zwischen dem Ergebnis und dem Läsionsausmaß der Rotatorenmanschette.

Es besteht Einigkeit in der Literatur, dass bei kompletten Defekten die Ergebnisse der Rekonstruktionsoperatio-

Tab. 10.12 Ergebnisse der subakromialen Dekompressionsoperation bei intakten und defekten Rotatorenmanschetten

Autor/Jahr	n	NU (J)	Zustand der RM	Operation	Erfolgreiche Ergebnisse
Thorling 1985	40	1,7	I/PD	AP	80%
Hawkins 1988	108	5,2	I/PD	AP	87%
Lazarus 1994	24	2,5	I	AP	83%
Lazarus 1994	46	2,0	I	ESAD	72%
Frieman 1995	75	1,5	I	AP	97%
Barthel 1996 (prospektiv)	55	1	I	ESAD	86,5%
Hedtmann 1996	117	3,9	I/PD	AP	85%
Hedtmann 1996	148	3,9	I/PD	L	92,5%
Steinbeck 1998	148	2	I	ESAD	86%
Neer 1972	16	2,5 (?)	PD	AP	94%
Fukuda 1987	39	2,8	PD	AP, R	92%
Neer 1988	30	4,6	PD	AP, +/- R,	91%
Esch 1988	34	1,6	PD	ESAD, D,	76%
Altchek 1990	6	1,4	PD	ESAD	66%
Ellman 1990	20	?	PD	ESAD, D,	75%
Gartsman 1990	40	2,4	PD	ESAD, D,	82,5%
Snyder 1991	31	1,9	PD	ESAD (n = 18) D (n = 31)	84%
Ryu 1992	35	1,9	PD	ESAD	86%
Itoi 1992	38	4,9	PD	AP, R	82%
van Holsbeeck 1992	53	1,7	PD/TD	ESAD	83%
Olsewski 1994	21	2,3	PD	ESAD, D	81%
Barthel 1996 (prospektiv)	37	1	PD	ESAD	67,2%
Steinbeck 1998	28	2	PD	ESAD	62%
Thorling 1985	11	1,7	TD	AP	64%
Ellman 1993	40		TD	ESAD + D	– 2 cm: 90% 2 – 4 cm: 50%
Montgomery 1994	38	2 – 5	TD	ESAD + D	61%
Zvijac 1994	25	3,8	TD	ESAD	68%
Barthel 1996 (prospektiv)	23	1	TD	ESAD	52,2%
Hedtmann 1996	105	3,9	TD	AP	76,2%
Hedtmann 1996	36	3,9	TD	L	55,5%

Abkürzungen:
I makroskopisch intakt
PD Partialdefekt
TD Totaldefekt
AP offene anteriore Akromioplastik mit part. Ligamentresektion
D Débridement
ESAD endoskopische subakromiale Dekompression mit ant. Akromioplastik und Ligamentumresektion
L Resektion des Lig. coracoacromiale
R Rekonstruktion der Rotatorenmanschette

nen denjenigen der Dekompressionsoperation eindeutig überlegen sind (Ogilvie-Harris u. Demaziere 1993: höherer Gesamt-Score, bessere Kraft und Funktion; Montgomery u. Mitarb. 1994: ESAD 61% – Rekonstruktion 79% Erfolgsrate).

Das ausschließliche arthroskopische Débridement von Partialdefekten ohne Dekompression wird in der Literatur unterschiedlich bewertet: Ogilvie-Harris und Wiley (1986) erreichten nur eine Erfolgsrate von 50%, während Budoff u. Mitarb. (1998) hingegen 87% subjektiv gute Ergebnisse berichten mit 85% Patienten mit einem Constant-Score-Wert von über 85. Die Entscheidung zum ausschließlichen Débridement ist im Licht der Pathogenese nachvollziehbar. Sie sollte sich im Einzelfall an der Lokalisation des Defekts, der Weite des subakromialen Raums im Röntgenbild und bei der Endoskopie sowie der Akromionmorphologie orientieren. Dabei ist bei bursaseitigen Partialdefekten die begleitende Dekompression zu favorisieren, auch wenn der Subakromialraum ausreichend weit erscheint.

Die **Fehlschläge** resultieren aus:
- Fehldiagnosen,
- Indikationsfehlern,
- technischen Fehlern,
- Komplikationen.

Ogilvie-Harris u. Mitarb. (1990) analysierten eine Serie von 67 Schultern bei 65 Patienten mit erfolgloser Akromioplastik. In 27 Fällen war die Diagnose unkorrekt und in 28 Fällen lagen operationstechnische Fehler vor. Nur in 12 Fällen war die initiale Diagnose richtig gestellt und die Operation korrekt durchgeführt worden. Bei Patienten ohne Anspruch auf Arbeitsunfallentschädigung betrug die Erfolgsrate der Reoperation 75%, bei solchen mit Entschädigungsanspruch nur 46%. Zu ähnlichen Ergebnissen kamen Hawkins u. Mitarb. (1989): In 34 von 59 Fällen konnte eine klare Diagnose gestellt werden, die in 23 Fällen eine initiale Fehldiagnose nahe legte.

Die häufigsten Fehldiagnosen liegen vor, wenn eine Pathologie des Akromioklavikulargelenks übersehen wird oder bei latenten Instabilitäten mit führender Impingementsymptomatik.

Am häufigsten unterbleibt fälschlicherweise die Rekonstruktion der Rotatorenmanschette, es folgen die Mitbehandlung des symptomatischen AC-Gelenks und der langen Bizepssehne.

Zu den technischen Fehlern gehören bei der offenen wie endoskopischen Operation die zu ausgedehnte Akromionresektion, die mit einer Ursprungsinsuffizienz des Deltamuskels einhergeht sowie die Deltainsuffizienz durch primär unzureichende Reinsertion oder sekundäre Desinsertion. Die zu ausgedehnte Resektion ist praktisch nicht korrigierbar – will man nicht bei Zuständen, die einer totalen Akromionektomie gleichen, das Akromion wieder aufbauen, z. B. in der von Wallace (1996) vorgeschlagenen, sehr aufwendigen Technik mit Beckenkammspan. Auch die Deltamuskelinsuffizienz ist oft nur noch unvollständig zu beheben. Eine zu weit mediale Resektion verletzt die akromiale Gelenkfläche des Akromioklavikulargelenks.

Akromionfrakturen kommen häufiger bei der endoskopischen Durchführung vor, wenn zu weit dorsal zu viel reseziert und der schräge Verlauf der Resektionslinie nicht beachtet wurde.

Ein häufiger Fehler ist auch die zu sparsame Akromioplastik, die durch adäquate Revisionsoperation mit erweiterter Dekompression meist unkompliziert behoben werden kann. Schwieriger ist es, wenn die Osteotomierichtung falsch gewählt und medial oder lateral am Akromion zu viel und am anderen Ende zu wenig reseziert wurde. Immer wieder findet man bei Revisionsoperationen ein erhaltenes Lig. coracoacromiale. Flugstad u. Mitarb. (1986) fanden bei 19 reoperierten Patienten nach erfolgloser offener Akromioplastik in 13 Fällen eine unzureichende Dekompression, die durch eine Revisionsakromioplastik behandelt wurde. In 8 Fällen bestanden ausgedehnte subakromiale Narben, in einem Fall war das Lig. coracoacromiale noch erhalten, in 3 Fällen bestanden signifikante Osteophyten am Akromioklavikulargelenk. Nur 6 der 19 Patienten erreichten letztlich ein sehr gutes Resultat, weitere 13 waren gebessert. Eine zunehmend häufigere Ursache von Fehlschlägen sind nicht rekonstruierte Rotatorenmanschettendefekte, da die Indikation zur endoskopischen Dekompression mit ihrer unkomplizierten Nachbehandlung offenbar großzügiger gestellt wird. In diesen Fällen muss sekundär die Rotatorenrekonstruktion erfolgen.

Eine seltene Ursache von Fehlschlägen sind heterotope Ossifikationen, die sowohl nach endoskopischen wie offenen Akromioplastiken auftreten (Berg u. Ciullo 1995, Gohlke u. Mitarb. 1995), und nur in etwa der Hälfte der Fälle erfolgreich durch Revisionsoperation behandelt werden können. Patienten mit Lungenerkrankungen sind besonders gefährdet und sollten ggf. prophylaktisch eine medikamentöse oder eine Strahlentherapie erhalten.

10.2 Rekonstruktive Eingriffe an der Rotatorenmanschette

R. Kölbel und A. Hedtmann

10.2.1 Historischer Überblick

Es ist anzunehmen, dass die ersten chirurgischen Rotatorenmanschettenrekonstruktionen in Deutschland (bei traumatischen Läsionen u. a. nach Luxationen) durch Müller (1898) und Perthes (1906) vorgenommen wurden. In den Folgejahren wurde vereinzelt von Rotatorenmanschettenrekonstruktionen berichtet (Baer 1907, Brickner 1907), Buchholz (1922) beschrieb erstmalig in der deutschen Literatur den „Abriss der Supraspinatussehne" als eigenständige Erkrankung bzw. Verletzung.

Eine erste Systematik der Rekonstruktionsoperation der Rotatorenmanschette stammt von Codman (1934). Grundlagen der rekonstruktiven Techniken wurden dann später vor allem von McLaughlin (1944) erarbeitet. Wesentliche Mitteilungen zu den heute gebräuchlichen Operationstechniken stammen von Neer, der die Summe seiner Erfahrungen in seiner 1990 erschienenen Monographie zusammenfasste.

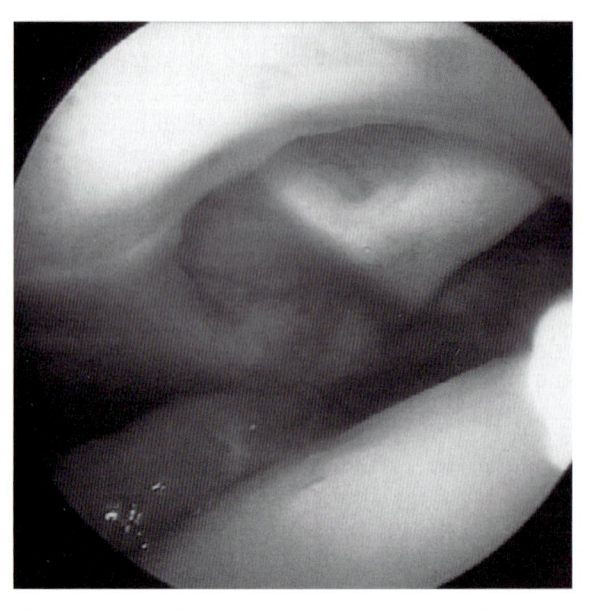

Abb. 10.44 Kapsulotendinöse Dissektion bei RM-Defekt. Die Kapsel ist weiter retrahiert als die Sehne.

10.2.2 Indikationen

Traumatische Rupturen gesunder Sehnen sind selten. Eine sog. Rotatorenmanschettenruptur bzw. ein -defekt geht meist von einem degenerativ veränderten gelenkseitigen Teil der Supraspinatussehne aus. Dies kann ohne erkennbaren Anlass langsam und auch lange Zeit ohne erkennbare Symptomatik vor sich gehen. Ein traumatischer Anlass kann die Entwicklung abkürzen. Bei beiden Verläufen entsteht ein „Defekt". Bei erkennbar traumatischer Auslösung kann auch von „Ruptur" gesprochen werden. Bei primärer Beteiligung des M. subscapularis sind traumatische Auslöser häufiger.

Es ist zu unterscheiden zwischen
- inkompletten oder partiellen Defekten (bursaseitigen und gelenkseitigen sowie intratendinösen, die keine der beiden Oberflächen erreichen), d.h. Rupturen/Defekte ohne Verbindung zwischen Bursa und Gelenk, und
- kompletten oder totalen Defekten bzw. Rupturen, bei denen eine Verbindung zwischen Gelenk und Bursa besteht.

Die intratendinösen Rupturen und Defekte weisen Spaltbildungen und Degenerationszonen innerhalb der Sehnensubstanz auf (Abb. 10.44, siehe auch Tafelteil), die manchmal weder arthroskopisch noch bei subakromialer Endoskopie sichtbar sind.

Folgende Überlegungen sollten vor einem Eingriff an der Rotatorenmanschette stehen:

Die Dekompression und die Rekonstruktion der Rotatorenmanschette sind gerechtfertigt bei Patienten, deren Rotatorendefekt bzw. -ruptur die Ursache konservativ nicht beherrschbarer Beschwerden ist. Patienten, deren Rotatorendefekte keine Beschwerden machen, kommen nicht zum Arzt und werden nicht operiert. Im Folgenden ist die Rede von Patienten, bei denen die konservative Therapie die Beschwerden nicht beseitigen konnte.

Bassett und Cofield (1983) haben die Indikation für eine Operation bei frischen, traumatisch ausgelösten Defekten durch Nachuntersuchung begründet und sehr praktisch festgelegt: Bei Patienten unter 50 Jahren ist bei einem erheblichen Funktionsausfall nach dem Ereignis möglichst innerhalb von 3 Wochen zu operieren. Damit sind die besten Ergebnisse zu erwarten. Bei Patienten über 50 sollte die Entwicklung 6 Wochen abgewartet werden, um die biomechanischen Auswirkungen nach Abklingen der akuten sekundär-entzündlichen Reaktion zu beurteilen. Bei älteren Patienten, die körperlich aktiv sind, kann man sich auch früher zur Operation entscheiden.

Bei schleichend entstandenen Defekten mit chronischen Beschwerden ist der Eingriff nicht dringlich. Der Schmerz und die schmerzbedingte Schwäche beim Heben des Arms werden auch durch die Reizzustände der subakromialen Gleitgewebe verursacht, die bei kleinen Rupturen oder Defekten durch die resultierende Unebenheit und die gestörte Funktion der Manschette (subakromiales Impingement) aufrechterhalten werden.

Die Patienten kommen mit zwei Hauptbeschwerden: Schmerzen und Schwäche. Die Schmerzen, resultierend aus der chronischen subakromialen Reizung, die sie nachts und in Ruhe sowie bei bestimmten Bewegungen im sog. Impingementsektor belästigen, können durch eine Erweiterung des subakromialen Gleitraums und die damit verbundene Denervierung behandelt werden.

Die Schwäche bei Verrichtungen, bei denen der Arm gehoben und gehalten werden muss, hat bei größeren Defekten 2 Ursachen:
- Die Rotatorenmanschette oberhalb des Humeruskopfs ist unterbrochen und kann ihn nicht deprimieren, d. h. nicht funktionell zentrieren.
- Bei defekten Sehnen fehlt das Drehmoment der zugehörigen Muskeln. Solche Defekte sind biomechanisch wirksam. Das klinisch augenfälligste Zeichen ist das sog. „signe du clairon": Zum Heben der Hand muss immer auch der Ellenbogen gehoben werden. Dieser Funktionsausfall kann nur durch eine Rekonstruktion behoben werden.

Die biomechanische Wirkung von kleinen und mittleren Defekten, die eine Sehne (in der Regel die Supraspinatussehne) nicht überschreiten, ist gering (Löhr u. Mitarb. 1994, McMahon u. Mitarb. 1995, Wülker u. Mitarb. 1994, Thompson u. Mitarb. 1996). Biomechanisch weitgehend kompensierbare Defekte, die von Burkhart als sog. Functional Tears bezeichnet werden, sind insofern durch eine ausschließliche Dekompression zu behandeln und benötigen keine in der Nachbehandlung aufwendigere Rekonstruktionsoperation, wenn der Patient keine größeren beruflichen oder sportlichen Ansprüche an die Überkopffunktion der Schulter hat. Sie setzen aber limitierte Defekte voraus, bei denen zumindest die gesamte Subskapularissehne und die Hälfte der Infraspinatussehne erhalten sein müssen. Der Operationserfolg ist aber nicht so gut vorhersehbar wie bei der Rekonstruktion.

Die Antwort auf die Frage, ob rekonstruiert werden soll oder nicht, hängt zum einen davon ab, ob man es – auch aufgrund der aufwendigen Nachbehandlung – für sinnvoll hält und zum anderen, ob es möglich ist. Wenn die Rekonstruktion die Funktion wiederherstellt oder verbessert und der Patient motiviert und in der Lage ist, die Nachbehandlung konsequent durchzuführen, dann ist sie sinnvoll. Sie ist auch sinnvoll, wenn sie dem Fortschreiten vom Defekt bis zur sog. Defektarthropathie vorbeugt. Das gilt für kleine Defekte jüngerer Menschen, solange der natürliche Verlauf bei fortgesetzter normaler oder starker Beanspruchung nicht sicher abzusehen ist. Es ist noch nicht bekannt, welche Defekte unbehandelt bis zur Rotatorendefektarthropathie (RDA) fortschreiten. Bei großen Defekten ist dies wahrscheinlich, sodass die Rekonstruktion nützlich und sinnvoll ist.

Sind die Defekte extrem groß und/oder weit retrahiert, dann wird die Rekonstruktion schwierig, und die funktionellen Ergebnisse sind weniger gut.

Für die Erfolgsaussichten bei großen (veralteten) Defekten gibt es einige Anhaltspunkte:
- Soweit eine **Atrophie der Schulterblattmuskulatur** nicht schon sichtbar ist, gibt das MRT Auskunft. Nach MRT-Untersuchungen von Fuchs u. Mitarb. (1997) sind bei großen 2- oder 3-Sehnen-Defekten von Supra- und Infraspinatussehne und ggf. M. subscapularis schwere Atrophien des Infraspinatusmuskels zumindest teilweise nach Rekonstruktion reversibel, während eine signifikante Rückbildung der Supraspinatus- und Subskapularismuskelatrophien nicht festgestellt werden konnte. Thomazeau u. Mitarb. (1997) fanden hingegen eine Erholung des Supraspinatusmuskels, wenn die Rotatorenmanschette nach Rekonstruktion intakt blieb. Gravierenden präoperativen Atrophien folgten zumeist Rezidivdefekte. Da das Ergebnis einer Rekonstruktionsoperation wesentlich von einer Wiedergewinnung der Muskelfunktion abhängt, ist daraus ein wichtiger Aspekt der Prognose abzuleiten.
- Eine Beteiligung des **M. subscapularis** (erkennbar an der Schwäche der Innenrotation und vermehrter passiver Außenrotation sowie positivem Lift-off- und Napoleontest) zeigt sehr große Defekte mit meist schlechterem Ergebnis an.
- **Akromiohumeraler Abstand.** Wenn bereits eine deutliche Subluxation des Kopfs nach kranial eingetreten ist und zu sekundären Veränderungen im Sinne einer Arthrose an den neuen Kontaktflächen geführt hat, kann der operative Aufwand groß werden, und die funktionellen Ergebnisse werden nicht immer sicher vorhersehbar. Die Rekonstruktion mit der Aussicht auf eine Verbesserung der Funktion ist in solchen Fällen auch oft nicht ohne den Ersatz der Gelenkflächen möglich. Generell muss man bei einem präoperativen akromiohumeralen Intervall von weniger als 7 mm in der sog. echten a.-p. Röntgenaufnahme von einem schlechter vorhersehbaren Ergebnis ausgehen. Andererseits hat die laufende Sammelstudie der Deutschen Vereinigung für Schulter- und Ellenbogenchirurgie (Ludwig u. Hedtmann 1997) gezeigt, dass die Operation bei massiven Rotatorendefekten (mehr als 2 Sehnen) eine erhebliche Verbesserung bedeuten kann (Verdoppelung der Score-Werte).

Es muss also erwogen werden, ob der Aufwand einer Rekonstruktion sinnvoll ist. Wenn genügend Substanz und auch die operationstechnischen Fähigkeiten für Ersatzoperationen (z. B. Transposition des M. latissimus dorsi oder des M. pectoralis major) vorhanden sind, dann kann die Rekonstruktion ggf. unter Transposition sinnvoll sein. Die Transposition von intakten Rotatorenmanschettenanteilen (z. B. des M. infraspinatus oder des M. subscapularis nach kranial) ist eine schwierige therapeutische Entscheidung, da bei einer Nahtinsuffizienz die Restfunktion des zuvor nicht betroffenen Rotatorenmanschettenanteils gefährdet ist. Zudem ist die vollständige Funktionsübernahme nach Transposition nicht zu erwarten.

Wenn die Aussichten auf eine wesentliche Verbesserung der Funktion aber fehlen, dann ist eine Rekonstruktion nicht sinnvoll. Apoil u. Mitarb. (1971) und in der Folge Rockwood u. Mitarb. (1995) haben daher bei „irreparablen", d. h. sehr großen Defekten den Eingriff auf ein Débridement, d. h. ein Glätten der Kontaktflächen und eine subakromiale Dekompression unterschiedlichen Ausmaßes beschränkt und über zufriedenstellende Ergebnisse berichtet. Bei Patienten, denen wesentliche Voraussetzungen für die Rekonstruktion fehlen, muss unter anderem der Grad der gewünschten körperlichen Aktivitäten in die Indikationsstellung der Art eines an sich notwendigen Eingriffs mit einbezogen werden. Beide Vorgehensweisen – die ehrgeizige rekonstruktive und die zurückhaltende palliative – haben dann Aussicht auf Erfolg, wenn die Ziele nicht zu hoch gesteckt werden. Das Konzept der Limited Goals von Neer ist hier sehr nützlich und sollte präoperativ auch eingehend mit dem Patienten erörtert werden.

Ziele der Rekonstruktion sind
- Reinsertion von Sehnen, sodass die zugehörigen Muskeln wieder wirken können,
- Verschluss der Manschette (Sehnen und Kapsel) über dem Humeruskopf, damit sie diesen wieder zentrieren können,
- Revitalisierung der Sehnen und Kapsel durch einsprossende Gefäße vom Humeruskopf.

Der Verschluss von Defekten der Rotatorenmanschette bedeutet, dass Sehnen und Kapsel am Knochen verankert werden und dem zugehörigen Muskel neue Spannung gegeben wird. Diese braucht er, um Kraft zu entfalten (Vorspannung). Daher sind Verfahren, die auch den Ursprung lösen und rutschen lassen (z. B. nach Debeyre u. Mitarb. 1965), ohne großen Vorteil für die Funktion. Die Spannung kann aber auch zu groß und nachteilig sein. Tierexperimentelle Untersuchungen zur Dehnung der Muskulatur bei Verlängerungen der Extremitäten haben Muskelschäden bei zu schneller Distraktion gezeigt (Simpson u. Mitarb. 1995). Eine klinische Untersuchung von Watson (1990), in der „quere" Nähte und „Längsnähte" von Rotatorendefekten im Hinblick auf die intraoperativ erreichte Beweglichkeit und auf das postoperative Ergebnis verglichen wurden, zeigten bessere Ergebnisse für die sog. Längsnaht. Dazu ist aber anzumerken, dass es nur wenige Fälle gibt, bei denen die abgerissene Sehne nicht am Knochen refixiert, d. h. quer genäht werden muss. Risse, die reine Längsrekonstruktionen erlauben, sind selten. Es gibt noch kein Verfahren, um intraoperativ die richtige Muskelspannung festzulegen. Sicher muss aber die Rekonstruktion die spannungsarme Adduktion an den Thorax erlauben („repair to the side" oder „coude au corps"). Wie ein lange retrahierter Muskel auf die neue Spannung reagiert, ist nicht bekannt. Die neue Verankerung von Sehnen an Knochen vernarbt und verheilt regelmäßig und kommt in der Struktur und Festigkeit der ursprünglichen Insertion nahe, erreicht sie aber meistens nicht ganz. Nach Paulos u. Mitarb. (1990) sowie France u. Mitarb. (1991) werden tierexperimentell nach 2 Monaten ca. 55% der Ursprungsfestigkeit und nach 1 Jahr ca. 80% erreicht. Die Steifigkeit der Sehne erreicht nach 1 Jahr nur ca. 60% (Miyahara u. Mitarb. 1990, Rodeo u. Mitarb. 1993, St. Pierre u. Mitarb. 1995). Degeneriertes Gewebe benötigt wahrscheinlich länger, als die tierexperimentell ermittelten Zeiten. Insofern sollte bis 8 Wochen nach der Operation die Refixation entlastet werden, damit die Ausbildung der Narbe nicht gestört wird. Versehentlich ausgelöste Belastungen während dieser Zeit sind kaum zu vermeiden, daher muss die Sehnenverankerung belastungsstabil sein. Bestimmte Techniken der Sehnenverankerung, z. B. Technik nach Mason-Allen, sind so stabil, dass sie die Schwachstelle der Nahtmaterialverankerung eher in den knöchernen Verankerungspartner verlagern. Georgousis u. Mitarb. (1995) fanden für die native Supraspinatussehne eine Zerreißungsfestigkeit von 984 N (+/- 389 N), während eine transossäre Refixation einer experimentellen Ruptur eine Primärfestigkeit von ca. 60% dieses Wertes zeigte. Nach etwa 3 Monaten ist eine gewisse Alltagsbelastungsfestigkeit anzunehmen. Einzelne Belastungen, die nicht extrem oder unfallbedingt sind, können also nach dieser Zeit kaum schaden. Die Rekonstruktion ist jedoch noch nicht sportlichen Belastungen oder schweren körperlichen Tätigkeiten gewachsen. Vor allem die Verletzungstoleranz ist zu diesem Zeitpunkt noch herabgesetzt.

10.2.3 Technik

Die Operation kann in 10 Schritten standardisiert werden (Kölbel 1990):

1. Zugang zum subakromialen Raum und der Rotatorenmanschette. Das obere Humerusende und der subakromiale Raum lassen sich am besten durch einen Zugang von vorne und oben durch den Deltamuskel darstellen („Standardzugang" nach Kölbel [1990]). Dies ist eine Modifikation des Gardner-Zugangs (Gardner 1973), eines Wechselschnitts mit Hautschnitt in den Spaltlinien dieser Region (etwa parallel zur korakoakromialen Linie), der mit dünnen Narben abheilt. Der sog. Säbelhieb-Hautschnitt und andere Hautschnitte in Faserrichtung des Deltamuskels sind technisch vorteilhaft, entwickeln aber häufiger Narbenkeloide als die Schnitte in den Spaltlinien. Die Spaltung des Deltamuskels erfolgt in analoger Weise wie bei der offenen Dekompressionsoperation bis ca. 4–5 cm vom Akromion entfernt, um mögliche Verletzungen von Ästen des N. axillaris zu vermeiden.

2. Darstellung des Subakromialraums und des Rotatorenmanschettendefekts. Bei der Darstellung und späteren Abtrennung des Lig. coracoacromiale wird die

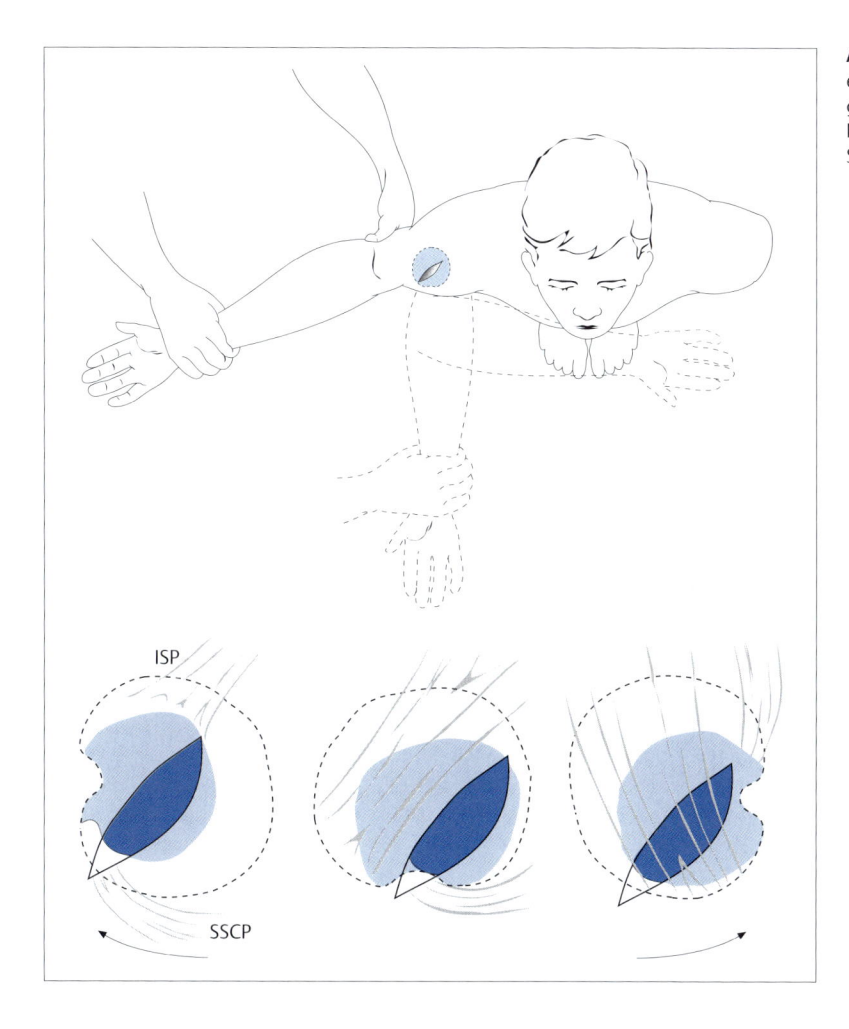

10.2 Rekonstruktive Eingriffe an der Rotatorenmanschette

Abb. 10.45 Darstellen des Ausmaßes einer Rotatorenmanschettenläsion durch gezielte Rotation des Humerus.
ISP   M. infraspinatus
SSCP M. subscapularis

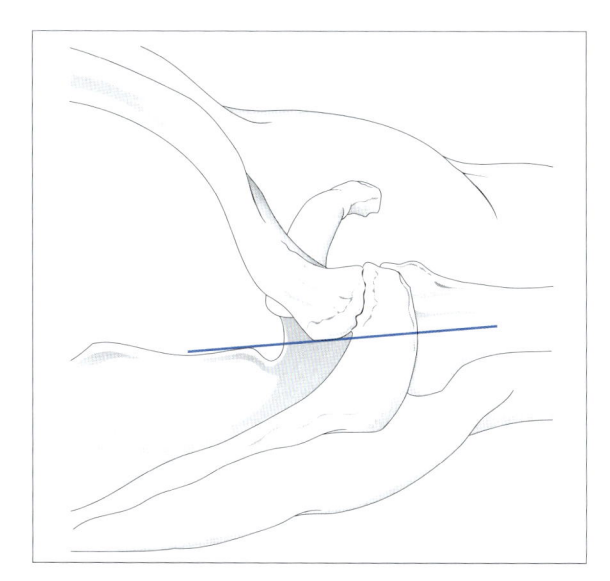

Abb. 10.46 Transakromialer Zugang zur Rotatorenmanschette.

Bursa subacromialis eröffnet. Da man sie für die Abdeckung einer rekonstruierten Manschette nutzen kann, sollte sie nicht exzidiert werden. Durch Rotation des Arms können alle Teile der Rotatorenmanschette eingestellt werden (Abb. 10.45). Bei großen, nach dorsal ausgedehnten Defekten sollte der Deltamuskel weiter lateral gespalten werden. Ist auch der M. subscapularis defekt und reicht der Defekt über das obere Viertel nach kaudal, ist es günstig, einen zusätzlichen Zugang durch den Sulcus deltoideopectoralis zu wählen (sog. Kombizugang nach Kölbel 1990). Hierzu kann der Hautschnitt nach medial verlängert werden. Der deltopektorale Zugang ist für die Übersicht im subakromialen Raum und für eine solide Rekonstruktion nicht geeignet. Der transakromiale Zugang (Abb. 10.46) eignet sich für die Kombination von Dekompression und Rekonstruktion auch nur schlecht, da selbst in der Variante nach Gschwend mit kortikoperiostaler Ablösung der Faszie des M. deltoideus und M. trapezius kranial auf dem Akromion die vordere Akromionkante zur Dekompression nur schwer erreichbar ist. Er kann aber bei sehr weit retrahierten Stümpfen in Einzelfällen nützlich sein.

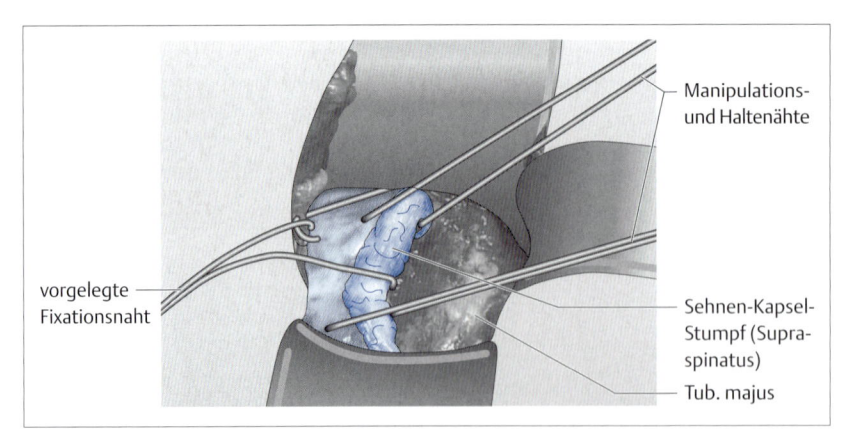

Abb. 10.47 Armierung der Stümpfe der Rotatorenmanschette mit Halte- und Manipulationsnähten.

3. Subakromiale Dekompression. Die Dekompressionsoperation sollte als klassische vordere Akromioplastik nach Neer oder als limitierte Dekompression nur mit Abtrennung des Lig. coracoacromiale vom Akromion vorgenommen werden (s.o.). Ggf. sind Ergänzungen in Form der Abtragung kaudaler Osteophyten am Akromioklavikulargelenk erforderlich, soweit sie das Defilé einengen. Eine Dekompression in dieser Form ist wesentlicher Bestandteil der Operation. Die Dekompression kann auch vor der offenen Rekonstruktion endoskopisch erfolgen. Die in der angloamerikanischen Literatur beschriebene sog. Mini-open-Technik mit Spaltung des Deltamuskels von der Lateralkante des Akromions aus benötigt einen nur wenig kürzeren Hautschnitt wie die hier beschriebene Technik. Sie löst den Deltamuskel an der schwächsten Stelle der akromialen Insertion ab und bietet nach unserer Ansicht keinerlei Vorteile. Die vollständige Resektion des lateralen Klavikulaendes und eine routinemäßige Tenodese der langen Bizepssehne, wie früher durchgeführt in der sog. 4-in-1-Procedure nach Neviaser u. Mitarb. (1982) (Akromioplastik, Resektion des lateralen Klavikulaendes, Rotatorenrekonstruktion und Tenodese der langen Bizepssehne) oder der von Patte beschriebenen GLA-Prozedur („grande libération anterieure", Schritte 1 – 3 wie bei Neviaser, ohne Bizepstenodese), sind nicht notwendig, wenn das Schultereckgelenk selbst und/oder die lange Bizepssehne keine Beschwerden machen.

4. Identifikation der Strukturen. Wenn der Defekt in der Rotatorenmanschette untersucht wird, sollte man alle Stadien der Entwicklung in Gedanken nachvollziehen. Man wird sich von dieser Entwicklung mit dem Auge und dem palpierenden Finger überzeugen können. Prinzip der Rekonstruktion sollte die möglichst anatomische Umkehrung dieser Entwicklung sein (s.S. 253, 254).

Bei bursaseitigen Defekten geht die Impingementläsion der Kontaktstelle am Tuberculum majus oft in den Defekt der Supraspinatussehne über. Der Gleitraum der Bursa kann bis auf diese Läsionen obliteriert sein. Der Rand des Defekts muss durch Rotieren des Arms rundum dargestellt werden (Abb. 10.45). Die Bizepssehne wird zur Inspektion hervorgezogen, um festzustellen, ob der Sulkus noch geschlossen ist. Dann wird nachgesehen, ob die Subskapularissehne intakt ist. Die Ränder der Sehnen werden von dorsal bis ventral an geeigneten Stellen mit Haltenähten gefasst (Abb. 10.47). Vor der weiteren Präparation sollten die Ausdehnungen des Defekts in zwei Richtungen und am Tuberculum majus gemessen und ebenso wie die Form dokumentiert werden. Für die Dokumentation von Rotatorenmanschettendefekten gibt die Literatur unterschiedliche Einteilungen an:

- nach **Bateman** (1963). Es wird ausschließlich die Ausdehnung des Defekts parallel zum Tuberculum majus gemessen und in kleine (bis 1 cm), mittelgroße (1 – 2,5 bzw. 3 cm), große (bis 5 cm) und massive Rupturen (> 5 cm) eingeteilt. Der Nachteil dieser Klassifikation besteht darin, dass er die Retraktion der Sehnenstümpfe und damit die Ausdehnung des Defekts in der 2. Richtung nicht berücksichtigt;
- nach **Patte** (1990) (Abb. 10.48). Diese Einteilung berücksichtigt vor allem die Lokalisation bezüglich einzelner Sehnen und gibt damit indirekt ein Größenmaß an. Es werden unterschieden:
  - **Gruppe I.** Partialdefekte oder Totaldefekte von weniger als 1 cm sagittaler Ausdehnung (a artikulärseitige Partialdefekte, b bursaseitige Partialdefekte, c kleine Totaldefekte bis zu 1 cm),
  - **Gruppe II.** Totaldefekte des Supraspinatus,
  - **Gruppe III.** Totaldefekte von mehr als einer Sehne,
  - **Gruppe IV.** Massive Defekte von mehr als 2 Sehnen, ggf. mit sekundärer Arthrose.

Die Retraktion der Sehnenstümpfe wird nach Patte (1990) eingeteilt:

Grad I: Der Sehnen-Kapsel-Stumpf liegt zwischen Tub. majus und Kuppel des Humeruskopfes.
Grad II: Der Sehnen-Kapsel-Stumpf liegt zwischen Kuppel des Humeruskopfes und dem Glenoidrand.
Grad III: Der Sehnen-Kapsel-Stumpf liegt hinter dem Glenoidrand.

Beim Retraktionsgrad III liegt in der Regel ein orthotop nicht mehr rekonstruierbarer Rotatorenmanschettendefekt vor. Eine Rekonstruktion gelingt nur mit Ersatzplastiken.

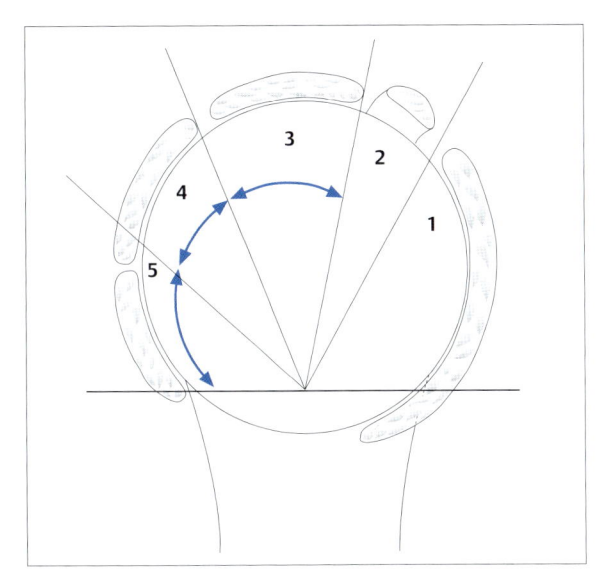

Abb. 10.48 Einteilung der Rotatorenmanschettendefekte nach sagittaler Ausdehnung nach Patte.
Sektoren 1–3: anterosuperiore Defekte
Sektoren 2 u. 3: superiore Defekte
Sektoren 3 u. 4
(u. ggf. 5): posterosuperiore Defekte
Sektoren 1–5: totaler Manschettendefekt

- nach **Ellman**. Es werden Größe und auch partielle Defekte berücksichtigt (Ellman u. Gartsman 1993). Die Einteilung erfolgt in Grade für die Tiefe und in Stadien für die flächige Ausdehnung.
  - **Partialdefekte. Grad I:** A artikulärseitige oder B bursaseitige Defekte von weniger als 3 mm und einem Viertel der Dicke der Rotatorenmanschette,
    Grad II: bis zu einer Tiefe von weniger als der Hälfte der RM-Dicke oder 6 mm.
    Grad III: mehr als die Hälfte der Rotatorenmanschettendicke.
    Die Breite und Retraktion sollen gemessen und die Fläche in mm² angegeben werden.
    Die Tiefeneinteilung erscheint unrealistisch, da sie für die halbe Rotatorenmanschettendicke bis zu 6 mm annimmt. Dabei gibt es fast nie Rotatorenmanschetten, die dicker als 8–9 mm sind. Im Regelfall werden bei Frauen ca. 4–6 und bei Männern ca. 5–7 mm erreicht.
  - **Totaldefekte.** Stadium I: Befall des Supraspinatus, Stadium II: Befall des Supraspinatus und partielle oder komplette Einbeziehung des Infraspinatus, Stadium III: 3-Sehnen-Defekt von Supra- und Infraspinatus und Subskapularis, Stadium IV: Rotatorendefektarthropathie.
- nach **Snyder** (1994). Es werden ebenfalls Größe und Lokalisation berücksichtigt:
  - **Defektart. Partialdefekte:** Lokalisation: A artikulärseitig, B bursaseitig. **Komplette Defekte:** C.
  - **Defektgröße:** I minimale oberflächliche, bursale oder synviale Irritation von weniger als 1 cm Ausdehnung, II oberflächliche Auffaserung und Ruptur einzelner Fasern von weniger als 2 cm Ausdehnung, III Ausgedehntere Auffaserung und Fragmentation der Sehnensubstanz bis zu einer Ausdehnung von 3 cm, IV stark ausgeprägte Auffaserung und Fragmentation, oft mit begleitendem Lappenriss und mehr als 1 Sehne (3 cm) umfassend.

5. Mobilisation der Manschette. Wenn ein Muskel oder ein Teil davon seinen Ansatz verliert, dann zieht er sich zurück, verzieht die angrenzenden Gewebe, atrophiert und wird in kontrahierter Form bindegewebig fixiert. Retrahierte Rotatoren müssen mobilisiert werden, damit der Defekt in der Manschette verschlossen werden kann und damit die Muskulatur nach der Reinsertion wieder Spannung entwickeln und arbeiten kann. Im Prinzip wird dazu die Rotatorenmanschette an der Oberseite von dorsal nach ventral und von lateral nach medial von Deltamuskel, Akromion, M. trapezius, Lig. coracoacromiale und Processus coracoideus abgetrennt und schrittweise Sehne für Sehne von allen Adhäsionen befreit. Auch bis in die Supra- und Infraspinatusgrube reichende Adhäsionen sind zu lösen. Bei großen Defekten mit schwacher Sehnensubstanz empfiehlt es sich, zwischen Bursa und Deltamuskel einzugehen und die ganze Bursa auf dem Humerus und der Manschette zu belassen. Wenn der Gewinn an Länge nicht ausreicht, kann die Mobilisation an der Unterseite, d.h. gelenkseitig, ergänzt werden. Dazu wird die Kapsel dort, wo sie den Rotatoren fest anliegt, dorsal und kranial vom Glenoidrand abgeschoben (Abb. 10.49). Dies bringt bis zu 1 Zentimeter Gewinn an Länge. Ist die lange Bizepssehne intakt und soll sie erhalten werden, dann darf ihr Ursprung am oberen Rand des Glenoids nicht beschädigt werden. Der N. suprascapularis verläuft von der Incisura scapulae auf dem Boden der Fossa supraspinata auf dem Skapulahals und um die Spinabasis in die Fossa infraspinata. Er ist gefährdet und kann verletzt werden, wenn man weiter als 2,5 cm über den Glenoidrand nach medial und direkt auf dem Skapulahals operativ durchtrennt. Schließlich kann das Rotatorenintervallzonengewebe mit dem Lig. coracohumerale von der Korakoidbasis abgelöst werden, um den Defektrand nach lateral zu ziehen.

Bursaseitige Partialdefekte können ohne Eröffnung des Gelenks transossär refixiert werden, indem die abgerissene Schicht in eine kleine Rinne lateral der Kapselinsertion adaptiert wird.

Gelenkseitige Defekte, die zu dünn erscheinen, um noch lange zu halten (< 50 % Restsubstanzdicke), müssen vor der Rekonstruktion durch Exzision in komplette Defekte umgewandelt werden.

6. Débridement. Es ist meist nicht nötig, an den Defekträndern zu resezieren – mit der Ausnahme, dass sie sehr weich und ausgefranst sind. Das Aufrauhen von glatten Sehnenflächen kann die dünne, gefäßführende Schicht be-

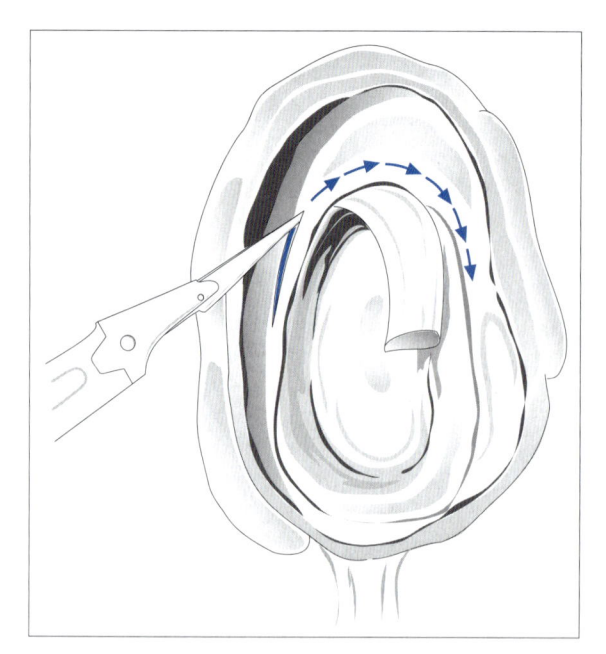

Abb. 10.49 Anteriores, superiores und posteriores Kapselrelease: Die den aufliegenden Sehnen fest adhärente Kapsel wird vom Pfannenrand abgelöst, um eine Lateralisation der retrahierten Sehnen zu ermöglichen.

seitigen. Insofern kann man auf die Anfrischung der Sehnenstümpfe entweder in manchen Fällen verzichten, oder es genügt eine sparsame Anfrischung von 1–2 mm. Sehnenreste am Tuberculum majus sollten zugunsten frischer Knochenflächen beseitigt werden – es sei denn, dass sie zum Verschluss noch nützlich sind.

7. Plastische Inzision und Exzision. Die Lage der Sehnen und ihrer Schichten zueinander wird durch die Entwicklung der Defekte verändert. Um annähernd anatomische Beziehungen wiederherzustellen, muss daher gelegentlich inzidiert und verschoben werden. Bei schlaffen Manschetten ergibt sich die Notwendigkeit, Überschuss zu exzidieren. Dies sollte man an den Stellen tun, wo man auch zur besseren Verschiebung längsinzidieren würde, also etwa zwischen Vorderkante von M. supraspinatus und Lig. coracohumerale und zwischen den stehen gebliebenen Anteilen und den retrahierten Anteilen dorsomedial. Je größer die Defekte sind, umso länger sind die Ränder, die auf einer kurzen Strecke Knochen verankert werden sollen. Die plastischen Maßnahmen haben das Ziel, Verzerrungen und Wülste der refixierten Ränder zu vermeiden (Abb. 10.50) und eine Spannungsneutralisierung der rekonstruierten Rotatorenmanschette zu ermöglichen.

8. Verankerung. Die Sehnenränder sollen mit allen Schichten so am Humerus fixiert werden, dass die noch vorhandene Muskulatur bei der Bewegung wirken kann. Beim Bemessen der Spannung muss bedacht werden, dass nach der Fixation der Arm ohne Spannung an den Rumpf anzulegen ist. Der Verschluss der Manschette würde auch nichts nützen, wenn der Arm nicht mehr rotiert werden kann. Damit die Sehnen und Muskeln zusammen ihre Depressorfunktion auf den Humerus und die zentrierende Wirkung auf das Gelenk ausüben können, muss die Kontinuität der Manschette über dem Humeruskopf wiederhergestellt werden. Bei der klassischen Technik werden die Ränder mit vertikalen Matratzennähten quer zur Faserrichtung in eine Rinne im Humerus gezogen (Abb. 10.51). Längs verlaufende Öffnungen können mit sog. Schnürsenkelnähten verschlossen werden, deren Enden transossär verankert werden (Abb. 10.52). Wie die Sehnenränder am besten sicher mit Nähten gefasst werden, ist verschiedentlich untersucht worden (Gerber u. Mitarb. 1994). Bei Durchflechtungstechniken treten die Fäden an der Kante aus und fixieren das Sehnenende „auf Stoß" am Knochen. Die beste Verankerung in der

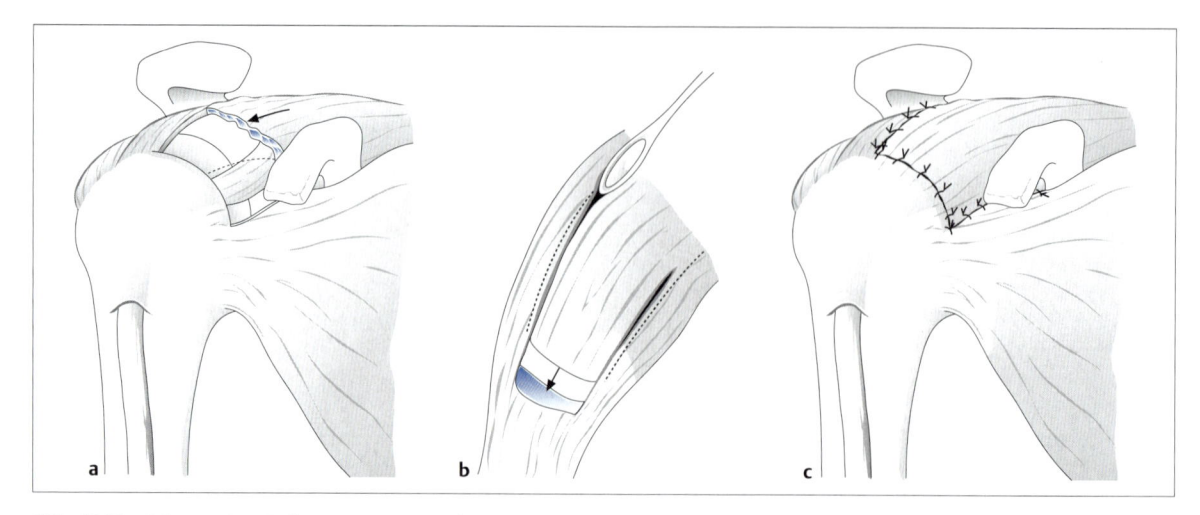

Abb. 10.50 Schema einer Entlastungsinzision in der Rotatorenmanschette, um Verwerfungen und Wulstungen zu vermeiden.

10.2 Rekonstruktive Eingriffe an der Rotatorenmanschette

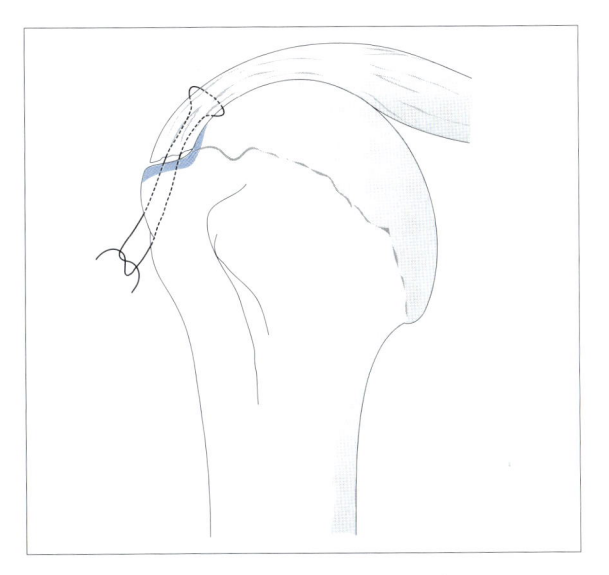

Abb. 10.51 Schema der vertikalen Matratzennaht.

Sehne geben Nähte, die schlingenartig mehrfach durch die Sehne gestochen werden, wie z.B. in der sog. Mason-Allen-Technik (Gerber u. Mitarb. 1994) (Abb. 10.**53**). Im Zusammenhang mit den Versuchen, Rotatorensehnen auch endoskopisch bzw. minimalinvasiv wieder zu fixieren, ist die Verwendung von Implantaten zur Verankerung von Fäden in Knochen untersucht worden. (Barber u. Mitarb. 1993) Die Festigkeit der Verankerung im Knochen ist ausreichend, aber bislang der transossären Verankerung nicht überlegen (Georgousis u. Mitarb. 1995 [1], Craft u. Mitarb. 1996). Ob andere Merkmale für den Einsatz vorteilhaft sind, muss sich zeigen. Bei endoskopischen Rekonstruktionen kommt man ohne dieses Hilfsmittel meist nicht aus. Bei offenen Operationen sind kaum Vorteile der Implantate zu sehen, hingegen erhebliche Zusatzkosten. Bei diesen und den herkömmlichen Methoden, die Sehnen zu fassen und zu verankern wird der Sehnenrand punktförmig oder linear an den Knochen gezogen. Bei der Matratzennaht wird die Sehne mindestens auf eine Strecke angepresst. Physiologisch für die Sehnen des Rotatorenansatzes ist je-

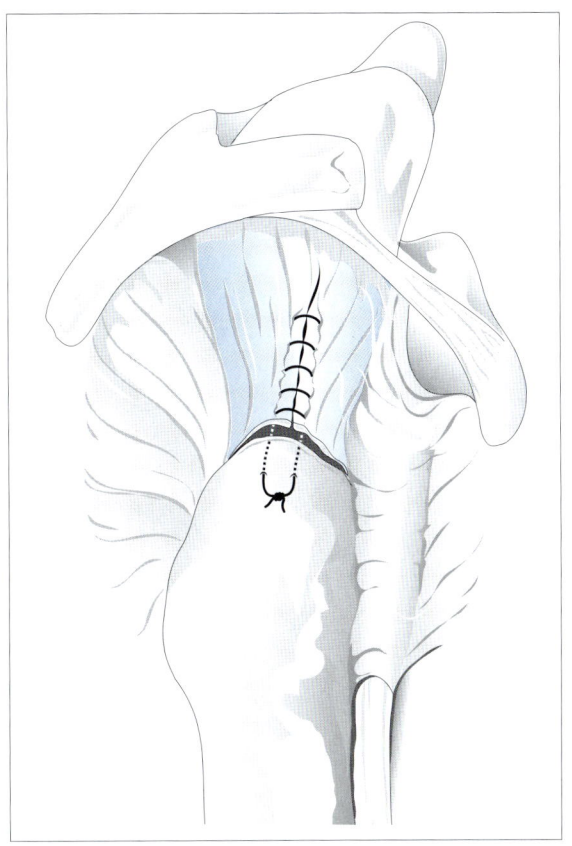

Abb. 10.52 Schema der Schuhnestelnaht bei Rotatorendefekten.

doch die schräge, flächige Insertion. Diese kann bei der Refixation durch eine alternative Technik simuliert werden („Flaschenzugnähte nach Kölbel") (Abb. 10.54). In den wenigsten Fällen können die Defektränder bis auf das Tuberculum majus und nicht immer bis zum anatomischen Hals gezogen werden. Die gelenkseitige Schicht der Rotatorenmanschette ist häufig weiter in Richtung Glenoidrand retrahiert als die oberflächliche. Beide Schichten müssen am Knochen fixiert werden. Wenn die

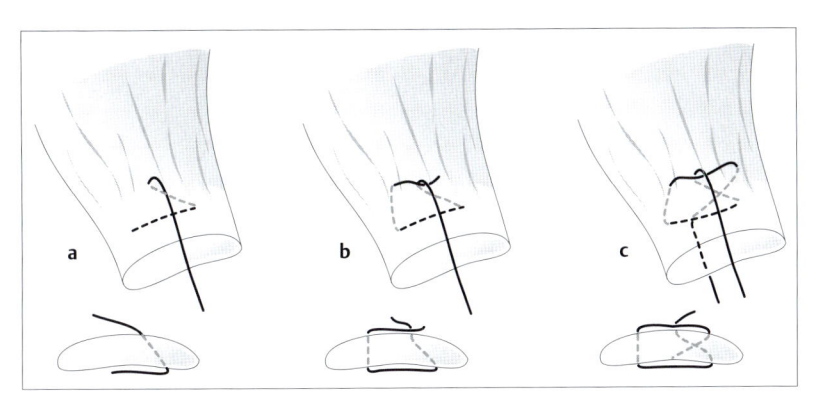

Abb. 10.53 a – c Schema der Sehnenverankerung nach Mason-Allen.

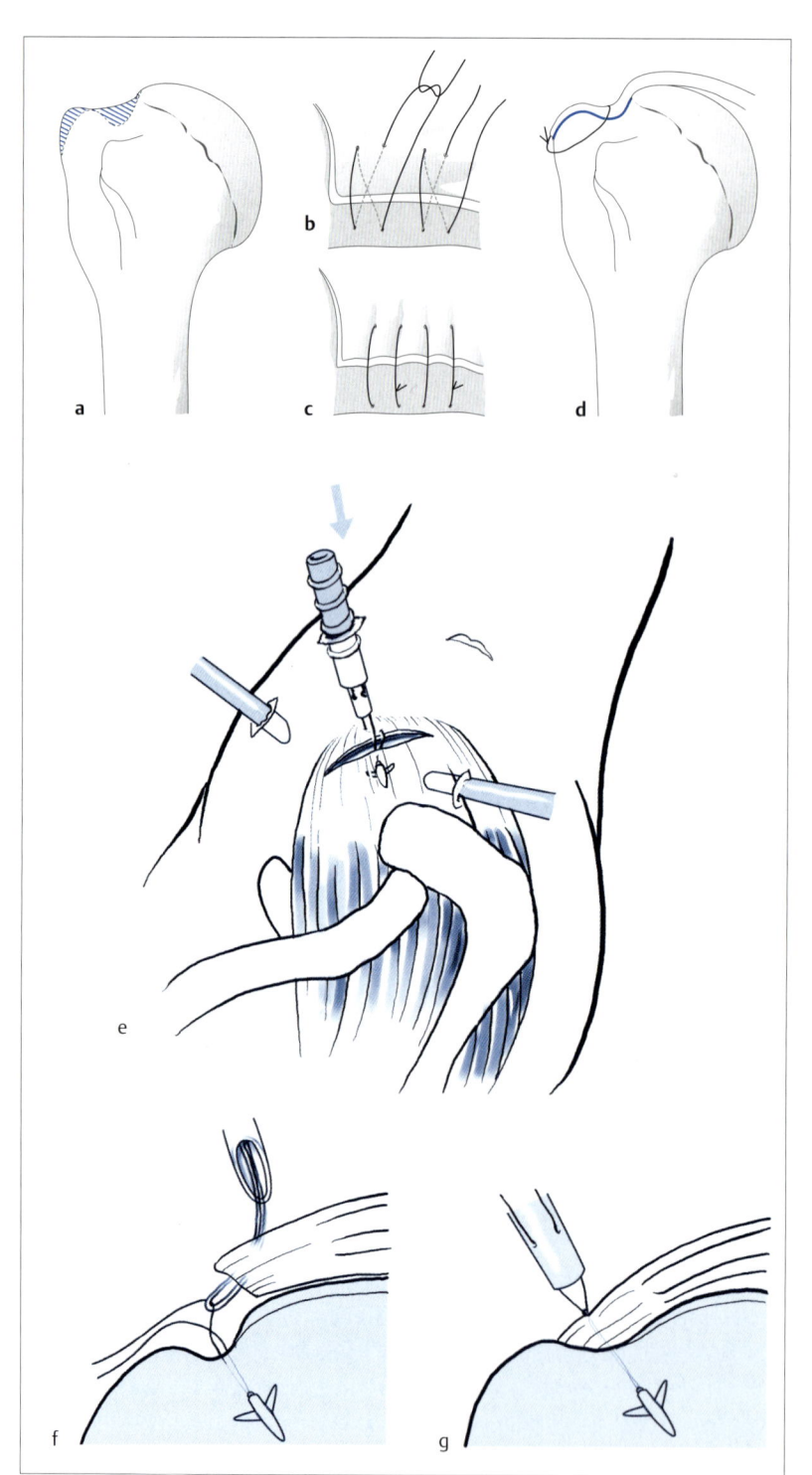

Abb. 10.54 a–d Schema der Flaschenzugnähte nach Kölbel zur Herstellung einer annähernd anatomischen Reinsertion der Rotatorenmanschette am Tuberculum majus.

Abb. 10.54 e–g Schema der arthroskopischen Rotatorenmanschettennaht
e Einbringen eines Fadenankers durch ein paraakromiales Portal.
f Fassen und jeweils einzeln perforierendes Führen der Fäden durch die Rotatorenmanschetten mit einer sog. Lassoschlinge.
g Nach Setzen eines oder mehrerer weiterer Anker Anlegen der Knoten mit einem Knotenschieber, ggf. unter reponierendem Zug an einem zusätzlichen Manipulationsfaden.

retrahierten Muskeln ausreichend mobilisiert sind, dann kann das mit durchgreifenden Nähten erreicht werden. Wenn die tiefe Schicht sehr weit retrahiert und schlecht zu mobilisieren ist, muss die Knochenrinne dort angelegt werden, wo der Rand der tiefen Schicht gerade noch im Knochen fixiert werden kann. Dann muss mehrschichtig fixiert werden mit separater Nahtlage für die (tiefe) Kapsel- und die (oberflächliche) Sehnenschicht. Die Rinne ist dann auf Kosten von Gelenkknorpel nach medial zu verlegen.

9. Verschluss des Gelenkraums, Sehnentranspositionen. Nach der Refixation der Sehnenränder muss die Manschette von dorsal bis ventral belastbar verschlossen werden. Gibt es eine Lücke zwischen dem ventralen Rand der Sehnen und dem Lig. coracohumerale, dann kann dieses – falls nicht schon im Rahmen der Mobilisation geschehen – von der Korakoidbasis abgelöst werden, um es nach dorsokranial zu verschieben. Fehlt die Intervallzone mit dem Lig. coracohumerale, dann kann das obere Drittel der Subskapularissehne nach oben versetzt werden. Die Transposition dorsaler Anteile der Manschette (infraspinatus pro supraspinato) kann schon bei der Mobilisierung dieser Anteile vorbereitet werden. Wenn auch danach das Gelenk noch nicht verschlossen ist, kann der intraartikuläre Teil der langen Bizepssehne in den Verschluss einbezogen werden. Bei einer derartigen Minderung der Gelenkfunktion übernimmt die lange Bizepssehne dann partiell die Funktion des Lig. coracohumerale. Die Übertragung von Muskelkräften auf den Knochen muss aber durch direkte Verankerung der Sehnen gegeben sein. Bei allen Transpositionen sollte sorgfältig das Risiko abgewogen werden, eine noch regelrecht inserierte Sehne abzutrennen und wieder zu reinserieren. Die möglichen Nachteile (z. B. Nahtinsuffizienz bzw. -ausriss/erneute Ruptur) müssen gegen die zu erwartenden Vorteile abgewogen werden. Im Licht der heutigen Erkenntnisse über die Bedeutung vor allem der horizontalen Kraftkoppelung für eine gute Residualfunktion (Burkhart 1991 u. 1993, Löhr u. Mitarb. 1994, Wülker u. Mitarb. 1994) erscheint der Versuch, auf jeden Fall im Bereich der Supraspinatusinsertion am Tuberculum majus eine Sehnenreinsertion erzwingen zu wollen, nicht immer gerechtfertigt.

10. Bursaversorgung. Außer in der oberflächlichen Sehnenschicht verläuft teilweise die Gefäßversorgung der Rotatorenmanschette in der Bursa subacromialis (Uhthoff u. Sarkar 1991), sodass dieses „viszerale" Bursablatt (Bursaboden), welches die Rotatorensehnen bekleidet, erhalten werden soll. Der Rest des „parietalen" Bursablatts, das Bursadach, lässt sich nach partieller Resektion meist unter Mitnahme von Teilen der Bursa subdeltoidea so mobilisieren, dass es von lateral an den Rand der refixierten Sehnen angeschlossen werden kann. Alternativ wird die nur gespaltene Bursa über den Manschettennähten wieder formell verschlossen.

Beim Bewegen nach Abschluss der Rekonstruktion zeigt sich, ob der Raum unter dem Schulterdach die rekonstruierte Manschette glatt passieren lässt. Ist das nicht der Fall, dann muss das Defilée erweitert werden. Auch der Kontakt zwischen Korakoid und Humeruskopf bei der Innenrotation sollte vor dem nächsten Schritt überprüft werden. Eine Enge an dieser Stelle ist zwar selten, lässt sich aber durch Abmeißeln einer Knochenspange vom laterodorsalen Rand des Processus coracoideus beseitigen („Korakoidplastik") (Abb. 10.55).

Abschließend wird das Ausmaß der passiven Bewegung geprüft, das ohne schädliche Spannung der Rekonstruktion und Gefahr des Nahtausrisses möglich ist. Dabei wird für die Nachbehandlung festgelegt, welches Bewegungsausmaß durch die zunächst passiv mobilisierenden Übungen erhalten werden muss.

Refixation und Verschluss des Deltamuskels. Wenn der Muskel beim Zugang vom Akromion nicht mit der Faszie von M. deltoideus und M. trapezius oder einer Knochenschuppe desinseriert wurde, steht für die Refixation nur seine oberflächliche Faszie zur Verfügung. Aber auch das interne Bindegewebe (Epi- u. Perimysium) kann zur zuverlässigen Fixation mit Nähten durch Knochenkanäle am Akromion und an der Kapsel des Akromioklavikulargelenks benutzt werden. Wenn das Lig. coracoacromiale nicht reseziert wurde, spricht nichts dagegen, es unter dem Deltamuskel zu belassen und es auch mit dem Muskel wieder am Akromion zu fixieren, ggf. in medial versetzter Position, da durch die anteriore Akromioplastik die Länge nicht ausreicht. Dies wird neuerdings bei nicht komplett rekonstruierbaren Rotatorenmanschettendefekten auch empfohlen (Flatow u. Mitarb. 1997), um den korakoakromialen Bogen als Widerlager gegen ein anterosuperiores Auswandern des Humeruskopfs zu schützen.

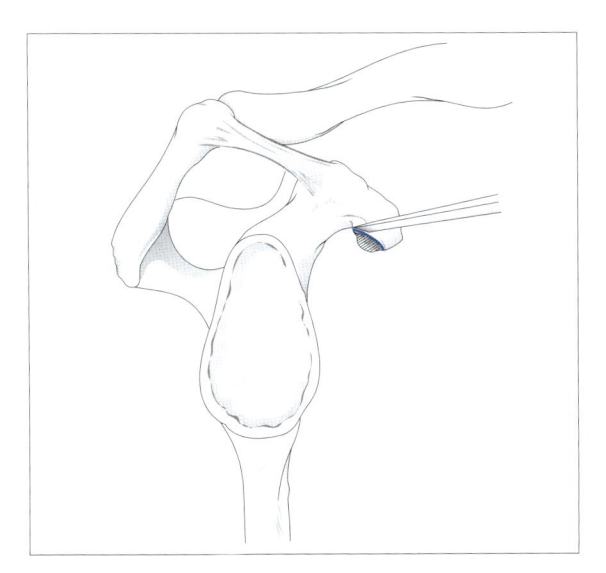

Abb. 10.55 Retrokorakoidplastik bei korakoidalem Impingement.

Damit erhält man eine Voraussetzung für eine evtl. später notwendige Implantation einer Humeruskopfendoprothese bei Ausbildung einer Defektarthropathie. Technisch ist dies nach einer Akromioplastik nach anatomischen Untersuchungen von Shaffer u. Mitarb. (1997) wegen der Länge des Ligaments nach der Ablösung nur möglich, wenn das Ligament um durchschnittlich ca. 60% der Breite nach medial versetzt wird. Bei subperiostaler Ablösung des Ligaments (wie auch von uns für die offene Technik empfohlen) konnte das Ligament in 93% sogar anatomisch refixiert werden.

Arthroskopische Techniken der Verankerung werden erprobt und sind derzeitig bei kleinen Defekten auch routinemäßig anwendbar (Gartsman u. Mitarb. 1998). Es ist aber noch nicht klar, ob die Ergebnisse nicht eigentlich der Dekompression und ihrem schmerzlindernden Effekt zuzuschreiben sind, da kleine Defekte biomechanisch weniger wirksam sind. Die Einschätzung der Muskelspannung bei der Refixation ist weiterhin schwierig. Es fehlen wissenschaftlich begründete Verfahren für die praktische Anwendung. Der Stellenwert limitierter Rekonstruktionen, die die Kraftkoppelung in den erhaltenen Anteilen der Rotatorenmanschette verbessern, ist noch unklar, aber die Verfahren erscheinen vielversprechend.

Die Schritte 3–6 und 8 müssen auch bei endoskopischer Durchführung der Operation systematisch nachvollzogen werden. Die plastische Inzision und Verschiebung von Manschettenanteilen (Schritt 7) ist sowohl technisch bei endoskopischer Durchführung sehr schwierig wie auch durch den tangentialen Blick mit zweidimensionaler Darstellung auf dem Monitor nur sehr schwer zu beurteilen. Manschettendefekte, die derartige Maßnahmen benötigen, eignen sich nur sehr bedingt und nur in den Händen sehr erfahrener arthroskopischer Operateure für eine endoskopische Rekonstruktion.

Zudem lassen sich solide Nahtverankerungstechniken wie z. B. die Mason-Allen-Naht arthroskopisch bislang nicht reproduzieren. Die arthroskopische Rekonstruktion erfordert meistens den kostenträchtigen Einsatz von Knochenankern oder Faden-tragenden Schrauben. Die Sehnenfixation am Knochen ist durch Anker nicht besser als durch transossäre Nähte. Wenn bei schwacher Knochensubstanz eine Naht ausreißgefährdet ist, gilt dies gleichermaßen für den Anker. Die transossäre Naht kann durch resorbierbare oder nichtresorbierbare Unterlegplatten außen am Tuberculum majus gegen das Ausreißen gesichert werden, für Anker gibt es keine derartigen Techniken, die die Ausreißfestigkeit verstärken.

Alternativ stehen die arthroskopisch assistierten Techniken zur Verfügung, summarisch in der englischsprachigen Literatur als Mini-open-Repair bezeichnet.

Dabei ist nach Yamaguchi (2001) zu unterscheiden zwischen

a) der arthroskopisch-assistierten offenen Rekonstruktion, bei der nach Arthroskopie eine endoskopisch-subakromiale Dekompression durchgeführt wird, gefolgt von einer offenen Rekonstruktion über einen minimierten, lateralen, transdeltoidalen Zugang und

b) der minimal-offen-assistierten arthroskopischen Rekonstruktion, bei der von der Arthroskopie über die subakromiale Dekompression, das Sehnen-Kapsel-Release und die ossäre Nahtfixierung (z.B. mit Knochenankern) die meisten Schritte arthroskopisch erfolgen. Nur die abschließende Nahtverankerung in der Sehne sowie die Sehnen-Knochen-Approximation erfolgen offen.

Beide Techniken stellen einen Mittelweg zwischen der technisch oft sehr anspruchsvollen, bei der Sehnenverankerung und der Mobilisation Kompromisse erfordernden, rein arthroskopischen Methode und der offenen Technik dar. Bei der arthroskopisch-assistierten Rekonstruktion ist die Möglichkeit zu einer ausreichenden Mobilisation durch den limitierten und topographisch eher ungünstigen Zugang lateral des Akromions begrenzt und wird deshalb nur für Defekte limitierter Größe und Retraktion empfohlen (Warner u. Mitarb. 1997).

Wir sehen die Alternative in einem limitierten transdeltoidalen Zugang in Richtung auf das vordere Akromion oder AC-Gelenk mit minimaler Spaltung der Deltotrapezoidfaszie im Sinne des Deltoid-on-Zuganges nach Neviaser wie vorstehend beschrieben.

10.2.4 Ersatzoperationen

Wenn ein Rotatorenmanschettendefekt mangels ausreichender Sehnenrestsubstanz, weiter Retraktion der Stümpfe und fortgeschrittener Muskelatrophie nicht durch lokale rekonstruktive Maßnahmen verschlossen werden kann und auch nicht durch eine limitierte Rekonstruktion in einen verbesserten Zustand versetzt werden kann, bleibt nur die Möglichkeiten von Ersatzoperationen mit Rekonstruktion durch autologe, heterologe und synthetische Ersatzmaterialien sowie extrinsische Muskel-Sehnen-Transpositionen.

Dazu stehen zur Verfügung:
- **Orthotoper Sehnenersatz durch autologes oder homologes Material** wie Fascia lata nach Mayer (1937) und Bateman (1963), gefriergetrocknete Leichensehnen (Nasca 1988, Neviaser u. Mitarb. 1978), oder lyophilisierte Dura. Diese Maßnahmen haben sich nicht bewährt und haben im Wesentlichen noch historischen Charakter, zumal sie aus aktuellen infektionsmedizinischen Gründen (Übertragung von z.B. HIV, BSE) fragwürdig erscheinen und z.T. verboten sind.
- **Orthotoper Sehnenersatz durch heterologes, synthetisches Material** wie Dacron, Teflon oder ähnliches.
- **Intrinsische Muskel-Sehnen-Transpositionen** zwischen den Anteilen der Rotatorenmanschette (z.B. Teres-minor-Transfer nach Neviaser 1982 oder Subskapularistransfer nach Cofield 1982, Abb. 10.**56**). Das Risiko einer Nahtinsuffizienz eines zuvor noch intakten, operativ transponierten Sehnenansatzes ist bei der Indika-

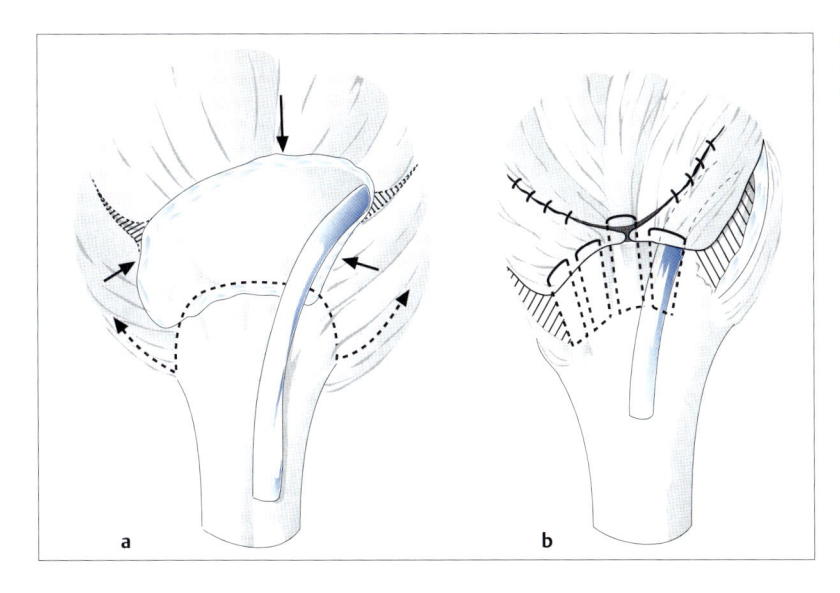

Abb. 10.56 a u. b Subskapularis- und Infraspinatussehnentransposition nach Cofield und Neviaser.

tion sehr kritisch abzuwägen, zumal überlegene Ergebnisse gegenüber einem Teilverschluss nicht belegt sind.
- **Extrinsische Muskel-Sehnen-Transpositionen**, d.h. Versetzung von Muskeln und Sehnen der skapulohumeralen, lumbothorakohumeralen Gruppe (z.B. M. latissimus dorsi für die Außenrotatoren) oder der thorakohumeralen Gruppe (z.B. M. pectoralis major für den M. subscapularis) oder des Deltamuskels.

Ergebnisse

Der Ersatz der Rotatorenmanschette durch synthetische Materialien wurde nur vereinzelt durchgeführt (Ozaki u. Mitarb. 1986), z.T. in Kombination mit Endoprothesen als Hemiarthroplastiken und hat sich nicht durchgesetzt. Er wird von den Autoren dieses Buches aus den o.g. biomechanischen Gründen wie auch wegen der voraussichtlich begrenzten und ungeklärten Lebensdauer solcher Implantate nicht empfohlen.

Der orthotope, autologe oder homologe Sehnenersatz führt nicht zu einer Wiederherstellung einer funktionierenden Rotatorenmanschette, da die Kontraktilität der Rotatorenmuskeln nicht wiederhergestellt wird. Die Erfolgsaussichten sind dadurch begrenzt. Die Methoden sind weitgehend historisch. Die meisten Autoren lehnen die Interposition von künstlichen Materialien aufgrund der nicht rekonstruierbaren Rotatorenmanschette heute ab. Einheilendes Material wie eine autologe Fascia lata kann aber zwischen den erhaltenen Rotatorenmanschettenanteilen zu einer Kraftkoppelung führen und damit funktionsverbessernd wirken.

Die extrinsischen Muskel-Sehnen-Transpositionen gewinnen zunehmend an Bedeutung.

Bei allen extrinsischen Transpositionen ist grundsätzlich zu bedenken, dass antagonistische Transpositionen (z.B. eines Innenrotators als Außenrotator) in der Regel nicht zu einer funktionellen Innervation führen werden sondern im Wesentlichen die Funktion einer dynamischen Tenodese ausüben können.

Da hauptsächlich die Sehnen der Muskeln mit außenrotatorischen Funktionen defekt sind (M. supra- und M. infraspinatus) wäre als Ersatz ein Außenrotator wünschenswert. Neben dem intrinsischen M. teres minor steht aber kein sinnvoll zu verwendender Außenrotator zur Verfügung, der sowohl von der lokalen Topographie, der Länge seines Gefäß-Nerven-Bündels und seiner Funktion her aussichtsreich zu transponieren wäre.

Von Gerber u. Mitarb. (1988) wurde (analog zur Operation nach Episcopo für kindliche Armplexusparesen) die (antagonistische) Transposition der Ansatzsehne des M. latissimus dorsi an das Tuberculum majus angegeben und auch mit klinischen Resultaten gestützt (Abb. 10.57). Die funktionellen Ergebnisse sind befriedigend, vor allem unter Berücksichtigung der Ausgangslage der Patienten. Die Methode hat aber nur Aussicht auf gute Ergebnisse, wenn der M. subscapularis intakt ist (Gerber u. Hersche 1997): Bei intaktem M. subscapularis wurden im relativen Constant-Score 84% erreicht, bei defektem M. subscapularis nur 54%.

Von Habermeyer (1987) wurde experimentell der Transfer des M. teres major untersucht. Dieser ist zwar von der Topographie des Muskels möglich. Der dicke Muskel mit nur kurzer Sehne ist jedoch anders als die flache und breite Sehne des M. latissimus dorsi nur schwierig unter den Deltamuskel zu versetzen. Nachteilig ist auch die geringere Amplitude des Muskels im Vergleich zu der des M. latissimus dorsi.

Als Ersatz für den M. subscapularis wurde erfolgreich der M. pectoralis major eingesetzt (Wirth und Rockwood 1996) (Abb. 10.58). Alternativ kann man nach einem Vorschlag von Resch (1997) die Sehne der Pars clavicularis des M. pectoralis major unter die Korakoidsehnen verlagern

10 Subakromialsyndrome

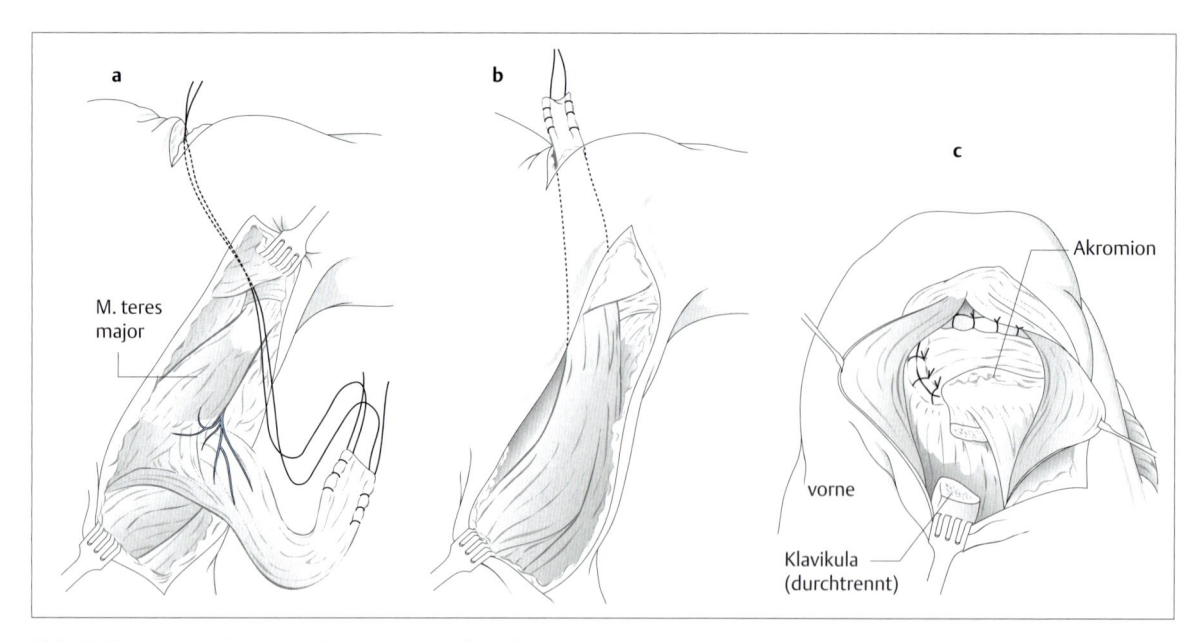

Abb. 10.57 a–c Latissimus-dorsi-Transposition nach Gerber.
a u. **b** Präparation des M. latissimus dorsi über eine Inzision entlang der hinteren Axillarlinie.

c Blick auf die kraniale Inzision mit Sehne des M. latissimus dorsi, fixiert an der Subscapularissehne. Klavikula nur zur Darstellung in der Grafik durchtrennt.

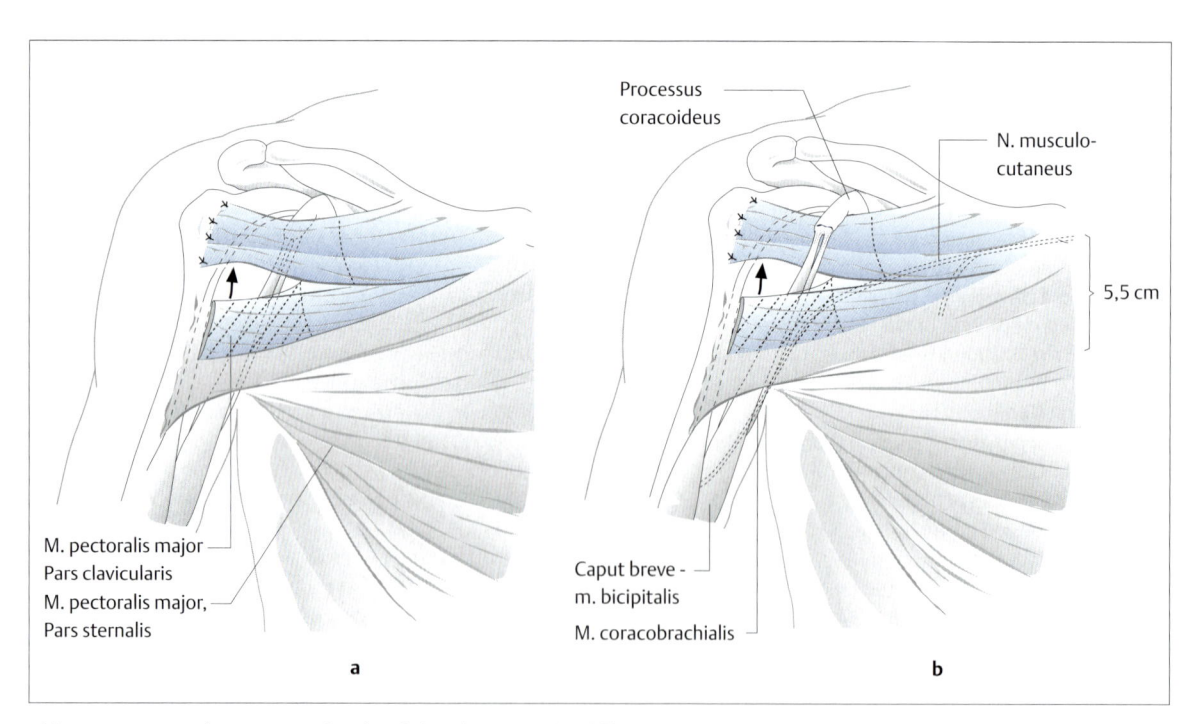

Abb. 10.58 Pectoralis-major-Transfer als Subskapularisersatz (Modifikation nach Rockwood).

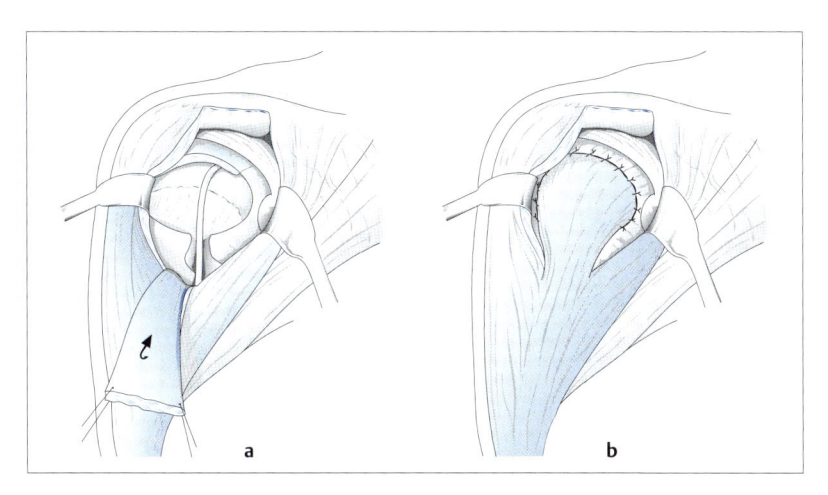

Abb. 10.59 a u. b Deltainterpositionsplastik nach Takagishi und Augereau. Der an der vorderen Akromionkante inserierende Deltamuskelanteil mit einer Breite von ca. 2,5–3 cm wird transponiert.

und dann am Tuberculum minus reinserieren, um begleitende anteriore Instabilitäten mit statischer Dezentrierung zu behandeln. Die Möglichkeiten hierzu sind jedoch durch den Eintrittspunkt des N. musculocutaneus in die Korakoidsehnen begrenzt, sodass nach unseren Erfahrungen eine solche Transposition in bis zu der Hälfte der Fälle aus anatomischen Gründen nicht möglich ist. Längerfristige Resultate liegen hierzu nicht vor. Neer (1990) benutzt die Pars sternalis des M. pectoralis major.

Während diese Transposition und die eines Teils des M. trapezius (Mikasa 1982) zu den aktiven Transfers gehören, sind Transpositionen von Muskeln, die am Humerus inserieren (Deltamuskel, korakobrachiale Muskeln), biomechanisch kaum wirksam. Diese Transpositionen werden noch erprobt und haben z.T. nur die Funktion eines akromiohumeralen Interponats. Der von Takagishi (1978) eingesetzte Deltainterpositionslappen (Abb. 10.59) wurde unabhängig davon von Augereau (1988) in Frankreich entwickelt und eingeführt. Die Ergebnisse sind hinsichtlich der Verbesserung von Beweglichkeit und Kraft enttäuschend (Dierickx u. Vanhoof 1994, Gazielly 1996, LeHuec u. Mitarb. 1996) und nicht besser als bei offenem oder arthroskopischem Débridement, führen aber regelmäßig zu einer Schmerzlinderung.

Die Ergebnisse vieler Autoren lassen erkennen, dass eine unqualifizierte Skepsis gegenüber der Rekonstruktion der Rotatorenmanschette nicht berechtigt ist. Die Wiederherstellung von anatomischen Verhältnissen, wenn auch mangels Masse oft nur annähernd möglich, gibt am ehesten die Gewähr für den Wiedergewinn der Funktion und verhindert das Fortschreiten des natürlichen Verlaufs. Zurückhaltung bei der Indikation ist angebracht bei sehr kleinen Defekten, die nur geringe biomechanische Wirkung haben und bei denen die Entwicklung bis zur Rotatorendefektarthropathie (RDA) fraglich ist. Langzeitbeobachtungen kleiner Defekte sind wünschenswert. Zurückhaltung ist ebenso angebracht vor Rekonstruktionsversuchen bei der RDA. Langzeitstudien nach Rotatorenmanschettenrekonstruktion über die Entwicklung von Muskulatur, die über lange Zeit nicht inseriert hatte, atrophisch und kontrakt war, stehen noch aus. Studien, die den Einfluss der Rekonstruktion auf die Entwicklung von Arthrose erkennen lassen, fehlen auch.

Die Rekonstruktion der Rotatorenmanschette ist bei richtiger Indikation, solider Ausführung und Nachbehandlung ein sehr dankbarer Eingriff. Sie wird bei denjenigen Operateuren vorhersagbare Ergebnisse bringen, die sich dieser handwerklichen Arbeit besonders annehmen. Der früher schlechte Ruf der rekonstruktiven Eingriffe an der Schulter war der der „gelegentlichen Schulterchirurgie".

10.2.5 Nachbehandlung von Rotatorenmanschettenrekonstruktionen

Die lokale **Reaktion auf das Operationstrauma** reicht von einem völlig blanden, schmerzarmen Verlauf mit passiv fast freier Beweglichkeit nach wenigen Tagen über eine kräftige, entzündungsähnliche Reaktion mit Schmerzen und Einschränkung der Beweglichkeit bis hin zur völligen Verklebung aller Wundflächen. Z.T. werden auch algodystrophieähnliche Reaktionen beobachtet, wobei das vollständige Bild eines Morbus Sudeck mit anhaltenden Beschwerden nach Schulteroperationen eine absolute Rarität darstellt (unter 1 % nach Kölbel sowie Hedtmann u. Fett bei über 1.200 Rekonstruktionen). Die Beweglichkeit stellt sich auch bei den so heftig reagierenden Patienten nach entsprechend verlängerter physiotherapeutischer Behandlung schließlich ein. Eine ausreichende Analgesie postoperativ unterstützt die Mobilisation und verhindert die Formierung früher Adhäsionen, die bereits nach 6 Stunden beginnen können. Insofern erscheint auch die Krankengymnastik schon am Operationstag oder ersten Folgetag bedeutsam. Gut bewährt haben sich subakromiale und interskalenäre Verweilkatheter (sog. Winnie-Block) zur kontinuierlichen Instillation von Lokalanästhetika für die Analgesie bei den ersten postoperativen Übungen. Wertvoll in den ersten Tagen kann auch eine patientengesteuerte Analgesie über programmierte Infusionspumpen (PCA) sein. Über den Nutzen der Gabe von NSAR zusätzlich oder alternativ zu reinen Analgetika während einiger Tage postoperativ gibt es keine gesicherten Erkenntnisse. Die meisten Autoren geben eine Dosierung von 3 × 50 mg Diclofenac über einige Tage an, nach Ablauf der ersten Woche Gabe nach Bedarf.

Der Verlauf bezüglich der Funktion und Belastbarkeit der Schulter hängt sehr von dem Ausmaß der präoperativen Veränderungen ab. So sind dezentrierte Schultergelenke mit einer schwierigen Rekonstruktion anfällig für eine kraniale Instabilität. Sie ist durch die Schwäche der Manschette bedingt und wird durch die Dekompression am Schulterdach verstärkt. Der Humeruskopf drängt beim aktiven Heben des Arms nach kranial. Das ist unvermeidlich, wenn der Deltamuskel der einzige richtig funktionierende Muskel ist. Erst wenn sich die Muskeln der Rotatorenmanschette erholt haben, können sie über eine intakte Manschette zentrierend wirken und die kraniale Subluxation verhindern. Bei ausgedehnten Rekonstruktionen mit plastischem Verschluss eines großen Defekts sollte daher besonders lange abgewartet werden, bis dass die aktive Beweglichkeit freigegeben wird. Die komplette Beweglichkeit stellt sich bei einigen Patienten erst im Laufe des 2. Jahres ein. Ebenso lange kann es dauern, bis der Patient einen Bewegungsablauf gefunden oder gelernt hat, mit dem sein Schultergelenk gut funktioniert.

Lagerung. Wird die Rotatorenmanschette so rekonstruiert, dass der Arm ohne Spannung am Thorax angelegt werden kann, dann ist jede Art der Ruhigstellung für die ersten Tage nach der Operation möglich, z. B. ein Gilchrist-Verband (Abb. 10.**60**), der weniger der Immobilisation als der Protektion dient. Die Muskulatur von refixierten Sehnen steht aber immer unter erhöhter Spannung. Viele Operateure benutzen daher eine Abduktionseinrichtung. Sinnvoll sind z. B. maßgefertigte Schaumstoffkissen oder aufblasbare Kissen mit Bandage, die den Arm in 20–30°

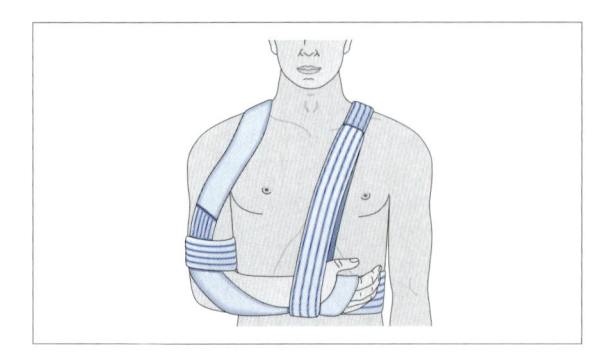

Abb. 10.60 Konfektionierter Gilchrist-Verband zur Protektion nach spannungsarmer Rotatorenmanschettenrekonstruktion.

Abduktion, 10–20° Flexion und in annähernd neutraler Rotation halten. Dies ist eine günstige Ausgangsstellung für das Wiedererlangen der Außenrotation. Abduktionsstellungen über 30° bringen nur wenig zusätzliche Spannungsentlastung, solche über 60° keinerlei weiteren Vorteil und nur Einschränkungen des Komforts für den Patienten. Eine sinnvolle Indikation für einen Thoraxabduktionsgips sehen die Autoren bei einer Standard-Rotatorenmanschettenrekonstruktion nicht. Ein Gilchrist-Verband oder ein Abduktionskissen bleiben üblicherweise 3–6 Wochen tags und nachts und evtl. weitere 2–3 Wochen nachts angelegt. Sie können zum Üben, zum Waschen und Wechseln der Kleidung abgenommen werden. Es ist unproblematisch, den Arm zeitweise herunter hängen zu lassen oder passive Pendelübungen ohne Schiene oder Verband durchzuführen, da dabei kein schädlicher Zug auf die rekonstruierten Rotatorenmanschettenstrukturen ausgeübt wird. Bei sehr insuffizienten Gewebestrukturen oder sehr ausgedehnten Rekonstruktionen kann die Phase der teilimmobilisierenden Protektion ggf. auch auf 7–8 Wochen ausgedehnt werden.

Physikalische Therapie. In der frühen Phase der ersten 2–6 Wochen ist eine mehrfach tägliche Eisbehandlung sinnvoll, zunächst zur Reduktion der Schwellung, später auch als Vor- und Nachbehandlung bei der Krankengymnastik.

Die Ultraschallbehandlung führte tierexperimentell nach Achillessehnendurchtrennung zu einer erhöhten Kollagensyntheserate (Jackson u. Mitarb. 1991). Ramirez u. Mitarb. (1997) konnten durch 3-mal täglich durchgeführte Ultraschallbehandlungen (0,4 W/cm^2, 1 MHz) experimentell eine 100%ige Steigerung der Rate des Thymidineinbaus (als Maß für die Kollagensynthese) und eine 28%ige Steigerung des DNA-Gehalts in kultivierten Sehnenfibroblasten nachweisen. Korrelierende klinische Ergebnisse, dass eine Ultraschallbehandlung die Sehnenheilung beschleunigt oder zu qualitativ besserem Narbengewebe führt, sind für die Rotatorenmanschette nicht bekannt.

Krankengymnastische Nachbehandlung. Ziel der Nachbehandlung ist es zunächst, den Bewegungsumfang durch risikolos durchführbare passive Bewegungen zu erhalten, solange die Sehnen- bzw. Muskelfixation nicht belastbar ist. Weiterhin soll der Bewegungsumfang durch Dehnungsübungen erweitert werden und die Muskulatur gekräftigt werden. Die Innervationsschulung wird zum Erlernen bzw. Wiedererlangen eines physiologischen skapulohumeralen und skapulothorakalen Bewegungsablaufs durchgeführt. Krafttraining für die körperlich arbeitenden oder sportlich ambitionierten Patienten kann sich anschließen. Voraussetzungen sind der intraoperativ gemessene Bewegungsumfang, die Qualität der Gewebe und der Rekonstruktion. Die durch die Heilung bestimmten Ruhezeiten sollten eingehalten werden.

Der Operateur muss den unkritischen Bewegungsumfang den Physiotherapeuten mitteilen.

Folgende Annahmen helfen bei der Festlegung der Schritte in der Nachbehandlung:
- 6 Wochen dauert die Organisation und Ausbildung der frischen Narbe zwischen Sehnen bzw. Sehne und Knochen, etwa 50% der Festigkeit sind nach 3 Monaten erreicht, 90% nach 6 Monaten.
- Die Arbeitsfähigkeit für Überkopfarbeiten und mit ausreichender Außenrotationskraft setzt neben der Festigkeit der Narben auch Kraft und Ausdauer der refixierten Muskulatur voraus sowie einen physiologischen Bewegungsablauf.

Die Nachbehandlung der operierten Schulter kann in Phasen eingeteilt werden (wie auch schon von Neer in 3 Phasen angegeben). Wir bevorzugen eine Einteilung in 4 Phasen, deren Dauer von der Art der Rekonstruktion und der Größe des Defekts abhängt (Tab. 10.13). Wichtig ist dabei, dass der Übergang zur nächsten Phase nicht von der Zeit, sondern vom tatsächlichen Fortschritt des Patienten bestimmt wird.

In der **Protektionsphase** (Phase I nach Neer) befindet sich der Arm in einer schützenden Vorrichtung wie Schlinge oder Gilchrist-Verband, ggf. auch Abduktionsschiene. Der Arm wird nur passiv bewegt um das intraoperativ festgestellte unschädliche Bewegungsausmaß zu erhalten. Diese passiven Bewegungen müssen früh, am besten noch am Operationstag oder 1.–2. Folgetag begonnen werden. Die Übungen sollte der Patient 3-mal täglich auch selbst machen (Flexion, Außenrotation). Leichte, innervationsschulende, nicht schmerzhafte isometrische Anspannungen sind in alle Richtungen erlaubt. Wenn man von den Zeiten ausgeht, die für die Heilung der Refixation einer Sehne am Knochen nötig sind, dann darf die Refixation frühestens 6 Wochen nach Operation durch willkürliche Innervation der Muskulatur mit Bewegungsintention beansprucht werden. Das bedeutet, dass jede Übungsform in den ersten 6 Wochen mit Ausnahme der minimalen Isometrik nur passiv sein sollte, sofern die Muskeln der rekonstruierten Sehnen innerviert werden. Die aktive Innenrotation ist entsprechend dem Sherrington-Prinzip der Antagonistenhemmung und den Kessler-Regeln für die Nachbehandlung nach Beugesehnenverletzungen der Hand unproblematisch, sofern nur Außenrotatoren rekonstruiert wurden. Die Phase 1 kann bei ganz kleinen Defekten oder reinen Längsrissen abgekürzt werden bis auf 2 Wochen.

Nach etwa 6 Wochen beginnt die **Intermediärphase** (Phase II nach Neer): Das Bewegungsausmaß wird durch weitere krankengymnastische, passive, später aktiv-assistierte und schließlich durch aktive Übungen verbessert mit dem Ziel voller Beweglichkeit. Eine kontinuierliche selbsttätige Übungsbehandlung entsprechend dem jeweils freigegebenen Bewegungsumfang sollte integraler Bestandteil jeder Nachbehandlung sein (Abb. 10.61). Der Zeitpunkt für die Beanspruchung der Refixation durch Anspannen der Rotatorenmuskeln muss individuell festgelegt werden. In den meisten Fällen darf ab der 7. Woche die Hand zum Kopf gehoben werden. Bis dahin können für einige Verrichtungen des täglichen Lebens (Waschen, An- und Auskleiden) in tiefer Beugung des Rumpfs nach vorne auch beide Hände eingesetzt werden.

Der Beginn von Widerstandsübungen bzw. kraftvollen isometrischen Übungen sollte in der Phase II individuell besonders festgelegt werden und richtet sich nach der

Tab. 10.13 Phasen der Nachbehandlung

Phase	Maßnahme/Technik	Dauer (Grenzwerte in Klammern)
I Protektionsphase	Schutz im teilimmobilisierenden Verband oder auf Kissen/Schiene, vorwiegend passive Übungen, Skapulastabilisierung, neurophysiologische Techniken, Bewegungsziel: passiv > 90° Flexion	ca. 3–6 Wochen (2–8)
II Intermediärphase	keine Verband- oder Schienenprotektion mehr, ggf. nur noch nachts, weiter passive und zusätzlich aktiv-assistierte Übungen mit kurzem Hebel (gebeugter Ellenbogen). In der zweiten Hälfte zunehmend aktive Bewegungen. Hauptziel: Wiederherstellung der Beweglichkeit, manuelle Mobilisation des Gelenkes, erste, dosierte isometrische Übungen auch der rekonstruierten Strukturen, Skapulastabilisierung und zentrierende neurophysiologische Techniken, Bewegungsziel: Flexion > 100–150°, Schürzengriff bis untere/mittlere LWS	ca. 6 Wochen (7.–12. [3.–14.] Woche)
III Kräftigungsphase	Vervollständigung des Bewegungsumfangs, Kraftaufbau, isometrisch, später auxotonisch, Verbesserung der koordinativen Fähigkeiten, Behandlungsziel: Flexion >/= 150°, Abduktion > 120°–150°, annähernd freie Kombinationsbewegungen	ca. 3 Monate (4.–6. [3.–8.] Monat)
IV Alltags- und Aktivitätsphase	fortgesetzte, überwiegend selbsttätige Gebrauchsschulung. Bei Sportlern oder besonderer Beanspruchung auch weiteres krankengymnastisches Training und medizinische Trainingstherapie. Behandlungsziel: Gebrauchsbesserung und Erhöhung der Belastungsfähigkeit und Ausdauer, ggf. noch weitere Beweglichkeitsbesserung.	ab 5.–7. Monat (4.–9. Monat)

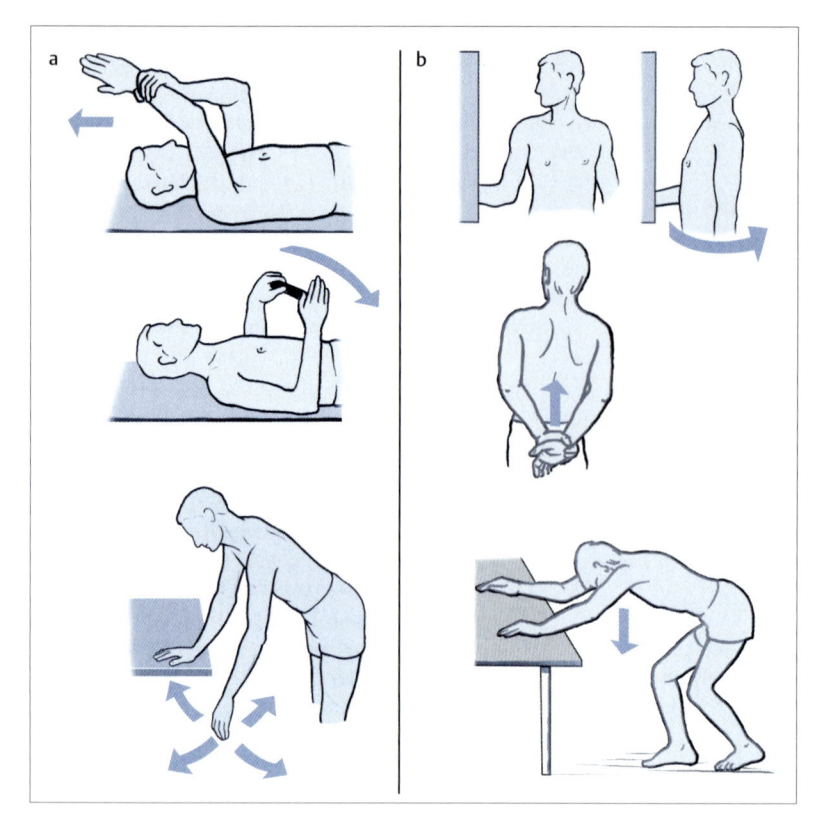

Abb. 10.61 a u. b Geeignete Eigenübungen für Patienten in den Stadien I und II nach Rotatorenmanschettenrekonstruktion.
a Phase I. Selbsttätige Übungen zur Erhaltung der Beweglichkeit.
b Phase II. Dehnungsübungen.

Qualität der Rekonstruktion. Bei Patienten, die den normalen Bewegungsablauf verlernt haben, muss dieser neu eingeübt werden, möglichst unter Hilfe neurophysiologischer Techniken. Besondere Vorsicht erfordert ein vorher dezentriertes Schultergelenk mit atrophischer Muskulatur der Rotatoren. Hier darf die Muskulatur nur in zentrierter Stellung des Gelenks angespannt werden, um pathologische Translationen zu vermeiden. Die Therapeuten müssen berücksichtigen, dass der Deltamuskel oft weniger geschwächt ist und überwiegt. Es ist wichtig, die Therapeuten bzw. den nachbehandelnden Arzt darauf hinzuweisen, dass nach Rekonstruktion größerer Defekte (> 1 Sehne oder weite Retraktion) während der gesamten Rehabilitation der ersten 3 Monate keinesfalls Übungen gegen Widerstand oder Schwerkraft mit gestrecktem Ellenbogen gemacht werden. Dies würde die schwachen refixierten Rotatorenmuskeln überfordern und eine momentane kraniale Instabilität zur Folge haben, auch wenn kein Rezidivdefekt auftritt. Das Heben des gestreckten Arms ist keine im täglichen Leben unbedingt notwendige Bewegung. Das Heben des gestreckten Arms gegen die Schwerkraft und gegen das Gewicht einer Kurzhantel ist ein häufiger Fehler und Ursache für Schmerzen, Verzögerung und Versagen der Nachbehandlung in den frühen Phasen. Ein Bewegungsumfang von über 120° Abduktion und über 150° Flexion sollte bei kleinen Defekten (bis 1 cm) nach 8–10 Wochen, bei Rissen bis 2,5 cm nach ca. 10–12 und bei größeren Rissen bis 5 cm nach ca. 12–16 Wochen erreicht sein. Bei massiven Defekten ist das erzielbare Bewegungsmaß individuell vom Operateur festzulegen. Zum Ende der Intermediärphase sollte der Patient gelernt haben, die Schulterblattausweichbewegungen zumindest teilweise kontrollieren zu können. Ist dies nicht der Fall, muss die Phase II ggf. mit zentrierenden und schulterblattstabilisierenden Übungen verlängert werden.

Die **Kräftigungsphase** (Phase III nach Neer) umfasst einerseits diejenigen Übungen, die die Patienten auf Dauer täglich machen, um die Beweglichkeit zu erhalten. Andererseits sollte nun gezielt Kraft aufgebaut werden. Erfahrungsgemäß üben nur wenige Patienten regelmäßig weiter, wenn ein befriedigendes Ergebnis erreicht ist. Die Kraft sollte gezielt weiter aufgebaut werden. Funktionelles koordinatives Training und gebrauchsspezifisches Training kann sich anschließen.

Die Phase der Wiederaufnahme körperlicher und sportlicher Aktivitäten unter Einsatz der operierten Schulter beginnt nach 5–6 Monaten (Phase IV: **Alltags- und Aktivitätsphase**): Dehnungs- und Kräftigungsübungen sollten fortgesetzt werden. Die gewünschten sportlichen Aktivitäten dürfen nicht mit Ehrgeiz begonnen werden. Ein Intervallwurftraining, z. B. mit Fußbällen (Aufwärmen, 20 Würfe, 15 min. Pause, erneutes Aufwärmen, 20 Würfe), kann sich anschließen, wobei die (beidhändige) Wurfweite von initial 5 m auf schließlich 30 m gesteigert werden kann. Als Richtlinie sollten pro Woche 5 m Wurfweite erarbeitet werden, sodass dieses Training 6 Wochen dauert.

In der Nachbehandlung nach Rotatorenmanschettenrekonstruktion kann falscher Ehrgeiz schaden. Eine Schulter mit schlechten Voraussetzungen und einer schwierigen Rekonstruktion kann aus anatomischen Gründen kein normales Bewegungsausmaß erreichen. Muskulatur, die jahrelang inaktiv war, ist degeneriert und kann sich also nicht oder nur wenig erholen. Eine Rekonstruktion bei der zum Verschluss des Gelenks alle plastisch-chirurgischen Kunstgriffe benutzt wurden, schafft keine normale Rotatorenmanschette. Eine so rekonstruierte Manschette muss zuverlässig verheilt und vernarbt sein, ehe sie voll oder nahezu voll beansprucht werden darf. In der Nachbehandlung muss daher unbedingt auf die Zentrierung geachtet werden. Es ist wichtig, im Nachbehandlungsplan das Therapieziel festzulegen. Eine Rekonstruktion mit Sehnentransposition oder unter Restspannung führt fast nie zu einer frei beweglichen Schulter. Dies muss Patient und Therapeuten bewusst sein, um Frustration, Enttäuschung und unrealistische Erwartungen zu vermeiden. Es kommt in diesen Fällen darauf an, dass alle Beteiligten die begrenzten Aussichten kennen („limited goals" nach Neer). Falsche oder übertriebene Nachbehandlung ist ein Versuch am ungeeigneten Objekt, richtet Schaden an und schadet auch dem Ruf der Operation.

10.2.6 Sonderfälle

Rotatorenruptur bei traumatischer Luxation. Bei der Hälfte der Menschen über 50 Jahre ist bei einer traumatischen Luxation mit Abrissen der Rotatorenmanschette zu rechnen. Der Abriss kann allein durch die Luxation verursacht sein, eine Bankart-Läsion muss nicht vorliegen. Beschwerden sind meist durch die Rotatorenruptur bedingt. Die Instabilität ist hier das seltenere Problem, wäre aber auch durch die Rekonstruktion der Manschette zu behandeln. Eine anteriore Kapsel-Labrum-Rekonstruktion i.S. einer Bankart-Refixation ist fast nie notwendig.

Steife vor der Operation. Ein (zumindest passiv) freier Bewegungsumfang vor dem Eingriff ist ideal, damit die postoperative Mobilisation nicht behindert wird. Fortgeschrittene Einsteifungen vor Operationen sind selten und eine schlechte Voraussetzung. Sie sollten durch intensive Krankengymnastik präoperativ behandelt werden. In seltenen Fällen schwerer Einsteifung ist auch eine vorgeschaltete zweizeitige (endoskopische) Adhäsiolyse und Arthrolyse sinnvoll. Bei teilsteifen Schultern kann vor dem Eingriff in der gleichen Narkose eine endoskopische Adhäsiolyse und/oder ggf. geschlossene Mobilisation durchgeführt werden. Nach Kölbel (1992) entstehen keine Nachteile durch eine geschlossene Mobilisation leicht eingesteifter Schultern vor der Rekonstruktion.

Steife nach der Operation. In über 600 Fällen von Rekonstruktion der Rotatorenmanschette ist es bei Kölbel bisher nicht zu Einsteifungen gekommen. Sollte es einmal nach einer Rekonstruktion dazu kommen, dann hilft es, wenn bei Abschluss des Eingriffs das Bewegungsausmaß notiert wurde.

Unter Spannung stehende Rotatorenmanschetten lassen langfristig in der Regel nur wenig mehr Bewegung zu, als in Narkose zum Abschluss der Operation zu erreichen gewesen ist.

Die Autoren hätten keine Bedenken, in Fällen spannungsarmer Rekonstruktion und Einsteifung in der Technik von Carter und Rowe zu mobilisieren: Kurznarkose und Rückenlage. Der Humerus wird bis zum Ende der Beweglichkeit in Flexionsstellung gebracht und dann in ganzer Länge mit Hand und Unterarm des Behandlers geschient. Mit Daumen und Zeigefinger der anderen Hand wird dann die Skapula (!) mobilisiert. Diese Technik ist besonders schonend, da Punctum fixum und Punctum mobile vertauscht werden. Durch den fehlenden langen Hebelarm des Humerus werden unerwünschte Sekundärschäden vermieden.

Luxierte Bizepssehne. Wenn mit dem Vorderrand der Supraspinatussehne oder mit der Subskapularissehne das Lig coracohumerale und das Lig. glenohumerale superius vom Humerus abreißen, verliert die lange Bizepssehne ihre beiden intraartikulären Führungsstrukturen. Es luxiert die Sehne dann nach medial und kommt auf der erhaltenen Subskapularissehne zu liegen (s. Kap. 10.3). Sie luxiert vor das Gelenk, falls der M. subscapularis abgerissen ist und ins Gelenk, wenn auch die Kapsel fehlt. Ist die lange Bizepssehne gut erhalten und wird sie nicht für die Rekonstruktion der Manschette gebraucht, dann sollte sie reponiert werden. Bestand die Luxation längere Zeit, dann ist der Sulkus obliteriert. Er kann durch Impaktion mit einem Knochenstößel wieder vertieft werden (Abb. 10.62). Auf diese Weise bleibt eine zwar traumatisierte, aber glatte Auskleidung des Sulkus erhalten. Dies ist nur sinnvoll, wenn die lange Bizepssehne in der Substanz noch gut erhalten ist. Andernfalls entstehen chronische Reizzustände, die nur durch eine Tenodese behandelt werden können. Alternativ kann man eine lange Bizepssehne in der Intervallzone auch in die Rekonstruktion einbeziehen. Gele-

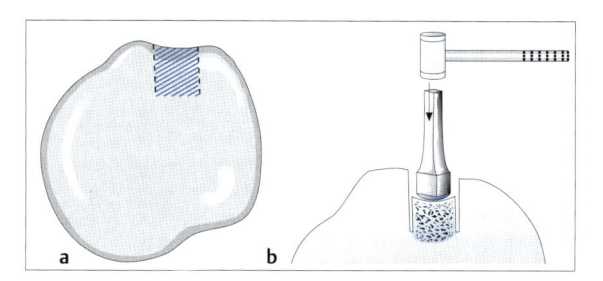

Abb. 10.62 a u. b Impaktieren eines osteophytär obliterierten Sulcus bicipitalis.

gentlich ist nur mit diesem Kunstgriff auch ein spannungsarmer Verschluss der Intervallzone möglich.

Bei späterem Versagen einer Rezentrierung der langen Bizepssehne bleibt nur die sekundäre Tenodese oder Tenotomie (s. Kap. 10.3).

Abriss d. M. subscapularis. Von einer Läsion der Subskapularissehne ist bei Abschwächung der Innenrotation gegen Widerstand und bei vermehrter passiver Außenrotationsfähigkeit auszugehen. Den klinischen Verdacht (Lift-off- und Belly-press-Test, positives Napoleonzeichen) bestätigt man durch Sonographie, ggf. MRT oder Arthro-CT. Liegt ein Subskapularisabriss vor, dann empfiehlt sich neben der Deltaspaltung ein zusätzlicher Zugang durch die Fossa deltoideopectoralis. Beim Gardner-Zugang kann dazu der Hautschnitt nach medianwärts verlängert werden (Abb. 10.63). Wenn die Sehne bei veralteten Abrissen überhaupt noch vorhanden ist, ist oft vom Muskel nicht viel aktive Substanz übrig. Was dann von der Kapsel abpräpariert werden kann, muss transossär am Humerus befestigt werden. Zuvor ist unter Umständen eine ausgiebige Mobilisation des M. subscapularis von der Vorderfläche des Schulterblatts notwendig. Dies ist umso schwieriger, je älter die Läsion ist. Die funktionellen Ergebnisse sind in diesen Situationen dann auch schlecht. Eine weit nach kaudal reichende Mobilisation erfordert die formelle Darstellung des N. axillaris, ggf. auch eine Neurolyse, um dessen Läsion zu verhüten. Bei alten Defekten ist oft eine orthotope Rekonstruktion am Tuberculum minus unter Erhalt einer ausreichenden Außenrotationsfähigkeit auch nach intensiver Mobilisation nicht möglich. In diesen Fällen kann eine leicht medialisierte Reinsertion im Bereich des anatomischen Halses erfolgen. Dabei können Knochenanker sehr hilfreich sein. Bei komplettem Defekt des M. subscapularis mit hochgradiger Innenrotationsschwäche und ggf. auch anteriorer Instabilität muss ggf. ein Ersatz durch Transposition, z. B. eines Teils des M. pectoralis major, durchgeführt werden.

Rotatorendefektarthropathie (RDA). Die RDA ist durch 3 Merkmale gekennzeichnet
- durch die Subluxation des Humeruskopfs unter das Akromion, die sekundär bindegewebig fixiert ist,
- durch den großen Defekt in der Rotatorenmanschette mit weit retrahierten Sehnenstümpfen und die meist weitgehende Atrophie der dazugehörigen Muskulatur,
- durch die sekundären arthrotischen Veränderungen am Gelenkknorpel des Humeruskopfs und am Glenoid (Abb. 10.64). Sie ist das Endstadium der Entwicklung eines Rotatorenmanschettendefekts.

Idealziele der Behandlung wären:
- die Reposition des Humerus nach kaudal,
- die Rekonstruktion der Rotatorenmanschette und
- der Ersatz beider deformierter und destruierter Gelenkflächen.

Jedes einzelne der 3 Merkmale der Rotatorendefektarthropathie macht es jedoch sehr schwierig, diese Ziele zu erreichen, sodass eine vollständige Wiederherstellung fast unmöglich ist. Das Vorgehen richtet sich nach der vorhandenen Substanz und den Erfordernissen des Patienten. Im schlechtesten Falle wäre der Eingriff auf ein Débridement zu beschränken, sodass die Schmerzen gelindert werden. Der Ersatz eines deformierten Humeruskopfs durch ein Implantat mit übergroßer Gelenkfläche ist ebenso versucht worden wie der Ersatz mit einem kleineren Kopf

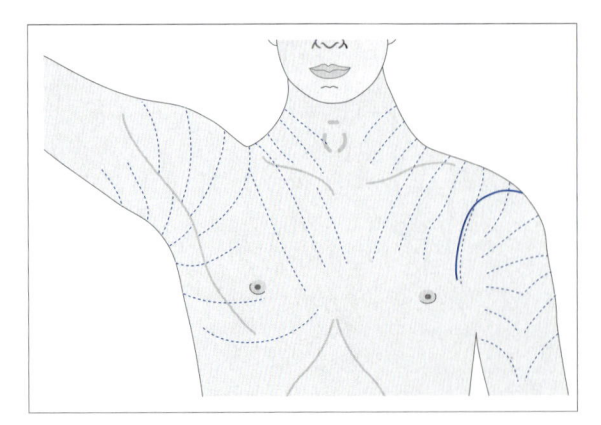

Abb. 10.63 Hautschnitt beim Kombizugang nach Kölbel für die gleichzeitige Rekonstruktion eines anterosuperioren RM-Defekts und eines Subskapularisdefekts.

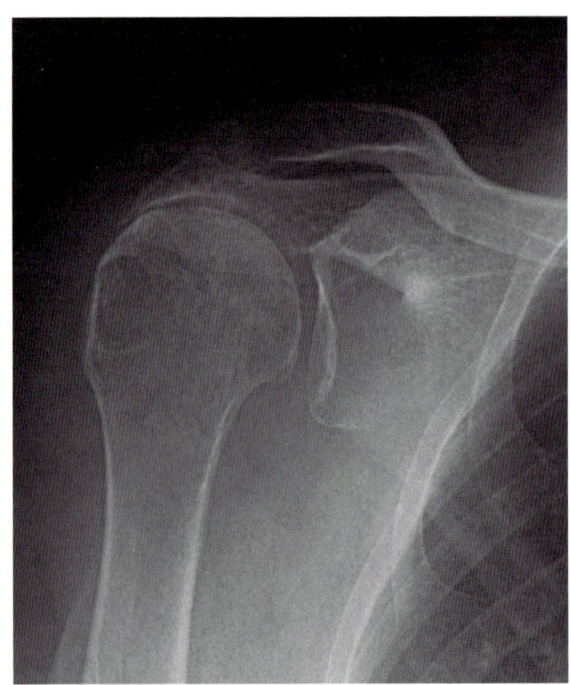

Abb. 10.64 Röntgenbild einer Rotatorendefektarthropathie.

(s. Kap. 16.4). Die Ergebnisse sind bezüglich der Schmerzlinderung akzeptabel. Eine Verbesserung der Funktion ist kaum zuverlässig zu erreichen. Nur wenn eine Rekonstruktion einer Rotatorenmanschette so möglich ist, dass die Muskelfunktionen aktiv sein werden und aufgrund der Qualität von Sehnen und Narben eine Belastbarkeit bestehen wird, hat auch der Einsatz künstlicher Gelenkflächen zur Funktionsverbesserung Sinn. Man sollte sich aber nicht darauf verlassen, dass ein Implantat das Gelenk stabilisiert. Ein Pfannenersatz ist bei ungekoppelten oder teilgekoppelten Prothesen nicht indiziert, da aufgrund der kranial exzentrischen Humeruskopfposition regelmäßig Lockerungen des Glenoidersatzes zu erwarten sind. Auch erfahrene Operateure entschließen sich nicht leicht zu solchen Rekonstruktionen.

Wenn eine deutliche Funktionsverbesserung vor allem der Außenrotationskraft gewünscht wird, bleibt der Ausweg einer Muskel-Sehnen-Transposition. Standard ist dabei heute der Transfer des M. latissimus dorsi, der in der Regel eine begrenzte Außenrotationskraft zumindest im Sinne der Tenodese bringt und hilft, den erhobenen Arm gegen die Schwerkraft zu stabilisieren. Einzelne Patienten lernen auch die Willkürinnervation des M. latissimus dorsi zur Außenrotation.

Ein neues Konzept zur Behandlung der RDA ist die inverse Prothese nach Grammont, die versucht, durch Verlagerung des Drehzentrums den Hebelarm des Deltamuskels zu verbessern und damit auch ohne funktionierende Rotatorenmanschette eine Funktionsverbesserung zu erzielen. Längerfristige Ergebnisse hierzu stehen noch aus.

Veraltete Tuberculum-majus-Abrisse. Veraltete Tuberkulumabrisse sind wie veraltete Läsionen der Rotatorenmanschette fast immer sehr schwierig zu behandeln. Die Fragmente sind meist nach dorsal verschoben, ändern im Laufe von Jahren Form und Größe, sind zumeist schwer zu mobilisieren und selten an den alten Platz zu bringen. Daher sollte bei mehr als 5 mm dislozierten, frischen Tuberculum-majus-Frakturen mit der Reposition und Fixation nicht gewartet werden (Weber 1996).

Offene Akromionfugen. Das Akromion weist 3 Apophysenfugen auf (Abb. 10.**65**), die erst nach Ende des Längenwachstums verknöchern, im Alter von 18–20 Jahren oft noch offen sind und nicht mit Frakturen verwechselt werden dürfen.

Ein schmales und mobiles Os acromiale i. S. eines Präakromions kann entfernt werden, wenn es die Refixation des Deltamuskels stört.

Ein Meso- bzw. Metakromion, das **mobil** ist und auf die Rotatorenmanschette drückt, muss fixiert werden, da jede Deltamuskelkontraktion zur kaudalen Neigung des Fragments führen kann mit konsekutivem Kontakt zur Rotatorenmanschette und Impingementsymptomen. Die Entfernung größerer Fragmente führt auch zu einer Destabilisierung des lateralen Klavikulaendes, da das AC-Gelenk geopfert wird. Zudem wird der originäre Deltamuskelursprung gestört. Die Operation einer offenen meta- oder mesoakromialen Fuge bedeutet die Behandlung einer Pseudarthrose mit Ausräumung, Spongiosaplastik und Osteosynthese (Abb. 10.**66**). Dazu werden z. B. Zuggurtungen mit starken Gewindestiften oder Malleolarschrauben (Sonnabend u. Hughes 1995) oder auch gegenläufige Doppelgewindeschrauben nach Herbert verwendet.

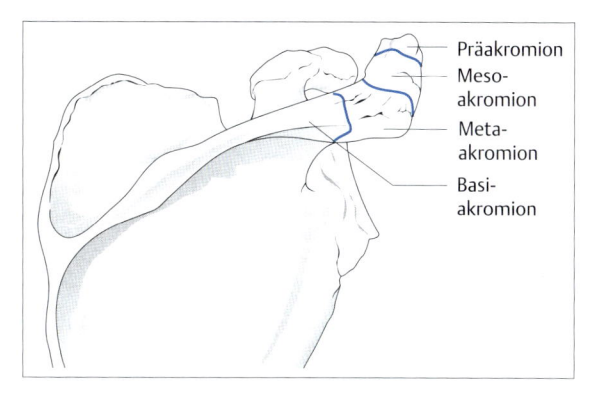

Abb. 10.65 Schema der akromialen Apophysenfugen.

Rezidivoperationen. Zweiteingriffe sind nicht immer schwierig. Schmerz ist der häufigste Anlass, und oft ist eine Ursache dafür eine nicht ausreichende Dekompression. Wenn bei einem Zweiteingriff ein Rezidvdefekt verschlossen werden muss, dann sollte vorher geklärt sein, welche sekundären Veränderungen die Aussichten auf Erfolg einschränken (Subluxation, Knorpelschaden) und wie viel Substanz für eine erneute Rekonstruktion der Manschette vorhanden ist. Davon hängt – wie bei großen Defekten – das funktionelle Ergebnis ab. Ebenso wichtig ist die Trophik der Muskulatur. Die Aussichten auf die Beseitigung von Schmerzen sind gut und die Wahrscheinlichkeit einer Verbesserung der Funktion häufig hoch, wenn ein Defekt erfolgreich und anhaltend verschlossen werden kann (de Orio u. Cofield 1984).

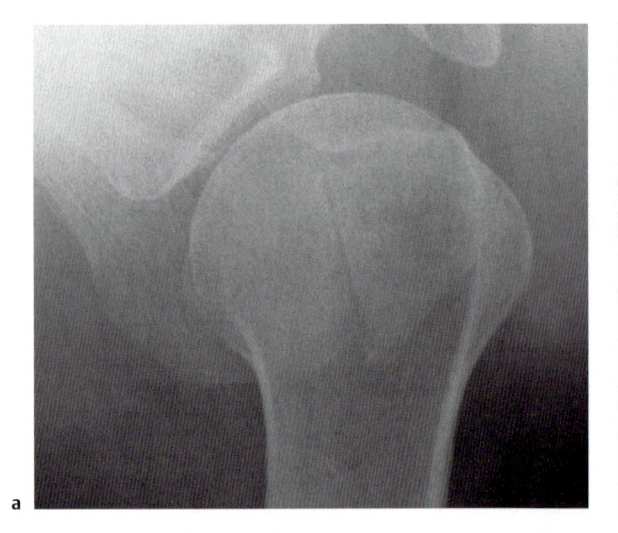

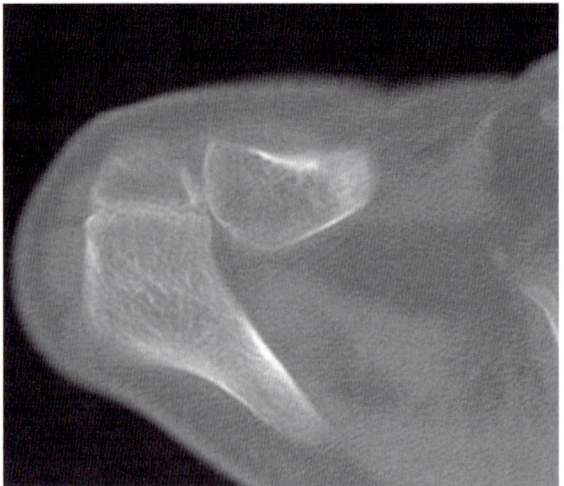

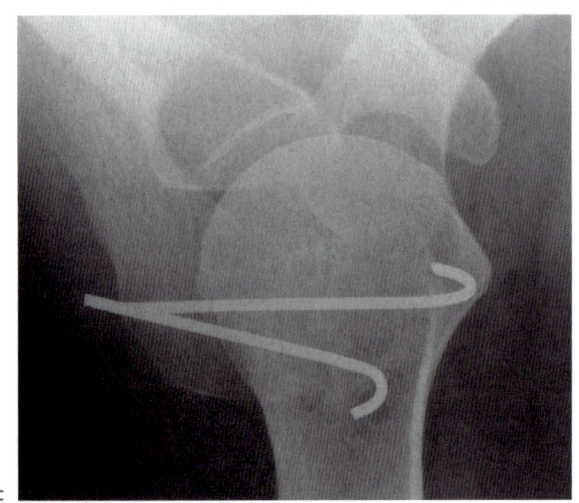

Abb. 10.66 a–c Schulter mit offener mesoakromialer Fuge, die anlässlich einer Rotatorenmanschettenrekonstruktion rekonstruiert wurde.
a Röntgenbild.
b CT-Bild.
c Postoperatives Bild (2 K-Drähte und POS-Kordel-Zuggurtung).

10.2.7 Komplikationen von Rotatorenmanschettenrekonstruktionen

Eine von Mansat u. Mitarb. (1997) erstellte Literaturübersicht aus 40 Publikationen zwischen 1982 und 1995 mit 2.948 operierten Schultern ergab die in Tab. 10.14 dargestellten Komplikationen.

Infektionen sind selten. Kölbel beobachtete bei über 600 Rekonstruktionsoperationen 1 tiefe Infektion, Hedtmann und Fett bei ebenfalls über 600 Rekonstruktionsoperationen 3 tiefe und 4 oberflächliche Infektionen. Mansat u. Mitarb. (1997) berichten von 4% oberflächlichen und 2% tiefen Infektionen. Bei der Unsicherheit über das Bestehen eines Infekts gibt es bisher keine frühe Hilfe von bildgebenden Verfahren. Wenn Lokalbefund und Allgemeinsymptome sowie ggf. Laborkriterien wie Leukozytose und erhöhtes CRP eine bakterielle Entzündung annehmen lassen, sollten unverzüglich Antibiotika parenteral gegeben werden. Devitalisiertes Gewebe und nicht resorbierbares Nahtmaterial unterhalten einen Infekt. Sie müssen bei klinisch fortbestehender Infektion zusammen mit dem Granulationsgewebe entfernt werden. Wenn es schon zum Abszess oder zu einer Fistelung gekommen ist, dann hilft die Anfärbung der Abszesshöhle und des Fistelgangs. Die Autoren haben mit einem prompten Débridement, Gabe systemischer Antibiotika, Gentamycin-Palacos-Ketten oder Sulmycinimplant und temporärer Ruhigstellung die Infektion heilen können. Wenn die Rotatorenmanschettenrekonstruktion dabei zerstört wird (was oft der Fall ist), bleibt dem Patienten dann der Effekt der Dekompression. Der Wiedergewinn einer – fast immer – eingeschränkten Funktion hängt davon ab, ob die Infektion schnell geheilt werden kann, bevor gravierende Schäden am Gelenkknorpel eintreten. Eine Übungsbehandlung zum

Tab. 10.14 Komplikationsrate aus 40 Publikationen zur Rotatorenmanschettenchirurgie zwischen 1982 und 1995 (Mansat P, Cofield RH, Kersten TE, Rowland CM. Complications of rotator cuff repair. Orthop. Clin. North Am. 28, 1997, 205–213)

Komplikation	n (Schultern)	%
manifester Rezidivdefekt	182	6,2
Nervenschädigung	33	1,1
Infektion	31	1,1
Deltaursprungsinsuffizienz	16	0,5
Einsteifung	16	0,5
Fadengranulom	14	0,5
Hämatom	11	0,4
Luxation	3	0,1
Reflexdystrophie	2	0,1
Tuberculum-majus-Fraktur	1	0,5
Akromionfraktur	1	0,5
gesamt	310	10,5
Rate operativer Revisionen	87	3

Wiedergewinn der Beweglichkeit muss sich bei erkennbarem Abklingen des Infekts schnell anschließen. Mit Zweiteingriffen nach Abheilen eines Infekts haben die Autoren zu wenig Erfahrung, um allgemeinverbindliche Aussagen abzuleiten.

Gelegentlich treten Low-Grade-Infekte auf, die durch Bakterien von niedriger Pathogenität, wie z.B. Propioni- oder Corynebakterien bzw. Staphylococcus epidermidis, entstehen, die sich in avitalem Gewebe ansiedeln. Nichtresorbierbares Nahtmaterial unterstützt dann das Fortbestehen des Infekts. Hier hilft meist prompt ein sorgfältiges Débridement. Begleitende Gelenkknorpelschäden oder sogar schwere Zerstörungen des Gelenks wie sonst bei eitrigen Infektionen sind bei diesen Low-Grade-Infekten nicht zu erwarten.

Einsteifungen, die nicht mit residuellen, meist nur endgradigen Bewegungseinschränkungen durch die limitierten Bewegungsausmaße der rekonstruierten Sehnen zu verwechseln sind, treten nach Mansat u. Mitarb. (1997) in seiner eigenen, prospektiv beobachteten Serie in ca. 3% auf, sind in der Literaturübersicht jedoch nur in 0,5% erwähnt.

10.2.8 Ergebnisse von Rotatorenmanschettenrekonstruktionen

Publikationen von Ergebnissen deutschsprachiger Autoren finden sich bei Helbig und Blauth 1986, Hedtmann 1990, Kohn und Wirth 1992 (Tab. 10.15). Eine gute Zusammenstellung der angloamerikanischen Literatur hat Ianotti (1991) herausgegeben. Die Kontrolle von 101 Patienten aus einer Serie von 112 operierten Patienten von Kölbel ergab: 96% der Patienten mit Defekten unter 5 cm Seitenlänge hatten gute und befriedigende Ergebnisse. Bei Defekten über 5 cm hatten 83,5% der Patienten gute und befriedigende Ergebnisse (Neer-Kriterien). Bei den Patienten mit verwertbaren Messungen vor und nach Operation war die Kraft bei der Außenrotation in 90° Abduktion bei 72% verbessert, bei 10% war sie geringer und bei 18% war sie unverändert (Kölbel 1990). Den funktionellen Ergebnissen ist gemeinsam, dass sie von der primären Größe der Defekte abhängen: Je größer der Defekt, umso schlechter fällt das Endergebnis aus (Gazielly 1994, Ianotti u. Mitarb. 1996, Plafki u. Mitarb. 1997, Wülker u. Mitarb. 1991) und umso weniger Kraft wird zurückgewonnen. Davon hängen die anderen Kriterien ab – die Funktion im täglichen Leben und der aktive Bewegungsumfang. Schmerzen, die durch die chronische Bursitis des subakromialen Raums, die Synovitis im Gelenk und die Tenosynovitis der Bizepssehne eines nicht ausreichend muskulär geführten Gelenks unterhalten werden, werden durch die Dekompression allein zum großen Teil gelindert. Sie werden zuverlässiger und nachhaltiger beseitigt, wenn die Rotatorenmanschette rekonstruiert wird. Die Größe der Defekte korreliert auch mit der Dauer des Bestehens (Feeser 1989). Die Kraft vor der Operation, besonders die Kraft der Außenrotation, korreliert mit dem Endergebnis (Walch u. Mitarb. 1998): Eine Kombination eines positiven „signe de clairon" (Trompeterzeichen) mit einem sog. Außenrotations-Lag-Sign korreliert mit einer Sensitivität sowie einer Spezifität von 100% mit einer postoperativ irreversiblen fettigen Infraspinatusmuskelatrophie. Das gemeinsame Vorkommen der beiden Zeichen korreliert mit einer Sensitivität von 100% und einer Spezifität von 66% mit einer irreversiblen fettigen Atrophie des M. teres minor, der je nach Ausgangsstellung bis zu 45% zur Außenrotationskraft beiträgt (Colachis u. Strohm 1971).

Thomazeau u. Mitarb. (1997) zeigten, dass der Nachweis der Muskelatrophie im MRT das postoperative Ergebnis und vor allem die Rezidivrate vorhersagen lässt. Sie fanden in 82% der Patienten mit unversehrt bleibender Rotatorenmanschette eine postoperative Verringerung der Muskelatrophie, einen Rückgang der Atrophie jedoch bei keinem Patienten mit einem Rezidivdefekt.

Neben der primären Größe des Defekts (Bayne u. Bateman 1984) ist vor allem die bleibende Intaktheit der Rotatorenmanschette ein wesentliches Kriterium für gute Er-

Tab. 10.15 Ergebnisse der RM-Rekonstruktion (chronologisch, nur Veröffentlichungen mit Fallzahlen von > 40 berücksichtigt)

Autor u. Mitarb.	Jahr	n	Score	Sehr gut/ gut (%)	Zufriedenstellend (%)	Erfolgsrate (%)
Wolfgang (10 Monate)	1974	65	Eigen	69		69
Wolfgang (8 Jahre; 1,5–20)	1974	46	Eigen	74		74
Patte (2 Jahre)	1981	150	Patte	53	26	79
Patte (5 Jahre)	1981	50	Patte	48	30	78
Patte (10 Jahre)	1981	30	Patte	50	24	74
Petersson (14 Jahre)	1982	43	Eigen	58	28	86
Post (3,2 Jahre)	1983	55	Eigen			94,5 (Schmerz) 80 (Funktion)
Solonen (4 Jahre)	1983	128	Eigen	59	?	80
Bayne (7,7 Jahre)	1984	452	Eigen			80,5
Hawkins (4,2 Jahre)	1985	100	Eigen	70 (subjektiv)	24 (subjektiv)	94 (subjektiv) 86 (Schmerz)
Watson (2,8 Jahre)	1985	89	Eigen	69	17	86
Ellman (3,5 Jahre)	1986	50	UCLA	84		84
Björkenheim (> 2 Jahre)	1988	78	Neer	71		71
Gschwend	1989	172	Eigen	64	26	91
Kölbel (> 1 J)	1990	91	Neer	82	11	93
Melzer (2,4 J)	1990	72	Kohn	58	12	70
Neer (4,6 Jahre)	1990	223	Neer	91		91
Wülker (3 Jahre)	1991	97	Kohn	69	7	76
Adamson (10,5 Jahre)	1993	30	Eigen Neer	64	16	80 72
Gazielly (> 2 Jahre)	1994	100	Constant	87	9	96
Liu (3,7 Jahre) (arthroskopisch assistiert)	1994	35	UCLA	86		86
Baker (offen) (3,3 Jahre)	1995	20	UCLA	80		80
Baker (arthroskopisch-assistiert) (3,2 Jahre)	1995	17	UCLA	90		90
Hattrup (1,6 Jahre)	1995	88	Eigen	82	11	93
Blevins (arthroskopisch-assistiert) (2,5 Jahre)	1996	47	HSS	83		83
Ianotti (2 Jahre)	1996	40	Constant	88		88
Plafki (3 Jahre)	1997	81	Constant	74	6	80

* nur sehr gut und befriedigend, **Bewertung nur nach Schmerzangaben, Score-Werte werden nicht mitgeteilt

gebnisse (Gazielly u. Mitarb. 1994, Harryman u. Mitarb. 1991, Plafki u. Mitarb. 1997, Wülker u. Mitarb. 1991). Da primär große Defekte häufiger Rezidivdefekte zeigen, ist verständlich, dass diese Gruppe insgesamt schlechtere Ergebnisse zeigt, obwohl einzelne Patienten auch mit sehr großen Defekten exzellente Endresultate haben können. Besonders aufschlussreich ist die Studie von Bayne und Bateman (1984) mit der großen Fallzahl von 452 Rekonstruktionen. Kleine Defekte (< 1 cm) zeigten eine Erfolgsrate von 86,3%, mittlere (> 1–3 cm) von 81,25%, große (> 3–5 cm) von 77,6% und globale Defekte (> 5 cm) von 73,3%. Vergleichbare Ergebnisse fanden Björkenheim u. Mitarb. (1988).

Tab. 10.16 Häufigkeit von Rezidivdefekten nach Rotatorenmanschettenrekonstruktion in der Literatur

Autor, Jahr	Rezidivdefekte (%)	Methode	Sonstiges
Lundberg u.. Mitarb. 1982	31,8	Arthrographie	
Calvert/Packert 1986	90	Arthrographie	
Blauth/Gärtner 1991	29,3	Arthrographie	
Harryman u. Mitarb. 1991	32,6% (Primäroperation) 57,9% (Rezidivoperation) Partialdefekt: 0% SSP-Defekt: 20% SSP- und ISP-Defekt 43% 3-Sehnendefekt 68%	Sonographie	Häufigkeit der Rezidivdefekte altersabhängig, Funktion korreliert mit postoperativer Integrität der RM
Wülker u. Mitarb. 1991	30%	Sonographie	Funktion korreliert mit postoperativer Integrität der RM
Gazielly u. Mitarb. 1994	gesamt 24% 1-Sehnen-Defekt 10% 2-Sehnen-Defekt 41% 3-Sehnen-Defekt 81%	Sonographie	Zusätzlich: 11% ausgedünnte RM, positive Korrelation zwischen Integrität der RM und Constant-Score
Liu u. Baker 1994	kleine Defekte: 20% große Defekte: 70%	Arthrographie	„Mini-open-Repair" Ergebnisse unabhängig vom postoperativen Status der RM
Mansat u. Mitarb. 1997	21,7%	klinische Untersuchung	Metaanalyse und Lit.-Übersicht
Plafki u. Mitarb. 1997	17,3%	Sonographie	Ergebnisse bei Rezidivdefekt entsprechen denjenigen bei primärer Dekompression ohne Rekonstruktion, Rezidivrate nicht abhängig von Größe der Primärläsion
Thomazeau u. Mitarb. 1997	20%	MRT	zusätzlich 23% ausgedünnte, aber in der Kontinuität erhaltene RM. Positive Korrelation zwischen intakter RM und Ergebnis
Pfahler u. Mitarb. 1999	24%	Sonographie	Patienten > 65 J: 42% Patienten < 65 J: 13%

Weber u. Schaeffer (1993) verglichen die Ergebnisse eines sog. Mini-open-Repair mit konventioneller Rekonstruktion: Vorteile ergaben sich nur in der Frühphase durch verminderten parenteralen Analgetikabedarf und kürzeren Krankenhausaufenthalt. Das Endergebnis nach mindestens 2 Jahren war identisch.

Die Kraft nimmt nach der Operation nur sehr langsam und auch noch im 2. Halbjahr nach der Rekonstruktionsoperation zu (Kirschenbaum u. Mitarb. 1993). Sie erreicht meist auch nach vielen Jahren nicht die Kraft der Gegenseite (Gore u. Mitarb. 1986, Plafki u. Mitarb. 1997, Rokito u. Mitarb. 1990, Walker u. Mitarb. 1987).

Rezidivdefekte treten mit einer nennenswerten Häufigkeit auf und sind vor allem abhängig von der präoperativen Defektgröße und dem Alter des Patienten.

Es ist also möglich, die Qualität des Operationsergebnisses vorher abzuschätzen. Dies ist eine wesentliche Voraussetzung für die Verständigung mit dem Patienten. Informierte Patienten kooperieren meist gut und sind zufriedener als unzureichend aufgeklärte. Die Ergebnisse hängen weniger vom Lebensalter ab, jedoch finden sich in höheren Lebensaltern häufiger große Defekte. Dies bedeutet, dass ein kleiner Defekt auch im hohen Alter mit hoher Erfolgschance rekonstruierbar ist.

Gazielly u. Mitarb. (1994) berichteten über positive vorläufige Ergebnisse mit erleichterter Frührehabilitation und schnellere Belastbarkeit durch die Augmentation der Rotatorenmanschette mit einem synthetischen Netz aus Polypropylen. Die Rate der mitgeteilten Rezidivdefekte bewegt sich allerdings im Rahmen der Angaben anderer Autoren (Tab. 10.**16**).

Es wird mehrfach berichtet, dass die Rekonstruktion einer partiell defekten Rotatorenmanschette bei fast allen Patienten zu guten Ergebnissen führt und der Dekompressionsoperation überlegen ist.

So fanden Fukuda u. Mitarb. (1996) nach Rekonstruktion über 95% zufriedenstellende Ergebnisse, Spontanheilungen der Defekte konnten sie nicht beobachten. Plafki u. Mitarb. (1997) fanden nach Rekonstruktion 100% erfolgreiche Ergebnisse und signifikant bessere Resultate als bei ausschließlicher Dekompression im Vergleichskollektiv.

Weber (1999) fand nach Rekonstruktion fortgeschrittener Partialdefekte (>50% RM-Dicke) wesentlich bessere Ergebnisse als nach Débridement und Akromioplastik. Bei Kontrollarthroskopien war in der Débridementgruppe kein Defekt geheilt, hingegen in ca. 10% zum kompletten Defekt fortgeschritten.

Wenn ein Patient mit einem Partialdefekt körperliche Ansprüche hat und nicht nur einer sitzenden Tätigkeit ohne sportliche Freizeitaktivitäten nachgeht, ist die Rekonstruktionsoperation der Dekompressionsoperation zweifelsfrei immer überlegen, zumal die Ergebnisse der Dekompression in diesen Fällen schlechter sind als bei intakter Manschette (s.o.).

10.3 Läsionen im Bereich des Rotatorenintervalls und der langen Bizepssehne

A. Hedtmann, H. Fett und G. Heers

Anatomie. Einen zweigeteilten Ursprung des Bizepsmuskels gibt es nur bei Primaten (Inman u. Saunders 1944). Die durchschnittlich 9,2 cm lange Bizepssehne (Habermeyer 1987) läuft nach ihrem Ursprung aus dem hinteren oberen Labrum (ca. 50%) oder vom Tuberculum supraglenoidale (ca. 20%) bzw. von beiden (ca. 30%) über den Humeruskopf in den vom Lig. humeri transversum bedeckten Sulcus bicipitalis. Weiter distal verläuft sie ventral am Oberarm und geht auf Höhe der Deltamuskelinsertion in den Muskel über. Auf dem Humeruskopf kann sich oberhalb und vor dem Eintauchen der Sehne in den Sulcus schon eine kleine, wannenförmige Rinne befinden, der sog. Supratubercular Ridge der englischsprachigen Literatur. Der Sulkus selbst ist in seiner Form sehr variabel (Cone u. Mitarb. 1983, Hitchcock u. Bechtol 1948); er kann sehr flach oder auch U-förmig tief eingesenkt sein.

Die lange Bizepssehne verläuft intraartikulär im sog. Rotatorenintervall zwischen Subskapularis- und Supraspinatussehne. Sie wird hierbei von einer Synovialmembran umhüllt, die distal des Sulcus bicipitalis in die Gelenkkapsel übergeht. Habermeyer u. Mitarb. (1999) beschreiben innerhalb des Sulkus ein Mesotendineum, welches vom dorsolateralen Sulkusboden herantritt und in einer Spiraltour nach dorsolateral ausläuft.

Wegen ihrer stabilisierenden Funktionen auf den Humeruskopf und dem engen anatomischen und funktionellen Zusammenhang (Habermeyer 1989, Itoi u. Mitarb. 1993) wird die lange Bizepssehne oft auch als 5. Rotatorensehne angesehen. Über die Bedeutung der langen Bizepssehne für die Gelenkstabilität und -funktion herrscht keine Einigkeit: Ihr Verlauf über den Oberamkopf legt insbesondere in Außenrotationsstellung des adduzierten Arms eine stabilisierende Funktion im Glenohumeralgelenk nahe. Biomechanische Studien zeigen dementsprechend eine hauptsächlich in Außenrotation stabilisierende Funktion der langen Bizepssehne sowohl in superiorer (Kumar u. Mitarb. 1989) wie auch in anteriorer, inferiorer und posteriorer Richtung (Itoi u. Mitarb. 1993). Insbesondere in Anwesenheit von Rotatorenmanschettendefekten sowie bei Instabilität wird der Bizepssehne eine besondere Bedeutung zugeschrieben (Itoi u. Mitarb. 1993, Rodosky 1994). Die tatsächliche Beteiligung der langen Bizepssehne bei Bewegungen im Schultergelenk ist durch elektromyographische Studien untersucht und unterschiedlich beurteilt worden. Während Habermeyer u. Mitarb. (1987) dem Bizepsmuskel eine aktive Rolle als Stabilisator zuschreiben, finden Yamaguchi u. Mitarb. (1994) eine nur sehr geringe Aktivität des Bizepsmuskels im Vergleich zu den Muskeln der Rotatorenmanschette.

Das Rotatorenintervall besteht aus zartem kapsulärem Gewebe und ist individuell sehr unterschiedlich groß. Es wird artikulärseitig verstärkt durch das obere glenohumerale Band, das eine Art medialen Stabilisierungszügel für die lange Bizepssehne im artikulären Verlauf vor Eintritt in

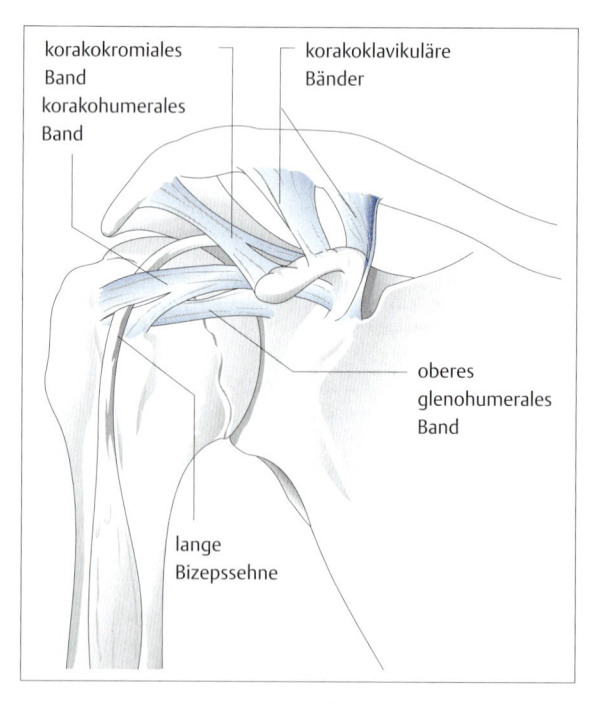

Abb. 10.67 Schema der intraartikulären Führung der langen Bizepssehne durch oberes glenohumerales Band und korakohumerales Band.

den Sulcus bicipitalis ausübt. Auf der kranialen (Außen-)Seite tritt das Lig. coracohumerale in das Intervall ein, dessen dorsaler Zügel zum Vorderrand der Supraspinatusinsertion am Tuberculum majus und dessen ventraler Zügel zum Oberrand des Tuberculum minus führt (Abb. 10.67). Im Rotatorenintervallgewebe sind Supraspinatussehne und Kapsel mit den Verstärkungsbändern intensiv 3-dimensional verwoben (Clark u. Harryman 1992, Gohlke u. Mitarb. 1994) und tragen wesentlich zur Führung der langen Bizepssehne im Gelenk bei. Diese Konstruktion führt bei artikulärer Sicht durch das Arthroskop zu einer gotisch-spitzbogenartigen Konfiguration, die die lange Bizepssehne in ihrem intraartikulären Verlauf stabilisiert (Abb. 10.68, siehe auch Tafelteil).

10.3.1 Läsionen im Bereich des Rotatorenintervalls

Pathogenese

Das Rotatorenintervall zeichnet sich dadurch aus, dass dort die innenrotatorischen Kapsel-Sehnen-Bewegungen des Subskapularisanteils mit den außenrotatorischen Anteilen der oberen Rotatorenmanschette synchronisiert werden müssen. Eine Bewegung der innen- und außenrotatorischen Rotatorensehnen gegeneinander kann nur dann funktionieren, wenn sie im Intervall widerstandsfrei vermittelt werden kann. Bei der adhäsiven Kapsulitis/Frozen Shoulder finden sich arthroskopisch bevorzugt synovitische Veränderungen im anterosuperioren Gelenkraum, also im Wesentlichen den Strukturen des Rotatorenintervalls. Dort entstehende Gewebekontrakturen sind entscheidend an der resultierenden Bewegungseinschränkung beteiligt (Bunker u. Anthony 1995, Ozaki u. Mitarb. 1989) und müssen auch ggf. operativ beseitigt werden (s. Kap. 11).

Läsionen des medialen Schenkels des Lig. coracohumerale führen zur supratuberkularen medialen Subluxation der langen Bizepssehne (Slätis u. Aalto 1979) (Abb. 10.69, siehe auch Tafelteil).

Diagnostik

Selten werden **isolierte, traumatische Verletzungen und Zerreißungen des Rotatorenintervalls** beschrieben, die aber wahrscheinlich häufiger sind als bislang angenommen (LeHuec u. Mitarb. 1996). Deren Diagnose ist extrem schwierig, da sie oft sowohl dem MRT wie auch meist der Sonographie entgehen. **Klinisch** verursachen Intervallzonenläsionen sehr häufig Symptome, die klassicherweise als Zeichen des Befalls der langen Bizepssehne beschrieben werden (Hedtmann u. Mitarb. 1996).

Nobuhara und Ikeda (1987) gehen soweit, dass sie die Intervallläsionen als Entität mit zwei unterschiedlichen Erscheinungsformen sehen:

- Typ I der Klassifikation umfasst eine kontrakte Form, die nach der Beschreibung und dem Alter (42 Jahre) weitgehend einer adhäsiven Kapsulitis entspricht.
- Typ II entspricht mit einem Durchschnittsalter von 24 Jahren und einer anteroinferioren Instabilität in 90% sowie einer anteroposterioren Instabilität in 47% am ehesten einer multidirektionalen Instabilität, zu der auch ein weites und insuffizientes Rotatorenintervall gehört.

Falls die Intervallschlinge des Bizepsapparates beschädigt ist, lässt sich die Instabilität der langen Bizepssehne allerdings **sonographisch** unproblematisch bei der dynamischen Untersuchung darstellen (Abb. 10.69b, siehe auch Tafelteil). Bei der **Arthrographie** fällt ein medialer Kontrastmittelaustritt am Oberrand der Subskapularissehne auf, der allerdings auch schwer von einer physiologischen Füllung des Recessus subscapularis abzugrenzen sein kann.

Therapie

Die Rotatorenintervallzone erhält dadurch eine besondere Bedeutung, dass ihre Strukturen wichtige Stabilisatoren der Schulter gegen eine vermehrte inferiore und posteriore Translation darstellen (Ovesen u. Nielsen 1985). Konstitutionelle Weite oder erworbene Überdehnung des Intervalls tragen zur anteroinferioren Instabilität bei und müssen ggf. auch operativ versorgt werden, wie schon von Neer und Foster (1980) angegeben wurde. In bestimmten Fällen ist es auch ausreichend, nur das Intervall zu verschließen, um das Gelenk wieder zu stabilisieren, wenn keine sonstige Läsion vorliegt (Field u. Mitarb. 1995, Nobuhara u. Ikeda 1987). Näheres siehe Kapitel 14.

Die operative Therapie von Intervallzonenläsionen ist – im Gegensatz zur ihrer Diagnose – unkompliziert.

Über einen deltaspreizenden bzw. deltopektoralen Zugang wird das Rotatorenintervall mit Nähten verschlossen. Ggf. kann hierzu das Lig. coracohumerale proximal an der Basis der Processus coracoideus vor der Einstrahlung in das Rotatorenintervall abgelöst und zur Verstärkung der Intervallzonennaht mit einbezogen werden. Es ist sehr wichtig, dass alle Nähte der Intervallzone in Außenrotation des Gelenks erfolgen, da sonst das Gelenk durch ein zu straffes und kontraktes Rotatorenintervall einsteifen kann.

10.3.2 Läsionen der langen Bizepssehne

Läsionen unterhalb des Sulcus bicipitalis sind extrem seltene Ereignisse. Sie kommen gelegentlich auch bei einer Sonderform vor, der Subluxation der langen Bizepssehne infolge einer fehlverheilten Fraktur des Tuberculum minus oder – noch seltener – des Tuberculum majus.

10 Subakromialsyndrome

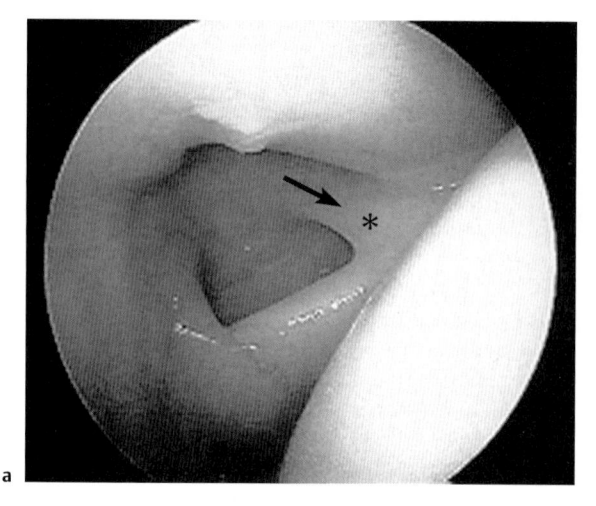

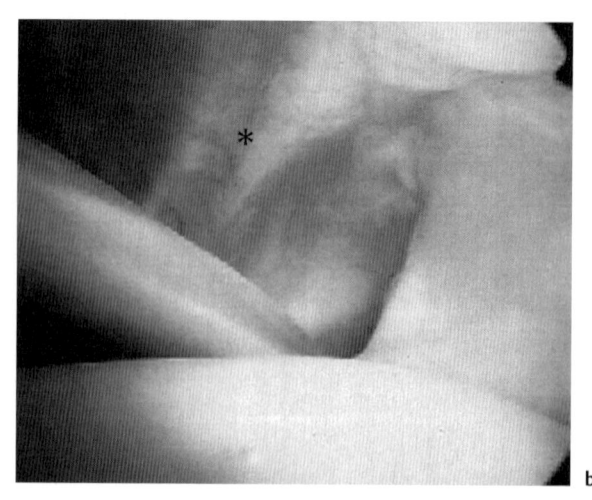

Abb. 10.68 a u. b Intraartikuläre Führung der langen Bizepssehne in der Rotatorenintervallzone durch den sog. Bizepspulley.
a *Oberes glenohumerales Band.
b Vordere Schenkel des korakohumeralen Bandes als Teile des Bizepspulleys. Der Sulkuseingang in **b** ist hier ungewöhnlich weit bei einer instabilen Schulter.

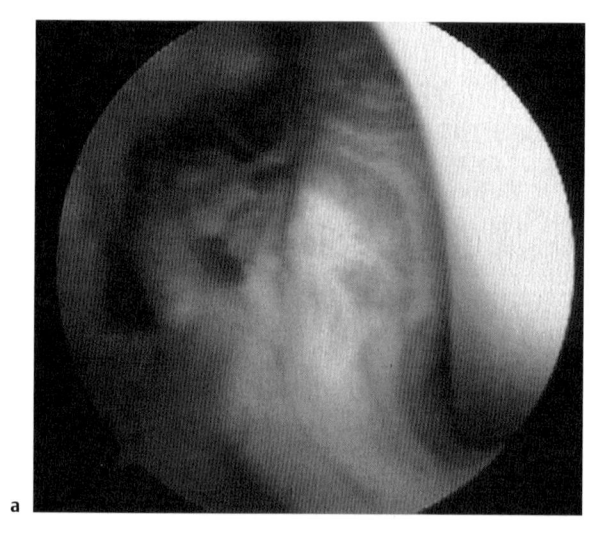

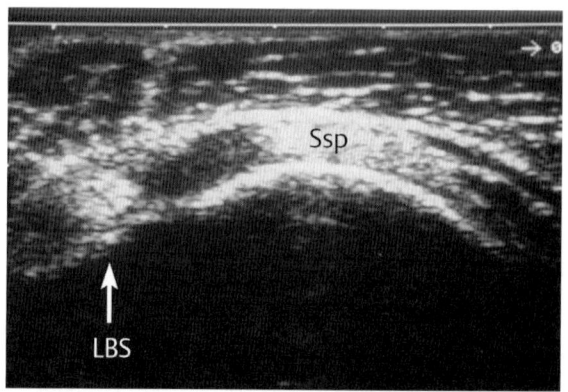

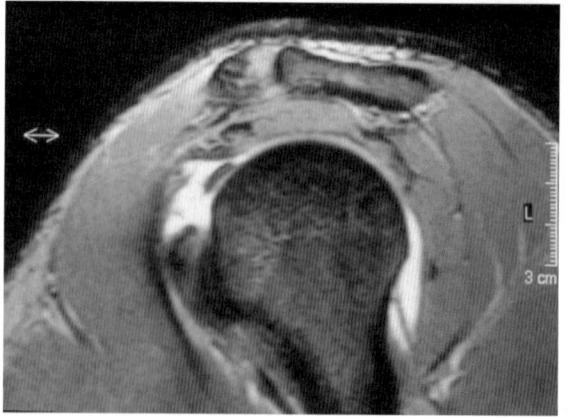

Abb. 10.69 a Arthroskopiebild einer frischen Intervallzonenläsion mit ausgerissenem superioren Band.
b Sonogramm mit nach medial supratuberkulär instabiler langer Bizepssehne (s. den großen Abstand zum Vorderrand der Supraspinatussehne).
c MRT einer Intervallzonenläsion.

Die SLAP-Läsionen werden in den Kapiteln 14 und 15 abgehandelt.

Es wurde früher sehr heftig und kontrovers diskutiert, ob es **isolierte Tendinitiden** der langen Bizepssehne gibt oder ob diese nur im Zusammenhang mit anderen Affektionen der Rotatorenmanschette aufträten. Von Neer u. Mitarb. (1977) und Neer (1990) wurde die Ansicht vertreten, dass Rupturen der langen Bizepssehne im Wesentlichen durch ein Impingement zustande kämen. Neer kann aber mit dieser Theorie Rupturen ohne Beteiligung der Manschette nicht erklären. Post und Benca (1989) beschreiben eine Serie von Patienten mit „primärer Bizepstendinitis", die mit durchschnittlich 34 Jahren auch deutlich jünger waren als Patienten mit sonstigen Subakromialsyndromen. Sie schätzen deren Größenordnung aber mit 5% aller symptomatischen Affektionen der langen Bizepssehne gering ein. Ein gleicher Wert wird auch von Walch (1993) angegeben. Wir selbst fanden in einem Kollektiv von 1.822 fortlaufend registrierten Patienten mit Subakromialsyndromen (davon 600 operiert) einen Anteil von nur 1,4% isolierten Syndromen der langen Bizepssehne und in der operierten Gruppe sogar nur von 0,7% (Hedtmann u. Fett 1989).

Pathogenese

Die lange Bizepssehne nimmt prinzipiell auch an den Alters- und Degenerationsprozessen der Rotatorenmanschette teil, wobei auch hier reaktiven Tendinosen Partialdefekte der Sehnensubstanz folgen, die schließlich in eine komplette Ruptur münden, die meistens im 6. oder 7. Lebensjahrzehnt auftritt. Diese Prozesse werden beschleunigt, wenn Rotatorenmanschettendefekte die Intervallzone mit einbeziehen, sodass die lange Bizepssehne von Kapsel unbedeckt im Subakromialraum verläuft (Abb. 10.70, siehe auch Tafelteil). Damit ist die Diagnose von Veränderungen der langen Bizepssehne mit einer Beurteilung des Zustands der Rotatorenintervallzone verbunden. Zudem gibt es nicht traumatisch induzierte isolierte Veränderungen des Rotatorenintervalls, von denen noch nicht klar ist, ob sie als intrinsische Tendopathie einen Ausgangspunkt auch für Rotatorenmanschettendefekte spielen können. Diese Veränderungen beziehen aber fast immer sekundär die lange Bizepssehne in die klinische Symptomatik mit ein. Neben den nutritiv-vaskulären Ursachen und den mechanischen Ursachen durch Beteiligung an den subkorakoakromialen Impingementprozessen kommen auch mechanische Faktoren der Friktion im Sulkus in Betracht, die zu Veränderungen in der Bizepssehnenrinne führen können (Refior u. Sowa 1995). Degenerative Veränderungen des Sulcus bicipitalis können diesen Prozess begünstigen (Pfahler u. Mitarb. 1999), wobei die chronologische Abfolge von Sulkus- und Sehnenveränderungen noch unklar ist. Auch die lange Bizepssehne weist – analog der Supraspinatussehne – in den Kontaktzonen mit dem Oberarmkopfknorpel und dem Sulkus eine faserknorpelige Beschaffenheit auf (Kolts u. Mitarb. 1994), die als Ausdruck der funktionellen Adaptation des Gewebes gewertet werden muss.

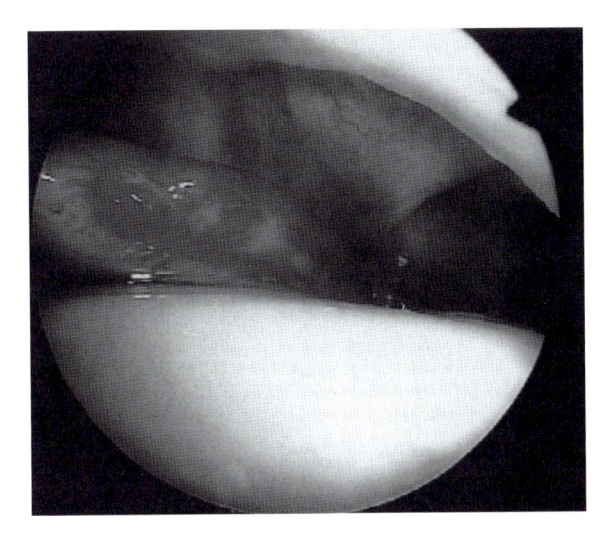

Abb. 10.70 Unbedeckte lange Bizepssehne bei RM-Defekt.

Diagnostik

Die Erkrankungen und Verletzungen der langen Bizepssehne (LBS) lassen sich nach der Topographie der Läsion wie folgt klassifizieren (Tab. 10.17):
- Zone 1 Ursprung,
- Zone 2 intraartikulärer Verlauf,
- Zone 3 Sulcus bicipitalis,
- Zone 4 Läsionen unterhalb des Sulcus bicipitalis.

Tab. 10.17 Läsionen der langen Bizepssehne

Läsion	Zone	Beschreibung
Ursprungsläsionen der LBS	Zone I	SLAP-Läsionen Grad I–IV und Andrews-Läsionen
supratuberkuläre Läsionen	Zone II	isolierte Tendinose/itis und (Partial-)Ruptur der LBS Tendinose/-itis und (Partial-Ruptur) der LBS bei Rotatorenmanschettenläsionen supratuberkuläre Instabilität (Walch I)
sulkusassoziierte Läsionen	Zone III	(Sub-)Luxation aus dem Sulcus (Walch II) ohne Verletzung der kraniodorsalen Rotatorenmanschette aber ggf. mit Läsion der Subskapularissehne (und Kapsel)
Läsionen unterhalb des Sulcus bicipitalis	Zone IV	periphere Ruptur der proximalen LBS (z. B. am Sehnen-Muskel-Übergang)

Sofern die Subskapularissehne intakt ist, kann die Subluxation der langen Bizepssehne nur bis auf den Oberrand der Subkapularissehne führen. Luxationen bis vor die Sehne sind Raritäten. Hingegen kommt es bei traumatischen Rupturen der Subskapularissehne und der Intervallzone häufig zu kompletten Luxationen der langen Bizepssehne in das Gelenk. Bei Subskapularisdefekten im Rahmen globaler Rotatorenmanschettendefekte findet man ebenfalls sehr selten eine Luxation der langen Bizepssehne ins Gelenk, da diese trotz der mangelhaften Führung aufgrund der langsamen Entwicklung meist vorzeitig mit ortsständigem Gewebe verklebt und in Subluxationsstellung fixiert wird.

Da die klinische Diagnose der Tendinitis nicht sehr zuverlässig ist, die Nativradiologie in der Regel negativ ausfällt und Sonographie und MRT nur einen Teil der Veränderungen erfassen, bringt oft erst eine Arthroskopie die letzte Sicherheit, dass es sich wirklich um eine **isolierte Veränderung der langen Bizepssehne** handelt. Die Veränderungen mit fokaler Synovialitis der Intervallzone und Tenosynovialitis der langen Bizepssehne finden sich in sehr ähnlicher Form auch bei der Frozen Shoulder/adhäsiven Kapsulitis, bei der allerdings größere Gelenkanteile betroffen sind und auch der Recessus subscapularis und dessen Eingang, das Foramen Weitbrecht, meist verklebt sind.

Problematisch ist die Einschätzung der primären Bizepstendinitis dadurch, dass praktisch alle Läsionen der Intervallzone auch die klinischen Zeichen einer Bizepssehnenaffektion positiv werden lassen (Hedtmann u. Mitarb. 1996).

Sekundäre Bizepstendinitiden treten im Gefolge der häufigen Frühläsionen an der Vorderkante des Supraspina-

Tab. 10.18 Läsionen der langen Bizepssehne (LBS) bei operierten Rotatorenmanschettendefekten (n = 425)

Defekte Sehne	n	Anteil der Schultern mit LBS-Läsion
SSP	232	25,9
SSP und SSC	18	55,6
SSP und ISP	141	41,1
SSP, ISP und SSC	16	68,75

tusinsertion auf (Abb. 10.71, siehe auch Tafelteil). Eine Mitbeteiligung der langen Bizepssehne bei Rotatorenmanschettendefekten hängt eindeutig von Ausmaß und Lokalisation des Defekts ab (Hedtmann u. Fett 1995) (Tab. 10.18).

Die gezielte, sonographisch gesteuerte Injektion mit kleinen Mengen hochkonzentrierter Lokalanästhetika (2 ml Carbostesin 0,5% oder 0,75%) an die lange Bizepssehne und die Intervallzone kann durch Schmerzausschaltung beim Impingementzeichen auch bestätigen, dass die Sehne und die Intervallzone an symptomatischen Impingementprozessen teilnehmen.

Wenn der supratuberkulare Führungs- und Halteapparat der langen Bizepssehne beschädigt ist, kann sie nach medial auf die Oberkante des Tuberculum minus rutschen. Dabei führt sie beim Übergang von Außen- zu Innenrotation einen verstärkten Bewegungsausschlag durch in Relation zur Vorderkante des Supraspinatus. Die Distanz der langen Bizepssehne zur Supraspinatussehne in der sog. Schallkopfposition I nimmt dabei in Außenrotation zu und in Neutral- und Innenrotation wieder ab. Diese Bewegung ist als sog. Pendelzeichen auch sonographisch zu erfassen (Hedtmann u. Mitarb. 1996).

Therapie

Solange noch keine gravierenden strukturellen Veränderungen der langen Bizepssehne eingetreten sind, erfolgt nur die konservative oder operative Behandlung der Grunderkrankung, z.B. durch subakromiale Dekompression. Bei sehr prominenter Lokalisation der Schmerzsymptomatik über der langen Bizepssehne kann diese auch gezielt mit einem Steroid infiltriert werden. Die weitere konservative Behandlung umfasst Friktionsmassagen nach Cyriax, Ultraschalltherapie und die für Subakromialsyndrome adäquate zentrierende Krankengymnastik.

Als operative Maßnahmen kommen Rekonstruktionen der Intervallzone infrage, wobei die Möglichkeiten einer anatomischen Rekonstruktion von Lig. glenohumerale superius und Lig. coracohumerale begrenzt sind. Diese Rekonstruktionen sind auch nur dann sinnvoll, wenn die Sehne in der Substanz noch gut erhalten ist. Ansonsten sollte eine Tenodese oder evtl. bei geringem funktionellen Anspruch auch eine Tenotomie durchgeführt werden.

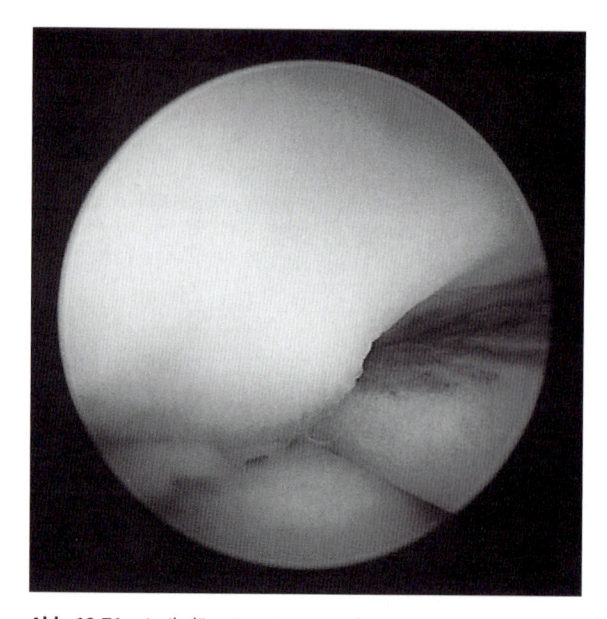

Abb. 10.71 Artikulärseitige Rotatorenläsion der Supraspinatusvorderkante mit begleitender Tendinitis der langen Bizepssehne.

Tendinitiden der langen Bizepssehne bei Defekten der Rotatorenmanschette mit Einbeziehung des Rotatorenintervalls kann man durch ausschließliche Rekonstruktion der Manschette behandeln, wenn die lange Bizepssehne noch in der Substanz weitgehend erhalten ist. Falls sie durch Läsion der supratuberkularen Haltestrukturen und des Lig. transversum humeri subluxiert ist, kann man eine Rezentrierung in den Sulkus vornehmen und die Bedeckung mit ortsständigem Gewebe – z. B. aus der Subskapularissehne – wieder rekonstruieren. Dies ist aber nur erfolgversprechend, wenn die Sehne nicht übermäßig geschwollen ist und noch im Sulkus Platz hat. Anderenfalls ist der Misserfolg vorprogrammiert, und man sollte sich primär zur Tenodese entschließen.

Wenn eine Rotatorenmanschettenrekonstruktion geplant ist, kann die lange Bizepssehne nach Ablösung am Tuberculum supraglenoidale in die Rekonstruktion einer neuen Intervallzone einbezogen werden und schafft somit zusätzlich wertvolles, spannungsentlastendes Material.

Die Ruptur der langen Bizepssehne tritt spontan oder bei meist nur leichten Traumen im 6. oder 7. Lebensjahrzehnt auf. Der distal zusammengezogene, schlaffe Bauch des Bizepsmuskels ist kaum zu übersehen. Wenn eine lange Phase mit Beschwerden vorangegangen ist, kann die Ruptur einem Tenotomieeffekt entsprechen und der Patient innerhalb weniger Tage beschwerdefrei werden. Bei einer spontan ohne Vorbeschwerden aufgetretenen Ruptur kann bei Patienten ab dem 6. Dezennium in der Regel eine konservative, abwartende Therapie vorgenommen werden. Ein signifikanter Funktionsverlust tritt trotz der experimentell wie klinisch gemessenen deutlichen Beteiligung des langen Bizepskopfs an der Abduktionskraft von 15–20% (Habermeyer 1989, Walch 1993) nur selten auf. Die spontane isolierte Ruptur der langen Bizepssehne geht meist nach kurzer Zeit in einen beschwerdefreien oder -armen Zustand über. Falls Beschwerden persistieren, handelt es sich fast immer um eine symptomatische Ruptur bei gleichzeitig vorliegendem oder eingetretenem Rotatorenmanschettendefekt. Deshalb sollte in jedem Fall einer Ruptur der langen Bizepssehne eine sonographische Kontrolle der Rotatorenmanschette folgen.

Technik der Tenodese der langen Bizepssehne. Es gibt im Wesentlichen 5 verschiedene Techniken, die in der Literatur beschrieben sind.

Bei der in Deutschland recht populären Technik nach de Palma (1983) transponiert man die lange Bizepssehne auf den kurzen Kopf (Abb. 10.72). Biomechanisch ist dies widersinnig, da der den Humeruskopf kranial dezentrierende Kraftvektor der kurzen Sehne normalerweise von dem kaudal depressorischen Effekt der langen Sehne kompensiert wird. Vor allem bei vorliegendem Rotatorenmanschettendefekt kann man diese Operation heute nicht mehr empfehlen.

In der Technik nach Froimson (1974) (Abb. 10.73) wird ein schlüssellochartiges Fenster in die Kortikalis des proximalen Humerus unter Einbeziehung des Sulkus gemeißelt und die mit sich selbst verknotete Sehne darin eingehängt. Die Technik ist elegant, funktioniert aber nur gut bei sehr langen Sehnenstümpfen. Die Sehne sollte also weit proximal abgetrennt werden. Bei schon (teil-)gerissenen Sehnen mit kurzem peripheren Stumpf verkürzt sich die Sehne durch das Verknoten so sehr, dass man u. U. das „Schlüsselloch" unter die Pectoralis-major-Sehne legen muss.

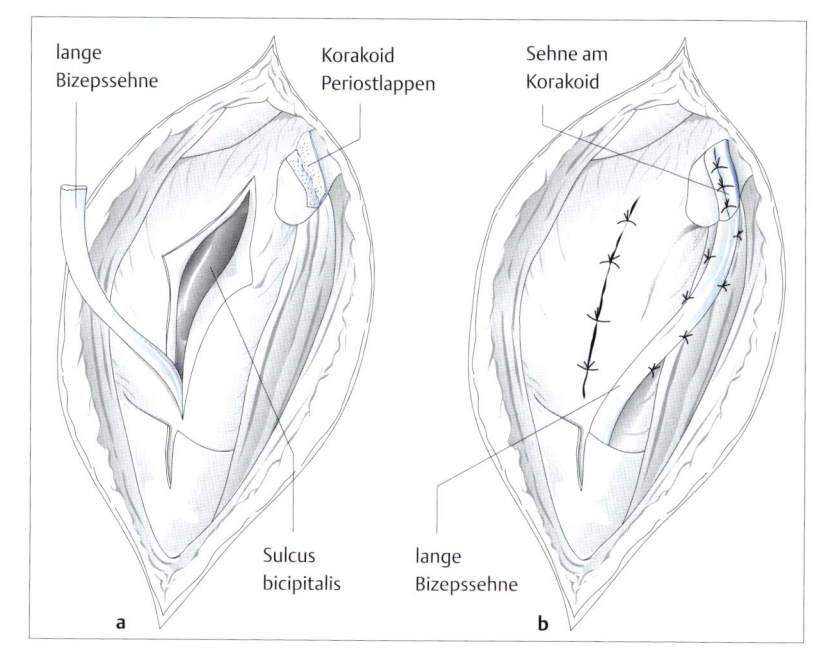

Abb. 10.72 a u. b Transposition der langen Bizepssehne auf den Ursprung der kurzen Sehne nach de Palma.

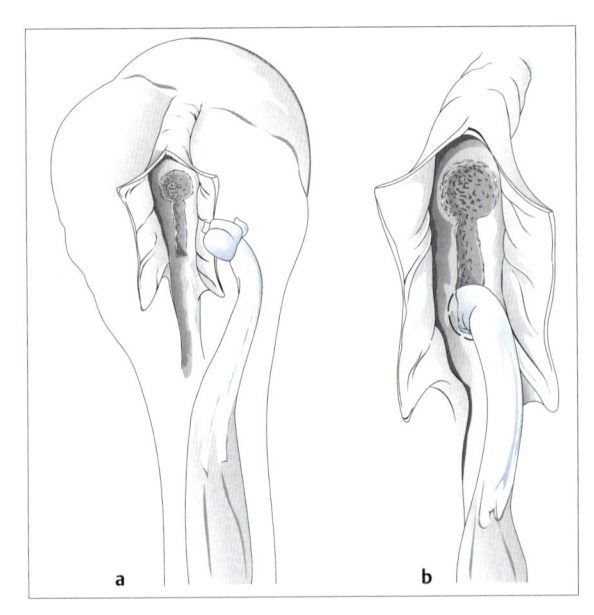

Abb. 10.73 a u. b Technik der Bizepstenodese nach Froimson (sog. Schlüssellochplastik).

Die Technik nach Post und Benca (1989) (Abb. 10.75) stellt eine Kombination des Schlüssellochverfahrens mit der Hitchcock-Technik dar, da der Sehnenstumpf in ein kortikales Loch gezogen wird, aber nicht durch Verknoten mit sich selbst eingehängt und fixiert wird, sondern mit transossären Nähten durch die den Sulkus begrenzenden Anteile der Tuberkula. Wir bevorzugen diese Technik, ggf. auch in einer Variante, in der der Sulcus bicipitalis nicht knöchern gefenstert, sondern nur kortikal angefrischt wird.

Die sog. Tubularisationstechnik nach Walch (1993) (Abb. 10.76) ist besonders geeignet für eine verdickte, abgeflachte und ausgeweitete lange Bizepssehne. Diese wird mit sich selbst röhrenförmig vernäht und somit wieder annähernd rund gestaltet. Der Sulcus bicipitalis wird im Längsverlauf parallel ausgemeißelt und dann mit einem Stößel impaktiert. Man kann dadurch auch bei sekundärarthrotisch verformtem Sulkus wieder eine normale Form und Tiefe erreichen. Anschließend wird der Sulkus verschlossen mit ortsständigem Gewebe wie Resten des Lig. transversum oder mit Anteilen der Subskapularissehne. Die Operation ist nur sinnvoll in Verbindung mit einer Rekonstruktion der Rotatorenmanschette. Eine derartig behandelte, weiter frei im Subakromialraum sich bewegende lange Bizepssehne wird ein permanenter Schmerzgenerator bleiben.

Die meistens nach Hitchcock und Bechtol (1948) benannte Technik wurde erstmalig von Abbott und Saunders (1939) beschrieben: Dabei wird die Sehne im Sulcus bicipitalis refixiert und der artikuläre Anteil reseziert. Die Fixation erfolgt nach knöcherner Anfrischung des Sulcus bicipitalis mit transossären Nähten durch das Tuberculum majus und minus (Abb. 10.74 a).

Im Unterschied dazu belässt die Technik nach Lipmann (Abb. 10.74 b) den proximalen Ursprung und näht die Sehne nur in situ im Sulcus bicipitalis mit transossären Nähten fest. Diese Technik erscheint uns unlogisch, da eine intakte Sehne bei den Schulterbewegungen im Sulkus gleitet und nach Fixierung im Sulkus eine intraartikuläre Verwerfung zu befürchten ist.

Bei großen, nicht rekonstruierbaren Rotatorenmanschettendefekten mit und ohne schon eingetretene Defektarthropathie kann eine erhaltene lange Bizepssehne permanent Schmerzen verursachen. Dies kann entweder mit einer Tenodese oder sehr elegant mit einer ausschließlich arthroskopischen Tenotomie der langen Bizepssehne nach Walch (1993) durchgeführt werden. Die Autoren dieses Beitrags haben gute Erfahrungen mit der Tenodese und ebenfalls gute, aber nur vereinzelte Erfahrungen mit der Tenotomie.

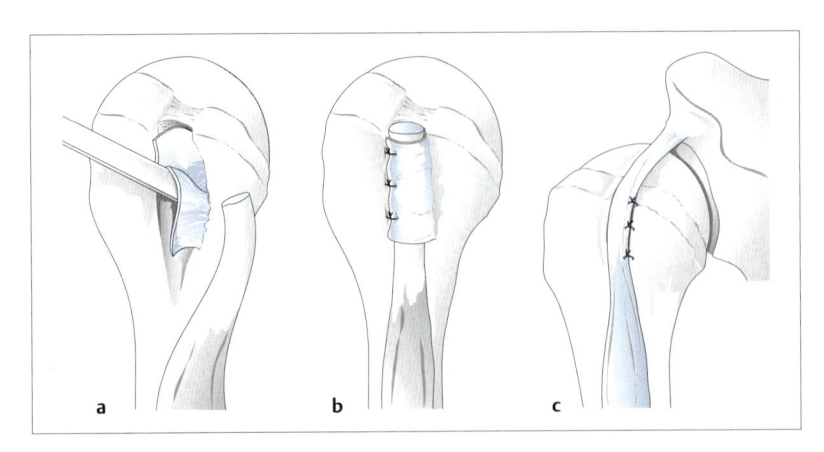

Abb. 10.74 a–c Technik der Tenodese der langen Bizepssehne im Sulcus bicipitalis.
a u. b Nach Hitchcock und Bechtol.
c Nach Lippman.

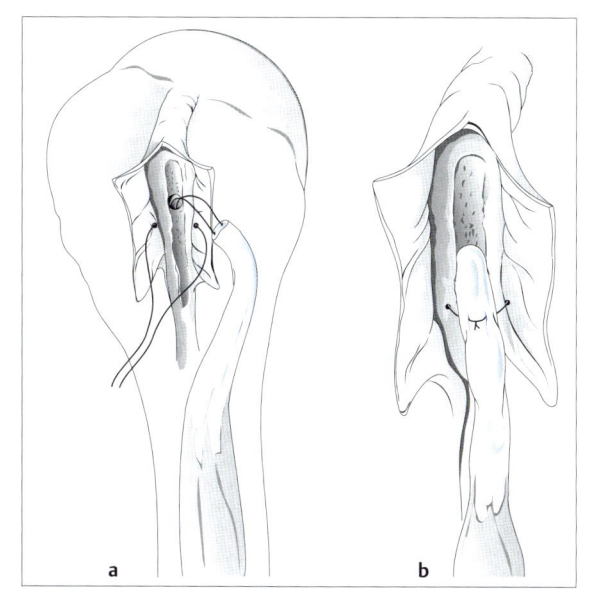

Abb. 10.75 a u. b Technik der Tenodese der langen Bizepssehne im Sulcus bicipitalis nach Post und Benca.

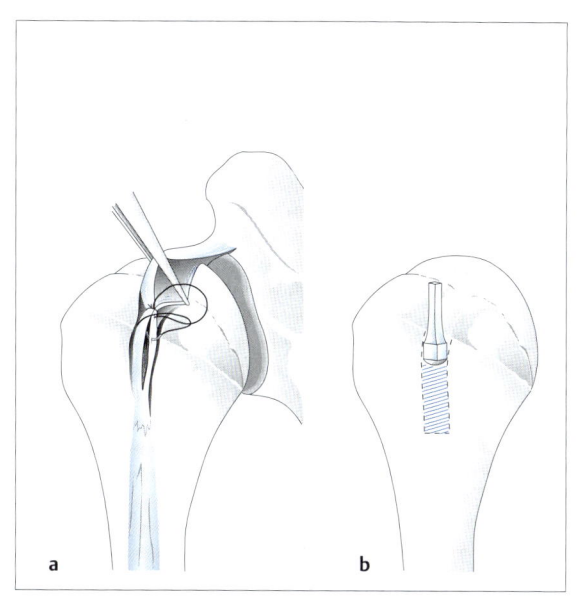

Abb. 10.76 Technik der Tubularisation der langen Bizepssehne nach Walch.

10.4 Subakromialsyndrom bei Tendinosis calcarea

A. Hedtmann und H. Fett

Ätiologie und Pathogenese

Subakromialsyndrome bei Rotatorenmanschettenverkalkungen stellen pathogenetisch eine Sonderform der Rotatorenmanschettenaffektionen dar. Versuche, sie mit anderen Erkrankungen zu assoziieren (analog Diabetes mellitus und Frozen Shoulder/adhäsive Kapsulitis) sind sämtlich fehlgeschlagen. Nach Sengar u. Mitarb. (1987) besteht eine gehäufte Assoziation zum HLA-A1 Genotypus: 50% der Patienten wiesen diesen HLA-Typus auf im Vergleich zu einer Kontrollgruppe mit nur 26,7%. In einer zweiten Kontrollgruppe mit Rotatorenmanschettendefekten bestand dieser HLA-Typus in 27,8%.

Gärtner (1993 [1]) konnte an einem Kollektiv von 55 norddeutschen Patienten diesen Befund allerdings nicht bestätigen (pos. HLA-A1: 32,7%, normale regionale Häufigkeit: 30,5%).

Die Verkalkungen sind nicht, wie früher oft angenommen wurde, dystropher Art (Codman 1934), sondern sind Ausdruck eines aktiven, zellvermittelten Prozesses (Uhthoff 1975) in faserknorpelig transformiertem Gewebe. Dies wurde erstmalig schon von Wrede (1912) beschrieben. Die typische Zone der Verkalkungen (und damit der chondroiden Metaplasie) stimmt im Wesentlichen überein mit der Gleitsehnenzone der Supraspinatussehne (Tillmann u. Koch 1995), in der der Faserknorpel normal ist. Allerdings findet sich der Faserknorpel physiologischerweise bevorzugt im artikulären, also kapsulären Anteil der Rotatorenmanschette, während die chondroide Metaplasie als Grundlage der Verkalkungen bei der Tendinosis calcarea vorwiegend im bursaseitigen, tendinösen Anteil sekundär auftritt. Eine kausale Erklärung dieser Phänomene ist bislang nicht bekannt.

Eine ausführliche Beschreibung der Pathologie und des zyklischen Ablaufes der Tendinosis calcarea erfolgte in den 70er-Jahren von Uhthoff u. Mitarb. (1975, 1976). Danach folgt einem aktiven, zellvermittelten Prozess von der Formationsphase, der eine Ruhephase folgen kann, eine sog. Resorptionsphase bis zur vollen narbigen Reintegration im Sehnengewebe der Rotatorenmanschette (Abb. 10.77). Es ist dabei eine präkalzifische Phase, in der die faserknorpelige Transformation der Sehne stattfindet, von der kalzifischen Phase mit den Unterstadien der Formations-, Ruhe- und Resorptionsphase zu unterscheiden. In der sog. postkalzifischen Phase findet nach Resorption des Kalkdepots die funktionelle gewebliche Reintegration statt mit Wiederherstellung einer voll funktionsfähigen Sehne. Nach Uhthoff (1975) handelt es sich auch nicht um eine Sonderform degenerativer Erkrankungen, sondern um einen eigenständigen, zellvermittelten Prozess.

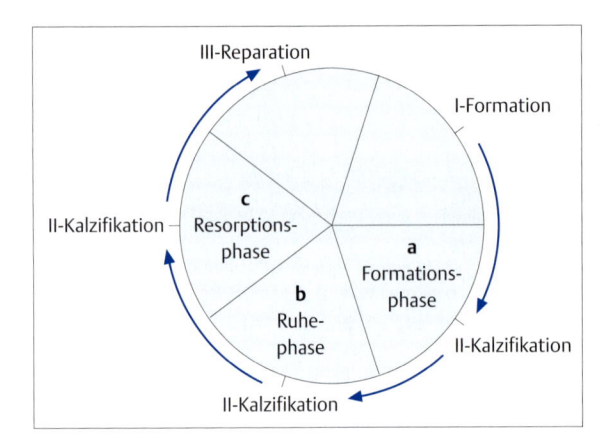

Abb. 10.77 Schema des Lebenszyklus einer Sehnenverkalkung bei der Tendinosis calcarea der Rotatorenmanschette.

Die Hauptlokalisation des Kalkdepots findet sich in der Supraspinatussehne und dort in der Regel ca. 1–2 cm proximal des knöchernen Ansatzes (Tab. 10.19). Es liegt üblicherweise in der Sehne (bursaseitig) und nicht in der Kapsel (artikulärseitig), gelegentlich erscheinen große Depots lamellierend zwischen den Schichten. Der Kalk in den Sehnen und Kapseln besteht aus nur gering kristallinem Calciumhydroxylapatit (Gärtner u. Simons 1990), das chemisch-mineralogisch sich in den verschiedenen Phasen nicht unterscheidet.

Epidemiologie

Die Tendinosis calcarea ist kein seltenes Phänomen. Die häufigste Lokalisation ist die Rotatorenmanschette der Schulter: Nach Röntgen-Reihenuntersuchungen von Bosworth (1941) lagen bei 6.061 beschwerdefreien Personen in 2,7 % Verkalkungen vor. 34,6 % davon wurden innerhalb von 3 Jahren symptomatisch. Bei 9,3 % verschwand das Kalkdepot innerhalb von 3 Jahren.

Welfling u. Mitarb. (1965) fanden unter 200 Personen ohne Symptome eine Inzidenz von 7,5 % und bei 925 Patienten mit Schulterbeschwerden eine Inzidenz von 6,8 %, wobei die Gruppe mit Verkalkungen deutlich jünger war.

Das Erkrankungsalter hat seinen Häufigkeitsgipfel im 5. Lebensjahrzehnt. McLaughlin (1946) fand bei 1.000 Autopsien jenseits des 60. Lebensjahrs keine Rotatorenmanschettenverkalkungen mehr und stellte zudem fest, dass sich Kalkdepots und Rotatorenmanschettendefekt gegenseitig fast ausschließen. Auch wir fanden dies statistisch signifikant bestätigt (Hedtmann u. Fett 1989). Nur Welfling u. Mitarb. (1965) fanden den Häufigkeitsgipfel zwischen 31 und 40 Jahren und zudem, dass Patienten mit einer Tendinosis calcarea der Schulter in 24,3 % auch Verkalkungen der Gegenseite und in 62,5 % auch periartikuläre Verkalkungen der Hüften hatten im Vergleich zu einer Kontrollgruppe mit nur 4 %. Doppelseitigkeit wurde von de Palma und Kruper in 13 %, von Uhthoff und Sarkar (1981) in 17 % und von Pfister und Gerber (1994) in 12 % gefunden. In der Studie von Wölk und Wittenberg (1997) hatten zum Zeitpunkt der Erstvorstellung 18 % der Patienten beidseitige Verkalkungen und metachron (unter Einbeziehung der

Die einzelnen Phasen können unterschiedlich lange dauern. In der Formationsphase und der ggf. folgenden Ruhephase verursacht der Kalk üblicherweise keine oder minimale Beschwerden, es sei denn, dass seine Größe zu mechanischer Irritation im Sinne eines Impingements führt. Mit Beginn der Resorptionsphase setzen entzündliche Prozesse ein, die denen einer Kristallarthropathie ähneln. Sie führen vor allem zu dem sehr störenden Nachtschmerz. Die Resorptionsphase kann chronisch schleichend sein, aber auch in Schüben von wochen- bis monatelanger Dauer ablaufen. In seltenen Fällen kommt es zu einer hochakuten Auflösung des Kalkdepots innerhalb weniger Tage oder Wochen, die in der dramatischen Symptomatik einem Gichtanfall ähnelt. Dabei kann es auch zum Durchbrechen in die Bursa mit spontaner Entleerung des Depots kommen, sehr selten auch Durchbruch in das Gelenk oder in die Bizepssehnenscheide.

Wenn man die spärlichen Angaben in der Literatur zur Dauer der Tendinosis calcarea extrapoliert, kommt man auf eine natürliche Verlaufszeit bis zur Resorption von ca. 7 Jahren, wobei etwa 2–4 Jahre klinische Symptome bestehen. Es gibt allerdings durchaus auch Patienten, die mit über 15 Jahre dokumentierten Verkalkungen leben.

Tab. 10.19 Lokalisation der Kalkdepots bei der Tendinosis calcarea

Autor	Alter	Lokalisation	Monotop	Polytop
Bosworth (1941 [2])		51 % SSP		
Plenk (1952)		82 % SSP		
de Palma u. Kruper (1961)	36 %: 40–50 Jahre	90 % SSP	78 %	22 %
Lippmann (1961)			68 %	32 %
Hedtmann u. Fett (1989)	48 Jahre (29–77)		84 %, davon 81,9 % SSP 1,8 % ISP 0,3 % SSC	16 %

Nachuntersuchung nach durchschnittlich 5 Jahren) 33%. Auch Uhthoff und Sarkar (1990) fanden eine Zunahme beidseitiger Verkalkungen nach längerer Nachbehandlungszeit von 1–7 Jahren auf 33%.

Etwa bei einem Viertel bis einem Drittel der Patienten ist also synchron oder metachron mit einer Verkalkung auch der Gegenseite zu rechnen.

Diagnostik

Klinische Diagnostik

Bei der Mehrzahl der Patienten beginnt die Erkrankung mit einem eher unterschwelligen, oft fluktuierenden Schmerz, der irgendwann in eine akute Episode übergeht. Seltener beginnt die Manifestation mit einem hochakuten Schulterschmerz. Nach Simon (1975) kann man die Akutität des Ereignisses mit der Dauer der Episode korrelieren: Hochakute Episoden dauern bis zu 2 Wochen, akute bis subakute Episoden 3 Wochen bis ca. 2 Monate. Die klinische Praxis zeigt, dass von dieser Faustregel viele Ausnahmen existieren mit sehr variablen Verläufen. Die Größe des Kalkdepots spielt dabei nur eine untergeordnete Rolle, wobei kleine Kalkdepots von weniger als 5 mm Ausdehnung seltener Symptome verursachen.

Geklagt wird vor allem über den Nachtschmerz, der bei über 90% der Patienten das führende Symptom ist, vor allem beim Liegen auf der betroffenen Schulter. Hinzu kommen variable Beschwerden bei allen Hebebewegungen des Arms und kombinierten Rotationsbewegungen. Vor allem die endgradige Adduktion-Innenrotation im Schürzengriff ist häufig schmerzhaft, wahrscheinlich durch Dehnung der Supraspinatussehne.

Der klinische Befund ist aspektmäßig meist unauffällig. Atrophien von Supra- und/oder Infraspinatusmuskel und ggf. auch des Deltamuskels finden sich nur in Ausnahmefällen langjähriger Anamnese. Bei hochakuten Prozessen kann die Schulter überwärmt und auch gerötet sein. Die Beweglichkeit ist oft aktiv schmerzhaft eingeschränkt, wohingegen echte, schwergradige Einsteifungen mit Verlust auch der passiven Beweglichkeit – abgesehen von leichten endgradigen Bewegungseinschränkungen – nur nach langem Krankheitsverlauf und selten auftreten. Leichtere, und funktionell wenig behindernde passive Bewegungseinschränkungen finden sich nach längerem Krankheitsverlauf dagegen in fast einem Drittel der Patienten. Davon zu differenzieren sind die abwehrspannungsartigen, passiven Bewegungseinschränkungen bei akuter Tendinitis, die sich nach Abklingen des akuten Prozesses oder nach subakromialer Lokalanästhetikainjektion wieder beheben. Hedtmann und Fett (1989) fanden eine aktive Bewegungseinschränkung bei 12,5% der Patienten, eine passive Bewegungseinschränkung (Einsteifung) in 30%, wobei diese Gruppe deutliche Unterschiede aufwies: Bei konservativ behandelten Patienten lag eine Einsteifung nur in 19,3%, bei operierten Patienten präoperativ in 44,8% vor.

Impingementzeichen sind in der Mehrzahl in allen beschriebenen Varianten positiv, wobei oft unklar bleibt, ob es sich tatsächlich um echte mechanische Kontaktphänomene handelt oder um die Provokation entzündlich gereizten Gewebes durch die entsprechende abrupte Bewegung. Sie sollten bei hochakut entzündeten Schultern nicht getestet werden, da sie extreme Schmerzen hervorrufen können.

Gleichermaßen sind Tendopathiezeichen positiv in Form von isometrischen Anspannungstests sowohl aus Neutralposition wie auch aus verkürzter Position heraus.

Über dem Sitz des Kalkdepots besteht in schmerzhaften Phasen fast immer ein erheblicher Druckschmerz. Bei hochakuten Schultern sind fast alle Areale der Rotatorenmanschette infolge der generalisierten Tendinitis und Bursitis diffus und z. T. hochgradig druckschmerzhaft.

Die Kraft ist – schmerzbedingt – vielfach deutlich gemindert, normalisiert sich aber nach einer subakromialen Testinjektion mit Lokalanästhetika.

Von besonderer differenzialdiagnostischer Bedeutung sind die hochakuten Phasen eines Subakromialsyndrom bei Rotatorenmanschettenverkalkung: Diese treten in der Resorptionsphase auf, wenn eine akute, kristallinduzierte Tendinitis und Bursitis vorliegen. Diese kann alle Zeichen einer lokalen Infektion mit Überwärmung, Rötung, hochgradiger Druckschmerzhaftigkeit und weitgehender Funktionseinschränkung aufweisen. Da Temperaturerhöhungen wie auch Leukozytosen und leichte CRP-Erhöhungen vorkommen können, ist manchmal die eindeutige Differenzierung von lokal-infektiösen Prozessen nicht möglich. Im eigenen Krankengut wiesen von 30 konsekutiv behandelten Patienten mit einem hochakuten Subakromialsyndrom bei Tendinosis calcarea 17 eine Leukozytose von > 11.000 bis 18.000 Zellen/mm auf (Norm: bis 9000). Zudem lag bei 12 Patienten eine leichte CRP-Erhöhung vor.

Solange keine invasive Therapie erfolgt ist, ist eine Infektion extrem unwahrscheinlich und das Krankheitsbild durch Anamnese, klinischen Befund und röntgenologischen und/oder sonographischen Nachweis eines Kalkdepots diagnostisch weitgehend sicher geklärt. Wenn zuvor bereits subakromiale lokale Injektionen erfolgten oder sogar ein sog. Needling (s. u.), das oft die (durchaus erwünschte) akute tendinitische Reaktion hervorrufen kann, ist im Zweifelsfall von einer Infektion auszugehen und eine chirurgische Sanierung anzustreben. Auch wenn keine Infektion vorliegt, ist mit der chirurgischen Ausräumung des Kalkherds das Leiden kuriert. Andernfalls kann man mit komplementären Maßnahmen wie der Bursektomie und dem Débridement infizierten Gewebes rechtzeitig einen sich entwickelnden Infektzustand beherrschen. In dieser Situation ist eine Akromioplastik kontraindiziert, solange der Infektverdacht nicht ausgeräumt ist. Die Akromioplastik würde den zuvor kortikal abgeschlossenen Knochen der Infektion zugänglich machen, d. h. eine Osteomyelitis des Akromions begünstigen.

Bildgebende Diagnostik

Sonographie. Die Sonographie zeigt im typischen Fall, der in etwa 40% vorliegt (Hedtmann u. Fett 1991), eine echoreiche Sichel oder einen echoreichen Herd in der Rotatorenmanschette mit darunter befindlichem Schallschatten (Abb. 10.78). Häufig findet sich aber auch nur eine diffuse, fleckige Veränderung der Rotatorenmanschettenechogenität ohne oder mit z.T. nur winzigen Schallschatten, die bei oberflächlicher Untersuchung der Aufmerksamkeit leicht entgehen (s. Kap. 4.4). Sonographisch ist ein Kalkdepot oft weniger eindrucksvoll als im Röntgenbild darzustellen, da der Summationseffekt fehlt. Zudem kann es an der bizarr geformten Oberfläche einer Verkalkung zu einer diffusen Streuung des Echos in alle Richtungen kommen, nur nicht zum Schallkopf zurück, sodass im Extremfall zwar ein Schallschatten aber keine direkte bildliche Darstellung des Kalkdepots erfolgt. Aktive Krankheitszustände zeigen zudem oft eine fokale Schwellung der Rotatorenmanschette sowie begleitende Verbreiterung der Bursa subacromialis und auch der Bursa subdeltoidea. Die hochakute Tendinitis calcarea kann die Rotatorenmanschette auf das doppelte Kaliber der Gegenseite anschwellen lassen. Dabei ist die Grenze zur Bursa subacromialis oft nicht mehr sicher identifizierbar.

Röntgendiagnostik. Die Röntgendiagnostik dient neben der Diagnose vor allem der Lokalisation der Kalkdepots. Sie sollte deshalb in Neutralrotation als echte a.-p. Aufnahme (Skapula parallel zur Filmebene, Zentralstrahl 10° kaudal) durchgeführt werden, um die Supraspinatussehnenregion überlagerungsfrei darzustellen. Weiterhin sollten Aufnahmen in Innenrotation zur Darstellung der Infraspinatusansatzregion und in kombinierter Abduktion und Außenrotation zur Darstellung der Subskapularisinsertionsregion erfolgen. Sehr hilfreich ist die axiale Skapulaaufnahme als sog. Y-Aufnahme: Sie zeigt Kalkdepots in allen 3 Lokalisationen weitgehend überlagerungsfrei, zudem kranial in ihrer Beziehung zum korakoakromialen Bogen und gibt zusätzlich Informationen über die Form des Akromions und eventuelle Spornbildungen. Nur sehr weit lateral im Supraspinatusansatz befindliche flaue und kleine Kalkdepots werden dabei u.U. von der kranialen Humeruskopfkalotte überlagert. Selten sind transaxilläre Projektionen erforderlich für weit dorsale oder tief ventrale Kalkdepotlokalisationen.

Gärtner (1993) hat eine Klassifikation der Kalkdepots in der röntgenologischen Darstellung in Assoziation zur jeweiligen Lebenszyklusphase des Kalkdepots vorgelegt: Scharf begrenzte, nicht fragmentierte und dichte Kalkdepots (Typ I) (Abb. 10.79) entsprechen dabei dem Stadium der Formations- und Ruhephase, wolkige, unscharf begrenzte, teilweise transparente Herde (Typ III) (Abb. 10.80) sind dem Stadium der fortgeschrittenen Resorptionsphase zuzuordnen. Dazwischen rangiert der Typ II mit z.T. noch röntgendichten, aber randlich unscharfen Herden oder scharfer Randbegrenzung bei Fragmentierungen noch solider Verkalkungszonen, die der frühen Resorptionsphase zuzuordnen sind.

Die Gärtner-Klassifikation erscheint uns reproduzierbarer anzuwenden als die von Patte und Goutallier (1988), die unterscheiden in
- Typ I Scharf begrenzt und dicht,
- Typ II unscharf begrenzt und dicht,
- Typ III scharf begrenzt und transparent,
- Typ IV unscharf begrenzt und transparent.

Die Grenze zwischen Typ II und III ist oft nur willkürlich bestimmbar und suggeriert eine Pseudopräzision der Klassifikation.

Andere bildgebende Verfahren. Für weitere bildgebende Untersuchungen wie (Arthro-)CT, MRT und Szintigraphie besteht nur eine Indikation im Rahmen weitergehender Differenzialdiagnosen. Der Kalk ist in der MRT schlecht darstellbar und wird oft nicht diagnostiziert.

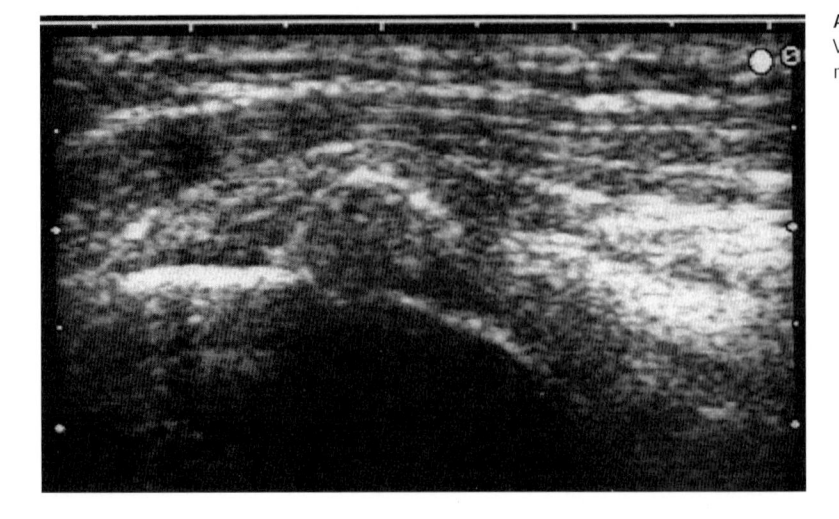

Abb. 10.78 Sonogramm einer Verkalkung im Supraspinatus mit Schallschatten (Longitudinalschnitt).

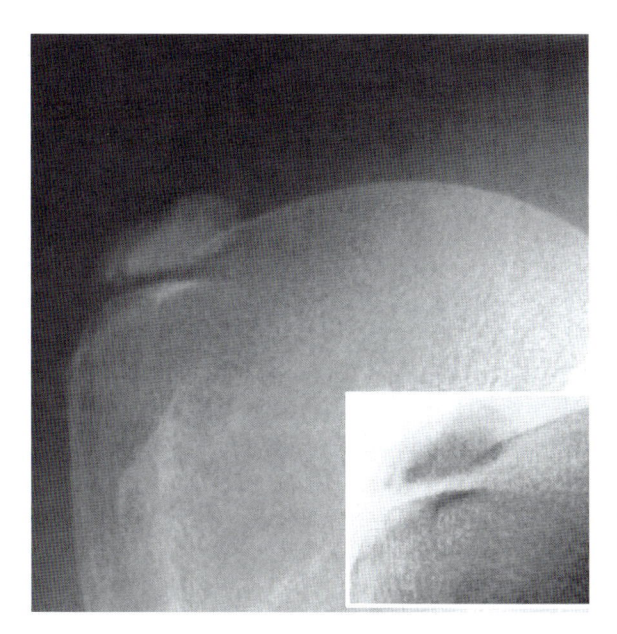

Abb. 10.79 Röntgenbild einer Verkalkung im Supraspinatus vom Stadium Gärtner I–II (überwiegend scharf begrenzt, solide).

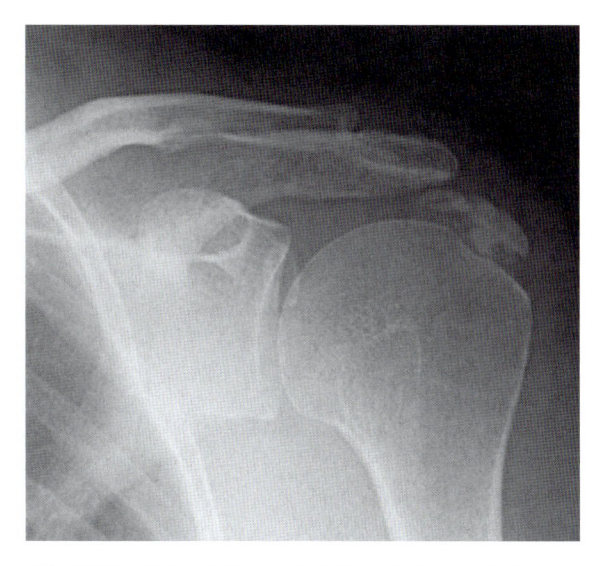

Abb. 10.80 Röntgenbild einer Verkalkung im Supraspinatus vom Stadium Gärtner II-III (unscharf begrenzt, flau, fragmentiert, z. T. strahlentransparent).

Es sollte allerdings nicht vergessen werden, dass eine Tendinosis calcarea auch symptomlos neben einem Humeruskopftumor oder sonstiger schwerwiegender Erkrankung bestehen kann. Der Nachweis einer Verkalkung der Rotatorenmanschette ist für die klinische Diagnose nur bedeutsam, wenn radiologischer und/oder sonographischer Befund konkordant sind mit dem klinischen Befund und der Anamnese. In anderen Fällen besteht dann die Indikation zu weiterführenden bildgebenden Maßnahmen.

Differenzialdiagnose

Verkalkungen der Rotatorenmanschette i. S. einer **Tendinosis calcarea** sind röntgenologisch kaum zu verwechseln. Gelegentlich bestehen Abgrenzungsschwierigkeiten mit Ossifikationen im Sehnenansatz oder winzigen, ausgesprengten Knochenfragmenten im Bereich der Sehneninsertion. Es lässt sich in beiden Fällen in der Regel ein Trauma eruieren, seltener eine repetitiv-mikrotraumatische Belastung (Mohr 1987).

Eine sog. Milwaukee-Schulter (McCarthy u. Mitarb. 1981) (RM-Defekt, assoziiert mit Verkalkungen der Rotatorenmanschette, s. Abb. 10.81, siehe auch Tafelteil) ist selten. Es handelt sich dabei um eine bis heute ungeklärte Assoziation von auch in der Gelenkflüssigkeit nachweisbaren mikrosphäroiden Hydroxylapatitkristallen in Verbindung mit erhöhten Aktivitäten von Kollagenase und neutraler Proteinase (Halverson u. Mitarb. 1981).

Eine Chondrokalzinose des Schultergelenks ist sehr selten (<0,5% der Patienten einer spezialisierten Schultersprechstunde). Sie ist abzugrenzen, wenn röntgenologisch sowohl Verkalkungen in Projektion auf den Gelenkspalt wie auf die Sehnen vorliegen. Bei Verkalkungen nur im Knorpel des Gelenksspaltes besteht keine Verwechslungsmöglichkeit mit einer Tendinosis calcarea. Wenn nur die Rotatorenmanschette verkalkt ist, sind wegen der feinfleckigen, granulären Konfiguration Verwechslungen mit den Stadien Gärtner I und II der Tendinosis calcarea kaum möglich, hingegen schon mit einem fortgeschrittenen Resorptionsstadium Gärtner III.

Therapie

Konservative Therapie

Die Therapie richtet sich nach den verschiedenen Verlaufsformen der Erkrankung:
- Einmalige hochakute Form, bei der durch einmalige Episode das Kalkdepot sich weitgehend oder komplett innerhalb von Tagen bis Wochen auflöst. Die Erkrankung ist damit ausgestanden, und es resultiert in der Regel eine voll funktionsfähige Rotatorenmanschette mit integrierter, belastungsfähiger Narbe.
- Die chronische Verlaufsform ist durch anhaltenden Nachtschmerz gekennzeichnet, der den Funktionsschmerz über Tag meist dominiert und auch für die Patienten oft der entscheidende Anlass ist, den Arzt aufzusuchen.
- Zwischen diesen beiden Formen befindet sich eine chronische Verlaufsform mit repetitiven akuten Attacken, zwischen denen die Beschwerden oft auf ein geringes und erträgliches Maß zurückgehen, aber nur intermittierend oder gar nicht verschwinden.

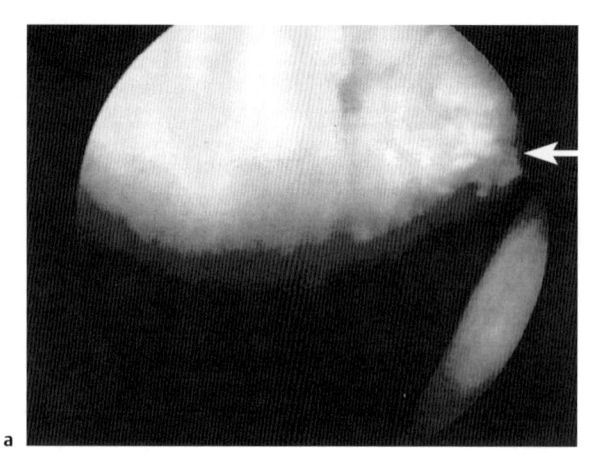

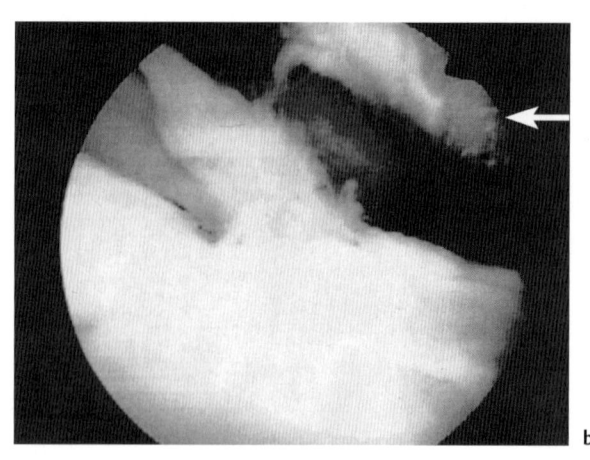

Abb. 10.81 a u. b Assoziation von Rotatorenmanschettendefekt und dystropher Verkalkung des Gelenkes (sog. Milwaukee-Schulter).

- Am Ende des Krankheitsprozesses steht allerdings bei allen Verlaufsformen fast immer wieder ein funktionsfähiges, schmerzfreies oder -armes Gelenk.

Bei der **akuten bis hochakuten** Tendinitis calcarea besteht eine gute Indikation zur subakromialen Injektion von kristallinen Corticosteroiden. Diese extrem schmerzhaften Schultern, die selbst auf Opiate oder deren Analoga nur noch bedingt ansprechen, sind häufig nur noch mit diesen Mitteln beherrschbar. Mit 5–10 ml Lokalanästhetikum als Trägersubstanz (Bupivacain 0,5% oder sonstige Amidlokalanästhetika in 1%iger Zubereitung) tritt wenige Minuten nach der Injektion ein eindrucksvoller Soforteffekt ein, sofern die Injektion korrekt in die Bursa subacromialis appliziert wurde. Hierbei ist Ultraschallkontrolle sehr hilfreich.

Die Indikation besteht bei isolierten akuten Attacken wie auch bei repetitiven akuten Phasen während eines chronischen Prozesses.

Im **chronischen Stadium** können die nachfolgend beschriebenen therapeutischen Maßnahmen eingesetzt werden.

Krankengymnastik. Die Krankengymnastik erfolgt prinzipiell nach denselben Gesichtspunkten wie bei den anderen Subakromialsyndromen mit in der Kontinuität intakter Rotatorenmanschette. Vor allem bei Kalkdepots, die durch ihre Größe auch mechanisch relevant sind, können zentrierende Übungsmuster hilfreich sein. Bei freier Beweglichkeit ist aber die Bedeutung der Krankengymnastik geringer als bei anderen Subakromialsyndromen.

In hochakuten Phasen sollte keine Krankengymnastik durchgeführt werden. Wenn der starke Nachtschmerz im Vordergrund steht, sind vorwiegend antiinflammatorische systemische oder lokale (subakromiale Injektion) Maßnahmen indiziert. Erst in Phasen eingetretener oder drohender sekundärer Bewegungseinschränkung oder stark gestörtem Muster tritt die Indikation zur Krankengymnastik in den Vordergrund.

Es gibt keinen Nachweis, dass die Krankengymnastik die spontane Auflösung eines Kalkdepots beschleunigen kann. Der Schwerpunkt sollte auf schmerzreduzierenden und detonisierenden Techniken liegen. Friktionsmassagen der Sehnenansätze, bei anderen Insertionstendopathien oft hilfreich, werden hier meist nicht vertragen, da sie einen zusätzlichen lokalen Reiz setzen und sind damit relativ kontraindiziert.

Injektionstherapie. Die subakromiale Steroidinjektion kann auch bei chronischen Verlaufsformen angewandt werden. Sie sollte nur wiederholt werden, wenn bei sicherer subakromial-intrabursaler Injektion eine Beschwerdefreiheit oder wesentliche -reduktion über mindestens 4–6 Wochen erzielt wurde. Aufgrund der Unsicherheit über mögliche antiproliferative und regenerationshemmende Effekte der Corticosteroide sollten möglichst keine Einzeldosen von mehr als 10–20 mg Triamcinolon verwendet werden, und die Injektion sollte auch nicht häufiger als 3–5-mal pro Jahr erfolgen. Es nicht bekannt, ob die subakromiale Steroidinjektion klinisch einen beschleunigenden oder hemmenden Effekt auf die spontane Kalkresorption hat. Nach experimentellen Daten ist eher eine Resorptionsverzögerung anzunehmen.

Physikalische Therapie wie Massage, Ultraschall, Iontophorese, Elektrotherapie und Thermotherapie. In der hochakuten Phase wird die Kryotherapie von vielen Patienten als angenehm und schmerzlindernd empfunden. Wärme ist in diesem Fall relativ kontraindiziert ebenso wie die durchblutungsfördernden Elektrotherapien und der Ultraschall.

Bei chronischen Verläufen können detonisierende Maßnahmen der Muskeln, z.B. in der Supra- und Infraspinatusgrube oder die Behandlung sekundärer Triggerpunkte, hilfreich sein. Diese können adjuvant eingesetzt werden. Zudem ist die Krankengymnastik immer bei drohender oder bestehender Einsteifung indiziert.

Needling (gezielte, sonographisch oder röntgenologisch kontrollierte Nadelpunktion des Kalkherds, ggf. mit dem Versuch der Aspiration – Tab. 10.20). Die erste therapeutische Nadelaspiration geht – in noch ungezielter, intrabursaler Technik – auf Flint (1913) zurück. Patterson und Darrach (1937) führten die therapeutische Bursaspülung ein. Blundell (1949) berichtete über erfolgreiches Needling und de Palma (1959) beschreibt eine Technik der multiplen Punktionen mit und ohne Aspiration von Kalk unter Röntgenkontrolle.

Unter sonographischer oder Durchleuchtungskontrolle wird der zuvor geortete Herd der Verkalkung gezielt mit Nadeln perforiert. Bei relativ niedrigviskoser Konsistenz des Kalks kann dieser auch aspiriert und damit das Kalkdepot zumindest zum Teil entfernt werden. Ansonsten führt die mechanische Irritation wahrscheinlich über eine induzierte Stoffwechselreaktion zu einer beschleunigten Kalkauflösung. Schon 1958 berichtete Harmon über eine Erfolgsrate von fast 80% bei 400 Patienten. Gärtner (1993) fand nach einem Jahr eine Auflösung der Kalkdepots in 70% sowie Beschwerdefreiheit oder signifikante klinische Besserung in 75%. Das Ansprechen auf die Therapie (als Auflösung des Kalkdepots definiert) hing vom radiologischen Typ des Kalkdepots (s.o.) und damit vom Lebenszyklus der Verkalkung ab: nur 33% bei Typ I, 71% bei Typ II und 85% bei Typ III. Klinisch hatte die Hälfte der Patienten mit Typ II-Kalkdepot nach einem Jahr noch Beschwerden. In der Untersuchung von Ludwig u. Mitarb. (1996) zeigte die radiologische Dichte des Kalkdepots keinen Einfluss auf die therapeutische Effizienz.

Nach dem Needling kann innerhalb einiger Tage eine sehr heftige Resorptionsreaktion induziert werden. Obwohl sie trotz der erheblichen Schmerzhaftigkeit nicht bedenklich ist, kann sie manchmal nur schwierig von einer postinjektionellen Infektion abzugrenzen sein: Es können wahrscheinlich durch entzündliche Gewebsnekrose Fieber und Leukozytose induziert werden und dadurch auch leichte CRP-Erhöhungen auftreten. Wenn im Zweifelsfall bei einer solchen Reaktion eine Infektion nicht sicher ausgeschlossen werden kann, sollte die operative Revision erfolgen. Zur Entscheidungsfindung kann man dazu unter Sonographiekontrolle subakromial punktieren und spülen, um Material zu gewinnen.

Extrakorporelle Stoßwellentherapie. Die Wirkungsweise der extrakorporellen Stoßwellentherapie ist komplex. Sie unterscheidet sich, je nachdem ob niedrigenergetische ($< 0,1$ mJ/mm^2) oder hochenergetische ($> 0,1$ mJ/mm^2) Stoßwellen verwendet werden. Hochenergetische Therapie im ursprünglichen engeren Sinne umfasst Fokusenergien von $> 0,60$ mJ/mm^2 und ist nach heutiger Erkenntnis nur für die Behandlung von Pseudarthrosen geeignet (Loew u. Rompe 1998). Nach experimentellen Untersuchungen von Rompe u. Mitarb. (1998) an der Achillessehne können bei Energiedichten von über $0,28$ mJ/mm^2 (überwiegend reversible) Sehnenschäden wie fibrinoide Nekrosen, Paratenonfibrosen und Infiltration mit Entzündungszellen induziert werden, sodass man eine Grenze von ca. $0,3$ mJ/mm^2 bei der Behandlung von Sehnenerkrankungen im Regelfall nicht oder nur bei begründeten Ausnahmen überschreiten sollte.

Röntgenbestrahlung. Diese Therapie kann heute nur noch in Ausnahmefällen als indiziert angesehen werden.

Operative Therapie

Kalkdepots von über 1 cm Ausdehnung werden als groß bezeichnet und stellen bei entsprechend langer und ausgeprägter Symptomatik eine Operationsindikation dar (Gschwend u. Mitarb. 1972). Die Indikation zur Operation sollte gestellt werden, wenn die Beschwerden unter adäquater Therapie (NSAR, 1–3 subakromiale Steroidinjektionen, mindestens 6–12 krankengymnastische/physikalische Therapieeinheiten, ggf. Versagen der ESWT) über mehr als 6 Monate bestehen oder über mehr als ein Jahr rezidivieren und stark beeinträchtigend sind. Eine Opera-

Tab. 10.20 **Ergebnisse des Needlings von Kalkdepots**

Autor	Jahr	n	NU-Zeit	Erfolgsrate
Patterson	1937	63	<= 13 Monate	76%
Harmon	1958	398	?	79%
de Palma	1961	41	früh spät	84% 61%
Comfort	1978	9	1–13 (MW: 7,3 Jahre)	100%
Gärtner	1993	33	> 1 Jahr	75% (Resorptionsquote: Gärtner I: 33%, Gärtner II: 71%, Gärtner III: 85%)
Hedtmann	1993	117	6 Monate	73,5%
Pfister	1994	149	5 Jahre	60%

tionsindikation stellt sich bei ca. 10–15% der Patienten (Kulenkampf u. Reichelt 1990). Das Prinzip der Operation besteht aus der Entfernung des Kalkdepots aus der Sehne, fakultativ begleitet von einer Dekompressionsoperation durch Resektion des Lig. coracoacromiale oder auch einer anterioren Akromioplastik bei nachweislicher subakromialer Enge.

Bei der offenen Operation ist die Kalkdepotlokalisation meist unproblematisch. Falls die Rotatorenmanschettenoberfläche unauffällig erscheint, hilft oft der palpierende Finger oder eine Sondierung mit einer Injektionsnadel: Wenn das Kalkdepot getroffen wurde, bleibt Kalk in der Nadelöffnung zurück. An dieser Stelle wird die Rotatorenmanschette in Hauptzugrichtung inzidiert in einer Länge von ca. 0,5–1 cm. Der Kalk wird dann mit feinen Löffelchen oder Küretten entfernt. Die innere Kapsellage sollte nicht perforiert werden, um eine Heilungsstörung durch eindringende Synovialflüssigkeit zu vermeiden. Falls sich die Ränder glatt aneinanderlegen, ist eine Naht nicht zwingend erforderlich. Falls ein kraterförmiger Defekt zurückbleibt, sollte dieser durch Naht verschlossen werden.

Bei der endoskopischen Operation (Abb. 10.82, siehe auch Tafelteil) muss ebenfalls eine Nadelsondierung erfolgen, wenn das Kalkdepot nicht sichtbar gemacht werden kann. Falls bei endoskopischer Operation der Kalk nicht gefunden werden kann, sollte bei entsprechendem Einverständnis des Patienten die Operation offen fortgesetzt werden, da so die Aussichten auf eine erfolgreiche Kalkbeseitigung wesentlich höher sind.

Alle Patienten, die sich einer solchen Operation unterziehen, sollten darauf hingewiesen werden, dass der Kalk ggf. nur inkomplett entfernt werden kann. Falls die Resorption des restlichen Kalks (der oft nur unter Mitnahme von Sehnengewebe zu entfernen wäre) nach der Operation überstürzt ablaufen sollte (in der Regel 2–8 Wochen nach dem Eingriff), kann es nochmals zu einem heftigen Schmerzschub kommen. Dieser darf jedoch nicht als Versagen der Operation angesehen werden, sondern stellt durch die damit induzierte Auflösungsreaktion einen positiven Aspekt dar. Problematisch kann gelegentlich die Abgrenzung zu einer postoperativen Infektion sein, da dabei sowohl Fieber wie auch Leukozytose und im Gefolge

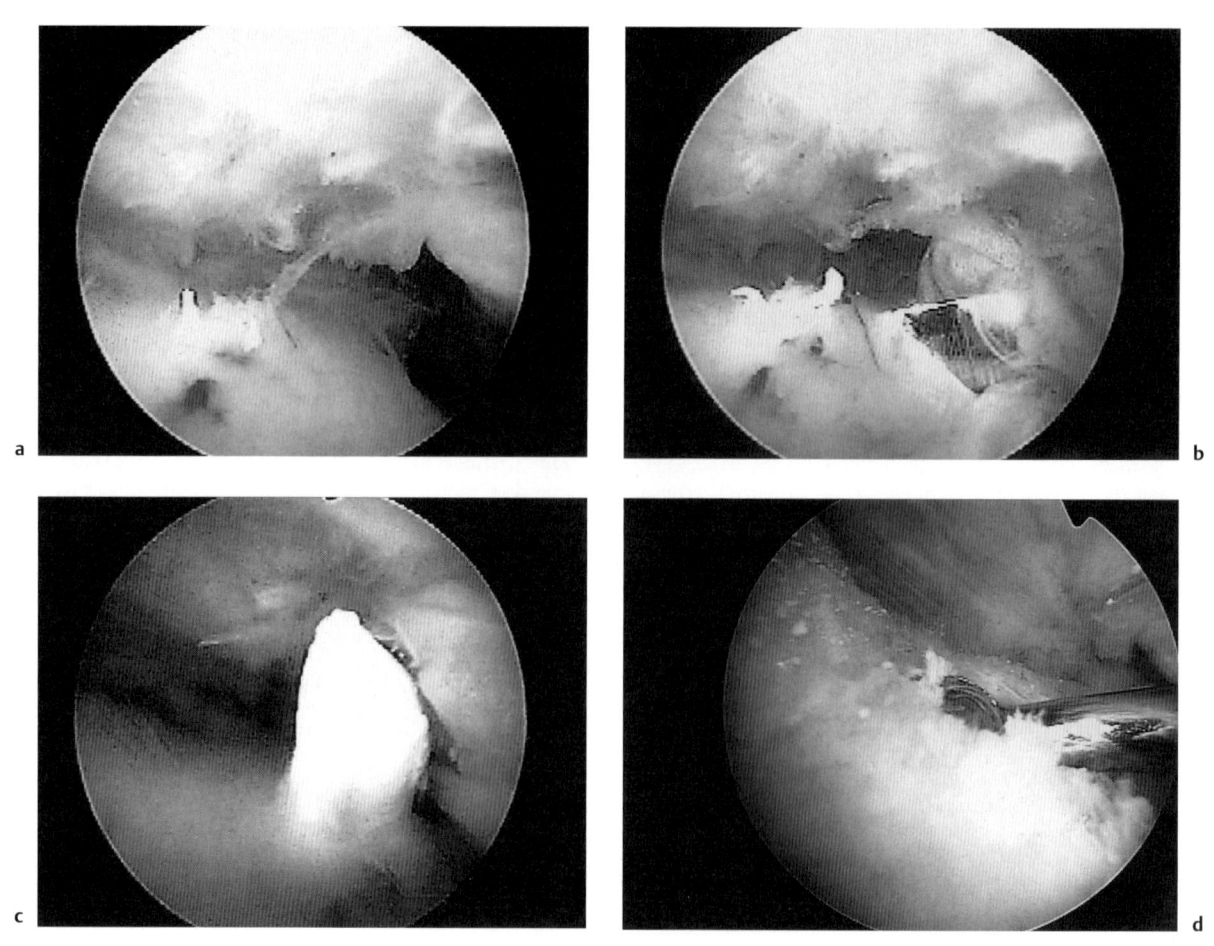

Abb. 10.82 a–d Endoskopische Kalkdepotentfernung im Subakromialraum.
a Oberflächlich sichtbarer Kalk nach Nadelstich.
b Inzision mit dem Arthroskopiemesser.
c Kalkentleerung.
d Ausräumung mit dem Löffel.

des Gewebeuntergangs auch CRP-Erhöhungen auftreten können. Im Zweifelsfalle sollte bei einer solchen Reaktion die operative Revision erfolgen. Bis zur endgültigen Beschwerdefreiheit vergehen meist 4–6 Monate, und auch im 2. Halbjahr nach der Operation tritt vielfach noch eine weitere Funktionsverbesserung der Schulter ein (Barthel 1996).

Die Autoren dieses Beitrags haben gute Erfahrungen damit gemacht, Patienten mit langjähriger Schmerzanamnese und rezidivierenden akuten Schüben bei prinzipiell gegebener Operationsindikation in einem erneuten akuten Schub zu operieren und das Kalkdepot auszuräumen. Dabei liegen in der Regel große Kalkdepots vom Typ Gärtner II–III vor mit beginnend flauen Rändern, aber noch erheblichem und dichtem zentralen Kalkvolumen. Nachteilig kann dabei nur sein, dass die häufig extrem entzündlich aufgeweichten Ränder der Rotatorenmanschette keinen zuverlässigen Nahtverschluss zulassen, wenn große Rotatorenmanschettenkrater nach der Entfernung voluminöser Kalkdepots vorliegen sollten. Vorteilhaft ist, dass schon in der ersten Nacht nach der Operation die meisten Patienten von ihrem extremen Entzündungsschmerz befreit sind. Bei eindeutigem Typ III des Kalkdepots sollte man allerdings auch bei extremen Schmerzen versuchen, die Situation konservativ zu beherrschen, da die spontane Kalkresorption in absehbarer Zeit zu erwarten ist. Hier ist das Needling eine sehr gute Maßnahme. In Einzelfällen ist bei extremen Schmerzsituationen auch bei frischer Erstmanifestation oder nur kurzer Vorgeschichte die Operation indiziert.

Ergebnisse

Corticosteroide im akuten Stadium. Es ist nicht bekannt, welchen Einfluss die Therapie im akuten Stadium auf den langfristigen spontanen Verlauf der Erkrankung hat. Es wird in der Literatur immer wieder erwähnt, dass Steroidinjektionen nachteilig sein können für den spontanen Resorptionsverlauf. Weder experimentell noch klinisch konnte bislang allerdings ein überzeugender Nachweis hierfür angetreten werden.

Der Spontanverlauf erscheint trotz der langfristig günstigen Prognose infolge des zyklischen Prozesses nicht durchgängig befriedigend: Bosworth (1941) und Gärtner u. Mitarb. (1993) fanden an großen Kollektiven von 324 bzw. 235 Patienten spontane Besserungen nach jeweils ca. 3 Jahren nur in 9,3 bzw. 9%, Wagenhäuser (1979) von 27,1% innerhalb von 10 Jahren. Unter konservativer, nicht näher spezifizierter Behandlung beschrieb de Palma eine Besserung bei 60%, Kulenkampff und Reichelt (1990) nach ca. 4-jähriger Nachbeobachtung einen Erfolg unter konservativer Behandlung bei 82%.

In der Nachuntersuchung von Patienten unserer eigenen Schultersprechstunde fanden sich nach durchschnittlich 5 Jahren und verschiedenen konservativen Therapiemaßnahmen (vorwiegend subakromiale Injektionen, Krankengymnastik und Kryotherapie) 85% gute Resultate im alterskorrelierten Constant-Score (=/> 81 Punkte) bei einer durchschnittlichen Krankheitsdauer von 49 Monaten (SD +/- 45 Monate, max. 276 Monate) (Wölk u. Wittenberg 1997). Nach visuell-analoger Schmerzskala lagen 70% gute und sehr gute Ergebnisse vor. Interessanterweise hatten Patienten, die primär zur operativen Behandlung disponiert wurden, sich aber gegen die Operation entschieden, ein schlechteres Ergebnis unter der konservativen Therapie. 33% der Verkalkungen waren nach 5 Jahren noch auffindbar, wobei jeweils annähernd die Hälfte unverändert oder kleiner war und nur ca. 9% der ursprünglichen Gruppe sich vergrößert hatten.

Ultraschall. Ebenbichler u. Mitarb. (1999) zeigten in einer randomisierten, doppelblinden Studie, dass 24-malige, 15-minütige Ultraschallapplikation (0,89 Mhz, 2,5 W/cm^2) nach 6 Wochen bei etwa 20% und nach 9 Monaten bei 42% der Behandelten zu einer Kalkdepotauflösung führten, während in der Kontrollgruppe nur 8% Kalkresorptionen verzeichnet wurden.

Es liegen ansonsten für andere Maßnahmen keine überzeugenden wissenschaftlichen Ergebnisse vor, dass physikalische Therapie den Krankheitsverlauf einer symptomatischen Tendinosis calcarea beeinflussen kann.

Extrakorporelle Stoßwellentheorie. Nur hochenergetische Therapie erscheint in der Lage, direkt ein Kalkdepot durch die Einwirkung der Stoßwellen zur Desintegration zu bringen analog der ESWT bei Nieren- und Gallensteinen (Loew u. Rompe 1998). Neben der direkten Desintegration spielen sicher noch weitere Faktoren eine Rolle, die derzeit Gegenstand intensiver Forschung sind.

Bei niedrigenergetischer Therapie spielen noch nicht abschließend geklärte Faktoren, wie z.B. Beeinflussung von lokalen Neurorezeptoren, eine Rolle. In kontrollierten wissenschaftlichen Studien ist bis Mitte 2001 bislang vorwiegend ein Nachweis der Effektivität mittel- bzw. hochenergetischer Stoßwellentherapie bei Subakromialsyndromen mit Tendinosis calcarea gelungen (Tab. 10.**21**) (Loew u. Mitarb. 1995, Daecke u. Mitarb. 1997, Rompe u. Mitarb. 1997, Gerdesmeyer u. Mitarb. 1997, Loew u. Mitarb. 1999, Rompe u. Mitarb. 2001), nicht bei anderen Formen der Subakromialsyndrome.

Seil u. Mitarb. (1999) fanden allerdings, dass nicht die Applikationsenergie des Einzelimpulses, sondern die Gesamtenergie (Energie x Impulszahl) entscheidend ist. Sie zeigten in einer prospektiv-randomisierten Studie, dass die 3-malige niedrigenergetische Therapie der einmaligen mittel- bzw. hochenergetischen Therapie (0,28 mJ/mm^2) gleichwertig ist, sofern gleiche Gesamtenergien erreicht wurden. Ein Effekt auf die Kalkdepotdesintegration war in der Regel innerhalb von 6 Wochen zu sehen. Über vergleichbare Ergebnisse mit allerdings sehr niedriger Fallzahl wurde von Buch u. Mitarb. (1999) berichtet.

Eine Metaanalyse von Heller u. Niethard (1998) kam zu dem Ergebnis, dass die ESWT in der Behandlung der Tendinosis calcarea (wie auch der Epicondylopathia humeri

Tab. 10.21 Ergebnisse der hochenergetischen ESWT bei Subakromialsyndromen mit Tendinosis calcarea

Autor u. Mitarb.	n	Energie (mJ/mm²)	NU-Zeit	Erfolgsrate (klinisch)	Erfolg Röntgen
Loew 1995	20	ca. 0,3	3 Monate	70%	60%
Daecke 1997	58	ca. 0,3	6 Monate	54%	77%
Rompe 1997	100	0,28	6 Monate	67%	57%
Gerdesmeyer 1997	80	0,60 *	6 Monate	78%	63%
Loew 1999	195	0,3	6 Monate	58%	72%
Seil 1999 (prospektiv-randomisiert)	25	0,04–0,12	6 Monate	44% CS: prä: 64,5 post: 77,5	32%
Seil 1999 (prospektiv-randomisiert)	25	> 0,12	6 Monate	52% CS: prä: 67,2 post: 79,4	48%
Rompe 2001	50	0,6*	24 Monate	64%	80%

* übersteigt die heute empfohlene Energiegrenze von ca. 0,3 mJ/mm² für die Weichteilbehandlung

und des Fersensporns) anderen, etablierten Behandlungsmaßnahmen gleichwertig ist.

Die Indikation sollte nach Stellungnahme der zuständigen Fachgesellschaften (z. B. IGESTO und DVSE) wegen der hohen Kosten der Methode entsprechend der Indikation zur Operation gestellt werden: Beschwerden sollten unter adäquater Therapie mit subakromialen Injektionen, nichtsteroidalen Antirheumatika und Krankengymnastik über mehr als 6 Monate mit unzureichender Besserung oder mindestens 3 Monate ohne Besserung bestehen. Zudem sollte ein Kalkdepot vom Stadium Gärtner I oder II vorliegen. Die gesetzlichen Krankenkassen übernehmen derzeitig in Deutschland die Kosten nicht (Stand: Januar 2002).

Nach unserer Ansicht ist diese Betrachtung allerdings volkswirtschaftlich kurzsichtig, sobald Arbeitsunfähigkeit vorliegt: Es handelt sich fast ausnahmslos um Patienten im erwerbsfähigen Alter (s. o.). Die Kosten der Arbeitsunfähigkeit eines gewerblichen oder kaufmännischen Arbeitnehmers (Lohnfortzahlung, Lohnnebenkosten, fortlaufende Kosten des Arbeitsplatzes, entgangene Produktivität) belaufen sich auf ca. 400–800 DM/Tag! Schon 10 Tage der Arbeitsunfähigkeit übersteigen also die Kosten einer 3-maligen mittel- bzw. hochenergetischen Stoßwellentherapie bei weitem. Rompe u. Mitarb. (2001) errechneten bei Berücksichtigung aller volkswirtschaftlichen und Behandlungskosten einen Kostenvorteil der ESWT von ca. 9000 €/Patient im Vergleich zur Operation bei annähernd gleicher Erfolgsrate bei Kalkdepots der Stadien Gärtner II.

Röntgenbestrahlung. Plenk stellte schon 1952 in einer randomisierten Studie fest, dass bei Bestrahlung mit und ohne zwischengeschaltete Bleiplatte in der Verumgruppe sich die Kalkdepots in 44% auflösten und in der Kontrollgruppe in 67%. Gschwend u. Mitarb. (1972) merkten dazu an: „Die Therapie kann den Erfolg nicht behindern." Young (1946) und Chapman (1942) fanden jeweils nur 33% Erfolgsrate bei chronischen Fällen. Trotzdem kann die manchmal hochgradige Schmerzlinderung durch den ausgeprägten Alkalisierungseffekt im Gewebe in Einzelfällen eine Bestrahlung indiziert erscheinen lassen, auch wenn der Effekt auf die Kalkresorption und damit Heilung des Krankheitsbilds nicht gesichert ist.

Operative Therapie. Einzelne Autoren (Goutallier u. Mitarb. 1992, Tillander u. Norlin 1998) empfehlen auch die ausschließliche Dekompressionsoperation ohne Ausräumung des Kalkdepots, obwohl die Ergebnisse z. B. bei Tillander und Norlin mit durchschnittlich 78 Punkten im Constant-Score nicht überzeugend sind und die Außenrotation aus ungeklärten Gründen 2 Jahre postoperativ um 20° abgenommen hatte! Eine europäische Sammelstudie von Molé u. Mitarb. (1992) kam zu dem Ergebnis, dass die Entfernung des Kalkdepots zu wesentlich besseren Ergebnissen führte als die ausschließliche Dekompression. Zudem verbesserte eine routinemäßige Dekompressionsoperation die Ergebnisse nicht. Teilweise Entfernung des Kalks war der vollständigen etwa gleichwertig. Melzer (1992) konnte keinen Unterschied im Ergebnis zwischen 2 Gruppen mit einerseits ausschließlicher Kalkdepotentfernung und andererseits zusätzlicher Dekompression feststellen. Auch Jerosch u. Mitarb. (1996 und 1998) fanden, dass der wesentliche Effekt der Operation in der Kalkdepotentfernung besteht, und konnten einen zusätzlich positiven Effekt der Dekompression nicht nachweisen. Die Dekompressionsoperation sollte insofern nur indiziert erfolgen, d. h. bei klinischen oder arthroskopischen Impingementzeichen.

Wir fanden eine Erfolgsrate von 94,3% nach offener Operation und von 85,7% nach endoskopischer Operation (Hedtmann u. Mitarb. 1996). Der Unterschied beruhte im Wesentlichen darauf, dass offen nur bei 10,2%, endosko-

Tab. 10.22 Ergebnisse der operativen Therapie von Subakromialsyndromen bei Tendinosis calcarea

Autor	Jahr	n	NU-Zeit	Erfolgsrate
Codman	1934	29	20 Jahre	100%
Howorth	1945	18	19 Monate	83%
de Palma	1961	53	57 Monate	96%
Vebostad	1975	43	38 Monate	79%
Gschwend	1981	28	n.a.	90%
Kulenkampff	1990	47	49 Monate	98%
Klein	1992 (endoskopisch)	39	14 Monate	90%
Ark	1992 (endoskopisch)	25	26 Monate	91%
Molé	1994 (prospektiv, endoskopisch)	38	12 Monate	95%
Barthel	1996 (prospektiv, endoskopisch)	70	12 Monate	83%
Hedtmann	1996 (offen)	174	27 Monate	94%
Hedtmann	1996 (endoskopisch)	42	14 Monate	86%
Rubenthaler	1997 (offen)	131	53 Monate	88%
Jerosch	1998 (endoskopisch)	48	21 Monate	CS: mKE:84,7 CS: oKE: 52,4
Rompe (Vergleichsstudie mit ESWT)	2001 offen	29	24 Monate	90%

CS Constant-Score, mKE/oKE mit/ohne Kalkdepotentfernung

pisch hingegen bei 28,6% das Kalkdepot nicht gefunden werden konnte. Bei schlechten Ergebnissen war nach offenen Operationen in 90% und nach endoskopischen Operationen in 100% noch ein Kalkdepot vorhanden. Insgesamt scheint die Erfolgsrate nach endoskopischer Operation niedriger zu sein, bedingt im Wesentlichen durch häufig unmögliche oder unvollständige Kalkdepotentfernung, die z.B. bei Jerosch u. Mitarb. (1998) in 60% der Fälle vorlag. Insofern erreichte deren Gesamtkollektiv nur einen Constant-Score von 71, während eine eigene Serie von 131 offen operierten Patienten, die nach durchschnittlich 4,4 Jahren von Rubenthaler und Wittenberg (1997) nachuntersucht wurden, einen durchschnittlichen Constant-Score von 100 aufwies. In der endoskopisch operierten Serie von Ark u. Mitarb. (1992) wurden zwar 91% erfolgreiche Ergebnisse erzielt, aber nur 50% gute Resultate (Tab. 10.**22**).

Rompe u. Mitarb. (2001) fanden in einer Vergleichsstudie offener Kalkdepotentfernung und der ESWT für das röntgenmorphologische Stadium Gärtner II nach 2 Jahren für ESWT und offene Kalkdepotausräumung vergleichbare Ergebnisse, während bei Kalkdepots vom Stadium Gärtner I die Operation signifikant bessere Resultate lieferte. Die Dauer der Arbeitsunfähigkeit nach Operation war mehr als 3-mal so hoch wie nach ESWT.

Literatur

Abbott LC, Saunders JB. Acute traumatic dislocation of the tendon of the long head of the biceps brachii. A report of six cases with operative findings. Surgery 1939; 6:817–840.

Adamson GJ, Tibone JE: Ten-year assessment of primary rotator cuff repairs. J Shoulder Elbow Surg. 1993; 2:57–63.

Adebaja AO, Nash P, Hazleman BL. A prospective double blind dummy placebo controlled study comparing triamcinolone hexacetonide injections with oral diclofenac 50 mg TDS in patients with rotator cuff tendinitis. J Rheumatol. 1990; 17:1207–1210.

Adolfsson L, Lysholm J. Results of arthroscopic acromioplasty related to rotator cuff lesions. Int Orthop. 1993; 17:228–231.

Altchek DW, Warren RF, Wickiewicz TL, Skyhar MJ, Oritz G, Schwartz E. Arthroscopic acromioplasty. J Bone Joint Surg. 1990; 72-A:1198–1207.

Anetzberger H, Putz R. Die Morphometrie des subakromialen Raumes und ihre klinische Relevanz. Unfallchirurg. 1995; 98:407–414.

Apoil A, Dautry P, Moinet P, Koechlin P. Le syndrome dit de rupture de la coiffe des rotateurs de lpaule. A propos de 70 interventions. Rev Chir Orthop. 1971; 63 (Suppl. 2):33–35.

Apoil A, B. Augerau B. Antero-posterior arthrolysis of the shoulder for rotator cuff degenerative lesions. In Post M, Morrey B, Hawkins R (Hrsg.). Surgery of the Shoulder. Mosby Year Book, St. Louis, 1990:267–270.

Armstrong jr. Excision of the acromion in treatment of the supraspinatus syndrome: Report of ninety-five excisions. J Bone Joint Surg. 1949; 31-B:436–442.

Ark JW, Flock TJ, Flatow EL, Bigliani LU. Arthroscopic treatment of calcific tendinitis of the shoulder. Arthroscopy 1992; 8:183–188.

Augerau B, Apoil A, Bellaiche H. Réparation par lambeau deltoïdien des grandes pertes de substance de la coiffe des rotateurs de l'épaule. Rev Chir Orthop. 1988; 74:298–301.

Baker CL, Liu SH: Comparison of open and arthroscopically asisted rotator cuff repairs. Am J Sports Med. 1995; 23:99–104.

Barber FA, Cawley P, Prudich JF. Suture Anchor Failure Strength – An In Vivo Study. Arthroscopy 1993; 9:647–652.

Bardenheuer B. Die Verletzungen der oberen Extremitäten. Reihe Deutsche Chirurgie 1886:63.

Barthel Th. Ergebnisse der endoskopischen subakromialen Dekompression. Eine prospektive Multicenter-Studie. In Eulert J, Hedtmann A (Hrsg.). Das Impingement-Syndrom der Schulter. Thieme, Stuttgart, New York, 1996:114–123.

Barthel T, Gohlke F, Löhr JF, Eulert J, Gandorfer A. The Reliability of the Supraspinatus-Outlet-View in assessing the Acromial Morphology. J Shoulder Elbow Surg. 1993; 2 (1):18.

Barthel T, Gohlke F, Gandorfer A. Die Akromionmorphologie und ihre Darstellbarkeit in der Supraspinatus-Tunnelaufnahme. Arthroskopie 1995; 8:218–223.

Bassett RW, Cofield RH. Acute tears of the rotator cuff: the timing of surgical repair. Clin Orthop. 1983; 175:18–24.

Baer WS. Operative treatment of subdeltoid bursitis. Johns Hopkins Hosp Bull. 1907; 18:2–4.

Bartolozzi A, Andreychik D, Ahmad S. Determinants of Outcome in the Treatment of Rotator Cuff Disease. Clin Orthop. 1994; 308:90–97.

Bateman JE. The diagnosis and treatment of ruptures of the rotator cuff. Surg Clin North Am. 1963; 43:1523.

Bayne O, Bateman J. Long term results of Surgical repair of Full Thickness Rotator Cuff Tears. In Bateman J, Welsh RP (Hrsg.). Surgery of the Shoulder. Decker, Philadelphia, Toronto und Mosby, St. Louis, Toronto, London, 1984:167–171.

Bennett GE. Shoulder and elbow lesions of the professional baseball pitcher. J Am Med Assoc. 1941; 117:58–514.

Berenson MC, Blevins FT, Plaas AH, Vogel KG: Proteoglycans of human rotator cuff tendons. J Orthop Res. 1996; 14:518–525.

Berg EE, Ciullo J. Heterotopic ossification after acromioplasty and distal clavicle resection. J Shoulder Elbow Surg. 1995; 4:188–193.

Bigliani LU, Morrison DS, April EW. The morphology of the acromion and its relationship to rotator cuff tears. Orth Transactions 1986; 10:216.

Bigliani LU, Cardasco FA, McIlveen SJ, Musso ES. Operative treatment of failed repairs of the rotator cuff. J Bone Joint Surg. 1992; 74-A:1505–1515.

Bigliani LU, Cordasco FA, McLiveen SJ, Masso ES: Operative repair of massive rotator cuff tears: long-term results. J Shoulder Elbow Surg. 1992; 1:120–130.

Björkenheim JM, Paavolainen P, Ahuovo J, Slätis P: Surgical repair of rotator cuff and surrounding tissues: Factors influencing results. Clin. Orthop. 1988; 236:148–153.

Blair B, Rokito AS, Cuomo F, Jarolen K, Zuckerman ZD Efficacy of injections of corticosteroids for subacromial impingement syndrome. J Bone Joint Surg. 1996; 78-A:1685–1689.

Blauth W, Gärtner J. Ergebnisse postoperativer Arthrografien nach Naht rupturierter Rotatorenmanschetten. Orthopäde 1991; 20:262–265.

Blevins FT, Warren GF, Cavo C, Altchek DW, Dines D, Palletta G, Wickiewicz TL: Arthroscopic assisted rotator cuff repair: results using a mini-open deltoid splitting approach. Arthroscopy. 1996; 12:50–59.

Blevins FT, Djurasovic M, Flatow EL, Vogel KG. Biology of the rotator cuff tendon. In Flatow E. (Hrsg.). The rotator cuff. Part I. Orthop Clin North Am. 1997:28/1:1–16.

Blundell JBJS 31-B, Needling, 1949.

Bokor DJ, Hawkins RJ, Huckell GH, Angelo RL, Schickendantz MS. Results of nonoperative management of full-thickness tears of the rotator cuff. Clin Orthop. 1993; 294:103–110.

Bosworth DM. An analysis of consecutive cases of incapacitating shoulder lesions radically explored and repaired. J Bone Joint Surg. 1940; 22-a:369–392.

Bosworth DM. Calcium deposits in the shoulder and subacromial bursitis: A survey of 12 122 shoulders. JAMA 1941; 116 (1):2477–2482.

Bosworth DM. Examination of the shoulder for calcium deposits. J Bone Joint Surg. 1941; 23-A (2):567–577.

Brewer BJ. Aging of the rotator cuff. Am J Sports Med. 1979; 7:102–110.

Brickner WM. Pain in the arm: Subdeltoid (subacromial) bursitis. JAMA 1917; 69:1237–1243.

Bronner H, Voßschulte K. Die Erkrankungen des „subakromialen Nebengelenkes" unter besonderer Berücksichtigung der „Diskuserkrankungen". Dtsch Z Chir. 1938; 251:363–393.

Brown JT. Early Assessment of Supraspinatus Tears. Procaine Infiltration as a Guide to Treatment. J Bone Joint Surg. 1949; 31-B:423–425.

Brox JI, Staff PH, Ljunggren AE, Brevik JI. Arthroscopic surgery compared with supervised exercises in patients with rotator cuff disease (stage II impingement). BMJ 1993; 307:899–903.

Brox JI, Gjengedal E, Uppheim G, Bohmer AS, Brevik JI, Ljunggren AE, Staff PH. Arthroscopic surgery versus supervised exercises in patients with rotator cuff disease (stage II impingement, A prospective, randimized, controlled study in 125 patients with a 2-year follow-up. J Shoulder Elbow Surg. 1999; 8:102–111.

Buch M, Hahne J, Klatt J, Träger D, Siebert W. Ergebnisse der Stoßwellentherapie bei der Tendinosis calcarea der Schulter aus der Orthopädischen Klinik Kassel. Orthop Praxis 1999; 35:143–149.

Budoff J.E, Nirschl RP, Guidi EJ. Débridement of partial thickness tears of the rotator cuff without acromioplasty. J Bone Joint Surg. 1998; 80-A:733–748.

Bunker TD, Anthony PP. The pathology of frozen shoulder. A Dupuytren-like disease. J Bone Joint Surg. 1995; 77-B:677–683.

Burkhart SS. Arthroscopic tretment of massive rotator cuff tears: Clinical results an biomechanical rationale. Clin Orthop. 1991; 267:45–56.

Burkhart SS. Fluoroscopic comparison of kinematic patterns in massive rotator cuff tears: A suspension bridge model. Clin Orthop. 1992; 284 (1):144–152.

Burkhart SS. Congenital subacromial stenosis. Vortrag, American Shoulder and Elbow Surgeons, 9th Closed Meeting. Vail, CO, 11.09.1992 (2).

Burkhart SS, Esch JC, Jolson RS. The rotator crescent and rotator cable: An anatomic description of the shoulder's "suspension bridge". Arthroscopy 1993; 9:611–616.

Burns jr WC, Whipple TL. Anatomic relationship in the shoulder impingement syndrome. Clin Orthop. 1993; 294:96–102.

Cahill BR, Palmer RE. The quadrilateral space syndrome. J Hand Surg. 1983; 8:65–69.

Calahan TD, Johnson ME, Chao EY. Shoulder strength analysis using the CYBEX II isokinetic dynamometer. Clin Ortho. 1991; 271:249–257.

Calvert.T, Packer NP, Stoker DJ, Bailey JI, Kessel L. Arthrography of the shoulder after operative repair of the torn rotator cuff. J Bone Joint Surg. 1986; 68-B:147–150.

Chapman JF. Subacromial busitis and supraspinatus tendinitis: it's roentgen treatment. Calif Med. 1942; 56:248–251.

Checroun AJ, Dennis MG, Zuckerman JD: Open versus arthroscopic decompression for subacromial impingement. A comprehensive review of the literature from the last 25 years. Bull Hosp Jt Dis. 1998; 57:145–151.

Clark JM, Sidles JA, Matsen FA. The relationship of the glenohumeral joint capsule to the rotator cuff. Clin Orthop. 1990; 254:29–34.

Clark JM, Harryman jr DT. Tendons, ligaments, and capsule of the rotator cuff: Gross and microscopic anatomy. J Bone Joint Surg. 1992; 74-A:713–725.

Codman EA. On Stiff and Painful Shoulders. Anatomy of Subdeltoid or Subacromial Bursa and ist Clinical Importance: Subdeoit Bursitits. Boston Med J 1906; 154:613–620.

Codman EA. Complete rupture of the supraspinatus tendon. Operative treatment with report of two successful cases. Boston Med Surg J. 1911; 164:708–710.

Codman EA. The Shoulder. Rupture of the supraspinatus tendon and other lesions in or about the subacromial bursa. Thoma Todd, Boston, 1934. Reprint: Krieger, Malabar (Florida, USA), 1984.

Cofield RH. Subscapularis transposition for repair of chronic rotator cuff tear. J Bone Joint Surg. 1982; 65-A:1–34.

Colachis SC, Strohm BR. Effects of suprascapular and axillary nerve blocks on muscle force in upper extremity. Arch Phys Med Rehab. 1971; 52:22–29.

Colley F. Die Periarthritis humeroscapularis. Dtsch Z Chir. 1899; 53:563–574.

Comfort 1978 Corr Needling.

Cone RO III, Danzig L, Resnick D, Goldman AB. The bicipital groove: Radiographic, Anatomic and Pathologic study. AJR 1983; 141:781–788.

Cone RO III, Resnick D, Danzig L. Shoulder impingement syndrome: radiologic evaluation. Radiology 1984; 150:29–33.

Constant CR, Murley AMG. A clinical method of functional assessment of the shoulder. Clin Orthop. 1987; 214:160–164.

Cooper DE, Jenkins RS, Bready L, Rockwood CA. The prevention of injuries of the brachial plexus secondary to malposition of the patient during surgery. Clin Orthop. 1988; 228:33–41.

Cotton RE, Rideout DF. Tears of the humeral rotator cuff: A radiological and pathological necropsy survey. J Bone Joint Surg. 1964; 46-B:314–328.

Craft DV, Moseley B, Cawley PW, Noble P. Fixation strength of rotator cuff repairs with suture anchors and the transosseous suture technique. J Shoulder Elbow Surg. 1996; 5:32–40.

Craig EV: The geyser sign and torn rotator cuff: Clinical significance and pathomechanics. Clin. Orthop. 1984; 191:213–215.

Daecke W, Loew, Schuknecht B, Kusnierczak D. Der Einfluß der Applikationsdosis auf die Wirksamkeit der ESWA bei der Tendinosis calcarea. Orthop Praxis 1997; 33:754–758.

Daluga DJ, Dobozi W. The influence of distal calvicle resection and rotator cuff repair on the effectiveness of anterior acromioplasty. Clin Orthop. 1989; 247:117–123.

Dautry P, Gosset J. A propos du syndrome du rupture de la coiffe des rotateurs de l'paule. Lyon chirurgical 1968; 64:929–932.

Dawburn RHM. Subdeltoid bursitis – A pathognomonic sign for its recognition. Bost Med. Surg J. 1906; 154:691.

Debeyre J, Patte D, Elmelik E. Repair of ruptures of the rotator cuff of the shoulder. J Bone Joint Surg. 1965; 47-B:36–42.

de Orio JK, Cofield RH. Results of a second attempt at surgical repair of a failed initial rotator cuff repair. J Bone Joint Surg. 1984; 66-A:563–567.

de Palma AF. Surgery of the Shoulder. Lippincott, Philadelphia, 1950.

de Palma AF, Kruper JS. Long term study of shoulder joints afflicted with and treated for calcific tendinitis. Clin Orthop. 1961; 20:61–72.

de Palma AF. Surgery of the Shoulder. 3rd ed. Lippincott, Philadelphia, 1983:266–276.

de Sze S, Welfling J. Tendinitides calcifiantes. Rhumatologie 1979; 22:5–14.

Desroy M. Les calcifications tendineuses multiples. Etude statistique et isolement nosographique. Editions A.G.E.M.P, Paris, 1965.

Determe D, Rongieres M, Kany J, Glasson JM, Bellumore Y, Mansat M. Anatomic study of the tendinous rotator cuff of the shoulder. Surg Radiol Anat. 1996; 18:195–200.

Diamond B. The obstructing acromion. Charles Thomas, Springfield/Illinois, 1964.

Deutsch A, Altchek DW, Schwart ZE, Otis JC, Warren RF. Radiologic measurement of superior displacement of the humeral head in the impingement syndrome. J Shoulder Elbow Surg. 1996; 5:186–193.

Dines DM, Warren AF, Inglis AE, Pavlov H. The coracoid impingement syndrome. J Bone Joint Surg. 1990; 72-B:314–316.

Dollinger J. Die anatomische Lokalisation des irrtümlich Bursitis chronica subacromialis Duplay usw. genannten Schulterschmerzes und seine Behandlung. Zbl Chir. 1931; 10:579–583.

Dumontier C, Sautet A, Gagey O, Apoil A: Rotator interval lesions and their relation to coracoid impingement syndrome. J Shoulder Elbow Surg. 1999; 8:130–135.

Duplay S. De la périarthrite scapulo-humérale et des raideurs de l'épaule qui en sont la conséquence. Arch gen de med. 1872;II:513–542.

Ebenbichler GR, Erdogmus CB, Resch KL, Funvics MA, Kainberger F, Barisani G, Aringer M, Nicolakis P, Wiesinger GF, Baghestanian M, Preisinger E, Fialka-Moser V. Ultrasound Therapy for Calcific Tendinitis of the Shoulder. New Engl J Med. 1999; 340:1533–1538.

Edelson JG, Taitz C. Anatomy of the coraco-acromial arch. Relation to degeneration of the acromion. J Bone Joint Surg. 1992; 74-B:589–594.

Ellman H. Arthroscopic subacromial decompression: analysis of one to three year results. Orthop Trans. 1985; 9:49.

Ellman H, Hanker G, Bayer M. Repair of the rotator cuff: end result study of factors influencing reconstruction. J Bone Joint Surg. 1986; 68-A:1136–1144.

Ellman H. Arthroscopic subacromial decompression: analysis of one to three year results. Arthroscopy 1987; 3:173.

Ellman H, Harris E, Kay SP. Early degenerative joint disease simulating impingement syndrome: arthroscopic findings. Arthroscopy 1992; 8:482–487.

Ellman H, Kay SP. Arthroscopic treatment of full thickness rotator cuff tears: 2-to 7-year follow-up study. Arthroscopy 1993; 9:195–200.

Ellman H, Gartsman GM. Arthroscopic Shoulder Surgery and related Procedures. Lea Febiger, Phialdelphia, Baltimore, Hongkong, London, München, Sydney, Tokyo, 1993.

Ellowitz AS, Rosas R, Rodosky MW, Buss DD. The benefit of arthroscopic subacromial decompression for impingement in patients found to have ansuspected glenohumeral arthritis. Vortrag, 64 th Annual Meeting, AAOS, San Francisco, 15. 02. 1997.

Esch JC, Ozerkis LR, Helgager JA, Kane N, Lilliott N. Arthroscopic subacromial decompression: resulsts according to the degree of rotator cuff tear. Arthroscopy 1988; 4:241–249.

Eulert J, Gekeler J. Die Rolle des Lig. coracoacromiale bei degenerativ-entzündlichen Erkrankungen der Rotatorenmanschette. Orthop Praxis 1975; 11:310:

Eulert J, Apoil A, Dautry P. Zur Pathogenese und operativen Behandlung der sogenannten Periarthritis humeroscapularis. Z Orthop. 1981; 119:25–30.

Feeser R. Ergebnisse der operativen Behandlung von Rissen und Defekten der Rotatorensehnen der Schulter. Med. Diss, Univ. Hamburg, 1989.

Fenlin JM, Frieman BG, Allardyce TJ. Hemiarthroplasty in rotator cuff tear. Vortrag, ASES, annual meeting, 1994.

Field LD, Zabinski SJ, Dines D et al. Hemiarthroplasty of the shoulder for rotator cuff arthropathy. Vortrag, ASES, annual meeting, 1994.

Field L.D, Warren RF, O'Brien SJ, Altchek DW, Wickiewicz TL. Isolated closure of rotator interval defects for shoulder instability. Am J Sports Med. 1995; 23:557–563.

Fischer BW, Gross RM, McCarthy JA, Arroyo JS. Incidence of acromioclavicular joint complications after arthroscopic subacromial decompression. Arthroscopy 1999; 15:241–148.

Flatow EL, Soslowsky LJ, Ticker JB, Pawluk RJ, Hepler M, Ark J, Mow VC, Bigliani LU. Excursion of the rotator cuff under the acromion. Patterns of subacromial contact. Am J Sports Med. 1994; 22:779–788.

Fleega B. In Hedtmann A (Hrsg.). Degenerative Schultererkrankungen, Enke, Stuttgart, 1990.

Flint JM: Acute traumatic subdeltoid bursitis. JAMA 1913; 9:1224.

Flugstad D, Matsen FA, Larry I, Jackins SE. Failed acromioplasty – Etiology and prevention. 2nd open meeting of the American Shoulder and Elbow Surgeons, New Orleans, 1986.

France EP, Richmond JC, Paulos LE. Soft-tissue fixation about the shoulder. In Paulos LE, Tibone JE (Hrsg.). Operative techniques in shoulder surgery. Aspen, Gaithersburg, MD, 1991.

Frieman BG, Fenlin JM. Anterior acromioplasty: Effect of litigation and worker's compensation. J Shoulder Elbow Surg. 1995; 4:175–181.

Froimson A. Keyhole tenodesis of biceps origin at the shoulder. Clin Orthop. 1974; 112:245–249.

Fu FH, Harner CD, Klein AH. Shoulder impingement syndrome. A critical review. Clin Orthop. 1991; 169:162–173.

Fukuda H, Craig EV, Yamanaka K. Surgical treatment of incomplete thickness tears of the rotator cuff: long term follow up. Orthop Trans. 1987; 11:237–238.

Fukuda H, Mikasi M, Yamanaka K. Incomplete thickness rotator cuff tears diagnosed by subacromial bursography. Clin Orthop. 1987; 223:51–58.

Fukuda H, Hamada, Yamanaka K. Pathology and pathogenesis of bursal side rotator cuff tears viewed from en bloc histologic sections. Clin Orthop. 1990; 254:75–80.

Fukuda H, Hamada K, Nakajima T, Yamada N, Tomonaga A, Goto M. Partial thickness tears of the rotator cuff. A clinicopathological review based on 66 surgically verified cases. Int Orthop. 1996; 20:257–262.

Gärtner J, Simons B. Analysis of calcific deposits in calcifying tendinitis. Clin Orthop. 1990; 254:111–120.

Gärtner J. Ist die Tendinosis calcarea HLA-A1 assoziiert? Z Orthop. 1993; 131 (1).

Gärtner J. Tendinosis calcarea – Ergebnisse der Behandlung mit dem Needling. Z Orthop. 1993; 131 (2):461–469.

Gärtner J. Heyer A. Tendinosis calcarea der Schulter. Orthopäde 1995; 24:284–302.

Gan BS, Huys S, Sherebrin MH, Scilley CG. The effects of ultrasound treatment on flexor tendon healing in the chicken limb. J Hand Surg. 1995; 20-B:809–14.

Gagey O, Hue E: Mechanics of the deltoid muscle: A new approach. Clin Orthop. 2000; 375:250–257.

Gansen HK, Irlenbusch U. Die neuromuskuläre Insuffizienz der Rotatorenmanschette als Ursache des funktionellen Impingements – muskelbioptische Untersuchungen am Schultergelenk. Z. Orthop 2002; 40: 65–71

Gardner RC. A simple, rapid, and esthetic exposure of the shoulder joint. Surg Gynecol Obstet. 1973; 137:99.

Gartsman GM. Arthroscopic acromioplasty for lesions of the rotator cuff. J Bone Joint Surg. 1990; 72-A:169–180.

Gartsman GM et al. Arthroskopische Rot.-Rekonstruktion. J Bone Joint Surg. 1998; 80-A.

Gartsman GM: Arthroscopic assessment of rotator cuff tear repairability. Arthroscopy. 1996; 12:546–549.

Gartsman GM, Hammerman SM: Full-thickness tears: arthroscopic repair. Orthop Clin North Am. 1997; 28:83–98.

Gartsman GM, Brinker MR, Khan M: Early effectiveness of arthroscopic repair for full thickness tears of the rotator cuff: An outcome analysis. J. Bone Joint Surg. 1998; 80-A:33–40.

Gazielly DF. La prise en charge d'une rupture de la coiffe des rotateurs. Role de la rééducation pré- et postoperatoire. Kinésithérapie scientifique 1993; 324:17–42.

Gazielly DF, Constant CR, Montagnon C, Jully JI. The use of a reinforcement in rotator cuff repair – a preliminary report. J Shoulder Elbow Surg. 1994; 3:29 (Abstract).

Gazielly DF, Gleyze P, Montagnon C. Functional and Anatomical Results After Rotator Cuff Repair. Clin Orth. 1994; 304:43–53.

Gazielly DF. Deltoid muscular flap transfer for massive defects of the rotator cuff. In Burkhead WZ jr (Hrsg.). Rotator Cuff Disorders. Williams and Wilkins, Baltimore, Philadelphia, London, Paris, Bangkok, Buenos Aires, Hongkong, München, Sydney, Tokyo, Warschau, 1996:356–367.

Georgousis H, Rickert M, Witzel U et al. Reißfestigkeit der nativen Rotatorenmanschette und bei verschiedenen Nahttechniken. 1. Kongreß der Deutschen Ges. Schulter- und Ellenbogenchirurgie; Würzburg, 1994.

Georgousis H, Witzel, Rickert M, Patsalis T. In vitro study of conventional and alternative techniques of rotator cuff repair. J Shoulder Elbow Surg. 1995; 4 (1):28 (Abstract).

Georgousis H, Witzel U, Rickert M, Patsalis T. In vitro testing of rotator duff repair strength. J Bone Joint Surg. 1995; 77 B, Suppl. 3 (2):283 (Abstract).

Gerber C, Vinh TS, Hertel RM et al. Latissimus dorsi transfer for the treatment of massive tears of the rotator cuff. Clin Orthop. 1988; 232:51–61.

Gerber C, Terrier F, Ganz R. The role of the coracoid process in the chronic impingement syndrome. J Bone Joint Surg. 1985; 67-B.

Gerber C, Schneeberger AG, Beck M, Schlegel U. Mechanical Strength of Repairs of the Rotator Cuff. J Bone Joint Surg. 1994; 76-B:371–380.

Gerber C, Hersche O. Tendon Transfers for the Treatment of Irreparable Rotator Cuff Defects. Orth Clin North Am. 1997; 28,2:195–204.

Gerdesmeyer L, Russlies M, Peters P, Gradinger R. Die hochenergetische ESWT zur Behandlung der Tendinosis calcarea. Vortrag, 46. Jahrestagung der Vereinigung Norddeutscher Orthopäden, 1997; Abstractband:14.

Ghormeley JW. Calcareous Tendinitis. Surg Clin North Am. 1961; 41:1721–1728.

Glatthaar E. Zur Pathologie der Periarthritis humeroscapularis. Deutsche Z Chir. 1938; 251:414–434.

Godsil RD, Linscheid RL. Intratendinous Defects of the Rotator Cuff. Clin Orthop. 1970; 69:181–188.

Gohlke F. Das sonographische Erscheinungsbild der Rotatorenmanschette beim älteren Menschen. Orthopäde 1993; 22:288–293.

Gohlke F, Barthel T, Gandorfer A. The influence of variations of the coracoacromial arch on the development of rotator cuff tears. Arch Orthop Trauma Surg. 1993; 113:28–32.

Gohlke F, Essigkrug B, Schmitz F. The pattern of the collagen fibre bundles of the capsule of the glenohumeral joint. J Shoulder Elbow Surg. 1994; 3 (1):111–118.

Gohlke F, Daum P, Bushe Ch. Über die stabilisierende Funktion der Kapsel des Glenohumeralgelenkes. Z Orthop. 1994; 132 (2):112–119.

Gohlke F, Janßen E, Leidel J, Heppelmann J, Eulert J. Histomorphologische Befunde zur Propriozeption am Schultergelenk. Orthopäde 1988; 27:510–517.

Gohlke F, Müller Th, Böhm D, Barthel Th, Knelles D, Werner A, Eulert J. Heterotopic ossification after surgical repair of rotator cuff tears. J Shoulder Elbow Surg 1987; 6:200.

Gohlke F, Müller T, Böhm D, Barthel T, Knelles D, Werner A, Eulert J: Heterotopic ossification after surgical repair of rotator cuff tears. Vortrag, 9. Kongreß der SECEC/ESSE, Nottingham, September 1996.

Gohlke F, Janßen E, Leidel J, Heppelmann J, Eulert J: Histomorphologische Befunde zur Propriozeption am Schultergelenk. Orthopäde. 1998; 27:510–517.

Goldberg BA, Nowinski RJ, Matsen FA: Outcome of Nonoperative Management of Full-Thickness Rotator Cuff Tears. Clin. Orthop. 2001; 382:99–107.

Golding FC. The shoulder – The forgotten joint. Br J Radiol. 1962; 25:149–158.

Goldthwait JE. An anatomic and mechanical study of the shoulder joint, explaining many of the cases of painful shoulder, many of the recurrent dislocation, and many of the cases of brachial neuralgias or neuritis. Am J Orthop Surg. 1909; 6:579–606.

Gore DR, Murray MP, Sepic SB, Gardner GM. Shoulder muscle strength and range of motion following surgical repair of full thickness rotator cuff tears. J Bone Joint Surg. 1985; 67-A:1349–1355.

Goutallier D, Bernageau J, Patte D. L'évaluation par le scanner de la trophicité des muscles des coiffes des rotateurs ayant une rupture tendineuse. Rec Chir Orthop. 1989; 75 Suppl. Nr. 1:126–127.

Goutallier D, Duparc F, Postel JM. Treatment of old painful calcified shoulders by decompression without calcification removal. 5th Int. Conference on Surgery of the Shoulder, Paris, 1992, Abstract.

Grana WA, Teague B, King M, Reeves RB: An analysis of rotator cuff repair. Am J Sports Med. 1994; 22:585–588.

Grant JCB, Smith CG. Age incidence of rupture of the supraspinatus tendon. Anat Rec. 1948; 100:666 (Abstract).

Grasso A: Incidenza e ruolo dell'os acromiale nella sindrome da attrito acromio-omerale. Radiol Med Torino. 1992; 84:567–570

Green S, Buchbinder R, Glazier R, Forbes A: Systematic review of randomised controlled trials of interventions for painful shoulder: selection of criteria: selection criteria, outcome assessment and efficacy. BMJ. 1998; 316:354-360.

Griffin JE, Echternach JL, Price RE et al.: Patients treated with ultrasonic driven hydrocortisone and with ultrasound alone. J Phys Ther. 1967; 47:594–601.

Gschwend N, Patte D, Zippel J. Die Therapie der Tendinitis calcarea des Schultergelenkes. Arch Orthop Unfallchir. 1972; 73:120–135.

Gschwend N, Scherer M, Löhr J. Die Tendinitis calcarea des Schultergelenks. Orthopäde 1981; 10:196–205.

Gschwend N, Ivosevic-Radovanovic D. Langzeitergebnisse nach operierter Rotatorenmanschettenruptur. In Resch H, Sperner G, Beck E (Hrsg.). Verletzungen und Erkrankungen des Schultergelenkes. Hefte zur Unfallheilkunde 206, Springer, Berlin, Heidelberg, 1989:124–132.

Gupta R, Leggin BG, Iannotti JP: Results of surgical repair of full thickness tears of the rotator cuff. Orthop Clin North Am. 1997; 28:241–248.

Habermeyer P, Kaiser E, Knappe M et al. Funktionelle Anatomie und Biomechanik der langen Bizepssehne. Unfallchirurg 1987; 90:319–329.

Habermeyer P. Die operative offene Therapie der Rotatorenmanschette. Orthopäde 1995; 24:512–528.

van der Heijiden GJMG, van der Windt DAWM, Kleijnen J, Koes BW, Bouter LM, Knipschild PG. Steroid injections for shoulder disorders. A systematic review of randomized clinical trials. Br J Gen Pract. 1993; 43:73–77.

van der Heijden GJ, Leffers P. Wolters PJ, Verheijden JJ, van Mameren H, Houben JP, Bouter LM, Knipschild PG: No effect of bipolar interferential electrotherapy and pulsed ultrasound for soft tissue shoulder disorders: a randomised controlled trial. Ann Rheum Dis. 1999; 58:530–540.

Hamada K, Fukuda H, Mikasa M et al. (1989): Roentgenographic findings in massive rotator cuff tears. A long term observation. Clin Orthop. 1989; 254:92-96.

Hammond G. Complete acromionectomy in the treatment of chronic tendinitis of the shoulder. J Bone Joint Surg. 1962; 44-A:494–504.

Hammond G. Complete acromionectomy in the treatment of chronic tendinitis of the shoulder. J Bone Joint Surg. 1971; 53-A:173–180.

Hara B. Ageing process of the periarticular tissue of the shoulder (Original in japanisch). J Jap Orthop Assoc. 1941; 6:833–876, zit. nach Yamanaka und Fukuda 1991.

Harmon HP. Methods and results in the treatment of 2580 painful shoulders. With special reverence to calcific tendinitis and the frozen shoulder. Am J Surg. 1958; 95:527–544.

Harryman DT, Mack LA, Wang KY, Jackins SE, Richardson ML, Matsen FA. Repairs of the rotator cuff. Correlation of functional results with the integrity of the cuff. J Bone Joint Surg. 1991; 73-A:982–989.

Hata Y, Saito S, Murakami N, Seki H, Kobayashi H, Takaoka K: Shrinkage in the inferior pouch of the scapulohumeral joint is related to postoperative pain after rotator cuff repair: Radiographic and arthrographic comparison between patients with postoperative pain and those without it. J Shoulder Elbow Surg. 2001; 10:333–349.

Hattrup SJ. Rotator cuff repair: Relevance of patient age. J Shoulder Elbow Surg. 1995; 4:95–100.

Hawkins RJ, Kennedy JC. Impingement syndromes in athletes. Am J Sports Med. 1980; 8:151–158.

Hawkins R.J, Misamore GW, Hobeika PE. Surgery for full thickness rotator cuff tears. J Bone Joint Surg. 1985; 67-A:1349–1355.

Hawkins RJ, Chris T, Bokor D, Kiefer G. Failed anterior acromioplasty. A review of 51 cases. Clin Orthop. 1989; 243:106–111.

Hawkins RH, Dunlop R: Nonoperative treatment of rotator cuff tears. Clin. Orthop. 1995; 321:178–188.

Hedtmann A, Fett H. Die sog. Periarthropathia humeroscapularis – Analyse und Klassifikation anhand von 1266 Fällen. Z Orthop. 1989; 127:643–649.

Hedtmann A. Anatomische und sonografische Untersuchungen zur Pathogenese degenerativer Schultererkrankungen. Habilitationsschrift, Ruhr-Universität Bochum, 1990.

Hedtmann A, Fett H, Thomassek. Conservative and operative therapy of rotator cuff defects. In: Frich LH, Sjobjerg JO, Kjaersgaard-Andersen P.: Proc. 7 th. Congress of the European Society for Surgery of the Shoulder and Elbow (SECEC), Aarhus, Dänemark, 1993.

Hedtmann A, Fett H. Efficacy of needling of calcareous deposits in the rotator cuff. Vortrag, Kongress der EFFORT, München, 1993.

Hedtmann A, Fett H. Schultersonografie bei Subakromialsyndromen mit Erkrankungen und Verletzungen der Rotatorenmanschette. Orthopäde 1995; 24:498–508.

Hedtmann A, Fett H, Nitzschke E. Behandlung der Tendinosis calcarea. In Eulert J, A. Hedtmann (Hrsg.). Das Impingement-Syndrom der Schulter. Thieme, Stuttgart, New York, 1996:124–129.

Hedtmann A, Batt M, Fett H. Korrelation zwischen klinischen Bizepszeichen, Sonographie und Arthroskopie sowie offener Operation. Vortrag, 44. Jahrestagung der Vereinigung Süddeutscher Orthopäden, Baden-Baden, 25.-28.04.1996.

Heikel HUA. Rupture of the rotator cuff of the shoulder: experience of surgical treatment. Acta Orthop Scand. 1968; 39:477.

Helbig B, Blauth W (Hrsg.). Schulterschmerzen und Rupturen der Rotatorenmanschette. Hefte zur Unfallheilkunde 1986; 180:35–42.

Heller KD, Niethard FU. Der Einsatz der extrakorporellen Stoßwellentherapie in der Orthopädie – eine Metaanalyse. Z Orthop. 1988; 136:390–401.

Hempel GK, Shutze WP, Anderson JF, Bukhari HI. 770 consecutive supraclavicular first rib resections for thoracic outlet syndrome. Ann Vasc Surg. 1996; 10:456–463.

Hertel R, Windisch W, Schuster A, Ballmer FT: Transacromial approach to obtain fusion of unstable os acromiale. J Shoulder Elbow Surg. 1998; 7:606-609.

Hiijioka A, Suzuki K, Nakamura T et al.: Degenerative change and rotator cuff tears. An anatomical study of 160 shoulders in 80 cadavers. Arch Orthop Trauma Surg. 1993; 112:61–64.

Hitchcock HH, Bechtol CO. Painful shoulder: Observations on role of the tendon of long head of biceps brachii in it's causation. J Bone Joint Surg. 1948; 30-A:263–273.

Hollister MS, La Mack, RP Patten et al.: Association of sonographically detected subacromial/subdeltoid bursal effusion and intraarticular fluid with rotator cuff tear. Am J Roentgenol. 1995; 165:605–608.

van Holsbeeck E, Derycke J, Declerqu G, Martens M, Verstreken J, Fabry G. Subacromial decompression: open versus arthroscopic decompression. Arthroscopy 1992; 8:173.

Howorth MB. Clacification of the tendon cuff of the shoulder. Surg Gynec Obstet. 1945; 80:337.

Huber HM. Ist bei der Tendinitis calcarea die operative Kalkdepotentfernung gerechtfertigt? Orthop Praxis 1992; 28:179–183.

Ianotti J. Rotator Cuff Disorders, 1991.

Ianotti JP, Bernot MP, Kuhlman JR, Kelley J, Williams GR. Postoperative assessment of shoulder function: A prospective study of full-thickness rotator cuff tears. J Shoulder Elbow Surg. 1996; 5:449–457.

Ide K, Shirai Y, Ito H. Sensory nerve supply iin the human subacromial bursa. J Shoulder Elbow Surg. 1996; 5:371–382.

Inman VT, Saunders JB, Abbott LC. Observations on the function of the shoulder joint. J Bone Joint Surg. 1944; 26-A:1–30.

Irlenbusch U, Pieper KS: Muskelbioptische Untersuchungen am Schultergelenk – ein Beitrag zur Pathogenese der sogenannten Periarthritis humeroscapularis. Orthopädische Praxis. 1992; 28:529–532.

Itoi E, Tabata S. Conservative treatment of rotator cuff tears. Clin Orthop. 1992; 275:165–173.

Itoi E, Tabata S. Incomplete rotator cuff tears. Results of operative treatment. Clin Orthop. 1992; 284:128–135.

Itoi E, Kuechle DK, Newman SR, Morrey BF, An KN. Stabilizing function of the biceps in stable and unstable shoulders. J Bone Joint Surg. 1993; 75-B:546–550.

Itoi E, Berglund LJ, Grabowski JJ, Schultz FM, Growney ES, Morrey BF. Tensile properties of the supraspinatus tendon. J Orthop Res. 1995; 13:578–584.

Itoi E, H. Minagawa, Sato T, Tabata S. Isocinetic strength after tears of the supraspinatus tendon. J Bone Joint Surg. 1997; 79-B:77–82.

Jackson BA, Schwane JA, Starcher BC. Effect of ultrasound therapy on the repair of Achilles tendon injuries in rats. Med Sci Sports Exerc. 1991; 23:171–176.

Jalovara P, Puranen J, Lindholm RV: Decompressive surgery in the tendinitis and tear stages of rotator cuff disease. Acta Orthop Belg. 1989; 55:581–587.

Jarjavay JF. Luxation du tendon du biceps humeral et des tendons des péroniers lateraux. Gaz. hebd. de med. Paris 1867; 4:325–327, 357–359, 387–391.

Jerosch J, Müller T, Sons HU, Castro WH. Die Korrelation von Degeneration des AC-Gelenkes und Rupturen der Rotatorenmanschette. Z Orthop. 1990; 128:642–647.

Jerosch J, Müller T, Castro WH. The incidence of rotator cuff rupture. An anatomic study. Acta Orthop Belg. 1991; 57:124–129.

Jerosch J, Strauss JM, Schmiel S. Arthroskopische Therapie der Tendinitis calcarea-Akromioplastik oder Kalkdepotentfernung? Unfallchirurg 1996; 99:946–952.

Jerosch J, Strauss JM, Schmiel S. Arthroscopic treatment of calcific tendinitis of the shoulder. J Shoulder Elbow Surgery 1998; 7:30–37.

Jobe FW, Kvitne RS, Giangarra CE. Shoulder pain in the overhead or throwing athlete: The relationship of anterior instability and rotator cuff impingement. Orthop Rev. 1989; 18:963–975.

Jobe FW, Jobe CM. Painful athletic injuries of the shoulder. Clin Orthop. 1983; 173:117–124.

Jobe CM, Pink MM, Jobe FW, Shaffer B. Anterior Shoulder Instability, Impingement, and Rotator Cuff Tear. Section A: Theories and Concepts. In Jobe FW (Hrsg.). Operative Techniques in Upper Extremity Sports Injuries. Mosby, St. Louis et XIV al. loc, 1996.

Jones L. Complete rupture of the supraspinatus tendon. A simplified operative repair. Arch Surg. 1944; 49:390–398.

Kempf, J.F, D. Mole, P. Gleyze, F. Bonnomet, B. Rio, C. Levigne, G. Walch G. Résultats du traitement endoscopique des tendinopathies de la coiffe des rotateurs (ruptures complètes exlués). 1re partie: Les tendinopathies non calcifiés. Rev Chir Orthop Rep Appar Mot. 1993; 79:519–531.

Kempf, J.F, Mole D, Gleyze P, Bonnomet F, Rio B, Levigne C, Walch G. Résultats du traitement endoscopique des tendinopathies de la coiffe des rotateurs (ruptures complètes exlués). 1re partie: Les tendinopathies non calcifiés. Rev Chir Orthop Rep Appar Mot. 1993; 79:532–541.

Key JA. Calcdium deposits in the vicinity of the shoulder and of other joints. Ann Surg. 1949; 129:737–755.

Keyes EL. Observations on rupture of the supraspinatus tendon: Based upon the study on 73 cadavers. Ann Surg. 1933; 97:849–856.

Kido T, Itoi E, Konno N, Sano A, Urayama M, Sato K: The depressor function of biceps on the head of the humerus in shoulders with tears of the rotator cuff. J Bone Joint Surg. 2000; 82-B:416–419.

Kinnard P, K van Hoef K, D. Major, R. Lirette R. Comparison between open and arthroscopic acromioplasties: evaluations of absenteeism. Can J Surg. 1996; 39:21–23.

Kirschenbaum D, Coyle MPJ, Leddy JP, Katsaros P, Tan F Jr, Cody RP: Shoulder strength with rotator cuff tears. Pre- and postoperative analysis. Clin Orthop. 1993; 288:174–178.

Kitay GS, Iannotti JP, Williams GR, Haygood T, Kneeland BJ, Berlin J. Roentgenographic assessment of acromial morphologic condition in rotator cuff impingement syndrome. J Shoulder Elbow Surg. 1995; 4:441–448.

Koechlin P, Apoil A. Die Resektion und Erweiterung des Defilées. Orthopädie 1981; 10:216–218.

Kölbel R. Rotatorendefekte: Rekonstruktion und Ergebnisse. In Hedtmann A. (Hrsg.). Degenerative Schultererkrankungen. Enke, Stuttgart, 1990:100–105.

Kölbel R. Entstehung von Defekten der Rotatorenmanschette und die Technik der Rekonstruktion. Orthop Praxis 1991; 28:536–542.

Kölbel R. The bow test for the subacromial impingement syndrome. J Shoulder and Elbow Surgery 1994; 3:207–214.

Kölbel R. The bow test for the subacromial impingement syndrome. J Shoulder and Elbow Surgery. 1994; 3:254–255.

Kölbel R. Probleme und Fehler bei der Rekonstruktion von Rotatorendefekten. In Springorum HW, Katthagen BD (Hrsg.). Aktuelle Schwerpunkte der Orthopädie. Thieme, Stuttgart, New York, 1996.

Kolts I, Tillmann B, Luellmann-Rauch R. The structure and vascularization of the biceps brachii long head tendon. Ann Anat. 1994; 176:75–80.

Kroh F. Die Periarthritis humeroscapularis und die kritische Anwendung der pathologischen Befunde, die ich bei der Freilegung der Suprapinatus- und Subscapularissehne und der Bursa subdeltoidea erheben konnte. Zbl Chir. 1954; 9:353–361.

Kronberg M, Larsson P, Brostrom LA: Characterisation of human deltoid muscle in patients with impingement syndrome. J Orthop Res. 1997; 15:727–733.

Krook SS. Peritenidinitis calcarea. Nord Med Ark. 1954; 51:136–137.

Küster E. Über Bursitits subacromialis (Periarthritis humero-scapularis). Arch Klin Chir. 1902; 67:1013–1021.

Küster MS, Hales PF, Davis SJ. The effects of arthroscopic acromioplasty on the acromioclavicular joint. J Shoulder Elbow Surg. 1998; 7:140–143.

Kulenkampff HA, Reichelt A. Der klinische Verlauf der Rotatorenmanschettenruptur nach konservativer Therapie. Orthop Praxis, 1990:493–496.

Kulenkampff HA, Reichelt A. Klinische Erfahrungen mit der operativen Behandlung der Tendinosis calcarea. In: Hedtmann A (Hrsg.): Degenerative Schultererkrankungen. Enke, Stuttgart, 1990.

Kumar VP, Satku K, Balasubramanian P. The role of the long head of biceps brachii in the stabilisation of the head of the humerus. Clin Orthop. 1989; 244:172–176.

Kumar VP, Satku K, Liu J, Shen Y. The anatomy of the anterior origin of the deltoid. J Bone Joint Surg. 1997; 79-B:680–683.

Kvitne RS, Jobe FW. The diagnosis and treatment of anterior instability in the throwing athlete. Clin Orthop. 1993; 291:107–123.

Laumann U. Decompression of the subacromial space: An anatomical study. In Bayley I, Kessel L (Hrsg.). Shoulder Surgery. Springer, Berlin, Heidelberg, New York, 1982.

Lazarus MD, Chansky HA, Misra S, Wiliams GR, Ianotti JP: Comparison of open and arthroscopic subacromial decompression. J Shoulder Elbow Surg. 1994; 3:1–11.

Lehmann JF, Masock AJ, Warren CG, Koblanski JN. Effect of therapeutic temperature on tendon extensibility. Arch Phys Med Rehabil. 1970; 51:481.

LeHuec J.C, Liquois F, Schaeverbecke T, Zipoli B, Chaveaux D, LeRebeller A. Resultats d'une serie de lambeaux deltoidiens pour rupture massive de la coiffe des rotateurs avec 3.5 ans de recul moyen. Rev. Chir. Orth. Reparatrice Appar Mot. 1996; 82:22–28.

Leroux JL, Codine P, Thomas E, Pocholle M, Mailhe D, Blotman F. Isokinetic Evaluation of Rotational Strength in Normal Shoulders and Shoulders with Impingement Syndrome. Clin Orthop. 1994; 304:108–115.

Leroux JL, Hebert P, Mouilleron P, Thomas E, Bonnel F, Blotman F. Postoperative shoulder rotator strength in stages II and III impingement syndrome. Clin Orthop. 1995; 320:46–54.

LeHuec JC, Schaeverbeke T, Moinard A, Kind M, Diard F, Dehais J, Le Rebeller A. Traumatic tear of the rotator interval. J Shoulder Elbow Surg. 1996; 5:41–46.

Lie S, Mast WA. Subacromial bursography. Technique and clinical application. Radiology 1982; 144:626–630.

Lindblom K. Arthrography and roentgenography in ruptures of the tendons of the shoudler joint. Acta Radiolog. 1939; 20:548–562.

van Linge B, Mulder JD. Function of the supraspinatus muscle and ist relation to the supraspinatus syndrome. J Bone Joint Surg. 1963; 45-B:750–754.

Lippmann RK. Frozen Shoulder; Periarthritis; Bicipital Tenosynovitis. Arch Surg. 1943; 47:283–296.

Lippmann R.K. Observations Concerning the Calcific Cuff Deposit. Clin Orthop. 1961; 20:49–60.

Lirette R, Kinnard MF. The difficulties in assessment of results of anterior acromioplasty. Clin Orthop. 1992; 278:14–16.

Litchman HM, Silver CM, Simon StD, Eshragi A. The surgical management of calcific tendinitis of the shoulder. An analysis of hundred consecutive cases. Int Surg Dig. 1968; 50:474–479.

Liu SH, Baker CL: Arthroscopically assisted rotator cuff repair: preliminary results. Arthroscopy. 1990; 6:55–60.

Liu SH, Baker CL: Arthroscopically assisted rotator cuff repair: correlation of functional results with integrity of the cuff. Arthroscopy 1994; 10:54–60.

Löhr JF, Uhthoff HK. The pathogenesis of degenerative rotator cuff tears. Orthop Trans. 1987; 11:237.

Löhr JF, Uhthoff HK. The microvascular pattern of the supraspinatus tendon. Clin Orthop. 1990; 254:35–38.

Löhr JF, Helmig P, Sojberg JO, Jung A. Shoulder instability caused by rotator cuff lesions. Clin Orthop. 1994; 304:84–90.

Loew M, Jurgowski W, Mau HC, Thomsen M. Treatment of calcifying tendinitis of rotator cuff by extracorporal shock waves: a preliminary report. J Shoulder Elbow Surg. 1995; 4:101–106.

Loew M, Rompe JD. Stoßwellenbehandlung bei orthopädischen Erkrankungen. Bücherei des Orthopäden, Bd. 71, Enke, Stuttgart, 1998.

Loew M, Daecke W, Kusnierczak D, Rahmanzadeh M, Ewerbeck V. Shock-wave therapy is effective for chronic calcifying tendinitis of the shoulder. J Bone Joint Surg 1999; 81-B:863–867.

Lozman PR, Hechtman KS, Uribe JW. Combined arthroscopic management of impingement syndrome and acromioclavicular joint arthritis. J South Orthop Assoc. 1995; 4:177–181.

Ludwig R, Mariotti G, Schlumpf U. Prognose von Schulterverkalkungen nach Spülbehandlung und Röntgenbefund. Eine prospektive Untersuchung und Literaturübersicht. Schweiz Rundsch Med Prax. 1996; 85:526–533.

Ludwig J, Hedtmann A. Rotatorenmanschettenrekonstruktion. Vorläufige Ergebnisse einer Sammelstudie der DVSE. Vortrag, 4. Jahreskongreß der DVSE, Heidelberg, 27.11.1997.

Lundberg BJ. The Correlation of Clinical Evaluation with Operative Findings and Prognosis of Rotator Cuff Tears. In Bailey I, Kessel L (Hrsg.). Shoulder Surgery. Springer, Berlin, 1982:35–38.

Luo ZP, Hsu HC, Grabowski JJ, Morrey BF, An KN: Mechanical environment associated with rotator cuff tears. J Shoulder Elbow Surg. 1998; 7:616–620.

MacGillivray J.D, S. Fealy, H.G. Potter, O'Brien SJ. Multiplanar analysis of acromion morphology. Am J Sports Med. 1998; 26:846–840.

McCann PD, Bigliani LU. Shoulder pain in tennis players. Sports Med. 1994; 17:53–64.

Machner A, Pap G., Rohkohl K, Merk H: Analyse von Therapieversagern nach subakromialer Dekompression. Arthroskopie. 2000; 13:241–245.

Machner A, Pap G, Rohkohl K, Merk H: Revisionen nach arthroskopischen Eingriffen im Subakromialraum. Z Orthop. 2000; 138:104–109.

Manning P, Frostick SP, Wallace WA: Winging of the scapula, a fresh look at the long thoracic nerve. Vortrag, 9. Kongreß der SECEC/ESSE, September 1996, Nottingham.

McCurrach AC, Norton GI, Bouchard J. Subacromial bursitis, a classification and an evaluation of the results of roentgen therapy. Canad Med Ass J. 1949; 61:39–44.

McLaughlin HL. Lesions of the musculotendinous cuff of the shoulder. I. The exposure and treatment of tears with retraction. J Bone Joint Surg. 1944; 26:31–51.

McLaughlin HL. Lesions of the musculotendinous cuff of the shoulder. III. Observations on the pathology, course and treatment of calcific deposits. Ann Surg. 1946; 124:354–362.

McLaughlin HL. Repair of major cuff ruptures. Surg Clin North Am. 1963; 43:1535–1540.

McMahon PJ, Debski RE, Thompson WO, Warner JJ, Fu FH, Woo SL. Shoulder muscle forces and tendon excursions during glenohumeral abduction in the scapular plane. J Shoulder Elbow Surg. 1995; 4:199–208.

McShane RB, Leinberry CF, Fenlin JF. Conservative open anterior acromioplasty. Clin Orthop. 1987; 233:137–144.

Matsen FA III, Arntz CT. Subacromial impingement. In Rockwood C, Matsen FA. (Hrsg.). The Shoulder. Saunders, Philadelphia, London, Toronto, Montreal Sidney, Tokyo, 1986:623–646.

Mansat P, Cofield RH, Kersten TE, Rowland CM. Complications of rotator cuff repair. Orthop Clin North Am. 1997; 28:205–213.

Mayer L. Rupture of the supraspinatus tendon. J Bone Joint Surg. 1937; 19-A:640–642.

Mead NC. Calcifying tendinitis of teh shoulder joint. Bull Northw Univers Med Sch. 1948; 22:270–280.

Melzer C. Tendinosis calcarea. In Kohn D, WIRTH CJ (Hrsg.). Die Schulter. Thieme, Stuttgart, New York, 1992:65–69.

Meyer AW. Further observations upon use destruction in joints. J Bone Joint Surg. 1922; 4-A:491–511.

Meyer AW. Evidence of attrition in the human body. Am Rec. 1923; 25:142.

Meyer AW. The minute anatomy of attrition lesions. J Bone Joint Surg. 1931; 13:341.

Meyer AW. Chronic functional lesions of the shoulder. Arch Surg. 1937; 35:646–674.

Mikasa M. Subacromial bursography. J Japan Orthop Assoc. 1979:53.

Mikasa M. Trapezius transfer for global tear of the rotator cuff. In Bateman JE, Welsh RP (Hrsg.). Surgery of the shoulder. Decker, Toronto, 1984:196–199.

Milone FP, Copeland MM. Calcified tendinitis of teh shoulder joint. Amer J Roentgenol. 1961; 85:901–913.

Miki I. Goju-kata. Nihon-isho-shuppan. Tokyo, 1947, 24–38 (in japanisch). Zit. nach: Yamanaka u. Fukuda 1991.

Milgrom C, Schaffler M, Gilbert S, van Holsbeeck M. Rotator cuff changes in asymptomatic adults. The effects of age, hand dominance and gender. J Bone Joint Surg. 1995; 77-B:296–298.

Miyahara H, Takagishi K, Arita C. A morphologic and biomechanic study on the healing of the repaired rotator cuff insertion in dogs: a preliminary report. In Post M, Morrey B, Hawkins R (Hrsg.). Surgery of the Shoulder. Mosby Year Book, St. Louis, 1990:224–227.

Mohr W. Pathologie des Bandapparates. Springer, Berlin, Heidelberg, New-York, 1987:59–137.

Mole D, Walch G, Kempf JF, Boyer T, Allard M, Resch H, Willems S, Handelberg F, Jerosch J, van Dijk E, Gerber C. Arthroscopic treatment of calcifying tendinitis. Results of the multicentric European study. 5 th Int. Conference on Surgery of the Shoulder, Paris, 1992, Abstract.

Mole D, Kempf JF, Gleyze P, Rio B, Bonnomet F, Walch G. Résultats du traitement arthroscopique des tendinopathies non rompues de la coiffe des rotateurs. 2e partie: les calcifications de la coiffe des rotateurs. Rev Chir Orthop Rep Appar Mot. 1993,79:532–541.

Monro zitiert nach Moseley H.F. Ruptures of the rotator cuff. Br J of Surg. 1951; 38:340–369.

Montgomery TJ, Yerger B, Savoie FH III. Management of rotator cuff tears. A comparison of arthroscopic debridement and surgical repair. J Shoulder Elbow Surg. 1994; 3:70.

Morrison DS, Frogameni A. Conservative management of impingement syndrome. J Shoulder Elbow Surg. 1993; 2:22–23.

Morrison DS, Frogameni A, Woodworth P. Non-operative treatment of subacromial impingement syndrome. J Bone Jt Surg. 1997; 79-A:732–737.

Moschcowitz E. Histopathology of calcification of the spinatus tendons as asociated with subacromial bursitis. Amer J Sci. 1915; 150:115–126.

Moseley HF. Shoulder Lesions. 2. Aufl, Hoeber, New York, 1953.

Moseley HF. Shoulder Lesions. 3. Aufl, Edinburh, London, 1969.

Moseley HF. The results of nonoperative and operative treatment of calcified deposits in the rotator cuff. Surg Clin North Am. 1963; 43:1505–1506.

Moseley HF, Goldie I. The arterial pattern of the rotator cuff of the shoulder. J Bone Joint Surg. 1963; 45-B:780–789.

Müller T. Kongreß der Europäischen Gesellschaft für Schulter- und Ellenbogenchirurgie, Salzburg, 15.-17.09.1997.

Murnaghan GF, McIntish D. Hydrocortisone in painful shoulders; controlled trial. Lancet, 1955;II:798–800.

Nakajima T, Rokuuma N, Hamada K, Tomatsu T, Fukuda H. Histologic and biomechanical characteristics of the supraspinatus tendon: Reference to rotator cuff tearing. J Shoulder and Elbow Surg. 1994; 3:79–87.

Nasca RJ. Surgical Treatment of Complete Rotator Cuff Tears. In Bateman J, Welsh RP (Hrsg.). Surgery of the Shoulder. Decker, Philadelphia, Toronto und Mosby, St. Louis, Toronto, London, 1984:149–154.

Nasca RJ. The use of freeze dried allografts in the management of global rotator cuff tears. Clin Orth. 1988; 228:218.

Neer CS II. Anterior acromioplasty for the chronic impingement syndrome in the shoulder. J Bone Joint Surg. 1972; 54-A:41–50.

Neer CS II, Marberry TA. On the disadvantages of radical acromionectomy. J Bone Joint Surg. 1981; 63-A:416–419.

Neer CS II. Impingement lesions. Clin Orthop. 1983; 173:70–77.

Neer CS II, Flatow E, Lech O. Tears of the rotator cuff: long term results of anterior acromioplasty and repair. Orthop Trans. 1988; 12:673.

Neer CS II: Shoulder reconstruction. Saunders, Philadelphia, 1990:41–142.

Neer CS II, Satterlee CC, Dalsey RM, Flatow EL. The anatomy and potential effects of contracture of the coracohumeral ligament. Clin Orthop. 1992; 280:13–16.

Neviaser TJ, Neviaser RJ, Neviaser JS. The four-in-one arthroplasty for the painful arc syndrome. Clin Orth. 1982; 163:107–112.

Neviaser RJ, Neviaser TJ. Transfer of the subscapularis and teres minor for massive defects of the rotator cuff. In Bailey JL, L. Kessel (Hrsg.). Shoulder Surgery. Springer, Berlin, 1982:60–63.

Neviaser JS, Neviaser RJ, Neviaser TJ. The repair of chronic massive ruptures of the rotator cuff of the shoulder by use of freeze dried rotator cuff. J Bone Joint Surg. 1978; 60-A:681.

Neviaser RJ, Neviaser TJ. Reoperation for failed rotator cuff repair. Analysis of 46 cases. Orthop Trans. 1989; 13:509.

Neviaser TJ, Neviaser RJ. The diagnosis and treatment of incomplete rotator cuff tears. Orthop Trans. 1989; 13:239.

NirschL RP. Rotator cuff tendinitis: Basic concepts of pathoethiology. AAOS Instr. Course Lectures 38, Am. Acad. Orth. Surg, Park Ridge, Illinois, 1989;(1):439–445.

Nirschl RP. Rotator cuff surgery. AAOS Instr. Course Lectures 38, Am. Acad. Orth. Surg, Park Ridge, Illinois, 1989;(2):447–462.

Nobuhara K, Ikeda H. Rotator interval lesion. Clin Orthop. 1987; 223:44–50.

Noel E: Evolution à moyen et long terme des ruptures transfixantes de la coiffe des rotateurs. Rev Rhum (Ed Fr). 1996; 63:88 SP–96 SP.

Nové-Josserand L, Levigne C, Noel E, Walch G: L'espace sous-acromial. Etude des facteurs influencant sa hauteur. Rev Chir Orthop Reparatrice Appar Mot. 1996; 82:379–385.

Nové-Josserand L, Boulahia A, Levigne C, Noel E, Walch G: Espace coraco-humeral et rupture de la coiffe des rotateurs de l'epaule. Rev Chir Orthop Reparatrice Appar Mot. 1999; 85:677–683.

Nutton RW, McBirnie JM, Philips C. Treatment of chronic rotator cuff impingement by arthroscopic subacromial decompression. J Bone Joint Surg. 1997; 79-B:73–76.

Nykänen M. Pulsed ultrasound treatment of the painful shoulder. A randomised, double-blind placebo controlled study. Scan J Rehab Med. 1995; 27:105–108.

Oberholzer J. Die Arthropneumoradiographie bei habitueller Schulterluxation. Roentgenpraxis 1933; 5:589–590.

Ogata S, Uhthoff HK. Acromial enthesopathy and rotator cuff tear: A radiologic and histologic postmortem investigation of the coracoacromial arch. Clin Orthop. 1990; 254:39–48.

Ogilvie-Harris DJ, Wiley AM. Arthroscopic surgery of the shoulder: a general appraisal. J Bone Joint Surg. 1986; 68-B:201–207.

Ogilvie-Harris DJ, Wiley AM, J. Sattarian J. Failed acromioplasty for impingement syndrome. Bone Joint Surg. 1990; 72-B:1070–1072.

Ogilvie-Harris DJ, Demaziere A. Arthroscopic debridement versus open repair for rotator cuff tears. J Bone Joint Surg. 1993; 75-B:416–420.

Olsewski JM, Depew AD. Arthroscopic subacromial decompression an rator cuff debridement for stage II and stage III impingement. Arthroscopy 10, 1994, 61-68

Ovesen J, Nielsen S. Stability of the shoulder joint. Acta Orthop Scand. 1985; 56:149–151.

Ozaki J, Fujimoto, Mashuhara K. Repair of chronic massive rotator cuff tears with synthetic fabrics. In Bateman JE, Welsh RP (Hrsg.). Surgery of the Shoulder. Decker, Toronto, 1984:185–191.

Ozaki J, Fujimoto S, Mashuhara K, Tamai S, Yoshimoto S. Reconstruction of chronic massive rotator cuff tears with synthetic material. Clin Orthop. 1986; 202:173–183.

Ozaki J, Fujimoto S, Nakagawa Y, Masuhara K, Tamai S. Tears of the rotator cuff of the shoulder associated with pathological changes in the acromion. J Bone Joint Surg. 1988; 70-A:1224–1230.

Ozaki J, Nakagawa Y, Sakurai G, Tamai S. Recalcitrant chronic adhesive capsulitis of the shoulder: role of contracture of the coracohumeral ligament and rotator interval in pathogenesis and treatment. J Bone Joint Surg. 1989; 71-A:1511–1515.

Painter CF. Subdeltoid bursitis. Bost Med Surg J. 1907; 156:345–349.

Panni AS, Milano G, Lucania L, Fabbriciani C, Logroscino AC: Histological analysis of the coracoacromial arch: correlation between age related changes and rotator cuff tears. Arthroscopy. 1996; 12:531–540.

Park JG, Lee JK, Phelps CT: Os acromiale associated with rotator cuff impingement. Radiology. 1994; 193:255–257.

Patte D. The subcoracoid impingement. Clin Orthop. 1990; 254:60–63.

Patte D. Classification of rotator cuff lesions. Clin Orthop. 1990; 254:81–86.

Patte D, Goutallier D. Calcifications. Rev Chir Orthop. 1988; 74:277–278.

Patte D, Goutallier D, Debeyre J. Rotatorenmanschettenruptur. Orthopäde 1981; 10:206.

Patte D, Goutallier D. Chirurgie de la coiffe des rotateurs. EMC, Techniques chirurgicales. Orthopédie et traumatologie, 1985:44–285.

Patte D, Caroit M. Long-term study of the operated and non-operated cuff ruptures. In Takagishi N (Hrsg.). The shoulder. PPS, Tokyo, 1987:245–249.

Patte D: Directions for the use of the index of severity for painful and/or chronic disabled shoulders. First Open Congress of the European Society for Surgery of the Shoulder and Elbow. Paris, 1987. Book of Abstracts, pp. 36–41.

Patte D, Debeyre J: Essai comparatif de deux series de ruptures de coiffes operées et non operées. Rev. Chir. Orthop. 1988; 74:327.

Patterson RL, Darrach W. Treatment of acute bursitis by needle irrigation. J Bone Joint surg 1937; 19:993.

Paulos LE, France EP, Harner CD. In Post M, Morrey B, Hawkins R (Hrsg.). Surgery of the Shoulder. Mosby Year Book, St. Louis, 1990:220–223.

Paulos LE, France EP, Boam GW. Augmentation of rotator cuff repair. Orthop Trans. 1990; 14:414.

Payr E. Gelenk-„Sperren" und -„Ankylosen": Über die Schultersteifen verschiedener Ursache und die sog. „Periarthritis humeroscapularis". Zbl Chir. 1931; 58:2993–3003.

Pedersen HE, Key JA. Pathology of calcareous tendinitis and subdeltoid bursitis. Arch Surg. 1951; 62:50–63.

Penny JN, Welsh RP. Shoulder impingement syndromes in athletes and their surgical management. Am J Sports Med. 1981; 9:11–15.

Perlick L, Korth O, Zander D et al.: Die Desintegrationswirkung der Stoßwellen bei der extrakorporalen Stoßwellenbehandlung der Tendinosis calcarea – ein in-vitro Modell. Z Orthop. 1999; 137:10–16.

Perlick L, Wallny T, Zander D et al.: Einfluß der Energieflußdichte auf die Resorptionsrate der Kalkdepots bei der Stoßwellentherapie der Tendinosis calcarea – Ein-Jahres-Ergebnisse. Orthop Praxis. 1999; 35:355–360.

Perthes G. Über Operationen bei habitueller Schulterluxation. Deutsche Z Chir. 1906; 85:199–227.

Petersson CJ. Long-term results of Rotator Cuff Repair. In Bailey I, Kessel L. Shoulder Surgery. Springer, Berlin, Heidelberg, New York, 1982:64–67.

Petersson CJ. Ruptures of the supraspinatus tendon. Acta Orth Scand. 1984; 55:52–56.

Petersson CJ, Gentz CF. The significance of distally pointing acromioclavicular osteophytes. Acta Orth Scan. 1983; 174:143–148.

Pfahler M, Branner S, Refior HJ. The role of the bicipital groove in tendopathy of teh long biceps tendon. J Shoulder Elbow Surg. 1999; 8:19–24.

Pfahler M, Branner S, Refior HJ: Die komplette Rotatorenmanschettenruptur – Differenzierte Op.-Techniken und mittelfristige Ergebnisse. Z Orthop. 1999; 137:295–300.

Pfister J, Gerber H. Therapie der Periarthritis humeroscapularis calcarea mittels Schulterkalkspülung: eine retrospektive Fragenbogenanalyse. Z Orthop. 1994; 132:300–305.

Pfuhl W. Das anatomische Nebengelenk des Schultergelenks. Gegenbaurs morph. Jb. 1933; 73:300–346.

Plenk HP. Calcifying tendinitis of the shoulder. Radiology 1952; 59:384–389.

Ploetz E. Funktioneller Bau und funktionelle Anpassung der Gleitsehne. Z Orthop. 1938; 67:212–234.

Pollock RG, Flatow EL: The rotator cuff. Full thicknes tears. Mini-open repair. Orthop Clin North Am. 1997; 28:169–177.

Post M, Silver R, Singh M. Rotator cuff tear. Diagnosis and treatment. Clin Orthop. 1983; 173:78–91.

Post M, Benca P. Primary tendinitis of the long head of biceps. Clin Orthop. 1989; 246:117–125.

Pujadas GM. Coraco-acromial ligament syndrome. Proc Am Acad Orth Surg J Bone Joint Surg. 1979; 52-A:2161–2162.

Quigley TB. Use of corticosteroids in treatment of painful and stiff shoulders. Clin Orthop. 1957; 10:182–189.

Putz R, Reichelt A. Strukturelle Befunde am Lig. coracoacromiale bei Rotatorenmanschettenruptur, Tendinosis calcarea und Supraspinatussyndrom. Z Orthop. 1990; 128:46–50.

Radas C, Pieper HG, Krahl H, Blank M. Die Inzidenz der Rotatorenmanschettenruptur-Abhängigkeit von Alter, Geschlecht, Händigkeit und Beruf. Akt Traumatologie 1996; 26:56–61.

Rahme H, Nordgren H, Hamberg H, Wessterberg CE. The subacromial bursa in the impingement syndrome. A clinical and histological study in 30 patient. Acta Orthop Scand 1993; 63:485–488.

Ramirez A, Schwane JA, McFarland C, Starcher B et al. The effect of ultrasound on collagen synthesis and fibroblast proliferation in vitro. Med-Sci-Sports-Exerc. 1997; 29:326–332.

Ramsey RH, Key JA. Missouri Med. 1953; 50:604–606.

Rathburn JB, MacNab I. The microvascular pattern of the rotator cuff. J Bone Joint Surg. 1970; 52-B:540–553.

Re jr LP, Karzel RP. Management of rotator cuff calcifications. Orthop Clin North Am. 1993; 24:125–132.

Reed St. C, Glossop N, Ogilvie-Harris DJ. Full thickness rotator cuff tears. A biomechanical comparison of suture versus bone anchor techniques. Am J Sports Med. 1996; 24:46–48.

Reichelt A. Konservative versus operative Therapie der Tendinosis calcarea. In Springorum HW, BD Katthagen (Hrsg.). Aktuelle Schwerpunkte der Orthopädie 6. Thieme, Stuttgart, New York, 1996:59–64.

Refior HJ, Sowa D. Long tendon of the biceps brachii: Sites of predilection for degenerative lesions. J Shoulder Elbow Surg. 1995; 4:436–440.

Resch H, Povacz P, Ritter E, Matschi W: Transfer of the pectoralis major muscle for the treatment of irreparable rupture of the subscapularis tendon. J Bone Joint Surg. 2000; 82-A:372–382.

Riedelberger W, Hannesschläger G, Reschauer R, Toljan M. Komplette Rotatorenmanschettenruptur: Ergebnisse der konservativen Therapie bei 45 Patienten über ein Jahr mit sonographischer Verlaufskontrolle. In Hedtmann A. (Hrsg.). Degenerative Schultererkrankungen. Enke, Stuttgart, 1990:109–110.

Rieder, 1992, persönliche Mitteilung, nach Kölbel, 1997.

Riley GP, Harrall RL, Constant CR, Chard MD, Cawston TE, Hazleman BM. Tendon degeneration and chronic shoulder pain Changes in the collagen composition of the human rotator cuff tendons in rotator cuff tendinitis. Ann Rheum Dis. 1994; 53:359–366.

Riley GP, Harrall RL, Constant CR, Chard MD, Cawston TE, Hazleman BL. Glycosyminoglycans of human rotator cuff tendons: changes with age and in chronic rotator cuff tendinitis. Ann Rheum Dis. 1994; 53:367–376.

Rockwood CA. Shoulder impingement syndrome: Diagnosis, radiographic evaluation, and treatment with a modified Neer acromioplasty. J Bone Joint Surg. 1993; 75-A:409–423.

Rockwood jr CA, Williams GR, Burkhead jr WZ. Debridement of degenerative, irreparable lesions of the rotator cuff. J Bone Joint Surg. 1995; 77-A:857–866.

Rodeo SA, Arnoczky SP, Torzilli PA, Hidaka C, Warren RF. Tendon healing in a bone tunnel. A biomechanical and histological study in the dog. J Bone Joint Surg. 1993; 75-A:1795–1803.

Rodosky MW, Harner CD, Fu FH. The role of the long head of biceps muscle and superior glenoid labrum in anterior stability of the shoulder. Am J Sports Med. 1994; 22:121–130.

Rokito AS, Zuckerman JD, Gallagher MA, Cuomo F. Strength after surgical repair of the rotator cuff. J Shoulder Elbow Surg. 1990; 5:12–17.

Rokito AS, Cuomo F, Galagher MA, Zuckerman JD: Long-term functional outcome of repair of large and massive chronic tears of the rotator cuff. J Bone Joint Surg. 1999; 81-A:991–997.

Romeo AA, Hang DW, Bach BR, Shott S: Repair of full thickness rotator cuff tears. Gender, age, and other factors affecting outcome. Clin Orthop. 1999; 367:243–255.

Rompe JD, Küllmer K, Vogel J, Eckardt A, Wahlmann U, Kirkpatrick CJ, Bürger R, Nafe R. Extrakorporale Stoßwellentherapie – Experimentelle Grundlagen, klinischer Einsatz. Orthopäde 1997; 26:215–228.

Rompe JD, Kirkpatrick CJ, Küllmer K, Schwitalle M, Krischek O. Dose-related effects of shock waves on rabbit tendo Achillis. A sonographic and histological study. J Bone Joint Surg. 1998; 80-B:546–552.

Rompe JD, Zoellner J, Nafe B: Shock Wave Therapy Versus Conventional Surgery in the Treatment of Calcifying Tendinitis of the Shoulder. Clin Orthop. 2001; 387:72–82.

Rossouw DJ, McElroy BJ, Amis AA, Emery RJ. A biomechanical evaluation of suture anchors in repair of the rotator cuff. J Bone Joint Surg. 1997; 79-B:458–461.

Rothman RH, Parke WW. The vascular anatomy of the rotator cuff. Clin Orthop. 1965; 41:176–186.

Roye RP, Grana WA, Yates CK. Arthroscopic subacromial decompression: two-to seven-year follow-up. Arthroscopy 1995; 11:301–306.

Rubenthaler F, Wittenberg RH. Mittelfristige Nachuntersuchungsergebnisse der operative versorgten Tendinosis calcarea. Z Orthop. 1997; 135:354–359.

Rüttimann G. Über die Häufigkeit röntgenologischer Veränderungen bei Patienten mit typischer Periarthritis humeroscapularis und Schultergesunden. Med. Diss. Zürich, 1959.

Rupp S, Seil, Kohn D. Preoperative ultrasonographic mapping of calcium deposits facilitates localization during arthroscopic surgery for calcifying tendinitis of the rotator cuff. Arthroscopy 1998; 14:540–542.

Ryu RK. Arthroscopic subacromial decompression: a clinical review. Arthroscopy 1992; 8:141–147.

Sachs RA, Stone ML, Devine S. Arthroscopy 1994; 10:248–254.

Sahlstrand C, Stigsson L. The diagnostic significance of subacromial bursography in shoulder impingement. In Takagishi N. (Hrsg.). The Shoulder. OOS, Tokyo, 1987:179–183.

Sahlstrand S. Operations for impingement of the shoulder. Acta Orthop Scan. 1989; 60:45–48.

Samilson RL, Binder WF. Symptomatic full thickness tears of the rotator cuff: An analysis of 292 shoulders in 272 patients. Orth Clin North Am. 1975; 6:449–466.

Sandström C. Peritendinitis calcarea; a common disease of middle life: it's diagnosis, pathology, and treatment. Amer J Roentgenol. 1938; 40:1–21.

Sano H, Ishii H, Yeadon A, Backman DS, Brunet JA, Uhthoff HK. egeneration at the insertion weakens the tensile strength of the supraspinatus tendon: a comparative mechanical and histologic study of the bone-tendon complex. J-Orthop-Res. 1997; 15:719–26.

Sano H, HK Uhthoff HK, Backman DS, Brunet JA, Trudel G, Pham BA, Ishii H. Structural disorders at the insertion of the supraspinatus tendon. J Bone Joint Surg. 1998; 80-B:720–725.

Santavirta S, Konttinen YT, Antti-Poika I, Nordstrom D. Imflammation of the subacromial bursa in chronic shoulder pain. Arch Orthop Trauma Surg. 1992; 111:336–340.

Saragaglia D, Montbaron E, Picard F, Tourne Y, Charbel A. Les ruptures isolees du tendon du muscle supra-epineux. Resultats de 49 reparations chirurgicales. Rev Chir Orthop Reparatrice Appar Mot. 1995; 81:575–580.

Sarkar K, Taine W, Uhthoff HK. The ultrastructure of the coracoacromial ligament. Clin Orthop. 1990; 254:49–54.

Sarkar K, Uhthoff HK. Pathophyiology of Rotator Cuff Degeneration, Calcification, and Repair. In Burkhead WZ (Hrsg.). Rotator Cuff Disorders. Williams and Wilkins, Baltimore, Philadelphia, London, Paris, Bangkok, Buenos Aires, Hongkong, München, Sidney, Tokyo, Breslau, 1996:36–44.

Schär H. Die Periarthritis humeroscapularis. Ergebn Chir Orthop. 1936; 29:221–309.

Schneeberger AG, Nyffeler RW, Gerber C. Structural changes of the rotator cuff caused by experimental subacromial impingement in the rat. J Shoulder Elbow Surg. 1998; 7:375–380.

Schlepckow P, Reichelt A, Hellige R. In Henche HR, Hey W (Hrsg.). Sonoographie in der Orthopädie und Sportmedizin. ML-Verlag, Uelzen, 1987.

Seil R, Rupp St, Ensslin St, Gerhard T, Kohn D: Extrakorporelle Stoßwellentherapie bei Tendinosis calcarea der Rotatorenmanschette: Vergleich unterschiedlicher Behandlungsprotokolle. Z. Orthop. 1999; 137:310–315.

Sengar DPS, McKendry RJ, Uhthoff HK. Increased frequency of HLA-A1 in calcifying tendinitis. Tissue Antigens 1987; 29:173–174.

Sehti N, Wright R, Yamaguchi K: Disorders of the long head of biceps tendon. J Shoulder Elbow Surg. 1999; 8:644–654.

Shaffer B, Evans B, Ferrero G. Release and reattachment of the coracoacromial ligament: a cadaveric study. J Shoulder Elbow Surg. 1997; 6:297–305.

Shah NN, Bayliss NC, Malcolm A: Shape of the acromion: Congenital or aquired – A macroscopic, radiographic, and microscopic study of the acromion. J Shoulder Elbow Surg. 2001; 10:309–316.

Sher JS, Uribe JW, Posada A, Murphy BJ, Zlatkin MB. Abnormal findings on magnetic resonance images of asymptomatic shoulders. J Bone Joint Surg. 1995; 77-A:10–15.

Simpson AHRW, Williams PE, Kyberd F, Goldspink G, Kenwright J. The response of muscle to leg lengthening. J Bone Joint Surg. 1995; 77-B:630–636.

Solem-Bertoft E, Thuomas K-A, Westerberg CE. The influence of scapular retraction and protraction on the width of the subacromial space. Clin Orthop. 1993; 296:99–103.

Soslowsky LJ, Carpenter JE, Debano CM, Banerji I, Moalli MR. Development and use of an animal model for investigations on rotator cuff disease. J Shoulder Elbow Surg. 1996; 5:383–392.

Skinner HA. Anatomical consideration relative to ruptures of the supraspinatus tendon. J Bone Joint Surg. 1937; 19-A:137–151.

Skroudies B, Kölbel R. Operative Dekompression an der Fornix humeri – Vergleich zweier Verfahren: Ligamentresektion und vordere Akromionplastik nach Neer. Z Orthop. 1987; 125:641–644.

Slätis P, Aalto K. Medial dislocation of the tendon of the long head of the biceps brachii. Acta Orthop Scand. 1979; 50:73–77.

Snyder SJ, Pachelli AF, del Pizzo WD, Freidman MJ, Ferkel RD, Pattee G. Partial thickness rotator cuff tears: results of arthroscopic treatment. Arthroscopy 1991; 7:1.

Snyder SJ. Shoulder Arthroscopy. McGraw-Hill, New York et mult. alt. loc. 1994:133–178.

Soifer TB, H.J. Levy HJ, Soifer FM, Kleinbart F, Vigorita V, Bryk E. Neurohistology of the subacromial space. Arthroscopy 1996; 12:182–186.

Solonen KA, Vastamäki M. Reconstruction of the rotator cuff. Int. Orthop. (SICOT) 1983; 7:49.

Sonnabend DH, Hughes JS. Internal fixation of ununited os acromiale. In Vastamäki M, Jaalovara P. Surgery of the shoulder. Elsevier, Amsterdam, 1995:487–490.

Soslowsky LJ, An CH, Johnston SP, Carpenter JE. Geometric and mechanical properties of the coracoacromial ligament and their relationship to rotator cuff disease. Clin Orthop. 1994; 304:10–17.

Spindler A, Berman A, Lucero E et al.: Extracorporal shock wave treatment for chronic calcific tendinitis of the shoulder. J Rheumatol. 1998; 25:1161–1163.

Stamm TT, Crabbe WA. Paraglenoid osteotomy of the scapula. Clin Orthop. 1972; 88:39–45.

Steinbeck J, Halm H, Jerosch J, Wendt P. Die Ergebnisse der endoskopischen subacromialen Dekompressionsoperation (ESD) bei Tendinitis und Partialruptur der Rotatorenmanschette. Z-Orthop 1998; 136:8–12.

Stieda A. Zur Pathologie der Schultergelenkschleimbeutel. Arch Klin Chir. 1908; 85:910–924.

Strizak AM, Danzig L, Jackson DW, Greenway G, Resnick DT, Staple T. Subacromial bursography: An anatomical and clinical study. J Bone Joint Surg. 1982; 64-A:196–201.

Stuart MJ, Azevedo AJ, Cofield RH. Anterior acromioplasty for the treatment of the shoulder impingement syndrome. Clin Orthop. 1990; 260:195–200.

St. Pierre P, Olson EJ, Elliott JJ, O'Hair KC, McKinney LA, Ryan J. Tendon healing to cortical bone compared with healing to a cancellous trough. A biomechanical and histological evaluation in goats. J Bone Joint Surg. 1995; 77-A:1858–1866.

Tabata S, Kida H, Takahara M, Yamaguchi S, Masuda K. A comparartive study of non-surgiacl treatment and surgical treatment of complete tears of the rotator cuff. In Takagishi N: (Hrsg.). The shoulder. PPS, Tokyo, 1987:241–244.

Takagishi N. A new operation for massive cuff rupture. J Jpn Orthop Assoc. 1978; 52:775–780.

Tauro JC: Arthroscopic rotator cuff repair: analysis of technique and results at 2- and 3-year follow-up. Arthroscopy. 1998; 14:45–51.

Tempelhof S, Rupp St, Seil. T. Age-related prevalence of rotator cuff tears in asymptomatic shoulders. J. Shoulder Elbow Surg, Zur Publikation angenommen, 1998.

Thompson WO, Debski RE, Boardman III ND, Taskiran E, Warner JJ. A biomechanical analysis of rotator cuff deficiency in a cadaveric model. Am J Sports Med. 1996; 24:286–292.

Thorling J, Bjerneld H, Hallin G, Hovelius L, Hägg O. Acromioplasty for impingement syndrome. Acta Orthop Scand. 1985; 56:147–148.

Thomazeau H, Boukobza E, Morcet N, Chaperon J, Langlais F. Prediction of rotator cuff repair results by magnetic resonance imaging. Clin Orthop. 1997; 344:275–283.

Tibone JE, Jobe FW, Kerlan RK, Carter VS, Shields CL, Yocum LA. Shoulder impingement syndrome in athletes treated by an anterior acromioplasty. Clin Orth. 1985; 198:134–140.

TIbone JE, Burton E, Jobe FW et al. Surgical treatment of tears of the rotator cuff in athletes. J Bone Joint Surg. 1986; 68-A:887–891.

Tillander BM, Norlin RO. Change of calcifications after arthroscopic subacromial decompression. J Shoulder Elbow Surg. 1998; 7:213–217.

Tillmann B. Anatomie des Schultergelenkes. Vortrag, Symposium „Verletzungen und Erkrankungen des Schultergelenkes", Celle, 20. 01. 1989.

Tillmann B, Schünke M, Rödecker K. Struktur der Supraspinatusansatzsehne. Anat Anz. 1992; 172:83–84.

Tillmann B, Koch St. Funktionelle Anpassungsvorgänge in Gleitsehnen. Sportverletzung, Sportschaden 1995; 9:44–50.

Tuite MJ, Turnbull JR, Orwin JF. Anterior versus posterior, and rimrent rotator cuff tears: prevalence and MR sensitivity. Skeletal-Radiol. 1998; 27 (5):237–243.

Uhthoff HK. Calcifying tendinitis, an active, cell-mediated calcification. Virchows Arch Patholog Anat Histopatholog. 1975; 366:51–58.

Uhthoff HK, Sarkar K, Maynard JA. Calcifying tendinitis: A new concept of its pathogenesis. Clin Orthop. 1976; 118:164–168.

Uhthoff HK, Sarkar K. Tendopathia calcificans. Beitr Orth Traumat. 1981; 28:269–277.

Uhthoff HK, Löhr J, Sarkar K. Ätiologie und Pathogenese von Rupturen der Rotatorenmanschette. In Helbig B, Blauth W. (Hrsg.). Schulterschmerzen und Rupturen der Rotatorenmanschette. Hefte zur Unfallheilkunde 1986; 180:3–10.

Uhthoff HK, Sarkar K, Löhr J. Die Pathologie der Rotatorenmanschette. In Habermeyer P, Krueger P, Schweiberer L (Hrsg.). Verletzungen der Schulterregion. Hefte zur Unfallheilkunde 1988; 195:125–131.

Uhthoff HK, Hammond DI, Sarkar K, Hooper GJ, Papoff WJ. The role of the coracoacromial ligament in the impingement syndrome. Int Orthop. 1988; 12:97–104.

Uhthoff HK, Sarkar K. Surgical repair of rotator cuff ruptures: The importance of the subacromial bursa. J Bone Joint Surg. 1991; 73-B:399–401.

Uhthoff HK, Sano H. Pathology of failure of the rotator cuff tendon. Orthop Clin North Am. 1997; 28 (1):31–41.

Uhthoff HK. Das Heilungspotential der Rotatorensehnen. Vortrag, 6. Frühlingssymposium der Schulterhess-Klinik 5./6. März 1998: Konservative und operative Therapie des Schultergelenkes.

Vebostad A. Calcific tendinitis in the shoulder region. A review of 43 operated shoulders. Acta Orthop Scand. 1975; 46:205–210.

Voßschulte, K. Untersuchungen über die Bewegungsmechanik des Schultergelenkes und ihre Bedeutung für die Pathologie der Periarthritis humeroscapularis. Langenbecks Arch Clin Chir. 1942; 203:43.

Wagenhäuser FJ: Die Periarthropathie-Syndrome. Therapiewoche. 1972; 37:3187–3192.

Wagenhäuser FJ. Die Periarthritis humeroscapularis (PHS-Syndrom). Aktuelle Rheumatologie 1979; 4:65–79.

Wainner R, Hasz M: Management of acute calcific tendinitis of the shoulder. J Orthop Sports Phys Ther. 1998; 27:231–237.

Walch G, Boileau P, Noel E, Donell St. Impingement of the deep surface of the supraspinatus tendon on the posterior superior glenoid rim: an arthroscopic study. J Shoulder Elbow Surg. 1992; 1:238–245.

Walch G. La pathologie de la longue portion du biceps. Conference d'enseignements de la SOFCOT, Paris, 1993.

Walch G, Nove-Josserand L, Levigne C, Renaud E. Tears of the supraspinatus tendon associated with "hidden" lesions of the rotator interval. J Shoulder Elbow Surg. 1994; 3:353–360.

Walch G, Boulahia A, Calderone S, Robinson A. The "dropping" and "hornblower's" signs in evaluation of rotator cuff tears. J Bone Joint Surg. 1998; 80-B:624–629.

Walker SW, Couch WH, Boester GA. Isokinetic strength of the shoulder after repair of a torn rotator cuff. J Bone Joint Surg. 1987; 69-A:1041–1044.

Wallace WA. The Nottingham dacron hood reinforcement for unconstrained shoulder replacement. In Post M, Morrey BF, Hawkins RJ (Hrsg.). Surgery of the shoulder. Mosby, St. Louis, 1990:277 ff.

Warner JJ, Kann S, Maddox LM. The "arthroscopic impingement test". Arthroscopy 1994; 10:224–230.

Wasilewski SA, Frankl U. Rotator cuff pathology: arthroscopic assessment and treatment. Orthop Trans. 1989; 13:560.

Wason M. The impingement syndrome in sportsmen. In Bateman JE, Welsh RP (Hrsg.). Surgery of the Shoulder. BC Decker, Philadelphia, 1984:140–142.

Watson M: Major ruptures of the rotator cuff. The results of surgical repair in 89 Patients. J Bone Joint Surg. 1985; 67-B:618–624.

Watson M. Rotator cuff function in the impingement syndrome. J Bone Joint Surg. 1989; 71-B:361–366.

Watson M. The rotator cuff function: its bearing on the results of cuff repair. In Post M, Morrey BF, Hawkins RJ (Hrsg.). Surgery of the Shoulder. Mosby Yearbook, St. Louis, 1990:213–215.

Watson-Jones R. (zit. nach Armstrong, 1949). Excision of acromion for supraspinatus tendinitis. Demonstration of cases at meeting of the British Orthopaedic Association, Oswestry, 1939.

Weber SC. The ten millimeter rule revisited: Non operative treatment of displaced greater tuberosity fractures. Vortrag, ASES (American Shoulder and Elbow Surgeons), 17th annual meeting 1996.

Weber SC: Arthroscopic debridement and acromioplasty versus mini-open repair in the treatment of significant partial-thickness rotator cuff tears. Arthroscopy. 1999; 15:126–131.

Welfling J, Kahn MF, Desroy M et al. Les calcifications de l'épaule. II. La maladie des calcificatons tendineuses multiples. Rev Rheum Ed Fr. 1965; 32:325–334.

Welfling J. Die Entfächerung der sog. Periarthritis der Schulter. Orthopäde 1981; 10:187–190.

Werner A, Gohlke F. Impingement-Symptomatik des Sportlers. In Eulert J, Hedtmann A (Hrsg.). Das Impingement-Syndrom der Schulter. Thieme, Stuttgart, 1996:28–35.

Wickiewicz TL. Glenohumeral kinematics in a muscle fatigue model: a radiographic study. Orthop. Transactions 1994; 18:178–179.

Wilson CL, Duff GL. Pathologic study of degeneration and rupture of the supraspinatus tendon. Arch Surg. 1943; 47:121–135.

Winters JC, Sobel JS, Groenier KH, Arendzen HJ, Meyboom-de Jong B Comparison of physiotherapy, manipulation and corticosteroid injection for treating shoulder complaints in general practice: randomized, singel blind, study. BMJ 1997; 314:1320–1325.

Wirth MA, Basamania C, Rockwood CA Jr: Nonoperative management of full-thickness tears of the rotator cuff. Orthop. Clin. North Am. 1997; 28:59–67.

Wirth MA, Rockwood jr CA. Operative treatment of irreparable rupture of the subscapularis. J Bone Joint Surg. 1997; 79:722–731.

Wolfgang GL. Surgical repair of tears of the rotator cuff of the shoulder. Factors limiting the results. J Bone Joint Surg. 1974; 56-A:14–26.

Wölk T, Witten1berg RH. Kalzifizierendes Subakromialsyndrom – Klinische und sonographische Ergebnisse unter nicht-operativer Behandlung. Z Orthop. 1997; 135:451–457.

Wrede L. Über Kalkablagerungen in der Umgebung des Schultergelenkes und ihre Beziehungen zur Periarthritis humeroscapularis. Langenbecks Arch Klin Chir. 1912; 99:259–272.

Wright SA, Cofield RH. Management of partial thickness rotator cuff tears. J Shoulder Elbow Surg. 1996; 5:458–466.

Wülker N, Melzer C, Wirth CJ. Shoulder Surgery for rotator cuff tears. Acta Orthop Scand. 1991; 62:142–147.

Wülker N, Plitz W, Wirth CJ. Function of the supraspinatus muscle. Abduction of the humerus studied in cadavers. Acta Orthop Scand. 1994; 65:442–446.

Wülker N, Plitz W, Roetman B, Rössig S. Biomechanische Ergebnisse zum Impingement-Syndrom der Schulter. Z Orthop. 1995; 133:61–66.

Yamada M. Studies on rotator cuff tears. Igaku-Kenkyu 1969; 39:91–107 (in japanisch), zit. nach Yamanaka und Fukuda, 1991.

Yamaguchi K, Flatow EL: Arthroscopic evaluation and treatment of the rotator cuff. Orthop. Clin. North Am. 1997; 28:169–177.

Yamaguchi K: Mini-Open Rotator Cuff Repair. An updated Perspective. J Bone Joint Surg. 2001; 83-A:764–772.

Yamanaka K, Fukuda H. Ageing process of the supraspinatus tendon with reference to rotator cuff tears. In Watson M. (Hrsg.). Surgical disorders of the shoulder. Churchill Livingstone, Edinburgh, London, Melbourne, New York, 1991:247–270.

Yamanaka K, Matsumoto T. The joint side tear of the rotator cuff. Clin Orthop. 1994; 304:68–73.

Young BR. Roentgen treatment for bursitis of the shoulder. Am J Roentgenol. 1946; 56:626–630.

Zuckerman JD, Kummer FJ, Cuomo F, SimoN J, Rosenblom D. The influence of the coraco-acromial arch anatomy on rotator cuff tears. J Shoulder Elbow Surg. 1992; 1:4–14.

Zvijac JE, Levy HJ, Lemak LJ. Arthroscopic subacromial decompression in the treatment of full thickness rotator cuff tears: a 3- to 6-year follow-up. Arthroscopy 1994; 10:518–523.

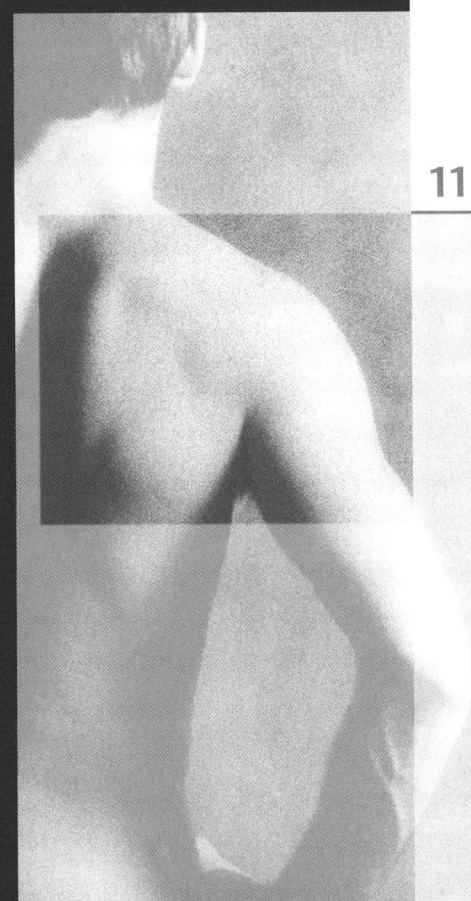

11 Frozen Shoulder

H. Fett und A. Hedtmann

Als Codman 1934 den Begriff der Frozen Shoulder prägte, umschrieb er das Krankheitsbild als „a class of cases which I find it difficult to define, difficult to treat and difficult to explain from the point of view of pathology". Seither wurden viele Versuche unternommen, diese Form der Schultersteife genau zu definieren, ihre pathogenetischen Mechanismen zu erforschen und hieraus die geeigneten therapeutischen Maßnahmen abzuleiten.

Trotz jahrzehntelanger Forschung sind Ätiologie und Pathogenese der Frozen Shoulder bis dato nicht bekannt. Viele Erklärungsversuche wurden im Laufe der Zeit widerlegt und verworfen. Insofern wissen wir heute vielleicht wirklich „besser, was die Frozen Shoulder nicht ist, als was sie ist" (Murnaghan 1990). Möglicherweise stellt die Frozen Shoulder auch „keine umschriebene nosologische Entität, sondern vielmehr die gemeinsame Mündung verschiedener Krankheitsverläufe" dar (Moseley 1945, Segmüller u. Mitarb. 1995).

Dementsprechend schwierig bleibt es auch, die Frozen Shoulder in jedem Fall exakt von anderen Formen der Schultersteife abzugrenzen und den für den jeweiligen Patienten besten therapeutischen Weg zu finden. Auch heute, 60 Jahre nachdem Codman den Begriff „Frozen Shoulder" einführte, haben seine Worte für den frustrierten Therapeuten nichts an Aktualität eingebüßt: „I could write a whole book on my experiences with cases of this type, but it would have to deal more with human nature than with demonstrable pathology or remarkable success in treatment" (Codman 1934).

Definition

Da eine exakte Begriffsbestimmung nicht gelang, ist der Terminus der Frozen Shoulder im Laufe der letzten Jahrzehnte zu einer „Mülleimer-Diagnose" verkommen (Neviaser u. Neviaser 1987); zudem haben sowohl synonym benutzte Bezeichnungen wie „adhäsive Kapsulitis" (Neviaser 1945) oder „retraktile Kapsulitis" (de Seze 1974) als auch terminologische Abgrenzungsversuche wie „irritative capsulitis" (Withers 1949: schmerzhafte Bewegungseinschränkung mit freier Beweglichkeit unter Narkose), „post-traumatic stiff shoulder" (Reeves 1966), „early capsulitis" (Kay 1981: Schultersteife mit einer Gesamtabduktion über 90°) oder „painful stiff shoulder" (Neviaser 1983: Gesamtabduktion über 90°, arthrographisch leicht herabgesetztes Gelenkvolumen) zu der nomenklatorischen Verwirrung beigetragen. Insofern bleibt es schwierig, Studien zu diesem Thema miteinander zu vergleichen und deren Ergebnisse zu beurteilen.

Unter dem Begriff der Frozen Shoulder versteht man heute ein Syndrom, bei dem die aktive und passive Bewegungseinschränkung im Vordergrund steht und hierfür keine weiteren Ursachen gefunden werden können (Murnaghan 1990).

Dementsprechend müssen anderweitige Gründe für eine Schultersteife (adhäsives Subakromialsyndrom, adaptive Muskelverkürzungen durch chronische Fehlhaltung, myostatische Kontrakturen, extraartikuläre, nicht-bursogene Weichteiladhäsionen, große Kalkdepots mit biomechanischer Wirksamkeit, Frakturen, Dislokationen, glenohumerale Arthritiden anderer Genese, neuromuskuläre Erkrankungen, Zervikalsyndrome, Supraskapularis-Entrapment usw.) vor der Diagnosestellung sorgfältig ausgeschlossen werden. Dies kann schwierig sein, da sich häufig bei der Frozen Shoulder auch Zeichen einer Tendinitis der Rotatorenmanschette, vor allem einer Insertionstendopathie (Binder u. Mitarb. 1984 [1], de Seze 1974) oder auch Verkalkungen (de Seze 1974, Lundberg 1969) finden lassen.

In Anlehnung an Lundberg (1969) sollte zwischen einer primären Frozen Shoulder, bei der sich keine anamnestischen Hinweise auf eine Traumatisierung der periartikulären Schulterweichteile ergeben, und einer sekundären Frozen Shoulder im Anschluss an direkte Prellungstraumen, Luxationen oder auch Operationen unterschieden werden.

Ätiologie

Während Duplay 1872 die Hauptursache von Schultersteifen in pathologischen Veränderungen der Bursa subacromialis sah und therapeutisch die Mobilisierung unter Narkose empfahl, mutmaßten bereits in den 30er- und 40er-Jahren verschiedene Autoren, dass ein Teil der Bewegungseinschränkungen durch andere Mechanismen bedingt sei. So führte Codman 1934 bestimmte Schultersteifen auf eine Entzündung der kurzen Rotatoren zurück, während andere eine Tenosynovitis der langen Bizepssehne vermuteten (de Palma 1952, Lippman 1943, Pasteur 1932).

Eine mangelhafte Elastizität der Schulterweichteile mit zum Teil deutlicher Kontraktur (oder Verkürzung) der Rotatorenmuskulatur wurde von mehreren Autoren beschrieben (Codman 1934, McLaughlin 1951, Simmonds 1949).

Auch über den Einfluss dispositioneller Faktoren wurden wiederholt Vermutungen geäußert. Während Lundberg (1969) in einer umfangreichen Studie keine gemeinsamen konstitutionellen Merkmale finden konnte, wurden in anderen Veröffentlichungen Hinweise auf psychische Veränderungen beschrieben wie die Unfähigkeit, Schmerz zu ertragen, mangelnde Anpassungsfähigkeit oder Eigeninitiative zur Genesung sowie erhöhte Ängstlichkeit und Depressivität (Bruckner u. Nye 1981, Coventry 1953, Fleming u. Mitarb. 1976, Harmon 1958, Oestereicher u. van Dam 1964, Quigley 1954).

Eine Korrelation mit anderen Erkrankungen wurde vielfach angeführt, aber letztlich nie statistisch bewiesen, z.B. ein Zusammenhang mit Entzündungsherden im Körper (Dickson u. Crosby 1932), Drüsendysfunktionen wie Hyperthyreosen, nach deren Normalisierung sich die Schultersteife zurückbildete (Dickson u. Crosby 1932, Meulengracht u. Schwartz 1952, Wohlgethan 1987) oder das häufigere Auftreten einer Frozen Shoulder bei Patienten mit Degeneration der zervikalen Bandscheiben (Lundberg

1969, McLaughlin 1961), wobei jedoch die erhöhte Inzidenz beider Erkrankungen im gleichen Altersspektrum bedacht werden muss; dies gilt auch für die Annahme hormoneller Einflüsse (Blauth u. Mitarb. 1996, Resch 1996).

Erwähnt werden sollte auch die Triggerpunkttheorie (Travell u. Simmons 1983), wonach durch eine plötzliche Überbeanspruchung oder chronisch repetitive Anspannung der Muskulatur des Schultergürtels, vor allem des Subskapularis, Triggerpunkte in diesen Geweben aktiviert werden und einen Einfluss auf die sympathische Vasomotorenaktivität ausüben sollen, was zu einer Hypoxie in den periartikulären Weichteilen und letztendlich zu einer lokalen Proliferation faserreichen Gewebes führen könnte.

Auf der Suche nach einer gemeinsamen Ätiologie der Frozen Shoulder gab Macnab (1971, 1973) Autoimmunmechanismen für die diffuse Kapsulitis an. Anhaltspunkte hierfür waren Rundzellinfiltrate und lymphoide Zellen in der Kapsel. Macnab vermutete, dass es sich um Reaktionen auf Kollagenanteile aus der Rotatorenmanschette handelt, die im Rahmen degenerativer Prozesse freigesetzt werden. Bis heute blieben seine Theorien jedoch unbewiesen; vielmehr fanden sich in anderen Studien keine signifikanten klinischen oder laborchemischen Anhaltspunkte für ein immunologisches Krankheitsbild (Bulgen u. Mitarb. 1982, Kessel 1982, Seignalet u. Mitarb. 1982, Young 1982).

Auch die Assoziation zwischen der Frozen Shoulder und einer Erhöhung des Lymphozytenmarkers HLA-B-27, welche auf eine Erkrankung aus dem rheumatischen Formenkreis hätte hindeuten können, blieb bei der Untersuchung eines größeren Patientenkollektivs unbestätigt (Bulgen u. Mitarb. 1976, Rizk u. Pinals 1984, Seignalet u. Mitarb. 1982).

Allein die signifikant erhöhte Korrelation zwischen der Frozen Shoulder und einem Diabetes mellitus ist bis dato gesichert. So ist die Inzidenz bei Diabetikern um das 4–6fache erhöht; während die Häufigkeit der Erkrankung in der Normalbevölkerung 2–5% beträgt, steigert sie sich bei Zuckerkranken auf 10–19%, bei insulinpflichtigen Diabetikern sogar auf 36%. Das Risiko, dass die Gegenseite in den Krankheitsprozess einbezogen wird, erhöht sich bei Diabetikern auf 42% im Vergleich zu 20% im Normalkollektiv (Bridgeman 1972, Fisher u. Mitarb. 1986, Lundberg 1969, Moren-Hybbinette u. Mitarb. 1987, PaL u. Mitarb. 1986, Sattar u. Luqman 1985, Withrington u. Mitarb. 1985). Bei 28% der Patienten mit einer primären Frozen Shoulder liegt ein abnormer Glucosetoleranztest vor – im Gegensatz zu 12% der Kontrollen (Lequesne u. Mitarb. 1977). Auch im Hinblick auf die Prognose hat das Vorliegen eines Diabetes mellitus Bedeutung: So zeigte sich bei Diabetikern trotz Therapie eine schlechtere Erfolgsquote (Fisher u. Mitarb. 1986, Sattar u. Luqman 1985) sowie bei mehr als 10-jähriger Insulinpflicht ein erhöhtes Risiko für einen Krankheitsverlauf von mehr als 2 Jahren (Moren-Hybbinette u. Mitarb. 1987).

Bunker und Esler (1995) fanden zudem eine signifikante Erhöhung der Werte für Serumcholesterol und Serumtriglyceride, die auch nach Ausschluss der bekannten Diabetiker aus dem Kollektiv signifikant blieb; er vermutet in der Hyperlipidämie eine mögliche übergeordnete Ursache, welche das gehäufte Auftreten einer Frozen Shoulder bei Diabetes, Herzerkrankungen und Neurochirurgiepatienten erklären könnte.

Als ein wichtiger Auslöser für die Entstehung von Schultersteifen im Sinne einer (sekundären) Frozen Shoulder wird zudem die Immobilisierung des Gelenks aufgrund von Schmerzen oder notwendiger Bettruhe angesehen. Demnach zeigt sich eine erhöhte Inzidenz bei Patienten mit Thoraxerkrankungen inklusive Tuberkulose, Bronchialkarzinom und koronarer Herzkrankheit (Askey 1961, Johnston 1959, McLaughlin 1951, Neviaser 1962, Saha 1966) sowie bei neurologischen Erkrankungen wie Hemiplegien, apoplektischen Insulten und intrakraniellen Tumoren (Bruckner u. Nye 1981). Insofern wird zur Prävention in diesen Fällen, wie auch z.B. nach Mamma-OP mit Axillaausräumung, die frühzeitige, vorsichtige Mobilisierung des Schultergelenks gefordert (McLaughlin 1951).

Pathogenese

Neviaser beschrieb 1945 eine Verdickung und Schrumpfung der Kapsel, die sich eng dem Humeruskopf anlegt, allerdings gut von diesem zu trennen ist (Abb. 11.**1**). Der von ihm deshalb geprägte Begriff der adhäsiven Kapsulitis wurde später häufig dahingehend missdeutet, dass bei einer Frozen Shoulder intraartikuläre Adhäsionsbildungen und Briden erwartet wurden, welche jedoch nahezu nie zu beobachten sind.

McLaughlin (1951) fand Verklebungen der Kapselfalten und Aussackungen durch Adhäsionen der angrenzenden Synovialmembran sowie in 10% der Fälle eine unspezifische proliferative Synovitis.

Seit den 80er-Jahren brachten arthroskopische Studien einen besseren Einblick in die makroskopischen Veränderungen des Gelenkinnenraumes bei der Frozen Shoulder. So zeigten sich geringe bis mäßige Synovitiden mit vermehrter Vaskularisation im anterokranialen Gelenkraum, z.T. auch unter der Supraspinatussehne und um die Bizepssehne herum sowie ventrale Kapselschrumpfungen und Obliterationen der Bursa subscapularis; widersprüchlich blieb die Beurteilung des Recessus inferior, da dieser häufig nicht einsehbar war (Fareed u. Gallivan 1989, Haeri u. Maitland 1981, Ogilvie-Harris u. Mitarb. 1995, Segmüller u. Mitarb. 1995, Wiley 1982).

Neviaser (1987) beschrieb aufgrund seiner Beobachtungen 4 Stadien der Frozen Shoulder:
- leicht gerötete Synovitis,
- akute Synovitis mit Adhäsionen in Kapselfalten,
- Reifung der Adhäsionen mit Kapselkontrakturen,
- chronische Adhäsionen.

Weitgehend übereinstimmend wurden Veränderungen der Intervallzone der Rotatorenmanschette für die Entstehung der Frozen Shoulder verantwortlich gemacht (Binder u.

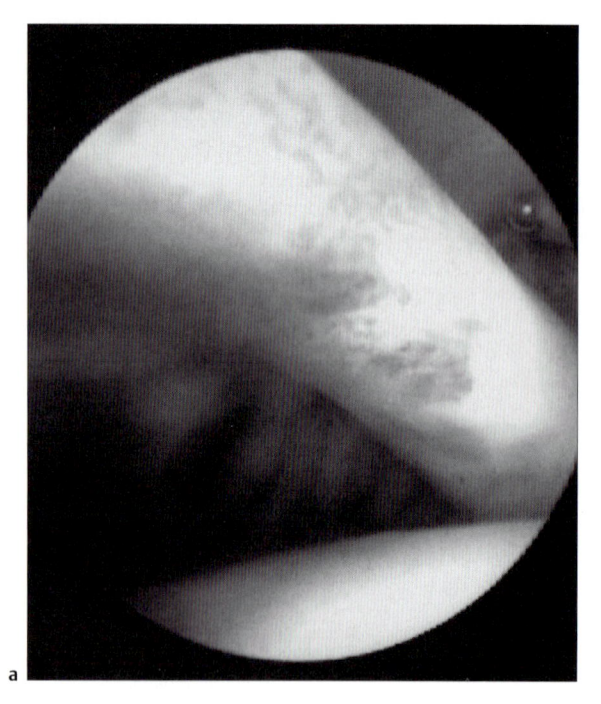

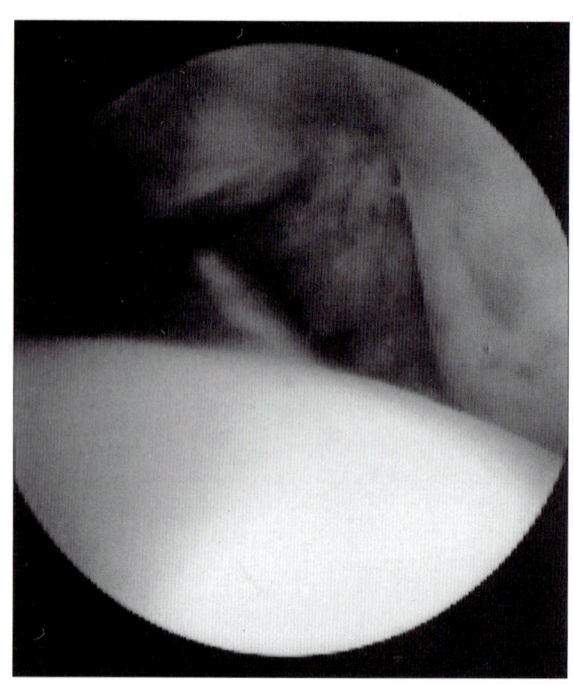

Abb. 11.1 a u. b Deutliche Synovitis der Intervallzone und der langen Bizepssehne entsprechend einem Stadium 2 nach Neviaser bei einer adhäsiven Kapsulitis (frozen shoulder).

Mitarb. 1984 [1], Haeri u. Maitland 1981, Wiley 1991). Vor allem Kontrakturen des Lig. coracohumerale führen nach Ansicht einiger Autoren zu den erheblichen Einschränkungen der Außenrotation und Abduktion (Neer u. Mitarb. 1992, Ozaki u. Mitarb. 1989).

Fareed u. Gallivan (1989) führten aus, dass eine dreieckige Synovialfalte zwischen Subskapularis, Bizeps, Glenoid und Humerus der Ausgangspunkt der Frozen Shoulder sei; er gab an, dass es hier eine relativ große Kontaktfläche zwischen diesen anatomischen Strukturen und der Synovialmembran gebe, sodass bereits geringe Entzündungsreaktionen genügten, um Adhäsionen auszubilden.

Histomorphologisch beobachtete Neviaser (1945) Zeichen von chronischen, reparativen Entzündungsvorgängen mit Fibrose und perivaskulären Infiltrationen in der subsynovialen Schicht der Kapsel. Simmonds (1949) beschrieb Degenerationen und fokale Nekrosen in der Supraspinatussehne mit einer lokalen Erhöhung der Vaskularisation in der Kapsel. Lundberg (1969) konnte Fibrosen und eine Fibroplasie der Gelenkkapsel ohne Veränderungen der Synovialmembran nachweisen. Er fand eine verdichtete Lagerung der Kollagenfasern ohne Veränderung der Struktur oder Periodizität, die Verteilung der Glukosaminoglykane wies die Merkmale einer chronischen Entzündung auf.

Das Überwiegen fibrosierender Veränderungen der Kapsel über entzündliche Reaktionen wurde von mehreren Autoren bestätigt (Hartig u. Huth 1996, Neer u. Mitarb. 1992, Ozaki u. Mitarb. 1989, Reeves 1966). Bunker u. Anthony (1995) sahen bei offenen Resektionen des Rotatorenintervalls in 11 von 12 Fällen ein fleischig-nodulär verdicktes Ligamentum coracohumerale, welches histologisch keine Unterschiede zu den Fibromatosesträngen eines Morbus Dupuytren aufwies.

Epidemiologie

Die Frozen Shoulder hat eine Inzidenz von 2–5% in der Normalbevölkerung (Bridgeman 1972, Lundberg 1969, Pal u. Mitarb. 1986, Sattar u. Luqman 1985). Sie betrifft dabei in der Regel eine bestimmte Altersgruppe, die – außer bei Diabetikern – nur selten unter 40 oder über 70 Jahren liegt; das Altersmittel liegt bei 55 Jahren für Männer und bei 52 Jahren für Frauen (Lundberg 1969). Es besteht kein signifikanter Geschlechts- oder Seitenunterschied (Bunker u. Esler 1995). In einem größeren Kollektiv von Patienten mit Schulterbeschwerden leiden ca. 5% an einer Frozen Shoulder (Bunker u. Esler 1995).

Diagnostik

Klinische Diagnostik

Das **Krankheitsbild** der primären Frozen Shoulder verläuft in der Regel dreiphasig: Die anfängliche Schmerz- und Einsteifungsphase („freezing shoulder") wird von den Patienten als unterschiedlich rasch und beeindruckend geschildert, was sich auch in der Literatur widerspiegelt. So werden sowohl plötzliche Schmerzereignisse mit rascher Einsteifung in einigen Wochen (Kessel u. Mitarb. 1981, Murnaghan 1990) als auch schleichende Verläufe von bis zu 12 Monate beschrieben (Bunker u. Anthony 1995, Reeves 1975).

Die Beschwerden in diesem Abschnitt sind geprägt von einem eher diffusen, schlecht lokalisierbaren Schulterschmerz, der sich vor allem nachts intensiviert. Häufig finden sich auch Schwellungen der Hände und lokale Blutumlaufstörungen mit Lividität der Akren wie bei einer Algodystrophie, sodass das Krankheitsbild auch in die Nähe eines reflexdystrophischen Schulter-Arm-Syndroms gerückt wurde (Steinbrocker 1947).

Durch die zunehmende Bewegungseinschränkung der betroffenen Schulter im Glenohumeralgelenk (meist in der Reihenfolge Außenrotation, Abduktion, Innenrotation) und die hieraus resultierende Gebrauchsminderung des Arms, welche zunächst noch skapulothorakal kompensiert werden kann, kommt es zu einer wachsenden Verunsicherung, Ängstlichkeit und Reizbarkeit des Patienten.

Der Höhepunkt der Schultersteife („frozen shoulder") ist gekennzeichnet von einer erheblichen Bewegungseinschränkung im Glenohumeralgelenk, wobei das Ausmaß für die Zulässigkeit der Diagnose Frozen Shoulder unterschiedlich angegeben wird. Übereinstimmend wird die deutliche Reduktion der Außenrotationsfähigkeit von der Hälfte des Wertes der Gegenseite (Bunker u. Anthony 1995) bis zu weniger als 30° (Murnaghan 1990) genannt; die Gesamtabduktion sollte geringer als 120° (Murnaghan 1990) bzw. 90° (Kay 1981, Neviaser 1983) sein; die Fähigkeit zur Innenrotation bleibt relativ variabel.

Die Schmerzhaftigkeit der Schulterweichteile nimmt meist mit zunehmender Einsteifung ab, sodass die funktionelle Behinderung den Leidensdruck des Patienten bestimmt. Allerdings können durch die Kompensationsbewegungen im Skapulothorakalgelenk schmerzhafte Reizungen im Akromioklavikulargelenk entstehen; zudem führt die Überbeanspruchung der schulterblatthebenden Muskulatur (vor allem des M. trapezius und des M. levator scapulae) häufig zu lokalen Verspannungen und Myogelosen sowie zu sekundären Irritationen der Halswirbelsäule, sodass das klinische Bild zervikogen überlagert werden kann. Viele Patienten klagen über diffuse Schmerzen, die, vom zervikothorakalen Übergang ausgehend, an der Dorsalseite der Schulter in den betroffenen Arm ausstrahlen.

Verstärkt werden diese Beschwerden häufig durch eine Fehlhaltung des Schultergürtels, bei welcher es infolge der Innenrotations-/Adduktionskontraktur im Glenohumeralgelenk zu einer progredienten Verkürzung der ventralen Muskelgruppen und damit zu einer Ventralisierung und Verdrehung der Skapula kommt. Neben einer vermehrten Kyphosierung der Brustwirbelsäule mit kompensatorischer Hyperlordose der Halswirbelsäule entsteht hierdurch auch eine Verringerung des subakromialen Öffnungswinkels für die periartikulären Weichteile, was – neben der ohnehin bestehenden Einschränkung der Kaudalgleitfähigkeit des Humeruskopfs – die Entstehung von Impingementproblemen fördert. Abhängig von der Dauer der Schultersteife findet sich zudem eine mehr oder weniger ausgeprägte Atrophie der Schultermuskulatur, vor allem des M. deltoideus, aber auch der Rotatoren.

Der Zeitraum bis zur Rückbildung der Bewegungseinschränkung („thawing shoulder") ist individuell sehr unterschiedlich. Während früher die Frozen Shoulder als selbstlimitierende Erkrankung mit vollständiger Wiederherstellung der normalen Funktion nach einer Zeitspanne von 12–18 Monaten angesehen wurde (Grey 1978, Watson Jones 1963, Withers 1949), erscheint dies durch langfristige differenzierte Nachuntersuchungen, die über Verläufe von bis zu 10 Jahren berichteten, infrage gestellt (Binder u. Mitarb. 1984 [1], Reeves 1975, Shaffer u. Mitarb. 1992). So berichteten bereits Meulengracht u. Schwartz 1952 von über 23% ihrer Patienten, die nach 3 Jahren noch unter Schmerzen und Bewegungseinschränkungen litten. Bei Reeves (1975) erreichten 61% nach 5 Jahren nicht das Bewegungsausmaß der Gegenseite; von diesen hatten 12% noch erhebliche, 88% geringe Bewegungseinschränkungen; die mittlere Symptomdauer wurde mit 30 Monaten (12–42 Monate) angegeben.

Als Erklärung für diese diskrepanten Aussagen könnte die Beobachtung dienen, dass das längerfristige, bei entsprechender Untersuchungstechnik nachweisbare residuelle Funktionsdefizit von den meisten Patienten subjektiv kaum störend empfunden wird (Shaffer u. Mitarb. 1992).

Anamnestische Hinweise auf das Vorliegen einer Frozen Shoulder lassen sich bisweilen bereits aus dem bisherigen Verlauf der Erkrankung ableiten. So kann die Entwicklung ausgeprägter passiver Bewegungseinschränkungen im Anschluss an Traumen der Schulterweichteile oder längere Gebrauchseinschränkungen eines Schultergelenks nach Erkrankungen oder Operationen an Schultergürtel oder Thorax für eine sekundäre Frozen Shoulder sprechen. Auch der häufig beobachtete „typische" Verlauf von plötzlich einsetzender Schmerzhaftigkeit und rascher Einsteifung der Schulter machen eine Frozen Shoulder wahrscheinlich.

Die **klinische Untersuchung** zeigt eine Bewegungseinschränkung, wobei für die Definition einer Frozen Shoulder in der Literatur unterschiedliche Ausmaße gefordert werden. Dabei hängt die zumeist angeführte Gesamtabduktionsfähigkeit in hohem Ausmaß von der Bewegungsfähigkeit im Skapulothorakalgelenk ab und gibt daher nicht exakt die Einsteifung des Glenohumeralgelenks wieder. Zu fordern für die Diagnose einer Frozen Shoulder wäre daher die genaue Erhebung der passiven glenohumeralen Abduktion, welche dabei in der Regel unter 40° liegt, aber dennoch schwanken kann. Richtungsweisend erscheint demgegenüber vielmehr die immer erheblich eingeschränkte Außenrotationsfähigkeit von der Hälfte der Gegenseite bis zur Innenrotationskontraktur.

Sofern überhaupt noch eine Druckschmerzhaftigkeit der periartikulären Weichteile auslösbar ist (meist deutlicher Rückgang während der 2. Phase der Erkrankung, s. o.), ist diese eher diffus an der vorderen Kapsel oder entlang des Verlaufs der langen Bizepssehne, welche – im Gegensatz zur Bursa subcoracoacromialis – meist in den entzündlichen Reizzustand miteinbezogen wird, zu erheben.

Aufgrund der sekundären Beteiligung anderer Strukturen des Schultergürtels durch die kompensatorische Überbeanspruchung des skapulothorakalen Gelenkanteils, die sich entwickelnde Fehlhaltung des Schulterblatts sowie durch Impingementphänomene infolge der eingeschränkten Roll-Gleit-Bewegung des Humeruskopfs in der Fossa glenoidalis können jedoch auch Befunde, wie sie für ein Zervikalsyndrom, eine Affektion des Akromioklavikulargelenks oder ein Subakromialsyndrom typisch sind, gefunden werden und so die Differenzialdiagnose zusätzlich erschweren.

Laborbefunde

Die Laborparameter sind bei der Frozen Shoulder üblicherweise normal; allerdings kann sich in bis zu 20% eine Erhöhung der BSG und des C-reaktiven Proteins finden lassen (Binder u. Mitarb. 1984 [1], Meulengracht u. Schwartz 1952).

Aufgrund der erhöhten Inzidenz der Frozen Shoulder bei Diabetes mellitus sollte spätestens bei doppelseitigem Befall eine diabetische Stoffwechseldisposition abgeklärt werden.

Bildgebende Diagnostik

Röntgen. Das Nativröntgenbild der Frozen Shoulder ist üblicherweise unauffällig; allenfalls findet sich bisweilen eine leichte Inaktivitätsosteopenie oder ein diskreter Humeruskopfhochstand, welcher durch die Schrumpfung der Kapsel verursacht wird. Daneben können selbstverständlich auch altersentsprechende degenerative Veränderungen bis hin zu Kalkdepositionen vorliegen, die zu einer falschen Diagnosestellung führen können.

Die Arthrographie des Glenohumeralgelenks galt lange als das einzig verlässliche Diagnostikum für eine Frozen Shoulder, sollte angesichts der möglichen Komplikationen jedoch nur noch in klinischen Studien angewandt werden (Murnaghan 1990). Das zum Teil erheblich reduzierte Kapselvolumen bis unter 10–12 ml wurde wiederholt arthrographisch dokumentiert; dabei zeigten sich häufig eine irreguläre Begrenzung des Gelenkraums („joint outline") sowie eine variable Füllung des Recessus inferior, der subskapulären Bursa und der Bizepssehnenscheide (Andren u. Lundberg 1965, Neviaser 1962, Reeves 1966, Weiss u. Ting 1978). Eine Assoziation zwischen Kapselschrumpfung und Beweglichkeitseinschränkung wurde beschrieben, die Aussagen über eine Relation zwischen Arthrographiebefund und Prognose sind widersprüchlich (Helbig u. Mitarb. 1983, Lundberg 1969, Neviaser 1983, Reeves 1966); 6–10% der Patienten mit einer Frozen Shoulder hatten ein normales Arthrogramm (Lundberg 1969, Neviaser 1962).

Sonographie. Die sonographische Untersuchung der periartikulären Weichteile kann lediglich Indizien für eine Frozen Shoulder liefern; so finden sich als Korrelat für die tenosynovitische Beteiligung der langen Bizepssehne bei der Frozen Shoulder in 18,5% der Fälle eine Verdickung der Sehne selbst und in 42,6% ein echoarmer Hof (gegenüber 3,1% bzw. 13,8% beim adhäsiven Subakromialsyndrom, Hedtmann u. Fett 1991).

Szintigraphie. Szintigraphisch besteht bei der Frozen Shoulder häufig eine vermehrte ^{99}Tc-Pertechnetat oder -Diphosphonatanreicherung, wobei sich Assoziationen zwischen gesteigerter ^{99}Tc-Aufnahme einerseits und Schmerzintensität (Stodell u. Mitarb. 1979) bzw. schnellem Ansprechen auf Corticosteroidinjektionen (Wright u. Mitarb. 1975) andererseits feststellen ließen, jedoch keine Korrelation mit der Dauer der Symptomatik oder der Prognose (Binder u. Mitarb. 1984 [2]). Allerdings erscheint die Szintigraphie ein zu unspezifisches Verfahren, als dass sie eine diagnostische Routinemaßnahme darstellen könnte. Nur unter dem differenzialdiagnostischen Verdacht auf eine Reflexdystrophie wäre ein Szintigramm zu empfehlen, da es hierbei meist zu einer Mehrbelegung im ganzen Arm kommt (Kozin 1983), während sich bei der Frozen Shoulder die Anreicherung nur auf den Schulterbereich beschränkt.

Differenzialdiagnose

Bei bereits länger bestehenden Einschränkungen der Schultergelenkbeweglichkeit, kann sich die Differenzierung zwischen einer Frozen Shoulder und anderen Formen der Schultersteife schwierig gestalten, zumal eindeutige diagnostische Parameter fehlen oder nur durch erheblichen (und meist nicht gerechtfertigten) Aufwand zu erlangen sind. Wichtig ist zunächst der Ausschluss anderweitiger Ursachen, da diese zumeist ein anderes therapeutisches Procedere erfordern.

Im Einzelnen sind differenzialdiagnostisch zu berücksichtigen
- adhäsives Subakromialsyndrom,
- akutes Subakromialsyndrom,
- adaptive Muskelverkürzung,
- myostatische Kontrakturen,
- extraartikuläre, nicht-bursogene Weichteiladhäsionen,
- Omarthrose,
- ACG-Affektionen (auch sekundär möglich!),
- glenohumerale Arthritiden:
  rheumatisch, Morbus Bechterew, Psoriasis,
- Reflexdystrophie
  (evtl. Szintigramm zur Differenzierung),
- übersehene Luxation, v.a. nach dorsal
  mit Rotationshemmung,
- neurologische Erkrankungen und Arthropathien
  (z.B. bei Syringomyelie),
- Chondromatose mit Blockierungen,
- eingeschränkte Beweglichkeit im skapulothorakalen Gelenk (z.B. Rippenfrakturen, Thoraxdeformierungen, Klippel-Feil-Syndrom, Sprengel-Deformität),
- Osteonekrosen,

- Tumoren (vor allem Pancoast-Tumoren),
- somatoforme Störungen (Hysterie).

Therapie

Gerade angesichts der zeitlichen Limitierung des Krankheitsbildes und der meist spontanen Rückbildung der Funktionseinschränkung auf ein für den Betroffenen erträgliches und zufriedenstellendes Ausmaß sowie im Hinblick auf die unterschiedlichen pathogenetischen Einflüsse sollte die Therapie der Frozen Shoulder für jeden Einzelfall individuell geplant und durchgeführt werden. So spielen Faktoren wie die Ansprüche des Erkrankten an die Gebrauchsfähigkeit des Arms, die Ängstlichkeit des Patienten vor invasiven Maßnahmen oder auch dessen Compliance bei der Wahl des Procedere eine gewichtige Rolle.

Zudem wird sich das Vorgehen zu Beginn der Behandlung daran ausrichten müssen, ob noch der Schmerz oder bereits die Bewegungseinschränkung im Vordergrund der Symptomatik stehen.

Allgemein muss vor einer zu aggressiven Vorgehensweise gewarnt werden, da es vornehmlich in den frühen Phasen der Frozen Shoulder durch zu intensive Manipulationen erfahrungsgemäß zu einer Steigerung der Gewebsirritation und damit zu einer – zumindest vorübergehenden – Verschlimmerung des Zustands kommen kann. Ferner sollte man sich darüber klar sein (und auch den Patienten dahingehend aufklären), dass keine konservativtherapeutische Maßnahme in der Lage ist, zuverlässig die Erkrankungsdauer abzukürzen, sondern es meist nur gelingen kann, die subjektiven Beschwerden während dieser Zeit zu lindern.

Konservative Therapie

Analgesie. Eine alleinige analgetische Medikation wird nur in Einzelfällen ausreichend sein. Allerdings ist sie für die verbesserte Durchführbarkeit physiotherapeutischer Maßnahmen meistens unverzichtbar. Dabei sind Analgetika (ASS oder andere) häufig wirksamer als NSAR (Binder u. Mitarb. 1986). Auch der adjuvante Einsatz von TENS oder die Akupunktur haben sich bewährt.

Injektionstherapie. Entsprechend der Lokalisation des entzündlichen Geschehens kommen hierbei vor allem intraartikuläre Injektionen in Betracht. Obwohl die glenohumerale Instillation eines Glucocorticoids, z. B. von Triamcinolon, in ihrem Ergebnis widersprüchlich beurteilt wird (Binder u. Mitarb. 1984 [1], 1986, Hazleman 1972, Hollingsworth u. Mitarb. 1983, Lee u. Mitarb. 1973, Loyd u. Loyd 1983, Murnaghan 1990, Quin 1965, Richardson 1975, Thomas u. Mitarb. 1980, Williams u. Mitarb. 1975), ist sie vor allem in der Frühphase der Frozen Shoulder eine Therapie der ersten Wahl. In den meisten Fällen kommt es hierdurch zu einer schlagartigen Besserung der Schmerzhaftigkeit, was dem Patienten die Angst vor der Erkrankung nimmt und somit erst seine Kooperationsfähigkeit für die Physiotherapie ermöglicht. In diesem Zusammenhang soll die Empfehlung einer kurzfristigen systemischen Gabe eines Corticoids durch manche Autoren nicht ungenannt bleiben (Binder u. Mitarb. 1986, Macnab 1971).

Aber auch andere Injektionsmethoden mit unterschiedlichsten Lokalisationen im Sinne einer therapeutischen Lokalanästhesie (TLA) oder einer Triggerpunktbehandlung (regionale Kapselinfiltrationen, Schmerzpunktinjektionen, Bursainfiltrationen) werden in der Literatur als erfolgreich angegeben (Hollingsworth u. Mitarb. 1983, Murnaghan u. McIntosh 1955, Steinbrocker 1947). Lediglich die früher häufig propagierten Stellatumblockaden scheinen keine Vorteile zu bringen (Wiley 1982).

Physiotherapie. Die Physiotherapie ist die zentrale Säule in der Behandlung der Frozen Shoulder (Harmon 1958, Lee und Mitarb. 1973, Murnaghan 1990). Dabei sollte zunächst die Verbesserung der Beweglichkeit im Skapulothorakalgelenk angestrebt werden, um den glenohumeralen Mobilitätsverlust zumindest partiell kompensieren zu können. Dies allein bewirkt bei vielen Patienten bereits eine höhere Akzeptanz ihrer Behinderung, sodass sie von weiteren – vor allem invasiven – Maßnahmen absehen.

Ferner kann durch manuelltherapeutische Techniken (Traktion, Translation, Separation) eine Verbesserung des Gelenkspiels erzielt werden, sodass eine langsame Wiederherstellung der normalen Roll-Gleit-Funktion im Glenohumeralgelenk ermöglicht wird. Hierbei müssen jedoch Patient und Therapeut vor einer zu hohen Erwartungshaltung gewarnt werden (Nicholson 1985). Zudem muss die taktile Manipulation der Schulterweichteile – vor allem in der Frühphase – mit allergrößter Vorsicht erfolgen, um nicht den Reizzustand ungewollt zu erhöhen.

Wenn sich die Kapsel wieder zu lockern beginnt, kann die Dehnung intensiviert werden; dies sollte jedoch zunächst vor allem in Anteversions- und Rotationsbewegungen erfolgen, da eine zu frühe Abduktion die Gefahr eines Impingements in sich birgt. Insofern dürfen auch Kräftigungsübungen nur im Rahmen der wieder erlangten Beweglichkeit erfolgen.

Physikalische Maßnahmen wie Thermotherapie, Diathermie, Infrarotbehandlung oder Ultraschall können adjuvant zur Muskelrelaxierung oder Analgesie eingesetzt werden, sind allerdings als alleinige Therapie meist sinnlos (Murnaghan 1990).

Während der Physiotherapie ist die psychologische Führung des Patienten durch die Therapeuten immens wichtig; nur so bleiben Compliance, Motivation und auch die Akzeptanz eines gewissen Schmerzes in dieser Phase der Behandlung erhalten (Harmon 1958, Murnaghan 1990).

Kapseldistension. Die Behandlung der Frozen Shoulder mittels einer druckvollen intraartikulären Injektion zur Distension der Kapsel wurde früher meist im Zusammenhang mit einer Arthrographie durchgeführt (Andren u. Lundberg 1965), hat jedoch sicherlich bis heute noch ihren Stellenwert und wird von vielen Autoren als Alternative zur Distension im Rahmen einer Arthroskopie (s. u.) gesehen (Burkhead 1996, Corbeil u. Mitarb. 1992, Fareed u. Gallivan 1989, Hsu u. Chan 1991, Morency u. Mitarb. 1989).

Mobilisation. Die Mobilisation in Narkose wird heute überwiegend nur noch als Teil einer arthroskopischen Maßnahme durchgeführt. Zudem sollte sie stets von einer konsequenten Fortführung der Krankengymnastik gefolgt sein. Gerade weil einerseits die langfristigen Ergebnisse widersprüchlich sind und sich häufig nicht von denen anderer konservativer Therapieschemata unterscheiden (Bayley u. Kessel 1982, Binder u. Mitarb. 1984 [1], 1986, Hazleman 1972, Hill u. Bogumill 1988, Murnaghan 1990), andererseits das Verfahren mit einer Vielzahl von beschriebenen Komplikationsmöglichkeiten belastet ist (Hämarthros, Zerreißungen der Rotatorenmanschette, der vorderen Kapsel und der glenohumeralen Ligamente, Abriss der vorderen Pfannenlippe, Nervenüberdehnung, z.B. des Plexus brachialis, Dislokationen, Frakturen (de Seze 1974, Helbig u. Mitarb. 1983, Ogilvie-Harris u. Mitarb. 1995, McLaughlin 1951, Reeves 1966) sollte die Indikation so streng wie möglich gestellt werden. Kontraindikationen für die geschlossene Mobilisierung stellen die posttraumatische Frozen Shoulder nach Luxation oder Fraktur, die Inaktivitätsosteopenie sowie die mangelnde Compliance des Patienten oder seine Unfähigkeit zur Kooperation dar; als relative Kontraindikation muss die Akutphase („freezing shoulder") angesehen werden.

Radiotherapie. Sie bietet im Vergleich zu weniger gefährlichen Therapieformen keine Vorteile und sollte daher bei der Frozen Shoulder nicht mehr angewendet werden (Coventry 1953, Quin 1969).

Extrakorporelle Stoßwellentherapie (ESWA, ESWT). Für die extrakorporelle Stoßwellentherapie stellt die Frozen Shoulder nach dem bisherigen Erkenntnisstand keine Indikation dar. Vielmehr kann es durch die hiermit verbundene Weichteilirritation – vor allem in der Frühphase – zu einer Verschlimmerung der Schmerzhaftigkeit und möglicherweise auch – über eine Intensivierung der Kapsulitis selbst – zu einer vermehrten Bewegungseinschränkung kommen.

Operative Maßnahmen

Bei konservativer Therapieresistenz von einem Jahr und mehr oder bei Patienten, die eine längerfristige Funktionseinschränkung ihres Schultergelenks nicht akzeptieren wollen, können operative Verfahren notwendig werden.

Dabei stehen arthroskopische Techniken im Vordergrund. Bei der Arthroskopie des Glenohumeralgelenks können zunächst die Diagnose durch Inspektion der Intervallzone bestätigt und anderweitige intraartikuläre Pathologien weitgehend ausgeschlossen werden (Binder u. Mitarb. 1984 [1], Haeri u. Maitland 1981, Wiley 1991).

Für das weitere Vorgehen werden folgende Möglichkeiten in der Literatur empfohlen:
- Distension der Kapsel durch Erhöhung des Füllungsdrucks,
- Resektion der Synovialmembran vor und über der Subskapularissehne (Intervallzone) unter zunehmender Außenrotation des Arms,
- Inzision des superioren glenohumeralen Bands und der vorderen Kapsel inklusive des mittleren glenohumeralen Bandes mit dem Synovialresektor,
- Inzision der intraartikulären Anteile der Subskapularissehne (ca. 1/4 der Dicke),
- Inzision des inferioren glenohumeralen Bands und der inferioren Kapsel,
- Mobilisierung des Gelenks,
- Instillation eines Corticoids, evtl. mit einem Lokalanästhetikum.

Eine individuelle Kombination dieser Schritte verspricht eine deutliche Reduktion der Schmerzen und eine Verbesserung der Beweglichkeit (Ogilvie-Harris u. Mitarb. 1995, Pollock u. Mitarb. 1994, Segmüller u. Mitarb. 1995), wenngleich auch hierdurch keine wesentliche Abkürzung der Gesamtdauer der Erkrankung zu erwarten ist.

Als nachteilig für ein arthroskopisches Vorgehen kann sich bei der Frozen Shoulder das erheblich verringerte Kapselvolumen erweisen, was bisweilen bereits das Einführen des Arthroskops selbst erschwert oder verhindert, meist jedoch zumindest das intraartikuläre Handeln einschränkt. Insofern ist es unter solchen Umständen sicherlich sinnvoller und somit gerechtfertigt, im Einzelfall auf die Fortführung eines arthroskopischen Eingriffs zu verzichten und diesen abzubrechen als durch falsch verstandenen Erfolgsdruck zusätzlichen „Flurschaden" im Gelenk anzurichten. Ganz besonders muss zudem bei Inzisionen der unteren Zirkumferenz der Kapsel – vor allem mit einem E-Messer – die Lage des Nervus axillaris berücksichtigt werden, um dessen Verletzung zu vermeiden.

Offene Operationen mit Durchtrennung des Ligamentum coracohumerale oder Resektion der gesamten Intervallzone (Kieras u. Matsen 1991, Ozaki u. Mitarb. 1989) sollten primär bei posttraumatischen Fällen einer Frozen Shoulder und Patienten mit verminderter Knochendichte indiziert werden und als Alternative bei frustraner arthroskopischer Vorgehensweise mit dem Patienten bereits im Vorfeld des Eingriffs besprochen werden, zumal auch diese Maßnahmen eine sehr hohe Erfolgsquote hinsichtlich der Verbesserung von Schmerzhaftigkeit und Bewegungsumfang besitzen, ohne dass die Rekonvaleszenzdauer im Vergleich zu den endoskopischen Techniken signifikant länger ausfiele.

Literatur

Andren L, Lundberg BJ. Treatment of rigid shoulders by joint distension during arthrography. Acta Orthop Scand. 1965; 36:45–53.

Askey JM. The syndrome of painful disability of the shoulder and hand complicating coronary occlusion. Am Heart J. 1961; 22:1–12.

Bayley JIL, Kessel L. Treatment of the frozen shoulder by manipulation: a pilot study. In Bayley JIL, Kessel L (eds.). Shoulder Surgery. Springer, Berlin, Heidelberg, New York, 1982:118–123.

Binder AI, Bulgen DY, Hazleman BL Roberts S. Frozen shoulder: a long term prospective study. Ann Rheum Dis. 1984; 43:361–364.

Binder AI, Bulgen DY, Hazleman BL, Tudor J, Wraight P. Frozen shoulder: an arthrographic and radionuclear scan assessment. Ann Rheum Dis. 1984; 43:365–369.

Binder AI, Hazleman BL, Parr G, Roberts S. A controlled study of oral prednisolone in frozen shoulder. Br J Rheumatol. 1986; 25:288–292.

Blauth W, Gärtner J, Habermeyer P. Differentialdiagnose des Schulterschmerzes. In Habermeyer P, Schweiberer L (eds.). Schulterchirurgie. Urban Schwarzenberg, München, Wien, Baltimore, 1996:59–81.

Bridgeman JF. Periarthritis of the shoulder and diabetes mellitus. Ann Rheum Dis. 1972; 31:69–71.

Bruckner FE, Nye CJS. A prospective study of adhesive capsulitis of the shoulder ("frozen shoulder") in a high risk population. Q J Med. 1981; 198:191–204.

Bulgen DY, Binder AI, Hazleman BL, Park JP. Immunological studies in frozen shoulder. J Rheumatol. 1982; 9:893–898.

Bulgen DY, Hazleman BL, Voak D. HLA-B 27 and frozen shoulder. Lancet 1976; 1:1042–1044.

Bunker TD, Anthony PP. The pathology of frozen shoulder: a Dupuytren-like disease. J Bone Joint Surg. 1995; 77 B:677–683.

Bunker TD, Esler CNA. Frozen shoulder and lipids. J Bone Joint Surg. 1995; 77 B:684–686.

Burkhead jr. WZ. Frozen Shoulder Syndrome. In Burkhead jr. WZ (ed.). Rotator Cuff Disorders. Williams Wilkins, Baltimore, Philadelphia, London, Paris, Bangkok, Buenos Aires, Hongkong, München, Sydney, Tokio, Breslau, 1996:220–245.

Codman EA. The Shoulder: Rupture of the supraspinatus tendon and other lesions in or about the subacromial bursa, Thomas Todd Co., Boston, 1934.

Corbeil V, Dussault RG, Leduc B, Fleury J. Adhesive capsulitis of the shoulder: a comparative study of arthrography with intra-articular corticotherapy and with or without capsular distension. Can Assoc Radiol J. 1992; 43:127–130.

Coventry MB. Problem of the painful shoulder. JAMA 1953; 151:177–185.

de Palma AF. Loss of scapulohumeral motion (frozen shoulder). Ann Surg. 1952; 135:193–204.

de Seze S. Les epaules douloureuses et les epaules bloquees. Concours Medical 1974; 96:5329–5357.

Dickson JA, Crosby EH. Periarthritis of the shoulder: an analysis of two hundred cases. JAMA 1932; 99:2252–2257.

Duplay ES. De la péri-arthrite scapulo-humérale et des raideurs de l'épaule qui en sont la consequence. Arch Gen Med. 1872; 20:513–542.

Fareed DO, Gallivan jr. WR. Office management of frozen shoulder syndrome: treat-ment with hydraulic distension under local anesthesia. Clin Orthop. 1989; 242:177–183.

Fisher L, Kurtz A, Shipley M. Association between cheiroarthropathy and frozen shoul-der in patients with insulin-dependent diabetes mellitus. Br J Rheumatol. 1986; 25:141–146.

Fleming A, Dodman S, Beer TC, Crown S. Personality in frozen shoulder. Ann Rheum Dis. 1976; 35:456–457.

Grey RG. The natural history of "idiopathic" frozen shoulder. J Bone Joint Surg. 1978; 60 A:564.

Heri GB, Maitland A. Arthroscopic findings in the frozen shoulder. J Rheumatol. 1981; 8:149–152.

Harmon PH. Methods and results in the treatment of 2580 painful shoulders. Am J Surg. 1958; 95:527–544.

Hartig A, Huth F. Schultersteife: aktuelle morphologische Definition. Arthroskopie 1996; 9:236–240.

Hazleman BL. The painful stiff shoulder. Rheumatol Rehabil. 1972; 11:413–421.

Hedtmann A, Fett H. Atlas und Lehrbuch der Schultersonografie. Enke, Stuttgart, 1991.

Helbig B, Wagner P, Dohler R. Mobilization of frozen shoulder under general anaesthesia. Acta Orthop Belg. 1983; 49:267–274.

Hill jr. JJ, Bogumill H. Manipulation in the treatment of frozen shoulder. Orthopedics 1988; 11:1255–1260.

Hollingsworth GR, Ellis RM, Hattersley TS. Comparison of injection techniques for shoulder pain results of a double blind, randomised study. Br Med J Clin Res. 1983; 287:1339–1341.

Hsu SYC, Chan KM. Arthroscopic distension in the management of frozen shoulder. Int Orthop. 1991; 15:79–83.

Johnston JTH. Frozen Shoulder in patients with pulmonary tuberculosis. J Bone Joint Surg. 1959; 41 A:877–882.

Kay N. The clinical diagnosis and management of frozen shoulders. Practitioner 1981; 25:164–172.

Kessel L. Clinical disorders of the shoulder. Churchill Livingstone, Edinburgh, London, Melbourne, New York, 1982:80–84.

Kessel L, Bayley JIL, Young A. The frozen shoulder. Br J Hosp Med. 1981; 25:334–339.

Kieras DM, Matsen FA. Open release in the management of refractory frozen shoulder. Orthop Trans. 1991; 15:801–802.

Kozin F. Two unique shoulder disorders: adhesive capsulitis and reflex sympathetic dystrophy syndrome. Postgrad Med. 1983; 73:207–216.

Lee M, Haq AM, Wright V, Longston E. Periarthritis of the shoulder: a controlled trial of physiotherapy. Physiotherapy 1973; 59:312–315.

Lequesne M, Dang N, Bensasson M, Mery C. Increased association of diabetes melli-tus with capsulitis of the shoulder and shoulder-hand syndrome. Scand J Rheumatol. 1977; 6:53–56.

Lippmann RK. Frozen shoulder, periarthritis, bicipital tenosynovitis. Arch Surg. 1943; 47:283–296.

Loyd JA, Loyd HM. Adhesive capsulitis of the shoulder: arthrographic diagnosis and treatment. South Med J. 1983; 76:879–883.

Lundberg BJ. The frozen shoulder. Acta Orthop Scand. 1969;(Suppl) 119:1–59.

Macnab I. The painful shoulder due to rotator cuff tendinitis. RI Med J. 1971; 54:367–374.

Macnab I. Rotator cuff tendinitis. Ann R Coll Surg Engl. 1973; 53:271–287.

McLaughlin HL. On the frozen shoulder. Bull Hosp Jt Dis. 1951; 12:383–393.

McLaughlin HL. The frozen shoulder. Clin Orthop. 1961; 20:126–131.

Meulengracht E, Schwartz M. Course and prognosis of periarthritis humeroscapularis. Acta Med Scand. 1952; 143:350–360.

Morency G, Dussault RG, Robillard P, Samson L. Distension arthrography in the treatment of adhesive capsulitis of the shoulder. Can Assoc Radiol J. 1989; 40:536–538.

Moren-Hybbinette I, Moritz U, Schersten B. The clinical picture of the painful diabetic shoulder: natural history, social consequences and analysis of concomitant hand syndrome. Acta Med Scand. 1987; 221:73–82.

Moseley HF. Shoulder Lesions, 1945, Charles C, Thomas, Springfield Ill.

Murnaghan JP. Frozen shoulder. In Rockwood jr. CA, Matsen FA (eds.). The Shoulder. WB Saunders, Philadelphia, 1990:837–862.

Murnaghan GF, McIntosh D. Hydrocortisone in painful shoulder: a controlled trial. Lancet 1955; 269:798–800.

Neer CS, Satterlee CC, Dalsey RM, Flatow EL. The anatomy and potential effects of contracture of the coracohumeral ligament. Clin Orthop. 1992; 280:182–185.

Neviaser JS. Adhesive capsulitis of the shoulder: study of pathological findings in peri-arthritis of the shoulder. J Bone Joint Surg. 1945; 27 A:211–222.

Neviaser JS. Arthrography of the shoulder joint. J Bone Joint Surg. 1962; 44 A:1321–1330.

Neviaser RJ. Painful conditions affecting the shoulder. Clin Orthop. 1983; 173:63–69.

Neviaser RJ, Neviaser TJ. The frozen shoulder: diagnosis and management. Clin Orthop. 1987; 223:59–64.

Neviaser TJ. Arthroscopy of the shoulder. Orthop Clin North Am. 1987; 18:361–372.

Nicholson GG. The effects of passive joint mobilization on pain and hypomobility associated with adhesive capsulitis of the shoulder. Orthop Sports Phys Ther. 1985; 6:238–246.

Oestereicher W, van Dam G. Social psychological researches into brachialgia and peri-arthritis. Arthritis Rheum. 1964; 6:670–683.

Ogilvie-Harris DJ, Biggs DJ, Fitsialos DP, MacKay M. The resistant frozen shoulder-manipulation versus arthroscopic release. Clin Orthop. 1995; 319:238–248.

Ozaki J, Nakagawa Y, Sakurai G, Tamai S. Recalcitrant chronic adhesive capsulitis of the shoulder: role of contracture of the coracohumeral ligament and rotator interval in pathogenesis and treatment. J Bone Joint Surg. 1989; 71 A:1511–1515.

Pal B, Anderson J, Dick WC, Griffiths ID. Limitation of joint mobility and shoulder capsulitis in insulin- and non-insulin-dependent diabetes mellitus. Br J Rheumatol. 1986; 25:147–151.

Pasteur F. Les algies de l'epaule et la physiotherapie de la tenobursites bicipitale. J Radiol Electrol. 1932; 16:419–426.

Pollock RG, Duralde XA, Flatow EL, Bigliani LU. The use of arthroscopy in the treatment of resistant frozen shoulder. Clin Orthop. 1994; 304:30–36.

Quigley TB. Checkrein shoulder, a type of frozen shoulder. N Engl J Med. 1954; 250:188–192.

Quin EH. Frozen shoulder: evaluation of treatment with hydrocortisone injections and exer-cises. Ann Phys Med. 1965; 8:22–29.

Quin EH. Humeroscapular periarthritis: observations on the effects of x-ray therapy and ultrasonic therapy in cases of "frozen shoulder". Ann Phys Med. 1969; 10:64–69.

Reeves B. Arthrographic changes in frozen and post traumatic stiff shoulders. Proc R Soc Med. 1966; 59:27–30.

Reeves B. The natural history of the frozen shoulder syndrome. Scand J Rheumat. 1975; 4:193–196.

Resch H. Operative Arthroskopie des Subacromialraums. In Habermeyer P, Schweiberer L (eds.). Schulterchirurgie. Urban Schwarzenberg, München, Wien, Baltimore, 1996:273–284.

Richardson AT. The painful shoulder. Proc R Soc Med. 1975; 68:731–736.

Rizk TE, Pinals RS. Histocompatibility type and racial incidence in frozen shoulder. Arch Phys Med Rehabil. 1984; 65:33–34.

Saha ND. Painful shoulder in patients with chronic bronchitis and emphysema. Am Rev Respir Dis. 1966; 94:455–456.

Sattar MA, Luqman WA. Periarthritis: another duration-related complication of diabetes mellitus. Diabetes Care 1985; 8:507–510.

Segmüller HE, Taylor DE, Hogan CS, Saies AD, Hayes MG. Arthroscopic treatment of adhesive capsulitis. J Shoulder Elbow Surg. 1995; 4:403–408.

Seignalet J, Sany J, Caillens JP, Lapinski H. Lack of association between HLA-B 27 and frozen shoulder. Tissue Antigens 1982; 18:364.

Shaffer B, Tibone JE, Kerlan RK. Frozen Shoulder: a long-term follow-up. J Bone Joint Surg. 1992; 74 A:738–746.

Simmonds FA. Shoulder pain with particular reference to the "frozen" shoulder. J Bone Joint Surg. 1949; 31 B:426–432.

Steinbrocker O. Shoulder-hand syndrome. Am J Med. 1947; 3:402–407.

Stodell MA, Nicholson R, Scot J, Sturrock RD. Radioisotope scanning in painful shoulder syndromes. Ann Rheum Dis. 1979; 38:496.

Thomas D, Williams RA, Smith DS. The frozen shoulder: a review of manipulative treatment. Rheumatol Rehabil. 1980; 19:173–179.

Travell JG, Simmons DG. Myofascial pain and dysfunction: trigger point manual. Williams Wilkins, Baltimore, 1983:410–424.

Watson Jones R. Simple treatment of stiff shoulders. J Bone Joint Surg. 1963; 45 B:207.

Weiss JJ, Ting YM. Arthrography-assisted intraarticular injection of steroids in treatment of adhesive capsulitis. Arch Phys Med Rehabil. 1978; 59:285–287.

Wiley AM. Arthroscopic examination of the shoulder. In Bayley JIL, Kessel L (eds.). Shoulder Surgery. Springer, Berlin, Heidelberg, New York, 1982:113–118.

Wiley AM. Arthroscopic appearance of frozen shoulder. Arthroscopy 1991; 7:138–143.

Williams NE, Seifert MH, Cuddigan JHB, Wise RA. Treatment of capsulitis of the shoulder. Rheumatol Rehabil. 1975; 14:236.

Withers RJW. The painful shoulder: review of one hundred personal cases with remarks on the pathology. J Bone Joint Surg. 1949; 31 A:414–417.

Withrington RH, Girgis FL, Seifert MH. A comparative study of the aetiological factors in shoulder pain. Br J Rheumatol. 1985; 24:24–26.

Wohlgethan JR. Frozen shoulder in hyperthyreoidism. Arthritis Rheum. 1987; 30:936–939.

Wright MG, Richards AJ, Clarke MB. 99-M pertechnetate scanning in capsulitis. Lancet 1975; 2:1265.

Young A. Immunological studies in the frozen shoulder. In Bayley JIL, Kessel L (eds.). Shoulder Surgery. Springer, Berlin, Heidelberg, New York, 1982:110–113.

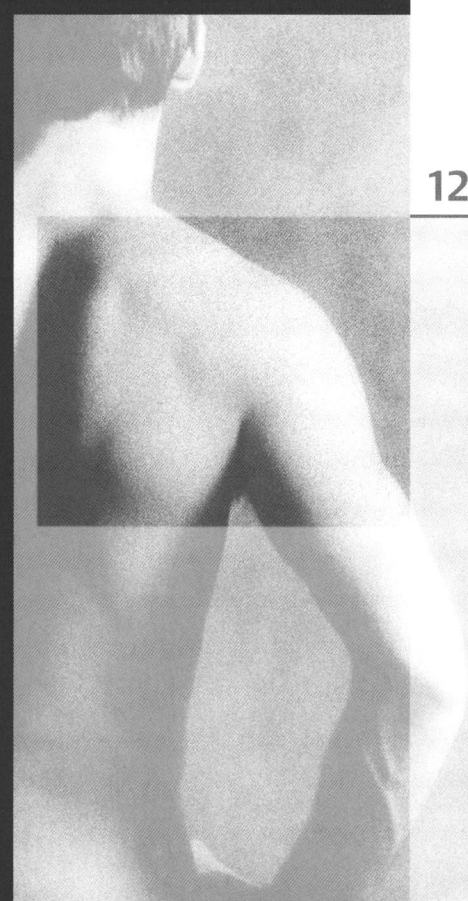

12 Erkrankungen des Akromioklavikulargelenks

A. Hedtmann und H. Fett

Das Schultereckgelenk (Akromioklavikulargelenk, AC-Gelenk, ACG) stellt neben dem Sternoklavikulargelenk die einzige echte gelenkige Verbindung zwischen dem Schulter-Arm-Komplex und dem Rumpf her. Für die gesamte Funktion des Arms und der Hand ist die stabile Einstellbewegung des Schulterblatts von herausragender Bedeutung: Sie garantiert einerseits die präzise Positionierung in Abhängigkeit von der Rumpfhaltung und andererseits das stabile Widerlager für den Arm. Dabei müssen sowohl die Protraktion und Retraktion des Schulterblatts (Abb. 12.1 a u. b) als auch die Rotation auf dem Thorax bei den Hebebewegungen des Arms vermittelt werden.

Der Gelenkspalt des AC-Gelenks ist in seiner Lage sehr variabel (Abb. 12.2), in der Mehrzahl aber von kranial-lateral nach mediokaudal geneigt. Die klavikuläre Gelenkfläche überragt die akromiale flächenmäßig, z. T. bis zu über 50%.

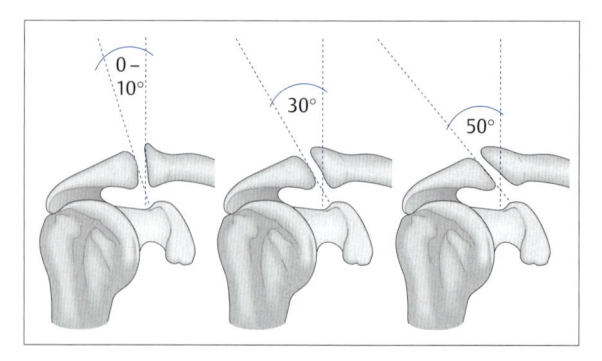

Abb. 12.2 Lage des Gelenkspalts.

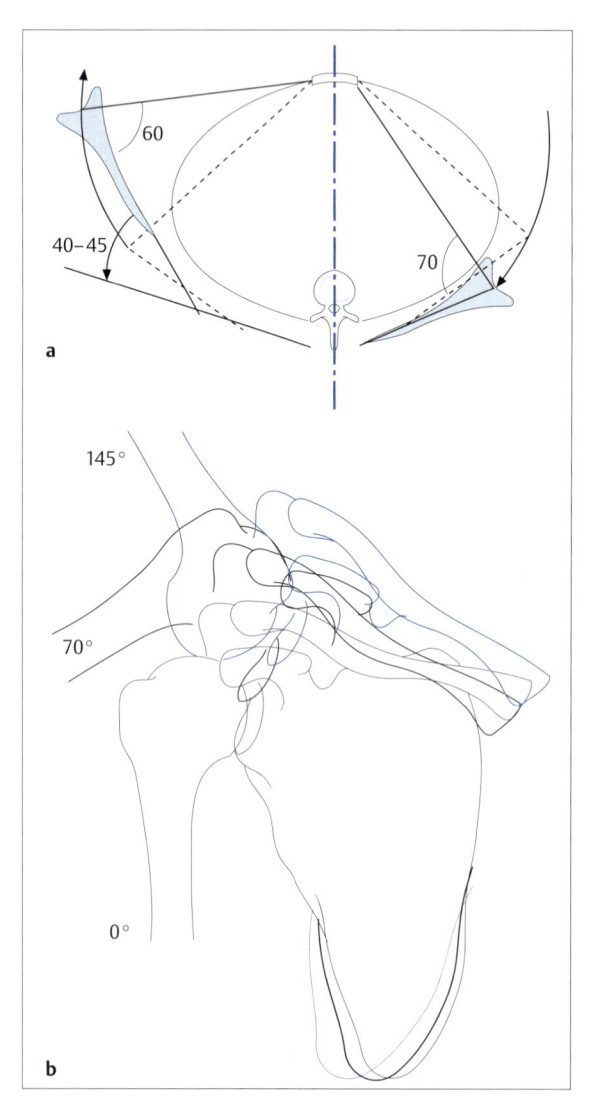

Abb. 12.1
a Pro- und Retraktion und des Schulterblattes auf dem Thorax.
b Rotation des Schulterblatts auf dem Thorax bei der Abduktion.

Das Akromioklavikulargelenk ist schon bei initialen Bewegungsausschlägen beteiligt (Inman u. Saunders 1944). In den ersten 30° einer Abduktion in der Schulterblattebene kommt es zu einer Einstellbewegung mit sehr variablem Schulterblattanteil und Bewegung des Schlüsselbeins um 0°–ca. 15°. In den nächsten 60° der Armhebung (bis zu einer Gesamtabduktion von ca. 90°) rotiert das Schulterblatt auf dem Thorax um ca. 30°, und das Schlüsselbein führt eine anguläre Bewegung von ca. 30–35° aus. Bislang hat noch keine signifikante Rotation des Schlüsselbeins um seine Längsachse stattgefunden. In den letzten 90° der Armhebung besteht ein kontinuierliches Verhältnis der skapulohumeralen Bewegung von 2:1, wobei der Winkel zwischen Spina scapulae und Schlüsselbein um weitere ca. 10° zunimmt. Erst in dieser Phase rotiert das Schlüsselbein um seine Längsachse nach hinten um ca. 30°–50°. Das tatsächliche Verhältnis von skapulothorakaler und glenohumeraler Beweglichkeit wird in der Literatur immer noch etwas kontrovers diskutiert, wobei Poppen und Walker (1976) ein Verhältnis glenohumeral zu skapulohumeral von 5:4 annehmen, während Davies und Dickoff-Hoffman (1993) einen glenohumeralen Anteil von mindestens 120° angeben, also ein Verhältnis von 2:1 über den gesamten Bewegungsausschlag.

Insofern ist die Beobachtung im Seitenvergleich wichtiger als das tatsächliche Ausmaß der Bewegung, wobei Schulterblatt- und Schlüsselbeinbewegungen auch nur sehr schlecht bei der klinischen Untersuchung zu quantifizieren sind.

Die Pro- und Retraktion des Schulterblatts um den Thorax nach vorne und hinten sind um insgesamt ca. 50° möglich, die Rotation der Klavikula (bei der Flexion oder Extension des Arms wie auch bei der Abduktion) ist um ca. 45°–50° möglich, wobei das Schlüsselbein eine nockenwellenähnliche Bewegung vollführt. Die Hebung und Senkung des Schlüsselbeins ist mit einer großen interindividuellen Varianz zwischen ca. 30° und 60° möglich. Je geringer der Anteil des ACG, umso höher der Anteil des SCG an der Bewegung des Schulterblatts.

Da die maximale Abduktion des Arms in einem Verhältnis von ca. 2:1 der glenohumeralen zur skapulothorakalen Beweglichkeit erfolgt, haben die normalen Funktionen von Akromioklavikulargelenk und Sternoklavikulargelenk einen Anteil von ca. ⅓ an der gesamten Hebebewegung des Arms in der Abduktion. Davon werden ca. 40° der Schulterblattbewegung über das AC-Gelenk und 20° über das SC-Gelenk vermittelt (Rockwood u. Young 1990).

Weil das Schlüsselbein quasi als Schaltknochen zwischen Sternum und Schulterblatt eingefügt ist, genügt jeweils die Funktionsstörung eines der beiden Gelenke, um den gesamten Komplex empfindlich zu stören. Beide Gelenke können den Funktionsausfall des jeweiligen Partners nur unvollständig kompensieren, da jeder für sich funktionslimitierend ist.

Die Funktion des SC-Gelenks ist mit nur zwei Manövern zuverlässig zu überprüfen:
- aktives Zurückführen und Vorführen der Schultern (Re- und Protraktion),
- Hochziehen der Schultern, wobei gleichzeitig die Funktion des M. trapezius geprüft wird.

Die dabei entstehenden Bewegungen sind vorwiegend gelenkig über das SC-Gelenk vermittelt. Bei Haltungsstörungen im Sinne der sog. sternalen Belastungshaltung nach Brügger mit rotierten Schulterblättern bei verkürzten Mm. pectoralis major und minor können in den SC-Gelenken nozizeptive Störimpulse entstehen, die reflektorische Fernwirkungen über die gesamte Rumpfmuskelkette haben – analog zu pseudoradikulären Schmerzausstrahlungen mit Ursache in den Wirbelgelenken.

Die Funktion des AC-Gelenks besteht weiterhin in der Kraft- und Lastübertragung vom Arm auf den Rumpf und umgekehrt. Dies ist auch der Grund, warum zusätzlich zu den Kapselstrukturen des AC-Gelenks die kräftigen, stabilisierenden korakoklavikulären Bandstrukturen vorhanden sind (Abb. 12.3). Sie legen durch ihre straffe Verbindung zwischen Skapula und Klavikula auch den Drehpunkt der Skapula gegenüber der Klavikula fest und verhindern ein dorsales Abweichen der Skapula vom Rumpf zusätzlich zu den skapulospinalen und -thorakalen muskulären und ligamentären Verbindungen. Weiterhin kompensieren sie ein Vorkippen des Schulterblatts unter der Aktivität von Muskeln mit ventral gerichtetem Kraftvektor.

Zusammen mit der Kraft der Pars descendens des Trapeziusmuskels und der Kapsel des AC-Gelenks verhindern sie außerdem ein seitliches Abkippen des Schulterblatts mit dem Arm gegenüber dem Schlüsselbein. Zudem übertragen sie bei Abstützbewegungen des Arms die Kräfte auf den Rumpf. Beim Fallen auf den vorgehaltenen Arm verhindern sie das Dorsalausweichen des Schulterblatts. Die kapsulären Strukturen des AC-Gelenks gewährleisten zu-

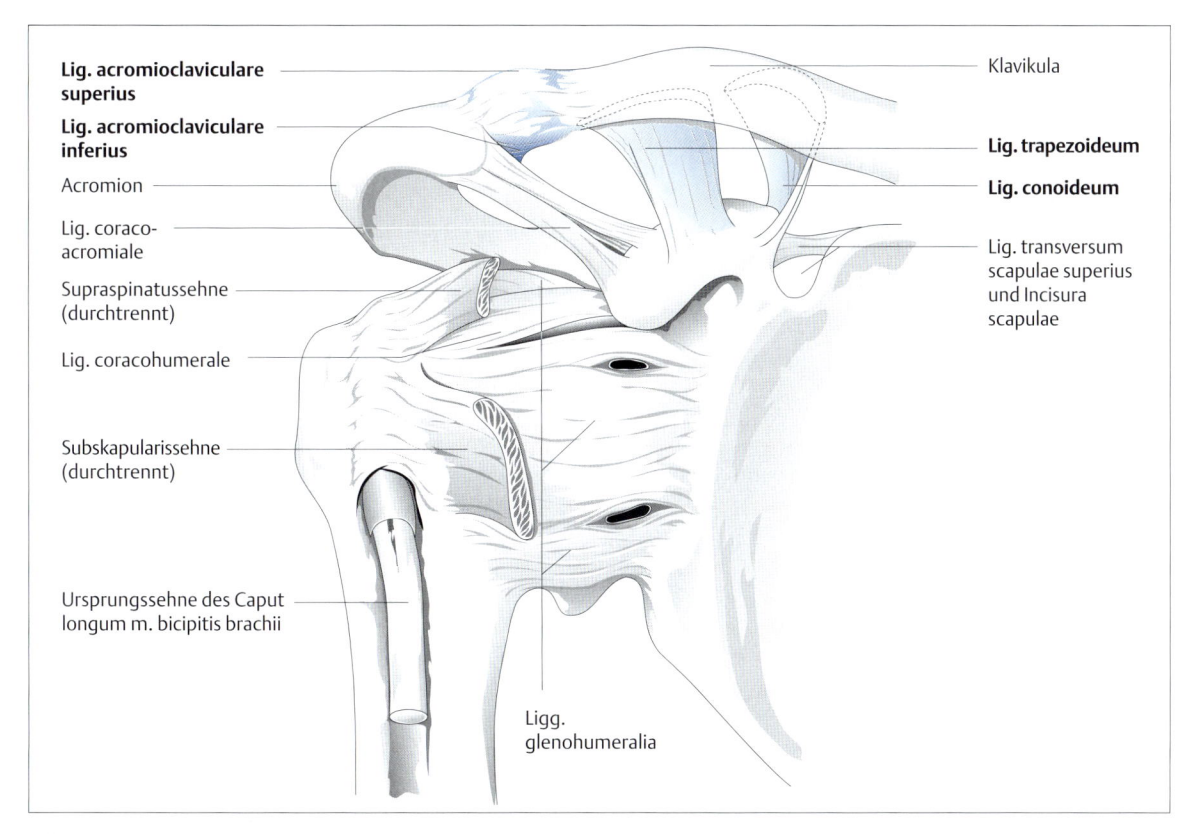

Abb. 12.3 Die korakoklavikulären Bänder.

sammen mit den kräftigen korakoklavikulären Ligamenten und der Deltotrapezoidfaszie die funktionelle Integrität des Schultergürtel-Arm-Komplexes.

Ätiologie und Pathogenese

Arthrose des AC-Gelenks. Die Arthrose des Akromioklavikulargelenks (Abb. 12.4) gehört zu den häufigsten des menschlichen Körpers. Bei über 50-jährigen wird sie pathologisch-anatomisch fast zu 100% gefunden (Sievers 1919). Henschke u. Mitarb. (1997) fanden histologisch erste arthrotische Veränderungen bereits im 2. Lebensjahrzehnt und radiologische Frühveränderungen im 3. Lebensjahrzehnt. Grimes und Garner (1980) führen die Arthrose auf jahrelange Überbelastung oder Folgen eines subakuten Traumas zurück, ohne dafür überzeugende Belege zu liefern.

Nach Hipp (1966) begünstigen ungleich große Gelenkkörper und ein gerade gestellter (annähernd vertikaler) Gelenkspalt die Entstehung. Die Arthrosen befallen häufiger mit radiologisch sichtbaren Sekundärveränderungen der subchondralen Sklerosierung und Osteophytenbildung den klavikulären Gelenkpartner. Der Discus articularis ist bei Operationen von AC-Arthrosen fast immer defekt, seine pathogenetische Rolle ist – analog der der Menisken im Knie – nur teilweise geklärt: Nach de Palma (1957, 1963) beginnt die idiopathische Arthrose in der Regel mit Veränderungen des Discus articularis, der mit zunehmendem Alter aufgebraucht wird. Ob dabei die Arthrose mehrheitlich im Gefolge einer Diskusläsion auftritt, diese dem arthrotischen Prozess parallel verläuft oder ihm folgt, ist nicht endgültig geklärt. Beim Kind teilt der Diskus als intakte Einheit das AC-Gelenk und wird mit zunehmendem Alter aufgebraucht. Nur bei 8,6% der Erwachsenen fand de Palma (1957) noch einen kompletten Diskus. Petersson (1983) beschrieb bei Erwachsenen neben dem kompletten Diskus den meniskoid geformten Residualdiskus mit zentraler Perforation und degenerativen Zeichen sowie eine Gruppe mit nicht mehr nachweisbarem Diskus. Die letzten beiden Gruppen wiesen keine Altersunterschiede auf.

Die Ausbildung von Osteophyten führt klinisch zu einer sichtbaren Auftreibung und Vergrößerung des AC-Gelenks. Kaudale Osteophyten engen den Ausgangskanal des Supraspinatusmuskels und seiner Sehne ein und können so zu einer Impingementsymptomatik führen (Abb. 12.5).

Die AC-Arthrose begleitet häufig auch Rotatorenmanschettendefekte, und von Petersson und Gentz (1983) sowie Jerosch u. Mitarb. (1990) wurde auch ein statistisch signifikanter Zusammenhang zwischen kaudalen Osteophyten und dem Auftreten von Rotatorenmanschettendefekten festgestellt. Allerdings ist dabei die Kontaktzone so weit medial, dass sie bei Bewegungen im unteren und vor allem im mittleren Verkehrsraum (dem üblichen Impingementbereich) nur den Muskel betrifft, jedoch nicht die Sehne des Supraspinatus. Zudem findet ein Impingement sehr häufig vor allem in Flexion des Arms statt, wobei die am häufigsten betroffene Supraspinatussehne die Impingementzone an der vorderen Akromionkante und dem korakoakromialen Band nach dorsal und nicht nach medial in Richtung auf das ACG passiert. Insofern erscheint es

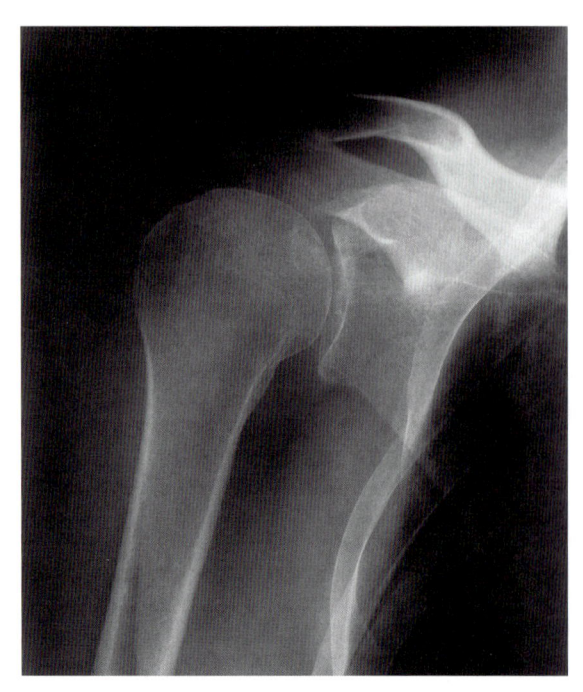

Abb. 12.4 Arthrose des AC-Gelenks.

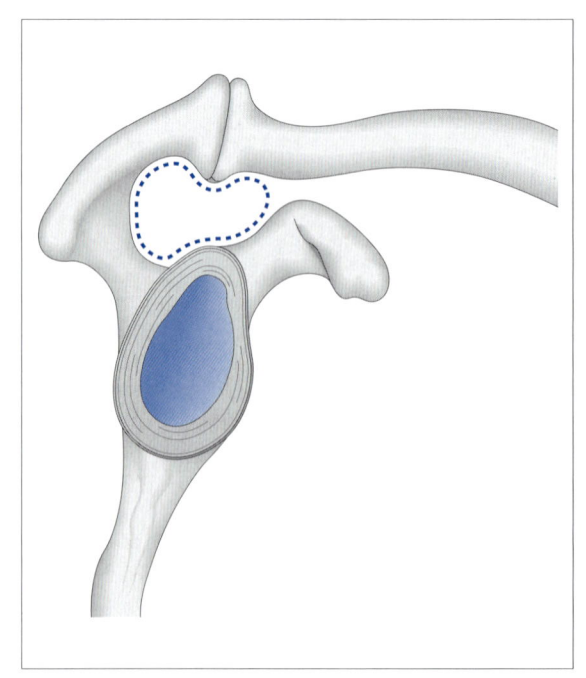

Abb. 12.5 Arthrose des AC-Gelenks mit Einengung des Supraspinatuskanals.

naheliegend, dass hier möglicherweise eine nur altersbedingte Assoziation, aber nicht eine kausale Korrelation vorliegt.

Andererseits wird nach Beobachtungen von Watson (1996) wie auch der Autoren dieses Buchs ein primär asymptomatisches, arthrotisches ACG oft sekundär nach anderen Prozeduren wie subakromialer Dekompression oder Rotatorenmanschettenrekonstruktion symptomatisch (Hedtmann 1995). Dies erklärt sich daraus, dass operative Eingriffe mit postoperativ verändertem Bewegungsmuster des Schultergürtels die Adaptationsfähigkeit eines bereits arthrotisch veränderten, aber bislang symptomlosen AC-Gelenks überschreiten. Das Gleiche gilt auch für länger bestehende, konservativ behandelte Schultererkrankungen mit Bewegungseinschränkung des Glenohumeralgelenks, sodass Kombinationen aus symptomatischen AC-Arthrosen und anderen Schultererkrankungen – vor allem Subakromialsyndrome mit intakter und defekter Rotatorenmanschette – recht häufig sind.

Bodybuilding scheint neben dem Risiko einer lateralen Klavikulaosteolyse auch einen arthrosebegünstigenden Effekt zu haben: Sparmann u. Mitarb. (1991) fanden unter 46 Männern mit mehr als 4-jähriger Trainingsdauer und Schulterbeschwerden bei einem Durchschnittsalter von nur 32,8 Jahren 8 Fälle (17%) symptomatischer Arthrosen.

Laterale Klavikulaosteolyse. Es handelt sich dabei um eine Knochennekrose der lateralen Klavikula mit anschließender Resorption und Defektbildung.

Osteolysen des menschlichen Knochens treten entweder in Verbindung mit anderen Erkrankungen auf (chronische, entzündlich-rheumatische Erkrankungen, z.B. als Arthritis mutilans bei der Psoriasisarthritis, bei diabetischen oder anderen Stoffwechselerkrankungen, bei dysraphischen Störungen, bei neurologischen Erkrankungen wie Syringomyelie oder Tabes dorsalis), posttraumatisch (nach Prellungen und Distorsionen, Frakturen, Nervenverletzungen) sowie auch idiopathisch. Die posttraumatische Osteolyse ist bereits in der älteren Literatur beschrieben worden (Werder 1950, Alnor 1951), wobei Werder Analogien zur Sudeck-Dystrophie zog. Eine erste Beschreibung geht auf Branch (1945) zurück.

Seit den 50er- und 60er-Jahren ist auch die Knochennekrose nach Corticosteroidtherapie bekannt (Uehlinger 1964, Zachariae 1965).

Eine vergleichbare Erkrankung wurde von Ehricht (1959) als Pressluftschaden beschrieben und würde heute unter die Schäden durch Teilkörpervibration fallen.

In der älteren Literatur werden immer wieder Analogien mit neuropathischen Gelenkveränderungen (sog. Charcot-Gelenke) bei Syringomyelie und Tabes dorsalis gebildet, ohne dass ein sicherer Zusammenhang besteht. Die laterale Klavikulaosteolyse kann auch im Zusammenhang mit systemischen, idiopathischen Osteolysen vom Typ Gorham-Stout (1955) auftreten.

Roach und Schweitzer (1997) beschreiben ein gehäuftes Auftreten bei Patienten mit Rückenmarkverletzungen.

Rockwood (1984) berichtete über 100 in der Weltliteratur mitgeteilte Fälle von meist posttraumatischer, lateraler Klavikulaosteolyse – ausschließlich bei Männern. Es sind mittlerweile auch Einzelfälle von posttraumatischem und atraumatischem Befall bei Frauen beschrieben (Murphy u. Mitarb. 1975, Mechan 1992, Mathews u. Mitarb. 1993).

Eine fast ausschließlich bei Männern im jungen bis mittleren Erwachsenenalter auftretende atraumatische Osteolyse wurde erstmalig von Cahill (1982) beschrieben. Es handelte sich fast ausschließlich um Kraftsportler, sodass eher von einem repetitiv-mikrotraumatischen als von einem idiopathischen Geschehen auszugehen ist. Bei Cahill übten 45 der untersuchten 46 Sportler zumindest im Training das Gewichtheben aus (vgl. auch Kap. 13.3).

Besonders betroffen sind heute Kraftsportler, die mit Langhanteln oder ähnlich wirkenden Geräten trainieren, oder Gewichtheber. Scavenius und Iversen (1992) fanden bei männlichen Gewichthebern in 28% eine klinische Symptomatik mit typischen röntgenologischen Veränderungen und bei 16% klinische Symptome ohne Röntgenveränderungen, während ein altersentsprechendes Vergleichskollektiv weder klinische noch röntgenologische Zeichen aufwies.

Nicht alle lateralen Klavikulaosteolysen rufen Symptome hervor. Holland und Werner (1966) berichten von 5 radiologisch diagnostizierten Fällen, von denen nur 2 Beschwerden hatten.

In leichteren Fällen führt die zunehmende Zerstörung der juxtaartikulären Spongiosa zur Zerrüttung der subchondralen Kortikalis und nachfolgend zum Knorpelschaden mit sekundärer Arthrose. Der akromiale Gelenkpartner ist in der Regel primär nicht betroffen. Die idiopathische Krankheit tritt in der Regel einzeitig aus unbekannten Gründen ausschließlich einseitig auf. Bei atraumatischen Fällen kommt es selten metachron nach einigen Jahren bei Fortsetzung der auslösenden Belastungen zum Befall der Gegenseite.

Bei gleichzeitig beidseitigem Fall ist eine idiopathische laterale Klavikulaosteolyse sehr unwahrscheinlich, und es sollte nach systemischen Ursachen gesucht werden.

Die Diagnose ist im radiologischen Stadium nicht schwierig (Abb. 12.**6**); gelegentlich erfolgt die klinische Manifestation erstaunlich spät schon im Stadium der Sekundärarthrose.

Es finden sich im Röntgenbild juxtaartikuläre Osteoporosen, Rarefizierungen der Spongiosastruktur bis hin zur kompletten Osteolyse, Unregelmäßigkeiten und Erosionen der subchondralen Kortikalislamelle, initial z.T. auch ein verbreiterter Gelenkspalt durch Ergussbildung.

In fortgeschrittenen Fällen mit Kollaps und Resorption des lateralen Klavikulaendes kommt es zur sog. postnekrotischen Arthrose mit Sklerosierung und langfristig auch Ausbildung von Osteophyten bei weitgehender Zerstörung der Gelenkfläche, später auch des akromialen Partners.

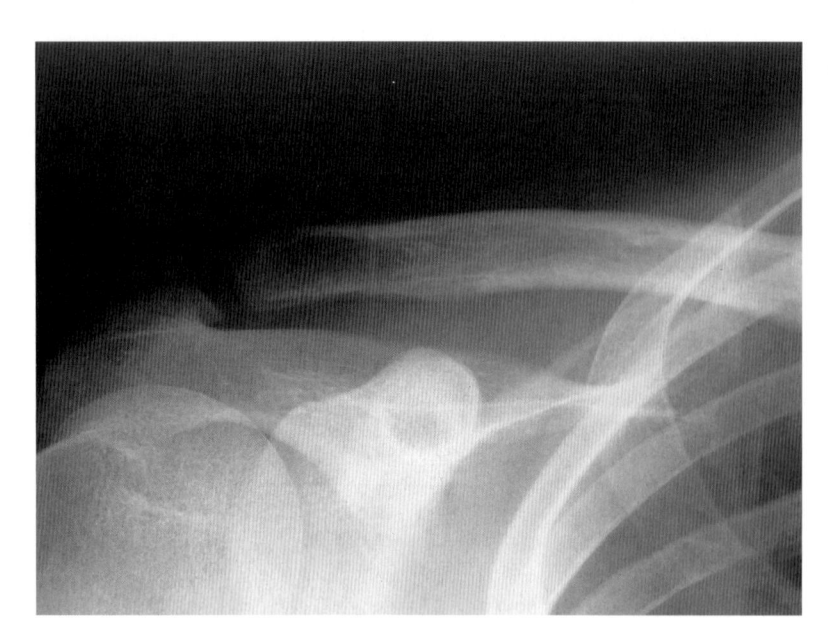

Abb. 12.6 Laterale Klavikulaosteolyse.

Histologische Untersuchungen waren wenig ergiebig mit Nachweis von Nekrosen des Knochens zusammen mit reparativer Neuformation, subchondralen Zysten und Erosionen (Murphy u. Mitarb. 1975, Zsernaviczky u. Horst 1977, Griffiths u. Glucksman 1986). Jeandel u. Mitarb. (1992) kamen nach histologischer und MRT-Untersuchung von 2 posttraumatischen Fällen zu dem Schluss, dass es sich nicht um ein Phänomen der regionalen Ischämie handele.

In der älteren Literatur erfolgten ausführliche histologische Aufarbeitungen der Osteolyseproblematik, die allerdings nur zu einem kleinen Teil die laterale Klavikula betrafen (Crasselt 1960 [1], 1960 [2], 1961, Sommer und Reinhardt 1959). Dabei fand sich fast nie ein Knochenabbau durch Osteoklasten, sodass Holland und Werner (1966) zu dem Ergebnis kommen, dass eine zunächst eintretende Nekrose durch Kontakt mit dem Gefäßsystem, wie dies intraartikulär über die Synovialmembran möglich sei, sekundär zur Resorption führe. Letztlich handelt es sich um ein noch ungeklärtes Phänomen, in dem lokale, traumatische Einflüsse, neurozirkulatorische Veränderungen, metabolische Alterationen und weitere, noch unerforschte Faktoren eine im Einzelnen noch zu bestimmende Rolle spielen.

Rheumatische Affektionen des AC-Gelenks. Die Mitbeteiligung des AC-Gelenks ist sowohl bei langjähriger rheumatoider Arthritis wie auch bei den HLA-B27 assoziierten Arthritiden nicht selten (s. Kap. 9) (Petersson u. Gentz 1987). Letztere zeigen an den Extremitäten sogar neben den großen Gelenken der unteren Extremität eine Bevorzugung der kleinen stammnahen Gelenke wie des Sternoklavikular- und des AC-Gelenks. Auch bei fortgeschrittener Gelenkdestruktion sind manifeste Instabilitäten mit (Sub-)Luxation selbst nach 15-jährigen Verläufen sehr selten (Lehtinen u. Mitarb. 1999). Insofern können bei adäquaten Beschwerden trotz fortlaufender medikamentöser Therapie der Grunderkrankung und ggf. lokaler Injektionsmaßnahmen auch operative Maßnahmen indiziert sein, die sich nicht von denen bei einer Arthrose unterscheiden. Das Risiko einer durch Corticosteroidtherapie induzierten Osteolyse ist klein, prinzipiell aber gegeben.

Zysten des AC-Gelenks. Diese treten einerseits bei großen Rotatorenmanschettendefekten mit kranial dezentriertem Humeruskopf auf, wenn der pathologische Prozess die ACG-Kapsel eröffnet hat und das Gelenk damit mit dem Glenohumeralgelenk über den Rotatorendefekt kommuniziert (Craig 1986, Groh u. Mitarb. 1993, Postacchini u. Mitarb. 1993, Lizaur-Utrilla 1995, LeHuec u. Mitarb. 1996, Nielsen 1996).

Es tritt dabei bei Arthrographien der sog. Geysireffekt auf, wenn das in das Glenohumeralgelenk injizierte Kontrastmittel zunächst das AC-Gelenk und dann fontänenartig auch die Zyste füllt. Diese können in der Regel durch laterale Klavikularesektion, Zystenresektion und Synovektomie behoben werden (Postacchini u. Mitarb. 1993, LeHuec u. Mitarb. 1996), neigen allerdings bei nur lokaler Therapie zum Rezidiv (Groh u. Mitarb. 1993, Nielsen 1996).

Andererseits werden auch bei rheumatischen Erkrankungen mit und ohne Rotatorenmanschettenzerstörung (Selvi u. Mitarb. 1998) sowie bei Arthrosen oder aus unbekannter Ursache gelegentlich ganglienartige Zysten beobachtet (Burns u. Zvirbulis 1984). Ozaki u. Mitarb. (1993) beschreiben eine symptomatische Zyste bei einer synovialen Chondromatose.

Instabilitäten des AC-Gelenks. Nicht traumatisch induzierte ACG-Instabilitäten sind selten und unterscheiden sich in ihrer Symptomatik nicht nennenswert von den posttraumatischen Instabilitäten, die in Kapitel 18.4 abgehandelt werden.

Diagnostik

Klinische Diagnostik

Die Symptomatik bei einer Affektion des AC-Gelenks ist lokalisationsspezifisch und typisch und weniger von der Grunderkrankung selbst abhängig.

Der Patient klagt über Schmerzen beim Tragen schwerer Gegenstände am hängenden Arm (z.B. Koffer), beim Hinübergreifen zur anderen Körperseite (z.B. Waschen der Achsel, große Lenkausschläge zur Gegenseite beim Autofahren) und bei der Extension (vor allem der horizontalen). Bewegungen über Schulter- und vor allem über Kopfniveau sind schmerzhaft und z.T. unmöglich.

Nachtschmerz ist seltener als bei subakromialen Erkrankungen. Er wird von ca. ½ bis ⅔ der Betroffenen angegeben und dominiert das Schmerzerleben nicht so wie bei den subakromialen Syndromen.

Das AC-Gelenk ruft häufig einen sowohl nach proximal zum Nacken und zum Ohr wie auch distal in den Deltamuskel projizierten Schmerz hervor (Abb. 12.7). Die proximale Schmerzausstrahlung ist hilfreich in der Abgrenzung zu subakromialen Syndromen, bei denen fast nie eine proximale Schmerzausstrahlung auftritt.

Bei der selteneren thorakalen Projektion auf den M. pectoralis major zu können differenzialdiagnostisch kardiologische Erkrankungen bis hin zum Herzinfarkt infrage kommen, vor allem dann, wenn auch ein ausstrahlender Schmerz in den Oberarm auftritt. Die Unterbrechung der vorgeblich kardialen Symptomatik durch eine intraartikuläre Lokalanästhetikainjektion kann sehr eindrucksvoll sein.

Die Pars descendens des Trapeziusmuskels ist ein regelmäßiges Projektionsfeld des AC-Gelenks: Dieser Muskelanteil ist vielfach deutlich verkürzt und stark druckschmerzhaft. Gleiches gilt für den M. sternocleidomastoideus.

Die aktive Schulterbeweglichkeit ist global selten um mehr als ⅓ eingeschränkt, nur bei sehr fortgeschrittenen AC-Arthrosen mit weitgehender Ankylosierung des Gelenks finden sich gelegentlich schwere Einsteifungen. Der initiale skapulohumerale Rhythmus erscheint unauffällig. Hingegen wird die aktive Beweglichkeit meist zwischen 135 und 150° Flexion und Abduktion gestoppt, da dann der schmerzhafte hohe Sektor beginnt.

Die Extension ist oft schmerzhaft, ebenso die horizontale Extension aus 90° Abduktion. Die aktive Innen- und Außenrotation aus 90° skapularer Abduktion ist um ca. ein Drittel eingeschränkt. Passiv sind diese Schultern in diesen Ebenen meist noch frei beweglich und können auf Aufforderung unter Schmerz oft auch annähernd frei bewegt werden.

Die klinische Differenzierung gegenüber Erkrankungen der Rotatorenmanschette gelingt auch dadurch leicht, dass letztere meist eine Veränderung des skapulohumeralen Rhythmus zu initialen En-bloc-Bewegungen der Schulter mit vorzeitiger Hebung des Schulterblatts zeigen.

Die sog. ACG-Tests wie der Überkreuzungstest (crossover-test), der Adduktionswiderstandstest und der horizontale Extensionstest sind positiv.

Falsch positive Informationen sind beim sog. O'Brien-Test für SLAP-Läsionen wie beim Impingementzeichen nach Hawkins/Kennedy zu erwarten. Beide können auch bei ACG-Affektionen positiv sein und somit sollte bei diesen Befunden das ACG immer differenziert mit abgeklärt werden.

In Zweifelsfällen hilft der diagnostische ACG-Lokalanästhesietest.

Bei funktionellen AC-Gelenkirritationen, wie sie bei Haltungsproblemen im Sinne z.B. der sternalen Belastungshaltung auftreten, hilft neben der manuellen Mobilisation des Gelenks vor allem eine diagnostische perikapsuläre Lokalanästhetikainfiltration: Dabei reicht es, die ventralen, kranialen und dorsalen Aspekte des AC-Gelenks mit maximal 5 ml eines 0,5% Amidlokalanästhetikums (Bupivacain: 0,25%) zu infiltrieren. Dies führt meist zu einer weitgehenden Besserung und bei wiederholter Durchführung in Kombination mit Krankengymnastik zur dauernden Beschwerdefreiheit. Die intraartikuläre Injektion ist bei diesem Beschwerdekomplex meist nicht oder weniger hilfreich.

Bildgebende Diagnostik

Röntgenuntersuchungen. Die Röntgendiagnostik sollte immer die Schulterdiagnostik mit Abbildung des Glenohu-

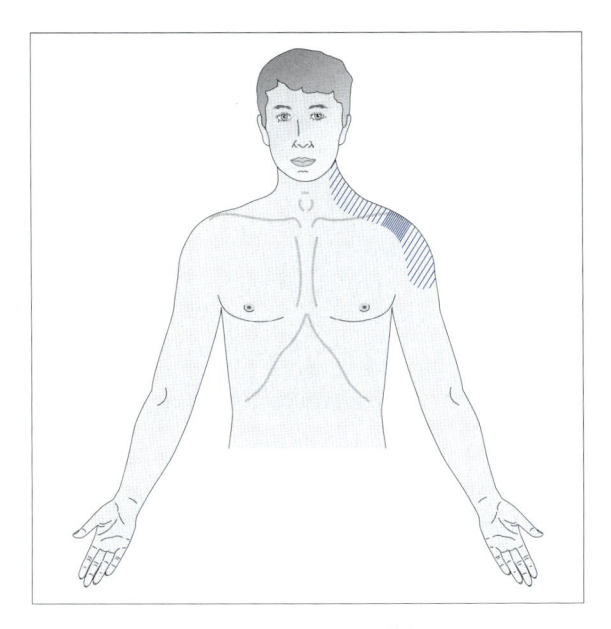

Abb. 12.7 Schmerzprojektion bei ACG-Affektion.

12 Erkrankungen des Akromioklavikulargelenks

eine Sklerosierung der subchondralen Gelenkflächen. Die Osteophyten sind fast immer an der Klavikula wesentlich stärker ausgeprägt als am Akromion. Kaudal können sie den Supraspinatusmuskel bedrängen. Die Sehne kommt hingegen nur bei hoher Abduktion mit den Klavikulaosteophyten in Kontakt.

Magnetresonanztomographie. Arthrosen des ACG stellen sich im MRT dar. Es bedarf aber dieser Untersuchung nicht, um die Diagnose zu stellen. Diskusläsionen des ACG wurden auch bei gezielter Fragestellung im MRT regelmäßig nicht erkannt. Verwertbare Literaturangaben über die Zuverlässigkeit der Diskusdarstellung und die Erfassung pathologischer Diskusprozesse existieren nicht. Die Impression des Supraspinatusmuskels durch ACG-Osteophyten ist im Magnetresonanztomogramm sehr gut sichtbar (Abb. 12.**9**). Die MRT ist somit indiziert, wenn man kaudale Osteophyten als Verursacher eines Impingements der Rotatorenmanschette mit und ohne Defektbildung vermutet. In diesem Fall ist die MRT die einzige Untersuchung, die diesen Prozess bildgebend darstellt. Ansonsten gibt das MRT wenig zusätzliche Informationen zur Diagnose.

Bei der lateralen Klavikulaosteolyse ist das MRT auch schon im präradiologischen Stadium positiv und steht damit als wichtiges Frühdiagnostikum in Konkurrenz zur Szintigraphie. Man findet schon sehr früh Zeichen des Knochenmarködems, kortikale Irregularitäten und feinzystische Veränderungen (Patten 1995). Ähnliches gilt für rheumatische Affektionen, die ebenfalls schon in präklinischen Stadien MRT-Manifestationen zeigen.

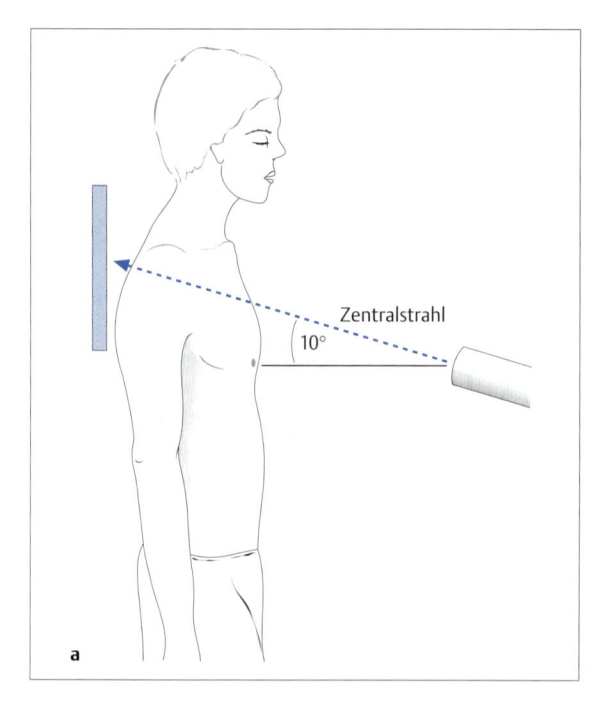

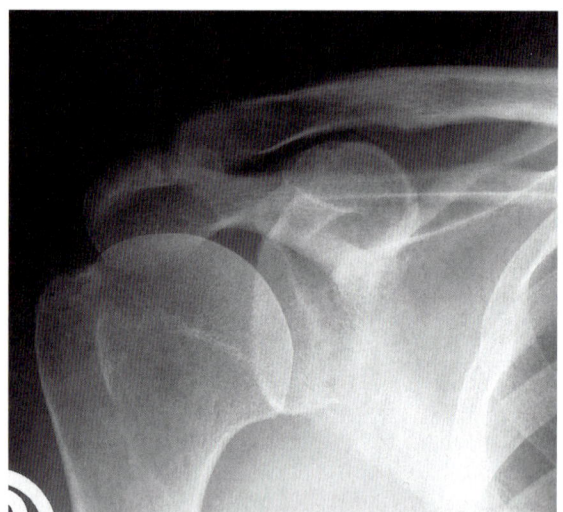

Abb. 12.8 a u. b Röntgenprojektion mit ansteigendem Strahlengang.

meralgelenks als a.-p. Aufnahme und zumindest einer axialen Aufnahme entweder in Y-Projektion oder in transaxillärer Darstellung einschließen. Da bei der echten a.-p. Aufnahme des Glenohumeralgelenks der Gelenkspalt des AC-Gelenks durch die Körperdrehung oder Röhrenschwenkung nicht einsehbar ist, benötigt man eine Spezialprojektion als Zielaufnahme des AC-Gelenks. Dies erfolgt als a.-p. Aufnahme (orthograd zur Körperquerachse) mit ansteigendem Strahlengang (Abb. 12.**8**), wie von Zanca (1971) angegeben.

Bei der AC-Arthrose zeigen sich in der Zielaufnahme des AC-Gelenks ein verschmälerter Gelenkspalt sowie

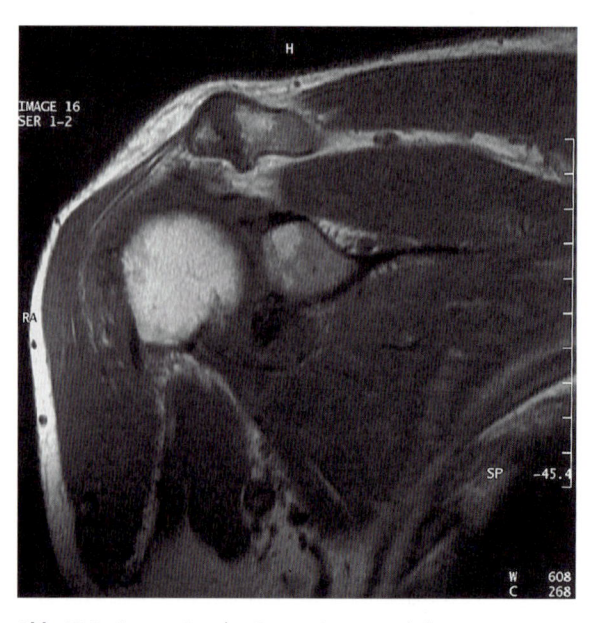

Abb. 12.9 Impression des Supraspinatusmuskels durch ein hypertrophes, arthrotisches AC-Gelenk.

Knochenszintigraphie. Symptomatische Arthrosen des ACG stellen sich im Szintigramm dar. Es bedarf aber dieser Untersuchung nicht, um die Diagnose zu stellen. Arthrosen führen in der Regel zu einer unspezifischen Anreicherung in der Spätphase. Eine gezielte Indikation zur Szintigraphie besteht, wenn man eine laterale Klavikulaosteolyse im präradiologischen Stadium oder eine rheumatische Affektion des ACG vermutet.

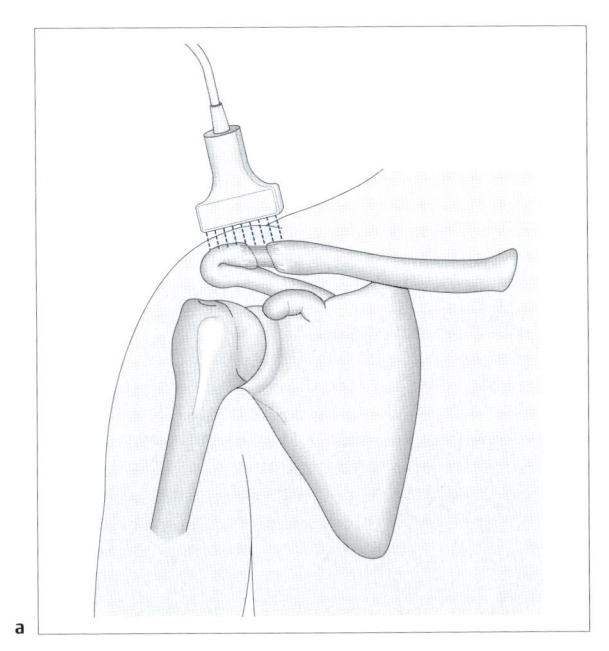

Rheumatische Affektionen sind – ebenso wie in der MRT – häufig schon präklinisch darstellbar.

Sonographie. Die Sonographie kann Sekundärveränderungen der Arthrose wie die Ausbildung von Osteophyten, Kapselverdickungen und -abhebungen sowie Gelenkergüsse darstellen (Caretta u. Mitarb. 1994, Alasaarela u. Mitarb. 1997). Kapselabhebungen um mehr als 3 mm sind pathologisch (Abb. 12.10). Auch randständige Veränderungen der subchondralen Knochenkonturen sind noch der Sonographie zugänglich. Frühstadien der Arthrose sind nicht zu erfassen, wenn kein Erguss besteht.

Bei der lateralen Klavikulaosteolyse bestehen relativ oft schon im präradiologischen Stadium Ergüsse; auch können die Erosionen an den sonographisch darstellbaren Oberkanten der Gelenkflächen früh abgebildet werden.

Differenzialdiagnose

Die wichtigsten Differenzialdiagnosen zur AC-Arthrose sind neben subakromialen Erkrankungen die laterale Klavikulaosteolyse, Diskopathien des AC-Gelenks und funktionelle Irritationen bei Haltungsinsuffizienz (sog. sternale Belastungshaltung nach Brügger). Die laterale Klavikulaos-

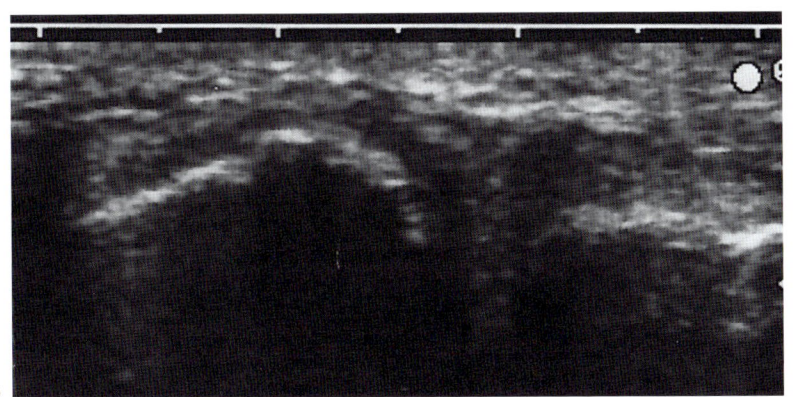

Abb. 12.10 a u. b Schallkopfpositionierung und sonographisches Bild eines AC-Gelenkergusses.
c Normalbefund ↓↓↓: klavikulärer Kapselansatz.

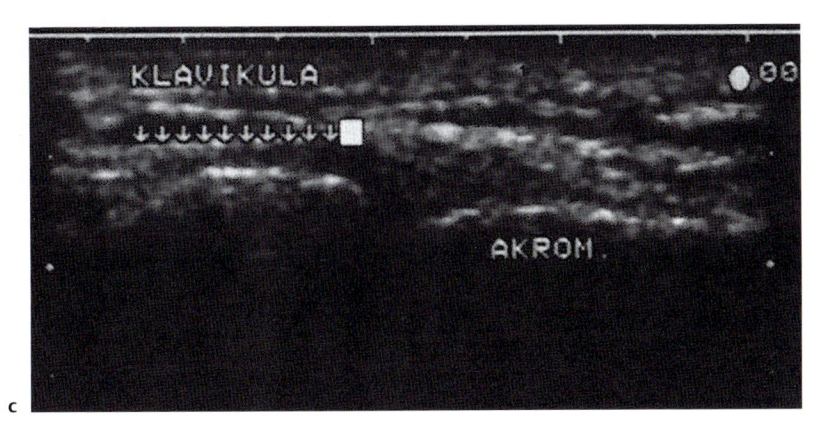

teolyse betrifft eine deutlich jüngere Patentengruppe, oft mit prädisponierenden Sportarten wie Kraftsport/Bodybuilding. Diskopathien des AC-Gelenks sind weder klinisch noch bildgebend sicher von einer symptomatischen Früharthrose abzugrenzen. Auch das MRT ist hier nur begrenzt hilfreich, anders als bei der lateralen Klavikulaosteolyse, die meist auch im Szintigramm eine massive Anreicherung erbringt.

Die wichtigsten Differenzialdiagnosen zur lateralen Klavikulaosteolyse sind – vor allem bei beidseitigem Befall – entzündliche Affektionen aus der Gruppe der HLA-B27-assoziierten Arthritiden, die häufig auch die kleinen, stammnahen Gelenke befallen, die rheumatoide Arthritis, die auch mit lateralen Klavikulaosteolysen einhergehen kann (Alpert u. Myers 1961), aber fast nie eine Erstmanifestation im AC-Gelenk zeigt. Auch an Veränderungen bei Hyperparathyreoidismus und systemische Osteolysen vom Typ Gorham-Stout ist zu denken. Gelegentlich findet sich auch ein multiples Myelom in der lateralen Klavikula. Bei Angehörigen der schwarzen Rasse ist auch eine Sichelzellanämie zu erwägen. Extrem selten finden sich Fälle einer Urat- oder Pyrophosphatarthropathie im AC-Gelenk.

Therapie

Konservative Therapie

Medikamente. Medikamentös können in Analogie zur sonstigen Arthrosetherapie neben systemischen und topischen nichtsteroidalen Antiphlogistika vor allem hochdosiert Vitamin E und Knorpelschutzpräparate, wie z. B. Glucosaminoglycan, gegeben werden. Empirisch werden oft gute Erfahrungen berichtet. Wissenschaftlich überzeugende Studien etwa mit (Doppel-)Blindversuch liegen dazu allerdings nicht vor. Sog. biologische Therapieformen mit z. B. Komplexhomöopathika wie Zeel sind zwar in der Praxis sehr weit verbreitet, lassen jedoch bislang jeden wissenschaftlich reproduzierbaren Wirknachweis am AC-Gelenk vermissen. In Einzelfällen werden gute Ergebnisse berichtet.

Injektionstherapie. Sehr wirksam sind intraartikuläre Injektionen mit Corticosteroiden, wobei 2 mg eines halogenierten Kristallsteroids, wie z. B. Triamcinolon, ausreichen. Das Gelenk fasst selten mehr als 1 ml ohne erhebliche Druckerhöhung und ggf. Kapselruptur. Die Injektion sollte mit kurzer Nadel von etwa 20 mm Länge erfolgen. Man benötigt wegen des rasch ansteigenden Drucks im Gelenk u. U. eine Spritze mit Schraubanschluss. Um einen analgetischen Soforteffekt zu erzielen, sollte ein hochkonzentriertes Lokalanästhetikum (Amidanästhetikum 1 oder 2 %, Bupivacain 0,5 %) verwendet werden. Diese Injektion mit kleinen Mengen hochdosierter Lokalanästhetika dient bei gleichzeitigem Vorliegen subakromialer Erkrankungen auch der Differenzierung der Einzelkomponenten, wenn damit ein wesentlicher schmerzsupprimierender Effekt erzielt werden sollte. Die Steroidinjektion sollte nicht in kürzeren Abständen als 2 Wochen wiederholt werden. Entsprechend den Regeln für intraartikuläre Steroidgaben dürfen nicht mehr als 3–5 Injektionen innerhalb von 6–12 Monaten erfolgen. Wenn die Injektionen keinen oder nur einen temporären Erfolg haben oder die Dauer des Erfolges deutlich abnimmt, dient dies auch als diagnostische Hilfestellung bei der Operationsindikation.

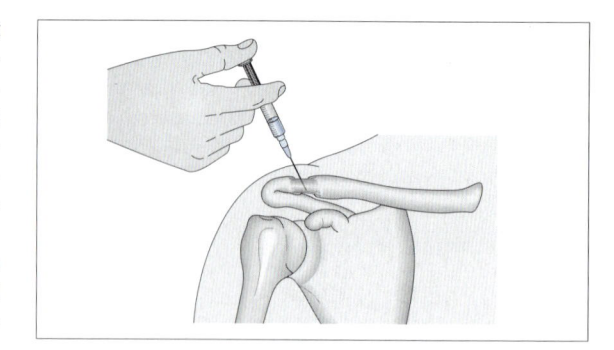

Abb. 12.11 Technik der Injektion in das ACG.

Injektionstechnik (Abb. 12.11): Die Lage und Ausrichtung des ACG-Spalts variiert beträchtlich, ist aber meist etwas schräg gestellt von kranial-lateral nach kaudal-medial, seltener vertikal ausgerichtet. Der kraniale Spalt ist fast immer zu tasten und wird vor der Hautdesinfektion mit einer Hautmarke versehen. Falls die Lokalisation durch Palpation nicht gelingt, kann man den Spalt im Sonogramm darstellen und zwischen Haut und Schallkopf eine horizontal liegende Nadel vorbeischieben. Dort, wo sie den Gelenkspalt kreuzt, kann man eine Hautmarke anbringen.

Die Injektion erfolgt mit einer Nadelinklination von ca. 10–30°, falls das Röntgenbild nicht einen fast vertikalen Spalt zeigt.

Die oft begleitende, schmerzhafte Trapeziusmuskelhypertonie spricht sehr gut auf repetitive therapeutische Lokalanästhesie an. Bei den Autoren hat sich eine hochvolumige Infiltration (z. B. 15–20 ml) mit niedrigkonzentriertem, verdünntem Lokalanästhetikum (z. B. Lidocain 0,25 % oder Bupivacain 0,125 %) gut bewährt. Alternativ können in minderschweren Fällen auch reflektorisch wirkende lokale Quaddelungen erfolgen.

Krankengymnastik. Krankengymnastisch sind vor allem manuelle Mobilisationen hilfreich, da das AC-Gelenk häufig eine Hypomobilität bei der manuellen Untersuchung aufweist. Das Schulterblatt ist bei ACG-Affektionen regelhaft hypomobil und sehr fest auf dem Thorax anliegend bei gleichzeitig vermehrter Rotation um den Thorax (Protraktion) und verkürztem Pektoralis-major- und -minor-Muskel, sodass mobilisierende Maßnahmen des Schulterblatts mit entsprechenden Muskeldehnungen auch für das AC-Gelenk sehr hilfreich sind. Die Aufrichtung nach Brügger ist bei ACG-Arthrosen oft sehr effektiv. Dehnend-detonisierende Maßnahmen sind sinnvoll gegen die Trapezius- und Sternokleidomastoideushypertonie.

Physikalische Therapie. Physikalische Anwendungen wie Wärme, Kälte, Elektrotherapie und Ultraschall spielen am AC-Gelenk kaum eine Rolle und haben allenfalls adjuvante Funktionen auf die Begleitveränderungen der regionalen Muskulatur.

Die Therapie der lateralen Klavikulaosteolyse erfolgt in gleicher Weise wie bei der Arthrose, wobei Corticosteroidinjekionen zwar den akuten, reaktiven Entzündungsprozess unterdrücken können, aber sicher keinen positiven Einfluss auf den nekrotisierenden Grundprozess haben. Theoretisch denkbare negative Einflüsse von Steroiden auf den bereits laufenden nekrotisierenden Vorgang sind aus der Literatur allerdings nicht bekannt.

Operative Behandlung der AC-Arthrose

Beim Versagen konservativer Maßnahmen hilft nur die Operation. Dabei konkurrieren heute im Wesentlichen 3 Verfahren:
- die offene AC-Resektionsplastik nach Gurd (1941) und Mumford (1941) (Abb. 12.**12**),
- die endoskopische Resektionsplastik in direkter, intraartikulärer Technik oder mit Zugang via Subakromialraum und
- die Resektions-Transpositions-Arthroplastik nach Weaver-Dunn, bei der nach lateraler Klavikularesektion das Lig. coracoacromiale versetzt wird.

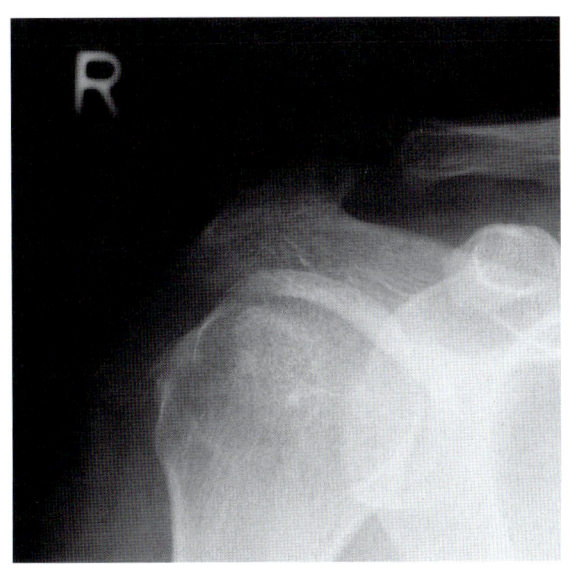

Das Prinzip ist immer die Resektion der lateralen Klavikula (s.o.), begleitet ggf. vom Abtragen kaudaler Osteophyten am medialen Akromionrand. Die offene Gurd-Mumford-Technik kann noch ergänzt werden durch kapselplastische Maßnahmen (Aronsson 1954, Laumann 1980), bei denen Teile der nach der Klavikularesektion redundanten Gelenkkapsel eingeschlagen werden – analog der Brandes-Operation am Großzehengrundgelenk. In der angloamerikanischen Literatur ist teilweise von Resektionsstrecken bis zu 1 Inch (= 1 Zoll = 2,54 cm) die Rede, die ursprünglich auch von Gurd (1941) und Mumford (1941) und später auch von Rockwood und Young (1990) empfohlen wurden. Kessel (1967) empfahl 3/4 Inch, also ca. 1,8 cm. Nach aktuellem Kenntnisstand und Ansicht der Autoren sollte die Resektion der lateralen Klavikula jedoch 1 cm nicht nennenswert überschreiten. Nur so ist gewährleistet, dass die Resektion nicht so weit über die medialen Kapselinsertionen hinausreicht und dass die Insertionszone des Lig. trapezoideum tangiert wird, die 1 cm medial des Gelenkspalts schon beginnt (Böhm u. Mitarb. 2000). Nach Eskola u. Mitarb. (1996) führen Resektionen über 1 cm häufiger zu schlechten Ergebnissen. Auch Blazar u. Mitarb. (1998) und Adolfsson u. Mitarb. (1999) führen schlechte klinische Ergebnisse infolge sekundärer Destabilisierungen auf zu weite Resektionen mit Beeinträchtigung der Insertion der korakoklavikulären Bänder zurück (Abb. 12.**13**). Zudem nimmt mit der Weite des Resektionsspalts die nicht ossär fixierte Strecke des Deltotrapezoid-Faszienapparates zu. Die Folge einer zu weiten Resektion ist eine horizontale Instabilität der lateralen Klavikula mit sog. spinoklavikulärem Impingement, wie es sonst nur bei höhergradigen ACG-Verletzungen ab Typ Rockwood IV vorkommen. Dabei entsteht ein schmerzhafter Kontakt zwischen der entweder schon statisch dorsal dislozierten oder dynamisch dislozierenden Klavikula und der Spina scapulae, vor allem beim horizontalen Hinübergreifen zur Gegenseite mit Protraktion des Schulterblatts.

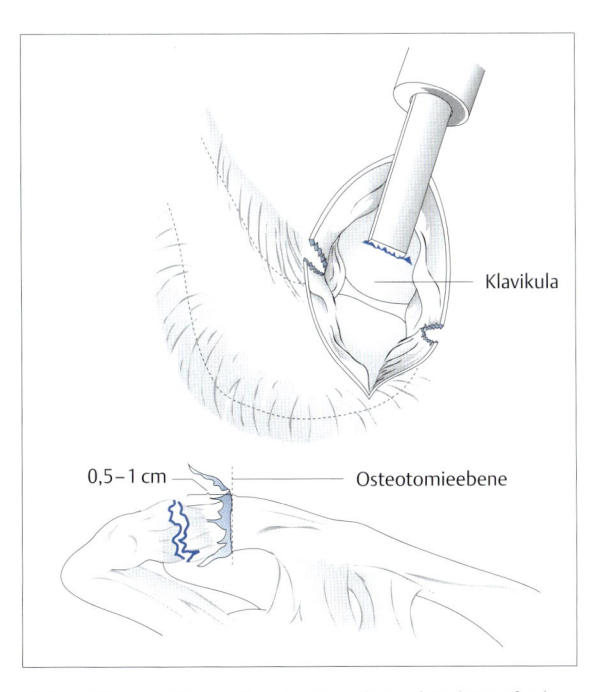

Abb. 12.12 Resektionsarthroplastik nach Gurd und Mumford.

Abb. 12.13 Zu weite Resektion der lateralen Klavikula.

Nach experimentellen Untersuchungen von Branch u. Mitarb. (1996) reichen schon 5 mm Resektionsweite aus, um einen Knochenkontakt zu verhüten, und die operationsbedingte vermehrte Translatierbarkeit der Gelenkpartner ist bei 5 mm Resektionsweite in geschlossener und 10 mm in offener Technik experimentell identisch (Mathews u. Mitarb. 1999). Klinische Ergebnisse von Levine u. Mitarb. (1998) mit einer Erfolgsrate von 88% bei durchschnittlich 5,4 mm Resektionsweite bestätigen dies. Wir sind wie Flatow u. Mitarb. (1995) der Ansicht, dass generell Resektionsweiten von 1 cm oder weniger ausreichen und kennen keinen eigenen Fall mit schlechtem Ergebnis, das sicher auf eine unzureichende Klavikularesektion zurückzuführen wäre. Entscheidend scheint zu sein, dass ein stabiles Gelenk mit solidem, belastbarem Interponat entsteht.

Mallon u. Mitarb. (1996) weisen darauf hin, dass bei zu ausgedehnter Resektion auch primär operationsbedingt (wegen der anatomischen Nähe hinter der lateralen Klavikula) oder sekundär durch Instabilität des Schulterblatts Irritationen und Läsionen des N. suprascapularis entstehen können.

Die Operation nach Gurd/Mumford kann analog auch endoskopisch durchgeführt werden (Gartsman u. Mitarb. 1991, Flatow u. Mitarb. 1992, Bigliani u. Mitarb. 1993, Jerosch u. Mitarb. 1993, Tolin u. Snyder 1993), wobei 2 Varianten üblich sind: Einerseits wird vom Subakromialraum aus operiert, indem das untere akromioklavikuläre Band teilweise entfernt wird. Von hier aus wird mit kugel-, kegel- oder tannenzapfenförmigen Shavern die laterale Klavikula reseziert. Der Vorteil ist der gewohnte subakromiale Zugang mit einem zusätzlichen anterioren Hilfszugang und der Gebrauch des Standardinstrumentariums (Abb. 12.14) (Jerosch u. Mitarb. 1993).

Andererseits werden rein intraartikuläre Techniken mit Miniendoskopen von 2–3 mm Durchmesser favorisiert (Flatow u. Mitarb. 1995) (Abb. 12.15), da dabei die Verletzungen der Kapsel und der akromioklavikulären Bänder minimal sind. Hierfür wurde jedoch von Flatow u. Mitarb. (1995) nachgewiesen, dass schon bei subtiler, meist posttraumatischer Instabilität die Ergebnisse wesentlich schlechter sind als bei offenen Eingriffen. Ein Nachteil der intrakapsulären Technik ist der limitierte Raum, der es erfordert, zumindest zu Beginn der Operation mit Miniarthroskop und Minishaver zu arbeiten, was zusätzlichen technischen Aufwand und vor allem hohe Kosten durch Shaververbrauchsmaterial in unterschiedlichen Größen verursacht.

Nach der offenen Resektion sollte mit eingelegtem kleinen Finger geprüft werden, ob in hoher Abduktion und horizontaler Adduktion kein Kontakt mehr zwischen den Knochenenden eintritt. Bei endoskopischer Untersuchung kann die Breite des Shavers als Maß dienen.

Bei allen Resektionsformen sollten auch das untere und das obere akromioklavikuläre Band in der Gelenkkapsel beachtet werden, da diese besonders zur Stabilität beitragen. Durch zu weite Resektion destabilisierte Gelenke sind nur mit hohem operativen Aufwand zu rekonstruieren (Adolfsson u. Mitarb. 1999).

Mathews u. Mitarb. (1999) weisen experimentell am Leichenmodell nach, dass das Destabilisierungspotenzial für das AC-Gelenk bei offener wie arthroskopischer Technik identisch ist, hieraus also kein Vorteil eines arthroskopischen Eingriffes zu begründen ist.

Auch nach endoskopisch-subakromialer Dekompression wurden Sekundärinstabilitäten des AC-Gelenks nachgewiesen (Küster u. Mitarb. 1998), wobei unklar bleibt, ob es sich um Folgen der Kapselresektion am medialen Akromionrand handelt oder um unbeabsichtigte Läsionen der korakoklavikulären Bänder.

Nach endoskopischer lateraler Klavikularesektion fanden Gartsman (1993) 85% erfolgreiche **Ergebnisse**, Jerosch u. Mitarb. (1995) 84%, Snyder u. Mitarb. (1995) 94%. Lozman u. Mitarb. (1995) geben für ein kombiniertes Vorgehen mit gleichzeitiger endoskopisch-subakromialer Dekompression eine Erfolgsrate von 89% an. Flatow u. Mitarb. (1995) fanden bei rein intraartikulärer Technik bei Arthrosen und lateralen Klavikulaosteolysen eine Erfolgsrate (sehr gut/gut) von 93%, hingegen bei posttraumatischen Arthrosen nach ACG-Verletzungen nur 55% erfolgreiche Resultate.

Kay u. Mitarb. (1994) beschreiben 100% erfolgreiche Resultate bei allerdings nur 10 Patienten.

Die Operation nach Weaver/Dunn wurde ursprünglich zur Behandlung frischer und veralteter ACG-(Sub-)Luxationen eingeführt, hat bei uns aber auch bei idiopathischen Arthrosen bessere Ergebnisse als die Gurd-Mumford-Operation erbracht, wahrscheinlich durch das zusätzliche Interponat und die stabilisierende Wirkung des transponierten Lig. coracoacromiale.

Bei der Operation nach Weaver und Dunn (1972) (Abb. 12.16) wird nach Resektion der lateralen Klavikula das Lig. coracoacromiale auf den lateralen Klavikulastumpf transponiert. Hierzu wird der Deltamuskel ausgehend vom AC-Gelenk längs gespalten, wobei der letzte Zentimeter vor seiner Insertion an der ACG-Kapsel nicht tangiert werden sollte. Das dadurch dargestellte Lig. coracoacromiale wird am Akromion abgelöst, wobei die Autoren eine Technik bevorzugen, die das Ligament mit Teilen des Periostes der Akromionunterfläche durch ein Raspatorium ablöst, da das Lig. gelegentlich für den gewählten Zweck zu kurz ist. Das Lig. wird mit kräftigen Fäden armiert und nach Mobilisierung durch einen Spalt in der kaudalen ACG-Kapsel geführt. Es wird mit kräftigen transossären Nähten der Stärke USP 2 fixiert. Falls bei der Rekonstruktion nach alten, dislozierenden Verletzungen schon in Narkose eine deutliche Residualspannung auf den Nähten liegt, sollte nichtresorbierbares Material verwendet werden. Wir bevorzugen in diesen Fällen Ethibond Nr. 3.

Die Operation ist indiziert bei Patienten mit konstitutioneller Hypermobilität, um eine Sekundärinstabilität zu vermeiden und bei Patienten mit erhöhten Ansprüchen im Überkopfsektor. Auch bei Patienten mit AC-Arthrose nach

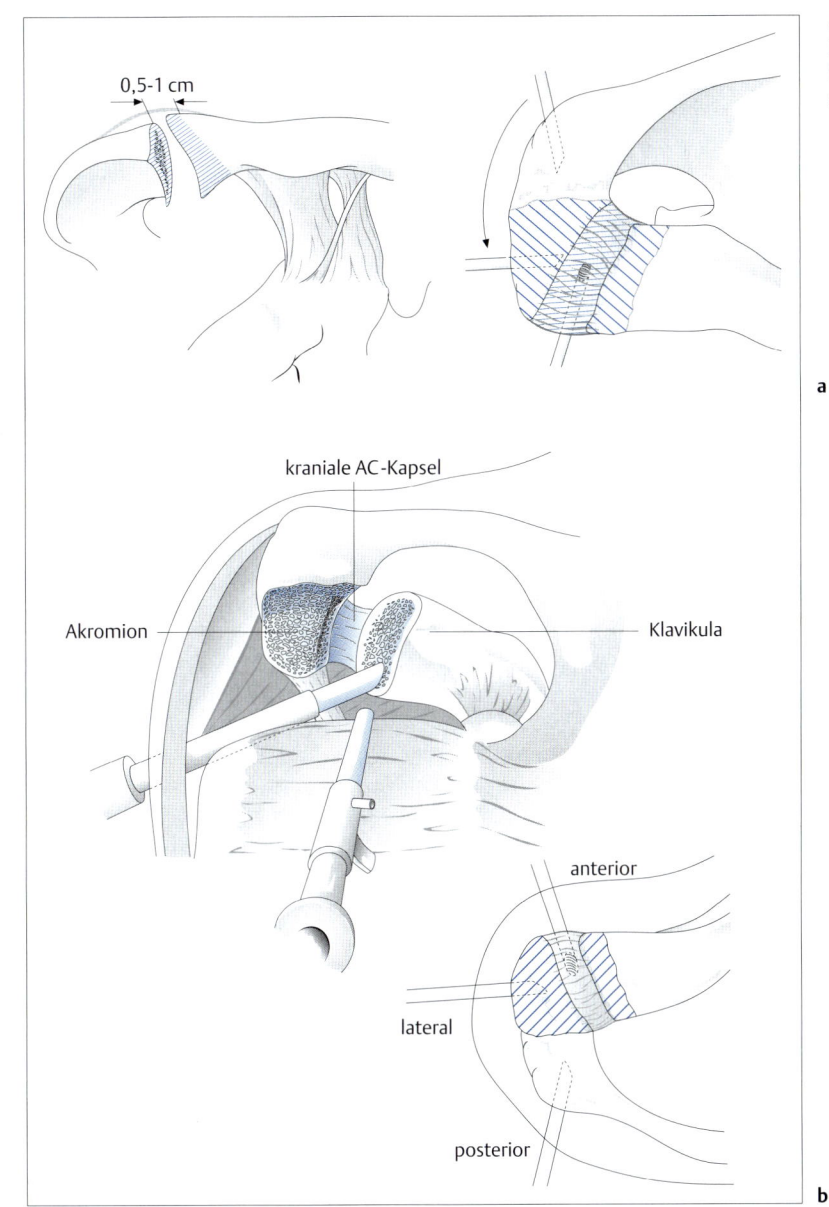

12 Erkrankungen des Akromioklavikulargelenks | 361

Abb. 12.14 a u. b Endoskopische laterale Klavikularesektion vom Subakromialraum aus mit gleichzeitiger subakromialer Dekompression.

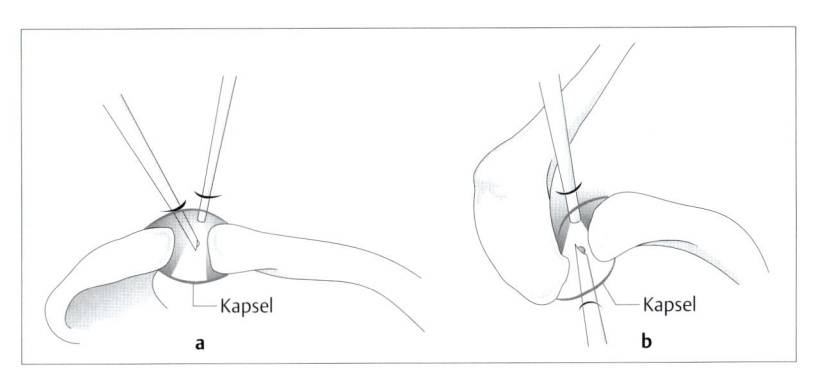

Abb. 12.15 Endoskopische, intraartikuläre laterale Klavikularesektion.

Trauma sollte selbst bei fehlendem klinischen Instabilitätsnachweis der Methode nach Weaver-Dunn der Vorzug gegeben werden. Bei der Operationsvariante nach Shoji (1986) wird das Lig. coracoacromiale mit einem kleinen Knochenblock von der Akromionkante in den offenen Medullarkanal der lateral resezierten Klavikula transponiert.

Operationen bei Diskopathie und Früharthrose des AC-Gelenks

In der täglichen Praxis sieht man regelmäßig Patienten mit eindeutigen klinischen Zeichen einer ACG-Affektion, während das Röntgenbild negativ ist. Wenn der probatorische Lokalanästhetikatest positiv ist, handelt es sich entweder um eine laterale Klavikulaosteolyse im frühen, präradiologischen Zustand oder um eine Diskopathie bzw. röntgennegative Früharthrose des AC-Gelenks mit Chondropathie meist II. bis III. Grads.

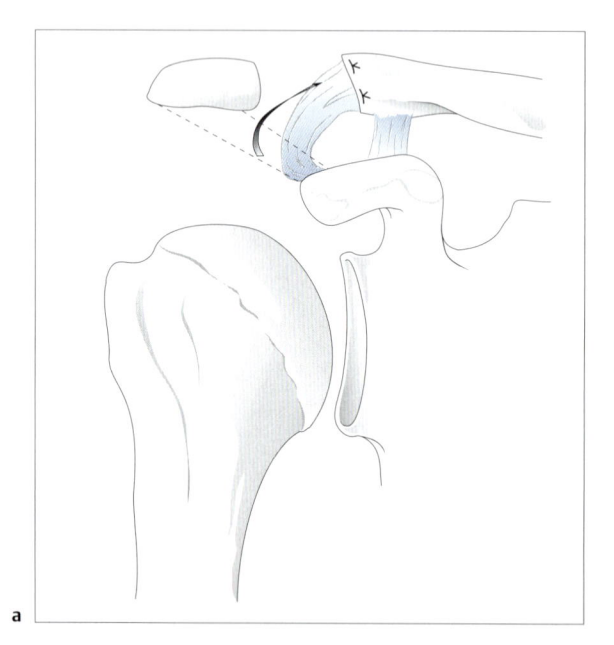

Die mögliche laterale Klavikulaosteolyse kann bei entsprechendem Verdacht (Alter, Geschlecht, disponierende Sportarten (z.B. Bodybuilding) oder Berufsbelastung durch Szintigramm oder MRT abgeklärt werden.

Eine Diskopathie ist klinisch immer nur zu vermuten.. Eine eindeutige diagnostische Bestätigung ist weder mit einer Sonographie, einer Arthrographie noch einer MRT des AC-Gelenks möglich. Bei einer Früharthrose sind im MRT nur unregelmäßig geringe Zeichen einer Gelenkdegeneration fassbar.

Die konservative Behandlung besteht in beiden Fällen aus dem systemischen oder ggf. auch topischen Einsatz von nichtsteroidalen Antiphlogistika. Bei dem manualmedizinischen Befund einer Gelenkhypomobilität sind entsprechende manualtherapeutische Mobilisationstechniken indiziert. Die Krankengymnastik erfolgt analog den Richtlinien bei gesicherten Arthrosen mit Aufrichtung des Rumpfes und Korrektur der Schultergürtelhaltung und der sehr häufig protrahierten Schulterblätter bei verkürzten Pektoralismuskeln.

Beim Versagen dieser Maßnahmen sollte man ein- oder mehrmalig eine lokale intraartikuläre Injektion vornehmen (2 mg eines halogenierten Steroids in 1 ml eines hochkonzentrierten Lokalanästhetikums vom Amidtyp).

Wenn eine Osteolyse ausgeschlossen ist, kann man bei unbefriedigendem Ergebnis in Fällen einer Diskopathie oder Früharthrose ein arthroskopisches Débridement des AC-Gelenks vornehmen. Hierzu wird mit Miniarthroskop und Minishaver ein Débridement des Discus articularis und des Gelenkknorpels sowie eine partielle Synovektomie vorgenommen. Nach diesem Vorgehen muss sich innerhalb von 4–6 Wochen eine wesentliche Besserung einstellen. Sonst ist von einem Versagen des Eingriffs auszugehen.

Es finden sich in der Literatur zu diesem Vorgehen keine Angaben. Eigene Ergebnisse bei 32 Patienten zeigten nach 1–4 Jahren im Constant-Score bei isoliertem Vorgehen am AC-Gelenk (17 Patienten) in 70% gute und sehr gute **Ergebnisse**. Bei kombiniertem Vorgehen mit endo-

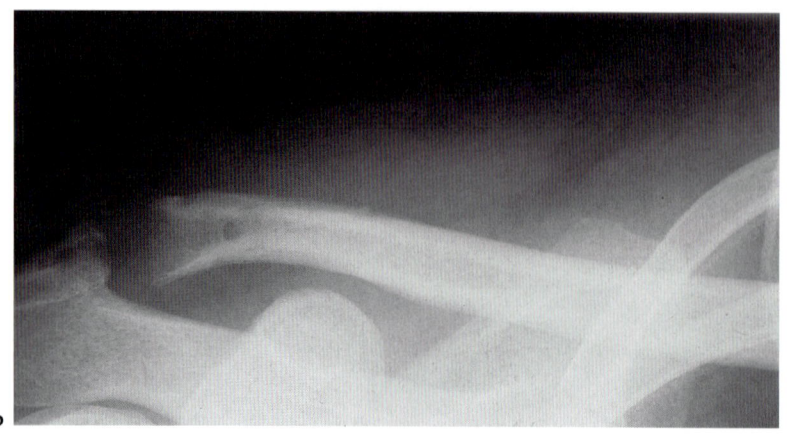

Abb. 12.16 a Operation nach Weaver-Dunn bei Arthrose.
b Röntgenbild nach lateraler Klavikularesektion.

Tab. 12.1 Ergebnisse der Resektionsarthroplastik des AC-Gelenks nach Gurd/Mumford

Autor/Jahr	n	Technik	Erfolgsrate
Gurd 1941 (nur posttraumatische Fälle)	3	offen	100%
Mumford 1941 (nur posttraumatische Fälle)	4	offen	100%
Wagner 1953	41 24 traumatisch 17 atraumatisch	offen	85% 88% 82%
Aronsson 1954	24	offen	92%
Laczano 1961 (nur posttraumatisch Fälle)	15	offen	93%
Gillespie 1964	30	offen	57%
Worcester 1968	56	offen	100%
Watson 1978	12	offen	75%
Rauschning 1980	14	offen	100%
Cahill 1982	19 (nur laterale Osteolysen)	offen	
Petersson 1983	51 16 atraumatisch 35 posttraumatisch	offen	75% 88% 69%
Wirth 1984	11	offen	73%
Breitner 1987	22	offen	86%
Batt 1993 atraumatische und posttraumatische Fälle	55	offen	76%
Gartsman 1993	26	endoskopisch	85%
Kay 1994	10	endoskopisch	100%
Flatow 1995	41 29 atraumatisch 12 posttraumatisch/instabil	endoskopisch (intraartikulär)	atraumatisch: 94% posttraumisch/instabil: 55%
Jerosch 1995	26	endoskopisch	81%
Snyder 1995	50	endoskopisch	94%
Lozman 1995	18	endoskopisch + ESAD	89%
Novak 1995	23	offen	78%
Petchell 1995	18	offen	83%
Levine 1998	24	endoskopisch + ESAD	88%

skopisch-subakromialer Dekompression (15 Patienten) wurden in über 90% erfolgreiche Ergebnisse erzielt.

Für die **technische Differenzialindikation** zur Operation des AC-Gelenks gelten folgende Richtlinien:

- **Idiopathische (primäre) AC-Arthrose ohne subakromiale Beteiligung:** offene Resektionsarthroplastik nach Gurd/Mumford oder endoskopische Resektionsplastik in intraartikulärer Technik (mit Miniarthroskop und -shaver) oder über transkapsulär-subakromialen Zugang. Bei großen körperlichen Belastungen der oberen Extremitäten zusätzliche Stabilisierung durch Transposition des Lig. coracoacromiale nach Weaver-Dunn.
- **Idiopathische (primäre) AC-Arthrose mit begleitendem, symptomatisch nicht führenden Subakromialsyndrom:** offene Resektionsarthroplastik nach Weaver-Dunn oder Gurd-Mumford (ggf. mit offener oder endoskopischer subakromialer Dekompression) oder endoskopische, transkapsuläre Resektionsplastik mit subakromialer endoskopischer Dekompression.

- **Posttraumatische AC-Arthrose nach AC-Gelenksprengung:** Näheres siehe Kapitel 18.4.
- **Idiopathische Knochennekrose der lateralen Klavikula (laterale Klavikulaosteolyse):** offene Resektionsarthroplastik nach Gurd/Mumford oder endoskopische Resektionsarthroplastik, bevorzugt in intrakapsulärer Technik. Ggf. auch Weaver-Dunn-Operation bei starken Belastungen und hohen Ansprüchen.
- In Fällen **isolierter diskogener AC-Arthropathie** (z. B. bei Diskusrissen) ohne etablierte Arthrose kann auch ein minimalinvasives Débridement unter arthroskopischer Sicht (Miniarthroskop) mit feinen Shavern, wie sie in der arthroskopischen Handchirurgie gebräuchlich sind, hilfreich sein. Die Frühergebnisse solcher Prozeduren sind bei den Autoren gut, mittel- oder längerfristige Ergebnisse liegen nicht vor.

Nachbehandlung

Eine Nachbehandlung kann nach **offenen und arthroskopischen Eingriffen am AC-Gelenk** funktionell durchgeführt werden. Die einfache Resektionsarthroplastik ohne Ablösung des Deltamuskels erfordert weder in endoskopischer noch offener Technik und auch in Kombination mit einer endoskopischen oder offenen subakromialen Dekompression eine Ruhigstellung oder bewegungslimitierenden protektiven Verband. Eine Schlinge oder Gilchrist-Verband hat nur den Sinn, das AC-Gelenk zur Schmerzreduktion temporär vom Armgewicht zu entlasten Die Krankengymnastik kann schmerzgesteuert schon am Operationstag einsetzen und zunächst nur passiv in Einzelebenen arbeiten. Horizontale Ab- und Adduktion, die das AC-Gelenk stressen, sind zunächst zu unterlassen wie auch hohe Abduktion. Nach Rückgang der frühen postoperativen Schwellung ist dann die freie Beweglichkeit zu erarbeiten, die nach einer ausschließlichen Resektionsarthroplastik oft schon 2–4 Wochen nach der Operation annähernd erreicht ist. Es schließen sich die Erarbeitung von Kombinationsbewegungen und Koordinationstraining an. Ein spezielles Krafttraining erübrigt sich bei Nichtsportlern. Hier kann ein Eigenübungsprogramm z. B. mit Elastikbändern zum Abschluss die Kraft verbessern. Bei Sportlern sollte allerdings ein sportartbezogenes Kräftigungsprogramm begonnen werden, sobald die Beweglichkeit annähernd wieder hergestellt ist. Alltagsaktivitäten sind nach diesen Operationen sofort in einem schmerzarmen Ausmaß erlaubt, sollten allerdings nicht forciert werden. Stark schulterbelastender Sport sollte mindestens 2 Monate nicht ausgeübt werden.

Nach der Ligamenttransposition nach Weaver-Dunn sollte bei residualinstabilen Gelenken mit Nahtspannung eine Gilchrist-Verbandprotektion für 7–14 Tage erfolgen, bei sehr instabilen Verhältnissen (s. auch Kap. 18.4) ggf. auch länger. In dieser Zeit wird krankengymnastisch passiv nach denselben Richtlinien wie bei ausschließlicher Gelenkresektion gearbeitet.

Starke Belastungen der Schulter sollten nach einer Weaver-Dunn-Operation für 3 Monate unterbleiben.

Literatur

Adolfsson L, Lysholm J, Nettelblad H. Adverse effects of extensive clavicular resections and a suggested method of reconstruction. J Shoulder Elbow Surg. 1999; 8 : 361 – 364.

Alasaarela E, Tervonen O, Takalo R, Lahde S, Suramo I. Ultrasound evaluation of the acromioclavicular joint. J Rheumatol. 1997; 24 : 1959 – 63.

Alexander OM. Dislocation of the acromio-clavicular joint. Radiography. 1949; 15 : 260.

Alnor P. Die posttraumatische Osteolyse des lateralen Claviculaendes. Fortschr Röntgenstr. 1951; 75 : 364.

Alpert M, Myers MM. Osteolysis of the acromial end of the clavicles in rheumatoid arthritis. Am J Roentgenol 1961; 86 : 251.

Aronsson H. The treatment of acromioclavicular arthrosis. Acta Chir Scand. 1954; 107 : 589.

Batt M. Ergebnisse der Resektionsarthroplastik des Schultereckgelenkes. Med. Dissertation, Bochum 1993.

Bigliani LU, Nicholson GP, Flatow EL. Arthroscopic resection of the distal clavicle. Orthop Clin North Am. 1993; 24 : 133 – 141.

Blazar PE, Iannotti JP, Williams GR. Anteroposterior instability of the distal clavicle after distal clavicle resection. Clin-Orthop. 1998; 348 : 114 – 120.

Bleuler R. Welche Fälle von Luxatio acromio-clavicularis sollten operiert werden? Z. Unfallmed. Berufskrankheiten 1950; 43 : 120 – 127:

Böhm D, Fischer A, Gohlke F. Lateral Clavicle Resection – The relation of the coracoclavicular ligaments and the suprascapular nerve to the acromioclavicular joint. Vortrag, Kongreß der Europäischen Gesellschaft für Schulter- und Ellenbogenchirurgie, Lissabon, September 2000.

Branch H. Acute spontaneous absorption of bone. J. Bone Joint Surg. 1945; 27 : 706.

Branch TP, Burdette HL, Shahari AS, Carter jr. FM, Hutton WC. The role of the acromioclavicular ligaments and the effect of distal clavicle resection. Am J Sports Med. 1996; 24 : 293 – 297.

Burns SJ, Zvirbuli RA. A ganglion arising over the acromioclavicular joint: a case report. Orthpaedics 1984; 7 : 1002 – 1004.

Cahill BR. Osteolysis of the distal part of the clavicle in male athletes. J. Bone Joint Surg. 1982; 64 A:1053 – 1058.

Cahill BR. Atraumatic osteolysis of the distal clavicle. A review. Sports Med. 1992; 13 : 214 – 222.

Caretta G, de Nicola T, Gongolo R, L Liberati, Villabruna M. Ecografia della spalla: l'articolazione acromio-claveare. Radiol Med Torino 1994; 88 : 1 – 7.

Chandler G, Jones D, Wright V, Harfall S. Charcot'acute]s arthropathy following intra-articular hydrocortisone. Brit med. J. 1959 I:952.

Colosimo AJ, Hummer CD, Heidt RS. Aseptic foreign body reaction to Dacron graft material used for coracoclavicular ligament reconstruction after type III acromioclavicular dislocation. Am J Sports Med. 1996; 24 : 561 – 563.

Cook FF, Tibone JE. The Mumford procedure in athletes. An objective analysis of function. Am J Sports Med. 188; 16 : 97 – 100.

Craig EV. The acromioclavicular joint cyst: an unusual presentation of a rotator cuff tear. Clin. Orthop. 1986; 202 : 189 – 192.

Crasselt C. Ein kasuistischer Beitrag zur Akroosteolyse. Arch. Orthop. Unfall-Chir. 1960; 51 (1):661.

Crasselt C. Die Akroosteolyse. I. Teil. Z Orthop. 1960; 93 (2):540.

Crasselt C. Die Akroosteolyse. II. Teil. Z Orthop. 1961; 94 : 33.

Curry GJ, Lyttle SN. Expendible bones. Am J Surg. 1955; 89 : 819.

Davies GJ, Dockoff-Hoffman S. Neuromuscular testing and rehabilitation of the shoulder complex. J. Orthop. Sports Phys Ther. 1993; 18 : 449 – 458.

de Palma AF. Degenerative changes in sternoclavicular and acromioclavicular joints in various decades. Thomas, Springfield/Ill, 1957 de Palma AF. Surgical anatomy of acromioclavicular and sternoclavicular joints. Surg Clin North Am. 1963; 43:1541.

de Palma AF. The role of the disks of the sternoclavicular and the acromioclavicular joint. Clin Orthop. 1959; 13:222–233.

Dupas J, Badelon P, Dayde G. Aspects radiologiques d'une osteolyse essentielle progressive de la main gauche. J Radiol. 1936; 20:383–387.

Dyck P. Traumatische Osteolyse des lateralen Klavikulaendes, Zbl Chir. 963; 88:953.

Ehricht HG. Die Osteolyse des lateralen Claviculaendes nach Pressluftschaden. Arch Orthop Unfallchir. 1959; 50:576–589.

Eskola A, Santavirta S, Viljakka HT, Wirta J, Partio TE, Hoikka V. The results of operative resection of the lateral end of the clavicle. J Bone Joint Surg. 1996; 78-A:584–587.

Fischer BW, Gross RM, McCarthy JA, Arroyo JS. Incidence of acromioclavicular joint complications after arthroscopic subacromial decompression. Arthroscopy 1999; 15:241–148.

Flatow EL, Cordasco FA, Bigliani LU. Arthroscopic resection of the outer end of the clavicle from a superior approach: a critical, quantitative, radiographic assessment of bone removal. Arthroscopy 1992; 8:55–64.

Flatow EL, Duralde XA, Nicholson GP, Pollock RG, Bigliani LU. Arthroscopic resection of the distal clavicle with a superior approach. J Shoulder Elbow Surg. 1995; 4:41–50.

Fukuda K, Craig EV, Kai-Nan AN, Cofield RH, Chao EYS. Biomechanical study of the ligamentous system of the acromioclavicular joint, J Bone Joint Surg. 1986; 68-A:434–440.

Gartsman GM, Combs AH, Davis PF, Tullos HS. Arthroscopic acromioclavicular joint resection. An anatomical study. Am J Sports Med. 1991; 19:2–5.

Gartsman GM. Arthroscopic resection of the acromioclavicular joint. Am J Sports Med. 1993; 21:71–77.

Gorham L, Stout A. Massive Osteolysis (Acute Spontaneous absorptio nof bone, phantom bone, disappearing bone). Ist relation to Hemangiomatosis. J Bone Joint Surg. 1955; 37-A:985.

Grasso A. Incidenza e ruolo dell'os acromiale nella sindrome da attrito acromio-omerale. Radiol Med Torino 1992; 84:567–570.

Griffiths CJ, Glucksman E. Posttraumatic osteolysis of the clavicle: A case report. Arch Emerg Med. 1986; 3:129–132.

Grimes DW, Garner RW. The degeneration of the acromioclavicular joint. Orth Rev. 1980; 9:41–44.

Groh GI, Badwey TM, Rockwood jr CA. Treatment of cysts of the acromioclavicular joint with shoulder hemiarthroplasty. J Bone Joint Surg. 1993; 75-A:1790–1794.

Gurd FB. The treatment of complete dislocation of the outer end of the clavicle. Ann Surg. 1941; 113:1094–1098.

Hasselmann W. Die sogenannte „posttraumatische" Osteolyse des lateralen Claciculaendes. Mschr Unfallheilk. 1955; 58.

Hedtmann A. Komplikationen bei der Rotatorenmanschettenrekonstruktion. Vortrag. Gemeinschaftssymposium der Deutschen Gesellschaft für Schulter- und Ellenbogenchirurgie und des Österreichischen Schulterforums, Salzburg, 03./04.11.1995

Hedtmann A, Fett H. Atlas und Lehrbuch der Schultersonografie. 1. Auflage. Enke, Stuttgart, 1988

Henry MH, Liu SH, Loffredo AJ. Arthroscopic management of the acromioclavicular joint disorder. A review. Clin Orthop. 1995; 316:276–283.

Henschke F, Zeiler G, Reinhold R. Relevanz der konventionellen Radiologie in der Traumatologie des Akromioklavikulargelenks. Osteologie 1997; 6:70–80.

Hipp E. Pathologie und Klinik des Schultereckgelenks und des Schlüsselbein-Brustbein-Gelenks. In Lange M (Hrsg.). Verhandlungen der Deutschen Orthopädischen Gesellschaft, 52. Kongreß 1965, Thieme, Stuttgart 1966; 110 ff.

Holland C, Werner H. Über Osteolysen. Arch orthop Unfall-Chir. 1966; 60:317–339.

Jacobs P. Posttraumatic osteolysis of the outer end of the clavicle. J Bone Joint Surg. 1964; 46-B:705.

Jalovara P, Puranen J, Lindholm RV. Decompressive surgery in the tendinitis and tear stages of rotator cuff disease. Acta Orthop Belg 1989; 55:581–587.

Jeandel P, Garbe L, Di-Schino M, Martet G, Chouc PY, Dufour M. Osteolyse post-traumatique de l'acute]extrémité distale de la clavicule. Etude anatomopathologique de deux observation. Rev Rhum Mal Olsteoartic. 1992; 59:207–212 s

Jerosch J, Steinbeck J, Schröder M, Castro WH. Arthroscopic resection of the acromioclavicular joint (ARAC). Knee Surg Sports Traumatol Arthrosc. 1993; 1:209–215.

Jerosch J, Castro WH, Strauss JM, Drescher H. Arthroskopische Resektion des Schultereckgelenks (Mumford-Operation). Z Orthop. 1995; 133:432–436.

Kay SP, Ellman H, Harris E. Arthroscopic distal clavicle excision. Technique and early results. Clin Orthop. 1994; 301:181–184.

Kessel L. The Shoulder. In Rob C, Smith R (Hrsg.). Clinical Surgery, Bd. 13: Orthopaedics (Hrsg. Roberts GC), Lloyd-Butterworths, London, 1967; 389–416.

Klimkiewicz JJ, Sher J, Karduna A, Williams GR, Ianotti JP. A Biomechanical Analysis of the Acromioclavicular Ligament as a Restraint in Resisting Posterior Translation of the Clavicle. 13 th Open Meeting, Am Shoulder and Elbow Surgeons, San Francisco, 16. Febr. 1997

Küster MS, Hales PF, Davis SJ. The effects of arthroscopic acromioplasty on the acromioclavicular joint. J Shoulder Elbow Surg. 1998; 7:140–143.

Laumann U. The so-called "periarthritis humeroscapularis" – possibilities of an operative treatment. Arch Orthop Traumat Surg. 1980; 97:27.

Lehtinen JT, Lehto MU, Kaarela K, Belt EA, Kautiainen HJ, Kauppi MJ. Acromioclavicular joint subluxation is rare in rheumatoid arthritis. A radiographic 15-year study. Rev Rhum. (Engl Ed.) 1999; 66:462–466.

LeHuec JC, Zipoli B, Schaeverbeke T, Moinard M, Chauveaux D, LeRebeller A. Kyste de l'articulation acromio-claviculaire. Traitement chirurgical. Acta Orthop Belg. 1996; 62:107–112.

Levine AH, Pais MG, Schwartz EE: Posttraumatic osteolysis of the distal calvicle with emphasis on early radiologic changes. Am J Roentgenol. 1976; 127:781–784.

Levine WN, Barron OA, Yamaguchi K, Pollock RG, Flatow EL, Bigliani LU. Arthroscopic distal clavicle resection from a bursal approach. Arthroscopy. 1998; 14:52–56.

Lizaur-Utrilla A, Marco-Gomez L, Perez-Aznar A, Cebian-Gomez R. Rotator cuff tear and acromioclavicular joint cyst. Acta Orthop Belg. 1995; 61:144–146.

Lozman PR, Hechtman KS, Uribe JW. Combined arthroscopic management of impingement syndrome and acromioclavicular joint arthritis. J South Orthop Assoc. 1995; 4:177–181.

Madsen B. Osteolysis of the acromial end of the clavicle following trauma. Br J Radiol. 1963; 36:822–828.

Mallon WJ, Bronec PR, Spinner RJ, Levin LS. Suprascapular neuropathy after distal clavicle excision. Clin Orthop. 1996; 329:207–211.

Martin SC, Baumgarten TE, Andrews RE. Arthroscopic resection of the distal aspect of the clavicula with concomitant subacromial decompression. J Bone Joint Surg. 2001; 83-A:328–335.

Matthews LS, Simonson BG, Wolock BS. Osteolysis of the distal clavicle in a female body builder. A case report. Am J Sports Med. 1993; 21:50–52.

Matthews LS, Parks BG, Pavlovich jr. LJ, Giudice MA. Arthroscopic versus open distal clavicle resection: a biomechanical analysis on a cadaveric model. Arthroscopy 1999; 15:237–240.

McFarland EG, Blivin SJ, Doehring CB, Curl LA, Silberstein C. Treatment of grade III acromioclavicular separations in professional throwing athletes: results of a survey. Am J Orthop. 1997; 26:771–774.

Merchan EC. Osteolysis of the distal clavicle in a woman. Case report and review of the literature. Ital J Traumatol. 1992; 18:561–563.

Mordeja J. Die posttraumatische Osteolyse des lateralen Schlüsselbeinendes. Arch orthop Unfall-Chir. 1957; 49:289.

Mordeja J. Posttraumatische Osteolyse am distalen Ende des Oberarmknochens. Z Orthop. 1956; 91:141.

Mumford EB. Acromioclavicular dislocation. A new operative treatment. J Bone Joint Surg. 1941; 23:799–802.

Murphy OB, Bellamy R, Wheeler W, Brower TD. Posttraumatic osteolysis of the distal clavicle. Clin Orthop. 1975; 109:108–114.

Nielsen KK. Usaedvanligt klinisk billede af rotatorcuff-laesion. Ugeskr Laeger 1996; 158:1378–1379.

Ozaki J, Tomita Y, Nakagawa Y, Kisanuki O, Tamei S. Synovial chondromatosis of the acromioclavicular joint. A case report. Arch Orthop Trauma Surg. 1993; 112:152–154.

Novak PJ, Bach BR, Romeo AA, Hager CA. Surgical resection of the distal clavicle. J. Shoulder Elbow Surg. 1995; 4:35–49.

Patte D, Debeyre J. Traitement chirurgical des ruptures de la coiffe des rotateurs de l'épaule. Chirurgie 1983; 109:337–341.

Patten RM. Atraumatic osteolysis of the distal clavicle: MR findings. J Comput Assist Tomogr. 1995; 19:92–95.

Park JG, Lee JK, Phelps CT. Os acromiale associated with rotator cuff impingement. Radiology 1994; 193:255–257.

Petchell JF, Sonnabend DH, Hughes JS. Distal clavicular excision: a detailed functional assessment. Aust NZ J Surg. 1995; 65:262–266.

Petersson CJ. Degeneration of the Acromioclavicular Joint. Acta Orthop Scand. 1983; 54:434–438.

Petersson CJ, 1983, Resection of the lateral end of the clavicle. A 3 to 30-year-follow-up. Acta Orthop Scand. 1983; 54:904–907.

Petersson CJ, Gentz CF. Rupture of the Supraspinatus Tendon. The Significance of Distally Pointing Acromioclavicular Osteophytes. Acta Orthop Scand. 1983; 174:143–148.

Petersson CJ, Gentz CF. The acromioclacicular joint in rheumatoid arthritis. Clin Orthop. 1987; 223:86–93.

Poppen NK, Walker PS. Normal and abnormal motion of the shoulder. J Bone Joint Surg. 1976; 58-A:195–201.

Postacchini F, Perugia D, Gumina S. Acromioclavicular joint cyst associated with rotator cuff tear. A report of three cases. Clin Orthop. 1993; 294:111–113.

Quigley TB. Injuries to the acromioclavicular and sternoclavicular joints Sustained in Athletics. Surg Clin North Am. 1963; 42:551.

Roach NA, Schweitzer ME. Does osteolysis of the distal clavicle occur following spinal cord injury? Skeletal Radiol. 1997; 26:16–19.

Rockwood CA. Injuries to the acromioclavicular joint. In Rockwood CA, Greene DP (Hrsg.). Fractures in Adults, Vol. 1, 1. Aufl., Lippincott, Philadelphia, 1984; 869–872.

Rockwood CA. Injuries to the acromioclavicular joint. In Rockwood CA, Greene DP (Hrsg.). Fractures in Adults, Vol. 1, 2. Aufl., Lippincott, Philadelphia, 1991; 860–910.

Rockwood CA, Odor JM. Spontaneous atraumatic anterior subluxation of the sternoclavicular joint. J. Bone Joint Surg. 1989; 71-A:1280–1288.

Rockwood CA, Young DC. Disorders of the Acromioclavicular Joint. In Rockwood CA, Matsen FA (Hrsg.). The Shoulder, Vol. 1, Saunders, Philadelphia, 1990; 413–476.

Rockwood CA, Williams GR, Young DC. Disorders of the Acromioclavicular Joint. In Rockwood CA, Matsen FA (Hrsg.). The Shoulder, 2nd edition. Vol. 1, Saunders, Philadelphia, 1998; 483–553.

Scavenius M, Iversen BF. Nontraumatic clavicular osteolysis in weight lifters. Am J Sports Med. 1992; 20:463–467.

Segmüller HE, Saies AD, Hayes MG. Ganglion of the acromioclavicular joint. J Shoulder Elbow Surg. 1997; 6:410–412.

Selvi E, de Stefano R, Frati E, Manganelli S, Manca S, Marcolongo R. Rotator cuff tear associated with an acromioclavicular cyst in rheumatoid arthritis. Clin Rheumatol. 1998; 17:170–171.

Shaffer B, Evans B, Ferrero G. Release and reattachment of the coracoacromial ligament: a cadaveric study. J Shoulder Elbow Surg. 1997; 6:297–305.

Shoji H., Roth C, Chuinard R. Bone block transfer of coracoacromial ligament in acromioclavicular injury. Clin Orthop. 1986; 208:272–277.

Sievers R. Arthritis deformans des Acromio-Clavicular-Gelenks. Virchows Arch path Anat. 1919; 226:Suppl. 1.

Slawski DP, Cahil BR. Atraumatic osteolysis of the distal clavicle. Results of open surgical excision. Am J Sports Med 1994; 22:267–271.

Snyder S. Arthroscopic Surgery of the Acromioclavicular Joint. In Snyder S. Shoulder Arthroscopy. McGraw-Hill, New York et al loc, 1994; 87–114.

Snyder SJ, Banas MP, Karzel RP. The arthroscopic Mumford procedure: an analysis of results. Arthroscopy 1995; 11:157–164.

Sommer F, Reinhardt. K. Das Osteolysesyndrom. Arch orthop Unfall-Chir. 1959; 51:69.

Sparmann M, Mellerowicz H, Stelling E. Auswirkungen spezieller Kraftsportsübungen auf das Schultergelenk. In Hedtmann A. (Hrsg.). Degenerative Schultererkrankungen. Enke, Stuttgart, 1991; 86–89.

Thorling J, Bjerneld H, Hallin G, Hovelius L, Hägg O. Acromioplasty for impingement syndrome. Acta Orthop. Scand. 1985; 56:147–148.

Tolin BS, Snyder SJ. Our technique for the arthroscopic Mumford procedure. Orthop Clin North Am. 1993; 24:143–151.

Uehlinger E. Aseptische Knochennekrosen (Infarkte) nach Prednisolonbehandlung. Schweiz med Wschr. 1964; 94:1527.

Viehweger G. Die posttraumatische Claviculaosteolyse. Chirurg. 1959; 30:313.

Wagner CJ. Partial claviculectomy. Am J Surg. 1953; 85:486–495.

Wasmer G, Hagena FW, Bergmann M, Mittelmeier Th. Anatomische und biomechanische Untersuchungen des Lig. coracoacromiale am Menschen. In Refior HJ, Plitz W, Jäger M, Hackenbroch MH (Hrsg.). Biomechanik der gesunden und kranken Schulter. Thieme, Stuttgart, New York, 1985; 61–65.

Watson M. The refractory painful arc syndrome. J Bone Joint Surg 1978; 60-B:544–546.

Watson M. The acromioclavicular joint and ist reationship to rotator cuff disease. In Burkhead WZ (Hrsg.). Rotator Cuff Disorders. Williams Wilkins, Baltimore 1996; 133–141.

Weaver JK, Dunn HK. Treatment of Acromioclavicular Injuries, especially Complete Acromioclavicular Separations. J Bone Joint Surg. 1972; 54-A:1187–1197.

Werder H. Posttraumatische Osteolyse des lateralen Schlüsselbeinendes. Schweiz Med Wochenschr. 1959; 80:912.

Wirth CJ, Breitner S. Die Resektion des akromialen Klavikulaendes bei der Schultereckgelenksarthrose. Z Orthop. 1984; 122:208–212.

Worcester JN, Green DP. Osteoarthritis of the acromioclavicular joint. Clin Orthop. 1968; 58:69–73.

Zachariae L. Deleterious effects of corticosteroids administered topically in particular intra-articularly. Acta orthop Scand. 1965; 36:127.

Zanca P. Shoulder pain: Involvement of the acromioclavicular joint. Analysis of 1000 cases. Am J Roentgen. 1971; 112:493–506.

Zsernaviczky J, Horst M. Kasuistischer Beitrag zur Osteolyse am distalen Klavikulaende. Arch Orthop Unfallchir. 1977; 89:163–167.

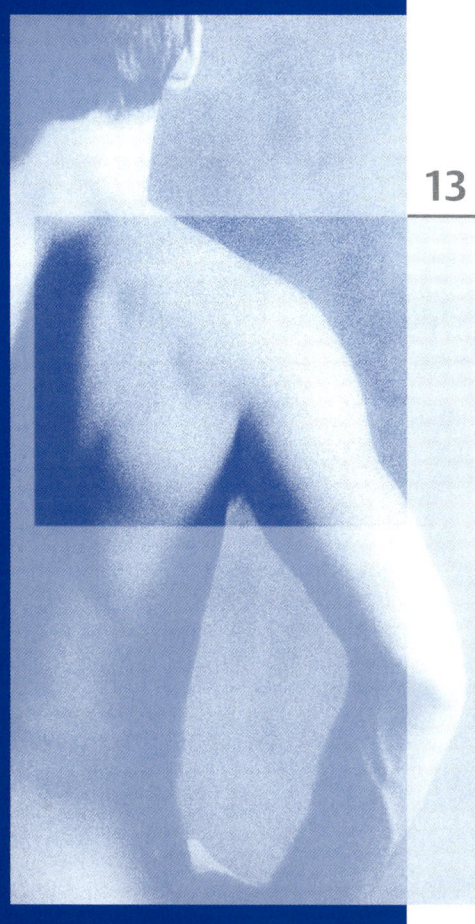

13 Erkrankungen des Sternoklavikulargelenks

D. Böhm und F. Gohlke

13.1 Anatomische Besonderheiten und ligamentäre Sicherung des Sternoklavikulargelenks

13.2 Erkrankungen

Das Sternoklavikulargelenk (SC-Gelenk) ist die einzige gelenkige Verbindung der oberen Extremität mit dem Thorax und nimmt praktisch an allen Bewegungen des Schultergürtels teil. Seine Beweglichkeit erweitert den Aktionsradius des Arms erheblich. Trotz dieser starken Beanspruchung ist es nur sehr selten von Erkrankungen betroffen. Jedoch können viele verschiedenartige Krankheiten das SC-Gelenk miteinbeziehen. Angaben zur Inzidenz und Prävalenz für SC-Gelenkerkrankungen liegen in der Literatur nicht vor. Aus dem eigenen Krankengut mit etwa 1.000 Patienten in der überregionalen Schultersprechstunde und 800 Operationen am Schultergürtel pro Jahr würden wir den Anteil von SC-Gelenkerkrankungen an einem orthopädischen Krankengut auf etwa 1% beziffern. Die im Folgenden beschriebenen Krankheitsbilder sind sich klinisch sehr ähnlich und sollten grundsätzlich bei differenzialdiagnostischen Überlegungen immer mit einbezogen werden.

13.1 Anatomische Besonderheiten und ligamentäre Sicherung des Sternoklavikulargelenks

Anatomisch ist das SC-Gelenk zwar ein Sattelgelenk, fungiert jedoch funktionell gesehen als Kugelgelenk (Tillman 1998). Die faserknorpelige Gelenkfläche der Klavikula ist wesentlich größer als die des Sternums. Die Gelenkspaltweite beträgt 3–4 mm (Epstein 1963). Das kolbenförmige mediale Klavikulaende ist vertikal konvex und sagittal konkav geformt und bildet ein Sattelgelenk mit dem Rist der sternalen Gelenkfläche. In seltenen Fällen (2,5%) gibt es auch eine gelenkige Verbindung zwischen Klavikula und 1. Rippe (Cave 1961). Die Gelenkflächen sind nicht kongruent, und weniger als die Hälfte der medialen Gelenkfläche der Klavikula kommuniziert mit dem Sternum. Augrund dieser knöchernen Inkongruenz sind der Discus interarticularis und die umgebenden Ligamente für die Gelenkstabilität von entscheidender Bedeutung. Der mit der vorderen und hinteren Kapsel verwachsene Discus interarticularis teilt das SC-Gelenk in 2 separate Gelenkräume (Grant 1965, Gray 1966), wobei er kontinuierlich von unten nach oben an Dicke zunimmt (Shimada 1997). Der Diskus wird von dichten Faserzügen des Lig. interarticulare, die vom synchondralen Übergang der 1. Rippe und dem Sternum entspringen und zum posterosuperioren Anteil der medialen Klavikula ziehen, durchdrungen. Der sternale Anteil des Diskus enthält hauptsächlich Kollagenfaserbündel und der klavikuläre Anteil zelluläre Bestandteile (Shimada 1997). Ein inkompletter meniskoider Diskus liegt bei 3% aller Gelenke vor (de Palma 1963). Der Diskus dient als eine Art Puffer gegen eine mediale Verschiebung der Klavikula (de Palma 1963). Diese Funktion sieht Mörike (1965) in seinen anatomischen Untersuchungen nur als Nebeneffekt an. Für ihn liegen die Hauptfunktionen des Diskus in der Hemmung der Vorführung und Senkung der Schulter sowie in der Verhinderung des Hinausgleitens der medialen Klavikula nach hinten beim Vorführen des Arms. Mörike sieht daher den Diskus auch als stärkstes Band des Gelenks an.

Die Ligg. sternoclavicularia anterius und posterius bilden Verstärkungen der Gelenkkapsel, wobei das vordere kräftiger ausgebildet ist und den stärksten Widerhalt gegen eine superiore Translation der medialen Klavikula darstellt.

Das extraartikulär gelegene Lig. costoclaviculare ist rautenförmig und besteht ebenfalls aus einem anterioren und einem posterioren Anteil, welche durch eine Bursa getrennt sind. Die anterioren Fasern verlaufen von der 1. Rippe nach kranial und lateral, während die posterioren Fasern weiter lateral an der Rippe beginnen und nach kranial und medial ziehen. Durch diese scherenartige Anordnung ergibt sich eine gute Stabilisierung des Gelenks bei Rotationsbewegungen. Der anteriore Anteil verhindert eine übermäßige Hochrotation der Klavikula und der posteriore Anteil eine übermäßige Tiefrotation. Nach Cave (1961) ist der kostoklavikuläre Ligamentkomplex im Durchschnitt 1,27 cm lang, 1,9 cm breit und 1,27 cm dick. Über die Distanz des klavikulären Ansatzes zum SC-Gelenk sind in der Literatur keine Angaben zu finden.

Das Lig. interclaviculare verbindet die superomedialen Enden beider Klavikulae miteinander; es spannt sich vor allem bei hängendem Arm an und hält dann die Schulter hoch (Abb. 13.1).

Das SC-Gelenk ist in allen 3 Ebenen beweglich, ein Anheben ist bis 35°, eine Rotation um die Schaftachse von etwa 45° und ein Vor- und Zurückführen um jeweils 15–20° möglich.

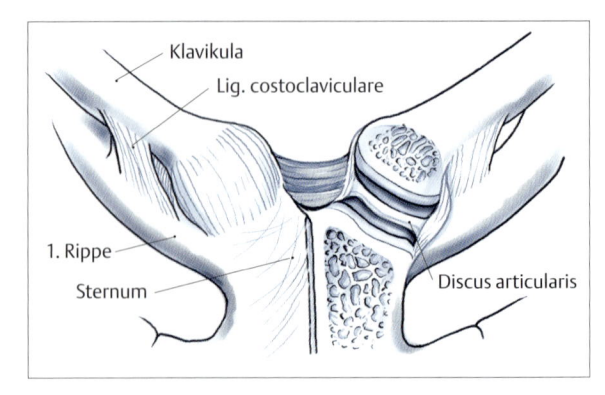

Abb. 13.1 Schematische Darstellung des Manubrium sterni mit beiden Klavikulae und dem ligamentären Halteapparat.

13.2 Erkrankungen

13.2.1 Allgemeine Gesichtspunkte

Diagnostik

Klinische Diagnostik

Beschwerden. Von Patienten werden Schmerzen angegeben, die insbesondere dann auftreten, wenn direkter oder indirekter Druck im SC-Gelenk auftritt, z.B. beim aktiven Anheben des Arms, bei Bewegung des SC-Gelenks, beim Liegen auf dem Bauch oder der betroffenen Seite. Symptome wie Schluckstörungen oder Atembeschwerden deuten auf eine retrosternale Ausdehnung des Prozesses hin und sollten einer weiterführenden Abklärung zugeleitet werden.

Inspektion. Häufig sind eine Schwellung und Prominenz des SC-Gelenks im Seitenvergleich sichtbar. Rötungen kommen vor allem bei akuten Infektionen und Erkrankungen aus dem rheumatischen Formenkreis vor. Spezifische Zeichen für eine einzelne Krankheit gibt es meist nicht.

Palpation. Direkter oder indirekter Druck provoziert einen lokalen Schmerz. Bei zunehmender Destruktion des Gelenks kann es auch aufgrund vermehrter Dislokation zu Instabilitätsproblemen, welche mit einem Federn der medialen Klavikula verbunden sind, kommen.

Spezielle Tests. Beim horizontalen Hyperadduktionstest sowie beim Vorziehen der Schulter entstehen durch Kompression Schmerzen im Gelenk. Der horizontale Hyperabduktionstest führt durch Distension oft ebenfalls zu Schmerzen. Auch beim Shoulder-Shrug-Test (Hochziehen der Schulter gegen Widerstand) kommt es zu einer Schmerzverstärkung.

Bildgebende Diagnostik

Röntgen. Eine Darstellung des SC-Gelenks in zwei zueinander senkrecht stehenden Ebenen ist aufgrund der projektionsbedingten Überlagerungen von Rippen, BWS, Mediastinum und Schultergürtel zwar prinzipiell möglich, jedoch kaum zu verwerten. Die Standardaufnahme des Sternums mit beiden Klavikulae im anteroposterioren Strahlengang ist schwierig zu interpretieren, erlaubt aber zumindest einen Seitenvergleich. Eine Becher- oder Fischmaulform des sternalen Klavikulaendes kann im Wachstumsalter als Normvariante durchaus vorkommen und ist meist bilateral (Dihlmann 1987). Bandansatzfurchen des M. sternocleidomastoideus (superiorer Kortex) oder des Lig. costoclaviculare (inferiorer Kortex) sind ebenfalls Normvarianten, welche nicht mit Osteolysen verwechselt werden sollten (Dihlmann 1987).

Bei der Aufnahme nach Heinig liegt der Patient flach auf dem Rücken, der Zentralstrahl läuft parallel zur Klavikula der Gegenseite und tangential zum betroffenen SC-Gelenk (Heinig 1968). Die Röntgenkassette sollte etwa 60–70 cm von dem betroffenen SC-Gelenk entfernt senkrecht zum Zentralstrahl mit Zentrierung auf das Manubrium positioniert werden.

Technisch einfacher und von hoher Aussagekraft ist die Aufnahme nach Rockwood (Rockwood 1984) (Abb. 13.2). Hierbei liegt der Patient flach auf dem Rücken, die Hände in Supinationsstellung neben dem Körper. Die Röntgenkassette liegt flach unter den Schultern und dem Nacken. Der Zentralstrahl wird um 40° kaudokranial gekippt und zielt auf das Sternum, sodass beide mediale Klavikulahälften abgebildet werden. So können arthrotische Veränderungen und vor allem Luxations- und Subluxationsstellungen meist erkannt werden.

Bei der Doppelaufnahme nach Zimmer (Zimmer 1939) liegt der Patient auf dem Bauch, den Oberkörper durch einen 15° Schaumstoffkeil angehoben. Die Kassette liegt dabei auf diesem Keil. Die Schultern sind nach ventral gelagert. Es werden zwei Halbaufnahmen, deren Zentralstrahl jeweils 2 cm neben der Wirbelsäule liegt gemeinsam auf einer Kassette abgelichtet. (Abb. 13.3 a u. b).

Da sämtliche Spezialprojektionen in Röntgenabteilungen nur selten durchgeführt werden, ist die erreichte Bildqualität meist unzureichend und von geringem Informationsgehalt. Die Doppelaufnahme nach Zimmer liefert unseres Erachtens die aussagekräftigsten Bilder.

Als nächster Schritt kann ein konventionelles Tomogramm im anteroposterioren Strahlengang sehr gute Informationen liefern (Destouet 1961, Lourie 1980), wenn keine CT-Untersuchung möglich ist.

Computertomographie. Die CT-Untersuchung liefert die besten Informationen über die knöchernen Strukturen des SC-Gelenks. Es können mediale Klavikulafrakturen (Abb. 13.4) und Gelenkverletzungen unterschieden werden, Luxationsrichtungen eindeutig festgelegt und der Gelenkspalt genau beurteilt werden (Destouet 1981). Die La-

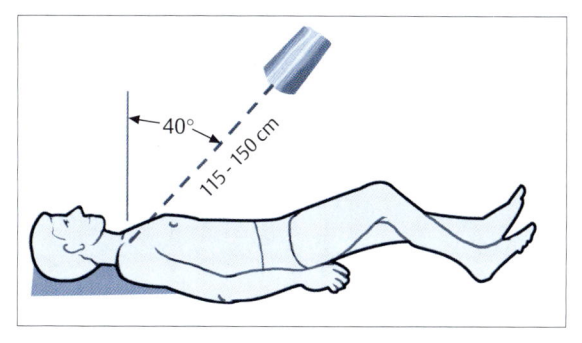

Abb. 13.2 Röntgenaufnahmetechnik nach Rockwood.

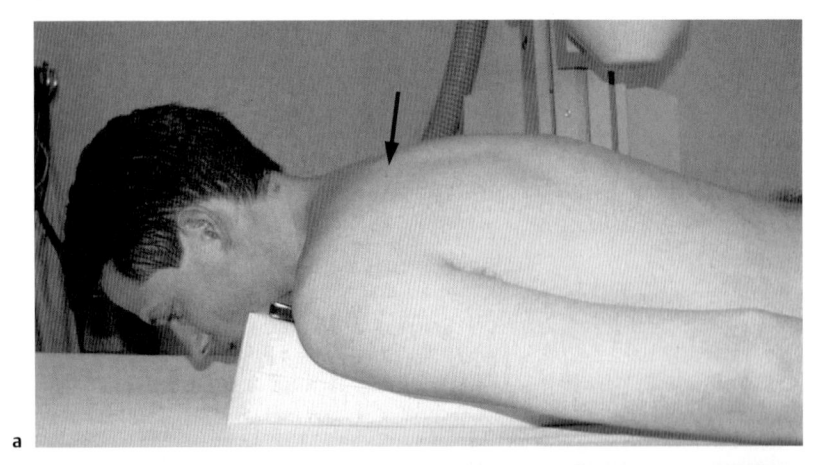

Abb. 13.3 a Röntgenaufnahmetechnik nach Zimmer.

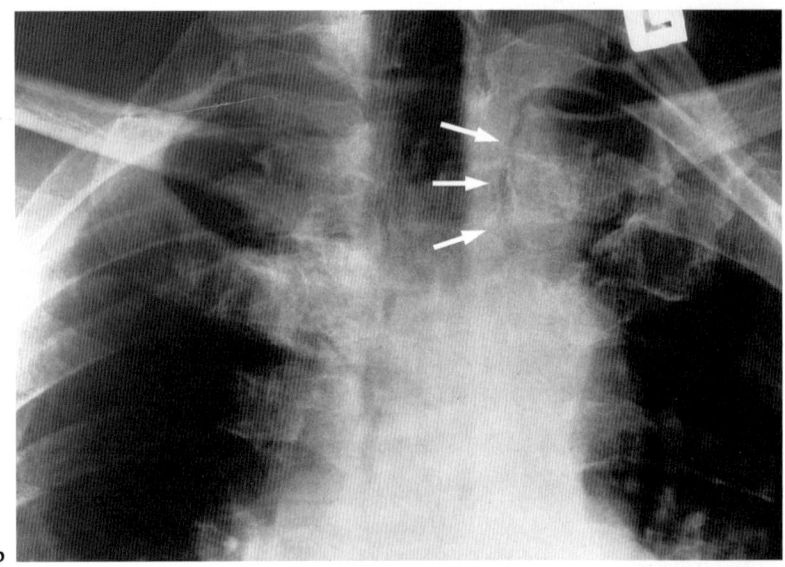

b Darstellung einer Arthrose des linken SC-Gelenks in der Röntgenaufnahmetechnik nach Zimmer (Pfeile).

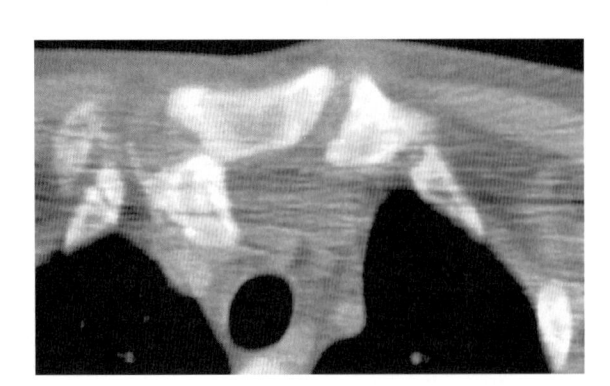

Abb. 13.4 Computertomogramm des SC-Gelenkes bei hinterer Luxation eines 22-jährigen Mannes.

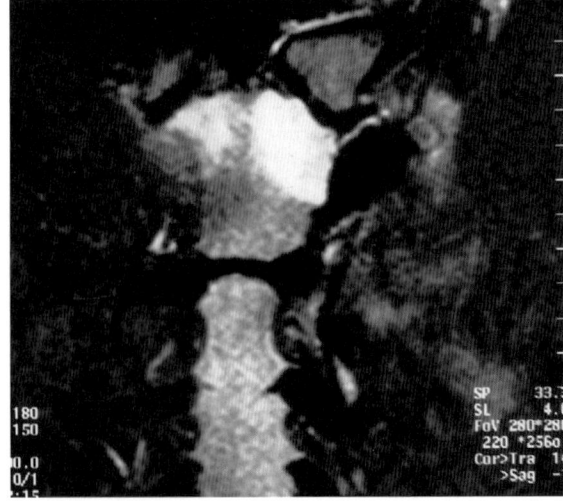

Abb. 13.5 Kernspintomographie des SC-Gelenks. Deutliche Signalanhebung des Manubrium sterni im T2-(TR3300-, TE60-)gewichteten Bild bei einer Patientin mit SAPHO-Syndrom.

13.2 Erkrankungen

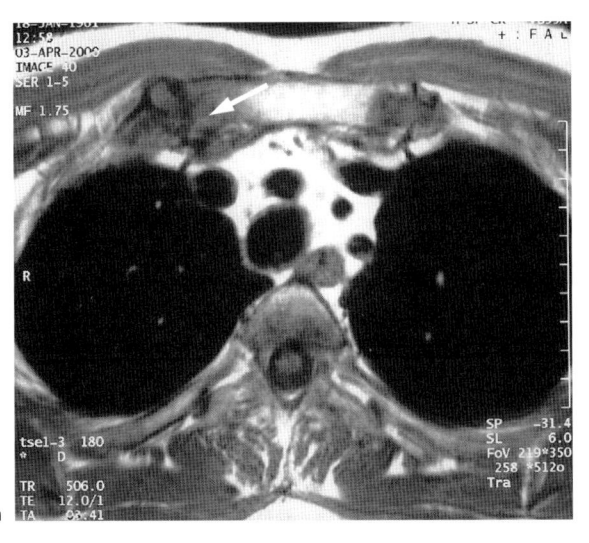

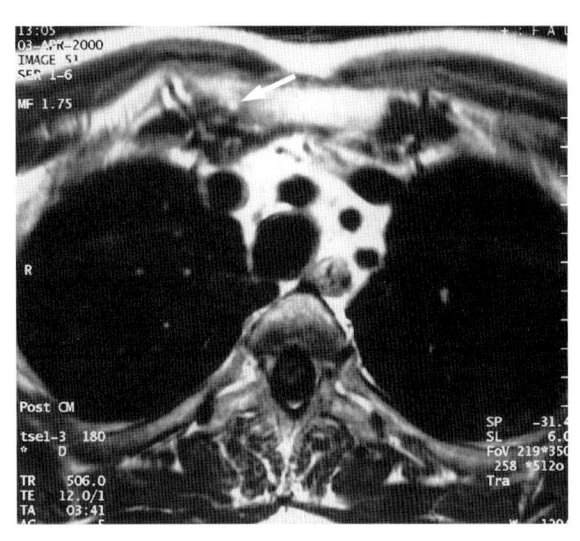

Abb. 13.6
a Differenzialdiagnostische Zusatzinformation durch die Kernspintomographie. Bei einem 36-jährigen Mann mit Beschwerden, die auf das SC-Gelenk projiziert werden, zeigt sich eine Arthrose im ersten Kostosternalgelenk rechts im T1-gewichteten Bild.

b Intraartikuläre Kontrastmittelaufnahme des 1. Kostosternalgelenks rechts bei Arthrose dieses Gelenkes im T1-gewichteten Bild mit i.-v.-Gabe von Gadolinium.

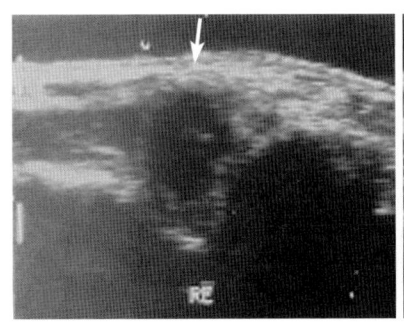

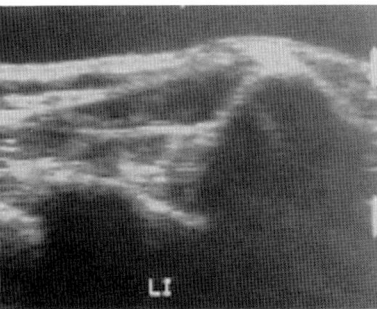

Abb. 13.7 Sonographisches Bild einer synovialen Zyste im Transversalschnitt (7,5 MHz) bei einer Patientin mit SC-Arthrose im Vergleich zur Gegenseite.

gebeziehungen zu den retrosternalen Strukturen wie Trachea, Arteria und Vena subclavia, Lunge und Herz sind gut darstellbar (Levinsohn 1979). Ist Luft im Sinne eines Vakuumphänomens im Gelenkraum zu erkennen, ist das als Hinweis für eine schwere intrathorakale Verletzung anzusehen (Patten 1999).

Kernspintomographie (MRT). Die NMR-Untersuchung (Abb. 13.**5**) ist bei Fragestellungen wie Osteomyelitis und Tumoren indiziert (Klein 1997), wobei die i.v. Gadolineumgabe auch zur Differenzierung entzündlicher Erkrankungen verwendet werden kann. Infiltrative Prozesse mit Ausdehnung auf retrosternale Strukturen können besser abgegrenzt werden.

Die Aussagekraft der NMR-Untersuchung ist sehr hoch (Abb. 13.6). Sie sollte daher bei Verdacht auf einen Tumor oder eine entzündliche Erkrankung frühzeitig erfolgen.

Sonographie. Berichte über den Einsatz von Ultraschall am SC-Gelenk (Abb. 13.**7** u. 13.**8**) sind rar. Zwei Arbeiten (Benson 1991, Pollock 1996) berichten über den Einsatz bei posterioren SC-Gelenkluxationen. Mahnfeld (1999) konnte zeigen, dass retrosternale Luxationen und deren Zustand nach Reposition genau dargestellt werden können. Eine Luxation/Subluxation kann gut im Seitenvergleich untersucht werden (Abb. 13.**8**). Bei Tumoren können zwar kaum dignitätsspezifische Aussagen getroffen werden, jedoch sind die Tumorausdehnung und die Lage zu den Gefäßen insbesondere mit der Farb-Doppler-Sonographie gut darstellbar. Zur Untersuchung geeignet ist ein

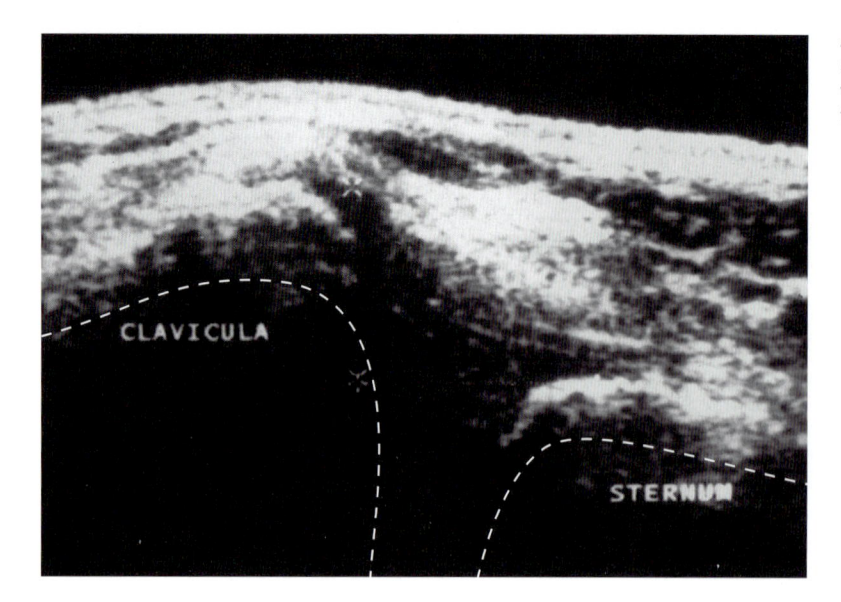

Abb. 13.8 Sonographisches Bild einer anterosuperioren Subluxation im Transversalschnitt (7,5 MHz) bei einer Patientin mit SC-Arthrose.

7,5-MHz-Linearschallkopf, wobei der Einsatz einer Vorlaufstrecke bei unzureichender Nahfokussierung empfehlenswert ist.

Szintigraphie. Die Radionukliduntersuchung (Abb. 13.9 u. 13.10) ist speziell bei entzündlichen oder tumorösen Erkrankungen eine weitere Hilfe für die Diagnosestellung. Wir bevorzugen die Durchführung einer Dreiphasen-Skelettszintigraphie. Auch bei der kondensierenden Osteitis (Cone 1982) und der sternoklavikulären Hyperostose (Satoris 1986) kommt es zu einer vermehrten Nuklidspeicherung. Freyschmidt (1998) beschreibt ein „bullhead sign" (Abb. 13.9) bei Patienten mit sternoklavikulärer Hyperostose und pustulöser Arthroosteitis, ein Befund, der auch unter dem Begriff des SAPHO-Syndroms beschrieben wird.

Therapie

Konservative Therapie

Lokale Maßnahmen wie Eisapplikation, feuchte, kühlende Verbände, Gel- oder Salbenapplikation können bei degenerativen Veränderungen gut die Symptome lindern. Bei akuten Exazerbationen sind lokale Infiltrationen mit Lokalanästhetika oder Cortison hilfreich.

Vor Einleitung dieser Maßnahmen sollte eine klare Diagnose gestellt werden, und Infektionen oder Tumore sollten ausgeschlossen sein. Der systemische Einsatz von Medikamenten beinhaltet neben NSAR auch krankheitsspezifische Therapeutika.

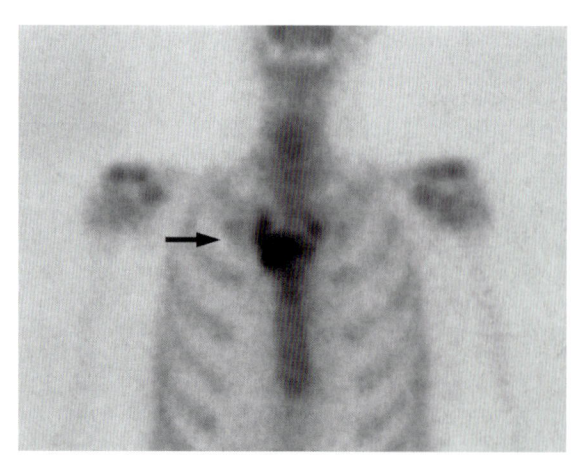

Abb. 13.9 Bullhead-Zeichen als Ausdruck beidseitiger Klavikula- und Sternumbeteiligung im ^{99}Tc-Szintigramm einer Patientin mit SAPHO-Syndrom.

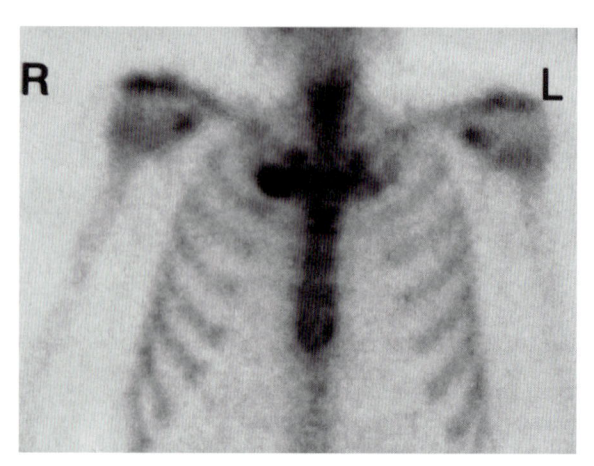

Abb. 13.10 Mehrspeicherung (^{99}Tc-Szintigramm) im Gelenk zwischen 1. Rippe und Sternum bei Arthrose in diesem Gelenk.

Krankengymnastik und manuelle Therapie können durch mobilisierende, distendierende Techniken die Symptome bessern.

Operative Therapie

Falls eine operative Intervention indiziert ist, stehen die in Kap. 18.5 beschriebenen operativen Verfahren zur Verfügung. Wichtig ist zunächst die Entscheidung, ob neben der Exzision der medialen Klavikula auch eine zusätzliche Stabilisierung des SC-Gelenks erforderlich ist. Unter der Vorstellung, dass nach Resektion des sternalen Klavikulaendes und des Diskus articularis eine instabile Situation entsteht, bevorzugen wir die gleichzeitige Stabilisierung mit einem freien Sehnentransplantat (Palmaris longus oder Fascia lata).

13.2.2 Arthrose

Ab der 4. Lebensdekade nehmen degenerative Veränderungen im SC-Gelenk zu (de Palma 1963). Diese in der Regel nur gering ausgeprägten, meist an der Klavikula auftretenden Veränderungen sind in der 5. Lebensdekade in über 90% zu finden (de Palma 1963). Trotz dieser Häufigkeit tritt die Arthrose des SC-Gelenks nur selten klinisch in Erscheinung. Neben den charakteristischen Arthroseschmerzen zeigen sich die später auch in Kap. 18.5 beschriebenen Beschwerden. Radiologisch zeigen sich Gelenkspaltverschmälerungen, Sklerosierungen, Geröllzysten und Osteophyten (Abb. 13.3b und Abb. 13.11). Die Gelenkkonturen sind dabei nie zerstört (Freyschmidt 1997). Sonographisch ist manchmal eine synoviale Zyste darstellbar (Abb. 13.7). Mit lokalen thermischen Behandlungen, Physiotherapie (distendierend, mobilisierend) sowie lokalen oder systemischen NSAR- oder Cortisongaben kann oft eine gute Linderung der Beschwerden erreicht werden. Nur in sehr seltenen Fällen ist eine Resektion der medialen Klavikula notwendig (s. Kap. 18.5). Als zusätzliche Differenzialdiagnose sollte eine Arthrose der 1. Rippe im Übergang zum Sternum mit einbezogen werden. In der Kernspintomographie (Abb. 13.6) und im Szintigramm (Abb. 13.10) kann man den Prozess, der klinisch einer SC-Gelenkarthrose entspricht, gut darstellen. Posttraumatische Arthrosen nach Frakturen oder Luxationen können bei Versagen der konservativen Therapie operativ durch eine mediale Klavikularesektion mit zusätzlicher Gelenkstabilisierung versorgt werden (s. Kap. 18.5).

13.2.3 Kondensierende Osteitis

Brower beschrieb 1974 erstmals dieses Krankheitsbild. Es betrifft meist Frauen über 40 Jahren und geht mit Schmerzen bei Abduktion des Arms sowie einer Schwellung der medialen Klavikula einher. Die Erkrankung tritt meist unilateral auf. Röntgenologisch zeigt sich eine ausgeprägte Sklerose mit harmonischer Volumen- und Dickenzunahme der medialen Klavikula bei typischerweise erhaltenem Gelenkspalt. Das angrenzende Sternum ist in der Regel nicht beteiligt. In der Szintigraphie zeigt sich eine vermehrte Nuklidbelegung (Cone 1983). Eine NMR-Untersuchung kann zur weiteren Abgrenzung von anderen Krankheitsbildern eingesetzt werden (Vierboom 1992). Eine konservative Therapie mit nichtsteroidalen Antiphlogistika bringt nach Wirth (1999) oft gute Therapieerfolge. Kruger (1987) empfiehlt bei therapieresistenten Fällen eine Exzision der medialen Klavikula.

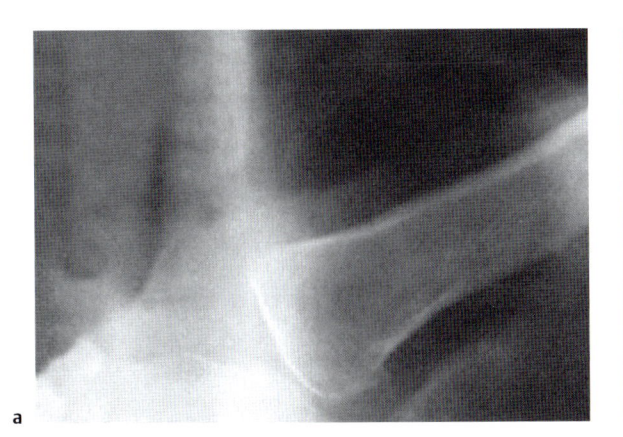

Abb. 13.11

a Arthrose des SC-Gelenks. In der Röntgenschichtaufnahme zeigt sich eine kolbenförmige Auftreibung des sternalen Endes der Klavikula mit Randsklerosierung und kaudaler Osteophytenbildung.

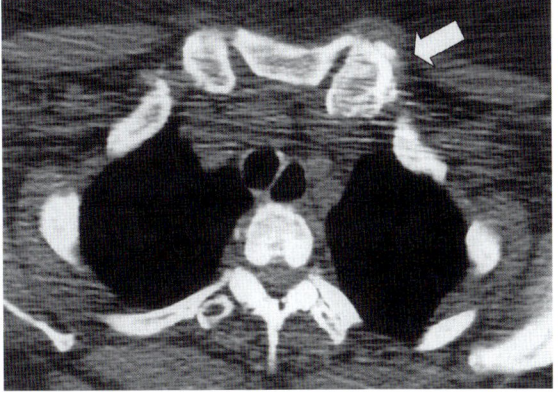

b CT-Schnittbild einer Arthrose (Pfeil) im SC-Gelenk.

13.2.4 Erkrankungen aus dem rheumatischen Formenkreis

Bei schmerzhaften Schwellungszuständen sollten auch rheumatoide Erkrankungen differenzialdiagnostisch erwogen werden (Epstein 1963). So kann es zu einer Gelenkbeteiligung des SC-Gelenks bei Morbus Bechterew (Reuler 1978), Psoriasis (Jurik 1985), Morbus Reiter (Kier 1986) und Sklerodermie (Epstein 1963) kommen. SC-Gelenkerosionen bei Polymyalgia rheumatica sind beschrieben worden (Paice 1983). Röntgenologisch zeigen sich vor allem Erosionen und Osteolysen; beim Morbus Bechterew kann es auch zur einer knöchernen Ankylose kommen (Resnick 1996). Neben der in 13.2.1 beschriebenen lokalen konservativen Therapie ist natürlich eine optimale systematische Therapie der Grunderkrankung unabdingbar. Eine operative Versorgung führen wir erst nach Versagen der konservativen Maßnahmen durch. Aufgrund der häufig sehr ausgeprägten Destruktion ist neben der Resektion des medialen Klavikulaendes oft eine zusätzliche sternoklavikuläre Fesselung notwendig.

13.2.5 Chronisch rekurrierende multifokale Osteomyelitis (CRMO)

Zwischen den Krankheitsbildern der CRMO, der sternokostoklavikulären Hyperostose und des SAPHO-Syndroms, bestehen fließende Übergänge. Da Ätiologie und Pathogenese der nachfolgenden Krankheitsbilder bisher noch nicht geklärt sind, wird derzeit noch diskutiert, ob es sich dabei um eigenständige Entitäten oder nur unterschiedliche Erscheinungsformen einer Erkrankung handelt.

Unter dem Krankheitsbild der CRMO werden in der Literatur sowohl unifokale als auch multifokale entzündliche Knochenläsionen ohne Erregernachweis beschrieben (Girschick 1999). Kinder und Erwachsene können gleichermaßen betroffen sein (Carr 1993). Klinisch stehen rezidivierende schmerzhafte Schwellungen des SC-Gelenks, manchmal sogar der ganzen Klavikula, im Vordergrund. Hautveränderungen gehören nicht klassischen Bild der CRMO. In diesem fall ist ehr ein SAPHO-Syndrom anzunehmen (s. Kap. 13.2.7), wenngleich eine klare Trennung beider Krankheitsbilder in der Literatur nicht vorliegt und bei Patienten mit CRMO auch teilweise eine Pustulosis palmoplantaris beschrieben wird (Jurik 1987). Bei nicht immer gleichzeitig auftretenden Haut- und Skelettmanifestationen (Kahn 1992) erscheint eine genaue Abgrenzung schwierig. Die Krankheitsbilder der CRMO, des SAPHO-Syndroms und der SCCH können aufgrund des histologischen Bildes auch unter dem Begriff der lymphoplasmazellulären Osteomyelitis zusammengefasst werden. Charakteristisch für alle 3 Formen ist, dass keine Erreger nachweisbar sind (Krauspe 1997, Carr 1993) und in der Regel auch in der Polymerasekettenreaktion der Nachweis von universellen eubakteriellen Primern misslingt (Girschick 1999).

Radiologisch imponieren sowohl Osteolysen als auch Sklerosen (Carr 1993). Manchmal kann der Prozess auch die gesamte Klavikula erfassen (Abb. 13.12 a). Ausgeprägte Befunde können auch zu einer Verdrängung der retrosternalen Weichteile führen (Abb. 13.12 b u. c). Die Therapie sollte symptomatisch mit lokalen Maßnahmen (s. Kap. 13.2.1) sowie mit NSAR erfolgen. Krauspe (1997) und Carr (1993) berichten über gute Erfolge mit dieser Therapie, während die Antibiotikagabe zu keiner Verbesserung der Beschwerden führt. Jani (1983) führte bei zwölf Patienten eine Resektion der betroffenen Areale durch und konnte alle Patienten ohne Rezidiv heilen. Carr (1993) berichtete von Rezidiven nach Resektionen.

13.2.6 Sternokostoklavikuläre Hyperostose (SCCH)

Bei der SCCH kommt es meist beidseitig zu einer überschießenden, vom Knochen ausgehenden Knochenneubildung und zu Weichteilossifikationen zwischen medialer Klavikula, 1. Rippe und Manubrium sterni (Sartoris 1986). Betroffen sind beide Geschlechter hauptsächlich in der Altersgruppe von 30–50 Jahren. Klinisch stehen der lokale Druckschmerz und die Gelenkschwellung im Vordergrund. Radiologisch und computertomographisch lassen sich die abnormen Ossifikationen gut nachweisen. In der Szintigraphie zeigt sich eine vermehrte Nuklidbelegung (Sartoris 1986). Dihlmann (1987) hat Skizzen zur radiologischen Unterscheidung verschiedener adulter, sklerosierender, hyperostotischer Klavikulaprozesse und die Evolutionsschritte der SCCH veröffentlicht.

Nach Sonozaki (1979) werden 3 Stadien unterschieden.
- Stadium I mit einer leichten Ossifikation der costoclaviculären Bänder,
- Stadium II mit einer ossifizierenden Masse zwischen erster Rippe und Klavikula und
- Stadium III mit einer knöchernen Masse zwischen erster Rippe, Klavikula und Sternum.

Die SCCH kann als einziger krankhafter Befund des Patienten vorkommen (Dihlmann 1987), doch wurde auch eine Koinzidenz mit abnormalen Röntgenbefunden der Wirbelsäule und der Sakroiliakalgelenke sowie einer Pustulosis palmaris und plantaris (Sonozaki 1979) beschrieben. In den Fällen mit Hautbeteiligung ist der Übergang zum SAPHO-Syndrom fließend (s. Kap. 13.2.7). Stadium I und II können meist konservativ gut therapiert werden (s. Kap 13.2.1), während bei Stadium III oft eine operative Therapie notwendig ist: Da partielle Resektionen keinen Erfolg brachten, wird die Resektion der gesamten knöchernen Masse sowie von Anteilen der 1. Rippe und der Klavikula empfohlen (Sonozaki 1979).

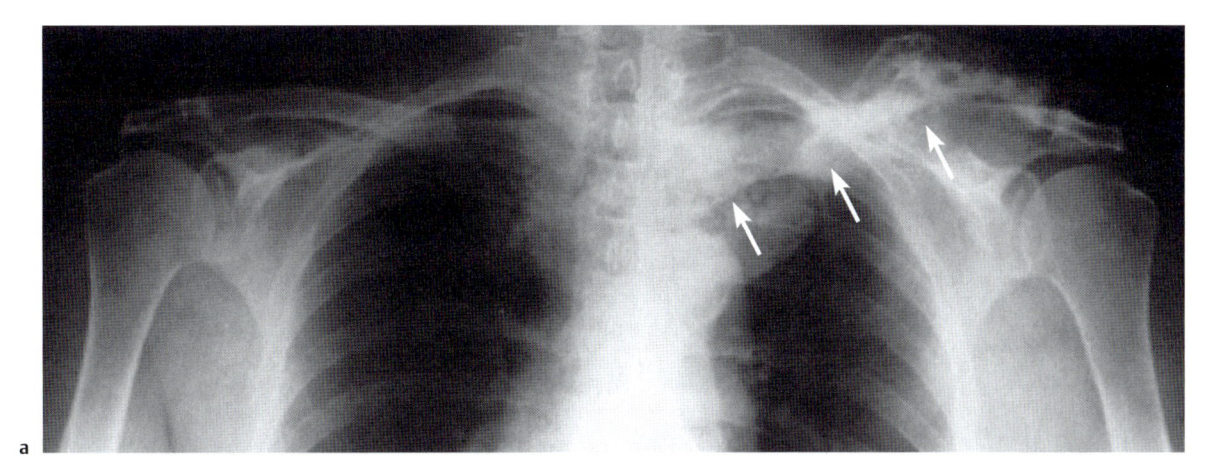

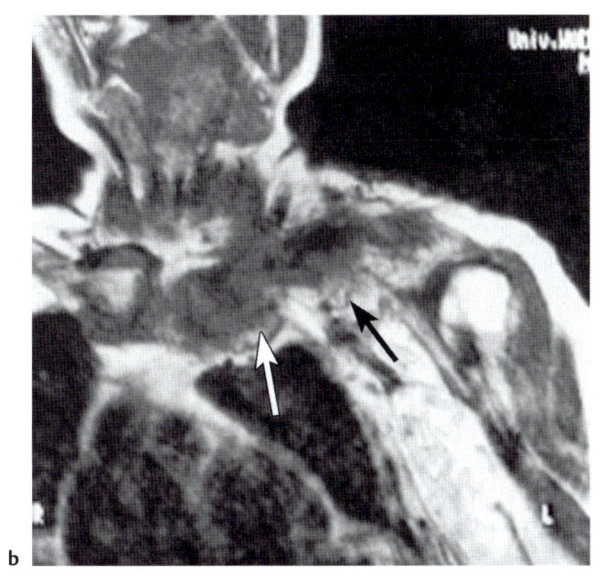

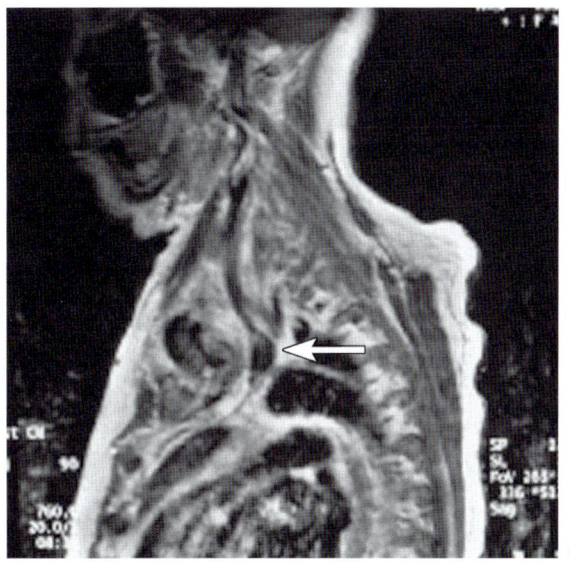

Abb. 13.12
a CRMO der linken Klavikula im a.p. Röntgenbild mit deutlicher Strukturveränderung und Auftreibung der gesamten Klavikula.

b u. **c** Kernspintomographischer Befund mit Verdrängung der retrosternalen Weichteile in der **b** transversalen und **c** parasagittalen Ebene.

13.2.7 SAPHO-Syndrom

Das klinische Bild eines SAPHO-Syndroms (**S**ynovitis, **A**kne, **P**ustulose, **H**yperostose und **O**steomyelitis) wurde erstmals 1987 von Chamot als Entität beschrieben. Der noch in manchen neueren Publikationen verwendete Begriff der pustulösen Akroosteitis (Freyschmidt 1998) scheint ein Teilaspekt des SAPHO-Syndroms zu sein. Eine palmoplantare Pustulose in Verbindung mit Schmerzen und Schwellungen der vorderen Thoraxwand ist immer verdächtig für ein SAPHO-Syndrom, wobei die Hauterscheinungen nicht immer parallel zu den Beschwerden im SC-Gelenk auftreten müssen (Kahn 1992). Sichere laborchemische Marker gibt es nicht, auch die Entzündungswerte sind in der Regel negativ. Eine Assoziation mit HLA-B27 konnte nicht nachgewiesen werden (Hayem 1999). Von Schilling und Kessler (2000) wurde nach einer Analyse von 86 Fällen eine Unterteilung des Syndroms in 5 Untergruppen vorgenommen und eine interdisziplinäre Diagnosefindung und Therapie gefordert. Die 5 Gruppen wurden nosologisch (d.h. unter klinisch-radiologischen Gesichtspunkten) differenziert. Während die Typen I-IV mit einer Pustulosis palmoplantaris einhergehen, sind beim Typ V alle mit einer Acne pustulosa assoziierten osteoartikulären Krankheitsbilder eingeschlossen.

Edlund (1988) fand bei 15 von 17 Patienten Proprionibacterium acne. Eyrich (1999) wies bei 4 von 8 Patienten mit SAPHO-Syndrom unter Beteiligung von SC-Gelenk und Mandibula hauptsächlich Staphylokokken und Streptokok-

Tab. 13.1 Differenzierung des SAPHO-Syndroms (nach Schilling und Kessler)

Typ I	Spondylarthritis hyperostotica pustulopsoriatica
Typ II	Sternokostoklavikuläre Hyperostose
Typ III	Chronisch rekurrierende multifokale Osteomyelitis (CRMO)
Typ IV	Entzündliches Syndrom der vorderen Thoraxwand (ACW) und abortive CRMO-Fälle
Typ V	Osteoartikuläre Manifestationen der pustulösen Akne

ken im Rahmen von Mandibulapunktionen nach. Die meisten Autoren gehen allerdings von einer abakteriellen Arthritis aus.

Da die Röntgendiagnostik sehr unspezifisch sein kann, ist im Einzelfall bis zur Diagnosestellung eine umfangreiche bildgebende Diagnostik erforderlich. Szintigraphisch zeigt sich bei beidseitiger Beteiligung oft ein charakteristisches sog. Bullhead-Zeichen (Freyschmidt 1998) (Abb. 13.9). In der Kernspintomographie zeigen Sternum und Klavikula eine starke Intensitätszunahme in der T2-Wichtung (Abb. 13.5) oder nach i.v. Gadoliniumgabe.

Therapeutisch ist durch lokale Maßnahmen und systemische NSAR-Gabe in der Regel eine ausreichende Besserung der Beschwerden zu erreichen, zusätzlich sind intraartikuläre Cortisoninjektionen zu empfehlen (Hayem 1999). In schweren Fällen kann eine systemische Gabe von Cortison oder Methotrexat (Hayem 1999) oder Sulfasalazine oder Cyclosporin (Kahn 1993) indiziert sein. Vor einer Langzeittherapie mit Cortikosteroiden wird jedoch abgeraten (Schilling 2000). Auch Calcitonin und Acithromycin können in Einzelfällen erfolgreich sein (Schilling 2000), wobei eine antibiotische Therapie in der Regel nicht effektiv ist (Kahn 1993) und daher nicht empfohlen wird (Schilling 2000). Phasenhafte Verläufe mit rezidivierenden Beschwerden sind bekannt, sprechen aber wieder auf eine NSAR-Therapie an.

13.2.8 Morbus Friedrich

Die aseptische Knochennekrose der medialen Klavikula wurde von Friedrich erstmals 1924 beschrieben. Das männliche Geschlecht ist bevorzugt betroffen, die Altersspanne reicht von 7 bis 60 Jahren (Drewes 1982). Typisch sind Bewegungs- und Belastungsschmerzen, während ein Ruheschmerz fehlt (Lingg 1981). Diese Erkrankung wurde auch vor Schluss der Epiphysenfugen gefunden. Es wird ein stadienhafter Verlauf der Erkrankung beschrieben (Lingg 1981).

- **Stadium I.** Im Initialstadium kommt es zu einer diffusen Sklerose vor allem am unteren Pol der Klavikula. Die Sklerose ähnelt radiologisch einer kondensierenden Osteitis.
- **Stadium II.** Das floride Stadium zeigt eine Demarkierung mit teilweiser Resorption des unteren Klavikulapols.
- **Stadium III.** Charakteristisch ist eine Sekundärarthrose.

Da sowohl eine reine Verlaufsbeobachtung ohne Therapie als auch eine Exzision des medialen Klavikulaendes gleich gute Ergebnisse brachten, sollte zunächst immer konservativ (s. 13.2.1) behandelt werden (Levy 1981). Nur bei Versagen der konservativen Therapie ist bei persistierenden Beschwerden eine Resektion der medialen Klavikula gerechtfertigt (Heinemeier 1979).

13.2.9 Infektionen

Bei hochgradigem Verdacht auf eine Infektion oder bei Erregernachweis, z.B. durch eine Punktion, ist eine chirurgische Intervention indiziert (Carlos 1997). Eine mediastinale Beteiligung oder ein Pleuraerguss (Schattner 1998) sind als Komplikation beschrieben. Mycobacterium tuberculosis (Richmann 1999, Richter 1985) oder avis (Bitar 1998), Staphylokokken (McCarroll 1981), Pasteurella multocodia und Streptococcus sanguis (Nietsche 1982), Streptococcus B (Tabatai 1986), Escherichia coli (Linscheid 1961), Pseudomonas aeruginosa (Streifler 1985), Brucellae (Adak 1997), Citrobacter diversus (Fuxench-Chiesa 1983) und Escherichia coli (Delvette 1970) sind unter anderem nachgewiesen worden. Besonders Drogenabhängige und HIV-Patienten sind als Risikogruppen für eine Infektion anzusehen (Goldin 1973, Nair 1975). Auch nach Anlage eines Vena-subclavia-Katheters sind Infektionen des SC-Gelenks aufgetreten (Lindsey 1984). Die chirurgische Sanierung sollte eine komplette Ausräumung der betroffenen Areale und eine sorgfältige Inspektion der angrenzenden Strukturen beinhalten. Wegen der Gefahr einer Mediastinitis sollte postoperativ eine engmaschige Überwachung erfolgen. Verbleibt bei ausgiebigem Débridement eine Instabilität der Klavikula, sollte diese erst in einer 2. Sitzung nach sicherer Ausheilung des Infekts stabilisiert werden (s. Kap. 18.5).

13.2.10 Tumoren und Sekundäraffektionen bei Systemerkrankungen

Bei unklaren Schmerzen sollten maligne Tumoren wie ein Lymphom (Adunsky 1980), Non-Hodgkin-Lymphom, Plasmozytom (Toussirot 1998) oder Metastasen (Rozboril 1983, Searle 1991) immer ausgeschlossen werden. Puig (1998) konnte bei szintigraphischen Anreicherungen des SC-Gelenks im Rahmen der Tumornachsorge nie eine Metastase nachweisen.

Als Raritäten wurden eine synoviale Chondromatose des SC-Gelenks von Vrdoljak (2000) und ein Enchondrom, welches eine Dislokationsfraktur des SC-Gelenks verursachte, von Bernard (1982), beschrieben. Weiterhin kommen Osteoidosteome und ein Morbus Paget in Betracht (Dihlmann 1987).

Nach ipsilateraler Neck-Dissektion kann es zu starken Auftreibungen der medialen Klavikula kommen (Lamb 1976). Auch bei Gicht (Kern 1999), Pseudogicht (Richman 1999), Hyperparathyreoidismus (Teplick 1974), Syringomyelie (Daffner 1983) oder Amyloidose (Garbar 1999) kann das SC-Gelenk betroffen sein.

Aufgrund der Nähe zum Mediastinum und der darin befindlichen Strukturen sollte die operative Behandlung primärer Tumoren nach vorausgegangener interdisziplinärer Planung des Vorgehens bereits frühzeitig erfolgen.

Literatur

Adak B, Tekeoglu I, Kutluhan A et al. Brucellar oligoarthritis involving the left temporomandibular, left sternoclavicular and left ankle joints. Clin Exp Rheumatol. 1997;15(1):122–123.

Adunsky A, Yaretzky A, Klajman A. Malignant Lymphoma Presenting as Sternoclavicular Joint Arthritis (letter to the editor). Arthritis Rheum. 1980;2:1330–1331.

Bitar R. Asymptomatic Mycobacterium avium complex pneumonia complicated by infectious arthritis/osteomyelitis. Clin Infect Dis. 1998;26(6):1468–1470.

Benson LS, Donaldson JS, Carrol NC. Use of ultrasound in management of posterior sternoclavicular dislocation. J Ultrasound Med. 1991;10:115–118.

Brower AC, Sweet DE, Keats TE. Condensing Osteitis of the Clavicle: A New Entity. AJR 1974;121:17–21.

Carlos GN, Kesler KA, Coleman JJ, Broderick L, Turrentine MW, Brown JW. Aggressive surgical management of sternoclavicular joint infections. J Thorac Cardiovasc Surg. 1999;113(2):242–247.

Carr AJ, Cole WG, Roberton DM, Chow CW. Chronic multifocal Osteomyelitis. J Bone Joint Surg. 1993;62 B:582–591.

Cave AJE. The nature and morphology of the costoclavicular ligament. J Anat. 1961;95:170–179.

Cone RO, Resnick D, Goergen TG, Robinson C, Vint V, Haghighi P. Condensing Osteitis of the Clavicle. AJR 1983;141:387–388.

Daffner RH Gehweileer JA. Case Report 236: Diagnosis: Neuropathic Arthropathy of the Sternoclavicular Joint, Secondary to Syringomyelia. Skeletal Radiol. 1983;10:113–116.

DePalma AF. Surgical Anatomy of Acromioclavicular and Sternoclavicular Joints. Surg Clin North Am. 1963;43:1541–1550.

Delevette AF, Monahan DT. Acute Arthritis of the Sternoclavicular Joint Due to Coliform Bacillus. Conn Med. 1970;34:629–630.

Dihlmann W. Gelenke des Schultergürtels. In Dihlmann W. Gelenke-Wirbelverbindungen. Thieme, Stuttgart, 1987;220–254.

Drewes J, Günther D. Morbus Friedrich. Fortschr Röntgenstr. 1982;136(2):213–214.

Edlund E, Johnsson U, Lidgren L, Pettersson H, Sturfelt G, Svensson B, Theander J, Willen H. Palmoplantar pustulosis and sternocostoclavicular arthro-osteitis, Ann Rheum Dis. 1988;47:809–817.

Destouet JM, Gilula LA, Murphy WA, and Sagel SS. Computed Tomography of the Sternoclavicular Joint and Sternum. Radiology 1981;138:123–128.

Epstein BS. Sternoclavicular Arthritis in Patients With Scleromia and Rheumatoid Arthritis. A.J.R. 1963;89:1236–1240.

Eyrich GKH, Harder C, Sailer HF et al. Primary chronic osteomyelitis associated with synovitis, acne, pustulosis, hyperostosis and osteitis (SAPHO syndrome). J Oral Pathol Med. 1999;28:456–464.

Freyschmidt J. Pustulöse Arthroosteitis (PAO) mit und ohne sternoclaviculärer Hyperostose (SCCH). In Freyschmidt J. Skelettradiologie. Springer, Berlin, 1997; 718–731.

Feyschmidt J, Sternberg A. The bullhead sign: scintigraphic pattern of sternocostoclavicular hyperostosis and pustulotic arthroosteitis. Eur Radiol. 1998;8(5):807–812.

Friedrich H. Über ein noch nicht beschriebenes, der Perthesschen Erkrankung analoges, Krankheitsbild des sternalen Clavicelendes. Dtsch Z Chir. 187:385–398.

Fuxench-Chiesa Z, Mejias E, and Ramirez-Ronda CH. Septic Arthritis of the Sternoclavicular Joint due to Citrobacter diversus (letter to the editor). J Rheumatol. 1983;10:162–164.

Garbar C, Jadoul M, Noel H, van-Ypersele-de-Strihou C. Histological characteristics of sternoclavicular beta 2 microgloboliamyloidosis and clues for ist histogenesis. Kidney Int. 1999;55(5):1983–1990.

Girschick HJ, Huppertz HI, Harmsen D, Krauspe R, Müller-Hermelink HK, Papadopoulos T. Chronic recurrent multifocal osteomyelitis in children: Diagnostic value of histopathology and microbial testing. Hum Pathology 1999;30(1):59–65.

Goldin RH, Chow AH, Edwards jr. JE, Louie JE, and Guze LB. Sternoarticular Septic Arthritis in Heroin Users. N Engl J Med. 1973;289:616–618.

Grant JCB. Method of anatomy. Williams Wilkins, Baltimore, 1965

Gray H. Osteology. In Anatomy of the human body. Lea Felbinger, Philadelphia, 1966;324–326.

Heinemeier G, von Torklus D. Klavikuläre Resektionsarthroplastik bei Morbus Friedrich. Z Orthop. 1979;117:713.

Heinig CF. Retrosternal dislocation of the clavicle: Early recognition, x-ray diagnosis, and managemant (Abstract). J Bone Joint Surg. 1968;50-A:830.

Jani L, Remagen W. Primary chronic osteomyelitis. Intern Orthop. 1983;7:79–83.

Jurik AG, de Carvalho A. Sternoclavicular Hyperostosis in a Case With Psoriasis and HLA-B27 Associated Arthropathy. Fortschr Rontgenstr. 1985;142:345–347.

Kahn MF, Chamot AM. Sapho syndrome. Rheum Dis Clin North Am. 1992;18(1):225–246.

Kahn MF. Psoriatic arthritis and synovitis, acne, pustulosis, hyperostosis and osteitis syndrome. Curr Opin Rheumatol. 1993;5:428–435.

Kern A, Schunk K, Thelen M. Gicht im Bereich der Halswirbelsäule und des SternoclavicularGelenkes. Fortschr Röntgenstr. 1999;170(5):515–517.

Kier R, Wain S, Apple J, Martinez S. Osteoarthritis of the Sternavicular Joint: Radiographic Features and Pathologic Correlation. Invest Radiol. 1985;21:227–33.

Klein MA, Spreitzer AM, Miro PA, Carrera GF. MR imaging of the abnormal sternoclavicular joint- a pictorial essay. Clin Imaging 1997;21(2):138–143.

Krauspe R, Girschick H, Huppertz HI. Orthopäde 1997;26: 894–901.

Kruger GD, Rock MG, Munro TG. Condensing Osteitis of the Clavicle: A Review of the Literature and Report of Three Cases. J Bone Joint Surg. 1987;69 A:550–557.

Lamb CEM. Sternoclavicular joint enlargement following block dissection. Br J Surg. 1976;63:488.

Levinsohn EM. Computed Tomography in the diagnosis of the sternoclavicular joint. Clin Orthop. 1979;140:12–16.

Lingg G, Heinemeier G. Morbus Friedrich – Aseptische Nekrose des sternalen Klavikulaendes. Fortschr Röntgenstr. 1981;134: 74–77.

Levy M, Goldberg I, Fischel RE, Frisch E, and Maor P. Friedrich's Disease: Aseptic Necrosis of the Sternal End of the Clavicle. J Bone Joint Surg. 1981;63 B:539–541.

Lindsey RW, Leach JA. Sternoclavicular Osteomyelitis and Pyoarthrosis As a Complication of Subclavian Vein Catheterization: A Case Report and Review of the Literature. Orthopedics 1984;7:1017–1021.

Linscheid RL, Kelly PJ, Martin WJ, Fontana RS. Monarticular Bacterial Arthritis of the Sternoclavicular Joint. J A M A 1961;178: 421–422.

Lourie JA. Tomography in the diagnosis of posterior dislocation of the sternoclavicular joint. Acta Orthop Scand. 1980;5: 579–580.

Mahlfeld A, Merk H, Franke J, Kayser R, Mahlfeld K. Sonographische Diagnostik am Sternoklavikulargelenk. Ultraschall in Med. 1999;20:74–77.

McCarroll LR. Isolated Staphylococcal infection of the sternoclavicular joint. Clin Orthop. 1981;16:149–150.

Mörike KH. Zur Funktion und Herkunft des sogenannten Diskus im Sternoklavikulargelenk. Morph Jb. 1965;108(2):212–236.

Nair V. Case Repor – Sternoclavicular Arthritis: An Unusual Complication of Drug Abuse. J Med Soc N.J. 1975;72:519–520.

Nietsche JF, Vaughan JH, Williams G, Curd JG. Septic sternoclavicular arthritis with pasteurella multocodia and streptococcus sanguis. Arthritis Rheum. 1982;25:467–469.

Paice EW, Wright FW, Hill AGS. Sternoclavicular Erosions in Polymyalgia Rheumatica. Ann Rheum Dis. 1983;42:379–383.

Patten RM, Dobbins J, Gunberg SR. Gas in the sternoclavicular joint of patients with blunt chest trauma: significance and frequency of CT findings. Am J Roentgenol. 1999;172(6):1633–1635.

Pollock RC, Bankes MJ, Emery RJ. Diagnosis of retrosternal dislocation of the clavicle witd ultrasound. Injury 1996;27:670–671.

Puig S,Staudenherz A, Steiner G, Eisenhuber E, Jeitha T. Differential Diagnosis of atypically located single or double hot spots in whole bone scanning. J Nucl Med. 1998;39(7):1263–1266.

Resnick D. Bone and Joint Imaging. Saunders Philadelphia, 1996

Reuler JB, Girard DE, Nardone DA. Sternoclavicular Joint Involvement in Ankylosing Spondylitis. South Med J. 1978;71:1480–1481.

Richman KM, Boutin RD, Vaughan LM, Haghighi P, Resnick D. Tophaceus pseudogout of the sternoclavicular joint. Am J Roentgenol. 1999;172(6):1587–1589.

Richter R, Hahn H, Nubling W, and Kohler G. Tuberculosis of the Shoulder Girdle. Z. Rheumatol. 1985;44:87–92.

Rockwood jr. CA. Injuries to the Sternoclavicular Joint. In Rockwood CA Jr, Green DP (eds.). Fractures, 2nd ed. vol. 1, JB Lippincott, Philadelphia, 1984;910–948.

Rozboril MB, Good AE, Zarbo RJ, Schultz DA. Sternoclavicular jointarthritis: An unusual presentation of metastatic carcinoma. J Rheumatol. 1983;10:499–502.

Sartois DJ, Schreimann JS, Kerr R, Resnik C, Resnick D. Sternoclavicular Hyoerostosis: A Review and Report of 11 Cases. Radiology 1986;158:125–128.

Schilling F, Kessler S. Das SAPHO-Syndrom: Klinisch-rheumatologische und radiologische Differenzierung und Klassifizierung eines Krankengutes von 86 Fällen. Z Rheumatol. 2000;59(1): 1–28.

Schattner A, Brazilai N. Sternoclavicular septic arthritis: a novel cause of pleural effusion [letter] Am J Med. 1998;105(1): 85–86.

Searle AE, Gluckman R, Sanders R, Breach NM. Sternoclavicular Joint Swellings: Diagnosis and Management. Br J Plast Surg. 1991;44:403–405.

Shimada K, Takeshige N, Moriyama H, Miyauchi Y, Shimada S, Fujimaki E. Immunohistochemical study of extracellular matrices and elastic fibers in a human sternoclavicular joint. Okajimas Folia Anat Jpn. 1997;74(5):171–179.

Sonozaki H, Azuma A, Okai K et al. Clinical Features of 22 Cases With Inter-sterno-costo-clavicular Ossification. Arch Orthop Trauma Surg. 1979;95:13–22.

Streifler J, Gartz M, Rosenfeld JB, Pitlik S, Grosskopf I. Sternoclavicular Arthritis and Osteomyelitis due to Pseudomonas aeruginosa, Not Related to Drug Abuse. Isr J Med Sci. 1985; 21:458–259.

Tabatai, MF, Sapico FL, Canawati HN, Harley HAJ. Sternoclavicular Joint Infection With Group B Streptococcus (letter to the editor). J Rheumatol. 1986;13:466:

Teplick JG, Eftekhari F, Haskin ME. Erosion of the Sternal Ends of the Clavicles: A New Sign of Primary and Secondary Hyperparathyroidism. Radiology 1974;113:323–326.

Tillmann B. Obere Extremität. In Rauber A, Kopsch F: Anatomie des Menschen; Bd1: Bewegungsapparat. Thieme, Stuttgart, 1998.

Toussirot E, Gallinet E, Auge B, Voillat L, Wendling D. Anterior chest wall malignancies. A review of ten cases. Rev Rheum Engl Ed. 1998;65(6):397–405.

Vrdoliak J, Irah E. Synovial osteochondromatosis of the sternoclavicular joint. Pediatr Radiol. 2000;30(3):181–183.

Vierboom MAC, Steinberg JDJ, Mooyaart EL, Rijswijk MHV. Condensing Osteitis of the Clavicle: Magnetic Resonance Imaging as an Adjunct Method for Differential Diagnosis. Ann Rheum Dis. 1992;51:539–541.

Wirth MA, Rockwood jr. CA. Disorders of the Sternoclavicular Joint: Pathophysiology, Diagnosis, and Management. In Ianotti JP, Williams GR (eds.). Disorders of the Shoulder: Diagnosis and Management. Lippincott WilliamsWilkins, Philadelphia, 1999.

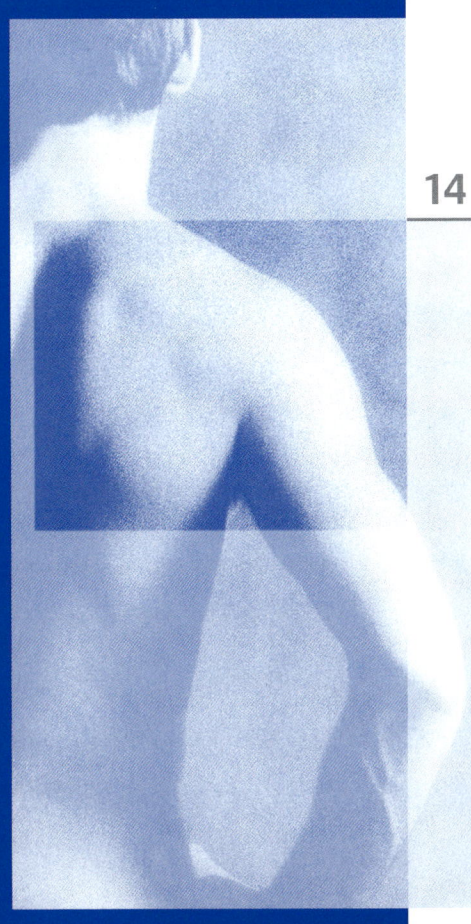

14 Instabilität des Glenohumeralgelenks

F. Gohlke und E. Janßen

14.1 Übergreifende Gesichtspunkte
14.2 Vordere Instabilität
14.3 Hintere Instabilität
14.4 Multidirektionale Instabilität
14.5 Besonderheiten der Schulterinstabilität bei Kindern und Jugendlichen

14.1 Übergreifende Gesichtspunkte

Definition

Die **Verrenkung** oder **Luxation**, d.h. die vollständige Dislokation des Humeruskopfs aus der Gelenkpfanne, stellt ein klar abgrenzbares, genau definierbares Ereignis dar. Demgegenüber existiert für die **Subluxation** kein exakter Begriff. Insbesondere im angelsächsischen Bereich wird häufig synonym der Begriff der **Instabilität** gebraucht, obwohl dieser – biomechanisch korrekt angewendet – in erster Linie die Gleichgewichtslage des Glenohumeralgelenks berücksichtigen müsste. Üblicherweise wird im klinischen Sprachgebrauch als Instabilität eine pathologisch vermehrte Verschieblichkeit des Humeruskopfs gegenüber der Gelenkpfanne bei aktiv geführten Bewegungen verstanden, die Beschwerden verursacht.

Da Stabilität im physikalischen Sinne nur eine Gleichgewichtslage der **angreifenden Kräfte** bedeuten kann, darf eine Analyse dieser Kräfte nicht unberücksichtigt bleiben. Unter der Voraussetzung, dass Stabilität immer dann gegeben ist, wenn die durch den Humeruskopf verlaufende resultierende Gelenkkraft innerhalb der Pfanne angreift (Bergmann 1987), bedeutet eine Dezentrierung um ca. die Hälfte der Breite von Humeruskopf und Glenoid in der Regel auch gleichzeitig eine klinisch relevante Instabilität. Man muss dabei berücksichtigen, dass vermehrte Translationsbewegungen häufig als Folge einer konstitutionell vorgegebenen Laxität ohne symptomatische Instabilität vorkommt (Harryman u. Mitarb. 1992, Gerber 1997). Darüber hinaus muss nicht jede Instabilität behandelt werden. Dies gilt insbesondere für die willkürlichen Sub-/Luxationen bei Kindern und Jugendlichen (Emery u. David 1993) mit überwiegend günstiger Prognose.

Ätiopathogenese

Folgende Faktoren beeinflussen die Stabilität im Glenohumeralgelenk (Kap. 1 u. 2 sowie Abb. 14.1):
- **aktive Stabilisatoren**
  (Balance der angreifenden Muskeln),
- **statische**, oft auch als passiv bezeichnete **Stabilisatoren**:
  - knöcherne Formgebung
    (Humeruskopf, Glenoid und Fornix humeri),
  - Gelenkkapsel mit ligamentären Verstärkungen und Labrum glenoidale: Wirkung durch Einschränkung des Bewegungsumfangs („check rein-effect") und als Bremsklotz gegenüber übermäßiger Verschieblichkeit („barrier effect"),
  - atmosphärischer Druck, oft auch als Vakuumeffekt oder negativer intraartikulärer Druck bezeichnet,
  - Adhäsions-/Kohäsionskraft der Gelenkkörper, die durch einen dünnen Film von Synovialflüssigkeit miteinander verbunden sind.

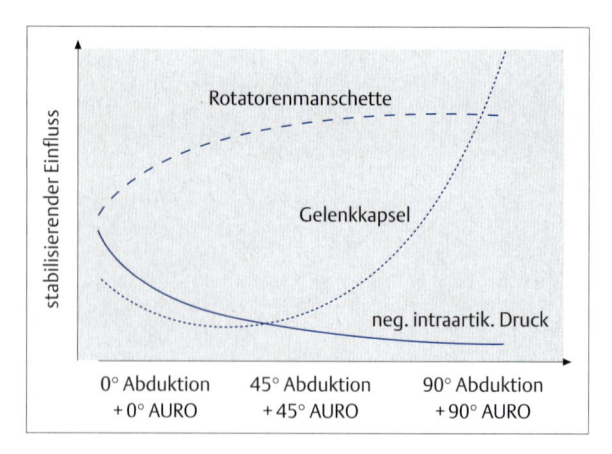

Abb. 14.1 Einfluss unterschiedlicher Faktoren auf die Stabilität des Glenohumeralgelenks. Mit zunehmender Abduktion und Außenrotation geraten die ligamentären Verstärkungen der Gelenkkapsel unter Spannung und stabilisieren das Glenohumeralgelenk.

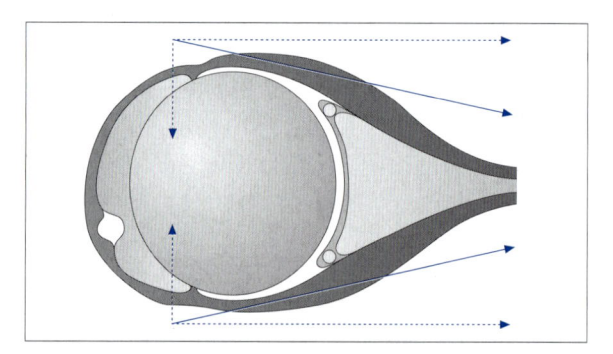

Abb. 14.2 Dynamische Stabilisierung des Glenohumeralgelenks. Der Vektor der resultierenden Kraft der Rotatorenmanschette (durchgezogene Pfeile) besteht aus einer zentrierenden und einer gegen die Glenoidfläche gerichteten Komponente (punktiert gezeichnete Pfeile).

Auch wenn alle genannten Faktoren zusammenwirken, tragen sie doch in unterschiedlichem Maße zur Stabilisierung bei. Wie in Abb. 14.2 dargestellt ist, hängt der stabilisierende Einfluss einzelner Faktoren von der Gelenkposition ab. Zudem besteht eine Rangordnung unter den stabilisierenden Faktoren. Der Widerstand, den die Gelenkkapsel einer Dezentrierung entgegensetzt, ist mindestens um den Faktor 10 höher als die Auswirkungen des negativen intraartikulären Drucks (Gibb u. Mitarb. 1991) oder des Labrum glenoidale unter Gelenkkompression (Lippit u. Matsen 1993). Andererseits wird die Kapsel innerhalb eines breiten Bewegungsspiels (geringe bis mittlere Abduktion) kaum unter Spannung gesetzt.

So ist davon auszugehen, dass die kapsuloligamentäre Sicherung erst in Anspruch genommen wird, wenn alle anderen Mechanismen bereits versagt haben. In diesem Zusammenhang ist von Interesse, dass die Höchstwerte, mit denen der ventrale Kapselbereich bei Wurfbewegungen auf Zug belastet werden kann, bei ca. 400 N liegen (Fleisig u. Mitarb. 1995). Diese Kräfte liegen in einem Bereich der Kraft-Dehnungs-Kurve, in dem eine ligamentäre Struktur mit einer hypothetischen Reißfestigkeit von ca. 1700 N – einem Wert, der z.B. für das vordere Kreuzband des Jugendlichen ermittelt wurde – bereits eine Dehnung erfährt (Noyes u. Mitarb. 1984). Nach Untersuchungen von Reeves (1968) beträgt die Reißfestigkeit des vorderen Kapselbereichs in der 2.–3. Lebensdekade ca. 800–1.200 N.

Aktive Stabilisatoren

Den in die **Rotatorenmanschette einstrahlenden Muskeln**, von Saha (1978) auch als Steuermuskeln bezeichnet, wird eine Schlüsselfunktion bei der Erhaltung der dynamischen Stabilität aufgrund folgender Wirkungen zugeschrieben (Kap. 1 u. Abb. 14.3):

- **Direkte Erzeugung von Kompressionskräften im Glenohumeralgelenk.** Die zentrierende Wirkung entfaltet sich in Verbindung mit der Formschlüssigkeit von Glenoid (Lippit u. Matsen 1993) und Labrum (Howell u. Galinat 1989). Dieser auch als Concavity Compression bezeichnete Effekt nimmt mit bei einer Zunahme der von der Rotatorenmanschette ausgeübten Kompression nicht proportional zu, da sich der Glenoidrand verformt. Für eine Kompressionskraft von 100 N kann somit nur mit einem Widerstand nach anteroinferior von maximal 25 N gerechnet werden.
- **Depression des Humeruskopfs**, d.h. neutralisierende Wirkung auf dezentrierende Scherkräfte, die z.B. als Folge der Zugwirkung des Deltamuskels nach kranial auftreten. Nach Morrey und An (1990) entspricht die Kompressionskraft, die durch die Rotatorenmanschette bei einer Abduktion von 90° ausgeübt wird, in der Größenordnung bereits dem halben Körpergewicht.
- **Indirekte Erzeugung von Kompressionskräften** bei einer Dezentrierung im Glenohumeralgelenk (Himeno u. Tsumura 1984). Eine Verschiebung des Humeruskopfs in der Glenoidebene erhöht die vorgegebene Eigenspannung der Rotatorenmanschette und erzeugt damit eine zentrierende Kraft.
- **Erhöhung der Vorspannung der Gelenkkapsel**, bedingt durch die innige Verflechtung der Sehnenfasern mit den Fasern der Gelenkkapsel bereits vor Eintritt in die Insertionszone.

Durch die Aktivität der übrigen am proximalen Humerus angreifenden Muskulatur können aber auch Translationskräfte frei werden, die zu einer Dezentrierung unabhängig von äußeren Einwirkungen führen. Mit Hilfe selektiver Nervenblockaden einzelner Muskelgruppen bei Patienten mit einer rezidivierenden vorderen Luxation konnte gezeigt werden, dass nur eine Ausschaltung des M. infraspinatus zusammen mit dem M. subscapularis signifikant destabilisierend wirkt (Howell u. Kraft 1991, Saha 1978). Wie aber aus der Summe der einzelnen Muskelkräfte eine resultierende Translationskraft entsteht, die zu einer Dezentrierung führt, ist bisher nicht geklärt. Saha (1973) berechnete eine Translation, die aus dem Trägheitsmoment zu Anfang der rotatorischen Wirkung der intermediären Gruppe (Mm. pectoralis major, teres major, latissimus dorsi) entsteht. Bei Außenrotation „wickeln" sich deren Insertionen um den proximalen Humerusschaft, was zu einer funktionellen Verkürzung und damit zu einem Vorschub

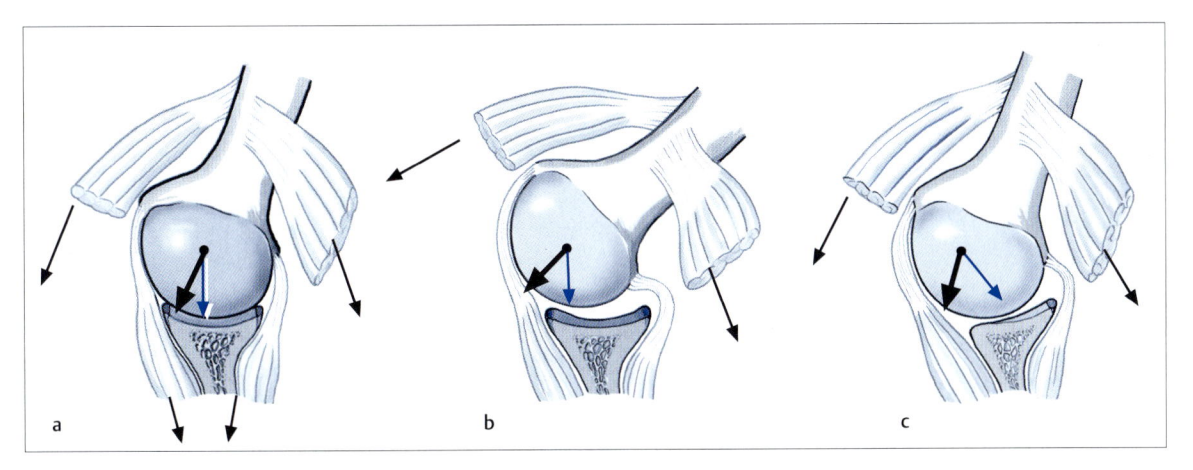

Abb. 14.3 a–c Zusammenwirken der Muskelkräfte mit der Gelenkgeometrie.

a Solange die Resultierende der einwirkenden Muskelkräfte innerhalb des Glenoids angreift, besteht eine stabile Gleichgewichtslage.
b Fällt die Resultierende bei intakter Gelenkgeometrie daneben, entsteht eine instabile Situation, die von der kapsuloligamentären Sicherung ausgeglichen werden muss.
c Das Labrum erhöht die Formschlüssigkeit des Gelenks (Lippit u. Matsen 1993). Auch bei Glenoidranddefekten oder fehlerhafter Neigung der Glenoidfläche kann die Resultierende neben die Glenoidfläche fallen.

nach ventral führt. Dieser Überlegung entspricht auch die klinische Beobachtung, dass Rezidivluxationen oft ohne traumatische Einwirkung spontan aus einer unkontrollierten Bewegung heraus in einer Gelenkposition entstehen, bei der die kapsuloligamentären Strukturen noch nicht angespannt sind. Von den Patienten wird häufig eine Situation geschildert, bei der es zur Umkehr einer Bewegungsrichtung kommt, z.B. beim Ausholen oder dem Anziehen eines Kleidungsstücks über Kopf. Saha (1971) errechnete für die „Zero-Position", bei der ein Gleichgewicht der Muskelkräfte herrschen soll, eine endgradige Abduktion bei neutraler Rotation.

Während der forcierten Ausholbewegungen wird die Gelenkkapsel mit einer nach ventral gerichteten Translationskraft von ca. 400 N belastet. Diese Werte wurden anhand theoretischer Berechnungen für eine Position endgradiger Außenrotation des abduzierten Arms von Morrey und An (1990) postuliert und später in Hochfrequenz-Videoanalysen an Wurfsportlern bestätigt (Fleisig u. Mitarb. 1995).

Die Auswirkungen einer Störung der Muskelbalance zeigen sich auch bei **Lähmungen** und neurogenen Erkrankungen. Insbesondere bei einem asymmetrischen Ausfall von Anteilen des Deltamuskels und der Rotatorenmanschette kann sich eine stark beeinträchtigende anteroinferiore oder posteroinferiore Instabilität entwickeln. Nach einer einem Schlaganfall folgenden Hemiparese sollen ca. 2/3 der Patienten unter ständigen oder zeitweiligen Schulterschmerzen als Folge einer Subluxationsstellung leiden (Caldwell 1969). Dagegen wurden bei einer willkürlichen Schulterluxation zwar schon oft muskuläre Fehlsteuerungen, aber keine neurologischen Ausfälle beschrieben. Die Gelenkkapsel ist jedoch in diesen Fällen immer erheblich ausgeweitet.

Ein Zusammenwirken der aktiven und passiven Stabilisatoren als muskulotendinöse Einheit (Strasmann u. Mitarb. 1990) wurde zunächst aus neurophysiologischen und histologischen Befunden abgeleitet, die an anderen Gelenken erhoben wurden. Daraus lässt sich schließen, dass beide Systeme – in Serie geschaltet – zu der Leistung eines komplexen Regelkreises beitragen, die häufig mit dem Begriff Propriozeption (Tiefensensibilität) umschrieben wird.

Die propriozeptive Wahrnehmung beinhaltet jedoch recht unterschiedliche Komponenten, z.B. Lagesinn, Bewegungssinn (Kinästhesie) und Kraftsinn. Rückschlüsse auf den Stellenwert einzelner Rückmeldesysteme innerhalb der Gesamtleistung (z.B. Kontrolle des skapulohumeralen Rhythmus oder der Stabilität des Glenohumeralgelenks) sind jedoch schwierig, da die Propriozeption aus einer komplexen Verarbeitung der sensorischen Afferenzen aus Gelenken, Sehnen, Muskeln, Haut, anderen Sinnesorganen sowie einem gespeicherten Bewegungsmuster auf kortikaler Ebene (der so genannten Efferenzkopie) entsteht. Eine partielle Deafferenzierung, z.B. der artikulären Mechanorezeptoren, bleibt daher vermutlich ohne erkennbare Folgen, da genügend Reserven verbleiben, um das entstandene Defizit auszugleichen. Die Diskussion darüber, ob die Afferenzen aus den periartikulären Rezeptoren überhaupt einen wesentlichen Einfluss besitzen und nicht vollständig durch andere Afferenzen, z.B. aus Muskeln und Sehnen, ausgeglichen werden können, wurde insbesondere durch die Arbeiten von McCloskey (1978) sowie Roll und Vedel (1982) entfacht und ist bis heute noch nicht geklärt. Während erstere nach Resektion der Gelenkkapsel keine erkennbaren Einbußen der propriozeptiven Leistung nachwiesen, konnten letztere die Illusion von Gelenkbewegungen durch Vibrationsreizung benachbarter Sehnenrezeptoren erzeugen.

Das Zusammenspiel der sich überschneidenden sensomotorischen Afferenzen in einem Feed-back-System ist – wie Grigg noch 1993 feststellte – bisher nicht ausreichend verstanden. Einige Befunde weisen auf Veränderungen einzelner Komponenten der propriozeptiven Leistung bei Instabilität hin. So fanden Lephart u. Mitarb. (1994) bei Probanden mit posttraumatischer Schulterinstabilität ein Wahrnehmungsdefizit langsamer passiver Rotationsbewegungen und eine verminderte Fähigkeit, passiv vorgegebene Gelenkpositionen zu reproduzieren.

Die Innervation von Ligamenten, Gelenkkapsel und periartikulärem Gewebe sowie der Nachweis von Mechanorezeptoren in diesen Strukturen ist für viele Gelenke seit langem beschrieben, u.a. auch für das Glenohumeralgelenk (Kap. 1). Daraus zu schließen, dass die ligamentären Verstärkungen lediglich als „Messfühler" eines Dehnungsreflexes funktionieren, der eine Dezentrierung verhindert (Jerosch u. Mitarb. 1995), stellt derzeit noch eine spekulative Vereinfachung dar, die bisher noch nicht durch neurophysiologische Befunde untermauert werden konnte (Grigg 1993). Um den Einfluss sensorischer Rezeptoren im Schultergelenk näher beurteilen zu können, bedarf es genauerer Angaben zu deren Verteilung, Funktion und Verschaltung (rezeptive Felder). Diese Daten sind jedoch noch nicht ausreichend bekannt (Gohlke u. Mitarb. 1998).

Die bisher vorliegenden neurophysiologischen Befunde sind widersprüchlich. Guanche u. Mitarb. (1995) konnten bei der Katze eine Reflexantwort der Rotatorenmanschette nach 2,7 msec durch Elektrostimulation von Gelenkästen des N. axillaris nachweisen. Tibone u. Mitarb. (1997) leiteten nach monopolarer Stimulierung von intraartikulären Strukturen während einer Arthroskopie somatosensorische Potenziale mit einer Latenzzeit von ca. 3 msec ab. Sie fanden keinen Unterschied zwischen normalen, posttraumatisch instabilen und hyperlaxen Schultern als Indiz dafür, dass die Funktion sensomotorischer Afferenzen durch die traumatisch bedingten Läsionen gestört sei. Sie vermuteten daher eher eine zu geringe mechanische Aktivierung der mechanorezeptiven Nervenendigungen als Folge der mangelnden Vorspannung der ligamentären Verstärkungen bei Instabilität. Wallace u. Mitarb. (1996) konnten jedoch bei posttraumatischer Schulterinstabilität keinen Unterschied im Zeitpunkt der reflexartig einsetzenden muskulären Stabilisierung nachweisen. Latimer u. Mitarb. (1997) untersuchten die reflektorische Muskelstabilisierung von Probanden, die durch eine provozierte Dezentrierung im Apprehensionstest hervorgerufen wurde. Sie fanden, dass die Reflexantwort der Muskulatur (nach 110–229 msec) zu spät einsetzt und deren Dauer (40–50 msec) zu kurz sei, um das Glenohumeralgelenk wirkungsvoll vor einer Luxation zu schützen.

Knöcherne Formgebung
Wie bereits in den Kapiteln 1 und 2 dargestellt, wird das Glenohumeralgelenk im Vergleich zum Hüftgelenk nur in geringem Maße durch formschlüssige Gelenkkörper stabilisiert. Diese mangelnde „intrinsische" Stabilität wird durch das Labrum glenoidale als Erhöhung des flachen Glenoidrands verbessert. Die zusätzliche Stabilisierung hängt jedoch von der Gelenkkompression und damit auch von der Funktion der Rotatorenmanschette ab (Wuelker u. Mitarb. 1993) (Abb. 14.3).

In der Vergangenheit wurden Vorstellungen entwickelt, welche Varianten der Gelenkgeometrie für die Entwicklung einer Instabilität verantwortlich sein könnten. Diese Ideen bilden die theoretische Grundlage vieler knöcherner Korrekturoperationen, z. B. Spanplastiken am Glenoidrand, Drehosteotomien am proximalen Humerus oder Skapulaosteotomien.

Grundsätzlich sind dabei primäre Anomalien von erworbenen, meist posttraumatischen Formveränderungen, z. B. der Hill-Sachs-Impression oder einer Glenoidfraktur, zu unterscheiden.

Unter den primären Veränderungen können derzeit in Einzelfällen eine veränderte Neigung des Glenoids in der Transversalebene für die atraumatische hintere (Hirschfelder 1985, Hurley u. Mitarb. 1992) und eine verminderte Retrotorsion des Humerus für die atraumatische anteriore Instabilität (Krahl 1947, Debevoise u. Mitarb. 1971, Pieper 1985, Kronberg u. Broström 1989) verantwortlich gemacht werden. Bisher ist jedoch nicht bewiesen, ob diese Faktoren auch die Entstehung einer rezidivierenden posttraumatischen Luxation begünstigen (zu den messbaren Parametern der Gelenkgeometrie s. Kap. 1).

Aus anatomischen und klinischen Studien zur Häufigkeit einer Glenoidhypoplasie (Abb. 14.4) (Edelson 1995) und biomechanischen Erwägungen (Itoi u. Mitarb. 1992) lässt sich schließen, dass eine inferiore Instabilität durch eine verminderte Inklination der Glenoidebene in der Skapulaebene begünstigt wird. Im Zusammenwirken mit den ligamentären Verstärkungen im Rotatorenintervall hält die geringe Formschlüssigkeit des Glenoids den Humeruskopf in Adduktion zentriert. Bei einer Insuffizienz der anterosuperioren ligamentären Verstärkungen oder einer Glenoiddysplasie wirkt nur noch der Tonus der Rotatorenmanschette einem Abgleiten des Humeruskopfs auf der „schiefen Ebene" der Gelenkfläche des Glenoids entgegen (Abb. 14.5). Eine inferiore Glenoidosteotomie und eine Spaninterposition gleichen diese seltene Deformität aus und können die inferiore Stabilität in vitro um ca. 70% verbessern (Metcalf u. Mitarb. 1999) (Abb. 14.5).

Der Einfluss des Fornix auf die Stabilität im Glenohumeralgelenk (Abb. 14.6) wurde bisher wenig untersucht (Gohlke u. Mitarb. 1994), obwohl einige auch heute noch gebräuchliche operative Verfahren zur Beseitigung einer rezidivierenden Luxation existieren, die auf einer Verlagerung oder Verbreiterung des Processus coracoideus basie-

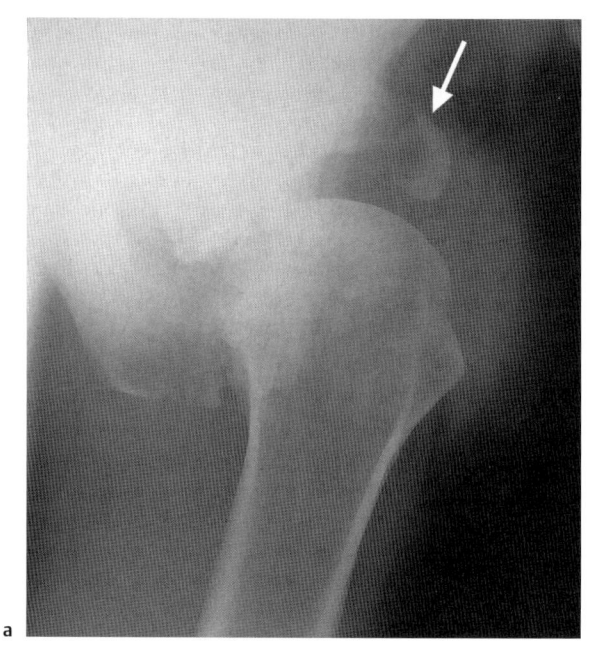

Abb. 14.4 a u. b Fraktur des Processus coracoideus nach traumatischer vorderer Schulterluxation bei einem 21-jährigen Leichtathleten.

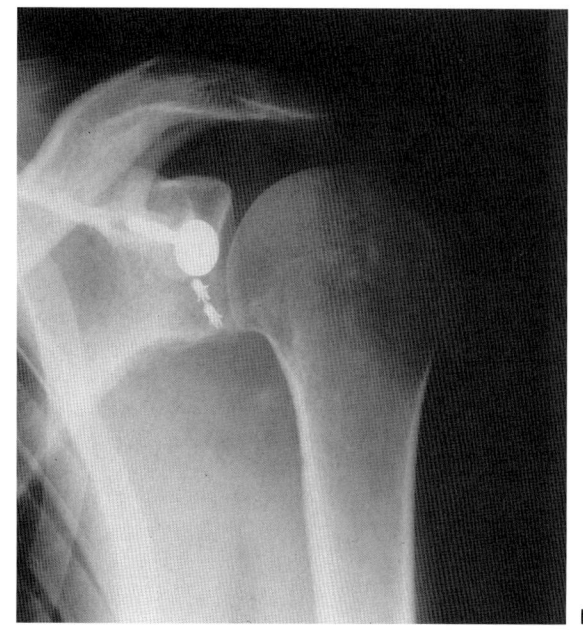

a Röntgenbefund in der axialen Projektion.
b Zustand nach Verschraubung des Processus coracoideus und offener Stabilisierung mittels Nahtankern am vorderen Glenoidrand.

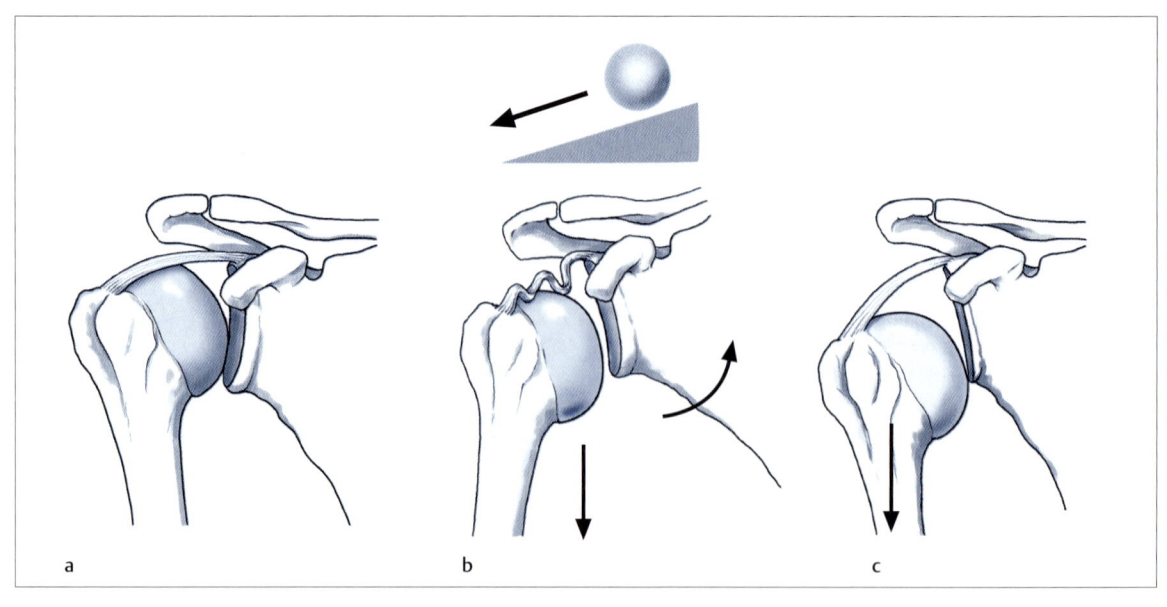

Abb. 14.5 a–c Einfluss der Neigung des Glenoids auf die kraniokaudale Stabilität.

a In Adduktion stabilisieren die anterosuperioren ligamentären Verstärkungen der Kapsel (SGHL und Lig. coracohumerale) zusammen mit der Formschlüssigkeit von Glenoidfläche und unterem Labrumabschnitt das Schultergelenk, unterstützt von der Kompressionskraft der Rotatorenmanschette.

b In mittlerer Abduktion entspannen sich die oberen Stabilisatoren der Gelenkkapsel. Fehlt die dynamische Mitbewegung der Skapula auf der thorakalen Gleitschicht nach vorne, wird der Humeruskopf nur durch die Muskulatur stabilisiert.

c Bei einer verstärkten Neigung der Glenoidfläche nach unten (z. B. bei einer Hypoplasie) oder einer Insuffizienz der superioren ligamentären Verstärkungen kann der Humeruskopf nach kaudal abrutschen.

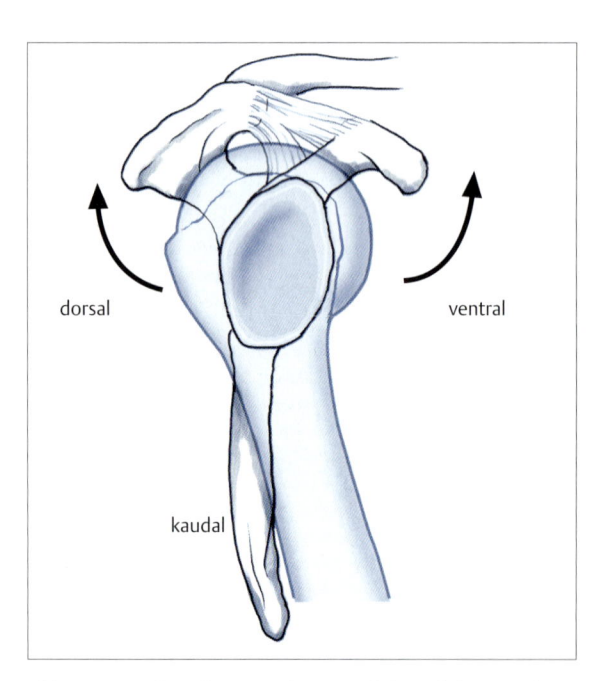

Abb. 14.6 Einfluss des Fornix humeri auf die Stabilität im Glenohumeralgelenk. Der Fornix humeri sichert den Humeruskof nicht nur gegen eine Verschiebung nach kranial, sondern auch nach dorsal und ventral. Jede a.-p. Translation über ca. 10 mm führt zu einer Verschiebung nach kaudal, da der Humeruskopf sich unterhalb von Processus coracoideus und Akromion bewegen muss.

ren (Operation nach Trillat oder Oudard-Iwahara [Yamamoto 1984]). In den biomechanischen Untersuchungen von Gibb u. Mitarb. (1991) zur stabilisierenden Wirkung des negativen intraartikulären Drucks wird vermerkt, dass eine deutliche Dezentrierung nach ventral oder dorsal stets mit einer Verschiebung unter dem Korakoid oder Akromion einhergeht.

Nicht selten findet man bei veralteten, irreponiblen vorderen Luxationen älterer Menschen eine begleitende Fraktur des Processus coracoideus als indirekten Hinweis darauf, dass dieser den Luxationsweg nach ventral verlegt.

Eine große Hill-Sachs-Läsion kann durchaus eine Luxation begünstigen (Abb. 14.7), wenn die kapsuloligamentäre Stabilisierung insuffizient ist und ein Einrasten am Pfannenrand erlaubt. Eine biomechanische Wirksamkeit für die vordere Instabilität ist anzunehmen, wenn die Ausdehnung mehr als ca. ⅓ des Humeruskopfumfangs beträgt oder gleichzeitig ein größerer Glenoidranddefekt besteht. Die Indikation zu einer Drehosteotomie aus biomechanischen Gründen ist daher selten gegeben.

Bei posterioren Instabilitäten, insbesondere bei veralteten Luxationen, können Tiefe und Ausdehnung der anterior gelegenen Impression jedoch so groß sein, dass eine Auffüllung, Transposition des M. subscapularis oder Endoprothese erforderlich ist.

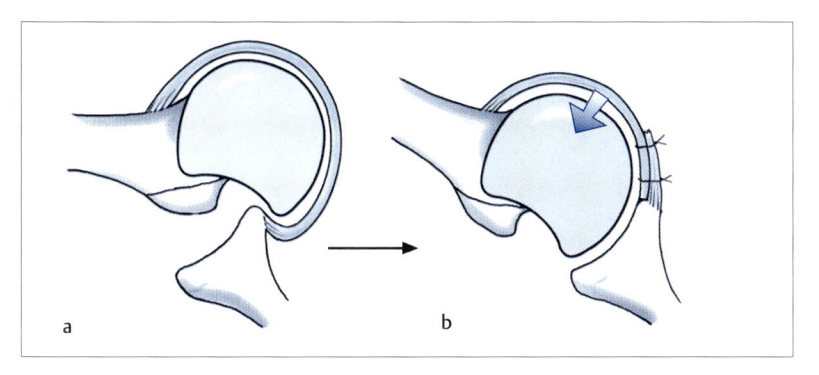

Abb. 14.7 a u. b Biomechanischer Effekt einer Hill-Sachs-Läsion. Das Einrasten der Hill-Sachs-Läsion am Pfannenrand kann nur erfolgen, wenn die kapsuloligamentäre Sicherung insuffizient ist.

a Je weiter die Ausdehnung der anteroinferioren Kapsel und die Größe der Läsion sind, desto größer ist die Gefahr einer verhakten Luxation.
b Nach Reinsertion am Glenoidrand und Rekonstruktion der ursprünglichen Länge verliert die Hill-Sachs-Läsion an Bedeutung – wie von Rowe u. Mitarb. (1978) auch anhand von klinischen Ergebnissen der Bankart-Operation gezeigt werden konnte.

Gelenkkapsel und ligamentäre Verstärkungen

Operationsbefunde, die an instabilen Gelenken erhoben wurden, führten bereits frühzeitig zu der Überzeugung, dass die kapsuloligamentäre Sicherung entscheidend für die Stabilität sein muss. Gegen Ende des 19. Jahrhunderts betrachtete man den Befund einer schlaffen und überdehnten Kapsel als Hauptgrund für die Entstehung einer rezidivierenden Luxation (Bardenheuer 1886, Krönlein 1882).

Eine Ablösung des Labrum glenoidale wurde bereits 1832 in dem Atlas von Malgaigne dargestellt und ein Zusammenhang mit der Ausbildung einer „Luxationstasche" erstmalig 1890 von Broca u. Hartmann beschrieben. Von Perthes wurde dieser Befund bereits 1906 als eine der möglichen Ursachen einer rezidivierenden Verrenkung erkannt und operativ korrigiert. Dessen Konzept wurde später durch Bankart (1923) erneut aufgegriffen und hat sich über den angloamerikanischen Raum als derzeit populärstes Operationsverfahren mit vielen Varianten bis hin zu arthroskopischen Techniken verbreitet. Allerdings ging Bankart zunächst von der Überlegung aus, damit den faserknorpeligen Rand der Pfanne wiederherzustellen, in dem er ein wichtiges formbildendes Element sah. Histologische und anatomische Studien über die Verankerung der Kapsel am Labrum weckten frühzeitig Zweifel an dieser Funktion des Labrum glenoidale (Moseley u. Övergaard 1962, Townley 1950, Uthoff u. Piscopo 1985), führten zum Schlagwort des Anterior capsular Mechanism und leiteten damit die Rückkehr zum Konzept der ligamentären Stabilisierung ein.

Neben dem anatomisch-deskriptiven und dem chirurgisch-empirischen Vorgehen erbrachte der dritte Weg durch biomechanisch orientierte Studien genauere Vorstellungen über die Funktion der passiven Stabilisatoren. Turkel u. Mitarb. (1981) beschrieben nicht nur als erste die posterioren Anteile des Lig. glenohumerale inferius (P-IGHL), sondern wiesen auch unter sequenzieller Durchtrennung der ligamentären Zügel deren Haltefunktion bei zunehmender Abduktion nach. In späteren Arbeiten erlaubten dann eine Standardisierung der verwendeten Kräfte und die Verwendung computergestützter Messsysteme eine genauere Bestimmung der Bewegungsausschläge. Damit konnten die Befunde von Turkel ebenso wie die Beobachtungen von Townley (1950) sowie Howell u. Mitarb. (1988) über die Zwangstranslation (Kap. 1, Einfluss der Ligamente auf die Gelenkkinematik) als eine kapsulär vermittelte Funktion bestätigt werden. Nachfolgend wurde intensiv nach den Stabilisatoren des Glenohumeralgelenks für die inferiore (Ovesen u. Nielsen 1985, Warner u. Mitarb. 1992), anteriore (Harryman u. Mitarb. 1990, Ovesen u. Nielsen 1986) und posteriore (Schwartz u. Mitarb. 1988) Richtung gesucht. Diese Experimente beinhalteten in der Regel eine sequenzielle Durchtrennung der „klassischen" Ligamente, auch wenn sich diese bei der makroskopischen Präparation wenig exakt abgrenzen ließen.

Die Vorstellung, jedem dieser Ligamente eine spezifische Funktion für eine Bewegungsrichtung zuordnen zu können, änderte sich erst mit den Arbeiten von Warren u. Mitarb. (1984, circle concept), Bowen u. Warren (1991) sowie Terry u. Mitarb. (1991). Diese Autoren beobachteten bei allen Bewegungsqualitäten ein Zusammenwirken kontralateraler (d. h. inferior/superior oder anterior/posterior gelegener) Kapselanteile und vermuteten, dass eine schwerwiegende Instabilität erst durch komplexe Schäden der Gelenkkapsel entstehen kann. Eine Bestätigung ergab sich aus den Untersuchungen von Ovesen u. Sjoebjerg (1986), die zeigten, dass in vitro komplette vordere Luxationen erst nach einer zusätzlichen Zerreißung posteriorer und superiorer Kapselanteile erzeugt werden konnten.

Negativer intraartikulärer Druck

Der Einfluss eines Unterdrucks auf die Gelenkstabilität (Abb. 14.**8**), auch als „intraartikuläres Vakuum" (Hoffmeyer 1992) bezeichnet, ist seit mehr als 150 Jahren bekannt (Habermeyer u. Schuller 1990). Nachfolgende biomecha-

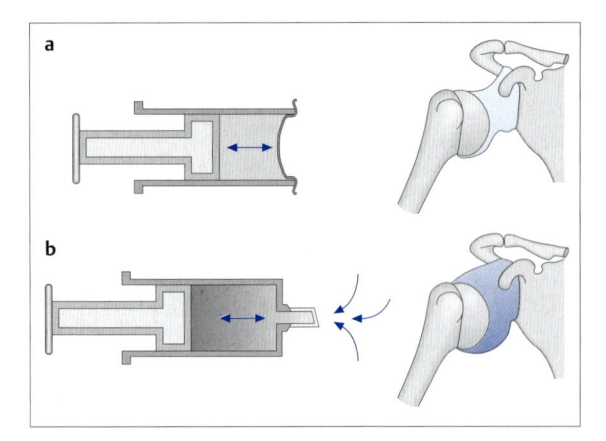

Abb. 14.8 a u. b Auswirkungen des negativen intraartikulären Druckes nach Gibb u. Mitarb. (1991). Der Gelenkraum des Glenohumeralgelenks wird mit einem Kolben verglichen. Der Widerstand, der einer Distraktion entgegengesetzt wird, sinkt mit der Flexibilität der verschließenden Membran (**a**) oder durch den Eintritt von Flüssigkeit (**b**).
Übertragen auf das Gelenk, entspricht dies einer verstärkten inferioren Verschieblichkeit bei vermehrter Kapselaxität (**a**) oder einem Hämarthros (**b**) unter der Einwirkung von Schwerkraft.

der Abduktion) und von Intaktheit, Dicke und Dehnbarkeit des umgebenden Weichteilgewebes, insbesondere der Gelenkkapsel. Bereits den Schriften des Hippokrates ist zu entnehmen, dass magere, wenig muskelkräftige Individuen zu erhöhter Gelenklaxität und atraumatischen Luxationen neigen.

Die Bedeutung des Vakuumeffekts in vivo wird daher eher als gering eingeschätzt. Gravierende Argumente gegen eine Relevanz dieses Phänomens ergeben sich u.a. aus der klinischen Beobachtung, dass beim älteren Menschen trotz häufiger Defekte an der Rotatorenmanschette (Gohlke u. Mitarb. 1992) Rezidivluxationen selten sind (Hawkins u. Mitarb. 1986, Walch u. Mitarb. 1987) und eine konstitutionell bedingte Kapsellaxität nicht zwangsläufig zu einer Instabilität führt.

Unfallmechanismen bei traumatischer Schulterluxation

Bei einem Trauma können direkte und indirekte Einwirkungen (Abb. 14.9) zu einer Schulterluxation führen.

Einer der häufigsten indirekten Mechanismen für die vordere Luxation sind forcierte Außenrotation und Abduktion, wie sie z.B. bei Ballsportarten durch das Eingreifen oder Abblocken des Wurfarms vorkommen. Ebenso oft wird ein Sturz angegeben, bei dem der Aufprall mit dem abgespreizten Arm in Retroversion und/oder Außenrotation abgefangen wird.

Seltener dagegen kann ein direktes Trauma, z.B. ein Stoß gegen die Schulter bei Kontaktsportarten oder einem Sturz, dafür verantwortlich gemacht werden.

Bedingt durch den schnellen Ablauf des Geschehens, können die Patienten oft nur unvollständige Angaben zum Unfallhergang und zu der Position machen, in der sich der Arm während des Luxationsvorgangs befand. Bei

nische Studien haben eine Wirksamkeit am Leichengelenk in geringer Abduktion und bei eher geringen Translationskräften nachgewiesen, die deutlich unterhalb des Grenzwertes einer plastischen Deformation von ligamentären Strukturen liegen (Basmajian u. Bazant 1959, Gibb u. Mitarb. 1991, Kumar u. Balasubramaniam 1985).

Der Einfluss auf die Stabilität im Glenohumeralgelenk ist abhängig von Gelenkposition (geringer mit zunehmen-

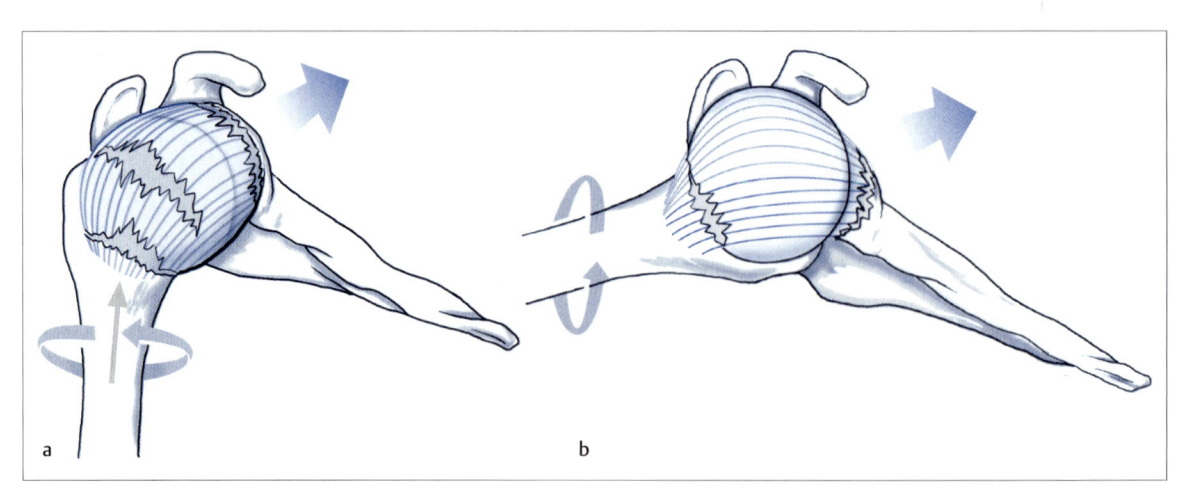

Abb. 14.9 a u. b Darstellung des Verletzungsmechanismus bei einem indirekten Trauma in forcierter Außenrotation, das zu einer vorderen Schulterluxation führt. Entsprechend der jeweiligen Krafteinwirkung und dem Lebensalter kann es zu einem Abriss der Kapsel am humeralen Ansatz (Verflechtungszone mit dem M. subscapularis und/oder HAGL-Läsion), intermediär und am Labrum glenoidale (Bankart-Läsion) kommen.

a In Retroversion und geringer Abduktion wird die gesamte ventrale Kapsel mit MGHL und Fasciculus obliquus belastet.
b In endgradiger Abduktion und Außenrotation wird in erster Linie die vordere Verstärkung des A-IGHL angespannt. Dadurch entsteht bevorzugt ein Abriss des Labrum glenoidale am vorderen unteren Pfannenrand.

ungewöhnlicher Richtung und Schwere des Traumas sowie hochrasantem Ablauf sind erhebliche Zerreißungen der periartikulären Weichteile und Frakturen wahrscheinlich (Kap. 14.2.1).

Die superiore Luxation stellt eine Sonderform dar, bei der es neben einer Fraktur des Akromions auch regelmäßig zu einem Abriss des Processus coracoideus von der kranialen Glenoidhälfte kommen kann (Kap. 18.7).

Läsionstypen bei traumatischer Schulterluxation
Die Kenntnisse, die wir über das pathomorphologische Substrat bei der traumatischen Schulterluxation haben, verdanken wir in erster Linie dem Vergleich klinischer und intraoperativer Befunde. Weitere Anhaltspunkte ergaben sich aus biomechanischen Untersuchungen, die sich mit den mechanischen Eigenschaften von Gelenk, Kapsel und Muskulatur sowie den Schäden bei artifiziell erzeugten Luxationen an Leichenschultern befassten.

Dadurch konnte eine Vielzahl von knöchernen, kapsuloligamentären und muskulären Schäden erkannt werden. Die Verschiedenartigkeit der gefundenen Läsionen weist darauf hin, dass es bei der Schulterluxation in Abhängigkeit von der Gelenkstellung und dem einwirkenden Trauma ähnlich wie z. B. am Kniegelenk zu Komplexverletzungen kommt. Für eine verbleibende Instabilität ist somit nicht eine Läsion allein verantwortlich – wie dies z. B. bei der Hill-Sachs oder der Bankart-Läsion früher angenommen wurde. Vielmehr kommt es in der Mehrzahl der Fälle neben einem Abriss des Labrums am Pfannenrand auch zu einer Überdehnung oder Zerreißung des kapsuloligamentären Komplexes (Adolfson u. Lysholm 1989, Baker u. Mitarb. 1990) und in der weiteren Folge zu einer biomechanisch wirksamen Erweiterung des Kapselvolumens, die durch rezidivierende (Sub-)Luxationen noch verstärkt wird (Habermeyer u. Mitarb. 1994). Darauf weisen auch Berichte über arthroskopische Befunde nach frischen Luxationen hin (Bach u. Mitarb. 1988, Boscotta u. Helperstorfer 1993).

Die festgestellten Läsionen an Glenoidrand und Labrum glenoidale sind nur Teil dieser komplexen Läsionen, lassen sich jedoch mit bildgebenden Verfahren eher nachweisen als eine Überdehnung oder Ausweitung der Gelenkkapsel. Deren funktionelle Insuffizienz nach traumatischer Erstluxation ist oft schwer einzuschätzen und von einer konstitutionell bedingten Laxität abzugrenzen.

Dem Lebensalter entsprechend sind folgende Läsionsmuster zu erwarten:
- Nach dem 40. Lebensjahr bevorzugt Rupturen der Kapsel intermediär oder am humeralen Ansatz (Neviaser) oder der Rotatorenmanschette („posterior mechanism", McLaughlin 1959), evtl. mit begleitenden Abrissen des Tuberculum majus oder minus.
- Bei Jugendlichen Kombination eines Labrumabrisses mit einer Zerreißung des anteroinferioren Kapselbereichs; seltener, bei ca. 5 % (Bach u. Mitarb. 1988), am humeralen Ansatz des anteroinferioren Kapselbereichs (sog. HAGL-Läsion, Wolf u. Mitarb. 1995). Je nach Gelenkposition und Schwere des Traumas kommt es auch zu einer Mitbeteiligung des anterosuperioren Kapselbereichs und der eher zirkulär ausgerichteten Kapselverstärkung, dem Fasciculus obliquus, was in schweren Fällen zu dem klinischen Bild einer überwiegend nach unten gerichteten Instabilität führen kann (Warner u. Mitarb. 1992).

Von Baker u. Mitarb. (1990) wurde anhand arthroskopischer Befunde, die nach traumatischer, vorderer Erstluxation vor dem 30. Lebensjahr erhoben wurden, folgende Einteilung vorgeschlagen:
- Grad I: Kapseldehnung,
- Grad II: Kapseldehnung mit inkomplettem Labrumabriss,
- Grad III: kompletter Labrumabriss.

Diese Einteilung wird jedoch der von Lebensalter und Art der traumatischen Einwirkung abhängigen Vielfalt der entstehenden Läsionen nicht gerecht.

Bei der **posttraumatischen vorderen Instabilität** werden folgende Läsionen gefunden (Abb. 14.**10**):

Knöcherne Läsionen des vorderen Glenoidrands reichen von kleinen, schalenförmigen Abrissen des anteroinferioren Pfannenrands – meist als knöcherne Bankart-Läsion bezeichnet – bis hin zu großen Abscherfragmenten der Pfanne (Abb. 14.**10**).

Größere Abrissfragmente finden sich in pseudarthrotischer Ausheilung nach mediokaudal verschoben. Kleinere Fragmente sind teilweise bindegewebig umgewandelt. Eine klare Abgrenzung zu kleinen, spornartigen Verkalkungen (reactive bone formation, Neer 1990) wird insbesondere im angloamerikanischen Raum nicht immer vorgenommen (Engebretsen u. Craig 1993). Abrisse der dorsalen Glenoidkante, dem Ansatz der posterioren Verstärkung des IGHL-Komplexes, sind dagegen nur selten zu beobachten. Sie treten eher bei der posterioren, gelegentlich aber auch bei der anteroinferioren Instabilität auf, wenn der gesamte IGHL-Komplex mit den hinteren Verstärkungen (P-IGHL) abreißt.

Tab. 14.**1** stellt eine **Klassifikation** von Läsionen des vorderen Glenoidrands dar. Zwischen den einzelnen Formen der Kapsel-/Labrumläsionen bestehen fließende Übergänge; der Endzustand nach vielfachen Rezidiven kann jedoch nahezu identisch aussehen. Die Erfolgsaussichten einer arthroskopischen Stabilisierung werden durch ein aufgebrauchtes Labrum, eine erhebliche Ausweitung der Gelenkkapsel und größere knöcherne Glenoiddefekte stark reduziert. Um dies bei den therapeutischen Maßnahmen besser berücksichtigen zu können, wurde die ursprüngliche Einteilung nach Rowe (1988) in 4 Schweregrade mehrfach modifiziert (Green und Christensen 1995, Habermeyer 1996, Hayashida u. Mitarb. 1998).

Als Folge einer Druckwirkung des Glenoidrands im luxierten Zustand kommt es zu **Impressionen am Rand des Humeruskopfs**, die bei der vorderen Instabilität dorsokranial und bei der hinteren ventral liegen. Sie werden all-

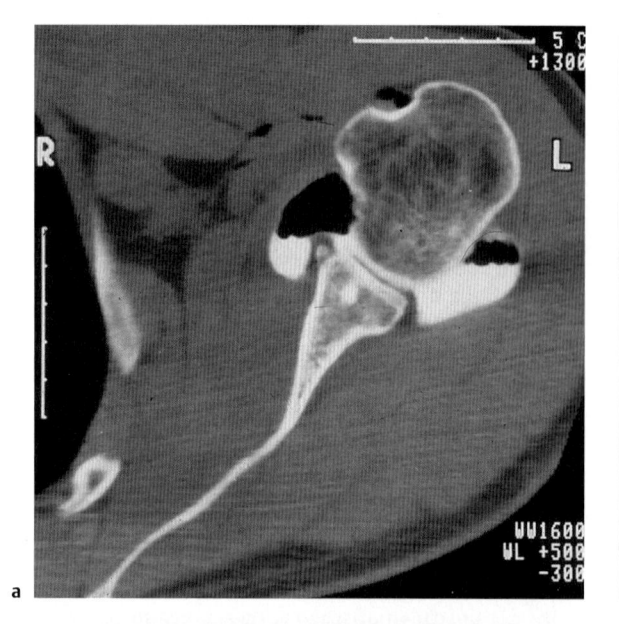

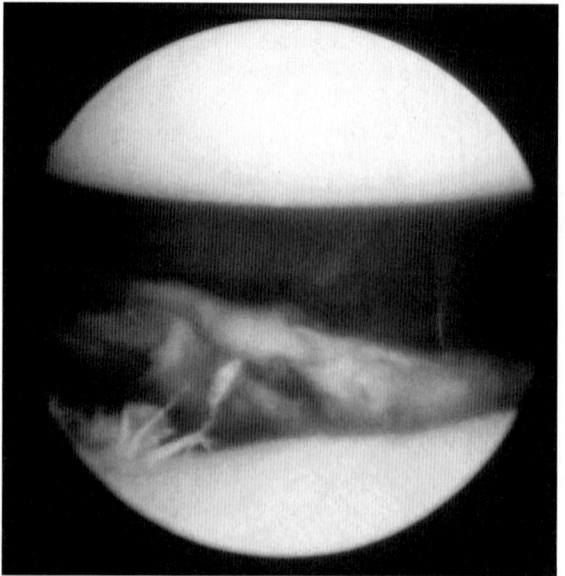

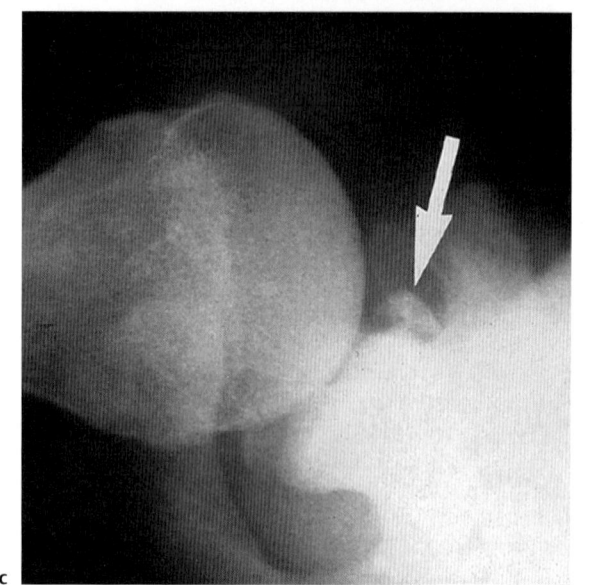

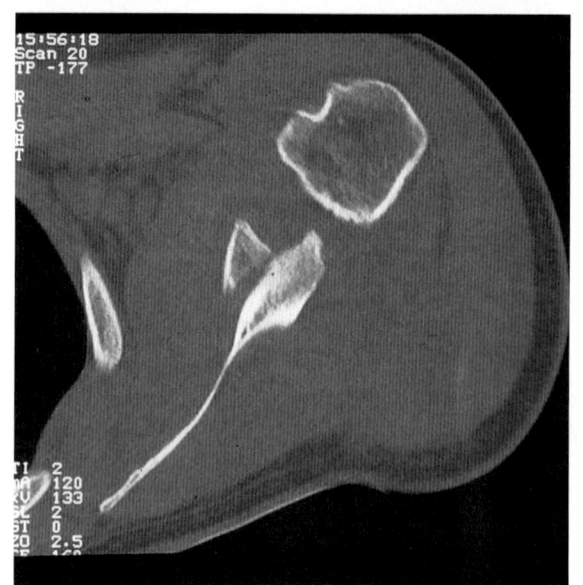

Abb. 14.10 a–d Charakteristische Befunde am vorderen Glenoidrand bei posttraumatischer vorderer Schulterinstabilität (Doppelkontrast-CT und Röntgen).
a Ablösung des Labrum glenoidale vom vorderen Glenoidrand (Arthro-CT).
b Korrespondierender arthroskopischer Befund.
c Knöcherne Bankart-Läsion (Abriss des Kapsel-Labrum-Komplexes mit einer kleinen Knochenschuppe, axiale Röntgenprojektion).
d Glenoidrandfraktur Ideberg I (Röntgen-CT).

gemein als Hill-Sachs-Läsion (Hill u. Sachs 1940) bezeichnet. In älteren Arbeiten findet sich aber noch die Benennung Malgaigne-Furche nach dem Erstbeschreiber (Malgaigne 1832). Wie experimentelle und klinische Studien zeigten (Rowe u. Mitarb. 1978), ist eine biomechanische Wirksamkeit für die vordere Instabilität vermutlich erst bei größeren Impressionen gegeben, die mehr als ein Drittel der Zirkumferenz des Humeruskopfs umfassen (Kölbel 1985, Symeonides 1972).

Schäden der kapsuloligamentären Sicherung betreffen die Gesamtheit aller bindegewebigen Strukturen, die von Townley (1950) für die vorderen Instabilitäten als „anterior capsular mechanism" zusammengefasst wurden:
- Labrum glenoidale,
- Kapsel und ligamentäre Verstärkungen,
- Einstrahlung des M. subscapularis.

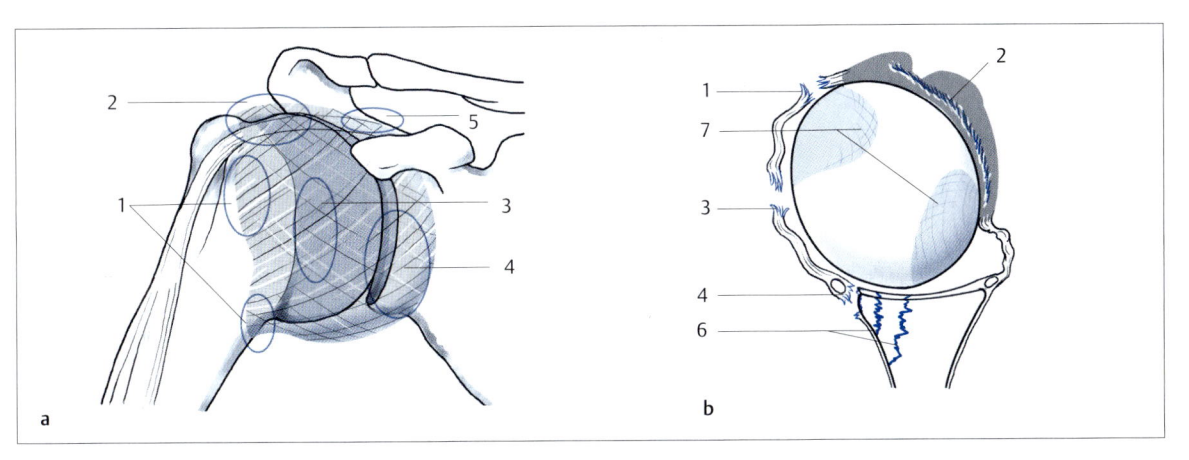

Abb. 14.11 Verschiedene Läsionen bei rezidivierender posttraumatischer Instabilität.
1 Abriss der Kapsel am Humerus (Gelenkkapsel und M. subscapularis mit/ohne Tuberculum minus) bzw. am anteroinferioren Ansatz (HAGL)
2 Ein-/Abriss der Rotatorenmanschette (evtl. mit den Tubercula) und/oder im Rotatorenintervall
3 intermediärer Einriss der Kapsel mit nachfolgender Erweiterung und Ausdünnung
4 Abriss des Labrums mit/ohne knöcherne Fragmente
5 Läsion des superioren Labrums mit dem Ursprung der langen Bizepssehne, evtl. mit anteriorem und/oder posteriorem Labrum (SLAP-Läsion)
6 Glenoidfraktur (Abscherfraktur)
7 Hill-Sachs-Impression (ventral bei hinterer, kranial bei unterer und dorsokranial bei vorderer Luxation)

Die Angaben über die intraoperativ gefundene Häufigkeit der Bankart-Läsion bei Rezidivluxationen schwanken in Abhängigkeit vom theoretischen Konzept des Verfassers zwischen 3% bei Weber u. Mitarb. (1984), dem Inaugurator der Drehosteotomie, bis zu über 90% bei Rowe und Sakellarides (1961), Müller (1978) und Resch (1989). Dabei finden sich seltener die klassische, von Bankart 1938 als essenziell angesehene Ablösung des erhaltenen Labrums oder ein korbhenkelähnlicher Einriss am Übergang von Faserknorpel zu hyalinem Knorpel des Pfannenrands (Ito u. Mitarb. 1996). Häufiger ist der bereits 1906 von Perthes beschriebene Abriss mit Kapsel und Periost vom Pfannenrand festzustellen oder der Befund eines aufgebrauchten Labrums mit zunehmender Ausbildung einer kapsuloperiostalen Tasche (Broca-Hartmann 1890). Letzterer ist meistens mit einer Abrundung oder einem rinnenförmigen Abschliff des Glenoidrands verbunden. Ein Befund, bei dem die Reste des Labrums mit dem Ansatz der Kapsel fern vom Glenoidrand nach medial retrahiert und mit dem Skapulahals verwachsen sind, wird nach Neviaser (1993) als ALPSA-Läsion bezeichnet.

Ein Abriss des MGHL bei intaktem Labrum wurde von Moseley und Övergaard (1962) als Non-Bankart-Läsion bezeichnet und die erste Beschreibung dieser Läsion als Pseudo-Sleeve-Avulsion McLaughlin zugeschrieben.

Aus experimentellen Arbeiten über die Reißfestigkeit des kapsuloligamentären Komplexes (Nicola 1949, Reeves 1968, Kaltsas 1983, Hertz 1984) kann man schließen, dass diese für die anteroinferioren Anteile allein 400–700 N beträgt, während eine Belastung der gesamten Kapsel in Abduktion erst bei 1.000–2.000 N zum Abriss führt.

Stefko u. Mitarb. (1997) bestimmten die mittlere Abrissfestigkeit für die vordere Verstärkung des IGHL-Komplexes in 90° Abduktion und Außenrotation mit lediglich 713 N. Das Sterbealter bei den verwendeten Schulterpräparaten betrug jedoch 52–80 Jahre.

Von Bigliani u. Mitarb. (1992) wurde gezeigt, dass in der Regel vor oder gleichzeitig mit einem Abriss am Glenoidrand eine erhebliche plastische Deformierung der Gelenkkapsel stattfindet.

Diese Annahme wird auch durch das Ergebnis einer Untersuchung in Narkose gestützt, die bei instabilen Schultern eine erhöhte Translationsbeweglichkeit in mehrere Richtungen aufdeckte. Eigene Befunde (Gohlke u. Mitarb. 1996) bestätigen die Angaben von Cofield und Irvin (1987), die in ihrem Kollektiv operierter posttraumatischer vorderer Instabilitäten seitenabhängige Unterschiede der Translationen in mehreren Richtungen fanden. Bei ca. 60% war eine vermehrte Verschieblichkeit nicht nur nach vorne, sondern auch nach kaudal und/oder hinten nachweisbar.

Bei jüngeren Leuten (bis zum 40. Lebensjahr) übersteigt die Reißfestigkeit der Kapsel in der Regel die Festigkeit der Verankerung am Glenoid, was zu einem Abriss des anteroinferioren Labrums häufig zusammen mit einem Fragment des Glenoidrands führt: der knöchernen Bankart-Läsion. Die Ursache für die Läsion an diesem Ort liegt darin, dass in der Abduktions- und Außenrotationsposition der vordere Anteil des kräftigsten Verstärkungszügels der Kapsel, das anteriore IGHL, über den als Hypomochlion wirkenden Humeruskopf gespannt wird (Gohlke u. Eulert 1991, Stefko u. Mitarb. 1997).

Biomechanische Untersuchungen zeigen, dass in höherem Lebensalter die dünnere, weniger reißfeste Kapsel des älteren Menschen schon unter der geringen Belastung von 250 N interligamentäre Abrisse entwickelt (Hertz 1984,

Tab. 14.1 Klassifikation von Läsionen am vorderen Glenoidrand

Normalbefunde des Labrum glenoidale	Variante der MGHL-Insertion zwischen 2°–4°, bei 30% keine direkte Insertion der Kapsel am Labrum		direkte kapsuloligamentäre Insertion am Labrum glenoidale	
Pathologische Befunde:				
Ausgangssituation	*Zunahme des Substanzverlustes des Kapsel-Labrum-Komplexes mit Dauer der Instabilität →*			
Einriss der Verankerung des Labrum glenoidale (Kapsel über dem Periost noch mit Glenoid verbunden)	inkompletter Abriss mit Auffaserung	Korbhenkelläsion	aufgefaserte Korbhenkelläsion	Labrum aufgebraucht und Kapsel überdehnt
Abriss von Labrum und Kapsel (mit oder ohne knöchernen Chip)	Labrum zusammen mit Kapsel abgerissen (sog. Perthes-Läsion)	knöcherne Bankart-Läsion	veraltete, nach medial retrahierte Ablösung (ALPSA-Läsion)	Labrum und Kapsel aufgebraucht
Instabilität ohne vollständigen Abriss des Labrum glenoidale	sog. Non-Bankart-Läsion (Abriss von Kapsel und Periost)	zunehmender Abschliff von Labrum und Glenoidkante bei Non-Bankart-Läsion		GLAD-Läsion (labrumnaher Knorpeldefekt, inkompletter Einriss des Labrum glenoidale)

Reeves 1968). Neviaser u. Mitarb. (1993) fanden als Ursache von Rezidivluxationen nach dem 40. Lebensjahr immer einen Abriss der anterioren Kapsel mit der Sehne des M. subscapularis am Humerus und nie eine Bankart-Läsion.

Operationsbefunde, Arthrographien sowie Arthroskopien nach Luxationen und an künstlich erzeugten Luxationen an Leichenschultern belegen, dass es aber auch bei Jüngeren durchaus einmal isoliert oder in Kombination mit Bankart-Läsionen zu Einrissen des anteroinferioren Kapselbereichs am humeralen Ansatz kommen kann, von Wolf u. Mitarb. (1995) mit dem Akronym HAGL-Läsion (humeral avulsion of glenohumeral ligament) bezeichnet. Nicola (1948) sowie Bach u. Mitarb. (1988) beschrieben bereits vorher diese Läsion und vermuteten, dass Abrisse der ventralen Kapsel deshalb leicht übersehen werden, weil ein schichtweises Ablösen des M. subscapularis von der ausgedünnten und vernarbten Kapsel schwierig sei und Defekte oft als Fehler bei der Präparation fehlinterpretiert würden. Von Bokor u. Mitarb. (1999) wurde diese Läsion bei Kontaktsportarten, z. B. Rugby, häufiger festgestellt und mit einer direkten, ungewöhnlich starken Gewalteinwirkung in Verbindung gebracht. Bei Rezidiven nach Bankart-Operation sei die HAGL-Läsion oft als primär übersehene Ursache anzusehen.

Die Ausdehnung von anterioren Labrumläsionen im Sinne einer Korbhenkelläsion nach kranial oder hinten entlang des Glenoidrands oder als Lappenriss betrifft ca. 5–10% aller posttraumatischen Instabilitäten. In Erweiterung der Klassifikation der SLAP-Läsionen (superiore Labrumläsionen) von Snyder u. Mitarb. (1990) wurden die häufigsten Risstypen mit vorwiegender Beteiligung des anterioren Labrums von Maffet u. Mitarb. (1995) beschrieben. Die Autoren fanden bei 43% der in Narkose untersuchten Schultern eine seitendifferent erhöhte Verschieblichkeit und empfehlen, beim Vorliegen einer derartigen Labrumläsion immer auch an eine verborgene Instabilität zu denken.

Das Erscheinungsbild superiorer Labrumläsionen wird ausführlich in Kapitel 15 beschrieben. Die Häufigkeit der vorderen Instabilität bei SLAP-Läsionen II°-IV° wird mit ca. 15% angegeben.

Läsionen der Rotatorenmanschette und des Rotatorenintervalls. Von Ovesen und Sjoebjerg (1986) wurde bei artifiziell erzeugten anteroinferioren Luxationen an Leichenschultern aus maximaler Abduktions-/Außenrotationsposition ein Aushebeln am Akromion beobachtet. Es entstanden zusätzlich zum anteroinferioren Abriss der Kapsel regelmäßig komplexe Schäden unter Beteiligung des hinteren Anteils der Rotatorenmanschette und des anterosuperioren Kapselbereichs. Der traumatische Abriss der Rotatorenmanschette wurde vermutlich von Joessel (1880) erstmalig erwähnt und seither wiederholt beschrieben (Codman 1934, Hawkins u. Mitarb. 1986, Neviaser u. Mitarb. 1993). So wird z.B. in der Arbeit von Perthes (1906) nicht nur der kapsuloligamentäre Abriss vom vorderen Pfannenrand und die sekundäre Ausweitung der Kapsel, sondern auch der knöcherne Abriss der posterioren Rotatorenmanschette als Folge einer anterioren Luxation beschrieben – eine Beobachtung, die später von McLaughlin (1959) und Craig (1983) als Posterior Mechanism aufgegriffen wurde. Vor allem bei Luxation nach dem 40. Lebensjahr und einer inferioren Verhakung ist diese Verletzung zu beobachten. Es ist anzunehmen, dass ein Abriss der Tuberkula die Kapsel oder das Labrum intakt erhält, was die Ursache der geringeren Rezidivrate sein könnte.

Partialdefekte der Rotatorenmanschette. Ebenso wie komplette Defekte sind artikulärseitige Partialdefekte auch im jugendlichen Lebensalter als Folge einer Luxation zu beobachten (Itoi u. Tabata 1993, Basset u. Mitarb. 1983). Nicht selten finden sich bei der arthroskopischen Revision von rezidivierenden Luxationen als Residuen einer solchen Läsion geglättete Defektbildungen an der Unterfläche, die darauf hinweisen, dass zumindest einige dieser Rupturen heilen. Auf die Koinzidenz dieser Läsionen mit SLAP-Läsionen bei Instabilitäten wurde von Snyder u. Mitarb. (1990) hingewiesen (Abb. 14.**12**).

Läsionen des M. subscapularis. Früher wurde aufgrund von Berichten, die intraoperativ eine „Überdehnung" der Sehne des M. subscapularis feststellten, darin auch ein wichtiger pathogenetischer Faktor vermutet (Clairmont u. Ehrlich 1909, Magnuson u. Stack 1943, Matti 1936). Es ist jedoch anzunehmen, dass damit weniger eine Veränderung des M. subscapularis in seinem kranialen, sehnigen Rand (der im Bereich des Recessus subcoracoideus nur von einer synovialen Schicht bedeckt ist), sondern die Verflechtungszone mit der ventralen Gelenkkapsel beschrieben wurde. Bei der Luxation von Leichenschultern be-

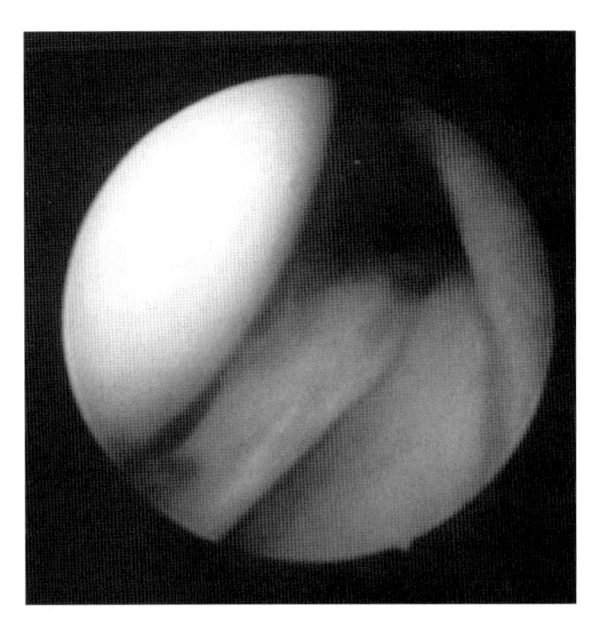

Abb. 14.12 Arthroskopischer Befund einer SLAP-Läsion (IV°) bei einem 31-jährigen Mann mit posttraumatisch rezidivierender, vorderer Schulterluxation.

schreibt Symeonides (1972) den humeralen Abriss des anteroinferioren Kapselbereichs einschließlich des Ansatzes des M. subscapularis als konstanten Befund. Von Turkel u. Mitarb. (1981) wurde festgestellt, dass eine passive Haltefunktion des Muskels keine große Rolle spielt – im Gegensatz zu seiner Bedeutung als aktiver Stabilisator (Burkhart 1992, Wülker u. Mitarb. 1993). Die Tatsache, dass sich bei einer Elevation des Arms der sehnige Anteil oberhalb des Humeruskopfäquators befindet und somit wenig zur vorderen Stabilität beitragen kann (McKernan u. Fu 1991), bestätigt diese Überlegungen.

Läsionen des anterosuperioren Kapselbereichs (Rotatorenintervall). Einrisse des anterosuperioren Kapselbereichs können sich unter Einschluss der Insertion des M. subscapularis und des inferioren Kapselabschnitts bis in die posterioren Anteile der Rotatorenmanschette erstrecken (Hauser 1954). Von Groh und Rockwood (1995) wurden diese schweren Verletzungen, die nicht selten mit einer Läsion des N. axillaris vergesellschaftet sind, als Terrible Triad der Schulter bezeichnet (Abb. 14.**13**). Ausgehend von vorbestehenden, degenerativ bedingten Defekten der Rotatorenmanschette kommt es vermutlich in der Mehrzahl der Fälle zu einem fortgeleiteten Riss in ventraler und/oder dorsaler Richtung, von Neer (1990) als „acute extension" bezeichnet.

Eine Aufschlüsselung traumatischer Rotatorenmanschettenrupturen im eigenen Krankengut ließ erkennen, dass diese bevorzugt vom Rotatorenintervall ausgehen und nur bei weniger als 5% der untersuchten Fälle auch einen Abriss des inferioren Kapselbereichs beinhalteten (Gohlke u. Mitarb. 1997).

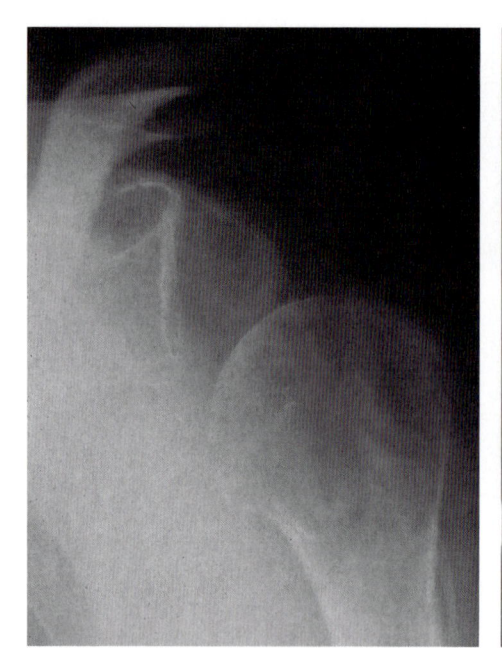

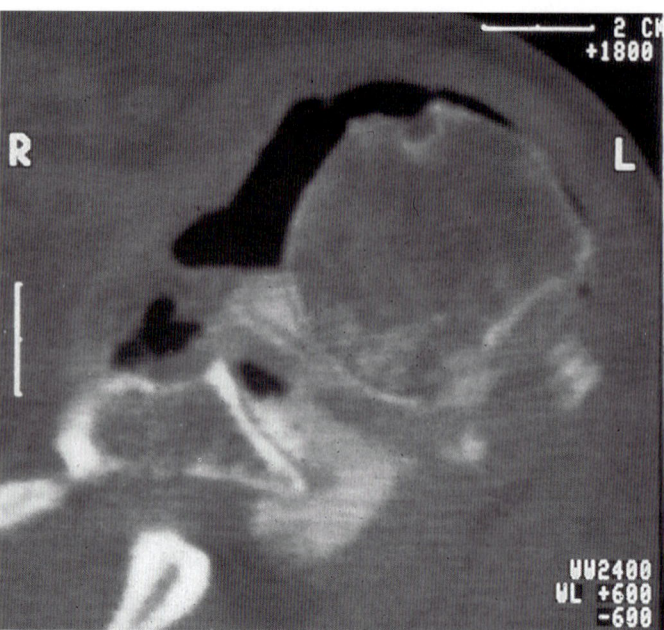

Abb. 14.13 Beispiel einer schweren Komplexverletzung mit Abriss des gesamten Kapselzylinders einschließlich der Rotatorenmanschette. Begleitende N.-axillaris-Lähmung. Der Patient wurde 4 Monate nach dem Trauma unter dem Verdacht einer Plexusläsion eingewiesen. Das Röntgenbild zeigt eine inferiore Subluxationsstellung, das Arthro-CT eine Lateralisation des Humeruskopfs mit interponierter Rotatorenmanschette und Kapsel.

Bei **posttraumatischer vorderer Instabilität** ist häufig intraoperativ ein Defekt oder eine Ausweitung des Rotatorenintervalls zu finden (Abb. 14.14). Als Folge einer Läsion des SGHL und des Lig. coracohumerale kann eine erhebliche Zunahme der inferioren Translation in geringer Abduktionsstellung entstehen. Beschrieben wurden Rotatorenintervallläsionen erstmals von Nobuhara und Ikeda (1987). Als Folge einer isolierten traumatischen Läsion wurden von den Autoren entweder eine Ausweitung der Kapsel (instabile Form – Typ II) oder narbige Adhäsionen (Typ I) beobachtet.

Neer (1990) beschreibt den Verschluss der „cleft" zwischen Supraspinatus- und Subskapularissehne als Bestandteil seines Inferior capsular Shift. Von Matsen u. Mit-

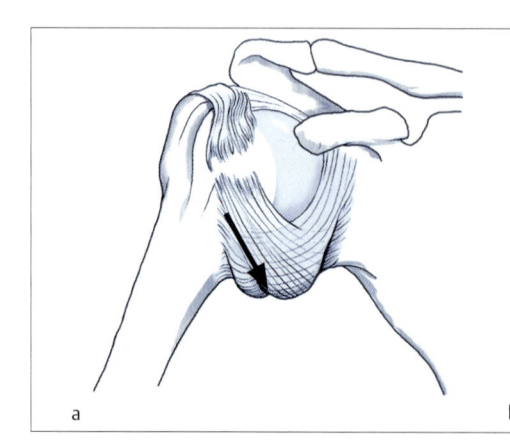

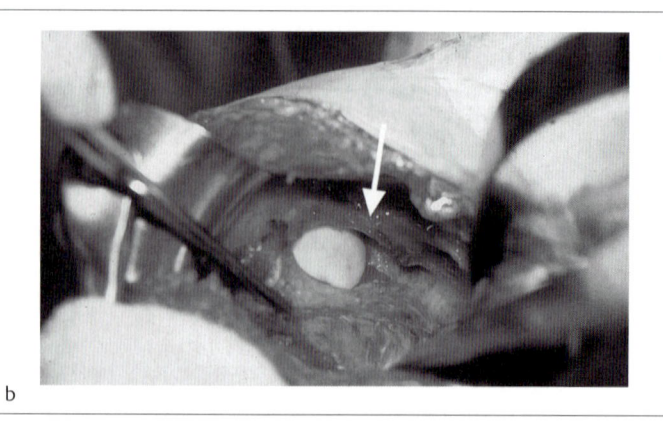

Abb. 14.14 a u. b Anterosuperiorer Kapseldefekt im Rotatorenintervall.
a Infolge einer Ruptur oder Ausdehnung von SGHL, korakohumeralen Faserzügen und Fasciculus obliquus kommt es zu einem Abrutschen des IGHL-Komplexes nach kaudal. Der anteroinferiore Kapselbereich wird insuffizient, sodass der Humeruskopf in Retroversion luxieren kann. Insbesondere in Adduktion ist die inferiore Translation verstärkt (Sulcuszeichen).
b Intraoperativer Befund einer ausgedehnten Defektbildung im Rotatorenintervall.

arb. (1994) wird die Ausweitung des anterosuperioren Kapselbereichs als Charakteristikum einer atraumatischen Instabilität (s. Akronym AMBRII, s. Tab. 14.3) angesehen. Eine Rekonstruktion des Rotatorenintervalls wird neben dem inferioren Kapselshift zur operativen Stabilisierung gefordert. Harryman u. Mitarb. (1992) untersuchten die Auswirkungen einer Durchtrennung und Raffung im Rotatorenintervall. Offenbar kann die Raffung zu einem verstärkten Impingement in Flexion und Elevation führen. Eine posteroinferiore Translation wird dadurch vermindert.

Field u. Mitarb. (1995) berichten über 15 Fälle, bei denen als alleinige Ursache einer vorderen Instabilität ein Rotatorenintervalldefekt gefunden und durch Verschluss der ca. 2 x 3 cm großen Lücke als einzige therapeutische Maßnahme behandelt wurde. Die Häufigkeit eines isolierten Auftretens dieser Läsion im Operationsgut (posttraumatische Instabilität) wurde mit 2,5% beziffert. Nach einem Beobachtungszeitraum von 3,3 Jahren sei kein Rezidiv der Instabilität aufgetreten.

Läsionen des Rotatorenintervalles werden aber auch im Zusammenhang mit traumatischen Luxationen der langen Bizepssehne oder als Folge einer chronischer Überdehnung bei Überkopfsportlern beobachtet (Kap. 15).

Epidemiologie

Luxationen kommen am Schultergelenk etwa gleich häufig vor wie an allen anderen Gelenken zusammen und machen gleichzeitig in der Gesamtheit aller Schulterverletzungen mehr als ein Drittel aus (Rowe 1956, Resch 1989). Die Angaben zur **Inzidenz der traumatischen Erstluxation** schwanken je nach regionalen Unterschieden und Altersverteilung zwischen 0,1% und 1,7% (Hovelius 1995, Kroner u. Mitarb. 1989, Simonet u. Mitarb. 1984), wobei es sich zu ca. 95% um vordere Luxationen handelt. Wie mehrere Studien gezeigt haben, hängt die **Rezidivrate nach vorderer Luxation** deutlich vom Alter bei Erstluxation und der sportlichen Aktivität ab. Die Angaben schwanken zwischen 8% (Kazar u. Relovsky 1969) und 90% (Wheeler u. Mitarb. 1989). Mit zunehmendem Alter ist eine deutliche Abnahme der Rezidivhäufigkeit zu beobachten. Unterhalb des 20. Lebensjahres wurden Werte von 44–90% gegenüber nur 0–10% bei über 40-Jährigen ermittelt (Henry u. Genund 1982, Marans u. Mitarb. 1992, Hovelius 1995, Watson-Jones 1948).

Hinsichtlich des **Spontanverlaufs nach traumatischer Erstluxation** gibt es nur wenig gesicherte Daten. Die einzige bisher bekannte prospektive Langzeitstudie stammt von Hovelius (1995). Bei 257 Fällen, die in einem Alter von 12–40 Jahren eine traumatische Erstluxation erlitten, konnte nach einem Intervall von 10 Jahren Folgendes festgestellt werden: 52% blieben ohne Rezidivluxation; unter denen, die in den ersten Folgejahren noch einzelne Rezidive erlebten, blieben nochmals 22% auf Dauer kompensiert.

Für junge Männer zwischen dem 18.–25. Lebensjahr, die der Hochrisikogruppe mit Kontaktsport angehören, ist dagegen von einer höheren Rezidivrate auszugehen: Arciero u. Mitarb. (1994) fanden ähnlich wie Wheeler u. Mitarb. (1989) bei Kadetten einer Militärakademie bereits nach kurzem Beobachtungszeitraum eine Rezidivrate von 85–90%.

Das Risiko für ein **kontralaterales** Auftreten der Instabilität nach operativer Korrektur einer vorderen Schulterluxation wurde in der Langzeitstudie von O'Driscoll und Evans (1991) mit 24% angegeben. Als möglicher Risikofaktor ließ sich in diesen Fällen zwar keine generelle Bandlaxität nachweisen, jedoch fanden sich deutliche Zeichen einer bilateralen Insuffizienz der kapsuloligamentären Sicherung des Glenohumeralgelenks. Zusammen mit dem Befund eines gehäuften familiären Auftretens (Dowdy u. O'Driscoll 1993) sprechen diese Angaben dafür, dass prädisponierende Faktoren eine Rolle spielen.

Zahlenangaben zur Häufigkeit einer **bi- oder multidirektionalen Instabilität** sind selten. Dies liegt u. a. daran, dass aufgrund der großen individuellen Bandbreite des Bewegungsumfangs und der Verschieblichkeit im Glenohumeralgelenk (Harryman u. Mitarb. 1992) fließende Übergänge zwischen den verschiedenen Formen der Schulterinstabilität und einer asymptomatischen Gelenklaxität, wie sie insbesondere bei Jugendlichen vorkommt (Emery u. Mullaji 1991), bestehen.

1981 führte Endo die einzige bisher bekannte Feldstudie zur Inzidenz der Loose Shoulder (der Begriff deckt sich weitgehend mit einer multidirektionalen Instabilität) an einer Stichprobe von 13.036 Probanden in Japan durch. Dort wurde eine Häufigkeit von 4,1% in der Normalpopulation (bei 81,2% davon bilateral vorkommend) mit einem Häufigkeitsgipfel um das 20. Lebensjahr ermittelt.

Klassifikation

Die derzeit aktuellen Klassifikationen der Schulterinstabilität berücksichtigen Richtung, anamnestische Parameter und zugrunde liegenden pathologische Veränderungen (Rowe 1988, Matsen u. Mitarb. 1990) (Tab. 14.2, Tab. 14.3).

Richtung. Die klassische Unterteilung in vordere und hintere Instabilitäten wurde von Cofield u. Irvin (1987) in Anbetracht der Tatsache, dass bereits die klinische und mehr noch die Untersuchung in Narkose Translationen in mehrere Richtungen aufdecken kann, um die Begriffe der anteroinferioren und posteroinferioren Instabilität erweitert. Damit wurde betont, dass häufig eine zusätzliche inferiore Komponente vorliegt. Streng genommen wird die Verschiebung nach ventral durch den Processus coracoideus blockiert, sodass jede vordere Luxation auch eine anteroinferiore Verschiebung beinhalten muss. Die kraniale Instabilität (Wiley 1991, Weiner u. McNab 1970) gilt als Sonderfall bei fehlender Rotatorenmanschette oder defektem Schulterdach nach Frakturen oder Akromionresektion. Als **bidirektional** ist z. B. eine kombinierte anteriore und posteriore Instabilität anzusehen.

Als **multidirektional** (Neer u. Foster 1980) wird eine Instabilität bezeichnet, bei der mehr als zwei Richtungen

Tab. 14.2 Parameter zur Klassifikation der Schulterinstabilität

Dauer	akut rezidivierend chronisch
Ausmaß	Luxation Subluxation
Richtung	unidirektional (anterior, posterior) bidirektional multidirektional
Ätiologie	traumatisch atraumatisch (anlagebedingte Laxität) repetitive Mikrotraumen (sportbedingte Überlastung)
Steuerung	unwillkürlich willkürlich (positionsbedingt, muskulär, psychische Störung)

vorliegen. Dieser Begriff ist jedoch nicht mit dem Befund einer übermäßigen Verschieblichkeit oder Hyperlaxität gleichzusetzen!

Dauer. Es kann eine akute, rezidivierende oder chronische (persistierende) Dezentrierung vorliegen. Bei der persistierenden Dezentrierung oder verhakten Luxation hat der Humeruskopf vorübergehend in einer pathologisch veränderten Gelenkstellung ein Gleichgewicht gefunden.

Anamnese. Aufgrund der beobachteten Häufung von bestimmten anamnestischen und klinischen Merkmalen wurde erstmals von Rowe (1956) in seiner Klassifikation das Vorliegen eines adäquaten Traumas als ein relevantes prognostisches Kriterium hervorgehoben. Von Matsen u. Mitarb. (1990) wurde dieses Konzept wieder aufgegriffen und die Akronyme TUBS (traumatic, unidirectional, Bankart lesion, surgery) und AMBRII (atraumatic, multidirectional, bilateral, rehabilitation, inferior capsular shift, interval lesion – letzteres später hinzugekommen) zur Charakterisierung dieser beiden Gruppen gebildet (Tab. 14.3). Damit wird darauf hingewiesen, dass sich in der Gruppe der Instabilitäten ohne traumatische Erstluxation häufiger Fälle mit einer erheblichen Kapselerweiterung und mehreren Instabilitätsrichtungen finden, die eine andere Behandlung als die posttraumatisch rezidivierenden Luxationen erfordern.

In der Gruppe I (TUBS) finden sich Fälle, die allgemein als posttraumatisch rezidivierende (Sub-) Luxationen bezeichnet werden und in der Gruppe II (AMBRII) eher diejenigen mit einer atraumatischen Erstluxation und konstitutioneller Kapsellaxität. Unter der Bezeichnung habituelle Luxation wird überwiegend eine gewohnheitsmäßige Rezidivluxation verstanden, bei der eine sekundär bedingte Ausweitung der Kapsel dazu führt, dass selbst Bagatelleinwirkungen eine Luxation auslösen können. Eine eindeutige Zuordnung ist entsprechend der Anamnese nicht immer möglich. So kann zum Beispiel erst ein adäquates Trauma auf dem Boden einer vorbestehenden, bisher muskulär kompensierten Kapselausweitung zu einer klinisch relevanten Instabilität führen. Dies kann gerade bei Sportlern häufiger vorkommen – insbesondere, wenn in der Anamnese eine Wurfbelastung mit repetitiven Mikrotraumen (Hawkins u. Kennedy 1980, Jobe 1989) oder eine Folge von Verletzungen unterschiedlicher Schweregrade vorliegt.

Zudem ist bekannt, dass die Muskulatur in Extremsituationen (z. B. Krampfanfällen) durchaus auch ohne äußere Einwirkung Kräfte entwickeln kann, die den Wider-

Tab. 14.3 Erweiterte Klassifikation der Schulterinstabilität nach Matsen

	I Posttraumatische Instabilität (TUBS)		Mischformen		II Atraumatische Instabilität (AMBRI)	
Ausprägung	Luxation (überwiegend Reposition durch äußere Hilfe)	Subluxation		Luxation (meistens spontane Reposition)		Subluxation
Befall	meistens einseitig			bilateral		
	vorbestehende Ausweitung des Kapselvolumens nimmt zu →					
Ursachen	Trauma		inadäquates Trauma	rezidivierende Mikrotraumen	konstitutionelle Laxität	
Läsion	Kapsel-Labrum-Abriss (Bankart-Läsion)			Kapsellaxität		
	erforderliches Trauma für eine Luxation nimmt ab →					
Richtung	posteroinferior	anteroinferior	multidirektional	posteroinferior	anteroinferior	multidirektional
Steuerung	keine bewusste Steuerung			unwillkürlich		willkürlich
Therapie	überwiegend operativ			überwiegend konservativ		

stand der passiven Stabilisatoren überwinden (Arden 1956, Ahlgren u. Mitarb. 1981, Brown 1983). Insbesondere dann, wenn eine vorbestehende Laxität der Gelenkkapsel vermehrt Translationsbewegungen zulässt, wird dies erleichtert.

Ausmaß. Im Prinzip müsste das Ausmaß der Gleitbewegung des Humeruskopfs auf dem Glenoid maßgeblich sein. Da sich die Gleitbewegungen nur schwer messen lassen und bereits bei klinisch unauffälligen Probanden starken individuellen Schwankungen unterworfen sind (Harryman u. Mitarb. 1990), orientiert man sich gewöhnlich daran, ob der Humeruskopf seine Gleichgewichtslage auf dem Glenoid verliert, d. h. in erster Linie daran, ob es zur vollständigen Luxation oder nur zur Subluxation gekommen ist.

Bewusste Steuerung. Hier wird unterschieden, ob eine Sub-/Luxation willkürlich herbeigeführt werden kann. Diese willkürlichen Luxationen werden durch eine Fehlsteuerung der Muskulatur ausgelöst und sind von einer ausgeprägten Kapsellaxität begleitet. Sie können im späteren Leben in eine unwillkürliche Form übergehen (Rowe u. Mitarb. 1973). Die Bezeichnung habituell, also gewohnheitsmäßig, sollte besser vermieden werden, da sie sowohl synonym mit „rezidivierend" als auch mit „willkürlich" gebraucht wird (Neer 1990).

Diagnostik

Obwohl die Entwicklung von Arthroskopie, Computertomographie und Magnetresonanztomographie innerhalb der letzten 10 Jahre neue Gesichtspunkte ermöglicht hat, wird die Notwendigkeit für den diagnostischen Einsatz dieser Verfahren aufgrund hoher Kosten oder Invasivität kritisch beurteilt (Engebretsen u. Craig 1993). Anamnese, klinischer Befund und die Standardröntgenuntersuchung (Tab. 14.**3**) bilden nach wie vor die Basis und können in den meisten Fällen mit der Beantwortung von wenigen zentralen Fragen die folgenden für Pathomechanik und weitere Therapie entscheidenden Punkte klären:

- Steht ein adäquates Trauma am Anfang der Anamnese?
  Für den überwiegenden Anteil der vorderen Instabilitäten ist dies der Fall. Immer wenn dieses fehlt oder initial ein Bagatelltrauma angegeben wird, besteht der Verdacht auf eine konstitutionell bedingte Ursache oder eine Ausweitung der Gelenkkapsel durch sportbedingte, repetitive Mikrotraumen (Kap. 15).
- Können die (Sub-)Luxationen willkürlich herbeigeführt werden?
  In diesem Fall liegt mit großer Wahrscheinlichkeit eine ausgeprägte Kapsellaxität vor. Ist eine psychische Auffälligkeit dieser Patienten erkennbar, sollte dies Anlass zu größter Zurückhaltung gegenüber operativen Maßnahmen sein (Neer 1990, Poigenfürst u. Mitarb. 1986, Rowe u. Mitarb. 1973).

- Welche Richtung der Instabilität liegt vor?
  Erste Hinweise ergeben sich aus der Anamnese, auch wenn sich der Patient oft nicht mehr an den genauen Hergang des Traumas erinnern kann. Die angegebene Richtung der nachfolgenden Rezidive oder die Ausgangsposition des Arms (Abduktion und Außenrotation bei der anterioren, Flexion und Innenrotation bei der posterioren Instabilität) erleichtern die Einordnung und werden meist durch ein positives Apprehensionzeichen bestätigt.
  Schwieriger wird die Beurteilung, wenn sich auf dem Boden einer konstitutionell bedingten, multidirektionalen Laxität durch ein Trauma eine zusätzliche anteriore Instabilitätsrichtung aufpfropft.
  Um im Zweifelsfalle richtungsweisende Verletzungen wie eine Hill-Sachs-Läsion oder Labrumablösung zuverlässig nachzuweisen, sind entweder Röntgenspezialaufnahmen (Bernageau u. Mitarb. 1982, Neer 1990, Resch 1988) oder andere bildgebende Verfahren wie Sonographie, Doppelkontraströntgen-CT oder MRT erforderlich.
- Wie ist das Ausmaß der Instabilität zu bewerten?
  Subluxationsphänomene bereiten nicht selten differenzialdiagnostische Probleme in der Abgrenzung, z.B. gegenüber einem Impingementsyndrom. Gegebenenfalls besteht sogar ein kausaler Zusammenhang beider Symptomenkomplexe, z.B. beim Sportler mit Überkopfbelastung (Jobe u. Glousman 1991). Liegt ein konstitutionell vermehrtes Gelenkspiel vor, stellt sich die Frage, ob ein kausaler Zusammenhang mit den bestehenden Symptomen besteht. Für unklare Fälle wird daher zusätzlich eine Prüfung in Narkose empfohlen (Cofield u. Mitarb. 1993). Diese gibt Auskunft über die translatorische Verschieblichkeit des Humeruskopfs im Vergleich zur Gegenseite. Die Tatsache, dass dadurch neben der klinisch manifesten Instabilitätsrichtung auch andere Richtungen aufgedeckt werden, mag zunächst verwirrend erscheinen. Cofield und Irvin (1987) empfehlen eine Prüfung in verschiedenen Positionen der Abduktion und Rotation, um unterschiedliche Kapselanteile unter Spannung zu setzen.
  Erscheint der Befund immer noch unklar, sollte in gleicher Sitzung der arthroskopische Gelenkbefund erhoben werden (Caspari u. Geissler 1993). Damit ist es möglich, auch das Erscheinungsbild der ligamentären Verstärkungszügel, des Labrum glenoidale, der Rotatorenmanschette und der knorpeligen Gelenkflächen in die Überlegungen mit einzubeziehen.

Klinische Diagnostik

Die klinische Untersuchungstechnik wurde bereits ausgeführt (Kap. 4) und soll hier nur soweit erwähnt werden, wie sie für die Stabilitätsdiagnostik von Bedeutung ist. Grundsätzlich dienen die meisten Testverfahren dazu, Symptome der Instabilität in bestimmten Positionen des Arms zu reproduzieren. Die subtile Prüfung der translatorischen Verschieblichkeit in unterschiedlichen Positionen der Abduktion und Rotation gibt Aufschluss über die Intaktheit der verschiedenen ligamentären Kapselverstärkungen und leistet damit Hilfestellung bei der exakten Diagnose und der Auswahl eines operativen Verfahrens.

Die Durchführung der einzelnen Tests und ihr praktischer Wert werden in der Literatur recht unterschiedlich dargestellt. Dieser Umstand und die Tatsache, dass bereits geringfügige Modifikationen mit dem Namen des vermeintlichen Erstbeschreibers versehen werden, fördert eine gewisse Unübersichtlichkeit. Dennoch muss betont werden, dass die Instabilität im Glenohumeralgelenk in erster Linie eine klinische Diagnose ist.

Provozierte Dezentrierung (Apprehensiontest). Dieses Untersuchungsverfahren gibt in der Regel den sichersten Hinweis auf die vorherrschende Instabilitätsrichtung nach ventral oder dorsal. Dabei ist bei der vorderen Instabilität weniger die Schmerzhaftigkeit von Bedeutung als die muskuläre Gegenspannung in Erwartung der drohenden Luxation oder die Aussage des Patienten, dass die Schulter „gleich herausspringt".

Bei hinteren Instabilitäten werden von dem Patienten dagegen eher Schmerzen angegeben, die erst bei subtiler Untersuchungstechnik und mehrmaliger Wiederholung als Subluxation imponieren (Pollock und Bigliani 1993).

Obwohl im Liegen eine bessere muskuläre Entspannung möglich ist, wird der Test meist am stehenden Patienten durchgeführt, um eine bessere visuelle und palpatorische Kontrolle zu erhalten. Die vordere Instabilität wird dabei in 90° Abduktion und Außenrotation geprüft, während mit dem Daumen ein Druck auf die dorsale Kontur des Humeruskopfs ausgeübt wird. Die hintere Instabilität wird am leichtesten in ca. 30° Flexion, Innenrotation und nach dorsal gerichtetem, axialem Druck deutlich (gelegentlich auch als Reversed-Apprehension-Posterior-Stress-Test oder Jerk-Test der Schulter bezeichnet).

Zur Unterscheidung von Beschwerden, die durch ein subakromiales Impingement hervorgerufen werden, hat sich die Überprüfung im Relocation-Test als nützlich erwiesen. Dabei wird der Humeruskopf in der luxationsgefährdeten Stellung des vorderen Apprehensiontests durch einen von ventral mit der Handfläche erzeugten Gegendruck so weit stabilisiert, dass ein größeres Maß an Außenrotation vom Patienten toleriert wird. Dadurch lässt sich herausfinden, ob die vom Patienten angegebenen Beschwerden an die anteriore Translation gekoppelt sind. Die Abgrenzung einer anterioren Subluxation von einem Anschlag der Insertion der Supraspinatussehne am posterosuperioren Glenoidrand (Kap. 15) ist aber auch mit dieser Modifikation nicht möglich.

Neer (1990) empfiehlt, die forcierte Außenrotation bei angelegtem Arm (0° Abduktion) zu prüfen. Schmerzangabe und vermehrter Rotationsumfang (im Seitenvergleich) weisen auf eine vordere Instabilität hin, während bei einem subakromialen Impingement der Test ohne Beschwerden toleriert wird.

Beurteilung der Translation. Das Ausmaß der vorhandenen translatorischen Verschieblichkeit im Glenohumeralgelenk gibt in erster Linie Hinweise auf die bestehende Laxität, weniger auf die klinisch bedeutsamere Instabilitätsrichtung. Diese Verschieblichkeit kann grundsätzlich nach ventral, dorsal und inferior geprüft werden. Während bei mageren Individuen die Beurteilung leichter fällt, kann diese durch ausgeprägte Muskulatur oder Fettschicht erheblich erschwert werden. Die große individuelle Schwankungsbreite macht einen Seitenvergleich zur Erkennung einer bilateral vorhandenen, meist konstitutionell bedingten Kapsellaxität immer erforderlich. Eine gleichzeitig applizierte Kompressionskraft (s. auch Technik der Untersuchung in Narkose u. Abb. 15.13) erleichtert die quantitative Beurteilung, da das Gleiten des Humeruskopfs über den Glenoidrand dann leichter zu erfassen ist.

Im Liegen oder Sitzen kann der Humeruskopf manuell gegenüber dem Glenoid aus der zentrierten Position nach ventral, dorsal oder kaudal gedrückt werden (sog. Drawer-Test, Prüfung der posterioren Verschieblichkeit im Sitzen, gelegentlich auch als Fukuda-Test bezeichnet). Prinzipiell erfolgt die Untersuchungstechnik ähnlich dem später angegebenen Vorgehen in Narkose, wobei hier jedoch die muskuläre Gegenspannung des Patienten den Befund erheblich verfälschen kann.

Die Beurteilung der Verschieblichkeit in der von Gerber und Ganz (1986) angegebenen Technik, der so genannten „Schulter-Schublade" analog zur Diagnostik am Kapsel-Band-Apparat des Kniegelenks, hat sich bei uns nicht bewährt. Insbesondere bei muskelkräftigen Individuen ist die von den Autoren angegebene Technik kaum anzuwenden.

Von Cofield und Irvin (1987) wurde ein Untersuchungsgang in verschiedenen Positionen der Abduktion und Rotation beschrieben. Dadurch können einzelne Kapselanteile unter Vorspannung gebracht und selektiv getestet werden. Hawkins und Boker (1990) wiesen darauf hin, dass die klinische Beurteilung der Translation durch die Anwendung einer Gelenkkompression im Load-and-Shift-Test erleichtert wird, und gaben ein semiquantitatives Bewertungsschema an (Tab. 14.1). Die Translation in der Glenoidebene, oft auch als a.-p. Translation bezeichnet, sollte in Schweregraden (Tab. 14.4) wiedergegeben werden. Mit zunehmender Abduktion werden die inferioren Kapselstrukturen, insbesondere die Anteile des IGHL, überprüft, während in 0° Abduktion eher die stabilisierende Funktion der superioren Kapselareale getestet wird.

Alle quantitativen Angaben sind jedoch dem subjektiven Empfinden des Untersuchers und damit seiner klinischen Erfahrung unterworfen. Die klinische Beurteilung am wachen Patienten kommt zu deutlich niedrigeren Werten als unter Narkose (Faber u. Mitarb. 1999). Weiterführende Informationen über die Richtung und das Ausmaß der vorliegenden Translation sind nur unter Narkose zu erhalten. Verlässliche Daten über Exaktheit und Reproduzierbarkeit beider Verfahren liegen bisher noch nicht vor. Von Hawkins u. Mitarb. (1996) wurden folgende Werte der Translation in Narkose an einem Normalkollek-

Tab. 14.4 Messung der translatorischen Verschieblichkeit in der Horizontalebene

Grad		Beschreibung
Grad 0		keine erkennbare translatorische Verschieblichkeit (z. B. bei Schultersteife)
Grad I		geringfügige Translation: weniger als 25% der Breite des Humeruskopfs (normal)
Grad II		Translation weniger als die Hälfte der Breite des Humeruskopfs; der Humeruskopf geht bis zum Glenoidrand, aber nicht darüber (vermehrte Laxität. Falls beidseits vorhanden, jedoch innerhalb der individuellen Bandbreite)
Grad III		Humeruskopf ist über den Glenoidrand zu verschieben (> als 50% der Humeruskopfbreite), rutscht aber wieder zurück, wenn die translatorisch wirksame Kraft zurückgenommen wird
Grad IV		Humeruskopf rutscht über den Glenoidrand und bleibt dort verhakt stehen (Translation: gesamte Breite des Humeruskopfs). In Narkose verhakt sich der Humeruskopf am Glenoidrand nur bei deutlicher Hill-Sachs-Impression

tiv, kontrolliert durch den Röntgenbildwandler, angegeben: nach ventral 17%, nach dorsal 21% und nach inferior 29% des Durchmessers des Humeruskopfs. Gegenüber Patienten mit multidirektionaler und unidirektionaler, vorderer Instabilität wurden deutliche Überschneidungen festgestellt.

Die subtile Beurteilung der Translationsbewegungen in unterschiedlichen Gelenkpositionen kann Aufschluss über die Intaktheit einzelner ligamentärer Verstärkungen (Kap. 1) geben, die sich hier in erster Linie anspannen. Während eine Verschieblichkeit in mittlerer Abduktion und Rotation II° (entsprechend der Einteilung in Tab. 14.**4**) noch als normal zu beurteilen ist, sollte die Translation in den Endpositionen der Rotation gegen 0 gehen.

Eine pathologische a.-p. Verschieblichkeit in den folgenden Gelenkpositionen weist auf eine Insuffizienz der angegebenen Strukturen hin:

- In einer Abduktion über 70° und zusätzlicher Außenrotation wird bevorzugt der vordere untere Kapselbereich (A-IGHL) unter Vorspannung gebracht, während sich in Innenrotation der hintere Anteil (P-IGHL) anspannt.
- In mittlerer Abduktion (30–50°) und Außenrotation werden die mittleren anterioren Kapselanteile (MGHL), in zusätzlicher Innenrotation die mittlere posteriore Kapsel getestet
- In Adduktion, Flexion und Außenrotation spannen sich die anterosuperioren Kapselanteile (insbesondere SGHL und korakohumerale Verstärkungen), in Adduktion, Extension und Innenrotation dagegen das posterosuperiore Kapselareal an.
- In Adduktion, Extension und Außenrotation werden vor allem das MGHL und die zirkulären Verstärkungen des Fasciculus obliquus des anterosuperioren Kapselbereichs unter Vorspannung gebracht.

Die inferiore Verschieblichkeit lässt sich daran erkennen, ob ein positives Sulcuszeichen unter einer nach kaudal gerichteten Traktion in Neutralrotation des Arms auftritt: eine erkennbare Einziehung der Hautkontur lateral des Akromions als Folge einer inferioren Subluxation. Auch hierfür gilt: Während in Neutralstellung des Arms eher die Funktionen der superioren Kapselanteile und des negativen intraartikulären Drucks geprüft wird, erlaubt der Test in 90° Abduktionsstellung in erster Linie eine Aussage über die Funktion des inferioren Kapselkomplexes. Analog zur a.-p. Translation werden anhand des klinischen Befunds unterschieden (Warner u. Altchek 1997):

- Grad 0: keine inferiore Verschieblichkeit,
- Grad I: 1 cm,
- Grad II: 2 cm,
- Grad III: 3 cm und mehr.

Von Gagey (1997) wurde der Hyperabduktionstest (HAT-Test) angegeben: Mehr als 90° Abduktion im Glenohumeralgelenk in der Frontalebene (bei fixiertem Schulterblatt!) weisen auf die Insuffizienz inferiorer Kapselanteile bei normaler Laxität hin, während bei Hyperlaxität (Vergleich zur Gegenseite) erst eine Abduktion von 100° oder mehr als pathologisch gewertet wird.

Spezielle Testverfahren für Läsionen des Labrum glenoidale. Je nach Lokalisation der Läsion (superior, anterior, posterior) werden unterschiedliche Untersuchungsmethoden angegeben (s. Kap. Klinische Untersuchung und sportartspezifische Läsionen). Als verlässlichste Indikatoren für die differenzialdiagnostisch schwer zu erfassenden superioren Läsionen gelten derzeit der aktive Kompressions-Test nach O'Brien et al. (1998) und der Crank-Test (Liu u. Mitarb. 1996, axiale Kompression durch den Untersucher in Elevationsstellung des Arms).

Bildgebende Diagnostik
Als diagnostisches Standardprogramm bei Schulterinstabilität sind bei eindeutigem klinischen Befund einer posttraumatischen rezidivierenden vorderen Luxation außer der Sonographie, die Aussagen über die Rotatorenmanschette und eine Hill-Sachs-Läsion machen kann, noch a.-p. und axiale Röntgenstandardaufnahmen ausreichend, wahlweise ergänzt durch die Bernageau- oder Westpoint-Projektion. Lediglich bei unsicherem klinischen Befund oder dem Verdacht auf eine ungewöhnliche Läsion (z.B. eine ausgedehnte Glenoid- oder Humerusfraktur), die therapeutische Konsequenzen hat, ist ein zusätzliches bildgebendes Verfahren erforderlich, z.B. MRT oder Arthro-CT (Tab. 14.5).

Bei allen atraumatischen posterioren Instabilitäten, bei denen ein operativer Eingriff ins Auge gefasst wird, sollten möglichst mittels Arthro-MRT (ergänzt durch transversale Referenzschnitte in der Ebene der Kondylen des distalen Humerus) eine Versionsanomalie von Glenoid und Humerus sowie eine Abflachung der posteroinferioren Glenoidkante ausgeschlossen werden.

Nach eigenen Erfahrungen mit dem Patientengut einer speziell ausgerichteten, orthopädischen Schultersprechstunde werden derzeit im präoperativen Vorfeld viel zu häufig kostenintensive oder sogar invasive Verfahren wie Arthro-CT oder Arthro-MRT bei klaren klinischen Befunden (z.B. einer rezidivierenden posttraumatischen, vorderen Luxation) durchgeführt. Von Liu u. Mitarb. (1996) wurde in einer vergleichenden klinischen Studie zur Diagnostik von Läsionen des Labrum glenoidale eine Sensitivität der klinischen Testverfahren von 90% gegenüber dem Nativ-MRT und Arthrogramm von 55% bei nahezu identischer Spezifität beider Methoden mit 85% gefunden. (Eine Übersicht zum diagnostischen Stellenwert der üblichen bildgebenden Verfahren bei Schulterinstabilität zeigt Tab. 14.2.)

Eine **sonographische Beurteilung** der Rotatorenmanschette sollte gerade auch bei älteren Patienten grundsätzlich nach jeder Luxation durchgeführt werden. Die am häufigsten übersehenen Befunde bei diesen Patienten

Tab. 14.5 Übersicht zum diagnostischen Stellenwert unterschiedlicher bildgebender Verfahren

	Sonographie*	Röntgen**	MRT nativ/Arthro-MRT		Röntgen-CT nativ-/Doppelkontrast	
Labrum (posterior/anterior)	+	–	++	+++	–	+++
Labrum (kranial/SLAP)	+/–	–	+/–	++	–	+
Knöcherne Bankart-Läsion (Chip)	+/–	+	+/–	++	++	+++
Knorpelschäden (IV°, > 1×1 cm)	–	–	+	+++	–	++
Gelenkgeometrie (Humerusretrotorsion und Neigung der Glenoidebene)	–	+	+++***	+++***	+++***	+++***
Hill-Sachs-Läsion (> 1×2 cm)	+++	+	+++	+++	+++	+++
Kapselausweitung	–	–	+/–	++	–	++
Intervallläsion (Bizepssehnenschlinge und kranialer M. subscapularis)	++	–	++	+++	–	++
Rotatorenmanschette (komplette und partielle Defekte)	+++	–	++	+++	–	++

Angaben unter Berücksichtigung unterschiedlicher Autoren und dem aktuellem Stand der Geräte- und Untersuchungstechnik;
+++ entspricht einer Sensitivität und Spezifität von > 90%; ++ von 60–90%; + von 40–60%; +/– von < 40%; – nicht beurteilbar;
*hochauflösender 7,5 MHz-Schallkopf, ** Standardprogramm: a.-p., axial und Bernageau-Projektion,
***einschließlich Referenzebene Ellenbogen

sind erfahrungsgemäß Läsionen im Intervall und des M. subscapularis. Der Nachweis einer Hill-Sachs-Läsion ist ebenfalls noch gut möglich. Dagegen ist die Darstellung des Labrum glenoidale sehr artefaktanfällig und daher unsicher. Die sonographische Instabilitätsmessung (von einer dorsalen Schnittebene aus) lässt sich kaum standardisieren (Wülker u. Mitarb. 1992) und wird durch Verkippungen des Schallkopfs gegenüber der Glenoidebene beeinträchtigt (Becker 1997).

Röntgenstandardprojektionen gehören zum diagnostischen Basisprogramm jeder Schulterinstabilität. Es stellt sich dabei die Frage, ob die erweiterte Röntgendiagnostik aufwendigere bildgebende Verfahren ersetzen kann. Zum Ausschluss einer knöchernen Bankart-Läsion und zur Beurteilung des vorderen unteren Glenoidrands werden z. B. Bernageau- oder Westpoint-Projektion empfohlen. Zur Beurteilung der Humerusretrotorsion eignen sich Kronberg-Projektion oder Technik nach Pieper (1985). Ähnlich wie die Rippstein-Technik an der Hüfte bietet letztere an der Schulter ein Korrekturverfahren zur Verminderung projektionsbedingter Fehler. In einer eigenen prospektiven Untersuchung (Gohlke u. Mitarb. 1996) ließ sich für knöcherne Bankart-Läsionen eine annähernd gleich hohe Sensitivität der Bernageau-Projektion (91 %) im Vergleich zum Arthro-CT zeigen. In Übereinstimmung mit Boileau u. Mitarb. (1992) ist die Kronberg-Projektion dagegen als Mittel zur Bestimmung der Humerusretrotorsion wenig geeignet. Ihre geringe Korrelation zu den Messwerten im CT wird vermutlich durch Projektionsfehler verursacht. Aber auch die Bestimmung im CT beinhaltet messtechnische Probleme. Boileau u. Mitarb. (1992) kamen aufgrund direkter Messungen und 3-D-Rekonstruktionen am Skelett zu dem Schluss, dass die bisherigen Untersuchungen auch unter Berücksichtigung geographisch bedingter Schwankungen (Saha 1981) von zu hohen Normalwerten ausgegangen sind. Eigene Daten mit einem Durchschnittswert von ca. 20° liegen deutlich niedriger als die Angaben von Laumann und Kramps (1984) und entsprechen annähernd denen von Boileau u. Mitarb. (1992) sowie von Kunz u. Mitarb. (1992). Ebenso wie Pieper u. Mitarb. (1985) sehen Kronberg u. Mitarb. (1989) bei vorderer Instabilität und deutlich verminderten Winkeln eine Drehosteotomie indiziert. Die Messung der Humerusretrotorsion im CT erfordert eine zusätzliche Referenzebene in Höhe der Epikondylen des Ellenbogengelenks. Die sonographische Messung soll gut mit der Messung nach Daehnert im CT (Harland u. Mitarb. 1991) übereinstimmen. Es bestehen jedoch Zweifel, ob dieser Winkel tatsächlich dem anatomischen Retrotorsionswinkel entspricht (Kunz u. Mitarb. 1992). Eine klinische Bedeutung gewinnen diese Messungen erst, wenn ein Zusammenhang mit klinisch manifesten Instabilitäten zu finden ist. Die meisten Autoren (Hirschfelder u. Kirsten 1992, Randelli u. Gambrioli 1986) finden im Gegensatz zu Gebauer u. Mitarb. (1985) sowie Kronberg und Broström (1989) keine klaren Hinweise dafür, dass bei der anterioren Schulterinstabilität konstitutionelle knöcherne Fehlformen von Bedeutung sind. Lediglich für die Entstehung einer posterioren Instabilität ist in Einzelfällen die Inklination des Glenoids von Bedeutung (Brewer u. Mitarb. 1986).

Das **Röntgencomputertomogramm** ohne intraartikulären Doppelkontrast ist insbesondere als 3-D-Rekonstruktion bei ausgeprägten heterotopen Ossifikationen, Anomalien oder im Röntgenbild schwer zu beurteilenden Frakturen indiziert. Mit dem Doppelkontrast-CT (auch Arthro-CT) steht ein Verfahren zur Verfügung, das in der Lage

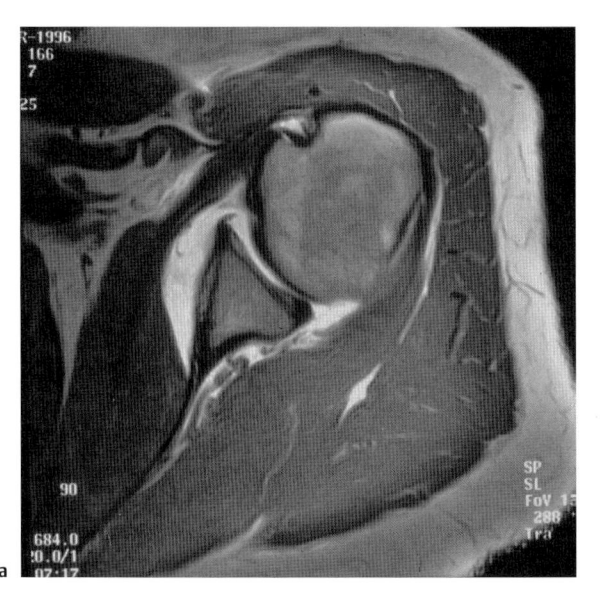

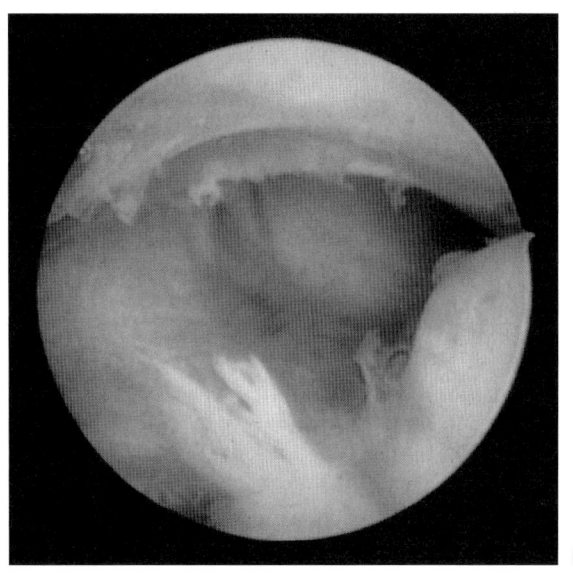

Abb. 14.15 a u. b Befund einer insuffizienten, ausgeweiteten Kapsel bei anteroinferiorer Instabilität.
a Aufgebrauchte, erheblich verdünnte Kapsel, die von Kontrastmittel umspült wird (Arthro-MRT, transversale Schnittebene).
b Arthroskopischer Befund (Blick in den Recessus axillaris).

ist, Veränderungen am Labrum glenoidale mit hoher Sicherheit nachzuweisen. Die Beurteilung der Gelenkgeometrie gelingt zuverlässig. Nachteilig gegenüber dem derzeit gleichwertigen Arthro-MRT ist die Strahlenbelastung.

Das **Arthro-Magnetresonanztomogramm** (Abb. 14.**15**) erscheint gegenüber dem Arthro-CT derzeit das einzige konkurrierende Verfahren zu sein, das eine zumindest gleichwertige oder sogar überlegene diagnostische Sicherheit bietet (Jahnke u. Mitarb. 1992). Das MRT ohne die intraartikuläre Gabe von Gadolinium oder zumindest von Kochsalzlösung zeigt jedoch Schwächen bei der Erkennung kleinerer knöcherner Abrissfragmente und inkompletter Labrumläsionen (Imhoff u. Mitarb. 1992, Runkel u. Mitarb. 1993).

Die Kapsel selbst mit ihren ligamentären Verstärkungen lässt sich weder im CT noch im nativen MRT (Leonhard u. Mitarb. 1992) ausreichend genau darstellen. Eine indirekte Darstellung der ligamentären Verstärkungen erfordert eine genaue Kenntnis der schwer interpretierbaren Transversalschnitte (Coumas u. Mitarb. 1992, McNeisk u. Callaghan 1987, Rafii u. Mitarb. 1988, Zlatkin u. Mitarb. 1988). Mehr Aussagekraft ist hier in Zukunft von dem Arthro-MRT zu erwarten. Zusätzliche 3-D-Rekonstruktionen wurden von Yoshikawa u. Mitarb. (1998) erprobt, sind derzeit aber noch als experimentell zu beurteilen, da lediglich das Relief des M. subscapularis zu 89 % und das IGHL zu 67 % dargestellt werden konnten (s. auch Kapitel 4.5).

Untersuchung in Narkose

Für die Auswahl des operativen Verfahrens wäre es wünschenswert, möglichst genaue Informationen über die Ausweitung des kapsuloligamentären Komplexes im Seitenvergleich zu gewinnen. Aus der festgestellten Translationsrichtung lassen sich Anhaltspunkte gewinnen, in welcher Weise die Reduktion des Kapselvolumens und die Raffung der ligamentären Verstärkungen durchgeführt werden müssen. Die Untersuchung in Narkose (Abb. 14.**16**) bietet damit Informationen, die derzeit mit keinem anderen Verfahren verfügbar sind. Vom Untersucher wird jedoch ein hohes Maß an Erfahrung gefordert. Da sie sich schwer quantifizieren lässt, ist die Bewertung der subjektiven Einschätzung unterworfen.

Die sonographische Messung ist unzuverlässig (Wülker u. Mitarb. 1992), und eine Überprüfung unter dem Röntgenbildwandler (Adler u. Lohmann 1984, Paavolainen u. Mitarb. 1984) ist mit einer kaum zu vertretenden Strahlenbelastung für Patienten und Untersucher verbunden. Es wurde daher versucht, mittels Autotraktion (Jalovaara u. Mitarb. 1992) oder durch Röntgenaufnahmen in einer Haltevorrichtung (Boscotta u. Helperstorfer 1993) die translatorische Verschiebung zu messen. Diese Untersuchungen können jedoch weder in verschiedenen Gelenkpositionen noch unter Ausschaltung des Muskeltonus in Narkose durchgeführt werden.

Von Cofield und Irvin (1987) wurde eine **standardisierte Technik** beschrieben, die in verschiedenen Positionen

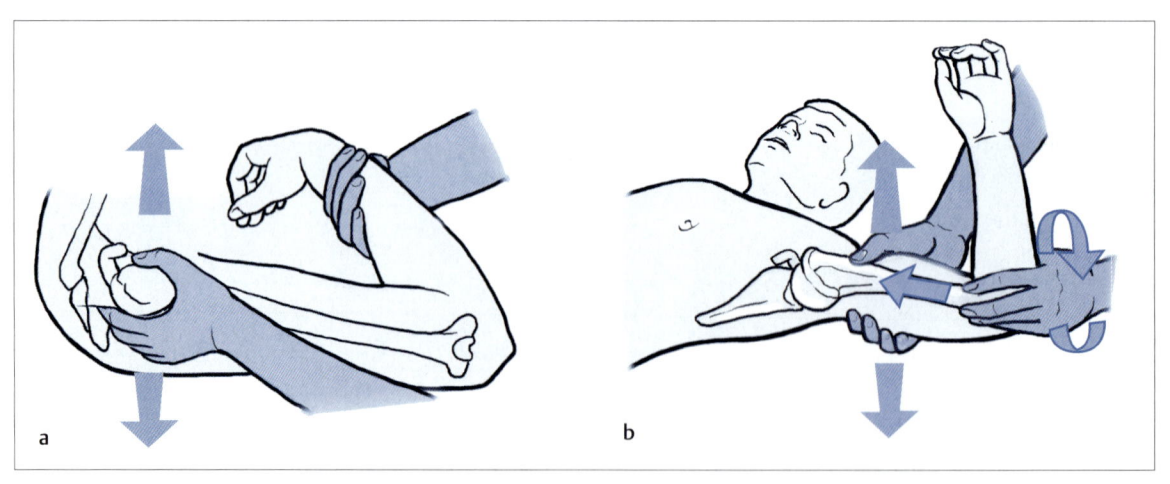

Abb. 14.16 a u. b Technik der Untersuchung in Narkose. Der Patient liegt in Rückenlage am Tischrand. Zunächst wird der Arm in Abduktionsstellungen von 0°, 40° und 80° sowie Innen- bzw. Außenrotation gehalten, während mit der anderen Hand die Verschieblichkeit des Humeruskopfs gegenüber der Pfanne nach ventral und dorsal festgestellt wird.
a Bei wenig muskelkräftigen, mageren Patienten kann der Humeruskopf in geringer bis mittlerer Abduktion über den bedeckenden Weichteilen mit einer Hand gefasst und gleichzeitig im Glenohumeralgelenk komprimiert werden.
b Zusätzliche Überprüfung im modifizierten Load-and-Shift-Test. Im Unterschied zu (**a**) wird ein axialer Druck auf den Oberarmknochen des Patienten ausgeübt. Die eine Hand des Untersuchers greift nahe dem Ellenbogengelenk an, während die andere den proximalen Humerus fasst und nach ventral, dorsal und inferior verschiebt. Dieser Untersuchungsgang kann durch eine „dynamische" Komponente erweitert werden, wenn gleichzeitig die Rezentrierung durch Rotation geprüft wird. Obwohl bei dem Load-and-Shift-Test ein anatomischer Bezugspunkt für die Verschiebung des Humeruskopfs fehlt, ist das Gleiten über den Glenoidrand (entspricht einer Verschieblichkeit von mehr als der Hälfte der Humeruskopfbreite) bei ausreichender Gelenkkompression meist deutlich zu spüren.

des Arms (Abduktion und Rotation) die anteriore und posteriore Verschieblichkeit des Humeruskopfs semiquantitativ beurteilt.

Altchek u. Mitarb. (1989) schlugen die ergänzende klinische Einschätzung der inferioren Translation vor. Die gleichzeitige Applikation einer axial gerichteten Kompressionskraft im Glenohumeralgelenk im Load-and-Shift-Test (Hawkins u. Boker 1990) erleichtert die Feststellung, ob der Humeruskopf über den Glenoidrand gleitet. Bei wenig muskelkräftigen Individuen und bei geringerer Abduktion kann der Humeruskopf direkt gefasst und in das Glenoid gepresst werden, während die Verschieblichkeit beurteilt wird. Bei ausgeprägter Adipositas oder Muskulatur empfiehlt es sich, den gesamten proximalen Humerus mit einer Hand zu umfassen und unter axialem Druck, der mit der anderen Hand am Ellenbogen appliziert wird (Abb. 14.13), zu verschieben.

Durch die Prüfung, wann aus luxierter Stellung heraus durch Rotation des Humerus eine Rezentrierung über den Glenoidrand erfolgt, kann das Ausmaß der Ausweitung des inferioren Kapselkomplexes abgeschätzt werden. Mit diesem Test macht man sich zunutze, dass sich in endgradiger Rotation die ligamentären Verstärkungen verwinden, anspannen und den Humeruskopf wieder in die Glenoidfläche zurückdrücken. Je größer die dazu notwendige Außen- oder Innenrotation, umso insuffizienter der anteriore oder posteriore Anteil des IGHL-Komplexes. Lässt sich eine Rezentrierung aus anteroinferiorer Luxationsstellung erst bei mehr als 90° Außenrotation erreichen, so hat dieser Befund erfahrungsgemäß zwei Ursachen, die intraoperativ häufig gleichzeitig zu finden sind: Bedingt durch eine Läsion im Rotatorenintervall, fehlt die Aufhängung des IGHL-Komplexes am Fasciculus obliquus, oder es liegt eine erhebliche Ausweitung des IGHL vor. Ist eine Rezentrierung überhaupt nicht nachweisbar, ist die gesamte anteroinferiore Kapsel abgerissen oder aufgebraucht.

Die Aussagekraft aller angegebenen Techniken ist von der Dicke des Weichteilmantels und der Überlagerung durch eine konstitutionell vorliegende Kapsellaxität abhängig.

14.2 Vordere Instabilität

14.2.1 Traumatische vordere Schulterluxation

Klassifikation

Entsprechend der Luxationsrichtung können verschiedene Formen der traumatischen vorderen Schulterluxation unterschieden werden. Am weitaus häufigsten kommt es zu einer Verhakung unter dem Processus coracoideus (Luxatio subcoracoidea).

Als Folge eines meist schweren Traumas bei eleviertem Arm kann es zur Luxatio inferior kommen:
- **subglenoidal:** der Humeruskopf hat sich unter dem kaudalen Glenoidrand entweder in posteroinferiorer oder anteroinferiorer Position verhakt,
- **erecta:** der Kopf steht in abuzierter Position des Arms vorne unterhalb der Pfanne,
- selten kann durch extreme Gewalteinwirkungen der Humeruskopf auch in **subklavikuläre** (medial des Processus coracoideus) und **intrathorakale** Richtung (zwischen den Rippen hindurch) dislozieren.

Bei diesen Luxationsformen besteht ein höheres Risiko für neurologische und vaskuläre Komplikationen. Abrisse der Rotatorenmanschette oder der Tuberkula kommen häufig vor.

Therapie

Reposition

Wegen der Gefahr einer Schädigung des N. axillaris oder des Plexus brachialis sollte die Reposition möglichst schonend und rasch erfolgen. Der Umfang der notwendigen Anästhesie hängt von verschiedenen Faktoren ab: der Luxationsdauer, der Ausprägung der Muskulatur, der Tiefe und der Ausdehnung der Hill-Sachs-Läsion sowie begleitenden Frakturen der Tuberkula und des Glenoids. Vor der Reposition sollte grundsätzlich eine Röntgenuntersuchung zum Ausschluss von Frakturen erfolgen. Die Durchblutung, Sensibilität und Motorik, insbesondere im Hinblick auf eine Läsion des N. axillaris (autonomes Hautareal am Oberarm) und des Plexus brachialis, sind zu überprüfen.

In der Literatur werden zahlreiche Repositionsverfahren beschrieben. Manche haben aufgrund der hohen Komplikationsrate nur noch historischen Wert (z. B. die Technik nach Kocher). Auch die klassische Methode nach Hippokrates ist wegen der schmerzbedingten Muskelanspannung ohne Anästhesie kaum durchführbar. Dagegen hat sich das Repositionsverfahren nach Arlt (1938) im klinischen Alltag bewährt. Es wird erleichtert durch die medikamentöse Befreiung von Schmerzen, eine Sedierung oder auch die intraartikuläre und subakromiale Instillation eines Lokalanästhetikums von dorsal.

Kann die Reposition nach 2-maligem Versuch nicht erreicht werden, sollte eine Allgemeinnarkose eingeleitet werden.

Technik nach Hippokrates. Wegen ihrer Schmerzhaftigkeit wird diese Methode nur noch selten angewendet. Unter langsam zunehmendem Längszug des leicht abduzierten Arms, abgestützt mit dem Fuß am Brustkorb (nicht in der Achsel, um eine Druckläsion des Plexus zu vermeiden), wird der Humerus durch Rotationsbewegungen gelöst und schließlich in Innenrotation reponiert.

Eine Modifikation dieser klassischen Repositionstechnik besteht darin, den Gegenzug dadurch zu erreichen, dass eine andere Person an Schlingen oder Tüchern zieht, die nahe der Achsel um den Brustkorb gelegt werden.

Technik nach Arlt. Der Patient sitzt auf einem Stuhl und lässt den Arm über eine hohe, gepolsterte Stuhllehne hängen, die als Hypomochlion wirkt. Durch langsam zunehmende manuelle Traktion in Verbindung mit zunächst geringen, langsam zunehmenden, die Verhakung des Humeruskopfs lösenden Rotationsbewegungen gelingt die Reposition unter Innenrotation. Die Methode eignet sich besonders bei einer Verhakung am unteren Glenoidpol.

Die Technik nach Arlt kann auch ohne Hilfe einer weiteren Person durchgeführt werden und ist im deutschsprachigen Raum sehr beliebt.

Technik nach Stimson. In Bauchlage hängt der betroffene Arm frei über der Kante der hohen Liege (oder des Tischs) nach unten. Es sollte eine 10–15-minütige Extension von ca. 2–3 kg vorausgehen, appliziert mittels einer Schlaufe oder eines Klebestreifens am Handgelenk. Daran anschließend kann die Reposition durch manuelle Verschiebung des Angulus inferior der Skapula nach kraniomedial (nach Bosley) und zusätzliche Rotation und Zug des Arms erreicht werden.

Technik nach White/Milch (vom Autor bevorzugt). Obwohl bereits vor mehr als 200 Jahren beschrieben (Rowe 1988), ist die Reposition unter Zug in Elevation des Arms wenig bekannt. Hier wird das Prinzip der Zeroposition nach Saha ausgenützt. Die Summe der muskulär bedingten Kompressionskräfte ist dort am geringsten, was die oft verblüffend leichte Reposition erklärt, die auch ohne vorangehende Gabe eines Analgetikums möglich ist.

Der Arm wird im Ellenbogen 90° flektiert, sehr langsam unter leichtem, manuell ausgeübtem Zug vor dem Körper in Elevation gebracht und auf einem vorbereiteten Polster oder Kissen über dem Kopf abgelegt (ca. 5–10 Minuten). Falls die Reposition nicht bereits spontan eingetreten ist, kann der Humeruskopf unter leichter Außenrotation durch leichten, direkten Daumendruck von kaudal und medial (nach Milch) oder durch eine Verschiebung am proximalen Humerus mittels der Handfläche reponiert werden.

Bei einer inferioren Verhakung bzw. Frakturzonen an Glenoid oder Tuberculum majus kann die gewünschte Position in Elevation wegen der begleitenden Schmerzhaftigkeit nicht erreicht werden. Deshalb sind in diesem Fall andere Verfahren, z.B. die Methode nach Arlt, vorzuziehen.

Nach der Reposition sollte folgendermaßen vorgegangen werden:
- Prüfung von Durchblutung, Sensibilität und Motorik, insbesondere im Versorgungsgebiet der Nn. axillaris und musculocutaneus,
- Dokumentation der Reposition sowie der Intaktheit knöcherner Strukturen mittels Röntgenaufnahme (a.-p. Aufnahme des Schulterbereichs, Zentralstrahl in der Ebene der Glenoidfläche verlaufend, um Gelenkkörper, Glenoidfragmente oder eine hintere Luxationsstellung nicht zu übersehen, ggf. ergänzt durch eine axiale oder transthorakale Projektion),
- vorübergehende Ruhigstellung, z.B. im Gilchrist-Verband.

Therapieindikationen nach erfolgter Reposition

Die notwendige Dauer der Ruhigstellung ist umstritten (Abb. 14.**17**). Eine Vielzahl von Studien konnte keinen eindeutigen Zusammenhang zwischen der Dauer der Ruhigstellung und der Rezidivhäufigkeit nachweisen, wobei jedoch eine konsequente Ruhigstellung mit einer daran anschließenden Rehabilitationsphase von 4–6 Wochen selten eingehalten wurde. Watson-Jones (1948), Kiviluto u. Mitarb. (1980), Yoneda u. Mitarb. (1982) fanden einen günstigen Effekt der Ruhigstellung auf die Rezidivrate. Rowe (1980) schätzte die so erreichbare Verbesserung lediglich auf 10–15%. Arciero u. Mitarb. (1994) konnten im prospektiven Vergleich bei einem Kollektiv sehr junger Hochrisikopatienten einen deutlichen Vorteil der arthroskopischen Stabilisierung gegenüber einer Ruhigstellung von 4 Wochen und nachfolgenden Rehabilitation über 4 Monate nachweisen.

Die günstigste Stellung für eine Ruhigstellung des Armes ist aktuell in Diskussion geraten. Während bisher meistens mit am Körper angelegten Arm im Gilchrist-Verband ruhiggestellt wurde, wird von Itoi u. Mitarb. (1999, 2001) als Folge biomechanischer Untersuchungen und einer MRT-Studie nach Luxation postuliert, dass erst in Außenrotation das abgerissene Labrum wieder an den Glenoidrand gezogen wird und dort in anatomischer Stellung verheilen könne.

Vor dem 20. Lebensjahr sollte eine arthroskopische Fixation der zumeist am Pfannenrand abgerissenen kapsuloligamentären Strukturen gegenüber einer konservativen Behandlung bevorzugt werden, da die Rezidivgefahr bei konservativer Behandlung groß ist und die Erfolgsaussichten der arthroskopischen Rekonstruktion günstig sind (Suder u. Jakobsen 1997).

Vor dem 30. Lebensjahr schließt die konservative Behandlung eine Ruhigstellung von 6 Wochen im Gilchrist-Verband ein. Mit beginnenden, aktiv unterstützten Pendelübungen und einer auf maximal 40° limitierten Außenrotation (in mittlerer Abduktion) kann ab der 4. Woche begonnen werden. Die anschließende Rehabilitationsphase sollte innerhalb der ersten 12 Wochen nach der Luxation nur langsam die volle Außenrotation und Elevation freigeben. Prinzipiell gelten die gleichen Vorgaben wie

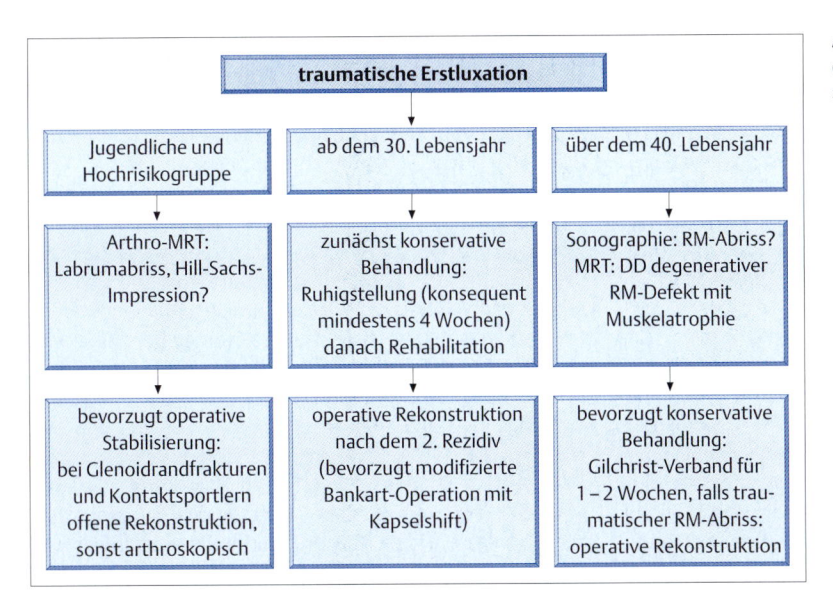

Abb. 14.17 Vorgehen nach Reposition einer primären Schulterluxation in verschiedenen Altersstufen.

```
                    traumatische Erstluxation
                              │
        ┌─────────────────────┼─────────────────────┐
        ▼                     ▼                     ▼
  Jugendliche und       ab dem 30. Lebensjahr   über dem 40. Lebensjahr
  Hochrisikogruppe
        │                     │                     │
        ▼                     ▼                     ▼
  Arthro-MRT:           zunächst konservative   Sonographie: RM-Abriss?
  Labrumabriss,         Behandlung:             MRT: DD degenerativer
  Hill-Sachs-           Ruhigstellung (konsequent  RM-Defekt mit
  Impression?           mindestens 4 Wochen)    Muskelatrophie
                        danach Rehabilitation
        │                     │                     │
        ▼                     ▼                     ▼
  bevorzugt operative   operative Rekonstruktion  bevorzugt konservative
  Stabilisierung:       nach dem 2. Rezidiv     Behandlung:
  bei Glenoidrandfrakturen (bevorzugt modifizierte  Gilchrist-Verband für
  und Kontaktsportlern  Bankart-Operation mit   1–2 Wochen, falls trau-
  offene Rekonstruktion,  Kapselshift)          matischer RM-Abriss:
  sonst arthroskopisch                          operative Rekonstruktion
```

nach operativer Rekonstruktion. Nach *mehrmaligen* Luxationen ist nach dem Abklingen der akuten Schmerzsymptomatik, wie in Kap. 14.2.2 beschrieben, vorzugehen, sofern man sich aufgrund der geringen Erfolgsaussichten nicht doch zu einer operativen Stabilisierung entschließt. Patienten über dem 40. Lebensjahr sollten dagegen wegen der Gefahr der Einsteifung und der geringeren Wahrscheinlichkeit einer Rezidivluxation nur kurzfristig (1–2 Wochen) ruhiggestellt werden.

Neurologische Komplikationen nach traumatischer Schulterluxation

Die Häufigkeit von Läsionen des Plexus axillaris und peripheren Nervenschäden (insbesondere des N. axillaris) hängt von der Art der Luxation, den Begleitverletzungen und dem Alter des Patienten ab. Nach Lill u. Mitarb. (1998) beträgt die Häufigkeit klinisch apparenter, persistierender neurologischer Defizite nach traumatischer Schulterluxation 8%. Visser u. Mitarb. (1999) konnten jedoch in einer prospektiven Studie zeigen, dass der Anteil klinisch fassbarer Nervenläsionen deutlich niedriger liegt als die Häufigkeit elektrophysiologischer Veränderungen, die auf eine Denervierung hinweisen. Die Autoren konnten nach traumatischer vorderer Schulterluxation und Frakturen immerhin bei 62% der Patienten entsprechende EMG-Veränderungen nachweisen.

Travlos u. Mitarb. (1990) fanden nach traumatischer Schulterluxation sowohl infra- als auch supraklavikuläre Plexusläsionen. Supraklavikuläre Läsionen mit Beteiligung des N. suprascapularis zeigten immer eine spontane Rückbildung, während isolierte Läsionen des N. axillaris die schlechteste Prognose hatten. Die Autoren empfehlen bei ausbleibender Rückbildung der Paresen ebenso wie Perlmutter und Apruzzese (1998) eine Revision nach 3–5 Monaten mit Neurolyse und gegebenenfalls Kabeltransplantation (z. B. unter Verwendung des N. suralis).

Selten kann nach traumatischer Schulterluxation die Kombination einer Plexusläsion mit einem Gefäßverschluss beobachtet werden. Volpin u. Mitarb. (1990) berichteten über die spontane Rückbildung beider Läsionen in zwei Fällen auch ohne operative Intervention nach Reposition. Die vollständige Erholung der infraklavikulären Plexusläsion nahm jedoch 9–12 Monate in Anspruch.

Durch zu brüske Repositionsmanöver ohne ausreichende Schmerzbefreiung oder Sedierung sind ebenfalls neurologische Schäden (Plexus brachialis und N. axillaris) sowie eine Dislokation von Frakturen oder die Erweiterung einer vorbestehenden Infraktionen der Tuberkula möglich.

14.2.2 Posttraumatische und atraumatische vordere Schulterinstabilität

Unter allen Instabilitäten bildet die **posttraumatische vordere Schulterinstabilität** mit Abstand den größten Anteil. Anamnese, klinischer Befund und Läsionen sind bei rezidivierenden Luxationen meistens eindeutig.

Definitionsgemäß lässt sich bei der **atraumatischen vorderen Instabilität** in der Anamnese kein adäquates Trauma nachweisen. In der Regel liegt eine die Luxation begünstigende Ausweitung der Gelenkkapsel vor.

Therapie

Die konservative Behandlung der **posttraumatischen vorderen Schulterinstabilität** ist wenig erfolgversprechend, sodass die operative Behandlung Therapie der Wahl ist. Burkhead u. Rockwood (1992) erreichten bei traumatischen vorderen Subluxationen nur eine Erfolgsrate von 16% mit negativer Korrelation zur Schwere der vorhandenen strukturellen Läsionen. Bei dem Vorliegen einer **atraumatischen Instabilität** kann jedoch durchaus ein konservativer Therapieversuch von ausreichender Dauer (d. h. mindestens 3–6 Monate) eingeleitet werden. Die Übungsprogramme bei posttraumatischer Schulterinstabilität (Jobe u. Mitarb. 1989) entsprechen in den Grundzügen den im Kapitel 15 ausführlich dargestellten Richtlinien. Diese zielen in erster Linie auf eine Verbesserung der dynamische Stabilisierung. Die Übungen bezwecken eine Kräftigung der Skapulamuskulatur und eine Erhöhung der zentrierenden Kompressionskräfte, die insbesondere von der Rotatorenmanschette ausgeübt werden (Abb. 14.**2**). Als ergänzende Maßnahme wird eine Verbesserung der neuromuskulären Kontrolle angestrebt (Dines u. Levinson 1995).

Die Übungen sollten zunächst unter Kontrolle eines mit den speziellen Anforderungen vertrauten Physiotherapeuten erfolgen. Dabei wird im Sinne eines Stufenschemas zunächst mit elastischen Gummibändern (Therabändern) aufsteigender Stärke, dann mit kleinen Gewichten oder mittels eines Rollenzugapparates trainiert. Die erste Phase dauert ca. 4–6 Wochen und sollte durch Übungen zur Kräftigung der Skapulamuskulatur ergänzt werden. Übungen, bei denen Subluxationen oder Beschwerden auftreten (z. B. modifizierte „Liegestütze" an der Wand bei einem Patienten mit hinterer Instabilität), müssen sofort aus dem Programm genommen werden und können nach einer Phase der Stabilisierung in modifizierter Form wieder eingesetzt werden. Nach 3–4 Monaten konsequenten Trainings (die Übungsserien sollten mindestens 2-mal täglich selbstständig durchgeführt werden) kann dann der Erfolg der Behandlung abschließend beurteilt werden. Die Patienten sollten darauf hingewiesen werden, dass nur eine konsequente Weiterführung des Trainings die erreichte Verbesserung gewährleistet.

Das gewählte Operationsverfahren sollte sich nach der zugrunde liegenden pathologischen Veränderung richten. Da rekonstruktive Verfahren wie die Bankart-Operation eine hohe Erfolgsrate aufweisen, sind Eingriffe, die eine Änderung der Anatomie herbeiführen, wie z. B. Drehosteotomie oder Muskeltranspositionen, nur in Einzelfällen indiziert.

Die Indikation zur Rekonstruktion hängt von Alter und Aktivitätsgrad des Patienten sowie den bestehenden Läsionen ab. Während bei einem 18-jährigen, sportlich aktiven Mann bei nachgewiesener Hill-Sachs- und knöcherner Bankart-Läsion wegen der hohen Rezidivgefahr bereits nach der Erstluxation operiert werden sollte, kann bei einem Alter von 35 Jahren und fehlender sportlicher Aktivität durchaus noch nach dem ersten Rezidiv ein Abwarten gerechtfertigt sein. In der Regel ist aber spätestens nach dem 2. Rezidiv die operative Behandlung indiziert.

Wie Burkhead u. Rockwood (1992) gezeigt haben, kann die konservative Behandlung bei **atraumatischer vorderer Instabilität** in bis zu 80% der Fälle erfolgreich sein. Das Ausmaß und die Ursachen der Kapsellaxität können jedoch so unterschiedlicher Natur sein, dass auch hier eine Orientierung am individuellen Befund erforderlich ist. Bei fehlender Hill-Sachs- und Bankart-Läsion sollte jeder operativen Behandlung ein konservativer Behandlungsversuch von ca. 6 Monaten vorausgehen.

Die operative Behandlung muss eine Beseitigung der zugrunde liegenden pathologischen Veränderungen anstreben. Da meistens eine Insuffizienz der kapsuloligamentären Sicherung vorliegt, beinhaltet die operative Korrektur eine konzentrische Raffung und Dopplung der ausgeweiteten Kapsel (T-Shift) und einen Verschluss des Rotatorenintervalles.

Erst nach dem Scheitern dieser Standardverfahren sollten Eingriffe in Betracht gezogen werden, die zu einer Veränderung der anatomischen Verhältnisse führen (Processus-coracoideus-Transfer, Anlagerung oder Verschraubung eines Beckenkammspans, Muskeltransposition, Drehosteotomie etc.).

Eine Übersicht über das therapeutische Vorgehen bei posttraumatischer und atraumatischer vorderer Schulterinstabiliät stellt Abb. 14.**18** dar.

Allgemeine Prinzipien der operativen Behandlung

Obwohl die posttraumatische rezidivierende vordere Schulterluxation im Vergleich zu den übrigen Formen der Schulterinstabilität relativ einheitlich ist, sind zahlreiche Operationsverfahren entwickelt worden; nach Magnuson u. Stack (1943) waren es zum damaligen Zeitpunkt mehr als 250. Aus der Vielzahl der verschiedenen Operationsverfahren, die zur Behandlung der rezidivierenden Schulterluxation entwickelt wurden, haben sich nur vier Konzepte mit vielen Modifikationen durchgesetzt (Gohlke u. Eulert 1991) (Abb. 14.**19**):

- Refixation des kapsuloligamentären Komplexes am Glenoidrand:
  - Operation nach Perthes-Bankart,
- Methoden der Kapselraffung:
  - unilateral, z. B. nach Putti-Platt,
  - konzentrisch: T-Shift-Modifikationen (z. B. nach Neer, Warren oder Jobe),
- Drehosteotomien des proximalen Humerus: subkapitale Osteotomie des Humerus nach Weber,
- Knochenblocktranspositionen an den Glenoidrand:
  - Spananlagerung, z. B. nach Eden-Hybbinette, Lange, Alvik,
  - Transpositionen des Processus coracoideus: Bristow-Latarjet, Patte, Trillat.

14.2 Vordere Instabilität

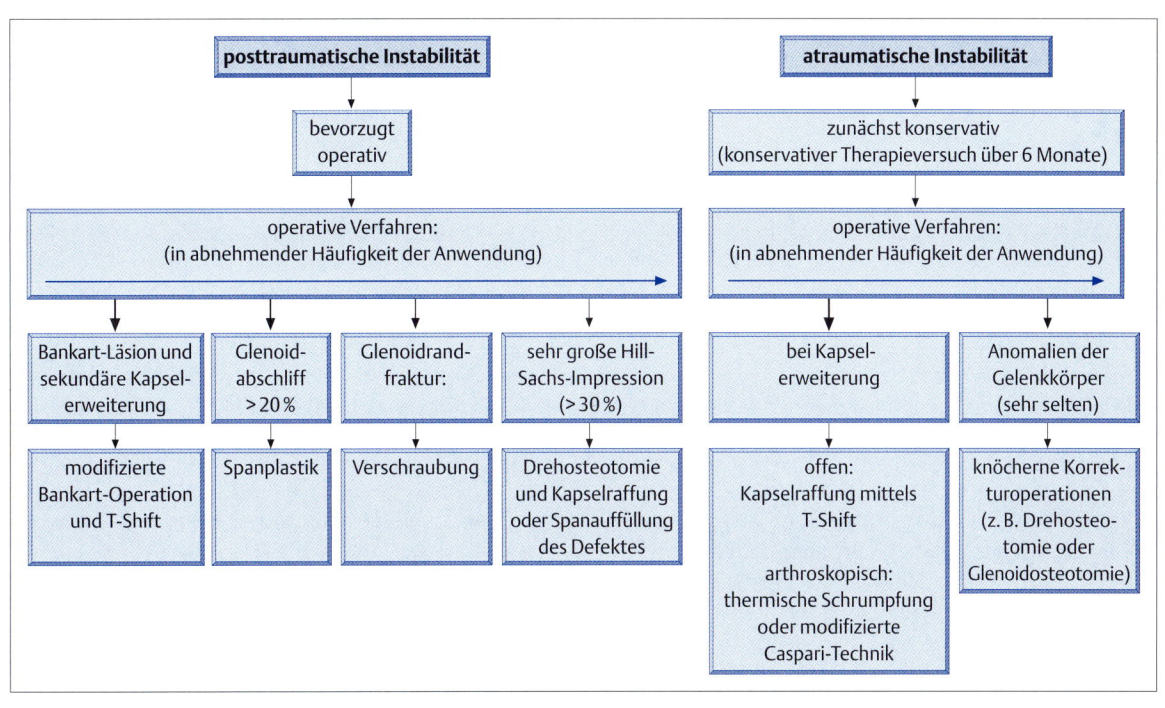

```
posttraumatische Instabilität          atraumatische Instabilität
         │                                      │
    bevorzugt                          zunächst konservativ
     operativ                   (konservativer Therapieversuch über 6 Monate)
         │                                      │
  operative Verfahren:                  operative Verfahren:
(in abnehmender Häufigkeit            (in abnehmender Häufigkeit
    der Anwendung) →                       der Anwendung) →
```

Bankart-Läsion und sekundäre Kapselerweiterung	Glenoidabschliff > 20 %	Glenoidrandfraktur	sehr große Hill-Sachs-Impression (> 30 %)	bei Kapselerweiterung	Anomalien der Gelenkkörper (sehr selten)
modifizierte Bankart-Operation und T-Shift	Spanplastik	Verschraubung	Drehosteotomie und Kapselraffung oder Spanauffüllung des Defektes	offen: Kapselraffung mittels T-Shift arthroskopisch: thermische Schrumpfung oder modifizierte Caspari-Technik	knöcherne Korrekturoperationen (z. B. Drehosteotomie oder Glenoidosteotomie)

Abb. 14.18 Operative Therapie der vorderen Schulterinstabilität

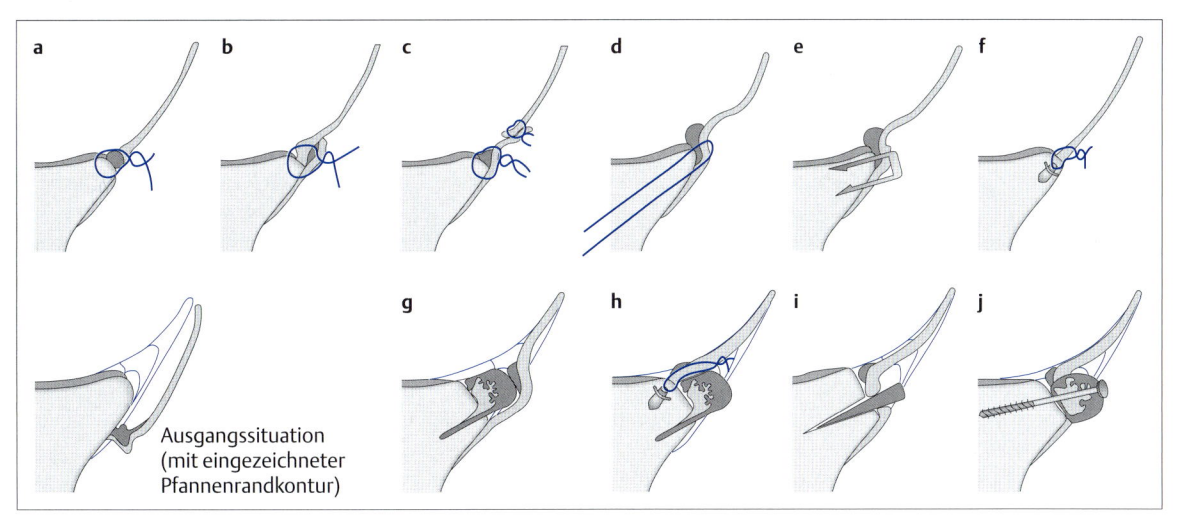

Abb. 14.19 a–j Rekonstruktion des vorderen Glenoidrands: Modifikationen der transossären Refixation des Kapsel-Labrum-Komplexes (**a–f**) sowie Spanplastiken (**g–j**).
a Klassische transossäre Refixation nach Perthes und Bankart.
b Modifikation nach Rowe.
c Modifikation nach Berg.
d Modifikation nach Luckey (endoskopisch nach Morgan).
e Fixierung mittels Klammern (Perthes, DuToit).
f Fadenanker (z. B. Mitek™-Anker).
g Intraartikulärer J-Span nach Alvik-Resch.
h Modifikation mit intraartikulär interponiertem Kapsel-Labrum-Komplex.
i Spaneinbolzung nach Eden-Hybbinette/Lange.
j Verschraubung der Korakoidspitze (Latarjet/Bristow).

Die Ziele, die mit jeder operativen Korrektur verfolgt werden sollten, sind
- Wiedergewinn der Stabilität,
- unbehinderte Funktion:
  kein Schmerz, normaler Bewegungsumfang,
- keine Spätschäden (z.B. Arthrose),
- kein Zweiteingriff (Metallentfernung),
- zufriedenstellendes ästhetisches Resultat,
- frühfunktionelle Nachbehandlung ohne langdauernde Ruhigstellung.

Da diese Prinzipien zunehmend berücksichtigt werden, kommt es zur Abkehr von den besonders im deutschsprachigen Raum verbreiteten knöchernen Eingriffen wie der Drehosteotomie am Humerus und der Spaneinbolzung am Pfannenrand. An ihre Stelle treten zunehmend die Techniken der Bankart-Refixation und des Inferior Capsular Shift (Neer u. Foster 1980). Die Meinungen zu den speziellen Indikationen dieser Verfahren und zu deren Anpassungsmöglichkeiten an den jeweils vorliegenden pathologischen Befund gehen jedoch auseinander. Auch wenn Einigkeit darüber besteht, dass eine anatomische Rekonstruktion und damit eine Beseitigung möglichst aller pathologischen Veränderungen angestrebt werden sollte, wird die Bedeutung der gefundenen Läsionen unterschiedlich eingeschätzt.

Die von Matsen und Thomas (1990) vorgenommene Einteilung (Akronyme TUBS und AMBRII) soll eine Entscheidungshilfe für die Erfolgsaussichten einer späteren operativen Korrektur geben (Tab. 14.**3**). Daraus lässt sich ableiten, dass – abgesehen von gravierenden knöchernen Begleitverletzungen – in erster Linie das Ausmaß der bestehenden Kapsellaxität für die Wahl des operativen Vorgehens entscheidend ist. Unklar ist jedoch bisher, wie sich die verschiedenen Formen der primären und sekundären Kapsellaxität unterscheiden lassen.

Operation nach Bankart
Die transossäre Refixation des kapsuloligamentären Komplexes an den Glenoidrand wurde bereits von Perthes 1906 sowohl mittels Durchzugnähten als auch „gebogenen U-Nägeln nach Roux" (entsprechend Metallklammern, Staples) durchgeführt, jedoch erst später durch die Arbeiten von Bankart (1923) populär. Bei einigen Modifikationen liegt der Schwerpunkt auf der anatomisch korrekten Rekonstruktion des Ursprungs der ligamentären Zügel (Cisar und Schuhmacher 1976), während bei anderen eine Verstärkung des Glenoidrands, z.B. durch eine Dopplung der Kapsel angestrebt wird (Berg und Ellison 1990). Oft sind die Übergänge zu anderen Verfahren, z.B. Operation nach Putti-Platt, fließend (Zarins 1989), und ihr Vergleich ist nicht einfach.

Das klassische Verfahren wird über einen Zugang von vorne mit Ablösung der kranialen $^2/_3$ des M. subscapularis durchgeführt. Am vorderen Glenoidrand werden knöcherne Kanäle gebohrt. Mittels durchgezogener Fäden wird das abgerissene Labrum einschließlich der Gelenkkapsel wieder am Knochen befestigt. Eine vorhergehende Anfrischung des Knochens hat sich für eine dauerhafte Heilung als günstig erwiesen.

Da eine transossäre Verankerung am Glenoidrand notwendig ist, wurde das Bankart-Verfahren als technisch aufwendig und zeitraubend kritisiert. Komplikationen wie Brüche des Glenoidrands, Durchschneiden des Fadens oder Knorpelschäden können auftreten. So wurde die Operationstechnik bereits frühzeitig durch den Gebrauch von speziellen Bohrern (Alfred 1950, Resch 1989) oder Ahlen (Rowe 1988) modifiziert. Seither wurden zahlreiche technische Hilfsmittel entwickelt, die den Eingriff erleichtern sollen: Durchzugnähte (Viek u. Bell 1959, Bunell u. Böhler 1958), Klammern (DuToit u. Roux 1956), Schrauben (Resch 1992), resorbierbare Dübel (Warner u. Mitarb. 1991) und Titananker (Richmond u. Mitarb. 1991). Wie langjährige Erfahrungen mit der Methode des Staplings zeigen, können diese Hifsmittel durchaus Komplikationen verursachen (Zuckerman u. Matsen 1984). Sie sind nicht nur auf operationstechnische Fehler, sondern auch darauf zurückzuführen, dass die beträchtlichen Translationsbewegungen des Humeruskopfs zu einer zyklischen Scherbelastung und damit zur Auslockerung führen können.

Neuartige Verankerungssysteme, die im Knochen versenkt werden können, übertreffen dabei nicht die primäre Verankerungsfestigkeit des Bankart-Standardverfahrens (Gohlke u. Mitarb. 1993, Shea u. Mitarb. 1992), erleichtern aber eindeutig die praktische Durchführung, weshalb sie eine weite Akzeptanz gefunden haben und deshalb auch bei vielen arthroskopischen Modifikationen der Bankart-Operation verwendet werden.

Kapselraffungen
Das **Verfahren nach Putti-Platt** (Osmond-Clarke 1948) bedeutet eine erhebliche Verkürzung des vorderen Kapselbereichs. Dazu wird die Gelenkkapsel mit der aufliegenden Schicht des M. subscapularis ca. 2 cm vom Tuberculum minus vertikal durchtrennt, das laterale Ende mit den Weichteilen am Glenoidrand vernäht, die mediale Hälfte als Dopplung darüber geschlagen und am Tuberculum majus refixiert. Die Methode ist zwar technisch einfach, jedoch aus mehreren Gründen nicht empfehlenswert: Die Rezidivrate ist mit 5–19% hoch (Hovelius u. Mitarb. 1979, Morrey u. Janes 1976). Sowohl die Bankart-Läsion als auch die Erweiterung des unteren Kapselbereichs können nicht versorgt werden. Nur in einem Teil der Fälle kommt es zu einer erneuten Ausdehnung der verkürzten Weichteile. Bei persistierender deutlicher Einschränkung der Außenrotation (v.a. bei geringer Abduktion) kann sich daraus eine Früharthrose entwickeln (Baenninger u. Matter 1974, Hawkins u. Angelo 1990, Kiss u. Mitarb. 1997). Wie Craig u. Mitarb. (1992) gezeigt haben, kommt es nach einer zu starken Verkürzung der ventralen Kapsel oder einer Überkorrektur der Bankart-Operation zur Verschiebung der Kontaktzonen im Glenohumeralgelenk nach dorsal.

Die Kapselraffung sollte daher bevorzugt als konzentrische Raffung, d.h. als balancierte Reduktion des erhöhten

Kapselvolumens durchgeführt werden (Gohlke u. Mitarb. 1994). Eine unilaterale Raffung, wie sie z.B. bei der Putti-Platt-Operation oder einer Überkorrektur der Bankart-Operation erfolgt, ist mit der Gefahr einer Verdrängung des Humeruskopfs nach dorsal und damit einer Sekundärarthrose verbunden.

T-Shift-Kapselraffung. Die Verfahren der konzentrischen Raffung wurden mit der Beschreibung des Inferior capsular Shift von Neer und Foster (1980) populär. In erster Linie sollten damit die ausgeweiteten inferioren Kapselanteile korrigiert werden. Während Neer die vertikale Verschiebung der Kapsellappen am Humerus durchführte, bevorzugte Warren (1986) den glenoidseitigen Shift und Protzmann (1980) eine Modifikation in der Mitte der ventralen Hälfte. Der Capsular Shift führt zu einer Reduktion des Gelenkvolumens, einer Verkürzung der ligamentären Verstärkungen und einer Doppelverstärkung der geschwächten vorderen Kapsel.

Biomechanische Untersuchungen zeigen, dass damit im Vergleich zur unilateralen Raffung eine symmetrische Einschränkung der Rotationsbewegungen entsteht, die weniger von der Abduktionsstellung abhängt (Gohlke u. Mitarb. 1994). Die Reduktion des Kapselvolumens wird vor allem in mittlerer Abduktionsstellung des Arms wirksam, die im Normalfall die größten Translationsbewegungen zulässt, und führt weniger zur gegengerichteten Verdrängung als die unilaterale Raffung. Bei der unilateralen Raffung muss für jeden Zentimeter Medialisierung oder vordere Verkürzung mit einem Verlust von ca. 15–20° Außendrehung in der Neutralposition gerechnet werden – vorausgesetzt, dass es nicht bereits vorher zur Lösung der Nähte kommt. Ob und in welchem Ausmaß eine Remodellierung des kollagenen Gewebes in der Kapsel erfolgt, ist noch nicht geklärt.

Anhaltspunkte dafür, wie stark die Kapsel ausgedehnt und welches Raffungsausmaß erforderlich ist, ergeben nur die vorhergehende Untersuchung in Narkose und der intraoperative Befund. Durch eine intraoperative Kontrolle der verbliebenen Rotation in verschiedenen Abduktionsstellungen ist eine individuelle Einstellung der Raffung möglich und damit eine Überkorrektur vermeidbar.

Die bekannteste Ausführung der T-Shift-Kapselraffung ist die **Technik nach Neer**. Über einen anteroinferioren, vertikal verlaufenden Hautschnitt und Ablösung der kranialen $^2/_3$ des M. subscapularis von der ventralen Kapsel wird eine T-förmige Inzision der Gelenkkapsel angelegt.

Als Argument für das Anlegen des vertikalen Schenkels am Humerus wird die gegenüber einem Verlauf am Glenoid längere Insertionsfläche angeführt. Sie bedeutet eine bessere Reserve für eine Verschiebung der Kapsellappen. Der inferiore Kapsellappen wird nach kranial hochgezogen und dort entweder an dem verbliebenen Kapselsaum oder – besser – nach Anfrischung transossär refixiert. Damit wird der axilläre Rezessus verkleinert. Der obere Kapsellappen wird darüber geschlagen und unten vernäht. Eine vorhandene Bankart-Läsion sollte immer mitversorgt werden.

Um das Ausmaß der Kapselraffung zu dosieren, wurde die Refixierung der beiden Kapsellappen in unterschiedlichen Gelenkpositionen („selective capsular shift") vorgeschlagen (Abb. 14.21).

Eine Anlage der Kapselinzisionen in Kapselmitte ist nicht mehr gebräuchlich. Verbreitet ist der **glenoidseitige Shift**. Das Anlegen einer vertikalen Inzision über dem Glenoidrand folgt der Empfehlung von Warren (1986) (Abb. 14.20). Von Jobe und Glousman (1989) wurde eine Ablösung der Kapsel mit dem Periost entlang des Glenoidrands ohne zusätzliche vertikale Inzision angegeben (Abb. 14.22). Falls das Labrum intakt ist (Non-Bankart-Läsion), kann es am Gelenkknorpel belassen und geschont werden. Es empfiehlt sich jedoch, bei horizontaler Inzision der Gelenkkapsel an den Ecken Haltefäden anzulegen, um das Ausmaß des Shifts am Glenoidrand besser dosieren zu

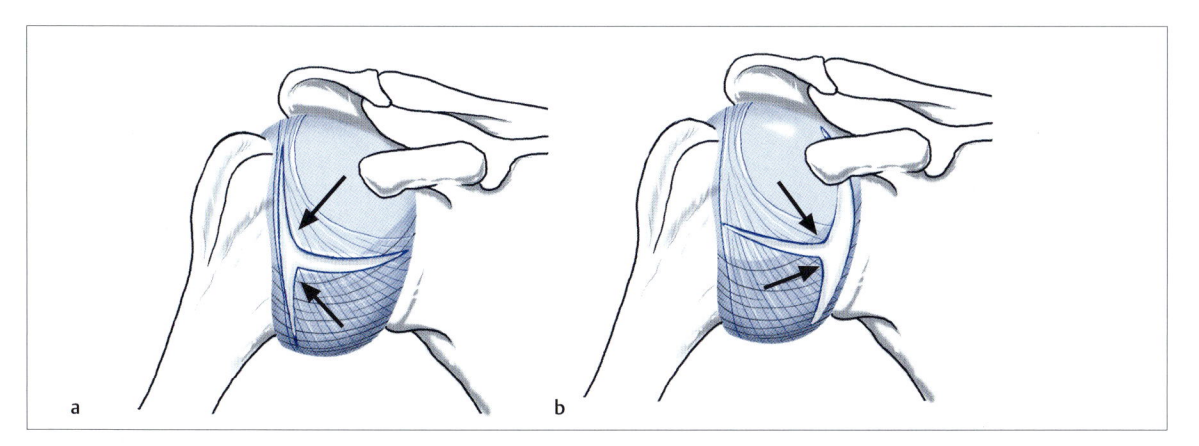

Abb. 14.20 a u. b Modifikationen der ventralen T-Shift-Kapselraffung. Durch die Verschiebung der Kapsellappen werden eine Doppelverstärkung und eine konzentrische Reduktion des Kapselvolumens erreicht.

a Nach Neer wird der vertikale Schenkel der Inzision am Humerus gelegt.
b Nach Warren erfolgt die vertikale Inzision am Glenoidrand.

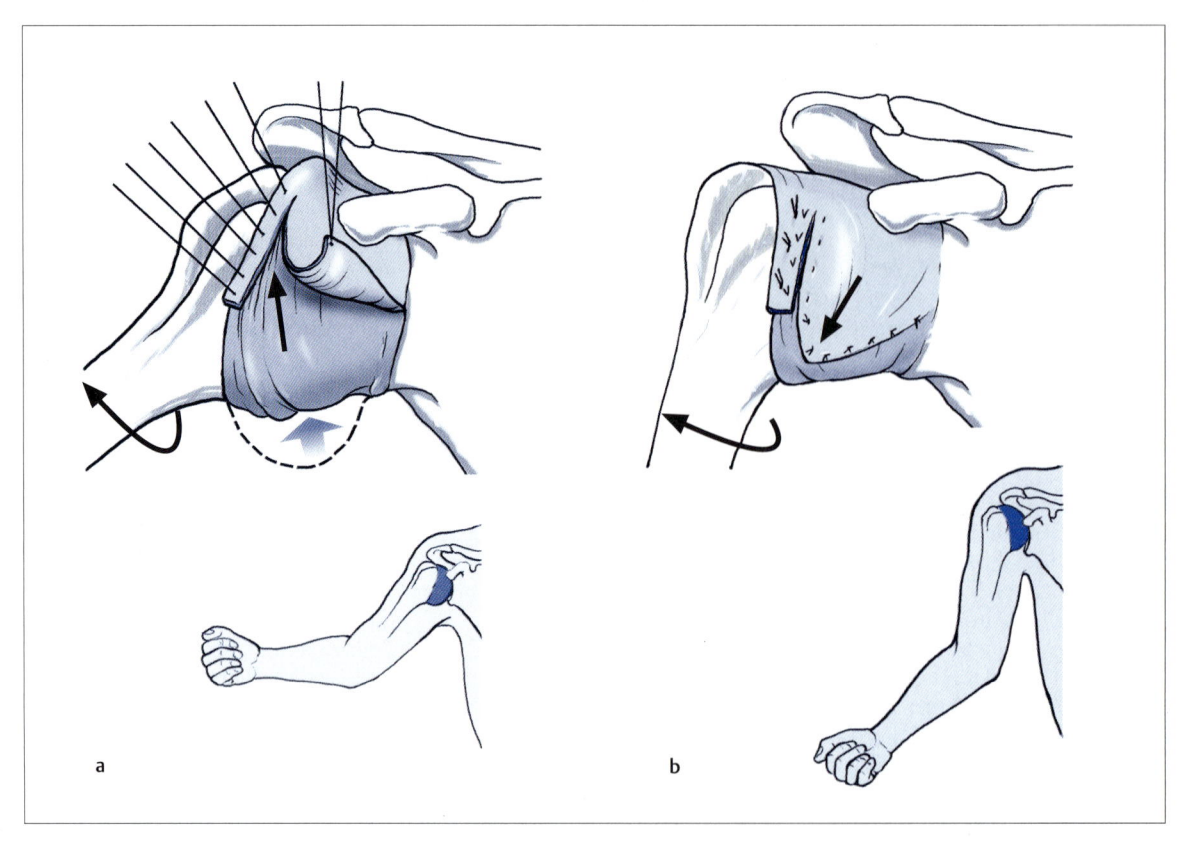

Abb. 14.21 Prinzip des Selective capsular Shift (Bigliani u. Mitarb. 1994, Warner u. Mitarb. 1995): Die vorgelegten Fäden für den inferioren Kapsellappen (**a**) werden in einer Position des Arms von 50° Abduktion, ca. 40–60° Außenrotation und 10° Flexion geknüpft und der kraniale Kapsellappen (**b**) in 0–10° Abduktion und 40° Außenrotation fixiert, um gleichmäßig alle ligamentären Verstärkungen anzuspannen und keine zu starke Bewegungseinschränkung zu verursachen.
Diese Methode einer kontrollierten Kapselraffung sollte auch bei der glenoidseitigen Variante des Kapselshiftes verwendet werden.

Abb. 14.22 a–d Bevorzugtes Vorgehen der operativen Rekonstruktion bei posttraumatischer vorderer Schulterinstabilität: T-Shift-Modifikation der Bankart-Operation bei Hyperlaxität oder sekundärer Kapselerweiterung.
a Prinzip: Schnittführung der glenoidseitigen T-Shift-Kapselraffung nach Jobe oder Warren.
b Das Vorgehen nach Jobe folgt seiner Beschreibung der „capsuloligamentous reconstruction". Nach horizontaler Inzision und Verschluss des Rotatorenintervalles wird der Glenoidrand angefrischt und die Kapsel nach einem Shift von 1–3 cm (je nach Befund) durch Fadenanker am Glenoidrand refixiert. Der superiore Kapsellappen wird dabei über den inferioren gezogen und damit eine Doppelverstärkung erreicht. Im Gegensatz zum Vorgehen nach Warren (**c**) hat das Jobe-Verfahren den Vorteil, die Kapsel in Verbindung mit dem Periost zu lassen, sodass die Vaskularisation der Kapsellappen besser ist. Die Gefahr einer zu starken Verkürzung der vorderen Gelenkkapsel und damit einer Einschränkung der Außenrotation ist geringer als in der Modifikation n. Warren.
c Beim Vorgehen nach Warren wird zusätzlich eine vertikale Inzision über dem Glenoidrand angelegt. Bei dieser Modifikation ist eine zusätzliche Doppelverstärkung am Glenoidrand entsprechend der klassischen Bankart-Operation möglich, wobei jedoch eine stärkere Medialisierung in Kauf genommen werden muss.
d Glenoidseitiger Shift bei ausgedehntem Defekt im Rotatorenintervall: Vorgehen bei ausgedehntem Defekt im Rotatorenintervall. Wegen des anterosuperioren Substanzdefekts ist nach horizontaler Inzision eine Doppelverstärkung nicht möglich. Stattdessen wird der abgerutschte inferiore Kapselkomplex einschließlich des MGHL bis zum superioren Glenoidpol hochgezogen und nach knöcherner Anfrischung transossär am Glenoidrand durch Fadenanker refixiert.

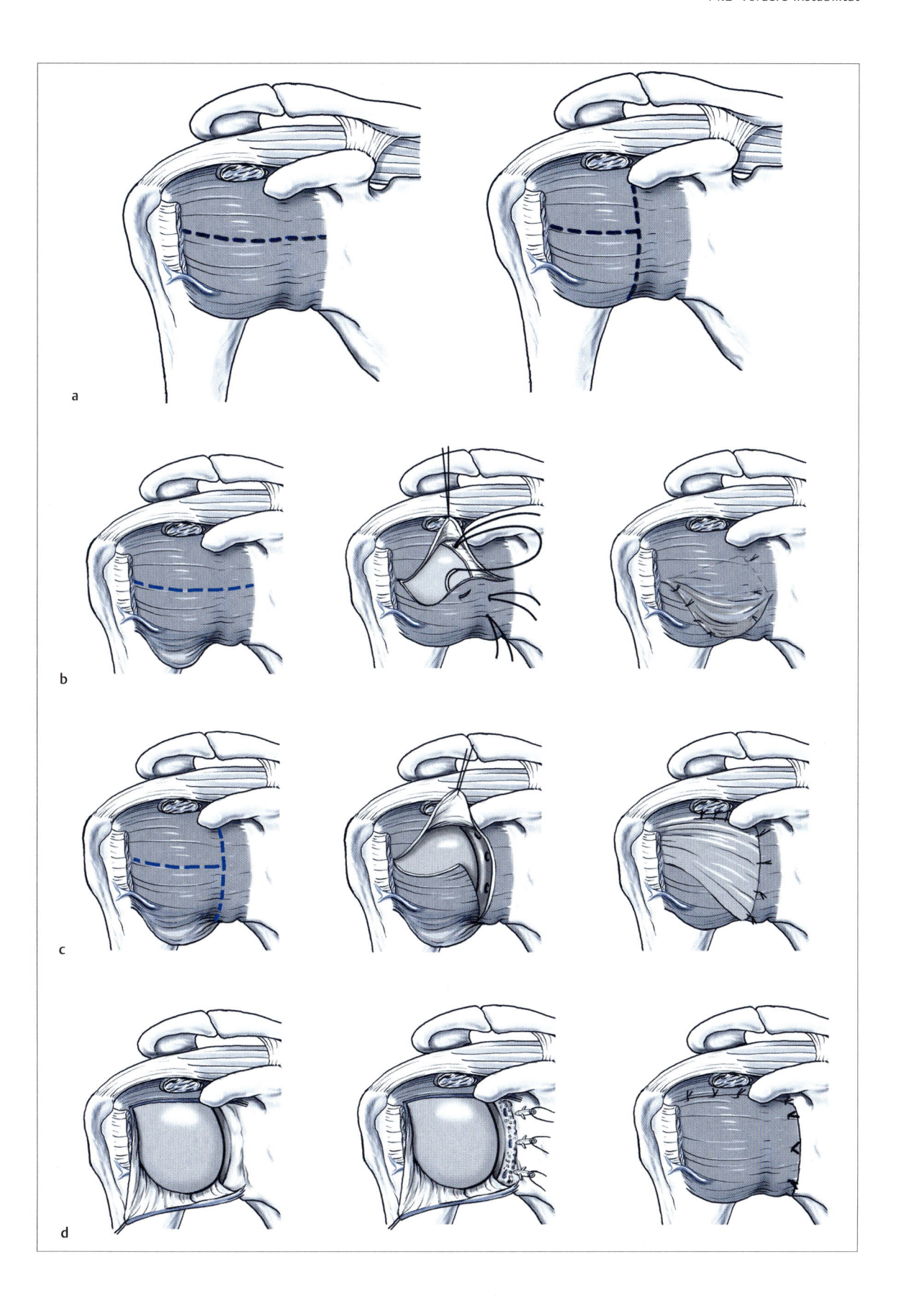

14.2 Vordere Instabilität

können. Auch bei diesem Vorgehen wird zunächst der untere Kapsellappen in mittlerer Abduktion und Außenrotation hochgezogen und befestigt. Anschließend wird der obere Kapsellappen bei angelegtem Arm zur Verstärkung darüber geschlagen und in Höhe der unteren Glenoidhälfte refixiert.

Während der Shift nach Neer eher für atraumatische Instabilitäten mit multidirektionaler Laxität (S. 436) geeignet erscheint, bietet der glenoidseitige Shift bei der posttraumatischen vorderen Instabilität Vorteile. Das Ausmaß des Shifts ist in der Regel für die sekundär entstandene Ausweitung des Kapselvolumens ausreichend. Die Bankart-Läsion kann – insbesondere bei größeren knöchernen Fragmenten – über diesen Zugang leichter versorgt werden. Das Hochziehen der ursprünglich abgerissenen IGHL-Anteile entspricht eher der geforderten anatomischen Rekonstruktion.

Grundsätzlich sollte ein Verschluss des Defekts im Rotatorenintervall bei allen Varianten erfolgen. Reicht dieser bis an den Äquator des Humeruskopfs heran oder darüber hinaus (Abb. 14.22), ist eine horizontale Inzision überflüssig. Die nach inferior abgerutschte Kapselhälfte wird direkt hochgezogen und am Glenoidrand in korrigierter Position refixiert.

Eine Kombination beider Shiftvarianten mittels einer H-förmigen Inzision ist nur bei extremer Erweiterung der Kapsel erforderlich. Die Kapselerweiterung kann z.B. bei exzessiver multidirektionaler Laxität und zusätzlichem, traumatischem Abriss am Glenoidrand vorkommen oder bei humeral- und glenoidseitigem Abriss der Gelenkkapsel. Bei diesem therapeutischen Vorgehen besteht die Gefahr der Überkorrektur.

Drehosteotomie des proximalen Humerus

Die Erstbeschreibung der Rotationsosteotomie erfolgte 1974 von Chaudhuri u. Mitarb. (1974) zur Behandlung von rezidivierenden vorderen und hinteren Luxationen (Kap. 14.3). Von Saha (1981) wurde die Wirksamkeit der Innenrotationsosteotomie in Schaftmitte mit einer Verbesserung der „dynamischen Stabilität" erklärt.

Die **subkapitale Drehosteotomie** nach Weber u. Mitarb. (1984) (im Gegensatz zu Saha eine Außenrotationsosteotomie!) soll durch eine Begrenzung der Außenrotation im Glenohumeralgelenk ein Einrasten der Hill-Sachs-Läsion und damit ein Aushebeln am Pfannenrand verhindern. Zudem kann damit die Einschränkung der Außenrotation nach ventraler Kapselraffung ausgeglichen werden.

Von Rüter (1984) wurde bei alleiniger Drehosteotomie ohne Raffung des M. subscapularis bereits nach 16 Monaten eine Reluxationsrate von 15% nachgewiesen. Somit ist die ventrale Raffung als wichtiger Bestandteil des Verfahrens anzusehen.

Pieper (1985) schlug vor, den Umfang der notwendigen Derotation anhand einer röntgenologischen Bestimmung des Retrotorsionswinkels unter Berücksichtigung des projektionsbedingten Fehlers individuell festzulegen.

Nach Kronberg und Broström (1989) sind nur pathologisch verminderte Retrotorsionswerte zu korrigieren (relative Indikation zur Osteotomie bei < 20°, absolute bei < 15°).

Die Rotationsosteotomie nach Weber wird kaudal der Vasa circumflexa humeri vorgenommen. Nach Einstellung einer Außenrotationsstellung des distalen Humerusanteils von 20–25° erfolgt die Osteosynthese mittels einer proximal abgeflachten und umgebogenen 7-Loch-Halbrohrplatte. Der M. subscapularis wird mit der Kapsel 1 cm neben dem Tuberculum minus durchtrennt und nach einer Verkürzung um ca. 1–2 cm überlappend refixiert. Grundsätzlich ist die Indikation zur Drehosteotomie heutzutage daher nur noch sehr selten gegeben.

Spanplastiken und Knochenblockoperationen

Bei der Knochenblockoperation wird zumeist der Luxationsweg verlegt oder die Pfanne erweitert. Die Behinderung der Translation des Humeruskopfs, die gerade beim jüngeren Menschen zum normalen Gelenkspiel gehört, führt zur Schädigung des Gelenkknorpels und damit zur Früharthrose. Hinweise darauf sind nicht nur die hohen Arthroseraten in Langzeituntersuchungen, sondern auch die häufig beobachtete Pseudarthrose des transponierten Knochenblocks und als Zeichen der andauernden mechanischen Beanspruchung die Lockerung der fixierenden Schrauben.

Aus biomechanischer Sicht ist jedoch nicht nur die physiologisch vorhandene Gleitbewegung des Humerus im Rahmen der so genannten Zwangstranslationen (s. Gelenkkapsel und ligamentäre Verstärkungen), sondern auch die stabilisierende Funktion des Fornix auf Verschiebungen in der Glenoidebene zu beachten (Gohlke u. Mitarb. 1994). Daraus ergibt sich, dass ausgiebige Transpositionen des Processus coracoideus – auch wenn sie korrekt ausgeführt die Gleitbewegungen des Humeruskopfs nicht behindern – den Fornix humeri als natürliche Barriere gegen eine Dezentrierung schwächen.

Modifikationen der Operation nach Eden-Hybbinette. Unter der Vorstellung, eine vermeintlich „zu flache" oder auch „zu kleine" Pfanne oder einen traumatischen Defekt korrigieren zu müssen, haben sich in der Vergangenheit mehrere, insbesondere im deutschsprachigen und skandinavischen Raum verbreitete Verfahren der Anlagerung oder Einbolzung eines Knochenspans am Glenoidrand entwickelt (Eden 1918, Hybbinette 1932, Lange 1944, Alvik 1951, Noordenboos 1978, Speeckaert 1978, Resch u. Rütt 1986).

Korakoidtranspositionen. Die erste Beschreibung erfolgte 1954 durch Latarjet. Helfet beschrieb 1958 ein ähnliches Verfahren, das 19 Jahre vorher bereits sein Lehrer W. R. Bristow durchgeführt haben soll. Seither sind viele Modifikationen des Zugangs durch den M. subscapularis und der Fixation am Glenoidrand (u.a. May 1970, Torg u. Mitarb. 1987) beschrieben worden. Allen Modifikationen gemeinsam ist die Versetzung der Korakoidspitze auf den vorderen/unteren Glenoidrand mit Hilfe einer Inzision des M. subscapularis.

Die Wirksamkeit des Verfahrens soll auf drei Komponenten beruhen, und zwar auf einer
- Verbreiterung des Glenoids
  (weniger einer Verlegung des Luxationsweges),
- Bildung einer Muskelschlinge aus den transponierten Ansätzen des M. coracobrachialis und des kurzen Bizepskopfs (diese soll insbesondere in der Abduktions-/Außenrotationsposition den Humeruskopf dynamisch stabilisieren),
- Kaudalverlagerung und Umlenkung der inferioren Anteile des M. subscapularis, die sich ebenfalls in Abduktion auswirken soll.

Von Hovelius u. Mitarb. (1983) wurden drei Kriterien einer erfolgreichen Technik anhand der Ergebnisse seiner Nachuntersuchung angegeben:
- Die Korakoidspitze sollte 1–5 mm nach medial versetzt werden, um den Bewegungsspielraum des Humeruskopfs nicht einzuschränken.
- Um wirksam der anteroinferioren Dislokation entgegenzuwirken, sollte die fixierende Schraube unterhalb der Mittellinie angebracht werden.
- Die fixierende Schraube sollte auch die dorsale Gegenkortikalis der Skapula fassen.

Rezidive und Komplikationen wurden vor allem bei unkorrekter Platzierung beobachtet. Ein Überstehen des Knochenblocks ist zu vermeiden, da es sonst zu einer mechanischen Schädigung des Humeruskopfs und einem Ermüdungsbruch der Schraube kommen kann.

Häufige Komplikationen sind Schraubenlockerungen, Schraubenbrüche, Pseudarthrosen (Artz u. Haffer 1972, Nielsen u. Nielsen 1982, Norris u. Bigliani 1984, Zuckerman u. Matsen 1984) und Schäden des N. musculocutaneus (Burkhead 1991). Letztere sind dadurch bedingt, dass bei 5–10% aller Schultern Nervenäste nicht in der durchschnittlichen Entfernung von 3–5 cm, sondern bis zu 1,7 cm neben der Korakoidspitze (Flatow u. Mitarb. 1989) verlaufen. Operative Revisionen können durch die Veränderung der anatomischen Verhältnisse und Narbenbildung, die gelegentlich nicht nur eine Verziehung des N. musculocutaneus, sondern auch des Plexus brachialis in die Nähe des Glenoidrandes einschließt (Richards u. Mitarb. 1987), erheblich erschwert werden.

Von Patte u. Mitarb. wurde 1980 als „triple verouillage" eine Modifikation vorgestellt, die einen Teil des Lig. coracoacromiale als Kapselverstärkung einsetzt und einen größeren Abschnitt des Processus coracoideus mit zwei Kleinfragment-Spongiosaschrauben am Pfannenrand fixiert.

Das Verfahren nach Trillat (1954) unterscheidet sich von den anderen Transpositionen dadurch, dass der Processus coracoideus nicht versetzt, sondern durch eine keilförmige Osteotomie als Luxationsbarriere für den Humeruskopf nach vorne/unten geklappt wird. Klinische Erfahrungen (Gerber u. Mitarb. 1988) und biomechanische Untersuchungen (Draenert 1985) haben dazu geführt, dass diese Methode weitgehend verlassen wurde: Die Verlagerung führte häufig zu schmerzhaftem subkorakoidalem Impingement, Pseudarthrosen und nachfolgenden Problemen mit den fixierenden Schrauben.

Muskeltranspositionen

Erste Verfahren gehen bis in das 19. Jahrhundert zurück (Clairmont u. Ehrlich 1909). Muskeltranspositionen bewirken eine Veränderung der Anatomie und können aus grundsätzlichen Erwägungen heraus nicht mehr empfohlen werden. Hinzu kommen methodenspezifische Komplikationen.
- **Verfahren nach Boicev** (1938). Hier wird die Korakoidspitze abgelöst, mit den daran hängenden Sehnen des M. coracobrachialis und des M. biceps ca. 5 cm nach kaudal präpariert, unter dem M. subscapularis durchgezogen und schließlich wieder refixiert (Conforty 1974). Bei einem hohen Eintritt der Äste des N. musculocutaneus kann das Verfahren nicht ohne Schädigung des Nerven durchgeführt werden.
- **Magnuson-Stack** (1943). Das Prinzip der Operation nach Magnuson-Stack beinhaltet eine Verlagerung des M. subscapularis am Tuberculum majus nach lateral und distal. Aufgrund der hohen Reluxationsraten und der entstehenden Bewegungseinschränkung (insbesondere von Abduktion und Außenrotation) wurde es weitgehend verlassen.

Arthroskopische Stabilisierung

Die meisten arthroskopischen Verfahren beinhalten eine transossäre Refixation des Kapsel-Labrum-Komplexes und folgen damit dem Prinzip der Operation nach Perthes-Bankart. Viele Modifikationen orientieren sich dabei an Verankerungstechniken, die bei offenen Verfahren verwendet und später an endoskopische Techniken adaptiert wurden.

Stapling. Es handelt sich um die endoskopische Variante einer Technik, die bereits von Perthes 1906 beschrieben und später als „stapling" nach DuToit und Roux (1956) bekannt wurde. Im Unterschied zur offenen Technik werden hier kleinere Metallklammern dazu benutzt, von intraartikulär her den Kapsel-Labrum-Komplex an den Glenoidrand zu fixieren. Johnson (1986) hat dieses Verfahren vermutlich als erster eingesetzt.

Wegen der hohen Rate von Komplikationen (Coughlin u. Mitarb. 1992, Hawkins 1989, Lane u. Mitarb. 1993) (Rezidive, Lockerung, Wanderung, Zerstörung der Gelenkflächen durch intraartikuläre Lage) wurde diese Methode – ähnlich wie bei den offenen Stabilisierungen – weitgehend verlassen.

Transglenoidale Nahttechnik. Auch diese Methode entwickelte sich aus offenen Verfahren (Luckey 1949, Viek u. Bell 1959, Reider u. Inglis 1982) (s. Bankart-Operation,

Abb. 14.**19**). Zuerst werden die Fäden durch den Kapsel-Labrum-Komplex und anschließend transossär durch einen Bohrkanal (Technik nach Caspari 1988) oder mit Hilfe von Ösenbohrdrähten durch das Glenoid gezogen. Die Befestigung erfolgte zunächst durch Verknoten über der Faszie des M. infraspinatus, später durch Ankerknoten am dorsalen Glenoidrand oder speziell entwickelte Hilfsmittel wie kleine Platten (Yoneda u. Mitarb. 1996) oder Vicrylnetze (Boscotta u. Helperstorfer 1993). Komplikationen sind Läsionen der Äste des N. suprascapularis in der Nähe des hinteren Glenoidrands (Kap. 1 u. Abb. 14.**1**):

- **Technik nach Morgan.** Morgan und Bodenstab berichteten 1987 über erste Erfahrungen mit einer Modifikation, die eine transglenoidale Fixierung des ventralen Labrums beinhaltete. Zunächst wurden von den Autoren keine Rezidivluxationen angegeben, was eine breite Akzeptanz förderte. Mittlerweile häufen sich Berichte über Rezidivraten von 40% und mehr (Tab. 14.**6**).
- **Technik nach Caspari.** Caspari (1988) entwickelte eine Variante, bei der mehrere resorbierbare Fäden in den ventralen Kapsel-Labrum-Komplex eingezogen und über ein transglenoidales Bohrloch nach dorsal ausgeleitet und über der Faszie des M. subscapularis verknotet werden.

Landsiedl (1992) berichtete über eine Variante, bei der mittels Fäden in der ventralen Kapsel und der Sehne des M. subscapularis die Kapsel gerafft wird. **Yoneda** (Hayashida u. Mitarb. 1998) geht in der Absicht, die Kapsel zu raffen, noch weiter, indem er 4–10 nicht resorbierbare Fäden in die ventrale Kapsel einschließlich der Sehne des M. subscapularis einbringt und damit an den oberen vorderen Glenoidrand heftet. Dieser Eingriff kommt in seinen Auswirkungen auf die Beweglichkeit und Gelenkkinetik der offenen Operation nach Putti-Platt nahe.

Intraartikuläre Refixation des Kapsel-Labrum-Komplexes. Seit Anfang der 90er-Jahre wurde eine Vielzahl von Hilfsmitteln entwickelt, die dazu dienen, den Kapsel-Labrum-Komplex direkt am Glenoidrand zu befestigen. Es handelt sich dabei um Anker, Dübel oder selbstschneidende Schrauben, die teilweise bereits schon mit Fäden bestückt sind. Aufgrund der beengten Platzverhältnisse bei endoskopischen Verfahren wurden in den ersten Jahren überwiegend monofile, resorbierbare Fäden und kleine Anker bevorzugt. Im Vergleich zu den Materialien, die bei den offenen Verfahren verwendet wurden, wiesen diese Materialien eine reduzierte Reißfestigkeit auf. Ins-

Tab. 14.6 Ergebnisse der arthroskopischen Stabilisierungen bei ventraler Instabilität

Untersucher	Verfahren	Anzahl der Patienten	Nachuntersuchungszeitraum (Jahre)	Rezidivrate (%)
Hawkins (1989)	Stapling	50	3,2	16
Lane u. Mitarb. (1993)	Stapling	54	3,2	33
Coughlin u. Mitarb. (1993)	Stapling	47	4	25
Morgan und Bodenstab (1987)	Technik nach Morgan	25	1,5	0
Morgan (1991)	Technik nach Morgan	55	4,2	4
Walch u. Mitarb. (1995)	Technik nach Morgan	59	4,1 (2,5–6)	41
Grana u. Mitarb. (1993)	Technik nach Morgan	27	3	44
Green u. Mitarb. (1995)	Technik nach Morgan	60	2–4	42
Caspari und Savoie (1991)	Technik nach Caspari	49	24–72	4
Gassen und Klein (1995)	Technik nach Caspari	64	1,5	16
Hayashida u. Mitarb. (1998)	Technik nach Caspari, modifiziert nach Yoneda	82	3,3	18
Landsiedl (1992)	modifizierte Technik nach Caspari mit Kapselraffung	65	2,9	14
Manta u. Mitarb. (1997)	modifizierte transglenoidale Kapselraffung + Shift	37	5	60
Iserin u. Mitarb. (1995)	Fadenanker (nach Wolf)	182	1,8	13
Resch u. Mitarb. (1992)	extraartikuläre, kanülierte Schraube	25	0,9	4
Sperner u. Mitarb. (1995)	extraartikuläre Schraube/ resorbierbarer Dübel	72	2,1	7

besondere aus diesem Grund wurde eine postoperative Ruhigstellung des Arms im Gilchrist-Verband über 3–4 Wochen empfohlen. Derzeit geht der Trend eher zur Verwendung stärkerer, nicht resorbierbarer Fäden und Anker.

- **Fadenanker.** Von E. Wolf wurde 1991 über eine Verwendung von Titanankern (Mitek-TM) berichtet (Abb. 14.23). Ein wesentlicher Vorteil dieser Methode besteht darin, unter ständiger visueller Kontrolle arbeiten zu können. Nach Mobilisierung des Kapsel-Labrum-Komplexes werden Bohrkanäle angelegt, Fäden durch die Kapsel gezogen und diese durch Fadenanker am Glenoidrand befestigt.

  Zwischenzeitlich wurde auch diese Operationstechnik aufgrund der unbefriedigenden Erfolgsrate modifiziert. Es wird mehr Wert auf eine sorgfältige Mobilisierung des unteren Kapsel-Labrum-Komplexes, Anfrischung der knöchernen Glenoidwange und stabilere Fixierung ummittelbar am Rand der Gelenkfläche gelegt. Durch die Verwendung von Fasszangen und das Hochziehen der Kapsel im Sinne eines Shifts, evtl. sogar mittels einer eigens dafür eingezogenen Naht am oberen Labrum von einem superioren Portal aus, kann eine bessere Kranialisierung des IGHL-Komplexes erreicht werden.

- **Resorbierbare Dübel.** Von Warren (Warner u. Mitarb. 1990) wurde ein resorbierbarer kanülierter Dübel (aus Polygluconat) entwickelt – ursprünglich, um die beobachteten Komplikationen mit Metallklammern (staples) zu vermeiden. Zunächst wird über einen Bohrdraht die Kapsel gefasst und darüber der Bohrkanal angelegt. Danach lässt sich der Kapsel-Labrum-Komplex nach kranial ziehen und mit dem Dübel direkt am Knochen fixieren. Nachteile der Methode sind die Brüchigkeit des verwendeten Materials, die intraartikuläre Lage des voluminösen Implantats und die gelegentlich zu beobachtende fibrosierende Synovitis als Reaktion auf Abriebpartikel. Diese kann zu einer schmerzhaften Einsteifung des Gelenks führen (Edwards u. Mitarb. 1994).

Extraartikuläre Refixationstechnik nach Resch. Die Überlegung, dass eine alleinige Refixation des Labrums ohne Korrektur der Ausweitung der Gelenkkapsel nicht ausreiche, ließ Resch u. Mitarb. (1992) eine Technik entwickeln, bei der über einen weiter unten gelegenen, ventralen Zugang (1,5 cm distal des Processus coracoideus) die Gelenkkapsel von außen gefasst und mit einer kanülierten Titanschraube am Glenoidrand befestigt wird. Nachteile dieser Technik sind die Gefahr einer Verletzung des N. musculocutaneus sowie der komplizierte, technisch anspruchsvolle Ablauf, bei dem es zum Abbrechen und Verbiegen der feinen Kirschner-Drähte kommen kann. Zudem ist es unmöglich, die Lage der Schraubenköpfe und Unterlegscheiben unter Sicht zu beurteilen. Später wurde daher für dieses Verfahren von Resch nur noch die Verwendung kanülierter Polygluconatdübel empfohlen.

Resch u. Mitarb. berichteten 1992 über eine erste Serie derartiger Verschraubungen, bei der von 25 kurzfristig nachuntersuchten Patienten nur ein Rezidiv festgestellt wurde.

Thermische Kapselschrumpfung. Unter der Bezeichnung Laser assisted Capsule Shift (LACS) wurde von Fanton (1992) die Anwendung des Holmium:YAG-Lasers zur Schrumpfung der Gelenkkapsel bei Instabilitäten propagiert. Diese Anwendung nutzt dabei die Tatsache, dass sich – abhängig von der Energiedichte – thermisch stimulierte Kollagenfasern bis zu $2/3$ ihrer ursprünglichen Länge verkürzen können. Von Naseef u. Mitarb. (1997) konnte festgestellt werden, dass diese thermische Schrumpfung Folge einer Denaturierung des Kollagens ist und einen von Zeitdauer und Höhe der Temperatur abhängigen Vorgang darstellt. Bei Erhitzung im Wasserbad war dieser Effekt erst bei Temperaturen über 60° zu beobachten.

Intraoperativ wird unter Verwendung des Holmium:YAG-Lasers mit einer nicht ablativen Energiedichte, d.h. z.B. mit einer Geräteeinstellung von 1,0 J und 10 Hz, gewebenah gearbeitet.

Als Indikationen für eine thermische Kapselschrumpfung werden Instabilitäten mit einer ausgeweiteten Gelenkkapsel angesehen. Derzeit wird aufgrund der geringeren Kosten und Zeit sparenden Verwendung die Hochfrequenzsonde bevorzugt.

Die Sonde wird bei der ventralen Instabilität über das vordere Portal eingebracht und der axilläre Recessus damit strichförmig bearbeitet. Das Kapselvolumen wird damit unter Sicht um ca. 20% reduziert.

Obwohl ermutigende erste klinische Ergebnisse vorliegen, kann derzeit über den Langzeitverlauf noch wenig gesagt werden. Hardy u. Mitarb. (1996) berichteten über die Kombination mit einer Labrumrefixation bei rezidivierender vorderer Schulterluxation. 18 Patienten wurden untersucht. Der Nachuntersuchungszeitraum betrug 8,6 Monate. Ein Rezidiv wurde bisher noch nicht beobachtet. Die postoperativ aufgetretene Einschränkung der Außenrotation habe sich bis zum 4. Monat postoperativ auf ein Defizit von 10° in abduzierter Position zurückgebildet.

Wie lange der Effekt der Laserbehandlung anhält und wie die Antwort des Gewebes in vivo beim Menschen aussieht, kann derzeit noch nicht ausreichend beantwortet werden. Tierexperimentelle Daten in vitro (Hayashi u. Mitarb. 1996) ergaben bei höherer Energiedichte eine Zunahme der Steifigkeit und eine reduzierte Reißfestigkeit. Pullin u. Mitarb. (1997) stellten bereits bei therapeutischer Energiedichte des Holmium:Yag-Lasers Nekrosen und Entzündungsreaktionen fest, die weit über die gewünschte Tiefe der fibrösen Kapsel bis in die periartikuläre Muskulatur reichten. Die Autoren kamen zu dem Schluss, dass selbst die visuelle Kontrolle eines erfahrenen, arthroskopisch geschulten Chirurgen nicht ausreicht, solche unerwünschten Schäden zu verhindern.

Von Lopez u. Mitarb. (1998) wurde die Kapselschrumpfung bei Anwendung einer bipolaren Hochfrequenzsonde untersucht. Im Vergleich zum Holmium:YAG-Laser wird eine bessere Steuerung der im Gewebe erreichten Tem-

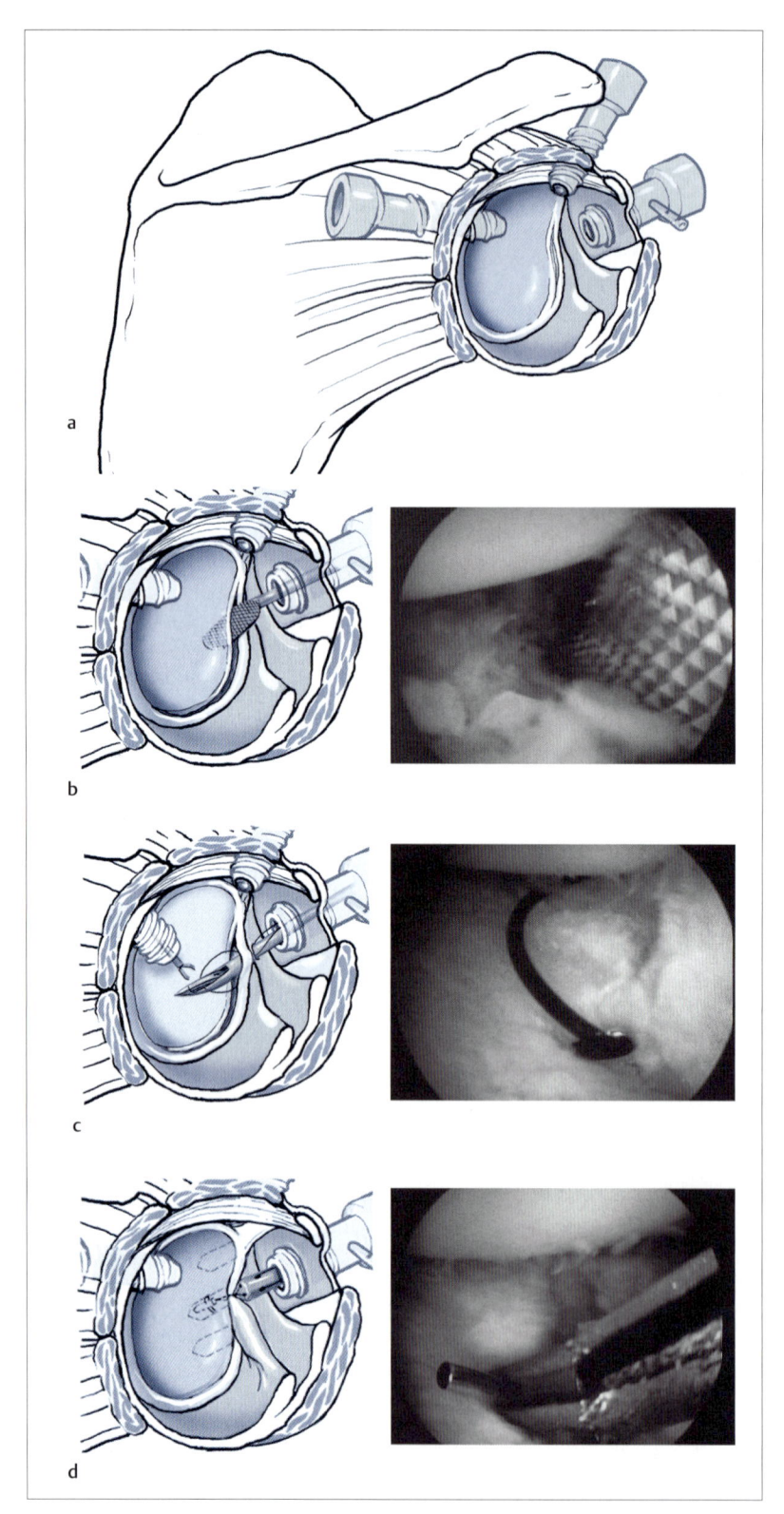

Abb. 14.23 a–d Vorgehen bei Refixation mit Fadenankern in einer modifizierten Technik nach Wolf (1993).
a Übersicht über die Standardportale (Zugangswege). Arthroskop: dorsales oder anterosuperiores Portal, Arbeitskanüle: ventraler Zugangsweg.
b Mobilisieren des Kapsel-Labrum-Komplexes, Anfrischen des Glenoidrands mittels Raspatoriums.
c Durchstechen des Kapsel-Labrum-Komplexes und Einziehen eines Fadens.
d Bohren eines ossären Kanals, Einbringen des Fadenankers (links) und Refixation der Kapsel (rechts) durch Verknoten der Fäden.
Die Verwendung neuartiger Faden-Faßzangen, die durch ihre spitze, leicht gebogene Form durch den Kapselkomplex gestochen werden können (**c**), kürzt die in Abb. **c** und **d** dargestellten Arbeitsschritte ab. Der mit dem Anker eingebrachte Faden wird mit diesem Instrument gefasst und durch Kapsel und Labrum herausgezogen.

peraturerhöhung und damit auch eine genauere Einstellung der „therapeutischen Breite" mit diesem Verfahren angenommen.

Wegen der thermischen Schädigung von sensorischen Rezeptoren werden für beide Verfahren irreversible Auswirkungen auf die Propriozeption und damit die Entstehung einer Arthrose diskutiert (Gohlke u. Mitarb. 1999). Von Greis u. Mitarb. (2001) wurden für die thermische Kapselschrumpfung zum Teil irreversible Schäden des N. axillaris beschrieben. In vitro beschrieben Gryler u. Mitarb. in der Mehrzahl ihrer Präparate während der Kapselschrumpfung Temperaturen über 45° am Nerven, wobei die Schwelle für irreversible Schäden mit 50° angesetzt wird. Eine persistierende Lähmung oder Neuropathie des N. axillaris kann die Folge sein.

Bei mindestens 1% der laserbehandelten Patienten entwickelt sich zudem eine Arthrofibrose, die histologisch dem Bild einer primären Schultersteife ähnelt (Hayashi u. Mitarb. 1999). Die Remodellierung der neu gebildeten Kollagenfaserbündel war nach 3 Monaten festzustellen und deren Reifung nach 7 Monaten weitgehend abgeschlossen. McFarland u. Mitarb. (2002) konnten jedoch in Biopsien nach fehlgeschlagener Kapselschrumpfung auch nach diesem Zeitraum noch hyalinisierte, d. h. avitale Kollagenareale finden.

Wie biomechanische Untersuchungen von Wallace et al. (2000) gezeigt haben, besteht nach thermischem Kapselshrinking eine verminderte mechanische Festigkeit des geschrumpften Gewebes, die insbesondere unter zyklischer Belastung zu einer plastischen Verformung führen kann. Daraus lässt sich hinsichtlich der postoperativen Nachbehandlung eine mindestens 4-wöchige Ruhigstellung bzw. vorsichtige krankengymnastische Rehabilitation ableiten.

Fehlermöglichkeiten arthroskopischer Stabilisierung. Als technische Fehler werden eine unzureichende Mobilisierung des Kapsel-Labrum-Komplexes, eine ungenügende Anfrischung des knöchernen Glenoidrands, falsche Platzierung der Fadenanker (zu weit medial, neben dem Glenoidrand) und eine unzureichende Naht- und Knotentechnik angesehen.

Als häufigste Ursache von Nervenschädigungen gelten:
- falsch angelegte Bohrkanäle (vor allem transglenoidale Techniken),
- zu starke und langdauernde Traktion am Arm (in Seitenlagerung),
- ungünstige Lagerung (insbesondere in der Beach-Chair-Position) mit mangelnder Fixierung oder Position des Kopfs (in Hyperextension und Seitendrehung, die zu einer Überdehnung oder temporären Mangeldurchblutung des Plexus brachialis führen kann).

Als Ursache hoher Rezidivraten werden eine unzureichende Selektion geeigneter Fälle und technische Fehler diskutiert. Relative Kontraindikationen für die arthroskopische Stabilisierung sind:

- große knöcherne Bankart-Läsion,
- große Hill-Sachs-Läsion,
- Fehlen einer Bankart-Läsion (z. B. bei atraumatischer Instabilität oder HAGL-Läsion),
- fehlendes oder degenerativ aufgesplittertes Labrum,
- insuffiziente oder fehlende ligamentäre Verstärkungen in der ventralen Kapsel,
- multidirektionale Instabilität und erhebliche Kapsellaxität.

Therapie von Begleitverletzungen

Rupturen der Rotatorenmanschette sowie knöcherne Begleitveränderungen, z. B. der Abriss von Tuberculum minus oder majus oder Frakturen der Gelenkfläche des Glenoids (Abb. 14.**24**), kommen häufiger im höheren Lebensalter und bei inferioren Luxationen vor. Nach dem 40. Lebensjahr weist eine rezidivierende vordere Schulterluxation ohne ausgedehnte knöcherne Läsionen (Hill-Sachs-Impression oder Glenoidfraktur), jedoch mit defekter Rotatorenmanschette auf eine Zerreißung oder einen Abriss des unteren Kapselkomplexes hin. Die Anamnese zeigt, dass die Rezidive meist bei eleviertem Arm auftreten. Klinisch besteht häufig ein positiver HAT-Test nach Gagey. Bei der Untersuchung in Narkose fallen die gering vermehrte vordere Translation bei angelegtem Arm und die Translation nach vorne unten mit Verhakung in hyperabduzierter Stellung auf. Arthroskopisch zeigen sich eine stark ausgeweitete untere Kapsel und das Fehlen ligamentärer unterer Kapselverstärkungen. Die Präparation der hernienartig nach kaudal ausgeweiteten Kapsel kann durch die Nähe des oft narbig adhärenten N. axillaris und des Plexus brachialis sowie durch die Abgänge der Aa. circumflexae humeri anterior und posterior schwierig sein.

Das Auftreten einer Rezidivluxation nach dem 60. Lebensjahr weist nach Neviaser u. Mitarb. (1993) auf einen Abriss des M. subscapularis mit der Kapsel am humeralen Ansatz hin.

Rupturen des M. subscapularis und der übrigen Anteile der Rotatorenmanschette können leicht sonographisch erfasst und in gleicher Sitzung über einen anterosuperioren Zugang versorgt werden. Die Mobilisierung veralteter Rupturen des M. subscapularis kann infolge einer Retraktion des Muskels und der Ausbildung einer Narbenplatte unter dem Plexus schwierig sein. Die notwendige Präparation gefährdet zudem die motorischen Nervenäste (Kap. 1).

Abrisse des Tuberculum majus müssen nicht in jedem Fall operativ versorgt werden, da sie sich nach der Reposition oft wieder spontan ohne wesentliche Dislokation anlegen können. Eine vorübergehende Ruhigstellung in mittlerer Abduktion auf einer Schiene oder einem Abduktionskissen mindert den dislozierenden Zug der Rotatorenmanschette. Bei einer kranialen oder hinteren Dislokation über 4 mm ist dagegen eine operative Versorgung unter Verwendung einer Zuggurtung oder Schraube indiziert, da ansonsten mit einem späteren Impingement gerechnet werden muss (Weber 1997). Minimalinvasiv kann die perkutane Fixierung mittels kanülierter Schrauben

416 | 14 Instabilität des Glenohumeralgelenks

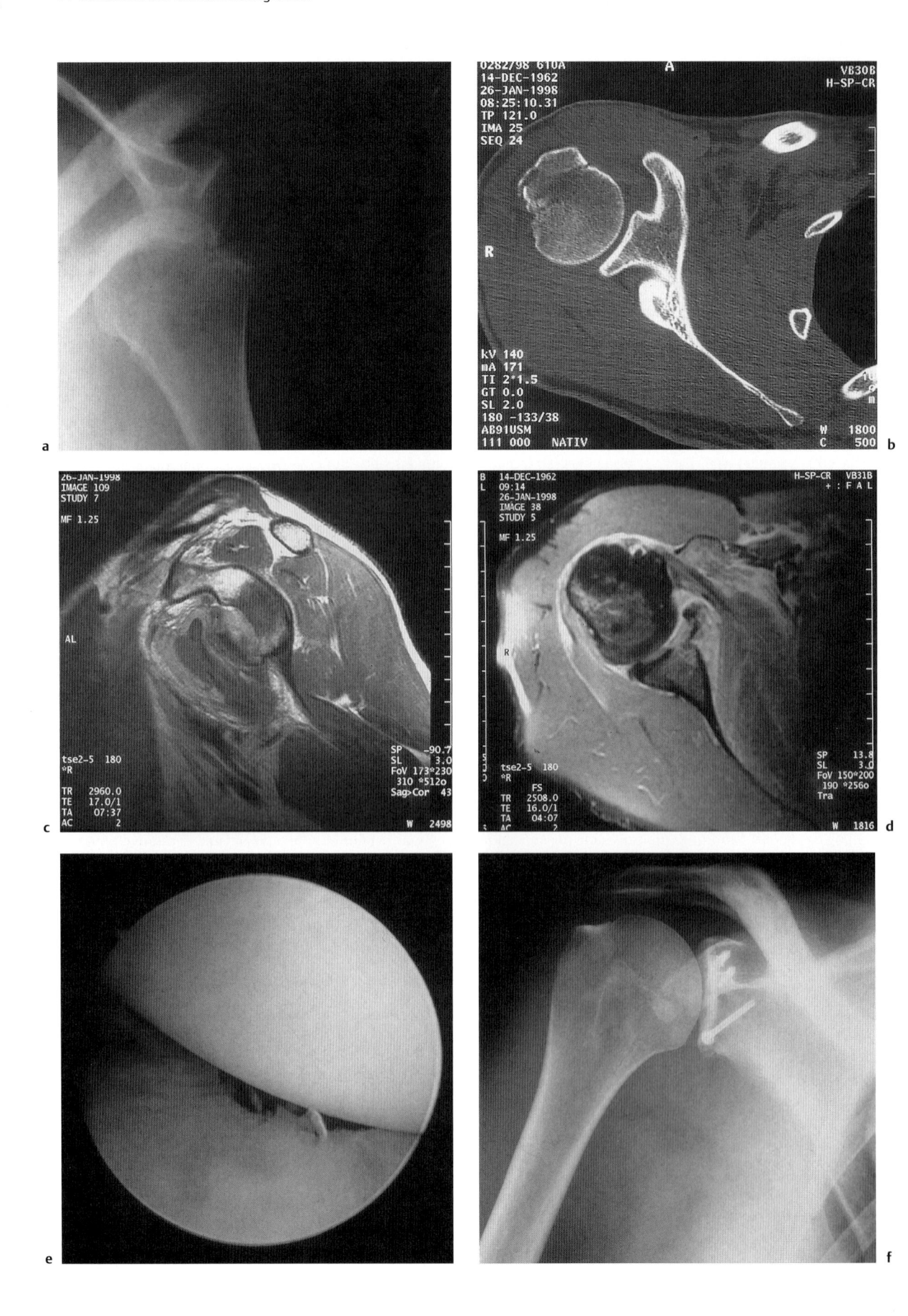

durchgeführt werden. Knöcherne Abrisse des Tuberculum minus sollten primär operativ versorgt werden, da sie durch den Zug des M. subscapularis zur Retraktion und pseudarthrotischen Anheilung neigen und häufig chronische Beschwerden, z. B. durch ein korakoidales Impingement, verursachen.

Knöcherne Bankart-Läsionen bei sportlich Aktiven vor dem 30. Lebensjahr sowie dislozierte Glenoidfrakturen (> 5 mm Breite), die in die Gelenkfläche reichen, sind bevorzugt operativ zu versorgen (Abb. 14.24). Dafür eignen sich kleinere kanülierte Schrauben aus Titan. Bei der Positionierung der Schrauben sind die physiologischen Translationsbewegungen des Humeruskopfs zu berücksichtigen. Die Schraubenköpfe dürfen deshalb den Glenoidrand nicht überragen.

Komplikationen und Rezidive

Unbefriedigende Resultate nach operativer Korrektur einer Instabilität können sehr unterschiedliche Ursachen besitzen (Tab. 14.7). Die Häufigkeit neurologischer Komplikationen wird von Ho u. Mitarb. (1999) bei 282 Eingriffen, durchgeführt innerhalb von 10 Jahren an der Mayo-Klinik in Rochester, mit 8,2 % angegeben. Bei den Eingriffen handelte es sich in der Mehrzahl um Bankart-Operationen (ohne Ablösung der Spitze des Proc. coracoideus), mit einem hohen Anteil von Revisionen (26 %). Die Läsionen betrafen zur Hälfte den Plexus brachialis und periphere Nerven (überwiegend den N. musculocutaneus, seltener den N. axillaris).

Eine vollständige Rückbildung war bei 18 Patienten zu verzeichnen, auch ohne dass eine Revison erfolgte. Ein höheres Lebensalter stellte einen prädisponierenden Faktor dar.

Rezidive nach vorangegangener Rekonstruktion

Rezidive nach erfolgloser Stabilisierung erfordern eine sorgfältige Analyse der Situation. Grundsätzlich sollte auch bei Rezidivoperationen die anatomische Rekonstruktion gegenüber Verfahren bevorzugt werden, die zu einer Veränderung der anatomischen Verhältnisse führen (z. B. Korakoidtransposition oder Drehosteotomie).

Nur selten wird eine Rezidivluxation durch ein erneutes Trauma verursacht. Viel häufiger weist die retrospektive Analyse auf eine ungünstige Patientenselektion, Fehler in der Auswahl eines geeigneten Operationsverfahrens oder eine fehlerhafte technische Durchführung hin.

Aus der Literatur lässt sich schließen (Bigliani u. Mitarb. 1996), dass am häufigsten eine Ausweitung der Gelenkkapsel oder eine Bankart-Läsion übersehen wird bzw. mit einem ungeeigneten Verfahren behandelt wird. Wie von Rowe (1984) gezeigt wurde, sind in diesem Fall die Aussichten für einen Erfolg der erneuten Rekonstruktion ähnlich günstig wie bei einem Primäreingriff.

Tab. 14.7 Ursachen für unbefriedigende Ergebnisse nach operativer Stabilisierung

Präoperatives Management	Strukturelle Defekte	Operatives Vorgehen	Postoperative Phase
• Patientenselektion • fehlerhafte Diagnose und Interpretation der bildgebenden Verfahren • falsche Auswahl des Korrekturverfahrens	• übersehene Ausweitung oder Insuffizienz der Gelenkkapsel • übersehene oder erneut aufgetretene Bankart-Läsion • große Hill-Sachs-Impression und/oder knöcherne Bankart-Läsion • übersehener humeraler Kapselabriss und RM-Defekt • postoperative Retraktion des M. subscapularis • unbehandelter Rotatorenmanschettendefekt oder SLAP-läsion • Gefäß-, Nervenläsion	• unzureichende Übersicht und Technik • Fehleinschätzung der vorgefundenen Läsionen • ungeeignete Hilfsmittel (z. B. Klammern, Anker und Fadenmaterial) • zu starke, unbalancierte Kapselraffung • Änderung der Anatomie	• zu frühe Mobilisierung • ungenügende Compliance in der Nachbehandlung • zu restriktive, lang dauernde Ruhigstellung • zu frühe Wiederaufnahme von Kontaktsportarten

◄ **Abb. 14.24 a – f** Komplexe Verletzung mit Abriss der Tubercula und Glenoidfraktur nach inferior verhakter Luxation bei einem 32-jährigen Mann.
 a Befund vor Reposition im Röntgen.
 b Fragmentation des Tuberculum majus im Transversalschnitt des CT.
 c Abscherfraktur des Glenoidrands, die mit 3 Fragmenten im MRT ca. 30 % der glenoidalen Gelenkfläche umfasst.
 d Anteroinferiorer Defekt in der transversalen Schnittebene im MRT.
 e Arthroskopisch ist eine spontane Subluxationsstellung des Humeruskopfs an dem anteroinferioren Defekt erkennbar.
 f Röntgenologisches Ergebnis ein Jahr nach Verschraubung der Glenoidrandfraktur.

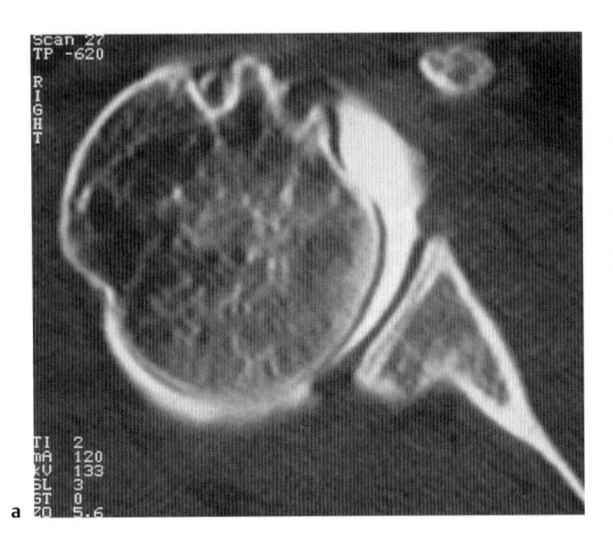

Abb. 14.25 a u. b Folgeschäden nach Drehosteotomie.
a Posteriore Subluxation 6 Jahre nach der Operation wegen atraumatischer anteroinferiorer Instabilität (Arthro-CT).

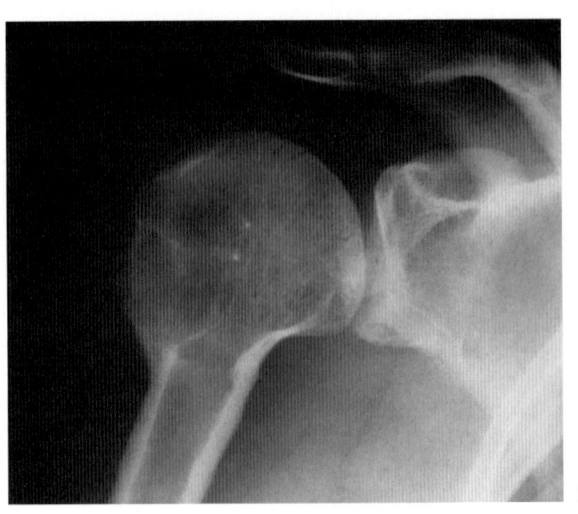

b Arthrose im Glenohumeralgelenk 15 Jahre nach Durchführung einer Drehosteotomie nach Weber.

Bei einem Rezidiv nach Bankart-Operation wegen posttraumatischer anteroinferiorer Instabilität, die keine eindeutig vermehrte Laxität der Gelenkkapsel zeigt, sollte mit einem bildgebenden Verfahren die Ausdehnung der Hill-Sachs-Läsion und eines evtl. vorhandenen Glenoiddefekts geklärt werden. Bei Glenoidranddefekten, die 20% der im transversalen Querschnitt gemessenen Breite überschreiten, ist eine Knochenblocktransposition indiziert. Die Auffüllung der Humeruskopfimpression oder eine Drehosteotomie ist bei ausgedehnten Impressionen des Humeruskopfs zu erwägen.

Eine bisher fehlinterpretierte multidirektionale oder hintere Instabilität sollte mit einer T-Shift-Kapselraffung behandelt werden.

Insbesondere bei veralteten Fällen kann eine Retraktion oder ein Substanzverlust des M. subscapularis die Rekonstruktion zu einem technisch sehr anspruchsvollen und zeitaufwendigen Eingriff werden lassen. Falls eine Mobilisierung nicht mehr möglich ist, kann alternativ die Transposition des kranialen Anteils des M. pectoralis major erfolgen.

Das vollständige Fehlen der ventralen Kapselwand lässt sich mit einem Fascia-lata-Lappen (Gallie und DeMesurier 1948) oder einer Semitendinosus-Sehne (Lazarus und Harryman 1997) ausgleichen. Die Sehne wird durch Bohrkanäle zwischen Glenoid und Humerus transossär durchgezogen und mit der mobilisierten posteroinferioren Kapsel vernäht.

Deutlich gemindert werden nach Young und Rockwood (1991) die Erfolgsaussichten nach einer vorhergehenden Operation nach Bristow durch strukturelle Vorschädigung, schwierige anatomische Verhältnisse und höheres Risiko einer Nervenschädigung. Lediglich bei ca. der Hälfte der Patienten ist unter diesen Bedingungen noch mit einem befriedigenden Resultat zu rechnen.

Rezidive nach vorausgegangener arthroskopischer Stabilisierung haben in den letzten Jahren zugenommen (zu den Ursachen s. Arthroskopische Stabilisierung, S. 412). Offene Standardverfahren sind hier in der Regel als Zweiteingriff erfolgreich.

Arthrose nach operativer Stabilisierung

Das Auftreten einer frühzeitigen Arthrose nach operativer Stabilisierung kann nach Samilson (1983) auf unterschiedliche Ursachen zurückgeführt werden, wird jedoch meistens als Spätfolge von Eingriffen angesehen, die zu einer Veränderung der vorbestehenden Anatomie führen. In Skandinavien und Deutschland werden dafür in erster Linie Spaninterpositionen oder Drehosteotomien (Abb. 14.25) verantwortlich gemacht, in den USA Knochenblocktranspositionen und Glenoidosteotomien.

Dass Arthrosen auch als Folge einer übermäßigen Kapselraffung entstehen, ist dagegen weniger geläufig. Von Bigliani u. Mitarb. (1995) wurden 17 Fälle beschrieben, bei denen im Alter von durchschnittlich 43 Jahren, im Mittel 16 Jahre nach dem Ersteingriff, ein endoprothetischer Ersatz erfolgen musste. Bei den Voroperationen handelte es sich in der Mehrzahl um unilaterale Kapselraffungen (z. B. nach Putti-Platt). Daraus resultierten bei 10 Patienten schwere ventrale Weichteilkontrakturen und ein Abschliff der hinteren Glenoidanteile als Folge der unphysiologischen Belastung durch Verdrängung des Humeruskopfs nach dorsal. Über derartige Fälle wurde auch von Hawkins und Angelo (1990), Lusardi u. Mitarb. (1993) sowie von MacDonald u. Mitarb. (1992) berichtet. Kiss u. Mitarb. (1997) fanden durchschnittlich 9 Jahre nach einer Putti-Platt-Operation bei 29% eine mäßige und bei 3% eine schwere Arthrose, die mit dem Ausmaß der Bewegungseinschränkung korrelierte. Die operative Behandlung erfordert eine plastische Verlängerung der kontrakten vent-

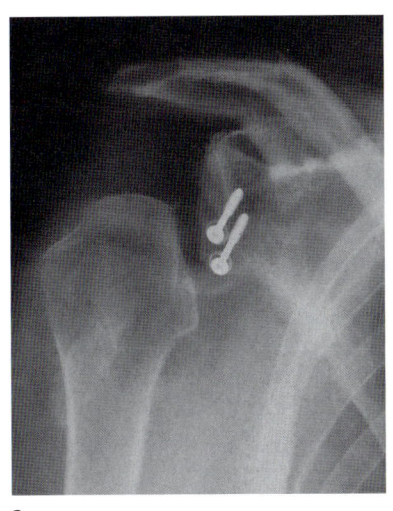

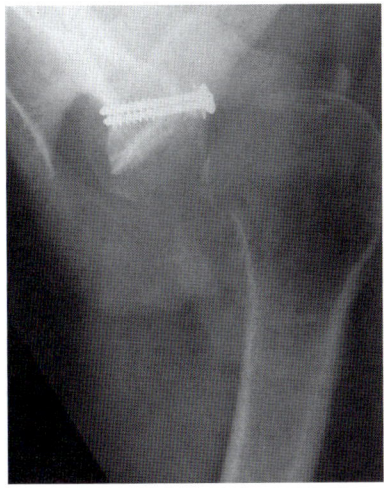

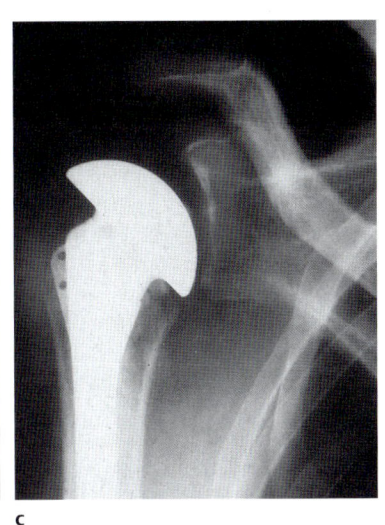

Abb. 14.26 a u. b Zustand nach Verschraubung einer vorderen Glenoidfraktur nach traumatischer vorderer Luxation bei einem 47-jährigen Mann. Bei der Erstvorstellung (5 Monate nach dem auswärtig durchgeführten Eingriff) bestand eine anteroinferiore Subluxation mit Zerstörung des Humeruskopfs durch den Kontakt mit den prominenten Schraubenköpfen. Nebenbefunde waren ein kompletter Abriss der gesamten Rotatorenmanschette, dorsal gelegene, heterotope Ossifikationen und eine inkomplette Plexusläsion einschließlich postoperativ aufgetretenem N.-axillaris-Ausfall.

a Röntgenbefund a.-p.
b Röntgenbefund axial.
c Röntgenbefund 1 Jahr nach Rekonstruktion der Rotatorenmanschette, Implantation einer Hemiendoprothese und Revision des Plexus brachialis einschließlich Neurolyse des N. axillaris. Innerhalb eines Zeitraums von 6 Monaten nach dem Revisionseingriff bildeten sich die Paresen wieder größtenteils zurück (erkennbar an der zentrierten Stellung der Hemiprothese).

ralen Weichteile und bei fortgeschrittener Arthrose den endoprothetischen Gelenkersatz.

So genannte „Hardware-Komplikationen" (Zuckermann u. Matsen 1984) sind in erster Linie durch gelockerte oder fehlplatzierte Klammern (Stapling) oder Schrauben (z. B. Bristow-Latarjet) bedingt, die in das Gelenk oder die benachbarten Weichteile wandern (Abb. 14.26). Gelockerte Fadenanker in der Gelenkhöhle sind dagegen selten. Bei zu früher postoperativer Belastung reißt meistens vor der Extraktion aus dem Knochen der anhängende Faden (Gohlke u. Mitarb. 1993). Nach arthroskopischen Stabilisierungen, bei denen in einem Arbeitsgang die Kapsel gefasst, gebohrt und eine Verankerungsschraube eingebracht wird, ist deren periartikuläre Lage (anteroinferior, außerhalb des Glenoids) recht häufig zu beobachten (Jäger u. Mitarb. 1998). Diese Komplikation ist in erster Linie auf eine mangelnde visuelle Kontrolle während des Bohrvorgangs zurückzuführen. Der mit der Fasszange hochgezogene Kapsel-Labrum-Komplex verlegt häufig die Sicht auf den Glenoidrand, was dazu führt, dass die korrekte Position beim Einbohren verfehlt wird. Da sich die kleinen Implantate in der Regel extraartikulär befinden, verursachen sie jedoch selten ernsthafte Probleme.

Ergebnisse

Operation nach Bankart (offen)

Die Ergebnisse der offenen Bankart-Operation werden derzeit für alle anderen Verfahren als Referenzmethode angeführt, da diese Methode bei guter Stabilität und Funktion vergleichsweise geringe Langzeitschäden zeigt.

In der Literatur finden sich jedoch nur wenige echte Langzeitstudien über die Bankart-Operation (Rowe u. Mitarb. 1978, Rosenberg u. Mitarb. 1995). Als Bewertungsschema wird häufig der Rowe-Score verwendet. Die meisten Untersuchungen geben nach einer mittleren Verlaufsbeobachtung von 4–6 Jahren Rezidivraten zwischen 1,5 % und 5 % an. Eine Reluxationsrate von 0 % innerhalb der ersten 3 Jahre fanden Resch u. Mitarb. (1989) sowie Morrey und Janes (1976). Loomer und Fraser (1989) (13 %) sowie de Waal u. Mitarb. (1985) (8,5 %) geben deutlich höhere Luxationsraten an. Day u. Mitarb. (1966) fanden fünf Jahre nach der Bankart-Operation mit Metallklammern noch kein Rezidiv, hatten aber 16 Jahre später eine Rezidivrate von 22 % zu verzeichnen. (Es wurden allerdings nur 9 Patienten untersucht.) Ähnlich ungünstige Resultate nach Verwendung von Klammern wurden auch von O'Driscoll u. Mitarb. (1993) mitgeteilt. Abgesehen von den für Klammern charakteristischen Komplikationen wie Wanderung und Lockerung fanden O'Driscoll u. Mitarb. in dieser bisher umfangreichsten Langzeitstudie in 50 % der Fälle Beschwerden wie Schmerzen, Bewegungseinschränkung oder Schwäche. Nach durchschnittlich 10 Jahren waren bei 22% der nachuntersuchten Patienten Rezidivluxationen nachweisbar. Eine genauere Analyse ergab bei einem Drittel der Patienten, bei denen zusätzlich eine vordere Verkürzung (Putti-Platt modification) durchgeführt wurde, lediglich bei 8% ein Rezidiv. Die alleinige Refixation des Kapsel-Labrum-Komplexes über eine Spaltung des M. subscapularis ohne vordere Raffung zeigte dagegen eine Luxationsrate von 29%. Aus den Kaplan-Meier-Überlebenskurven wurde von den Autoren eine Rezidivrate von 30% nach 30 Jahren berechnet. Aufgrund der exponentiellen Abnahme der Rezidivluxationen war die Hälfte bereits innerhalb der ersten zwei Jahre zu verzeichnen.

Diesen Angaben stehen die deutlich besseren Langzeitergebnisse von Rowe u. Mitarb. (1978) mit der klassischen Methode gegenüber. Die Notwendigkeit einer zusätzlichen Raffung als Bestandteil seines operativen Vorgehens bei erweiterter Kapsel wird aber auch hier ausdrücklich festgestellt.

Jeder Zentimeter einer Verkürzung der vorderen Kapsel verursacht jedoch einen Verlust der Außenrotation in Neutralstellung des Arms um ca. 10–15°. Im Extremfall kann daraus sogar eine Verdrängung des Humeruskopfs nach hinten entstehen. Nach unilateraler Raffung (z.B. Verfahren nach Putti-Platt) kann eine untere Restinstabilität trotz Bewegungseinschränkung verbleiben. Im Widerspruch zu de Palma (1961) sowie Palmer und Widen (1948) stellte Rowe fest, dass in seinem Patientengut diese Art der Bewegungseinschränkung nicht vor Rezidivluxationen schützt. Es kam bei einem Viertel der Patienten mit einer geringeren Außendrehung als der Hälfte der Gegenseite zu einem Rezidiv.

Von Rowe wurde für die Bankart-Operation gefordert, dass 6 Monate postoperativ 75–100% der Beweglichkeit der Gegenseite erlangt sein sollte. Nach dieser Zeit ist das Maximum an Beweglichkeit nahezu erreicht und später nur noch eine Zunahme von durchschnittlich 2,5% zu verzeichnen (Rachor 1992). Von Cisar und Schuhmacher (1976) wird allerdings angegeben, dass sich eine Reduktion des Außenrotationsdefizits auch nach zwei Jahren noch zurückbilden kann.

Das Auftreten einer Arthrose nach Bankart-Operation wird mit einer übermäßigen Verkürzung der ventralen Kapsel und des M. subscapularis in Zusammenhang gebracht. Von Rosenberg u. Mitarb. (1995) wurde durchschnittlich 15 Jahre nach Bankart-Operation eine statistisch signifikante Beziehung zwischen dem Auftreten einer Arthrose und einer Bewegungseinschränkung in der 90°-Abduktionsstellung gefunden. In diesem Kollektiv muss eine ungewöhnlich starke Kapselraffung Bestandteil der Rekonstruktion gewesen sein, da sich zwar keine Reluxation, aber dafür mittlere Außenrotationseinschränkungen bei adduziertem Arm von 18° und in 90° Abduktionsstellung von 15° fanden. Die röntgenologischen Veränderungen (bei 11 Patienten minimal, 3 mäßig, 1 schwer) drückten sich auch in dem niedrigen mittleren Rowe-Score von 84 aus.

Kapselshift (offen)

Da die verschiedenen Modifikationen der T-Shift-Kapselraffung bei unterschiedlichen Instabilitätsformen verwendet wurden, ist ein direkter Vergleich schwer möglich. Ein hoher Anteil **posttraumatischer Instabilitäten** wirkt sich günstig auf die Erfolgsrate bei den Rezidiven aus, während bei überwiegend **atraumatischen Instabilitäten mit multidirektionaler Laxität** und generalisierter Gelenklockerung häufiger mit Therapieversagern gerechnet werden muss. Bei letzteren ist dagegen seltener mit der Entwicklung von Arthrofibrose und Bewegungseinschränkung zu rechnen.

Bigliani u. Mitarb. (1995) untersuchten 68 Überkopfsportler, die wegen einer **anteroinferioren Instabilität** mit einem Neer-Shift versorgt worden waren (21 zusätzlich mit Bankart-Refixation), und fanden in 2,8% der Fälle Rezidive.

Altchek u. Mitarb. (1991) konnten drei Jahre nach einem glenoidseitigen Shift 40 Patienten mit einer posttraumatischen anteroinferioren Instabilität bei **multidirektionaler Laxität** nachuntersuchen. Obwohl bei 50% Zeichen einer generalisierten Gelenklaxität nachweisbar waren, wurde das funktionelle Ergebnis zu 95% als exzellent bewertet. „Episoden einer Instabilität" waren bei 15% vorhanden, zum Teil waren diese nach hinten gerichtet.

Drehosteotomie des proximalen Humerus

In der Literatur werden Rezidivraten von durchschnittlich 5–10% (Gohlke u. Eulert 1991) angegeben. Als mögliche Komplikationen wurden Pseudarthrosen, Humeruskopfnekrosen und eine Einschränkung der Innenrotation beschrieben. Ein Zweiteingriff zur Metallentfernung ist notwendig. Wegen des deltopektoralen Zugangs sind die Narben meistens ästhetisch unbefriedigend. Von Huber (1992) wurden ungünstige Langzeitergebnisse hinsichtlich des Auftretens von Rezidivluxationen (40%) und der Entwicklung einer Arthrose (45%) mitgeteilt, die wahrscheinlich auf eine biomechanisch relevante Änderung der Anatomie zurückzuführen sind.

Als Indikation für die primäre Verwendung der Drehosteotomie nach Weber kann derzeit nur eine sehr große, eher inferior und zentral gelegene Hill-Sachs-Läsion gelten. Bei Rezidiveingriffen konkurriert das Verfahren mit einer kortikospongiösen Auffüllung der Hill-Sachs-Läsion und einer Erweiterung der Glenoidfläche mittels eines Knochenblocks.

Spanplastiken und Knochenblockoperationen

Bei biomechanisch wirksamen Glenoidranddefekten ist eine Rekonstruktion zu erwägen, z.B. durch einen Beckenkammspan, der verschraubt oder eingefalzt wird. Insbesondere in Fällen mit ausgedehnter Hill-Sachs-Läsion kann diese Art der anatomischen Rekonstruktion erforderlich sein. Verlässliche Daten darüber, wann eine Rekonstruktion erforderlich ist, liegen jedoch nicht vor. Bigliani u. Mitarb. (1998) fanden unter 25 Fällen mit ventralen Glenoidrandfrakturen nur in drei Fällen (12%) ein Rezidiv und keinen statistisch signifikanten Unterschied gegenüber Instabilitäten, bei denen der Glenoidranddefekt unberücksichtigt blieb. Ab einem Verlust der Breite der Glenoidfläche von mehr als 20% – sei es durch einen Abschliff oder Kantenabbruch – sollte jedoch eine Spanplastik erwogen werden (Kap. 18).

Für die Operation nach **Eden-Hybbinette** (Eden 1918, Hybbinette 1932) in der Modifikation nach Max Lange liegen Ergebnisse seit 1940 (Keyl 1969, Keyl 1984) vor, unter anderem auch eine Reihe von Spätergebnissen. Ein direkter Vergleich mit den Untersuchungen der Bankart-Operation ist nicht möglich, da ein vergleichbares Beurteilungsschema nicht verwendet wurde. Die Rezidivraten als einziger sicherer Anhaltspunkt liegen durchschnittlich bei 5%. Ein Zusammenhang mit einer Resorption des Spans und einem Rezidiv wird von verschiedenen Autoren (Hindmarsh u. Lindbergh 1967) abgelehnt. Das Ergebnis sei unabhängig von der Qualität des Spans, der Resorption oder dem Ergebnis der Pfannenrandanhebung. Als bedeutendster Faktor sei die Bildung einer Narbenplatte zu sehen. Durch den Reiz der Spanresorption würde diese gefördert und indirekt zu einer Schrumpfung der Kapsel führen. Von Höhle u. Mitarb. (1969) wird bezweifelt, dass der implantierte Span den auftretenden Kräften gewachsen sei. Oster (1969) führt in seiner eigenen Studie an, dass paradoxerweise in seinem Krankengut unerfahrene Chirurgen die geringste Rezidivrate aufwiesen. Dies wurde so interpretiert, dass bei diesen die ausgeprägtesten Vernarbungen aufgetreten seien. Die Einschränkung der Außenrotation liegt in Langzeitstudien (Resch 1986, Keyl 1984, Toolanen u. Mitarb. 1990, Vastamäki u. Mitarb. 1991) bei 10–20°.

Als schwerwiegendster Nachteil muss das gehäufte Auftreten von Sekundärarthrosen gewertet werden. Diese werden auf operationstechnische Fehler (Infraktion oder Einmeißeln in das Glenoid, wenn bei geschlossener Kapsel ohne visuelle Kontrolle gearbeitet wird), eine Änderung in der Krümmung der Gelenkfläche des Glenoids (Operation nach Lange) oder ein Anstoßen des Humeruskopfs am Span (Operation nach Eden-Hybbinette) zurückgeführt.

Im Langzeitverlauf wurden für die Modifikation nach Lange röntgenologische Zeichen einer Arthrose in 23–57% (Resch u. Rütt 1986, Melzer u. Mitarb. 1986), für das Verfahren nach Eden-Hybbinette (Vastamäki 1991, Hindmarsh u. Lindberg 1967) in 56–72% beobachtet.

Als weitere Gründe für das Auftreten der Arthrose werden auch eine Prädisposition durch eine Gelenkdysplasie, eine Vorschädigung durch wiederholte Luxationen und der Einfluss einer Bewegungseinschränkung verantwortlich gemacht.

Die Ergebnisse der **Korakoidtranspositionen** (Modifikation nach Bristow-Latarjet) wurden mit einer Rezidivrate von 4–12% und einer durchschnittlichen Einschränkung der Außenrotation von 9–15° angegeben (Banas u. Mitarb. 1993, Gohlke u. Eulert 1991). Die Anhänger der Methode sehen sie besonders geeignet für posttraumatische, rezidivierende Luxationen, bei denen Defekte des vorderen Glenoidrands vorliegen.

Arthroskopische Stabilisierung

Die arthroskopische Stabilisierung posttraumatischer Erstluxationen bei Jugendlichen und sportlich Aktiven (jünger als 20 Jahre) scheint nach neueren Studien (Arciero u. Mitarb. 1994, Suder u. Jacobson 1997) die Rezidivrate signifikant zu senken. Andererseits sind die Effekte von Lavage (Wintzell u. Mitarb. 1998), postoperativer Drainage und länger dauernder Rehabilitation (Ruhigstellung von 4–6 Wochen mit daran anschließender, sportlicher Karenz und Muskelkräftigung) von der Rekonstruktionswirkung schwer zu trennen.

Habermeyer (1996) schreibt, dass sich „arthroskopische Rekonstruktionsverfahren entwickelt haben, die nahezu jede Form der vorderen Instabilität beherrschen lassen". Dennoch erscheint es beim derzeitigen Stand zweifelhaft, ob die arthroskopische Stabilisierung selbst bei der posttraumatisch rezidivierenden vorderen Luxation jemals ähnliche Erfolgsraten aufweisen wird wie offene Verfahren. Obwohl bereits seit mehr als 10 Jahren Erfahrungen vorliegen, sind Mitteilungen über eine vergleichsweise hohe Rate an Misserfolgen (Tab. 14.8) häufiger als die über eine Verbesserung der Resultate. Speer und Warren (1993) schlossen aus intraoperativen Befunden von Rezidiven, bei denen es trotz nachweislicher Anheilung des Labrums zur erneuten Luxationen kam, dass in diesen Fällen zusätzlich eine plastische Verstärkung und Verkürzung der ausgedehnten Kapsel erforderlich seien. Grana u. Mitarb. (1993) berichteten über eine hohe Rezidivrate nach arthroskopischer Stabilisierung bei Sportlern mit Überkopfbelastung: 70% bei denjenigen, die vorher vollständige rezidivierende Luxationen hatten. Manta u. Mitarb. (1997) stellten eine der wenigen Studien mit einem mittelfristigem Verlauf vor. Nach anfänglichem Optimismus (nach 2 Jahren 10% Rezidive einer Instabilität) mussten sie nach 5 Jahren feststellen, dass nur 40% ohne Instabilität waren. 27% waren bereits nach diesem Zeitraum offen revidiert worden, obwohl anfänglich mehr als die Hälfte der Patienten lediglich Subluxationen hatte.

Untersuchungen, die zu niedrigen Rezidivraten kommen, enthalten zu einem hohen Prozentsatz Subluxationen und Eingriffe nach Erstluxation.

Die überwiegend ungünstigeren Resultate der arthroskopischen Verfahren bestätigen die auch für die offenen Verfahren gültige Annahme, dass eine alleinige Refixation des Labrums zu keiner dauerhaften Stabilisierung führt. Dieses Prinzip wurde von Resch u. Mitarb. (1992) mit seiner arthroskopischen Variante erkannt. Grana u. Mitarb. (1993) fordern aufgrund ihrer ungünstigen Erfahrungen mit der arthroskopischen Bankart-Refixation (bei einem Kollektiv von 27 jüngeren Sportlern bei 70% der vorbestehenden Luxationen Rezidive) dass „ähnlich wie am Kniegelenk die passiven Stabilisatoren rekonstruiert werden müssten". Mologne u. Mitarb. (1997) fanden bei 20 fehlgeschlagenen arthroskopischen Stabilisierungen mit unterschiedlichen Techniken bei 40% eine erneute Bankart-Läsion und bei 75% eine erweiterte Kapsel als Ursache für das Versagen der Methode.

Bisher liegen überwiegend kurz- bis mittelfristige Ergebnisse vor. Insbesondere bei der Technik nach Morgan sind kaum verständliche Unterschiede in der Rezidivhäufigkeit festzustellen.

Vergleichende prospektive Untersuchungen zwischen offenen und arthroskopischen Standardverfahren lassen sowohl im funktionellen Ergebnis als auch der Stabilität eindeutige, auch funktionelle Nachteile der endoskopischen Stabilisierung erkennen (Geiger u. Mitarb. 1993, Guanche u. Mitarb. 1996).

Es stellt sich daher die Frage, ob in Zukunft sorgfältiger geprüft werden müsse, welcher Patient für ein arthroskopisches Verfahren geeignet ist. Die Beschränkung auf Fälle einer **posttraumatischen vorderen Instabilität mit weniger als drei Rezidivluxationen**, bei denen keine wesentlichen knöchernen Begleitverletzungen vorliegen (Jäger u. Mitarb. 1998) und keine stärkere Kapselraffung erforderlich ist, scheint die Erfolgsraten zu verbessern. Dennoch ist auch mit einer sorgfältigen Selektion, die den arthroskopischen Befund berücksichtigt, mit einer höheren Zahl von Fehlschlägen der arthroskopischen Stabilisierung zu rechnen (Sistro u. Cook 1998).

Tab. 14.8   Ergebnisse der offenen Rekonstruktion bei Schulterinstabilität

Untersucher	Verfahren	Patienten/Schultern	Nachuntersuchungszeitraum	Rezidivrate in %
Tab. 14.8a Ergebnisse der modifizierten Operation nach Bankart-Perthes bei posttraumatisch rezidivierenden antero-inferioreren Luxationen (in verschiedenen Modifikationen) im mittel- bis langfristigen Verlauf. Wie O'Driscoll u. Mitarb. (1993) für die Bankart-Refixation mittels Stapling ohne Kapselraffung gezeigt haben, zeigt die Rezidivrate eine exponenzielle Abnahme erst ab dem 2. Jahr nach Operation.				
DuToix und Roux (1956)	Bankart-Refixation (Stapling)	49	5,9 Jahre	4%
Morrey und Janes (1976)	Bankart-Refixation	47	10,2 Jahre	4,1%
Rowe u. Mitarb. (1978)	Bankart-Operation mit unilateraler Kapselraffung	124	6 Jahre	3,5%
Müller (1978) – Schweizer Sammelstudie –	Bankart-Refixation und unilaterale Kapselraffung (Putti-Platt)	275	2,6 Jahre	5,1%
Rao und Francis (1984)	Bankart-Refixation (Stapling) und unilaterale Kapselraffung (Putti-Platt)	65	9 Jahre	2%
DeWaal (1985)	Bankart-Refixation und unilaterale Kapselraffung (Putti-Platt)	108	8,5 Jahre	8,5%
O'Driscoll und Evans (1993)	Bankart-Refixation und unilaterale Kapselraffung (Putti-Platt)	192 / 204	10 Jahre	8% (+Putti-Platt) 24% (staples allein)
Levine u. Mitarb. (1994)	Bankart-Refixation (Naht-Anker)	32	3 Jahre	5,2%
Ungersböck u. Mitarb. (1995)	Bankart-Refixation	40	3,9 Jahre	10% (+ 10% Sublux.) n = 3 adäquates Trauma
Steinbeck und Jerosch (1997)	Bankart-Refixation (Naht-Anker)	32	3,3 Jahre	6,3%
Gill u. Mitarb. (1998)	Bankart-Refixation	60 / 65	11,9 Jahre	5% (3 Jahre post-OP erneutes Trauma)
Yoneda u. Mitarb. (1999)	Bankart-Refixation + Bristow-Latarjet	83 / 85	5,8 Jahre	1,2% (+ 5,8% Apprehension)
Hovelius u. Mitarb. (1999)	Bankart-Refixation	24 / 26	17,5 Jahre	4%% (n = 1 Subluxation)
Chapnikoff u. Mitarb. (2000)	Bankart-Refixation	74	16 Jahre	9,5% (n = 2 erneutes Trauma)
Tab. 14.8b Ergebnisse der T-Shift-Kapselraffung bei überwiegend posttraumatischer Instabilität und multidirektionaler Laxität				
Altchek u. Mitarb. (1991)	Glenoidseitiger T-Shift (Warren)	42	3,2 Jahre	4,1%
Jobe u. Mitarb. (1991)	Glenoidseitiger T-Shift (Jobe)	75	3,2 Jahre	5%
Paulos u. Mitarb. (1993)	Humeralseitiger T-Shift (inferior) + Bankart-Refixation	61	3 Jahre	8,3%
Bigliani u. Mitarb. (1994)	Humeralseitiger Shift (+ Bankart-Refixation bei n = 21)	63 / 68	4 Jahre	5,2%
Gohlke u. Mitarb. (2001)	Glenoidseitiger Shift + Bankart	51 / 53	4,9 Jahre	6% (adäquates, erneutes Trauma), 4% Sublux.

Fortsetzung ▶

Tab. 14.8 (Fortsetzung)

Untersucher	Verfahren	Patienten/ Schultern	Nachuntersuchungszeitraum	Rezidivrate in %

Tab. 14.8c Ergebnisse der T-Shift-Kapselraffung bei überwiegend atraumatischer multidirektionaler Instabilität

Untersucher	Verfahren	Patienten/ Schultern	Nachuntersuchungszeitraum	Rezidivrate in %
Cooper und Brems (1995)	Humeralseitiger Shift	23	2,5 Jahre	4,8%
Lebar und Alexander (1993)	Humeralseitiger Shift	10	2,3 Jahre	5,1%
Neer (1980)	Humeralseitiger Shift	32	5 Jahre	0%
Pollock u. Mitarb. (2000)	Humeralseitiger Shift (34x anteriorer, 15x posteriorer Shift)	46 / 49	5 Jahre	4% Rezidive
Hamada u. Mitarb. (1999)	Humeralseitiger Shift (15x anteriorer, 11x posteriorer Shift)	26 / 34	8,3 Jahre	? %

Tab. 14.8d Ergebnisse von Korakoid-Transpositionen (Bristow-Latarjet) bei anteroinferioren, überwiegend posttraumatisch rezidivierenden Luxationen

Untersucher	Verfahren	Patienten/ Schultern	Nachuntersuchungszeitraum	Rezidivrate in %
Hill u. Mitarb. (1981)	Bristow-Latarjet	107	5 Jahre	2%
Carol u. Mitarb. (1985)	Bristow-Latarjet	44	3,7 Jahre	12%
Torg u. Mitarb. (1987)	Bristow-Latarjet	131	3,9 Jahre	4%
Ferlic und DiGiovine (1988)	Bristow-Latarjet	51	7,9 Jahre	6% (4% Sublux.)
Allain u. Mitarb. (1998)	Bristow-Latarjet	56	14,3 Jahre	0% (12,5% Sublux., 25% Apprehension)
Hovelius u. Mitarb. (2001)	Bristow-Latarjet	28 / 30	15,1 Jahre	3,3% (10% Sublux., 25% Apprehension

Tab. 14.8e Ergebnisse von Stabilisierungen bei dorsaler (überwiegend atraumatischer) Instabilität

Untersucher	Verfahren	Patienten/ Schultern	Nachuntersuchungszeitraum	Rezidivrate in %
Hawkins (1984)	Verschiedene (Glenoid-Ost., Kapselraff. usw.)	26	7,2 Jahre	50%
Wilkinson and Thomas (1985)	Glenoidosteotomie	19 / 21	3 Jahre	14%
Keyl (1989)	Glenoidosteotomie (Span nach Lange)	15	nicht angegeben	34%
Fronek u. Mitarb. (1989)	Glenoidseitiger Shift (Augmentation mittels Knochenblock bei n = 5)	11	(2–7) Jahre	9%
Tibone und Bradley (1993)	Posteriorer glenoidseitiger Shift	40	4 Jahre	28%
Norwood (1984)	Glenoidosteotomie	19	3,3 Jahre	47%
Bigliani u. Mitarb. (1995)	Humeralseitiger posteriorer Shift	35	5 Jahre	11%
Santini und Neviasier (1995)	Posteriorer Shift	18	4,7 Jahre	12%
Jerosch u. Mitarb. (1998)	Glenoidseitiger posteriorer Shift	16	1,8 Jahre	16%
Graichen u. Mitarb. (1998)	Glenoidosteotomie (Span)	12 / 14	5 Jahre	12,5%
Fuchs u. Mitarb. (2000)	Verschiedene, überwiegend posteriorer Shift	24 / 26	7,6 Jahre	8,3%

Tab. 14.8f Prospektive Studien zum Vergleich offener mit arthroskopischen Stabilisierungen bei anteroinferiorer, posttraumatischer Instabilität

Untersucher	Verfahren	Patienten/ Schultern	Nachuntersuchungszeitraum	Rezidivrate in %
Geiger (1993)	Arthrosk.: transglenoidale Naht Offen: transglenoidale Naht	16 18	23 Monate 34 Monate	19% (24% Sublux.) 0
Guanche (1993)	Arthrosk.: Fadenanker Offen: Fadenanker	15 12	27 Monate 25 Monate	13% (+20% Sublux.) 0 (+7% Sublux.)
Sistro (1998)	Arthrosk.: Fadenanker Offen: Fadenanker	23 7	Monate Monate	4% (19% Sublux) 0
Steinbeck (1998)	Arthrosk.: transglenoidale Naht Offen: Fadenanker	30 32	36 Monate 40 Monate	17% 6%
Jorgensen (1999)	Arthrosk.: transglenoidale Naht Offen: Fadenanker	21 20	36 Monate 36 Monate	5% (traumat., +5% Sublux) 0 (10% Sublux.)
Karlsson u. Mitarb. (1998)	Arthrosk.: Resorbierbare Dübel Offen: Fadenanker	61 48	28 Monate 36 Monate	15% 10%

14.3 Hintere Instabilität

Während die verhakte hintere Luxation (Abb. 14.27) fast immer Folge einer traumatischen Einwirkung oder eines Krampfanfalls ist, sind die Ursachen rezidivierender Sub-/Luxationen vielfältig. Trotz der schwachen dorsalen Gelenkkapsel kommen traumatische hintere Luxationen viel seltener als vordere vor. Dies ist zum einen durch die nach ventral gerichtete Stellung der Skapula auf dem Thorax bedingt, zum anderen dadurch, dass das nach dorsal abfallende Akromion eine zu starke Translation nach hinten verhindert. Erst eine Insuffizienz der Gelenkkapsel und die dadurch bedingte übermäßige Beweglichkeit nach unten gibt dem Humeruskopf in abduzierter oder flektierter Position den Weg nach hinten frei. Eine andere Ursache kann darin liegen, dass der Rumpf jeder forcierten Innenrotation des Arms im Wege steht und damit vor dem Abriss der Kapsel durch ein indirektes Trauma schützt.

Solange knöcherne Deformitäten wie die vordere (reverse) Hill-Sachs-Impression fehlen, kommt es im Anschluss an eine hintere Luxation auch bei insuffizienter Kapsel in der Regel zur spontanen Reposition, da die Resultierende aus den einwirkenden Muskelkräften (falls sich der Humerus in oder hinter der Skapulaebene befindet) stets eine Zentrierung herbeiführt.

Viel häufiger kommen dagegen atraumatische Instabilitäten vor, die durch eine chronische Überdehnung der Gelenkkapsel, z. B. ungünstige Trainingsgestaltung (Bank-

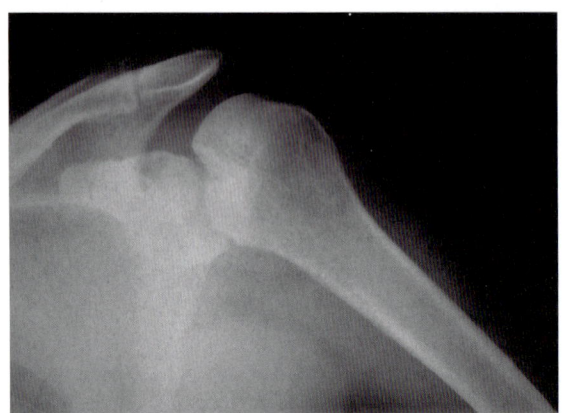

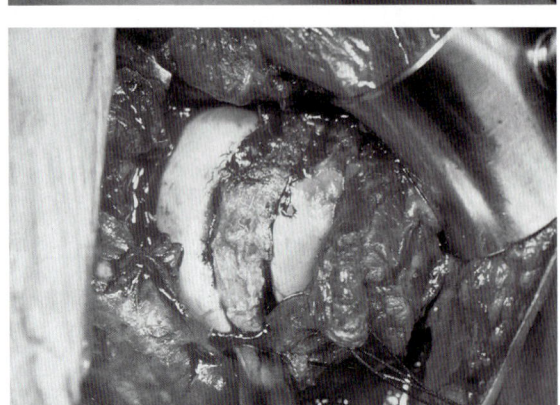

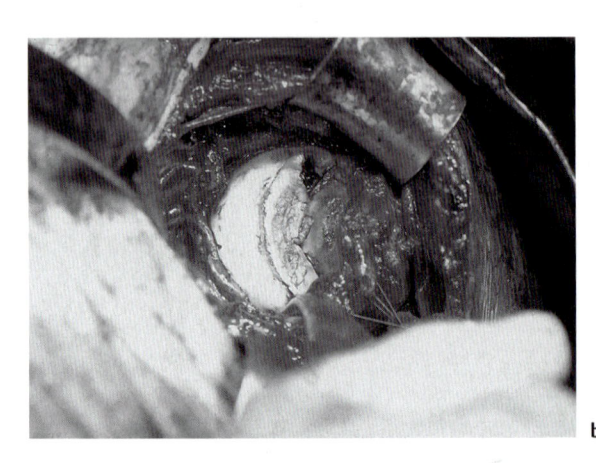

Abb. 14.27 a–d Verhakte hintere Schulterluxation (2 Wochen alt).
a Röntgenbefund in der a.-p. Projektion: beachte die Überlagerung der Humeruskopfkontur mit dem hinteren Pfannenrand.
b Operationsbefund der vorderen Impression des Humeruskopfs.
c Nach Anhebung und Interposition eines Beckenkammspans (c).
d Schematische Darstellung des Vorganges.

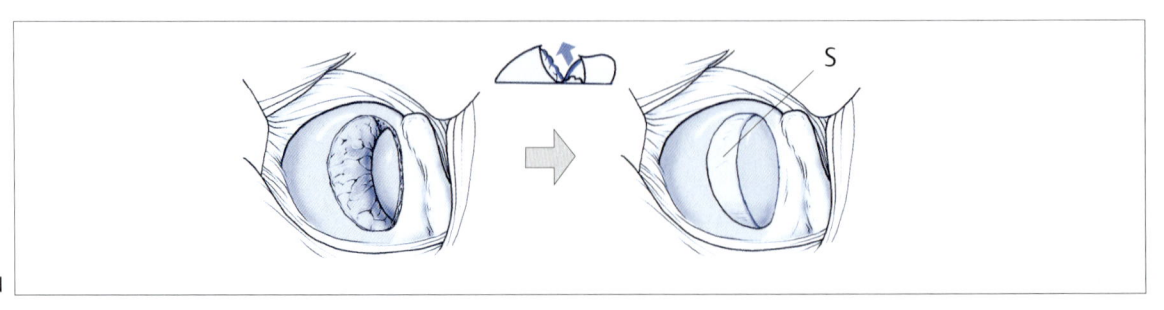

drücken) und eine konstitutionell bedingte Laxität entstanden. Der klinische Befund oder die Untersuchung in Narkose deckt bei atraumatischen, posterioren Sub-/Luxationen oft eine pathologisch vermehrte translatorische Verschieblichkeit in mehrere Richtungen bis hin zur multidirektionalen Instabilität auf. Die posteroinferiore, unwillkürliche Subluxation vom Positionstyp wird oft fehlinterpretiert. Klinisch besteht zunächst der Eindruck einer Labrumläsion oder eines Impingements, da Schmerzen bei forcierter Innenrotation, Flexion und Abduktion auftreten. Der kräftige Muskelmantel verhindert, dass die Subluxation des Humeruskopfs nach posteroinferior auffällt.

14.3.1 Traumatische hintere Schulterluxation

Diagnostik

Die verhakte hintere Luxation wird bei der Erstvorstellung zu 50–80% übersehen (Hawkins u. Mitarb. 1987). Wegweisende klinische Zeichen sind eine Blockade der Außenrotation und eine deutliche Prominenz des Processus coracoideus. Das Röntgenbild kann leicht fehlinterpretiert werden, insbesondere dann, wenn lediglich eine a.-p. Projektion vorliegt, bei der der Zentralstrahl nicht parallel zur Glenoidebene liegt. Verdächtig auf eine hintere Luxation ist die Überschneidung der Kontur des Humeruskopfes mit der Glenoidkante. Die zusätzlich durchgeführte axiale- oder outlet-Projektion ergibt hier Klarheit.

Therapie

Reposition
In frischen Fällen und einer Größe der ventralen Impressionsfraktur, die unter 20% der Zirkumferenz des Humeruskopfs liegt, kann die Reposition unter axialem Zug und zunehmender Abduktion versucht werden. Durch schaukelnde leichte Bewegungen in Innenrotation wird die Verhakung gelöst und der Humeruskopf über ein Hypomochlion (z. B. den gegenseitigen Oberarm des Therapeuten) lateralisiert und in Außenrotation in das Glenoid zurückgeführt. Manueller Druck von dorsal auf den Humeruskopf kann das Manöver unterstützen.

Die Ruhigstellung sollte in leichter Extension, ca. 20° Außenrotation und 20° Abduktion mittels Orthese in sog. „Handshake"-Stellung erfolgen.

Bei jungen, sportlich aktiven Patienten sollte bei dem positiven Nachweis einer posteroinferioren Bankart-Läsion (z. B. im Arthro-MRT) die endoskopische Refixation des Labrum-Kapsel-Komplexes am Pfannenrand (z. B. mittels Fadenankern) analog zu dem Vorgehen bei vorderer Luxationen angestrebt werden.

Veraltete verhakte Luxation
Während die Reposition bei atraumatischen Fällen in der Regel spontan auftritt, kommt dies bei posttraumatischen, verhakten Luxationen (Abb. 14.28) nur selten vor. Liegt das

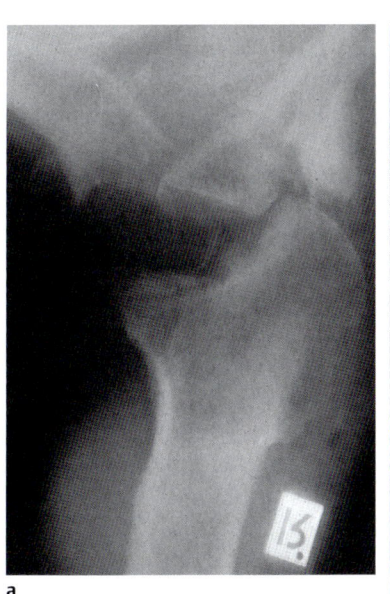

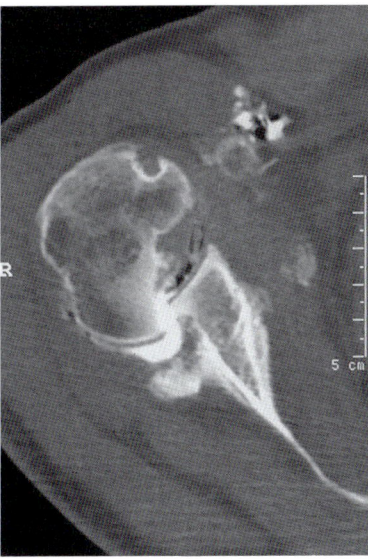

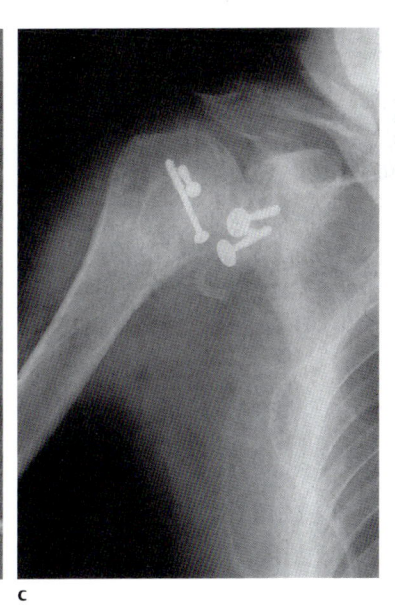

Abb. 14.28 a–c Beispiel einer veralteten, verhakten hinteren Luxation bei einem 49-jährigen Landwirt, eingetreten 4 Monate vor der operativen Behandlung.
a Röntgenbild der verhakten hinteren Luxation (axiale Projektion).
b Befund im Arthro-CT: große vordere Impression, Abbruch der hinteren Glenoidkante und heterotope Ossifikation zur Abstützung des luxierten Humeruskopfs.
c Befund nach Reposition und Verschraubung der dorsalen Glenoidkante und Interposition eines homologen Hüftkopfs aus der Knochenbank zum Ausgleich der ventralen Hilf-Sachs-Läsion.

Ereignis der Luxation mehrere Tage oder Wochen zurück, sollte möglichst nur in Narkose mit der Bereitschaft zur operativen Intervention reponiert werden.

Länger bestehende Luxationen können erhebliche therapeutische Probleme bereiten. Die zunehmende Tiefe und Ausdehnung der vorderen Hill-Sachs-Läsion, die Ruptur oder Ausweitung der hinteren sowie die Kontraktur der ventralen Kapselwand sind die Ursachen eines Rezidivs nach geschlossener Reposition.

Überschreitet die Größe der vorderen Hill-Sachs-Läsion 20% der Zirkumferenz des Humeruskopfs, ist entweder eine Versetzung des Ansatzes des M. subscapularis nach **McLaughlin** (1963) (Abb. 14.**29**, mit oder ohne Tuberculum minus) oder eine **Auffüllung mit einem kortikospongiösen Beckenkammspan** (max. Defektbreite 2–3 cm) erforderlich.

Bei 40% und mehr kann bei ausreichender Knochenqualität des Humeruskopfs auch eine Auffüllung mit einem **Hüftkopf aus der Knochenbank** (Gerber u. Lambert 1996) indiziert sein. Ist der Humeruskopf dagegen eindrückbar und weich oder steht ein solches homologes Transplantat nicht zur Verfügung, ist ein arthroplastischer Ersatz erforderlich.

Oft besteht in veralteten Fällen zusätzlich auch ein Glenoiddefekt, sodass ein Teil des resezierten Humeruskopfs als Transplantat verwendet werden muss, um die Pfanne aufzubauen.

Die offene Reposition stellt in der Regel einen technisch schwierigen Eingriff dar, der zusätzliche stabilisierende Maßnahmen wie eine vordere Kapselplastik, hintere Raffung oder sogar Transfixation erfordert.

Erstmalig von Chaudhuri (1974) wurde die im Vergleich zur ursprünglichen Technik nach Weber **reverse Drehosteotomie** beschrieben. Von Porteous u. Mitarb. (1990) wurde dieses Verfahren für die veraltete hintere Luxation vorgestellt. Thielemann (1997) berichtete darüber, dass bei 10 Patienten mit einer veralteten hinteren Luxation und einer ventralen Impressionsfraktur mittlerer Größe (weniger als 1/3 der Gelenkfläche) 5 Jahre nach Durchführung der reversen Drehosteotomie keine Reluxation aufgetreten sei. Die funktionellen Resultate waren trotz einer mittleren Außenrotationseinschränkung von 20° nur in 4 Fällen befriedigend oder mäßig.

14.3.2 Posttraumatische hintere Instabilität

Epidemiologie

Von McLaughlin wurde eine Häufigkeit der posttraumatischen hinteren Instabilität von 2–4% angegeben. Wolf und Eakin 1998 geben den Anteil hinterer Instabilitäten an den von ihnen operativ behandelten Fällen einer Schulterinstabilität mit 11,6% an, wobei wiederum 64% als Folge einer adäquaten traumatischen Einwirkung vorkamen. Es ist anzunehmen, dass hier eine besondere Selektion von bestimmten Sportverletzungen eine Rolle spielte.

Gerade in den USA ist das Aufkommen bestimmter Kontaktsportarten, wie z. B. American Football, höher. Hiebei können durch den forcierten Anprall mit flektiertem, innenrotiertem Arm auf den Gegner posteroinferiore Labrumabrisse verursacht werden (Mair u. Mitarb. 1998). Ein Sturz auf den innenrotierten und flektierten Arm wird ebenfalls angegeben (Laurencin u. Mitarb. 1995, Norwood und Terry 1984).

Diagnostik

Der klare Zusammenhang mit dem traumatischen Ereignis und die Seitendifferenz im klinischen Befund sind diagnostisch wegweisend. Rezidivierende verhakte hintere Luxationen entstehen jedoch in der Regel erst nach der Ausbildung einer genügend tiefen Impressionsfraktur, die eine spontane Reposition verhindert, sodass die erste Subluxa-

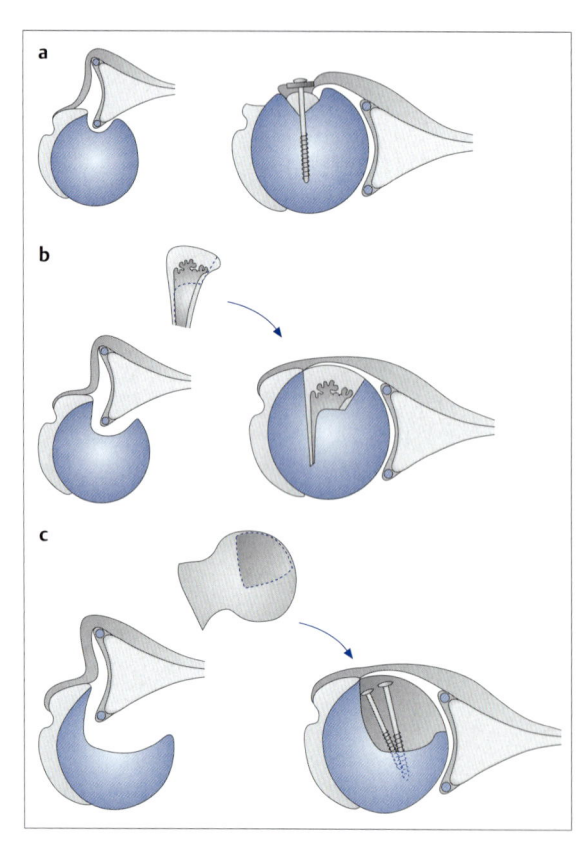

Abb. 14.29 a–c Möglichkeiten des gelenkerhaltenden Ausgleichs einer ventralen Hill-Sachs-Läsion bei verhakter hinterer Luxation entsprechend der Impressionsgröße.
a Subskapularistransfer nach McLaughlin.
b Einfalzen eines kortikospongiösen Beckenkammspans.
c Ausgleich durch einen autologen Hüftkopf aus der Knochenbank. Bei sehr großen Defekten und schlechter, weicher Knochenqualität ist der endoprothetische Ersatz vorzuziehen.

tion vom Patienten oft nicht bewusst wahrgenommen wird. Anstelle einer traumatischen Einwirkung kann auch ein Krampfanfall vorgelegen haben (neurologische Grunderkrankung, diabetisches Koma, Alkohol- oder Drogenmissbrauch). Diese Ursachen werden gerne verschwiegen und müssen gezielt erfragt werden.

Bei der klinischen Untersuchung im Posterior Stress Test (Pollock u. Bigliani 1993) geben die Patienten in innenrotierter und flektierter Stellung eher Schmerzen als ein Instabilitätsgefühl an, da sie die Muskulatur nicht ausreichend entspannen können, um Subluxationsphänomene zu prüfen. Gelegentlich lässt sich dennoch mit dem Jerk-Test ein schmerzhaftes Schnappen durch die Subluxation oder die Einklemmung des abgelösten hinteren Labrums auslösen.

Wird ein Trauma – oft ein Sturz auf den flektierten Arm – als Auslöser angegeben, lassen sich häufiger knöcherne Läsionen nachweisen. Die vordere Hill-Sachs-Läsion ist auch auf dem axialen Röntgenbild oder im Sonogramm zu erkennen, wird aber bei geringer Ausprägung wegen der oft unklaren Anamnese und des klinischen Befunds häufig erst im MRT als „bone bruise" als Kontusionsherd erkannt (s. Kapitel MRT).

Die seltene posteriore knöcherne Bankart-Läsion am Ansatz des hinteren Verstärkungszügels des IGHL ist meistens nur im Arthro-CT oder MRT nachweisbar.

Die sekundäre Ausweitung der Gelenkkapsel ist in der Regel nach einigen Monaten nur noch schwer von einer chronischen Überdehnung der Gelenkkapsel oder konstitutionell bedingte Laxität abzugrenzen.

Therapie

Eine Übersicht über das therapeutische Vorgehen stellt Abb. 14.30 dar.

Posttraumatisch rezidivierende posteroinferiore Subluxationen und Luxationen

Ähnlich wie bei der posttraumatischen vorderen Instabilität ist auch hier eine **anatomische Rekonstruktion** anzustreben. Abrisse des Labrum glenoidale (Abb. 14.31) mit oder ohne knöchernes Fragment sind selten und werden daher oft übersehen. Sie sollten analog zur Operation nach Perthes-Bankart bei vorderer Instabilität **refixiert** werden.

Wolf und Eakin (1998), beschreiben eine arthroskopische Variante der Refixation einer hinteren Bankart-Läsion mit Fadenankern. Bei veralteten Fällen mit ausgeweiteter posteroinferiorer Gelenkkapsel führt er eine Plikatur der dorsalen Gelenkkapsel mittels eingeflochtenen, resorbierbaren Nähten durch, mit denen eine Verkürzung von ca. 25% angestrebt wird.

Meistens findet sich zusätzlich eine Ausweitung der posteroinferioren Kapsel, sodass die Abgrenzung gegenüber konstitutionellen Formen erschwert ist. Nicht selten wird von Patienten, die bei der klinischen Untersuchung eine multidirektionale Laxität auf beiden Seiten zeigen, auch ein initiales Trauma angegeben. Die **T-Shift-Kapsel-**

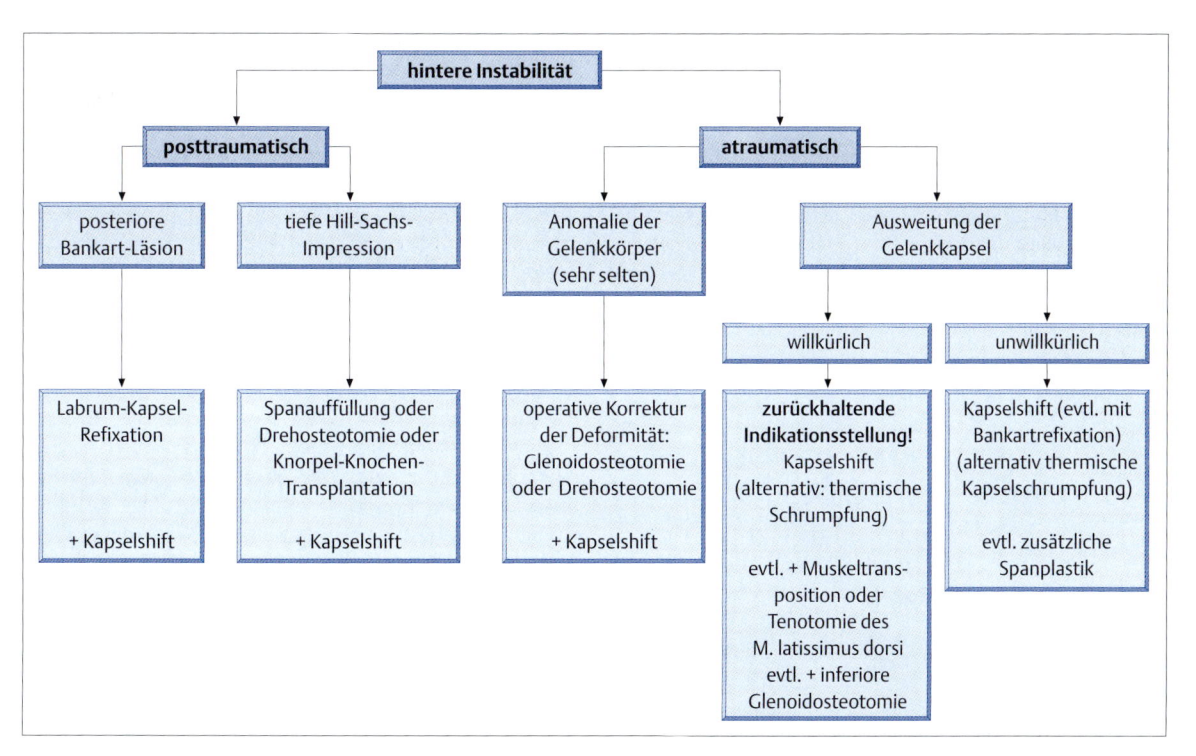

Abb. 14.30 Therapeutisches Vorgehen bei hinterer Instabilität (nicht für die verhakte hintere Luxation!).

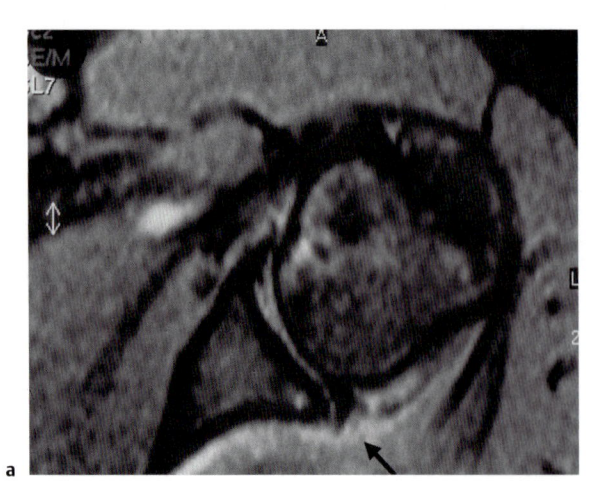

Abb. 14.31 a u. b Rezidivierende posteroinferiore Luxationen nach einem Aufprall mit flektiertem Arm auf den Gegner beim American Football (vgl. die deutlich vorteilhaftere Darstellung einer hinteren Bankart-Läsion im Arthro-MRT, Abb. 4.**96**).

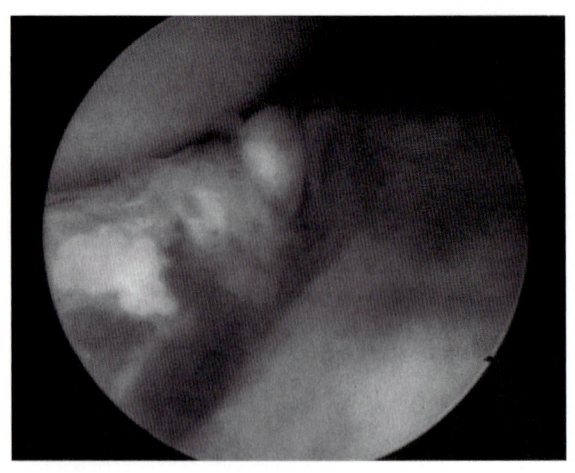

a Der MRT-Befund (Schnitt in der Transverselebene) zeigt einen Abriss des posteroinferioren Labrums.
b Arthroskopischer Befund (Blick vom posterioren Portal auf den posteroinferioren Glenoidrand).

raffung lässt sich jedoch mit der Refixation der Bankart-Läsion am Glenoidrand kombinieren und damit die zugrunde liegenden pathologischen Verhältnisse beseitigen. Die offen Refixierung des Kapsel-Labrum-Komplexes mittels Klammern (Staples) hat sich ähnlich wie bei den ventralen Stabilisierungen nicht bewährt. Tibone und Ting (1990) beobachteten mit dieser Methode über 45 % Rezidive.

Anders als bei der vorderen Instabilität weist eine reverse Impressionfraktur dagegen immer auf eine traumatische Genese hin und sollte bei biomechanisch relevanter Lage, Ausdehnung und Tiefe, grundsätzlich korrigiert werden.

Bei weniger ausgedehnten, weiter zentral gelegenen Impressionen kann aus dem inferioren Humeruskopf ein **Knochen-Knorpel-Zylinder** mit speziellen, für Knorpeltransplantation üblichen Hohlfräsen gewonnen und gegen das imprimierte Areal ausgetauscht oder dieses angehoben werden. Bei ausgedehnten Defekten bietet sich der Ausgleich mit einem **kortikospongiösen Beckenkamm** oder einem homologen **Hüftkopf** aus der Knochenbank bzw. als Alternative die **Drehosteotomie** an.

14.3.3 Atraumatische unwillkürliche hintere Instabilität

Ätiologie und Diagnostik

Die Ursache der atraumatischen unwillkürlichen hinteren Instabilität liegt in der Regel in einer Insuffizienz des posteroinferioren Gelenkkapselbereichs. Gelegentlich berichten die Patienten über eine zurückliegende Periode (meist im Kindes- oder Jugendalter) willkürlicher Instabilität.

Gelegentlich kann die Ausweitung der hinteren Gelenkkapselregion auch Folge einer chronischen Überdehnung bzw. Mikrotraumatisierung bei Wurfsport oder der Ausübung von Kraftsport sein. Insbesondere das so genannte „Bankdrücken" oder ein forciertes Auftrainieren des M. pectoralis major in Flexion und Adduktion fördern die Insuffizienz der Gelenkkapsel.

Bei der klinischen Untersuchung findet der Untersucher in der Regel eine deutlich vermehrte, oft bilaterale Laxität und einen positiven hinteren Apprehensiontest. Oft kann die Sub-/Luxation durch die Einnahme einer bestimmten Gelenkposition (meistens in mittlerer Abduktion und Flexion) herbeigeführt werden (sog. Positionstyp). Im Gegensatz zu willkürlichen Formen (s. u.) wird hierbei angegeben, dass das Manöver Beschwerden verursacht und bei bestimmten alltäglichen Verrichtungen in Beruf oder Sport auftritt und dann willentlich nicht verhindert werden kann. Ein fließender Übergang zwischen den Instabilitätsformen ist möglich. Von Krönlein (1882) und später von Reischauer (1923) wurde diese Art der Instabilität als Pendelschulter bezeichnet und von den willkürlichen Formen abgegrenzt.

Nur selten sind Anomalien der Gelenkkörper als Ursache festzustellen (Abb. 14.**32**). Meistens handelt es sich hierbei um eine verstärkte Neigung der Glenoidfläche nach posteroinferior. Diese kann anlagebedingt, durch ein Trauma oder durch eine Lähmung im Kindesalter (meist einen frühkindlichen Plexusschaden) verursacht sein.

Therapie

Eine genaue präoperative Analyse der individuell vorliegenden pathologischen Veränderung ist bei der atraumatischen hinteren Instabilität für den Erfolg operativer Maßnahmen besonders wichtig. Daher ist präoperativ

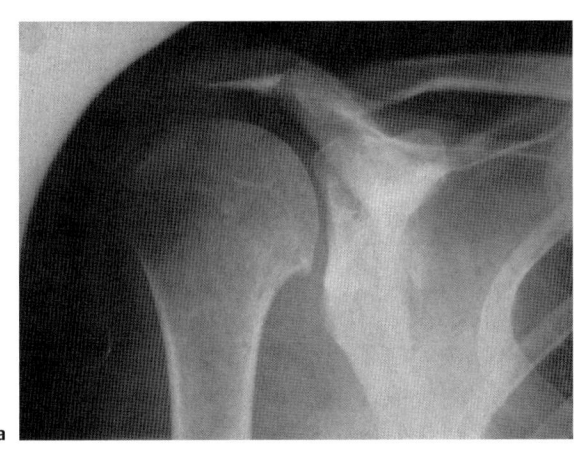

Abb. 14.32 a u. b Anomalie des Glenoids als Ursache einer posteroinferioren Instabilität, die erst nach der Pubertät klinisch auffällig wurde. 21-jähriger Mann (vgl. auch Kap. „Angeborene Fehlbildungen").

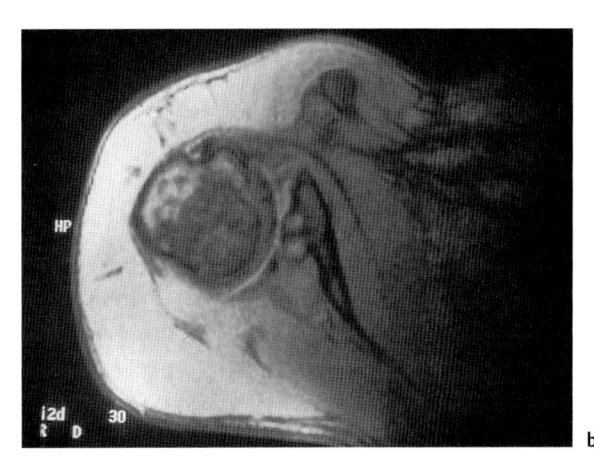

a A.-p. Röntgenbild.
b MRT-Befund (transversale Schnittebene).

zum Ausschluss einer Anomalie der Gelenkkörper und möglichst umfassender intraartikulärer Befunderhebung die Durchführung eines Arthro-MRT oder Arthro-CT eher notwendig als bei vorderen Instabilitäten.

Konservative Therapie

Bei allen konstitutionell bedingten Instabilitäten sollte eine operative Korrektur am Ende aller therapeutischen Maßnahmen stehen. Wie Burkhead u. Rockwood (1992) gezeigt haben, kann ein gezieltes Rehabilitationsprogramm erfolgreicher sein als operative Maßnahmen. Die Indikation zu einem operativen Vorgehen ist erst nach Durchführung eines konsequenten Übungsprogramms von wenigstens 6 Monaten Dauer gegeben.

Arthroskopische Stabilisierung

Analog zu den arthroskopischen Verfahren bei der vorderen Instabilität können hier die gleichen Techniken verwendet werden. Da meistens eine Raffung und Doppelung der ausgeweiteten, dünnen dorsalen Kapsel erforderlich ist, haben sich hier die arthroskopischen Techniken noch nicht durchsetzen können. Als Alternative zu den offenen Shiftverfahren wurde eine Variante der Kapselraffung mittels transglenoidaler Durchzugsnähte nach Caspari vorgestellt (McIntyre u. Mitarb. 1997). Die über ein supraklavikuläres Portal (dorsokraniale Rotatorenmanschette) ausgeleiteten Fäden werden an der Spina oder Klavikula mit einem Bohrloch verknotet.

Wolf und Eakin (1998) berichteten über eine Plikatur der Kapsel mittels resorbierbarer Raffnähten, die von intraartikulär her eingebracht werden.

Thermische Kapselschrumpfung. Der Einsatz des Holmium:YAG-Lasers (S. 413) wurde zunächst nicht für die hintere Instabilität empfohlen, da der hintere Kapselbereich weniger kräftige ligamentäre Verstärkungen enthält. Daher ist die Wahrscheinlichkeit einer Schädigung der periartikulären Weichteile und des N. axillaris größer. Bei atraumatischer hinterer Instabilität und ausgeweitetem IGHL-Komplex ohne Labrumablösung ist eine Anwendung möglich. Ausreichende klinische Erfahrungen liegen jedoch noch nicht vor.

Offene Rekonstruktionsverfahren

Nur bei dem eindeutigen Nachweis von Anomalien der Gelenkkörper sind knöcherne Korrektureingriffe indiziert. In der ganz überwiegenden Mehrzahl sind Kapselraffungen zu bevorzugen.

T-Shift-Kapselraffung

In der Regel ist der hintere inferiore Gelenkkapselbereich ausgeweitet. Viele Fälle können als hintere Instabilität bei multidirektionaler Laxität klassifiziert werden. Der Übergang zur multidirektionalen Instabilität mit bevorzugter hinterer Instabilitätsrichtung ist fließend. Die operative Stabilisierung sollte daher dem Prinzip der konzentrischen Raffung und Verstärkung der Gelenkkapsel folgen, wie sie für den T-Shift (S. 407) vorgestellt wurde.

Die Erstbeschreibung einer T-Shift-Kapselraffung im hinteren Kapselbereich erfolgte durch Neer und Foster 1980. Später (1990) berichtete Neer über eine Serie von 23 Patienten, bei denen kein Rezidiv zu verzeichnen war. Dabei handelte es sich überwiegend um Fälle von multidirektionaler Instabilität mit vorwiegender Instabilitätsrichtung nach hinten.

Nach **Neer** (Abb. 14.**33**) wird von einem annähernd vertikalen Hautschnitt aus (Narbenbildung!), der von mediokaudal über die hintere Ecke des Akromions schräg nach kranial zieht, der Deltamuskel in Längsrichtung um ca. 4–5 cm gespalten, wobei die N.-axillaris-Äste verschont bleiben. Eine Ablösung des Deltamuskels an der Spina nach medial und lateral verbessert die Übersicht und schont den Muskel. Der Zugang zur Gelenkkapsel kann über eine in der Mitte gelegene Spaltung des gefiederten

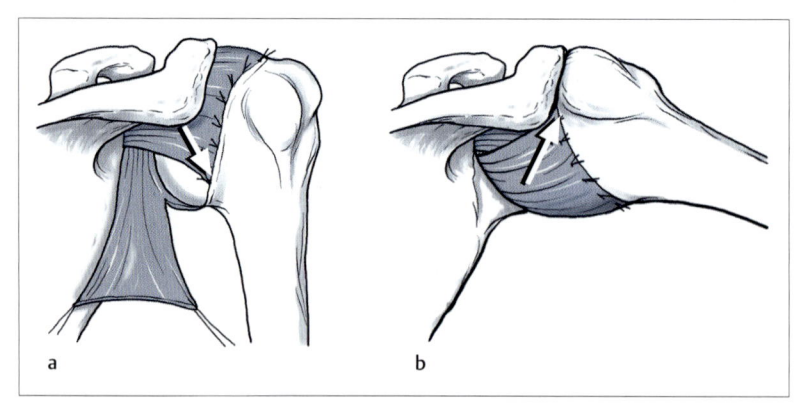

Abb. 14.33 a u. b Dorsale T-Shift-Kapselraffung nach Neer.
Nach Eröffnung der Gelenkkapsel durch eine laterale Inzision wird die inferiore Kapsel am Humerus unter Belassung eines ca. 1 cm breiten Randsaums abgelöst. Da sich der N. axillaris in unmittelbarer Nähe befindet, sollte dieser am Rande des M. teres minor z. B. durch Palpation identifiziert werden. Nach horizontaler Spaltung der Kapsel in zwei Lappen wird die Randzone des Gelenkknorpels am Humerus angefrischt.

Im Unterschied zum ventralen Shift wird empfohlen, zuerst den superioren, dann den inferioren Lappen zu refixieren. Auch hier kann – dem Prinzip des selektiven Shifts folgend – die postoperative Beweglichkeit eingestellt werden.
a Der superiore Kapsellappen wird in leichter Abduktion (ca. 10–20°) und Innenrotation (0–10°) refixiert.
b Der inferiore Kapsellappen wird in ca. 40–50° Abduktion refixiert.

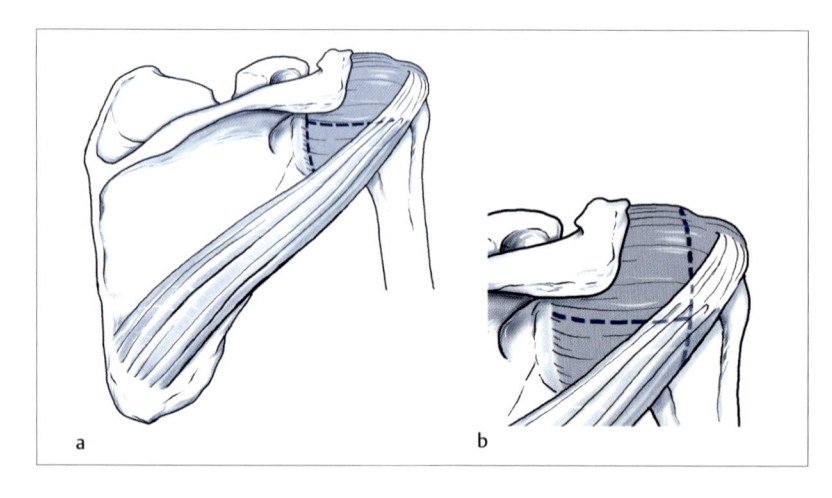

Abb. 14.34 a u. b Modifikation der dorsalen T-Shift-Kapselraffung. Das Vorgehen richtet sich nach dem Ausmaß der Instabilität und ihrer vorherrschenden Richtung.
a Analog zu dem Vorgehen bei anteroinferiorer Instabilität kann die vertikale Inzision am Glenoidrand oder
b am Humerus angelegt werden.
Bei starker inferiorer oder multidirektionaler Komponente wird besser die humeralseitige Variante gewählt, bei Ablösung des Labrums am Pfannenrand eher die glenoidseitige.

M. infraspinatus oder nach Ablösung am Ansatz und Zurückschlagen des Muskels bis ca. 1–2 cm medial des Glenoidrands erfolgen. Bei einer ausgeprägten Erweiterung des axillären Recessus (klinisch gekennzeichnet durch eine Hyperabduktion und eine erhöhte inferiore Bewegung bei abduziertem Arm!) sollte der M. infraspinatus abgelöst werden, um den inferioren Lappen sicherer präparieren und hochziehen zu können.

Der vertikale Schenkel der Inzision wird am Humerus angelegt. Die Kapsellappen werden als Doppelverstärkung gegeneinander im Shift verschoben. Auch hier kann – dem Prinzip des selektiven Shifts folgend – die postoperative Beweglichkeit eingestellt werden.

Glenoidseitige T-Shift-Kapselraffung. Anders als bei der Technik nach Neer wird die vertikale Inzision am Glenoidrand angelegt (Abb. 14.**34**). Dieses Verfahren bietet sich an, wenn eine posteriore Ablösung des Labrums vorliegt und die inferiore Ausweitung des axillären Recessus weniger ausgeprägt ist.

Nachbehandlung nach posteriorem Shift. Für 6 Wochen sollte eine Orthese getragen werden, die den Arm hinter der Skapulaebene (in leichter Extension) in 10–20° Abduktion und Neutralrotation fixiert. Es folgt das Rehabilitationsprogramm, das für weitere 6 Wochen forcierte Flexionen und Innenrotationen vermeiden sollte. Der Patient muss darauf hingewiesen werden, dass die körperliche Aktivität für 6–12 Monate eingeschränkt werden sollte, insbesondere belastende Sportarten und das Tragen schwerer Lasten.

Skapulahalsosteotomien und Spanplastiken

Bei verstärkter Neigung der Glenoidfläche nach dorsal oder einer Hypoplasie der Glenoidfläche kann eine Korrektur durch Glenoidosteotomie mit Einfalzung eines kortiko-

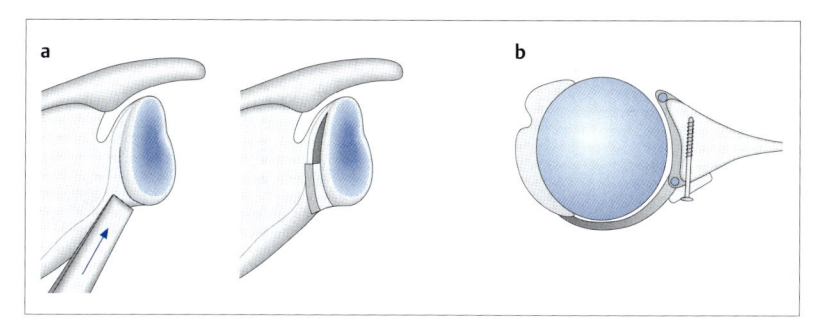

Abb. 14.35 a u. b Spanplastiken bei hinterer Instabilität.
a Osteotomie medial des hinteren unteren Glenoidrands und Einfalzung eines kortikospongiösen Knochenblocks bei pathologischer Inklination der Glenoidfläche nach Scott u. Kretzler.
b Verschraubung eines Kortikalisspans nach Neer, der die hintere Kontur der Pfanne höchstens 5 mm übertragen darf.

spongiösen Spans nach Scott und Kretzler 1967 (Hurley u. Mitarb. 1992) durchgeführt werden. Die Behandlung der „angeborenen" hinteren Luxation mittels Spanplastik wurde bereits von Hohmann (1933), später durch Asplund (1942) und Ahlgren (1978) beschrieben.

Die Indikation zu einer Spanplastik sollte jedoch nur dann gestellt werden, wenn die pathologische Neigung der Glenoidfläche (> 30° nach dorsal) oder eine Hypoplasie zweifelsfrei im Arthro-CT oder Arthro-MRT nachgewiesen wurde. Die Messung im axialen Röntgenbild ist aufgrund von Projektionsfehlern unzuverlässig. Zudem werden häufig bei alleiniger Beurteilung der knöchernen Anteile die posteroinferior breiten, konturbildenden Anteile des Labrum glenoidale und des Gelenkknorpels vernachlässigt. Komplikationen dieser Methode sind Infraktionen der Gelenkfläche oder Osteonekrosen. Von Neer (1990) wurde ausdrücklich darauf hingewiesen, dass Änderungen der Humerusretrotorsion oder der Glenoidflächenneigung bei anfänglich normalen anatomischen Verhältnissen sehr rasch zur Entwicklung einer Arthrose führen können.

Als Ergänzung zu einer dorsalen Kapselraffung kann nach Neer (1990) bei einem Abschliff und Höhenverlust der dorsalen Glenoidkante ein **kortikospongiöser Span** angeschraubt werden, der aus der Spina scapulae oder dem Beckenkamm entnommen werden kann. Ein Überragen des Spans über den knöchernen Rand der Glenoidkante von mehr als 5 Millimetern ist unbedingt zu vermeiden, da sonst die physiologischen Translationsbewegungen nach dorsal behindert werden, was zwangsläufig zu einer Lockerung des Spans oder zu einer Früharthrose führen muss (Abb. 14.**35**).

Reverse Drehosteotomie

Bei atraumatischer hinterer Instabilität und eindeutig pathologischem Retrotorsionswinkel des proximalen Humerus (> 45°) kann die reverse Drehosteotomie in Kombination mit einer Kapselraffung ebenfalls erwogen werden. Die entstehende Einschränkung der Außenrotation und die nachteiligen Folgen einer Veränderung der bestehenden Anatomie im Langzeitverlauf müssen in Kauf genommen werden. Die Indikation für eine Drehosteotomie ist somit nur in seltenen Fällen gegeben.

Ergebnisse

In der Literatur sind überwiegend Untersuchungen mit kleinen Fallzahlen, kurzer Nachbeobachtungzeit und wenig präzise definiertem Patientengut veröffentlicht. Der Anteil von Patienten mit eindeutig traumatischer Genese, repetitiven Mikrotraumen (sportbedingt), konstitutionell bedingter Laxität, knöchernen Anomalien sowie willkürlicher Steuerung wird selten genau angegeben.

Dennoch lässt sich festhalten, dass die Komplikationen und Erfolgsraten bei atraumatischer hinterer Instabilität nicht mit einer Stabilisierung bei posttraumatisch vorderer Instabilität vergleichbar sind. So fanden Hurley u. Mitarb. (1992) eine höhere Rate an Zufriedenheit und Sportfähigkeit in der **konservativ** behandelten Gruppe gegenüber operativ (mit einer unilateralen Kapselraffung, reverser Putti-Platt) behandelten Patienten.

Von Hawkins u. Mitarb. (1984 und 1988) wurde mit 50% über eine hohe Rate von Rezidiven und Komplikationen berichtet – allerdings an einem sehr inhomogenem Krankengut.

Reverse Drehosteotomie

Von Surin u. Mitarb. (1990) wurde über die Erfahrungen an 10 Patienten mit rezidivierenden hinteren Luxationen berichtet, die über einen Zeitraum von 10 Jahren mit einer reversen Drehosteotomie behandelt wurden. Bei zwei Schultern wurde das Ergebnis wegen eines Rezidivs und einer Pseudarthrose als mäßig eingestuft.

Glenoidosteotomien

Fasst man die Angaben zur Rezidivhäufigkeit zusammen (Scott 1967, English u. McNab 1974, Brewer u. Mitarb. 1986, Wilkinson u. Thomas 1985, Norwood u. Terry 1984, Hawkins u. Mitarb. 1984), so ist bei ca. 30% der Operationen mit einem Versagen der Methode zu rechnen, wenn keine differenzierte Indikationsstellung vorgenommen wird.

Von Graichen u. Mitarb. (1998) wurde zwar über eine Reluxationsrate von nur 15,4% nach durchschnittlich 4,9 Jahren bei einem gemischten Krankengut berichtet. Bei 30% fanden sich jedoch röntgenologisch erkennbare degenerative Veränderungen, sodass die Indikation von den Autoren in erster Linie nur noch bei atraumatischen Insta-

14 Instabilität des Glenohumeralgelenks

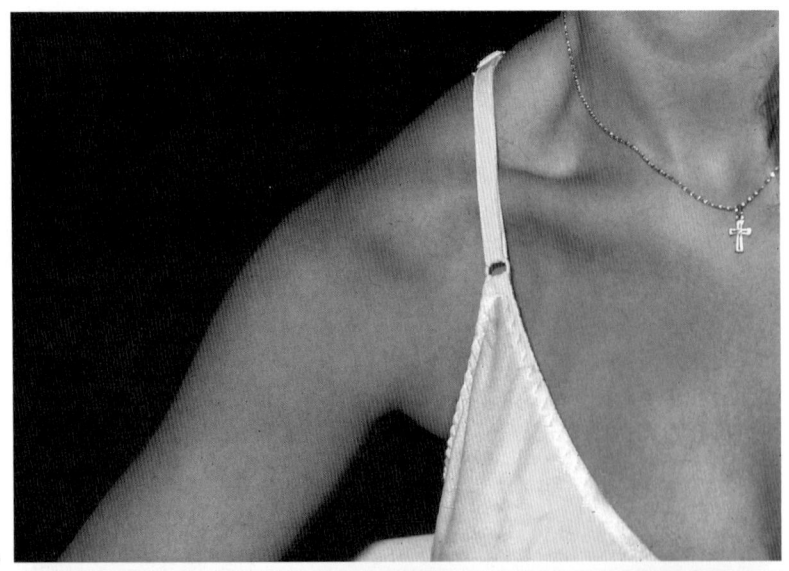

Abb. 14.36 a–e Willkürliche posteriore Luxation vom Positionstyp bei einer 22-jährigen Frau.

a Klinisches Beispiel mit einer charakteristischen Einziehung an der vorderen oberen Schulterkontur.

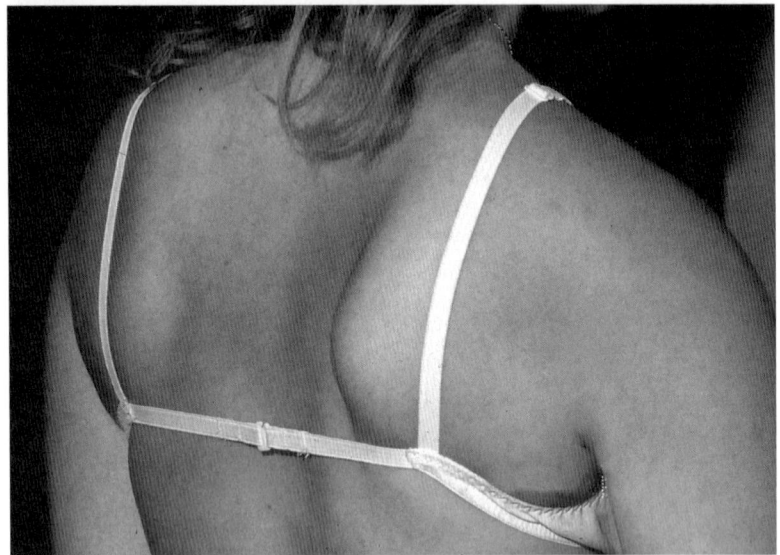

b Flügeln der Skapula, um den Humeruskopf unter dem Akromion nach hinten unten aus der Glenoidfläche zu drücken.

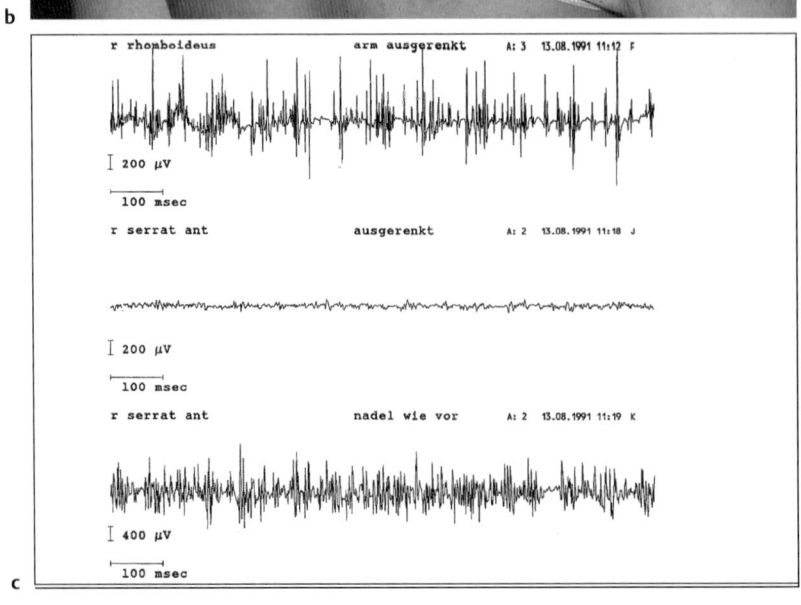

c EMG-Ableitung, die eine Inaktivierung des M. serratus anterior (mittlere Linie) während der Luxation zeigt.

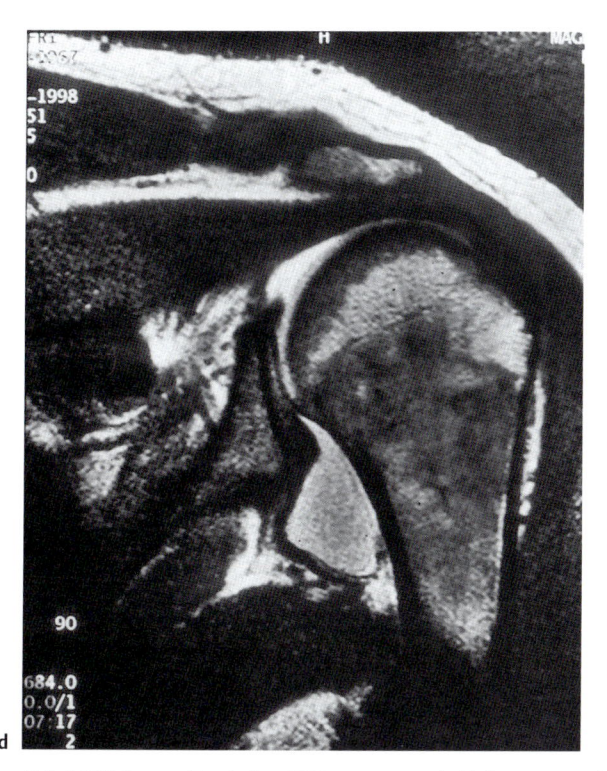

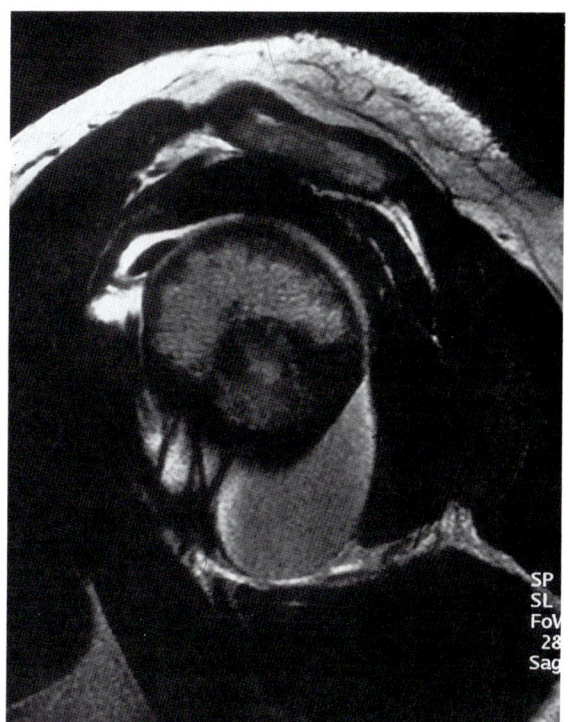

Abb. 14.36 d u. e Das Arthro-MRT weist eine erhebliche posteroinferiore Ausweitung der Gelenkkapsel nach.

bilitäten und nachgewiesener Fehlstellung der Glenoidfläche gesehen wird.

Arthroskopische Stabilisierung

Von McIntyre u. Mitarb. (1997) wurden mit einer Variante der transglenoidalen Durchzugsnähte nach Caspari bei 19 Patienten (20 Schultern) nach durchschnittlich 31 Monaten 2 erneute Luxatonen und 3 Subluxationen angegeben (Rezidivrate 25%). Das Kollektiv beinhaltete jedoch in 12 Fällen traumatische Bankartläsionen. Erstaunlicherweise beschreiben die Autoren bei 4 Rezidiven mit Bankart-Läsionen auch eine willkürliche Auslösung der Luxation.

Offene T-Shift-Kapselraffung

Dieses Verfahren steht derzeit als Standardverfahren eindeutig im Vordergrund. Zumindest bei der unwillkürlichen hinteren Instabilität vom Positionstyp scheint die Erfolgsrate mit der T-Shift-Kapselraffung nach Neer günstig zu sein. Bigliani u. Mitarb. (1995) fanden in 35 Fällen durchschnittlich fünf Jahre postoperativ nur 11% Rezidive. Bei Patienten, bei denen es sich um einen Primäreingriff handelte, lag die Erfolgsrate mit 96% sogar noch höher.

Fronek u. Mitarb. (1989) berichteten bei 11 Fällen von posterioren Subluxationen über eine Erfolgsrate von 91% mit dem glenoidseitigen Shift, teilweise kombiniert mit der Einbringung eines Knochenblocks. Santini und Neviasier (1995) fanden bei posteroinferiorer Instabilität eine Erfolgsrate von 88% nach 4,7 Jahren, obwohl 10 von 18 Patienten bereits vorher erfolglos mit einem anderen Verfahren operiert worden waren.

Von Tibone und Bradley (1993) wurde über deutliche funktionelle Einbußen nach dem hinteren Kapselshift berichtet. Von 14 Wurfsportlern fanden nur 4 wieder zu ihrer alten Form zurück. Dieser Nachteil wurde von Jerosch u. Mitarb. (1998) in einer klinischen Nachuntersuchung an 12 Patienten (14 Schultergelenken) mit rezidivierenden, unwillkürlichen posteroinferioren Luxationen bestätigt. Durchschnittlich 22 Monate nach glenoidseitigem Shift fanden sich zwei Rezidivluxationen (16%) und deutliche Defizite in der isokinetischen Kraftmessung sowie entsprechende EMG-Veränderungen, insbesondere bei den weiblichen Patienten.

14.3.4 Willkürliche hintere Instabilität

Ätiologie und Diagnostik

In der Mehrzahl der Fälle liegt eine erhebliche begünstigende Kapsellaxität vor. Mehrere Studien, teilweise unter genauer Exploration mit quantitativem EMG und gleichzeitiger Videoaufzeichnung (Rowe u. Mitarb. 1973, Resch 1989), lassen darauf schließen, dass individuell unterschiedliche Muskeln an dieser Dezentrierung beteiligt sind und belegen ein sehr inhomogenes Bild der jeweiligen Innervationsmuster.

Am häufigsten findet sich wie bei den unwillkürlichen Formen der Positionstyp (Abb. 14.36), bei dem der Humeruskopf in einer bestimmten Stellung des Arms gegenüber der Skapula luxiert. Im Unterschied zu den unwillkürlichen Formen kann jedoch manchmal (insbesondere bei den willkürlichen vorderen Subluxationen) der Humeruskopf bei am Körper angelegten Arm verschoben werden. Oft bemerkt der Untersucher ein begleitendes Flügeln der Skapula. Dieses wird meist durch eine passagere Ausschaltung des M. serratus anterior bewirkt (elektomyographisch nachweisbar). Die flachere Stellung des Akromions erleichtert dem Humeruskopf die Gleitbewegung nach dorsal. Lässt sich der Luxationsvorgang durch manuelle Blockade der Schwenkbewegung der Skapula nicht verhindern, liegt die Ursache eher in einem Zusammenwirken von M. latissimus dorsi und den vorderen Anteilen des Deltamuskels, die bei fehlender Aktivität des posterioren Anteils den Humeruskopf aus dem Glenoid drücken. Fronek u. Mitarb. (1989) unterscheiden daher „positionsabhängige" von „muskulären" Typen.

In manchen Fällen besteht der Eindruck einer psychischen Störung. Die muskuläre Fehlsteuerung soll in diesen Fällen durch eine neurotische Konfliktlösung verursacht sein (Hawkins u. Mitarb. 1984, Hawkins und McCormack 1988, Morscher u. Tailard 1964) und dazu beitragen, entweder Aufmerksamkeit zu erregen oder innere Spannungen und unbewältigte Probleme abzuleiten. Insbesondere im Hinblick auf eine operative Korrektur ist die Prognose ungünstig.

Therapie

Konservative Therapie

Alle konstitutionell bedingten und insbesondere die willkürlichen Instabilitäten werden oft durch ein gezieltes Rehabilitationsprogramm mit größerem Erfolg behandelt als durch operative Maßnahmen (Burkhead u. Rockwood 1992).

Zur Therapie willkürlicher Instabilitäten, die sich nach konventionellen krankengymnastischen Übungsprogrammen nicht besserten, wurde ein EMG-gesteuertes Biofeedback versucht (Beall u. Mitarb. 1987, Gerber u. Mitarb. 1995). Es konnte in erster Linie eine subjektive Verbesserung erreicht werden. Die Patienten berichteten über eine reduzierte Anzahl von Sub-/Luxationen und ein höheres Maß an muskulärer Kontrolle, wobei die klinische Beurteilung der Instabilität, insbesondere der translatorischen Verschieblichkeit, keine wesentliche Veränderung zeigte.

Operative Therapie

Bei willkürlichen (Sub-)Luxationen sollte die Indikation zu einer operativen Korrektur sehr zurückhaltend gestellt werden. Nur wenn zugrunde liegende Persönlichkeitsstörungen (evtl. Krankheitsgewinn) ausgeschlossen werden können bzw. eine über einen längeren Zeitraum gehende Verlaufsbeobachtung unmöglich ist, sollte eine operative Korrektur in Erwägung gezogen werden. Manchmal kann durch eine EMG-Analyse ein Muskel als hauptverantwortlich identifiziert werden. In diesem Fall ist eine Tenotomie oder eine Transposition als Bestandteil der geplanten operativen Korrektur zu erwägen. Es ist eine Tenotomie oder ein Transfer des M. latissimus dorsi oder M. pectoralis major möglich.

Ergebnisse

Die Ergebnisse sind mit allen operativen Verfahren ungünstig. Richards u. Mitarb. (1993) berichteten, dass bei 4 von 6 wegen willkürlicher Instabilität operierten Patienten sogar nach knöchern konsolidierter Arthrodese (durchgeführt wegen einer schweren Arthrose als Folge mehrfacher erfolgloser Voroperationen) weiterhin über Schmerzen und Instabilitätsgefühle geklagt wurde.

14.4 Multidirektionale Instabilität

Definition

Bereits aus den Schriften des Hippokrates 640 v.Chr. ist bekannt (Kapferer 1927), dass eine besondere Kategorie konstitutionell bedingter Instabilitäten existiert, für die spezielle Richtlinien der Behandlung gelten. Als mögliche Ursachen dieser Luxationen wurden die Form des Glenoids und die Variabilität im Aufbau von Kapsel und Ligamenten angegeben, die von Natur aus lockerer und dehnbarer als gewöhnlich seien. Es wurde erwähnt, dass manche Personen ihre Schultern willentlich und ohne Schmerz luxieren und reponieren könnten und ein Zusammenhang von Gelenklaxität mit Ernährungszustand und Entwicklung der Muskulatur gesehen. Im 19. Jahrhundert (Bardenheuer 1886, Krönlein 1882) wurde dieses Krankheitsbild im deutschsprachigen Raum unter den Begriffen Schlottergelenk oder habituelle Luxation abgehandelt. Endo beschrieb (Endo 1971, Endo u. Mitarb. 1981) das Schulterschlottergelenk bzw. die Loose-Shoulder-Patienten mit unwillkürlichen Luxationen in mehrere Richtungen.

Bekannt wurde diese Entität aber erst mit den Publikationen von Neer u. Forster (1980) unter der Bezeichnung Multidirectional Instability. Häufig werden die multidirektionale Laxität und die habituelle Luxation davon nicht abgegrenzt.

Im engeren Sinne sollte der Begriff der multidirektionalen Instabilität nur dann verwendet werden, wenn tatsächlich eine Instabilität in mehr als zwei Richtungen nachweisbar ist. In der Regel wird diese Diagnose gestellt, wenn der Provokationstest (Apprehensionstest) nach ventral und dorsal auslösbar ist, eine inferiore Komponente der Instabilität erkennbar ist und eine Laxität in alle Richtungen vorliegt. Zusätzlich besteht eine abnorme Außenrotation bei abduziertem und angelegtem Arm (von mehr als 70°).

Gerber (1997) verwendet den Begriff der multidirektionalen Instabilität für Fälle, bei denen als Folge einer übermäßigen passiven Verschieblichkeit im Glenohumeralgelenk Symptome einer Instabilität in mehreren Richtungen auftreten. Gerber beschreibt auch den eher seltenen Befund einer multidirektionalen Instabilität ohne Hyperlaxität, bei der ein Trauma zum vollständigen Abriss der kompletten kaudalen Hälfte der kapsuloligamentären Strukturen am Glenoidrand geführt hat.

Wie Bigliani u. Mitarb.1994 feststellten, ist durch Sport ein fließender Übergang von einer unidirektionalen Instabilität mit inferiorer Komponente bis hin zu einer multidirektionalen Instabilität möglich. Ursache der multidirektionalen Laxität kann neben der konstitutionell bedingten, mitunter auch generalisierten Gelenklaxität auch die sportbedingte erworbene Ausweitung der Gelenkkapsel sein. Neer (1990) ist der Meinung, dass ein Großteil seiner unter der Diagnose einer multidirektionalen Instabilität operierten Fälle eine Folge repetitiver Mikrotraumen sind (acquired instability, Kap. 15).

Ebenfalls abzugrenzen von der multidirektionalen Instabilität ist die sekundäre Laxität als Folge einer Ausweitung der Gelenkkapsel nach einer Vielzahl von rezidivierenden Luxationen. Habermeyer u. Mitarb. (1994) fanden bei der posttraumatischen unidirektionalen Instabilität mit steigender Anzahl der Luxationen eine signifikante Erhöhung des Gelenkvolumens. Während bei der 1.–3. Luxation noch durchschnittlich 37 ml gemessen wurden, waren es nach der 3.–5. bereits 51 ml. Im eigenen Krankengut (Gohlke u. Mitarb. 1996) fand sich als Ergebnis der Untersuchung in Narkose eine unidirektionale vordere Instabilität in Kombination mit einer multidirektionalen einseitigen Laxität (> 2+ Translation in 3 Richtungen) bei 24% aller operierten Fälle. Lediglich bei 9% ließ sich die multidirektionale Hyperlaxität bilateral in der Narkoseuntersuchung nachweisen. Nur ca. $1/4$ dieser Patienten mit bilateraler Hyperlaxität wiesen gleichzeitig auch eine generalisierte Gelenklaxität auf. Somit handelte es sich bei 13% um eine sekundäre multidirektionale Laxität.

Die als Folge von Rezidivluxationen entstandene sekundäre Ausweitung des Gelenkraums ist häufig und kann nur durch den Seitenvergleich gegenüber einer konstitutionell vorhandenen Laxität abgegrenzt werden.

Ätiologie und Pathogenese

Da der Begriff „multidirektionale Instabilität" wahrscheinlich keine einheitliche Entität beinhaltet, ist auch eine multifaktorielle Genese (s.o.) anzunehmen. In erster Linie wurden eine konstitutionelle Schwäche des Bindegewebes und ein neuromuskuläre Fehlsteuerung diskutiert.

Eine besondere Gruppe stellt die multidirektionale Instabilität bei **generalisierter** Gelenklaxität dar. Oft liegt hier eine angeborene Bindegewebsschwäche vor, z.B. ein Ehlers-Danlos- oder ein Marfan-Syndrom. Pathologische Überstreckbarkeit und Spontanluxationen anderer Gelenke (z.B. Hand, Ellenbogen) weisen darauf hin (Beighton u. Mitarb.1984). Von Rodeo u. Mitarb. (1998) wurden Gewebeproben von Patienten mit uni- und multidirektionaler Instabilität auf die Zusammensetzung des dichten Bindegewebes hin untersucht. Weder der Durchmesser der Kollagenfibrillen, der Gehalt an Aminosäuren oder elastischen Fasern noch die Quervernetzung des Kollagens unterschieden sich signifikant. Lediglich der Durchmesser der Kollagenfibrillen in Hautproben, auch positiv korreliert zu der intraoperativ gemessenen Translation im GH-Gelenk, unterschieden sich signifikant.

Bei Patienten mit angeborener generalisierter Bindegewebsschwäche dürfen die Erwartungen an den Erfolg einer operativen Korrektur nicht allzu hoch sein (Williams 1997).

Differenzialdiagnose

Die Abgrenzung einer multidirektionalen Schulterinstabilität gegenüber folgenden anderen Formen fällt oft schwer und wird in der Literatur nicht immer exakt vorgenommen:

- **Unidirektionale vordere Instabilität bei multidirektionaler Laxität.** Bilateral übermäßiger Bewegungsumfang (v.a. der Rotationsbewegungen), Translation von mindestens 2+ in mehrere Richtungen. In den Provokationstests (Apprehension) besteht jedoch eine klare Instabilitätsrichtung nach vorne.
- **Hintere Instabilität bei multidirektionaler Laxität.** Die klinische Untersuchung zeigt eine vermehrte Translation in alle Richtungen, insbesondere jedoch nach hinten. In mittlerer Flexion und Innenrotation werden die Beschwerden reproduziert. Der Provokationstest ist in dieser Stellung des Arms positiv. Dieser Befund ist z.B. als Folge einer traumatischen Schädigung der posteroinferioren kapsuloligamentären Sicherung, bei konstutioneller Hyperlaxität, nach exzessivem Kraftsport (z.B. Bankdrücken, Gewichtheben) und bei den meisten willkürlichen Luxationen nach dorsal festzustellen.
- **Bidirektionale Instabilität bei multidirektionaler Laxität.** Hier fällt die Abgrenzung zur multidirektionalen Instabilität schwer. Der klinische Befund sollte einen Provokationstest in vorderer und hinterer Richtung sowie ein positives Sulcuszeichen ergeben. Im Gegensatz zur multidirektionalen Instabilität besteht eine geringer ausgeprägte inferiore Komponente, d.h. die translatorische Verschieblichkeit nimmt mit zunehmender Abduktion ab.

Beispielsweise kann es auf dem Boden einer vorbestehenden Laxität und atraumatischen posterioren Instabilität durch ein zusätzliches Trauma zu einem kapsuloligamentären Abriss am vorderen Glenoidrand kom-

men mit nachfolgenden rezidivierenden Luxationen nach vorne.
- **Willkürliche posteroinferiore Instabilität bei multidirektionaler Laxität.** Kapsellaxität mit erhöhter translatorischer Verschieblichkeit in mehrere Richtungen (meist 2+ nach ventral und inferior sowie 3+ nach dorsal in 45–90° Abduktion in der Skapulaebene. Die vermehrte Verschieblichkeit lässt sich hier auch am abduzierten Arm nachweisen. Die Luxationen können willentlich meist in mittlerer Flexion und Innenrotation, oft aber auch schon bei angelegtem Arm und fixierter Hand ausgelöst werden. Der Provokationstest ist nur für die hintere Instabilität (reversed apprehension) positiv.
- **Willkürliche vordere Instabilität bei multidirektionaler Laxität.** In der Regel bestehen ausgeprägte Zeichen einer Laxität mit dem Nachweis einer translatorischen Verschieblichkeit von mindestens 2+ in alle Richtungen. Meist kann der Humeruskopf bei angelegtem Arm oder leichter Retroversion willkürlich nach vorne sub-/luxiert werden. Der Provokationstest nach hinten ist jedoch nicht positiv.

Zwischen allen Formen sind Übergänge möglich. Aus therapeutischer Sicht ist eine genaue Differenzierung wichtig, insbesondere zur Planung des operativen Verfahrens und des Zugangswegs. Wenn keine eindeutigen oder sogar mehrere Instabilitätsrichtungen vorliegen, sollte man daher den Patienten zunächst konservativ behandeln, über einen längeren Zeitraum beobachten und mehrfach untersuchen.

Operative Therapie

Da in der Regel eine erhebliche Kapsellaxität vorliegt, werden die Techniken der T-Shift-Kapselraffung (s. S. 407) bevorzugt verwendet. Bei einer multidirektionalen Instabilität stellt sich die Frage, ob von ventral, dorsal oder eventuell sogar kombiniert vorgegangen werden muss. Im Zweifelsfall sollte eher der ventrale Zugang bevorzugt werden, da das Kapselgewebe von besserer Qualität ist und geringere Komplikationsmöglichkeiten bestehen (Tibone 1995).

Meistens liegt jedoch eine dominierende Instabilitätsrichtung vor, die den Zugangsweg vorgibt. Es empfiehlt sich in allen Fällen, bei denen keine ausreichende Klärung durch die präoperative Diagnostik möglich war, vor der offenen Rekonstruktion eine genaue Untersuchung der Translation in Narkose im Seitenvergleich und evtl. sogar eine diagnostische Arthroskopie durchzuführen.

Damit kann festgestellt werden, ob z. B. zusätzlich zur posterioren Ausweitung der Kapsel auch eine ventrale Bankart-Läsion oder sogar eine vollständige Ablösung unter Einschluss des kranialen Labrums (SLAP-Läsion) vorliegt. Derzeit wird in vielen Zentren die thermische Kapselraffung als primäres Verfahren erprobt; verlässliche klinische Daten liegen damit jedoch noch nicht vor.

Multidirektionale Laxität mit vorwiegender Instabilitätsrichtung nach vorne. Meistens reicht hier die Durchführung einer ausgiebigen T-Shift-Kapselraffung in der Technik nach Neer. Der Kapselansatz muss jedoch den inferioren Ansatzbereich bis weit nach dorsal am Humerus abgelöst werden. Der axilläre Recessus wird durch das Hochziehen des inferioren Kapsellappens insgesamt erheblich verkleinert und damit auch die posterioren Anteile des IGHL-Komplexes vorgespannt. Gelegentlich verbleibt dennoch eine posteriore Instabilitätskomponente, die ein zweizeitiges Vorgehen mit zusätzlicher Stabilisierung von dorsal erforderlich macht.

Multidirektionale Laxität mit vorwiegender Instabilitätsrichtung nach hinten. Eine eindeutige Indikation für den hinteren Zugang liegt vor, wenn die pathologische Verschieblichkeit (3+) nach dorsal auch in Neutralstellung bzw. geringer Abduktion nachzuweisen ist. In diesem Fall ist nicht nur der axilläre Recessus ausgeweitet und das P-IGHL insuffizient (Abb. 1.16, S. 17), sondern der gesamte dorsale Kapselbereich einschließlich der superioren Anteile.

Liegt keine hintere Bankart-Läsion vor, ist bevorzugt der humeralseitige Kapselshift nach Neer durchzuführen, da mit diesem ein größeres Maß an Korrektur möglich ist. Bei einer Ablösung der Kapsel am Glenoidrand kann alternativ auch der glenoidseitige Shift erfolgen (zur Technik s. Abb. 14.33).

Sollte eine erheblich verstärkte Translation in Neutralstellung und Außenrotation nachweisbar sein, ist ein kombiniertes Vorgehen mit einem ventralen Zugang und Verschluss des Rotatorenintervalls erforderlich.

Komplikationen

Atraumatische multidirektionale Instabilitäten haben nach operativer Korrektur eine vergleichsweise hohe Rezidivrate und werden bei nahezu allen Standardoperationsverfahren bevorzugt als Ursache für Rezidive angegeben (Hawkins u. Mitarb. 1991). Nach Zabinski u. Mitarb. (1999) ist bei dieser Instabilitätsform auch bei erneuter Rekonstruktion der Erfolg unsicher. Sie fanden eine hohe Rate an Fehlschlägen (61%) trotz mehrfacher Revisionen. Bei vier von 21 operierten Schultern musste schließlich eine Arthrodese durchgeführt werden.

Bei wiederholten Rezidiven werden nach dem Scheitern von Standardverfahren auch ungewöhnliche Verfahren versucht, wie z. B. eine Verkürzung der Rotatorenmanschette oder knöcherne Korrekturoperationen (Glenoid- oder Drehosteotomien). Dennoch enden ebenso wie bei den willkürlichen Formen viele dieser Bemühungen in einer Arthrodese oder Endoprothese.

Ergebnisse

Arthroskopische Stabilisierung. Über die Erfolgsraten der arthroskopischen Behandlung einer echten multidirektionalen Instabilität sind nur wenige Angaben in der Literatur vorhanden. Meistens werden Resultate an einem Krankengut vorgestellt, bei dem weniger eine echte multidirektionale Instabilität als vielmehr eine atraumatische unidirektionale Instabilität mit multidirektionaler Laxität vorliegt.

Von Duncan und Savoie (1993) wurde eine arthroskopische Variante der glenoidseitigen T-Shift-Kapselraffung vorgestellt. Von McIntyre u. Mitarb. (1997) wurde eine Serie von 19 Patienten mit einem arthroskopischen Kapselshift in der Caspari-Technik vorgestellt, bei der nach durchschnittlich 34 Monaten nur ein Rezidiv auftrat.

Allerdings befanden sich darunter nur 4 Fälle mit Luxationen und 9 mit gelegentlichen Subluxationen. Bei den anderen stellten Schmerzen die Indikation zum Eingriff dar, sodass hier eher von einem Instabilitätsimpingement als präoperativer Diagnose ausgegangen werden muss. Angaben zur postoperativen Stabilitätstestung fehlen.

Treacy u. Mitarb. (1999) berichteten – ebenfalls mit dem modifizierten Caspari-Verfahren – über 25 Patienten (14 mit Subluxationen, 11 mit mindestens einer Luxation), die durchschnittlich 5 Jahre nach dem Eingriff untersucht wurden. Bei der Untersuchung wurde bei allen ein positives Suluszeichen in Abduktion und mindestens eine Instabilitätsrichtung als Kriterium der multidirektionalen Instabilität beschrieben. Von 3 Patienten (12%) wurden Rezidive berichtet.

Offene Rekonstruktion bei multidirektionaler Laxität mit vorwiegender Instabilitätsrichtung nach vorne. Obwohl die Erstbeschreibung des inferioren Kapselshifts durch Neer und Foster, die über Erfahrungen mit 40 Operationen bei multidirektionaler Instabilität und einem Nachuntersuchungszeitraum von 1 Jahr berichteten, bereits 1980 erfolgte, gibt es nur wenig Daten über Langzeitergebnisse.

Cooper und Brems (1992) berichteten über die Resultate eines inferiorem Kapselshifts nach Neer an 38 Patienten (43 Schultern). Davon wiesen 29 Zeichen einer generalisierten Bandlaxität auf. 5 Patienten wurden als willkürliche Instabilität eingestuft. Nach einem Beobachtungszeitraum von mindestens 2 Jahren waren 91% der Patienten bei guter Funktion ohne Rezidivluxation. 24% wiesen jedoch eine Restinstabilität mit Apprehensionszeichen auf. Eine Verbesserung der vorbestehenden Situation wurde von 86% angegeben. Da bei 7 Schultern zusätzlich eine Labrumrefixation durchgeführt wurde, handelt es sich bei dem untersuchten Kollektiv wahrscheinlich nicht ausschließlich um atraumatische multidirektionale Instabilitäten. Eine vergleichbare Erfolgsrate von 96% wurden von Pollock und Mitarb. (2000) durchschnittlich 5 Jahre nach inferiorem Kapselshift ausgerichtet nach der dominierenden Instabilitätsrichtung berichtet.

Von Hamada und Fukuda (1998) wurde durchschnittlich 8,3 Jahren nach inferiorem Kapselshift mit unterschiedlich dominanter Instabilitätsrichtung über eine Rezidivrate von insgesamt 26% berichtet. Willkürliche hintere Instabilitäten schnitten dabei mit einer Rezidivrate von 50% deutlich schlechter ab als unwillkürliche Luxationen (14%). Bei 9 von 14 hinteren (überwiegend mit einem ventralen Shift kombinierten) Shift-Operationen war in der Folge eine partielle Humeruskopfnekrose im MRT-Befund ohne klinisches Korrelat aufgetreten.

Multidirektionale Laxität mit vorwiegender Instabilitätsrichtung nach hinten. Seltzer u. Mitarb. (1995) berichten über weniger günstige persönliche Erfahrungen mit der hinteren Kapselraffung (s. Therapie der hinteren Instabilität) und raten von diesem Verfahren ab, da ihrer Meinung nach die dünne, wenig widerstandsfähige Kapsel für eine Duplikatur wenig geeignet ist. Die Autoren bevorzugen die Technik nach Rockwood u. Mitarb. (1991), bei der nach einer vertikalen Inzision in der Mitte der ventralen Kapsel beide Hälften im Sinne eines Shifts nach kranial gezogen und gedoppelt übereinander vernäht werden. Bestandteil des Verfahrens ist grundsätzlich ein Verschluss des Rotatorenintervalls.

14.5 Besonderheiten der Schulterinstabilität bei Kindern und Jugendlichen

Die Klassifikation dieser Instabilitäten sollte wie im Erwachsenenalter erfolgen.

Bei der überwiegenden Mehrzahl handelt es sich um atraumatische Instabilitäten bei konstitutioneller Hyperlaxität, die im Kindes- und Jugendalter häufiger als bei Erwachsenen anzutreffen ist und sich nach der Pubertät wieder teilweise zurückbildet (Emery u. Mullaji 1991).

Seltene Ursachen einer Luxation sind geburtstraumatisch bedingte Schäden und Plexusläsionen (Babbit u. Cassidy 1968, Troum u. Mitarb. 1993), Arthrogryposis (Chung u. Nissenbaum, 1975), Apert-Syndrom (Kasser u. Upton 1991) und septische Arthritiden (Resnik 1992).

Bei der **Diagnostik** muss berücksichtigt werden, dass einige Knochenkerne erst spät in der Pubertät erscheinen und die Wachstumsfugen am Humerus erst nach Abschluss des Längenwachstums röntgenologisch nicht mehr darstellbar sind (Kap. 1). Daher ist die Durchführung eines MRT in Zweifelsfällen frühzeitig indiziert. Wegen der günstigen Abgrenzbarkeit der knorpelig präformierten Skelettanteile von dem anliegenden Bindegewebe und der vorliegenden Größenverhältnisse sollte die Sonographie unter Verwendung hochfrequenter Schallköpfe bereits frühzeitig eingesetzt werden (Abb. 14.37).

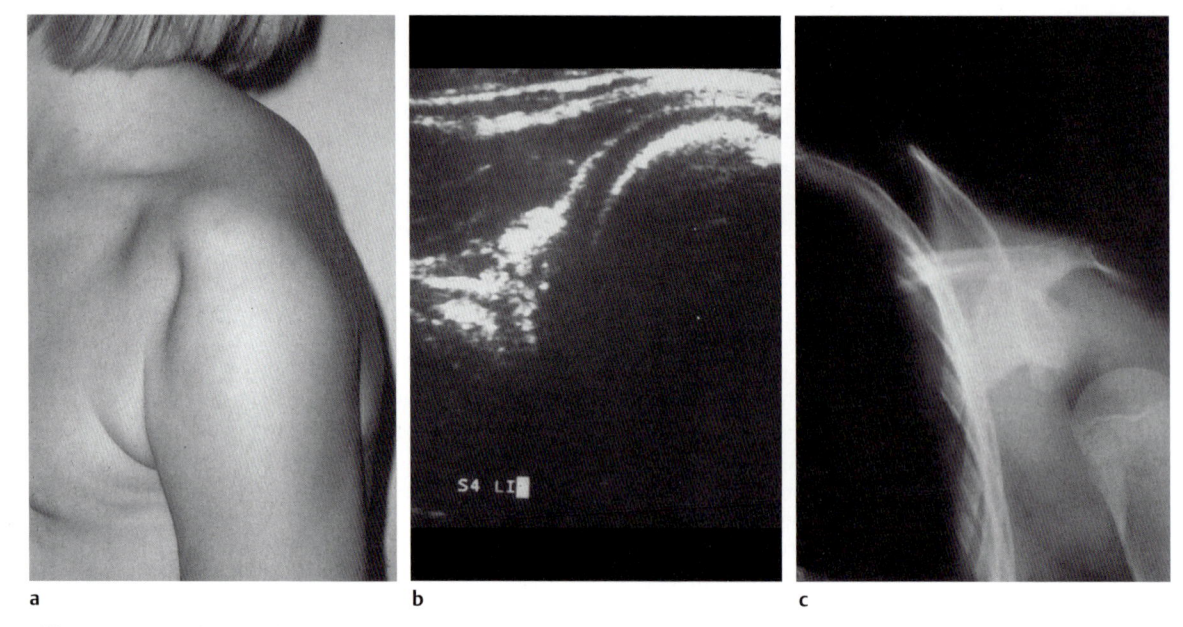

Abb. 14.37 a–c Seltener Fall einer rezidivierenden unwillkürlichen verhakten hinteren Luxationen bei einem 7-jährigen Mädchen. Gewöhnlich kommt es bei dieser Form einer atraumatischen Instabilität zur spontanen Reposition (Kirschner und Gohlke, 2001).
a Klinisches Bild der posteroinferioren Fehlstellung mit sichtbarer Einziehung der vorderen Schulterkontur.
b Sonogramm in der Transversalebene (dorsale Schnittebene).
c Röntgenbild (a.-p. Projektion).

14.5.1 Posttraumatische Instabilitäten

Traumatische Schulterluxationen bei Kindern unter 12 Jahren sind selten und machen weniger als 5% der Gesamtzahl aus (Rowe 1956, Wagner u. Lyne 1983, Marans u. Mitarb. 1992). Ihre Zahl steigt im Adoleszentenalter deutlich an. Es handelt sich dabei wie im Erwachsenenalter meist um vordere Luxationen. Begleitende Epiphysenfrakturen können vorkommen (Gregg-Smith u. White 1992). Als Folge einer traumatischen Einwirkung sind Frakturen deutlich häufiger zu beobachten als Luxationen.

Grundsätzlich ist davon auszugehen, dass die Wahrscheinlichkeit eines Rezidivs nach traumatischer Erstluxation bei Jugendlichen höher ist als im Erwachsenenalter (s. vorhergehenden Abschnitt) (Marans u. Mitarb. 1992). Die **operative Stabilisierung** ist daher, falls sich ein Abriss des Kapsel-Labrum-Komplexes nachweisen lässt, beim Jugendlichen frühzeitig indiziert (möglichst nach der Erstluxation als endoskopische Refixation des Kapsel-Labrum-Komplexes oder spätestens nach dem 2. Rezidiv). Eine anatomische Rekonstruktion ist unbedingt anzustreben.

14.5.2 Atraumatische Instabilitäten

Die atraumatischen stellen die Mehrzahl aller beobachteten Instabilitäten und erfordern nur selten eine operative Behandlung (Kirschner und Gohlke 2001). Da die Laxität mit Eintritt in die Pubertät abnimmt (Emery u. Mullaji 1991), ist zumeist eine **längerfristig abwartende Haltung** mit Beratung der Eltern über die günstige Prognose ausreichend. Immer sollte zunächst eine krankengymnastische Übungsbehandlung versucht werden.

Wie von Huber und Gerber (1994) für willkürliche Subluxationen festgestellt wurde, ist die Entwicklung einer Arthrose im Langzeitverlauf nur dann zu erwarten, wenn eine operative Stabilisierung versucht wurde. In den meisten Fällen ist nach konservativer Behandlung mit keiner nennenswerten Funktionseinbuße im Erwachsenenalter zu rechnen.

Selten sind atraumatische hintere Instabilitäten durch Anomalien der Gelenkgeometrie bedingt (Wirth u. Mitarb. 1993), die eine operative Korrektur erfordern. Bleibt die konservative Behandlung über einen längeren Zeitraum (mindestens 12 Monate) erfolglos, kann eine Kapselraffung mittels T-Shifts erforderlich sein.

Literatur

Adler H, Lohmann B. The stability of the joint in stress radiography. Arch Orthop Trauma Surg 103, 1984, 83–84

Adolfson L, Lysholm J. Arthroscopy and stability testing for anterior shoulder instability. Arthroscopy 5, 1989, 315–318

Ahlgren SA, Hedlund Th, Nistor Lars. Idiopathic posterior instability of the shoulder joint. Results of Operation with posterior bone block graft. Acta Orthop Scand 49, 1978, 600–603

Ahlgren O, Lorentzon R, Larsson SE. Posterior dislocation of the shoulder associated with general seizures. Acta Ortop Scand 52, 1981, 694–695

Alfred KS. A simplified drill for the Bankart operation. J Bone Joint Surg 32-A, 1950, 943

Allain J, Goutallier D, Glorion C. Long-term results of the Latarjet procedure for the treatment of anterior instability of the shoulder. J Bone Joint Surg, 1998; 80-A:841–852

Altchek DA, Warren RF, Skyhar MJ. A technique for treating multidirectional instability in the athlete. Orthop Trans 13, 1981, 560–561

Altchek DW, Warren RF, Skyhar MJ, Ortiz G. T-plasty modification of the bankart procedure for multidirectional instability of the anterior and inferior types. J Bone Joint Surg 73-A, 1991, 105–112

Altchek DW, Warren RF, Wickiewicz TL, Ortiz G. Arthroscopic labral debridement. A three-year follow-up study. Am J Sports Med 20, 1992, 702–706

Alvik I. Tre tilfede av habituelle sculterleddsludsasjon operert a.m. Hybinette. Nord Med 45, 1951, 96

Arciero RA, Wheeler JH, Ryan JB and McBride JT. Arthroscopic Bankart repair versus nonoperative treatment for acute, initial anterior shoulder dislocations. Am J Sports Med 22, 1994, 589–594

Arden GP. Posterior dislocation of both shoulders. J Bone Joint Surg 38-B, 1956, 558–563

Artz T, Haffer JM. A major complication of the modified bristow procedure for recurrent anterior shoulder dislocation and subluxation. Am J Sports Med 13, 1972, 81

Asplund G. Ein operierter Fall von willkürlicher (habituell-willkürlicher) hinterer Schulterluxation. Acta chir scand 87, 1942, 103–112

Babbit DP, Cassidy RH. Obstetrical paralysis and dislocation of the shoulder in infancy. J Bone Joint Surg 50-A, 1968, 1447–1452

Bach R B, Warren R F, Fronek J. Disruption of the lateral capsule of the shoulder. J Bone Joint Surg 70-B, 1988, 274–276

Baenninger J, Matter P. Spätergebnisse von habituellen Schulterluxationen nach der kombinierten Operationsmethode Putti-Platt und Bankart. Ther Umsch 31 (4), 1974, 222–226

Baker CL, Uribe JW, Whitman C. Arthroscopic evaluation of acute initial anterior shoulder dislocation. Am J Sports Med 18, 1990, 25–28

Banas MP, Dalldorf PG, Sebastianelli WJ. Long term follow up of the modified Bristow procedure. Am J Sports Med 21, 1983, 666–671

Bankart ASB. Recurrent or habitual dislocation of the shoulder. Brit. Med J 2, 1923, 1131–1133

Bankart ASB. Pathology and treatment of recurrent dislocation of the shoulder joint. Br J Surg 26, 1938, 23–29

Bardenheuer. Die Verletzung der oberen Extremitäten. Band II, Stuttgart, 1886

Basmajian JV, Bazant FJ. Factors preventing downward dislocation of the adducted shoulder joint. J Bone Joint Surg 41-A, 1959, 1182–1186

Basset RW, Cofield RH. Acute tears of the rotator cuff. The timing of surgical repair. Clin Orthop 175, 1983, 18–24

Beall MS, Diefenbach G, Allen A. Electromyographic biofeedback in the treatment of voluntary posterior instability of the shoulder. Am J Sports Med 15, 1987, 175–178

Becker J. Sonografische Messung der ap-Translation im Glenohumeralgelenk. Inauguraldissertation, Würzburg, 1997

Beighton P, Grahame R, Bird H. Bandlaxität: Meßmethoden und Epidemiologie. Orthopäde 13, 1984, 19–24

Berg E, Ellison A. The inside out Bankart procedure. Am J Sports Med 18, 1990, 129–133

Bergmann G. Biomechanik und Pathomechanik des Schultergelenkes im Hinblick auf den künstlichen Gelenkersatz. In Kölbel R, Helbig B, Blauth W (Hrsg.). Schulterendoprothetik. Springer Berlin-Heidelberg, 1987, 33–43

Bernageau JD, Patte J, Debeyre J, Ferrane J. Interet du profil glenoidien dans les luxations recidivantes de l'epaule. Rev Chir Orthop (Suppl) 62, 1982, 142–144

Bigliani LU, Pollok RG, Soslowsky LJ, Flatow EL, Pavluk RJ, Mow VC. Tensile properties of the inferior glenohumeral ligament. J Orthop Res 10, 1992, 187–197

Bigliani LU, Kurzweil PR, Schwartzbach CC, Wolfe IN, Flatow EL. Inferior capsular shift procedure for anterior-inferior shoulder instability in athletes. Am J Sports Med 22, 1994, 578–584

Bigliani LU, Pollock RG, McIlveen SJ. Shift of the posteroinferior aspect of the capsule for recurrent posterior glenohumeral instability. J Bone Joint Surg 77-A, 1995, 1011–1020

Bigliani LU, Weinstein DM, Glasgow MT, Pollok RG, Flatow EL. Glenohumeral arthroplasty for arthritis after instability surgery. J Shoulder Elbow Surg 4, 1995, 87–94

Bigliani LU. Glenohumeral instability repairs: complications and failures. In Bigliani LU (Hrsg.). The unstable shoulder. American Academy of Orthopaedic Surgeons, Rosemont, Illinois, 1996, 90–106

Bigliani LU, Newton PM, Steinmann SP, Connor PM, McIlveen J. Glenoid rim lesions associated with recurrent anterior dislocation of the shoulder. Am J Sports Med 26, 1998, 41–45

Boicev B. Sulla lussazione abituale della spalla. Chir Organi Mov 23, 1938, 354–370

Boileau P, Walch G, Mazzoleni N, Urien JP. In vitro study of humeral retrotorsion. 5 th. International Conference on Surgery of the Shoulder, Paris, 1992

Bokor DJ, Conboy VB, Olson C. Anterior instability of the glenohumeral joint with humeral avulsion of the glenohumeral ligament. J Bone Joint Surg 81-B, 1996, 93–96

Boscotta H, Helperstorfer W. Ergebnisse nach arthroskopischer ventraler Limbus-Kapsel-Refixation nach primärer traumatischer Schulterluxation. Akt Traumatol 23, 1993, 239–243

Bowen MK, Warren RF. Ligamentous control of shoulder stability based on selective cutting and static translation experiments. Clin Sports Med 10 (4), 1991, 757–82

Brewer BJ, Wubben RC, Carrera GF. Excessive retroversion of the glenoid cavity. J Bone Joint Surg 68-A, 1986, 724–731

Broca A, Hartmann H. Contribution a l'étude des luxations de l'épaule (luxations anciennes, luxations récidivantes). Bulletins de la Société Anatomique de Paris, 5 me Série 4, 1890, 416

Brown RJ. Bilateral dislocation of the shoulder. Injury 15, 1983, 267–273

Bunell S, Böhler J,. Die Chirurgie der Hand. Dtsch. Aufl. Maudrich, Wien, 1958

Burkhart SS. Fluoroscopic comparison of kinematic patterns in massive rotator cuff tears. A suspension bridge model. Clin Orthop 284, 1992, 144–152

Burkhead WZ. Musculocutaneous and axillary nerve position after coracoid graft transfer. In Post M, Morrey BR and Hawkins RJ (Hrsg.). Surgery of the shoulder. Mosby year book, 1991, 152–155

Burkhead WZ, Rockwood CA. Treatment of instability of the shoulder with an exercise program. J Bone Joint Surg 74-A, 1992, 890–896

Caldwell et al. Evaluation and treatment of the upper extremity in the hemiplegic stroke patient. Clin Orthop 63, 1969, 69–93

Carol EJ, Falke LM, Kortmann JH, Roeffen JF, van Acker PA. Bristow-Latarjet repair for recurrent anterior shoulder instability; an eight-year study. Neth J Surg 1985; 37: 109–113

Caspari RB. Arthroscopic reconstruction for anterior shoulder instability. Techniques Orthop 3, 1988, 59–66

Caspari R, Savoie FH. Arthroscopic reconstruction of the shoulder: the Bankart repair. In McGinty J (Hrsg.). Operative arthroscopy. Raven press, New York, 1931, 50

Caspari RB, Geissler WB. Arthroscopic manifestations of shoulder subluxation and dislocation. Clin Orthop 291, 1993, 54–66

Chapnikoff D, Besson A, Chantelot C, Fontaine C, Migaud H, Duquennoy A. Bankart procedure: clinical and radiological long-term outcome. Rev Chir Orthop Reparatrice Appar Mot. 2000, 86: 558–565

Chaudhuri GK, Sengupta A, Saha AK. Rotation osteotomy of the shaft of the humerus for recurrent dislocation of the shoulder: anterior and posterior. Acta Orthop Scand 45, 1974, 193–198

Chung SMK, Nissenbaum MM. Congenital and developmental defects of the shoulder (review). Orthop Clin North Am 6, 1975, 381–392

Cisar J, Schumacher W. Ergebnisse der Operation der habituellen Schulterluxation nach Bankart-Müller. Z Orthop 114 (3), 1976, 360–364

Coumas JM, Waite RJ, Goss TP, Ferrari DA, Kanzaria PK, Pappas AM. CT and MR evaluation of the labral capsular ligamentous complex of the shoulder. Am J Roentgenol 158, 1992, 591–597

Clairmont P, Ehrlich PH. Ein neues Operationsverfahren zur Behandlung der habituellen Schulterluxation mittels Muskelplastik. Arch Klin Chir 89,1909, 798

Codman EA. The shoulder. Thomas Todd, Boston, 1934

Cofield RH, Irvin JF. Evaluation and classification of shoulder instability. Clin Orthop 223, 1987, 32–43

Cofield RH, Nessler JP, Weinstabl R. Diagnosis of shoulder instability by examination under anaesthesia. Clin Orthop 291, 1993, 45–53

Conforty B. Boytchev's procedure for recurrent dislocation of the shoulder. J Bone Joint Surg 56-B, 1974, 386

Cooper RA, Brems JJ. The inferior capsular shift procedure for multidirectional instability of the shoulder. J Bone Joint Surg 74, 1992, 1516–1520

Coughlin L, Rubinowitch M, Johansson J. Arthroscopic staple capsulorraphy for anterior shoulder instability. Am J Sports Med 20, 1992, 253–258

Craig EV. The posterior mechanism of acute anterior shoulder dislocations. Clin Orthop 190, 1983, 212–216

Craig EV, Janevic JT, Lew WD, Hsu KC, Engebretsen L. Glenohumeral motion and contact force following anterior capsular repair. 5 th. International Conference on Surgery of the Shoulder, Paris, 1992

Day AJ, MacDonell JA, Pederson HE. Recurrent dislocation of the shoulder. A comparison of the Bankart and Magnuson procedures after 16 years. Clin Orthop 45, 1966, 123–6

Debevoise NT, Hyatt GW,Townsend GB. Humeral torsion in recurrent shoulder dislocation. Clin Orthop 76, 1971, 87–93

de Palma AF, Cautilli RA. Fractures of the upper end of the humerus. Clin Orthop 20, 1961, 73–93

de Waal MJ, Ooms AJ, van Rens TJ. A comparison of the results of the Bristow-Latarjet procedure and the Bankart/Putti-Platt operation for recurrent anterior dislocation of the shoulder. Acta Orthop Belg 51 (5), 1985, 831–42

Dines DM, Levinson M. The conservative management of the unstable shoulder including rehabilitation. Clin Sports Med 14, 1995, 797–816

Dowdy PA, O'Driscoll SW. Shoulder instability. An analysis of familiy history. J Bone Joint Surg 75-B, 1993, 782–784

Draenert K. Die Bedeutung des Spatium subcoracoidale für die Schulteroperation. In Refior HJ, Plitz J, Jäger MH, Hackenbroch M (Hrsg.). Biomechanik der gesunden und kranken Schulter. Thieme, Stuttgart, 1985

Duncan R, Savoie FH. Arthroscopic inferior capsular shift for multidirectional instability of the shoulder: a preliminary report. Arthroscopy 9, 1993, 24–27

DuToit GT, Roux D. Recurrent dislocations of the shoulder. A 24-year-study of the Johannesburg stapling operation. J Bone Joint Surg 38-A, 1956, 1–12

Edelson JG. Localized glenoid hypoplasia: an anatomic variation of possible clinical significance. Clin Orthop 321, 1995, 189–193

Eden R. Zur Operation der habituellen Schulterluxation unter Mitteilung eines neuen Verfahrens bei Abriß am inneren Pfannenrande. Dtsch Z Chir 144, 1918, 269

Edwards DJ, Hoy G, Saies AD, Hayes AD. Adverse reaction to an absorbable shoulder fixation device. J Shoulder Elbow 3, 1994, 230

Emery RJ, Mullaji MB. Glenohumeral joint instability in normal adolescents: incidence and significance. J Bone Joint Surg 73-B, 1991, 406–410

Emery RJ, David HG. Changes in glenohumeral laxity signs during adolescence. In Frich LH, Sjoebjerg JO, Kjaersgaard-Andersen P (Hrsg.). Proceedings of the 7 th. Congress of the European Society for Surgery of the Shoulder and the Elbow. Aarhus, Denmark, 1993

Endo H, Takigawa H, Takata H, Miyoshi S. Die Diagnose und Behandlung von dem sog. Schulterschlottergelenk. A method of diagnosis and treatment for loose shoulders. Cent Jpn J Orthop Surg 14, 1971, 630–632

Endo H. Epidmiological and kinesiological study of the loose shoulder. J Chubu Orthop Trauma 12, 1981, 1153–1160

Engebretsen L, Craig EV. Radiologic features of shoulder instability. Clin Orthop 291, 1993, 29–44

English E, McNab I. Recurrent posterior dislocation of the shoulder. Can J Surg 17, 1974, 147–151

Faber KJ, Homa K, Hawkins RJ. Translation of the glenohumeral joint in patients with anterior instability: Awake examination versus examination with the patient under anaesthesia. J Shoulder Elbow Surg 8, 1999, 320–323

Fanton GS, Dillingham MF. The use of Holmium-Yag-Laser in arthroscopic surgery. Sem Orthop 7, 1992, 102–116

Ferlic DC, DiGiovine NM. A long-term retrospective study of the modified Bristow procedure. Am J Sports Med, 1988; 16: 469–474

Field LD, Warren RF, O'Brien SJ, Altchek DW, Wickiewicz TL. Isolated closure of rotator interval defects for shoulder instability. J Shoulder Elbow Surg 4(2), 1995, 64

Flatow EL, Bigliani LU, April EW. An anatomic study of the musculocutaneous nerve and its relationship to the coracoid process. Clin Orthop 244, 1989, 166–171

Fleisig GS, Andrews JR, Dillman CJ, Escamilla RF. Kinetics of baseball pitching with implications about injury mechanisms. Am J Sports Med 23: 233–239

Fronek J, Warren RF, Bowen M. Posterior subluxation of the glenohumeral joint. J Bone Joint Surg 71-A, 1989, 205–216

Fuchs B, Jost B, Gerber C. Posterior-inferior capsular shift for the treatment of recurrent, voluntary posterior subluxation of the shoulder. J Bone Joint Surg 2000; 82-A:16–25

Gagey O. The Hyperabduktion test (HAT-test) – a new test for the laxity of the inferior gleno-humeral ligament. 10 th. Congress of SECEC, Salzburg, 1997

Gallie WE, LeMesurier AB. Recurring dislocation of the shoulder. J Bone Joint Surg 30-B, 1948, 9–12

Gartsman GM, Roddey TS, Hammerman SM. Arthroscopic treatment of anterior-inferior glenohumeral instability-. Two to five-year follow-up. J Bone Joint Surg 82-A 991–1003

Gassen A, Klein W. 2–5-Jahresergebnisse nach arthroskopischer Bankart-Operation bei habitueller vorderer Schultergelenkluxation in der Caspari-Technik. Arthroskopie 8, 1995, 186–192

Gebauer D, Pfister A, Böhm P, Heimkes B, Poltmeier S, Hahn D. Die knöchernen Verhältnisse des Schultergelenkes bei Patienten mit Schulterluxationen. In Refior HJ, Plitz J, Jäger MH, Hackenbroch M (Hrsg.). Biomechanik der gesunden und kranken Schulter. Thieme, Stuttgart, 1985

Geiger DF, Hurley JA, Tovey JA, Rao JP. Results of arthroscopic versus open Bankart suture repair. Orthop Trans 1993: 17, 1993, 973

Gerber WD, Kropp P, Falliner A, Gärtner J, Hassenpflug J. Bio-Feedback zur Stabilisierung instabiler Schultern. Vortrag anläßlich der Tagung "Arzt und Krankengymnast" in Wiesbaden, 1995

Gerber CH, Ganz R. Diagnostik und kausale Therapie der Schulterinstabilitäten. Unfallchirurg 89 (9), 1986, 418–428

Gerber Ch, Terrier T, Ganz R. The Trillat Procedure for recurrent anterior instability of the shoulder. J Bone Joint Surg 70-B, 1988, 130–134

Gerber CH, Lambert S. Allograft reconstruction of segmental defects of the humeral head for the treatment of chronic locked posterior dislocation of the shoulder. J Bone Joint Surg 78-A, 1996, 376–381

Gerber CH. Observations on the classification of instability. In Warner JJP, Lanotti J, Gerber C (Hrsg.). Complex and revision problems in shoulder surgery. Lippincott, Philadelphia-New York, 1997, 9–18

Gibb TD, Sidles JA, Harryman DT, McQuade KJ, Matsen FA. The effect of capsular venting on glenohumeral laxity. Clin Orthop 268, 1991, 120–126

Gill TJ, Micheli LJ, Gebhard F, Binder C. Bankart repair for anterior instability of the shoulder. Long-term outcome. J Bone Joint Surg, 1997, 79-A: 850–857

Gohlke F, Eulert J. Operative Behandlung der vorderen Schulterinstabilität. Orthopäde 20, 1991, 266–272

Gohlke F, Lauterbach Th, Croissant Th, Lippert MJ, Andresen K. The Incidence of degenerative changes in the rotator cuff – a sonographic study. J Bone Joint Surg 74-B (Supp I), 1992, 20

Gohlke F, Schneider P, Siegel K, Balzer Ch. Über die Festigkeit unterschiedlicher Verankerungssysteme zur operativen Korrektur der Instabilität des Schultergelenkes. Unfallchirurg 96, 1993, 546–550

Gohlke F, Barthel Th, Daum P. The Influence of T-Shift Capsulorraphy on Rotation and Translation in the Glenohumeral Joint – an Experimental Study. J Shoulder Elbow Surg 6, 1994, 361–370

Gohlke F, Daum P, Bushe Ch. Über die stabilisierende Funktion der Kapsel des Glenohumeralgelenkes. Neue Aspekte zur Biomechanik der Instabilität. Z Orthop 2, 1994, 112–119

Gohlke F, Müller Th, Barthel Th, Schindler G, Eulert J. Capsular laxity and retrotorsion of the humeral head in shoulder instability. J Shoulder Elbow Surg 5, 2 (2), 1996, 86

Gohlke F. Offene Operationen bei der Schulterinstabilität. In Springorum, Katthagen (Hrsg.). Aktuelle Schwerpunkte der Orthopädie Band VI, Thieme-Verlag, Stuttgart, 1996, 48–53

Gohlke F, Ilg A, König A, Rader Ch, Eulert. Der traumatische Abriß der Rotatorenmanschette. Z Orthop 135: A, 1997, 114

Gohlke F, Janßen E, Leidel J, Heppelmann E, Eulert J. Histomorphologische Grundlagen der Propriozeption. Orthopäde 8, 1998, 510–517

Gohlke F, Ilg A, Böhm D. Influence of laser shrinking and vaporisation on terminal nerve endings of the glenohumeral joint capsule. In Willems J, Rozing P. Proceedings of 13th Congress of the European Society for Surgery of the Shoulder and the Elbow, Den Haag, 1999, 118

Gohlke F, Böhm D, Wenzlick W. Mid- to Long-term results after medially based selective capsular shift in posttraumatic antero-inferior shoulder instability. Proceed 1st. Closed meeting of SECEC, Windsor 2001: 3

Graichen H, Koydl P, Zichner L: Der Stellenwert der Glenoidosteotomie in der Behandlung der posterioren Schulterinstabilität. Z Orthop 136, 1998, 238–242

Grana WA, Buckley PD, Yates CK. Arthroscopic Bankart suture repair. Am J Sports Med 21 (3), 1993, 348–353

Green MR, Christensen KP. Arthroscopic Bankart procedure: 2 to 5-year followup with clinical correlation to severity of glenoid labral lesion. Am J Sports Med 23, 1995, 276–281

Gregg-Smith SJ, White SH. Salter-Harris III fracture-dislocation of the proximal humeral epiphysis. Injury 23, 1992, 199–200

Greis PE, Burks RT, Schickendantz MS, Sandmeier R. Axillary nerve injury after thermal capsular shrinkage of the shoulder. J Shoulder Elbow Surg 2001: 10: 231–235

Grigg P. The role of capsular feedback and pattern generators in shoulder kinematics. In Matsen FA, Fu FH, Hawkins RJ: The shoulder: a balance of mobility and stability. American Academy of Orthopaedic Surgeons. Library of Congress, cataloging-in-Publication Data, 1993, 173–183

Groh G, Rockwood CA. The terrible triad: Anterior dislocation of the shoulder associated with rupture of the rotator cuff and injury to the brachial plexus. J Shoulder Elbow Surg 4, 1995, 51–53

Gryler EC, Greis PE, Burks RT, West J. Axillary nerve temperatures during radiofrequency capsulorraphy of the shoulder. Arthroscopy 2001; 17: 567–72

Guanche C, Knatt T, Solomonov M. The synergistic action of the capsule and the shoulder muscles. Am J Sports Med 23, 1995, 301–306

Guanche CA, Quick DC, Sodergren KM, Buss DD. Arthroscopic versus open reconstruction of the shoulder in patients with isolated Bankart lesions. Am J Sports Med 24, 1996, 144–148

Habermeyer P, Schuller U : Die Bedeutung des Labrum glenoidale für die Stabilität des Glenoidalgelenkes. Eine experimentelle Studie. Unfallchirurg 93, 1990, 19–26

Habermeyer P, Gleyze P, Lehmann M, Schneider M. The intraarticular joint volume in acute and chronic shoulder instability. Vortrag, 8 th. Congress of SECEC, Barcelona, 1994

Habermeyer P. Operative Arthroskopie bei Schulterinstabilität. In Habermeyer P, Schweiberer L (Hrsg.). Schulterchirugie, Auflage, UrbanSchwarzenberg, München, 1996

Hamada K, Fukuda H, Nakajima T, Yamada N. The inferior capsular shift operation for instability of the shoulder. Long-term results in 34 shoulders. J Bone Joint Surg, 1999, 81-Br: 218–225

Hara H, Ito N, Iwasaki K. Strength of the glenoid labrum and adjacent shoulder capsule. J Shoulder and Elbow Surg 5, 1996, 263–268

Hardy P, Thabit G, Fanton GS, Blin JL, Lortat-Jacob A, Benoit J. Arthoskopische Behandlung der rezidivierenden vorderen Schulterluxation durch Kombination der Labrumnaht mit einer anteroinferioren Kapselschrumpfung mit dem Holmium:Yag-Laser. Orthopäde 25, 1996, 91–93

Harland V, Diepolder M, Gruber G, Knöss HP. Sonographische Bestimmung des Humerustorsionswinkels. Z Orthop 129, 1991, 36–41

Harryman DT, Sidles JA, Clark JM, McQuade KJ, Gibb TD, Matsen FA. Translation of the humeral head on the glenoid with passive glenohumeral motion. J Bone Joint Surg 72-A (9), 1990, 1334–1343

Harryman DT, Sidles JA, Harris SL, Matsen FA. Laxity of the normal glenohumeral joint: A quantitative in vivo assessment. J Shoulder Elbow Surg 1 (2), 1992, 66–76

Harryman DT, Sidles JA, Harris LS, Matsen FA. The role of the rotator interval capsule in passive motion and stability of the shoulder. J Bone Joint Surg 74-A, 1992, 53–66

Hauser EDW. Avulsion of the tendon of the subscapularis muscle. J Bone Joint Surg 36-A, 1954, 139–141

Hawkins RJ, Kennedy JC. Impingement-syndrome in athletes. Am J Sports Med 8, 1980, 151

Hawkins RJ, Koppers G, Johnston G. Recurrent posterior instability (subluxation) of the shoulder. J Bone Joint Surg 66-A, 1984, 169–174

Hawkins RJ, Bell RH, Hawkins RH, Koppert GJ. Anterior dislocation of the shoulder in the older patient. Clin Orthop 206, 1986, 192–195

Hawkins RJ, Neer CS, Piasta RM, Mendoza F. Locked posterior dislocation of the shoulder. J Bone Joint Surg 69-A, 1987, 169–174

Hawkins RJ, McCormack RG. Posterior shoulder instability. Orthopaedics 11 (1), 1988, 101–107

Hawkins RJ. Arthroscopic staple repair for shoulder instability: a retrospective study of 50 cases. Arthroscopy 5, 1989, 522–526

Hawkins RJ, Boker DJ. Clinical evaluation of shoulder problems. In Rockood CA, Matsen FA: The shoulder. Philadelphia: WB Saunders, 1990, 149

Hawkins RJ und Angelo. Glenohumeral osteoarthritis: a late complication of the Putti-Platt repair. J Bone Joint Surg 72-A, 1990, 1193–1197

Hawkins RJ, Kunkel SS, Nayak MK. Inferior capsular shift for multidirectional instability of the shoulder: 2–5-years follow-up. Orthop Trans 15, 1991, 765

Hawkins RJ, Schutte JP, Janda DH, Huckell GH. Translation of the glenohumeral joint with the patient under anestesia. J Shoulder Elbow Surg 5, 1998, 286–292

Hayashi K, Markel MD, Thabit G, Thielke RJ. The effect of non-ablative laser energy on joint capsular properties. An in vitro mechanical study using a rabbit model. Am J Sports Med 23, 1996, 482–487

Hayashi K, Massa K, Thabit G, Fanton GS, Dillingham MF, Gilchrist KW Markel M. Histologic evaluation of the glenohumeral joint capsule after the Laser-assisted capsular shift procedure for glenohumeral instability. Am J Sports Med 27, 1999, 162–167

Hayashida K, Yoneda M, Nakagawa S, Okamura K, Fukushima S. Arthroscopic Bankart suture repair for traumatic anterior shoulder instability: Analysis of the causes of a recurrence. Arthroscopy 14, 1998, 295–301

Henry JH, Genund JA. Natural history of glenohumeral dislocation revisited. Am J Sports Med 10, 1982, 135–139

Hertz H. Die Bedeutung des Limbus glenoidalis für die Stabilität des Schultergelenkes. Wiener Klin Wschr 96 (Suppl) 152, 1984, 3–24

Hill HA, Sachs MD. The grooved defect of the humeral head. A frequently unrecognized complication of dislocation of the shoulder joint. Radiology 35, 1940, 690–700

Hill JA, Lombardo SJ, Kerlan RK, Jobe FW, Carter VS, Shields CL Jr, Collins HR, Yocum LA. The modification Bristow-Helfet procedure for recurrent anterior shoulder subluxations and dislocations. Am J Sports Med. 1981; 9: 283–287

Himeno S, Tsumura H. The role of the rotator cuff as a stabilizing mechanism of the shoulder. In Batemann J, Welsh RO (Hrsg.). Surgery of the shoulder. CV Mosby, St. Louis, 1984

Hindmarsh J, Lindberg A. Eden-Hybbinette's operation for recurrent dislocation of the humeroscapular joint. Acta Orthop Scand 38 (4), 1967, 459–78

Hirschfelder H. Biomechanische Beurteilung des Schultergelenkes mit Hilfe der Computertomographie. In Refior HJ, Plitz J, Jäger MH, Hackenbroch M (Hrsg.). Biomechanik der gesunden und kranken Schulter. Thieme, Stuttgart, 1985

Hirschfelder H, Kirsten C. Ossäre Veränderungen des Schultergelenkes bei chronischer Instabilität. Orthop Praxis 3, 1992, 171–174

Höhle KD, Willebrand H, Clausen C. Untersuchung zur Gelenkmechanik bei rezidivierender Schulterluxation vor und nach operativer Behandlung. Mschr Unfallheilkd 72, 1969, 205–211

Hoffmeyer P. Biomechanik der Schulter – Kinematik und intraartikuläres Vakuum. Orthopäde 21, 1992, 71–74

Hohmann G. Zur Behandlung der angeborenen Luxation der Schultergelenkes. Der Chirurg 5, 1933, 409–411

Hovelius L, Thorling J, Fredin H. Recurrent anterior dislocation of the shoulder. Results after the Bankart and Putti-Platt operations. J Bone Joint Surg 61-A, 1979, 566–569

Hovelius L, Körner L, Lundberg B. The coracoid transfer for recurrent dislocation of the shoulder. J Bone Joint Surg 65-A, 1983, 926–934

Hovelius L. Primary anterior dislocation of the shoulder in the young: treatment and prognostic aspects. in Vastamäki M, Jalovaara P (Hrsg.). Surgery of the shoulder, Proceedings of the 6 th International Congress on Surgery of the Shoulder. Elsevier, Amsterdam, 1995, 149–153

Hovelius LK, Sandstrom BC, Rosmark DL, Saebo M, Sundgren KH, Malmqvist BG. Long-term results with the Bankart and Bristow-Latarjet procedures: recurrent shoulder instability and arthropathy. J Shoulder Elbow Surg. 2001; 10: 445–452

Howell SM, Galinat BJ, Renzi AJ. Normal and abnormal mechanism of the glenohumeral joint in the horizontal plane. J Bone Joint Surg 70-A, 1988, 227–232

Howell SM, Galinat BJ. The glenoid-labral socket. Clin Orthop 293, 1989, 122–125

Howell SM, Kraft TA. The role of the supraspinatus and infraspinatus muscles in glenohumeral kinematics of anterior shoulder instability. Clin Orthop 263, 1991, 128–134

Huber HM. Incidence of recurrance and of osteoarthritis after rotational humeral osteotomy according to Weber. J Bone Joint Surg 74-B: (Suppl I), 1992, 7

Huber HM, Gerber CH. Voluntary subluxation of the shoulder in children. A long-term follow up study of 36 shoulders. J Bone Joint Surg 76-Br:, 1994, 118–122

Hurley JA, Anderson TE, Dear W, Andrish JT, Bergfeld JA, and Weiker GG. Posterior shoulder instability: surgical versus conservative results with evaluation of glenoid version. Am J Sports Med 20, 1992, 396–400

Hybbinette S. De la transplantation d'un fragment osseux pour remidier aux luxations recidivantes de l'épaule. Constatations et resultats operatoires. Acta Chir Scand 71: 411–445

Imhoff A, Perrenoud A, Neidl K. MRI bei Schulterinstabilität – Korrelation zum Arthro-CT und zur Arthroskopie der Schulter. Arthroskopie 5, 1992, 122–129

Iserin A, Peraldi P, Kallel S, Augereau B. Arthroscopic shoulder stabilization using suture anchors: A prospective review of 182 cases. FS 051, 6 th. ICSS-Congress, Helsinki, 1995

Itoi E, Motzkin NE, Morrey BF, An KN. Scapular inclination and inferior instability of the shoulder. J Shoulder Elbow Surg. 1, 1992, 131–139

Itoi E, Tabata S. Rotator cuff tears in the adolescent. Orthopaedics 16, 1993, 78–81

Itoi E, Sashi R, Minagawa H, Shimizu T, Wakabayashi I, Sato K. Position of immobilization after dislocation of the glenohumeral joint. A study with use of magnetic resonance imaging. J Bone Joint Surg 2001; 83-A: 661–667

Itoi E, Hatakeyama Y, Urayama M, Pradhan RL, Kido T, Sato K. Position of immobilization after dislocation of the shoulder. A cadaveric study. J Bone Joint Surg 1999; 81-A: 385–390

Jäger A, Bischoff F, Lindenfeld T. Failure rate after arthroscopic anterior Bankart repair: A correlative investigation. J Shoulder Elbow Surg 7 (2), 1998, 202

Jahnke AH, Petersen SA, Neumann Ch, Steinbach L, Morgan F. A prospective comparison of computerized arthrotomography and magnetic resonance imaging of the glenohumeral joint. Am J Sports Med 20 (6), 1992, 695–701

Jalovaara P, Myllylä V, Päivänsalo M. Autotraction Stress Roentgenography for demonstration anterior and inferior instability of the shoulder joint. Clin Orthop 284, 1992, 136–143

Jerosch J, Castro WHM, Grosse-Hackmann A, Clahsen H. Über die Funktion der glenohumeralen Ligamente bei der aktiven Sicherung der Schulterinstabilität. Z Orthop 133, 1995, 67–71

Jerosch J, Steinbeck J, Schaphorn G. Ergebnisse des posteroinferioren Kapselshiftes bei hinterer Schulterinstabilität. Unfallchirurg 101, 1998, 755–761

Jobe FW, Moynesw DR, Brewster CE. Rehabilitation of shoulder joint instabilities. Orthop Clin North Am 18, 1987, 473–481

Jobe FW. Impingement problems in athletes. Instr Course Lect 38, 1989, 205–209

Jobe FW, Glousman RE. Anterior capsulolabral reconstruction. Techniques in Orthop 3, 1989, 29–35

Jobe FW, Glousman RE. Rotator cuff disfunction and associated glenohumeral instability in the throwing athlete. In Paulos LE, Tibone JE (Hrsg.). Operative techniques in shoulder surgery. Aspen Publishers, 1991, 85

Jobe FW, Giangarra CE, Kvitne RS, Glousman RE. Anterior capsulolabral reconstruction of the shoulder in athletes in overhand sports. Am J Sports Med, 1991, 19: 428–434

Joessel D. Über die Recidive der Humerusluxation. Dtsch Z Chir 13, 1980, 167–184

Johnson LL. Shoulder arthroscopy. In Arthroscopic Surgery. Principles and Practice, 3rd edition Mosby, St. Louis, 1986, 1405–1419

Jorgensen U, Svend-Hansen H, Bak K, Pedersen I. Recurrent posttraumatic anterior shoulder dislocation – open versus arthroscopic repair. Knee Surg Sports Traumatol Arthrosc. 1999, 7: 118–124

Kaltsas DS. Comparative study of the properties of the shoulder joint capsule with those of other joint capsules. Clin Ortop 173, 1983, 20–26

Kapferer R. Die Werke des Hippokrates. Band IV, Teil 19–22, 1927

Karlsson J, Magnusson L, Ejerhed L, Hultenheim I, Lundin O, Kartus J. Comparison of open and arthroscopic stabilization for recurrent shoulder dislocation in patients with a Bankart lesion. Am J Sports Med, 2001, 29: 538–542

Kasser J, Upton J. The shoulder, elbow and forearm in Apert syndrome. Clin Plast Surg 18, 1991, 381–389

Kazar BY, Relovszky E. Prognosis of primary dislocation of the shoulder. Acta Orthop Scand 40, 1969, 216–224

Keyl W. Erfahrungen bei der Behandlung der habituellen Schulterluxation nach M. Lange. Z Orthop 106, 1969, 745

Keyl W. Ergebnisse der Operationen nach M. Lange und Putti-Platt. Hefte Unfallheilkd 170, 1984, 215

Keyl W. Die Therapie der hinteren Schulterluxation. Hefte Unfallheilk 1986; 206: 176–185

Kirschner S., Gohlke F. (2001). Atraumatische, verhakte posteroinferiore Schulterluxation im Kindesalter. Unfallchirurg 104: 266–269

Kiss J, Szollas L, Mersich I, Perlaky GY. Long-term results of Putti-Platt operation with particular reference to arthritis, pain and limitation of external rotation. J Shoulder Elbow Surg 6 (2), 1997, 204

Kiviluoto O, Pasila M, Jaroma H. Immobilization after primary dislocation of the shoulder. Acta Orthop Scand 51, 1980, 915–919

Kölbel R. Instabilitäten des glenohumeralen Gelenkes. In Kölbel R. (Hrsg.). Hamburger Schulterworkshop 1985, Manuskriptsammlung, aufgen. in Zentralbibliothek der Medizin, Köln

Koss S, Richmond JC, Woodward JS jr: Two-to-five-year followup of arthroscopic Bankart reconstruction using a suture anchor technique. Am J Sports Med 25, 1997, 809–812

Krahl VE. The torsion of the humerus: Its localisation, cause and duration in man. The Am J Anatomy 80, 1947, 275–319

Kretzler HH, Blue AR. Recurrent posterior dislocation of the shoulder in cerebral palsy. J Bone Joint Surg 48-A, 1966, 1221

Krönlein RV. Die Lehre von den Luxationen. Dtsch Chir Lief 26, 1882

Kronberg M, Broström LA. Humeral head retroversion in patients with unstable humeroscapular joints. Clin Orthop 253, 1989, 113–1

Kronberg M, Broström LA, Söderlund V. Retroversion of the humeral head in the normal shoulder and its relationship to the normal range of motion. Clin Orthop 253, 1990, 113–117

Kroner K, Lind T, Jensen J. The epidemiology of shoulder dislocations. Arch Orthop Trauma Surg 108, 1989, 288–290

Kumar VP, Balasubramaniam P. The role of atmospheric pressure in stablizing the shoulder. J Bone Joint Surg 67-B, 1985, 719–721

Kunz C, Rieder T, Viehweger R. Ist die Sonographie zur Torsionswinkelmessung am Humerus einsetzbar? Vergleich sonographischer, computertomographischer und anthropometrischer Methoden. Z Orthop 131, 1992, 307–312

Landsiedl F. Arthroscopic therapy of recurrent anterior luxation of the shoulder by capsular repair. Arthroscopy 8 (3), 1992 296–304

Lane JG, Sachs RA, Riehl B. Arthroscopic staple capsulorraphy: a longterm follow-up. Arthroscopy 9, 1993, 190–194

Lange M. Die operative Behandlung der gewohnheitsmäßigen Verrenkung an Schulter, Knie und Fuß. Z Orthop 75, 1944, 162

Latarjet M. A propos du traitment des luxations recidivantes de l'épaule. Lyon Chir 49, 1954, 926–937

Latimer HA, Tibone JE, Berger PT, Pink M. Shoulder reaction time: An EMG analysis of shoulder muscle firing patterns in response to an anterior apprehension force. J Shoulder Elbow Surg 6 (2), 1997, 230

Laumann V, Kramps HA. Computer tomography on recurrent shoulder dislocation. In Bateman JE, Welsh RP (Hrsg.). Surgery of the shoulder. Philadelhia BC Decker, 1984, 84–86

Laurencin CT, Paletta GA, Potter H, Wickiewicz TL. Disruption of the posterior-lateral shoulder capsule. J Shoulder Elbow Surg 4, 1985, 391–394

Lazarus MD, Harryman DT. Open repairs for anterior instability. In Warner JJP, Ianotti J, Gerber C (Hrsg.). Complex and revision problems in shoulder surgery. Lippincott-Raven, Philadelphia, 1997, 47–63

Lebar RD, Alexander AH. Multidirectional shoulder instability. Clinical results of inferior capsular shift in an active-duty population. Am J Sports Med, 1992, 20: 193–198

Leonhard TH, Zichner L, Roeren M. Das MRI in der Diagnostik der Schultergelenksinstabilität. Vergleichende Untersuchung zwischen MRI und Kryomikrotomschnitten an der Leichenschulter. Vortrag auf dem Deutschen Orthopädenkongreß, Mannheim, 1992

Lephart SM, Warner JJP, Borsa PA, Fu FH. Proprioception of the shoulder joint in healthy, unstable, and surgically repaired shoulders. J Shoulder Elbow Surg 3, 1994, 371–380

Levine WN, Richmond JC, Donaldson WR. Use of the suture anchor in open Bankart reconstruction. A follow-up report. Am J Sports Med. 1994, 22: 723–726

Lill H, Verheyden P, Korner J, Hepp P, Josten C. Konservative Behandlung nach traumatischer Erstluxation. Chirurg. 69, 1998, 1230–1237

Liu SH, Henry MH, Nuccion S, Shapiro MS, Dorey F. Diagnosis of glenoid labral tears. A comparison between magnetic resonance imaging and clinical examinations [see comments]. Am J Sports Med 24, 1996, 149–154

Liu SH, Henry MH, Nuccion SL. A prospective evaluation of a new physical examination in predicting glenoid labral tears. Am J Sports Med 24, 1996, 721–725

Lippit S, Matsen F. Mechanisms of glenohumeral joint stability. Clin Orthop 291, 1993, 20–28

Loomer R, Fraser J. A modified Bankart procedure for recurrent anterior inferior shoulder instability. A preliminary report. Am J Sports Med, 17 (3), 1989, 374–9

Lopez MJ, Hayashi K, Fanton GS, Thabit G, Markel MD. The effect of radiofrequency energy on the ultrastructure of joint capsular collagen. Arthroscopy 14, 1998, 495–501

Luckey CA. Recurrent dislocation of the shoulder, modified Bankart capsulorraphy. Am J Surg 77, 1949, 220–222

Lusardi DA, Wirth MA, Wurtz D. Loss of external rotation following anterior capsulorraphy of the shoulder. J Bone Joint Surg 75-A, 1993, 1185–1192

Magnuson PB, Stack JK. Recurrent dislocation of the shoulder. J A M A 123, 1943, 889–892

Mair SD, Zarzour RH, Speer KP. Posterior labral injury in contact athletes. Am J Sports Med 26, 1998, 753–758

Malgaigne P JF. Traite des Fractures et des Luxations. Atlas de XXX Planches. J.B. Baillere, Paris 1855, 1832

Manta JP, Organ S, Nirschl RP, Pettrone FA. Arthroscopic transglenoid suture capsulolabral repair. Five year follow up. Am J Sports Med 25, 1997, 614–617

Marans HJ, Angel KR, Schemitz EH, Wedge JH. The fate of traumatic anterior dislocation of the shoulder in children. J Bone Joint Surg 74-A, 1992, 1242–1244

Matsen FA, Thomas SC, Rockwood CA. Anterior glenohumeral instability. In Rockwood CA, Matsen FA (Hrsg.). The Shoulder. I, Saunders, Philadelphia, 1990, 526–622

Matsen FA, Lippit SB, Sidles GA, Harryman DT. Practical evaluation and management of the shoulder. Saunders, Philadelphia, 1994, 59–111

Matti H. Zur operativen Behandlung der habituellen Luxation des Schultergelenkes. Zbl Chir 63, 1936, 3011

MacDonald PB, Hawkins RJ, Fowler PJ, Miniaci A. Release of the subscapularis for internal rotation contracture and pain after anterior repair for recurrent anterior dislocation of the shoulder. J Bone Joint Surg 74-A, 1992, 734–737

May VR. A modified Bristow operation for anterior recurrent dislocation of the shoulder. J Bone Joint Surg 52-A, 1970, 1010–1012

McCloskey DI. Kinesthetic sensibility. Physiol Rev 58, 1978, 763–820

McFarland EG, Kim TK, Banchasuek P, McCarthy EG. Histological evaluation of the shoulder capsule in normal shoulders, unstable shoulders and after failed thermal capsulorraphy. Am J Sports Med 2002; im Druck

McIntyre LF, Caspari RB, Savoie FH. The arthroscopic treatment of multidirectional shoulder instability: two-year results of a multiple suture technique. Arthroscopy 13, 1997, 418–425

McIntyre LF, Caspari RB, Savoie FH. The arthroscopic treatment of posterior shoulder instability: two-year results of a multiple suture technique. Arthroscopy 13, 1997, 426–432

Mc Kernan, Fu FH. Shoulder biomechanics. In McGinty JB, Caspari RB, Jackson RW, Poehling GG (Hrsg.). Operative arthroscopy. Raven Press, New York, 1991, 443–451

Mc Laughlin HL. Posterior dislocaton of the shoulder. J Bone Joint Surg 34-A, 1952, 584–590

McLaughlin HL. Locked posterior subluxation of the shoulder: diagnosis and treatment. Surg Clin North Am 43, 1963, 1621–1628

McLaughlin HL. Injuries of the shoulder and arm. In McLaughlin HL (Hrsg.). Trauma. Philadelphia, WB Saunders, 1959, 233–296

McLaughlin HL, MacLellan DI. Recurrent anterior dislocation of the shoulder. J Trauma 7, 1967, 191–196

McNeisk LM, Callaghan JJ. CT arthrography of the shoulder: variations of the glenoid labrum. Am J Roentgenol 149, 1987, 963–966

Melzer C, Krödel A, Refior HJ. Klinische und röntgenologische Spätergebnisse nach operativer Technik nach M. Lange. Z Orthop 124, 1986, 703–706

Metcalf MH, Duckworth DG, SB Lee, Sidles JA, Smith KL, Harryman DT, Matsen FA. Posteroinferior glenoplasty can change glenoid shape and increase the mechanical stability of the shoulder. J Shoulder Elbow Surg 8, 1999, 205–213

Mologne TS, McBride MT, Lapoint JM. Assessment of failed arthroscopic anterior labral repairs. Findings at open surgery. Am J Sports Med 25, 1997, 813–817

Morgan CD, Bodenstab AB. Arthroscopic Bankart suture repair: Technique and early results. Arthroscopy 3, 1987, 111–122

Morrey BF, Janes JM. Recurrent anterior dislocation of the shoulder. Long-term follow-up of the Putti-Platt and Bankart procedures. J Bone Joint Surg 58-A, 1976, 252–6

Morrey BF, An K. Biomechanics of the shoulder. In Rockwood CA, Matsen FA (Hrsg.). The shoulder. Philadelphia, WB Saunders, 1990, 208–245

Morscher E, Taillard W. Die willkürliche Schulterluxation. Schweiz Med Wschr 94, 1964, 1076–1081

Moseley HF, Övergaard B. The anterior capsular mechanism in recurrent anterior dislocation of the shoulder. Morphological and clinical studies with special reference to the glenoid labrum and the glenohumeral ligaments. J Bone Joint Surg 44-B, 1962, 913–927

Müller W. Die multizentrische Schweizer Studie über die operative Behandlung der rezidivierenden oder habituellen Schulterluxation. Orthopäde 7, 1978, 134–135

Neer CS II, Foster CR. Inferior capsular shift for involuntary inferior and multidirectional instability of the shoulder: a preliminary report. J Bone Joint Surg 62-A, 1980, 897–908

Neer CS. Involuntary inferior and multidirectional instability of the shoulder: Etiology, recognition and treatment. Instr course lect 34, 1985, 232–238

Neer CS. Shoulder reconstruction. WB Saunders, Philadelphia, 1990

Neviaser RJ, Neviaser TJ, Neviaser JS. Anterior dislocation of the shoulder and rotator cuff rupture. Clin Orthop 291, 1993, 103–106

Neviaser TJ. The anterior labroligamentous periostal sleeve avulsion lesion: A cause of anterior instability of the shoulder. Arthroscopy 9, 1993, 17–21

Neviaser TJ. The glad-lesion: another cause of anterior shoulder pain. Arthroscopy 9, 1993, 23–23

Nicola T. Acute anterior dislocation of the shoulder. J Bone Joint Surg 31-A, 1949, 153–159

Nielsen AB, Nielsen K. The modified Bristow procedure for recurrent anterior dislocation of the shoulder. Acta Orthop Scand 53, 1982, 229

Nobuhara K, Ikeda H. Rotator interval lesion. Clin Orthop 223, 1987, 44–50

Noyes FR, Butler DL, Grood DS, Zernicke RF, Hefzy MS. Biomechanical analysis of human ligament grafts used in knee-ligament repairs and reconstructions. J Bone J Surg 66-A (3), 1984, 344–352

Norris TR, Bigliani LU. Analysis of failed repair for shoulder instability – A preliminary report. In Bateman JE, Welsh RE (Hrsg.). Surgery of the shoulder. Philadelphia, Decker-Mosby, 1984

Norwood LA, Terry GC. Shoulder posterior subluxation. Am J Sports Med 12, 1984, 25–30

O'Brien SJ, Pagnani MJ, Fealy S, McGlynn SR, Wilson JB. The active compression test: a new and effective test for diagnosing labral tears and acromioclavicular joint abnormality. Am J Sports Med 26, 1998, 610–613

O'Driscoll SW, Evans DC. Contralateral shoulder instability following anterior repair. An epidemiological investigation. J Bone Joint Surg 73-B, 1991, 941–946

O'Driscoll SW, Evans DC. Long-term results of staple capsulorraphy for anterior instability of the shoulder. J Bone Joint Surg 75-A, 1993, 249–258

Osmond-Clarke H. Habitual dislocation of the shoulder. The Putti-Platt-Operation. J Bone Joint Surg 30-B, 1948, 19–25

Oster A. Recurrent anterior dislocation of the shoulder treated by the Eden-Hybbinette operation. Follow-up on 78 cases. Acta Orthop Scand 40 (1), 1969, 43–52

Oudard M. La luxation récidivante de l'épaule. Procédé opératoire. J Chir Paris 23, 1924, 13

Ovesen J, Nielsen S. Experimental distal subluxation in the glenohumeral joint. Arch Orthop Trauma Surg 104, 1985, 78–81

Ovesen J, Nielsen S. Anterior and posterior shoulder instability – a cadaver study. Acta Orthop Scand 57, 1986, 324–327

Ovesen J, Sjoeberg JO. Lesions in different types of anterior glenohumeral joint dislocation. Arch Orthop Trauma Surg 105, 1986, 216–218

Ovesen J, Sjoebjerg JO. Posterior shoulder dislocation. Muscular and capsular lesions in cadaver experiments. Acta Orthop Scand 57, 1986, 535–536

Paavolainen P, Bjoerkenheim HM, Ahovuo J, Slaetis P. Recurrent anterior dislocation of the shoulder. Results of Eden-Hybbinette and Putti-Platt operations. Acta Orthop Scand 55 (5), 1984, 556–60

Palmer J, Widen A. The bone block method for recurrent dislocation of the shoulder joint. J Bone Joint Surg 30-B, 1948, 53–58

Patte DJ, Bernageau J, Rodinau J, Gardes C. Epaules doloreuses et instables. Rev Chir Orthop 66, 1980, 157–165

Paulos L, Evans IK, Pinkowski JL. Anterior and anterior-inferior shoulder instability: Treatment by glenoid labrum reconstruction and a modified capsular shift procedure. J Shoulder Elbow Surg 2: 305–313

Perlmutter GS, Apruzzese W. Axillary nerve injuries in contact sports: recommendations for treatment and rehabilitation. Sports-Med. 26, 1998, 351–61

Perthes G. Über Operationen bei habitueller Schulterluxation. Dtsch Z Chir 85, 1906, 199–227

Pieper HG. Shoulder dislocation in skiing: Choice of surgical method dependig on the degree of humeral retrotorsion. Int J Sports Med 6, 1985, 155–160

Poigenfürst J, Buch J, Eber K. Die hintere Schulterverrenkung. Unfallchirurgie 12, 1986, 171–175

Pollock RG, Bigliani LU. Recurrent posterior shoulder instability. Diagnosis and treatment. Clin Orthop 291, 1993, 85–96

Pollock R, Owens GM, Flatow EL, Bigliani LU. Operative results of the inferior capsular shift procedure for multidirectional instability of the shoulder. J Bone Joint Surg, 2000, 82-A: 919–927

Porteous MJL, Miller AJ. Humeral rotation osteotomy for chronic posterior dislocation of the shoulder. J Bone Joint Surg 64-B, 1990, 468–469

Protzman RR. Anterior instability of the shoulder. J Bone Joint Surg, 62-A, 1980, 909–918

Pullin GJ, Collier MA, Johnson LL, DeBault LE, Walls RC. Holmium:YAG laser assisted capsular shift in a canine model: Intraarticular pressure and histologic observations. J Shoulder Elbow Surg 6, 1997, 272–285

Rachor M. Frühergebnisse der Bankart-Operation mittels kleiner Titananker im Vergleich zur Operation nach Eden-Hybbinette-Lange. Inauguraldissertation, Würzburg, 1994

Rafii M, Minkoff J, Bonamo J, Firoznia H, Jaffe L, Golimbu C, Sherman O. Computed tomography (CT) arthrography of shoulder instabilities in athletes. Am J Sports Med 16 (4), 1988, 352–361

Randelli M, Gambrioli PL. Glenohumeral osteometry by computed tomography in normal and unstable shoulder. Clin Orthop 208, 1986, 151–156

Rao JP, Francis AM, Hurley J, Daczkewycz R. Treatment of recurrent anterior dislocation of the shoulder by duToit Staple capsulorrhaphy. Results of long-term follow-up study. Clin Orthop. 1986, 204: 169–176

Reeves B. Experiments on the tensile strength of the anterior capsular structures of the shoulder in man. J Bone Joint Surg 50-B, 1968, 858–865

Reischauer F. Über willkürliche Schulterverrenkungen (rein willkürliche, habituell willkürliche und Pendel-Luxationen) und schnappende Schulter. Arch Orthop Unfall-Chir 22, 1923, 45–80

Reider B, Inglis AE. The Bankart procedure modified by use of Prolene pull-out sutures. J Bone Joint Surg 64-A, 1982, 628–629

Resch T, Rütt A. Spätergebnisse der operativen Behandlung der Schultergelenksluxation nach der Technik von Eden-Hybbinette, modifiziert nach M. Lange. In Blauth W (Hrsg.). Spätergebnisse in der Orthopädie. Springer, Berlin, 1986

Resch H, Beck E. Praktische Chirurgie des Schultergelenkes. Frohnweiler-Druck, Insbruck, 1988

Resch H. Die Operation nach Bankart – „Bohrlochtechnik". Operat Orthop Traumatol 1, 1989, 153–162

Resch H. Die vordere Instabilität des Schultergelenkes. H Unfallheilkd. 202, 1989,116

Resch H, Wanitschek P, Sperner G. Die Technik der Bankartschen Operation. Eine modifizierte Reinsertionstechnik. Unfallchirurg 92 (8), 1989, 407–13

Resch H, Sperner G, Golser K, Thöni H und Kathrein A. Die arthroskopische extraartikuläre Limbusverschraubung bei unidirektionaler vorderer Schulterinstabilität. Arthroskopie 5, 1992, 79–86

Resnik CS. Septic arthritis: A rare case of droping shoulder. Sceletal Radiol 21, 1992, 307–309

Richards RR, Hudson AR, Bestoia JT, Urbaniak JR, Wadell JP. Ingray of the brachial plexus during Putti-Platt and Bristow procedures. Am J Sport Med 15 (4), 1987, 374–380

Richards RR, Beaton D, Hudson AR. Shoulder arthrodesis with plate fixation: functional outcome analysis. J Shoulder Elbow Surg 2, 1993, 225–239

Richmond JC, Donaldson WR, Fu F, Harner CD. Modification of the Bankart reconstruction with a suture anchor. Report of a new technique. Am J Sports Med 19 (4), 1991, 343–346

Rodeo SA, Suzuki K, Yamauchi M, Bhargava M, Warren RF. Analysis of collagen and elastic fibers in shoulder capsule in patients with shoulder instability. Am J Sports Med 26: 1998, 634–643

Rockwood CA, Thomas SC, Matsen FA. Subluxation and dislocations about the glenohumeral joint. In Rockwood CA, Green DP, Buchholz RW (Hrsg.). Fractures in adults, 3rd edition, Lippincott, Philadelphia. I, 13, 1991, 1021–1179

Roll JP, Vedel JP. Exp Brain Res 47, 1982, 177–190

Rosenberg BN, Richmond JC, Levine WN. Longterm follow-up of Bankart reconstruction.Incidence of late degenerative glenohumeral arthrosis. Am J Sports Med 23, 1995, 538–544

Rowe CR. Prognosis in dislocations of the shoulder. J Bone Joint Surg 38-A, 1956, 957–977

Rowe CR, Sakellarides. Factors related to recurrence of anterior dislocation of the shoulder. Clin Orthop 20, 1961, 40–47

Rowe CR, Pierce DS, Clark JG. Voluntary dislocation of the shoulder. A preliminary report on a clinical, electromyographic, and psychiatric study of 26 patients. J Bone Joint Surg 55-A, 1973, 445–451

Rowe CR, Patel D, Southmayd WW. The Bankart operation. A long-term end-result study. J Bone Joint Surg 60-A, 1978, 1–16

Rowe CR. Acute and recurrent anterior dislocation of the shoulder. Orthop Clin North Am 11, 1980, 253–269

Rowe CR, Zarins B, Ciullo JV. Recurrent anterior dislocation of the shoulder after surgical repair. J Bone Joint Surg 66-A, 1984, 159–168

Rowe CR. Dislocations of the shoulder. In Rowe CR (Hrsg.). The Shoulder. Churchill Livingstone, New York, 1988, 165–292

Rüter A. Kombinierte Operationsverfahren bei habitueller Schulterluxation. H Unfallheilkunde 170, 1984, 211–214

Runkel M, Kreitner KF, Wenda K, Rudig L, Degreif J, Grebe P. Kernspintomographie bei Schulterluxation. Unfallchirurg 96, 1993, 124–128

Saha AK. Dynamic stability of the glenohumeral joint. Acta Orthop Scand 42, 1971, 491–505

Saha AK. Mechanics of elevation of glenohumeral joint. Acta Orthop Scand 44, 1973, 668–678

Saha AK. Rezidivierende Schulterluxationen. Enke Verlag, Stuttgart, 1978

Saha AK. Recurrent dislocation of the shoulder. Physiopathology and operative corrections, 2nd edition. Thieme, New York, 1981

Saha AK. Mechanism of shoulder movements and plea for the recognition of "zero position" of glenohumeral joint. Clin Orthop 173, 1983, 3–9

Samilson RL, Prieto V. Dislocation arthropathy of the shoulder. J Bone Joint Surg 65-A, 1983, 456–460

Santini A, Neviasier R. Long term results of posterior inferior capsular shift. J Shoulder Elbow Surg 4 (Suppl). 65, 1995

Schwartz RE, O`Brien SJ, Warren RF. Capsular restraints to anterior-posterior motion of the abducted shoulder. A biomechanical study. Orthop Trans 12, 1988, 727

Scott DJJ. Treatment of recurrent posterior dislocations if the shoulder by glenoplasty. J Bone Joint Surg 49-A, 1967, 471–475

Seltzer DG, Wirth MA, Rockwood CA. Anterior inferior capsular shift for involuntary multidirectional instability. In Craig EV (Hrsg.). Master techniques in Orthopaedic Surgery, Raven Press New York, 1995, 109–148

Shea KP, O'Keefe RM, Fulkerson JP. Comparison of initial pull-out strength of arthroscopic suture and staple bankart repair techniques. Arthroscopy 8, 1992, 179–182

Simonet WT, Melton LJ, Cofield RH. Incidence of anterior shoulder dislocation in Olmsted County, Minnesota. Clin Orthop 186, 1984, 186–191

Sisto DJ, Cook DL. Intraoperative decision making in the treatment of shoulder instability. Arthroscopy 14, 1998, 389–394

Snyder SJ, Karzel RP, Pizzo WD, Ferkel RD, Friedman MJ. Slap lesions of the shoulder. Arthroscopy 6 (4), 1990, 274–279

Speeckaert M. Bericht über 68 nach Noordenbos operierte Fälle von rezidivierender Schulterluxation. Orthopäde 7, 1978, 212–214

Speer KP, Warren RF. Arthroscopic shoulder stabilization. A role for biogradable materials. Clin Orthop 291, 1993, 67–74

Sperner G, Resch H, Golser K, Wambacher M, Hamberger A. Arthroskopische extraartikuläre Bankart-Operation. Arthroskopie 8, 1995, 164–167

Stefko JM, Tibone JE, Cawley PW, ElAttrache LE, McMahon PJ. Strain of the anterior band of the inferior glenohumeral ligament during capsule failure. J Shoulder Elbow Surg 6, 1997, 473–479

Steinbeck J, Jerosch J. Arthroscopic transglenoid stabilization versus open anchor suturing in traumatic anterior instability of the shoulder. Am J Sports Med. 1998, 26: 373–378

Steinbeck J, Jerosch J. Open Bankart repair using suture anchors in posttraumatic shoulder instability: 2 to 5-year results. Unfallchirurg. 1997, 100: 938–942

Strasmann Th, van der Wal JC, Halata Z, Drukker J. Functional topography and ultrastructure of periarticular mechanoreceptors in the lateral elbow region of the rat. Acta Anat 138, 1990, 1–14

Suder P, Jakobsen B. Result of conservative treatment of traumatic primary anterior shoulder dislocation correlated to initial arthroscopic findings. J Shoulder Elbow Surg 6 (2), 1997, 214

Surin V, Blader S, Markhede G, Sundholm K. Rotational osteotomy of the humerus for posterior instability of the shoulder. J Bone Joint Surg 72-A, 1990, 181–186

Symeonides PP. The significance of the subscapularis muscle in the pathogenesis of recurrent anterior dislocation of the shoulder. J Bone Joint Surg 54-B, 1972, 476–483

Terry GC, Hammon D, France P, Norwood LA. The stabilizing function of passive shoulder restraints. Am J Sports Med 19 (1), 1991, 26–34

Tibone JE, Prietto C, Jobe FW, Kerlan RW, Carter VS, Shields CL. Staple cpsulorraphy for recurrent posterior shoulder dislocation. Am J Sports Med 9, 1981, 135–139

Tibone JE, Ting A. Capsulorraphy with a staple for recurrent posterior subluxation of the shoulder. J Bione Joint Surg 72-A, 1990, 999–1002

Tibone JE, Bradley JP. The treatment of posterior subluxation in athletes. Clin Orthop 291, 1993, 124–137

Tibone JE. Capsular repair for recurrent posterior instability. In Craig EV (Hrsg.). Master techniques in orthopaedic surgery. The Shoulder. Raven press, New York, 1995, 149–163

Tibone JE, Fechter J, Kao JT. Evaluation of a proprioception pathway in patients with stable and unstable shoulders with somato-sensory cortical evoked potentials. J Shoulder Elbow Surg 6, 1997, 440–443

Thielemann FW. Die subkapitale Drehosteotomie des Humerus zur Behandlung der persistierenden, hinteren, traumatischen Schulterluxation. Operat Orthop Traumatol

Torchia ME, Caspari RB, Asselmeier MA, Beach WR, Gayari M. Arthroscopic transglenoid multiple suture repair: 2 to 8 year results in 150 shoulders. Arthroscopy 13, 1997, 609–619

Toolanen G, Kjellgren A, Olson H, Hoegstroem B. The Alvik glenoplasty for the unstable shoulder. Modification of the Eden-Hybbinette operation in 66 cases. Acta Orthop Scand 61 (2), 1990, 111–115

Torg JS, Balduini FC, Bonci C, Lehman RC, Gregg JR, Esterhai JL, Hensal FJ. A modified Bristow-Helfet-May procedure for recurrent dislocation and subluxation of the shoulder. Report of two hundred and twelve cases. J Bone Joint Surg Am. 1987; 69: 904–913

Townley CO. The capsular mechanism in recurrent dislocation of the shoulder. J Bone and Joint Surg 32-A, 1950, 370–380

Travlos J, Goldberg I, Boome RS. Brachial plexus lesions associated with dislocated shoulders. J Bone Joint Surg-Br 72-Br, 1990, 68–71

Treacy SH, Savoie FH, Field LD. Arthroscopic treatment of multidirectional instability. J Shoulder Elbow Surg 8, 1999, 345–50

Trillat A. Traitement de la luxation récidivante de l`épaule. Considerations techniques. Lyon Chir 49, 1954, 986

Troum S, Floyd WE, Waters PM. Posterior dislocation of the humeral head in infancy asociated with obstetrical paralysis: A case report. J Bone Joint Surg 75-A, 1993, 1370–1375

Turkel SJ, Panio MW, Marshal JL, Girgis FG. Stabilizing mechanisms preventing anterior dislocation of the glenohumeral joint. J Bone J Surg 63-A, 1981, 1208–1217

Ungersbock A, Michel M, Hertel R. Factors influencing the results of a modified Bankart procedure. J Shoulder Elbow Surg. 1995, 4:365–369

Uthoff HK, Piscopo M. Anterior capsular redundancy of the shoulder: congenital or traumatic? An embryological study. J Bone Joint Surg 67-B, 1985, 363–366

Vastamäki M, Antti-Poika I, Viljakka T, Landtman M. Eden-Hybbinette procedure. Long-term results. Congress of the European Society for Surgery of the Shoulder and the Elbow, Würzburg, 1991

Viek P, Bell BT. The Bankart shoulder reconstruction. J Bone Joint Surg 41-A, 1959, 236–242

Visser CP, Tavy DL, Coene LN, Brand R. Electromyographic findings in shoulder dislocations and fractures of the proximal humerus: comparison with clinical neurological examination. Clin-Neurol-Neurosurg 101, 1999, 86–91

Volpin G, Langer R, Stein H. Complete infraclavicular brachial plexus palsy with occlusion of axillary vessels following anterior dislocation of the shoulder joint. J Orthop Trauma 4, 1990, 121–123.

Wagner KT, Lyne ED. Adolescent traumatic dislocations of the shoulder with open epiphysis. J Pediatr Orthop 3, 1983, 61–63

Walch G, Boileau P, Levigne CH, Mandrino A, Neyret Ph, Donell S. Arthroscopic stabilization for recurrent anterior shoulder dislocation: Results of 59 cases. Arthroscopy 11, 1995, 173–179

Walch G, Dejour H, Trillat AG. La luxation récidivante anterieur de l`épaule survenant aprs 40 ans. Rev Chir Orthop, 1997, 609–616

Wallace DA, Beard D, Gill R, Carr AJ. Reflex muscle contraction in anterior shoulder instability. J Shoulder Elbow Surg 5 (2), 1996, 87

Wallace A, Hollinshead RM, Frank CB. The scientific base of thermal capsular shrinkage. J Shoulder Elbow Surg 9, 2000, 354–360

Warner JJP, Warren RF. Arthroscopic Bankart repair using a cannulated, absorbable fixation device. Op Tech Orthop 1, 1991, 192

Warner JJP, Deng XH, Warren RF, Torzilli PA. Static capsuloligamentous restraints to superior-inferior translation of the glenohumeral joint. Am J Sports Med 20, 1992, 675–685

Warner JJP, Johnson D, Miller M, Caborn DNM. A technique for selecting capsular tightness in repair of antero-inferior shoulder instability. J Shoulder Elbow Surg 5, 1995, 352–364

Warner JJP, Altchek DW. Arthroscopic repairs for instability. In Warner JJP, Ianotti J, Gerber C (Hrsg.). Complex and revision problems in shoulder surgery. Lippincott-Raven, Philadelphia-New York, 1997

Warren RF, Kornblatt IB, Marchand R. Static factors affecting posterior shoulder stability. Orthop Transactions 8 (1), 1984, 89

Warren RF. Instability of shoulder in throwing sports. In Pettone F (Hrsg.). AAOS Symposium on upper extremity injuries in athletes. Mosby, St. Louis, 1986, 337–348

Watson-Jones R. Recurrent dislocation of the shoulder. J Bone Joint Surg 30-B, 1948, 6–8

Weber BG, Simpson LA, Hardegger F. Rotational humeral osteotomy for recurrent anterior dislocation of the shoulder associated with a large Hill-Sachs-lesion. J Bone Joint Surg 66-A, 1984, 1443–1449

Weber SC. The ten millimeter rule revisted: non-operative treatment of displaced greater tuberosity fractures. J Shoulder Elbow Surg 6 (2), 1997, 230

Weiner DS, McNab I. Superior migration of the humeral head. A radiological aid in the diagnosis of tears of the rotator cuff. J Bone Joint Surg 52-B, 1970, 524–527

Wheeler JH, Ryan JB, Arciero RA, Molinari RN. Arthroscopic versus nonoperative treatment of acute shoulder dislocation in young athletes. Arthroscopy 5, 1989, 213–217

Williams G. Multidirectional instability. In Warner JJP, Ianotti J, Gerber C (Hrsg.). Complex and revision problems in sholder surgery. Lippincott, Philadelphia-New York, 1997, 85–98

Wiley AM. Superior humeral dislocation. A complication following decompression and debridement for rotator cuff tears. Clin Orthop 263, 1991, 135–141

Wilkinson JA, Thomas WG. Glenoid osteotomy for recurrent posterior dislocation of the shoulder. J Bone Joint Surg 67-A, 1985, 469

Wirth MA, Lyons FR, Rockwood CA. Hypoplasia of the glenoid: a review of sixteen patients. J Bone Joint Surg 75-A, 1993, 1175–1184

Wintzell G, Haglund-Akerlind Y, Nowak J, Larsson S. Arthroscopic lavage compared with non-operative treatment in traumatic primary anterior shoulder dislocation. A two year follow-up of a prospective randomised trial. J Shoulder Elbow Surg (im Druck)

Wolf EM, Wilk RM, Richmond JC. Arthroscopic Bankart repair using suture anchors. Tech Orthop 1, 1991, 184–191

Wolf EM. Arthroscopic capsulolabral repair using suture anchors. Orthop Clin North Am 24, 1993, 59–69

Wolf EM, Cheng JC, Dickson K. Humeral avulsion of glenohumeral ligaments as a cause of anterior shoulder instability. Arthroscopy 11, 1995, 600–607

Wolf EM, Eakin CL. Arthroscopic capsular plication for posterior shoulder instability. Arthroscopy 14, 1998, 153–163

Wülker N, Kohn D, Mertens F. Die Wertigkeit dynamischer Untersuchungsmethoden bei der Instabilität der Schulter. Sportverl Sportschad 6, 1929, 64

Wülker N, Roetman B, Plitz W. On the biomechanics of the shoulder impingement syndrome. Experimental data. In Frich LH, Sjoebjerg JO, Kjaersgaard-Andersen P (Hrsg.). Proceedings of the 7 th. Congress of the European Society for Surgery of the Shoulder and the Elbow. Aarhus, Denmark, 1993

Wülker N, Sperveslage C, Brewe F. Passive Stabilisatoren des Glenohumeralgelenkes. Eine biomechanische Studie. Unfallchirurg 96, 1993, 129–133

Yamamoto R. Oudard-Iwahara's Operation for recurrent anterior dislocation of the shoulder. In Bateman JE, Welsh PR (Hrsg.). Surgery of the Shoulder. C.V. Mosby, Philadelphia-Toronto, 1984, 106–110

Yoneda B, Welsh RP, MacIntosh DL. Conservative treatment of shoulder dislocation in young males. J Bone Joint 64-B, 1982, 254–255

Yoneda M, Hayashida K, Izawa K, Shimada K, Shino K. A simple and secure anchoring system for Caspari's transglenoid multiple suture technique using a biogradable Polylactic acid button. Arthroscopy 12, 1996, 193–299

Yoneda M, Hayashida K, Wakitani S, Nakagawa S, Fukushima S. Bankart procedure augmented by coracoid transfer for contact athletes with traumatic anterior shoulder instability. Am J Sports Med. 1999, 27: 21–26

Yoshikawa Gen-itsu, Kikkawa M, Murakami M, Tarumoto R, Kakimoto A, Hukuda S. Three-dimensional magnetic resonance arthrography of traumatic anterior shoulder dislocation. J Shoulder Elbow Surg 7, 1998, 332

Young DC, Rockwood CA. Complications of a failed Bristow procedure and their management. J Bone Joint Surg 73-A, 1991, 969–981

Zabinski SJ, Callaway GH, Cohen S, Warren RF. Revision shoulder stabilization: 2- to 10-year results. J Shoulder Elbow Surg 8, 1999, 58–65

Zarins B. Bankart repair for anterior shoulder instability. Techniques Orthop 3 (4), 1989, 23–28

Zlatkin MB, Bjorkengren AG, Gylys-Morin V. Cross-sectional imaging of the capsular mechanism of the glenohumeral joint. Am J Roentgenol 150 (1), 1988, 151–158

Zuckerman JD, Matsen FA. Complications about the glenohumeral joint related to the use of screws and staples. J Bone Joint Surg 66-A, 1984,175

Zuckerman JD. McLaughlin Procedure for acute and chronic posterior dislocations. In Craig EV (Hrsg.). The Shoulder – Master techniques in Orthopaedic Surgery. Raven Press, New York, 1995, 165–180

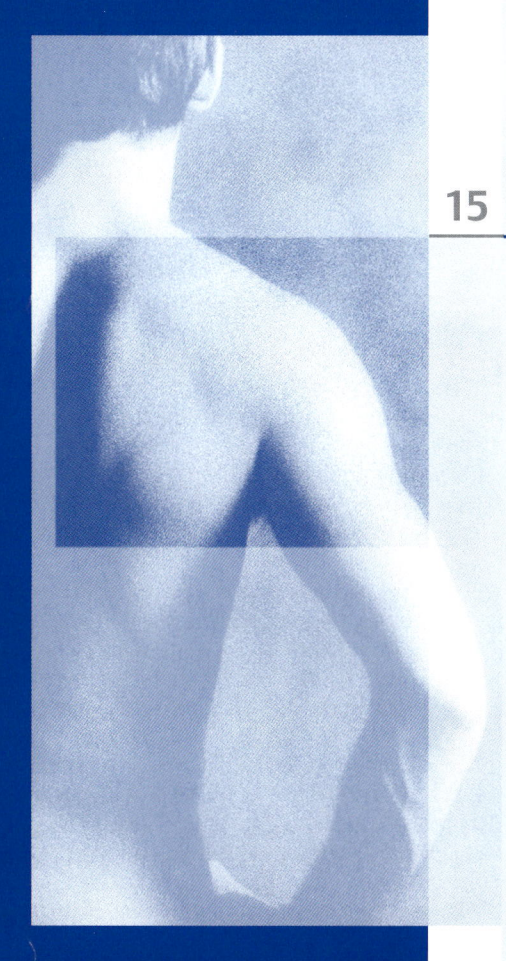

15 Sportartspezifische Erkrankungen

F. Gohlke

15.1 Läsionen bei sportlicher Überkopfbelastung

15.2 Spontan auftretende Sehnenrupturen und Abrissfrakturen

15.3 Ermüdungsbrüche und spontane Osteolysen

15.4 Plexusschäden, Nervenläsionen und Kompressionssyndrome

Sportarten, die hohe Ansprüche an die Funktion des Schultergelenks stellen, wie z. B. Tennis, Squash und Badminton, haben in den letzten Jahren in den Bereichen des Breiten- und des Leistungssports einen deutlichen Aufschwung erlebt. Gerade in diesen Disziplinen hat der Prozentsatz sportlich Aktiver im mittleren und höheren Lebensalter deutlich zugenommen. Neben der Behandlung von akuten Verletzungen und von Überlastungsschäden hat es daher der Therapeut immer häufiger auch mit primär degenerativ bedingten Erkrankungen der Schulter zu tun.

Das zunehmende Interesse an der Schulter wurde gefördert durch die intensive Auseinandersetzung mit Befunden der neuen bildgebenden Verfahren wie Sonographie, Magnetresonanztomographie und Arthroskopie. Eine Reihe bisher unbeantworteter Fragen wurde dadurch aufgeworfen, z. B. hinsichtlich der klinischen Relevanz von Läsionen des superioren Labrum glenoidale, der langen Bizepssehne, des sog. Rotatorenintervalls und von partiellen Rotatorenmanschettendefekten (RM-Defekten). In den Vereinigten Staaten hat man sich aufgrund der dominierenden Rolle, die Baseball und Football im professionellen Leistungssport spielen, bereits einige Jahre früher mit diesen Läsionen befasst (Tullos u. King 1973, Atwater 1979, Hawkins u. Kennedy 1980, Jobe u. Mitarb. 1983, Cofield u. Simonet 1984).

Einige Symptomenkomplexe, die unter Begriffen wie Werfer-, Tennis-, Schwimmer- oder Golferschulter bereits Eingang in die medizinische Terminologie gefunden haben, müssen jetzt differenzierter betrachtet werden. Ausgangspunkt intensiver biomechanischer und klinischer Studien war die Erfahrung, dass verschiedene Sportarten, bei denen häufig Wurf- oder Schlagbewegungen durchgeführt werden, zu ähnlichen, differenzialdiagnostisch aber schwer abgrenzbaren Beschwerdebildern führen. Insbesondere der Zusammenhang von Instabilität und subakromialen Schmerzsyndromen beim Sportler mit Überkopfbelastung wird hinsichtlich Pathogenese und Therapie immer noch kontrovers diskutiert.

Es handelt sich dabei zum Teil um Veränderungen, die auch ohne sportliche Belastung oder durch unspezifische traumatische Einwirkungen auftreten können. Die Besonderheit beim Sportler liegt darin, dass Intensität und Dauer der auftretenden Belastungen erheblich höher sind und das empfindliche Gleichgewicht zwischen Stabilität und Mobilität gefährden können. Die chronische Überdehnung der kapsuloligamentären Sicherung ist der Preis für ein Höchstmaß an Beweglichkeit. Dieses Defizit muss dann von den aktiven Stabilisatoren ausgeglichen werden. Die chronische Überforderung dieser Muskelgruppen führt frühzeitig zu Ermüdung, Verkürzungen, schmerzhaftem Hartspann und einem Verlust an Koordination. Die Belastungsgrenzen von Sehnen, Ligamenten und Gelenken werden immer häufiger überschritten, und es entstehen strukturelle Läsionen. Aus der Schmerzreaktion können sich Ausweichbewegungen und pathologische Veränderungen der Gelenkkinematik entwickeln, die dieses Geschehen nochmals verstärken.

Nur eine frühzeitige Erkennung abnormer Bewegungsabläufe und prädisponierender Faktoren kann beim Leistungssportler in Zusammenarbeit mit Trainern und Physiotherapeuten dazu beitragen, diesen Circulus vitiosus mit allen nachteiligen Folgen für die Verletzungsanfälligkeit und das Leistungsniveau der Athleten zu unterbrechen.

Epidemiologie

Die Angaben zur Inzidenz von Schulterverletzungen zeigen große regionale Unterschiede und hängen sehr von dem Spektrum der betreuten Sportarten bei den jeweiligen Untersuchern sowie ihren fachlichen Schwerpunkten ab. Die Fülle von Daten, die zu diesem Thema in den Publikationen aus den USA hauptsächlich über Baseball, Basketball und Football zur Verfügung steht, besitzt jedoch – auf den mitteleuropäischen Bereich bezogen – nur bedingt Relevanz. Überregionale Sammelstatistiken für einzelne Disziplinen, die aus Ländern mit einem zentralen Gesundheitsregister (Lindblad u. Mitarb. 1992) stammen, sind spärlich und unzureichend nach Diagnosen aufgeschlüsselt.

Von Steinbrück (1986) wurde für das Krankengut einer sportmedizinisch ausgerichteten Klinik folgende relative Häufigkeit (Anzahl im Vergleich unterschiedlicher Körperregionen) von Schulterverletzungen angegeben: An der Spitze liegen eindeutig Kontaktsportarten wie Ringen (21 %), Judo (19 %) und Rugby (16 %), gefolgt von Radsport (13 %) und Reiten (11 %). Während sogar Schwimmer noch zu 7,9 % vertreten sind, liegt die Verletzungshäufigkeit der Schulter bei Handballern mit 6,4 % relativ niedrig. Weniger als 1/10 dieser akuten Verletzungen erforderte eine stationäre Aufnahme in die Klinik. Bezogen auf die von Lindblad u. Mitarb. (1992) in Skandinavien ermittelte Inzidenz für Handball von 46 registrierten Verletzungen auf 10.000 Einwohner pro Jahr würde dies, auf Deutschland übertragen, bedeuten, dass mit ca. 1.000 schweren Schulterverletzungen pro Jahr allein in dieser Disziplin gerechnet werden muss. Darüber hinaus muss berücksichtigt werden, dass mehr als ein Drittel der wettkampfaktiven Handballer aus der 1. Liga unter chronischen Schulterschmerzen leiden (Gohlke u. Mitarb. 1993, Hort 1983, Whiting u. Mitarb. 1985).

Ein Vergleich der einzelnen Ballsportarten untereinander (Tab. 15.1) macht deutlich, dass die unterschiedliche Häufigkeit leistungsmindernder Sportschäden vor allem auf zwei Faktoren zurückzuführen ist:
- eine unterschiedliche Inzidenz akuter traumatischer Einwirkungen und
- die sportartspezifische Häufigkeit von Wurf- und Schlagbewegungen.

Der ungünstige Einfluss einer Wurfbelastung wird im Vergleich schulterbelastender Sportarten evident. So geben hochklassige Basketballer trotz vergleichbarer Trainings- und Wettkampfbelastung viel seltener ernsthafte Schulterbeschwerden an als Volleyball-, Handball- oder Wasserballspieler (Fleisig u. Mitarb. 1995, Hardy u. Mitarb. 1996, Warner u. Port 1994).

Tab. 15.1 Sportarten, bei denen gehäuft Schultererkrankungen auftreten, und sportartspezifische Schäden (aufgelistet nach den häufigsten Läsionsmustern)

Sportart		Kapsel-/Bandruptur*	Repetitive Überlastung der Sehneninsertionen, subakromiales Impingement**	Forcierte Außenrotation oder Translation im Glenohumeralgelenk***
Wurfsportarten				
Ballwurf, Schlagbewegung	Wasserball	+	+++	+++
	Handball	+++	++	+++
	Baseball	-	+++	+++
	Volleyball	+	+++	+++
	Basketball	+	+	+
	Tennis	+/-	+++	++
	Badminton	+/-	+++	+
	Squash	+	++	+/-
Gerätewurf	Speerwurf	+	+++	+++
Kontaktsportarten	Ringen	+++	-	+/-
	Judo	+++	-	+/-
	Rugby	+++	+/-	+/-
	American Football	+++	+/-	+/-
Wassersport	Kraul	-	+	+++
	Rücken	-	+	+++
	Delphin	-	+	+++
Schwerathletik	Gewichtheben	+++	+	+++ posteroinferior
	Bodybuilding	-		bei ungünstigem Training
Andere	Geräte- oder Bodenturnen	++	++	++
	Eishockey	+++	-	-
	Skifahren	++	-	-
	Reiten, Radfahren	++	-	-
	Fußball (Torwart)	+++	-	+
	Fechten	-	++	-

* Luxation, AC-Gelenksprengung   ** SLAP-Läsion, RM-Defekt   *** Gebrauchshypermobilität, Kapsellaxität

15.1 Läsionen bei sportlicher Überkopfbelastung

Grundsätzlich sind bei allen Sportarten, bei denen die Arme besonderen Belastungen unterliegen, wie z. B. Klettern, Schwimmen, dem Gebrauch eines Ruders, Paddels oder Schlaginstruments, dem Werfen eines Balls oder Speers, überlastungsbedingte Schulterbeschwerden zu erwarten. Zumindest für die Disziplinen, bei denen der Arm häufig in einer Überkopfposition bewegt wird, wäre nach dem Impingementkonzept von Neer u. Welsh (1977) relativ häufig eine chronische Schädigung der subakromialen Gleitschicht zu erwarten (entsprechend einem Impingementsyndrom Grad I nach Neer). Tatsächlich werden z. B. bei Basketballspielern derartige Probleme jedoch nur selten erwähnt (Henry u. Mitarb. 1982), was daran liegen kann, dass die Beschleunigung des Balls bei der Abgabe oft vor dem Körper erfolgt.

Repetitive Wurfbewegungen dagegen, die mit einer extremen Beschleunigung des Arms verbunden sind, wurden bereits frühzeitig nicht nur als wichtige Ursache eines subakromialen Schmerzsyndroms, sondern auch einer erworbenen Instabilität identifiziert. Die negativen Folgen dieser extremen Belastungen für das Schultergelenk sind für mehrere Sportarten, u. a. auch für Tennis und Speerwerfen dokumentiert (Atwater 1979, Jobe u. Mitarb. 1990, Lehmann 1988, McCue 1985), bei denen sich ein dem Ballwurf vergleichbarer Bewegungsablauf feststellen ließ (Kibbler 1993, Ryan u. Mitarb. 1988). Von Jobe (1983) wurde vorgeschlagen, die Symptomenkomplexe des Impingements und der Instabilität nicht als separate Entitäten zu aufzufassen. Vielmehr müsse man beide als Krankheitsbilder begreifen, zwischen denen ein kausaler Zusammenhang besteht und deren klinische Symptome fließend ineinander übergehen. Die bei diesen Athleten für ihre sportliche Betätigung notwendige „Gebrauchshypermobilität" (Riederer u. Möser 1991) führe nicht nur zu einem vermehrten Bewegungsumfang, sondern zwangsläufig auch zu einer vermehrten translatorischen Verschieblichkeit im Glenohumeralgelenk. Diese Schwächung der kapsuloligamentären Sicherung kann durch die aktiven Stabilisatoren nicht mehr ausgeglichen werden, wenn die Koordination durch Ermüdung nachlässt oder Schmerzen zu unphysiologischen Bewegungsabläufen führen. Es kann daher sekundär zu einem Konflikt der Rotatorenmanschette an den Grenzflächen des subakromialen Nebengelenks, dem Fornix humeri, kommen. Der anatomisch vorgegebene Bewegungsspielraum wird exzessiv ausgeschöpft, sodass ein „Impingement", eine unphysiologische Druckbelastung, am anterolateralen Akromion, dem Lig. coracoacromiale oder dem Korakoid entsteht. Da die Beschränkung des Bewegungsumfangs durch die Gelenkkapsel nicht mehr gewährleistet ist, kann es auch zu einem Anschlagen des Tuberculum majus an den Glenoidrand kommen, dem „glenoidalen Impingement" (Jobe u. Sidles 1992, Walch u. Mitarb. 1992).

Eine Überschreitung der Belastungsgrenze bei exzentrischen Muskelkontraktionen kann zudem zu Mikrorupturen an den Insertionszonen der Rotatorenmanschette und der langen Bizepssehne (Nirschl 1998) führen. Einzelbeobachtungen über die spontane Entstehung von Abrissfrakturen bei Überkopfsportlern stützen diese Annahme (Ianotti u. Wang 1992, Kunkel u. Monesmith 1993, Warner u. Port 1994).

15.1.1 Biomechanik der Wurfbewegung

Die Erfahrungen mit Problemen an der Schulter des Baseballspielers (pitcher's shoulder) haben vor allem in den Vereinigten Staaten frühzeitig zu einer intensiven Auseinandersetzung mit der Biomechanik der Wurfbewegung geführt, jedoch ohne die Ätiopathogenese der charakteristischen Veränderungen vollständig aufklären zu können. Von verschiedenen Arbeitsgruppen (DiGiovini u. Mitarb. 1992, Fleisig u. Mitarb. 1995, Jobe u. Mitarb. 1983, Kibler 1993, Ryan u. Mitarb. 1988) wurden die Aktivität der beteiligten Muskulatur und der Bewegungsablauf detailliert untersucht. Danach können innerhalb der Wurfbewegung (Abb. 15.1) mindestens fünf Phasen unterschieden werden (Jobe u. Mitarb. 1983, DiGiovine u. Mitarb. 1992, Fleisig u. Mitarb. 1995):

- **Anlaufbewegung** (wind-up). Die Körpermasse wird über das gleichseitige Standbein in Gang gesetzt. Die Aktivität der Schultermuskulatur ist noch niedrig.
- **Frühe Schwungphase** oder **Ausholbewegung** (early cocking). Der Arm wird in Abduktion und Außenrotation vom Schwerpunkt weggeführt, während die Körpermasse von dem Standbein nach vorne abgestoßen wird. Die Mm. trapezius und serratus anterior positionieren die Skapula für den abduzierten und außenrotierten Arm. Dabei arbeiten die Mm. supraspinatus und deltoideus synergistisch zusammen.
- **Späte Schwungphase** oder **Ausholbewegung** (late cocking). Während der Schwerpunkt des Körpers mit dem Wechsel auf das kontralaterale Bein nach kaudal und in Wurfrichtung verlagert wird, wird das Maximum an Außenrotation erreicht. Die Skapula wird

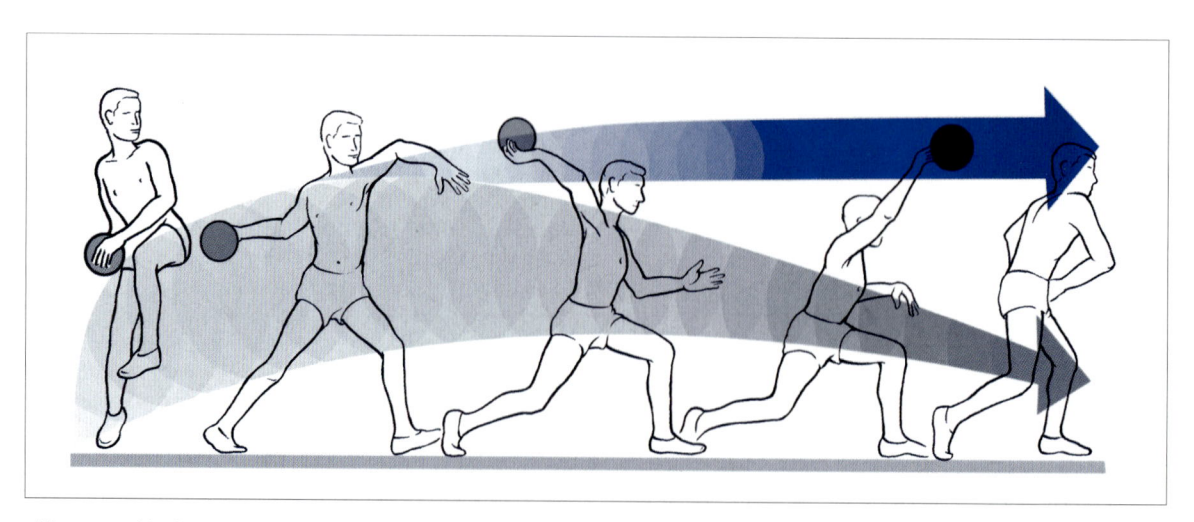

Abb. 15.1 Ablauf der Wurfbewegung nach Jobe u. Mitarb. (1983), DiGiovine u. Mitarb.(1992) sowie Fleisig u. Mitarb. (1995). Während der Wurfbewegung bleibt der Arm weitgehend in einer Abduktion von ca. 90–95° (bezogen auf die Skapula), während der Oberkörper weit zur Gegenseite gebeugt wird. (Die Pfeile verdeutlichen der kinetischen Energie des Balls [oben] und des Körpers [unten]). Der gezeigte Ablauf ist insbesondere für den Wurf mit leichteren Bällen charakteristisch, z.B. beim Baseball-Pitcher.

nun in protrahierter Stellung maximal durch den M. serratus anterior und die übrige Skapulamuskulatur stabilisiert. In dieser extremen Außenrotation ist das Glenohumeralgelenk gegenüber einer anterioren Translation gefährdet. Die hohe Aktivität des kranialen Anteils des M. subscapularis verhindert zusammen mit den „aufgewickelten" Sehnen der Mm. latissimus dorsi und pectoralis als ventrale Wand eine Dezentrierung. Gleichzeitig weisen die dorsalen Anteile der Rotatorenmanschette (infraspinatus und teres), die Motor der aktiven Außenrotation des Humerus sind, eine sehr hohe Aktivität auf.

- **Beschleunigungsphase** (acceleration). Während der Ball aus der Schulter maximal nach vorne beschleunigt wird, erfolgt gleichzeitig durch das Abbremsen über das kontralaterale Bein und die Drehbewegung der kranialen Körperhälfte die Übertragung der kinetischen Energie der Körpermasse auf den Ball. Der Athlet hat durch die Streckung im Arm und das Absinken des Körperschwerpunkts den Hebelarm verlängert und die Winkelgeschwindigkeit bis zu 7.500°/sec maximal erhöht. Die Mm. latissimus dorsi und pectoralis wirken zusammen mit dem M. subscapularis, der insbesondere die Position des Humerus im Glenoid steuert, bei der Erzeugung der forcierten Innenrotation mit.
- **Auslaufbewegung** (deceleration und follow-through). Der Körper kommt zum Stand, der Arm wird nach der Ballabgabe abgebremst (deceleration) und mit einer Auslaufbewegung in Flexion und Adduktion geführt (follow-through). Für den Pitcher wurde berechnet, dass die bei der Wurfbewegung erzeugte kinetische Energie von ca. 300 Joule nur zu knapp einem Drittel an den Ball weitergegeben wird, während ca. 220 Joule von den aktiven und passiven Stabilisatoren des Arms aufgefangen werden müssen (Kao u. Mitarb. 1995). Der M. teres minor weist während der exzentrischen Kontraktion die höchste Aktivität der gesamten Rotatorenmanschette auf, was seine Verletzungsanfälligkeit in dieser Phase erklärt. Die Aktivität der Skapulamuskulatur nimmt erst in der Follow-through-Phase ab, der M. serratus anterior bleibt selbst gegen Ende noch mäßig aktiv.

Von besonderer Bedeutung für das Verständnis pathologischer Bewegungsabläufe ist die Tatsache, dass mehr als die Hälfte der kinetischen Energie des geworfenen Balles nicht von der Muskulatur des Arms und der Schulter stammt, sondern aus der beschleunigten Körpermasse (Jobe u. Mitarb. 1990). Anschaulich wird dies verständlich, wenn man versucht, einen Ball aus dem Sitzen zu werfen. Damit ist bestenfalls 50% der sonst möglichen Weite zu erreichen. Die auftretenden Kräfte erreichen bei der Wurfbewegung von Hochleistungssportlern extreme Werte. Fleisig u. Mitarb. (1995) errechneten zwei kritische Belastungspunkte:

- Zu Beginn der Beschleunigungsphase entsteht ein innenrotierendes Drehmoment von 67 Nm und eine nach ventral gerichtete Translationskraft von 380 N.
- In der Dezelerationsphase, wenn der Ball die Hand gerade verlassen hat, werden Kompressionskräfte von 1.090 N im Gelenk und eine nach dorsal gerichtete Translationskraft von 400 N frei.

Während der gesamten Wurfbewegung dient das Glenoid als Plattform für den Humeruskopf, um einen möglichst effizienten Transfer der eingeleiteten Muskelenergie über den Hebelarm des Humerus zu gewährleisten. Die gelenkgerechte Rotation der Skapula durch die Muskulatur ist dafür ebenso wichtig wie die Zentrierung des Humeruskopfs im Glenoid durch die Rotatatorenmanschette und den kapsuloligamentären Komplex.

Im Zusammenwirken aller Gelenke des Schultergürtels wird eine Außenrotation des Arms von 165° erreicht, um eine Winkelgeschwindigkeit des Arms von 7.510°/sec zu erzeugen – eine der schnellsten Bewegungen, die der menschliche Körper überhaupt erzielen kann (Ferrari u. Mitarb. 1994). Die für diese maximale Außenrotation notwendige Ausdehnung der passiven Stabilisatoren führt dazu, dass die aktiven Stabilisatoren mehr Kraft für die Stabilisierung aufbringen müssen und schneller ermüden.

Wenn die Zentrierung im Glenohumeralgelenk nicht mehr gewährleistet ist, z.B. bei einer Subluxation, führt dies zu einer kompensatorischen Verminderung der maximal möglichen Außenrotation und Extension des Arms in der Ausholbewegung. Dadurch verkürzen sich auch die Beschleunigungsphase und der „Bremsweg", was zu einem weniger effektiven Wurf und einem vermehrten Impingement am Fornix führt.

15.1.2 Instabilität des Glenohumeralgelenks

Posttraumatische Instabilität. Unter den erworbenen Formen einer Instabilität stellen die posttraumatisch rezidivierenden Luxationen oder Subluxationen wahrscheinlich das größte Kontingent dar. Einer schwedischen Sammelstatistik zufolge (Hort 1983) wird sportliche Betätigung in der Hälfte aller registrierten Fälle als Ursache angegeben. Den Hauptanteil machen dabei Kontaktsportarten 15%) und Skifahren (14%) aus. Die hohe Rate an Instabilitätsproblemen bei Skifahrern und professionellen Eishockeyspielern wird meist durch einen Sturz auf die Schulter oder den ausgestreckten Arm hervorgerufen (Hovelius u. Mitarb. 1978). Bei Handballspielern überwiegen, wie statistische Angaben zeigen, indirekte Einwirkungen, wie z.B. das Eingreifen in den Wurfarm (in ca. 60%). Eine traumatische Luxation ist beim Gewichtheber durch ein Zurückfallen der Hantel hinter die Frontalebene oder spontan beim verunglückten Reißen des Gewichts beschrieben worden (Maffet u. Mitarb. 1995, Williams u. Mitarb. 1994).

Wenn man davon ausgeht, dass es bei akuten Verletzungen je nach Art und Schwere der traumatischen Einwirkung zu unterschiedlich ausgeprägten Läsionen am kapsuloligamentären Komplex kommt, lässt sich folgende Einteilung vornehmen:
- **Grad I:** Überdehnung mit Riss einiger Fasern (entsprechend einer Distorsion), die zur Subluxation führen kann,
- **Grad II:** Abriss der ligamentären Verstärkungen am Labrum und Zerreißungen, die zu einer Subluxation führt, aus der der Humeruskopf aber wieder zurückgleitet,
- **Grad III:** verhakte Luxation, bei der meist gleichzeitig eine Hill-Sachs-Impression und ein schwerer Kapsel-/Labrumschaden entstehen.

Das Läsionsmuster ist dabei nicht nur von der Art der traumatischen Einwirkung, sondern auch von dem Lebensalter abhängig (Kap. 14). Direkte traumatische Einwirkungen sollen für die höhere Inzidenz von HAGL-Läsionen (den Abriss des inferioren glenohumeralen Ligaments am Humerus) bei Kontaktsportarten, wie z.B. Rugby, verantwortlich sein (Bokor u. Mitarb. 1999). Nach dem 40. Lebensjahr kommt es eher zum Einriss der Kapsel, der Rotatorenmanschette oder zu knöchernen Abrissen der Tuberkula als zum Abriss des Labrums.

Die Prognose für den Sportler nach einer traumatischen Erstluxation wird unterschiedlich beurteilt. Während Hovelius (1995) in einer prospektiven Sammelstudie mit Ausnahme der Eishockeyspieler kein statistisch höheres Risiko für das Auftreten eines Rezidivs findet, berichten Wheeler u. Mitarb. (1989), Simonet und Cofield (1984) über eine Rate von 80–90% bei sportlich aktiven jungen Männern. Das Alter bei Erstluxation und eine gewisse Risikobereitschaft scheinen hier jedoch von größerem Einfluss zu sein als die Art der sportlichen Betätigung.

Die Behandlung der posttraumatischen Instabilität entspricht den Richtlinien, die in Kapitel 14 dargestellt sind. Ein Dilemma entsteht beim Leistungssportler insofern, als offene Stabilisierungen zwar die höchste Erfolgsrate besitzen, jedoch häufig zu einer Bewegungseinschränkung führen, die ein Erreichen des vorhergehenden Wettkampfniveaus nicht mehr zulässt (Bigliani u. Mitarb. 1994). Andererseits weisen Hochleistungssportler mit Überkopfbelastung auch die höchsten Rezidivraten (40–70%) bei der arthroskopischen Stabilisierung auf (Grana u. Mitarb. 1993, Green u. Christensen 1995).

Erworbene Instabilität ohne adäquates Trauma. Das Fehlen eines adäquaten Traumas in der Anamnese sollte beim Sportler nicht voreilig zum Rückschluss auf eine konstitutionelle Ursache führen. Auch ohne ersichtliche äußere Einwirkung kann bei Athleten eine unkontrollierte Muskelkontraktion, z.B. eine knöcherne Bankart-Läsion, herbeiführen. Dennoch ist bei der Mehrzahl der Instabilitäten ohne adäquates Erstereignis eine deutliche konstitutionelle oder auch sekundär erworbene Laxität als Anpassung an die Erfordernisse seiner Disziplin anzunehmen. Die Schwere des notwendigen Traumas für eine Luxation sinkt mit dem vorbestehenden Ausmaß der möglichen translatorischen Gleitbewegung (Kap. 14, Klassifikation der Schulterinstabilität).

Neer (1990) beschreibt sogar, dass Instabilitäten ohne zugrunde liegendes adäquates Trauma (acquired instability) in den von ihm persönlich operierten Fällen den Hauptanteil ausmachten. Ursache dieser meistens multidirektionalen Instabilität sei ein vermehrtes Kapselvolumen, dass er auf wiederholte Überdehnungen der Gelenkkapsel (Mikrotraumen) zurückführt. Die ambitionierten Leistungssportler hielten seiner Meinung nach nur unzureichende Schonungsphasen ein, was keine vollständige Ausheilung erlaube.

Jobe sowie Cofield und Simonet (1984) sehen die erworbene Laxität beim Überkopfsportler als Folge einer Überdehnung in den extremen Gelenkpositionen der Anlaufphase (wind-up) und der Auslaufphase (follow through) der Wurfbewegung.

In einem Teil der Fälle ist die Insuffizienz der kapsuloligamentären Sicherung auch durch eine Erweiterung des Rotatorenintervalls (Kapselareal zwischen den Sehnen der Mm. supraspinatus und subscapularis) bedingt. Derartige Läsionen lassen sich häufig intraoperativ als Nebenbefund an der Gelenkkapsel bei Instabilitäten feststellen (Kap. 14). Pappas u. Mitarb. (1985) stellten die Hypothese auf, dass repetitive exzentrische Kontraktionen des maximal gedehnten M. subscapularis, wie sie in der späten Cocking- und der Acceleration-Phase der Wurfbewegung vorkommen, eine intrinsische Überlastung der sehnigen Insertion und damit auch der anterioren Kapsel verursachen. In einem Circulus vitiosus sollen Schmerz und muskuläre Ermüdung zu einem Verlust an Koordination und schließlich zu strukturellen Schäden an Sehne und Kapsel führen.

Posteriore Instabilität. Der klinische Befund oder die Untersuchung in Narkose deckt bei atraumatischen posterioren Sub-/Luxationen oft eine pathologisch vermehrte translatorische Verschieblichkeit in mehrere Richtungen bis hin zur multidirektionalen Instabilität auf. Ein Trauma, wie z.B. ein Sturz auf den innenrotierten und flektierten Arm, der zu einem Abriss der Kapsel am Glenoidrand oder Humerus führt (Laurencin u. Mitarb. 1995, Norwood und Terry 1984), geht selten voraus. Bei bestimmten Kontaktsportarten, wie z.B. dem American Football, werden posteroinferiore Labrumabrisse beschrieben, die durch den Anprall mit flektiertem, innenrotiertem Arm verursacht werden (Meer u. Mitarb. 1998). In der Regel ist daher eher eine chronische Überdehnung der Gelenkkapsel oder eine konstitutionell bedingte Laxität als Ursache anzunehmen.

Eine oft fehlinterpretierte und differenzialdiagnostisch schwer abgrenzbare Läsion stellt die posteroinferiore unwillkürliche Subluxation dar, die auch bei Werfern, häufiger jedoch bei Bodybuildern und Schwerathleten, zu finden ist. Klinisch besteht zunächst der Eindruck einer Labrumläsion oder eines Impingements, da ein schmerzhaftes Schnappen oder Krepitieren bei forcierter Innenrotation, Flexion und Abduktion ähnlich dem Impingementtest nach Hawkins auftritt. Der kräftige Muskelmantel verhindert jedoch, dass die vermehrte translatorische Verschieblichkeit nach posteroinferior auffällt. Leichter fällt die Diagnose, wenn diese Sub-/Luxationen willkürlich reproduziert werden können.

Therapie

Die operative Korrektur durch eine Kapselraffung scheint bei Athleten eine hohe Misserfolgsrate zu haben. Tibone und Bradley (1993) berichten über Rezidive von 40%. Je höher das Wettkampfniveau der untersuchten Sportler sei, umso ungünstiger sei die Erfolgsrate ausgefallen. So wird man zunächst den Sportler dahingehend beraten, bestimmte Übungen wie Bankdrücken und „Butterfly"-Geräte zu meiden und ein krankengymnastisches Übungsprogramm einleiten. Die Erfolgsrate einer konservativen Behandlung ist für Subluxationen bei den meist hochmotivierten Athleten mit 80% recht hoch (Burkhead u. Rockwood 1992), sofern es sich nicht um posttraumatische oder willkürliche Luxationen handelt. Eine mögliche Alternativ könnte zukünftig die endoskopische, laserassistierte Kapselschrumpfung darstellen.

15.1.3 Subakromiales Schmerzsyndrom

Instabilität (sog. Instabilitätsimpingement). Auf die Biomechanik der Wurfbewegung und die vermutete Entstehung der Impingementsymptomatik wurde bereits ausführlich eingegangen. Die klinischen Befunde innerhalb dieser Gruppe variieren jedoch erheblich, da je nach Ausprägung entweder Subluxationsphänomene, eine Bursitis im Subakromialraum oder Läsionen des posterioren, superioren oder anterioren Labrums sowie der langen Bizepssehne im Vordergrund stehen können. Die Differenzierung mittels des sog. Relocationtests ist hilfreich, um festzustellen, ob die Schmerzangabe mehr durch Veränderungen im Subakromialraum oder eine Subluxation bedingt ist. Grundsätzlich ist eine Instabilität umso wahrscheinlicher, je jünger der Sportler und je größer der Bewegungsumfang sind. In der Mehrzahl lässt sich mit einer ausführlichen klinischen Untersuchung, ggf. ergänzt durch eine probatorische Lokalanästhesie (Impingementtest nach Neer), die Diagnose gut eingrenzen: In einer prospektiven klinischen und sonographischen Untersuchung an hochklassigen Wurfsportlern unterschiedlicher Disziplinen war trotz einer Rate von 29% mit chronischen Schulterbeschwerden lediglich bei 2,8%, also nur bei 1/10, eine echte Koinzidenz beider Symptomenkomplexe festzustellen.

Die 1993 vorgestellte Klassifizierung von Kvitny und Jobe (1993) modifiziert die ursprüngliche Einteilung von Jobe und berücksichtigt die unterschiedlichen Facetten dieses vielgestaltigen Symptomenkomplexes. Ihre Anwendung kann eine Differenzierung bei überlappenden Beschwerdebildern erleichtern (Tab. 15.2).

Mit subtileren Untersuchungsmethoden können innerhalb dieses Klientels wesentliche Unterschiede festgestellt werden. Warner u. Mitarb. (1990 und 1992) fanden bei isokinetischer Kraftmessung eine konträr ausgerichtete Imbalance der Rotatoren. Bei Probanden mit klinisch dominierender Impingementsymptomatik war bei überwiegend straffer dorsaler Kapsel die Maximalkraft der Außenrotatoren deutlich abgeschwächt. Bei Sportlern mit Instabilitätsproblemen ließ sich dagegen eine signifikante Zunahme der Außenrotation und der Maximalkraft der Innenrotatoren nachweisen. Aufgrund ähnlicher isokinetischer Messungen bei Schwimmern (McMaster u. Mitarb.

Tab. 15.2 Klassifikation von Instabilität und Impingement bei Sportlern mit Überkopfbelastung (nach Kvitne und Jobe)

Typ	Klassifikation	Klinische Impingementzeichen	Relocationtest	Apprehensiontest	RM-Defekt (partiell oder komplett)	Labrumläsion (bevorzugte Lokalisation)
I	reines subakromiales Impingement Alter häufig > 35 Lebensjahr	+++	– (Schmerz persistiert)	–	++	–
II	posttraumatische Instabilität und sekundäres Impingement	++	++	+++	+	anterior und posterior ++
III	vermehrte Kapselaxität und sekundäres Impingement	++	+++	++	+	superior ++
IV	reine anteriore Instabilität ohne Impingement	–	Apprehension ohne Schmerzangabe	+++	–	anterior +

1992) und Wasserballern (McMaster u. Mitarb. 1991) ergab sich die Vermutung, dass bei schlaffer Gelenkkapsel ein trainingsbedingtes Übergewicht der Innenrotatoren eine ventrale Translation des Humeruskopfs begünstige.

Impingement bei Supraspinatus-Outlet und Rotatorenmanschettendefekten. Studien an **Hochleistungsschwimmern** (Kennedy u. Hawkins 1974, Richardson u. Mitarb. 1980) belegen eine hohe Rate von Beschwerden, insbesondere bei Kraulschwimmen und Delphin. Die Beschwerden sollen entweder auf einer muskulären Dysbalance, einem subakromialen Impingement oder einer vorzeitigen, trophisch bedingten Degeneration der SSP-Sehne als Folge der kontinuierlichen Überlastung beim Armzug (Penny u. Welsh 1981) gegen den Wasserwiderstand beruhen. Von Hall (1980) wurde ein Zusammenhang mit zu intensivem Gebrauch der Handpaddel hergestellt.

So sind selbst bei Sportlern mit geringer Beschwerdesymptomatik schon strukturelle Schäden an der Rotatorenmanschette, bevorzugt an der gelenkseitigen Schicht, festgestellt worden. Diese lassen sich nur schwerlich allein auf den Mechanismus eines subakromialen Impingements zurückführen, auch wenn der Einfluss der Akromionmorphologie auf die Entwicklung von RM-Defekten (Gohlke u. Mitarb. 1993, Zuckermann u. Mitarb. 1992) durch mehrere anatomische und klinische Studien untermauert wurde.

Pathogenese und klinische Symptomatik von bursalen, intratendinösen und artikulärseitigen RM-Defekten scheint multifaktoriell und möglicherweise unterschiedlich zu sein. Die Entstehung der bevorzugt bei Sportlern auftretenden, von Codman 1934 bereits als Rim-Rent-Läsion beschriebenen, artikulärseitigen Partialdefekte ist noch nicht geklärt. Einige Autoren vermuten beim Sportler eine Entwicklung aus ansatznahen Rupturen einzelner Faserbündel (Nirschl 1989), die durch repetitive Mikrotraumen während einer exzentrischen Kontraktion des M. supraspinatus oder als Folge einer neuromuskulären Insuffizienz entstehen.

Eine weitere Erklärung bietet sich durch die beschriebenen Unterschiede im Aufbau der Kollagenfaserbündel der Supraspinatussehne an (Gohlke u. Mitarb. 1994, s. Kapitel 1). Die strukturbedingten unterschiedlichen mechanischen Eigenschaften der kapsulären und sehnigen Anteile der Rotatorenmanschette wurden von Nakajima u. Mitarb. (1994) nachgewiesen. Die superioren Anteile der Kapsel bilden mit ihren zirkulären Fasern eine schlingenförmige Verbindung zwischen den einstrahlenden Sehnen der Mm. infraspinatus und subscapularis. Diese Schlinge übt bei gemeinsamer Aktion beider Muskeln eine Depressorfunktion auf den Humeruskopf aus. Aus den bereits vorher erwähnten EMG-Studien zur Wurfbewegung lässt sich ableiten, dass zwischen der Aushol- und Abwurfphase eine erhebliche Zugbelastung dieser Strukturen anzunehmen ist, eine Folge der gleichzeitig ablaufenden konzentrischen Kontraktion des M. subscapularis (beschleunigende Wirkung) und exzentrischen Kontraktion des M. infraspinatus (Bremsfunktion).

Die in diesem Zusammenhang immer wieder gerne zitierten Befunde von Rothman u. Mitarb. (1965) und später von Rathbun (1970) und McNab u. Mitarb. (1970) über eine vaskuläre Mangelversorgung der Rotatorenmanschette in der sog. Critical Zone werden durch quantitative histologische Messungen (Brooks u. Mitarb. 1992) wieder infrage gestellt. Die geringere Gefäßdichte der artikulärseitigen, faserknorpeligen Schicht wurde von Tillmann u. Mitarb. (1991) mit der Beanspruchung der Rotatorenmanschette als „Gleitsehne" erklärt.

Bei Leistungssportlern in den Disziplinen Kraul, Rückenschwimmen und Delphin wird ähnlich wie bei den Wurfsportlern über die Koinzidenz eines subakromialen Schmerzsyndroms mit einer Instabilität berichtet. Insbesondere beim Rückenschwimmer kommt es durch die Hyperextension zu einer chronischen Überdehnung der Kapsel und der Entwicklung von rezidivierenden vorderen Sub-/Luxationen oder sogar einer multidirektionalen Instabilität (Neer u. Welsh 1977).

Unter dem Begriff der „**Golfschulter**" wird überwiegend ein subakromiales Schmerzsyndrom verstanden, dass meistens die nichtdominante Seite betrifft und dem klinischen Bild eines Impingementsyndroms oder einer Bizepstendinitis entspricht. Häufig werden auch Beschwerden im Bereich der Mm. rhomboidei und des M. levator scapulae angegeben. Bei professionellen Spielern soll die Schulter nach dem Handgelenk und der Wirbelsäule statistisch gesehen an dritter Stelle aller von Verletzungen betroffenen Regionen stehen (McCaroll u. Gioe 1982). Untersuchungen zur EMG-Aktivität der Skapulamuskulatur unterstreichen analog zur Wurfbewegung deren Bedeutung beim Ablauf der Schlagbewegung (Kao u. Mitarb. 1995). Es wird daher angenommen, dass es überlastungsbedingt bevorzugt zur Ermüdung und einem schmerzhaftem Hartspann dieser Muskelgruppen kommt. Die dadurch bedingte Störung im skapulohumeralen Rhythmus könnte wiederum einen Konflikt der langen Bizepssehne und der Rotatorenmanschette mit dem ventralen Anteil des Fornix humeri in der Endphase des Golfschlags begünstigen – analog zur Follow-through-Phase (Abb. 15.1).

Die Angaben zur Häufigkeit von Schulterbeschwerden (Bettin u. Mitarb. 1992, Gohlke u. Mitarb. 1993) bei **Wasserballspielern** ergeben noch höhere Raten (60%–75%) als bei Schwimmern. Überwiegend wird ein Zusammenhang der Schmerzen mit Wurfbewegungen, meist in der Abwurfphase, angegeben. Aus biomechanischer Sicht kommen bei dieser Sportart zwei pathogenetisch wichtige Faktoren zusammen, das Schwimmen und die Wurfbewegung.

Eine weitere Möglichkeit der Entstehung artikulärseitiger RM-Defekte, das posterosuperiore glenoidale Impingement (s. Labrumläsionen), ist gerade beim Wasserball zu bedenken, bei dem eine maximale Ausholbewegung des Arms die vergleichsweise kurze kinetische Kette ausgleichen muss (Whiting u. Mitarb. 1985).

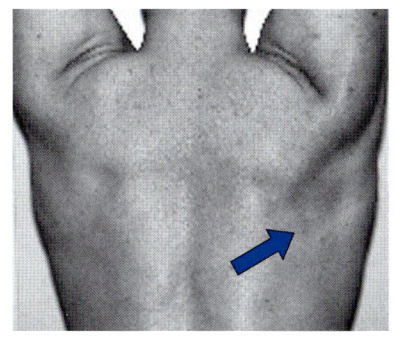

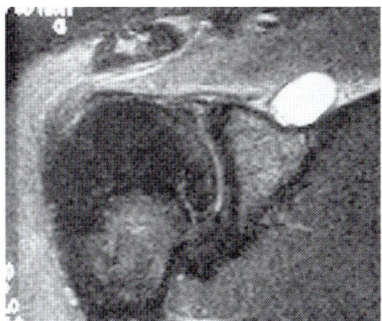

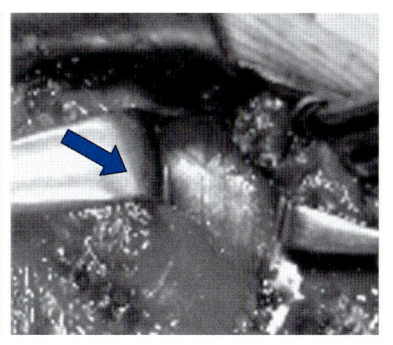

Abb. 15.2 Kompression des N. suprascapularis durch ein Ganglion.
a Klinischer Befund der Muskelatrophie in der Fossa infraspinata bei einem 18-jährigen Hochleistungs-Speerwerfer.
b Darstellung des Ganglions in der Fossa supraspinata mittels MRT in der T2-gewichteten parasagittalen Schicht.
c Intraoperativer Situs mit Darstellung des prall vorgewölbten Ganglions.

Eine Anpassungsreaktionen an diese Belastung ist bei Wurfsportlern zu beobachten, die ihr Training bereits in jugendlichem Alter aufgenommen haben. Es kommt zu einer vermehrten Humerusretrotorsion (Pieper 1994) oder Abrundung der posterioren Glenoidkante durch die extreme Ausholbewegung des Wurfarms.

Das klassische Impingementkonzept von Neer wird aufgrund der häufigen Einnahme der Überkopfposition der Arme auch im **Volleyball** diskutiert. Anamnestisch stehen bei diesen Sportlern belastungsabhängige Schmerzen vor allem beim Aufschlag und Schmettern im Vordergrund, sodass aufgrund der Ähnlichkeit des Bewegungsablaufs mit der vorher beschriebenen Wurfbewegung eine vergleichbare Pathogenese anzunehmen ist. Mehrere Untersuchungen weisen darüber hinaus auf eine sportartspezifische Schädigung des N. suprascapularis hin (Holzgräfe u. Mitarb. 1988). Diese soll als Folge einer chronischen Überdehnung der motorischen Äste an dem Lig. spinoglenoidale (Kap. 1) bevorzugt zu einer Atrophie des M. infraspinatus führen. Die Entwicklung eines Ganglions mit Kompression des N. suprascapularis (Abb. 15.2) kommt auch bei fehlender sportlicher Belastung vor und sollte in diesen Fällen ausgeschlossen werden.

Selbst bei jugendlichen Spielern lassen sich sonographisch strukturelle Läsionen der Rotatorenmanschette nachweisen (Gohlke u. Mitarb. 1993, Moraldo u. Mitarb. 1984). Obwohl überdurchschnittlich häufig eine generelle Bandlaxität und vermehrte eine translatorische Verschieblichkeit im Glenohumeralgelenk nachzuweisen sind, entwickelt sich seltener als z. B. bei Handballern eine klinisch eindeutige Instabilität. Die Beschwerden werden zudem weniger in die Aushol- als in die Endphase projiziert, was nach Hawkins (1980) sowie Cofield und Simonet (1984) darauf schließen lässt, dass eher eine Impingementsymptomatik als Subluxationsphänomen vorliegt. Die Analyse der Muskelfunktion weist in einigen Fällen auf eine Störung im skapulohumeralen Bewegungsablauf hin – Folge einer Schwäche des M. serratus anterior, einer vermehrten Kyphose der Brustwirbelsäule oder einer Verkürzung des M. pectoralis minor.

Nach einer Untersuchung von Spielern des Nationalkaders der USA ist beim **Tennis** bereits in einem Alter von 16–20 Jahren die Schulter häufig von chronischen Beschwerden betroffen (Lehmann 1988). Bei ATP-Professionals steht sie hinter Fuß und Rücken an 3. Stelle der Verletzungshäufigkeit, wobei es sich ganz überwiegend um überlastungsbedingte, chronische Beschwerden handelt (Snyder 1991). Ähnlich wie bei Wurfsportarten kommt es durch die wiederholte Einwirkung von kurzfristig auftretenden, extremen Kräften (ca. das Doppelte des Körpergewichts [Kibler 1993]) zu Mikrotraumen, die die Reparationsfähigkeit von Sehnen und Ligamenten überschreiten. Spitzenbelastungen werden insbesondere beim Aufschlag erreicht. Der überwiegende Anteil der aufgewendeten Muskelenergie wird dabei für die Stabilisierung des Gelenks verbraucht und nur ca. 11–17% zusätzlich in die kinetische Energie des Schlägers umgesetzt. Die Analyse der Aufschlagbewegung mittels videogekoppelten EMG-Aufzeichnungen zeigt die Analogie zu den Phasen der Wurfbewegung (Ryan u. Mitarb. 1988). Die Ergänzung mittels topographischer Analyse in der Moiré-Technik (Warner u. Mitarb. 1992) lässt erkennen, dass bei bestehender Schulterpathologie insbesondere die Skapulakontrolle verändert ist. Es kommt zur Störung im skapulothorakalen Rhythmus, einer ausgeprägten Zunahme der Schwenkbewegung nach lateral auf dem Thorax oder einem Flügeln. Dies scheint durch eine Schwäche oder Fehlsteuerung der stabilisierenden Muskulatur bedingt zu sein, wobei nicht klar ist, ob diese Veränderungen Ursache oder Folge der Beschwerden sind.

Eine deutliche Imbalance zwischen den meist kräftigen, verkürzten Innenrotatoren und den schwachen Außenrotatoren wird analog zu den Veränderungen bei Schwimmern und Wurfsportlern beschrieben. Im Laufe der Jahre entwickelt sich daher an dem dominanten Arm ein zunehmender Verlust der Fähigkeit zu Innenrotation und horizontaler Adduktion (Kibler 1993).

Klinisch steht die Symptomatik eines subakromialen Schmerzsyndroms und/oder einer Instabilität im Vordergrund. Die Erstbeschreibung des Dead Arm Syndrome beim Tennisspieler durch Rowe und Zarins (1981) kennzeichnet den plötzlichen schmerzhaften Kraftverlust bei der Aufschlagbewegung als Folge einer ventralen Subluxation.

Therapie

Für die überwiegende Mehrzahl aller Beschwerden ist eine konservative Behandlung, z.B. mit Eis, Wärme oder Elektrotherapie, ggf. unterstützt durch die Gabe von Antiphlogistika und subakromiale Infiltrationen (z.B. mit Corticosteroiden) ausreichend. Bei anhaltenden Beschwerden sollte jedoch eine sorgfältige Beobachtung der Trainingsgewohnheiten und des Bewegungsablaufs erfolgen, insbesondere bei den Aktivitäten, die Beschwerden auslösen. Beim Hochleistungssportler kann die Analyse mittels Videokontrolle in Zusammenarbeit mit dem Trainer das Erkennen abnormer Bewegungsabläufe erleichtern. Bestehen grobe Auffälligkeiten, kann nur eine Umgestaltung des Trainings und ein individuell zurechtgeschnittenes Rehabilitationsprogramm auf Dauer das Leistungsniveau des Athleten erhalten. Ob spezielle Befunde der Funktionsdiagnostik, z.B. unter isokinetischer Belastung und EMG-Kontrolle, von Bedeutung sind, ist noch umstritten.

Die Klassifikation nach Kvitne und Jobe (1993) (Tab. 15.**2**) erlaubt eine Orientierung hinsichtlich des therapeutischen Vorgehens.

Subakromiales Schmerzsyndrom ohne Instabilität (Typ I nach Kvitne und Jobe). Für Rotatorenmanschettendefekte gelten bei Sportlern ähnliche Therapierichtlinien wie sonst auch (s. Kap. Rotatorenmanschette). Eine frühzeitige Rekonstruktion ist bei kompletten Defektbildungen und Partialdefekten, die mehr als die Hälfte der Sehnendicke ausmachen, umso dringender, je jünger und aktiver der Patient ist. Da bei ausgedehnten Partialdefekten nicht selten eine zusätzliche intratendinöse Laminierung besteht, ist hier die offene Rekonstruktion, die eine genauere Beurteilung der Defektzone und zuverlässigere Versorgung erlaubt, gegenüber den endoskopischen Verfahren von Vorteil.

Wenn dagegen, insbesondere nach dem 30. Lebensjahr, eine mechanische Enge im Supraspinatus-Outlet (z.B. durch akromiale Osteophyten) oder eine Tendinosis calcarea die Beschwerden verursacht, ist die endoskopische Behandlung zu bevorzugen. Beim jüngeren Hochleistungssportler sollte die Indikation zur Akromioplastik jedoch mit großer Zurückhaltung gestellt werden. Bereits von Tibone und Bradley (1985) wurde festgestellt, dass nach einem offenen Eingriff trotz eindeutiger Schmerzreduktion weniger als die Hälfte der Athleten wieder zu ihrem ursprünglichen Leistungsniveau zurückfinden kann. Ähnliche Ergebnisse nach endoskopischer Dekompression lassen bei Athleten mit Wurfaktivitäten eine zurückhaltende Einstellung richtig erscheinen (Roye u. Mitarb. 1995).

Als Ursache wird angenommen, dass die stabilisierende Funktion des Fornix beeinträchtigt wird oder ein Verlust an sensomotorischer Rückkoppelung entsteht. Beides kann eine latent vorhandene Instabilität des Glenohumeralgelenks verstärken. Untersuchungen über die Nervenversorgung des Schultergelenks ergaben eine sehr dichte Versorgung des Lig. coracoacromiale mit korpuskulären Rezeptoren (Gohlke u. Mitarb. 1992), sodass nach subakromialer Denervierung durch Akromioplastik, Resektion des Ligaments und Bursektomie durchaus ein propriozeptives Defizit entstehen könnte.

Instabilität und sekundäres Impingement (Typ II und III nach Kvitne u. Jobe). In Gruppe II und III stehen überwiegend die Symptome der Instabilität im Vordergrund. Da diese zumeist unter bestimmten sportlichen Belastungen wie der Wurfbewegung zu einem sekundären Impingement am Fornix humeri oder Glenoidrand führt, profitieren beide Gruppen von einem vorübergehenden Aussetzen dieser Belastung und einer Kräftigung der an der Rotatorenmanschette oder Skapula angreifenden Muskulatur. Damit wird das Fundament der kinetischen Kette Rumpf-Schulter-Arm wieder gefestigt. Zur Effektivität der möglichen Übungen existieren EMG-Untersuchungen, die zeigen, dass mit 6 grundlegenden Übungen nahezu alle wichtigen Muskeln erreicht werden (Moseley u. Mitarb. 1995, Townsend u. Mitarb. 1991) (Abb. 15.**3**).

Nach Jobe u. Mitarb. (1990) können drei Phasen unterschieden werden:

- In **Phase 1** steht zunächst die Schmerzfreiheit im Vordergrund. Falls Verkürzungen von Muskulatur und Kapsel vorliegen, werden diese langsam mit Dehnübungen behandelt. Keinesfalls sollte jedoch eine bestehende Instabilität damit verstärkt werden. Die Kontrolle der Skapulabewegung wird unter Anleitung des Physiotherapeuten verbessert. Kräftigungsübungen der Muskulatur werden mit geringen Hantelgewichten (max. 1–2 kg) oder Thera™-Bändern angepasster Stärke zunächst bevorzugt als Abduktion in der Skapulaebene mit innen- und außenrotiertem Arm, möglichst isometrisch, durchgeführt. Weitere Übungen, die von den Patienten eigenständig weitergeführt werden können, sind in Abb. 15.**3** dargestellt.
- In **Phase 2** kann zusätzlich isokinetisch mit adduziertem Arm bei höherer Winkelgeschwindigkeit geübt werden. Außenrotationsbewegungen, die Schmerzen bereiten, müssen jedoch weiterhin unbedingt vermieden werden. Liegestütze können in das Übungsprogramm aufgenommen werden, wobei sie möglichst ohne ein Absinken des Körpers zwischen die Ellenbogen und bis zur Streckstellung der Arme ausgeführt werden sollten (push up plus).
- **Phase 3** beinhaltet schließlich die Wiederaufnahme der Außenrotation bei abduziertem Arm und ein Training an Seilzügen, das zunehmend dem Bewegungsab-

a Bevorzugt Training der die Skapula positionierenden Muskulatur

Hantelheben in Flexion

Hantelheben in horizontaler Abduktion bei außenrotiertem Arm

b Bevorzugt Training der Rotatorenmanschette

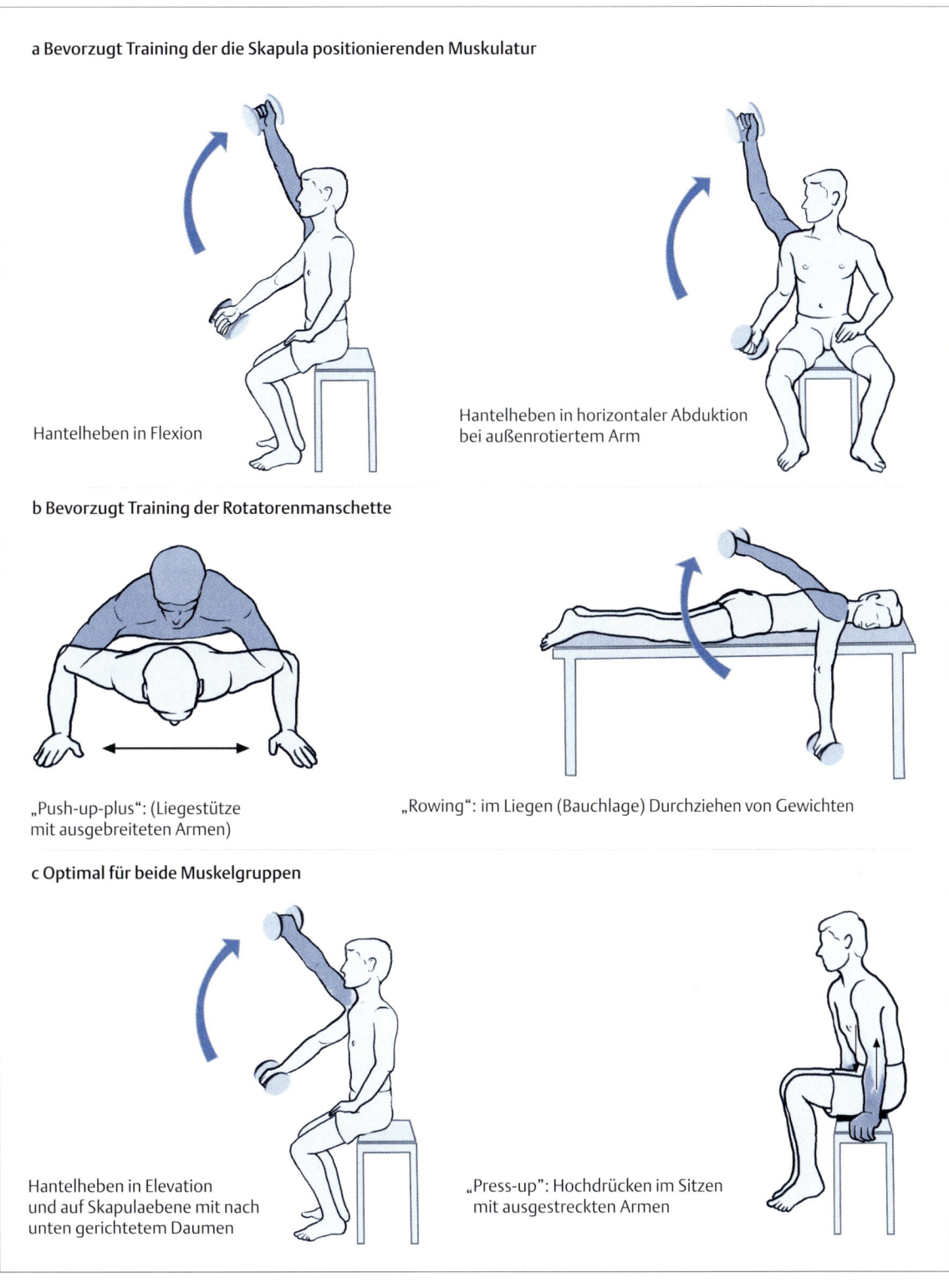

„Push-up-plus": (Liegestütze mit ausgebreiteten Armen)

„Rowing": im Liegen (Bauchlage) Durchziehen von Gewichten

c Optimal für beide Muskelgruppen

Hantelheben in Elevation und auf Skapulaebene mit nach unten gerichtetem Daumen

„Press-up": Hochdrücken im Sitzen mit ausgestreckten Armen

Abb. 15.3 Übungen, die in optimaler Weise die Rotatorenmanschette und die Skapulamuskulatur kräftigen (nach EMG-Untersuchungen von Moseley u. Townsend). Während im angloamerikanischen Raum Übungen mit kleineren Gewichten angegeben werden, bevorzugen wir in den letzten Jahren zunehmend entsprechende Übungsprogramme unter Verwendung von Seilzügen oder Gummibändern.

lauf bei der Wurfbewegung entspricht. Das isokinetische Übungsprogramm wird so lange gesteigert, bis schmerzfrei ca. 90% der Ausdauer und Kraft der Gegenseite erreicht werden. Erst danach sollte mit der Wiederaufnahme der Wurfbewegung oder des Aufschlags begonnen werden.

Erst nach dem Scheitern eines vergleichbaren konsequent durchgeführten Rehabilitationsprogramms ist eine operative Behandlung, z.B. eine offene Stabilisierung mittels Kapselshift, in Erwägung zu ziehen.

15.1.4 Läsionen des Labrum glenoidale und der langen Bizepssehne

Läsionen des Labrum glenoidale wurden seit der Publikation von Andrews und Carson (1985) immer häufiger als Ursache von Beschwerden beim Sportler mit Wurfbelastung identifiziert. Anterosuperiore Labrumläsionen kommen bei Wurfsportlern zu 60–70% zusammen mit Partialdefekten der Rotatorenmanschette (Altchek u. Mitarb. 1992) und zu 20% mit Läsionen der langen Bizepssehne vor (Andrews u. Mitarb. 1985). Posteroinferiore Labrumläsionen werden außer bei Wurfsportlern auch gehäuft bei Schwerathleten mit hinterer Instabilität festgestellt, während anteroinferiore Veränderungen einen charakteristischen Befund bei vorderer Instabilität darstellen.

Aufgrund der Koinzidenz mit strukturellen Läsionen der Kapsel, der Rotatorenmanschette und der langen Bizepssehne ist in der Mehrzahl der Fälle ein vielgestaltiges **klinisches Bild** zu erwarten. Häufig sind die Impingementzeichen positiv (bei ca. 50–90%), obwohl der Impingementtest nach Neer (die probatorische, subakromiale Infiltration) dennoch negativ ausfällt. Eine anterosuperiore Labrumläsion äußert sich bei ca. der Hälfte durch ein Schnappphänomen und nur zu einem Drittel durch eine Schmerzangabe im Palm-up-Test. Manchmal kann die Einklemmung des abgelösten Labrums auch eine Subluxation vortäuschen.

Läsionen des anterioren Labrum glenoidale. Ventral gelegene Ablösungen des Labrum glenoidale sind oft die Folge einer traumatischen Sub-/Luxation. Vor dem 30. Lebensjahr kommt es dabei bevorzugt zu einem Abriss der kapsuloligamentären Anheftung am Glenoidrand mit schlechter Heilungstendenz. Je nach weiterem Verlauf und verbliebener Restinstabilität entwickelt sich eine progrediente Auffaserung, Abrundung oder Retraktion des Labrums mit der anhängenden Kapsel. Diese Läsionen wurden verschiedentlich, meist aufgrund ihres arthroskopischen Erscheinungsbilds, mit Akronymen (ALPSA, GLAD-Läsion) oder nach den vermeintlichen Erstbeschreibern (Broca-, Hartmann-, Bankart-, Perthes-Läsion) benannt, sodass eine verwirrende Vielfalt sich teilweise überschneidender Begriffe existiert (s. Kap. 14). Eine therapeutische Relevanz ist daraus nicht immer abzuleiten.

Anteriore Labrumläsionen bei Schwimmern (McMaster 1986) und Wurfsportlern (Garth u. Mitarb. 1987, Snyder u. Mitarb. 1995) sind daher selten ein isolierter Befund. Meistens liegt gleichzeitig eine Instabilität oder zumindest eine deutliche Kapsellaxität vor. Entwickelt sich die Instabilität langsam unter der Einwirkung von repetitiven Mikrotraumen und nicht durch ein akutes Trauma, scheint die Bankart-Läsion seltener vorzukommen. Garth u. Mitarb. (1987) fanden bei Sportlern mit atraumatischen Subluxationen nur zu 13% eine Bankart-Läsion; Bigliani u. Mitarb. (1995) bei Athleten mit anteroinferioren Subluxationen zwar eine deutliche Kapselerweiterung, aber nur zu 5% eine komplette Ablösung des Labrums.

Immer dann, wenn für unklare Schulterbeschwerden Veränderungen des anterosuperioren Labrums verantwortlich gemacht werden, sollte man jedoch berücksichtigen, dass eine Vielzahl anatomischer Varianten (z.B. „Buford-Komplex" [Williams u. Mitarb. 1994]) (s. Kap. 1) vorkommen und degenerativ bedingte Auffaserungen oder Einrisse ab dem mittleren Lebensalter häufiger werden (Kohn 1988). Die in ca. 14% bilateral und physiologisch vorkommende durchgehende Spaltbildung unter dem anterosuperioren Labrum (Gohlke u. Mitarb. 1994) kann in diesen Fällen fälschlich als Korbhenkelriss interpretiert werden.

Eine arthroskopische Resektion oder ein Débridement des Labrums ist auf Dauer wenig erfolgversprechend (Altchek u. Mitarb. 1992) und am ehesten noch bei Lappenrissen oder aufgefaserten Korbhenkelläsionen indiziert. Die zugrunde liegende Instabilität wird damit nicht beseitigt, im ungünstigsten Fall sogar verstärkt.

Läsionen des superioren Labrum glenoidale (SLAP-Läsionen). Von Andrews u. Mitarb. wurden erstmals 1984 superiore Labrumläsionen bei Wurfsportlern beschrieben. Bei Andrews u. Mitarb. betraf die Mehrzahl (60%) dieser Labrumläsionen die ventralen Abschnitte und reichte nur bei 23% nach dorsal. Snyder u. Mitarb. (1990) führten für diese Läsionen das Akronym „SLAP" (superior labrum anterior and posterior) und eine Klassifikation in 4 Schweregrade ein. Abb. 15.4 zeigt die Einteilung der superioren Labrumläsionen nach Snyder u. Mitarb. (1990) sowie Maffet u. Mitarb. (1995):

- **Typ I.** Der Ansatz der langen Bizepssehne an Labrum und Tuberculum supraglenoidale (sog. Bizepssehnenanker) ist aufgefasert, aber noch stabil; häufiger Normalbefund bei älteren Menschen (21%),
- **Typ II.** Das Labrum ist mit der anhängenden Bizepssehne von superiorem Glenoidpol abgehoben (ob anatomische Variante oder pathologisch nicht immer eindeutig) (55%),
- **Typ III.** Das superiore Labrum ist als Korbhenkel vom Ursprung der langen Bizepssehne abgelöst, die Bizepssehne aber noch fest am Tuberculum supraglenoidale verankert (9%),
- **Typ IV.** Die Korbhenkelläsion reicht in die Bizepssehne hinein. Die Bizepssehne hat einen am Labrum verblie-

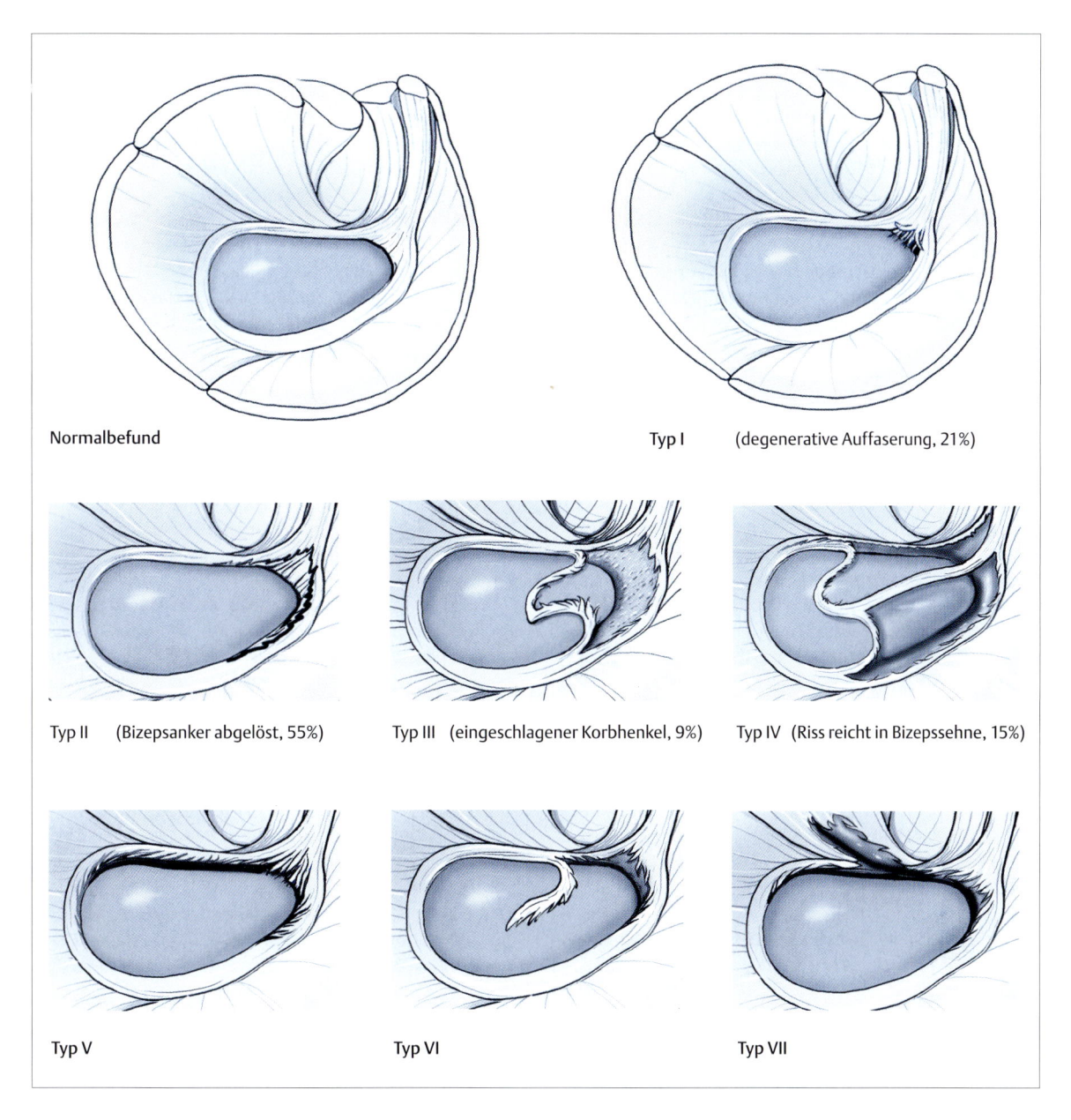

Abb. 15.4 Einteilung der superioren Labrumläsionen nach Snyder u. Mitarb. (1990) sowie Maffet u. Mitarb. (V-VII). Angaben zur relativen Häufigkeit in Prozent, bezogen auf 140 Fälle von insgesamt 2.357 arthroskopischen Schulteroperationen (Snyder u. Mitarb. 1995).

benen Anteil, der die Neigung hat, sich mit dem Labrum als Lappen einzuschlagen (10%, 5% noch komplexer, s.u.),
- **Typ V** (Maffet u. Mitarb. 1995). Ausgehend von einer Bankart-Läsion reicht die Ablösung des Labrums unter Einschluss des Bizepsankers nach posterior,
- **Typ VI** (Maffet u. Mitarb. 1995). Zusätzlich zu einem Befund entsprechend Typ II findet sich ein eingeschlagener Lappenriss des Labrums,
- **Typ VII** (Maffet u. Mitarb. 1995). Der Abriss des superioren Labrums reicht von kranial nach ventral und schließt die Anheftung eines strangartigen Lig. glenohumerale medius mit ein.

Andrews u. Mitarb. vermuteten zunächst als Ursache eine übermäßige Zugwirkung der langen Bizepssehne. Durch die maximale exzentrische Kontraktion der Bizepssehne in der Follow-through-Phase bei der Wurfbewegung (notwendig, um den Wurfarm abzubremsen und eine Überstreckung im Ellenbogengelenk zu verhindern) soll es bei Werfern zum Einriss kommen. Snyder u. Mitarb. (1995) fanden als häufigste Ursache bei 31% einen Sturz auf den abduzierten oder flektierten Arm und bei 19% eine traumatische Sub-/Luxation, Maffet u. Mitarb. (1995) dagegen eine Traktionsverletzung. Dass der Zug der langen Bizepssehne im Einzelfall ausreichen kann, um einen knöchernen Abriss des Tuberculum supraglenoidale herbeizuführen, wurde von Ianotti u. Mitarb. (1992) berichtet. Klinische und biomechanische Beobachtungen (Warner u. McMahon 1995, Pagnani u. Mitarb. 1995) lassen darauf schließen, dass die lange Bizepssehne mit ihrer Verankerung am superioren Glenoidpol und dem superioren Labrum glenoidale ebenso wie das Lig. glenohumerale inferius das Gelenk gegen eine Dezentrierung in abduzierter und außenrotierter Position des Armes schützt. Die Kontraktion der Innenrotatoren in dezentrierter Stellung soll ausreichend große Scherkräfte freisetzen können, um einen akuten Abriss der Verankerung der langen Bizepssehne am Labrum herbeizuführen. Wiederholte forcierte Rotationsbewegungen in dieser Position erscheinen geeignet durch repetitiven mechanischen Stress beim Wurfsportler zu einer Zermürbung des superioren Labrums und Bizepsankers zu führen.

Von Burkhard und Morgan (1998) wird dagegen ein Zusammenhang von postero-superiorem Impingement, anteriorer „Pseudoinstabilität" und Instabilität des Bizepsankers durch den „Peel Back"-Mechanismus vermutet. Läsionen des superioren Labrums werden auch im Zusammenhang mit einer „superioren Instabilität" (Warner u. McMahon 1995, Morgan u. Mitarb. 1998) diskutiert, wobei dieser Begriff aufgrund der Limitierung der Translation durch den Fornix humeri bei intakter Rotatorenmanschette nur mit Zurückhaltung verwendet werden sollte.

Die klinischen Zeichen der SLAP-Läsion sind ebenso wie ihre Darstellung mittels bildgebender Verfahren oft unspezifisch. Nur bei knapp der Hälfte der Patienten ist ein charakteristisches leises Schnappen bei Rotation des Arms in mittlerer Abduktion und Flexion festzustellen. Lediglich bei einem Drittel kann der Schmerz durch eine Anspannung des M. biceps provoziert werden. Der Slide-Test nach Kibler (1995) soll ebenso wie der Test nach O'Brien (1998) und der „Crank"-Test (Lieu u. Mitarb. 1996) eine hohe Spezifität aufweisen (s. Kap. 4.1 und 14).

Unter den bildgebenden Verfahren erscheint nur die Arthro-MRT geeignet, SLAP-Läsionen mit hinreichender Sicherheit zu erkennen (Tung u. Mitarb. 2000, vgl. auch Kapitel 4.5). Die hohe Variabilität des superioren Labrums und Bizepsankers (s. Kap. 1) muss jedoch gerade bei der Interpretation von MRT-Bildern berücksichtigt werden. Kreitner u. Mitarb. (1998) fanden insbesondere für die SLAP-II-Läsionen einen fließenden Übergang zwischen Varianten der Norm und pathologischen Veränderungen. Die Diagnose ist letztendlich aber nur durch die Arthroskopie zu sichern.

Da die SLAP-Läsion nur in einem Drittel der Fälle einen isolierten Befund darstellt, wird das therapeutische Konzept meistens darauf ausgerichtet sein, die gleichzeitig bestehende Instabilität oder den Rotatorenmanschettendefekt ebenfalls zu behandeln. Arthroskopisch lässt sich eine Resektion von Lappenrissen oder Refixierung am oberen Glenoidpol (SLAP II und IV) mittels Durchzugsnähten oder Fadenankern bewerkstelligen (Gartsman u. Hammerman 2000). Die Heilungsrate scheint trotz der ungünstigen Blutversorgung dieser Region je nach Ausgangsbefund zwischen 60% und 80% zu betragen (Snyder u. Mitarb. 1995, Mileski u. Snyder 1998). Die Verwendung von langzeitresorbierbaren Dübeln hat sich am kranialen Glenoidpol ebenso wie bei Instabilitäten nicht bewährt (Burkhart u. Mitarb. 2000).

Posteriore Labrumläsionen und Bennett-Läsion. Eine Ablösung des posterioren Labrums geht in seltenen Fällen von einer ausgedehnten vorderen oder superioren Korbhenkelläsion aus. Häufiger sind jedoch isolierte Läsionen, die bei rezidivierenden posteroinferioren Sub-/Luxationen gefunden werden.

Durch Bennett (1941) wurde erstmals eine röntgenologisch erkennbare Verknöcherung des inferioren Glenoidrands als Folge einer Traktionsverletzung an der Insertion der langen Trizepssehne beschrieben. Vor allem bei Basepall-Pitchern (Ferrari u. Mitarb. 1994) scheint diese Läsion posteroinferior zusammen mit Einrissen des posterioren Labrum glenoidale und Unterflächendefekten der Rotatorenmanschette vorzukommen. Spärliche histologische Befunde lassen eine heterotope Ossifikation (Ozaki u. Mitarb. 1992) annehmen. Von der Lokalisation her könnte es sich jedoch auch um eine Abrissfraktur des posterioren Anteils des Lig. glenohumerale inferius handeln. Als Ursache wird entweder ein Anschlagen des Humeruskopfs am Glenoidrand in der Cocking-Phase oder eine Überdehnung des M. teres minor und der posterioren Kapsel in der Followthrough-Phase der Wurfbewegung vermutet.

Die Notwendigkeit einer Entfernung der Ossifikationen ist umstritten. Während Jobe u. Mitarb. (1990) annehmen, dass die Verknöcherungen die Retroversions-Außenrotations-Bewegung stören und deshalb über einen posterioren Zugang offen entfernt werden müssten, halten Ferrari u. Mitarb. (1995) die alleinige endoskopische Behandlung (Débridement oder Labrumrefixation) für ausreichend. Der neurophysiologische Nachweis einer Kompression des N. axillaris durch diese Ossifikationen macht eine offene Dekompression erforderlich.

Posterosuperiores Impingement. Jobe und Sidles (1992) sowie Walch u. Mitarb. (1992) beschreiben als Ursache posterosuperiorer Labrumläsionen ein Impingement des Humeruskopfs in maximaler Außenrotations- und Abduktionsposition des Arms mit gleichzeitiger Einklemmung der Rotatorenmanschette (Abb. 15.**5**). Walch u. Mitarb. fanden diesen Mechanismus insbesondere bei Tennis- und Volleyballspielern ohne klinisch nachweisbare Insta-

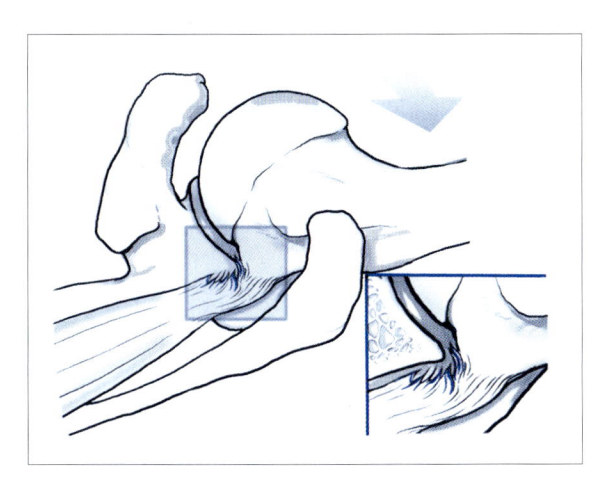

Abb. 15.5 Posterosuperiores Impingement (nach Walch u. Mitarb. 1992). In endgradiger Außenrotation und Abduktion kommt es zu einem Anschlagen des Tuberculum majus und der Unterfläche der Supraspinatussehne am hinteren und oberen Glenoidrand.

bilität, aber verminderter Retrotorsion des Humeruskopfs als Ursache von Partialdefekten, Labrumläsionen und osteochondralen Frakturen des Humerus.

Die Behandlung dieser Läsionen ist noch umstritten. Während Jobe und Sidles davon ausgehen, dass eine geringgradige ventrale Instabilität Ursache dieses Impingement ist und deshalb grundsätzlich eine konzentrische Raffung der Kapsel für sinnvoll halten, empfiehlt Walch eine Drehosteotomie des Humerus. Die Beschwerdesymptomatik war jedoch in seinen Fällen mit ausgedehntem Partialdefekt der Rotatorenmanschette auch durch diese eingreifende Maßnahme wenig zu bessern.

Bei Wurfsportlern lässt sich bei Verdacht auf posterosuperiores Impingement arthroskopisch nicht selten eine Trias von artikulärseitigem Partialdefekt, SLAP-Läsion und Tendinitis der langen Bizepssehne feststellen. Klinisch besteht eine Hypermobilität des Glenohumeralgelenks mit deutlich erhöhtem Rotationsumfang. Die Narkoseuntersuchung ergibt eine seitendifferent vermehrte translatorische Verschieblichkeit im Glenohumeralgelenk. Arthroskopisch kann ein Débridement des Partialdefekts und die Refixierung der Labrumläsion erfolgen, z.B. mittels Fadenanker oder Durchzugnaht (Snyder u. Mitarb. 1991). Zusätzlich kann eine thermische Schrumpfung der ausgeweiteten Gelenkkapsel durchgeführt werden (s. Kap. 14). Bei einem Partialdefekt von mehr als der Hälfte der Sehnendicke und erheblicher intratendinöser Auffaserung ist die offene Rekonstruktion zu bevorzugen.

Eine Alternative zum arthroskopischen Vorgehens ist die offene Rekonstruktion dieser kombinierten Läsionen über einen anterosuperioren Zugang nach ovalärer Exzision des RM-Defekts. Die SLAP-Läsion kann über den damit geschaffenen Zugang zum kranialen Glenoidpol versorgt werden. Ein konzentrischer Kapselshift nach Jobe oder Warren ist durch Verlängerung der Inzision nach ventral über den Sulcus deltoidopectoralis ebenfalls problemlos möglich.

Läsionen des Rotatorenintervalls und der langen Bizepssehne. Bereits 1979 stellte Atwater kritisch fest, dass die Bizepstendinitis, unter Pitchern als „glass arm" bekannt, für alle Schulterschmerzen distal des Processus coracoideus zum Sammelbegriff geworden sei. Spontane Rupturen der langen Bizepssehne sind dennoch erst ab dem 40. Lebensjahr häufiger und oft zusammen mit Defekten der Rotatorenmanschette zu beobachten.

Subluxationen oder Luxationen der Bizepssehne gehören zu den ersten, als separate Entität beschriebenen und operativ behandelten Läsionen der Schulter bei Wurfsportlern. Die Instabilität der langen Bizepsssehne kann entweder durch einen zu flachen Sulcus intertubercularis oder eine mangelhafte ligamentäre Sicherung entstehen. Walch u. Mitarb. (1994) beschrieben Läsionen der anterosuperioren Kapsel, die zur Instabilität der langen Bizepssehne in ihrem intraartikulären Verlauf führen. Aus anatomischer Sicht bilden Ausläufer des Lig. glenohumerale superius und Lig. coracohumerale in wechselnder Ausprägung eine Schlinge, den sog. Bizeps-Pulley (Werner u. Mitarb. 2000) aus, die zur Stabilisierung der langen Bizepssehne in ihrem intratikulären Verlauf dient (Kap. 1). Läsionen des sog. Rotatorenintervalls, die zu einer Ruptur oder Dislokation der langen Bizepssehne geführt hatten, wurden von Walch u. Mitarb. bei ca. 10% der untersuchten „isolierten" RM-Rekonstruktionen gefunden.

Durch traumatische Einrisse der Sehnen des M. supraspinatus oder M. subscapularis, die in das Rotatorenintervall hineinreichen, kann der fibröse Kanal insuffizient wird.

Eine chronischen Überdehnung dieser Strukturen im Rotatorenintervall ist durch wiederholte Mikrotraumen möglich, z.B. durch maximale Kontraktion des M. biceps bei außenrotiertem und im Ellenbogengelenk gestrecktem Arm.

Bei frischen Luxationen der langen Bizepssehne nach Ruptur der ligamentären Aufhängung ist die offene Rekonstruktion erforderlich. Bei chronischen Sub-/Luxationen kann insbesondere dann, wenn schon eine Tendinitis, degenerativ bedingte Verbreiterung oder Auffaserung vorliegen, die Tenodese notwendig sein. Die möglichen Techniken reichen von der Fixierung im Sulcus intertubercularis bis zur sog. Schlüssellochplastik.

15.2 Spontan auftretende Sehnenrupturen und Abrissfrakturen

Die im Leistungssport auftretenden Kräfte überschreiten gelegentlich auch ohne zusätzliche traumatische äußere Einwirkung die Belastungsgrenzen von Sehnen, Ligamenten und Skelett. Von Tullos (1973) wurde sogar eine aufgrund übermäßiger Rotationskräfte in der Acceleration-Phase des Ballwurfs spontan auftretende Spiralfraktur des Humerusschafts beschrieben.

Während des Wettkampfs auftretende Sehnenrupturen sind häufiger als spontane Abrissfrakturen der Spina scapulae (Mugikura u. Mitarb. 1993), des Tuberculum minus (Kunkel u. Monesmith 1993) oder des Tuberculum. supraglenoidale (Ianotti u. Wang 1992). Sie können die an der Rotatorenmanschette angreifenden Muskeln ebenso wie den M. latisssimus dorsi, M. pectoralis major (z.B. durch Wurf- oder Schlagbewegungen, beim Gewichtheben oder Bankdrücken) oder den M. biceps brachii betreffen. Ein knöcherner Ausriss ist dabei ebenso möglich wie ein Riss in der Sehne oder am Muskelbauch.

15.3 Ermüdungsbrüche und spontane Osteolysen

Ermüdungsbrüche werden an der Schulter seltener als an der unteren Extremität beschrieben. Derartige Veränderungen können insbesondere bei Pitchern (Jobe u. Mitarb. 1990), am Processus coracoideus und am proximalen Humerus vorkommen. Bei Jugendlichen ist die Entwicklung einer Epiphyseolysis capitis humeri beschrieben. Warner und Port (1994) berichteten über das Auftreten einer Stressfraktur an der Basis des Akromions bei einer 16-jährigen Turnerin, die sogar eine operative Stabilisierung mittels Zuggurtung erforderte.

Davon ist eine spontan auftretende Osteolyse der lateralen Klavikula abzugrenzen, die sich meistens im Anschluss an ein Trauma nach einem Zeitraum von Wochen oder Monaten einstellt. Bei Schwerathleten kommt diese Läsion häufiger vor, auch ohne dass sich ein Zusammenhang mit einem adäquaten Trauma herstellen lässt. Cahill (1982) fand bei nahezu allen registrierten Fällen, dass die betroffenen Männer regelmäßig Gewichtheben durchführten. Die röntgenologischen Auffälligkeiten der lateralen Klavikula bei Eishockeyspielern (Nofray u. Mitarb. 1977), Footballspielern, Ringern und Judoka sind überwiegend Folge eines Sturzes auf die Schulter mit Zerreißungen des AC-Gelenks und der korakoklavikulären Bänder (vgl. auch Kap. 12 und Abb. 12.**6**).

15.4 Plexusschäden, Nervenläsionen und Kompressionssyndrome

Eine akute Überdehnung des Plexus brachialis, meist als Folge eines Sturzes auf die hyperadduzierte Schulter wird unter der Bezeichnung Burner-Syndrom im Rugby und American Football beschrieben. In der Regel treten direkt im Anschluss an das akute Ereignis brennende Schmerzen mit Ausstrahlung in den Arm und eine für 1–2 Minuten anhaltende Lähmung der betroffenen Muskelgruppen auf. Speer und Bassett (1990) berichteten über 6 Footballspieler, bei denen noch 72 Stunden nach dem erstmaligen Auftreten pathologische EMG-Veränderungen feststellbar waren.

Eine zervikale Radikulopathie, ausgelöst durch eine gewaltsame Hyperextension unter axialer Belastung, soll bei Gewichthebern zu einer ähnlichen klinischen Symptomatik führen können.

Bei unklaren Beschwerdebildern und diffuser Symptomatik sollte man auch an die seltenen Nervenkompressionssyndrome denken. Der N. suprascapularis kann durch ein Ganglion oder eine chronische Überdehnung am Abgang der Spina scapulae (s. Volleyball, S. 457) betroffen sein. Die Dekompression des N. suprascapularis kann bei ausgedehnten Ganglien, die sich sowohl in die Fossa supraspinata und infraspinata erstrecken, eine temporäre Ablösung der Spina erfordern –wegen der Gefahr der Ausbildung einer Pseudarthrose nicht unproblematisch.

Die Prognose für eine Rückbildung der Atrophie des M. infraspinatus ist sowohl bei der konservativen als auch operativen Behandlung von Überkopfsportlern ungünstig (Ferreteri u. Mitarb. 1998). Deshalb sollte sich die Indikation zur Dekompression eher an der Schmerzsymptomatik orientieren.

Eine Rarität stellt die Kompression des N. axillaris zusammen mit der A. circumflexa posterior in der hinteren Achsellücke (Abb. 15.**6**, Cahill u. Palmer 1983) oder das Thoracic-Outlet-Syndrom dar. Die Therapie der Kompression des N. axillaris in der hinteren Achsellücke besteht in der Dekompression mit Abtragung beengender Ossifika-

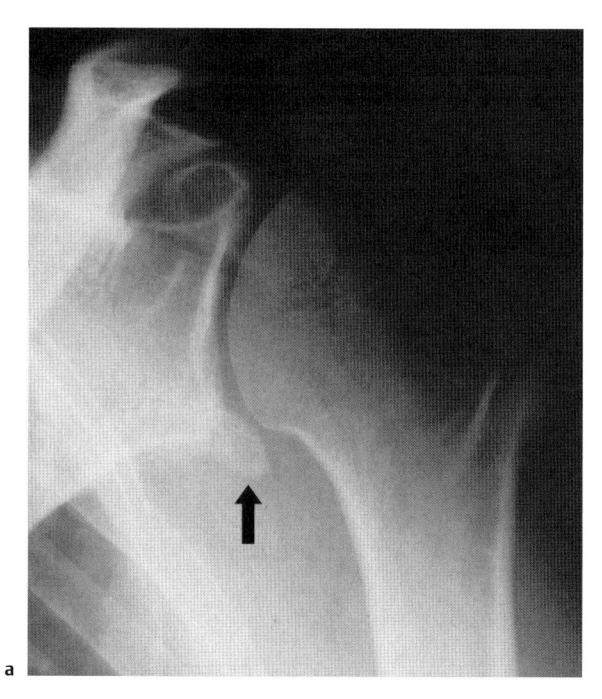

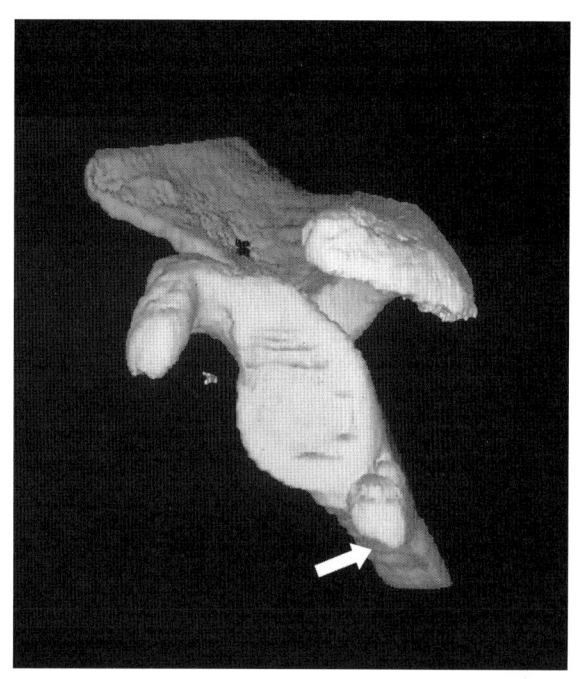

Abb. 15.6 a u. b Befunde bei einer Ossifikation am hinteren unteren Pfannenrand (Röntgen a.-p. Progostion und 3-D-Rekonstruktion im CT) bei einem 32-jährigen Wurfsportler, die zu einer Kompression des N. axillaris geführt hat.

tionen (s. Bennet-Läsion, S. 462) oder Sehnenausläufer (z. B. einer Einkerbung der Sehne des Caput longum des M. triceps am Ansatz).

Differenzialdiagnostisch wäre beim Überkopfsportler auch an eine Phlebothrombose bei Halsrippe, ausgelöst durch eine Überanstrengung des Arms, die klassische Thrombose d'effort (Paget-von Schroetter-Syndrom) zu denken. Derartige seltene Ursachen unklarer Schulterbeschwerden lassen sich oft nur durch ein Angiogramm, evtl. ergänzt durch eine Funktionsdarstellung oder Neurographie, ausschließen.

Literatur

Altchek DW, Warren RF, Skyhar MJ, Ortiz G. T-plasty modification of the Bankart procedure for multidirectional instability of the anterior and inferior types. J Bone Joint Surg 73-A, 1991, 105–112

Altchek DW, Warren RF, Wickiewicz TL, Ortiz G. Arthroscopic labral debridement. A three-year follow-up study. Am J Sports Med 20, 1992, 702–706

Andrews JR, Carson WG. The arthroscopic treatment of glenoid labrum tears in the throwing athlete. Orthop Trans 8, 1984, 44

Andrews JR, Carson WG, McLeod WD. Glenoid labrum tears related to the long head of the biceps. Am J Sports Med 13, 1985, 337–341

Atwater AE. Biomechanics of overarm throwing movements and of throwing injuries. Exerc Sport Sci Rev 7, 1979, 43–85

Bennett GE. Shoulder and elbow lesions of the professional baseball pitcher. J Am Med Assoc 117, 1941, 510–514

Bettin D, Woltering H, Schuhmacher S. Der Schulterschmerz bei Wasserballern in einer Analyse von Muskelquerschnitt und funktioneller Instabilität. Dt Zschr f Sportmed 43, 1992, 292–320

Bigliani LU, Kurzweil PR, Schwartzbach CC, Wolfe IN, Flatow EL. Inferior capsular shift procedure for anterior-inferior shoulder instability in athletes. Am J Sports Med 22, 1994, 578–583

Bokor DJ, Conboy VB, Olson C. Anterior instability of the glenohumeral joint with humeral avulsion of the glenohumeral ligament. J Bone Joint Surg 81-B, 1999, 93–96

Brooks CH, Revell WJ, Heatley FW. A quantitative histological study of the vascularity of the rotator cuff tendon. J Bone Joint Surg 74-B, 1992, 151–153

Burk JR, Torres JL, Marone PJ. MR imaging of shoulder injuries in professional baseball players. JMRI 1, 1991, 385–389

Burkhart A, Imhoff AB, Roscher E. Foreign body reaction to the bioabsorbable suretac device. Arthroscopy 16, 2000, 91–95

Burkhard SS, Morgan CD. The peel-back mechanism: its role in producing and extending posterior type II SLAP lesions and its effect on SLAP repair rehabilitation. Arthroscopy 14, 1998, 637–640

Burkhead WZ, Rockwood CA. Treatment of instability of the shoulder with an exercise program. J Bone Joint Surg 74-A, 1992, 890–896

Cahill BR. Osteolysis of the distal part of the clavicle in male athletes. J Bone Joint Surg [Am-64], 1982, 1053–1058

Cahill BR, Palmer RE. Quadrilateral space syndrome. J Hand Surg 8, 1983, 65–69

Cofield RH, Simonet W. The shoulder in sports. Mayo Clinic Proc 59, 1984, 157–164

DiGiovine NM, Jobe FW, Pink M, Perry J. An elektromyographic analysis of the upper extremity in pitching. J Shoulder Elbow Surg 1, 1992, 15–20

Ferrari JD, Ferrari AD, Coumas J. Posterior ossification of the shoulder: The Bennet lesion. Am J Sports Med 22, 1994, 171–174

Ferreteri A, DeCarli A, Fontana M. Injury of the suprascapular nerve at the spinoglenoidal notch. The natural history of infraspinatus atrophy in volleyball players. Am J Sports Med, 1998, 759–763

Fleisig GS, Andrews JR, Dillman CJ, Escamilla RF. Kinetics of baseball pitching with implications about injury mechanisms. Am J Sports Med 23, 1995, 233–239

Garth WP, Allman FL, Armstrong WS. Occult anterior subluxations of the shoulder in noncontact sports. Am J Sports Med 15, 1987, 579–585

Gartsman GM, Hammerman SM. Superior labrum, anterior and posterior lesions. When and how to treat them. Clin Sports Med 19, 2000, 115–124

Gohlke F, Lippert M.J, Keck O. Unterschiede im Vorkommen von Schulterbeschwerden bei Leistungssportlern mit Überkopfbelastung – eine prospektive klinische und sonographische Studie. Z Sportverl Sportschäd 7, 1993, 115–121

Gohlke F, Barthel Th, Gandorfer A. Variations of the Coracoacromial Arch as a Possible Cause of Rotator Cuff Tears. Arch. Traumatol Orthop 113, 1993, 28–32

Gohlke F, Essigkrug B, Schmitz F. The pattern of collagen fiber bundles of the capsule of the glenohumeral joint. J Shoulder Elbow Surg 3, 1994, 111–128

Gohlke F, Müller Th, Schmitz F. Distribution and morphology of mechanoreceptors in the shoulder joint. J Bone Joint Surg 77-Br: Suppl. II, 142

Grana WA, Buckley PD, Yates CK. Arthroscopic Bankart suture repair. Am J Sports Med 21 (3), 1993, 348–353

Green MR, Christensen KP. Arthroscopic Bankart procedure: 2 to 5-year followup with clinical correlation to severity of glenoid labral lesion. Am J Sports Med 23, 1995, 276–281

Hall G. Hand paddles may cause shoulder pain. Swimming world 9, 1980, 9

Hardy P, Thabit G, Fanton GS, Blin JL, Lortat-Jakob A, Benoit J. Arthroskopische Behandlung der rezidivierenden vorderen Schulterluxation durch Kombination der Labrumnaht mit einer anteroinferioren Kapselschrumpfung mit dem Holmium:Yag-Laser. Orthopäde 25, 1996, 91–93

Hawkins RJ, Kennedy JC. Impingement syndrome in athletes. Am J Sports Med 8, 1980, 151

Henry JH, Lareau B, Neigut D. The injury rate of professional Basketball. Am J of Sports Med 10, 1982, 16–23

Ho CP. MR imaging of rotator interval, long biceps, and associated injuries in the overhead-throwing athlete. Magn Reson Imaging Clin N Am 7, 1999, 23–37

Holzgraefe M, Klingelhöfer J, Eggert S, Benecke R. Zur chronischen Neuropathie des N. suprascapularis bei Hochleistungssportlern. Nervenarzt 59, 1988, 545–548

Hort W. Sportverletzungen beim Handball. In Flöthner R, Ingbert St Hort W: Sportmedizin im Mannschaftssport. Perimed, Erlangen, 1983

Hovelius L. Shoulder dislocation in swedish icehockey players. Am J Sports Med 6, 1978, 373–377

Hovelius L. Etiology of shoulder instability: observations based on a long-term study of primary anterior dislocations in the young. in Vastamäki M, Jalovaara P (eds.). Surgery of the shoulder, Proceedings of the 6 th International Congress on Surgery of the Shoulder. Elsevier, Amsterdam 1, 1995, 143–148

Ianotti JP, Wang ED. Avulsion of the supraglenoid tubercle. A variation of the SLAP lesion. J Shoulder Elb Surg 1, 1992, 26–30

Jobe FW, Tibone JE, Moynes DR, Perry J. An EMG analysis of the shoulder in throwing and pitching: a preliminary report. Am J Sports Med 11, 1983, 3–5

Jobe FW, Moynes DR, Brewster CE. Rehabilitation of shoulder joint instabilities. Orthop Clin North Am 18, 1987, 473–481

Jobe FW. Impingement problems in athletes. Instr Course Lect 38, 1989, 205–209

Jobe FW, Tibone JE, Jobe CM, Kvitne RS. The shoulder in sports. In Rockwood CA, Matsen CA (Hrsg.). The shoulder. Philadelphia WB Saunders, 1990, 961–990

Jobe CM, Sidles J. Evidence for a superior glenoid impingement upon the rotator cuff: Anatomic, kinesiologic, MRI and arthroscopic findings. 5 th. International Conference on Surgery of the Shoulder, Paris, 1992

Kao JT, Pink M, Jobe FW Perry J. Elektromyographic analysis of the muscles during a golf swing. Am J Sports Med 23, 1995, 19–23

Kennedy JC, Hawkins RJ. Swimmers Shoulder. Phys Sportsmed 2, 1974, 34–38

Kibler WB. Evaluation of sports demands as a diagnostic tool in shoulder disorders. In Matsen FA, Fu FH, Hwkins RJ (Hrsg.). The shoulder: A balance of mobility and stability. American Academy of Orthopaedic Surgeons Symposium, Rosemont, 1993, 379–395

Kibler B. Specificity and sensitivity of the anterior slide test in throwing athletes with superior glenoid labral tears. Arthroscopy, 1995, 296–300

Kohn D. Zur Beurteilung des Labrum glenoidale – eine makroskopische und histologische Studie. Arthroskopie 1, 1988, 178–181

Kreitner KF, Botchen K, Rude J, Bittinger F, Krummenauer F, Thelen M. Superior labrum and labral-bicipital complex: MR imaging with pathologic-anatomic and histologic correlation. Am J Roentgenol 170, 1998, 599–605

Kunkel SS, Monesmith EA. Isolated avulsion fracture of the lesser tuberosity of the humerus: a case report. J Shoulder Elbow Surg 2, 1993, 43–46

Kvitne RS, Jobe FW. The diagnosis and treatment of anterior instability in the throwing athlete. Clin Orthop 291, 1993, 107–123

Laurencin CT, Paletta GA, Potter H, Wickiewicz TL. Disruption of the posterior-lateral shoulder capsule. J Shoulder Elbow Surg 4, 1995, 391–394

Lehman RC. Shoulder pain in the competitive tennis player. Clin Sports Med, 1988, 309–327

Lindblad BE, Hoy K, Terkelsen CJ, Helleland HE, Terkelsen CJ. Handball injuries. An epidemiologic and socioeconomic study. Am J Sports Med 20, 1992, 441–443

Liu SH, Henry MH, Nuccion SL. A prospective evaluation of a new physical examination in predicting glenoid labral tears. Am J Sports Med 24, 1996, 721–725

Lombardo sJ, Jobe FW, Kerlan RK. Posterior shoulder lesions in throwing athletes. Am J Sports Med 5, 1977, 106–110

Ludwig Th, Pieper HG, Pübler B. Muskuläre Ungleichgewichte bei Handballspielern. Handballtraining 4+5, 1992, 19–28

McCaroll JR, Gioe TT. Professional golfers and the price they pay. Physician Sportsmed 10, 1982, 64–70

McCaroll JR, Rettig A, Shelborne K. Injuries in the amateur golfer. Physician Sportsmed 18, 1990, 122–126

McCue FC, Giek JH, West JO. Throwing injuries to the shoulder. InZarins B, Andrews JR, Carson WG (Hrsg.). Injuries to the Throwing Arm. WB Saunders Co., Philadelphia, 1985

McEntire JE, Hess WE, Coleman SS. Rupture of the pectoralis major muscle. J Bone Joint Surg 54-A, 1972, 1040–1043

McMaster WC. Anterior glenoid labrum damage: a painful lesion in swimmers. Am J Sports Med 14, 1986, 383–387

Mc Master WC, Long SC, Caiozzo VJ. Isokinetic torque imbalances in the rotator cuff of the elite water polo player. Am J Sports Med 19, 1991, 72–75

McMaster WC, Long SC, Caiozzo VJ. Shoulder torque changes in the swimming athlete. Am J Sports Med 20, 1992, 323–327

Mair SD, Zarzour RH, Speer KP. Posterior labral injury in contact athletes. Am J Sports Med 26, 1998, 753–758

Maffet MW, Gartsman WM, Moseley B. Superior labrum-biceps tendon complex lesions of the shoulder. Am J Sports Med 23, 1995, 93–98

Marone PJ. Schulterverletzungen im Sport. Deutscher Ärzteverlag GmbH, Köln, 1993

Matheson GO, Clement DB, McKenzie DC, Taunton JE, Lloyd-Smith DR, MacIntyre JG. Stress fractures in athletes: a study of 320 cases. Am J Sports Med 15, 1987, 46–57

Mileski RA, Snyder SJ. Superior labral lesions in the shoulder: pathoanatomy and surgical management. J Am Acad Orthop Surg 6, 1998, 121–131

Mogan JV, Davies PH. Upper extremity injuries in skiing. Clin Sports Med 1, 1982, 295

Moraldo M, Kolditz D, Hedtmann A. Schulterbeschwerden bei verschiedenen Sportarten. In Reichelt, A (Hrsg.). Periartikuläre Schultererkrankungen. Med Lit Verlag Ges GmbH, Uelzen, 1984

Morgan CD, Burkhart SS, Palmeri M, Gillespie M. Type II SLAP lesions: three subtypes and their relationships to superior instability and rotator cuff tears. Arthroscopy 14, 1998, 553–565

Moseley BJ, Jobe FW, Pink M, Perry J, Tibone J. EMG analysis of the scapularmuscles during a shoulder rehabilitation program. Am J Sports Med 20, 1991, 128–134

Mugikura S, Hirayama T, Tada H, Takemitsu Y. Avulsion of the scapular spine: a case report. J Shoulder Elbow Surg 2, 1993, 39–42

Nakajima T, Rokuuma N, Hamada K, Tomatsu T, Fukuda H. Histologic and biomechanical characteristics of the supraspinatus tendon: Reference to rotator cuff tearing. J Shoulder Elbow Surg 3, 1994, 79–87

Neer CS, Welsh RP. The shoulder in sports. Orthop Clin North Am 8, 1977, 583–591

Neer CS. Shoulder reconstruction. WB Saunders, Philadelphia, 1990

Nirschl RP. Rotator cuff tendinitis: Basic concepts of pathoetiology. In Barr JS (Hrsg.). Instructional course lectures AAOS 28, 1989, 447–462

Nofray JF, Tremaine MJ, Groves HC et al. The clavicle in hockey. Am J Sports Med 5: 275

Norwood LA, Terry GC. Shoulder posterior subluxation. Am J Sports Med 12, 1977, 25–31

O'Donohue DH. Subluxing biceps tendon in the athlete. J Sports Med 1, 1973, 20–29

Ozaki J, Tomita Y, Nakagawa Y, Tamai S. Surgical treatment for posterior ossifications of the glenoid in baseball players. J Shoulder Elbow Surg 1, 1992, 91–97

Pagnani MJ, Deng XH, Warren RF. Effect of lesions of the superior portion of the glenoid labrum on glenohumeral translation. J Bone Joint Surg 77-A, 1995, 1003–1010

Pappas AM, Zawacki RM, McCarthy CF. Rehabilitation of the pitching shoulder. Am J Sports Med 13, 1985, 223–235

Penny JN, Welsh. Shoulder impingement syndromes in athletes and their surgical mangement. Am J Sports Med 9, 1981, 11–15

Pettrone F. Shoulder problems in the swimmers. Injuries to the throwing arm. The united olympic committee sportsmedicine council. Zarines, Andrews, Carson. Saunders Company, 1985

Pieper HG. Sportartspezifische Belastungsfolgen an der Schulter. In Liesen H, Weiß M: Regulations- und Repairmechanismen. Deutscher Ärzteverlag, Köln, 1994, 325–330

Rathbun JB, MacNab I. The microvascular pattern of the rotator cuff. J Bone Joint Surg 52-B, 1970, 540–553

Rettig AC, Beltz HF. Stress fracture of the humerus in an adolescent tennis tournament player. Am J Sports Med 13, 1985, 55–58

Richardson AB, Jobe FW, Collins HB. The shoulders in competitive swimming. Am J Sports Med 8, 1980, 159–163

Riederer T, Möser M. Die glenohumerale Instabilität – Definition und modellhafte Abbildung. Orthop Praxis 11, 1991, 700–704

Rollins J, Puffer J, Whiting W, Gregor R, Finerman GA. Water polo injuries to the upper extremity. Injuries to the throwing arm. The united olympic committee sportsmedcine council Zarines, Andrews, Carson, Saunders Company, 1985

Rothman RH, Parke WW. The vascular anatomy of the rotator cuff. Clin Orthop 41, 1965, 176–186

Rowe CR and Zarins B. Recurrent transient subluxation of the shoulder. J Bone Joint Surg 63-A, 1981, 863–872

Roye RP, Grana WA, Yates CK. Arthroscopic subacromial decompression: two- to seven-year follow-up. Arthroscopy 11, 1995, 301–306

Ryan RK, McCormick, Jobe FW, Moynes DR, Antonelli DJ. An electromyographicanalysis of shoulder function in tennis players. Am J Sports Med 16, 1988, 418–485

Simonet WT, Coefield RH. Prognosis in anterior shoulder dislocation. Am J Sports Med 12, 1984, 19–24

Shields CL, Zomar VD. Analysis of professional football injuries. Cont Orthop 4, 1982, 90

Snyder SJ, Karzel RP, Pizzo WD, Ferkel RD, Friedman MJ. Slap Lesions of the shoulder. Arthroscopy 6, 1990, 274–279

Snyder T. Injury patterns on the ATP tour. New Haven, CT, 1 st. World Congress of Tennis Sports Medicine and Science, 1991

Snyder SJ, Banas MP, Karzel RP. An analysis of 140 injuries to the superior glenoid labrum. J Shoulder Elbow Surg 4, 1995, 243–248

Speer KP, Bassett FH. The prolonged Burner syndrome. Am J Sports Med 18, 1990, 591–594

Steinbrück R. Sportverletzungen und Sportschäden im Schulterbereich. Unfallchirurg 89, 1986, 402–408

Tibone JE, Jobe FW, Kerlan RK, Carter VS, Shields CL, Lombardo SJ, Yocum LA. Shoulder impingement syndrome in athletes treated by anterior acromioplasty. Clin Orthop 198, 1985, 134–140

Tibone JE, Bradley JP. The treatment of posterior Subluxation in Athletes. Clin Orthop 291, 1993, 124–137

Tillmann B, Schünke M, Röddecker K. Struktur der Supraspinatusansatzsehne. Anat Anz 172, 1991, 82–83

Tomlinson RJ, Glousman RE. Arthroscopic debridement of glenoid labral tears in athletes. Arthroscopy 11, 1995, 42–51

Townsend H, Jobe F, Pink M, Perry J. Elektromyographic analysis of the glenohumeral muscles during a baseball rehabilitation program. Am J Sports Med 19, 1991, 264–272

Tullos HS, King JW. Throwing mechanism in sports. Orthop Clin North Am 4, 1973, 709–720

Tung GA, Entzian D, Green A, Brody JM. High-field and low-field MR imaging of superior glenoid labral tears and associated tendon injuries. AJR 174, 2000, 1107–1014

Walch G, Boileau P, Noel E, Donell ST. Impingement of the deep surface of the supraspinatus tendon on the posterior superior glenoid rim: An arthroscopic study. J Shoulder Elb Surg 1, 1992, 238–245

Walch G, Nove-Josserand L, Levigne Ch Renaud E. Teas of the supraspinatus tendon associated with "hidden" lesions of the rotator interval. J Shoulder Elb Surg 3, 1994, 353–360

Walch G, Boileau P, Levigne C, Mandrino A, Neyret P, Donell S. Arthroscopic Stabilization for recurrent anterior shoulder dislocation: Results of 59 cases. Arthroscopy 11, 1995, 173–179

Warner JJP, Micheli LJ, Arslanian LE, Kennedy J, Kennedy R. Patterns of flexibility, laxity, and strength in normal shoulders and shoulders with instability and impingement. Am J Sports Med 18[4], 1990, 366–375

Warner JJP, Micheli LJ, Arslanian LE, Kennedy J, Kennedy R. Scapulothoracic motion in normal shoulders and shoulders with glenohumeral instability and impingement syndrome. A study using moiré topographic analysis. Clin Orthop 285, 1992, 191–199

Warner JJP, Port J (1994). Stress fracture of the acromion. J Shoulder Elb 3: 262–265

Warner JJ, McMahon PJ. The role of the biceps brachii in superior stability of the glenohumeral joint. J Bone Joint Surg 77-A, 1995, 366–372

Werner A, Böhm D, Müller Th, Gohlke F. Histoanatomic aspects of the superior glenohumeral ligament as a stabilizer for the long head of the biceps. Am J Sports Med 28, 2000, 28–31

Wheeler JH, Ryan JB, Arciero RA, Molinari RN. Arthroscopic versus nonoperative treatment of acute shoulder dislocation in young athletes. Arthroscopy 5, 1989, 213–217

Whiting WC, Puffer JC, Finerman GA. Three-dimensional cinematographic analysis of water polo throwing in elite performers. Am J Sports Med 13, 1985, 95–98

Williams MM, Stephen MD, Snyder MD, Buford D. The Buford complex – the "cord-like" middle glenohumeral ligament and absent anterosuperior labrum complex: a normal anatomic capsulolabral variant. Arthroscopy 10, 1994, 241–247

Zuckerman JD, Kummer JF, Cuomo JF, Simon J, Rosenblum S, Katz N. The influence of coracoacromial arch anatomy on rotator cuff tears. J Shoulder Elbow Surg 1, 1992, 4–14

Zarins B, Prodromos CC. Shoulder injuries in sports. In Rowe CR (Hrsg.). The shoulder. Churchill-Livingstone, New York, 1988, 411–433

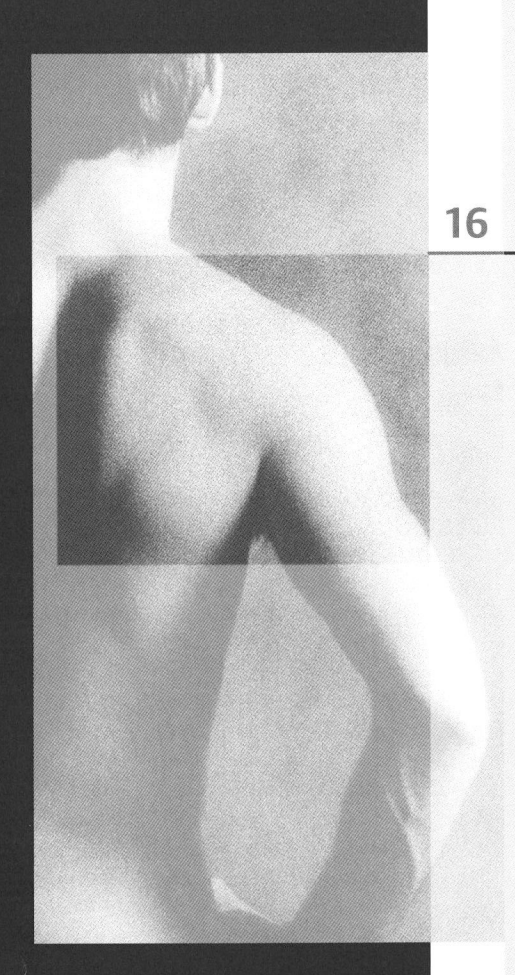

16 Osteochondrale und synoviale Erkrankungen des Glenohumeralgelenks

Th. Müller und F. Gohlke

16.1 Arthrose des Glenohumeralgelenks
Th. Müller und F. Gohlke

16.2 Humeruskopfnekrose
Th. Müller und F. Gohlke

16.3 Chondromatose der Schulter
A. Werner und F. Gohlke

16.4 Endoprothetik des Schultergelenks
A. Hedtmann und G. Heers

16.1 Arthrose des Glenohumeralgelenks

Th. Müller und F. Gohlke

Die primäre Omarthrose ist seltener als die Arthrosen des Hüft- und Kniegelenks. Häufige Ursachen einer sekundären Omarthrose sind proximale Humerusfrakturen sowie die Humeruskopfnekrose. Klinisch findet sich ein Bewegungsschmerz, welcher im Gegensatz zum subakromialen Schmerzsyndrom auch bei Rotation in geringer Abduktion und Flexion auftritt. In fortgeschrittenen Stadien besteht ein Ruheschmerz mit Unterbrechung des Nachtschlafs. Klinisch findet sich bei erhaltener Funktion der Rotatorenmanschette eine konzentrische Bewegungseinschränkung mit Innenrotationskontraktur. Radiologisch zeigt sich eine Verminderung des Gelenkspalts sowie häufig ein posteriorer Abrieb des Glenoids mit dorsaler Subluxation. Die Therapie ist für die leichte bis mäßige Arthrose konservativ mit analgetischen sowie bewegungserhaltenden oder mobilisierenden Maßnahmen. Bei der schmerzhaften schweren Omarthrose ist in erster Linie der endoprothetische Ersatz von Humeruskopf und Glenoid indiziert. In seltenen Fällen kommen andere operative Maßnahmen in Betracht. Die funktionelle Prognose nach endoprothetischem Gelenkersatz ist aufgrund der meistens vorhandenen Rotatorenmanschette außerordentlich gut.

Definition

Die Arthrose des Glenohumeralgelenks ist eine degenerative Erkrankung, die vorwiegend bei einem Missverhältnis zwischen Beanspruchung und Beschaffenheit der einzelnen Gelenkanteile und -gewebe entsteht.

Pathogenese

Im klinischen Sprachgebrauch wird die primäre von der sekundären Arthrose unterschieden. Tab. 16.1 gibt einen Überblick über die häufigsten Ursachen der sekundären Omarthrose. Die genauen Mechanismen der Arthroseentstehung sind nach wie vor nicht geklärt (Hesse 1990, Lohmander 1991). Diskutiert wird ein multifaktorielles Geschehen, bei dem sowohl genetische als auch mechanische Aspekte eine Rolle spielen. Unklar bleibt aber weiterhin, wie diese allgemeinen Faktoren die zelluläre Ebene beeinflussen. Nach den Untersuchungen von Hesse u. Mitarb. (1990) kommt es in den frühen Arthrosestadien zu einer nicht kompensierbaren Destruktion der Oberflächenstrukturen des Knorpels, welche physiologisch als sog. Barriere der Knorpelschichten gegenüber dem Gelenkraum dienen. Dadurch wird die Permeabilität des Knorpels nachhaltig verändert. Demgegenüber bleiben die Vitalität der Chondrozyten sowie die interzelluläre Matrix der tiefen Knorpelschichten länger erhalten.

Ferner konnte gezeigt werden, dass im Rahmen der Knorpelschädigung Matrixmoleküle und -fragmente in die synoviale Gelenkflüssigkeit abgegeben werden (Lohmander 1991). Ratcliffe u. Mitarb. (1996) wiesen eine erhöhte Konzentration kataboler Knorpelmarker – Glycosaminoglycan-Sulfat, Keratansulfat und andere – in der synovialen Gelenkflüssigkeit von Patienten mit Omarthrose nach. Dies kann als Beleg dafür angesehen werden, dass biochemische Veränderungen im Gelenkknorpel stattfinden, die bereits in frühen Arthrosestadien mit biochemischen Methoden nachweisbar sind (Lohmander 1991, Ratcliffe 1996). Der Nachweis dieser Substanzen hat derzeit noch keine klinische Anwendung gefunden.

Die gemeinsame Endstrecke sowohl der primären als auch der sekundären Arthrose ist die fortschreitende Chondromalazie des Humeruskopfs und der glenoidalen Gelenkfläche (Abb. 16.1). Dies betrifft am Humeruskopf vor allem den Bereich der glenohumeralen Kontaktzone zwischen 60° und 90° Abduktion, da hier der Anpressdruck maximal wird (Neer 1974). Glenoidal ist vor allem der posteriore Knorpelbereich betroffen, wo sich ein sog. hinterer Abrieb entwickelt. Soslowsky u. Mitarb. (1992) konnten nachweisen, dass die glenohumerale Kontaktzone sich mit zunehmender Flexion zu den posterioren Anteilen des Glenoids hin verlagert. Darin kann eine Ursache für den degenerativen hinteren Abrieb gesehen werden. Nach DePalma ist das Zentrum der knorpeligen Gelenkfläche ebenfalls häufig betroffen (DePalma 1983). Mullaji (1994) fand bei Patienten mit Omarthrose eine zentrale Protrusion des Glenoids von durchschnittlich 5 Millimetern im CT sowie eine Retroversion von 12,5°.

Tab. 16.2 zeigt eine Übersicht über die pathologischen Merkmale der Omarthrose. Insgesamt sind auf glenoidaler Seite die degenerativen Knorpelveränderungen meist stärker ausgeprägt als auf der humeralen Seite (Petersson 1983, DePalma 1983). DePalma führt dies auf die relativ kleine glenohumerale Kontaktzone zurück, die am Humerus – abhängig von der Gelenkstellung – unterschiedliche Zonen belastet, am Glenoid jedoch vorwiegend einen eng begrenzten Drehpunkt (1983).

Tab. 16.1 Ursachen der sekundären Omarthrose

Proximale Humerusfraktur
Humeruskopfnekrose
Rheumatoide Arthritis
Septische Arthritis
Glenohumerale Instabilität
Primäre synoviale Chondromatose
Rotatorenmanschetten-Defektarthropathie
Gicht
Glenoidhypoplasie
Dysplasia epiphysealis Hemimelica
Erb-Plexuslähmung

16.1 Arthrose des Glenohumeralgelenks

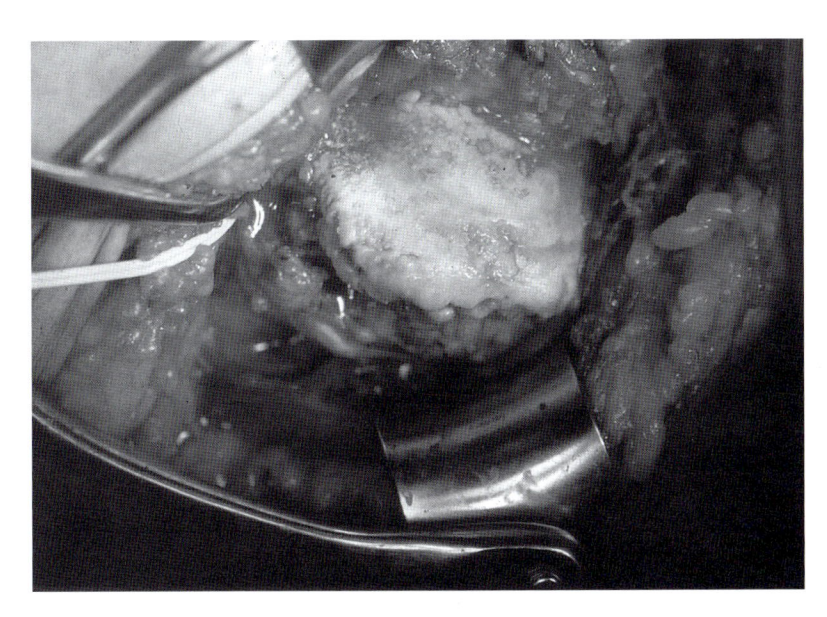

Abb. 16.1 Operationssitus mit ausgeprägter Chondromalazie und Abflachung des Humeruskopfs bei Omarthrose.

Die Chondromalazie des Glenohumeralgelenks äußert sich als Ausdünnung, Erosion, Fibrillation oder stippchenartiger Verklumpung des Gelenkknorpels. Im deutschsprachigen Raum wird sie nach Outerbridge (1961) in vier Stadien unterteilt (Tab. 16.3). Sie führt zur vermehrten Stressbelastung des subchondralen Knochens mit nachfolgender Sklerosierung und Ausbildung von Osteophyten (Abb. 16.2 u. 16.3) und Geröllzysten. Die größten Osteophyten auf humeraler Seite finden sich an der inferioren Gelenkfläche sowie im Bereich der Begrenzung der Gelenkfläche an den Tuberkula (Neer 1990, Petersson 1983). Der Humeruskopf

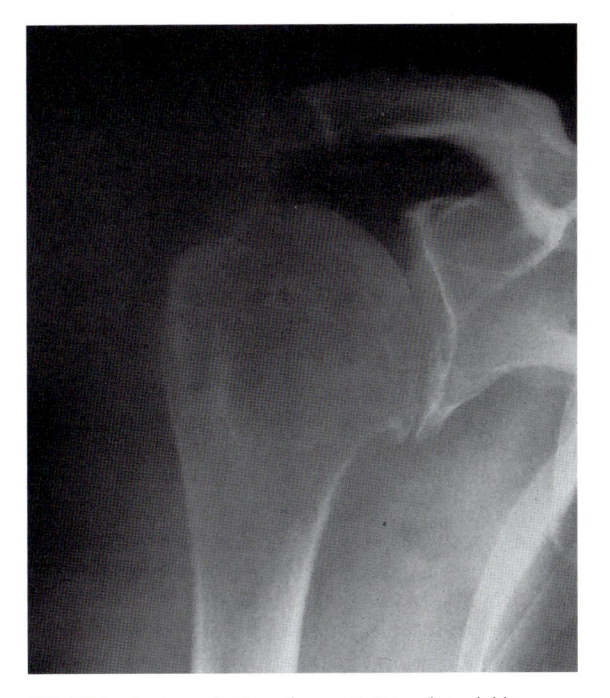

Abb. 16.2 Beginnende Omarthose mit Osteophytenbildung am Humeruskopf sowie am kaudalen Rand des Glenoids.

Tab. 16.2 Charakteristika der Omarthrose (nach Cofield)

Humeruskopf	Chondromalazie, vor allem peripher subchondrale Sklerose Osteophyten, vor allem kaudal Größenzunahme Erosion mit Abflachung subchondrale Zysten
Glenoid	Chondromalazie, vor allem dorsal und zentral subchondrale Sklerose Osteophyten knöcherne Erosion, vor allem dorsal und zentral subchondrale Zysten
Gelenkzentrierung	zentriert oder posteriore Subluxation
Kapsel	ventrale Kontraktur
Rotatorenmanschette	Rupturen selten Degeneration oder Fibrosierung möglich
Gelenkkörper	intraartikulär oder in der Bursa subscapularis

Tab. 16.3 Stadieneinteilung der Chondromalazie nach Outerbridge

Stadium I	Knorpelerweichung und -schwellung
Stadium II	Knorpelusur ≤ 1,3 cm
Stadium III	Knorpelusur > 1,3 cm
Stadium IV	freiliegender subchondraler Knochen

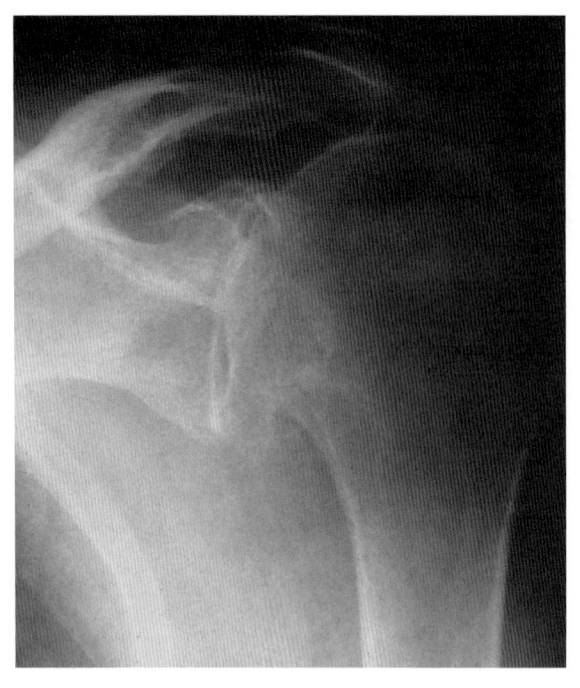

Abb. 16.3 Hochgradige Omarthrose mit aufgehobenem Gelenkspalt und Ausbildung erheblicher Osteophyten.

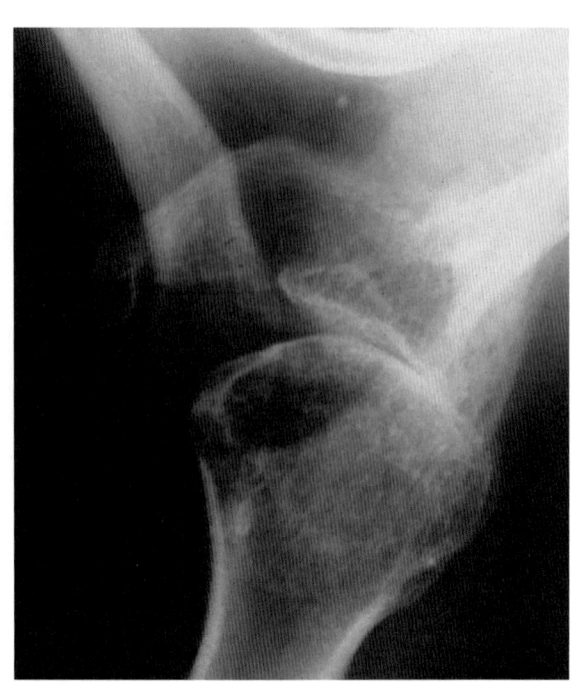

Abb. 16.4 Dorsale Subluxation mit dorsalem Knorpelabrieb bei Omarthrose im axialen Strahlengang.

erfährt dadurch insgesamt eine Größenzunahme. Auf der Seite des Glenoids finden sich Osteophyten in geringerem Ausmaß (Petersson 1983).

Charakteristisch ist hier der sog. **posteriore Abrieb der Gelenkfläche** (Neer 1990) (Abb. 16.4–16.6). Friedmann (1992) stellte in einem Kollektiv von 20 Patienten mit Omarthrose einen signifikanten Unterschied der Glenoidneigung gegenüber einem Normalkollektiv fest. In Friedmans Untersuchung zeigte sich eine durchschnittliche Retroversion von 11° in der Arthrosegruppe bei einer durchschnittlichen Anteversion von 2° in der Kontrollgruppe. Dadurch gerät der Humeruskopf in eine zunehmende dorsale Subluxationsstellung (Abb. 16.5) bei gleichzeitiger Schrumpfung der ventralen Weichteile, vor allem der ventralen Kapsel sowie des M. subscapularis. Dies ist intraoperativ zu beachten, wenn eine Balance zwischen den ventralen und dorsalen Weichteilen erreicht werden soll. Gelegentlich kann auch eine Glenoiddysplasie mit nach dorsal abfallender Gelenkfläche dieser Entwicklung fördern.

Die Rotatorenmanschette ist bei der primären Arthrose im Normalfall intakt. Sie zentriert mit ihren nach medial gerichteten Kraftvektoren den Humeruskopf im Glenohumeralgelenk und unterstützt dadurch die weitere Degeneration des Gelenkknorpels (Neer 1990). Darüber hinaus verhindert sie ein Höhertreten des Humeruskopfs, wie es bei der Rotatorenmanschetten-Defektarthropathie beobachtet werden kann.

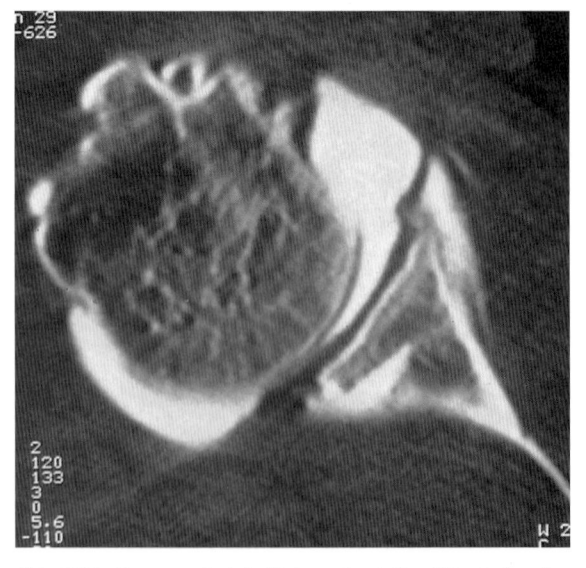

Abb. 16.5 Transversale Schnittebene im Arthro-CT mit dorsaler Subluxation und Omarthrose 6 Jahre nach Spanimplantation am posterioren Glenoidrand.

Wie bei den Arthrosen an Knie-, Hüft- oder Ellenbogengelenk kann es auch im Rahmen der Omarthrose zur Bildung freier oder adhärenter Gelenkkörper kommen. Sie finden sich gehäuft im axillären Rezessus, wohin sie auf-

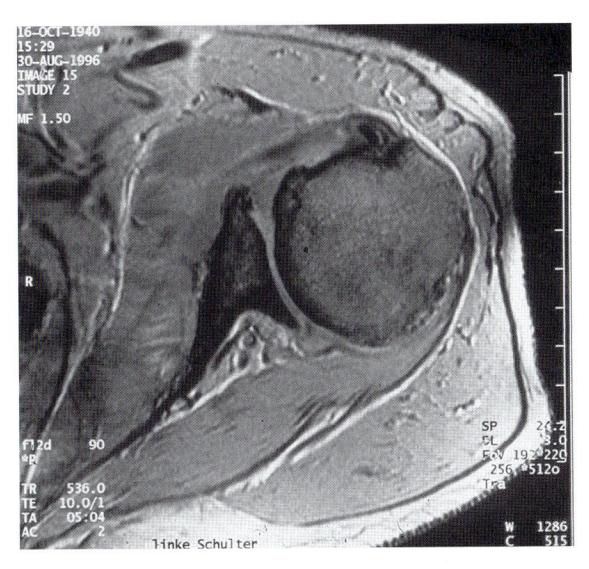

Abb. 16.6 Transversale Schnittebene in der MR-Tomographie mit posteriorem Abrieb und Knochenverlust bei primärer Omarthrose (Typ 2b nach Walch).

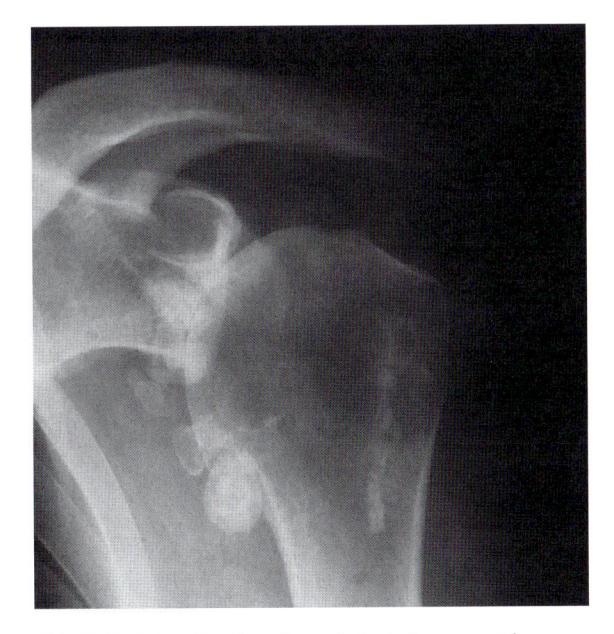

Abb. 16.7 Sekundäre Omarthrose bei primärer synovialer Chondromatose des Glenohumeralgelenks.

Tab. 16.4 Stadieneinteilung der Instabilitätsarthrose nach Samilson (1981) anhand der Größe des kaudalen Osteophyten am Humeruskopf

Leichte Arthrose	Osteophyt < 3 mm
Mäßige Arthrose	Osteophyt 3–7 mm
Schwere Arthrose	Osteophyt > 7 mm

grund der Schwerkraft gelangen, oder in der Bursa subscapularis/subcoracoidea, die in vielen Fällen durch das Foramen Weitbrecht mit dem Glenohumeralgelenk kommuniziert. Die Zahl der Gelenkkörper ist normalerweise geringer als bei der primären synovialen Chondromatose. Sekundäre Omarthrosen bei primärer synovialer Chondromatose sind eine Seltenheit (Porcellini 1994) (Abb. 16.7).

Begleitend findet sich oft eine Synovitis mit Ergussbildung. Diese kann differenzialdiagnostische Probleme bereiten, wenn gleichzeitig eine periartikuläre Überwärmung besteht. Im Zweifelsfall sollte eine septische Arthritis mit Hilfe der Entzündungsparameter im Serum oder durch eine Punktion mit mikrobiologischer Untersuchung ausgeschlossen werden.

Die Veränderungen im Rahmen einer sekundären Omarthrose sind abhängig von der zugrunde liegenden Ursache. Im Gefolge proximaler Humerusfrakturen kann es bei Ausheilung in Fehlstellung zu einer biomechanischen Fehlbelastung mit exzentrischem Knorpelabrieb kommen. Darüber hinaus bestehen oft posttraumatische Gelenkversteifungen, die sowohl die konservative als auch die operative Therapie erheblich erschweren können. Prognostisch bedeutsam ist die Stellung der Tuberkula als Ansatzpunkt für die Rotatorenmanschette. Im Falle einer Dislokation der Tuberkula resultiert eine veränderte Biomechanik des Glenohumeralgelenks, die sich vor allem in einer Verschlechterung der aktiven Beweglichkeit äußert. Nicht selten bestehen Rupturen der Rotatorenmanschette in Folge des Traumas.

Die rheumatischen Arthritiden führen über den synovialen Pannus zur eher langsam fortschreitenden Ausbildung von Erosionen und Chondromalazie. Hier kann es zu massiven Ergussbildungen kommen, welche das Gelenk äußerlich sichtbar auftreiben. Die Rotatorenmanschette ist vor allem in den Spätstadien stark ausgedünnt oder defekt. Die septische Arthritis führt unbehandelt binnen kurzer Zeit zur Einschmelzung des gesamten Knorpelüberzuges der Gelenkflächen. Es resultiert eine Verminderung der aktiven und passiven Beweglichkeit mit nachfolgender Kapselschrumpfung.

Die Sekundärarthrose bei glenohumeraler Instabilität wird auch als **Luxationsarthropathie** bezeichnet (Samilson 1983). Es können drei Stadien unterschieden werden (Tab. 16.4). Die Luxationsarthropathie ist eine Folge der Gelenkinstabilität. Als Langzeitkomplikation kann sie nach operativen Eingriffen auftreten. Mögliche Ursachen sind hier die Wahl eines falschen Operationsverfahrens, biomechanische Folgen der Operationstechnik sowie Komplikationen durch eingebrachtes Metall (Zuckermann 1984).

Die Sekundärarthrose bei großen Defekten der Rotatorenmanschette wird auch als **Rotatorenmanschettenarthropathie** bezeichnet (Neer 1983). Sie entsteht auf dem Boden eines sog. Massendefekts, welcher im Allgemeinen neben der Supraspinatussehne auch die Infraspinatus- und die Subskapularissehne betrifft. Dadurch kommt es zu einer kranialen Instabilität, bei der das Drehzentrum des Humeruskopfs durch die nach oben gerichteten Kräfte des Deltamuskels unter das Akromion wandert (Abb. 16.8). Diese veränderte Biomechanik führt dann später zu Chondromalazie und Arthrose des Glenohumeralgelenks. Von Neer (1983) wurde vermutet, dass die Eröffnung des Gelenks bei massiven Rotatorenmanschettendefekten eine verminderte Knorpelnutrition und Degeneration des Gelenkknorpels zur Folge hat. Die Inaktivitätsosteoporose soll im weiteren Verlauf zu einem Kollaps des subchondralen Knochens und rezidivierenden Einblutungen führen.

Epidemiologie

Die Arthrose des Glenohumeralgelenks, auch Omarthrose genannt, ist seltener als die Arthrosen der großen gewichttragenden Gelenke der unteren Extremität (Neer 1990). Die genaue Inzidenz wird in der Literatur jedoch sehr unterschiedlich angegeben. Chapmann (1994) fand eine Omarthrose bei 5% der über 70-jährigen Menschen. Wagenhäuser dagegen stellte in einer radiologischen Untersuchung an Probanden über 70 Jahren eine Inzidenz der Omarthrose von 93% fest, wobei bei 100% eine Gonarthrose bestand. DePalma fand degenerative Veränderungen an der Rotatorenmanschette im Alter häufiger als degenerative Knorpelveränderungen (1983). Petersson (1983) stellte fest, dass sich der Knorpel eines intakten Gelenks im Alter nicht verschlechtert. Im Rahmen einer autoptischen Untersuchung zur Frage der Knorpeldegenerationen im Glenohumeralgelenk fand er eine Chondromalazie mit einer Inzidenz von 11% zwischen dem 60. und 69. Lebensjahr sowie von 60% ab dem 90. Lebensjahr. Vor dem 60. Lebensjahr ließ sich keine Knorpeldegeneration nachweisen. Eine allgemeine Ausdünnung des Knorpels mit fortschreitendem Alter konnte nicht nachgewiesen werden. Eine signifikante Korrelation bestand zwischen Rupturen der Rotatorenmanschette und Degenerationen des Gelenkknorpels. Körperliche Arbeit ließ sich nicht als ätiologisch wichtiger Faktor ableiten, da die Knorpeldefekte zu 82% bilateral auftraten.

Die genaue Inzidenz einer Sekundärarthrose bei nicht operierten Schultergelenken mit **glenohumeraler Instabilität** ist nicht bekannt. Während atraumatische Instabilitäten in der Arthroseentstehung nur eine geringe Rolle spielen, liegt die Inzidenz der Sekundärarthrose nach traumatischer Instabilität in einem Bereich von 10%–20%. Hastings und Coughlin (1981) fanden bei 34 von 50 Patienten mit anteriorer Subluxation „radiologische Veränderungen, die vorwiegend aus infraglenoidaler Knochenformation" bestanden. Angesichts der großen Zahl von jungen Patienten mit glenohumeraler Instabilität und der geringen Zahl von Patienten mit symptomatischer Omarthrose scheint die Instabilität eher eine untergeordnete Rolle in der Entstehung der Sekundärarthrose zu spielen (Brems 1994).

Als Langzeitkomplikation kann die Sekundärarthrose des Schultergelenks auch nach **operativen Eingriffen** auftreten. Nach Neer (1990) ist die Omarthrose häufiger Folge einer Operation bei Instabilität als direkte Folge der rezidivierenden Luxationen. Zu einer ähnlichen Einschätzung gelangt auch Hindmarch (1967), der bei nicht operierten Schultergelenken in 7% eine Sekundärarthrose fand, bei Patienten nach Eden-Hybinette-Operation jedoch zu 72%. Die Untersuchungsergebnisse waren auch abhängig von der Anzahl der Luxationen sowie der Dauer des postoperativen Beobachtungszeitraums. Samilson (1983) fand Sekundärarthrosen vor allem bei posteriorer Instabilität, wobei die verspätete Diagnosestellung als eine Ursache angenommen wurde. Eine Korrelation zu der Anzahl der Luxationen sowie zu eventuell vorhandenen Defekten am Glenoid oder Humeruskopf fand sich in der gleichen Arbeit nicht. Huber stellte eine mäßige oder schwere Sekundärarthrose bei 20% der Patienten fest, durchschnittlich 15 Jahre nach Weber-Drehosteotomie und Verkürzung der Subskapularissehne. Er führt die Arthroseentwicklung auf die veränderte Geometrie des Glenohumeralgelenks zurück. Weber selbst beschrieb eine Arthroserate von 2% nach 3–17 Jahren. Lehmann und Kirschner (1992) fanden eine Inzidenz der Sekundärarthrose von 16% durchschnittlich 4 Jahre nach einer Operation in modifizierter Lange-Technik. Vastamaki u. Mitarb. (1992) ermittelten eine Sekundärarthrose von 56% durchschnittlich 21 Jahre nach Eden-Hybbinette-Operation, wobei 15% der Patienten eine mäßige bis schwere Arthrose hatten.

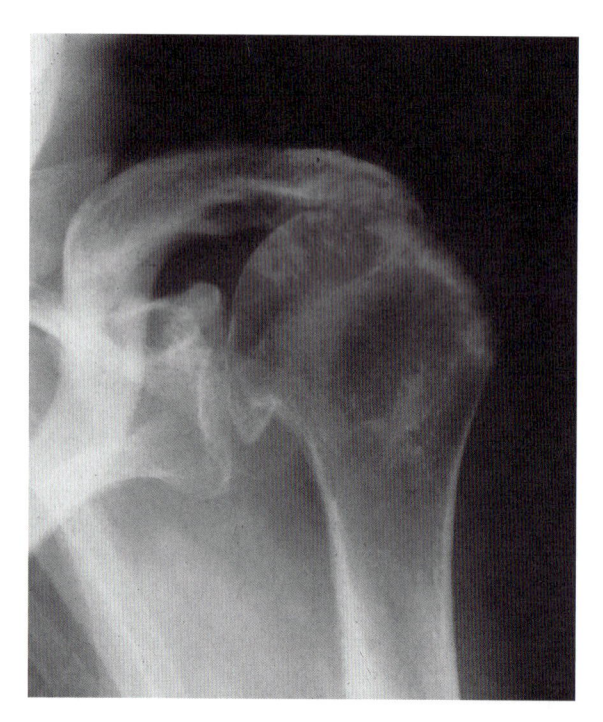

Abb. 16.8 Humeruskopfhochstand bei massivem Defekt der Rotatorenmanschette, sog. Rotatorenmanschetten-Defektarthropathie.

Diagnostik

Klinische Diagnostik

Die Arthrose verläuft an den oberen Extremitäten oft symptomarm. Ursache ist die geringe axiale Gewichtsbelastung des Glenohumeralgelenks – im Gegensatz zu den gewichttragenden Gelenken der unteren Extremitäten. Olsson (1953) fand keinen Zusammenhang zwischen arthrotischen Knorpelveränderungen und klinischen Symptomen bei Individuen, die er zunächst klinisch und post mortem autoptisch untersucht hatte. Samilson (1983) stellte bei Patienten mit Sekundärarthrose bei glenohumeraler Instabilität Schmerzen, Krepitus und Einschränkungen der Beweglichkeit sowie moderate und starke radiologische Arthrosezeichen fest. Patienten mit leichtgradigen Arthrosezeichen waren beschwerdefrei.

Das klinische Bild ist eher uncharakteristisch, ein pathognomonisches Zeichen fehlt. Charakteristisch ist der Bewegungsschmerz im Anfangsstadium, der während einer Phase der aktivierten Arthrose oder in den späteren Arthrosestadien in Ruheschmerzen mit Unterbrechung des Nachtschlafs übergehen kann. Die Schmerzen können im Allgemeinen durch eine Reduzierung der Bewegungen im Glenohumeralgelenk vermindert werden. Die Schmerzen sind dadurch oft relativ gering, verglichen mit den radiologischen Veränderungen. Die typischen Zeichen des subakromialen Impingements, wie z. B. die Schmerzzunahme bei aktiver Abduktion, finden sich bei der Omarthrose in abgewandelter Form. Während für das subakromiale Schmerzsyndrom der sog. schmerzhafte Bogen charakteristisch ist, besteht bei der Omarthrose ein Bewegungsschmerz über den gesamten Bereich der Abduktion, welcher durch den Anpressdruck während der Abduktion hervorgerufen wird. Nach den Untersuchungen von Poppen und Walker (1978) liegt das Maximum des Anpressdrucks bei 90° Abduktion, während bei 60° Abduktion ein Maximum für die glenohumerale Friktion erreicht wird. Darüber hinaus besteht häufig ein Bewegungsschmerz, der auch unterhalb einer Abduktion von 60° auftritt und eher unabhängig von der Bewegungsrichtung ist.

Das subakromiale Reiben, welches sich häufig bei Rupturen der Rotatorenmanschette findet, ist nicht typisch für die Omarthrose. Ein intraartikuläres Reiben findet sich erst bei fortgeschrittener Chondromalazie und ist oft schwer zu palpieren und nur gelegentlich auch zu hören. Durch die Verkürzung der ventralen Gelenkkapsel und des M. subscapularis besteht oft eine Innenrotationskontraktur. Trotz der meist vorhandenen Integrität der Rotatorenmanschette ist die Kraft für Flexion und Abduktion schmerzbedingt vermindert.

Bildgebende Diagnostik

Die Routinediagnostik sollte die Röntgendarstellung des Schultergelenks in mindestens zwei Ebenen umfassen. In der a.-p. Aufnahmetechnik können vor allem der Grad der Arthrose und die Zentrierung des Humeruskopfs beurteilt werden. Nach Petersson beträgt die Weite des glenohumeralen Gelenkspaltes unabhängig vom Lebensalter in liegender Aufnahmetechnik 4–5 mm. Im Bereich der kranialen und kaudalen Abschnitte ist der Gelenkspalt weiter als im Zentrums der glenohumeralen Kontaktzone. Dies wird zum einen durch den im Vergleich zur Konkavität des Glenoids kleineren Radius des Humeruskopfs verursacht, zum anderen dadurch, dass der Gelenkknorpel im Zentrum des Glenoids die geringste Stärke aufweist. Gelenkspaltweiten unter 2 mm können als pathologisch angesehen werden (Petersson 1983). Samilson klassifizierten den Arthrosegrad nach der Größe des kaudalen Osteophyten am Humeruskopf (1983).

Die axiale Aufnahme ist zur Darstellung des posterioren Abriebs des Glenoids notwendig. Ferner lassen sich subchondrale Knochenzysten in dieser Technik gut beurteilen. Die y-Aufnahme ermöglicht zusammen mit den anderen Ebenen die genaue Lokalisation von Gelenkkörpern.

Die sonographische Darstellung der Rotatorenmanschette empfiehlt sich vor allem präoperativ, wenn die Implantation einer Glenoidkomponente geplant ist. Die Untersuchung ist kostengünstig und rasch durchführbar und führt zu höherer Sicherheit bei der Operationsplanung. Eine Kernspintomographie bringt dagegen meist keine zusätzliche Information und sollte aus Kostengründen nur in Ausnahmefällen durchgeführt werden.

In der präoperativen Planung einer Alloarthroplastik ist ein CT hilfreich, um den posterioren Abrieb sowie die Knochenqualität des Glenoids zu quantifizieren (Friedmann 1992). Dies gilt in besonderem Maße bei bekannter Osteopenie. Auch das genaue Ausmaß von Geröllzysten ist computertomographisch genauer als konventionell radiologisch zu ermitteln.

Therapie

Eine signifikante Schmerzreduktion durch konservative Maßnahmen kann in den Fällen einer leichten bis mäßigen Arthrose erwartet werden. Liegt eine schwere Arthrose vor, so lassen sich die Symptome meist nur noch vorübergehend und kurzzeitig durch konservative Verfahren lindern. Bestehen Ruheschmerzen und Schmerzen, die zur Unterbrechung des Nachtschlafs führen, so ist dies die klassische Indikation zum endoprothetischen Gelenkersatz, sei es in Form eines Kopfersatzes oder eines kompletten Gelenkersatzes (engl. total shoulder). Alternative chirurgische Techniken, die in der Vergangenheit einen größeren Stellenwert besaßen, werden durch den raschen Fortschritt der Endoprothetik des Schultergelenks mehr und mehr verdrängt. Sie kommen nur noch in Einzelfällen zur Anwendung. Diese Tendenz wird durch die Standardisierung der Implantationstechniken unterstützt. Tab. 16.**5** zeigt eine Übersicht der operativen Techniken.

Tab. 16.5 Operative Techniken bei der Omarthrose

Arthroskopisches Débridement
Juxtaartikuläre Doppelosteotomie
Resektions-Interpositionsarthroplastik
Glenohumerale Arthrodese
Humeruskopfersatz (Hemiarthroplastik)
Kompletter Gelenkersatz (total shoulder)

Konservative Therapie

Die konservative Therapie zielt vor allem auf eine Schmerzreduktion sowie auf den bestmöglichen Erhalt des Bewegungsumfangs des Glenohumeralgelenks. Wie bei den Arthrosen der gewichttragenden Gelenke der unteren Extremität können nichtsteroidale Antiphlogistika vorübergehend oder längerfristig eingesetzt werden. Zusätzlich führen Akupunktur oder physikalische Therapie zu einer Linderung der Schmerzen. Durch die intraartikuläre Injektion von Steroiden kann die entzündliche Aktivität der Synovialis vermindert werden. Der Nutzen ist jedoch meist von begrenzter Dauer.

In den späteren Stadien entwickeln sich Kontrakturen der ventralen Gelenkkapsel, des M. subscapularis, der innenrotatorisch aktiven Mm. latissimus dorsi und teres major sowie des M. pectoralis major. Diese bedürfen einer gezielten mobilisierenden Physiotherapie. Der Patient sollte zu gezielter Eigengymnastik angeleitet werden, um auch langfristig den Therapieerfolg zu sichern. Bei der Wassergymnastik werden der Auftriebseffekt sowie die thermische Wirkung warmen Wassers auf die Muskulatur zur Funktionsverbesserung genutzt. Die Muskelkraft spielt im physiotherapeutischen Programm eine eher untergeordnete Rolle. Sie ist meist schmerzbedingt reduziert und bessert sich unter schmerzlindernden Maßnahmen.

Arthroskopisches Débridement

Das arthroskopische Débridement, welches in Kombination mit einer Gelenkspülung, Entfernung von Gelenkkörpern sowie einer partiellen Synovektomie als Gelenktoilette bezeichnet wird, ist für das Glenohumeralgelenk von untergeordneter Bedeutung. Diese insgesamt komplikationsarme Technik eignet sich für einzelne Fälle, bei denen eine konservative Therapie nicht ausreichend erscheint, eine endoprothetische Versorgung jedoch nicht gewünscht wird. Eine Akromioplastik ist jedoch nur indiziert, wenn ein vorderer Akromionsporn als Zeichen eines chronischen subakromialen Impingements vorliegt (was selten der Fall ist) oder wenn die klinische Symptomatik eines subakromialen Impingements vorliegt.

Doppelosteotomie

Die Doppelosteotomie wird von einigen Autoren als operative Methode zur Schmerzreduktion empfohlen (Benjamin 1981, Jaffe 1989, Tillmann 1987). Sie kombiniert die juxtaartikuläre Osteotomie des Glenoids – parallel und etwa 7–10 mm medial der Gelenkfläche – mit einer Osteotomie des proximalen Humerus am Collum chirurgicum über einen ventralen Zugang. Als Ursache der klinisch gefundenen Schmerzreduktion wird eine Verminderung des im Rahmen einer Osteoarthrose erhöhten venösen intraossären Drucks angenommen (Arnoldi 1971, Brookes 1968). Der Therapieerfolg der sekundären Omarthrose bei chronischer Polyarthritis beruht hingegen lediglich auf klinischen Erfahrungswerten.

Da eine frühfunktionelle Physiotherapie durchgeführt wird, kann dieses Verfahren auch bei Patienten angewendet werden, die aufgrund ihres Gesamtzustands zur Nachbehandlung nur bedingt fähig sind. Aufgrund des fehlenden Funktionsgewinns spielt die sorgfältige Patientenselektion präoperativ eine entscheidende Rolle. Hierbei sei zusätzlich von Bedeutung, dass der endoprothetische Gelenkersatz bei voroperierten Gelenken schlechtere Ergebnisse aufweise.

Resektions-Interpositions-Arthroplastik (RIAP)

Die Resektions-Interpositions-Arthroplastik des Glenohumeralgelenks, welche die Osteophytenentfernung des Humeruskopfs und des Glenoids mit einer Interposition von

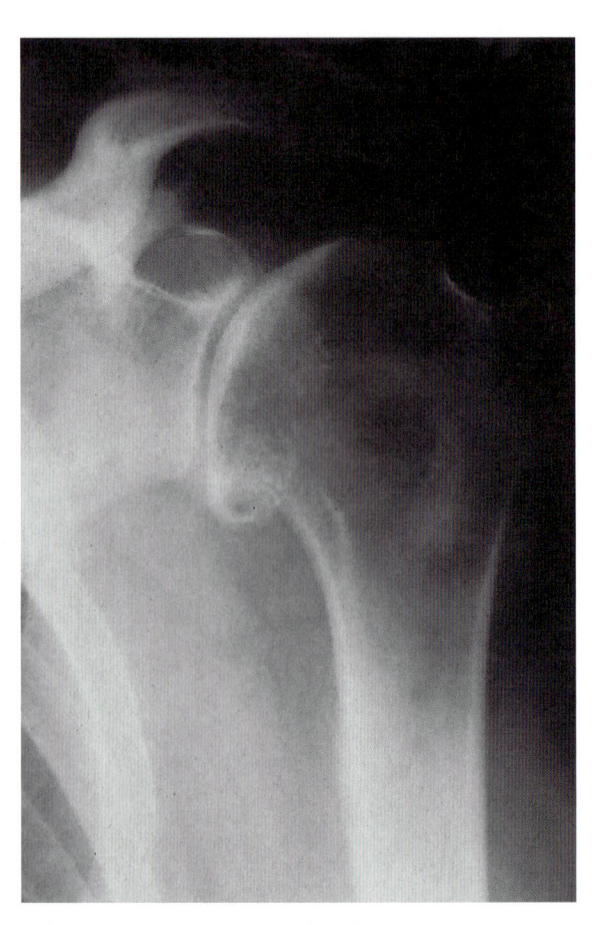

Abb. 16.9 Primäre glenohumerale Arthrose. Präoperativer Befund.

lyophilisierter Dura kombiniert, ist eine Alternative zu rekonstruktiven Verfahren für Fälle mit schwerer rheumatoider Omarthritis.

Arthrodese

Die Arthrodese des Glenohumeralgelenks ist kein alternatives Verfahren zu rekonstruktiven Verfahren. In Rahmen einer degenerativen Omarthrose findet es so gut wie keine Anwendung, da mit der modernen Alloarthroplastik wesentlich bessere funktionelle Ergebnisse für den Patienten erreicht werden können. Bei sehr jungen Patienten mit Omarthrose kann eine Arthrodese erwogen werden, um das Problem der späten Implantatlockerung zu umgehen. Der funktionelle Nachteil in einem aktiven Lebensabschnitt spricht jedoch auch in diesen Fällen gegen die Arthrodese. Eine Indikation zur Arthrodese kann in den seltenen Fällen der ausgeprägten chronischen Osteomyelitis gegeben sein, in Fällen mit ausgeprägter Insuffizienz des M. deltoideus sowie bei Lähmungen im Bereich des Schultergürtels. Die Arthrodese wird meist als offenes Verfahren durchgeführt (Cofield 1979, Hawkins 1986). Morgan (1992) beschrieb eine arthroskopisch assistierte Technik, bei der die Gelenkflächen zunächst arthroskopisch débridiert werden. Nachfolgend wird eine perkutane Verschraubung durchgeführt.

Endoprothetik

Die operative Therapie der ersten Wahl für alle Fälle einer fortgeschrittenen Glenohumeralarthrose ist die Implantation einer Endoprothese (Abb. 16.9 – 16.11). Dadurch kann eine signifikante Schmerzreduktion erreicht werden. Als Indikation zur Implantation eines alloplastischen Glenoids gilt die fortgeschrittene Chondromalazie der Cavitas glenoidalis. Voraussetzung für die Implantation des Glenoids ist jedoch eine intakte oder rekonstruierbare Rotatorenmanschette, da sonst die Gefahr einer mechanischen Lockerung überproportional ansteigt.

Burkhead und Hutton (1995) berichteten über die Verwendung eines autologen Glenoidüberzugs aus Fascia lata oder ventraler Schultergelenkkapsel bei der Implantation einer Kopfprothese an einem kleinen Kollektiv von 14 Patienten. Die Schmerzreduktion und das funktionelle Ergebnis waren vergleichbar mit dem eines kompletten Gelenkersatzes.

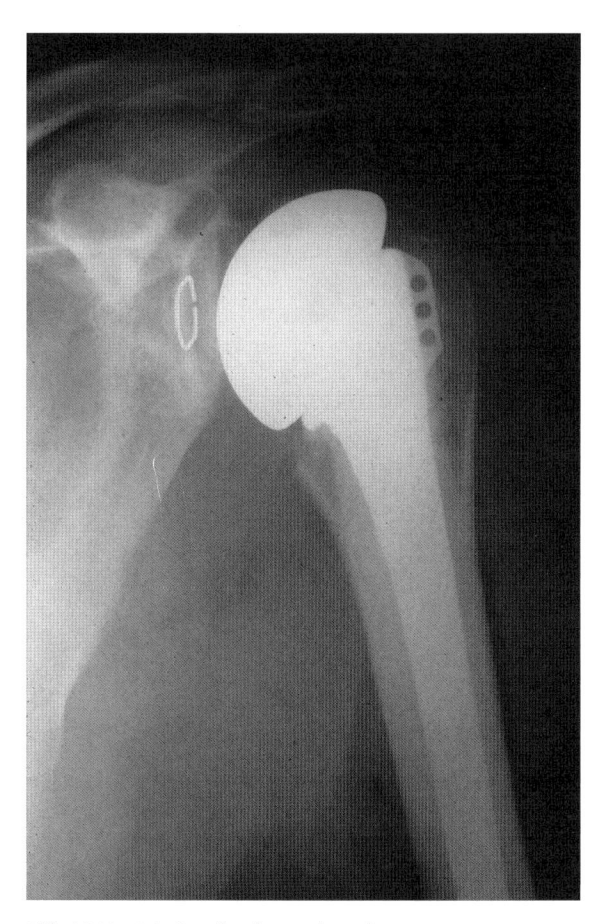

Abb. 16.10 Primäre glenohumerale Arthrose. Implantation eines Gelenkersatzes humeral und glenoidal.

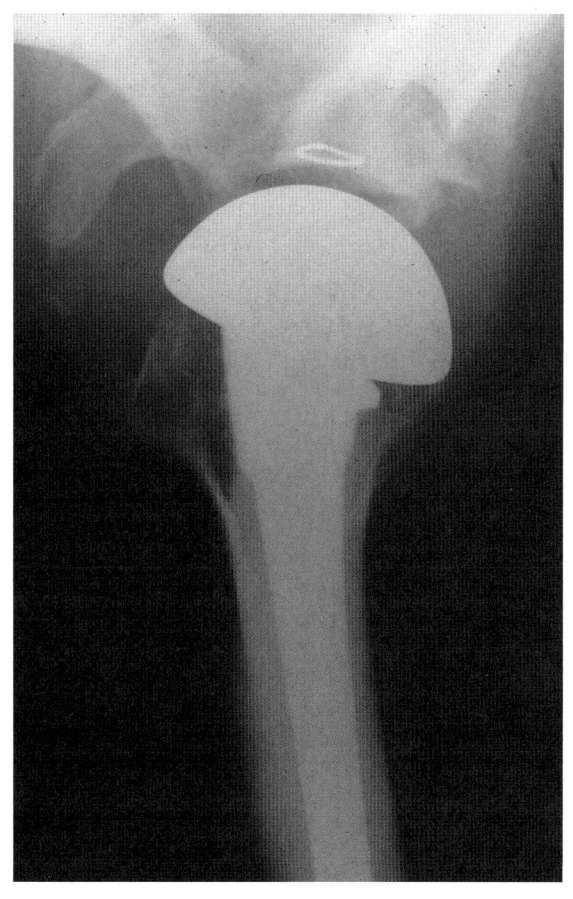

Abb. 16.11 Primäre glenohumerale Arthrose. Implantation eines Gelenkersatzes humeral und glenoidal.

Die Autoren empfehlen diese Technik bei jungen Patienten mit schwerer Omarthrose, um die Probleme der Glenoidlockerung zu vermeiden.

Eine typische Veränderung der Omarthrose ist der posteriore Abrieb des Glenoids. Der mechanische Widerhalt ist nicht gegeben, und es kommt zu einer dynamischen Instabilität nach dorsal. Daher sollte bei Patienten mit asymmetrischem Glenoid neben einer ausgewogenen Weichteilspannung eine Kongruenz des knöchernen Implantatlagers angestrebt werden (Levine 1997, Neer 1988). Dies geschieht in den meisten Fällen durch einen Aufbau mit Hilfe eines autologen kortikospongiösen Transplantats. Die Ergebnisse sind zumindest kurzfristig denen ohne Knochentransplantat vergleichbar (Neer 1988). Alternativ dazu kann die humerale Komponente in verminderter Retroversion eingebracht werden, was die posteriore Translation reduziert. In Fällen mit nur geringgradigem posterioren Abrieb kann durch tieferes Fräsen ventral ein Ausgleich geschaffen werden.

Die Weichteilveränderungen bestehen vor allem in einer Kontraktur der ventralen Kapselstrukturen und des M. subscapularis. Eine plastische Verlängerung der Sehne (ggf. kombiniert mit einer Tenolyse) kann dazu beitragen, den Bewegungsradius des Glenohumeralgelenks zu verbessern.

Im Falle einer fortgeschrittenen Rotatorenmanschettenarthropathie kann durch endoprothetischen Ersatz des Humeruskopfs eine signifikante Schmerzreduktion erreicht werden (Neer 1983, Pollock 1992). Der zu erwartende funktionelle Gewinn durch Zunahme der aktiven Flexion ist geringer als bei Patienten mit intakter Rotatorenmanschette. Zur chirurgischen Problemlösung sind verschiedene Techniken möglich, darunter normal große humerale Komponenten, übergroße humerale Komponenten, bipolare oder reverse Prothesen. Die Implantation einer glenoidalen Komponente birgt die Risiken der Luxation der Komponenten sowie der Glenoidlockerung aufgrund des meist nicht rekonstruierbaren Defekts der Rotatorenmanschette.

Bei der Implantation einer bipolaren Endoprothese wird eine Annäherung an das frühere Drehzentrum des Humeruskopfs angestrebt. Im Falle der Verwendung einer normal großen humeralen Komponente wird bewusst das kraniale Drehzentrum unter dem Akromion beibehalten, da auch die Muskeln des Schultergürtels an dieses Drehzentrum angepasst sind.

Komplikationen

Eine septische Lockerung der Glenohumeralgelenk-Endoprothese tritt – ebenso wie bei anderen großen Gelenken – in einem Prozentsatz von unter 5 % auf (Cofield 1997). In einem derartigen Fall bleibt meist nur der Ausbau aller Komponenten. Die Indikation einer erneuten Implantation einer Endoprothese nach einer ausreichenden Latenzzeit muss dann individuell unter Berücksichtigung der Chancen und Risiken entschieden werden. Von entscheidender Bedeutung ist dabei, ob ausreichend knöcherne Substanz zur Implantatverankerung verblieben ist.

Ergebnisse

Arthroskopisches Débridement. Ogilvie-Harris (1986) führte bei 54 Patienten mit Omarthrose ein arthroskopisches Débridement durch. Nach durchschnittlich 3 Jahren zeigte sich bei rund zwei Dritteln der Patienten ein Erfolg, wenn nur milde arthrotische Veränderungen vorlagen. Demgegenüber stellte sich nur in einem Drittel der Patienten mit schweren Arthrosezeichen ein Erfolg ein. Weinstein u. Mitarb. (1993) berichteten über 78 % zufriedene Patienten nach arthroskopischer Gelenktoilette und Akromioplastik bei Omarthrose. Mit einer Schmerzreduktion, nicht jedoch mit einem Funktionsgewinn, kann gerechnet werden.

Doppelosteotomie. Benjamin (1981) erzielte eine deutliche Schmerzreduktion bei 10 Patienten mit Omarthrose sowie 19 Patienten mit rheumatischer Omarthritis. Das Schmerzniveau konnte von „schweren" auf „leichte" Schmerzen postoperativ gesenkt werden. Eine noch deutlichere Reduktion erreichten Jaffe und Learmont (1989) bei 4 Patienten mit Omarthrose und 25 Patienten mit rheumatoider Arthritis. Hingegen lag das mittlere Schmerzniveau in einem Patientenkollektiv von Tillmann und Braatz – 24 Patienten mit rheumatischer Omarthritis – postoperativ zwischen leicht und mittelgradig.

Resektions-Interpositions-Arthroplastik (RIAP). Über die Verwendung dieser Technik bei der degenerativen Omarthrose gibt es wenige Literaturberichte (Tillmann 1990, Miehlke 1989). Beschreibungen einzelner Fälle liegen zur Resektion des Glenoids vor (Gariépy 1977, Wainwright 1974). Die Vorteile dieser Technik liegen angeblich in der Verbesserung des Bewegungsausmaßes sowie in einer deutlichen Reduzierung des Schmerzniveaus. Aus neuerer Zeit sind jedoch keine Berichte über Ergebnisse der RIAP bei der degenerativen Omarthrose bekannt.

Arthrodese. Hawkins (1986) weist in einer Analyse eines Patientenkollektivs mit einem Nachuntersuchungszeitraum von mehr als 10 Jahren auf die für den Patienten gravierende Problematik der fehlenden glenohumeralen Rotation hin. Diese bestehe auch bei optimaler Einstellung der Arthrodese mit 25°–30° Innenrotation, 20°–30° Flexion und 25°–40° Abduktion. Cofield (1997) fand durchschnittlich 10 Jahre und 6 Monate nach Arthrodese zu 86 % zufriedene Patienten. 8 der 71 Patienten seines Kollektivs wurden aufgrund einer Omarthrose operiert. Dem Vorteil der Schmerzreduktion stellt auch er den großen Nachteil der Funktionseinschränkung gegenüber.

Endoprothetik. Die funktionellen Ergebnisse nach Humeruskopf- und Glenoidersatz sind denen nach alleinigem Humeruskopfersatz überlegen (Norris 1995).

Radiologisch finden sich im Langzeitverlauf Lockerungszeichen am Glenoid in bis zu 44% (Torchia 1997). Trotzdem wird eine Revision des Glenoids nur selten, langfristig in etwa 5% der Fälle, notwendig (Torchia 1997). Risikofaktoren für eine Glenoidlockerung sind neben der Implantationstechnik die Integrität der Rotatorenmanschette, die Knochenqualität sowie die funktionelle Beanspruchung durch den Patienten. Torchia und Cofield (1997) fanden eine hochsignifikante Korrelation zwischen Lockerung des Glenoids und Schulterschmerzen. Bei korrekter Implantationstechnik lockert sich die humerale Komponente seltener als die glenoidale Komponente.

Bei älteren Patienten und schlechter Knochenqualität bietet die Zementiertechnik Vorteile in der Verankerung.

Eine typische Veränderung bei der Omarthrose ist der posteriore Abrieb des Glenoids (Levine 1997, Mullaji 1994, Neer 1988). Levine u. Mitarb. (1997) fanden schlechtere funktionelle Ergebnisse, wenn die Implantation eines Humeruskopfersatzes bei dorsalem Abrieb des Glenoids („Typ-II-Glenoid") erfolgte. In dieser Patientengruppe waren 63% der Patienten zufrieden – im Vergleich zu 86% in der Gruppe mit Hemiarthroplastik bei konzentrischem Glenoidabrieb („Typ-I-Glenoid"). Obwohl die Schmerzreduktion in beiden Gruppen identisch war, wurden die ungünstigen Ergebnisse einem Verlust der Anteflexion und Außenrotation bei Patienten mit einem Typ-II-Glenoid zugeschrieben.

Eine Ursache liegt in der nachteilig veränderten Biomechanik im Falle eines dorsalen Abriebs. Soslowsky u. Mitarb. (1992) konnten zeigen, dass während einer Abduktion in der Skapulaebene die glenohumerale Kontaktzone nach dorsal wandert. Unter physiologischen Verhältnissen bildet die konkave glenoidale Gelenkfläche ein mechanisches Widerlager für den Humeruskopf, welches in Kombination mit der aktiven Zentrierung durch die Rotatorenmanschette einen geordneten Bewegungsablauf gewährleistet. Bei posteriorem Abrieb des Glenoids ist der mechanische Widerhalt nicht gegeben, wodurch eine dynamische Instabilität nach dorsal resultiert.

Literatur

Arnoldi CC, Lemperg R, Linderholm H. Immediate Effect of Osteotomy on the Intramedullary Pressure in the Femoral Head and Neck in Patients with Degenerative Osteoarthritis. Acta Orthop Scand. 1971;1971:454–455.

Benjamin A, Hirschowitz D, Arden GP. The Treatment of Arthritis of the Shoulder Joint by Double Osteotomy. Int Orthop. 1979;3:211–216.

Benjamin H, Hirschowitz D, Arden GP, Blackburn N. Doppelosteotomie am Schultergelenk. Orthopäde. 1981;10:245–249.

Bigliani LU, Weinstein DM, Glasgow MT, Pollock RG, Flatow EL. Glenohumeral arthroplasty for arthritis after instability surgery. J Shoulder Elbow Surg. 1995;4:87–94.

Brems JJ. Arthritis of Dislocation. In: Friedman RJ. Arthroplasty of the Shoulder. Stuttgart, New York: Thieme; 1994:194–203.

Brewer BJ, Wubben RC, Carrera GF. Excessive Retroversion of the Glenoid Cavity. A Cause of Non-Traumatic Posterior Instability of the Shoulder. J Bone Joint Surg (Am). 1986;68-A:724–731.

Brookes M, Helal B. Primary osteoarthrosis, venous engorgement and osteogenesis. J Bone Joint Surg (Br). 1968;50-B:493–504.

Burkhead WZ, Hutton KS. Biologic Resurfacing of the Glenoid with hemiarthroplasty of the Shoulder. J Shoulder Elbow Surg. 1995;4:163–2270.

Cofield RH, Briggs BT. Glenohumeral Arthrodesis. J Bone Joint Surg (Am). 1979;61-A:668–677.

DePalma AF. Biologic aging of the shoulder. In: DePalma. Surgery of the shoulder. Philadelphia: WB Saunders; 1983:208–231.

Friedman RJ, Hawthorne KB, Genez BM. The Use of Computerized Tomography in the Measurement of Glenoid Version. J Bone Joint Surg (Am). 1992;74-A:1032–1037.

Gariépy R. Glenoidectomy in the repair of the rheumatoid shoulder. J Bone Joint Surg (Br). 1977;58-B:122.

Hastings DE, Coughlin LP. Recurrent Subluxation of the Glenohumeral Joint. Am Journal Sports Med. 1981;9:352–355.

Hawkins RJ, Neer CS. A Functional Analysis of Shoulder Fusions. Clin Orthop. 1986;223:65–76.

Heine J. Über die Arthritis deformans. Virch. Arch. path. Anat. 1926;260:521–663.

Hesse I, Mohr W, Hesse W. Morphologische Veränderungen in frühen Stadien der Arthrose. Orthopäde. 1990;19:16–27.

Huber HM. Incidence of Recurrence and of Osteoarthritis after Rotational Humeral Osteotomy according to Weber. J Bone Joint Surg (Br). 1992;74-B,Suppl. I:7:

Jaffe R, Learmont ID. Double osteotomy for arthritis of the glenohumeral joint. In: Lettin AFW, Petersson C, eds. Rheumatoid Arthritis. Surhery of the Shoulder. 12, Basel: Karger; 1989:52–59.

Jakob RP, Miniaci A, Anson PS, Jaberg H, Osterwalder A, Ganz R. Four-part valgus impacted fractures of the proximal humerus. J Bone Joint Surg (Br). 1991;73-B:295–298.

Jäger M, Wirth CJ. Resektions-Interpositionsplastik des Schultergelenkes als Alternative zur Alloarthroplastik und Arthrodese. Aktuel Probl Chir Orthop. 1977;1:67–76.

Lehmann M, Kirschner P. The modified Lange-Technique: The current Significance of a once popular Bone-Block-Procedure in the Treatment of Anterior Shoulder Instability. J Bone Joint Surg (Br). 1992;74-B, Suppl. I:6.

Levine WN, Djurasovic M, Glasson JM, Pollock RG, Flatow EL, Bigliani LU. Hemiarthroplasty for Glenohumeral Osteoarthritis: Results correlated to Degree of Glenoid Wear. J Shoulder Elbow Surg. 1997;6:449–454.

Lohmander LS. Markers of cartilage metabolism in arthrosis. A review. Acta Orthop Scand. 1991;62:623–632.

Miehlke RK, Thabe H. Resection interposition arthroplasty of the rheumatoid shoulder. In: Lettin AWF, Petersson C, eds. Rheumatoid arthritis. Surgery of the shoulder. 12, Basel: Karger; 1989:73–76.

Morgan CD, Casscells CD. Case report. Arthroscopic-assisted glenohumeral arthrodesis. Arthroscopy. 1992;8:262–266.

Mullaji AB, Beddow FH, Lamb GHR. CT Measurement of Glenoid Erosion in Arthritis. J Bone Joint Surg (Br). 1994;76-B:384–388.

Neer CS. Displaced Proximal humeral fractures. Part II. Treatment of three-part and four-part Displacement. J Bone Joint Surg (Am). 1970;52-A:1090–1103.

Neer CS. Replacement Arthroplasty for Glenohumeral Osteoarthritis. J Bone Joint Surg (Am). 1974;56-A:1–13.

Neer CS, Craig EV, Fukuda H. Cuff-Tear Arthropathy. J Bone Joint Surg (Am). 1983;65-A:1232–1244.

Neer CS, Morrison DS. Glenoid Bone-Grafting in Total Shoulder Arthroplasty. J Bone Joint Surg (Am). 1988;70-A:1154–1162.

Neer CS. Shoulder Reconstruction. Philadelphia: W.B. Saunders; 1990:202–207.

Ogilvie-Harris DJ, Wiley AM. Arthroscopic Surgery of the Shoulder. A general Appraisal. J Bone Joint Surg (Br). 1986;68-B:201–207.

Olsson O. Degenerative changes of the shoulder joint and their connection with shoulder pain. Acta Chir Scand. 1953;Suppl 181.
Outerbridge RE. The etiology of chondromalacia patellae. Journal Bone Joint Surg (Br). 1961;43-B:752–757.
Owen R. Bilateral Dysplasia of the Glenoid. Journal Bone Joint Surg (Br). 1953;35-B:262–265.
Petersson CJ. Degeneration of the Gleno-Humeral Joint. An anatomical study. Acta Orthop Scand. 1983;54:277–283.
Petersson CJ, Redlund-Johnell I. Joint Space in normal gleno-humeral Radiographs. Acta Orthop Scand. 1983;54:274–276.
Pollock RG, Deliz ED, McIlveen SJ, Flatow EL. Prosthetic replacement in rotator cuff-deficient shoulders. J Shoulder Elbow Surg. 1992;1:173–186.
Poppen NK, Walker PS. Normal and abnormal Motion of the Shoulder. J Bone Joint Surg (Am). 1976;58-A:195–2201.
Poppen NK, Walker PS. Forces at the Glenohumeral Joint in Abduction. Clin Orthop. 1978;135:165–171.
Porcellini G, Campi F, Brunetti E. Osteoarthritis caused by synovial chondromatosis of the shoulder. J Shoulder Elbow Surg. 1994;3:404–406.
Ratcliffe A, Flatow EL, Roth N, Saed-Nejad F, Bigliani LU. Biochemical Markers in Synovial Fluid identify early Osteoarthritis of the Glenohumeral Joint. Clin Orthop. 1996;330:45–53.
Samilson RL, Prieto V. Dislocation Arthropathy of the Shoulder. J Bone Joint Surg (Am). 1983;65-A:456–460.
Soslowsky LJ, Flatow EL, Bigliani LU, Pawluk RJ, Ateshian GA, Mow VC. Quantitation of in situ contact areas at the glenohumeral joint: a biomechanical study. J Orthop Res. 1992;10:524–534.
Tillmann K, Braatz D. Results of resection arthroplasty and the Benjamin double osteotomy. In: Kölbel R, Helbig B, Blauth W, eds. Shoulder Replacement. Berlin: Springer; 1987:47–50.
Torchia ME, Cofield RH, Settergren CR. Total shoulder arthroplasty with the Neer prosthesis: Long-term results. J Shoulder Elbow Surg. 1997;6:495–505.
Vastamaki M, Anni-Poika I, Viljakka T, Landtman M. Eden-Hybbinette Procedure: Long-Term Results. J Bone Joint Surg (Br). 1992;74-B, Suppl. I:6.
Wagenhäuser FJ. Die Rheumamorbidität. Eine klinisch-epidemiologische Untersuchung. Bern: Huber; 1969.
Wainwright D. Glenoidectomy: A method of treating a painful shoulder in severe rheumatoid arthritis. Ann Rheum Dis. 1974;33:110.
Weber BG, Simpson LA, Hardegger F. Rotational humeral Osteotomy for recurrent anterior Dislocation of the Shoulder associated with a large Hill-Sachs-Lesion. J Bone Joint Surg (Am). 1984;66-A:1443–1449.
Weinstein DM, Bucchieri JS, Pollock RG, Flatow EL, Bigliani LU. Arthroscopic debridement of the shoulder for osteoarthritis. Arthroscopy. 1993;9:366. (Abstr).
Wirth MA, Lyons FR, Rockwood CA. Hypoplasia of the Glenoid. A Review of sixteen Patients. J Bone Joint Surg (Am). 1993;75-A:1175–1184.
Zuckerman JD, Matsen FA III. Complications about the Glenohumeral Joint related to the Use of Screws and Staples. J Bone Joint Surg (Am). 1984;66-A:175–180.

16.2 Humeruskopfnekrose

Th. Müller und F. Gohlke

Die aseptische Humeruskopfnekrose entsteht am häufigsten aufgrund langjähriger Steroideinnahme oder nach proximalen Humerusfrakturen. Eine Einteilung in fünf Stadien, eine Modifikation der Ficat-Klassifikation für Femurkopfnekrosen, bildet die Grundlage für Therapie und Prognose. Klinisch zeigen sich ein Schmerz bei der Abduktion sowie eine Einschränkung der aktiven, später auch der passiven Beweglichkeit. Die Röntgendiagnostik sollte in 3 Ebenen erfolgen. Zum Erkennen des Initialstadiums ist die Kernspintomographie erforderlich, die auch Signalveränderungen darstellen kann, wenn sich noch kein röntgenologisches Korrelat zeigt. Die konservative Therapie umfasst die Minderung der aktiven Gelenkbelastung, eine Kontrakturprophylaxe sowie nichtsteroidale Antiphlogistika zur Schmerztherapie. Eine Herdanbohrung kann in frühen Stadien, d. h. vor einem subchondralen Knocheneinbruch, zu guten Ergebnissen führen. In späteren Stadien ist der endoprothetische Gelenkersatz eine Operation, die von Schmerzen befreit. Der Erfolg einer Operation bei posttraumatischer Humeruskopfnekrose ist vom individuellen Ausgangsbefund der Knochen- und Weichteilverhältnisse abhängig.

Definition

Die Humeruskopfnekrose ist ein Untergang von Knochengewebe infolge einer wiederholten oder länger anhaltenden Störung der Blutzirkulation.

Ätiologie und Pathogenese

Die aseptische Humeruskopfnekrose wird seltener gefunden als die Femurkopfnekrose, welche aus ähnlichen Ursachen auftreten kann. Grundsätzlich werden die weniger häufigen idiopathischen von den sekundären Nekrosen unterschieden. Letztere bilden eine große, inhomogene Gruppe (Tab. 16.**6**), innerhalb der Nekrosen nach langjähriger Steroideinnahme den Hauptanteil stellen. Aufgrund der eigenen Ätiologie und Prognose empfiehlt es sich, die posttraumatische Humeruskopfnekrose nach Frakturen des proximalen Humerus gesondert zu betrachten.

Die **posttraumatische Humeruskopfnekrose** entsteht durch eine Störung der Blutversorgung, z. B. durch mechanische Zerreißung von Blutgefäßen im Bereich des proximalen Humerus. Ein wesentlicher Teil der Durchblutung des Humeruskopfs wird durch einen anterolateralen Ast

Tab. 16.6 Ätiologie der Humeruskopfnekrose

Trauma	Fragmentdislokation bei proximaler Humerusfraktur iatrogen (im Rahmen der Osteosynthese)
Toxisch	Steroide Alkohol Gicht Chemotherapeutika Radiatio
Embolisch	Sichelzellanämie Caissonkrankheit Leukosen (CML)
Knochenmarkverdichtung	Morbus Gaucher
Idiopathisch	spontane Osteolyse Gorham-Stout

der A. circumflexa humeri anterior gewährleistet, welcher lateral im Sulcus intertubercularis mit der langen Bizepssehne aszendiert. Dadurch werden große Teile des Humeruskopfs sowie der Tubercula versorgt. Nur ein kleiner kranioposteriorer Bereich des Humeruskopfs wird aus Ästen der A. circumflexa humeri posterior gespeist (Gerber 1990). Mit einer Schädigung der A. circumflexa humeri anterior – durch Fragmentdislokation oder iatrogen im Rahmen einer Osteosynthese – kann es zu einer unzureichenden Perfusion von Teilen des Humeruskopfs mit nachfolgender Knochennekrose kommen. Die Schädigung kann dabei sowohl im Bereich des Hauptastes am Collum chirurgicum als auch weiter proximal sowie im Bereich der intramedullären Kapillaren auftreten. Je näher die Gefäßunterbrechung zum Humeruskopf gelegen ist, desto größer ist das Risiko für die verbleibende Blutversorgung. Brooks u. Mitarb. (1993) zeigten in einer anatomischen Studie, dass eine Perfusion über die posteromedialen Gefäßanastomosen vor allem dann möglich ist, wenn das Kalottenfragment Anteile der medialen Metaphyse beinhaltet und die Frakturlinie nicht genau zwischen der Gelenkfläche und der Metaphyse verläuft.

Von den verschiedenen Frakturformen prädisponiert vor allem die sog. 4-Fragment-Fraktur zu einer sekundären Kopfnekrose (Neer 1970). Dabei ist auch das Maß der Fragmentdislokation von entscheidender Bedeutung. Im Rahmen einer Osteosynthese kann die Durchblutung durch eine Ablösung von Weichteilen weiter verschlechtert werden, was zu einer erhöhten Rate von Kopfnekrosen führen kann (Neer 1970).

Demgegenüber beruhen die Humeruskopfnekrosen anderer Ursache auf verschiedenartigen Veränderungen von Blutgefäßen im Bereich des subchondralen Knochens. Aufgrund klinisch-pathologischer und tierexperimenteller Untersuchungen wird angenommen, dass langfristige Cortisoneinnahme über den Weg einer Veränderung des lokalen Fettstoffwechsels zu einer Mikroangiopathie der subchondralen Kapillaren führt. Fisher (1978) beschrieb die cortisoninduzierte Hyperlipämie und systemische Fettembolien als mögliche Ursachen der cortisonindizierten avaskulären Nekrose. Auch bei der Humeruskopfnekrose bei chronischem Alkoholabusus und bei angeborenen Fettstoffwechselstörungen wird eine ähnliche Pathogenese vermutet. Beim Morbus Gaucher wird durch die Gaucher-Zellen ein erhöhter intraossärer Druck ausgelöst, der die kleinsten Gefäße okkludiert (Cruess 1985).

Lokale Miniembolien durch pathologisch verformte Erythrozyten, Stickstoffbläschen oder Uratkristalle werden als Ursache bei der Sichelzellanämie, dem Dysbarismus und der Gicht angenommen (Cruess 1985, Jaffe 1972, Meyers 1987).

Pathogenetisch kommt es in der Gruppe der nichttraumatischen avaskulären Nekrose zunächst zu einzelnen subchondralen Osteonekrosen, welche im weiteren Verlauf zu einem ossären Einbruch unter mechanischem Stress führen. Dadurch kann es zu einer Ablösung eines osteochondralen Fragmentes kommen. Im weiteren Verlauf kann der Prozess über Reparationsmechanismen durch erneute knöcherne Verfestigung zum Stillstand kommen. Eine dann vorhandene Inkongruenz der Gelenkpartner prädisponiert zu einer sekundären Glenohumeralarthrose.

Epidemiologie

Neer fand 11 Humeruskopfnekrosen bei 13 Patienten mit **dislozierter 4-Segment-Fraktur** (1970). Jakob und Ganz (1991) berichteten dagegen über eine Nekroserate von 26% bei 19 Patienten mit einer valgusimpaktierten 4-Segment-Fraktur.

Die steroidinduzierte Nekrose bildet die größte Fraktion innerhalb der **toxisch** bedingten Humeruskopfnekrose (Tab. 16.6 u. 16.7). L'Insalata (1996) berichtet über 52 Fälle von steroidinduzierter Nekrose unter insgesamt 65 Schultern. Haatrup und Cofield (1998) fanden in 55,5% steroidinduzierte Fälle unter insgesamt 200 Humeruskopfnekrosen. 20% der Nekrosen waren traumatischer Ursache, 15% idiopathisch und 6% äthyltoxisch. Yamamoto u. Mitarb. (1997) konnten im Tiermodell eine multifokale avaskuläre Nekrose durch einmalige hochdosierte Injektion von Methylprednisolon bei 43% des untersuchten Kollektivs induzieren.

Davies (1993) hält Patienten mit **Sichelzellanämie** für die größte Gruppe der avaskulären Nekrosen weltweit.

Tab. 16.7 Lokalisation steroidinduzierter aseptischer Knochennekrosen bei 95 Patienten (nach Cruess)

Proximales Femur	91
Proximaler Humerus	18
Distales Femur/proximale Tibia	18
Talus	6
Capitulum humeri	3

Milner u. Mitarb. (1993) fanden eine Inzidenz der Nekrose von 5,6 % unter 2524 Patienten mit Sichelzellanämie. Sie fanden eine Steigerung mit zunehmendem Alter. 67,2 % der Patienten entwickelten eine bilaterale Humeruskopfnekrose.

Abgesehen von den posttraumatischen Fällen tritt die Humeruskopfnekrose oft beidseits auf (Cruess 1976). Darüber hinaus sind viele Fälle beschrieben, in denen eine Humeruskopfnekrose mit Nekrosen an anderen Stellen – meist am proximalen Femur – vergesellschaftet ist. Betroffen sind meist Patienten im mittleren Lebensalter, wobei die Erkrankung grundsätzlich in allen Altersgruppen auftreten kann (L'Insalata 1996, Mont 1998).

Diagnostik

Klinische Diagnostik

In den Frühstadien besteht meist nur ein uncharakteristischer dumpfer Schmerz, der schlecht lokalisierbar ist. Oftmals werden die Schulterschmerzen erst anlässlich des Gebrauchs von Unterarmgehstützen bei gleichzeitiger Femurkopfnekrose manifest (Cruess 1976). Milner u. Mitarb. (1993) fanden innerhalb ihres Patientenguts mit Sichelzellanämie 79 % symptomfreie Patienten bei Diagnosestellung der Humeruskopfnekrose, gegenüber 47 % zum Zeitpunkt der Diagnosestellung einer Hüftkopfnekrose. Schmerzverstärkend wirkt ferner eine begleitende Synovitis. Mit Zunahme der lokalen Destruktion, vor allem aber bei subchondralem Kollaps, findet sich ein Bewegungsschmerz vor allem bei mittlerer Abduktion. Es besteht dann eine schmerzbedingte Einschränkung der aktiven Beweglichkeit, vor allem bezüglich Abduktion und Flexion. Dies erklärt sich durch den regelhaften Befall des kraniomedialen Kopfsegments, welcher der glenohumeralen Kontaktzone bei 90° Abduktion entspricht. Hier besteht physiologisch der größte Anpressdruck (Poppen u. Walker 1978).

Cruess (1976) beobachtete einen schmerzhaften „Klick" bei Rotationsbewegungen im Glenohumeralgelenk. Er führt dies auf eine Dissekation des osteochondralen Fragmentes zurück. Hayes (1989) konnte in einem Fall eine schmerzhafte Bewegungseinschränkung auf ein im Rotatorenintervall eingeklemmtes osteochondrales Fragment zurückführen. Kontrakturen finden sich üblicherweise erst recht spät im Verlauf der Erkrankung. Sie bleiben den Stadien 4 und 5 vorbehalten und resultieren aus einer schmerzbedingten Schonhaltung. Die Kraft der Rotatoren bleibt üblicherweise lange erhalten, da es im Normalfall nicht zu einer Defektbildung der Rotatorenmanschette kommt.

Anders ist dies bei den posttraumatischen Humeruskopfnekrosen, wo es durch das primäre Trauma zu einer Dislokation der Tuberkula mit Zerreißung der Rotatorenmanschette kommen kann. In diesen Fällen besteht die Funktionseinschränkung in einer deutlichen Einschränkung der aktiven Abduktion und Flexion.

Bildgebende Diagnostik

Die klinisch gebräuchlichste Einteilung der Humeruskopfnekrosen basiert auf radiologischen Kriterien. Sie umfasst fünf Stadien und orientiert sich auf Vorschlag von Cruess (1985) an der Klassifikation von Ficat (1968) für Femurkopfnekrosen.

- **Stadium I.** Da sich im konventionellen Röntgenbild noch keine Veränderungen nachweisen lassen, wird die Osteonekrose in diesem Stadium seltener diagnostiziert. Zur Diagnose führt die Magnetresonanztomographie (MRT), bei der sich eine Signalminderung des subchondralen Knochenmarks im T1-gewichteten Bild zeigt. In der Szintigraphie können die betroffenen Bezirke sowohl vermehrt als auch vermindert anreichern.
- **Stadium II.** Im konventionellen Röntgenbild finden sich nebeneinander Zeichen der lokalen Osteopenie und Osteosklerose. Im klassischen Fall bildet sich ein sklerotischer Randsaum um eine subchondrale Lysezone. Die Form des Humeruskopfs bleibt erhalten, es besteht kein subchondraler Einbruch. In der MRT findet sich neben der Signalminderung im T1- oder protonengewichteten Bild durch die Osteonekrose eine Signalverstärkung im T2-gewichteten Bild durch das begleitende Knochenmarksödem.
- **Stadium III.** Das klassische röntgenologische Zeichen ist das sogenannte „Sichelphänomen" des subchondralen Knochens, bedingt durch einen lokalen knöchernen Einbruch. Das kernspintomographische Korrelat ist die sogenannte Doppellinie nach Mitchell (s.u.). Der Nekrosebezirk zeigt meist eine Signalanreicherung in T2 sowie eine Signalminderung in T1. Jedoch sind auch andere Signalmuster möglich (Mitchell 1987). Eine diskrete Abflachung des Humeruskopfs ist möglich, die Knorpelintegrität normalerweise jedoch gewahrt (Abb. 16.**12** – 16.**15**).
- **Stadium IV.** Dieses Stadium zeichnet sich durch eine fortgeschrittene Abflachung und Entrundung des Humeruskopfs aus, mit zunehmender radiologischer Verdichtung. Osteochondrale Fragmente können sich aus dem Humeruskopf lösen. Zeichen einer Sekundärarthrose des Glenoids finden sich noch nicht.
- **Stadium V.** Im Unterschied zum Stadium IV zeigen sich jetzt auch arthrotische Veränderungen am Glenoid. Es besteht das Vollbild einer sekundären Glenohumeralarthrose.

Die bildgebende Diagnostik beinhaltet in jedem Fall zunächst konventionelle **Röntgenbilder** in 2–3 Ebenen. Mit einer Aufnahme in a.-p. Projektion können sowohl die Zeichen der Nekrose – Verdichtung oder fokale Osteolyse, subchondrales Sichelzeichen, Rundung des Humeruskopfs – als auch sekundäre Arthrosezeichen dargestellt werden. Darüber hinaus empfehlen sich axiale Aufnahmen und y-Aufnahmen im seitlichen Strahlengang. So kann das Ausmaß der Nekrose in allen drei Raumebenen beurteilt werden. Darüber hinaus eignet sich die axiale Aufnahme besonders zur Darstellung des Glenoids.

16.2 Humeruskopfnekrose

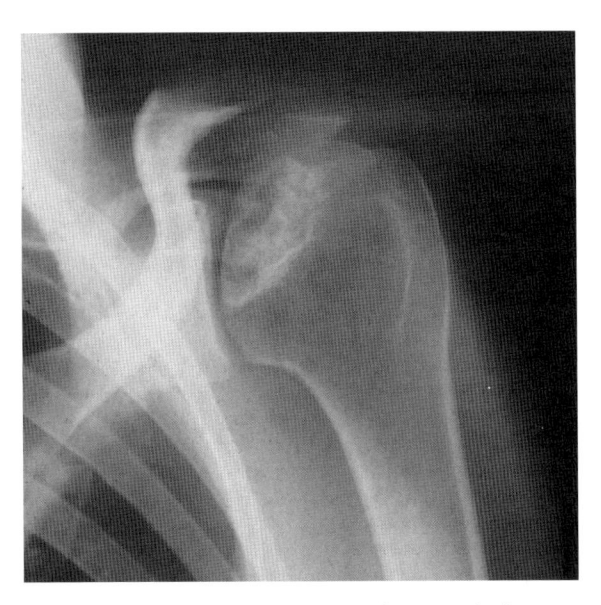

Abb. 16.12 Humeruskopfnekrose im Stadium III nach Chemotherapie wegen eines Lymphoms: präoperatives Röntgenbild.

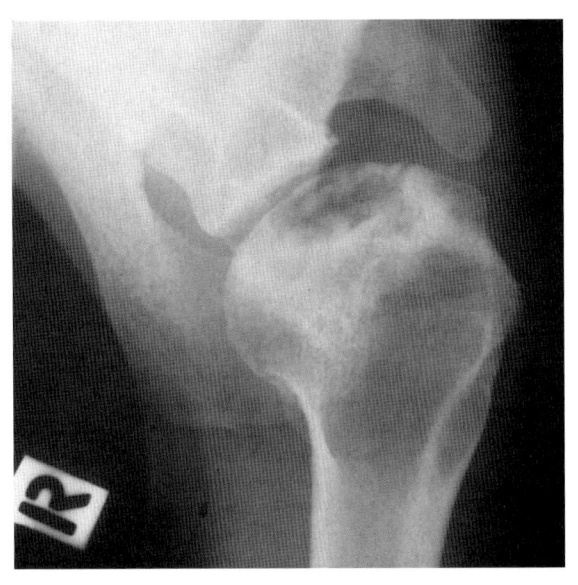

Abb. 16.13 Humeruskopfnekrose im Stadium III nach Chemotherapie wegen eines Lymphoms: axiales Röntgenbild.

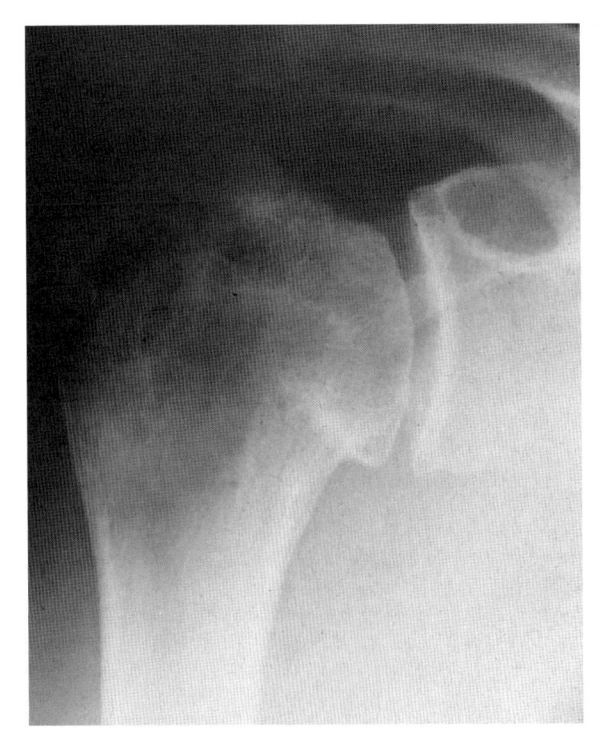

Abb. 16.14 Humeruskopfnekrose Stadium III bei chronischem Alkoholabusus: a.-p.-Röntgenbild.

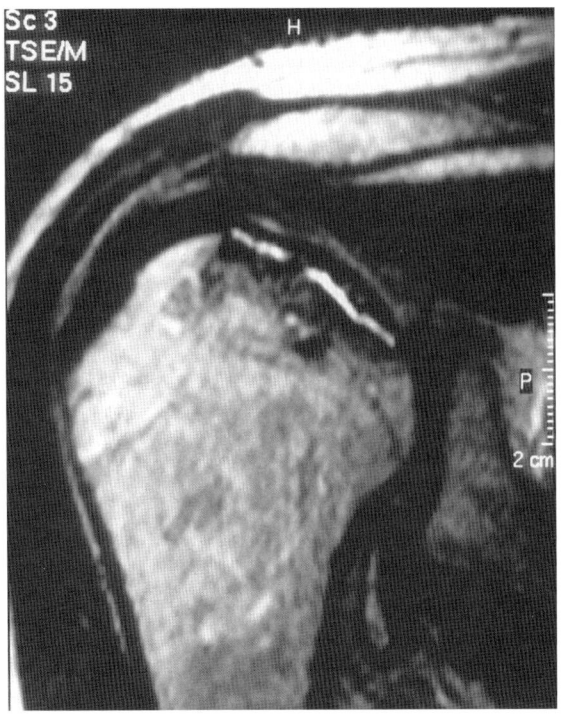

Abb. 16.15 MRT-Befund: In der T2-Wichtung sog. „double line"-Zeichen.

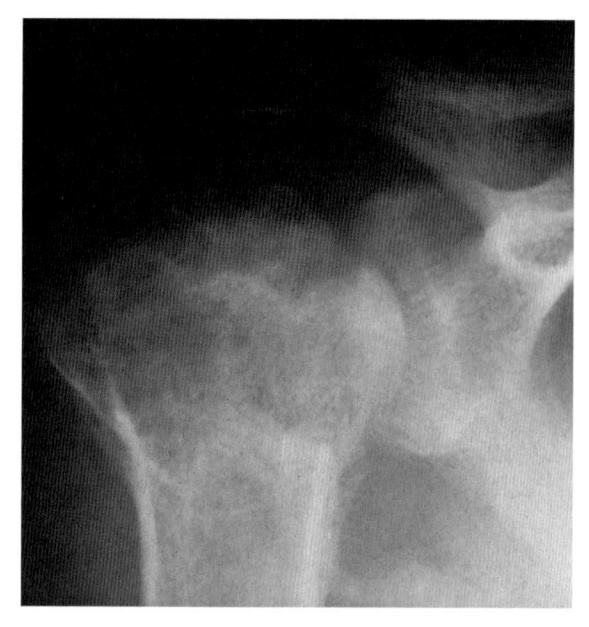

Abb. 16.16 Posttraumatische Humeruskopfnekrose nach proximaler Humerusfraktur.

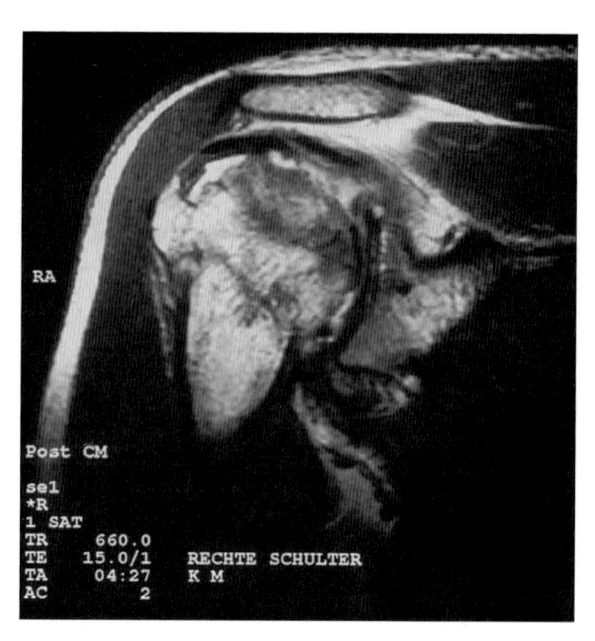

Abb. 16.17 MR-Tomographie des Patienten von Abb. 16.**5** (T1-Wichtung nach intravenöser Kontrastmittelgabe).

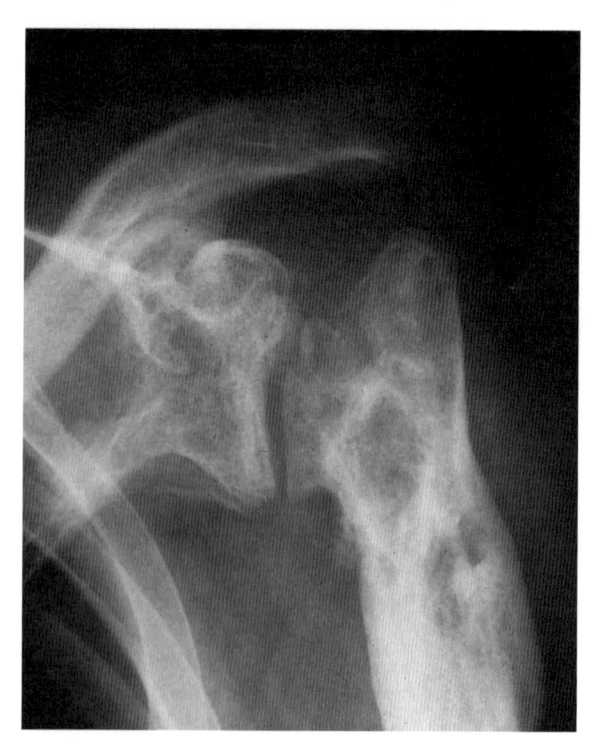

Abb. 16.18 Hochgradige Deformität nach proximaler Humerusfraktur und Kopfnekrose.

Posttraumatische Humeruskopfnekrosen (Abb. 16.**16** – 16.**18**) bilden sich erst Monate nach einer proximalen Humerusfraktur. In Einzelfällen kann dies auch noch nach mehreren Jahren der Fall sein. Patienten sollten somit erst nach sicherer knöcherner Ausheilung über einen Zeitraum von mehreren Monaten aus dem radiologischen Follow-up entlassen werden. In Zweifelsfällen sollte auch Jahre nach der Fraktur bei unklaren Schulterschmerzen eine frühzeitige Röntgendiagnostik erfolgen. Ein Bild in a.-p. Projektion ist als Basisdiagnostik dafür völlig ausreichend.

Die **MRT** (Abb. 16.**17**) eignet sich zur Darstellung der Nekrose des Knochenmarks, der äußeren Form des Humeruskopfs sowie auch zur Darstellung des Gelenkknorpels. In der MR-Tomographie können Signalveränderungen noch vor Beginn einer klinischen Symptomatik dargestellt werden. Im Tiermodell konnten erste Signalveränderungen bereits eine Woche nach Unterbrechung der Blutzirkulation des Femurkopfs nachgewiesen werden (Yamamoto 1997). Pathognomonisches Zeichen bei der MRT ist das sog. Double Line Sign im T2-gewichteten Bild, welches bei der Hüftkopfnekrose in 80% nachgewiesen werden kann (Mitchell 1987). Es handelt sich um ein signalreiches Band von hypervaskularisiertem Gewebe, welches die Nekrosezone begrenzt, dem wiederum nach außen hin ein signalarmes Band einer Sklerosezone anliegt.

Die Nekrosezone selbst kann unterschiedliche Signalmuster besitzen, die von Mitchell in 4 Klassen eingeteilt wurden (Tab. 16.**8** u. 16.**9**). Eine prognostische Bedeutung kommt jedoch nur dem Ausmaß der Nekrose zu, weniger dem Signalmuster. Gegenüber dem normalen Knochenmark ist die Nekrosezone entweder durch ein signalarmes

Tab. 16.8 Einteilung der Signalmuster der Nekrosezone (nach Mitchell)

Klasse	T1-Wichtung	T2-Wichtung	Gewebe
A	↑	–	Fett
B	↑	↑	Hämatom
C	↓	↓	Flüssigkeit
D	↓	↓	Fibrose

Tab. 16.9 Stadienorientierte operative Therapie der Humeruskopfnekrose

Stadium I	Herdanbohrung
Stadium II	Herdanbohrung
Stadium III	Hemiarthroplastik; evtl. Herdanbohrung oder Spongiosaplastik; evtl. autologe Knochentransplantation (kortikospongiös gestielt)
Stadium IV	Endoprothese: Humeruskopfersatz
Stadium V	Endoprothese: kompletter Gelenkersatz

Band, welches einem sklerotischen Randsaum entspricht, begrenzt, oder durch die „Doppellinie" (s.o.) (Reiser 1997). Die transitorische Osteoporose weist im Allgemeinen eine diffusere Verteilung der Signalminderung auf, welche sich auch auf Anteile der Metaphyse erstreckt. Die Abgrenzung zur Humeruskopfnekrose kann im Einzelfall jedoch schwierig sein.

Da das Stadium I sich nicht aus konventionellen Röntgenbildern diagnostizieren lässt, ist hier im Verdachtsfall eine MRT erforderlich. Dies betrifft auch die Untersuchung einer vermeintlich gesunden Gegenseite bei bereits einseitig nachgewiesener Humeruskopfnekrose. Mit Ausnahme der posttraumatischen Nekrose sollte auch die asymptomatische Schulter zur weiteren Therapieplanung kernspintomographisch untersucht werden. So können Humeruskopfnekrosen schon im Initialstadium erkannt und behandelt werden. In späteren Stadien der Destruktion des Humeruskopfs ist eine MRT der betroffenen Seite nicht unbedingt angezeigt. In den meisten Fällen lässt sich das Ausmaß des Befalls dann aus den Röntgenbildern ableiten.

Eine Indikation zur **Computertomographie** ergibt sich fakultativ bei der präoperativen Planung einer Endoprothese, vor allem wenn eine Glenoidkomponente vorgesehen ist. Damit kann die knöcherne Substanz sicherer beurteilt werden als im konventionellen Röntgenbild. Die präoperative Bildgebung sollte schließlich in jedem Falle eine **sonographische Darstellung** der Rotatorenmanschette beinhalten.

Bedingt durch die initiale Verletzung können bei den posttraumatischen Humeruskopfnekrosen morphologische Besonderheiten bestehen. Die Rotatorenmanschette kann im Rahmen des ursprünglichen Traumas eine Defektbildung erfahren haben. Dies sollte durch eine präoperative Sonographie sorgfältig untersucht werden. Nur eine erhaltene oder intraoperativ gut zu rekonstruierende Rotatorenmanschette bietet gute Voraussetzungen für einen Glenoidersatz. Andererseits ist die Dislokation der Tuberkula eine Hauptursache für funktionell schlechtere Ergebnisse.

Da Humeruskopfnekrosen oft mit dem Befall anderer Gelenke vergesellschaftet sind, sollte die radiologische Dokumentation alle schmerzhaften Gelenke einschließen. In besonderem Maße betrifft dies die Hüftgelenke.

Therapie

Der Behandlungserfolg einer Humeruskopfnekrose ist ganz wesentlich abhängig vom Zeitpunkt des **Behandlungsbeginns**. Während in den Frühstadien der Krankheitsprozess unter bestimmten Voraussetzungen zum Stillstand gebracht werden kann, so ist in den Spätstadien operativ nur ein palliativer Gelenkersatz möglich. Daher ist eine frühzeitige Diagnose anzustreben.

Selten wird die Erstdiagnose im Stadium I oder II gestellt. In der Regel befindet sich der Prozess bei Diagnosestellung in den fortgeschrittenen Stadien. Eine Ausnahme bilden jene Fälle, bei denen die asymptomatische Schulter aufgrund des nachgewiesenen, symptomatischen Befalls der Gegenseite untersucht wird. Ist dabei ein Befall nicht nachweisbar, so sollte sich ein MRT unbedingt anschließen, da ja immerhin ein asymptomatisches Stadium I vorliegen kann.

Die adäquate Therapie der Humeruskopfnekrose wird in der Literatur kontrovers diskutiert. Allgemein akzeptierte Therapierichtlinien existieren nicht. Dies betrifft vor allem die Frühstadien der Erkrankung sowie das Stadium III, welches bezogen auf die Hüftkopfnekrose auch als „Übergangsstadium" angesehen wird (Meyers 1988). Generell gilt, dass Patienten mit Humeruskopfnekrose Probleme an anderen Gelenken (s.o.) aufweisen können. Ebenso ist zu beachten, dass häufig Grunderkrankungen bestehen, die den Allgemeinzustand reduzieren können. Häufig erfolgt eine Dauergabe von Steroiden.

Konservative Therapie

Im Rahmen der konservativen Behandlung sollte der mechanische Stress für das Glenohumeralgelenk bestmöglich reduziert werden. Dies betrifft vor allem die Abduktion des gewichtsbelasteten Armes. Ferner sollte großer Wert auf den Erhalt der freien passiven Beweglichkeit des Glenohumeralgelenks gelegt werden. Kontrakturen treten meist erst in den späteren Stadien auf, können eine operative Therapie dann jedoch nachhaltig erschweren. Der Nutzen einer begleitenden physikalischen Therapie ist allgemein eher als gering einzustufen und nur im Einzelfall zu empfehlen. Gesicherte Daten über einzelne Therapieprogramme sind aus der Literatur nicht ersichtlich.

Die medikamentöse Analgesie umfasst in der Regel nichtsteroidale Antiphlogistika. Cruess (1977) beobachtete ein reduziertes Schmerzniveau bei fortdauernder Corticoidgabe. Im konkreten Fall wird man jedoch eher geneigt sein, die schädigende Noxe möglichst zu reduzieren. Konkrete Daten dazu liegen nicht vor. Im Allgemeinen wird sich jedoch die Dosierung des Corticoids an der Grunderkrankung orientieren müssen.

Operative Therapie

In den Frühstadien besteht die chirurgische Therapie in einer **Anbohrung des Nekroseherds**. Voraussetzung dafür ist, dass es noch nicht zu einer Dissoziation des Fragments gekommen ist.

Alternative kopferhaltende Operationsverfahren sind Einzelfällen vorbehalten. Neer beschrieb die Implantation eines autologen Bone-Grafts aus dem proximalen Humerusschaft mit gleichzeitiger Anbohrung der Nekrose bei zwei Patienten (1990). In beiden Fällen kam es zu einer weiteren Verschlechterung. Rindell (1987) beschrieb die Implantation eines gefäßgestielten Knochentransplantates aus der proximalen Humerusdiaphyse mit einem hinteren Deltoideusanteil in den knöchernen Kanal der Herdentlastung (core decompression) im Stadium III einer posttraumatischen Humeruskopfnekrose. Die Herdausräumung mit Spongiosaauffüllung ist ebenso als alternatives Operationsverfahren in den Stadien II oder III denkbar. Aus der Literatur sind jedoch keine Fallbeschreibungen bekannt.

Problematisch ist die Entscheidungsfindung für Schultern im Stadium III. Durch eine Herdanbohrung lässt sich die radiologische Verschlechterung meist nicht aufhalten (s. o.). Die Herdanbohrung eignet sich daher oft nur zur vorübergehenden Schmerzlinderung durch die Druckentlastung des Nekrosezentrums (s. o.). Für die **Herdausräumung mit Spongiosaplastik** liegen keine gesicherten Daten vor. Sie kann nur im Einzelfall mit dem Patienten diskutiert werden. Alternativ kann im Stadium III der **Humeruskopfersatz** erwogen werden, wenn der subchondrale Kollaps ein fortgeschrittenes Ausmaß erreicht hat und ein signifikantes Schmerzniveau trotz konservativer Therapie besteht. Johnson und Warner (1997) führten in einem Fall einer schmerzhaften Osteochondrosis dissecans die Auffüllung mit einem **Allograft** durch, welches mittels Press-fit-Technik eingesetzt wurde. 3 Jahre nach der Operation war der Patient schmerzfrei. Die angewendete Technik wäre auch bei der avaskulären Nekrose im Stadium II oder III möglich, jedoch liegen dazu in der Literatur keine Fallbeschreibungen vor.

In den späteren Stadien mit deutlicher Destruktion des Humeruskopfs – Stadium IV und V – ist der **endoprothetische Gelenkersatz** die Therapie der Wahl (Tab. 16.9) (Abb. 16.19 – 16.20), sofern man sich nicht für ein weiteres konservatives Vorgehen entscheidet. Nach Cofield werden etwa 5 % aller Endoprothesen des Glenohumeralgelenks aufgrund einer avaskulären Nekrose implantiert. Vorteilhaft ist die Tatsache, dass in diesen Fällen neben der Ge-

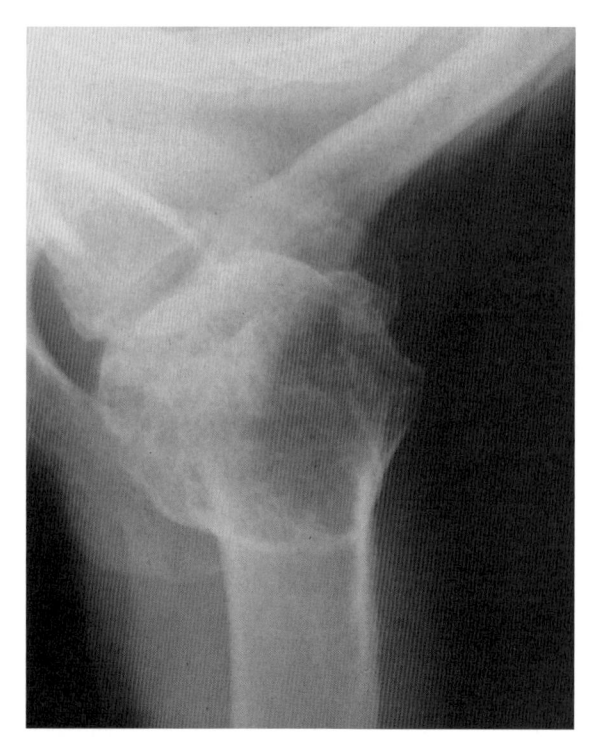

Abb. 16.19 Posttraumatische Humeruskopfnekrose im Stadium IV, präoperativ (axiale Röntgenprojektion).

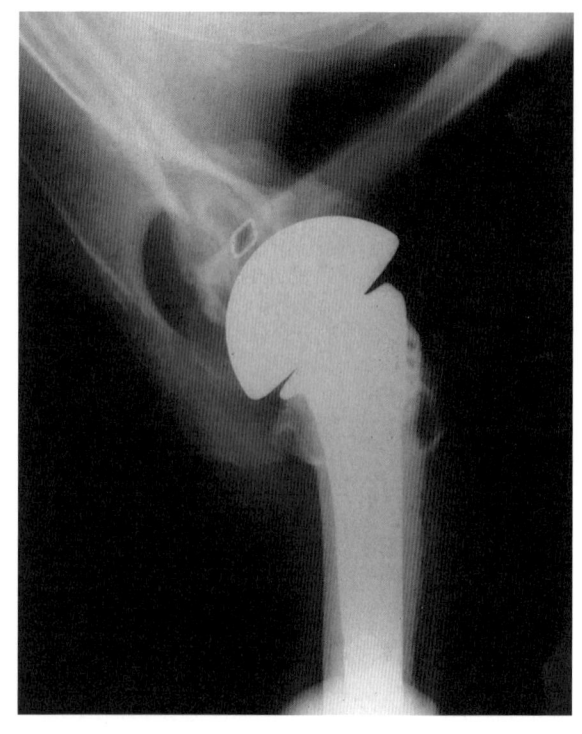

Abb. 16.20 Posttraumatische Humeruskopfnekrose im Stadium IV, nach Totalendoprothese (axiale Röntgenprojektion).

lenkkapsel auch die Rotatorenmanschette nahezu immer vorhanden ist. Eine Ausnahme bilden nur die posttraumatischen Fälle. Neer (1990) fand in seinem Patientengut mit Gelenkersatz bei avaskulärer Nekrose nur eine Patientin mit einem Defekt der Rotatorenmanschette, d.h. mit einem Trauma in der Vorgeschichte.

Bei posttraumatischen Fällen besteht nicht selten eine erhebliche sekundäre **Schultersteife**, die präoperativ bestmöglich mobilisiert werden sollte. Eine persistierende Steife bedarf einer intraoperativen Mobilisierung und erschwert die postoperative Rehabilitation. Durch die Adaptation der periartikulären Weichteile an die Größenverhältnisse des proximalen Humerus mit kollabiertem Humeruskopf ist auch nach ausgiebigem Release der Kapsel die Implantation einer Glenoidkomponente nicht möglich. Eine weitere Schwierigkeit besteht in der bei posttraumatischen Zuständen oftmals veränderten Anatomie des proximalen Humerus. Dadurch kann sich die Achsausrichtung der Endoprothese schwierig gestalten.

Ergebnisse

Die Diskussion über die Vorzüge und Nachteile der konservativen oder operativen Therapie sollte gemeinsam mit dem Patienten bereits in den Frühstadien erfolgen. Während einige Autoren in den Stadien I und II generell zu einem konservativen Vorgehen neigen (Neer 1990), gibt es auch Berichte über Erfolge einer operativen Therapie (Mont 1993). In einer Untersuchung von 200 Humerskopfnekrosen zeigten Hattrup und Cofield (1998), dass drei Jahre nach Diagnosestellung Patienten mit traumatischer Ursache in 79,% operativ behandelt worden waren, gegenüber 43,1% der Patienten mit steroidindizierter Nekrose. Ebenfalls drei Jahre nach Diagnosestellung war ein endoprothetischer Gelenkersatz im Stadium II in 42% durchgeführt worden, im Stadium III in 29,3%, im Stadium IV in 55,3% sowie im Stadium V in 78,9%.

Neben einer stadienorientierten Therapieplanung ist auch eine Patientenselektion anhand der Beschwerdesymptomatik möglich. Rutherford und Cofield (1987) untersuchten den klinischen Verlauf bei 24 Patienten mit kortisoninduzierter Osteonekrose. 11 Patienten (16 Schultern) mit milder Schmerzsymptomatik in den Stadien II bis V wurden konservativ behandelt. Nach durchschnittlich 4,5 Jahren hatten sich die Symptome zwar verschlechtert, ohne dass jedoch eine Operation notwendig geworden wäre. Bei 13 Patienten (16 Schultern) mit erheblicher Schmerzsymptomatik wurde ein endoprothetischer Gelenkersatz – als Hemiarthroplastik oder kompletter Gelenkersatz – durchgeführt. 11 der 13 Patienten wiesen sehr gute oder gute Ergebnisse auf. Die Autoren folgern, dass Patienten mit milder Symptomatik konservativ behandelt werden können.

Crues (1976) teilte in einer Studie über kortisoninduzierte Osteonekrosen 18 Patienten in drei Gruppen. Die erste Gruppe bildeten Schultern mit leichtgradigen radiologischen Veränderungen und einer mäßigen Symptomatik. Nach 1 bis 6 Jahren konservativer Therapie kam es nur in einem Fall zu einer radiologischen Verschlechterung. Ein weiteres Drittel der Fälle zeigte eine deutliche Entrundung des Humeruskopfs. Aufgrund des geringen Funktionsanspruches innerhalb dieser Patientengruppe wurde jedoch keine Operationsindikation gestellt. Die dritte Gruppe bildeten Patienten mit deutlicher Symptomatik bei fortgeschrittener radiologischer Destruktion. Der endoprothetische Gelenkersatz erbrachte hier sehr gute Ergebnisse.

Mont (1993) behandelte 30 Schultern von 20 Patienten mit avaskulärer Humeruskopfnekrose. In 27 der Fälle war mit Steroiden behandelt worden. Das operative Verfahren bestand in einer Herdanbohrung (core decompression). Alle Patienten waren unmittelbar nach der Operation schmerzfrei. Mont führt dies auf eine mögliche Druckentlastung durch die Herdanbohrung zurück.

Nach zwei bis vierzehn Jahren fand sich in allen Fällen des Stadiums I oder II in der Klassifikation nach Ficat von 1980 ein gutes oder sehr gutes Resultat. Keiner dieser Fälle wies präoperativ einen subchondralen Kollaps auf. Elf von vierzehn Fällen zeigten eine radiologische Verschlechterung zum Zeitpunkt der Nachuntersuchung. Von zehn Schultern im Stadium III (subchondraler Kollaps) zeigten immerhin noch sieben ein sehr gutes Ergebnis. In drei Fällen erfolgte später die Implantation einer Schulterprothese. Im Stadium IV (Destruktion des Humeruskopfs) ergab sich nur in einem von sechs Fällen ein gutes Ergebnis. In einer späteren Untersuchung mit einem Follow-up von durchschnittlich 8,5 Jahren fand Mont (1998) ein erfolgreiches Resultat in 94% im Stadium I nach Ficat, in 88% im Stadium II und in 70% im Stadium III. Aufgrund dieser Ergebnisse empfiehlt Mont die frühzeitige Herdanbohrung.

L'Insalata (1996) führte in fünf Fällen im Stadium III der modifizierten Klassifikation nach Cruess (1985), also bei subchondralem Einbruch, eine Herdanbohrung durch. Nach spätestens drei Jahren erfolgte in allen Fällen ein endoprothetischer Gelenkersatz aufgrund klinischer und radiologischer Verschlechterung. Neer (1990) empfiehlt in den Frühstadien ein konservatives Vorgehen. Nach L'Insalata (1996) sind die Ergebnisse ab dem Stadium III signifikant schlechter und erfordern später einen Gelenkersatz. Hayes (1989) erreichte in einem Fall einer fortgeschrittenen Nekrose eine Schmerzreduktion durch eine arthroskopische Entfernung eines großen osteochondralen Fragmentes und mehrerer kleinerer Gelenkkörper, sowie eines Débridements des Humeruskopfdefekts. Größere Serien über ein derartiges Vorgehen liegen jedoch nicht vor.

Aufgrund des geringen Zahlenmaterials in der Literatur lassen sich keine eindeutigen Empfehlungen ableiten. Die Arbeit von Mont (1993) zeigt jedoch, dass gute Ergebnisse nach Herdanbohrung in den Stadien I und II durchaus möglich sind. Dieses Verfahren sollte daher mit den betroffenen Patienten diskutiert werden.

Da außerdem der metaphysäre Knochen in der Regel gut erhalten ist, ist die relative Prognose für den endoprothetischen Gelenkersatz bei Humeruskopfnekrose außerordentlich gut. Nach Cofield kann anhand der Ergebnisse einer Metaanalyse der Literatur in über 90 % mit einer Schmerzreduktion gerechnet werden. Das erreichte Bewegungsausmaß liegt über dem Durchschnitt des Patientenkollektivs mit Endoprothesen des Schultergelenks (1994). Angestrebt wird zunächst die Hemiarthroplastik. Erst bei signifikanter Chondromalazie am Glenoid, also normalerweise im Stadium V, ist der komplette Gelenkersatz die Therapie der Wahl. Die in der Literatur beschriebenen Komplikationen bei endoprothetischem Gelenkersatz wegen Humeruskopfnekrose sind sehr gering, wobei zu beachten ist, dass es sich insgesamt um eine recht kleine Untergruppe handelt (Cofield 1994). David (1993) beschrieb eine frühzeitige Prothesenlockerung in zwei von zwei Fällen bei Humeruskopfnekrose durch Sichelzellanämie. Er verweist auf das Problem der erhöhten Rate von aseptischen und septischen Lockerungen auch bei Hüftendoprothesen in diesem speziellen Patientengut.

Literatur

Arlet J, Ficat P. Diagnostic de l'ostéonécrose fémoro-capitale primitive au stade I (stade pré-radiographique). Rev Chir Orthop. 1968;54:637.
Brooks CH, Revell WJ, Heatley FW. Vascularity of the humeral head after proximal humeral fractures. An anatomical cadaver study. J Bone Joint Surg (Br). 1993;75-B:132–136.
Cofield RH. Osteonecrosis. In: Friedman RJ, Hrsg. Arthroplasty of the shoulder. New York: Thieme; 1994:170–182.
Cruess RL. Experience with Steroid-induced avascular necrosis of the shoulder and etiologic Considerations regarding osteonecrosis of the hip. Clin Orthop. 1976;130:86–93.
Cruess RL. Steroid-induced Avascular Necrosis of the Head of the Humerus. Natural History and Management. J Bone Joint Surg (Br). 1976;58-B:313–317.
Cruess RL. Osteonecrosis of Bone. Current concepts as to etiology and Pathogenesis. Clin Orthop. 1986;208:30–39.
Cushner MA, Friedman RJ. Osteonecrosis of the humeral head. J Am Acad Orthop Surg. 1997;5:339–346.
David HG, Bridgman SA, Davies SC, Hine AL, Emery RJH. The shoulder in Sickle-cell Disease. J Bone Joint Surg (Br). 1993;75-B:538–545.
Fisher DE. The Role of Fat Embolism in the Etiology of Corticosteroid-induced Avascular Necrosis: Clinical and experimental Results. Clin Orthop. 1978;130:68–80.
Gerber C, Schneeberger AG, Vinh TS. The arterial vascularization of the humeral Head. An anatomic study. J Bone Joint Surg (Am). 1990;72-A:1486–1494.
Hattrup SJ, Cofield RH. Osteonecrosis of the humeral head: Natural History. J Shoulder Elbow Surg 7. 1998:176. (Abstr).
Hayes JM. Case Report. Arthroscopic Treatment of Steroid-induced Osteonecrosis of the Humeral Head. Arthroscopy. 1989;5:218–221.
Jaffe WL, Epstein M, Heyman N, Mankin HJ. The effect of cortisone on femural and humeral heads in rabbits. An experimental Study. Clin Orthop. 1972;82:221–228.
Jakob RP, Miniaci A, Anson PS, Jaberg H, Osterwalder A, Ganz R. Four-part valgus impacted fractures of the proximal humerus. J Bone Joint Surg (Br). 1991;73-B295–298.
Johnson DL, Warner JP. Osteochondritis dissecans of the humeral head: Treatment with a matched osteochondral allograft. J Shoulder Elbow Surg. 1997;6:160–163.
L'Insalata JC, Pagnani MJ, Warren RF, Dines DM. Humeral head osteonecrosis: Clinical course and radiographic predictors of outcome. J Shoulder Elbow Surg. 1996;5:355–361.
Meyers MH. Osteonecrosis of the Femoral Head. Pathogenesis and Long-term Results of Treatment. Clin Orthop. 1988;231:51–61.
Milner PF, Kraus AP, Sebes JI et al. Osteonecrosis of the humeral head in Sickle Cell Disease. Clin Orthop. 1993;289:136–143.
Mitchell DG, Rao VM, Dalinka MK et al. Femoral head avascular necrosis: correlation of MR Imaging, radiographic staging, radionuclide imaging and clinical findings. Radiology. 1987;162:709–715.
Mont MA, Maar DC, Urquhart MW, Lennox D, Hungerford DS. Avascular Necrosis of the humeral head treated by core decompression. A retrospective review. J Bone Joint Surg (Br). 1993;75-B:785–788.
Mont MA, Jacque HP, Mohan V, Hungerford. The results of core decompression for avascular necrosis of the humeral head. J shoulder Elbow Surg. 1998;7:176. (Abstr).
Neer CS. Displaced proximal humeral fractures. Part II.Treatment of three-part and four-part displacement. J Bone Joint Surg (Am). 1970;52-A:1090–1103.
Neer CS. Avascular necrosis of the humeral head. In: Neer CS. Shoulder Reconstruction. Philadelphia: W.B. Saunders; 1990:194–202.
Poppen NK, Walker PS. Forces at the glenohumeral joint in abduction. Clin Orthop. 1978;135:165–171.
Reiser M, Heuck A. Aseptische Hüftkopfnekrose. In: Vahlensieck M, Reiser M. MRT des Bewegungsapparates. Stuttgart, New York: Thieme; 1997:146–148.
Rindell K. Muscle Pedicle bone graft in revascularization of aseptic Necrosis of the humeral head. Ann Chir Gynaecol. 1987;76:283–285.
Rutherford CS, Cofield RH. Osteonecrosis of the shoulder (Abstract). Orthop Trans. 1987;11:239.
Yamamoto T, Irisa T, Sugioka Y, Sueishi K. Effects of pulse methylprednisolone on bone marrow tissue: corticosteroid-induced osteonecrosis in rabbits. Arthritis – Rheumatism. 1997;40:2055–2064.

16.3 Chondromatose der Schulter

A. Werner und F. Gohlke

Definition

Auftreten von einem oder mehreren knorpelig-knöchernen Gelenkkörpern die meistens intraartikulär, seltener auch periartikulär (z.B. im Gleitgewebe der langen Bizepssehne) gelegen sind. Diese Gelenkkörper entstehen entweder primär als synoviale Neubildung oder sekundär als Folge einer traumatischen oder degenerativen Gelenkschädigung und können weitere Knorpelläsionen verursachen.

Die sekundären Formen werden in den zugehörigen Kapiteln (Arthrose oder aseptische Nekrosen) abgehandelt.

Ätiologie der primären synovialen Chondromatose (PSC)

Die primäre synoviale Chondromatose ist charakterisiert durch eine primär benigne kartilaginäre Metaplasie synovialer Membranen. Im Laufe der Erkrankung kommt es zur Entstehung multipler freier Gelenkkörper, die zur Kalzifizierung neigen. Die Ätiologie der PSC ist bis heute nicht geklärt. Trauma oder wiederholte Überlastung gelten als möglicher Stimulus für die metaplastische Reaktion.

Histologie

Im Gegensatz zur sekundären synovialen Chondromatose liegt bei der PSC eine aktive Metaplasie und nicht etwa nur eine Einbettung von Knorpelfragmenten in die Synovialmembran vor. Der Prozess beginnt mit der Proliferation subintimaler mesenchymaler Fibroblasten, die dann transformiert werden in Chondrozyten. Diese produzieren chondroide Knötchen, die in die synovialen Zotten wandern und dort im Rahmen normaler Zellzyklen an Größe zunehmen. Die Kalzifizierung tritt mit einem unregelmäßigen Muster auf. Im weiteren Verlauf kommt es zur Elongation der Synovialzotten mit der Entstehung freier Gelenkkörper. Milgram (1977) unterteilt die PSC in 3 separate Phasen:
- Phase 1: Aktiver intrasynovialer Prozess ohne freie Körper.
- Phase 2: Zwischenstadium mit aktiver intrasynovialer Proliferation und intraartikulären freien Körpern.
- Phase 3: Freie Körper ohne nachweisbare intrasynoviale Veränderungen.

Nach Paul (1970) werden die meisten freien Körper am Übergang der Synovialmembran zum hyalinen Knorpel produziert. Dies entspricht der so genannten „transitional zone" in sich entwickelnden Gelenken, wo die Zellen das Potential besitzen sowohl hyalinen Knorpel als auch synoviale Membranen zu bilden.

Diagnostik

Klinische Diagnostik

Aufgrund der initial geringen Symptome erfolgt die Diagnose zumeist erst in der Phase 2 nach Milgram. Zu diesem Zeitpunkt treten unspezifische Symptome wie Schmerzen, Bewegungseinschränkung, Schwellung synovialer Membranen, Krepitus und ggf. tastbare freie Körper auf. Diese Symptome können für Jahre auch auf einem geringen Beschwerdeniveau persistieren, so dass die Diagnosestellung teils verzögert ist.

Bildgebende Diagnostik

Die nativ-röntgenologischen Befunde der Schulter in drei Ebenen reichen vom Normalbefund bis zum Nachweis multipler röntgendichter freier Körper, abhängig vom Stadium der Erkrankung (Abb. 16.21). Zusätzlich können Zeichen der Omarthrose vorliegen. Die Sonographie kann insbesondere bei Befall der Bursa subacromialis/subdeltoidea oder der Bizepssehnenscheide (Müller u. Mitarb. 1996) die freien Körper darstellen (Abb. 16.22). Im Frühstadium können Kernspintomographie oder Doppelkontrast-CT die Körper bereits vor der Kalzifizierung zeigen.

Differenzialdiagnostik

Als Differenzialdiagnose müssen berücksichtigt werden: Tendinosis calcarea, Osteochondrosis dissecans, neurogene Arthropathie, chronische septische Arthritis, villonoduläre Synovitis, rheumatoide Arthritis und Synovialsarkome. Insbesondere die Osteochondrosis dissecans kann aufgrund der Seltenheit ihres Auftretens an der Schulter nach Ablösung des Dissekates als Chondromatose fehlinterpretiert werden. Oft gelingt erst durch die Darstellung des Herdes im MRT die Abgrenzung zu einem Gelenkkörper bei Chondromatose (Ganter u. Reichelt 1996).

Von Bedeutung ist die mögliche sekundäre maligne Transformation in ein synoviales Chondrosarkom. Deshalb ist bei ausgedehnten Befunden grundsätzlich eine histologische Befundsicherung (einschließlich Synovialisbiopsie) zu empfehlen.

Therapie

Unsere Erfahrungen zeigen, übereinstimmend mit der Literatur, für die primäre synoviale Chondromatose (PSC) der Schulter ein äußerst variables Befallsmuster vom isolierten Befall der Bursa subacromialis bis hin zur massiven

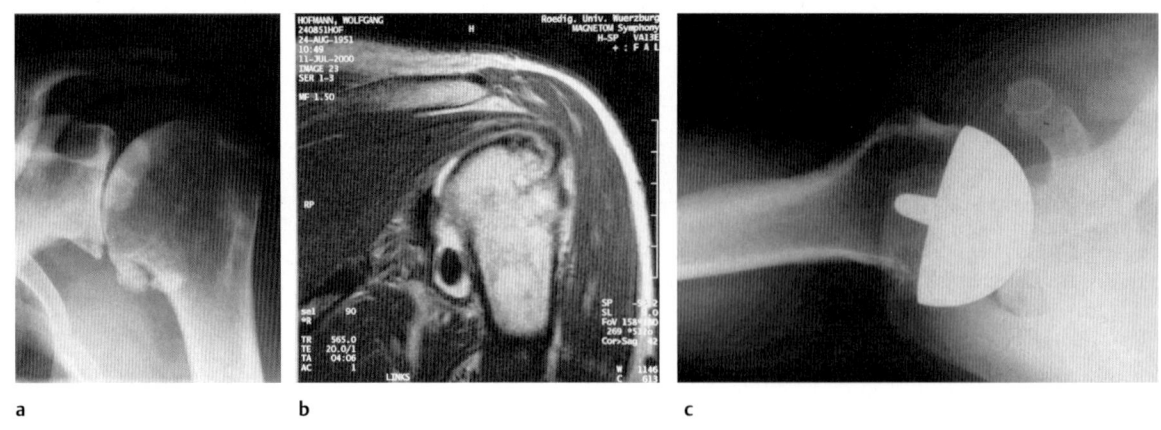

Abb. 16.21 a–c Primäre synoviale Chondromatose (**a** Röntgenbefund, **b** MRT) bei einem 46-jährigen Mann. Wegen einer fortgeschrittenen Arthrose wurde bei dem relativ jungen Patienten die Synovialektomie und endoprothetische Versorgung mit einem zementfreien Oberflächenersatz nach Copeland (**c**) durchgeführt.

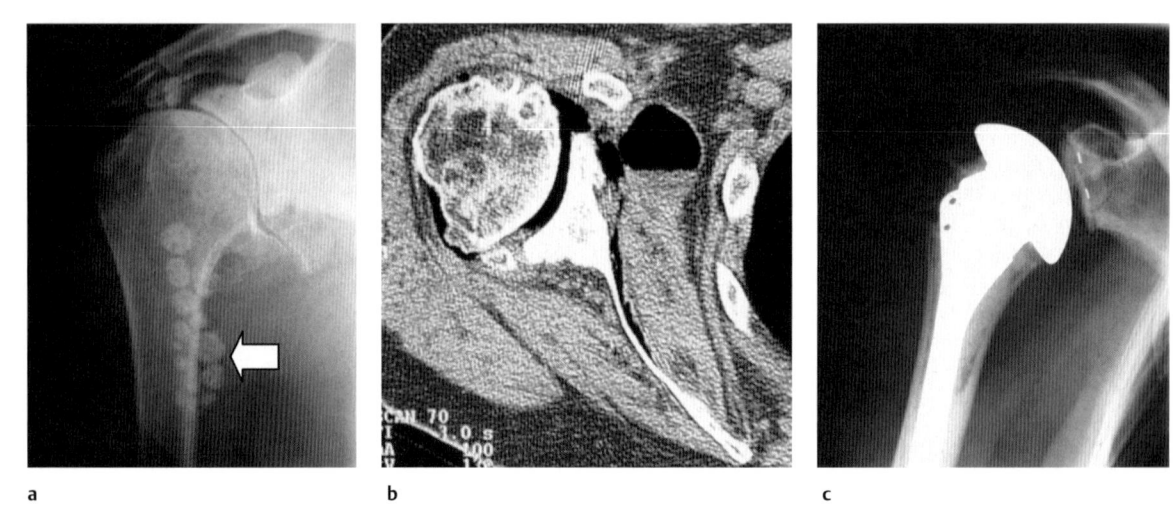

Abb. 16.22 a–c Befund einer sekundären Arthrose bei primärer synovialer Chondromatose bei einer 58-jährigen Frau mit intraartikulären und in der Bizepssehnenscheide befindlichen Konglomeraten von knochendichten Körpern (**a** Röntgenbefund). Im Röntgen-CT (**b**) bereits erkennbare Deformierung des Humeruskopfes, posteriorer Abrieb des Glenoids und zwei in der Gelenkkapsel befindliche Gelenkkörper. Versorgung mit einer Totalendoprothese und Synovialektomie; 2 Jahre nach der Implantation kein Anhalt für ein Rezidiv (**c**).

periartikulären Infiltration der Rotatorenmanschette. In der Literatur existieren nur wenige Arbeiten, meist Fallberichte, zur PSC der Schulter. Richman (1990) berichtete über einen Fall eines 28-jährigen Patienten mit langanhaltenden Schulterschmerzen nach einem Trauma. Die Behandlung erfolgte mittels arthroskopischer Entfernung der freien Körper und partieller Synovektomie. Porcellini (1994) berichtete über einen Fall einer Omarthrose, ausgelöst durch eine primäre synoviale Chondromatose. Die Behandlung erfolgte durch Entfernung der freien Körper, ein Humeruskopfersatz und Rekonstruktion der Rotatorenmanschette. Paul (1970) berichtete über zwei Fälle, wovon einer durch Arthrotomie mit Entfernung der freien Gelenkkörper und totaler Synovektomie, der andere lediglich durch Entfernung der freien Gelenkkörper behandelt wurde. Covall u. Fowble (1993) berichteten über einen Fall von PSC der Schulter mit Beteiligung der Bizepssehnenscheide, Ko u. Mitarb. (1995) über einen Fall mit Beteiligung der Rotatorenmanschette. Beide behandelten die Patienten operativ mit Entfernung der freien Gelenkkörper und partieller Synovektomie. Horii (2001) berichtete über zwei Fälle mit Beteiligung der Bursa subacromialis. Auch DeFerm (1997) berichtete über einen Fall von subakromialem Impingement, verursacht durch PSC. Beide Autoren behandelten ihre Patienten operativ.

Auch wir behandeln unsere Patienten operativ, wobei das Ziel darin besteht, die freien Gelenkkörper zu entfernen und eine Synovektomie im makroskopisch betroffenen Areal durchzuführen. Die Synovektomie soll verhindern, daß bei noch bestehender metaplastischer Aktivität im Stadium II nach Milgram weitere freie Körper gebildet werden. Dies deckt sich mit den Empfehlungen der Literatur, auch wenn einzelne Fälle einer spontanen Regression beschrieben sind. Nach Jeffreys (1967), Paul (1970) und Shpitzer (1990) bestehen keine Unterschiede im Ergebnis zwischen einfacher Entfernung freier Gelenkkörper und einer zusätzlichen Synovektomie. Covall (1993) sah keinen Vorteil einer offenen gegenüber einer arthroskopischen Therapie. Nach unserer Meinung liegen die Vorteile der arthroskopischen Chirurgie neben der geringeren Morbidität in der kompletten Einsehbarkeit des Gelenks sowie der eventuellen Diagnostik und Therapie weiterer intraartikulärer Pathologien. Daneben kann die Arthroskopie zur Diagnosesicherung bei primär unklaren Fällen dienen.

Da die primäre synoviale Chondromatose im Bereich der Schulter ein variables Befallsmuster zeigt, richtet sich die Behandlung nach dem Ausmaß des Befalls und den Begleitschäden. Die operative Behandlung ist bereits im Frühstadium auf Grund der möglichen Folgeschäden (sekundäre Osteoarthrose, möglicher Befall der Rotatorenmanschette) sowie insbesondere dem Risiko einer potenziellen sekundären Entartung indiziert. Die arthroskopische Therapie mit Entfernung der freien Gelenkkörper und partieller Synovektomie erscheint bei erhaltenen Gelenkflächen ausreichend. Bei arthroskopisch nicht zugänglicher Lokalisation (Bizepssehnenscheide, extraartikulärer Befall) ist die zusätzliche offene Revision erforderlich. Die Diagnose und Dignität sollten durch intraoperative Biopsie histologisch gesichert werden (Abb. 16.23). Bei fortgeschrittener Zerstörung der Gelenkflächen ist der endoprothetische Ersatz indiziert.

Ergebnisse

Die Ergebnisse der Behandlung basieren auf dem Zeitpunkt der Intervention. Dies bezieht sich insbesondere auf sekundäre Knorpelschädigungen. Auch wir konnten in unserem Patientengut bei allen Patienten mit intraartikulärem Befall eine Chondromalazie nachweisen. In fortgeschrittenen Fällen wird das funktionelle Ergebnis maßgeblich durch den Zustand der Rotatorenmanschette beeinträchtigt. Inwieweit die auch von uns gesehenen Sehnendefekte direkt mit der PSC zusammenhängen, lässt sich anhand der vorliegenden Daten nicht beurteilen. Ko u. Mitarb. (1995) jedoch halten dies für wahrscheinlich.

In unserer Serie wurden bisher keine Rezidive kalzifizierter Körper gesehen, sofern die Entfernung komplett erfolgte. Nach Davis (1998) liegt das relative Risiko eines Rezidivs einer PSC ohne Zuordnung zu einer Region bei 15%. Sviland (1995) berichtete von 3 Rezidiven bei 19 Patienten mit PSC in verschiedenen Regionen.

Komplikationen

Die schwerste Komplikation der primären synovialen Chondromatose ist eine maligne Transformation in ein sekundäres synoviales Chondrosarkom. Davis (1998) berichtete über 53 Fälle mit primärer synovialen Chondromatose verschiedener Lokalisation über einen Zeitraum von 30 Jahren. In seinem Patientengut betrug das Risiko einer malignen Transformation 5%. Wuisman (1997) berichtete von 2 Fällen einer sekundären malignen Entartung nach PSC der Hüfte, Anract (1996) von 6 Patienten mit maligner Transformation (4 Hüftgelenke, 1 Kniegelenk, 1 Schulter). Am benachbarten Ellenbogengelenk dagegen konnten wir in unserem eigenen Krankengut (Müller u. Mitarb. 2000) weder ein Rezidiv noch eine malignen Transformation beobachten. Wahrscheinlich muss das Risiko für eine solche Komplikation bei den im Konglomerat verdrängend vorwachsenden Formen (s. Abb. 16.23) anders beurteilt werden, als bei weniger zahlreich auftretenden, vereinzelten Gelenkkörpern (Abb. 16.21).

Im Falle der Diagnose eines Chondrosarkoms bei Patienten mit bekannter PSC muss differenziert werden, ob es sich um eine echte maligne Transformation eines zunächst benignen Krankheitsbildes oder um eine Fehldiagnose eines Low-grade-Synovialsarkoms zum Zeitpunkt der Erstuntersuchung handelt. Nach Anract (1996) müssen zum Beweis einer sekundären malignen Transformation folgende Kriterien erfüllt sein:

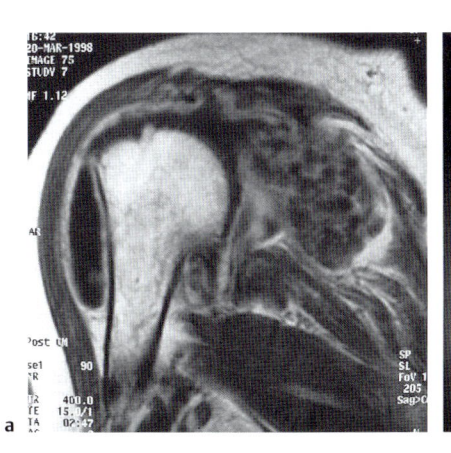

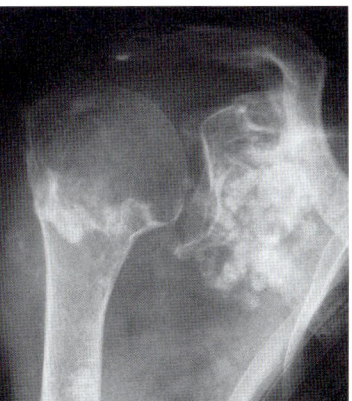

Abb. 16.23 a–b Infiltrativ vorwachsende PS, die bereits zu einer Zerstörung der Rotatorenmanschette geführt hat und bis unter den Plexus brachialis reicht. Dennoch ergaben sich bei der histologischen Untersuchung nach PE und nachfolgender Ausräumung keine Zeichen der Malignität (z. B. Übergang in ein Chondrosarkom), obwohl diese zunächst anhand der Kontrastmittelaufnahme im MRT (**a**) vermutet wurde.

- histologische Diagnose einer PSC vor Nachweis eines Chondrosarkoms,
- histologischer Nachweis eines Chondrosarkoms an identischer Stelle zur primär nachgewiesenen PSC,
- Diagnose eines Chondrosarkoms und einer synovialen Chondromatose am gleichen Resektat.

Literatur

Anract P, Katabi M, Forest M: Synovial chondromatosis and chondrosarcoma. A study of the relationship between these two diseases. Rev Chir Orthop Reparatrice Apar Mot. 1996; 82(3):216–24.

Covall DJ, Fowble C: Arthroscopic treatment of synovial chondromatosis of the shoulder and the biceps tendon sheath. Arthroscopy. 1993; 9(5):602–604.

Davis RI, Hamilton A, Biggart JD: Primary synovial chondromatosis: a clinicopathologic review and assessment of malignant potential. Hum Path. 1998; 29(7):683–8.

De Ferm A, Lagae K, Bunker T: Synovial osteochondromatosis: an unusual cause for subacromial impingement. Acta Orthop Belg. 1997; 63(3):218–20.

Ganter M, Reichelt A. Osteochondrosis dissecans des Humeruskopfes. Z Orthop Ihre Grenzgeb. 1996; 134:73–5.

Hjelkrem M, Stanish WD: Synovial Chondrometaplasia of the shoulder: a case report of a young athlete presenting with shoulder pain. AM J Sports Med. 1988; 16:84–6.

Horii M, Tamai M, Kido K et al.: Two cases of synovial chondromatosis of the subacromial bursa. J Shoulder Elbow Surg. 2001; 10:186–189.

Jeffreys TE: Synovial Chondromatosis. J Bone Joint Surg Br. 1967; 49 B 530–4.

Ko JY, Jun-Wen W, Wei-Jen C, Yamamoto R: Synovial chondromatosis of the subacromial bursa with rotator cuff tearing. J Shoulder Elbow Surg. 1995; 4:312–6.

McCarthy EF, Dorfmann HD: Primary Synovial Chondromatosis. Clin Orthop 168:178–86, 1982

McFarland EG, Neira CA: Synovial chondromatosis of the shoulder associated with osteoarthritis: conservative treatment in two cases and review of the literature. Am J Orthop. 2000; 29(10):785–7.

Milgram JW: Synovial Osteochondromatosis: A histopathological study of thirty cases. J Bone Joint Surg Am. 1977; 59 A:792–801.

Müller Th, Gohlke F, Barthel Th. Synovial chondromatosis of the biceps tendon. J Shoulder Elbow Surg. 1996; 2:107

Müller Th, Cramer A, Barthel Th, Werner F, Gohlke F: Primary synovial chondromatosis of the elbow. J Shoulder Elbow Surg. 2000; 9:319–322

Paul GR, Leach RE: Synovial chondromatosis of the shoulder. Clin Orthop 68:130–5, 1970

Porcellini G, Campi F, Brunetti E: Osteoarthritis caused by synovial chondromatosis of the shoulder. J Shoulder Elbow Surg. 1994; 3:404–6.

Richman JD, Rose DJ: The role of arthroscopy in the management of synovial chondromatosis of the shoulder. Clin Orthop. 1990; 257:91–3.

Saotome K, Tamai K, Koguchi Y, Sakai H, Yamaguchi T: Growth potential of Loose bodies: an immunohistochemical examination of primary and secondary synovial chondromatosis. J Orthop Res. 1999; 17(1):73–9.

Shpitzer T, Ganel A, Engelberg S: Surgery for synovial chondromatosis. 26 cases followed up for 6 years. Acta Orthop Scand. 1990; 61(6):567–9.

Sviland L, Malcolm AJ: Synovial chondromatosis presenting as painless soft tissue mass-a report of 19 cases. Histopathology. 1995; 27(3):275–9.

Werner A, Müller T, Gohlke F: Primäre synoviale Chondromatose des SchulterGelenks. 6. Jahreskongreß der Deutschen Vereinigung für Schulter- und Ellenbogenchirurgie, 1999; Freiburg.

Wuisman PI, Noorda RJ, Jutte PC: Chondrosarcoma secondary to synovial chondromatosis. Arch Orthop Trauma Surg. 1997; 116(5):307–11.

16.4 Endoprothetik des Schultergelenks

A. Hedtmann und G. Heers

16.4.1 Geschichte der Schulterendoprothetik

Die ersten Schulterendoprothesen wurden wahrscheinlich von Gluck Ende des 19. Jahrhunderts aus Elfenbein konstruiert (Gluck 1891, Zippel und Meyer-Ralfs 1975, Wessinghage 1991). Dabei ist es unklar, ob von Gluck eine Elfenbeinendoprothese als Humeruskopfersatz jemals schon beim Menschen implantiert wurde. Die erste dokumentierte Implantation erfolgte durch Pean in Paris im März 1892 (Lugli 1983). Es handelte sich um eine den proximalen Humerus ersetzende Platinröhre, die mit 2 Platindrähten einen paraffingehärteten Gummiball umschloss, der wiederum mit den Drähten am Skapulahals fixiert war. Die Endoprothese diente dem Ersatz eines tuberkulös zerstörten proximalen Humerus und verblieb 2 Jahre, bis sie wieder wegen anhaltender Infektion und Fistelung entfernt werden musste. König berichtete über einen proximalen Humerusersatz aus Elfenbein (König 1914).

Die Ära des zunächst noch begrenzten, aber doch regelmäßigen klinischen Einsatzes von Humeruskopfendoprothesen begann Anfang der 50er-Jahre des 20. Jahrhunderts mit sehr unterschiedlichen Ansätzen: Krueger (1951) entwickelte anhand von Plexiglasabformungen von Leichenhumeri seine Vitalliumprothese, die heute sehr modern erscheint, da sie z. B. schon eine abgeflachte Kopfform mit Berücksichtigung des dorsalen Kopfversatzes gegenüber der Schaftachse zeigte. Die Erstimplantation erfolgte bei einem Patienten mit Humeruskopfnekrose. Fast zeitgleich wurde in Frankreich von Baron und Senn (1951) eine Plexiglasprothese für die Schulter beschrieben und von der Arbeitsgruppe von Judet der Einsatz von Plexiglasprothesen bei Humeruskopf-Mehrfragmenttrümmerfrakturen mitgeteilt (Richard u. Mitarb. 1952). Auch in Argentinien wurden zu Beginn der 50er-Jahre schon Plexiglasendoprothesen implantiert (de Anquin u. de Anquin 1982). Mit Neer (1953, 1955) begann die Epoche systematischer Forschung zum Humeruskopfersatz. Seine erste Monoblockprothese von 1953 mit kräftigem Schaft wurde 1955 zur Neer-I-Prothese mit 3 perforierten Finnen und der Möglichkeit der Tuberkularefixation modifiziert, die ur-

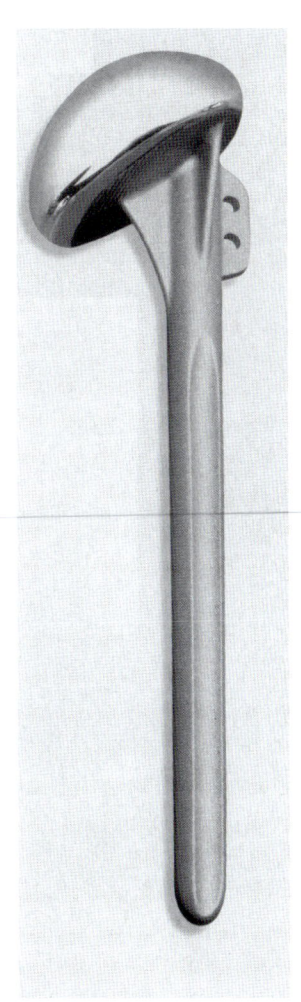

Abb. 16.24 Humeruskopfersatz nach Neer, Typ Mark II.

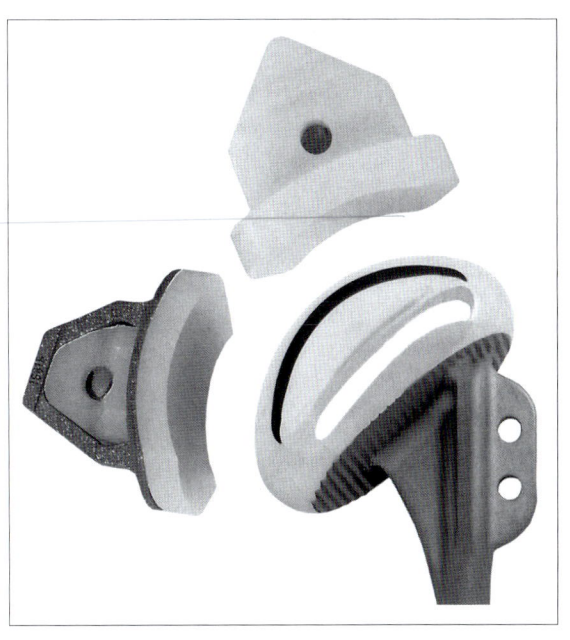

Abb. 16.25 Künstliche Pfanne aus Vollpolyethylen nach Neer (aktuelle Version; die erste Version hatte einen keilförmigen Kiel) und in der Version mit sog. metal back (links).

sprünglich scharfkantigen Kalottenränder gerundet und die Kopfform lateral abgeflacht, um sich besser dem Tuberculum majus anzupassen. In den 70er-Jahren wurde dann die heute noch gebräuchliche Neer-II-Prothese (Abb. 16.**24**) eingeführt, eine Monoblockendoprothese mit einem Kopfradius, 2 verschiedenen Kopfhöhen von 15 und 22 mm und 2 Schaftlängen sowie 3 verschiedenen Schaftdurchmessern (Neer 1974). Fast zeitgleich führte Neer auch den Glenoidersatz in Form eines Polyethylenglenoids in einer Größe ein, das mit einem dreieckigen Kiel im natürlichen Glenoidkörper zementiert verankert wird (Abb. 16.**25**). Die ersten Totalendoprothesen der Schulter wurden in Form der Stanmore-Prothese von Lettin im Jahre 1969 implantiert (Lettin u. Mitarb. 1979 u. 1982).

Es wurde früh erkannt, dass die Implantation des Glenoids schwierig und störanfällig ist und Lockerungsprobleme vor allem dort auftreten. Es wurden deshalb Versuche unternommen, mit bipolaren Endoprothesen einerseits auch eine Art glenoidalen Partner zu haben, andererseits aber die schwierige Implantation und Lockerungsgefahr zu umgehen. Da mit den ersten Modellen von Swanson, die analog zu Hüftendoprothesen konstruiert waren, der gesamte Humeruskopf inklusive der die Rotatorenmanschettenansätze tragenden Tuberkula reseziert werden mussten, waren die funktionellen Ergebnisse unbefriedigend (Swanson u. Mitarb. 1989).

Die DANA-Endoprothese (designed after natural anatomy) von Amstutz u. Mitarb. (1981 u. 1988) war die erste Endoprothese, die Humerusköpfe mit unterschiedlichen Radien und verschiedene Glenoidgrößen anbot. Mit der Biomet-Modular-Prothese nach Dines und Warren (Moeckel u. Mitarb. 1992) (Abb. 16.**26**) wurde Ende der 80er-Jahre das erste modulare Schulterendoprothesenmodell eingeführt, bei dem die artikulierenden Kopfelemente auf den Schaft gesteckt wurden. Dieses Konstruktionsprinzip der Endoprothesen wurde vielfach kopiert. Diese Endoprothesen werden auch als 2. Generation bezeichnet.

In den 90er-Jahren kamen dann Endoprothesenmodelle hinzu, bei denen zusätzlich der mediale und dorsale Versatz des Humeruskopf-Rotationszentrums gegenüber dem Zentrum der Schaftachse berücksichtigt wurde, das sog. mediale und posteriore Offset. Diese Modelle (u. a. Äqualis, Biomet Nottingham, Epoca, Anatomica, Univers) werden als 3. Generation bezeichnet.

Kappenarthroplastiken (Abb. 16.**27**), bei denen nur die Gleitflächen des Humeruskopfs ersetzt werden, analog z. B. der Wagner-Kappe für das Hüftgelenk, wurden erstmalig von Bateman (1978) beschrieben. Die Idee wurde in den 80er-Jahren von Jonsson (1988) aufgegriffen und später von Rydholm mit zementierten Endoprothesenmodellen und von Copeland (1990) mit einem zementfreien Modell fortgeführt.

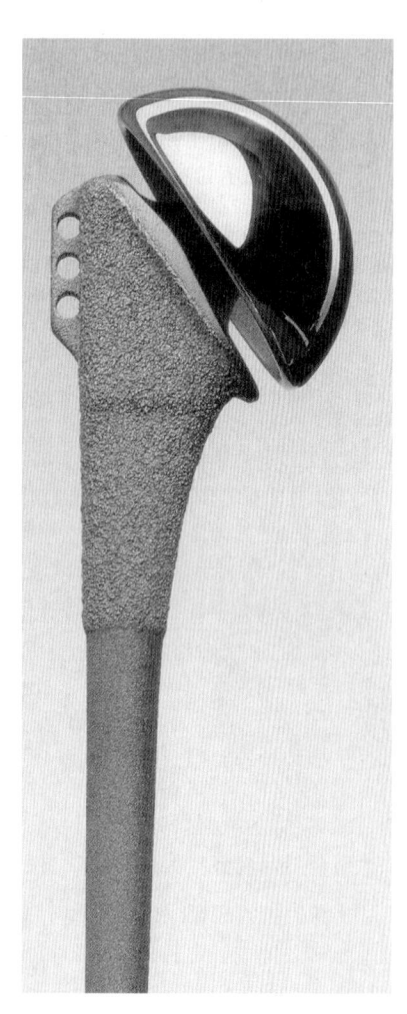

Abb. 16.26 Biomet-Modular-Endoprothese, das erste vollmodulare Endoprothesenmodell für die Schulter.

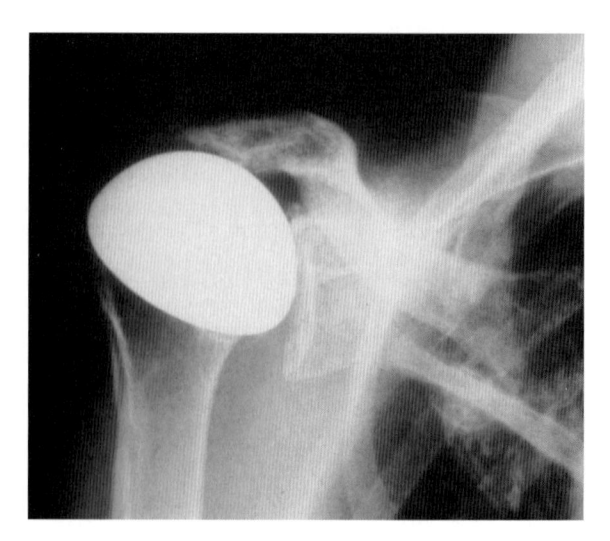

Abb. 16.27 Kappenendoprothese für den Oberflächenersatz des Humeruskopfs (Aufnahme W. Rüther, Universitätsklinik Eppendorf-Hamburg).

16.4.2 Indikationen zum Gelenkersatz

Der Gelenkersatz ist indiziert, wenn die Gelenkflächen irreparabel zerstört sind durch degenerative, traumatische oder metabolische Ursachen. Da die Führung des kraftschlüssigen Schultergelenks im Wesentlichen durch die Muskulatur erfolgt, ist der Gelenkersatz nicht indiziert bei allen neurogenen Arthropathien, wie z.B. bei der Syringomyelie und bei Lähmungen. Alle Situationen, die die normale, kraftschlüssige Zentrierung des Gelenks nicht ermöglichen, wie z.B. der irreparable Ausfall einer oder mehrerer Muskeln durch Lähmung oder nicht rekonstruierbaren Sehnendefekt, führen zu einer exzentrischen Pfannenbelastung. Sie stellen damit für einen Glenoidersatz ein hohes Lockerungsrisiko dar. In solchen Situationen sollte ein Pfannenersatz möglichst unterbleiben. In einem normalen Schultergelenk besteht bei allen Bewegungen eine kombinierte Roll-Gleit-Bewegung, die eine gut funktionierende Schulterendoprothese ebenfalls anstreben sollte.

Zerstörungen der Gelenkflächen mit Indikation zum Gelenkersatz finden sich
- bei der primären Omarthrose,
- bei der sekundären Omarthrose,
- auf posttraumatischer Basis nach in Fehlstellung verheilten Frakturen der Gelenkflächen:
  – bei Luxations- oder Instabilitätsarthropathie (LAP/IAP),
  – bei der Rotatorendefektarthropathie (RDA),
  – infolge metabolischer Gelenkflächenzerstörung wie Chondrocalcinose, Uratarthropathie,
- durch hämatologisch/hämostaseologische Ursachen wie Sichelzellanämie und Hämophilie,
- infolge knochennekrotischer Prozesse:
  – durch primäre Humeruskopfnekrose,
  – sekundäre Humeruskopfnekrose infolge z.B. Mehrfragmentfrakturen, gefäßokkludierender Erkrankungen (z.B. Sichelzellenanämie), Dekompressionskrankheit (Caisson-Syndrom), langdauernder Steroidtherapie, Zytostatikatherapie,
- bei rheumatischer Gelenkdestruktion.

Kontraindikationen sind neurogene Arthropathien, wie z.B. Syringomyelien oder Charcot-Gelenke. In diesen Fällen kommt es durch die fehlende Propriorezeption und neurogene Bewegungsstörung zu einer rasch zunehmenden Lockerung der Implantate mit zumeist gravierenden Osteolysen.

Primäre (idiopathische) Omarthrose

Die Ursache ist wie bei sonstigen primären Omarthrosen unklar. Die Gelenke sind in der Frontal- bzw. Skapulaebene zentriert. Die Rotatorenmanschette ist in altersgemäßem Status, d.h. dass man bei 70-Jährigen in ca. 20–30% mit vorliegenden kompletten Läsionen rechnen muss, die jedoch selten mehr als eine Sehne umfassen. Häufiger treten Partialdefekte auf, die aber in der Regel symptomlos sind. Der Funktionsstatus der Rotatorenmanschette stellt bei der primären Omarthrose in der Regel keinen limitierenden Faktor dar, obwohl Walch u. Mitarb. (1998) in 10% der Fälle einen Rotatorenmanschettendefekt fanden (7,4% isoliert im Supraspinatusmuskel, 2,6% mit partieller Einbeziehung des Infraspinatusmuskels).

Das klinische Bild wird bestimmt von zunehmender schmerzhafter Bewegungseinschränkung, wobei vor allem die Abuktion und Außenrotation betroffen sind. Hinzu kommt ein morgendlicher Schmerz bei ersten Bewegungen des Gelenks und in fortgeschrittenen Fällen und aktivierten Arthrosen auch ein Ruheschmerz. Im weiteren Verlauf nimmt auch die Innenrotation ab, und die Funktionseinschränkungen werden auch im unteren Verkehrsraum, wie z.B. bei der perinealen Pflege, zunehmend stärker.

Zum Operationszeitpunkt besteht meist eine erhebliche Innenrotationskontraktur.

Da Kapselgewebe anpassungsfähig ist und einem stetigen Umbau unterliegt, kommt es zu zunehmender Gewebsschrumpfung und begleitender Verkürzung des Subskapularismuskels bei zunehmender Innenrotationskontraktur.

Es gibt Formen, die in der Transversalebene ebenfalls zentriert sind (Typ A nach Walch u. Mitarb. 1998) sowie solche mit Dezentrierung nach dorsal (Typ B). In solchen Fällen liegt ein verstärkter dorsaler Pfannenabrieb mit hinterer Pfanneninsuffizienz vor, in ausgeprägten Fällen sogar Bilder wie bei einer vermehrten Retroversion der Pfanne (Typ C) (Abb. 16.**28**). Der Pfannentypus kann im CT oder MRT bestimmt werden, den man nicht für die Operationsindikation, aber u.U. für die Operationsplanung benötigt.

Sekundäre Omarthrosen

Bei den sekundären Omarthrosen ist aus der Perspektive der Operationsplanung zu unterscheiden zwischen den Arthropathien mit krankheitsbedingter Formveränderung nur der knorpeltragenden Anteile des Humeruskopfs wie bei der Humeruskopfnekrose und den Deformierungen des gesamten proximalen Humerusendes nach in Fehlstellung verheilten Mehrfragmentfrakturen. Letztere gehen neben komplexen Deformitäten des proximalen Humerusendes meist auch mit erheblichen extraartikulären Adhä-

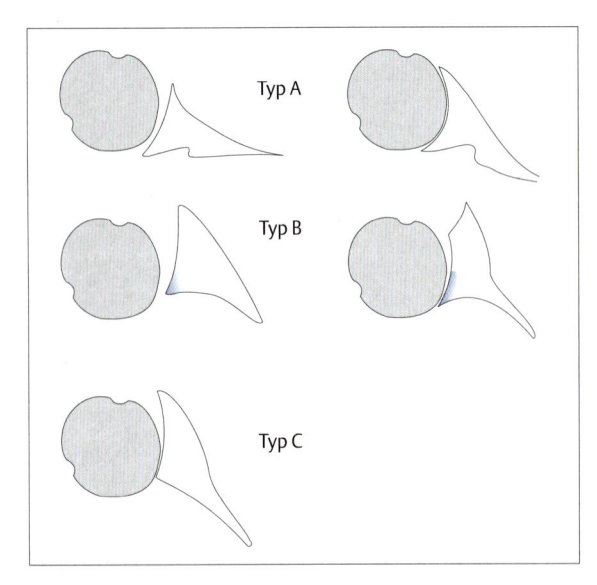

Abb. 16.28 Pfannentypisierung nach Walch bei der primären Omarthrose.

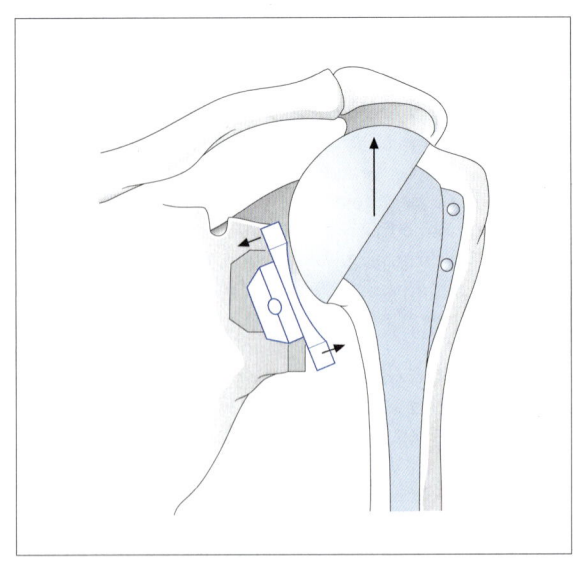

Abb. 16.29 Exzentrische Pfannenbelastung bei kranial dezentriertem Gelenk (sog. Rocking-Horse-Effekt).

sionen einher und erfordern oft auch Osteotomien zur Endoprothesenimplantation.

Bei den sog. Instabilitäts- oder Postluxationsarthrosen nach Operationen mit exzentrisch kapselraffenden Maßnahmen liegen fast immer horizontal nach dorsal dezentrierte Gelenke vor.

Es ist bei allen dezentrierten Gelenken auf die Integrität der Rotatorenmanschette zu achten.

Bei erheblichem Funktionsverlust infolge eines Rotatorenmanschettendefekts ist nicht davon auszugehen, dass mit einer Endoprothese eine wesentliche funktionelle Besserung bei gehobenem Arm zu erreichen sein wird. Nur für den Schmerz sowie die Rotationsbewegungen am hängenden Arm kann eine signifikante Besserung erwartet werden. Die Lebensqualität kann hierbei allerdings entscheidend verbessert werden.

Da der Kopf bei der RDA exzentrisch kranial dezentriert steht, wäre eine künstliche Pfanne ebenfalls exzentrisch belastet. Dadurch ist eine vorzeitige Lockerung begünstigt (sog. Rocking-Horse-Effekt, Abb. 16.**29**), sodass bei dezentrierten Gelenken mit Rotatorenmanschettendefekt in der Regel nur ein Humeruskopfersatz indiziert ist.

Bei der Humeruskopfnekrose (Abb. 16.**30**) findet sich oft ein erhebliches Missverhältnis zwischen radiologisch sehr eindrucksvoller Destruktion und nur geringer Beeinträchtigung der Schulterbeweglichkeit und erträglichen Schmerzen. Die Indikation zur Endoprothesenversorgung durch Humeruskopfersatz stellt sich durch den nicht mehr tolerablen Schmerz und die Funktionsstörung in einer Minderzahl der Fälle. Gelenkerhaltende Maßnahmen wie die Dekompressionsbohrung sind ab Stadium III und höher nicht mehr erfolgreich (L'Insalata u. Mitarb. 1996).

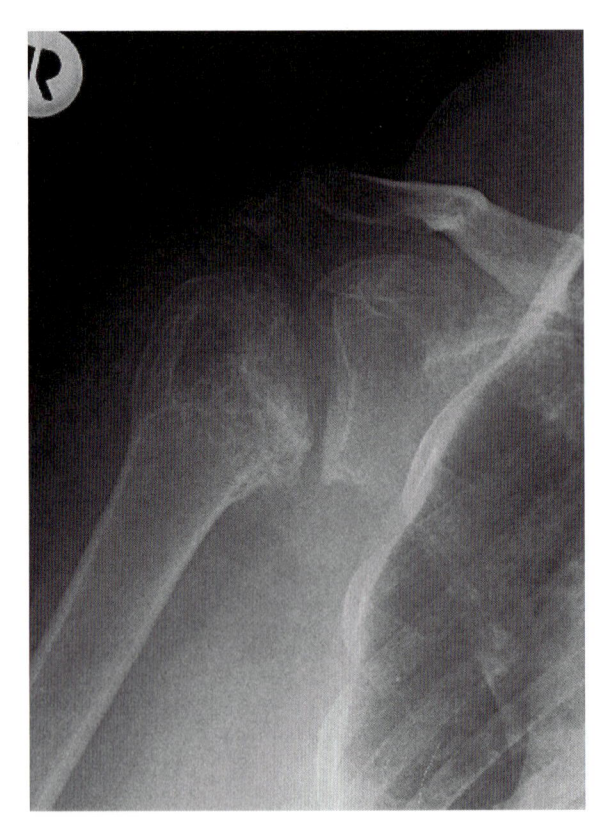

Abb. 16.30 Humeruskopfnekrose mit fortgeschrittener Deformierung des Kopfs.

Rheumatoide Arthritis und andere entzündlich-rheumatische Gelenkdestruktionen

Bei Rheumatikern ist neben der postarthritischen Omarthrose vor allem auch die begleitende Schädigung der Rotatorenmanschette bedeutsam. Rheumatiker kommen meist im Larsen-Stadium IV oder V zur Operation. Oft besteht in diesen Fällen auch schon eine gravierende Pfannenerosion und Zentralisierung. Der Pfannenabrieb erfolgt beim Rheumatiker meist superior, sodass der Humeruskopf nach medial und kranial treten kann (Abb. 16.31). Dies ist zudem begünstigt durch die meist schlechte Gewebsqualität der Rotatorenmanschette. Es können dadurch impingementähnliche Situationen entstehen, wobei allerdings die Kontaktzonen am Schulterdach verändert sind. Eine Hemiendoprothese kann diese Situation meist nur partiell kompensieren.

Die schlechte Knochenqualität des Rheumatikers in Verbindung mit der oft fortgeschrittenen Rotatorenmanschettenschädigung stellt einerseits eine relative Kontraindikation für einen Glenoidersatz dar. Andererseits ist ein funktionell zufriedenstellendes Resultat nur durch eine biomechanische Rezentrierung, Glenoidreorientierung und tribologisch einwandfreies Verhalten zu erwarten, sodass ein Glenoidersatz fast zwingend erscheint. Diese Abwägung zum Teil konkurrierender Ziele muss der Operateur anhand des Aktivitätsniveaus des Patienten, seiner voraussichtlichen Lebenserwartung und dem Zustand von Glenoid und Rotatorenmanschette sowie der Knochenqualität treffen.

Die Indikation und Technik zur endoprothetischen Versorgung von Humeruskopffrakturen werden im Kapitel „Endoprothetische Versorgung bei 3- und 4-Fragment-Frakturen" abgehandelt.

16.4.3 Endoprothesenmodelle

Allgemeiner Teil

Humeruskopfersatz. Die meisten der heute gebräuchlichen Modelle gehen auf die 2 in den frühen 50er-Jahren von Krueger (1951) und Neer u. Mitarb. (1953) entwickelten Humeruskopfprothesen zurück. Diese werden mit einem Stiel (analog dem Vorgehen bei der Hüftendoprothetik) im Humerusschaft durch Knochenzement fixiert. Der Kopf sitzt fest dem Schaft auf (Monoblockendoprothese).

Die Weiterentwicklung der Neer-Prothese, die Neer-II-Prothese, war lange die am häufigsten implantierte Schulterendoprothese der Welt. Sie war mit 3 unterschiedlichen Kopfhöhen bei nur einem Radius als Monoblockendoprothese lieferbar. Der Kopf wies gegenüber der Schaftachse einen fixen medialen Versatz und keinen dorsalen Versatz auf.

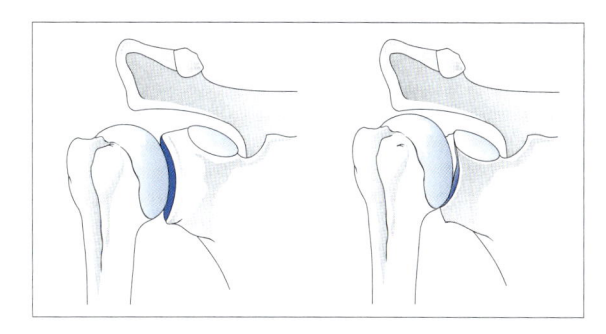

Abb. 16.31 Mediokraniale Migration des Humeruskopfs durch Pfannenerosion und Rotatorenmanschetteninsuffizienz bei der rheumatoiden Arthritis.

Der seit den 70er-Jahren lieferbare Glenoidersatz (Abb. 16.25) bestand aus einer Polyethylengleitfläche mit einer kielartigen Verankerung, die mit Zement in einem zu schaffenden Schlitz im Glenoid fixiert wurde. Glenoid und Humeruskopf hatten denselben Radius. Temporärer Einsatz eines Glenoids mit metallverstärktem Rücken („metal backed") war nicht erfolgreich.

Von Dines, Warren u. Mitarb. wurde Ende der 80er-Jahre die Ära der Endoprothesen der 2. Generation eröffnet: Sie konzipierten mit der Biomet-Modular die erste modulare Endoprothese, die unterschiedliche Kopfdurchmesser mit unterschiedlichen Höhen zur Verfügung stellte (Moeckel u. Mitarb. 1992, Dines u. Mitarb. 1994). Die Köpfe wurden als modulare Steckköpfe geliefert. Der Schaft war makrostrukturiert und für zementfreie Implantation vorgesehen. Auch eine zementierbare Version war lieferbar. Der Pfannenradius war größer als der Kopfradius, um die natürliche Translation des Humeruskopfs auf dem Glenoid imitieren zu können.

Es folgten in den 90er-Jahren mehrere Modelle mit ähnlichem modularen Aufbau wie 3 M-Modular, die Global Shoulder nach Rockwood und Matsen und weitere.

Von Boileau und Walch wurde die 3. Endoprothesengeneration eingeführt: Sie fanden heraus, dass in den meisten Fällen mit den gängigen Endoprothesen auch der modularen 2. Generation die ursprüngliche anatomische Form des proximalen Humerusendes nicht wiederherzustellen war (Abb. 16.32). Zudem stellten sie fest, dass der dorsale und mediale Versatz des Humeruskopfzentrums gegenüber der Humerusschaftachse (Abb. 16.33), der sog. posteriore und mediale Offset, nicht bzw. unzureichend berücksichtigt war. Sie konzipierten mit der Äqualis-Schulter ein Modell, das mit einer exzentrischen, wählscheibenartigen Verankerung des Kopfs auf dem Schaft in der Lage war, einen individuell einstellbaren posterioren und medialen Versatz des Kopfs gegenüber der Schaftachse zu erreichen. Zudem kann die Kopfinklination eingestellt werden. Nachteilig ist bei dieser Konstruktion, die später auch von der sog. Nottingham-Variante der Biomodular Shoulder nach Wallace und der HAS-Prothese nach Resch aufgegriffen wurde, die fixe Koppelung der Drehbe-

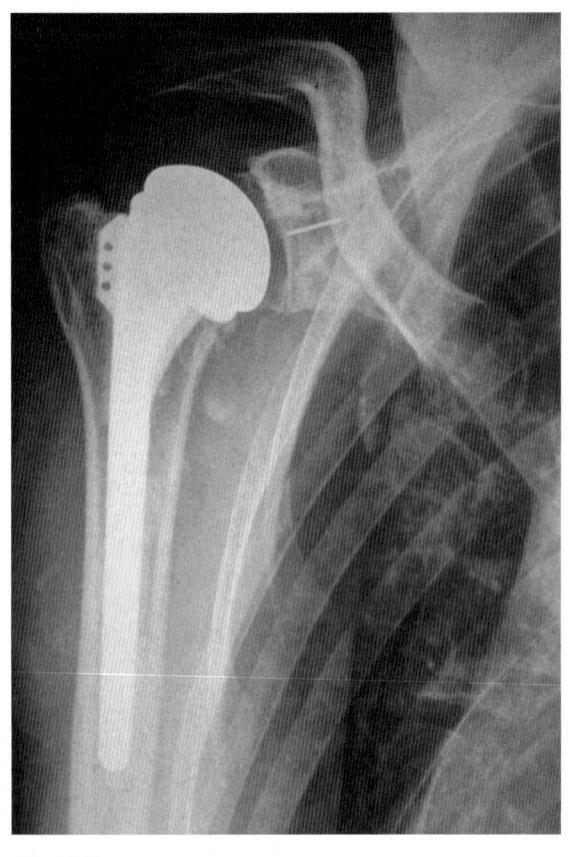

Abb. 16.32
a Der Humeruskopf überragt korrekt das Tuberculum majus, die Prothese der 2. Generation ist zentrisch mit dem Stiel implantiert. Trotzdem ist die Anatomie des proximalen Humerus durch zu großen Abstand zwischen künstlicher Kalotte und dem Tuberculum majus und mangelnder Abdeckung der Resektionsfläche nicht wiederhergestellt.
b Fast anatomiegerechte Wiederherstellung durch eine Endoprothese der 3. Generation.

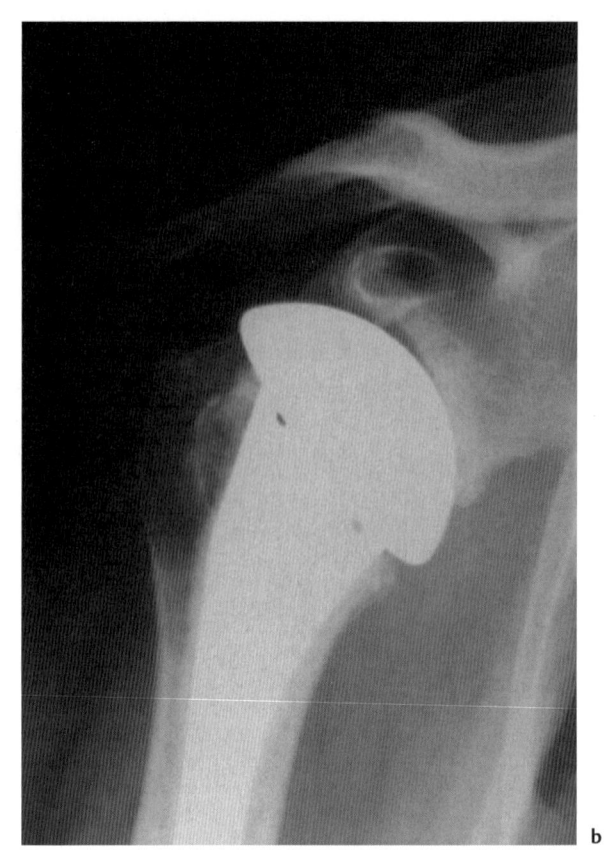

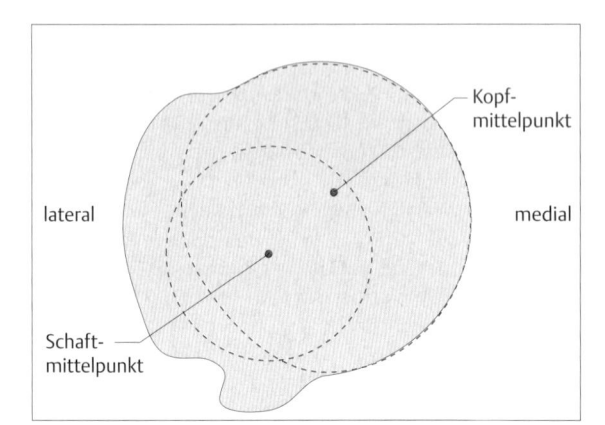

Abb. 16.33 Medialer und posteriorer Versatz des Humeruskopfs gegenüber der Schaftlängsachse.

wegungen: Die Vergrößerung des dorsalen und medialen Versatzes verringerte die Höhe des Endoprothesenkopfs.

Dieses Problem wurde mit weiteren Entwicklungen von Endoprothesen der 3. Generation zu lösen versucht. Sowohl die Anatomica-Schulter nach Gerber wie auch die Epoca-Schulter nach Hertel arbeiten mit Doppelexzenterkugeln bzw. -scheiben, die es erlauben, medialen und dorsalen Versatz (offset) unabhängig voneinander einzustellen. Auch die Univers-Prothese nach Habermeyer verfügt über Möglichkeiten, den medialen und dorsalen Versatz separat einzustellen.

In den letzten 10 Jahren wurde an der Schulter die Idee des reinen Oberflächenersatzes wieder aufgegriffen, wie er bereits in den späten 70er- und den frühen 80er-Jahren in der Hüftendoprothetik in Form der sog. Wagner-Kappe verbreitet war und in modifizierter Form an der Schulter zunächst von Bateman (1978) eingeführt wurde. Heute gebräuchliche Modelle gehen auf Jonsson, Rydholm, Copeland und Rüther zurück und werden zementiert wie unzementiert implantiert (Abb. 16.**27**, S. 497). Der Vorteil der Kappenarthroplastiken ist, dass sie nur die gleitende Oberfläche ersetzen. Durch die Orientierung an anatomischen Landmarken muss man keine z. T. komplizierten Operationsmanöver durchführen, um die korrekte Retrotorsion zu erreichen. Auch um den korrekten medialen und dorsalen Versatz des Kopfs gegenüber der Schaftlängsachse muss man sich bei der Kappenendoprothese nicht kümmern. Der Nachteil ist, dass man sie nur bei nur wenig deformiertem Humeruskopf einsetzen kann. Sie sind z. B. nicht geeignet für die Versorgung veralteter, in Fehlstellung geheilter Humeruskopffrakturen.

Schaftverankerung. Während die Neer-II-Prothese nur für den zementierten Einsatz gedacht war und unzementierte Anwendung auch erhöhte Raten an Schaftlockerungen erbrachte (Torchia u. Mitarb. 1997), sind fast alle Schaftmodelle der Prothesen der 2. und 3. Generation sowohl zementiert wie unzementiert anwendbar. Eine Überlegenheit unzementierter Schulterendoprothesen in Form niedrigerer Lockerungsraten ist bis heute nicht wissenschaftlich bewiesen, z. T. sogar zweifelhaft. Bei Rheumatikern und bei Osteoporose ist die zementierte Schaftverankerung sicher überlegen.

Glenoidersatz. Der Glenoidersatz wurde erst in der ersten Hälfte der 70er-Jahre von Neer in Form eines ganz aus Polyethylen bestehenden Glenoids (Abb. 16.**25**) eingeführt. Die Verankerung im Schulterblatt erfolgte über einen Kiel, der in einen Schlitz einzementiert wird. Fast alle Modelle der 2. Generation verfügen über ähnliche Pfannen. Versuche, mit Metallrücken die hohe Rate von 30–90 % an radiologisch sichtbaren Lockerungssäumen zu beeinflussen, waren nicht erfolgreich.

Die Pfanne der Biomet-Modular-Endoprothese war die erste Entwicklung einer unzementierten Version (Abb. 16.**34**). Ein mit 2 Schrauben primär fixierter, makrostrukturierter Metallrücken mit einem konischen Dorn diente als Träger eines per Verklemmung eingesetzten Polyethylenglenoids. Die Pfanne hat einen größeren Radius als der Kopf und erlaubt somit Translationsbewegungen des Kopfs in der Pfanne, um dem natürlichen Roll-Gleit-Muster der glenohumeralen Bewegung nahe zu kommen.

Mit der Global Shoulder nach Rockwood und Matsen wurde erstmals ein Pfannenmodell mit 4 Polyethylenfüßen anstelle des Kiels eingeführt. Diese Form wurde später bei vielen Endoprothesen der 3. Generation kopiert.

Neuere Modelle verwenden zur unzementierten Fixierung Hohlschrauben- oder Spreizdübelsysteme wie z. B. die Univers-Prothese nach Habermeyer und die Äqualis-Prothese.

Besonderheiten des Pfannenersatzes. Die Schulter ist ein kraftschlüssiges Gelenk. Die knöchernen Formen sind nicht identisch, der Glenoidradius ist größer als der Humeruskopfradius. Die flexible Pfannenerweiterung durch das Labrum glenoidale, die randständig größere Dicke des Glenoidknorpels und die belastungsabhängige Deformation des Knorpels führen aber dazu, dass tatsächlich eine flexible Formschlüssigkeit erreicht wird (Soslowsly u. Mitarb. 1992, Kelkar u. Mitarb. 1994).

Ein die anatomische, flache Form der Pfanne imitierendes künstliches Glenoid wird ebenso wie das natürliche Glenoid ohne Labrum und Knorpel nicht in der Lage sein, eine Führung des Humeruskopfs durch Formschlüssigkeit zu erreichen, wie z. B. bei einem natürlichen oder künstlichen Hüftgelenk. Die Formschlüssigkeit verbessernde Strukturen analog dem natürlichen Labrum glenoidale sind bis heute technisch nicht realisiert worden.

Die Möglichkeiten der Verankerung eines künstlichen Glenoids sind durch die zur Verfügung stehenden kleinen Flächen und Knochenvolumina begrenzt. Insofern führt jede Störung des Kraftflusses und -schlusses durch nicht korrigierte oder irreparable Erkrankungen oder Verletzungen der führenden Weichteile (v. a. der Rotatorenmanschette) zu einer exzentrischen Belastung der Pfanne

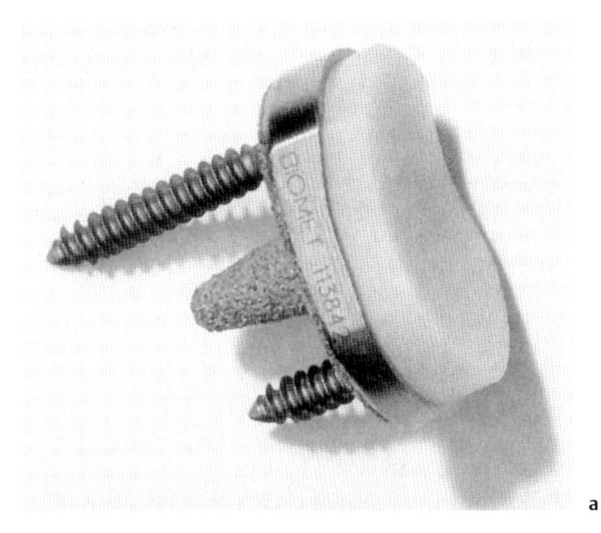

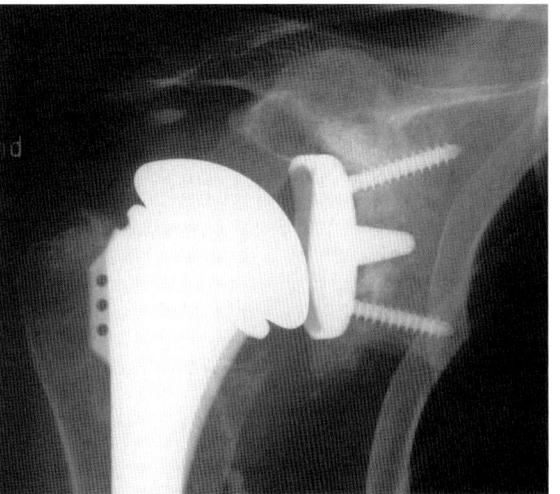

Abb. 16.34 a u. b Modularer Glenoidersatz für zementfreien Einsatz (Biomet-Modular).

(Abb. 16.**29**). Dies begünstigt frühzeitige Lockerungen, sodass in diesen Situationen von einem Pfannenersatz abzuraten ist, wenn die Ursachen nicht korrigierbar sind.

Es gibt allerdings Situationen mit groben Unregelmäßigkeiten der Pfanne, wo man sich u. U. trotz Kenntnis dieser Situation und Lockerungsgefährdung zu einer Pfannenimplantation entschließen muss. Gleiches gilt für den Rheumatiker mit grober Pfannendeformität und Zentralisierung durch medialen Abrieb und gleichzeitiger schwerer Rotatorenmanschetteninsuffizienz. Hier bestehen bei der Entscheidung für oder gegen den Glenoidersatz oft nur schwer gegeneinander abzuwägende, konkurrierende Ziele.

Der Pfannenersatz bei Rheumatikern wird zusätzlich dadurch erschwert, dass die Pfannen ausgewalzt sind und der anteroposteriore Durchmesser im Durchschnitt um 6 mm zunimmt, allerdings etwa die Hälfte nicht spongiös unterfüttert ist (Mullaji u. Mitarb. 1994).

Weitere häufige Ursache wie Folge einer biomechanischen Störung mit Dezentrierung (die Abfolge ist nur bei einem Teil der Patienten zu klären) ist ein exzentrischer Abrieb der Pfanne. Beim Rheumatiker erfolgt der Abrieb meist kranial-medial.

Das Glenoid ist nach den meisten Angaben in der Literatur gegenüber der Skapulalängsachse in einer leichten Retroversion. Die Angaben in der Literatur – entweder erhoben an anatomischen Präparaten oder mit dem CT gemessen – ergeben eine durchschnittliche normale Version des Glenoids gegenüber der Längsachse des Skapulakörpers von ca. 13° Retroversion bis 3° Anteversion (Resch u. Mitarb. 1988). Sowohl Friedman u. Mitarb. (1992) wie auch Badet u. Mitarb. (1998) fanden bei primärer Omarthrose den Retroversionswinkel des Glenoids signifikant erhöht gegenüber einem Kontrollkollektiv. Badet u. Mitarb. (1998) konnten Gleiches auch für die rheumatoide Arthritis nachweisen.

Bei der Omarthrose wird durch eine präoperative CT-Untersuchung der Pfannenstatus nach Walch u. Mitarb. (1999) graduiert (Abb. 16.**28**): Bei zentrierten Gelenken ohne randständigen Pfannenabrieb und ohne Sekundärpfannenbildung (Typ A) sind gute Ergebnisse auch ohne Pfannenersatz zu erwarten, wenn die Pfanne glatt und eburnisiert ist. Bei ausgebildeten Sekundärpfannen und dorsalem Versatz (Typ B) sollte das Glenoid ersetzt werden. Dabei ist ebenso wie bei pathologischer Retroversion des Glenoids über 25° (Typ C) operationstechnisch eine Korrektur der versionsbestimmenden Auflagefläche für das künstliche Glenoid notwendig. Dies erfolgt entweder durch Abfräsen des ventralen Anteils oder – operationstechnisch wesentlich aufwendiger – durch knöchernen Aufbau des dorsalen Anteils (s. u.). Dezentrierte Gelenke vom Typ B und C finden sich bei der primären Omarthrose nach Badet u. Mitarb. (1995) in 40% und nach Walch u. Mitarb. (1998) in 45%. Die dorsale Dezentrierung ist als posteriorer Abrieb der morphologische Ausdruck einer gestörten horizontalen Kräftebalance, die die Operation möglichst beseitigen muss.

Bei Rheumatikern kann die schlechte Knochensubstanz zu einer vorzeitigen Pfannenlockerung führen, andererseits wurde von Gschwend u. Mitarb. (1988) und Boyd u. Mitarb. (1991) gezeigt, dass die funktionellen Ergebnisse nach Implantation einer Totalendoprothese besser sind als nach Implantation einer Hemiprothese. Stewart und Kelly (1997) fanden bei Rheumatikern nach 10 Jahren, dass trotz einer großen Zahl von 66% radiologischer Lockerungszeichen nur in 5,6% klinisch manifeste Lockerungen vorlagen.

Biomechanisch sind bei stereophotogrammetrischen Überprüfungen fast alle Pfannen schon nach 2 Jahren gelockert, wenn man Mikrodislokationen zum Maßstab nimmt (Nagels u. Mitarb. 1999). Die Mehrzahl der sog. Pfannenlockerungen, die infolge Saumbildung um den Zementmantel diagnostiziert werden, ist allerdings asymptomatisch. Daraus erklärt sich die große Diskrepanz zwischen den kurz- und mittelfristig 1,6–3,6% und langfristig maximal 16% betragenden klinisch-manifesten Lockerungsraten und der Rate an röntgenologischen Saumbildungen von 26–100% (Rodosky und Bigliani 1996).

Es besteht deshalb ein Konsens, dass als manifeste Lockerung nicht die Saumbildung, sondern die im Nativröntgenbild sichtbare Positionsänderung der Pfanne oder aber komplette Saumbildung um die Pfanne mit neu aufgetretener Schmerzsymptomatik als klinisch relevante Lockerung definiert wird. Die Wechseloperationen gelockerter Pfannen sind problematisch, da in der Regel nur noch wenig Knochensubstanz zur Verfügung steht und man relativ oft Knochentransplantate nehmen muss. Alternativ kann die Pfanne nur ersatzlos entfernt werden, ggf. unter Auffüllung des Defekts mit autologem oder homologem Knochen. Die Resultate dabei sind oft unbefriedigend.

Koppelung der Gelenkpartner. Das Schultergelenk weist eine flexible Formschlüssigkeit durch Labrum, Knorpeldicke und Kapsel auf, ist aber im Wesentlichen kraftschlüssig unter der Einwirkung der Muskulatur.

Die bedingte Formschlüssigkeit eines natürlichen Schultergelenks ist technisch bis heute nicht realisierbar. Da die Muskulatur zum Implantationszeitpunkt oft erhebliche Imbalancen aufweist, gibt es ein Bedürfnis nach einer gewissen Formschlüssigkeit der Endoprothese. Komplette Formschlüssigkeit wie bei einem Kugelgelenk mit den Äquator übergreifender Pfanne oder bei einem Scharniergelenk bezeichnet man als Koppelung eines Gelenks. Ein sphärischer Kopf, der auf einem planen Gelenkpartner gleitet stellt das Gegenteil dar, eine völlig ungekoppelte Endoprothese. Die analogen Begriffe der englischen Literatur (constraint) sind nicht ganz deckungsgleich, zudem gibt es in der angloamerikanischen Literatur eine gewisse Unschärfe im Gebrauch der Begriffe „constraint" und „conformity" (Anglin u. Mitarb. 2000).

Von Cofield wurden die Schulterprothesen unterschieden in „constrained" Modelle mit z. B. voll formschlüssigen Kugelgelenken (z. B. Kölbel-Prothese, Kessel-Prothese, Stanmore-Prothese u. a.), „unconstrained" Prothesen ohne jede mechanische Verbindung zwischen Kopf und Pfanne wie bei der Neer-II-Prothese und sog. „semiconstrained" Endoprothesen, bei denen Pfannenüberhöhungen mit kranialer Schulter wie bei der St.-Georg-Endoprothese (Engelbrecht u. Stellbrink 1976), der DANA-Prothese oder der English-McNab-Prothese (McElwain u. English 1987) vorlagen.

„Constraint" definiert den durch die Form gegebenen (Sub-)Luxationswiderstand, und eine „fully constrained" Endoprothese entspricht im Deutschen am besten dem Begriff der gekoppelten Prothese (z. B. Scharnier- oder Kugelgelenkprothese). Ein maximales Maß an Koppelung wird mit verblockten Endoprothesen erzielt (Abb. 16.35), wo der Kopf von einer Pfanne mit Schnappmechanismus umfasst wird, die über den Kopfäquator reicht. Als „unconstrained" oder ungekoppelt wird eine Endoprothese bezeichnet, bei der die Pfanne durch ihre Formgebung der Luxation des Kopfs keinen Widerstand entgegensetzt, z. B. sphärischer Kopf auf ebener Fläche. Durch Ausmuldung einer Pfannenfläche entsteht ein gewisses Maß an Luxationswiderstand, das mathematisch durch den Winkel zwischen einer Senkrechten auf den tiefsten Pfannenpunkt und einer Senkrechten auf die Tangente zum Pfannenrand definiert wird (Anglin u. Mitarb. 2000 [1]). Der Grad an Koppelung nimmt also mit der Glenoidranderhöhung und -krümmung zu und ist zunächst von dem Verhältnis der Kopf- und Pfannenradien unabhängig. Er ist nicht einfach nur eine Funktion der Pfannentiefe oder Glenoidrandhöhe.

Radiuskonformität oder Radiusnonkonformität der Pfanne mit dem Humeruskopf. Konformität oder Nonkonformität bezeichnet den gleichen oder unterschiedlichen Radius von Kopf und Pfanne. Prinzipiell sind Konformität und Koppelung („constraint") separat voneinander variabel.

Angaben über eine natürliche erhebliche Diskrepanz zwischen Kopf- und Pfannenradius sind mit Einschränkung zu beurteilen, da sie überwiegend an knöchernen, knorpelfreien Skelettpräparaten erhoben wurden. Tatsächlich nimmt die Knorpeldicke auf dem Glenoid randständig zu, zudem vergrößert das Labrum glenoidale als mobile Gelenkflächenvergrößerung die Kontaktfläche. Unter Berücksichtigung dieser Tatsachen fanden Soslowsky u. Mitarb. (1992 [2]), dass 88% aller gemessenen Präparate Radiusdifferenzen von weniger als 2 mm aufwiesen und 100% weniger als 3 mm. Zudem wiesen ca. 16% der gemessenen Schultern einer Studie einen annähernd gleichen Kopf- und Pfannenradius auf und die restlichen 84% einen relativ weiter variierenden und größeren Pfannenals Kopfradius (McPherson u. Mitarb. 1997).

Es konkurrieren heute vollkonforme Endoprothesen mit identischem Radius von Kopf und Pfanne, wie sie auch Neer für den Typ II wählte, mit nonkonformen Typen mit größerem Pfannenradius wie bei fast allen Endoprothesen der 3. Generation. Die Weichteilführung der Schulter bringt eine angulationsabhängige Tendenz zur Translation des Kopfs in der Pfanne mit sich. Dabei ändert sich die Größe des Gelenkflächenkontakts, die bei 120°

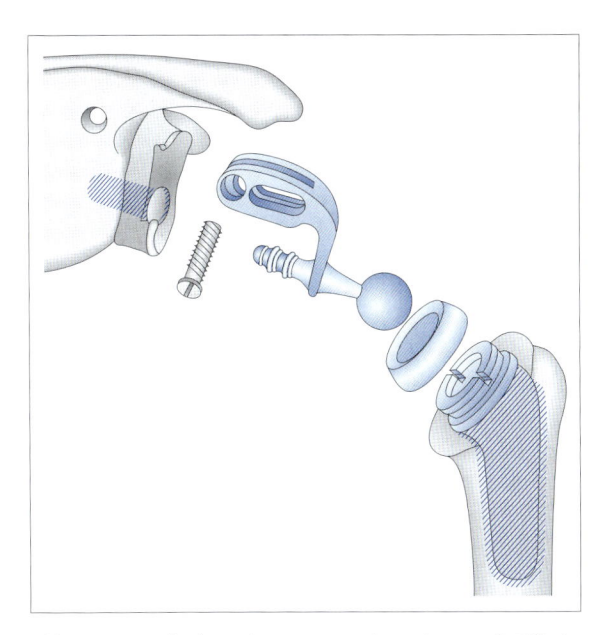

Abb. 16.35 Vollgekoppelte, inverse Endoprothese nach Kölbel.

Armhebung (in Außenrotation) ca. 5 cm^2 und bei 180° Armhebung nur noch 2,6 cm^2 beträgt (Soslowsky 1992 [1]), ebenso wie der Ort des humeroglenoidalen Kontaktes. Dieser wandert in zunehmender Abduktion/Außenrotation auf der Pfanne weiter nach dorsal. Aufgrund des Missverhältnisses zwischen Kopf- und Pfannenoberfläche ist immer nur ein kleiner Teil des Kopfs, hingegen durchgängig der überwiegende Teil der Glenoidfläche am Kontakt beteiligt. Eine formschlüssige, halbgekoppelte Endoprothese überträgt diese Kräfte auf das glenoidale Implantatlager, das damit stärker belastet wird und die Lockerungsgefahr erhöht (Severt u. Mitarb. 1993). Da eine flexibel-konforme Lösung wie in der Natur technisch nicht realisierbar ist, schafft eine Radiusdifferenz von 3–5 mm am ehesten die Voraussetzungen für eine annähernd normale Roll-Gleit-Bewegung des Kopfs in der Pfanne.

Die nahe liegende Lösung eines größeren Pfannen- als Kopfradius, erstmalig verwirklicht bei den Typen Biomet-Modular und Global Shoulder, führt wegen des nur punktförmigen Kopfkontaktes allerdings zu einer stärkeren Belastung des Implantatmaterials und damit zu verstärktem Polyethylenabrieb, der wiederum Lockerung induzieren kann.

Die Diskussion über Vor- und Nachteile von Radiuskonformität bei Totalendoprothesen ist heute noch nicht abgeschlossen. Die Datenlage erlaubt jedoch schon heute die Aussage, dass vor allem zentrierte Gelenke mit intakter Rotatorenmanschette (bei Humeruskopfnekrose und primärer Omarthrose, ggf. bei der rheumatoiden Arthritis) potenziell von radiusnonkonformen Endoprothesen profitieren können. Nur in solchen Fällen lässt sich postoperativ ein annähernd normaler skapulohumeraler Rhythmus und damit auch annähernd normale humeroglenoidale Translation erwarten (Boileau u. Mitarb. 1992).

Bipolare Endoprothesenmodelle

Es wurde früh erkannt, dass die Implantation des Glenoids schwierig und störanfällig ist und Lockerungsprobleme vor allem dort auftreten. Insofern wurden Versuche unternommen, mit bipolaren Endoprothesen einerseits auch eine Art glenoidalen Partner zu haben, andererseits aber die schwierige Implantation und Lockerungsgefahr zu umgehen. Da mit den ersten Modellen von Swanson, die analog zu Hüftendoprothesen konstruiert waren, der gesamte Humeruskopf inklusive der die Rotatorenmanschettenansätze tragenden Tuberkula reseziert werden musste, waren die funktionellen Ergebnisse insgesamt unbefriedigend (Swanson u. Mitarb. 1989). Heutige Modelle sind z. B. die Biomet-Modular-Endoprothese (Abb. 16.**36**) bzw. die MVS-Endoprothese nach Thabe. Der Einsatz der bipolaren Modelle wird von den meisten Autoren nur bei schweren Defekt- und Insuffizienzsituationen der Rotatorenmanschette wie bei der RDA oder der fortgeschrittenen rheumatoiden Arthritis gesehen (Lee u. Niemann 1994, Watson 1996, Worland u. Mitarb. 1997, Petroff u. Mitarb. 1999). Allerdings berichteten Arredondo und Worland (1999) auch über den Einsatz bei primärer Omarthrose.

Die Hauptindikation für eine bipolare Endoprothese sind
- Schultern mit einer irreparabel zerstörten Rotatorenmanschette, die aufgrund eines unterbrochenen korakoakromialen Bogens nach früherer Dekompression oder sonstiger, starker anterosuperiorer Dezentrierungstendenz nicht für eine normale Hemiendoprothese infrage kommen,
- Schultern, die aufgrund einer Funktionsstörung des Deltamuskels (z. B. Ursprungsinsuffizienz nach vorangegangener Operation oder N.-axillaris-Läsion) nicht für ein inverses Modell vom Typ der Deltaprothese geeignet sind, oder weil die Patienten zu jung sind,
- Schultern, die aufgrund einer erheblichen Glenoidinsuffizienz ungeeignet erscheinen, die Glenosphäre eines inversen Modells vom Typ der Deltaprothese zu tragen.

Gekoppelte und inverse Endoprothesenmodelle

Um das Problem der mangelnden Gelenkführung bei fehlender oder insuffizienter Rotatorenmanschette zu beherrschen, wurden verschiedene Wege beschritten, um mit gekoppelten, dislokationsgesicherten Endoprothesen Stabilität bei ausreichender Funktion zu erzielen (Zippel 1975). So wurden u. a. von Kessel (1982) sowie von Kölbel und Friedebold (1975) vollgekoppelte Endoprothesen mit inversen Artikulationsverhältnissen konstruiert (Abb. 16.**35**), die einen glenoidseitigen Kugelkopf und eine humerusseitige Kugelpfanne trugen. Die Belastungen der Skapulaaufhängung waren jedoch zu hoch, sodass unakzeptable Lockerungsraten auftraten (Broström u. Mitarb. 1992).

Da sich bei Prothesen mit inversen Artikulationsverhältnissen der Hebelarm des Deltamuskels verschiebt, versucht man dies therapeutisch heute mit der inversen Delta-Prothese nach Grammont und Baulot (1993) in der Behandlung der Rotatorendefektarthropathie umzusetzen (Abb. 16.**37**). Die bislang bekannten Frühergebnisse sind funktionell ausgesprochen ermutigend (Baulot u. Mitarb. 1995). Mittel- bis langfristige Ergebnisse liegen hierzu jedoch in der Literatur noch nicht vor. Ein aktueller Kongressbericht zeigte, dass regelhaft nach ca. 4–5 Jahren Lysezonen an der kaudalen Glenoidauflage der Glenosphäre entstehen, verursacht durch ein Anschlagsphänomen des Humerus (Molé 2000). Die längerfristige Perspektive derartig versorgter Schultern ist also kritisch zu sehen. Andererseits sind bei schweren Rotatorenmanschetteninsuffizienzen mit keiner anderen Methode derartig gute klinische Ergebnisse zu erzielen.

Die Hauptindikation sind somit Rotatorendefektarthropathien mit noch gut erhaltenem glenoidalen Knochenlager, um die Glenosphäre verankern zu können und erhaltener Funktion des Deltamuskels bei Patienten über 70 Jahren.

16.4 Endoprothetik des Schultergelenks

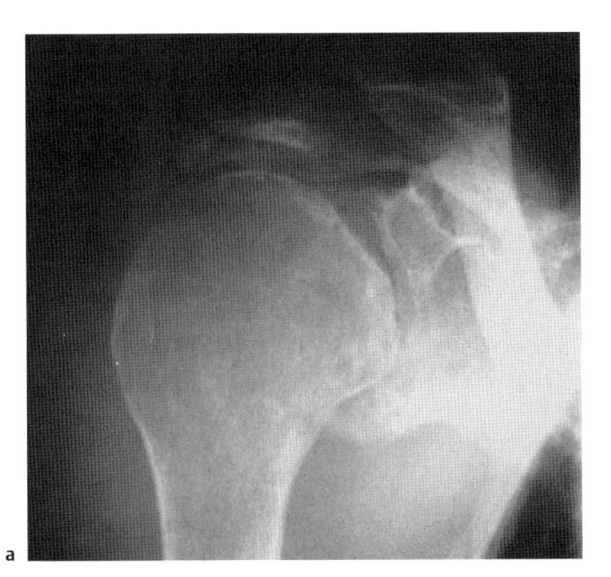

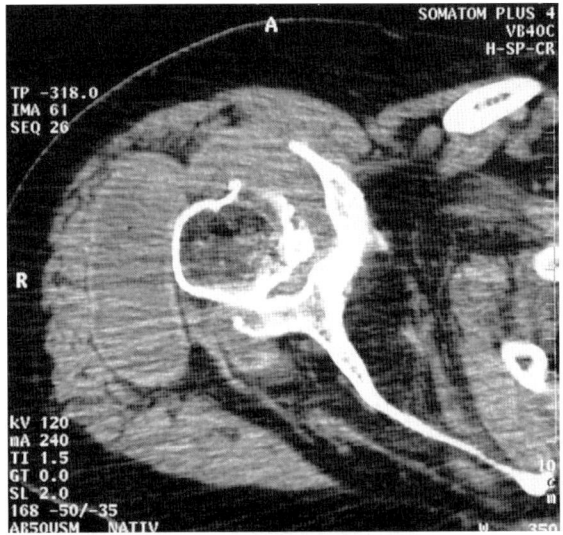

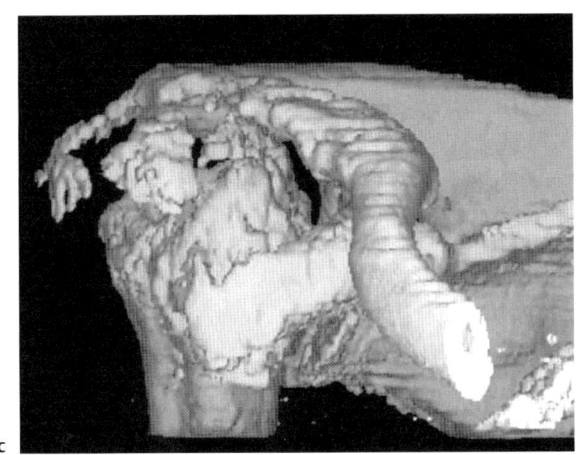

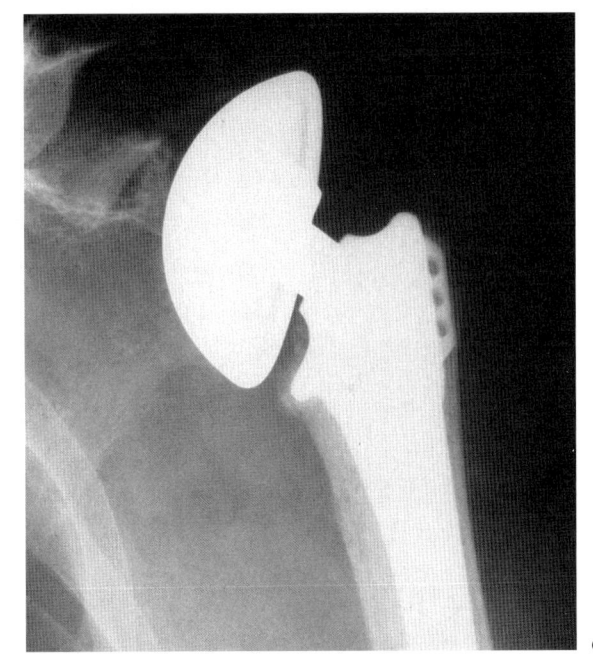

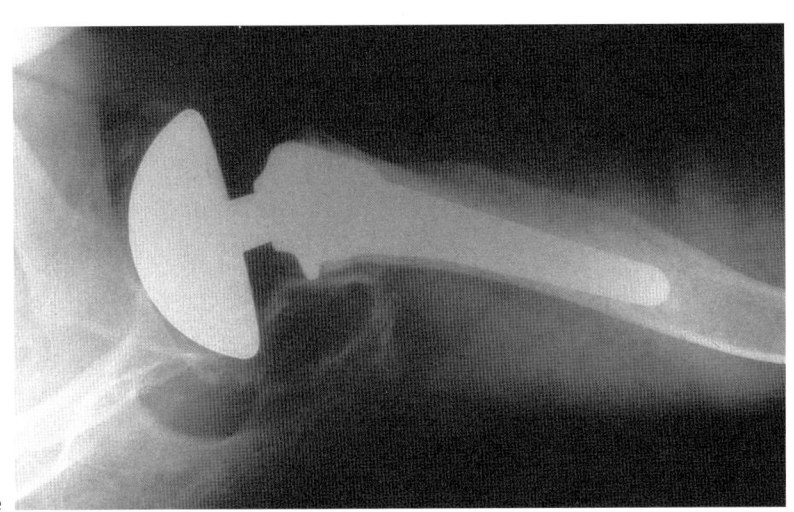

Abb. 16.36 a–e Versorgung einer destruierenden Form einer Defektarthropathie bei einer 62-jährigen Frau mit rheumatoider Arthritis mit einer bipolaren Endoprothese (Biomet)
(Aufnahmen F. Gohlke, Würzburg).
a Röntgenbild in a.-p. Projektion.
b u. **c** CT und dreidimensionale Rekonstruktion zeigen, dass nicht mehr ausreichend Substanz für die Verankerung einer reversen Endoprothese besteht.
d u. **e** Röntgenaufnahmen in a.-p. und transaxillärer Projektion 2 Jahre nach der Operation zeigen, dass sich die Kopfschale gut dem verbleibenden Lager angepasst hat. Die Patientin ist fast schmerzfrei, der aktive Bewegungsumfang hat sich mit 85° Elevation nicht gebessert.

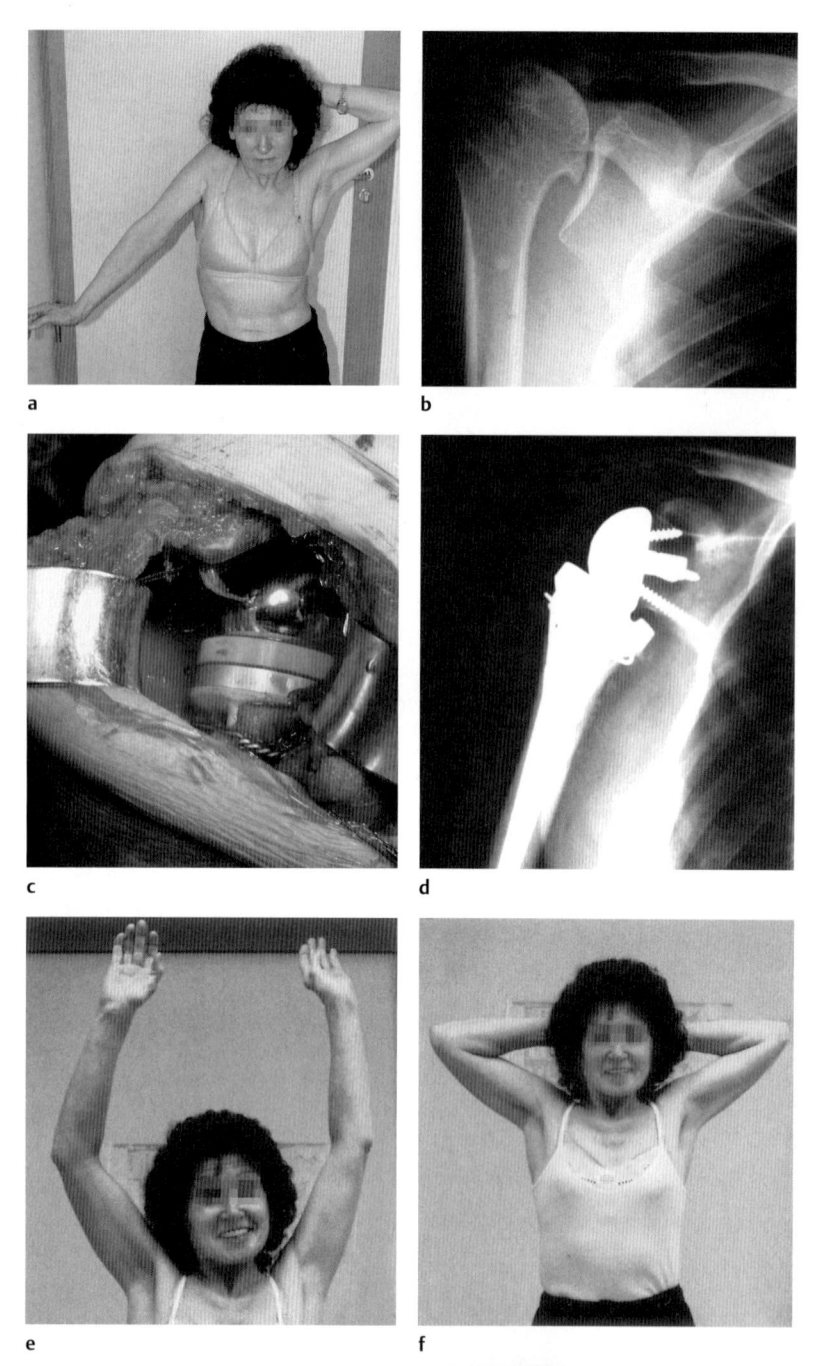

504 | 16 Osteochondrale und synoviale Erkrankungen des Glenohumeralgelenks

Abb. 16.37 a–f Anterosuperiore Dezentrierung bei Defektarthropathie mit ausgeprägter Atrophie der gesamten Muskulatur der Rotatorenmanschette, einschließlich des M. subscapularis bei einer 62-jährigen Patientin, die wegen der behindernden Funktionseinschränkung mit einer gekoppelten Endoprothese nach Grammont versorgt wurde (Material F. Gohlke).
a Klinisches Bild präoperativ mit der Unfähigkeit den betroffenen Arm zu heben bzw. nach außen zu drehen.
b Röntgenbild präoperativ in a.-p. Projektion: deformierter Humeruskopf und arrodiertes Akromion.
c Intraoperativer Befund nach Implantation des inversen Systems nach Grammont über einen anterosuperioren Zugang. Die Cerclage am proximalen Humerus war zur Sicherung der sehr schmalen Metaphyse erforderlich, da selbst die kleinste Größe bei der 151 cm langen Patientin nicht ohne eine Anspaltung einzubringen war.
d Röntgenbefund nach Aufbau des ausgehöhlten Akromions mit dem resezierten Kopf und Implantation der gekoppelten Endoprothese.
e u. f 1 Jahr nach dem Eingriff ist die Patientin schmerzfrei, kann bereits aktiv den Arm über Kopfniveau heben und selbstständig den Nackengriff durchführen.

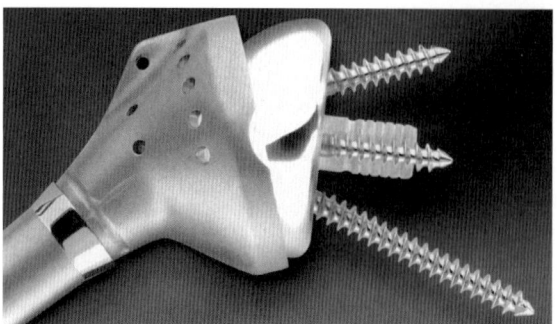

Abb. 16.37 g Inverse Deltaprothese nach Grammont für Schultern ohne funktionierende Rotatorenmanschette.

16.4.4 Operation

Planung

Der Zustand der Rotatorenmanschette sollte durch Sonographie und klinische Kraftmessung bestimmt werden. Es sollte präoperativ bekannt sein, ob eine Rekonstruktion der Rotatorenmanschette erforderlich und auch möglich ist. Bei Innenrotationskontrakturen sollten Art und Ausmaß einer Verlängerung der Subskapularissehne geplant werden.

Die Wahl eines zementfreien, zementierten oder hybridfixierten Modells mit zementfreiem Schaft und zementierter Pfanne hängt vor allem von der Knochenqualität ab. Wissenschaftlich ist die Überlegenheit zementfreier Implantation auch bei guter Knochenqualität bis heute nicht erwiesen.

Bei Omarthrosen, Humeruskopfnekrosen und rheumatoider Arthritis reicht üblicherweise eine Nativröntgenuntersuchung inklusive einer transaxillären Projektion aus.

Die Größe des Schafts wird anhand von transparenten Schablonen am Röntgenbild ermittelt. Wenn der Humeruskopf erheblich deformiert ist, muss man eine Röntgenaufnahme der Gegenseite zur Planung der Kopfgröße machen.

Bei Gelenken, die im transaxillären Röntgenbild eine horizontale Dezentrierung zeigen, sollte ein CT oder MRT erfolgen, um den Zustand der Pfanne und vor allem die Retroversion besser ausmessen zu können. Die Notwendigkeit eines entsprechenden Pfannenaufbaus sollte daraus abgeleitet und geplant werden.

Bei leichter Versionsanomalie der Pfanne kann eine Korrektur über eine mit verminderter Retrotorsion eingebrachte humerale Komponente erfolgen. In diesen Fällen ist eine exakte Orientierung über die Humerustorsion anhand eines CT oder MRT mit Ellenbogenreferenzschnitt zur Bestimmung der Torsion sinnvoll. Die Summe von Glenoidretroversion und Humeruskopfretrotorsion sollte 40° nicht überschreiten.

Die Operationsplanung bei Frakturen ist in den Kapiteln „Proximale Humerusfrakturen beim Erwachsenen" und „Endoprothetische Versorgung bei 3- und 4-Fragment-Frakturen" beschrieben.

Operations- und Implantationstechnik

Es sind in der Literatur mehrere Zugänge beschrieben:
- anteriorer Zugang mit Ablösung der Subskapularissehne,
- anterosuperiorer Zugang über das Rotatorenintervall,
- posteriorer Zugang mit Akromionosteotomie,
- posterolateraler Zugang nach Gagey.

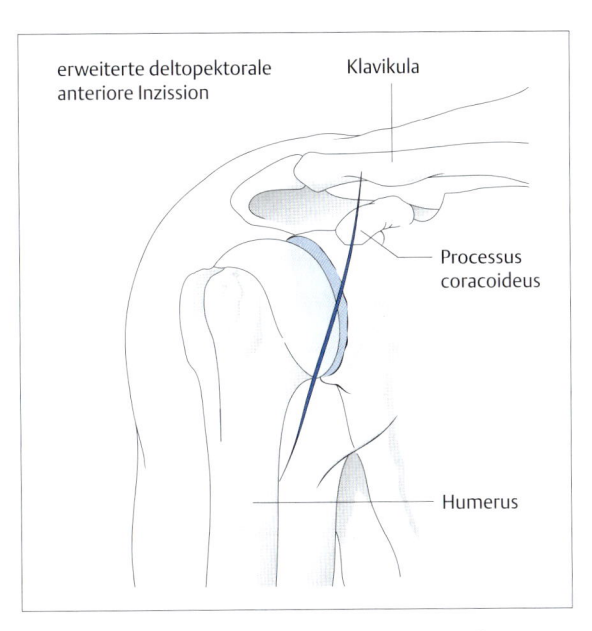

Abb. 16.38 Deltopektoraler Standardzugang zur Implantation einer Schulterendoprothese.

Standardzugang ist der anteriore Zugang: Der Zugang erfolgt im deltopektoralen Intervall (Abb. 16.38). Bei unkomplizierten Fällen wird man mit einem leicht bogenförmigen Hautschnitt im Verlauf der Spaltlinien auskommen, der die vordere Axillarfalte nicht nach lateral überschreitet. Wenn ausgedehntere Darstellungen notwendig sind, wird dieser Schnitt nach kranial bis zur Klavikula und nach kaudal bis zum Oberarm verlängert. Falls möglich, sollte man die vordere Axillarlinie mit dem Hautschnitt nicht nach lateral überqueren, da diese Narben in der Regel kosmetisch unbefriedigend werden. Die gemeinsame Sehne von M. coracobrachialis und dem kurzen Bizepsmuskel muss meistens nicht abgelöst oder der Processus coracoideus osteotomiert werden.

Innenrotationskontrakturen müssen unbedingt operativ beseitigt werden. Sonst ist nicht mit der Wiederherstellung einer funktionellen Außenrotation und damit einer zufriedenstellenden Schulterfunktion zu rechnen.

Wenn eine starke Innenrotationskontraktur besteht, muss die Subskapularissehne verlängert werden. Ein Zentimeter Verlängerung entspricht dabei etwa einem Außenrotationsgewinn von ca. 20°. Hierzu bestehen 3 Alternativen (Abb. 16.39).
- Kapsel und Sehne werden gemeinsam unmittelbar am Tuberculum minus abgelöst und zum Abschluss der Operation medial versetzt im Bereich des anatomischen Halses mit transossären Nähten wieder befestigt.
- Horizontale Z-förmige Verlängerung: Hierzu wird die Sehne analog dem Zugang bei einer offenen Stabilisierungsoperation formal von der Kapsel abgelöst, wobei dies lateral unmittelbar am Tuberculum minus erfolgt. Die Kapsel wird medial vom Glenoidrand abgelöst und

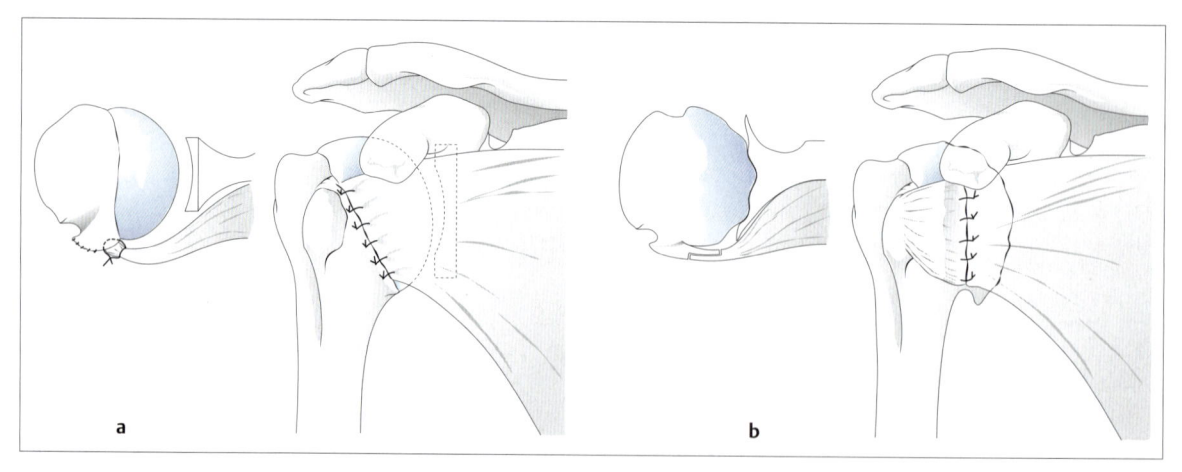

Abb. 16.39 a u. b Verlängerung der Subskapularissehne.
a Versetzung des Subscapularis-Ansatzes auf dem Tuberculum minus.
b Verlängerungsplastik unter Verwendung der vorderen Gelenkkapsel.

lateral in ihrer Insertion im anatomischen Hals belassen. Beim Verschluss des Gelenks wird der Sehnenstumpf an den Kapselstumpf genäht. Dabei kann eine Verlängerung um ca. 2–3 cm erreicht werden. Nachteilig kann sein, dass der Kapselanteil zuweilen schwach ist, zudem ist die kapsulotendinöse Naht stärker insuffizienzgefährdet als eine transossäre Refixation. Es lässt sich aber hiermit eindeutig der größte Längengewinn erzielen.
- Vertikale Z-förmige Verlängerung (mit dem Nachteil, dass ein Teil des vorderen Gelenks postoperativ nicht tendinös gedeckt ist). Da der fast ohne Sehne inserierende kaudale Anteil des Muskels für die Verlängerung wenig geeignet ist und die Kontraktur sich meist auch stärker im kranialen Anteil des Muskels abspielt, bleibt nach diesem Typ der Verlängerung die kritische anterosuperiore Zone unbedeckt.

Alle Verlängerungen führen theoretisch zur Kraftminderung für die Innenrotation: Die Muskelausgangslänge wird verkürzt, und bei der ersten Variante wird zusätzlich der Hebelarm verkürzt (der Ansatz gelangt näher an das Kopfzentrum).

Die meist erheblichen Kapselkontrakturen erfordern eine kontinuierliche Ablösung der Kapsel entweder am vorderen unteren Glenoidrand oder am Humerus bis zum unteren Pol. Bei großen posterioren Osteophyten kann es sein, dass die Außenrotation durch die Osteophyten gesperrt wird. Dann muss versucht werden, den Humeruskopf durch Knochenhebel vom Pfannenrand zu distanzieren und die dorsal prominenten Anteile auf dem Hebel nach vorne zu drehen und abzutragen.

Anschließend wird über die Rotatorenmanschette und unter den Deltamuskel ein Hebel eingesetzt und die Rotatorenmanschette von oben inspiziert. Ein runder Hebel wird unter Mitnahme der langen Bizepssehne hinter dem Kopf platziert, der die kraniodorsale Rotatorenmanschette vom Humeruskopf abhebt. Die anschließende Kopfresektion erfolgt je nach Endoprothesenmodell mit extramedullär oder intramedullär angelegten Schablonen. Die Schablonen geben durch die Auflagefläche der Kragen bzw. der Köpfe sowohl die Retrotorsion wie auch die Resektionshöhe vor. In der Literatur werden zur Humeruskopfretrotorsion recht variable Angaben gemacht, die im Mittel zwischen ca. 20° und 45° schwanken. Ursache ist die schwierige messtechnische Erfassung und ein Streit um die Referenzlinien durch die Epikondylenachsen am Ellenbogen oder Tangenten an Kondylenachse wie auch die Referenz am Humeruskopf. Derzeit wird als grober Richtwert eine Retroversion von ca. 30° gegenüber der Längsachse des Unterarmes bevorzugt (s. Abb. 1.**9** und 18.**24**).

Operatives Vorgehen

Implantation der Pfanne. Zur korrekten Pfannenimplantation ist eine vollständige Darstellung des natürlichen Glenoids notwendig. Dies gelingt nur durch eine ausgiebige zirkuläre Kapselablösung, vor allem auch dorsal, nachdem zuvor die Kalotte des Humeruskopfs reseziert wurde. Nur dadurch ist eine ausreichende Dorsalisierung des Humeruskopfs möglich und ein orthograder Einblick auf die Pfanne, der auch orthogrades Arbeiten erlaubt. Es gibt zwar zu vielen Endoprothesenmodellen Winkelgetriebeaufsätze für die motorisierte Bearbeitung der Pfanne. Diese sind aber für kleine und enge Schultern meist viel zu raumfordernd und verursachen durch Verklemmen u.U. sogar erhebliche Schäden am Knochenlager des Glenoids. Das Labrum muss zirkulär entfernt werden. Dann wird die Pfannenlängsachse markiert, die vom Tuberculum infraglenoidale etwa auf die Korakoidbasis zuläuft (Abb. 16.**40**). Orientierend hieran wird entweder ein Kiel

16.4 Endoprothetik des Schultergelenks

für eine Pfanne mit dem klassischen Kieldesign nach Neer geschaffen oder aber die Aufnahme für eine der neueren Konstruktionen wie z. B. Pfannen mit Füßchen oder dübelartigen Verankerungselementen oder Schrauben. Neuere Modelle wie die Univers-Schulter, die Äqualis-Schulter oder die Epoca-Schulter verwenden auch Hohlschraubensysteme bzw. Spreizdübel.

Da ein wesentliches Ziel bei der Totalendoprothese ein sowohl vertikal wie horizontal zentriertes Gelenk ist, müssen ggf. Abrieb und Versionsanomalien korrigiert werden. Bei ausreichend Knochensubstanz und nur leicht vermehrter Retroversion der Pfanne genügt ein ventrales Abfräsen der Pfanne, um die Version vor der Implantation des künstlichen Glenoids zu korrigieren. Leichte Versionsanomalien der Pfanne können auch durch adaptierte Torsionsänderung des Humeruskopfersatzes ausgeglichen werden. Bei Retroversion von > 15° sollte nach Empfehlung von Friedman u. Mitarb. (1992) ein Aufbau der dorsalen Pfanne erfolgen. Hierzu wird ein kortikospongiöser Span, der meist aus der resezierten Kopfkalotte gewonnen werden kann, mit 1 oder 2 versenkten Schrauben auf dem angefrischten dorsalen Glenoid fixiert, dann das Bett für das künstliche Glenoid präpariert (Abb. 16.41). Dies ist aufgrund der beengten Zugangsverhältnisse im hinteren Gelenkraum der schwierigste Teil der Operation und kann u. U. auch einen zusätzlichen hinteren Zugang erfordern (Bell u. Noble 2000).

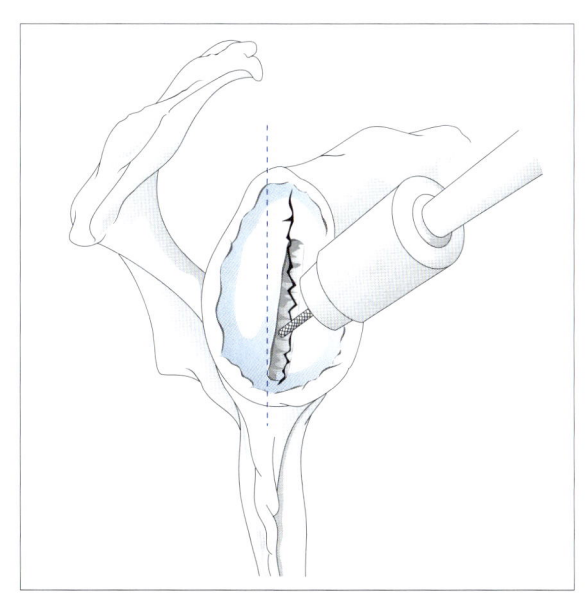

Abb. 16.40 Orientierung zur Implantation der Pfanne.

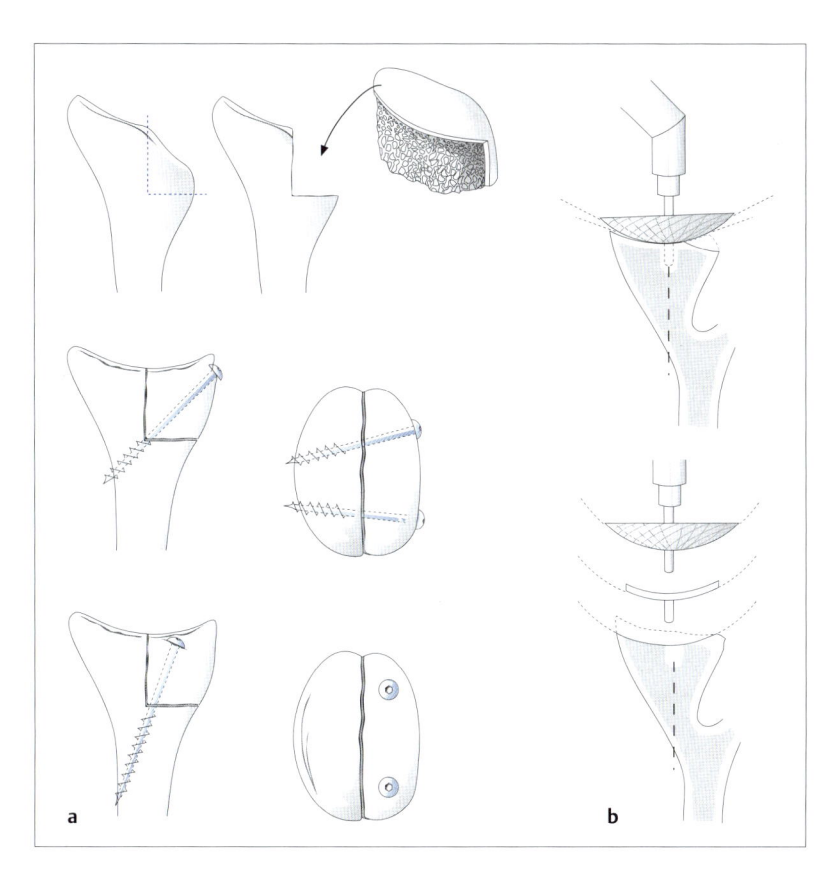

Abb. 16.41 a u. b Korrektur einer primär pathologischen Retroversion der Pfanne oder eines posterioren Abriebs durch
a hinteren Pfannenaufbau mit Knochentransplantat oder
b vorderes Abschleifen der Pfanne.

Implantation des Schafts. Der Humeruskopf befindet sich gegenüber der als Referenzebene benutzten (Epi-)Kondylenebene des Ellenbogens in einer dorsal verdrehten Stellung, der sog. Retrotorsion. Es existieren verschiedene anatomische Möglichkeiten, die Retrotorsion zu messen wie auch verschiedene bildgebende Methoden mit Ultraschall und CT oder auch konventionellem Röntgen. Die Retrotorsion scheint auch rassisch unterschiedlich zu sein. Aus der Vielfalt der Methoden und den rassischen Unterschieden ist es zu erklären, dass die Angaben in der Literatur erheblich schwanken zwischen Mittelwerten der gemessenen Kollektive von ca. 15° – ca. 50°. So fand Edelson (1999) bei Präparaten eines multiethnischen Kollektivs Werte zwischen 8° Anteversion und 74° Retroversion. Diese starke Streuung ist für die Operationsplanung bedeutsam, da bei individuellen Abweichungen sonst bei der Festlegung der Resektionsebene für den Humeruskopf anhand von Standardvorgaben leicht die Rotatorenmanschette verletzt wird.

In älteren Untersuchungen wurde oft nicht der dorsale Versatz des Humeruskopfs gegenüber der Schaftlängsachse („posterior offset") messtechnisch berücksichtigt und war dadurch eine Quelle von Fehlmessungen mit erhöhten Retrotorsionswerten. Jüngere Untersuchungen von Roberts u. Mitarb. (1991) bzw. Hernigou u. Mitarb. (1995) kamen unter Berücksichtigung dieser Erkenntnisse zu einem durchschnittlichen Retrotorsionswinkel von 21,4° bzw. 23°. PearL u. Volk (1995) maßen 29,8° (10–55°) Retrotorsion. Roberts u. Mitarb. (1991) fanden einen dorsalen Kopfversatz von 4,7 mm.

Veränderungen der Retrotorsion gegenüber den natürlichen Vorgaben sind insofern bedeutsam, als die meisten Alterationen durch Prothesengeometrie und -position die wirkenden Muskelkräfte am Schultergelenk nur um ca. 50% variieren können. Änderungen im Rotationszentrum des Humeruskopfs und damit auch in der Retrotorsionsstellung bewirken hingegen Kraftänderungen um bis zu 300% (de Leest u. Mitarb. 1996).

Klinisch orientiert man sich intraoperativ an der Stellung des Unterarms bei gebeugtem Ellenbogen. Da die Längsachse des Unterarms gegenüber der (Epi-)Kondylenebene eine leichte Valgität aufweist, ist ein klinischer Winkel von ca. 30–35° realistisch. Dies ist bei der Implantation zu berücksichtigen und wird mit entsprechenden Lehren und Schablonen erreicht.

Der Humeruskopf steht gegenüber der Längsachse des Schafts in einer Inklination von ca. 130°, die nur eine geringe Varianz aufweist. Die Achse des Humeruskopfs ist gegenüber der Längsachse der Diaphyse sowohl noch dorsal wie nach medial versetzt (sog. dorsaler und medialer Offset) (Abb. 16.**33**). Dies kann nicht implantationstechnisch simuliert werden, sondern muss bei der Konstruktion der Implantate berücksichtigt werden, wie dies bei den Endoprothesen der 3. Generation geschieht.

Es ist allerdings wissenschaftlich bis heute nicht bewiesen, dass Endoprothesen, die der von Neer schon erhobenen Forderung nach „as near to normal anatomy as possible" nahe kommen, bessere funktionelle oder schmerzlindernde Ergebnisse liefern oder weniger häufig von Lockerungen betroffen sind. Insofern ist der hohe konstruktive Aufwand für die Endoprothesen der 3. Generation bislang eine Option auf bessere zukünftige Ergebnisse.

Der Schaft wird mit Fräsen oder Raspeln für die Aufnahme der Endoprothese vorbereitet, wobei die meisten Modelle in der distalen Hälfte zylindrisch sind und proximal eine verbreitete Form mit und ohne Finnen haben. Das Aufraspeln oder -fräsen des Schafts geschieht bei Endoprothesenmodellen mit intramedullärer Ausrichtung der Schnittschablonen (z.B. 3M-Modular) vor der Kopfkalottenresektion und bei Modellen mit extramedullärer Ausrichtung danach. Es erfolgt meist mit Handraspel/-fräse. Die Größenbestimmung erfolgt entsprechend präoperativer Planung mit Röntgenschablonen durch intraoperative Beurteilung des Kortikaliskontakts mit der Fräse bzw. Raspel. Dabei sind Abweichungen um eine Größe nach oben oder unten von der präoperativen Planung eher die Regel als die Ausnahme. Es werden zunächst Probeprothesen eingesetzt, die mit einem Steckkopf gewählter Größe reponiert werden. Die Endoprothese sollte sich bei provisorisch refixiertem Subskapularismuskel um etwa jeweils mindestens $1/3$ Kopfdurchmesser nach dorsal, ventral und kaudal bewegen lassen. Andernfalls sitzt sie zu stramm, und die Beweglichkeit wird beeinträchtigt sein. Die mit provisorisch refixiertem Subskapularismuskel erreichbaren Bewegungsausmaße stellen die Grenze der zu erwartenden Beweglichkeit dar. Es ist unrealistisch, durch Krankengymnastik weitergehende Beweglichkeit zu erwarten. Wenn die so intraoperativ erreichte Beweglichkeit nicht ausreicht, müssen weitere Maßnahmen der Weichteilentspannung oder der Größenanpassung der Endoprothese erfolgen.

Zur endgültigen zementfreien Schaftimplantation werden Endoprothesen benutzt, die im Durchmesser jeweils ca. 1 mm größer sind als die Schaftfräsen und/oder Kastenmeißel, mit denen der Humerus vorbereitet wird. So wird eine gewisse Impaktierung des Knochens und Primärstabilität auch bei zementfreier Implantation erreicht.

In Fällen schlechter Knochenqualität wie auch bei Frakturendoprothesen muss man den Schaft zementiert fixieren. Auch bei Rheumatikern wurden erhöhte Lockerungsraten zementfrei implantierter Endoprothesen beschrieben, sodass bei dieser Patientengruppe bevorzugt zementierte Endoprothesen verwendet werden. Dabei sollte auf Druckinjektionen des Knochenzementes verzichtet werden, da dieser durch Gefäßkanäle in Schaftmitte austreten kann und u.U. den N. radialis gefährdet. Der Einsatz eines Zementstoppers entweder aus resorbierbarem Implantatmaterial oder als Spongiosapfropfen aus der resezierten Humeruskopfkalotte ist empfehlenswert, da sonst der Zement bis weit in den distalen Humerus eindringen kann.

Bedeutung der Rotatorenmanschette. Die funktionslimitierenden Effekte eines präexistenten Defekts der Rotatorenmanschette wirken sich nach Implantation einer Endoprothese in gleicher Weise aus wie sonst auch. Da die normalen biomechanischen Verhältnisse (Hebelarm, Distanz Kopfkuppel zu Tuberculum-majus-Spitze, Lateralisation des Kopfs, Kopf-Hals-Winkel etc.) oft mit einer Endoprothese nicht perfekt wiederhergestellt werden können, kann es auch vorkommen, dass biomechanisch noch ausreichend funktionell kompensierte, aber schmerzhafte Schultern nach der Endoprothesenimplantation zwar schmerzarm/-frei sind, aber deutlich an Beweglichkeit verlieren. Insofern sollte bei der Operation auch – falls möglich – eine Rekonstruktion der Rotatorenmanschette angestrebt werden. Diese ist dann auch für die Richtlinien der Nachbehandlung der limitierende Faktor. Über das Schicksal solcher Rekonstruktionen ist wenig bekannt, nach Mestdagh u. Mitarb. (1997) lassen sich die Ergebnisse durch begleitende Rekonstruktion von Rotatorenmanschettendefekten wesentlich verbessern. Einzelne Mitteilungen in der Literatur wecken aber Zweifel an der bleibenden Intaktheit solcher Rotatorenmanschetten. Die primäre Qualität der Rekonstruktion scheint ein wesentliches prognostisches Erfolgskriterium zu sein (Rozing u. Brand 1998).

Erstmalig wurde von Franklin u. Mitarb. (1988) die Beobachtung gemacht, dass nach der Implantation von Schulterendoprothesen es bei einem Teil der Patienten zu einer zunehmenden Kranialisierung der Humeruskopfkomponenten kam mit exzentrischer Belastung und konsekutiver kranialer Neigung ("tilt") des Glenoids. Hierfür wurde im amerikanischen Sprachraum der Begriff des Rocking-Horse-Glenoid, also des Schaukelstuhlglenoids geprägt. Diese Situation geht mit einer erheblich erhöhten sekundären, klinisch manifesten Lockerungsrate des Glenoids einher. Die in späteren Beobachtungen bestätigte Schlussfolgerungen sind:
- Es kommt bei implantierten Schulterendoprothesen bei einem Teil der Patienten zum sekundären Versagen der Rotatorenmanschette.
- Sekundär entstandene oder präexistente Rotatorenmanschettendefekte erhöhten deutlich das Lockerungsrisiko für das Glenoid. Es sollte deshalb bei nicht rekonstruierbaren Rotatorenmanschettendefekten auf die Implantation eines Glenoids verzichtet werden, falls nicht wichtige konkurrierende Gründe bestehen.
- Rekonstruierbare Defekte der Rotatorenmanschette sollten bei der Primäroperation verschlossen werden.

Nachbehandlung

Die Implantate sind in der Standardsituation primär stabil und bedürfen keiner besonderen Berücksichtigung. Limitierend für die Nachbehandlung ist beim vorderen Standardzugang der abgelöste und refixierte Subskapularismuskel. Es sollten deshalb in den ersten 2–3 Wochen nur passive Bewegungen in limitiertem Rahmen erfolgen (Flexion und skapulare Abduktion 60–90°, vom Operateur festzulegen). Die passiv mögliche Außenrotation wird vom Operateur zum Ende der Operation bestimmt. Um schwellungsbedingte Minderung der Gewebselastizität zu berücksichtigen, werden von diesem Wert ca. 20–30° abgezogen und bestimmen das Maß der passiven Außenrotation in den ersten 3 Wochen. Aktive Außenrotation ist – sofern keine zusätzliche Rotatorenmanschettenrekonstruktion erfolgte – auch bis zu diesem Wert möglich. Ab der 3. Woche kann assistiert der Arm gehoben werden, ab der 5. Woche assistierte Innenrotationen durchgeführt werden.

Ab der 6. Woche kann zu uneingeschränkten aktiven Bewegungen mit dosierter Steigerung übergegangen werden. Die krankengymnastische Nachbehandlung zieht sich meistens ca. 4–6 Monate hin, in Sondersituationen auch wesentlich länger.

Die hier vorgegebenen Anhaltspunkte können und müssen im Einzelfall durch Absprache zwischen Operateur und Physiotherapeuten modifiziert werden.

Für die Nachbehandlung nach Frakturendoprothesen gelten besondere Richtlinien (s. Kap. „Proximale Humerusfrakturen beim Erwachsenen" und „Endoprothetische Versorgung bei 3- und 4-Fragment-Frakturen").

16.4.5 Komplikationen

Die wesentlichen Komplikationen sind Infektion, Glenoidlockerung, sekundäres Rotatorenmanschettenversagen inklusive Ruptur des bei der Operation abgelösten Subskapularismuskels, Instabilität, sekundäre Glenoidarthrose bei der Hemiarthroplastik, Schaftlockerung und periprothetische Frakturen.

Torchia u. Mitarb. (1997) fanden nach 10 Jahren eine Implantatüberlebensrate von 93% und nach 15 Jahren von 87%. 49% der zementfrei implantierten Neer-II-Schäfte (die herstellerseitig nicht für die zementfreie Implantation vorgesehen waren), zeigten radiologische Lockerungszeichen in Form von Einsinken, jedoch keine entsprechende klinische Symptomatik. 44% der mit Zement implantierten Glenoide waren gelockert.

Die zementfreien Implantate haben bislang nicht belegbar zu einer Senkung der Komplikationsrate geführt. So berichtet Wallace (1995) aus einer eigenen Serie mit 230 Implantationen über 4 Jahre, dass sich unter den revidierten Endoprothesen 11,4% vom Typ Neer II, 18,8% vom Typ Biomet-Modular und 17,5% vom Typ der Nottingham-Variante dieser Endoprothese befanden. In 13,8% musste das zementfreie Glenoid revidiert werden.

Walch und Boileau (1999) berichten über 8% signifikante Komplikationen, die zu einer Revisionsrate von 6% führten (je 2% wegen Infektion, sekundärer Ruptur des Subskapularismuskels und Pfannenlockerung). Cofield (1994) fand eine Revisionsrate am zementierten Neer-Glenoid von 5,3% nach 10 Jahren.

Die Angaben über sekundäre Rotatorenmanschettendefekte schwanken beträchtlich, liegen zwischen 0 und 13%, wobei die direkte bildgebende Erfassung mit der Sonographie wegen der metallischen Schallreflexe am Kopf schwierig und mit der MRT unmöglich ist wegen des ferromagnetischen Kopfimplantats. Silliman und Hawkins (1994) geben in ihrer Literaturübersicht für Rheumatiker mit ungekoppelten Totalendoprothesen 1,6% an und für Patienten ohne rheumatische Erkrankungen 2,0%.

Den Zahlenangaben zur superioren Dezentrierung („superior migration") liegen neben einer Medialisierung bei Hemiprothesen vor allem eine zunehmende Rotatorenmanscheteninsuffizienz zugrunde. Sie wird in bis zu 27% (Jonsson u. Mitarb. 1986) und 35,7% (Amstutz u. Mitarb. 1988) und 50% (Thomas u. Mitarb. 1991) angegeben. Silliman und Hawkins (1994) berichten in ihrer Übersicht von 9% kranialen Dezentrierungen bei un- bzw. halbgekoppelten Totalendoprothesen von Rheumatikern und nur 0,7% bei Patienten ohne rheumatische Erkrankungen. Dies repräsentiert wahrscheinlich die Folge der schlechten Rotatorenmanschettenqualität beim Rheumatiker. Bei der Hemiarthroplastik wurden 3,8% superiore Dezentrierungen gefunden.

Wenn man diese Daten berücksichtigt, ist im Langfristverlauf mit einer sicher höheren Rate als 10% an sekundärem Rotatorenmanschettenversagen zu rechnen. Zu hohe Kopfimplantation oder ein zu großer Humeruskopf setzen die Rotatorenmanschette unter starke Spannung, führen zudem meist zu schlechter Beweglichkeit und sekundär oft zum Defekt der Rotatorenmanschette.

Nach wie vor ein ungelöstes Problem ist die hohe Rate an radiologischen Lysezonen, die vor allem am Glenoid schon nach wenigen Jahren an 100% reicht (Tab. 16.**10**). Es gibt allerdings eine große Diskrepanz zwischen der Rate radiologischer Lysezonen und lockerungsbeweisenden Implantatmigrationen und der tatsächlichen klinischen Notwendigkeit zur Revisionsoperation, die nur in ca. 5–10% der radiologischen Veränderungen erforderlich ist (Cofield 1990, McCoy 1989). Eine Metaanalyse von Brems (1993) ergab durchschnittlich 38,6% Lysezonen am Glenoid.

Eine sekundäre Glenoidarthrose, die nach initialer Hemiarthroplastik zur Implantation einer Pfanne führte, trat nach durchschnittlich gut 4 Jahren auf. Die Pfannenimplantation führte fast immer zu guter Schmerzbefreiung, aber in über $^1/_3$ zu schlechter Beweglichkeit (Sperling u. Cofield 1988).

Instabilität ist die Folge eines gestörten Verhältnisses zwischen der Implantatkomponentengröße und ihrer Position sowie den Spannungs-, Kraft- und Längenverhältnissen der Weichteile. Besonders wichtig ist der Subskapularismuskel.

Über Instabilitäten von un- bzw. halbgekoppelten Endoprothesen wird in der Literatur mit Raten von 0 bis 38% berichtet, durchschnittlich knapp 3% (Cofield u. Edgerton 1990).

Silliman und Hawkins (1994) berichten in ihrer Literaturübersicht über 3,5% Instabilitäten bei ungekoppelten Totalendoprothesen von Patienten ohne rheumatische Erkrankungen und 1,6% bei Rheumatikern. Nach Norris und Lipson (1998) ist Instabilität die häufigste Komplikation der Schulterendoprothetik. Bei Löhr u. Mitarb. (1998) war die Instabilität die häufigste Ursache für Revisionsoperationen.

Instabilität kann bei erhöhter Retroversion des natürlichen Glenoids nach dorsal und dorsoinferior auftreten. Sie kann auch Folge eines Operationsfehlers am künstlichen Glenoid sein. Auch Einbau der Schaftprothese in vermehrter Retrotorsion kann zu dorsaler Instabilität führen. Diese Situationen sind meist nur durch Implantation bzw. Reimplantation einer Pfanne mit korrekter Version bzw. des Humeruskopfersatzes mit korrekter Torsion zu beherrschen. Über dorsale Instabilitäten wird in der Literatur mit Häufigkeiten zwischen 0 und 12% berichtet.

Häufigste Ursachen einer ventralen Instabilität sind entweder Implantationsfehlers der Humeruskomponente in verminderter Retrotorsion oder sogar Antetorsion oder Rotatorenmanschettendefekte der Intervallzone und der Subskapularissehne (Moeckel u. Mitarb. 1993). Ventrale Instabilitäten werden in der Literatur mit 0–15% angegeben.

Häufigste Ursache inferiorer Instabilitäten ist bei der Frakturversorgung die zu tief implantierte Schaftprothese mit konsekutiver relativer Überlänge des Deltamuskels.

Ansonsten treten inferiore Instabilitäten bei den seltenen Patienten mit Arthrosen infolge von Mehrfachinstabilitäten bei nicht behobener kapsulärer Instabilitätskomponente auf sowie bei Nervenläsionen des N. axillaris oder des Plexus brachialis.

Die Ergebnisse von Revisionsoperationen bei Instabilitäten sind mit Constant-Score-Werten von knapp über 40 enttäuschend (Löhr u. Mitarb. 1998).

Die Infektionsrate wird in der Literatur sehr unterschiedlich angegeben: von 0 bis zu 15,4%. Silliman und Hawkins (1994) kommen bei der Auswertung von 8 Publikationen zur Totalendoprothese mit halb- oder ungekoppelten Endoprothesen in 590 Fällen zu einer Infektionsrate von 2/590, also < 0,5%. Für 570 Totalendoprothesen bei Patienten mit rheumatoider Arthritis fanden sie eine Infektionsrate von 1,0%.

Neurologische Komplikationen meist der oberen und mittleren Plexusfaszikel treten nach Lynch u. Mitarb. (1996), die über 400 Patienten kontrollierten, in einer Häufigkeit von ca. 4% auf, meist durch Zug am Arm und häufiger bei kurzen Operationszeiten. Sie sind in der überwiegenden Mehrzahl innerhalb eines Jahres reversibel.

Periprothetische Frakturen treten nach Wright und Cofield (1996) in ca. 2% auf. Sie sind in der Regel an der Spitze des Humerusschafts lokalisiert und betreffen vorwiegend zementierte Endoprothesen. Je nach Art und Ausdehnung (Quer-, Schräg- oder Spiralfraktur, mit und ohne Verschiebung) können sie konservativ mit funktionellen Schienen, durch Osteosynthese (ggf. mit Knochentrans-

Tab. 16.10 Radiologische Lysesäume und radiologische Lockerung bei Totalendoprothesen der Schulter

Autor	Implantat	Nachunter-suchung (in Jahren)	Diagnose	n	Humerus-fixation	Radiologische Lysezonen (%)	Lockerungen (%)	Glenoid-fixation	Radiologische Lysezonen (%)	Lockerung (%)
Neer 1982	Neer II	3,1	gemischt	194	zementiert und zementfrei	1	1	zementiert	30	3
Cofield 1984	Neer II	3,8	gemischt	73	zementiert und zementfrei	32	0	zementiert	82	4
Barrett 1987	Neer II	3,5	RA	50	zementiert und zementfrei	8	0	zementiert	74	8
Amstutz 1988	Dana	3,5	gemischt	46	zementiert		0	zementiert	95	11
Figgie 1988	Neer II	5	RA.	50	zementiert	0	0	zementiert	36	6
Barrett 1989	Neer II	5	RA	133	zementiert	0	0	zementiert	82	0
Hawkins 1989	Neer II	3,3	gemischt	70	zementiert und zementfrei	24	0	zementiert	100	2,9
McCoy 1989	Neer II	3,1	RA	26	zementiert	31	0	zementiert	86	0
Boyd 1991	Neer II	4,6	gemischt	131	zementiert und zementfrei		0	zementiert	12	1,5
Thomas 1991	DANA	3,8	gemischt	26	zementiert		0	zementiert	100	7,7
Cofield 1992	Cofield (G) Neer II (H)	4,3	gemischt	29 3	zementfrei zementiert	55	29	zementfrei	48	12,5
Boileau 1994	Neer II	3,4	gemischt	80	zementiert		0	zementiert		13,75
Kelly 1994	Neer II	9,5	RA	36	zementiert und zementfrei	55	5,6	zementiert	66	5,6
Stewart 1997	Neer II	9,5	RA	37	zementiert und zementfrei		24,3	zementiert		24,3
Torchia 1997	Neer II	12,2	gemischt	89	zementiert und zementfrei		49 der zementfreien Schäfte	zementiert	84	44

plantat) oder durch Prothesenwechsel gegen ein Langschaftmodell behandelt werden (Worland u. Mitarb. 1999).

Extrem seltenen treten die Komponentendissoziationen bei modularen Endoprothesen auf, die bei inversem Konus in der Vergangenheit etwas häufiger zu sein schienen. Komponentendissoziationen treten bei bipolaren Endoprothesen häufiger auf (Lee u. Niemann 1994, Petroff u. Mitarb. 1999), wobei die inhärente Instabilität der versorgten Defektarthropathien wahrscheinlich eine Rolle spielt. Der Bruch der Endoprothese ist heute schon fast als historisch anzusehen. Er wurde fast nur bei gekoppelten Implantaten beschrieben.

Heterotope Ossifikationen spielen nach Schulterendoprothetik fast keine Rolle. Sie wurden zwar in 24% nach Primäroperation gefunden, waren jedoch fast ausschließlich erstgradig und hatten keinerlei Einfluss auf das Endergebnis (Sperling u. Mitarb. 2000).

Ein Teil der Komplikationen nach Schulterendoprothetik kann operativ behoben werden, die Ergebnisse sind jedoch schwer vorhersehbar, und statistisch kann man nur mit ca. 60% Besserungsrate rechnen (Petersen u. Hawkins 1998).

16.4.6 Ergebnisse

Der normale Bewegungsrhythmus einer Schulter ist durch eine Endoprothese nicht wieder herzustellen, wie Boileau u. Mitarb. (1992) und in einer prospektiven Studie nachwiesen (Friedman 1997). Das pathologische Verhältnis von skapulothorakaler zu glenohumeraler Beweglichkeit verringert sich postoperativ zwar, lässt aber nicht normalisieren. Es bleibt eine verminderte glenohumerale Beweglichkeit bei absolut oder relativ vergrößertem skapulothorakalem Anteil.

Cofield (1994) wertete 23 Veröffentlichungen mit 1459 Schulterendoprothesen aus der Zeit von 1982–1992 aus und kam zu dem Ergebnis, dass es sich um eine mittelfristig sehr erfolgreiche Operation mit über 90% erfolgreichen Resultaten in vielen beschriebenen Serien handelte. Dabei ist allerdings kritisch anzumerken, dass in manchen der ausgewerteten Publikationen Patienten mit sog. Limited Goals nach Neer nicht im Ergebnis berücksichtigt wurden. Bei der Beurteilung ist zu berücksichtigen (was in den meisten Publikationen bislang nicht geschieht), dass eine gleichzeitig vorkommende Morbidität vor allem bei Rheumatikern einen erheblichen Einfluss auf das Ergebnis haben kann (Rozencwaig u. Mitarb. 1998).

Die Ergebnisse werden in der Literatur oft nur in Abhängigkeit vom implantierten Endoprothesenmodell und von Kopf- oder Totalendoprothesenimplantation mitgeteilt. Sie variieren aber tatsächlich viel stärker in Abhängigkeit von der Diagnose und damit auch der anatomisch-strukturellen Ausgangssituation.

Viele Ergebnisse sind auch nur schwer vergleichbar, da z. B. in Publikationen aus Großbritannien mit gemischten Kollektiven etwa 20–80% Rheumatiker enthalten sind, während solche aus dem nordamerikanischen Raum meist weniger als 10% Rheumatiker in der Studie haben. Differenzierte Ergebnisse in Abhängigkeit von Diagnosekategorien sind bis heute selten.

Godeneche u. Mitarb. (1999) beschrieben für die primäre Omarthrose mit einem Endoprothesenmodell der 3. Generation (Äqualis) bei 268 Endoprothesenimplantationen eine Rate von 77% sehr guten und guten Ergebnissen mit durchschnittlich 97% im adjustierten Constant-Score und einer Flexionsfähigkeit von 145°. Hingegen fanden Kelly und Wade (1999) nach fast 4 Jahren nur einen durchschnittlichen Constant-Score von 43 und eine aktive Flexion von 79° bei Patienten mit rheumatoider Arthritis. Ob ein Glenoidersatz die funktionellen Ergebnisse verbessert, bleibt für die rheumatoide Arthritis weiter kontrovers, es gibt allerdings Hinweise dafür:

Bei Rheumatikern wurde eine bessere Schmerzbefreiung, Patientenzufriedenheit und Beweglichkeit mit der Totalendoprothese im Vergleich zur Hemiarthroplastik erreicht (Boyd u. Mitarb. 1991), während im Gesamtkollektiv dieser Studie unter Einschluss anderer Diagnosegruppen kein signifikanter Unterschied zwischen Hemi- und Totalendoprothese gefunden wurde. Gschwend u. Mitarb. (1998) fanden bei Rheumatikern mit der Hemiprothese nur 32% wesentlich gebesserte Patienten, mit der Totalendoprothese hingegen 82%.

Boileau u. Mitarb. (1994) kamen mit der Neer-II-Totalendoprothese auf einen durchschnittlichen, alters- und geschlechtsnormierten Constant-Score von 76 bei zentrierten, glenohumeralen Arthrosen (n = 40), von 59 bei rheumatoider Arthritis (n = 21) und von nur 45 bei posttraumatischer Arthrose (n = 10) oder exzentrischer Arthrose bei Rotatorenmanschetten-Defektarthropathie (n = 9). Walch und Boileau (1999) erzielten mit der modularen Äqualis-Prothese bei primärer Omarthrose einen alters- und geschlechtskorrigierten Constant-Wert von 95 und bei der Humeruskopfnekrose von 86. Bei rheumatoider Arthritis wurden 78, bei posttraumatischer Arthrose 66 und bei Rotatorendefektarthropathie nur 61 erreicht.

Das funktionelle Ergebnis hängt stärker vom Status der Rotatorenmanschette ab als vom Glenoidersatz, anders als die Schmerzlinderung. Bei Patienten mit rheumatoider Arthritis war die Schmerzbefreiung durch Totalendoprothese bei Patienten mit intakten Rotatorenmanschetten und solchen mit schwerer Rotatorenmanschetteninsuffizienz identisch, während die Funktion bei RM-Insuffizienz deutlich schlechter war (McCoy u. Mitarb. 1989). Auch die horizontale Zentrierung scheint den Erfolg zu beeinflussen: Levine u. Mitarb. (1997) erreichten bei Patienten mit Omarthrose und zentrierten Gelenken mit der Hemiarthroplastik eine Erfolgsrate von 86%, bei dezentrierten Gelenken mit verstärktem hinteren Abrieb nur 63% erfolgreiche Resultate.

Die Resultate bipolarer und Hemiendoprothesen bei der Schulter mit schwerer und irreparabler Rotatorenmanschetteninsuffizienz entsprechen den Limited Goals von Neer (Schmerzlinderung, Verbesserung der Gebrauchsfähigkeit am hängenden Arm) und sind in der Tabelle 16.**11** aufgeführt.

Die Ergebnisse nach knöchernem Aufbau der natürlichen Pfanne sind belastet durch eine hohe Zahl von Revisionen des künstlichen Glenoids (29%) und unzureichende Korrektur (18%) sowie ein unbefriedigendes Ergebnis im Neer-Score bei 47% der Patienten, wie Norris (1987) sowie Hill und Norris (1996) mitteilten.

Grundsätzlich kann man die funktionelle Ergebniserwartung diagnoseabhängig in Gruppen einteilen (Tab. 16.12).

Ein Patient mit einer intakten Rotatorenmanschette und einem horizontal wie vertikal zentrierten Gelenk (Abb. 16.**42**) hat mit Hemi- wie Totalendoprothese in der

Tab. 6.11 Ergebnisse bipolarer Endoprothesen und Hemiendoprothesen bei der Schulter mit schwerer und irreparabler Rotatorenmanschetteninsuffizienz

Autor	Endoprothese	Diagnosen	n	Aktive Flexion/ Abduktion (°)	Nachuntersuchungszeit (in Jahren)	Erfolgsrate
Lee u. Niemann 1994	bipolar	RA RDA (mit Voroperation)	14	RA: 79/66 RDA: 39/44	3,3	RA: „overall good pain relief" RDA: „overall fair pain relief"
Watson 1996	bipolar	RA, RDA	14		5,9	HSS-Score: Schmerz: von 5,3 auf 18,9, Beweglichkeit: von 7,5 auf 20,1
Worland 1997	bipolar	RDA	22	Flexion + 29°	2,3	„im UCLA-Score alle Patienten gebessert"
Petroff 1999	bipolar	RDA	25	Flexion 85°		Constant-Score: präoperativ 17,6, postoperativ 47
Field 1997	Biomet-Modular-Hemiprothese	RDA	16		2,75	62,5 % erfolgreich nach Limited-Goals-Kriterien (10 von 12 mit intaktem korakoakromialem Bogen. 4 Patienten mit unterbrochenem korakoakromialem Bogen: alle schlecht.)
Walch u. Boileau 1999	Äqualis-Hemiprothese	RDA	13		2–5,5	Constant-Score: 61

Tab. 16.12 Ergebnisse bei Schulterendoprothese

Gutes Funktionsergebnis	Zufriedenstellendes Funktionsergebnis	Schlechtes Funktionsergebnis	Gute bis zufriedenstellende Schmerzreduktion
primäre Omarthrose			primäre Omarthrose
Humeruskopfnekrose			Humeruskopfnekrose
	rheumatoide Arthritis mit erhaltener Rotatorenmanschette		rheumatoide Arthritis
	exzentrische Instabilitätsarthrose	rheumatoide Arthritis mit defekter Rotatorenmanschette	rheumatoide Arthritis mit defekter Rotatorenmanschette
		Rotatorendefektarthropathie	Rotatoren-Defekt-Arthropathie
		postarthritisch-postinfektiöse Omarthrose	

Regel ein gutes funktionelles Ergebnis, wobei aufgrund der besseren tribologischen Eigenschaften die Totalendoprothese meist noch bessere Beweglichkeit ermöglicht. Patienten mit erheblichem Hochstand oder horizontaler Dezentrierung des Kopfs erreichen selten mehr als 90° aktive Flexion.

Zur umfassenden Beurteilung des Ergebnisses empfehlen Kuhn und Blasier (1998) eine Kombination aus einem Schulterscore, einem krankheitsspezifischen Score und einem Score, der den allgemeinen Gesundheitsstatus misst (z. B. SF-H36).

Ein gutes funktionelles Ergebnis mit guter bis zufriedenstellender Schmerzreduktion entspricht dabei einem alters- und geschlechtskorrelierten Constant-Score von > 75–80. Diese Patienten können meist den Arm > 120° flektieren und > 100° abduzieren bei guter Rotation am hängenden Arm.

Ein zufriedenstellendes Ergebnis hinsichtlich Schmerzreduktion und Funktion entspricht einem Constant-Score-Wert von etwa 60–75. Diese Patienten können etwa 90–120° flektieren und abduzieren. Schlechte funktionelle Ergebnisse bei noch zufriedenstellender Schmerzreduktion führen zu Constant-Score-Werten von ca. 45–60. Bei Werten unter 45 liegt ein sowohl funktionell wie von der Schmerzlinderung her unbefriedigendes Ergebnis vor. Bei Patienten mit sehr schlechten Ausgangssituationen, wie

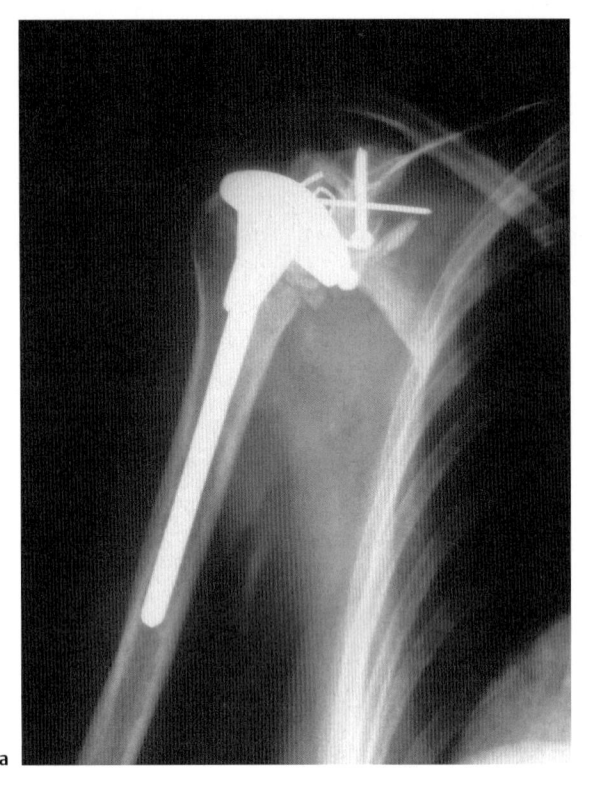

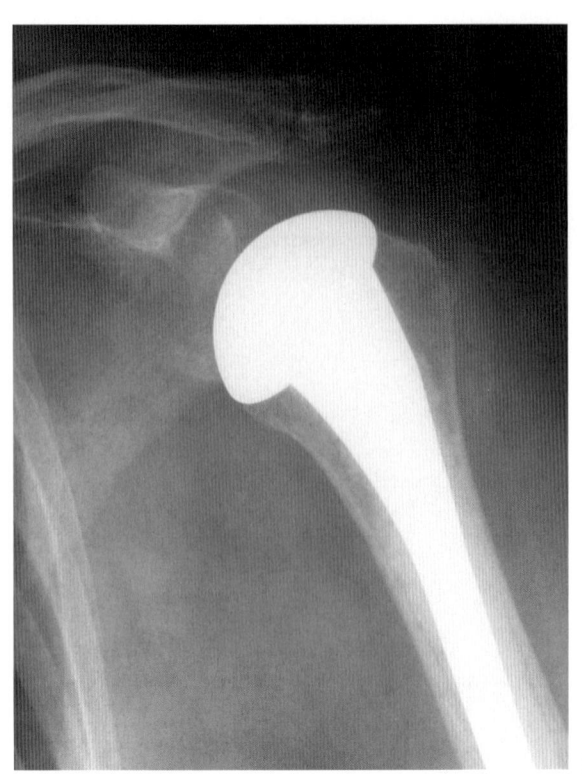

Abb. 16.42
a Zentriertes Gelenk nach Schultertotalendoprothese (Typ Neer II) mit autologem Pfannenaufbau.

b Schulterhemiendoprothese Typ Epoca.

z. B. postinfektiös-arthritischen Arthrosen und Ankylosen, kann gelegentlich trotzdem eine Endoprothese indiziert sein: Wenn ein Patient sich von 15 Punkten im Score auf 40 verbessert, ist sein Ergebnis objektiv weiterhin schlecht, subjektiv kann jedoch ein großer Gewinn vorliegen, der die Operation rechtfertigt.

Literatur

Amstutz HC, Hoy AL, Clarke IC. UCLA anatomic total shoulder arthroplasty. Clin Orthop 1981; 155:7–20.

Amstutz HC, Thomas BJ, Kabo M, Jinnah RH, Dorey FJ. The DANA total shoulder arthroplasty. J Bone Joint Surg 1988; 70-A:1174–1182.

Anglin C, Wyss UP, Pichora DR. Shoulder prosthesis subluxation. Theory and experiment. J Shoulder Elbow Surg 2000; 9(1):104–114.

Anglin C, Wyss UP, Pichora DR. Mechanical testing of shoulder prostheses and recommendation for glenoid design. J Shoulder Elbow Surg 2000; 9(2):323–331.

Badet R, Boileau P, Noel E, Walch G. Arthrography and computed arthrotomography study of seventy patients with primary glenohumeral osteoarthritis. Rev Rhum Engl Ed 1995; 62:555–562.

Badet R, Walch G, Boulahia A. Computed tomography in primary glenohumeral osteoarthritis without humeral head elevation. Rev Rhum Engl Ed 1998; 65:187–194.

Barrett WP, Franklin JL, Jackins SE, Wyss CR, Matsen FA 3d. Total shoulder arthroplasty. J Bone Joint Surg 1987; 69-A:865–872.

Barret WP, Thornhill TS, Thomas WH, Gebhart EH, Sledge CB. Non-constrained total shoulder arthroplasty in patients with polyarticular rheumatoid arthritis. J Arthroplasty 1989; 4:91–96.

Barret WP, Thornhill TS, Thomas WH, Gebhart EM, Sledge CB. Non-constrained total shoulder arthroplasty in patients with polyarticular rheumatoid arthritis. J Arthroplasty 1991; 6:31–37.

Baron R, Senn L. Prothse acrylique de l'acute]épaule. Presse Med 1951; 59:1480:

Bateman JE. The Shoulder and Neck. 2. Aufl., Saunders, Philadelphia, London, Toronto 1978:

Bigliani LU, Weinstein DM, Glasgow MT, Pollock RG, Flatow EL. Glenohumeral arthroplasty for arthritis after instability surgery. J Shoulder Elbow Surg 1995; 4:87–94.

Baulot E, Chabernaud D, Grammont PM. Resultats de la prothse inversee de Grammont pour des omarthroses associees a de grandes destructions de la coiffe. A propos de 16 cas. Acta-Orthop-Belg 1995; 61 Sul 1:112–119.

Baulot E, Garron E, Grammont PM. La prothse de Grammont dans l'osteonecrose de la tete humerale. Indications – resultats. Acta Orthop Belg 1999; 65 Sul 1:109–115.

Bell SN, Gschwend N. Clinical experience with total arthroplasty and hemiarthroplasty of the shoulder using the Neer prosthesis. Int Orthop 1986; 10:217–222.

Bell RH, Noble JS. The management of significant glenoid deficiency in total shoulder arthroplasty. J Shoulder Elbow Surg 2000; 9:248–256.

Blevins FT, Deng X, Torzilli PA, Dines D, Warren RF. Dissociation of modular humeral head components. a biomechanical and implant retrieval study. J Shoulder Elbow Surg 1997; 6:113–124.

Boileau P, Walch G, Liotard JP. Etude radio-cinematographique de l'elevation active de l'epaule prothesee. Rev Chir Orthop Reparatric Aar Mot 1992; 78 : 355 – 364.

Boileau P, Walch G, Noel E, Liotard JP. La prothse d'épaule de Neer. resultats en fonction de l'etiologie. Rev Rhum Ed Fr 1994; 61 : 607 – 618.

Boileau P, Walch G. Adaptabilité et modularité au cours des prothses d'epaule. Acta Orthop Belg 1995; 61 Sul 1 : 49 – 61.

Boileau P, Walch G. The three-dimensional geometry of the proximal humerus. Implications for surgical technique and prosthetic design. J Bone Joint Surg 1997; 79-B:8578 – 8665.

Boyd jr AD, Thornhill TS. Surgical treatment of osteoarthritis of the shoulder. Rheum Dis Clin North Am 1988 : 14 : 591 – 611.

Boyd jr AD, Thomas WH, Scott RD, Sledge CB, Thornhill TS. Total shoulder arthroplasty versus hemiarthroplasty. Indications for glenoid resurfacing. J Arthroplasty 1990; 5 : 329 – 336.

Boyd jr AD, Aliabadi P, Thornhill TS. Postoperative proximal migration in total shoulder arthroplasty. J Arthroplasty 1991; 6 : 31 – 37.

Brems JJ. The glenoid component in total shoulder arthroplasty. J Shoulder Elbow Surg 1993; 2 : 43.

Brems JJ. Rehabilitation following total shoulder arthroplasty. Clin Orthop 1994; 307 : 70 – 85.

Brems JJ. Arthritis of dislocation. Orthop Clin North Am 1998; 29 : 453 – 466.

Brenner BC, Ferlic DC, Clayton MI, Dennis D. Survivorship of unconstrained total shoulder arthroplasty. In Post M, Morrey BF, Hawkins RJ (Hrsg.). Surgery of the Shoulder. Mosby-Year Book, St. Louis 1990 : 294 – 297.

Broström LA, Wallensten R, Olsson E, Anderson D. The Kessel Prosthesis in Total Shoulder Arthroplasty. A five-Year Experience. Clin Orthop 1992; 277 : 155 – 160.

Brown DD, Friedman RJ. Postoperative rehabilitation following total shoulder arthroplasty. Orthop Clin North Am 1998; 29 : 535 – 547.

Buechel FF, Paas MJ, de Palma AF. "Floating socket" total shoulder replacement. Anatomical, biomechanical, and surgical rationale. J Biomed Mater Res 1978; 12 : 89 – 114.

Cofield RH. Total shoulder arthroplasty. Associated disease of the rotator cuff, results and complications. In Bateman JE, Welsh RP (Hrsg.). Surgery of the Shoulder. Mosby, St. Louis 1984 : 229 – 233.

Cofield RH. Uncemented total shoulder arthroplasty. A review. Clin Orthop 1994; 307 : 86 – 93.

Cofield RH, Stauffer RN. The Bickel glenohumeral arthroplasty. In Joint Replacement of the Uer Limb. Institution of Mechanical EngiNeers Conference Publications 1977; 5 : 15 – 19.

Cofield RH, Edgerton BC. Total shoulder arthroplasty. complications and revision surgery. Instr Course Lect 1990; 39 : 449 – 462.

Cofield RH, Daly PF. Total Shoulder Arthroplasty with a tissue-ingrowth glenoid component. J Shoulder Elbow Surg 1992; 1 : 77 – 85.

Compito CA, Self EB, Bigliani LU. Arthroplasty and acute shoulder trauma. Reasons for success and failure. Clin-Orthop 1994; 307 : 27 – 36.

Copeland SA. Cementless total shoulder replacement. In Post M, Morrey BF, Hawkins RJ (Hrsg.). Surgery of the Shoulder. Mosby-Year Book, St. Lous 1990 : 289 – 293.

Cuomo F, Checroun A. Avoiding pitfalls and complications in total shoulder arthroplasty. Orthop Clin North Am 1998; 29 : 507 – 518.

de Anquin CA, de Anquin CE. Prosthetic replacement in the treatment of serious fractures of the proximal humerus. In Bayley I, Kessel L (Hrsg.). Shoulder Surgery. Springer, Heidelberg, Berlin, New York 1982 : 207 – 215.

de Leest O, Rozing PM, Rozendaal LA, van der Helm FC. Influence of glenohumeral prosthesis geometry and placement on shoulder muscle forces. Clin Orthop 1996; 330 : 222 – 233.

di Giovanni J, Marra G, Park JY, Bigliani LU. Hemiarthroplasty for glenohumeral arthritis with massive rotator cuff tears. Orthop Clin North Am 1998; 29 : 477 – 489.

Dines DM, Warren RF. Modular shoulder hemiarthroplasty for acute fractures. Surgical considerations. Clin Orthop 1994; 307 : 18 – 26.

Edelson G. Variations in the retroversion of the humeral head. J Shoulder Elbow Surg 1999; 8 : 142 – 145.

Engelbrecht E, Stellbrink G. Totale Schulterendoprothese Modell „St. Georg". Chirurgie 1976; 47 : 525 – 530.

Engelbrecht E, Heinert K. More than ten year's experience with unconstrained shoulder replacement. In Kölbel R, Helbig B, Blauth W (Hrsg.). Shoulder replacement. Springer, Berlin 1987 : 85 – 91.

Fenlin jr JM. Total glenohumeral joint replacement. Orthop. Clin North Am 1975; 6 : 565 – 583.

Fenlin jr JM. Semi-constrained prosthesis for the rotator cuff deficient patient. Orthop Trans 1985; 9 : 55.

Fenlin jr JM, Frieman BG. Indications, technique, and results of total shoulder arthroplasty in osteoarthritis. Orthop Clin North Am 1998; 29 : 423 – 434.

Field LD, Dines DM, Zabinski SJ, Warren RF. Hemiarthroplasty of the shoulder for rotator cuff arthropathy. J Shoulder Elbow Surg 1997; 6 : 18 – 23.

Figgie HE 3 rd, Inglis AE, Goldberg VM, Ranawat CS, Figgie MP, Wile JM. An analysis of factors affecting the long-term results of total shoulder arthroplasty in inflammatory arthritis. J Arthroplasty 1988; 3 : 123 – 130.

Figgie MP, Inglis AE, Figgie HE 3 rd, Sobel M, Burstei AH, Kraay MJ. Custom total shoulder arthroplasty in inflammatory arthritis. Preliminary results. J Arthroplasty 1992; 7 : 1 – 6.

Franklin JL, Barrett WP, Jackins SE, Matsen FA 3d. Glenoid loosening in total shoulder arthroplasty. Association with rotator cuff deficiency. J Arthroplasty 1988; 3 : 39 – 46.

Friedman RJ. Prospective analysis of total shoulder arthroplasty biomechanics. Am J Orthop 1997; 26 : 265 – 270.

Friedman RJ. Humeral technique in total shoulder arthroplasty. Orthop Clin North Am 1998; 29 : 393 – 402.

Friedman RJ, Thornhill TS, Thomas WH, Sledge CB. Non-constrained total shoulder replacement in patients who have rheumatoid arthritis and class-IV function. J Bone Joint Surg 1989; 71-A:494 – 498.

Friedman RJ, Hawthorne KB, Genez BM. The use of computerized tomography in the measurement of glenoid version. J Bone Joint Surg 1992; 74-A:1032 – 1037.

Gagey O, Mazas F. A new Shoulder Prosthesis with Acromial Fixation. In Post M, Morrey BF, Hawkins RJ (Hrsg.). Surgery of the Shoulder. Mosby-Year Book, St. Lous 1990 : 282 – 284.

Gluck T. Referat über die durch das moderne chirurgische Experiment gewonnen positiven Resultat, betreffend die Naht und den Ersatz von Defecten höherer Gewebe, sowie über die Verwerthung resorbierbarer und lebendiger Tampons in der Chirurgie. Arch Klin Chir 1891; 41 : 187 – 239.

Godeneche A. Resultats de la prothse aequalis dans l'omarthrose centrée. Proceedings of the 13th Congress of the European Society for Surgery of the Shoulder and Elbow (ESSE/SECEC), Den Haag, 08.– 11.09.1999.

Godeneche A, Boulahia A, Noel E, Boileau P, Walch G. Total shoulder arthroplasty in chronic inflammatory and degenerative disease. Rev Rhum Engl Ed 1999; 66 : 560 – 570.

Grammont PM, Baulot E. Delta shoulder prosthesis for rotator cuff rupture. Orthopedics 1993; 16 : 65 – 68.

Gschwend N. Is a glenoid component cecessary for rheumatoid patients? Proc. 2nd Congress of the European Society for Surgery of the Shoulder and Elbow. Bern 1988.

Hartsock LA, Estes WJ, Murray CA, Friedman RJ. Shoulder hemiarthroplasty for proximal humeral fractures. Orthop Clin North Am 1998; 29:467–475.

Hattrup SJ. Indications, technique, and results of shoulder arthroplasty in osteonecrosis. Orthop Clin North Am 1998; 29:445–451.

Havig MT, Kumar A, Carpenter W, Seiler JG 3rd. Assessment of radiolucent lines about the glenoid. An in vitro radiographic study. J Bone Joint Surg 1997; 79-A:428–432.

Hawkins RJ, Bell RH, Jallay B. Experience with the Neer total shoulder arthroplasty. A review of 70 cases. Orthop Trans 1986; 10:232.

Hawkins RJ, Bell RH, Jallay B. Total shoulder arthroplasty. Clin Orthop 1989; 242:188–194.

Hawkins RJ, Greis PE, Bonutti PM. Treatment of symptomatic glenoid loosening following unconstrained shoulder arthroplasty. Orthopedics 1999; 22:229–234.

Hernigou P, Duparc F, Filiali C. Retroversion humerale et prothse d'épaule. Rev Chir Orthop Reparatrice Aar Mot 1995; 81, 5:419–427.

Hill JM, Norris TR. Long term results of bone grafting for glenoid deficiency in total shoulder arthroplasty. Orthop Trans 1996; 20:58.

Iannotti JP, Williams GR. Total shoulder arthroplasty. Factors influencing prosthetic design. Orthop Clin North Am 1998; 29:377–391.

Ibarra C, Dines DM, McLaughlin HL. Glenoid replacement in total shoulder arthroplasty. Orthop Clin North Am 1998; 29:403–413.

Ibarra C, Craig EV. Soft-tissue balancing in total shoulder arthroplasty. Orthop Clin North Am 1998; 29:415–422.

Jensen Kl, Rockwood jr CA. Shoulder arthroplasty in recreational golfers. J Shoulder Elbow Surg 1998; 7:362–367.

Jones L. The shoulder joint-Observations on the anatomy and physiology with an analysis of a reconstructive operation following extensive injury. Surg Gynecol Obstet 1942; 75:433–444.

Jonsson E. Surgery of the Rheumatoid Shoulder with Special Reverence to Cup Hemiarthroplasty and Arthrodesis. Orthopädische Universitätsklinik, Lund, Schweden. Infotryck, Malmö 1988.

Jonsson E, Kelly N. Cup arthroplasty of the rheumatoid shoulder. Acta Orthop Scand 1986; 57:542–546.

Jonsson E, Brattström M, Lidgen L. Evaluation of the rheumatoid shoulder function after hemiarthroplasty and arthrodesis. Scand J Rheumatol 1988; 17:17–26.

Karduna AR, Wiliams GR, Ianotti JP, Williams JL. Total shoulder arthroplasty. a study of the forces and strains at the glenoid component. Trans ASME 1998; 120:92–99.

Kay SP, Amstutz HC. Shoulder arthroplasty at UCLA. Clin Orthop 1988; 228:42–48.

Kelkar RK, El Flatow EL, Bigliani LU, Mow VC. The effects of articular congruence and humeral head rotation on glenohumeral kinematics. BED-Vol 28, Advances in BioengiNeering, ASME 1994.

Kelly IG. Unconstrained shoulder arthroplasty in rheumatoid arthritis. Clin Orthop 1994; 307:94–102.

Kligman M, Roffman M. Humeral fracture following shoulder arthroplasty. Orthopedics 1999; 22:511–513.

Klimkiewicz JJ, Iannotti JP, Rubash HE, Shanbhag AS. Aseptic loosening of the humeral component in total shoulder arthroplasty. J Shoulder Elbow Surg 1998; 7:422–426.

Kölbel R, Friedebold G. Schultergelenkersatz. Z Orthop 1975; 113:452.

König F. Über die Implantation von Elfenbein zum Ersatz von Knochen und Gelenkenden. Bruns Beitr Klin Chir 1914; 85:613.

Krueger FJ. A vitallium replica arthroplasty on the shoulder. A case report of aseptic necrosis of the proximal end of the humerus. Surgery 1951; 30:1005–1011.

Kuhn JE, Blasier RB. Assessment of outcome in shoulder arthroplasty. Orthop Clin North Am 1998; 29:549–563.

Lee DH, Niemann KM. Bipolar shoulder arthroplasty. Clin Orthop 1994; 304:97–107.

Lettin AWF, Copeland SA, Scales JT. The Stanmore total shoulder replacement. A critical review. Clin Orthop 1979; 144:135–150.

Lettin AWF, Copeland SA, Scales JT. The Stanmore total shoulder replacement. J Bone Joint Surg 1982; 64-B:319.

Levine WN, Djurasovic M, Glasson JM, Pollock RG, Flatow EL, Bigliani LU. Hemiarthroplasty for glenohumeral osteoarthritis. results correlated to degree of glenoid wear. J Shoulder Elbow Surg 1997; 6:449–454.

L'Insalata JC, Pagnani MJ, Warren RF, Dines DM. Humeral head osteonecrosis. clinical course and radiographic predictors of outcome. J Shoulder Elbow Surg 1996; 5:355–361.

Löhr JF, Floren M, Schwyzer HK, Simmen BR, Gschwend N. Schulterinstabilität nach primärem Schultergelenkersatz. Orthopäde 1998; 27:571–575.

Lugli T. Artificial shoulder joint by Péan (1893). The facts of an exceptional intervention and the prosthetic method. Clin Orthop 1978; 133:215–218.

Lynch NM, Cofield RH, Silbert PL, Hermann RC. Neurologic complications after total shoulder arthroplasty. J Shoulder Elbow Surg 1996; 5:53–61.

Maki S, Gruen TAW. Anthropometric studies of the glenohumeral joint. Trans Orthop Res Soc 1976; 1:162.

Maynou C, Petroff E, Mestdagh H, Dubois HH, Lerue O. Devenir clinique et radiologique des implants humeraux des arthroplasties d'epaule. Acta Orthop Belg 1999; 65:57–64.

Mazas F, de la Caffiniere JY. Une Prosthse totale d'épaule non retentive. A propos de 38 cas. Rev Chir Orthop 1982; 68:161–170.

McCoy SR, Warren RF, Bade HA 3 rd, Ranawat CS, Inglis EA. Total shoulder arthroplasty in rheumatoid arthritis. J Arthroplasty 1989; 4:105–113.

McPherson EJ, Friedman RJ, An YH, Chokesi R, Dooley RL. Anthropometric study of normal glenohumeral relationships. J Shoulder Elbow Surg 1997; 6:105–112.

Mestdagh H, Petroff E, Maynou C, Forgeois P, Singer B. Influence de l'etat de la coiffe des rotateurs sur les resultats de l'arthroplastie d'epaule. Rev Chir Orthop Reparatrice Aar Mot 1997; 83:522–530.

Moeckel BH, Warren RF, Dines DM, Altchek DW. The Unstable Shoulder Arthroplasty. In Friedman RJ (Hrsg.). Arthroplasty of the Shoulder. Thieme, New York, Stuttgart 1994:254–263.

Moeckel BH, Altchek DW, Warren RF, Wickiewicz TL, Dines DM. Instability of the shoulder after arthroplasty. J Bone Joint Surg 1993; 75 A:492–497.

Moeckel BH, Dines DM, Warren RF, Altchek DW. Modular hemiarthroplasty for fractures of the proximal part of the humerus. J Bone Joint Surg 1992; 74 A:884–889.

Molé D. Shoulder arthroplasty for cuff arthropathy. Vortrag, Deutscher Orthopädenkongreß 2000, Wiesbaden, 14.10.2000.

Mullaji AB, Beddow FH, Lamb GHR. CT measurement of glenoid erosion in arthritis. J Bone Joint Surg 1994; 76-B:384–388.

Nagels J. Loosening of the glenoid component in total shoulder prosthesis. a RSA pilot study. Proceedings of the 13 th Congress of the European Society for Surgery of the Shoulder and Elbow (ESSE/SECEC), Den Haag, 08.– 11.09.1999.

Neer CS II, Brown jr TH, McLaughlin HL. Fracture of the neck of the humerus with dislocation of the head fragment. Am J Surg 1953; 85:252–258.

Neer CS II. Articular replacement for the humeral head. J Bone Joint Surg 1955; 37-A:215–228.

Neer CS II. Follow up notes on articles previously published in the journal. Articular replacement for the humeral head. J Bone Joint Surg 1964; 46-A:1607–1610.

Neer CS II, Watson KC, Stanton FJ. Recent experience in total shoulder replacement. J Bone Joint Surg 1982; 64-A:319.

Norris TR. Bone grafts for glenoid deficiency in total shoulder replacements. The Shoulder. Proceedings of the Third International Conference on Surgery of the Shoulder. Profession Postgraduate Services, Tokyo 1987:373–376.

Norris TR, Lipson SR. Management of the unstable prosthetic shoulder arthroplasty. Instr Course Lect 1998; 47:141–148.

Pean JE. Des moyens prosthetiques destinés a obtenir la reparation des parties osseuses. Gaz Hop Paris 67, 1894, 291, als Nachdruck, übersetzt ins Englische von EM BICK. The classic. On prosthetic methods intended to repair bone fragments. Clin Orthop 1973; 94:4–7.

Pearl Ml, Volk AG. Retroversion of the proximal humerus in relationship to prosthetic replacement arthroplasty. J Shoulder Elbow Surg 1999; 4:286–289.

Pearl Ml, Kurutz S. Geometric analysis of commonly used prosthetic systems for proximal humeral replacement. J Bone Joint Surg 1999; 81-A:660–671.

Petersen SA, Hawkins RJ. Revision of failed total shoulder arthroplasty. Orthop Clin North Am 1998; 29:519–533.

Petroff E, Mestdagh H, Maynou C, Delobelle JM. L'arthroplastie a cupule mobile dans l'omarthrose avec rupture de coiffe irreparable. resultats preliminaires et etude radiocinematographique. Rev Chir Orthop Reparatrice Aar Mot 1999; 85:245–256.

Post M, Jablon M, Miller H, Singh M. Constrained total shoulder joint replacement. A critical review. Clin Orthop 1979; 144:135–150.

Post M, Haskell SS, Jablon M. Total shoulder replacement with a constrained prosthesis. J Bone Joint Surg 1980; 62-A:327–335.

Resch H., Helweg G, zur Nedden D, Beck E. Double Contrast Computed Tomography Examination Techniques of Habitual and Recurrent Shoulder Dislocations. Europ J Radiol 1988; 8:1–66.

Richard A, Judet R, Rene L. Acrylic prosthesis reconstruction of the uer end of the humerus for fracture luxations. J Chir 1952; 68:537–547.

Roberts SN, Foley AP, Swallow HM, Wallace WA, Couglan DP. The geometry of the humeral head and the design of prostheses. J Bone Joint Surg 1991; 73-B:647–650.

Rodosky MW, Bibliani LU. Indications for glenoid resurfacing in shoulder arthroplasty. J Shoulder Elbow Surg 1996; 5:231–248.

Rozencwaig R, van Noort A, Moskal MJ, Smith KL, Sidles JA, Matsen FA 3rd. The correlation of comorbidity with function of the shoulder and health status of patients who have glenohumeral degenerative joint disease. J Bone Joint Surg 1998; 80-A:1146–1153.

Rozing PM, Brand R. Rotator cuff repair during shoulder arthroplasty in rheumatoid arthritis. J Arthroplasty 1998; 13:311–319.

Severt R, Thomas BJ, Tsenter MJ, Amstutz HC, Kabo JM. The influence of conformity and constraint on translational forces and frictional torque in total shoulder arthroplasty. Clin Orthop 1993; 292:151–158.

Silliman JF, Hawkins RJ. Complications Following Shoulder Arthroplasty. In Friedman RJ (Hrsg.). Arthroplasty of the Shoulder. Thieme, New York, Stuttgart 1994:242–253.

Smith KL, Matsen FA 3rd. Total shoulder arthroplasty versus hemiarthroplasty. Current trends. Orthop Clin North Am 1998; 29:491–506.

Soslowsky LJ, Flatow EL, Bigliani LU, Pawluk RJ, Ateshian GA, Mow VC. Quantitation of in situ contact areas at the glenohumeral joint. a biomechanical study. J Orthop Res 1992; 10(1):524–534.

Soslowsky LJ, Flatow EL, Bibliani LU, Mow VC. Articular geometry of the glenohumeral joint. Clin Orthop 1992; 285(2):181–190.

Sperling JW, Cofield RH, Rowland CM. Neer hemiarthroplasty and Neer total shoulder arthroplasty in patients fifty years old or less. Long-term results. J Bone Joint Surg 1998; 80-A(1):464–473.

Sperling JW, Cofield RH. Revision total shoulder arthroplasty for the treatment of glenoid arthrosis. J Bone Joint Surg 1998; 80-A(2):860–867.

Sperling JW, Cofield RH, Rowland CM. Heterotopic ossification after total shoulder arthroplasty. J Arthroplasty 2000; 15:179–182.

Stewart MP, Kelly IG. Total shoulder replacement in rheumatoid disease. 7-to 13-year follow-up of 37 joints. J Bone Joint Surg 1997; 79-B:68–72.

Stone KD, Grabowski JJ, Cofield RH, Morrey BF, An KN. Stress analyses of glenoid components in total shoulder arthroplasty. J Shoulder Elbow Surg 1999; 8:151–158.

Swanson AB, de Groot-Swansson G, Sattel AB, Cendo RD, Hynes D, Jar-Ning W. Bipolar implant shoulder arthroplasty. long-term results. Clin Orthop 1989; 249:227–247.

Thomas BJ, Amstutz HC, Cracchioo A. Shoulder arthroplasty for rheumatoid arthritis. Clin Orthop 1991; 265:125–128.

Torchia ME, Cofield RH, Settergren CR. Total shoulder arthroplasty with the Neer prosthesis: long-term results. J Shoulder-Elbow-Surg 1997; 6:495–505.

Walch G, Boulahia A, Boileau P, Kempf JF. Primary glenohumeral osteoarthritis. clinical and radiographic classification. The Aequalis Group. Acta Orthop Belg 1998; 64 Sul 2:46–52.

Walch G, Badet R, Boulahia A, Khoury A. Morphologic study of the glenoid in primary glenohumeral osteoarthritis. J Arthroplasty 1999; 14:756–760.

Walch G, Boileau P. Prosthetic adaptability. a new concept for shoulder arthroplasty. J Shoulder Elbow Surg 1999; 8:443–451.

Waldman BJ, Figgie MP. Indications, technique, and results of total shoulder arthroplasty in rheumatoid arthritis. Orthop Clin North Am 1998; 29:435–444.

Wallace WA. Shoulder arthroplasty in 1995. In Casteleyn, Duparc J, Fulford P (Hrsg.). European Instructional Course Lectures Volume 2, 1995. The Britisch Editorial Society of Bone and Joint Surgery, London 1995:58–66.

Wallace AL, Walsh WR, Sonnabend DH. Dissociation of the glenoid component in cementless total shoulder arthroplasty. J Shoulder Elbow Surg 1999; 8:81–84.

Wallace AL, Phillips RI, MacDougal GA, Walsh WR, Sonnabend DH. Resurfacing of the glenoid in total shoulder arthroplasty. A comparison, at a mean of five years, of prostheses inserted with and without cement. J Bone Joint Surg 1999; 81-A:510–518.

Watson M. Bipolar salvage shoulder arthroplasty. Follow-up in 14 patients. J Bone Joint Surg 1996; 78-B:124–127.

Wessinghage D. Themistocles Gluck. 100 Jahre künstlicher Gelenkersatz. Z Orthop 1991; 129:383–388.

Wingate J, Schiff CF, Friedman RJ. Osteonecrosis of the humeral head in sickle cell disease. J South Orthop Assoc 1996; 5:101–107.

Wirth MA, Rockwood C. Complications of shoulder arthroplasty. Clin Orthop 1994; 307:47–69.

Worland RL, Jessup DE, Arredondo J, Warburton KJ. Bipolar shoulder arthroplasty for rotator cuff arthropathy. J Shoulder Elbow Surg 1997; 6:512–515.

Worland RL, Arredondo J. Bipolar shoulder arthroplasty for painful conditions of the shoulder. J Arthroplasty 1998; 13:631–637.

Worland RL, Kim DY, Arredondo J. Periprosthetic humeral fractures. management and classification. J Shoulder Elbow Surg 1999; 8:590–594.

Wretenberg PF, Wallensten R. The Kessel total shoulder arthroplasty. A 13-to 16-year retrospective follow up. Clin Orthop 1999; 365:100–103.

Wright TW, Cofield RH. Humeral fractures after shoulder arthroplasty. J Bone Joint Surg 1995; 77-A:1340–1346.

Zeman CA, Arcand MA, Cantrell JS, Skedros JG, Burkhead jr WZ. The rotator cuff-deficient arthritic shoulder. diagnosis and surgical management. J Am Acad Orthop Surg 1998; 6:337–348.

Ziel J. Luxationssichere Schulterendoprothese Modell BME. Z Orthop 1975; 113:454–457.

Ziel J, Meyer-Ralfs M. Themistocles Gluck (1853–1942). Wegbereiter der Endoprothetik. Z Orthop 1975; 113:134–139.

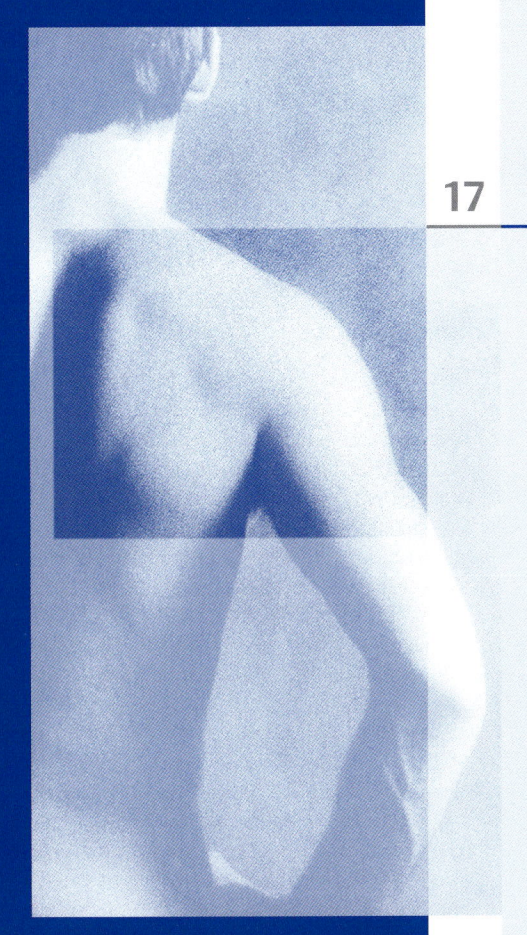

17 Neurovaskuläre Schultergürtelsyndrome der oberen Thoraxapertur

17.1 Neurovaskuläre Irritations- und Kompressionssyndrome

A. Hedtmann und G. Heers

17.2 N.-suprascapularis-Syndrom

A. Hedtmann

17.1 Neurovaskuläre Irritations- und Kompressionssyndrome

A. Hedtmann und G. Heers

Definition

Als neurovaskuläre Schultergürtelsyndrome (Thoracic-Outlet-Syndrome) werden Kompressions- und Distraktionserscheinungen des Plexus brachialis/axillaris und der subklavischen Gefäße am Übertritt vom Hals und Rumpf auf den Arm bezeichnet. Die englische Bezeichnung ist „thoracic outlet syndrome" (TOS).

Pathogenese

Kompressionserscheinungen entstehen in der Regel durch eine Kombination anatomisch-konstitutioneller Disposition (z.B. konstitutioneller Laxität und Hypermobilität oder erworbener Gebrauchshypermobilität bei bestimmten Sportarten) in Verbindung mit funktionellen Komponenten wie z.B. erworbenen Muskelverkürzungen (Dunant 1994).

Es gibt typische Prädilektionsstellen für Kompressionserscheinungen. Gemeinsam ist allen, dass die Nerven- und Gefäßkompressionssymptome oft nur funktionsabhängig von bestimmten Kopf- und Armstellungen auftreten und häufig sehr vage und flüchtig sind. Man kann die neurovaskulären Schultergürtelsyndrome einteilen in ossäre Formen (z.B. Halsrippe, Klavikulapseudarthrosen), traumatisch induzierte Erkrankungen und atraumatische Formen (s. Diagnostik). Die Angaben zu Traumen sind sehr variabel und fehlen auch oft.

Beim posttraumatischen TOS nach HWS- und Schultergürteltraumen waren die Typ-II-Muskalfasern atrophiert, während der Anteil von Typ-I-Muskelfasern sowie der Bindewegebsanteil im Vergleich zu einer Kontrollgruppe signifikant erhöht war, was die Untersucher als typisch, wenn auch nicht spezifisch für posttraumatische Veränderungen klassifizieren (Sanders u. Mitarb. 1990).

In einer Studie von Gockel (1996) ließen sich 21% der TOS nicht klassifizieren. Dies zieht sich nicht zuletzt wegen der in der klinischen und anatomischen Literatur uneinheitlichen Terminologie zu den Thoraxaperturen durch die Literatur und hat dazu geführt, dass Ranney (1996) Kritik an den bisherigen Klassifikationen übte: Er schlägt vor, die klinisch als Thoracic Outlet bezeichnete Region einheitlich als Skalenusdreieck zu bezeichnen. Davon sollte eine obere Portion als Cervical Outlet (für die Wurzeln C5, C6 und überwiegend C7) bezeichnet werden und eine untere Portion als Thoracic Outlet im engeren Sinne (für die Subklaviagefäße und die Wurzeln C8 und Th1, gelegentlich C7). Die heute summarisch als Thoracic-Outlet-Syndrom bezeichneten Erkrankungen sollten als zervikoaxilläre Syndrome (CAS, cervicoaxillary syndromes) bezeichnet werden, die sich unterteilen lassen in das Thoracic-Outlet-Syndrom, das kostoklavikuläre Syndrom und das Pektoralis-minor-Syndrom (Hyperabduktionssyndrom). Kompressionen der oberen Wurzeln des Plexus brachialis sollten als Cervical Outlet Syndrome (COS) bezeichnet werden. Diese Terminologie erscheint einleuchtend, hat sich aber noch nicht durchgesetzt, sodass im Folgenden noch auf die herkömmliche Terminologie zurückgegriffen wird.

Epidemiologie

Häufigkeit und klinische Bedeutung werden auch heute noch kontrovers beurteilt (Novak u. McKinnon 1996). Lindgren (1993) weist darauf hin, dass die Diagnose in den USA relativ häufig und in Großbritannien selten gestellt wird, während sie in Australien fast unbekannt sei. Es handelt sich um seltene Erkrankungen, auch wenn Edwards u. Mitarb. (1999) in einer jüngeren Arbeit von einer Inzidenz von 0,1% ausgehen, d.h. einem Fall pro 1000 Einwohner/Jahr, und der Ansicht sind, dass die Erkrankung zu selten diagnostiziert werde. Selbst in spezialisierten Schultersprechstunden wird man nur einige wenige Patienten pro Jahr finden. Eine Übersicht von 770 operierten Fällen aus 28 Jahren von Hempel u. Mitarb. (1996) ist die absolute Ausnahme in der Literatur. Gockel (1996) fand für Finnland mit etwa 7 Millionen Einwohnern eine Operationshäufigkeit von 464 Patienten (483 Operationen) in 7 Jahren, also ca. 66 Patienten/7 Millionen Einwohner/Jahr, d.h. eine Inzidenz von operationsbedürftigen TOS-Fällen von ca. 0,001%. Die Inzidenzwerte von Edwards u. Mitarb. (1999) vorausgesetzt, bedeutet dies, dass ca. 1% der Patienten mit einem TOS operiert werden müssen.

Erkrankungsbeginn ist meist das frühe Erwachsenenalter. Frauen sind häufiger betroffen. Wood u. Mitarb. (1988) berichten über einen Anteil von 46% posttraumatischer Fälle, Sanders u. Mitarb. (1990) sogar von 86%.

Man kann die wesentlich häufigeren neurologisch betonten Formen (>90%) von den vaskulär betonten Formen (<10%) abgrenzen. In einer der größten beschriebenen Operationsserien von Hempel u. Mitarb. (1996) dominierten mit 64% Zeichen der Plexusirritation mit Schmerz und Parästhesien. Nur 6% hatten venöse und 2% arterielle Komplikationen durch die Kompression. Von den Patienten mit neurologischen Symptomen hatten 4% Parästhesien, 31% Schmerz und 64% Schmerz mit Parästhesien.

Gockel (1996) wertete für einen Sieben-Jahres-Zeitraum die finnischen Hospitalstatistiken aus und fand in 53% neurologische Symptome dominierend und in 19% führende vaskuläre Symptome durch Kompression der A. subclavia. In 4% lagen Halsrippen vor, d.h. das Risiko eines Halsrippenträgers (ca. 0,5% der Bevölkerung), ein neurovaskuläres Kompressionssyndrom zu entwickeln ist danach etwa 8-mal höher als das eines Menschen ohne Halsrippen. 21% der TOS ließen sich nicht klassifizieren.

Mingoli u. Mitarb. (1995) führten 61,9 % der Operationen zur Dekompression von Ästen des unteren Plexus brachialis durch, 27,6 % zur Dekompression von Ästen des unteren und oberen Plexus brachialis und 10,5 % wegen kombinierter Kompression von unteren Plexusästen und vaskulären Symptomen. Halsrippen lagen bei den operierten Patienten von Mingoli u. Mitarb. (1995) in 20,1 % vor. Sie fanden bei 30,6 % der operierten Fälle abnorme fibröse Stränge am neurovaskulären Bündel.

Diagnostik

Von proximal nach distal sind die typischen Syndrome anhand ihrer anatomischen Prädilektionsstellen charakterisiert.

Halsrippensyndrom. Beim Vorliegen von Halsrippen (etwa bei 0,5 % der Bevölkerung) kann es zu einer Plexus- und Gefäßirritation durch Kontakt zwischen Halsrippe und Nervengewebe im Trigonum omoclaviculare kommen. Halsrippen können von unten die Skalenuslücke zwischen M. scalenus anterior und medius, die Durchtrittsstelle für den Plexus brachialis, einengen (Abb. 17.1 a). Es kommt vorwiegend zu Symptomen von Seiten des unteren Plexus (Wurzeln C7, C8 und Th1) sowie zu vaskulär bedingten Erscheinungen.

Skalenus-anterior-Syndrom und Skalenus-minimus-Syndrom. Auch ohne Halsrippen können hypertrophe oder atypisch an der 1. Rippe inserierende Skalenimuskeln oder abnorme fibröse Stränge ein neurovaskuläres Kompressionssyndrom verursachen (Abb. 17.1 b u. c).

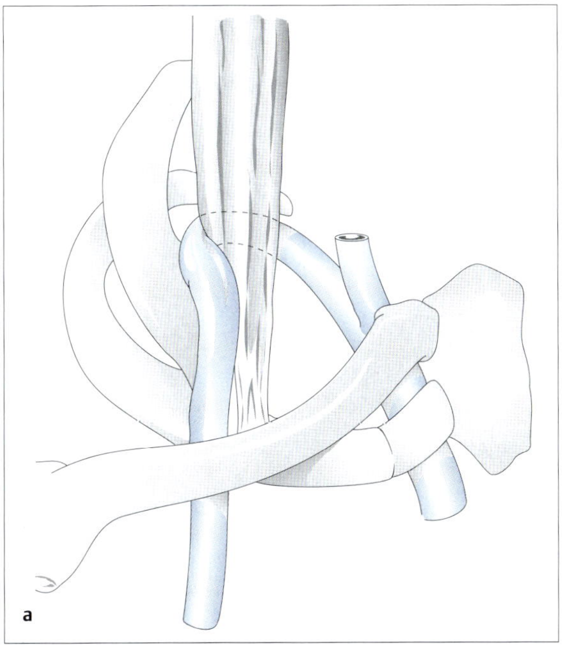

Abb. 17.1 a–e
a Halsrippensyndrom. Kompression der A. axillaris gegen die Halsrippe durch Druck des M. scalenus anterior.
b Skalenus-anterior-Syndrom. Kompression der A. axillaris und des Armplexus in der Skalenuslücke durch hypertrophe oder atypisch an der 1. Rippe inserierende Skalenus-anterior-Muskeln.
c Skalenus-minimus-Syndrom. Kompression der A. axillaris, die quer durch den M. scalenus minmus zieht.

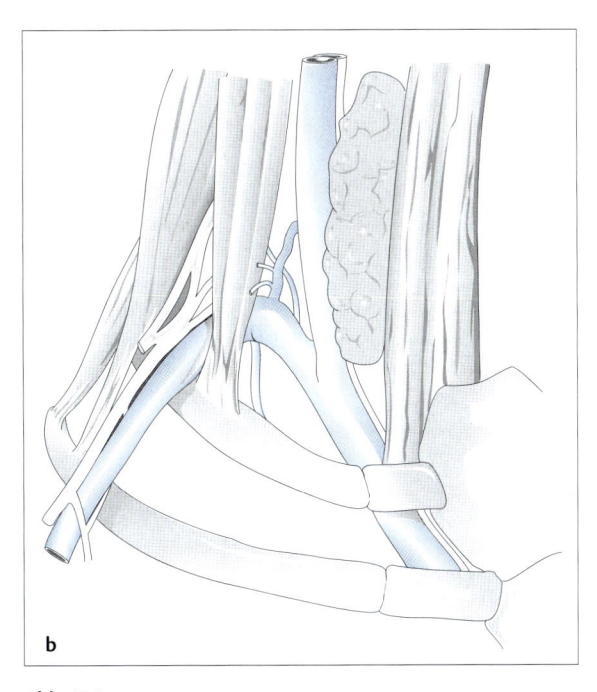

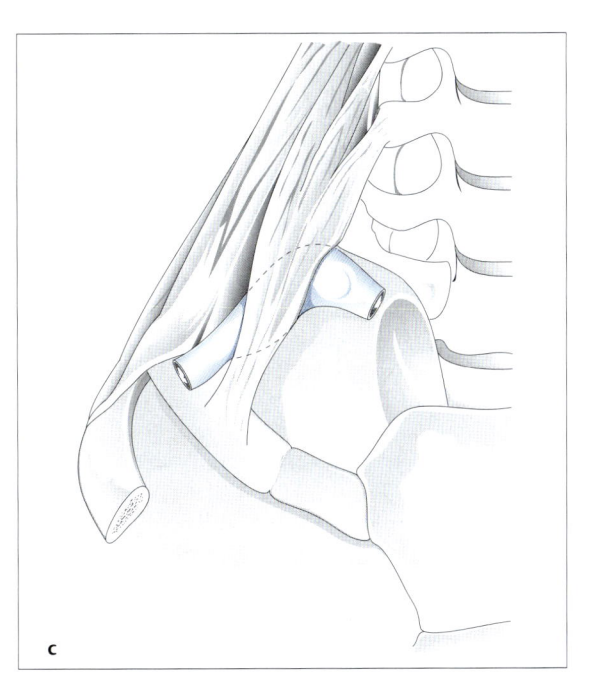

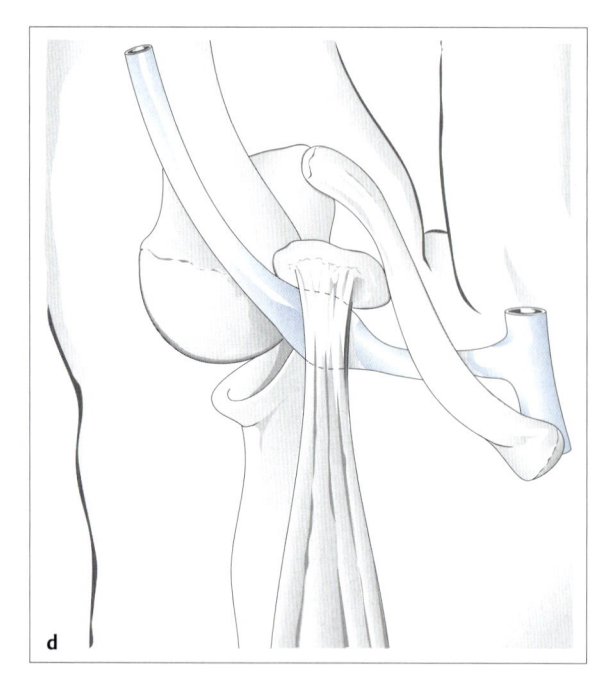

Abb. 17.1 a–e

d Pektoralis-minor- oder Hyperabduktionssyndrom.

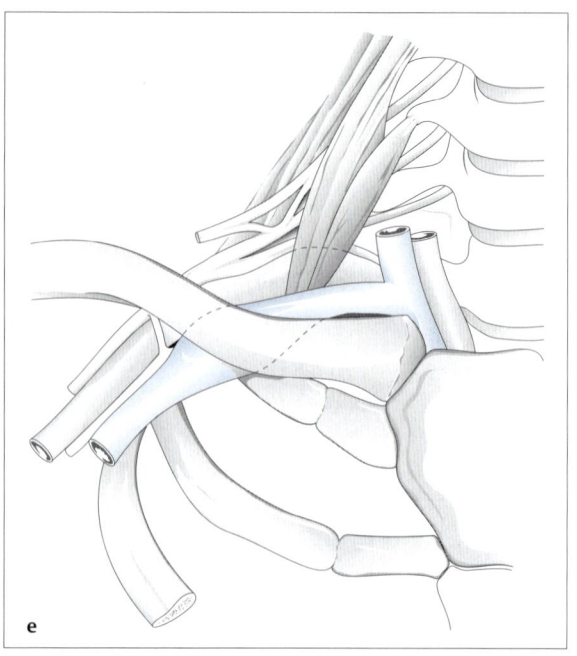

e Kostoklavikuläres Syndrom. Kompression zwischen 1. Rippe und Klavikula.

Die Kombination der Faktoren mit ossärer (kostaler) und muskulärer Kompression ist ebenfalls möglich. Lindgren und Leino (1988) wiesen auf eine funktionelle Komponente durch Hypomobilitäten der 1. Rippe hin, die sie sowohl bei Patienten mit TOS wie auch mit sympathischer Reflexdystrophie fanden. Beide Krankheitsbilder bildeten sich nach adäquater physiotherapeutischer Therapie zurück. Die Hypomobilität der 1. Rippe ließ sich mit klinischen Untersuchungstechniken nachweisen und kineradiographisch bildgebend objektivieren (Lindgren u. Mitarb. 1992). Die Autoren empfehlen nachdrücklich entsprechende manualmedizinische Untersuchungen, um eine adäquate physiotherapeutische Behandlung indizieren zu können und unnötige Operationen zu vermeiden.

Typisch ist eine Verstärkung der Symptomatik durch Belastung des herabhängenden Arms. Die Patienten klagen über Schmerzen und Parästhesien, die vor allem dem Versorgungsgebiet der unteren Zervikalwurzeln C7 (selten) und C8 (häufig) sowie Th1 entsprechen. Häufig sind auch nächtliche Beschwerden, die erst nach Lageänderung des Arms wieder abnehmen und differenzialdiagnostisch gegenüber periartikulären, subakromialen Schultererkrankungen abzugrenzen sind. Erst nach langer Zeit treten Paresen auf, vor allem der kleinen Handmuskeln. Diese äußern sich initial mit Ungeschicklichkeit bei feinmotorischen Fingerbewegungen.

Die nicht obligate, aber gelegentlich begleitende Kompression der A. subclavia kann in seltenen Fällen zu bedrohlichen Ischämiezuständen des Arms und vor allem der Hand führen. In solchen Fällen sind bei der funktionellen Untersuchung fast immer Strömungsgeräusche supraklavikulär auskultierbar. Die Diagnose wird gesichert durch Farb-Doppler-Sonographie und ggf. digitale Subtraktionsangiographie in Funktionsstellungen des Arms und ggf. auch des Kopfes. Der Adson-Test (s. Kap. 4.1) ist meist positiv. Asthenische Typen sind bevorzugt betroffen.

Beim sehr seltenen Skalenus-minimus-Syndrom wird die den M. scalenus minimus durchtretende A. subclavia komprimert.

Hyperabduktionssyndrom (Pektoralis-minor-Syndrom). Hierbei kommt es unterhalb des Processus coracoideus bei hoher Abduktion mit Außenrotation und/oder Extension des Arms in der Schulter zur Kompression des Gefäß-Nerven-Bündels zwischen M. pectoralis minor und Processus coracoideus (Abb. 17.1 d). Die klinische Untersuchung mit Tasten des Radialispulses bei Hyperabduktion und ggf. Außenrotation ist nicht sehr ergiebig, da der Puls auch bei beschwerdefreien Personen oft verschwindet. Etwas aussagekräftiger ist der sog. Roos-Test (s. Kap. 4.1).

Bevorzugt betroffen sind Personengruppen mit konstitutioneller Laxizität und Gebrauchshypermobilität (z.B. Pitcher im Baseball, Speerwerfer, auch Maler und sonstige Überkopfarbeiter) und solche mit trainings- oder gebrauchsinduzierter proximaler Muskelhypertrophie, die auch den M. pectoralis minor einbezieht. Auch Stellungsveränderungen der Skapula nach Luxationen des AC-Gelenks (vor allem vom Typ Rockwood IV und V) im Sinne von Lateralkippung und Protraktion disponieren zum Pektoralis-minor-Syndrom.

Kostoklavikuläres Syndrom. Hier kommt es eine Etage weiter peripher zwischen 1. Rippe und Klavikula zu einer Kompression (Abb. 17.1 e). Das Syndrom kann auch nach in Fehlstellung oder pseudarthrotisch verheilten Klavikulafrakturen im mittleren Drittel (Della-Santa u. Narakas 1992) wie auch bei kongenitalen Klavikulapseudarthrosen auftreten (Hahn u. Mitarb. 1995). Die Symptomatik bezieht sich vorwiegend auf die unteren Plexusanteile mit Parästhesien und Schmerzen. Bei signifikanter Kompression der V. subclavia kann es auch zu Stauungserscheinungen im Arm kommen. Es liegt bei asthenischem Körperbautypus oft eine sog. schlechte Haltung mit hängenden Schultern vor.

Die Symptome können durch den sog. Wright-Test (s. Kap. 4.1), den Halstead-Test sowie durch kaudal und dorsal gerichteten Zug am herabhängenden Arm und ggf. gleichzeitigen Druck auf die Schulter provoziert werden (Kostoklavikularsyndrom-Test, auch sog. Military-Brace-Test der englischen Literatur (s. Kap. 4.1).

Besonderheiten der Diagnostik. Neuere Untersuchungen mit der radiologischen Plexographie mit Kontrastmittel (Kataoka 1994) zeigen, dass es zwei große Gruppen von TOS gibt:
- sog. klassischer Kompressionstyp, entsprechend den vorstehenden Darstellungen,
- Distraktionstyp, bei dem Dehnungsphänomene des Plexus eine Rolle spielen.

Es gibt oft Kombinationsformen. Bei den Distraktionstypen versagt die dekomprimierende operative Behandlung regelmäßig. Das Distraktions-TOS ist wesentlich häufiger als das Kompressions-TOS (ca. 70/30%) (Kitamura 1998).

Diese Unterscheidung erklärt auch, warum bei vielen Patienten mit häufig nur flüchtigen Symptomen und vagen klinischen Zeichen die bildgebende Diagnostik versagt, da der Distraktionstyp mit Doppler-Sonographie und Angiographie nicht zu erfassen ist.

Eine klinisch-konstitutionelle Differenzierung ist dadurch möglich, dass beim Distraktionstyp häufig junge Frauen mit langem Hals, runden Schultern und horizontal stehenden Schlüsselbeinen gefunden werden. Der Kompressionstyp findet sich hingegen sehr viel häufiger bei kräftigen, muskulösen Männern. Typische Druckschmerzpunkte sind beim Distraktionstyp die Spitze des Skalenusdreiecks und beim Kompressionstyp der kostoklavikuläre Raum des Skalenusdreiecks.

Gockel u. Mitarb. (1995) zeigten, dass offensichtlich auch übergeordnete funktionelle Störungen mit erhöhtem Sympathikotonus und erhöhtem Distress (gemessen im Modified Somatic Perceptions Questionnaire, MSPQ) vorliegen und raten zu adjuvanter Entspannungs- und Psychotherapie und Ausdauertraining.

Narakas (1990) weist auf das sog. Double-Crush-Syndrom hin, also die Koinzidenz von Thoracic-Outlet-Syndrom und peripherer Kompressionsneuropathie. Er betont in diesem Zusammenhang die Notwendigkeit, auch gezielt nach distalen Nervenkompressionserscheinungen zu suchen. Er wies nach, dass die proximale Neuropathie in der Regel der distalen vorangeht.

Die Thoracic-Outlet-Syndrome sind eine zwar seltene, aber wichtige, weil primär fast immer übersehene Ursache des Schulterschmerzes (Brown 1983). Die Symptome sind über lange Zeit vielfach unspezifisch und bei der klinischen Untersuchung schlecht reproduzierbar. Deshalb vergeht oft eine lange Zeit bis zur Diagnosestellung. Diese ist meist zunächst eine Ausschlussdiagnose, bis Doppler-sonographisch und/oder angiographisch sowie bei fachneurologischem Konsil die endgültige Diagnose etabliert werden kann. Hachulla u. Mitarb. (1991) zeigten, dass eine Doppler-sonographische Untersuchung nur bei auffälligen klinischen Tests verwertbare Ergebnisse erbringt. Ein Strömungsstopp muss Doppler-sonographisch mindestens 20 Sekunden nachweisbar sein, um als pathologisch gewertet werden zu können. Ein pathologischer Roos-Test war in 8% der Gesunden nachweisbar. Im Adson-Test und sowohl bei 45°- wie 90°-Abduktion und Außenrotation kam es bei Gesunden nie zu einem Strömungsstopp.

Da neurologisch vorwiegend die unteren Plexusanteile betroffen sind, ist eine subtile neurologische Untersuchung vor allem auch der Funktionen der langen und kurzen Handmuskeln erforderlich. Eine komplette klinische Funktions- und Provokationsdiagnostik der Halswirbelsäule gehört ebenfalls dazu. Instabile Skapulaführung bei Läsionen des N. thoracicus longus oder rein funktionelle Insuffizienz der Skapula können ebenso wie glenohumerale Instabilitäten ebenfalls zu rezidivierenden Plexusirritationen führen (in der Regel allerdings ohne Paresen).

Die neurologischen Irritationserscheinungen sind oft nicht objektivierbar, die elektrophysiologischen Untersuchungen vielfach nicht diagnoseweisend (Schnyder u. Mitarb. 1994). Paresen oder zumindest elektromyographisch fassbare Läsionen sind eher selten. Hingegen finden sich bei der elektrophysiologischen Diagnostik mit erstaunlich hoher Häufigkeit begleitende periphere Kompressionsneuropathien, v. a. Karpaltunnelsyndrome (Schnyder u. Mitarb. 1994). Aus diesem Grund sollte keinesfalls eine elektrophysiologische Diagnostik unterbleiben.

Klinisch objektivierbar sind nur Pulsabschwächungen durch bestimmte Provokationsmanöver wie Adson- und Allen-Test, Roos-Test (East-Test), Wright-Test, Kostoklavikulartest (Military-Brace-Test) und passivem Schulterhebetest (Kelley 1995).

Die große Mehrzahl der neurovaskulären Irritations- und Kompressionssyndrome macht sich aber durch vorwiegend neurologische Phänomene bemerkbar.

Der Schwachpunkt der klinischen Diagnostik liegt darin, dass die wesentlich seltener zu Symptomen führenden vaskulären Erscheinungen registriert werden, die zudem alle recht unspezifisch sind, also oft falsch positiv ausfallen und auch auf der symptomlosen Seite und bei Gesunden gefunden werden.

Eine zwangsläufig zu Beschwerden disponierende Pathologie des zervikothorakobrachialen Übergangs ist, abgesehen evtl. von Halsrippen, in der Literatur nicht zu erkennen und somit auch nicht zu diagnostizieren. Alle beschriebenen Veränderungen wie fibröse Stränge, Ansatzanomalien, Hypertrophien der Skalenimuskeln etc. stellen offensichtlich nur Dispositionsfaktoren dar, die erst im Zusammenwirken mit funktionellen Störungen oder Traumen die Manifestation eines neurovaskulären Syndroms hervorrufen. Juvonen u. Mitarb. (1995) zeigten in einer sehr sorgfältig ausgeführten anatomischen Leichenstudie, dass unter Anwendung der Roos-Klassifikation nur 10% von 50 untersuchten Leichen beidseits ein normales Thoracic Outlet hatten. Sennwald und Schaub (1993) betonen deshalb, dass es selbst bei bildlich dargestellter Gefäßkompression keine sicheren, objektivierbaren Zeichen eines Thoracic-Outlet-Syndroms gebe.

Verwertbares Datenmaterial über die Zuverlässigkeit und vor allem die Spezifität der einzelnen Tests hinsichtlich der Subtypen des TOS liegt kaum vor. Empirisch wird der Adson-Test vor allem dem Halsrippen- und Skalenussyndrom zugeordnet. Wright-Test und Kostoklavikularsyndrom-Test werden vor allem dem kostoklavikulären Syndrom zugeordnet. Mit dem passiven Schultergürtelhebetest (s. Kap. 4.1) sind der Distraktionstyp und der Kompressionstyp zu differenzieren. Der Roos-Test wird variabel verschiedenen Subtypen zugeordnet.

Differenzialdiagnose

Die Symptome sind über lange Zeit vielfach unspezifisch und bei der klinischen Untersuchung schlecht reproduzierbar. Deshalb sind wichtige regionale Differenzialdiagnosen an der Schulter u.a. sekundäre subakromiale Irritationen bei Hypermobilitäten/Instabilitäten (wie z.B. bei der sog. Schwimmerschulter [Richardson 1999]), das Syndrom der lateralen Achsellücke (sog. quadrilateral space syndrome) sowie vor allem pseudoradikuläre und inkomplette radikuläre Zervikalsyndrome. Auch Karpaltunnelsyndrome und N.-ulnaris-Syndrome sind differenzialdiagnostisch zu berücksichtigen.

Therapie

In leichten Fällen mit geringer Symptomatik wird man beim Kompressionstyp mit Dehnungsgymnastik der zervikothorakalen Muskulatur, Haltungsschulung, Übungen zur Skapulaführung und funktionell-koordinativen Maßnahmen inklusive neurophysiologischer Krankengymnastik beginnen. Es schließt sich eine oft langdauernde Kräftigung der Schulterheber an.

Beim kostoklavikulären Syndrom ist die Therapie prinzipiell konservativ mit intensiver haltungskorrigierender und aufrichtender Krankengymnastik.

Zusätzlich ist die Gabe von neurotropen Vitaminen der B-Gruppe sinnvoll, auch wenn Studien hierzu nicht vorliegen. Die Therapeuten finden häufig eine Vielzahl von therapiebedürftigen, assoziierten funktionellen Störungen des Schultergürtels und der Halswirbelsäule, was die Hypothese einer disponierenden, übergeordneten Störung im Sinne erhöhter neurogener Irritierbarkeit stützt. Dobrusin (1989) und Sucher (1990) berichten über gute Ergebnisse mit Therapieformen aus der osteopathischen Medizin wie u.a. dem myofaszialen Release und der Triggerpunktbehandlung sowie mit verschiedenen sonstigen Dehnungstechniken.

Beim Distraktionstyp ist auch die Orthesenbehandlung sinnvoll (Nakatsuchi u. Mitarb. 1995). Die konservative Therapie umfasst Krankengymnastik mit Haltungsschulung zur Elevation des Schultergürtels, ggf. unterstützt durch initiale Orthesenbehandlung.

In fortgeschrittenen Fällen mit Paresen und trophischen Störungen oder nach Versagen der beim Fehlen von Paresen mindestens 6 Monate dauernden konservativen Therapie sollte man die Halsrippe (sofern vorhanden) resezieren und eine Myotenotomie des M. scalenus anterior und evtl. fibröser Stränge vornehmen.

Die Vorgehensweise ist bislang schlecht standardisiert. So werden beim Skalenus-anterior-Syndrom im variablen Ausmaß je nach Klinik und Land entweder Resektionen der 1. Rippe vorgenommen oder Skalenotomien. Die meisten Autoren befürworten beim Skalenussyndrom neben dem Weichteileingriff auch die Resektion der 1. Rippe. Diese ist seit neuestem auch thorakoskopisch durchführbar (Ohtsuka u. Mitarb. 1999), allerdings ist das Verfahren klinisch noch nicht etabliert. Gockel (1996) wertete für den Zeitraum von 1987–1993 alle Klinikdaten in Finnland aus und fand, dass etwa 4-mal so viele Rippenresektionen wie ausschließliche Skalenotomien durchgeführt wurden.

Es gibt nach wie vor eine unentschiedene Kontroverse zwischen den Befürwortern der transaxillären Resektion der 1. Rippe nach Roos und Owens und denjenigen, die ein supraklavikuläres Vorgehen favorisieren. Auch die Ergebnisse werden sehr unterschiedlich beschrieben (s.u.).

Beim Skalenus-minimus-Syndrom ist die A. subclavia von der fibrösen Fesselung des Muskels zu lösen und dieser zu myotenotomieren.

In Fällen posttraumatischer kostoklavikulärer Syndrome können auch Korrekturosteotomien der Klavikula oder Abtragungen inferiorer Verdickungen indiziert sein. Da in solchen Fällen meist intensive periklavikuläre Vernarbungen vorliegen, können eine gleichzeitige Plexusneurolyse und Adhäsiolsyse der V. und A. subclavia erforderlich werden.

Zur operativen Therapie des Pektoralis-minor-Syndroms gibt es kaum verwertbare Literatur.

Ergebnisse

Es liegen keine verwertbaren Vergleichsstudien von konservativer und operativer Therapie vor. Die meisten Autoren sind aber der Ansicht, dass die weit überwiegende Zahl der Patienten erfolgreich konservativ behandelt werden kann (Beer u. Mitarb. 1997). Manifeste Paresen sind sowohl bei konservativer wie operativer Behandlung nur in weniger als der Hälfte der Fälle reversibel.

Lindgren (1993) betont, dass eine hohe Variabilität der Ergebnisse operativer Therapie mit Erfolgsraten zwischen nur 24% und 100% bestehe. Er führt dies darauf zurück, dass einerseits die Diagnose sehr schwierig und mit vielen Unsicherheiten behaftet sei und selbst bei richtiger Diagnose es oft unmöglich sei, den exakten Ort der strukturellen Pathologie auszumachen. Er favorisiert deshalb in Zweifelsfällen immer die konservative Behandlung. Leffert (1992) verweist auf die Schwierigkeit der Diagnose und die zwar seltenen, dann aber häufig gravierenden Komplikationen der operativen Therapie.

Konservative Therapie. Die große Häufigkeit von Normvarianten und die Seltenheit von Beschwerden im Kindesalter wie die neueren Erkenntnisse über die Differenzierung in Distraktions- und Kompressionstypen zeigen den Stellenwert funktioneller Komponenten und damit die Bedeutung einer konservativen Therapie. Vor allem beim Hyperabduktionssyndrom und bei allen Patienten mit Hinweisen auf Distraktionstyp ist die konservative Therapie zu favorisieren.

Nakatsuchi u. Mitarb. (1995) behandelten 86 Patienten mit Distraktionstyp mit einer speziellen Orthese: Distale (Hand-)Symptome sprachen besser an (Besserung: Schmerz: 67% der Patienten; Parästhesien: 85%; Sensibilitätsausfälle: 84%; Paresen: 80%) als proximale Symptome am Schultergürtel, die nur bei 65% der Patienten gebessert wurden. Die Fähigkeiten im täglichen Leben wurden von 33% der Patienten als sehr gut (uneingeschränkt), von 44% als gut, von 12% als zufriedenstellend und von 9% als schlecht angegeben. Kitamura gibt die Erfolgsrate der kombinierten konservativen Therapie mit Orthese und Schultergürtel-hebenden Krankengymnastik beim Distraktionstyp mit 88% an.

Operative Therapie. Es zieht sich durch die Literatur, dass Schmerz und Sensibilitätsstörungen besser zu beseitigen sind als Paresen, die nur in ca. 50% der Fälle ansprechen (Donaghy u. Mitarb. 1999).

Hempel u. Mitarb. (1996) fanden bei 770 Patienten summarisch für alle Formen der mit supraklavikulärer Resektion der 1. Rippe behandelten Thoracic Outlet Syndrome 59% sehr gute und 27% gute Resultate der operativen Therapie.

Wenz und Husfeldt (1997) werteten für eine Literaturübersicht 3031 publizierte Fälle der letzten Jahre mit transaxillärer Resektion der 1. Rippe aus (13–473 Fälle), die nach durchschnittlich 7,8 Jahren untersucht wurden. Gute Ergebnisse wurden in 81,4% der Fälle erzielt mit einer allerdings beträchtlichen Streuung von 50–93%.

Mingoli u. Mitarb. (1995) beschrieben für ein Kollektiv von 105 Patienten mit transaxillärer Resektion der 1. Rippe und durchschnittlich über 8 Jahre Nachuntersuchungszeit 81,4% gute und 18,6% gebesserte und schlechte Resultate. Als Zusatzeingriffe wurden in 20,1% eine Halsrippe entfernt und in 54,5% eine anteriore Skalenusresektion sowie in 30,6% pathologische fibröse Stränge entfernt. Wichtigstes prognostisches Kriterium hinsichtlich eines Misserfolges war ein zu langer proximaler Resektionsstumpf der 1. Rippe. 16 mit Nachoperation in Form von Rippennachresektion und Neurolyse behandelte Patienten hatten ein sehr gutes Ergebnis. Die 10-Jahres-Ergebnisse wurden für 93,1% der primär und ggf. sekundär nachoperierten Patienten mit gut angegeben.

Hingegen berichten Cuypers u. Mitarb. (1995) über nur 52% Erfolgsrate bei 106 Operationen mit transaxillärer Resektion der 1. Rippe an 92 Patienten, die durchschnittlich nach gut 5 Jahren durch einen unabhängigen Untersucher kontrolliert wurden. Lindgren u. Mitarb. (1991) fanden, dass über ein Viertel der primär nach Resektion der 1. Rippe beschwerdefreien Patienten im weiteren Verlauf wieder ähnliche Beschwerden bekamen durch die Subluxation des verbliebenen Rippenstumpfs.

In einer Vergleichsstudie der transaxillären gegenüber der supraklavikulären Resektion der 1. Rippe lagen nach 3 Jahren bei 83% der transaxillär operierten und bei 100% der supraklavikulär operierten Patienten gute Ergebnisse vor (Cikrit u. Mitarb. 1989). Cikrit u. Mitarb. (1989) fanden bei der transaxillären Operation signifikant mehr Komplikationen (Pneumothorax [43%], Lazerationen der subklavischen Gefäße [10%], Läsionen des N. thoracicus longus [10%]), während in der Vergleichsgruppe mit supraklavikulärer Rippenresektion diese Komplikationen alle fehlten und nur ein Harnwegsinfekt auftrat.

Literatur

Adson AW, Coffey JR. Cervical rib: A method of anterior approach for relief of symptoms by division of the scalenus anticus. Ann Surg. 1927; 85:839–857.

Allen EV. Thromboangiitis obliterans. Methods of diagnosis of chronic occlusive arterial lesions distal to the wrist with illustrative cases. Am J Med Sci. 1929; 178 237–244.

Beer S, Schlegel C, Hasegawa A. Konservative Therapie beim Thoracic-outlet-Syndrom. Literaturübersicht und pathogenetische Überlegungen. Schweiz Med Wochenschr. 1997; 127:617–622.

Brown C. Compressive invasive referred pain to the shoulder. Clin Orthop. 1983; 173:55–62.

Cikrit DF, Haefner R, Nichols WK, Silver D. Transaxillary or supraclavicular decompression for the thoracic outlet syndrome. A comparison of the risks and benefits. Am Surg. 1989; 55:347–352.

Cuypers PW, Bollen EC, van Houtte HP. Transaxillary first rib resection for thoracic outlet syndrome. Acta Chir Belg. 1995; 95:119–122.

della Santa DR, Narakas AO. Fractures de la clavicule et lesions secondaires du plexus brachial. Z Unfallchir Versicherungsmed. 1992; 85:58–65.

Dobrusin R. An osteopathic approach to conservative management of thoracic outlet syndromes. J Am Osteopath Assoc. 1989; 89:1046–50, 1053–1057.

Donaghy M, Matkovic Z, Morris P. Surgery for suspected neurogenic thoracic outlet syndromes: a follow up study. J Neurol Neurosurg Psychiatry 1999; 67:602–606.

Dunant JH. Thoracic Outlet Syndrom: wo stehen wir heute? Vasa 1994; 23:189–194.

Edwards DP, Mulkern E, Raja AN, Barker P. Trans-axillary first rib excision for thoracic outlet syndrome. J R Coll Surg Edinb. 1999; 44:362–365.

Gockel M. Operative treatment of thoracic outlet syndrome in Finland. Ann Chir Gynaecol. 1996; 85:59–61.

Gockel M, Lindholm H, Vastamäki M, Lindquist A, Viljanen A. Cardiovascular functional disorder and distress among patients with thoracic outlet syndrome. J Hand Surg. 1995; 20-B:29–33.

Hachulla E, Camilleri G, Fournier C, Vinckier L. Etude clinique, velocimetrique et radiologique de la traversee thoraco-brachiale chez 95 sujets temoins: limites physiologiques et incidences pratiques. Rev Med Interne 1990; 11:19–24.

Hahn K, Shah R, Shalev Y, Schmidt DH, Bajwa T. Congenital clavicular pseudoarthrosis associated with vascular thoracic outlet syndrome: case presentation and review of the literature. Cathet Cardiovasc Diagn. 1995; 35:321–327.

Hempel GK, Shutze WP, Anderson JF, Bukhart HI. 770 consecutive supraclavicular first rib resections for thoracic outlet syndrome. Ann Vasc Surg. 1996; 10:456–463.

Juvonen T, Satta J, Laitala P, Luukkonen K, Nissinen J. Anomalies at the thoracic outlet are frequent in the general population. Am J Surg. 1995; 170:33–37.

Kataoka Y. Pathogenesis of thoracic outlet syndrome: diagnosis with neurography of the brachial plexus (in Japanisch; übersetzt von Alexandra Petrovicki). Nippon Seikeigeka Gakkai Zasshi 1994; 68:357–366.

Kelley MJ. Evaluation of the shoulder. In Kelley MJ, Clark WA (Hrsg.). Orthopaedic therapy of the shoulder. JB Lippincott, Philadelphia, 1995.

Kelly JJ. Neurologic problems in the athlete's shoulder. In Petrone FA (Hrsg.). Athletic injuries of the shoulder. McGraw Hill, New York, 1995.

Kitamura T. Thoracic Outlet Syndrome – Classification and Treatment. Vortrag, 5. Jahrestagung der Deutschen Vereinigung für Schulter- und Ellenbogenchirurgie. In Aktuelle Möglichkeiten und Grenzen konservativer Behandlungsstrategien am Schulter- und Ellenbogengelenk. Abstrakt. Sympomed Verlag, Taufkirchen/München 1998:30f.

Leffert RD. Thoracic outlet syndromes. Hand Clin. 1992; 8:285–297.

Liebenson CS. Thoracic outlet syndrome: Diagnosis and conservative management. J Manipul Physiol Ther. 1988; 11:493–499.

Lindgren KA. Thoracic outlet syndrome with special reference to the first rib. Ann Chir Gynaecol. 1993; 82:218–230.

Lindgren KA, Leino E, Lepantalo M, Paukku P. Recurrent thoracic outlet syndrome after first rib resection. Arch Phys Med Rehabil. 1991; 72:208–210.

Lindgren KA, Leino E. Subluxation of the first rib: a possible thoracic outlet syndrome mechanism. Arch Phys Med Rehabil. 1988; 69:692–695.

Lindgren KA, Leino E, Mnninen H. Cervical rotation lateral flexion test in brachialgia. Arch-Phys-Med-Rehabil. 1992; 73:735–737.

Mingoli A, Feldhaus RJ, Farina C, Cavallari N, Sapienza P, di Marzlo L, Cavallaro A. Long-term outcome after transaxillary approach for thoracic outlet syndrome. Surgery 1995; 118:840–844.

Nakatsuchi Y, Saitoh S, Hosaka M, Matsuda S. Conservative treatment of thoracic outlet syndrome using an orthosis. J Hand Surg. 1995; 20-B:34–39.

Narakas AO. The role of thoracic outlet syndrome in the double crush syndrome. Ann Chir Main Memb Super 1990; 9:331–340.

Novak CB, Mackinnon SE. Thoracic outlet syndrome. Orthop Clin North Am. 1996; 27:747–762.

Ranney D. Thoracic outlet: an anatomical redefinition that makes clinical sense. Clin Anat. 1996; 9:50–52.

Ribbe EB, Lindgren SH, Norgren NE. Clinical diagnosis of thoracic outlet syndrome. Evaluation of patientes with cervicobrachial symptoms. Manual Med. 1986; 2:82–85.

Richardson AB. Thoracic outlet syndrome in aquatic athletes. Clin. Sports Med. 1999; 18:361–378.

Roos DB. Transaxillary approach for first rib resection to relieve thoracic outlet syndrome. Ann Surg. 1971; 173:429.

Roos DB. Congenital abnomalities assicieted with thoracic outlet syndrome. J. Surg. 1976; 132:771–778.

Sanders RJ, Jackson CG, Banchero N, Pearce WH. Scalene muscle abnormalities in traumatic thoracic outlet syndrome. Am J Surg. 1990; 159:231–236.

Schnyder H, Rösler KM, Hess CW. Die diagnostische Bedeutung von elektrophysiologischen Zusatzuntersuchungen bei Verdacht auf neurogenes Schultergurtelsyndrom ("thoracic outlet syndrome"). Schweiz Med Wochenschr. 1994; 124:349–356.

Sennwald GR, Schaub P. Gibt es das Thoracic Outlet Syndrom (TOS)? Z Unfallchir Versicherungsmed. 1993; 86:265–271.

Sucher BM. Thoracic outlet syndrome – a myofascial variant: Part 2. Treatment. J Am Osteopath Assoc. 1990; 90:810–812, 817–823.

Walsh MT. Therapist management of thoracic outlet syndrome. J Hand Ther. 1994; 7:131–144.

Wenz W, Husfeldt KJ. Das „Thoracic outlet Syndrom" – ein interdisziplinäres Thema. Erfahrungen mit Diagnostik und Therapie an einem Patientenkollektiv aus 15 Jahren (80 transaxilläre Resektionen der 1. Rippe bei 67 Patienten) und eine Literaturübersicht. Z Orthop. 1997; 135:84–90.

Wood VE, Twito R, Verska JM. Thoracic outlet syndrome. The results of first rib resection in 100 patients. Orthop Clin North Am 19, 1988, 131–146.

Wright IS. The neurovascular syndromes produced by hyperabduction of the arms. Am Heart J. 1945; 29:1–19.

17.2 N.-suprascapularis-Syndrom

A. Hedtmann

N.-suprascapularis-Affektionen sind das Chamäleon unter den Schultererkrankungen. Sie sind selten und betreffen etwa 1% oder weniger der Patienten von Schulterspezialsprechstunden. Post u. Mayer (1987) fanden eine Häufigkeit von 0,4%. Die Erstbeschreibung erfolgte wahrscheinlich durch Kopell u. Thompson (1959). Ursache sind Einengungen oder auch nur mechanische Irritationen des N. suprascapularis in der Incisura scapulae. Während die supraskapulären Gefäße über dem Lig. transversum scapulae verlaufen, tritt der N. suprascapularis unterhalb des transversen Bandes nach dorsal in die Supraspinatusgrube ein.

Sportler mit extremen Bewegungsausschlägen des Schulterblattes sind bevorzugt betroffen. So fanden Eggert u. Holzgraefe (1993) bei 28% von Volleyballspielern der obersten Liga Atrophien der Infraspinatusmuskulatur und sogar bei 45% elektromyographische Alterationen.

Zudem sind Patienten betroffen, die häufig Lasten auf den Schultern tragen, außerdem Patienten mit repetitiven Bewegungen, die die Beweglichkeit des Schulterblattes auf den Thorax regelmäßig strapazieren. In nordischen Ländern mit vielen Beschäftigten in der Holzindustrie (Finnland, Kanada) ist das Krankheitsbild relativ häufig. Seltene Ursachen snd massive direkte Traumen von oben auf den Schultergürtel und Traktionsläsionen. Chronische Irritationen kommen auch nach Klavikulafrakturen im mittleren Drittel vor durch hypertrophen Kallus, vor allem bei Pseudarthrosen, während akute Läsionen des Nerven bei Klavikulafrakturen sehr selten sind.

Als disponierend gelten zudem anatomische Varianten der Incisura scapulae, deren Form von Rengachary u. Mitarb. (1979a, b, c) in 6 Varianten klassifiziert wurde (Abb. 17.**2**). Die Typen I–III machen ca. 87% aus, die Formen IV und V mit knöchern enger Inzisur ca. 9% und bei etwa 4% liegt ein Foramen suprascapulare vor, da anstelle des Ligamentes eine knöcherne Brücke oder ggf. auch sekundäre Ossifikation vorliegt. Eine weitere anatomisch-dispositionelle Komponente stellen Varianten des transversen Bandes mit einem akzessorischen, den Nerv ggf. komprimierenden Zügel dar, die allerdings sehr selten sind (Alon u. Mitarb. 1988). Besonders bei synchron beidseitigem Befall ist daran zu denken (Heuss u. Mitarb. 1993).

Ticker u. Mitarb. (1998) fanden in einer anatomischen Studie 77% U-förmige und 23% V-förmige Incisurae scapulae, außerdem 23% Normvarianten des transversen Bandes sowie eine Inzidenz von Ganglien in knapp 1%.

Raritäten sind Schädigungen des Nerven bei vorderen Schulterluxationen (Zoltan 1979) oder benigne oder maligne Neurinome (Barth u. Warzok 1990).

Symptome

Die Symptomatik kann sehr variabel sein mit myogelosenartigen Befunden in den Spinatigruben und erheblichem lokalen Druckschmerz bei ziehenden Spontanschmerzen. Es kommen auch Schmerzausstrahlungen nach ventral zur Brustwand, Ausstrahlung zum Arm und zum Nacken vor. Gelegentlich wird auch über Schwäche der Außenrotatoren geklagt.

Deutliche Paresen sind eher selten, häufiger hingegen leichte Atrophien der Spinatimuskeln. Von den 52 der von Vastamäki u. Göransson (1993) behandelten Patienten hatten 16 eine Supraspinatusatrophie und 26 eine des Infraspinatusmuskels. Die neurologische Untersuchung mit EMG ist trotz längerer Anamnese selbst beim Vorliegen

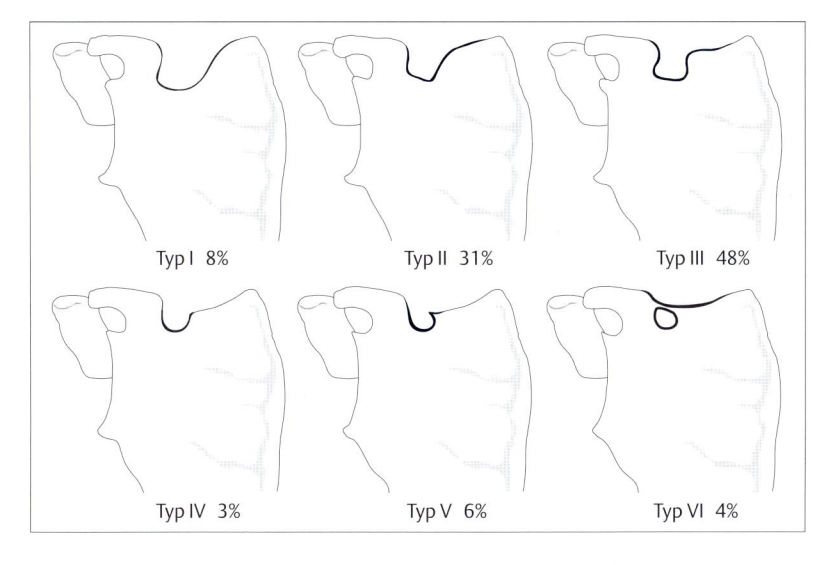

Abb. 17.2 Varianten der Incisura scapulae nach Rengachary u. Mitarb. (1979).

Typ I 8%   Typ II 31%   Typ III 48%
Typ IV 3%   Typ V 6%   Typ VI 4%

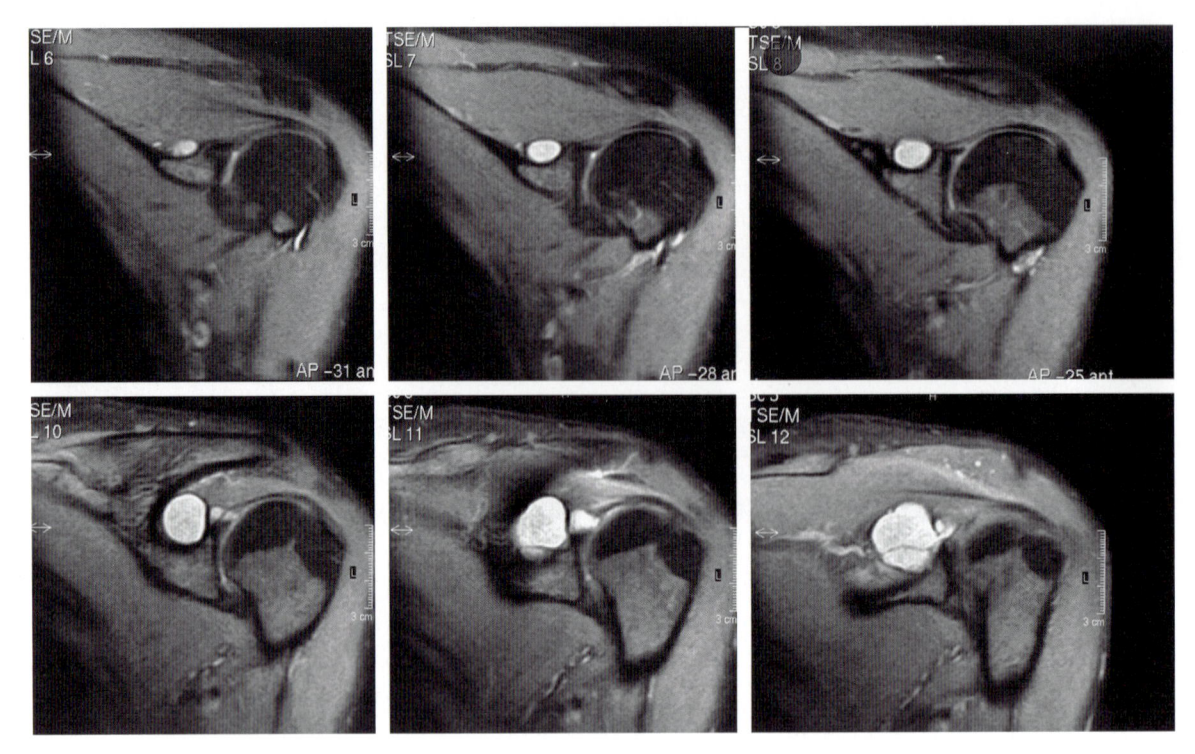

Abb. 17.3 MRT mit Darstellung eines Ganglions in der Infraspinatusgrube (vgl. auch Abb. 17.2).

von Atrophien nicht immer ergiebig. Post u. Mayer (1987) betonten die Bedeutung der Untersuchung mit Koaxialelektrode und Bestimmung der Nervenleitgeschwindigkeit.

Zur differenzialdiagnostischen Abklärung muss man ggf. eine selektive Blockade des N. suprascapularis mit Lokalanästhetikum vornehmen, wobei die Schmerzausschaltung durch diese Blockade auch nicht spezifisch ist, aber einen gravierenden Hinweis gibt.

Eine seltene Variante stellt die Kompressionsneuropathie des R. infraspinatus des N. suprascapularis dar. Hier kommt es meistens an der Basis der Spina scapulae (spinoglenoidale Einkerbung der Skapula) durch Ganglien zu einer Kompression des Nerven (Thompson u. Mitarb. 1982) (Abb. 17.3). Die Symptomatik ist dementsprechend auf die Infraspinatusgrube beschränkt. Da die spinoglenoidale Rinne anatomisch durch akromiale Überlagerung der Sonographie nicht oder nur sehr schwer zugänglich ist, wird die Diagnose meist als Zufallsbefund bei einer MRT gestellt. Erst die MRT hat auch gezeigt, dass die Ganglien die Infraspinatusgrube und der Incisura spinoglenoidalis häufig vom sublabralen Rezessus des oberen Labrum glenoidale ausgehen und in einem hohen Maß mit SLAP-Läsionen assoziiert sind (Moore u. Mitarb. 1997).

Therapie

Konservative Therapie. Über Möglichkeiten, Chancen und Ergebnisse konservativer Behandlung ist wenig bekannt. In Einzelfällen sind selektive perineurale Injektionen mit Lokalanästhetika mit Kortikosteroidzusatz hilfreich. Martin u. Mitarb. (1997) fanden nach fast 4 Jahren ein sehr gutes oder gutes Ergebnis bei 11 von 15 Patienten. Die Behandlung erfolgte mit einem krankengymnastischen Programm, das gezielt auf Mobilitätsverbesserung und Kräftigung war.

Operative Therapie. Die meisten Autoren halten die Dekompression durch Resektion des Lig. transversum scapulae über dorsalen Zugang für ausreichend.

Der ventrale Zugang nach Murray (1975) ist in Deutschland wenig gebräuchlich und auch risikoreicher (Post u. Mayer 1987) als der dorsale: Dabei wird der M. trapezius tendoperiostal von der Spina scapulae abgelöst. In der zarten Fettschicht zwischen dem Trapeziusmuskel und dem Supraspinatusmuskel wird bis zum Vorderrand des Supraspinatusmuskels präpariert. Nach stumpfer Anhebung des Muskels stößt man auf das transverse Band mit den darüber laufenden Gefäßen. Das Band wird unter Schonung der Gefäße reseziert.

Nur wenige befürworten wie Rask (1977) die grundsätzliche knöcherne Erweiterung der Incisura scapulae. Wir selbst führen sie auch nur bei signifikanter knöcherner Einengung durch, die entweder präoperativ schon radiologisch als Typ IV, V oder VI diagnostiziert wurde, oder aber nach dem intraoperativen Befund.

Ergebnisse

Operative N.-suprascapularis-Dekompression. Viele Autoren berichten nur kasuistisch über Einzelfälle (Heuss u. Mitarb. 1993; Ganzhorn u. Mitarb. 1981; Garcia u. Queen 1981) oder aber über Serien mit Fallzahlen von unter 10 (Clein 1975: 5 Fälle; Post u. Mayer 1987: 9 Fälle). Vastamäki u. Göranssin (1993) operierten 52 Patienten: 72% waren komplett oder weitgehend beschwerdefrei. 26 Patienten hatten präoperativ eine Isp-Atrophie, postoperativ verblieben 11. Hingegen verblieb von 16 Patienten mit Atrophie des Supraspinatus nur 1 Patient mit einer Atrophie bei Nachuntersuchung. Antoniadis u. Mitarb. (1996) berichteten über 28 Operationen bei 27 Patienten, von denen 22 nachuntersucht werden konnten: 16 von 19 präoperativ mit Schmerzen geplagten Patienten waren schmerzfrei. 17 Patienten hatten eine kombinierte Ssp- und Isp-Atrophie und -Parese, 10 nur eine Infraspinatus-Atrophie. Der Supraspinatus war motorisch gebessert bei 81%, der Infraspinatus nur bei 50%.

Post u. Mayer (1987) fanden hinsichtlich Schmerzbefreiung gute Ergebnisse bei allen 9 der von ihnen behandelten Patienten, Post (1999) berichtete später über 38 sehr gute Ergebnisse bei 39 Patienten.

Operation bei Ganglien. Klassischerweise werden die Ganglien über dorsale, offene Zugänge mit Ablösung des M. trapezius und vorsichtiger Mobilisation des M. supraspinatus operiert. Bei Befall des Infraspinatus und spinoglenoidaler Lokalisation muss die Pars spinalis des M. deltoideus abgelöst oder gespalten werden, um die spinoglenoidale Inzisur erreichen zu können. In jüngster Zeit wurde gezeigt, dass die Ganglien auch von artikulär bei der Arthroskopie erreicht und entleert werden können (Ianotti u. Ramsey 1996, Chochole u. Mitarb. 1997): Bei ventralem und/oder dorsalem Arthroskopiezugang wird die posterosuperiore Kapsel in Richtung auf das Ganglion eröffnet, ggf. via Zugang über einen sublabralen Rezessus. Die Entleerung des Ganglions ist meistens ausreichend, so dass keine Resektion erforderlich ist. Gefundene SLAP-Läsionen sollten dabei refixiert und saniert werden.

Literatur

Alon M, Weiss S, Fishel B, Dekel S. Bilateral suprascapular nerve entrapment syndrome due to an anomalous transverse scapular ligament. Clin Orthop 1988; 234: 31–33.

Antoniadis G, Richter HP, Rath S, Braun V, Moese G. Suprascapular nerve entrapment: experience with 28 cases. J Neurosurg 1996; 85: 1020–1025.

Asami A, Sonohata M, Morisawa K. Bilateral suprascapular nerve entrapment syndrome associated with rotator cuff tear. J Shoulder Elbow Surg 2000; 9: 70–72.

Chochole MH, Senker W, Meznik C, Breitenseher MJ. Glenoid-labral cyst entrapping the suprascapular nerve: dissolution after arthroscopic debridement of an extended SLAP lesion. Arthroscopy 1997; 13: 753–755.

Clein LJ. Suprascapular entrapment neuropathy. J Neurosurg 1975; 43: 337.

Eggert S, Holzgraefe M. Die Kompressionsneuropathie des N. suprascapularis bei Hochleistungsvolleyballern. Sportverl Sportschaden 1993; 7: 136–142.

Ganzhorn RW, Hocker JT, Horowitz M, Switzer HE. Suprascapular nerve entrapment. A case report. J Bone Joint Surg 1981; 63-A: 491.

Garcia G, McQueen D. Bilateral suprascapular nerve entrapment. Case report and review of the literature. J Bone Joint Surg 1981; 63-A: 491.

Ghaly RF, Ring AM. Supraclavicular glomus tumor, 20 year history of undiagnosed shoulder pain: a case report. Pian 1999; 83(2): 379–382.

Heuss D, Lochmüller H, Habermeyer P, Reimers C, Pongratz D. Endogenes beidseitiges Kompressionssyndrom des N. suprascapularis. Übersicht und Fallbericht. Nervenarzt 1993; 64: 677–680.

Ianotti JP, Ramsey ML. Arthroscopic decompression of a ganglion cyst causing suprascapular nerve compression. Arthroscopy 1996; 12: 739–745.

Kopell H, Thompson W. Pain and the frozen shoulder. Surg Gynecol Obstet 1959; 109: 92–96.

Martin SD, Warren RF, Martin TL, Kennnedy K, O'Brien SJ, Wickiewicz TL. Suprascapular neuropathy. Results of non-operative treatment. J Bone Joint Surg 1997; 79-A: 1159–1165.

Moore TP, Fritts HM, Quick DC, Buss DD. Suprascapular nerve entrapment caused by supraglenoid cyst compression. J Shoulder Elbow Surg 1997; 6: 455–462.

Post M, Mayer J. Suprascapular nerve entrapment: diagnosis and treatment. Clin Orthop 1987; 223: 126–136.

Post M. Diagnosis and treatment of suprascapular nerve entrapment. Clin Orthop 1999; 368: 92–100.

Rask MR. Suprascapular nerve entrapment: A report of two cases treated with suprascapular notch resection. Clin Orthop 1977; 123: 73–75.

Reid A, Hazelton RA. Suprascapular nerve entrapment in the differential diagnosis of shoulder pain. Lancet 1979; 2 (8140) 477.

Rengachary SS, Neff JP, Singer PA, Bracket CE. Suprascapular entrapment neuropathy: A clinical, anatomical, and comparative study. Part 1: Clinical study. Neurosurgery 1979; 5: 441–446.

Rengachary SS, Burr D, Lucas S et al. Suprascapular entrapment neuropathy: A clinical, anatomical, and comparative study. Part 2: Anatomical study. Neurosurgery 1979; 5: 447–451.

Rengachary SS, Burr D, Lucas S, Bracket CE. Suprascapular entrapment neuropathy: A clinical, anatomical, and comparative study. Part 3: Comparative study. Neurosurgery 1979; 5: 452–455.

Thompson RC Jr, Schneider W, Kennedy T. Entrapment neuropathy of the inferior branch of the suprascapular nerve by ganglia. Clin Orthop 1982; 166: 185–187.

Ticker J, Djurasovic M, Strauch RJ, April EW, Pollock RG, Flatow EL, Bigliani LU. The incidence of ganglion cysts and other variations in anatomy along the course of the suprascapular nerve. J Shoulder Elbow Surg 1998; 7: 472–478.

Vastamäki H, Göransson H. Suprascapular nerve entrapment. Clin Orthop 1993; 297: 135–143.

Wang DH, Koehler SM. Isolated infraspinatus atrophy in a collegiate volleyball player. Clin J Sports Med 1996; 6: 255–258.

Zoltan JD. Injury to the suprascapular nerve associated with anterior dislocation of the shoulder. Case report and review of the literature. J Trauma 1979; 19: 203.

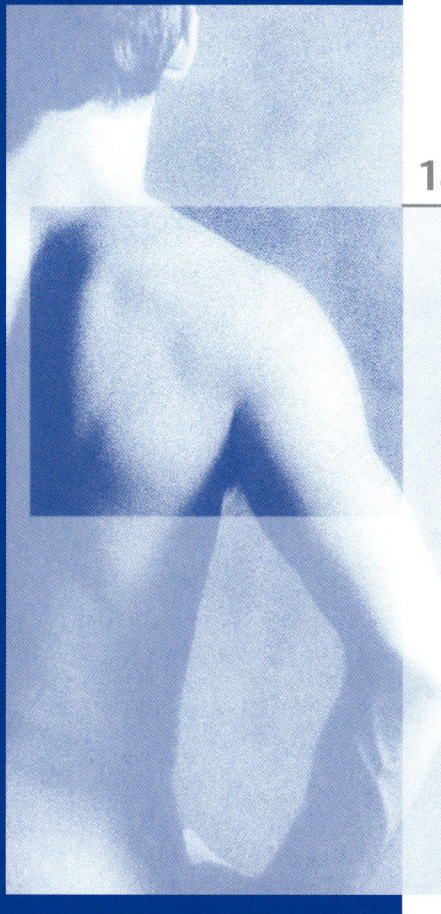

18 Verletzungen des Schulterbereichs

18.1 Proximale Humerusfrakturen beim Erwachsenen
Ch. Melzer und A. Werner

18.2 Proximale Humerusfrakturen beim Kind
A. Werner und F. Gohlke

18.3 Endoprothetische Versorgung bei 3- und 4-Fragment-Frakturen
H. Georgousis, U. Möbius und F. Gohlke

18.4 Verletzungen des Akromioklavikulargelenks
A. Hedtmann und H. Fett

18.5 Verletzungen des Sternoklavikulargelenks
D. Böhm und F. Gohlke

18.6 Klavikulafrakturen
A. Werner

18.7 Skapulafrakturen
F. Gohlke

18.1 Proximale Humerusfrakturen beim Erwachsenen

Ch. Melzer und A. Werner

Epidemiologie

Frakturen des proximalen Humerus sind mit einem Anteil von etwa 5% an allen Frakturen relativ häufig. Ihre Inzidenz nimmt mit steigendem Lebensalter zu, betroffen sind somit vor allem ältere Menschen (Bengner u. Mitarb. 1988). Beim jüngeren Menschen liegen eher hochenergetische Traumen vor, oft mit Frakturdislokationen und ausgedehnterer Weichteiltraumatisierung, während der meist osteoporotische Knochen des älteren Patienten bereits bei relativ geringer Traumatisierung frakturiert (Bengner u. Mitarb. 1988). Ca. 80% der Frakturen sind nicht – bzw. nur gering – disloziert und können konservativ-funktionell behandelt werden.

Bei proximalen Humerusfrakturen muss mit einer Schädigung des Plexus brachialis oder des N. axillaris gerechnet werden, deren Frequenz bei Mehrfragmentfrakturen bis zu 30% betragen kann (Bellumore u. Mitarb. 1998). Nach Stableforth (1984) muss bei dislozierten Frakturen in 4,9% mit Begleitverletzungen der A. axillaris gerechnet werden. Jedoch sind diese auch bei nicht dislozierten Frakturen gesehen worden (Bigliani u. Mitarb. 1996). Sehr selten sind intrathorakale Begleitverletzungen. Hier wurden insbesondere Fälle von intrathorakaler Dislokation von Kopffragmenten beschrieben (Stableforth 1984).

Diagnostik

Neben einer gründlichen klinischen Untersuchung wird eine standardisierte Nativröntgenuntersuchung in 3 Ebenen, die sog. „Traumaserie" nach Neer, durchgeführt:

- a.p. Aufnahme,
- Skapulatangentialaufnahme, sog. „Y-Aufnahme",
- axiale Aufnahme, wobei eine Abduktion der oft schmerzhaften Schulter von 30° ausreicht.

Die Frage, ob eine Fraktur stabil ist oder nicht, kann unter Durchleuchtung ausreichend sicher geklärt werden.

Ferner wird routinemäßig eine Ultraschalluntersuchung zur Erfassung eventueller Begleitläsionen der Rotatorenmanschette durchgeführt.

Mit konventioneller Röntgendiagnostik nicht ausreichend sicher zu klassifizierende Frakturen, insbesondere auch sog. „head splitting fractures" bedürfen ggf. zusätzlich einer Abklärung im Computertomogramm. Klarheit über die Lage der Fragmente im Raum kann durch eine 3 D-Rekonstruktion erlangt werden (Abb. 18.1 a). Doch gelten die Probleme in Bezug auf die Reproduzierbarkeit der Fraktur-Klassifizierung nach einer Studie von Sjöden u. Mitarb. (1998) selbst für die 3 D-CT-Untersuchung.

Die Kernspintomographie als eine im knöchernen Bereich weniger sensitive Methode kann ggf. bei Fragestellungen in Bezug auf zusätzliche Weichteilverletzungen indiziert sein. Ferner kann sie bei veralteten Frakturen Informationen über die Vitalität der einzelnen Fragmente und somit über das Risiko einer Kopfnekrose liefern (Abb. 18.1 b).

Frakturklassifikationen. Fraktureinteilungen dienen der Systematisierung von Verletzungen, der Beurteilung des Schweregrades, der Therapieplanung und der Abschätzung der Prognose.

Bereits Malgaigne unterschied 1855 noch vor Entdeckung der Röntgenstrahlen zwischen intra- und extraartikulären Frakturen des proximalen Humerus. Eine von Kocher (1896) angegebene Einteilung unterscheidet deskriptiv in Analogie zum proximalen Femur zwischen der Fractura colli anatomici, der Fractura pertubercularis und der Fractura colli chirugici. Böhler (1977) hat auf die Bedeutung der Tuberkulumfragmente und der epiphysären Frakturen hingewiesen.

Eine bis heute gültige Beobachtung geht auf Codman (1934) zurück, wonach die **Bruchlinien proximaler Humerusfrakturen** prinzipiell zwischen 4 Segmenten verlaufen:

- Caput humeri,
- Tuberculum majus,
- Tuberculum minus,
- Humerusmetaphyse.

Dislokationen der dabei entstehenden Fragmente werden durch die Zugrichtung der mit ihnen in Verbindung stehenden Sehnen vorgegeben: das Schaftfragment wird von der Pectoralis-major-Sehne nach medial gezogen. Ein frakturiertes Tuberculum majus kann durch Zug des Supraspinatus nach kranial und insbesondere durch Zug von Infraspinatus und Teres minor nach dorsal dislozieren. Die Sehne des M. subscapularis zieht analog ein Tuberculum-minus-Fragment nach medial und kaudal. Die Kopfkalotte rutscht bei Frakturen im anatomischen Hals meist nach (dorsal-)kaudal in den axillären Rezessus ab (Abb. 18.2).

Die wohl am meisten verwendete Klassifikation proximaler Humerusfrakturen stammt von **Neer** (1970). Sie basiert auf der oben genannten pathoanatomischen Beobachtung von Codman unter Berücksichtigung der Anzahl der Fragmente und des Grades der Dislokation. Neer unterscheidet dabei prinzipiell zwischen nicht bzw. gering dislozierten und dislozierten Frakturen. Dabei gibt er als Kriterien für eine Dislokation eine Fragmentverschiebung von über 10 mm und/oder eine Achsendeviation von über 45° an. Unabhängig von der Anzahl der Fragmente werden Frakturen, die keine Dislokation aufweisen, funktionell als „one-part-fractures" aufgefasst. Bei den 2-Fragment-Frakturen unterscheidet Neer zwischen Frakturen im anato-

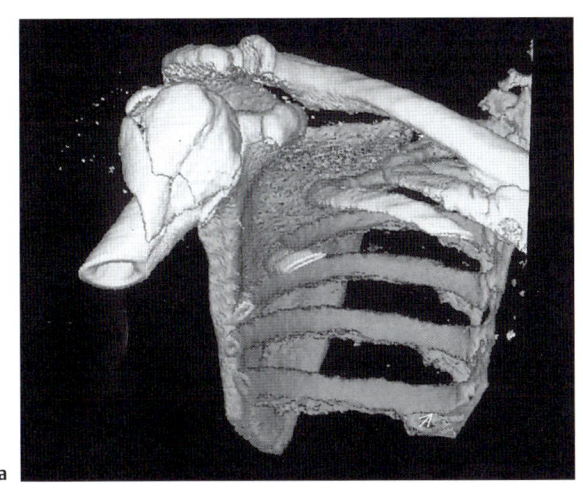

18.1 Proximale Humerusfrakturen beim Erwachsenen

Abb. 18.1
a 3-D-Rekonstruktion einer proximalen Humerus-Mehrfragmentfraktur.
b Problematik der Frakturklassifikation anhand des Röntgenbefundes. Zunächst wurde bei einem 56-jährigen Mann die Diagnose einer „unkomplizierten" subkapitalen Humerusfraktur anhand des Röntgenbefundes gestellt und die Mobilisation des Armes nach Ruhigstellung von einer Woche im Gilchrist-Verband erlaubt. Wegen eines bewegungsabhängigen „Knackens" bei der darauffolgenden krankengymnastischen Übungsbehandlung erfolgte die MRT- und CT-Untersuchung. Hier ergab sich eine nur wenig dislozierte Mehrfragmentfraktur bei erhaltener Signalintensität der Kopfkalotte. Die Lage der Frakturlinien, der Grad der Dislokation und die Vitalität der Fragmente ist für die Prognose und weitere Therapie wichtiger als die Anzahl der Fragmente (Material: F. Gohlke).

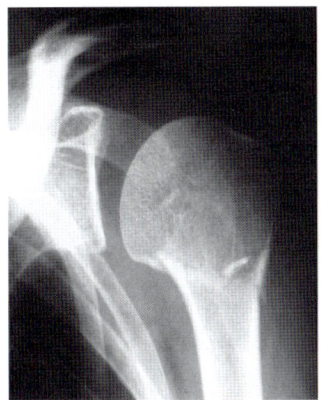

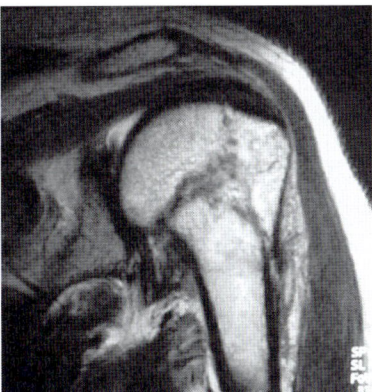

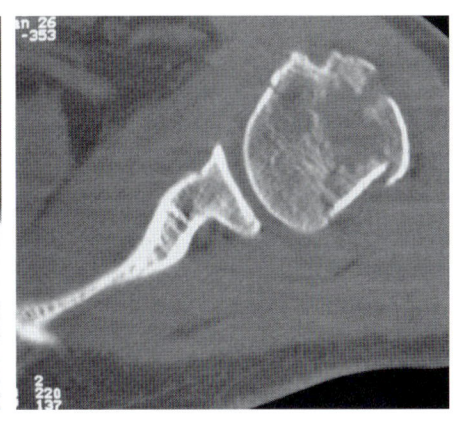

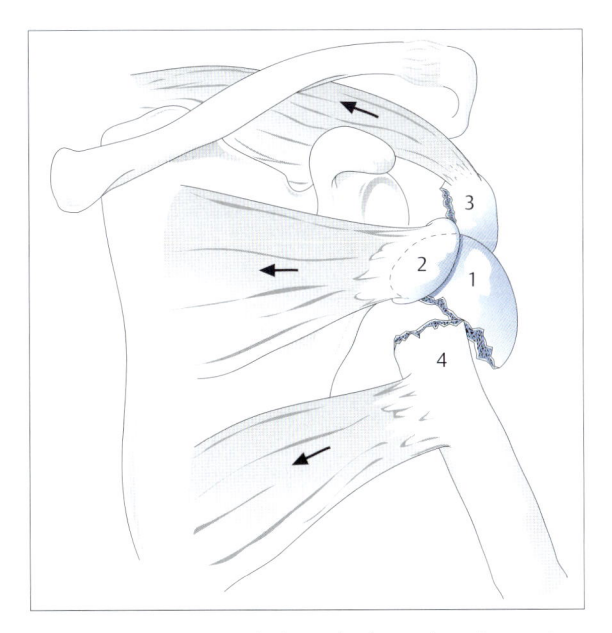

Abb. 18.2 Fragmentverschiebung durch Zug der anhängenden Sehnen der Rotatorenmanschette (aus Trentz O, Ertel W. Verletzungen des Bewegungsapparates. In Berchtold R, Hamelmann H, Peiper H-J, Trentz O [Hrsg.]. Chirurgie. 3. Aufl. Urban & Schwarzenberg, München 1994).
1 Kalotte
2 Tuberculum minus
3 Tuberculum majus
4 Schaft

mischen Hals, im chirurgischen Hals sowie Abrissfrakturen der Tubercula majus und minus. 3-Fragment-Frakturen beinhalten Frakturen im chirurgischen Hals mit zusätzlichem Abriss eines Tuberkulums. Es resultiert eine Rotationsfehlstellung des Kopffragments abhängig davon, welches der Tuberkula in Verbindung mit dem Kopf verbleibt. Eine 4-Fragment-Fraktur liegt dann vor, wenn zusätzlich zur Fraktur im Kopf-Hals-Bereich beide Tuberkula vom Kopf disloziert sind. Außerdem werden Luxations-, Impressions- und Kopfkalottenfrakturen („head-splitting-fractures") in der Neer-Klassifikation aufgeführt. Dabei ergibt sich die Benennung der Luxationsfrakturen nach der Richtung der Luxation des Kopffragments sowie der Anzahl der Fragmente.

Durch diese weitergehende Unterteilung der dislozierten Frakturen in Gruppen ergeben sich Hinweise für die Therapie und Prognose. Wenn Neer auch die Bedeutung der Kopfdurchblutung ausdrücklich betont, bleibt die prognostisch so wichtige Lage der Frakturlinien in Bezug auf die vaskuläre Versorgung des Humeruskopfs in seiner Klassifikation jedoch unberücksichtigt. Ebenfalls in Neers ursprünglicher Klassifikation nicht als eigenständig aufgeführt sind valgusimpaktierte 4-Fragment-Frakturen, die sich durch eine günstigere Prognose als dislozierte 4-Fragment-Frakturen auszeichnen (Abb. 18.3).

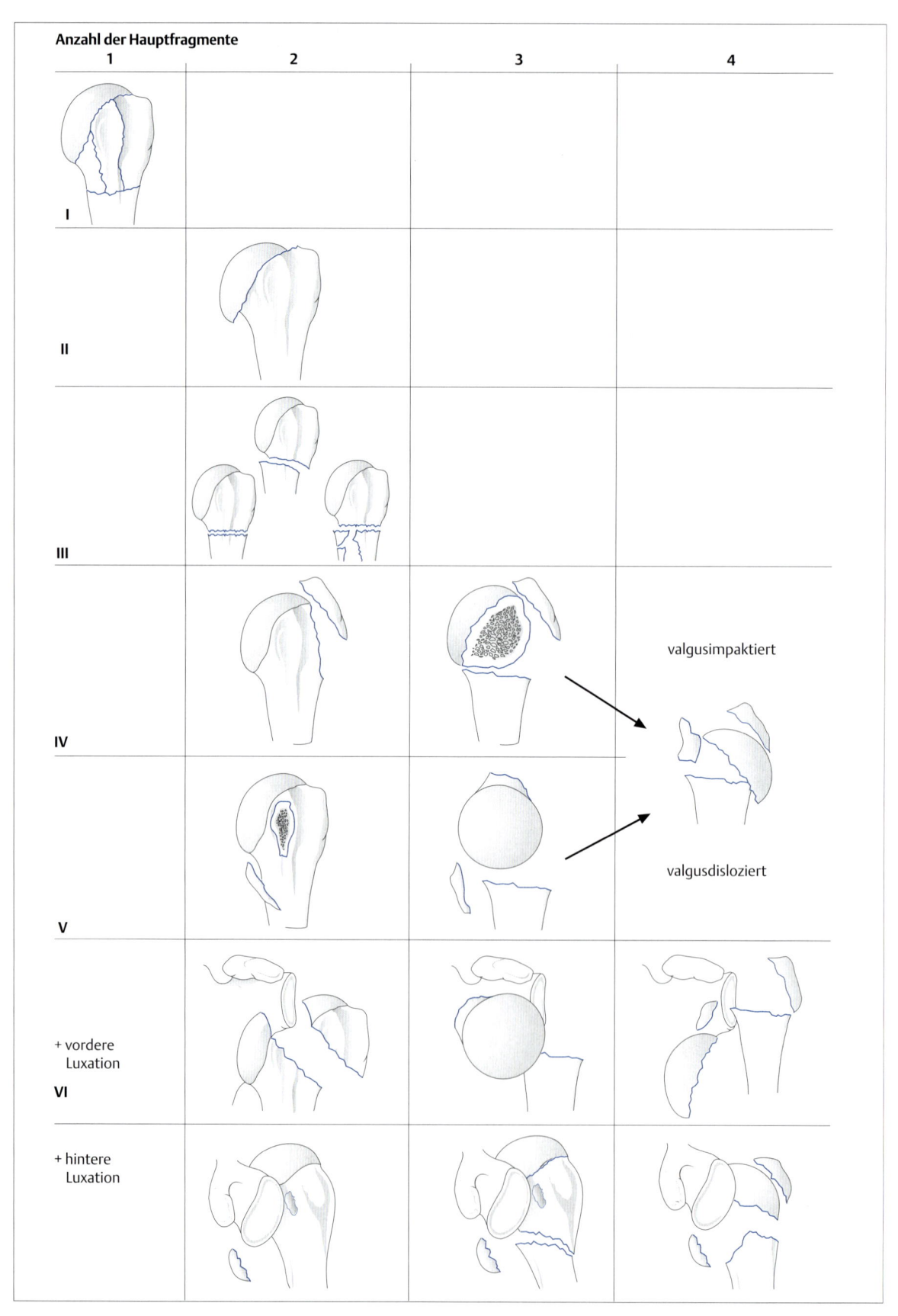

Abb. 18.3 Neer-Klassifikation.

Neben der Neer-Klassifikation hat – zumindest im deutschsprachigen Raum – die 1984 erstmals veröffentlichte **AO-Klassifikation** Beachtung gefunden (Abb. 18.4) (Müller u. Mitarb. 1992). Es werden die Frakturtypen A, B und C mit je 3 Gruppen und Untergruppen unterschieden. Insgesamt ergeben sich 27 Einteilungsmöglichkeiten, wobei anders als in der Neer-Klassifikation die Durchblutungssituation des Humeruskopfs bei dieser Einteilung mehr berücksichtigt worden ist. Nach Auffassung der Autoren verschlechtert sich die Prognose linear von Typ A zu Typ C und innerhalb der Gruppen von 1 nach 3. Beim Typ A handelt es sich um eine extraartikuläre 2-Fragment-Fraktur mit sehr geringem Nekroserisiko. Typ-B-Frakturen sind extraartikuläre bifokale Frakturen, bei denen das Nekroserisiko mäßig hoch ist. Typ-C-Frakturen als Gelenkfrakturen zeichnen sich durch eine komplexe Beteiligung

A Humerus proximal, extraartikuläre unilokale Fraktur

A_1 = tuberkulär

A_2 = metaphysär impaktiert

A_3 = metaphysär nicht impaktiert

B Humerus proximal, extraartikuläre unilokale Fraktur

B_1 = mit metaphysärer Impaktion

B_2 = ohne metaphysäre Impaktion

B_3 = kombiniert mit skapulohumeraler Luxation

C Humerus proximal, Gelenkfraktur

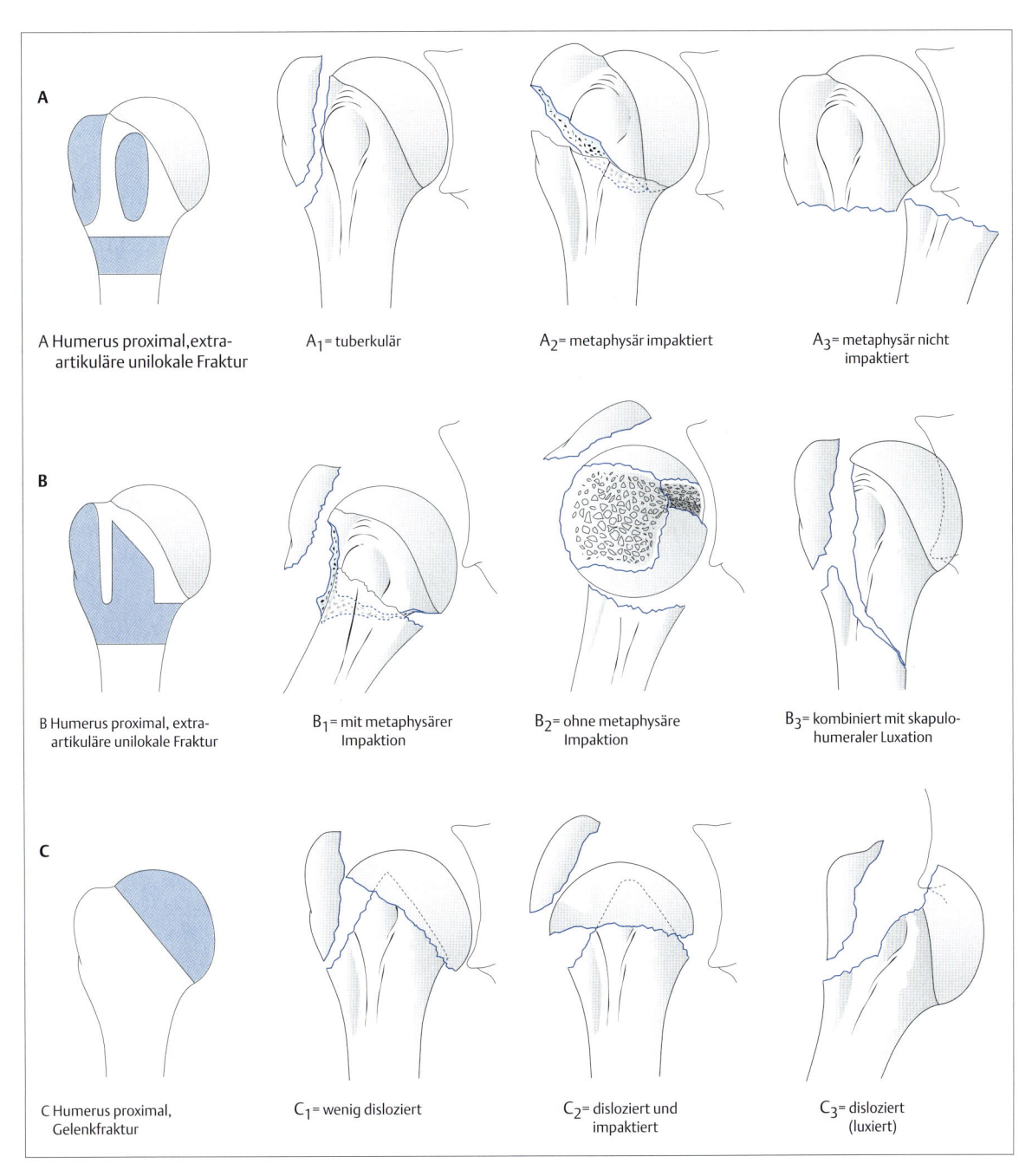

C_1 = wenig disloziert

C_2 = disloziert und impaktiert

C_3 = disloziert (luxiert)

Abb. 18.4 AO-Klassifikation.

des Kopffragments aus mit entsprechend hohem Risiko der Kopfnekrose. Eine den Frakturtypen und Gruppen zugeordnete Therapie wurde bisher nicht veröffentlicht.

Vergleichende Studien zeigen die Schwierigkeiten bei der Reproduzierbarkeit der Klassifizierung von proximalen Humerusfrakturen in beiden Klassifikationen. Diese fanden für die Neer-Klassifikation im Vergleich zur AO-Klassifikation eine etwas höhere Übereinstimmung bei der Beurteilung durch mehrere Untersucher (Siebenrock u. Mitarb. 1992, Sjöden u. Mitarb. 1998). Gerber und Warner (1997) wiesen auf die Problematik der Klassifikation aufgrund schwieriger radiologischer Darstellung hin sowie auf die Tatsache, dass nach ihrer Ansicht eine Fraktur des jungen Patienten und eine des älteren zwei unterschiedliche Entitäten seien. Die Anwendung eines einzigen Klassifikationssystems erweist sich als schwierig in Bezug auf die notwendige Therapie.

Therapie

Hauptkriterien für die einzuschlagende Therapie sind unabhängig von der benutzten Klassifikation die Anzahl der Fragmente und das Ausmaß der Dislokation. Weitere wichtige Kriterien sind die Stabilität der Fraktur sowie die Qualität der Knochensubstanz. Daneben spielen Alter und Allgemeinzustand des Patienten, eventuelle Begleitverletzungen sowie die Erfahrung des Behandlers eine Rolle.

Die therapeutische Skala reicht von der konservativen Therapie mit funktioneller Behandlung bis zur primären Endoprothesenversorgung. Gerber (1997) fasst die Indikation zur kopferhaltenden Therapie wie folgt zusammen: Sie basiert im Wesentlichen auf der Fähigkeit zur geschlossenen oder offenen Fixation ohne die Wahrscheinlichkeit einer nachfolgenden Kopfnekrose. Insbesondere bei jüngeren Patienten sollte eine kopferhaltende Therapie angestrebt werden. Zusammen mit Warner bewertet er die anatomische Rekonstruktion höher als die Gefahr der Nekrose, da nach anatomischer Rekonstruktion eine Nekrose mit gutem Ergebnis sekundär endoprothetisch zu versorgen sei, nach nicht anatomischer Rekonstruktion wäre die Spätversorgung dagegen schwierig (Gerber 1997).

Die Tatsache, dass der Großteil der proximalen Humerusfrakturen nicht oder nur gering disloziert ist, erklärt den großen Stellenwert der konservativen Therapie in der Behandlung dieser Verletzungen. Zurückhaltung in Bezug auf die Indikationsstellung zur operativen Versorgung wurde in der Vergangenheit besonders aus Angst vor weiterer iatrogener Schädigung der oft labilen Durchblutungssituation des frakturierten Humeruskopfs geübt. Andererseits ist der Erhalt der Beweglichkeit nur durch eine frühfunktionelle Behandlung mit frühzeitiger Mobilisierung zu erreichen. Dies führt u. U. zu einer Erhöhung der Pseudarthrosenrate.

Neben den klassischen operativen Verfahren werden heute besonders die minimalinvasiven, gewebe- und durchblutungsschonenden Techniken angewandt, die bei frühzeitiger Mobilisation eine breitere Indikationsstellung zum operativen Vorgehen erlauben. Tab. 18.1 gibt eine Übersicht über das therapeutische Vorgehen.

Tab. 18.1 Therapieschema der proximalen Humerusfraktur

Nicht oder gering disloziert	
stabil	konservativ
instabil	CRIF*
Disloziert, OP nicht kontraindiziert	
2-Fragment-Fraktur	CRIF*, ORIF**
Disloziert, OP nicht kontraindiziert 3- oder 4-Fragment-Fraktur	
junger Patient, gute Knochenqualität	ORIF**
alter Patient, schlechte Knochenqualität	primäre Prothese, ORIF**
Valgusimpaktierung	ORIF**, CRIF*

* CRIF Closed Reduction, Internal Fixation (intramedulläre Stabilisierung nach Kapandij, perkutane Schrauben- oder Drahtosteosynthese); **ORIF Open Reduction, Internal Fixation (K-Draht-Osteosynthese, Schraubenosteosynthese, Zuggurtung, Plattenosteosynthese)

Konservative Therapie

Überwiegend konservativ behandelt werden heute nach wie vor unverschobene und gering dislozierte, stabile Frakturen, unabhängig von der Anzahl der Fragmente. Dies trifft auf ca. 80% aller proximalen Humerusfrakturen zu. Zyto u. Mitarb. (1998) beschrieben jedoch auch für komplexe Frakturen, 3-Fragment-Frakturen nach der Neer-Klassifikation, gute Ergebnisse nach konservativ-funktioneller Therapie.

Dislozierte Frakturen im Bereich des Collum chirugicum sind meist geschlossen reponierbar. Eine Indikation zur Reposition wird bei einem Achsenknick über 30° beim nicht eingestauchten bzw. über 40° beim eingestauchten Bruch gesehen. Weitere Indikationen zur Reposition stellen die Fragmentverschiebung um mehr als halbe Schaftbreite und die Luxationsfraktur dar (Tscherne u. Kujat 1987).

Andere Autoren (Wiedemann u. Schweiberer 1992) stellen die Indikation zur Reposition anhand der von Neer angegebenen Kriterien Fragmentverschiebung von mehr als 10 mm bzw. Abkippung von mehr als 45°. Eine Ausnahme stellt dabei das Tuberculum majus dar, indem hier bereits wesentlich geringere Dislokationen als behandlungsbedürftig angesehen werden müssen wegen der Gefahr eines subakromialen Engpasses. Fragmentverschiebungen nach kranial von 3–5 mm werden z. T. bereits als Operationsindikation angesehen (Kremer u. Mitarb. 1995, Resch u. Thöni 1992).

Als ungeeignet für die geschlossene Reposition werden 2-Fragment-Frakturen im anatomischen Hals, Frakturen der Tuberkula sowie 3- und 4-Fragment-Frakturen angesehen (Bigliani u. Mitarb. 1996). Ausnahmen bilden Tuberkulumabrisse bei Luxationen (s. u.). Auch sollten valgusimpaktierte Humeruskopffrakturen wegen des relativen Hochstandes der Tuberkula offen reponiert und osteosynthetisch versorgt werden.

Reposition. Diese sollte stets in ausreichender Analgesie und bestmöglicher Relaxation, u. U. in Allgemeinnarkose durchgeführt werden.

Bei einer **Fraktur im Collum chirurgicum** sollte durch den Zug des M. pectoralis major und weiterer Innenrotatoren der Humerusschaft nach medial verschoben werden. Nach Neer wird ein Repositionsmanöver in Form von Traktion, Flexion und Adduktion durchgeführt. Das distale Fragment wird entsprechend dem proximalen ausgerichtet. Abschließend sollte versucht werden, den Schaft im Kopffragment zu impaktieren. Eine anteriore Achsendeviation von über 40° sollte nicht toleriert werden, da sonst eine Flexionseinschränkung resultiert.

Böhler (1977) beschreibt ein Verfahren, bei dem der dorsal des Patienten stehende Behandler den gegenseitigen Arm als Hypomochlion in die Achsel des Patienten legt und mit dem gleichseitigen Arm das Repositionsmanöver über dieses Widerlager durchführt. Dabei wird über den gegenseitigen Arm in der Achsel gleichzeitig ein Gegenzug ausgeübt.

Bei einer **Fraktur der Tuberkula** sollte – anders als bei der Fraktur im chirurgischen Hals – das Kopffragment zu den Tuberkula hin ausgerichtet werden. Grund dafür ist die geschlossen nicht ausgleichbare Dislokationskraft der mit den Fragmenten verbundenen Ansatzsehnen. So wird der Arm bei einer Fraktur des Tuberculum majus abduziert und außenrotiert. Jedoch sind 2-Fragment-Frakturen mit Abriss des Tuberculum majus meist nicht geschlossen zu reponieren. Liegt eine vordere Luxation vor mit Abriss des Tuberculum majus, kann die Reposition der Luxation zu einer ausreichenden Stellung des Tuberculum majus führen. Diese Frakturen dislozieren nur äußerst selten sekundär. Gleiches gilt für den seltenen Fall einer hinteren Luxation mit Abriss des Tuberculum minus.

Für den noch selteneren Fall einer Tuberculum-minus-Fraktur ohne Luxation kann die Reposition durch ein Adduktions-Innenrotations-Manöver versucht werden.

Bei nicht reponiblen Frakturen muss an die Interposition von Weichteilen, in erster Linie der langen Bizepssehne, gedacht werden. Diese Situation erfordert die offene Reposition und Osteosynthese.

Die **Nachbehandlung** beginnt mit der primären Ruhigstellung. Sie erfolgt in einer Fixationsbandage wie z. B. einem Gilchrist-Verband bis zum Abklingen der frakturbedingten Schmerzen. So früh als möglich sollte zur Vermeidung einer Kapselschrumpfung mit der krankengymnastischen Übungsbehandlung begonnen werden. Dieser Zeitpunkt ist im Schnitt nach 7–10 Tagen erreicht (Bigliani u. Mitarb. 1996). Eine Immobilisierung von mehr als 14 Tagen bringt keinen Vorteil (Wiedemann u. Schweiberer 1992). Um einer Pseudarthrose vorzubeugen, muss jedoch sichergestellt sein, dass keine interfragmentäre Mobilität besteht. Entsprechend sollten neben der manuellen Prüfung einer eventuellen Krepitation in regelmäßigen Abständen Röntgenkontrollen durchgeführt werden. Wir führen solche nach der Reposition, nach 3, 7 und 14 Tagen sowie nach 4 und 6 Wochen durch. Der knöcherne Durchbau ist in der Regel nach 6–8 Wochen erreicht.

Gips- und Schienenbehandlung. In der Vergangenheit wurden diverse Gips- und Schienenverbände für die Behandlung der proximalen Humerusfraktur propagiert. Insbesondere bei Frakturen im Bereich des Übergangs zwischen proximaler Meta- und Diaphyse wurde der sog. „hanging cast" eingesetzt. Dieser birgt nach Bigliani u. Mitarb. (1996) jedoch das Risiko der Fragmentdistraktion mit der Folge einer möglichen Pseudarthrosenentstehung. Er ist eher geeignet für die Behandlung der Humerusschaftfraktur. Der Einsatz einer Thoraxabduktionsschiene ist, abgesehen von einigen Tuberkulum-majus-Frakturen (Bigliani u. Mitarb. 1996) aufgrund der Gefahr einer Verkürzung der kranial gelegenen Weichteile mit nachfolgender Bewegungseinschränkung und des „Hochschiebens" eines Fragments ebenfalls kritisch zu sehen. Auch kann der Zug der Sehne des M. pectoralis major zu einer erneuten Dislokation führen.

Operative Therapie

Indikationen zum operativen Vorgehen stellen dislozierte und nicht geschlossen reponierbare Frakturen dar. Nicht oder nur gering dislozierte Frakturen werden zunehmend dann operativ versorgt, wenn keine ausreichende Stabilität für eine frühfunktionelle Therapie vorliegt.

Die Differenzialindikation für die Wahl eines bestimmten Operationsverfahrens orientiert sich hauptsächlich am jeweils vorliegenden Frakturtyp. Daneben sind jedoch auch das Alter der Patienten und die Knochenqualität von Bedeutung (Gerber u. Warner 1997).

Lagerung. Sowohl für die Osteosynthese als auch für die Implantation einer Endoprothese bevorzugen wir die sog. Beach-Chair-Lagerung des Patienten in halbsitzender Position. Der Oberkörper ist dabei um 30–40° angehoben. Der Kopf muss sicher fixiert werden. Hier bieten sich entsprechende Lagerungsstützen an. Das Schultergelenk muss frei beweglich abgedeckt sein, insbesondere bei Einsatz eines Bildwandlers. Der Arm kann auf einem Armtisch oder einer offenen Unterarmschiene gelagert sein. Wir achten auch auf einen guten Zugang von dorsal, da wir in manchen Fällen vor oder auch nach Durchführung einer intramedullären Stabilisierung (s. u.) eine Arthroskopie des Schultergelenks vornehmen.

Operative Zugangswege. Es werden zwei operative Zugangswege unterschieden. Die Schnittführung für den **deltopektoralen Zugang** – Standardzugang bei der offenen Versorgung der proximalen Humerusfraktur – beginnt knapp unterhalb der lateralen Klavikula bzw. des Schultereckgelenks und zieht über den Rabenschnabelfortsatz entlang des Sulcus deltoideopectoralis nach kaudal-lateral in Richtung des Ansatzes des M. deltoideus. Bei Bedarf kann der Schnitt nach distal erweitert werden. Zwischen dem M. deltoideus und dem M. pectoralis major wird stumpf eingegangen, wobei die V. cephalica geschont wird. In Abhängigkeit der mehrheitlichen Zuflüsse wird diese nach lateral (häufiger) oder medial weggehalten. Die subdeltoidale Verschiebeschicht wird stumpf mobilisiert und der Deltamuskel nach lateral weggehalten. Zur besseren Darstellung der proximalen Metaphyse kann der M. pectoralis major an seiner Insertion partiell eingekerbt werden. Nach Spaltung der Fascia clavipectoralis wird nun die Fraktur dargestellt. Zu schonen sind die vorderen Gefäße der A. circumflexa am Unterrand der Subskapularissehne sowie der sie bis zur lateralen Achsellücke begleitende N. axillaris. Nach medial ist der N. musculocutaneus vor zu starkem Zug oder Druck durch Haken zu schützen. Ggf. empfiehlt sich eine V-förmige Osteotomie des Processus coracoideus (Abb. 18.5).

Der **anterolaterale Zugang** entspricht dem Standardzugang, den wir auch für die Rotatorenmanschettenrekonstruktion verwenden. Der Zugang wird hauptsächlich für die Versorgung von Tuberculum-majus-Frakturen verwendet. Die Schnittführung verläuft vor bzw. unmittelbar über dem vorderen Akromionrand nach lateral. Der Deltamuskel sollte nicht obligat vom Akromion gelöst werden. In dem meist gut darstellbaren Septum wird der Deltamuskel schonend im Faserverlauf gespalten. Dabei darf der Schnitt je nach Größenverhältnissen des Patienten nicht mehr als maximal 5 cm vom lateralen Akromionrand entfernt enden, um den N. axillaris an der Unterfläche des seitlichen Deltamuskels zu schonen. Analog kann der Zugang auch über einen sog. Säbelhiebschnitt im Verlauf der Langer-Hautspaltlinien erfolgen. Wir legen die Schnittführung bei diesem Zugang knapp medial der lateralen Akromionkante.

2-Fragment-Frakturen. Bei Frakturen im **Collum chirurgicum** ist eine operative Therapie bei geschlossen nicht reponierbaren Frakturen dar, außerdem bei konservativ nicht retinierbaren bzw. instabilen Frakturen und besonders bei Vorliegen einer ausgedehnten metaphysären Trümmerzone indiziert.

Zu unterscheiden sind Techniken, die der Retention bzw. Stabilisierung nach geschlossener Frakturreposition dienen und solchen, die in Zusammenhang mit einer offenen Frakturreposition angewendet werden. In Zusammenhang mit einer geschlossenen Reposition werden die **perkutane Kirschner-Draht-Fixation** und die **intramedulläre Fixation** eingesetzt.

Bei der perkutanen Kirschner-Draht-Fixation werden unmittelbar oberhalb der Insertion des M. deltoideus nach Stichinzision zwei 2,5 mm breite Kirschner-Drähte von kaudal und lateral nach proximal und medial über den Schaft bis in die subchondrale Zone des Humeruskopfs eingebohrt. Ein dritter Kirschner-Draht – von ventral eingebohrt – ermöglicht eine gute Rotationsstabilität (Habermeyer u. Schweiberer 1991, Jaberg u. Mitarb. 1992). Bigliani u. Mitarb. (1996) bringen einen weiteren Kirschner-Draht von lateral und proximal nach medial und distal ein. Nach Jaberg u. Mitarb. (1992) sollte im Rahmen der Reposition eine leichte Lateralisierung des Schaftes vorgenommen werden, um eine möglichst zentrale Position der Kirschner-Drähte zu ermöglichen. Manche Autoren (Gerber u. Warner 1997, Habermeyer u. Schweiberer 1991, Jaberg u. Mitarb. 1992) verwenden AO-Gewindedrähte mit dem Argument der besseren Verankerung; wir verwenden Drähte ohne Gewinde.

Die Orientierung ist erleichtert, wenn anhand eines auf die Haut außen angelegten Kirschner-Drahtes die Bohrrichtung vorher mit dem Bildwandler festgelegt wird.

Mansat u. Mitarb. beschreiben eine Technik der **intramedullären Fixation** nach Angaben von **Kapandji** (Bonnevialle u. Mitarb. 1996). Unmittelbar distal und ventral der Tuberositas deltoidei wird ein ca. 4 cm langer Hautschnitt gesetzt. Der Humerusschaft liegt an dieser Stelle unmittelbar subkutan. Im 90°-Winkel zur Diaphyse wird der Schaft mit einem 2,7- oder 3,2-mm-Bohrer eröffnet.

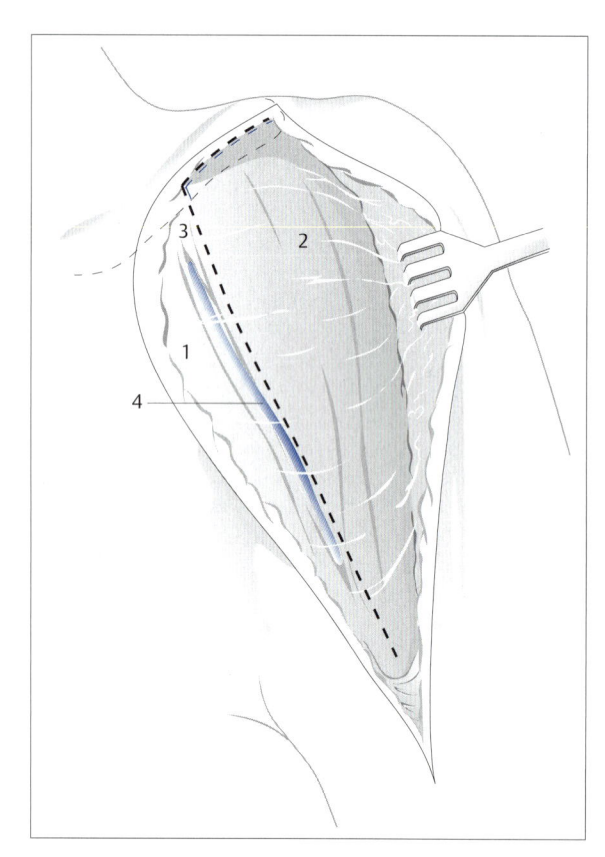

Abb. 18.5 Operativer Zugang zum Oberarmkopf (aus Bauer R, Kerschbaumer F, Poisel S. Operative Zugangswege in Orthopädie und Traumatologie. Thieme, Stuttgart, New York, 1986).
1 M. pectoralis major **3** Faszie
2 M. deltoideus **4** V. cephalica

Mit einem kleinen Meißel oder einem 5-mm-Bohrer wird diese Eröffnung nun schrittweise bis auf ca. 6 × 6 mm vergrößert. Dabei sollte die Richtung nun ca. 45° zur Schaftachse geneigt sein. Nach erfolgter Reposition werden nun 3–4 2-mm-Kirschner-Drähte mit einem T-Handgriff über die Frakturzone unter BV-Kontrolle bis in die subchondrale Zone des Humeruskopfs vorgeschoben. Die Drähte werden im oberen Anteil über ca. 4–5 cm vorgebogen, um eine gute Aufspreizung im Kopffragment mit entsprechender Rotationsstabilität zu ermöglichen. Idealerweise sollten je ein Draht im Tuberculum majus, im oberen und im unteren Kopfsegment liegen (Abb. 18.**6**).

Alternativ kann die intramedulläre Stabilisierung auch über einen **distalen Zugang** erfolgen: nach Zifko u. Mitarb. (1995) erfolgt der Zugang 3 cm proximal des Oberrandes der Fossa olecrani. Analog wird nach Eröffnung des Markraums die Insertion auf 8–10 mm vergrößert und 3–5 auf den proximalen 2 cm um 15° vorgebogene Kirschner-Drähte bis in den Humeruskopf vorgeschoben. Die distalen Drahtenden verkeilen sich in der Insertionsöffnung.

Komplikationen der intramedullären Fixation mit Kirschner-Drähten können Frakturen an der Insertionsstelle, proximale Perforation des Kopfs und insbesondere Läsionen des N. radialis betreffen! Sekundäre Dislokationen der Drähte werden beschrieben (Bonneviale u. Mitarb. 1996).

Von proximal her eingebrachte Marknägel, Rush Pins oder modifizierte Endernägel sind in den USA nach wie vor ein verbreitetes Verfahren (Bigliani u. Mitarb. 1996, Neer 1990) bei der proximalen Humerusfraktur, finden jedoch nach unserer Kenntnis in Europa vornehmlich bei der Humerusschaftfraktur Anwendung.

In Zusammenhang mit einer offenen Reposition werden die **Plattenosteosynthese, Cerclage/Zuggurtung** und **Schraubenosteosynthese** eingesetzt.

Der Einsatz der AO- oder T-Platte ist aufgrund der notwendigen weiten Freilegung mit der Gefahr iatrogener Durchblutungsstörungen in den Hintergrund getreten. Sie kommt jedoch weiterhin bei ausgedehnten metaphysären Trümmerzonen sowie bei guter Durchblutungssituation insbesondere junger Patienten zur Anwendung (Abb. 18.**7**) (Kremer u. Mitarb. 1995).

Nach Darstellung der Fraktur über einen deltopektoralen Zugang und Reposition wird die Platte lateral der langen Bizepssehne an den Schaft sowie an das Tuberculum majus anmodelliert. Bei Vorliegen einer größeren Trümmerzone empfiehlt sich die Anlagerung autologer Spongiosa.

Alternativ kann eine umgebogene Halbrohrplatte (Brunner u. Schweiberer 1996) bzw. eine spezielle AO-Winkelplatte verwendet werden. Diese wird von lateral her in das Kopffragment eingebracht und muss nach den Beschreibern mit einer zusätzlichen Schraube gegen Rotation gesichert werden.

Die Fixation kann auch mit einem **Cerclagedraht** (1,25 mm) oder mit nichtresorbierbarem Nahtmaterial erfolgen. Auch geflochtene 2-mm-PDS-Kordeln werden verwendet (Speck u. Regazzoni 1997). Draht oder Naht werden unter der Supraspinatussehne unmittelbar proximal des Ansatzes hindurchgeführt. Diese Art der proximalen Fixierung erweist sich insbesondere beim osteoporotischen Knochen des älteren Patienten als wesentlich stabiler im Vergleich zur transossären Fixation durch das Tuberculum majus. Nach Legen einer Achtertour wird der Draht resp. die Naht dann ca. 2 cm unterhalb der Fraktur lateral der langen Bizepssehne transossär durch den Humerus geführt und festgespannt. Zur besseren Rotationsstabilisierung werden ggf. zwei Kirschner-Drähte von lateral und proximal in der medialen Kortikalis des Schaftfragments verankert (Abb. 18.**8**).

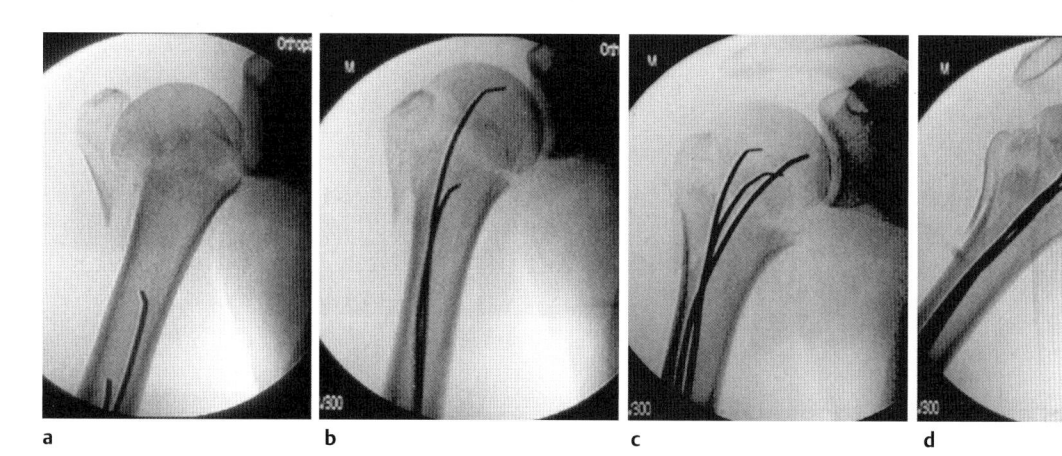

a b c d

Abb. 18.6 a–d Reposition einer Valgus-impaktierten 4-Fragment-Fraktur mittels minimal-invasiver intramedullärer Drahtosteosynthese nach Kapandji. An dem Abstand zum Akromion in Abb. **d** lässt sich erkennen, dass weniger eine Dislokation des Tuberkula nach kranial als vielmehr eine Einstauchung der Kalotte vorliegt. Wird die Kalotte in dieser Position belassen, resultiert durch die Valgusabkippung der humeralen Gelenkfläche eine Bewegungseinschränkung (s. Kapitel Anatomie und Biomechanik) und durch das überstehende Tuberculum majus ein schmerzhaftes Impingement (aus Werner u. Mitarb. 2002). Durch die Drähte wird schrittweise die Kalotte auf ihr ursprüngliches Niveau angehoben.

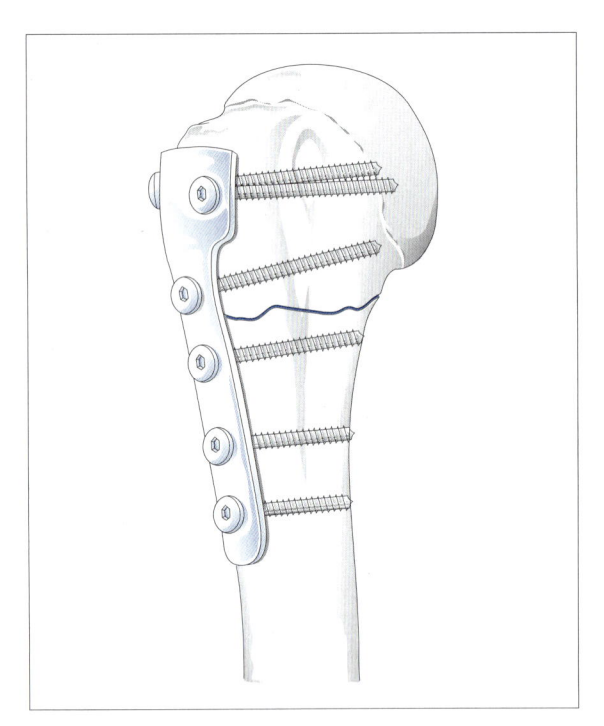

Abb. 18.7 Plattenosteosynthese (AO-Platte) (aus Platzer W, Weller S [Hrsg.]. Schultergürtel, obere Extremität. In Weller S, Hierholzer G, Platzer W, Trentz O [Hrsg.]. Schädel, Haltungs- und Bewegungsapparat. Bd. 9. Thieme, Stuttgart 1995).

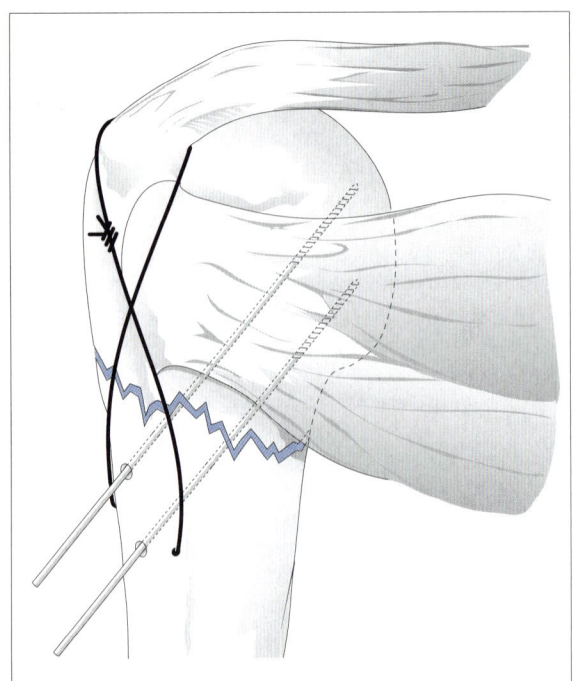

Abb. 18.8 Kombination einer Cerclage mit 2 Kirschner-Drähten (aus Platzer W, Weller S [Hrsg.]. Schultergürtel, obere Extremität. In Weller S, Hierholzer G, Platzer W, Trentz O [Hrsg.]. Schädel, Haltungs- und Bewegungsapparat. Bd. 9. Thieme, Stuttgart 1995).

Die **Schraubenosteosynthese** nach subkapitaler Fraktur bleibt auf wenige Fälle junger Patienten mit guter Spongiosasubstanz beschränkt.

Alternative Implantate. Wegen der oft unbefriedigenden Ergebnisse mit den Plattenosteosynthesen wurden in den letzten Jahren weitere Implantate zur Versorgung von proximalen Humerusfrakturen entwickelt: verriegelbare Marknägel (z.B. Halder-Nagel), Platten mit winkelstabil einzubringenden Schrauben (s. Abb. 18.7), oder in den Markraum einzubringende Spiralen aus Titan und ähnliches mehr.

Ideal wäre ein minimalinvasiv einzubringendes Implantat, das ein hohes Maß an Primärstabilität in dem osteoporotisch geschwächten Knochen des älteren Menschen mit einer geringen Komplikationsrate (z.B. Penetrieren in das Gelenk) und guten Rückzugsmöglichkeiten verbindet. Bisher liegen jedoch noch keine Resultate vor, die in ausreichender Fallzahl und Zeitdauer belegen, dass mit dieser neuen Generation von teilweise sehr unterschiedlichen Implantaten bessere Ergebnisse erzielt werden als mit wesentlich kostengünstigeren (s. Kapandji-Drahtung) Materialien. Die zeitweilig geübte großzügige Indikationsstellung für den endoprothetischen Ersatz beim alten Menschen hat sich ebenfalls bisher nicht als eindeutig überlegenes Verfahren bewährt (s. Abb. 18.13 und Kapitel Endoprothetische Versorgung von 3- und 4-Fragment-Frakturen).

Frakturen im Collum anatomicum. Dislozierte Frakturen im Collum anatomicum führen zur Durchtrennung der Blutversorgung des Kopffragmentes mit dem hohem Risiko einer Kopfnekrose. Sie sind als operativer Notfall meist nicht geschlossen reponierbar. Die Reposition erfolgt über die Eröffnung des Rotatorenintervalls mit einem Einzinkerhaken. Die Osteosynthese wird entweder mit 2–3 Spongiosaschrauben mit kurzem Gewinde oder mit mehreren Kirschner-Drähten durchgeführt.

Insbesondere beim älteren Patienten wird jedoch aufgrund der schlechten Prognose dieser insgesamt sehr seltenen Fraktur die Indikation zum endoprothetischen Kopfersatz gestellt.

Tuberculum-majus-Frakturen. Je nach Autor wird die Indikation zur operativen Therapie bei Dislokationen des Tuberculum majus von mehr als 3–5 mm gesehen (Kremer u. Mitarb. 1995, Resch u. Thöni 1992), da ansonsten mit einem knöchernen subakromialen Impingement gerechnet werden muss (Abb. 18.9).

Darstellung und Reposition der Fraktur erfolgen im Allgemeinen über einen anterolateralen Zugang, alternativ über einen „Säbelhiebzugang". Die geschlossene Reposition ist nur selten möglich, da durch die anhängenden Seh-

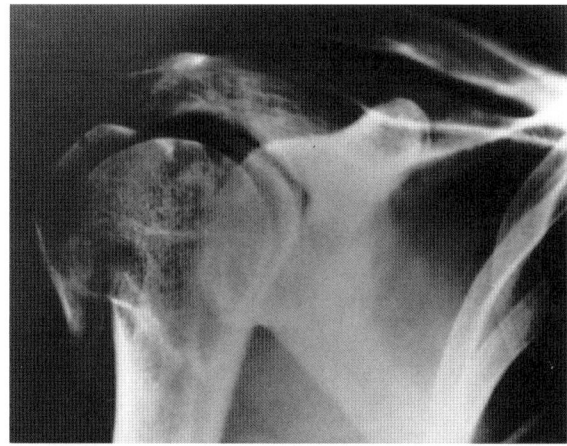

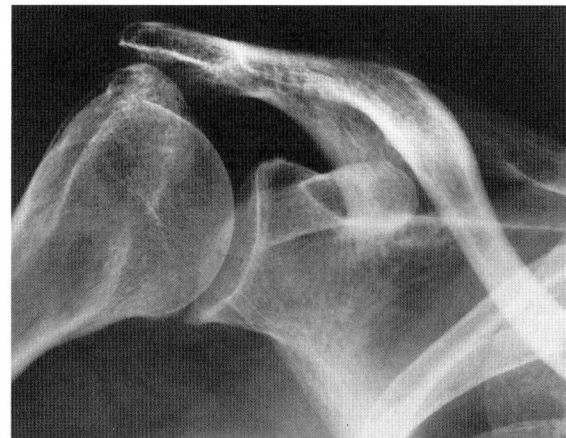

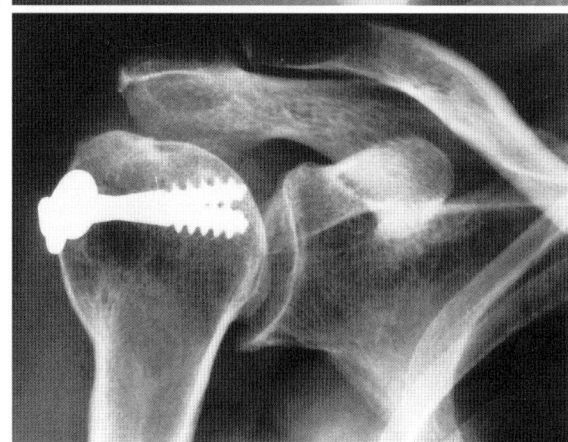

Abb. 18.9 a–c 47-jährige Patientin mit Tuberculum-majus-Fraktur.
b Auftreten eines knöchernen Impingements nach konservativer Behandlung.
c 1 Jahr nach Versetzung des Tuberculum majus.

nen ein Zug nach dorsal und kranial ausgeübt wird. Zu beachten ist, ob ein häufig vorhandener (Längs-)Defekt in der Rotatorenmanschette mitzuversorgen ist.

Bei Tuberculum-majus-Frakturen werden **Zuggurtung/ Cerclage** und **Schraubenosteosynthese** eingesetzt, wobei das operative Vorgehen bei Zuggurtung/Cerclage im Wesentlichen dem bei der Fraktur des chirurgischen Halses entspricht (Abb. 18.**10**).

Wird ein schraubenosteosynthetisches Verfahren angewandt, kann bei jungen Patienten mit guter Knochensubstanz eine Fixation mit Spongiosaschrauben möglich sein. Im osteoporotischen Knochen des älteren Patienten finden diese meist keinen ausreichenden Halt. Bei ausreichender geschlossener Reposition können kanülierte Kleinfragmentschrauben (Resch u. Thöni 1992) über Stichinzisionen eingebracht werden. Alternativ kann über eine ca. 2 cm lange Inzision ein Einzinkerhaken eingebracht und mit diesem das Fragment vor einer perkutanen Verschraubung reponiert werden.

Die Technik der **perkutanen Verschraubung nach Resch** (Resch u. Thöni 1992) sieht zunächst vor, ca. 1 cm ventral und kaudal des frakturierten Tuberkulums über eine Stichinzision einen Einzinkerhaken subakromial einzuführen. Damit wird das Tuberkulum reponiert. Über eine 2. Stichinzision unmittelbar über dem Tuberkulum wird die Troikarhülse mit einem kanülierten Troikar direkt auf das Fragment aufgesetzt und angedrückt. Ein 1-mm-Führungsdraht wird durch den Troikar bis in die Gegenkortikalis eingebohrt. Mit Hilfe eines Bildwandlers wird die Stellung beurteilt. Anschließend wird der Führungsdraht überbohrt und eine 30 mm lange, kanülierte, selbstschneidende Titanschraube eingebracht. Normalerweise werden zwei Schrauben verwendet, wobei die obere zur Vermeidung eines Impingements ohne Unterlegscheibe eingebracht wird.

Bei knöchernen Ausrissen der Supraspinatussehne als Sonderform dieser Fraktur ist die Exzision kleiner Fragmente und eine transossäre Refixation erforderlich, wenn diese Fragmente über dem Niveau der Knorpelfläche des Humeruskopfs liegen (Habermeyer u. Schweiberer 1992). Das operative Vorgehen entspricht dem beim einfachen Rotatorenmanschettendefekt.

Tuberculum-minus-Frakturen. Dislozierte Tuberculum-minus-Frakturen, die zu einer Behinderung der Innenrotation führen, werden operativ versorgt. Der Zugang erfolgt deltopektoral.

Beim **Schraubenosteosyntheseverfahren** erfolgt nach Reposition die Fixation mittels Kleinfragment-Spongiosaschrauben. Alternativ kann die perkutane Verschraubung erfolgen (s. o.).

Kleine Fragmente können durch eine **transossäre Naht** versorgt werden, d. h. mit einer 2-mm-PDS-Kordel oder nichtresorbierbarem Nahtmaterial analog der Subskapularisrekonstruktion.

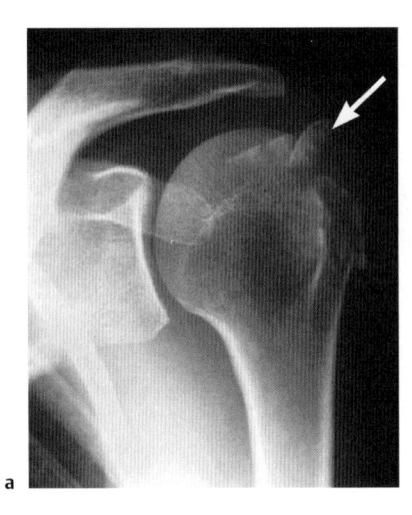

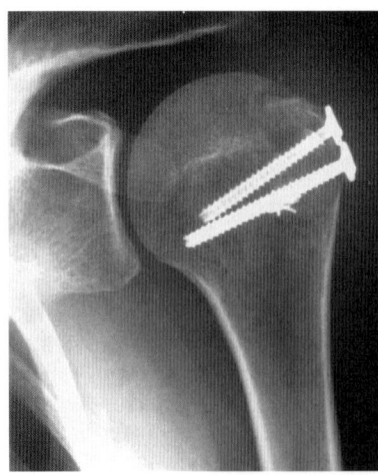

Abb. 18.10 a u. b Ausriss der Rotatorenmanschette nach Schulterluxation bei einer 31-jährigen Frau mit Dislokation adhärenter Fragmente der Tuberkula. Refixation mittels kanülierten Titanschrauben mit feinen Unterlegscheiben und einem Fadenanker zur Sicherung einer zusätzlichen Cerclage mit nichtresorbierbarem Faden (Material: F. Gohlke).

3- und 4-Fragment-Frakturen. Dislozierte 3-Fragment-Frakturen sind stets mit einer Rotationskomponente verbunden entsprechend dem Zug der Rotatorenmanschette. Dies erklärt die Schwierigkeit der geschlossenen Reposition. Die Versorgung erfolgt über einen deltopektoralen Zugang. Die Freilegung soll so gering wie möglich sein, um die gefährdete Kopfdurchblutung nicht weiter zu verschlechtern. Bei der Reposition dient die lange Bizepssehne als Leitstruktur. Aufgrund der hohen Nekroseraten, die für andere Techniken angegeben werden, haben sich minimalinvasive Verfahren bei der 3-Fragment-Fraktur durchgesetzt.

Analog gilt dies für die 4-Fragment-Frakturen mit einer deutlich höheren Rate an Humeruskopfnekrosen. Daher wird die Indikation zum kopferhaltenden Vorgehen enger gestellt. Eine Osteosynthese sollte bei jüngeren Patienten unter 50 Jahren und bei Frakturen im chirurgischen Hals mit Dislokation der Tuberkula angestrebt werden (Gerber 1997).

Zu den **minimalosteosynthetischen** therapeutischen Verfahren gehören Zuggurtung/Cerclage, Kapandji-Drahtung, perkutane Schraubenosteosynthese und Kirschner-Draht-Fixation.

Speck und Regazzoni (1997) beschreiben für 4-Fragment-Frakturen eine **Zuggurtungstechnik**, die in gleicher Weise für 3-Fragment-Frakturen angewendet werden kann: Das dislozierte Tuberkulum wird durch Anschlingen des Sehenansatzes reponiert. Am Humerusschaft wird distal der Fraktur eine 3,5-mm-Stellschraube eingebracht. Nach Legen einer Achtertour wird die von den Autoren empfohlene 2-mm-PDS-Kordel unter Spannung geknotet. Die Stabilität wird unter BV-Kontrolle geprüft. Bestehende Impaktierungen werden lediglich soweit gelöst, wie es die Achsen- und Rotationskorrektur erfordert. Durch Lösung von Impaktierungen entstandene Substanzdefekte werden mit autologer Spongiosa unterfüttert.

In Fällen, in denen entweder eine noch akzeptable Dislokation vorliegt oder eine geschlossene Reposition gelingt, wenden wir die oben erwähnte **Technik nach Kapandji** an.

Resch und andere Autoren (Kasperczyk u. Mitarb. 1993, Resch u. Thöni 1992) verwenden die erwähnte perkutane **Schraubenosteosynthese mit kanülierten Schrauben** auch bei komplexen Frakturen. Die Fraktur wird vorher mittels über kleine Inzisionen eingesetzte Instrumente bestmöglich reponiert.

Andere Autoren setzen **Kirschner-Drähte oder Kleinfragmentschrauben** zur Fixation der Tuberkula und zur Rotationsstabilisierung ein. Die genannten minimalinvasiven Verfahren werden häufig in Kombination angewandt (Abb. 18.11). Bei ausgedehnter metaphysärer Trümmerzone haben Gerber und Warner (Gerber u. Warner 1997) ein Verfahren beschrieben, bei dem sie einen autologen kortikospongiösen Knochenspan mit einer kleinen, von medial angelagerten AO-Platte fixieren und die proximal gelegene Fraktur mit Kirschner-Drähten stabilisieren.

Die **AO-Platte** ist aufgrund der hohen Nekroserate, zurückzuführen auf die notwendige Freilegung, weit in den Hintergrund getreten. Zum Einsatz kommt sie noch beim jungen Patienten mit guter Knochenstruktur.

Insbesondere bei älteren Patienten mit ausgedehnten metaphysären Defekten und schlechter Knochenqualität wird heute die Indikation zur primären Frakturprothesenversorgung weit gestellt. Aufgrund der hohen zu erwartenden Nekroserate bei der dislozierten 4-Fragment-Fraktur kann hier die primäre Hemiprothese als Therapie der Wahl angesehen werden (Abb. 18.**12** – Abb. 18.**14**). Ferner stellen wir die Prothesenindikation bei Frakturverlauf im anatomischen Hals mit kompletter Devaskularisierung des Kopffragmentes sowie bei Impressionsfrakturen, die mehr als 20–45% der Gelenkfläche betreffen und eine Auffüllung mit autologem oder allogenem Knochen nicht sinnvoll erscheint.

Die sekundäre Prothesenversorgung kommt nach fehlgeschlagener Osteosynthese oder unbefriedigendem Ergebnis nach konservativer Therapie zur Anwendung. Dies

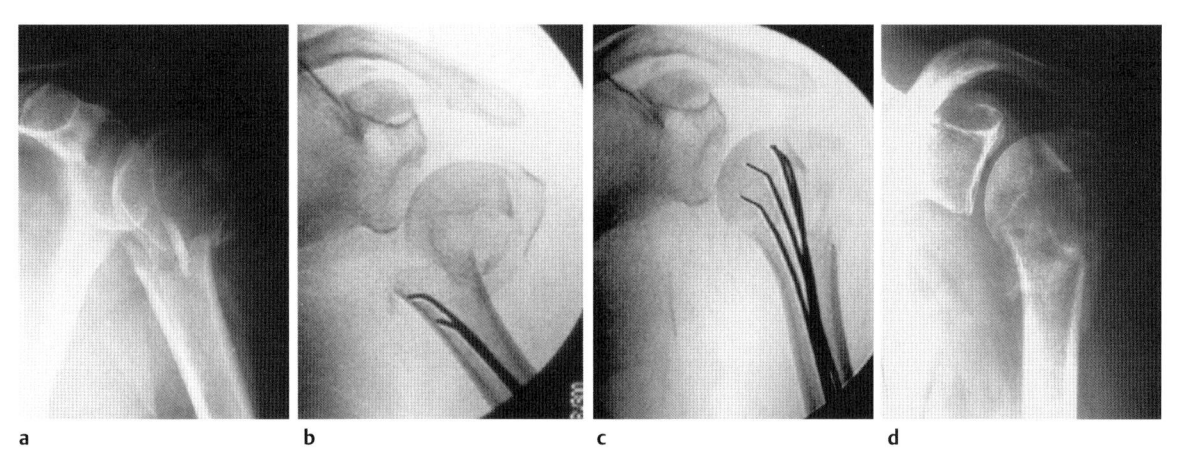

Abb. 18.11 a–d Intramedulläre Drahtosteosynthese nach Kapandji einer dislozierten 4-Fragment-Fraktur bei einer 72-jährigen Frau.
a Präoperativer Befund.
b Intraoperative Kontrolle unter dem Rö-BW – die Drähte sind im Markraum bis zur Frakturzone vorgeschoben.
c Mit den restlichen Drähten wird die Humeruskalotte angehoben; die Tuberkula legen sich dann durch den Effekt der Ligamentotaxis wieder an.
d Ausheilungsergebnis 3 Monate nach Entfernung der Drähte unter funktioneller Nachbehandlung (aus Werner u. Mitarb. 2002).

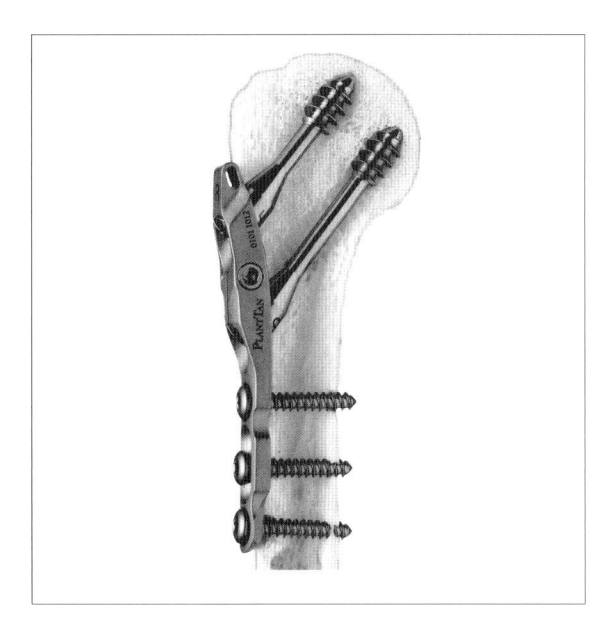

Abb. 18.12 Beispiel eines winkelstabilen Implantates für den Humerus. Aufgrund der ungünstigen Resultate mit Plattenosteosynthesen wurden in den letzten Jahren mehrere Implantate entwickelt, die deren Nachteile ausgleichen sollen.
Das hier gezeigte Modell (PlanTan) erlaubt zusätzlich eine Befestigung der Tuberkula mittels Cerclagen, die durch eine kraniale Öse geführt werden. Ob damit z. B. die gefürchtete Penetration starrer Implantate durch die subchondrale Sklerosierung des Humeruskopfes und nachfolgende Arrosion der Glenoidfläche weniger häufig vorkommt, ist bisher noch nicht bewiesen.

betrifft sowohl Fälle von avskulärer Nekrose als auch in Fehlstellung verheilter Frakturen.

Diverse Studien belegen bessere Ergebnisse der primären Endoprothetik im Vergleich zur sekundären Implantation einer Endoprothese (s. u.).

Modulare Prothesensysteme ermöglichen eine weitgehende Rekonstruktion der ursprünglichen Anatomie. Wir orientieren uns bei der Festlegung von Retrotorsions- und Inklinationswinkel sowie der Humeruslänge ggf. an der (gesunden) Gegenseite. Sowohl bei der primären als auch der sekundären Endoprothesenversorgung ist die exakte Rekonstruktion der Tuberkula und eine Balancierung der Sehnen für die spätere Funktion entscheidend. Während bei der Frühversorgung die nichtkontrakten Weichteile keine Probleme bereiten, sind diese bei der Spätversorgung ein limitierender Faktor. Näheres zur Endoprothesenversorgung siehe Kapitel 18.3.

In Fällen hochenergetischer Traumen meist jüngerer Patienten mit ausgedehnter Trümmerzone unter Einbeziehung des Humerusschaftes kann u. U. eine Arthrodese indiziert sein (Gerber u. Warner 1997).

Valgusimpaktierte 4-Fragment-Fraktur. Dieser Frakturtyp unterscheidet sich nach Jakob u. Mitarb. (1991) und Resch (1995) von den sonstigen 4-Fragment-Frakturen in Hinblick auf Prognose und Therapie. Durch die Valguseinstauchung des Kalottenfragments bleiben die über den medialen Periostschlauch in den Kopf eintretenden Gefäße (Brooks u. Mitarb. 1993) erhalten, solange keine wesentliche Lateralisierung des Kopffragmentes vorliegt. Dies rechtfertigt aufgrund niedrigerer Nekroseraten zumindest beim jüngeren Patienten ein kopferhaltendes Vorgehen.

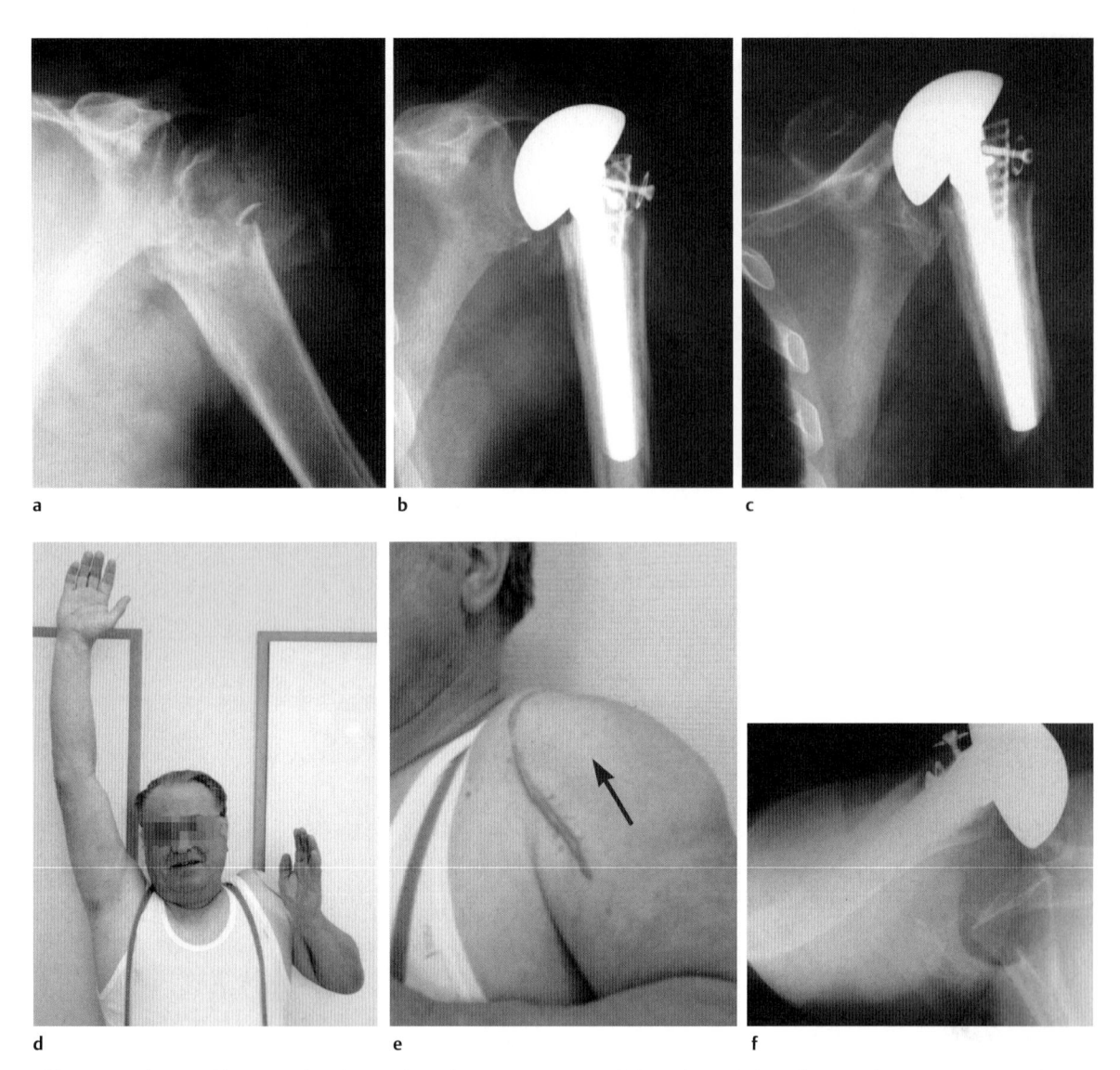

Abb. 18.13 a–f Komplikation nach Fraktur-Endoprothese. Drei Monate nach auswärtig durchgeführter Implantation einer Fraktur-Endoprothese der 4. Generation (Ortra) wegen dislozierter proximaler Humerusfraktur (**a**) ist bereits eine Dislokation der Tuberkula zu erkennen (**b**). 6 Monate nach dem Eingriff subluxiert der Humeruskopf schmerzhaft bei versuchter Elevation oder Flektion des Armes unter den bereits ausgedünnten ventralen Anteil des Deltamuskels nach vorne (**c** a.-p. Röntgenprojektion, **f** axiale Projektion, **d** und **e** Patient beim Versuch den Arm abzuspreizen und über den Kopf zu heben, Pfeil). Eine Verbesserung der unbefriedigenden Situation ist wegen der bereits irreversiblen Retraktion der Rotatorenmanschette und fettigen Muskeldegeneration nur durch den Wechsel auf ein gekoppeltes Implantat möglich.

Beim älteren Patienten sehen wir auch hier die Indikation zur primären endoprothetischen Versorgung.

Bei der **Technik nach Resch** (1995) wird über einen deltopektoralen Zugang die Fraktur zunächst schonend dargestellt. Das Rotatorenintervall wird eröffnet. Mit einem Elevatorium oder einem Stößel wird das artikuläre Fragment so weit angehoben, dass die Tuberkula in anatomischer Position eingestellt werden können. Die Stellung des Kopffragments wird durch 2–3 1,8-mm-Kirschner-Drähte, die von distal her durch den Schaft perkutan in den Kopf eingebohrt werden, gehalten. Die Tuberkula werden nun durch mehrere transossäre Nähte, die in Form von Achtertouren die Frakturlinie kreuzen, adaptiert. Der unter dem Kopffragment verbleibende Substanzdefekt wird mit Spongiosa oder kortikospongiösen Spänen aus dem Beckenkamm aufgefüllt.

Alternativ können nach Jakob u. Mitarb. (1991) zur Fixation auch Spongiosaschrauben oder eine Zuggurtung zum Einsatz kommen.

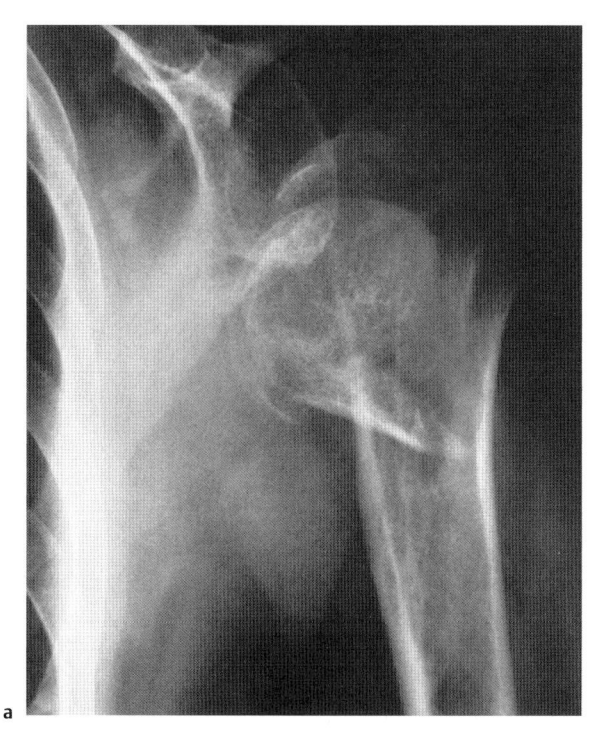

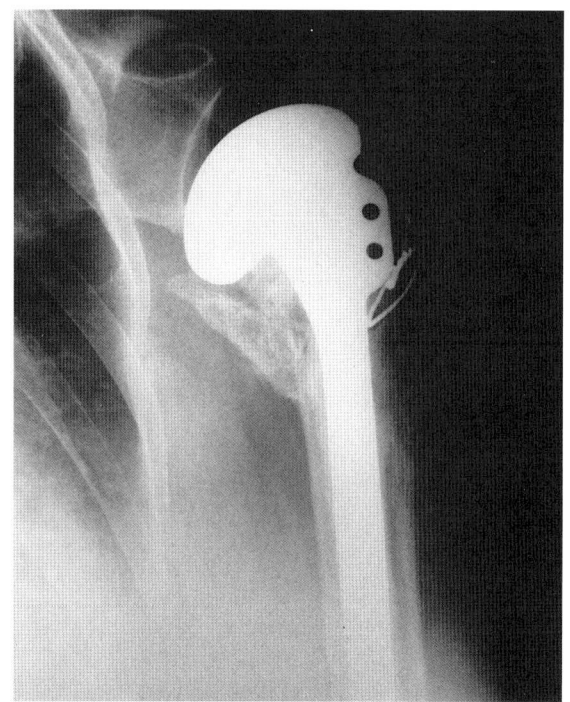

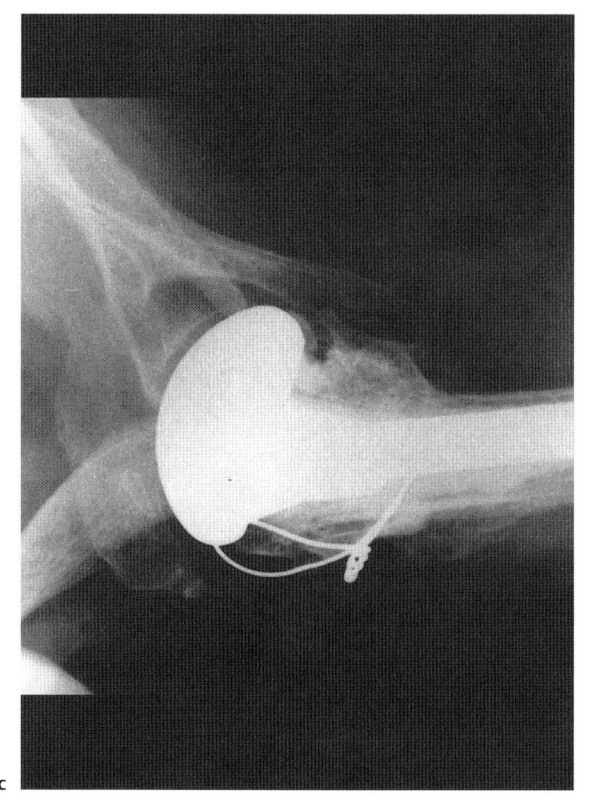

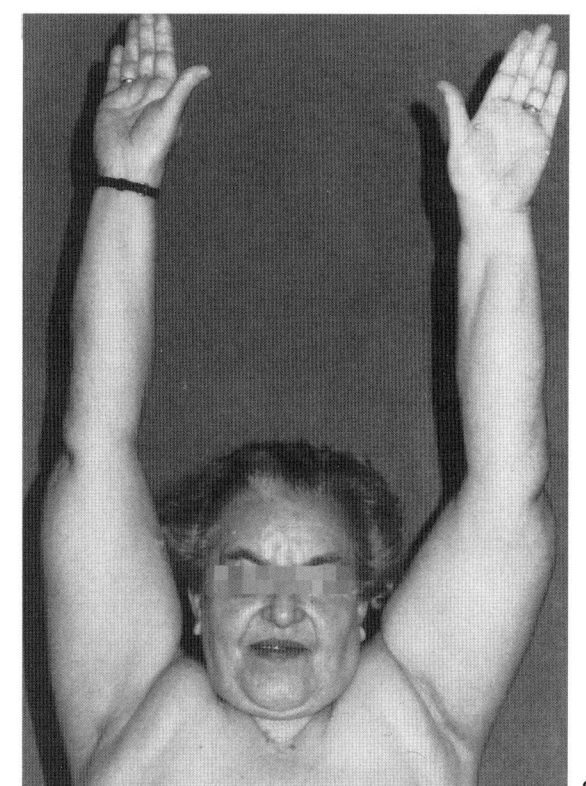

Abb. 18.14 a–d

a Röntgenaufnahme einer zum Zeitpunkt des Unfalls 69-jährigen Patientin.
b u. **c** Röntgenkontrolle 2 Jahre postoperativ nach Versorgung mit einer sog. Monobloc-Prothese nach Neer. Die axiale Projektion zeigt Anteile der Tuberkula in leichter Fehlstellung unter Ausbildung von heterotopen Ossifikationen. Die Einheilung der Tuberkula bedingt jedoch die für eine Frakturprothese überdurchschnittlich gute Funktion.
d Beweglichkeit des endoprothetisch versorgten Schultergelenks 2 Jahre postoperativ.

Liegt die Frakturlinie nahe dem anatomischen Hals, so stellt die Desimpaktierung des Kopffragments ein Risiko für die Durchblutung dar. In diesem Fall sollte die Anhebung nur partiell und vorsichtig erfolgen und die Tuberkula entsprechend tiefer gesetzt werden (Brunner u. Schweiberer 1996).

Bellumore u. Mitarb. (1998) verwenden bei valgusimpaktierten 4-Fragment-Frakturen die oben beschriebene Technik der **intramedullären Fixation nach Kapandji** auch nach offener Reposition über einen deltopektoralen Zugang und Fixation der Tuberkula mit nichtresorbierbaren Nähten.

Luxationsfrakturen. Primär sollte versucht werden, Luxationsfrakturen geschlossen zu reponieren. Geschlossen nicht reponierbare Frakturen werden operativ eingestellt. Die weitere Therapie orientiert sich an der verbleibenden Dislokation der Fragmente und unterscheidet sich nicht von derjenigen der übrigen Humeruskopffrakturen. Besonders hintere Luxationsfrakturen gehen häufig mit Kopfimpressionen einher und erfordern ein hierauf ausgerichtetes operatives Vorgehen (s. Kap. 14).

Impressionsfrakturen der Humeruskopfkalotte. Die im Zusammenhang mit (traumatischen) Schulterluxationen auftretenden Hill-Sachs-Läsionen erfordern meist keine operative Versorgung.

Signifikante Impressionsfrakturen des Humeruskopfs treten oft im Zusammenhang mit einer posterioren Luxation auf. Die Therapie richtet sich nach der Größe des Defekts. Defekte, die weniger als 20% der Gelenkfläche ausmachen, werden nach Reposition der Luxation konservativ behandelt. Defekte zwischen 20% und 45% können mit der Methode nach McLaughlin, dem Transfer des Tuberculum minus in den Defekt, operativ behandelt werden. Das Tuberculum minus wird mit der ansetzenden Sehne des M. subscapularis in den Defekt eingepasst und mittels Schraubenosteosynthese fixiert. Bei Defekten, die mehr als 45% der Gelenkfläche einnehmen, wird die Indikation zur primären Hemiprothese gestellt (Bigliani u. Mitarb. 1996). Alternativ kann nach Anhebung der Fraktur ein kortikospongiöser Beckenkammspan oder ein Allograft eingepasst werden.

Eine Rolle spielt der Zeitraum zwischen dem Trauma und der Reposition: Bei veralteter verhakter Fraktur stellen wir die Indikation zur Prothesenversorgung auch bei kleineren Defekten, da meist die Knochensubstanz zunehmend schlechter wird.

Sog. „head splitting fractures", Meißelfrakturen des Humeruskopfs, erfordern normalerweise einen endoprothetischen Ersatz. Lediglich bei jungen Patienten mit guter Knochensubstanz kann ein kopferhaltender Therapieversuch mittels Minimalosteosynthese als sinnvoll angesehen werden.

Korrektureingriffe bei fehlverheilten Frakturen. Die Korrektur fehlverheilter proximaler Humerusfrakturen nach konservativer oder vorausgegangener operativer Versorgung erfordert ein hohes Maß an operativer Erfahrung. Jedoch sollte gerade bei jüngeren Patienten die Möglichkeit einer Korrekturosteotomie genutzt werden, bevor die Indikation zur Endoprothese gestellt wird. Es können Osteotomien im Bereich der Tuberkula, vor allem am Tuberculum majus, am chirurgischen Hals oder beiden gleichzeitig vorgenommen werden (Abb. 18.**15**).

Die Osteotomie des Tuberculum majus kann uni- und biplanar ausgeführt werden. Eine funktionelle Nachbehandlung ist möglich, wenn zum einen die Ansatzsehnen der Rotatorenmanschette im Verbund mit dem Tuberculum majus bleiben und zum anderen eine übungsstabile Osteosynthese (Spongiosaschrauben, Drahtcerclage oder die Kombination beider Techniken) zur Anwendung kommt.

Varus-, Valgus- und Rotationsfehlstellungen des Humeruskopfs lassen sich durch eine subkapitale Osteotomie korrigieren. Liegt eine frakturbedingte Verkürzung des Humerus vor, so kann durch die Einfügung eines Knochenkeiles die ursprüngliche Länge wiederhergestellt werden. Zur Fixation verwenden wir die von Weber konzipierte Winkelplatte bzw. eine neu angebotenen AO-Winkelplatte. Habermeyer und Schweiberer (1992) führen die Osteosynthese mit der bereits erwähnten rechtwinklig gebogenen Drittelrohrplatte aus. In den meisten Fällen ist neben der Varus- oder Valgus- auch eine Rotationskorrektur erforderlich. Das Ziel der operativen Korrektur ist die Wiederherstellung anatomischer Verhältnisse. Diese orientiert sich an der gesunden Gegenseite. Ist dies nicht möglich, so streben wir einen Inklinationswinkel von ca. 135° sowie eine Retrotorsion von 30–40° an.

Ergebnisse

Die Prognose richtet sich primär nach der Anzahl der Fragmente und dem Grad der Dislokation. Zentrale Bedeutung kommt einer erhaltenen Blutversorgung des Humeruskopfs zu, während mäßige Restdeformierungen im glenohumeralen Gelenk funktionell toleriert werden (Young u. Wallace 1985).

Die Gefäßversorgung des Caput humeri wird zur Hauptsache durch die A. circumflexa humeri anterior und ihren R. ascendens, welcher sich intraossär als A. arcuata fortsetzt, gewährleistet (Brooks u. Mitarb. 1993, Gerber u. Mitarb. 1990). Die A. circumflexa humeri posterior dagegen versorgt nur ein eher kleines Areal am dorsalen Tuberculum majus sowie der posteroinferioren Kopfkalotte (Gerber u. Mitarb. 1990). Jedoch existieren Anastomosen zwischen beiden, die (postero-)medial in den Kopf eintreten (Brooks u. Mitarb. 1993). Dies erklärt den positiven prognostischen Wert einer intakten medialen Periostbrücke für die Kopfdurchblutung bei Mehrfragmentfrakturen (Abb. 18.**16**).

Generell ist bei Vorliegen einer Fraktur die Vitalität des Humeruskopfs in der Regel nicht gefährdet, wenn entweder das Tuberculum majus oder das Tuberculum minus in

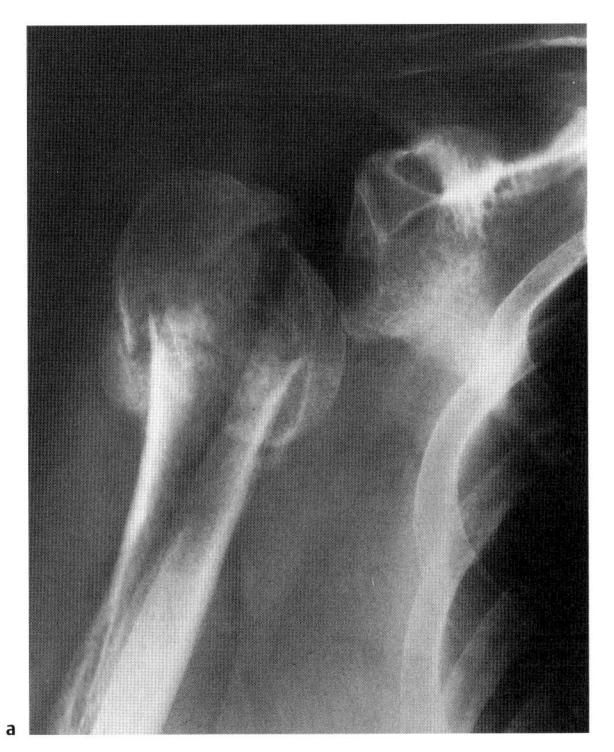

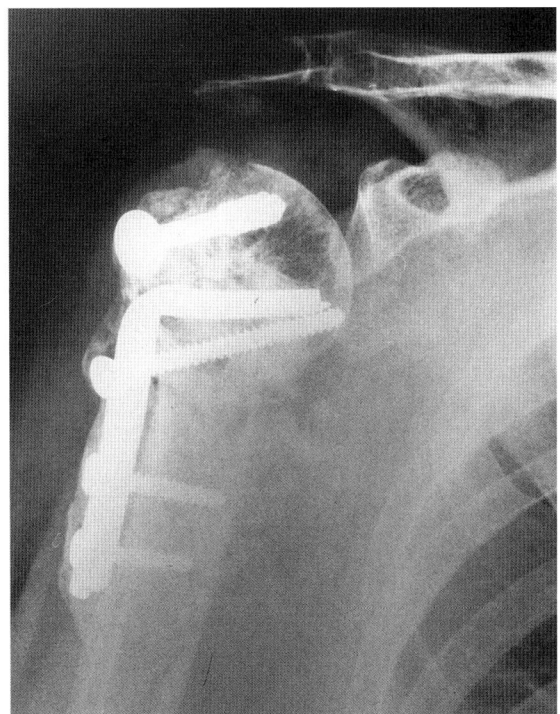

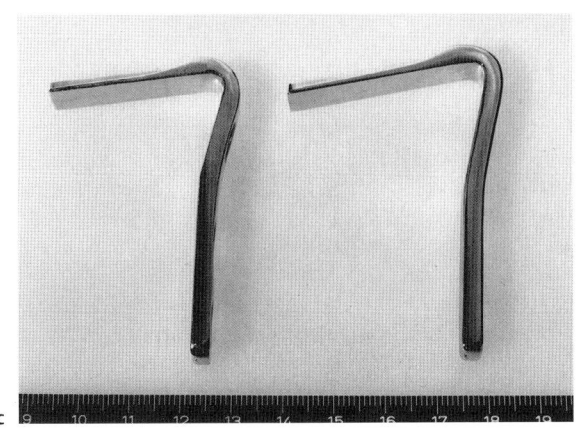

Abb. 18.15 a u. b Veraltete 3-Fragment-Fraktur bei einer 51-jährigen Patientin.
b 3 Monate nach subkapitaler Derotations-Valgisations-Osteotomie und Versetzung des Tuberculum majus.
c Von Weber konzipierte und für proximale Humeruskorrekturosteotomien besonders geeignete Platte mit 35 und 40 mm Klingenlänge.

Kontinuität mit dem Kopf erhalten ist. Das Risiko der Humeruskopfnekrose steigt mit der Anzahl der Frakturfragmente und der Nähe der Frakturlinien zum Oberarmkopf, d.h. je weiter proximal die Fraktur in Bezug zum Collum anatomicum, desto wahrscheinlicher ist eine Beeinträchtigung der Kopfdurchblutung (Brooks u. Mitarb. 1993). Zu näheren Einzelheiten siehe Kapitel 1.

Die **konservative Therapie** nicht- oder gering dislozierter Frakturen des proximalen Humerus führt im allgemeinen zu guten Ergebnissen (Bigliani u. Mitarb. 1996). Kristiansen und Christensen (1987) hatten in ihrer Studie über 90% gute und sehr gute Ergebnisse, Young und Wallace (1985) berichteten über 97% zufriedenstellende und gute Ergebnisse. Die Autoren weisen auf die Diskrepanz zwischen radiologisch nachgewiesener Restdeformität und gutem klinischen Ergebnis hin. Allgemein wird die Bedeutung der frühestmöglichen Mobilisation für das Behandlungsergebnis betont. Neer (1990) weist darauf hin, dass die Rehabilitationsphase auch nach nichtdislozierten Frakturen bis zu sechs Monate in Anspruch nehmen kann!

Auch die konservative Behandlung von 2-Fragment-Frakturen im chirurgischen Hals führt in den meisten Fällen zu guten, zumindest aber akzeptablen Ergebnissen. Chun u. Mitarb. 1994) fanden in 87,5% zufriedenstellende bis exzellente Ergebnisse, Kristiansen und Christensen (1987) in 90%. Chun u. Mitarb. (1994) gaben im Durchschnitt 107° Flexion und 30° Außenrotation für ihr Patientenkollektiv an.

Dieselben Autoren berichten auch über gute Ergebnisse der konservativen Therapie von 2-Fragment-Frakturen des

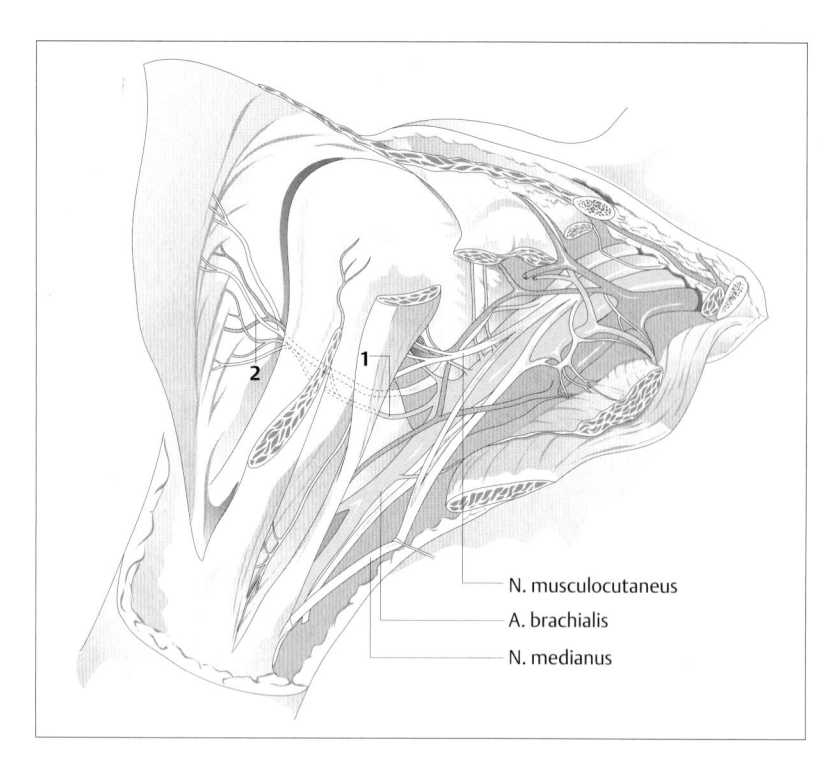

Abb. 18.16 Beziehung der Gefäße und des Plexus brachialis zum Oberarmkopf (aus Bauer R, Kerschbaumer F, Poisel S. Operative Zugangswege in Orthopädie und Traumatologie.Thieme, Stuttgart 1986).
1 A. circumflexa humeri posterior
2 N. axillaris

Tuberculum majus oder Tuberculum minus. Die Fraktur des Tuberculum majus trat dabei meist zusammen mit einer anterioren Luxation auf und heilte nach Reposition der Luxation mit gutem funktionellen Ergebnis aus. Voraussetzung für ein gutes Ergebnis bei Tuberculum-minus-Frakturen ist eine freie Innenrotation zu Beginn der Behandlung, d. h. es dürfen keine Blockaden durch das Fragment entstehen (Habermeyer u. Schweiberer 1991).

Die Literaturaussagen zur konservativen Therapie von 3- und 4- Fragment-Frakturen sind uneinheitlich. Im allgemeinen wird die operative Therapie empfohlen. Nach Habermeyer und Schweiberer (1991) beschränkt sich die konservative Therapie dieser Frakturen auf Patienten mit hohem allgemeinen Narkose- und Operationsrisiko. Die rein konservative Therapie der 4-Fragment-Frakturen führt nach Ansicht der Autoren generell zu schlechten Ergebnissen. Insbesondere die bis zu 34% betragende Rate avaskulärer Nekrosen ist hierfür verantwortlich (Habermeyer u. Schweiberer 1991). Andere Autoren berichten jedoch über akzeptable Ergebnisse bei 3- und sogar 4-Fragment-Frakturen (Kristiansen u. Christensen 1987, Zyto u. Mitarb. 1995). Zyto u. Mitarb. (1995) fanden bei allen Patienten ihrer Studie mit 3-Fragment-Frakturen ein funktionell gutes Ergebnis. Die Patienten erreichten im Mittel eine Flexion von 120°. Selbst nach 4-Fragment-Frakturen, trotz einer Arthroserate von 64% und einer Nekroserate von 18% konnten akzeptable Ergebnisse erzielt werden. Auch diese Autoren wiesen auf die Diskrepanz zwischen schlechtem radiologischem und befriedigendem klinischen Ergebnis hin. Sie halten den Score von Constant (1987) für geeigneter als den Score nach Neer (1970), da er am besten mit der subjektiven Einschätzung der Patienten korreliert.

Nach Roche u. Mitarb. (1998) führt die konservative Behandlung valgusimpaktierter 3- und 4-Fragment-Frakturen zu guten Ergebnissen, wenn die Impaktion weniger als 30° und die Dislokation der Tuberkula weniger als 1 cm beträgt. In ihrer Studie fanden sie keinen signifikaten Unterschied zwischen der konservativen und minimalinvasiven operativen Therapie (geschlossene Reposition und perkutane Spickdrahtosteosynthese).

Bezüglich der **operativen Therapie** ist neben der Komplexität der Fraktur nach einer AO-Sammelstudie aus dem Jahre 1987 die Invasivität der OP-Technik für das Ergebnis, insbesondere die Rate avaskulärer Nekrosen, verantwortlich (Kuner u. Siebler 1987).

Die minimalinvasive Versorgung von 2-Fragment-Frakturen im chirurgischen Hals oder des Tuberculum majus, die nach geschlossener Reposition nicht retinierbar sind, führt unabhängig von der verwendeten Technik (intramedulläre Drahtung, Spickung oder Zuggurtung) zu guten und sehr guten Ergebnissen (Bonnevialle u. Mitarb. 1996, Flatow u. Mitarb. 1991, Jaberg u. Mitarb. 1992, Münst u. Kuner 1992, Zifko u. Mitarb. 1992). An der Orthopädischen Universitätsklinik Würzburg verwenden wir die intramedulläre Stabilisation nach Kapandji und haben hiermit ebenfalls überwiegend gute und sehr gute Ergebnisse erzielt.

Die Zahlen in Bezug auf Frakturen des Tuberculum minus sind gering, jedoch sind gute Ergebnisse zu erwarten (Chun u. Mitarb. 1994). Koval u. Mitarb. (1993) weisen einschränkend bei ihrer Technik der Zuggurtung bei Frakturen im chirurgischen Hals auf einen sekundären Korrekturverlust in 26,7 % der Fälle hin.

Durch den Einsatz der minimalinvasiven Techniken sind nach neueren Berichten auch bei 3- und 4-Fragment-Frakturen bessere Ergebnisse zu erwarten. Jaberg u. Mitarb. (1992) berichten – bei allerdings kleiner Fallzahl – über ausschließlich zufriedenstellende bis sehr gute Ergebnisse bei perkutaner Spickung geschlossen reponierter 3- und 4-Fragment-Frakturen. Münst und Kuner (1992) fanden solche Ergebnisse in über 90 % der 3-Fragment-Frakturen und 75 % der 4-Fragment-Frakturen. Die Rate avaskulärer Nekrosen nach 4-Fragment-Frakturen lag bei ca. 10 % (partielle und Totalnekrosen). Analog zur AO-Studie (Kuner u. Siebler 1987) waren die Ergebnisse nach minimalinvasiver Versorgung deutlich besser als nach Plattenosteosynthese.

Kasperczyk u. Mitarb. (1993) führen ebenfalls eine Minimalosteosynthese (Drahtcerclage und Schraubenosteosynthese) nach offener Reposition durch und erzielten ausschließlich gute und sehr gute Ergebnisse mit einer Mindestpunktzahl von 81 im Constant-Score. Avaskuläre Nekrosen traten nicht auf. Die Autoren betonten den Wert einer möglichst anatomischen Rekonstruktion. Speck und Regazzoni (1997) fanden nach Versorgung mittels Zuggurtung mit resorbierbaren PDS-Kordeln in 72 % gute und sehr gute Ergebnisse bei 16,7 % vollständiger Nekrosen.

Entgegen den Erfahrungen aus der AO-Sammelstudie (Kuner u. Siebler 1987) berichten u.a. Rader u. Mitarb. (1992) und Moda u. Mitarb. (1990) auch über günstige Ergebnisse bei Plattenosteosynthesen.

Resch u. Mitarb. (1995) fanden bei valgusimpaktierten 4-Fragment-Frakturen eine Nekroserate von 9 % bei ausschließlich zufriedenstellenden bis sehr guten klinischen Ergebnissen. In ihrer Studie korrelierte das Ergebnis mit einer möglichst anatomischen Rekonstruktion. Jakob u. Mitarb. (1991) berichteten bei diesem Frakturtyp über 74 % zufriedenstellende Ergebnisse, die Nekroserate betrug 26 %. Ähnliche Ergebnisse teilen Bellumore u. Mitarb. mit (1998). Alle Autoren wenden minimalinvasive Techniken an.

Povacz u. Mitarb. (1998) präsentierten 1997 eine Sammelstudie mit 246 3- und 4-Fragment-Frakturen. Je geringer die Zahl der Fragmente und das Ausmaß der Dislokation sind, desto besser ist das funktionelle Ergebnis und desto niedriger ist die Nekroserate (Tab. 18.2).

Die endoprothetische Versorgung komplexer proximaler Humerusfrakturen beim älteren Menschen führt nach Bosch u. Mitarb. (1996) in 73 % zu guten und sehr guten Ergebnissen. Nach dieser Studie waren die Ergebnisse nach primärer Versorgung signifikant besser als nach Spätversorgung. Neumann u. Mitarb. (1992) fanden nach primärem Kopfersatz bis zu 80 % gute Ergebnisse. Goldman u. Mitarb. (1995) berichten nach Frühversorgung über gute Schmerzreduktion, jedoch hatten 73 % der Patienten Einschränkungen im täglichen Leben. Norris u. Mitarb. (1995) konnten nach Spätversorgung eine deutliche Funktionsverbesserung ihrer Patienten erzielen, werteten die Ergebnisse aber als schlechter im Vergleich zur primären Endoprothese. Zu einem ähnlichen Schluss kommen auch Dines u. Mitarb. (11993), wobei sie die Vorteile von modularen Prothesen betonen. Eine Nachuntersuchung aus der Orthopädischen Universitätsklink Giessen erbrachte für die primäre Prothesenversorgung einen mittleren Constant-Score von 68 Punkten (Melzer 1995).

Dagegen fanden Zyto und Wallace (1998) in einer neueren Studie nach primärer Prothesenversorgung von 3- und 4-Fragment-Frakturen nach einer mittleren Nachuntersuchungszeit von 39 Monaten nur einen Constant-Score von 51 bzw. 46 Punkten und werteten die Ergebnisse als enttäuschend. Die Autoren empfehlen ein genaues Abwägen in Hinblick auf eine mögliche kopferhaltende Therapie.

Tab. 18.2 Constant-Score und Nekroserate in Abhängigkeit vom Frakturtyp (aus Povacz P, Resch H, Mörsdorf M, Sperner G, Wambacher M, Schenkenbach C, Capousek M, Dann K, Aitzetmüller G. A collective study of 221 three and four part fractures of the proximal humerus. Which factors influence the prognosis? Abstract. J Shoulder Elbow Surg 7, 1998)

Frakturtyp	Constant-Score (Punkte)	Nekroserate (%)
3-Fragment-Fraktur	75 (12–100)	7,5
4-Fragment-Fraktur	73,5 (26–89)	21,7
3-Fragment-Luxation	65 (15–99)	42,9
4-Fragment-Luxation	58 (13–74)	50
Valgusimpaktierung	82 (51–97)	9,3

Literatur

Bauer R, Kerschbaumer F, Poisel S. Operative Zugangswege in Orthopädie und Traumatologie. Thieme, Stuttgart, New York, 1986.

Bellumore Y, Glasson JM, Determe P, Bonnevialle P, Mansat, M. Reconstruction of 4 Part Impacted Valgus Fractures of Proximal Humerus. Abstract. J Shoulder Elbow Surg. 1998; 7:194.

Bengner U, Johnell O, Redlund-Johnell I. Changes in the Incidence of Fracture of the Upper End of the Humerus During a 30-Year Period. Clin Orthop. 1988; 231:179–182.

Bigliani LU, Flatow EL, Pollock RG. Fractures of the Proximal Humerus. In Rockwood CA, Green DP, Bucholz RW, Heckman JD. (eds.), Rockwood and Green, s Fractures in Adults. 4 th Ed, Lippincott-Raven, Philadelphia, 1996.

Böhler, L. Oberarmbrüche. In Die Technik der Knochenbehandlung. Mandisch, Wien, Bonn 1977.

Bonnevialle P, Bellumore Y, Mansat M. Ascending Cluster Pinning of the Humerus Inserted through the Deltoid Tuberosity. Operat Orthop Traumatol. 1996; 8:243–251.

Bosch U, Fremerey W, Skutek M, Lobenhoffer P, Tscherne, H. Die Hemiarthroplastik – Primär- oder Sekundärmaßnahme für 3- u. 4-Fragmentfrakturen des proximalen Humerus beim älteren Menschen? Unfallchirurg. 1996; 99:656–664.

Brooks CH, Revell WJ, Heatley FW. Vascularity Of The Humeral Head After Proximal Humeral Fractures. J Bone Joint Surg. (Br) 1993; 75-B:132–136.

Brunner U, Schweiberer L. Humeruskopffraktur. In Habermeyer P, Schweiberer L (Hrsg.). Schulterchirurgie. 2. Aufl, Urban Schwarzenberg, München, Baltimore, Wien, 1996.

Chun J, Groh, GI, Rockwood CA. Two-part fractures of the proximal humerus. J Shoulder Elbow Surg 1994; 3:273–287.

Codman EA. Fractures in relation to the subacromial bursa. In The shoulder. Thomas Todd, Boston, 1934.

Cofield RH. Comminuted fractures of the proximal humerus. Clin Orthop. 1986; 230:49–75.

Constant CR. A clinical method of Functional Assessment of the Shoulder. Clin Orthop. 1987; 214:160–164.

Dines DM, Warren RF, Altchek DW, Moeckel B. Posttraumatic changes of the proximal humerus. Malunion, nonunion, and osteonecrosis. Treatment with modular hemiarthroplasty or totalshoulder arthroplasty. J Shoulder Elbow Surg. 1993; 2:11–21.

Flatow EL, Cuomo F, Maday MG, Miller SR, McIlveen SJ, Bigliani LU. Open reduction and Internal Fixation of Two-Part Displaced Fractures of the Greater Tuberosity of the Proximal Part of the Humerus. J Bone Joint Surg (Am). 1991; 73-A:1213–1218.

Gerber C. Fractures of the Proximal Humerus – Indications and Limits of Head Preserving Treatment. Presented at the 10th Congress of SECEC, Salzburg, Austria, 1997.

Gerber C, Warner JP. Alternatives to Hemiarthroplasty for Complex Proximal-Humeral Fractures. In Warner, JP, Ianotti, JP, Gerber, C. (eds.). Complex and Revision Problems in Shoulder Surgery. Lippincott-Raven, Philadelphia, 1997.

Gerber C, Schneeberger A, Vinh TS. The Arterial Vascularization of the Humeral Head. J Bone Joint Surg (Am). 1990; 72-A:1486–1494.

Goldmann RT, Koval KJ, Cuomo F, Gallagher MA, Zuckerman JD. Functional outcome after humeral head replacement for acute three- and four part proximal humeral fractures. J Shoulder Elbow Surg. 1995; 4:81–86.

Habermeyer P, Schweiberer L. Oberarmkopffrakturen. Unfallchirurg. 1991; 94:438–446.

Habermeyer P, Schweiberer L. Korrektureingriffe infolge von Humeruskopffrakturen. Orthopäde 1992; 21:148–157.

Jaberg H, Warner JP, Jakob RP. Percutaneous Stabilization of Unstable Fractures of the Humerus. J Bone Joint Surg (Am). 1992; 74-A:508–515.

Jakob R, Miniaci A, Anson P, Jaberg H, Osterwalder A, Ganz R. Four-Part Valgus Impacted Fractures Of The Proximal Humerus. J Bone Joint Surg (Br). 1991; 73-B:295–298.

Kasperczyk WJ, Engel M, Tscherne H. Die 4-Fragment-Fraktur des proximalen Oberarms. Unfallchirurg. 1993; 96:422–426.

Kocher T. Die Frakturen am oberen Humerusende. In Sallmann C (Hrsg.). Beiträge zur Kenntnis einiger wichtiger Frakturformen. Sallmann, Basel, Leipzig, 1896.

Koval K, Sanders R, Zuckerman J, Helfet D, Kummer F, DiPasquale T. Modified-tension band wiring of displaced surgical neck fractures of the humerus. J Shoulder Elbow Surg. 1993; 2:85–92.

Kremer K, Lierse W, Platzer W, Schreiber HW, Weller S. Chirurgische Operationslehre, Bd. 9: Schultergürtel und obere Extremität. Thieme, Stuttgart, New York, 1995.

Kristiansen B, Christensen S. Proximal humeral fractures. Acta Orthop Scand. 1987; 58:124–127.

Kuner E, Siebler G. Luxationsfrakturen des proximalen Humerus – Ergebnisse nach operativer Behandlung. Eine AO-Studie über 167 Fälle. Unfallchirurgie 1987; 13:64–71.

Melzer Ch. Der Oberarmkopfbruch beim alten Menschen. Akt Traumatol. 1995; 25:136–142.

Moda SK, Chadia NS, Sangwan SS, Khurana DK, Dahiya AS, Siwach RC. Open Reduction and Fixation of Proximal Humeral Fractures and Fracture-Dislocations. J Bone Joint Surg (Br). 1990; 72-B:1050–1052.

Müller ME, Allgöwer M, Schneider R, Willenegger H (Hrsg). Manual der Osteosynthese, 3. Aufl. Springer, Berlin, Heidelberg, New York, 1992.

Münst P, Kuner EH. Osteosynthesen bei dislozierten Humeruskopffrakturen. Orthopäde 1992; 21:121–130.

Neer CS. Shoulder Reconstruction. W.B. Saunders, Philadelphia, London, Toronto, Montreal, Sydney, Tokyo, 1990.

Neer CS. Displaced Proximal Humeral Fractures. Part I. Classification and Evaluation. J Bone Joint Surg (Am). 1970; 52-A:1077–1089.

Neer CS. Displaced Proximal Humeral Fractures. Part II. Treatment of Three-Part and Four-Part-Displacement. J Bone Joint Surg (Am). 1970; 52-A:1090–1103.

Neumann K, Muhr G, Breitfuß H. Primärer Kopfersatz der dislozierten Oberarmkopffraktur. Orthopäde 1992; 21:140–147.

Norris T, Green A, McGuigan FX. Late prosthetic shoulder arthroplasty for displaced proximal humerus fractures. J Shoulder Elbow Surg. 1995; 4:271–280.

Povacz P, Resch H, Mörsdorf M, Sperner G, Wambacher M, Schenkenbach C, Capousek M, Dann K, Aitzetmüller G. A collective study of 221 three and four part fractures of the proximal humerus. Which factors influence the prognosis? Abstract. J Shoulder Elbow Surg. 1998; 7:192.

Rader CP, Keller HW, Rehm KE. Die operative Behandlung dislozierter 3- und 4-Segment-Frakturen des proximalen Humerus. Unfallchirurg. 1992; 95:613–617.

Resch H, Beck E, Bayley I. Reconstruction of the valgus-impacted humeral head fracture. J Shoulder Elbow Surg. 1995; 4:73–80.

Resch H, Thöni H. Luxationsfrakturen der Schulter. Orthopäde 1992; 21:131–139.

Roche O, Mole D, Levigne C. Impacted fractures of the proximal humerus. A comparison between orthopaedic and closed surgical treatment. Abstract. J Shoulder Elbow Surg. 1998; 7:194.

Siebenrock KA, Gerber C. Frakturklassifikation und Problematik bei proximalen Humerusfrakturen. Orthopäde 1992; 21:98–105.

Sjöden G, Aspelin, P Movin T, Güntner P. 3 D-radiographic analysis does not improve the reproducibility of fracture classification in the proximal humerus. Abstract. J Shoulder Elbow Surg. 1998; 7:192.

Speck M, Regazzoni P. 4-Fragmentfrakturen des proximalen Humerus. Unfallchirurg. 1997; 100:349–353.

Stableforth PG. Four-Part Fractures Of The Neck Of The Humerus. J Bone Joint Surg (Br). 1984; 66-B:104–108.

Trentz O, Ertel W. Verletzungen der Bewegungsapparatur. In Peiper H-J, Drentz O (Hrsg.), Chirurgie. 3. Aufl. Urban & Schwarzenberg, München 1994.

Tscherne H, Kujat R. Konservative Frakturbehandlung der oberen Extremität. In Gschnitzer F, Kern E, Schweiberer L (Hrsg). Breitner Chirurgische Operationslehre, Band VIII: Traumatologie Urban Schwarzenberg, München, Wien, Baltimore, 1987.

Werner A, Böhm D, Ilg A, Gohlke F. Die intramedulläre Kirschnerdraht-Osteosynthese nach Kapandji bei der proximalen Humerusfraktur. Unfallchirurg 2002 (im Druck).

Wiedemann E, Schweiberer L. Die geschlossene Behandlung bei Humeruskopffrakturen. Orthopäde 1992; 21:106–114.

Young TB, Wallace WA. Conservative Treatment Of Fractures And Fracture-Dislocations Of The Upper End Of The Humerus. J Bone Joint Surg (Br). 1985; 67-B:373–77.

Zifko B, Poigenfürst J, Pezzei Ch. Die Markdrahtung unstabiler proximaler Humerusfrakturen. Orthopäde 1992; 21:115–120.

Zyto K, Kronberg M, Broström L. Shoulder function after displaced fractures of the proximal humerus. J Shoulder Elbow Surg. 1995; 4:331–336.

Zyto K, Wallace WA, Frostick SP, Preston BJ. Outcome after hemiarthroplasty for three- and four-part fractures of the proximal humerus. J Shoulder Elbow Surg. 1998; 7:85–89.

18.2 Proximale Humerusfrakturen beim Kind

A. Werner und F. Gohlke

Epidemiologie

Im Vergleich zum Erwachsenen sind proximale Humerusfrakturen beim Kind seltener. Sie machen ca. 1,5% (von Laer 1996) der kindlichen Frakturen aus, stellen die vierthäufigste Lokalisation aller Verletzungen der kindlichen Epiphyse dar (Rose u. Mitarb. 1982) und gehören zu den häufigsten geburtstraumatischen Frakturen (Lemperg u. Liliequist 1970).

Es handelt sich bei ca. einem Drittel dieser Frakturen um Epiphysenlösungen mit oder ohne metaphysären Keil (Typ I und II nach Salter u. Harris). Epiphysenfrakturen (Typ III u. IV nach Salter u. Harris) sind selten. Den Großteil der Frakturen des proximalen kindlichen Humerus machen subkapitale Schaftfrakturen aus (von Laer 1996, Larsen u. Mitarb. 1991).

Im Zusammenhang mit juvenilen Knochenzysten werden dagegen häufig proximale Humerusfrakturen beobachtet (Baker 1970).

Diagnostik

Es werden **Röntgenaufnahmen** in zwei Ebenen (a.-p. und seitlich) angefertigt. Die Orientierung fällt leichter, wenn der Ellenbogen ebenfalls abgebildet ist. Als Anhalt gilt, dass der Fugenverlauf im a.-p. Bild zeltartig erscheint, im Seitenbild eher rund bis horizontal (von Laer 1996).

Das Längenwachstum des Humerus erfolgt zu 80% in der proximalen Humerusepiphysenfuge. Die Epiphyse selbst ist aus 3 Kernen aufgebaut, die alle im 1. Lebensjahr radiologisch erkennbar werden: je ein Kern für die Tuberkula sowie ein Kern für die Kopfkalotte. Die Tuberkula verschmelzen bis zum 3. Lebensjahr, der Zusammenschluss mit dem Kopfkern erfolgt bis zum sechsten Lebensjahr. Das Längenwachstum in der proximalen Humerusepiphyse ist zwischen dem 14. und 18. Lebensjahr (Mädchen bzw. Jungen) weitgehend abgeschlossen, obwohl der Verlauf der Ephysenfuge in Röntgenbild oder MRT bis zum 24. Lebensjahr sichtbar sein kann (s. Kap. 1).

Während bei jüngeren Kindern der Typ I nach Salter und Harris überwiegt, kommt bei älteren Kindern der Typ II häufiger vor. Typ III kann mit einer Gelenkluxation einhergehen (Gregg u. White 1992).

Von Neer und Horrowitz (1965) erfolgte eine Einteilung dieser Epiphysenverletzungen nach dem Ausmaß der Dislokation:
- **Grad I** weniger als 5 mm,
- **Grad II** bis 1/3 Schaftbreite,
- **Grad III** bis 2/3 Schaftbreite und
- **Grad IV** darüber hinaus bis zur vollständigen Trennung.

Die **Sonographie** kann insbesondere bei kleineren Kindern mit geringer Ossifikation der Gelenkkörper die Interpretation von Epiphysenverletzungen und den Grad der Dislokation wesentlich erleichtern. In diesem Alter lassen sich die knorpelig präformierten Gelenkkörper ausgezeichnet von dem umgebenden Bindegewebe abgrenzen und beurteilen.

Therapie

Die hohe Wachstumspotenz der proximalen Fuge ist nach von Laer für die ausgeprägte Tendenz zur Spontankorrektur von Fehlstellungen in allen 3 Ebenen verantwortlich. Die geringste Korrekturpotenz haben Valgusfehlstellungen, während seitliche Verschiebungen und Rotationsfehler zumindest bis zum Alter von 12 Jahren weitgehend spontan korrigiert werden. Ein Humerus varus stellt ebenfalls eine eher seltene Komplikation von Frakturen der ersten Lebensjahre dar (Elfersen u. Mitarb. 1994), die nur selten einer operativen Korrektur bedarf. Nach Solonen und Vastamäki (1994) stellt eine deutliche Einschränkung der aktiven Abduktion und Flexion eine geeignete Indikation zur Korrekturosteotomie dar. Längendifferenzen durch stimulierende oder bremsende (selten) Effekte von Traumen auf die Wachstumsfuge haben geringe klinische Relevanz (von Laer u. Gschwend 1984).

Aufgrund dieser günstigen Prognose wird der Großteil der kindlichen proximalen Humerusfrakturen, insbesondere bis zum 12. Lebensjahr, konservativ behandelt.

So werden bis zu diesem Alter Fehlstellungen bis 50° in der Frontal- und Sagittalebene belassen. Die Ruhigstellung erfolgt im Gilchrist- oder Desault-Verband. Bei jüngeren Kindern kann sogar eine seitliche Verschiebung um volle Schaftbreite toleriert werden, da eine Spontankorrektur zu erwarten ist. Dennoch empfiehlt von Laer (1991) in diesen Fällen die geschlossene Reposition. Larsen u. Mitarb. (1990) fanden nach konservativer Behandlung signifikant größere Achsenfehler nach dem 11. Lebensjahr sowie bei einer Verschiebung, die mehr als $2/3$ der Schaftbreite betrug.

Bei älteren Kinder (älter als 12 Jahre) sollten solche Verschiebungen sowie Abkippungen von mehr als 20–30° geschlossen reponiert werden, da lediglich eine Halbierung der Ausgangsfehlstellung zu erwarten ist (Budig 1958) und das Remodelling einer Fehlstellung über 20° insbesondere bei älteren Kindern deutlich abnimmt (Dameron u. Reibel 1969). Nach Reissig u. Mitarb. (1980) können jedoch auch nach dem 12. Lebensjahr Fehlstellungen bis zu 40° funktionell gut kompensiert werden.

Operativ kommen meist minimalinvasive Verfahren, insbesondere Kirschner-Drahtfixierungen (Abb. 18.**17**)

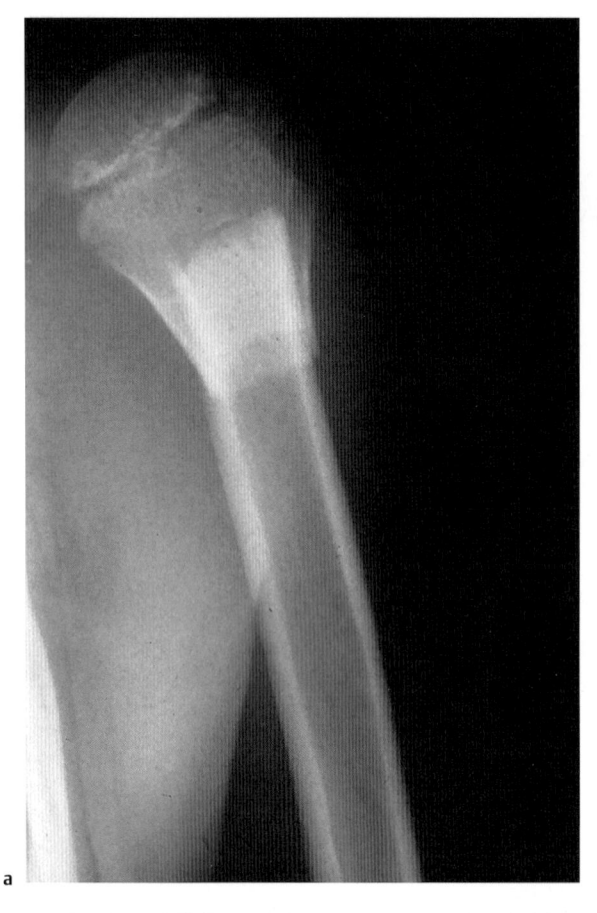

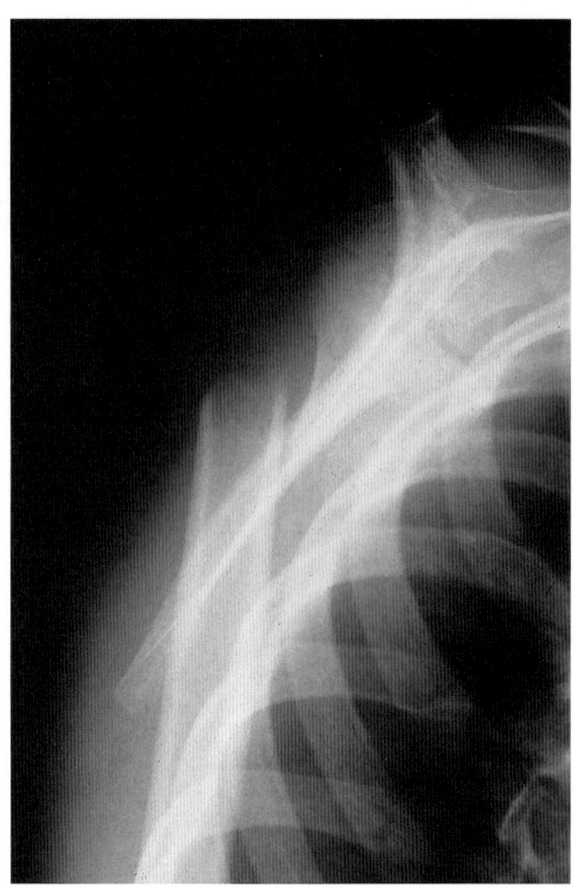

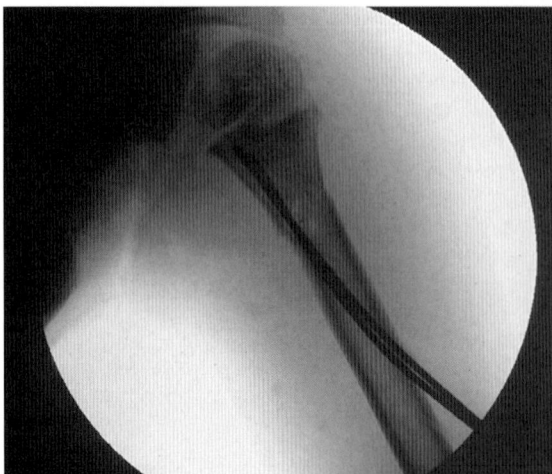

Abb. 18.17 a–c Um Schaftbreite dislozierte, verkürzte subkapitale Humerusfraktur bei einem 12-jährigen Jungen.
a u. b Röntgenbefund vor und
c nach geschlossener Reposition und perkutaner Kirschner-Drahtfixierung. Zur Vermeidung einer Läsion des N. axillaris sollten die Drähte deutlich distal oder proximal des Nervenverlaufs um den Humerus bzw. am Vorderrand des Deltamuskels eintreten.

bzw. intramedulläre Drahtungen von distal nach proximal (z. B. Kapandji), nach erfolgter geschlossener Reposition zur Anwendung.

Die offene Reposition ist lediglich bei offenen Frakturen, irreponiblen Salter-Luxationsfrakturen III und IV bzw. bei Hinweisen auf eine Weichteilinterposition indiziert.

Die Nachbehandlung nach operativer Fixation kann frühfunktionell erfolgen. Nach 3 Wochen kann in der Regel auch bei konservativ behandelten Frakturen die Bewegung freigegeben werden. Die Metallentfernung erfolgt ca. 6 Wochen nach Osteosynthese. Sportfähigkeit ist meist nach spätestens 8 Wochen gegeben.

Spätere Korrekturosteotomien sind entsprechend der großen Korrekturpotenz sowie der Toleranz gegenüber geringen und mäßigen Fehlstellungen an der unbelasteten oberen Extremität sehr selten indiziert und sollten nur bei einer störenden Funktionseinschränkung vorgenommen werden (Solonen u. Vastamäki 1985).

Literatur

Baker DM. Benign unicameral bone cyst: A study of forty-five cases with long-term follow up. Clin Orthop. 1970; 71 : 140–151.
Budig H. Ergebnisse bei Epiphysenlösungen und Oberarmbrüchen am proximalen Ende von Kindern und Jugendlichen. Arch orthop Unfallchir. 1958; 49 : 521.
Dameron TB, Reibel DB. Fractures involving the proximal humeral epiphyseal plate. J Bone Joint Surg. 1969; 51-A:289–297.
Ellefsen BK, Frierson MA, Raney EM, Odgen JA. Humerus varus: A complication of neonatal, infantile, and childhood injury and infection. J Pediatr Orthop. 1994; 14 : 479–486.
Gregg-Smith SJ, White SH. Salter-Harris III fracture dislocation of the proximal humeral epiphysis. Injury 1992; 23 : 199–200.
von Laer L, Gschwend N. Korrekturmechanismen und Wachstumsstörungen am proximalen Humerusende – primäre und sekundäre Therapie traumatischer Läsionen. In Chapcal G. Verletzungen und Erkrankungen der Schulterregion. Thieme, Stuttgart, 1984.
von Laer L. Frakturen und Luxation im Wachstumsalter. 2. Aufl.. Thieme, Stuttgart, 1991.
Larsen CF, Kiaer T, Lindequist S. Fractures of the proximal humerus in children: Nine year follow up of 64 unoperated on cases. Acta Orthop Scand. 1990; 61 : 255–257.
Lemperg R, Liliequist B. Dislocation of the proximal epiphysis of the humerus in newborns. Acta Pediatr Scand. 1970; 59 : 377–380.
Neer CS, Horrowitz BS. Fractures of the proximal humerus epiphyseal plate. Clin Orthop. 1965; 41 : 24–31.
Reissig J, Vinz H, Grobler B. Differenzierte Behandlung der proximalen Humerusfraktur im Kindesalter. Zbl Chir. 1980; 105 : 25.
Rose SH, Melton LJ, Morrey BF. Epidemiologic features of humeral fractures. Clin Orthop. 1982; 168 : 24–30.
Solonen KA, Vastamäki M. Osteotomy of the neck of the humerus for traumatic varus deformity. Acta Orthop Scand. 1985; 56 : 79–80.

18.3 Endoprothetische Versorgung bei 3- und 4-Fragment-Frakturen

H. G. Georgousis, U. Möbius und F. Gohlke

Dislozierte 3- und 4-Fragment-Frakturen stellen weniger als 20% aller Frakturen am proximalen Humerus dar. Während nichtdislozierte Mehrfragmentfrakturen eine Domäne der konservativen Behandlung sind, stellt die Behandlung von dislozierten 3- und 4-Fragment-Frakturen ein kontrovers diskutiertes Thema dar, da bei diesen Frakturtypen keine der bisher angewandten Behandlungsverfahren regelmäßig zu guten funktionellen Ergebnissen führte (s. Kap. 18.1 u. 18.2).

Auch wenn sich das Vorgehen letztlich am individuell vorliegenden Befund orientieren muss, gilt derzeit als grober Leitfaden für die dislozierten Frakturen eine möglichst anatomische Rekonstruktion der Frakturtypen beim jüngeren Menschen (bis zum 50. Lebensjahr) mit möglichst minimalinvasiven Verfahren, während bei älteren Patienten der endoprothetische Ersatz bevorzugt wird.

Dennoch können auch beim jungen Patienten eine Fragmentierung der Gelenkfläche von über 40% oder eine Fraktur, die zu einer nicht mehr rekonstruierbaren Spaltung des Humeruskopfs führt, bzw. eine Verletzung aller den Humeruskopf versorgenden Gefäße eine Indikation zur primären endoprothetischen Versorgung darstellen. Beim älteren Patienten ist häufig eine stabile, osteosynthetische Versorgung aufgrund der schlechten Knochenqualität (vor allem wegen der Osteoporose) nicht mehr möglich, sodass hier die Entscheidung häufiger zugunsten des endoprothetischen Ersatzes ausfällt, besonders dann, wenn von einer konservativer Therapie eine schwerwiegende Deformität oder schmerzhafte Einsteifung zu erwarten ist.

Von zentraler Bedeutung für die Wahl des Behandlungsverfahrens ist die Gefäßversorgung des Humeruskopfs, dessen zentrale Anteile überwiegend von Ästen der A. circumflexa humeri anterior versorgt werden (Abb. 18.**18**) (s. Kap. 1). Eine Ausnahme unter den dislozierten Humerusfrakturen stellt die valgusimpaktierte 4-Fragment-Fraktur dar, bei der die meistens erhaltenen medialen Periostverbindung der Humeruskalotte Anastomosen enthalten, die überwiegend aus der A. circumflexa humeri posterior gespeist werden, woraus sich eine günstigere

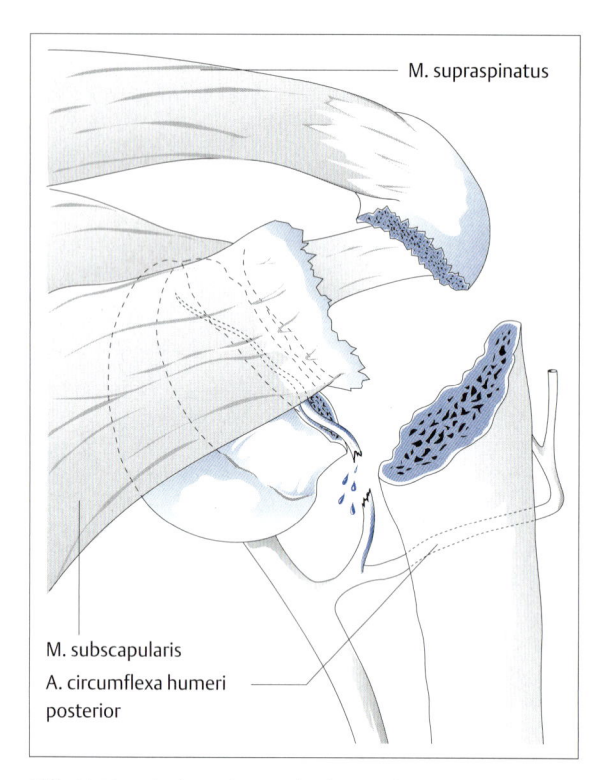

Abb. 18.18 Für das Nekroserisiko des Kopfs ist es entscheidend, ob durch die Dislokation gegenüber dem Schaft die mediale Periost- und Gefäßverbindung zum Kopf unterbrochen wurde. Die A. circumflexa humeri anterior und teilweise die A. circumflexa humeri posterior geben ventromediale Äste zum Collum chirurgicum ab.

Prognose hinsichtlich der Entwicklung einer Kopfnekrose ergibt. Bei dislozierten Mehrfragmentfrakturen stellt die avaskuläre Humeruskopfnekrose die schwerwiegendste Komplikation dar. Die Indikation zur Endoprothese bei proximalen Humerusfrakturen wird daher vom Grad der Dislokation und dem Frakturtyp bestimmt.

Von Neer u. Mitarb. (1953) wurde erstmals über die Implantation einer Hemiprothese bei 3- und 4-Fragment-Frakturen berichtet. Das ursprüngliche Design wurde seither mehrfach verändert, stellt jedoch bis heute den am häufigsten verwendeten Prothesentyp dar. Seit 1988 stehen weitere modulare Prothesensysteme mit einer Vielzahl von Variationen zur Verfügung, die eine anatomische Rekonstruktion und bessere Einstellung der Weichteilspannung ermöglichen. Spezielle Implantate sind lediglich bei weit nach kaudal reichenden Frakturen (überlange Schäfte) zwingend erforderlich (Details in Kap. 16.4). Derzeit werden spezielle Frakturprothesen erprobt, die durch eine besondere Gestaltung des proximalen Schaftes eine bessere Ausheilung der Tuberkula ermöglichen sollen.

Diagnostik

Eine genaue Beurteilung von Mehrfragmentfrakturen des proximalen Humerus ist nur durch eine erweiterte Röntgendiagnostik, z.B. mit der sog. „Trauma-Serie" (s. Kap. 4) möglich. Eine Aufnahme des gesamten Humerus im a.-p. Strahlengang beider Seiten ist vorteilhaft. Damit kann in der präoperativen Planung die Implantationshöhe des Schaftes besser abgeschätzt werden (Abb. 18.19). Dazu wird zunächst die Höhe des Kopfs am gesunden Arm in Bezug zu einem Referenzpunkt am distalen Humerus (z.B. Epikondylus, Trochlea oder Fossa olecrani) gemessen. Daraus kann die ursprüngliche Höhe des frakturierten Humerus rekonstruiert werden. Der ermittelte Abstand eines proximalen Fixpunktes der Prothese (z.B. von der Finne) und dem proximalen Ende des diaphysären Fragmentes kann dann gemessen, auf der Prothese markiert und während der Operation als Richtwert genutzt werden.

In der Regel verbleibt jedoch auch bei dislozierten Mehrfragmentfrakturen der mediale Anteil der metaphysären Kortikalis spornartig erhalten. Dessen Kontur erlaubt sowohl im präoperativen Röntgenbild als auch intraoperativ eine gewisse Orientierung.

Bei alten fehlverheilten Kopffrakturen können zusätzliche Informationen über die Dislokation der Fragmente und zur Planung evtl. notwendiger Osteotomien mittels CT (in Ausnahmefällen mit 3 D-Rekonstruktion) gewonnen werden (Abb. 18.20 u. 18.21).

Kernspintomographie und Sonographie erlauben zusätzlich eine Beurteilung der periartikulären Weichteile, insbesondere der Rotatorenmanschette. Die Kernspintomographie kann bei veralteten Frakturen Aufschluss über eine evtl. röntgenologisch noch nicht erkennbare Kopfnekrose geben. Bei Voroperationen können jedoch durch metallische Implantate oder Reste resorbierbaren Nahtmaterials erhebliche Artefakte auftreten.

Neben der Beurteilung der Funktion des Gelenks sollten der neurologische und der Gefäßstatus sorgfältig dokumentiert werden, da Verletzungen der Gefäße oder des Plexus brachialis sowohl während des Traumas (bis zu 6%) als auch intraoperativ möglich sind, wobei insbesondere Läsionen des N. axillaris und des N. musculocutaneus vorkommen.

Therapie

Frische 3- und 4-Fragment-Frakturen. Allgemein wird die Lagerung in halbsitzender Position bevorzugt. Eine Auslagerung der Schulter über die Kante des Operationstisches ist günstig, wenn kein Spezialtisch zur Verfügung steht. Als Standardzugang wird der deltoideopektorale Zugang allgemein bevorzugt. Zur Verbesserung der Übersicht kann eine Osteotomie der Korakoidspitze oder eine ansatznahe Ablösung der Sehnen des kurzen Bizepskopfs und des M. coracobrachialis erfolgen. Die intakte Rotatorenmanschette wird – ausgehend von der langen Bizepssehne als Leitstruktur – im Rotatorenintervall eröffnet. Im

18.3 Endoprothetische Versorgung bei 3- und 4-Fragment-Frakturen

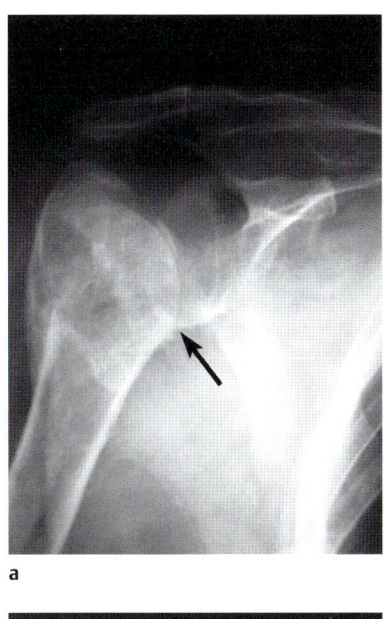

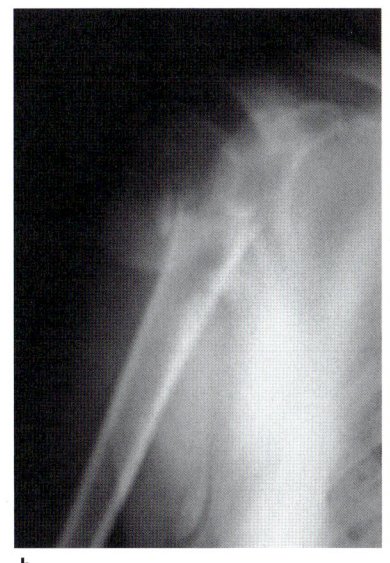

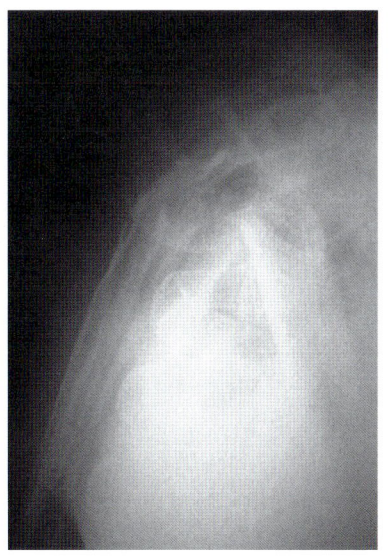

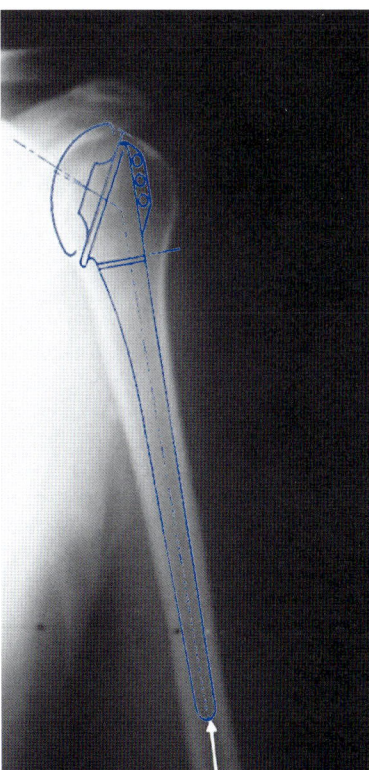

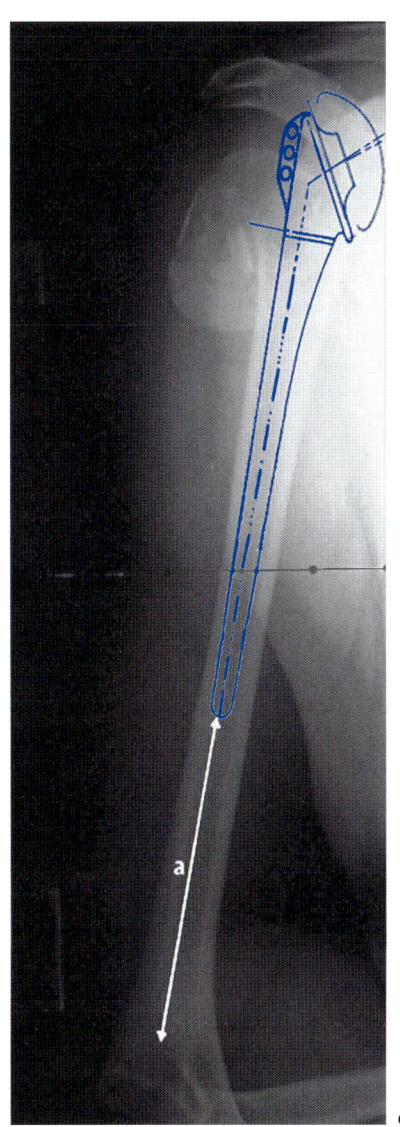

Abb. 18.19 a–e Frische 4-Fragment-Fraktur.
a–c Unmittelbar posttraumatische Röntgenserie einer 4-Fragment-Fraktur des rechten Humeruskopfs.
a A.-p. Aufnahme.
b Axiale Aufnahme.
c Skapula-Y-Aufnahme.
d u. **e** Prothesenplanung.

Die präoperative Prothesenplanung umfasst die Bestimmung der wahrscheinlichen Kalottengröße und des Durchmessers der Schaftkomponente aufgrund der a.-p. Röntgenaufnahme des gesunden Humerus und seiner angrenzenden Gelenke. Zur Bestimmung des exakten Höhenausgleichs wird hier der Abstand **a** (Prothesenspitze bis Fossa olecrani) an der gesunden Seite bestimmt und auf die Frakturseite übertragen.
Einen guten Anhalt für die richtige Höhe der Kopfprothese liefert auch der höchste mediale Punkt des Humerus-Schaftes (Calcar). Diese Struktur ist bei den meisten Frakturen noch erhalten und markiert den Übergang zur dislozierten Kopfkalotte.

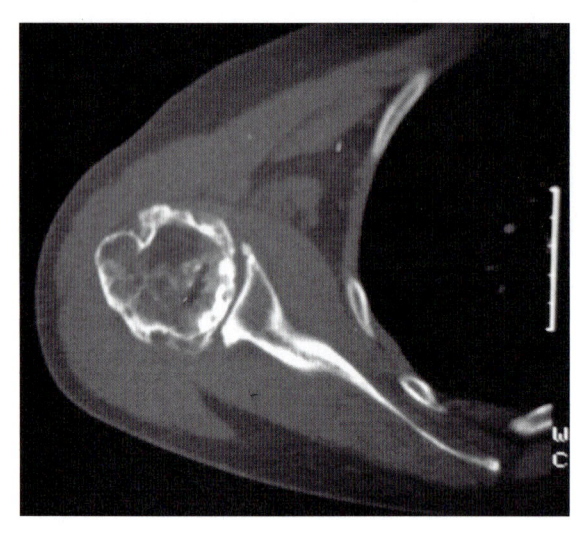

Abb. 18.20 CT-Schnittbild einer verheilten Humeruskopffraktur. Das Tuberculum majus ist nur leicht disloziert.

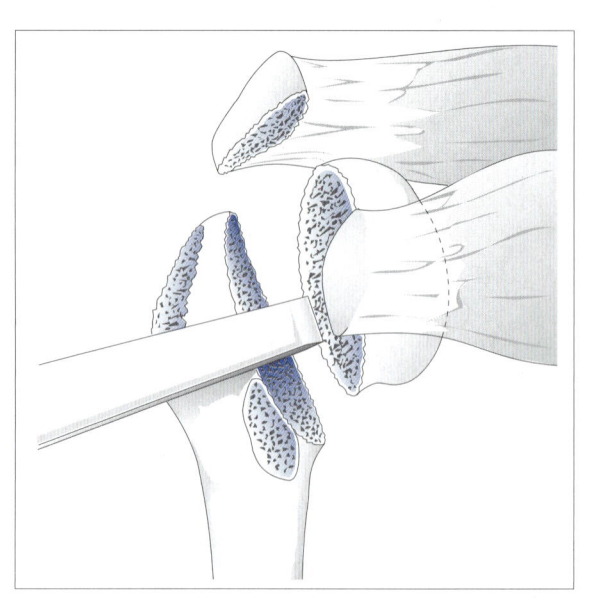

Abb. 18.22 3-Fragment-Fraktur. Soll eine Prothesenversorgung erfolgen, so muss durch eine kontrollierte Osteotomie des Tuberculum minus die Situation einer 4-Fragment-Fraktur hergestellt werden. Die Entfernung der Kalotte ist somit möglich.

Falle einer 3-Fragment-Fraktur muss das dem Kopf anhängende Tuberkulum, hier meistens das Tuberculum minus mit dem M. subscapularis, abgesetzt werden, um die 3-Fragment- in eine 4-Fragment-Fraktur zu konvertieren (Abb. 18.22). Die Tuberkula werden mit kräftigen, nicht resorbierbaren Fäden armiert, die später zur Befestigung an der Prothese dienen können. Nach Entfernung der dislozierten Kopfkalotte muss das Tuberculum majus Fragment mit ansetzenden Rotatorenmanschettenanteilen (M. supraspinatus, M. infraspinatus, M. teres minor) gut mobilisiert (subakromial und am Glenoidrand) werden. Unter Schonung des Nervus axillaris und nach Ligatur der A. circumflexa humeri anterior wird das proximale Ende der Diaphyse dargestellt, und abgesprengte, kleinere Fragmente werden entfernt. Nach Präparation der Markhöhle wird die Probeprothese bis zur präoperativ geplanten Tiefe (Abb. 18.23) in gewünschter Torsion eingebracht, wobei eher eine geringere Retroversion als 30° (Abb. 18.24) gewählt wird, um das Tuberculum-majus-Fragment nicht zu sehr unter Spannung zu setzen. Nach dem Aufsetzen des Probekopfs (anhand der entfernten Humeruskalotte abgeschätzt) und Reposition wird die Zentrierung und der Be-

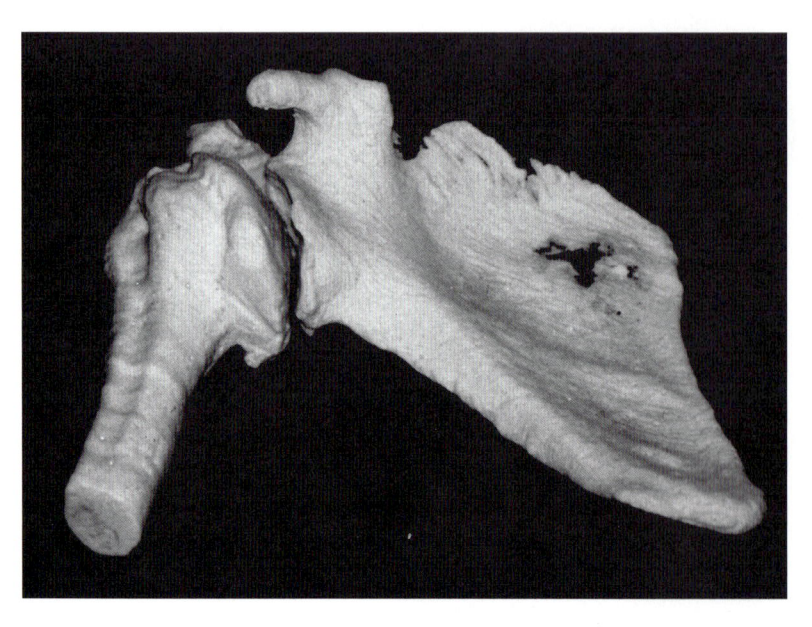

Abb. 18.21 Computergestützte 3-dimensionale Darstellung einer posttraumatischen Glenohumeralarthrose nach einer gering dislozierten 4-Fragment-Fraktur des proximalen Humerus mit partieller Nekrose des Humeruskopfs. Eine Osteotomie der Tuberkula ist hier kontraindiziert.

18.3 Endoprothetische Versorgung bei 3- und 4-Fragment-Frakturen | 557

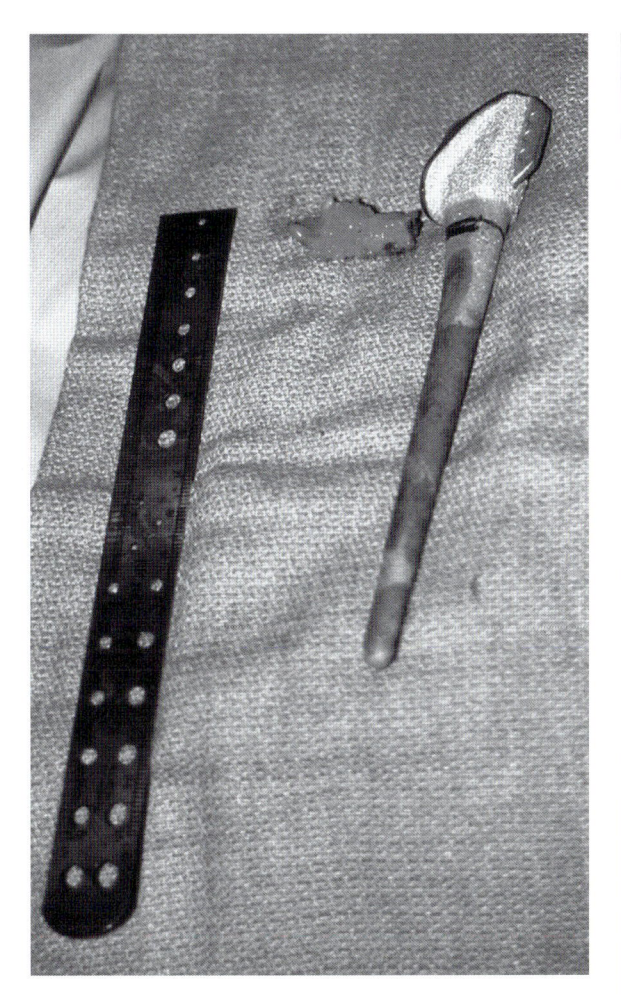

Abb. 18.23 Aufgrund der präoperativ durchgeführten Prothesenplanung (vgl. Abb. 18.**19**) wird die Einbringungstiefe mit Bezugspunkt in der Frakturebene an der Schaftkomponente markiert.

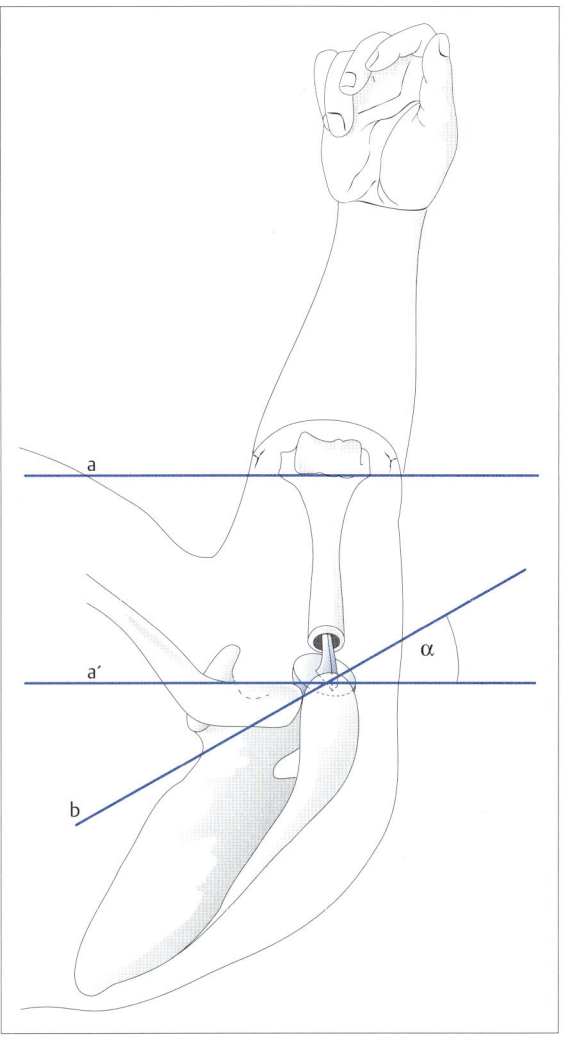

Abb. 18.24 Eine Humeruskopfprothese sollte in einer Retroversion (**b**) von 20° zur Achse der Epikondylen (**a** bzw. **a'**) oder 30° zum Unterarm (beachte ca. 5–10° Valgus im Ellenbogengelenk) implantiert werden. Moderne Implantationshilfe besitzen Orientierungshilfen, die am 90°gebeugten Unterarm ausgerichtet werden und die entsprechend gewählte Retroversion herstellen.

wegungsumfang geprüft und ggf. mit einer anderen Größe des modularen Kopfs korrigiert. Nach dem Vorlegen von Fäden zwischen den Fragmenten und dem proximalen Humerus wird die Prothese implantiert. Von Zementiertechniken, bei denen der Knochenzement ähnlich wie bei der Hüftendoprothetik mit hohem Druck eingebracht wird, sollte besser abgesehen werden, da hiermit die dünne Kortikalis (häufig durch Fissuren geschwächt) des Humerusschafts gesprengt werden kann.

Die Tuberkula werden mittels der vorgelegten Fäden oder Cerclagedrähte zunächst an der Prothese (ggf. an der Finne durchgezogen) befestigt und danach mittels der am Schaft vorgelegten Fäden auch an diesen adaptiert (Abb. 18.**25**). Zur solideren Befestigung kann auch eine Zuggurtung angelegt werden, welche proximal durch die Sehnen des M. subscapularis und M. infraspinatus geführt wird und distal am Schaft durch ein Bohrloch gezogen wird. Die Befestigung der Tuberkula sollte mit großer Sorgfalt durchgeführt werden, um eine Dislokation in der Rehabilitationsphase vorzubeugen (Abb. 18.**26a, b**). Nach dem Verschluss des Rotatorenmanschettenintervalls (Abb. 18.**26c**) erfolgt die Anlage autologer Spongiosa (aus dem entfernten Kopf gewonnen) zwischen den Tuberkula und dem Schaft (Abb. 18.**27**).

Die **Nachbehandlung** beginnt ab dem 3. postoperativen Tag mit Pendelübungen. Ab dem 5. postoperativen Tag bis zur 6. postoperativen Woche wird eine passive Mobilisierung vornehmlich in der Skapulaebene durchgeführt werden. Außerhalb der Übungszeit wird die Schulter mit einem Postbotenkissen oder einer vorgefertigten Bandage ruhig gestellt. Ab der 7. postoperativen Woche wird mit einer progredienten, aktiv assistierten Übungsbehandlung begonnen.

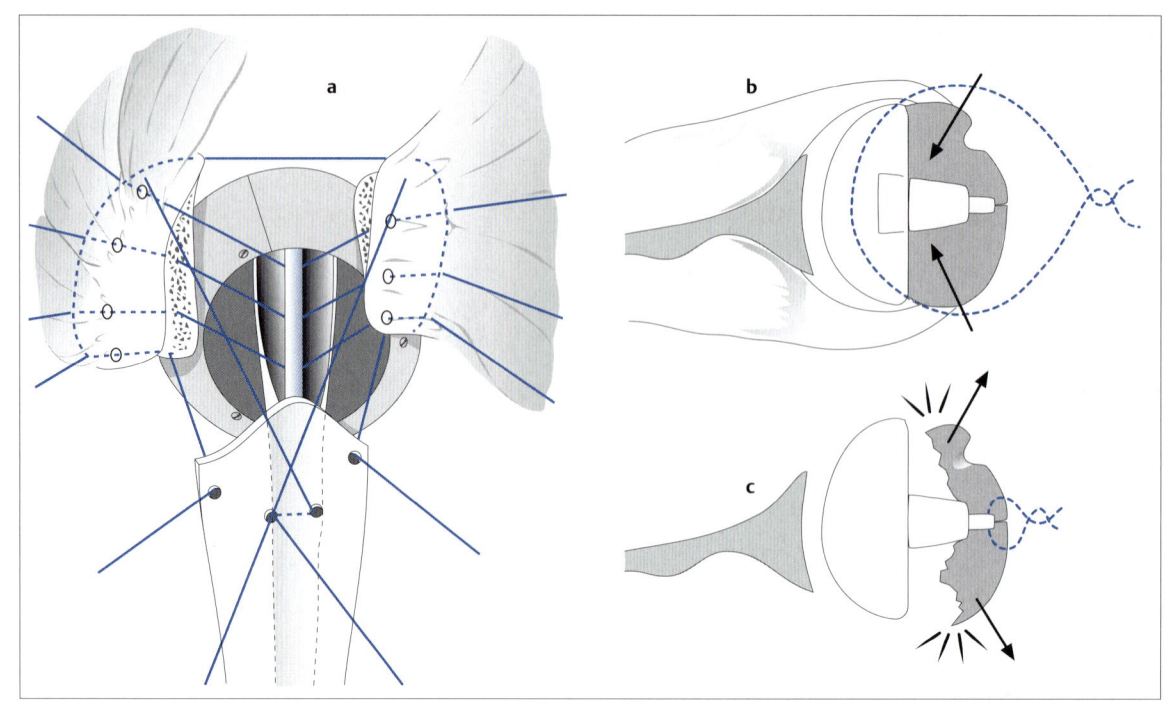

Abb. 18.25

a Klassische Technik der Refixation der Tuberkula. Die Fixation der Tuberkula mit ihren Rotatorenmanschettenanteilen erfolgt sowohl durch die Finne der Prothese als auch durch transossäre Kanäle am Schaft. Die Nähte zur Armierung der Tubercula werden an dem sehnigen Ansatz der Rotatorenmanschette ausgeleitet. Eine ebenfalls transossäre Zuggurtung verhindert zusätzlich die kraniale Dislokationstendenz der Fragmente. Als Nachteil dieser Technik gilt, dass die Nähte leicht aus dem osteoporotischen Knochen ausreißen und die Position der Finne oft keine anatomische Reposition der Tuberkula erlaubt.

b u. c Die klassische Technik der Befestigung der Tuberkula an der Finne der Prothese gewährleistet meist keine solide Fixierung an dem Implantat und birgt die Gefahr einer Aufkippung der Fragmente (**c**). Vorgelegte Cerclagen aus nichtresorbierbaren, kräftigen Fäden oder auch dünnen Drähten, die um den Hals der Prothese gelegt werden, verhindern die Dislokation der Fragmente besser. Das Design der Prothese muss jedoch diese Technik unterstützen: Die Kanten dürfen nicht zu rauh oder scharf sein, um ein Durchscheuern der Fäden oder Brechen des Drahtes unter zyklischer Dauerbelastung zu verhindern (nach Boileau u. Walch 1999).

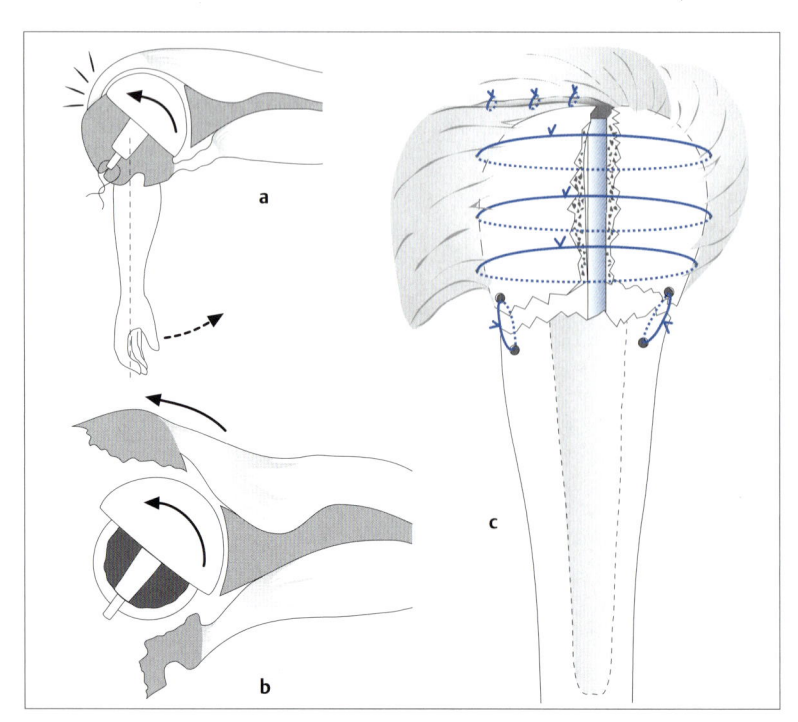

Abb. 18.26

a u. b Folgen einer zu starken intraoperativen Einstellung der Retroversion des Humeruskopfes (nach Boileau u. Walch 1999). Wird eine zu starke Retroversion der humeralen Komponente (mehr als der ursprüngliche vorhandene Wert) gewählt, ist die spannungsfreie Refixation des Tuberkulum majus kaum durchführbar (**a**). Es kommt dann in der postoperativen Rehabilitationsphase bei Innenrotation des Armes zur Lösung der fixierenden Nähte und Dislokation des Tuberculum majus (**b**). Wegen der großen individuellen Schwankungsbreite sowohl inter- als auch intraindividuell (Gegenseite kann primär einen anderen Retroversionswinkel aufweisen!) ist es zu empfehlen, möglichst 30° gegenüber dem Unterarm nicht zu überschreiten.

c Zustand nach Refixation der Tuberkula und der Rotatorenmanschette in der von den Autoren bevorzugten Technik mit Cerclagen um den Prothesenschaft. Das Rotatorenmanschettenintervall wird durch weitere Nähte verschlossen.

18.3 Endoprothetische Versorgung bei 3- und 4-Fragment-Frakturen

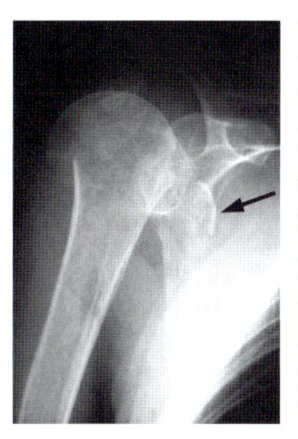

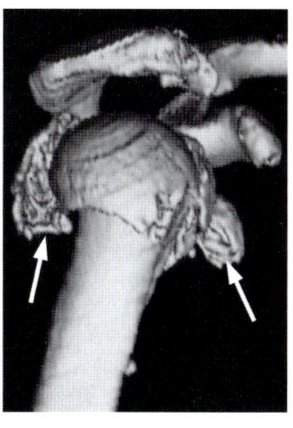

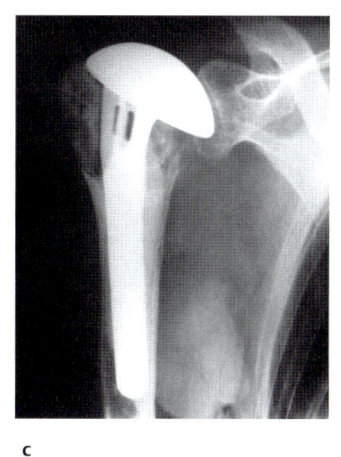

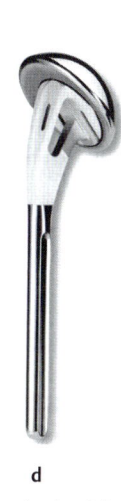

a b c d

Abb. 18.27 a–d Versorgung einer frischen, dislozierten Vierfragmentfraktur (**a** Röntgenbefund; **b** Abriß beider Tuberkula im 3-D-CT, markiert mit Pfeilen) mit einer 82-jährigen Patientin mit der neu entwickelten Frakturprothese „Äqualis" nach Boileau (postoperativer Röntgenbefund), die eine bessere Einheilung der Tuberkula ermöglichen soll. Die Dicke des proximalen Schaftes ist gegenüber der Standardprothese deutlich reduziert. Die Öffnung im Schaft ist für das Einpassen eines spongiösen Blockes, der aus der entfernten Kopfkalotte gestanzt wird, konzipiert. Die Fixierung der Tuberkula erfolgt mittels Faden-Cerclagen an den Schaft.

Veraltete 3- und 4-Fragment-Frakturen. Posttraumatisch auftretende avaskuläre Humeruskopfnekrosen und Fälle einer sekundären Arthrose durch eine Inkongruenz der Gelenkflächen sollten möglichst vor dem Auftreten einer zunehmenden Destruktion der Gelenkpfanne endoprothetisch versorgt werden, um einen Glenoidersatz zu vermeiden. Die Rekonstruktion veralteter, fehlverheilter Frakturen kann insbesondere dann, wenn zusätzlich heterotope Ossifikationen vorliegen, der Bewegungsumfang erheblich eingeschränkt ist und die Situation durch mehrfache vorhergehende Eingriffe und Versuche einer Osteosynthese belastet ist, technisch außerordentlich schwierig sein. Die zu erwartenden funktionellen Ergebnisse sind in diesen Fällen oft wenig befriedigend.

Bei veralteten Frakturen sollte der zu erwartende operative Aufwand **vor der Operation** gut abgeschätzt werden. Mit einer narbigen Verlötung der Gleitschichten, erheblichen posttraumatischen Deformitäten und heterotopen Ossifikationen muss ebenso gerechnet werden wie mit einer partiellen oder kompletten avaskulären Nekrose des Humeruskopfs sowie einer Zerstörung der Gelenkfläche des Glenoids.

Die präoperative Planung soll Aufschluss darüber geben, welcher der drei folgenden Operationssituationen, die erhebliche unterschiedliche Anforderungen an den Operateur stellen, zu erwarten ist:
- Standardimplantation einer Hemi- oder Totalendoprothese, z.B. bei posttraumatischer Arthrose oder Kopfnekrose ohne größere Dislokation der Tuberkula.
- Implantation einer Hemi- oder Totalendoprothese, bei der aufgrund einer Dislokation lediglich die Osteotomie eines Tuberkulums erforderlich ist, z.B. bei Dislokation des Tuberculum majus, um postoperativ kein Impingement zu verursachen (Abb. 18.**28**).
- Implantation einer Hemi- oder Totalendoprothese mit Osteotomie beider Tuberkula, wenn diese in wesentlicher Dislokation verheilt sind. Hier muss eine der ursprünglichen Frakturesituation entsprechende Situation durch Osteotomien herbeigeführt werden. Auch bei Pseudarthrosen kann wegen einer Fehlstellung der Fragmente oder Knochenverlust eine Umwandlung in eine 4-Fragment-Situation erforderlich sein. Die präoperative Planung muss dieses Problem frühzeitig berücksichtigen (Abb. 18.**29**).

Die Entscheidung, ob die Glenoidfläche ersetzt werden muss, stellt sich insbesondere bei fortgeschrittener Destruktion des Gelenkknorpels. Sollte die Implantation einer Glenoidkomponente erforderlich sein, muss berücksichtigt werden, dass durch die Schrumpfung des periartikulären Weichteile und der Rotatorenmanschette ohnehin der Gelenkraum reduziert ist. Die zusätzliche Lateralisation durch ein Glenoidimplantat kann die Beweglichkeit zusätzlich beeinträchtigen. Dennoch sollte bei fortgeschrittener Arrosion des Glenoids und erhaltener Rotatorenmanschette wegen der besseren Schmerzlinderung bevorzugt eine TEP mit gleichzeitig ausgiebiger Mobilisierung der kontrakten Weichteile durchgeführt werden.

Die **Operationstechnik** entspricht weitgehend der bei frischen 3- und 4-Fragment-Frakturen, wobei zusätzlich mit einer deutlichen Verkürzung der Weichteile und narbigen Adhäsionen gerechnet werden muss. Insbesondere wenn bereits Voroperationen durchgeführt wurden, z.B. nach Anwendung einer Plattenosteosynthese am proximalen Humerus, sollte ein erweiterter Zugang, z.B. nach Wallace, gewählt werden (Abb. 18.**30**). Die Ablösung des M. deltoideus an der Klavikula ergibt eine bessere Übersicht und erleichtert die Lösung der zum Teil erheblichen Verwachsungen im Subakromialraum. In diesen Fällen sind

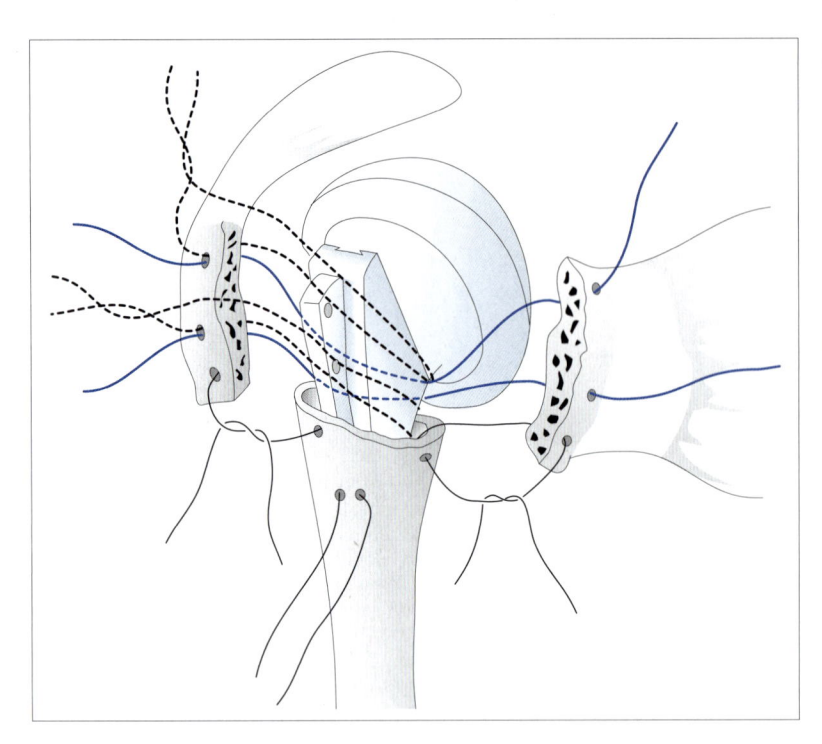

Abb. 18.28 Technik der Refixation der Tuberkula nach Boileau und Walch mit Cerclagen: Es werden kräftige, nicht-resorbierbare Fäden oder auch einzelne dünne Drähte vorgelegt. Zwei Fäden fassen zunächst ein Tuberkulum, die anderen beide. Ergänzt wird die Anordnung noch durch eine 8er-Schlinge als Zuggurtungscerclage von der Rotatorenmanschette zur Diaphyse oder einzelne Nähte des Tuberculum minus zum Kiel, falls der Frakturspalt richtig liegt.
Bei osteoporotischem Knochen ist es zu empfehlen, die Nähte ansatznah durch die Sehne anstatt durch den Knochen zu ziehen.

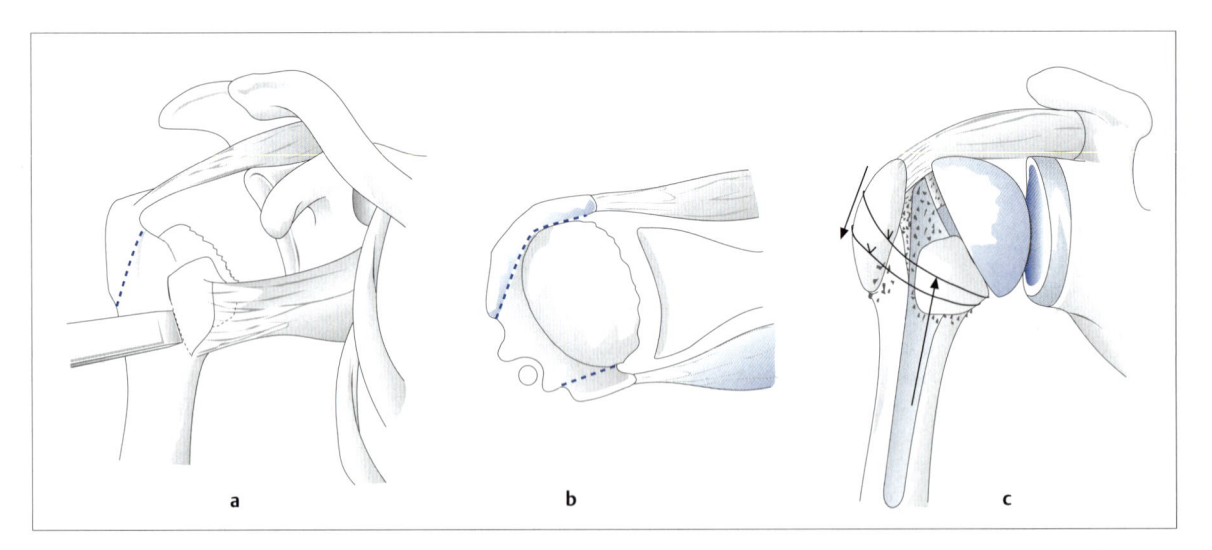

Abb. 18.29 a–c Korrekturosteotomien der Tubercula minus und majus bei veralteter 4-Fragment-Fraktur des Humeruskopfs zur Prothesenversorgung.
Darstellung der Osteotomieebenen in der a.-p. (**a**) und in der Transversalebene (**b**). Korrekturrichtungen des Tuberculum minus (kranial) und majus (lateral und kaudal) (**c**). Die Osteotomie der Tuberkula sollte dennoch möglichst immer vermieden werden, da diese zu signifikant schlechteren Ergebnissen führt.

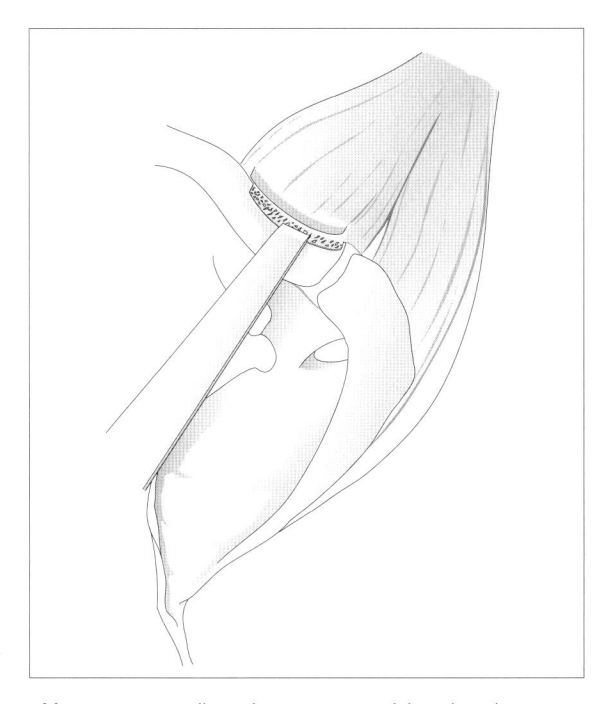

Abb. 18.30 Darstellung des erweiterten deltopektoralen Zugangs nach Wallace: Absetzen des ventralen M. deltoideus mit knöchernem Ursprung von der ventrolateralen Klavikula. Die Indikation besteht bei kontrakten Weichteilsituationen zur besseren Übersicht.

manchmal die neurovaskulären Strukturen durch Narben verzogen, sodass zunächst der N. axillaris und das Nerven-Gefäß-Bündel dargestellt werden muss, um eine ausreichende Mobilisierung der Subskapularis und der Gelenkkapsel zu erreichen.

Nach Darstellung des Kalottenfragments, welches meistens in Valgusfehlstellung und fehlerhafter Rotation sowie Kaudalkippung fehlverheilt ist, wird dieses entfernt und ggf. eine Osteotomie der fehlverheilten Tuberkula durchgeführt. Die Präparation des Markraums kann durch eine Deformierung des proximalen Humerus, Sklerosierung der Fragmente und Fehlstellung der Tuberkula erschwert werden. Im Gelenkraum befindliche narbige Adhäsionen müssen entfernt werden, die kontrakte Gelenkkapsel durchtrennt und ausgiebig mobilisiert werden. Ein weiteres Problem stellt die Befestigung der retrahierten, in ihrer Substanz rarefizierten Tuberkula dar. Durch die Retraktion der anhängenden Rotatorenmanschette gelingt die Befestigung an der Prothese ohne zu hohe Zugkräfte erst nach gründlicher Mobilisierung. Insbesondere die Verkürzung des M. subscapularis kann durch die unmittelbare Nähe zu den Strukturen des Plexus brachialis erhebliche technische Anforderungen an den Operateur stellen.

Die **Nachbehandlung** entspricht der Versorgung bei frischen Frakturen, falls Osteotomien der Tuberkula durchgeführt werden mussten (Abb. 18.31).

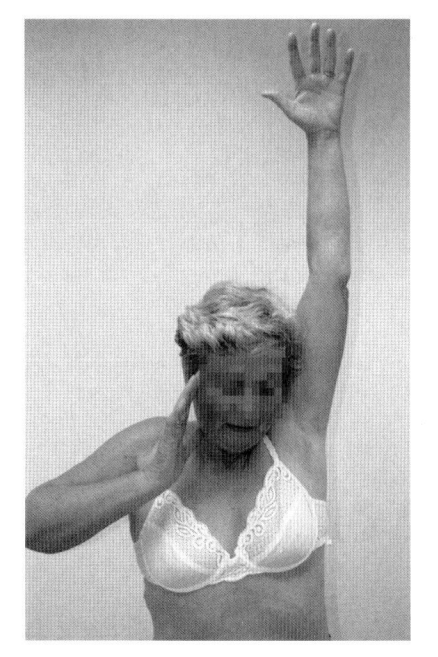

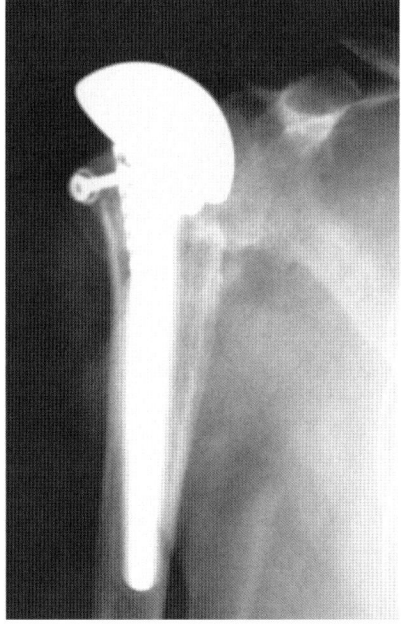

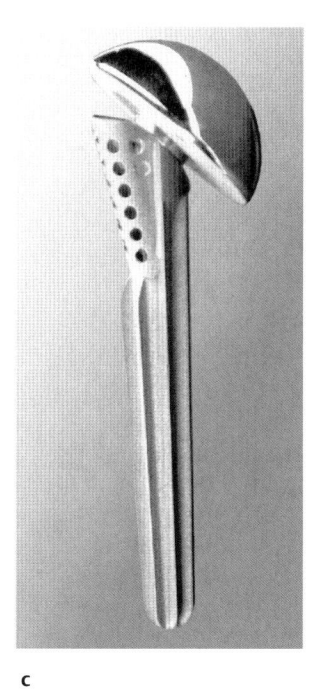

Abb. 18.31 a–c Ungünstiges funktionelles Ergebnis 1 Jahr nach auswärtiger Versorgung einer proximalen Humerusfraktur (**a**) mit einer zementfreien Frakturprothese der vierten Generation (**c** OrTra™) bei einer 52-jährigen Frau. Die Tuberkula haben sich nach Schraubenfixation retrahiert bzw. rarifiziert (**b**). Durch den Funktionsverlust der Rotatorenmanschette ist es zu einer kranialen Dezentrierung der Prothese mit unbefriedigender aktiver Abduktion und Außenrotation bei eher geringer Schmerzsymptomatik gekommen. Der Vergleich zu dem Fall in Abb. 18.14 zeigt die Bedeutung einer dauerhaften knöchernen Rekonstruktion des proximalen Humerus. Nach Le Huec u. Mitarb. (2001) stellt die unzureichende Einheilung der Tuberkula den Hauptgrund für die schlechten funktionellen Ergebnisse vieler Frakturprothesen dar.

Ergebnisse

Grundsätzlich muss nach endoprothetischer Versorgung von dislozierten Humerusfrakturen mit schlechteren funktionellen Ergebnissen als nach endoprothetischer Versorgung wegen einer Omarthrose gerechnet werden. Die in der Literatur mitgeteilten Ergebnisse beinhalten jedoch ein teilweise sehr inhomogenes Krankengut hinsichtlich der versorgten Frakturtypen, verwendeten Implantate und Altersgruppen (s. Tab. 18.**3**). Von Zyto u. Mitarb. (1998) konnte gezeigt werden, dass die funktionellen Ergebnisse nach 3- und 4-Fragment-Frakturen eher enttäuschend ausfallen. Für die 4-Fragment-Frakturen fanden die Autoren nur einen Constant-Score von 46 gegenüber 51 bei den 3-Fragment-Frakturen. Auch wenn Schmerzlinderung bei ca. ⅔ der Patienten zu erreichen war, blieb die Beweglichkeit doch häufig unzureichend.

Wie Schild u. Mitarb. (2001) an 406 prospektiv erfassten Fällen einer Multicenter-Studie zeigten, beträgt die perioperative Komplikationsrate bei der frischen Versorgung 9%. Nach einem Beobachtungszeitraum von im Mittel 4 Jahren konnten anhand der verbliebenen 300 Fälle insgesamt 53% Spätkomplikationen beobachtet werden: 53% Dislokation der Tuberkula, Steife 8,3%, Algodystrophie 5,3%, bleibende Nervenschädigungen 1,6%, Infektionen 1,6%. Das erklärt die im Vergleich zur Omarthrose-Gruppe deutlich schlechtere Funktion nach Gelenkersatz mit lediglich 54 Punkten entsprechend 73,5% alterskorrigiertem Alterswert.

Noch ungünstiger fallen die Ergebnisse nach Versorgung von veralteten Frakturen aus. Bosch u. Mitarb. (1998) fanden einen Constant-Score von 65 für frisch versorgte Frakturen gegenüber einem Score von 47 für sekundär versorgte Frakturen. Insbesondere die verbleibende aktive Bewegungseinschränkung fällt hier entscheidend ins Gewicht. Die Wahrscheinlichkeit, dass Restbeschwerden verbleiben, ist deutlich höher. Bei verspäteter endoprothetischer Versorgung bleibt insbesondere die aktive Anteversion und Abduktion reduziert, was bei den im Alltag erforderlichen Bewegungsabläufen zu Behinderungen führt. So ist bei sekundärer Versorgung in der Regel nur eine befriedigende Schmerzlinderung erwartet werden.

Die Art der osteosynthetischen Erstversorgung ist somit von Einfluss auf das Ergebnis des späteren Gelenkersatzes. Mit der Zahl der nachfolgenden Eingriffe und dem Maß der vorbestehenden Einsteifung sinken auch die Chancen für eine erfolgreiche spätere Rekonstruktion.

Das Ergebnis der endoprothetischen Versorgung bei Frakturen hängt somit von mehreren Faktoren ab:
- Anatomische Rekonstruktion. Diese kann durch eine Einstellung der Prothesenhöhe, Wahl der geeigneten Kalottengröße und korrekte Retroversion der Prothese beeinflusst werden.
- Integrität der periartikulären Weichteile (Muskulatur, Gelenkkapsel und Sehnen). Diese hängt von der Art und der Zahl der Voreingriffe sowie der Operationstechnik ab.
- Alter und Mitarbeit des Patienten. Das Alter der Patienten wirkt sich zwar indirekt über die Knochenqualität auch auf die knöcherne Konsolidierung aus, spielt jedoch eine eher untergeordnete Rolle.
- Nachbehandlung: Eine zu forcierte Mobilisierung in der postoperativen Rehabilitationsphase kann zu einer frühzeitigen Dislokation und Behinderung der Einheilung der Tuberkula durch die zyklische Dauerbelastung führen. Andererseits muss postoperativ der Ausbildung einer Kapselschrumpfung und von Adhäsionen im Subakromialraum entgegengewirkt werden.

Einfluss der Operationstechnik auf die Funktion. Die exakte Bestimmung der Prothesenhöhe lässt sich bei weit nach kaudal reichenden Frakturen intraoperativ nur schwer einstellen. Einige Prothesensysteme stellen daher geeignete Instrumentarien zur Verfügung, die sich an der Länge des Oberarms der Gegenseite orientieren.

Eine zu tief eingestellte Endoprothese führt zu einer inferioren Instabilität durch die mangelnde Vorspannung des M. deltoideus.

Eine zu hohe Einstellung kann durch eine erhöhte Vorspannung der Muskulatur zu einer schmerzhaften Bewegungseinschränkung führen. Die Abduktion im Glenohumeralgelenk wird durch die vorzeitige Anspannung der inferioren Kapselstrukturen reduziert.

Wird die Endoprothese in Bezug zum Tuberculum majus zu tief eingesetzt, kann das überstehende Tuberculum majus ein subakromiales Impingement verursachen. Überragt die Prothese die Tuberkula um mehr als 5 mm, verschiebt sich der Drehpunkt im Glenohumeralgelenk nach kranial, was eine superiore Dezentrierung begünstigt (Abb. 18.**32**). Im Langzeitverlauf resultiert daraus meistens eine deutlich schmerzhafte Arrosion der kranialen Glenoidhälfte.

Insbesondere bei fehlverheilten veralteten Frakturen kann eine Deformität der Metaphyse des proximalen Humerus durch die Verwendung exzentrischer modularer Köpfe (Prothesen der 3. und 4. Generation) leichter ausgeglichen werden.

Eine Analyse der Langzeitverläufe bestätigt, dass die Einheilung der Tuberkula und damit die Funktion der Rotatorenmanschette den Schlüssel für eine gute Funktion darstellt. So fanden Compito u. Mitarb. (1994) sowie Tanner und Cofield (1983) bei einer Fehleranalyse eine falsch eingestellte Retrotorsion oder die Dislokation des Tuberculum majus als wichtigste Einzelfaktoren, die zum Versagen führten. Die Einheilung der Tuberkula sollte daher durch eine möglichst solide Fixierung und lückenlose Adaptation sowohl an die Prothese als auch die proximalen Anteile der Diaphyse angestrebt werden.

Eine im Röntgenbild erkennbare kraniale Migration als Anzeichen einer Insuffizienz der Rotatorenmanschette wurde in der prospektiven, multizentrischen Äqaulis-Studie (Hubert u. Dayez 2001) bei 34% der 300 evaluierten Fälle festgestellt. Eine Dislokation des Tuberculum majus war bei 26%, des Tuberculum minus dagegen nur bei 9%

18.3 Endoprothetische Versorgung bei 3- und 4-Fragment-Frakturen | 563

Tab. 18.3 Übersicht zu den Ergebnissen nach endoprothetischer Versorgung bei proximalen Humerusfrakturen

Autor	Patienten	Alter	Follow-up	Prothesentyp	Frakturtyp	Alter der Fraktur	Flexion	Abduktion	Außenrotation	Schmerzfrei	Constant-Score	Komplikationen
Bosch u. Mitarb. (1996)	26	64,9	42	Neer II	19 VF 6 DF 1 ZF	11 < Wo. 15 > Wo.	94,1 63,0	83,2° 60,3°	18,6 18,7	96%	65,6 47,5	2 Paresen N. axillaris (unfallbedingt) 4 passagere Paresen 1 Luxation 2 Infekte
Compito u. Mitarb. (1994)	70	62	33	–		akut	90	–	–	95%		13 Prothesenlockerungen 1 Infekt 1 Steifigkeit 4 TM-Dislokationen
Dimakopoulos u. Mitarb. (1997)	38	76	37	10 Neer II 5 Cofield 5 Kirschner II 18 Biomet-Bipolar	32 VF 2 Berstung 1 Dislokation	akut 31 alt 7	130	–	45	70%	–	1 Malposition 2 RM-Insuffizienz 2 heterotope Ossifikationen
Dines u. Mitarb. (1993)	20	69,6	33	Biomet-Bimodular 14 Hemi 6 Total		> 14 Mo	111		33	75%		1 Pseudarthrose der Tuberkula 1 hintere Subluxation
Goebel u. Mitarb. 1999	22	65	20	Neer II		9 < 4 Wo. 13 > 4 Wo.	75	62°	13	80%	< 4 Wo.: 56,3. > 4 Wo. : 53,9	4 anhaltende Ödeme 2 Instabilitäten 1 Fraktur
Goldmann u. Mitarb. 1995	22	–	30	16 Neer II 10 Cofield	12 DF 14 VF	Akut	107	–	31	62%	–	1 Wundinfekt
Möckel u. Mitarb. (1992)	22	70	36	modulare Systeme	13 VF 5 DF 4 Berstung	< 5 1/2 Wo.	119	–	–	90%		
Tanner u. Cofield (1983)	akut 16 alt 27	akut 69 alt 58	38	Neer I	akut: 14 VF, 2 DF alt: 7 VF 6 Berstung 11 Nekrosen 4 Pseudarthrosen					akut 100% alt 88%		akut: 4 Pseudarthrosen 1 Hämatom alt: 2 Dislokationen 4 RM-Defekte 1 heterotope Ossifikationsstörung 1 Wundheilungsstörung
Zyto (1998)	27	71	34		10 VF 17 DF	< 4 Wo.	70	70°	45		46 DF 51 DF	

VF 4-Fragment-Fraktur, DF 3-Fragment-Fraktur, ZF 2-Fragment-Fraktur

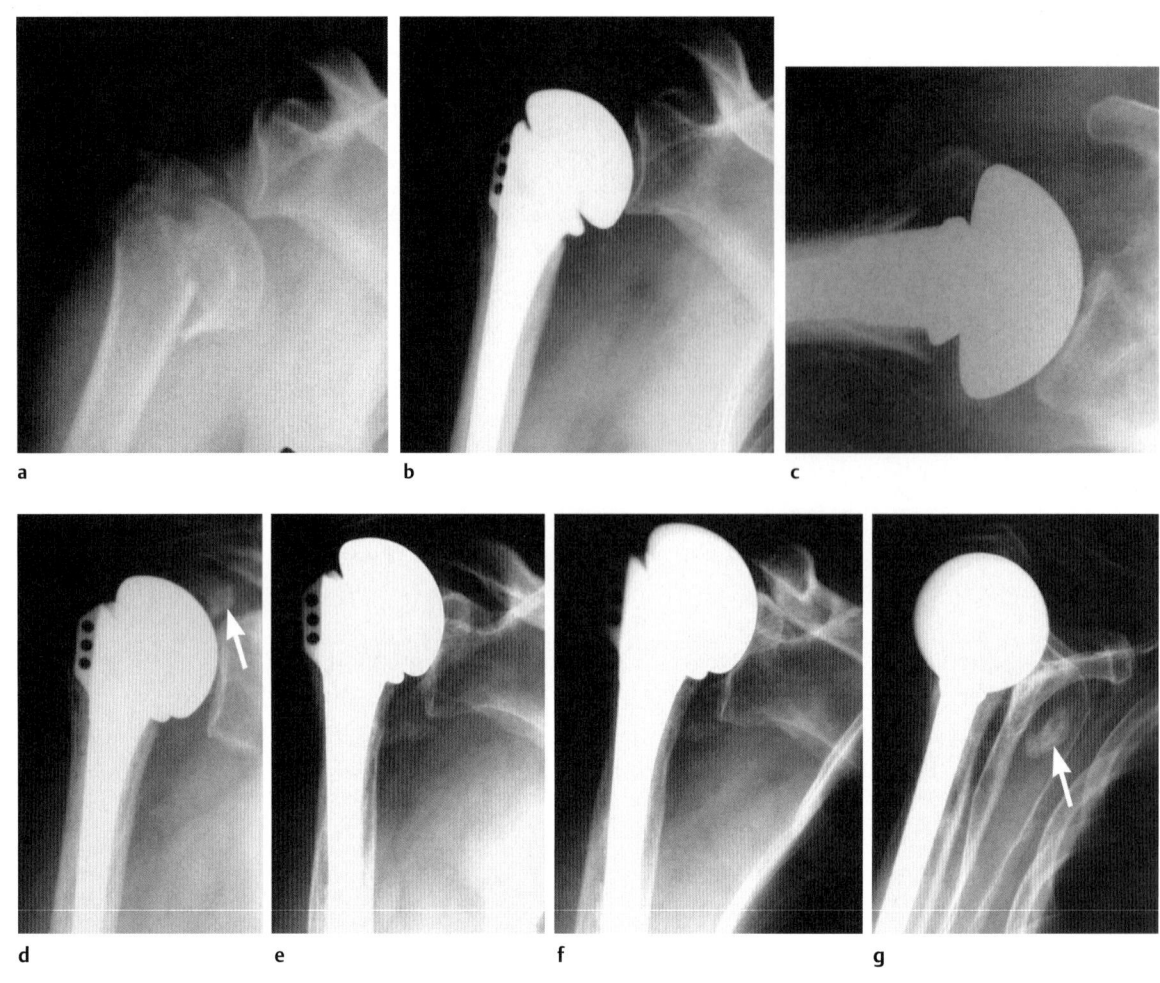

Abb. 18.32 a–g Langzeitverlauf nach Versorgung einer 4-Fragment-Fraktur. 4 Jahre nach der Implantation ist eine zunehmende Dezentrierung der Prothese im Röntgenbefund festzustellen. Der Verlauf zeigt zunächst eine zentrierte Position des Humeruskopfes (**a**) mit regelrecht anliegenden Tuberkula in der axialen Projektion (**b**). Innerhalb von vier Jahren nach der Versorgung mit einer Hemiprothese lässt sich eine zunehmende Migration nach kranial und hinten (**g**) und die Dislokation der Tuberkula (**d** 1 Jahr postoperativ, **e** 3 Jahre und **f** 4 Jahre postoperativ) beobachten. Die Funktion verschlechterte sich bei der 62-jährigen Patientin ebenfalls zunehmend; innerhalb des letzten Jahres traten auch Ruheschmerzen auf, die durch die zunehmende Arrosion der Glenoidfläche bedingt sind. Der Pfeil in Abb. **d** markiert das frühzeitig dislozierte Tuberculum majus und in **g** (supraspinatus Outlet-Projektion) das Tuberculum minus.

röntgenologisch evident. Insgesamt wurden nach im Mittel 4 Jahren bei 53% Zeichen eine fehlerhaften Einheilung der Tuberkula festgestellt. Unter allen Faktoren konnte lediglich die postoperative Immobilisation als hochsignifikanter Parameter identifiziert werden, der zu einer geringeren Rate an Dislokationen führte.

Die Verwendung von zirkulären Drahtschlingen erlaubt eine bessere Primärstabilität, kann jedoch durch eine Wanderung und ein Brechen der Drähte zur Irritation der periartikulären Weichteile führen. Manche Autoren bevorzugen daher kräftige (mindestens Stärke 5), nichtresorbierbare Fäden. Neu entwickelte Frakturprothesen versuchen zudem durch ein spezielles, schmaleres Design des proximalen Prothesenschafts zusätzliche Möglichkeiten der Verankerung für die Tuberkula oder der Anlagerung von Knochen zu schaffen und so die knöcherne Konsolidierung zu verbessern.

Grundsätzlich können somit ein befriedigender aktiver Bewegungsumfang und eine ausreichende Stabilität nur dann erreicht werden, wenn die Rekonstruktion der Rotatorenmanschette mit den anhängenden Tuberkula erhalten bleibt. Das Alter der Patienten wirkt sich zwar indirekt über die Knochenqualität auch auf die knöcherne Konsolidierung aus, spielt jedoch eine eher untergeordnete Rolle.

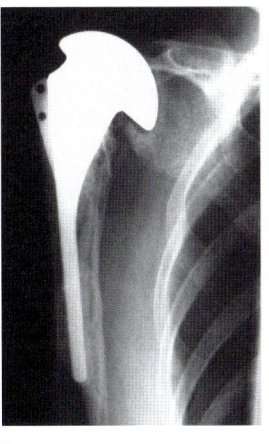

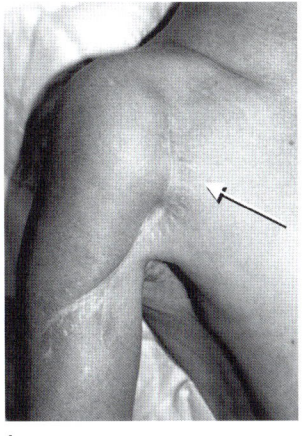

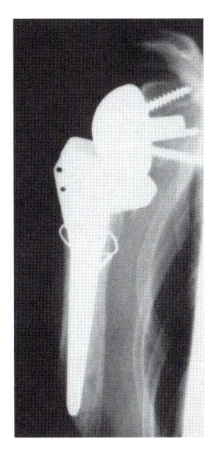

Abb. 18.33 Z. nach Versorgung einer proximalen Humerusfraktur mittels Plattenosteosynthese und nachfolgender Kopfnekrose, Dislokation der Tuberkula und Infekt bei einer 54-jährigen Frau. Nach Ausheilung des Infektes erfolgte die Implantation einer Hemiendoprothese und Pektoralistransfer wegen Verlustes der Rotatorenmanschette.
Der Röntgenbefund (**a**) zeigt die superiore Glenoiderosion durch den dezentrierten Humeruskopf. Der klinische Befund ist durch eingezogene Narben und die ästhetisch wenig ansprechende Kontur der anterioren Schulterkulisse nach Pectoralis-major-Transposition (Pfeil) gekennzeichnet. Wegen schmerzhafter Einsteifung (glenohumeral lediglich noch Wackelbewegungen) erfolgte der Wechsel auf eine reverse Endoprothese nach Grammont und Reorientierung des M. pectoralis mit Schmerzfreiheit und deutlichem Funktionsgewinn, insbesondere für die aktive Elevation und Außenrotation.

Tab. 18.4 Algorithmus der Behandlung veralteter proximaler Humerusfrakturen anhand der zu erwartenden Ergebnisse der Schulterendoprothetik bei verschiedenen Formen einer posttraumatischen Deformität (Daten der multizentrischen, prospektiven Sammelstudie mit der Äqualis-Prothese nach Le Huec, Trojani und Boileau 2001). Danach war insbesondere die Durchführung einer Tuberkulum-Osteotomie hochsignifikant (p < 0,005) mit einem ungünstigen Ergebnis korreliert.

Posttraumatische Deformitäten mit intrakapsulärer Impaktion	**Typ 1** Impaktion des Humeruskopfes oder avaskuläre Nekrose bei gering bis mäßig fehlverheilten Tuberkula	**Typ 2** Verhakte hintere Luxation, Luxationsfraktur mit erhaltener bzw. leicht fehlverheilter Metaphyse
↓ keine Osteotomie der Tuberkula erforderlich ↓ **Gute und voraussagbare Resultate sind zu erwarten!**	Constant score: 61 Punkte (81%)	Constant score: 61 Punkte (78%) Revisionen 24%
Posttraumatische Deformitäten mit intrakapsulärer Kontinuitätsdurchtrennung ↓ Pseudarthrose oder Notwendigkeit eine Osteotomie der Tuberkula durchzuführen ↓ **Ergebnisse sind meistens unbefriedigend und wenig vorhersehbar!**	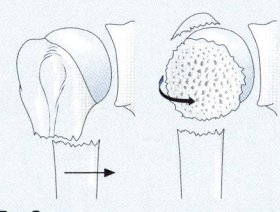 **Typ 3** Pseudarthrose des Collum chirurgicum Constant score: 36 Punkte (28%) Komplikationsrate 32%	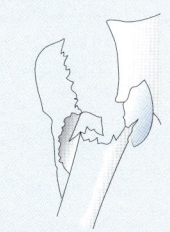 **Typ 4** Knöcherne Anheilung der Tuberkula in ausgeprägter Fehlstellung der Tuberkula bzw. Dislokation oder Pseudarthrose Constant score: 42 Punkte (55%)

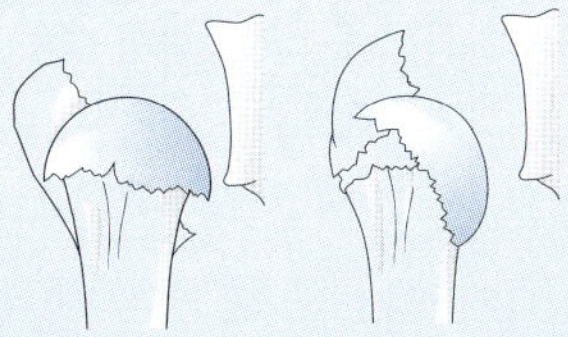

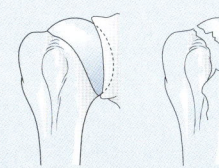

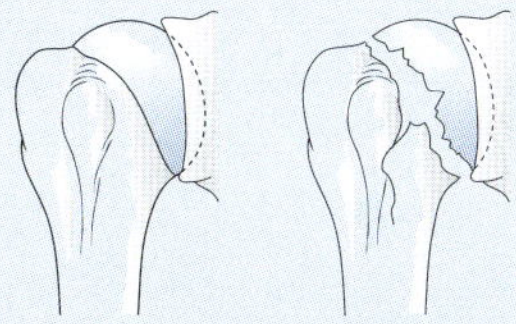

Literatur

Beredijkan PK, Iannotti JP. Treatment of proximal humerus fracture maliunion with prosthetic arthroplasty. Instr Course Lect. 1998; 47:135–140.

Bernstein J, Adler LM, Blank JE, Dalsey RM, Williams GR, Iannotti JP. Evaluation of the Neer system of classification of proximal humeral fractures with computerized tomographic scans and plain radiographs. J Bone Joint Surg Am. 1996; 78(9):1371–1375.

Bigliani LU. Treatment of two- and three-part fractures of the proximal humerus. Instr Course Lect. 1989; 38:231–44.

Boileau P, Walch G. Shoulder arthroplasty for proximal humeral fractures: Problems and solutions. In: Walch G, Boileau P (eds): Shoulder arthroplasty. Springer Verlag Berlin–Heidelberg, 1999, S. 297–314.

Brooks CH, Revell WJ, Heatley FW. Vascularity of the humeral head after proximal humeral fractures. An anatomical cadaver study. J Bone Joint Surg Br. 1993; 75(1):132–6.

Bosch U, Skutek M, Fremerey RW, Tscherne H. Outcome after primary and secondary hemiarthroplasy in elderly patients with fractures of the proximal humerus. J Shoulder Elbow Surg. 1998; 7, 5:479–84.

Compito CA, Self EB, Bigliani LU, Arthroplasty and acute shoulder trauma. Reasons for success and failure. Clin Orthop. 1994; 307:27–36.

Dimakopoulos P, Potamitis N, Lambiris E. Hemiarthroplasty in the treatment of comminuted intraarticular fractures of the proximal humerus. Clin Orthop. 1997; 341:7–11.

Dines DM, Warren RF. Modular shoulder hemiarthroplasty for acute fractures. Surgical considerations. Clin Orthop. 1994; 304:18–26.

Gerber C, Hersche O, Berberat C. The clinical relevance of posttraumatic avascular necrosis of the humeral head. J Shoulder Elbow Surg. 1998; 7, 6:586–590.

Goebel F, Wuthe Th, Reichel H. Ergebnisse der Humeruskopfprothese bei akuten und veralteten Frakturen des proximalen Humerus. Z Orthop. 1999; 137:25–30.

Goldman RT, Koval KJ, Cuomo F, Gallagher MA, Zuckerman JD. Functional outcome after humeral head replacement for acute three- and four-part proximal humeral fractures. J Shoulder Elbow Surg 1995; 4, 2:81–86.

Habermeyer P. Frakturen des Humeruskopfes. Unfallchirurg. 1997; 100(10):820–837.

Habermeyer P, Ebert T. Aktueller Entwicklungsstand und Perspektiven der Schulterendoprothetik. Unfallchirurg. 1999; 102:668–683.

Hartsock LA, Estes WJ, Murray CA, Friedman RJ. Shoulder hemiarthroplasty for proximal humeral fractures. Orthop Clin North Am. 1998; 29, 3:467–475.

Hawkins RJ, Bell RH, Gurr K. The three-part fracture of the proximal part of the humerus. Operative treatment. J Bone Joint Surg (Am). 1986; 68 (9):1410–1414.

Hawkins RJ, Switlyk P. Acute prosthetic replacement for severe fractures of the proximal humerus. Clin Orthop. 1993; 289:156–160.

Hubert I, Dayez J. Results of the standard Äqualis prostesis for proximal humeral fractures. The entire series. In: Walch G, Boileau P, Molé D. 2000 Shoulder Prosthesis – two to ten year follow-up. Sauramps Medical, Montpellier 2001, S. 527–529.

Iannotti J, Williams G. Disorders of the Shoulder: Diagnosis and Management. Lippincot Williams and Wilkins, 1999.

Le Huec JC, Trojani CH, Boileau P. Sequelae of proximal humeral fractures: Validation of the surgical classification. In: Walch G, Boileau P, Molé D. 2000 Shoulder Prosthesis – two to ten year follow-up. Sauramps Medical, Montpellier 2001, S. 317–324.

Jakob RP, Miniaci A, Anson PS, Jaberg H, Osterwalder A, Ganz R. Four-part valgus impacted fractures of the proximal humerus. J Bone Joint Surg (Br). 1991; 73(2):295–298.

Moeckel BH, Dines WM. Modular hemiarthroplasty for fractures of the proximal part of the humerus. JBJS (A) 1992; 74, 6:884–889.

Movin T, Sjodin GO, Ahrengart L. Poor function after shoulder replacement in fracture patients. A retrospective evaluation of 29 patients followed for 2–12 years. Acta Orthop Scand. 1998; 69, 4:392–396.

Nayak NK, Schickendantz MS, Regan WD, Hawkins RJ. Operative Treatment of nonunion of surgical neck fractures of the humerus. Clin Orthop. 1995; 313:200–205.

Norris TR, Green A, McGuigan FX. Late prosthetic shoulder arthroplasty for displaced proximal humerus fractures. J Shoulder Elbow Surg. 1995; 4(4):271–280.

Schild F, Burger B, Willems J. Complications of prosteses for fractures. In: Walch G, Boileau P, Molé D. 2000 Shoulder Prosthesis – two to ten year follow-up. Sauramps Medical, Montpellier 2001, S. 539–544.

Siebenrock KA, Gerber C. Klassifikation und Probleme der Frakturen des distalen Humerus. Orthopäde 1992; 21, 2:98–105.

Skutek M, Fremerey RW, Bosch U. Level of physical activity in elderly patients after hemiarthroplasty for three- and four-part fractures of the proximal humerus. Arch Orthop Trauma Surr. 1998; 117, 4–5:252–255.

Sturzenegger M, Fornaro E, Jakob RP. Results of surgical treatment of multifragmented fractures of the humeral head. Arch Orthop Trauma Surg. 1982; 100(4):249–259.

Szyszkowitz R, Schippinger G. Die Frakturen des proximalen Humerus. Unfallchirurg. 1999; 102:422–428.

Szyszkowitz R, Seggl W, Schleifer P, Cundy PJ. Proximal humeral fractures. Management techniques and expected results. Clin Orthop. 1993;(292):13–25.

Tanner M, Cofield R. Prosthetic Arthroplasty for Fractures and Fracture-Dislocations of the proximal Humerus. Clin Orthop. 1983;(179):116–128.

Weber E, Matter P. Surgical treatment of proximal humerus fractures – international multicenter study. Swiss Surg. 1998; 4(2):95–100.

Wretenberg P, Ekelund A. Acute hemiarthroplasty after proximal humerus fractures in old patients. A retrospective evaluation of 18 patients followed for 2–7 years. Octa Orthop Scand. 1997; 68, 2:121–123.

Zyto K, Kronberg M, Brostrom LA. Shoulder function after displaced fractures of the proximal humerus. J Shoulder Elbow Surg. 1995; 4, 5:331–336.

Zyto K, Wallace WA, Frostick SP, Preston BJ. Outcome after hemiarthroplasty for three and four-part fractures of the proximal humerus. J Shoulder Elbow Surg. 1998; 7, 2:85–89.

18.4 Verletzungen des Akromioklavikulargelenks

A. Hedtmann und H. Fett

Das Schultereckgelenk (Akromioklavikulargelenk, AC-Gelenk) stellt neben dem Sternoklavikulargelenk die einzige echte gelenkige Verbindung zwischen dem Schulter-Arm-Komplex und dem Rumpf her. Für die gesamte Funktion des Arms und der Hand ist die stabile Einstellbewegung des Schulterblatts von herausragender Bedeutung: Sie garantiert einerseits die präzise Positionierung in Abhängigkeit von der Rumpfhaltung und andererseits das stabile Widerlager für den Arm. Dabei müssen sowohl die Protraktion und Retraktion des Schulterblatts (Abb. 18.34) wie auch die Rotation auf dem Thorax bei den Hebebewegungen des Arms vermittelt werden.

Die Funktion des AC-Gelenks besteht in der Kraft- und Lastübertragung vom Arm auf den Rumpf und umgekehrt. Dies ist auch der Grund, warum zusätzlich zu den Kapselstrukturen des AC-Gelenks die kräftigen, stabilisierenden korakoklavikulären Bandstrukturen vorhanden sind (Abb. 18.35). Sie legen durch ihre straffe Verbindung zwischen Skapula und Klavikula auch den Drehpunkt der Skapula gegenüber der Klavikula fest und verhindern ein dorsales Abweichen der Skapula vom Rumpf zusätzlich zu den skapulospinalen und -thorakalen muskulären und ligamentären Verbindungen. Sie kompensieren weiterhin ein Vorkippen des Schulterblatts unter der Aktivität von Muskeln mit ventral gerichtetem Kraftvektor.

Zusammen mit der Kraft der Pars descendens des Trapezius und der Kapsel des AC-Gelenks verhindern sie außerdem ein seitliches Abkippen des Schulterblatts mit dem Arm gegenüber dem Schlüsselbein. Zudem übertragen sie bei Abstützbewegungen des Arms die Kräfte auf den Rumpf. Beim Fallen auf den vorgehaltenen Arm verhindern sie das dorsale Ausweichen des Schulterblatts. Die kapsulären Strukturen des AC-Gelenks gewährleisten zusammen mit den kräftigen korakoklavikulären Ligamenten und der Deltotrapezoidfaszie die funktionelle Integrität des Schultergürtel-Arm-Komplexes.

Die korakoklavikulären Bänder sichern im Wesentlichen die vertikale Stabilität, während die horizontale Stabilität aus der Integrität der Gelenkkapsel, vor allem des Lig. acromiocoaviculare superius, und der Deltotrapezoidfaszie resultiert (Fukuda u. Mitarb. 1986, Urist 1946).

Traumatisch sind die stabilisierenden Strukturen des AC-Gelenks gefährdet bei Stürzen auf den vorgehaltenen, ausgestreckten Arm sowie bei allen direkten Traumen gegen die Schulter, da dabei meist mit Krafteinleitung über den Oberarmkopf und proximalen Humerus die Skapula gegenüber der Klavikula verrissen wird. Diese Kräfte werden normalerweise kompensiert durch die Gelenkkapsel mit den verstärkenden akromioklavikulären Bändern, die korakoklavikulären Bänder und – als aktive Stabilisatoren – die Ansätze der Mm. deltoideus und trapezius, die mit der kräftigen gemeinsamen Fascia deltotrapezoidea an der lateralen Klavikula, dem Akromion und der ACG-Kapsel inserieren (Abb. 18.36). Dementsprechend sind diese Strukturen verletzungsgefährdet.

Typische Unfallmechanismen sind der Sturz auf den angelegten Arm oder – seltener – als indirekte Verletzung der Sturz mit ausgestrecktem Arm, wobei über den Humeruskopf die Last auf das Akromion übertragen wird.

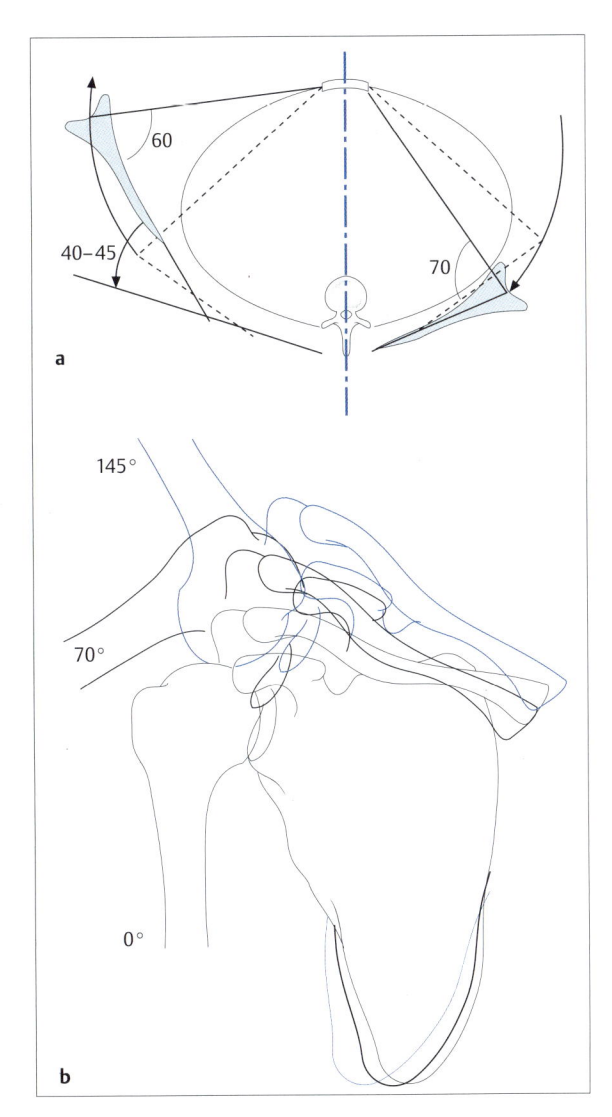

Abb. 18.34 a u. b Pro- und Retraktion sowie Rotation des Schulterblatts auf dem Thorax.

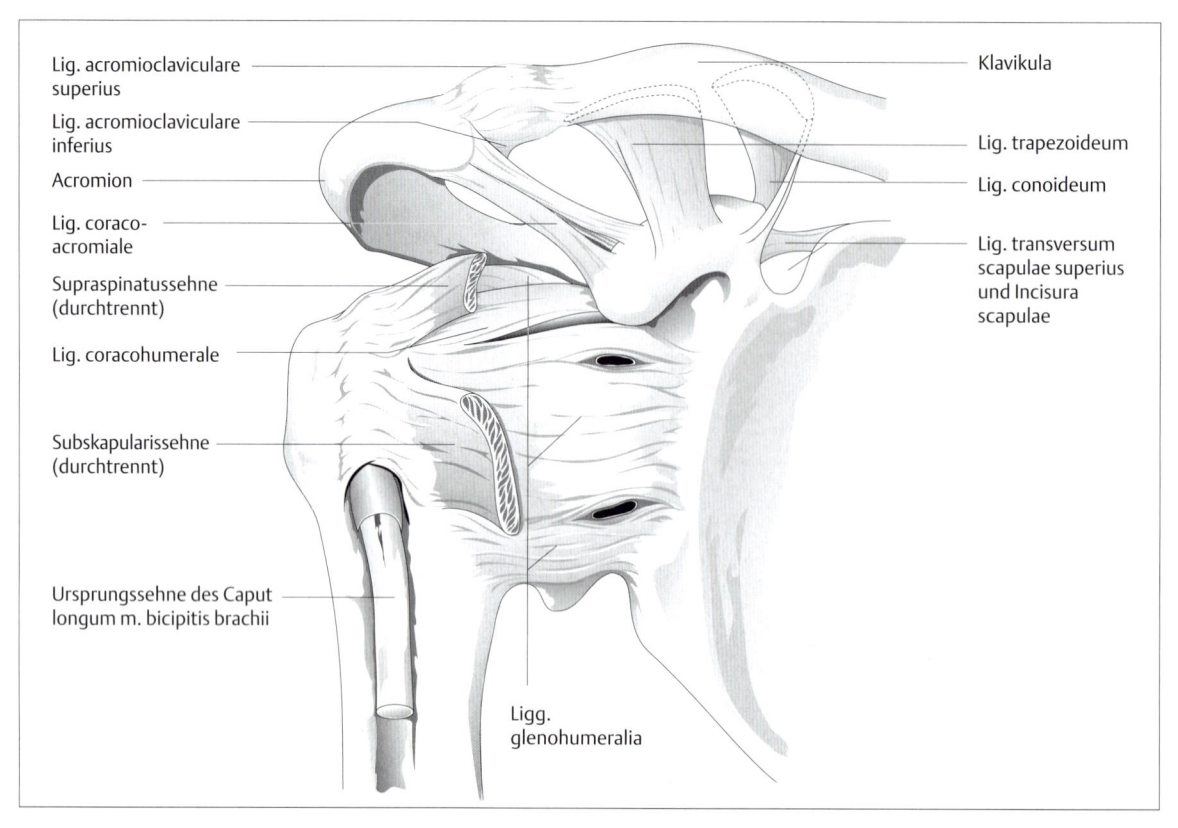

Abb. 18.35 Korakoklavikulärer Bandapparat.

Pathogenese

Bereits Urist (1946) beschrieb, dass die Durchtrennung der korakoklavikulären Bänder nur zu einer Subluxation des AC-Gelenks führt. Hingegen führen die Durchtrennung der Kapsel mit den akromioklavikulären Verstärkungsbändern und die Ablösungen der Delta- und Trapeziusmuskelinsertionen von der lateralen Klavikula zur kompletten Luxation auch bei erhaltenen korakoklavikulären Bändern. Deren zusätzliche Durchtrennung führt im Experiment nur zu einer verstärkten Luxation.

Klinische Beobachtungen von Horn (1954) bestätigten die Bedeutung der muskulären Stabilisierung und der Verletzungen der Deltotrapezoidfaszie.

Bundens und Cook (1961) zogen daraus die Konsequenz, dass eine Rekonstruktion der Deltotrapezoidfaszie der wesentliche Schritt einer operativen Behandlung sein müsse.

Da das Schulterblatt nicht unerheblich ein dynamisch geführtes Element ist, liegt es nahe, dass auch begleitende Muskelverletzungen eine Rolle spielen. Die horizontale Stabilität des AC-Gelenks wird dynamisch vor allem durch die Integrität der Deltotrapezoidfaszie gewährleistet, die über der lateralen Klavikula und dem AC-Gelenk eine mächtige, stabilisierende Struktur bildet (s. Abb. 18.**36**).

In den 60er-Jahren wurden von Tossy u. Mitarb. (1963) sowie Allman (1967) 2 weitgehend identische Klassifikationen der ACG-Verletzungen eingeführt (Abb. 18.**37**). Danach kommt es zu einer systematischen, konsekutiven Zerreißung zunächst der AC-Kapsel und dann der korakoklavikulären Bänder in Abhängigkeit von der Schwere des Traumas.

Es ist das Verdienst von Rockkwood (1984), in seiner erweiterten Klassifikation erneut darauf aufmerksam gemacht zu haben, dass neben den von Tossy u. Mitarb. (1963) sowie Allman (1967) angegebenen Verletzungsmustern auch noch über den Grad III hinausgehende Verletzungen vorliegen können und diese klassifiziert zu haben (Rockwood u. Young 1990) (Abb. 18.**38**) Diese Verletzungen zeichnen sich entweder durch eine zusätzliche horizontale Instabilität oder eine ungewöhnlich hohe vertikale Luxation aus. Exemplarische Fälle wurden bereits von Bleuler (1950), Bundens und Cook (1961) und Macalpi u. Mitarb. (1978) beschrieben. Bundens und Cook (1961) wiesen auch bereits auf die nicht ausgeheilte horizontale Instabilität als Ursache von persistierenden Beschwerden hin.

Beim Grad I (nach Tossy/Allman/Rockwood) ist die Kapsel nur überdehnt oder partiell zerrissen, ohne dass bei Belastungsröntgenaufnahmen (Abb. 18.**39**) eine eindeutige Dislokation zwischen Schlüsselbein und Schulter-

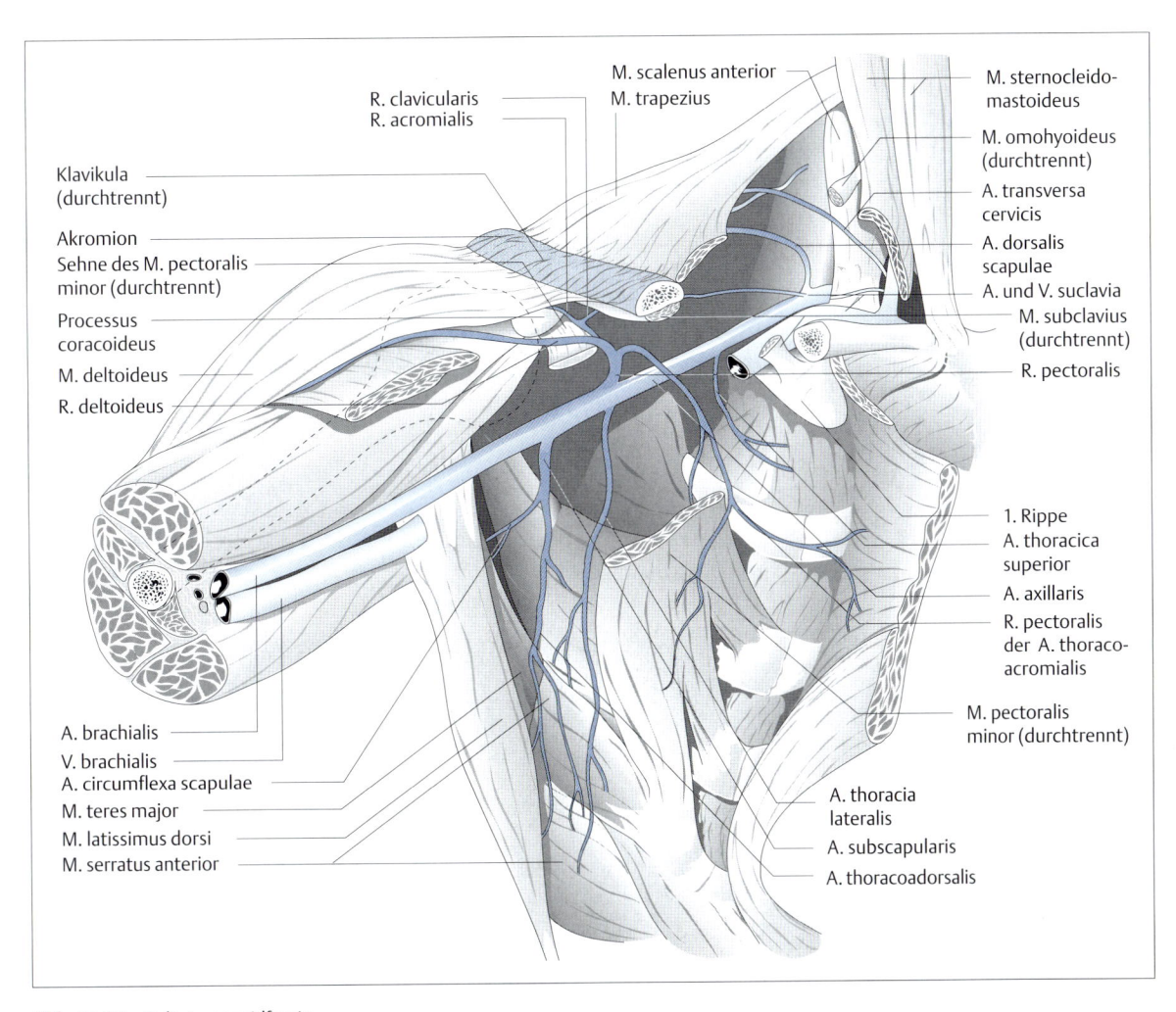

18.4 Verletzungen des Akromioklavikulargelenks

Abb. 18.36 Deltotrapezoidfaszie.

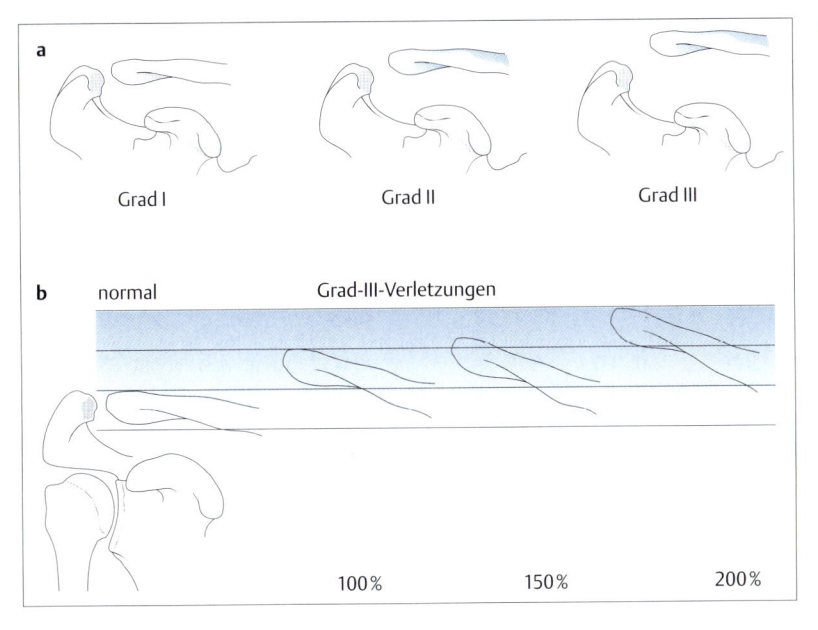

Abb. 18.37 a u. b Schema der Verletzungstypen I–III nach Tossy bzw. Allman.

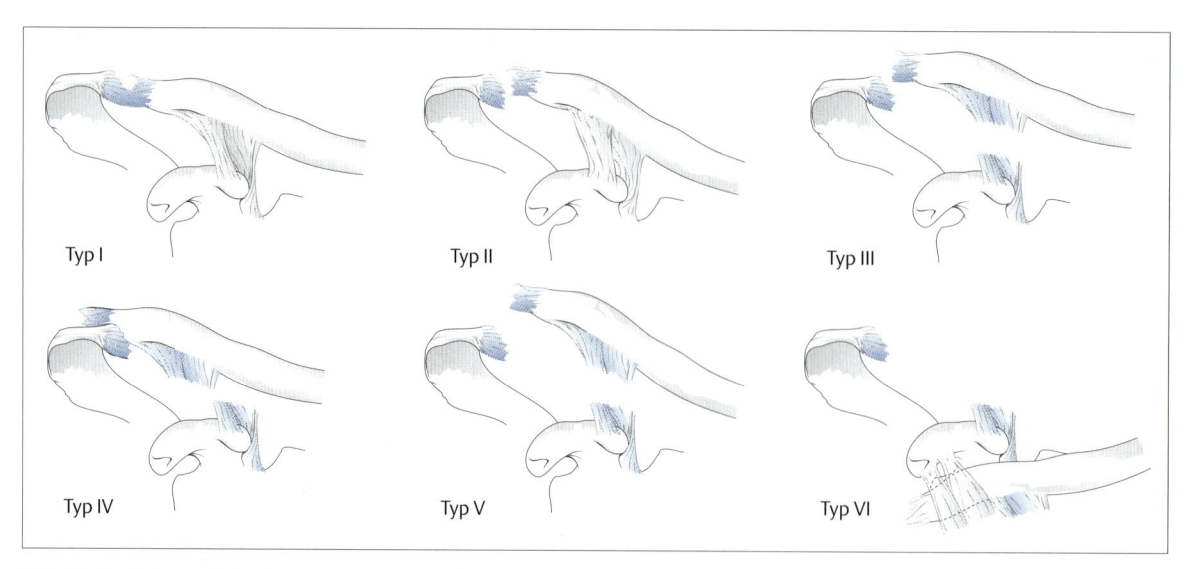

Abb. 18.38 Schema der Verletzungstypen I–VI nach Rockwood.

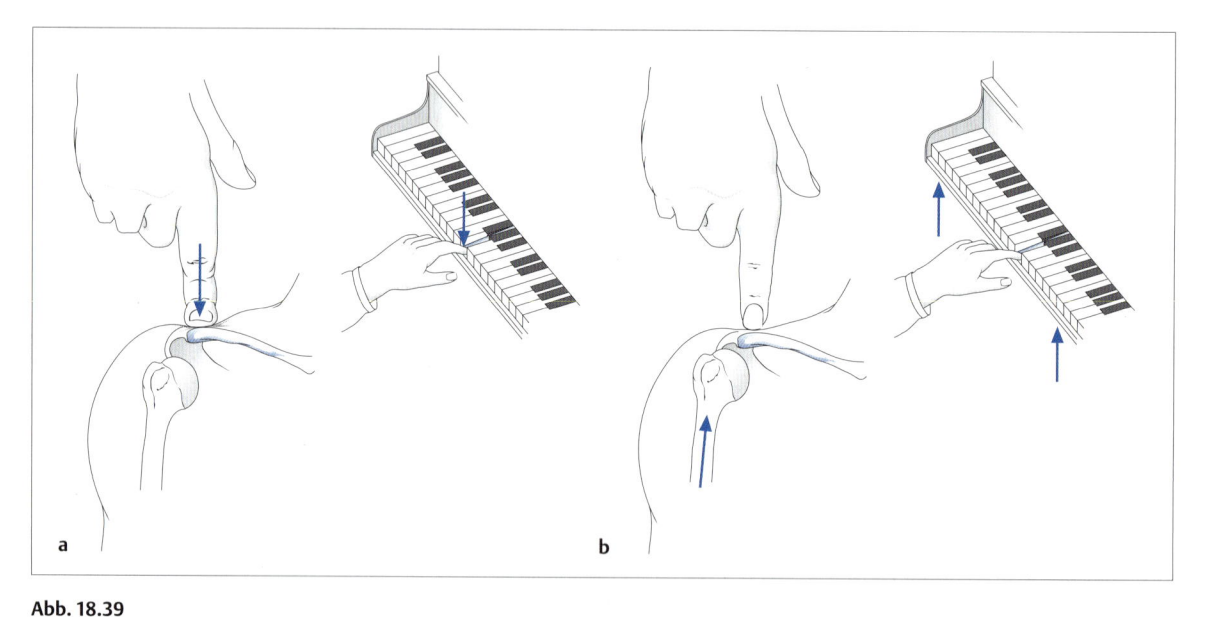

Abb. 18.39
a Direktes Klaviertastenphänomen.
b Umgekehrtes Klaviertastenphänomen.

blatt stattfindet. Beim Grad II (nach Tossy/Allman/Rockwood) ist die ACG-Kapsel zerrissen und sind ggf. die korakoklavikulären Bänder gedehnt, und es kommt zu einer Subluxation um bis zu halber Klavikulaschaftbreite und Verbreiterung des Gelenkspalts. Beim Grad III zerreißen zusätzlich die korakoklavikulären Bänder, und es kommt zur kompletten Dislokation der Klavikula um Schaftbreite oder mehr gegenüber der Skapula.

Die Verletzungen der Deltotrapezoidinsertionen an der Klavikula und dem AC-Gelenk werden in diesen Klassifikationen vernachlässigt. Mögliche Begleitverletzungen des Discus articularis werden in diesen röntgenologisch orientierten Klassifikationen nicht behandelt.

Nach klassischer Beschreibung wie in der Arbeit von Tossy u. Mitarb. (1963) handelt es sich um eine Dislokation der Klavikula gegenüber der Skapula. Bei genauer Analyse des Mechanismus wie auch der Skapulastellung zeigt sich jedoch – wie z.B. auf Panoramaaufnahmen des Schultergürtels sichtbar – dass die Klavikula im Seitenvergleich ihre Stellung nicht oder nur wenig verändert hat, aber die Skapula auf den Rumpf gekippt, rotiert und tiefer gelegen ist. Diese Differenzierung ist sowohl für die konservative wie operative Therapie von Bedeutung. Sie verdeutlicht auch, dass alle konservativen Versuche, das Gelenk über eine Depression der Klavikula zu reponieren, mehr oder weniger zum Scheitern verurteilt sind. Jeder erfahrene Operateur weiß, dass er bei der operativen Rekonstruktion die Gelenkpartner viel leichter durch Anheben des Arm-Schulterblatt-Komplexes als durch Niederdrücken des Schlüsselbeins reponieren kann.

Wenn bei Beteiligung der Deltotrapezoidfaszie zumindest einer der beiden Partner noch an der lateralen Klavikula inseriert bleibt, verhindern die Pars ascendens des Trapezius oder die Pars clavicularis des Deltamuskels eine übermäßige Höherverlagerung des Schlüsselbeins. In solchen Fällen kann zur Höherverlagerung des Schlüsselbeins nur eine horizontale Komponente hinzutreten (Verletzungstyp Rockwood IV, s.u.), die bei Abriss der Deltainsertion nach dorsal und bei ausschließlichem Abriss der Trapeziusinsertion (sehr seltene Verletzung) nach ventral gerichtet ist. Die dorsale Dislokation (und damit die vorwiegende Deltamuskeldesinsertion) ist wesentlich häufiger als die ventrale, die auch in der Rockwood-Klassifikation nicht explizit enthalten ist. Da das Schulterblatt zudem bei Instabilität im AC-Gelenk unter dem Einfluss des M. pectoralis major eine Tendenz hat, nach medioventral zu gleiten, wird eine evtl. ventrale Dislokationstendenz der Klavikula dadurch auch kompensiert. Man sieht dann aber oft in transaxillären Röntgenaufnahmen eine Überprojektion von lateraler Klavikula und Akromion (s.u., Abb. 18.**41c**).

Wenn die Deltotrapezoidfaszie zwar von der lateralen Klavikula abgelöst wurde, aber in ihrer Kontinuität noch erhalten ist, verhindert sie ebenfalls eine übermäßige Höherverlagerung der lateralen Klavikula bzw. ein Absacken der Skapula. Diese Verletzung ist also noch mit einem Typ III vereinbar.

Bei der kompletten Zerreißung auch der Deltotrapezoidfaszie resultiert ein ungewöhnlich hoch stehendes, laterales Klavikulaende (bzw. stark gekippte und tiefer verlagerte Skapula), das zudem hochgradig, oft pendelnd, horizontal instabil ist (Verletzungstyp Rockwood V).

Den Verletzungstyp Rockwood VI (Versetzung der lateralen Klavikula unter den Processus coracoideus mit Verhakung) haben alle Autoren dieses Buches bisher nie beobachtet, er wurde aber einige wenige Male in der Literatur beschrieben (z.B. Gerber u. Rockwood 1987).

Ein sehr seltener, auch in der Rockwood-Klassifikation nicht berücksichtigter Typ ist die posteroinferiore Dislokation, bei der die laterale Klavikula unter partieller Zerreißung des Trapeziusmuskels nach dorsal und/oder unter das Akromion eintaucht und z.T. sogar Läsionen im Supraspinatusmuskel verursachen kann (Sage 1982, Koka u. d'acute]Arcy 1993, Yanagisawa 1998). Sehr selten findet man rezidivierende und habituelle dorsoinferiore Subluxationen (Sage 1982, Naumann 1986).

Diagnostik

Klinische Diagnostik

Der Patient klagt nach einem Trauma mit indirekter oder direkter Krafteinleitung über Schmerzen, die in der Gegend der Schulterhöhe lokalisiert sind. Dort finden sich vielfach auch periartikulär oder über dem Schulterblatt Prellmarken oder Hautabschürfungen. Bei der frischen Verletzung wird der Arm meist am Körper gehalten und – da das Eigengewicht schmerzhaft ist – von der Hand der Gegenseite am Ellenbogen oder Unterarm abgestützt. Ein Längszug am hängenden Arm verursacht Schmerz. Die aktive Beweglichkeit ist weitgehend eingeschränkt, auch passiv erlaubt der Patient nur geringe Bewegungsausschläge, wobei Rotationen am hängenden Arm in einem mittleren Bereich schmerzarm sind, vor allem wenn sie passiv durchgeführt werden und der Arm dabei vom Eigengewicht entlastet wird. Falls zwischen Unfall und Untersuchung mehrere Stunden vergangen sind, verhindert die eingetretene Schwellung oft die genaue Einschätzung des relativen Klavikulahochstands. Es besteht ein heftiger lokaler Druckschmerz. Auch der Versuch, die Klavikula horizontal zu verschieben, ist schmerzhaft. Dabei sollte man mit den palpierenden Fingern an das mittlere Drittel der Klavikula gehen, um nicht die unmittelbar verletzten Strukturen direkt zu irritieren. Das häufig beschriebene Klaviertastenphänomen (Abb. 18.**39a**) ist hingegen bei der frischen Verletzung nur selten auszulösen, da der induzierte Schmerz zu groß ist: Dabei soll das laterale Klavikulaende nach unten gedrückt werden – analog einer Klaviertaste –, um das Gelenk zu reponieren.

Sehr viel einfacher und vor allem für den Patienten wesentlich schmerzärmer ist die diagnostische Reposition durch das Anheben des Schulterblatt-Arm-Komplexes am Ellenbogen und sanften Gegendruck auf die Klavikula, besser das mittlere Klavikuladrittel, ein Manöver, das man als umgekehrtes Klaviertastenphänomen beschreiben kann: Das Klavier (die Skapula) wird dabei der Taste (der Klavikula) entgegengehoben (Abb. 18.**39b**). Bei einigen Wochen alten Verletzungen ist hingegen das direkte Klaviertastenphänomen (Abb. 18.**40a**) meist ohne größere Schmerzen zu prüfen.

Das aktive Anheben und Senken des Schultergürtels ist ebenso schmerzhaft wie das Vor- und Rückziehen der Schulter (Pro- und Retraktion). Uniforme Klage ist ein Schmerz beim Hinübergreifen über die Körpermitte und oft auch beim Tragen von schwereren Gegenständen am hängenden Arm. Der Überkreuzungstest ist ebenso positiv wie der Adduktions-Widerstands-Test, sofern überhaupt durchführbar.

Bei älteren Verletzungen mit abgeklungener postoperativer Ödem- und Hämatomphase besteht bei der Seit- und Vorhebung bis zur Horizontalen meist keine Auffälligkeit, und auch der initiale skapulohumerale Rhythmus erscheint unauffällig. Hingegen wird die aktive Beweglichkeit meist zwischen 135 und 150° Flexion und Abduktion gestoppt, da dann der schmerzhafte Sektor beginnt. Passiv sind diese Schultern in diesen Ebenen meist frei beweglich und können auf Aufforderung unter erträglichen Schmerzen meist auch annähernd frei bewegt werden. Es besteht oft ein Schultertiefstand bei älteren Verletzungen.

Die Extension ist meist schmerzhaft, ebenso die horizontale Extension aus 90° Abduktion. Die aktive Innen- und Außenrotation aus 90° skapularer Abduktion sind um ca. ein Drittel eingeschränkt.

Die aspektmäßige, klinische Differenzierung gegenüber Verletzungen der Rotatorenmanschette gelingt damit leicht, da diese meist eine Veränderung des skapulohumeralen Rhythmus zu initialen En-bloc-Bewegungen der Schulter mit vorzeitiger Hebung des Schulterblatts zeigen.

Bildgebende Diagnostik
Röntgenuntersuchungen. Die Röntgendiagnostik sollte als a.-p. Aufnahme, axiale Aufnahme in Y-Projektion und in transaxillärer Darstellung sowie als Zielaufnahme des AC-Gelenks mit ansteigendem Strahlengang (Abb. 18.**40**) erfolgen. Dabei werden neben einem evtl. relativen Hochstand der lateralen Klavikula vor allem Begleitverletzungen am Schulterblatt und Oberarmkopf ausgeschlossen oder erfasst. Zudem werden präexistente degenerative Veränderungen dokumentiert, die für den späteren Verlauf wie auch für die Begutachtung wichtig sein können. Panoramaaufnahmen mit a.-p. Darstellung des gesamten Schultergürtels demonstrieren gut im Seitenvergleich die Versetzung von Schulterblatt und Schlüsselbein.

Die transaxilläre Aufnahme (Abb. 18.**41**) ist besonders wichtig, da sie eine horizontale Versetzung der Klavikula darstellt und damit die Begleitverletzungen der Deltotrapezoidfaszie dokumentiert. Zudem verrät sie auch bei horizontal nicht versetzter Klavikula durch die Überprojektion von lateraler Klavikula und Akromion die ACG-Verletzung. Sie sollte in Zweifelsfällen durch eine Vergleichsaufnahme der Gegenseite ergänzt werden, da das Akromion schon physiologischerweise die vordere Akromionkante individuell unterschiedlich weit überragt.

Grobe Gewebeschwellungen und reaktive muskuläre Tonusänderungen können ein stärkeres Auseinanderweichen der Gelenkpartner verhindern, vor allem wenn die Röntgenuntersuchung nicht unmittelbar nach dem Trauma erfolgt.

Deshalb ist das wahre Ausmaß der Dislokation durch die Belastungsaufnahme zu beurteilen (Abb. 18.**42**). Der Patient wird an beiden Armen mit Gewichten belastet, die in der Literatur mit 5–15 kp angegeben werden. Wir halten 5 kp für ausreichend. Die Gewichte sollen nicht direkt mit den Händen gehalten werden, sondern über Schlaufen am Handgelenk angebracht werden, um aktive Muskelanspannung möglichst zu vermeiden.

Hilfreich ist das Ausmessen des korakoklavikulären Abstands, der normalerweise ca. 11–13 mm beträgt (Abb. 18.**43**).

Röntgenologisch zeigt sich beim Typ I keine eindeutig pathologische Veränderung. Beim Typ II kann vor allem bei schon einige Tage alten Veränderungen die Nativaufnahme unauffällig sein, und nur die Belastungsaufnahme deutet das wahre Ausmaß der Verletzung an durch die relative Höherverlagerung der lateralen Klavikula. Allerdings können sich unter Verletzungen des Grads II mit Dislokation um weniger als komplette Klavikulabreite in der a.-p. Aufnahme durchaus auch solche mit Verletzung der Deltotrapezoidfaszie verbergen, sodass in jedem Fall eine transaxilläre Aufnahme angezeigt ist. Nur dabei zeigt sich die horizontale Abweichung von der Klavikulazentrierung auf das vordere Akromion.

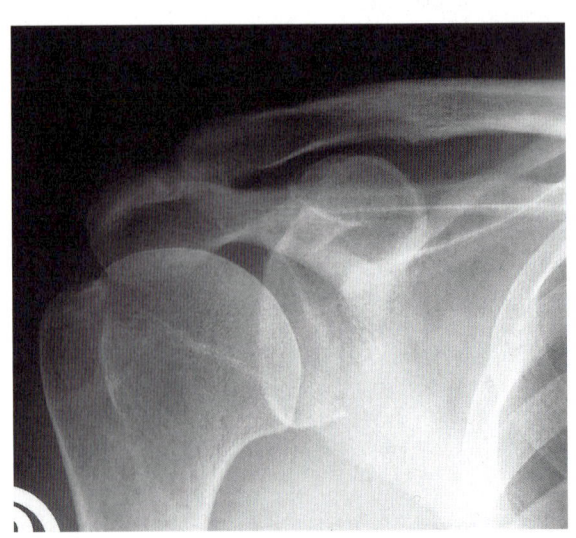

Abb. 18.40 a u. b Zielaufnahme des AC-Gelenks mit ansteigendem Strahlengang.

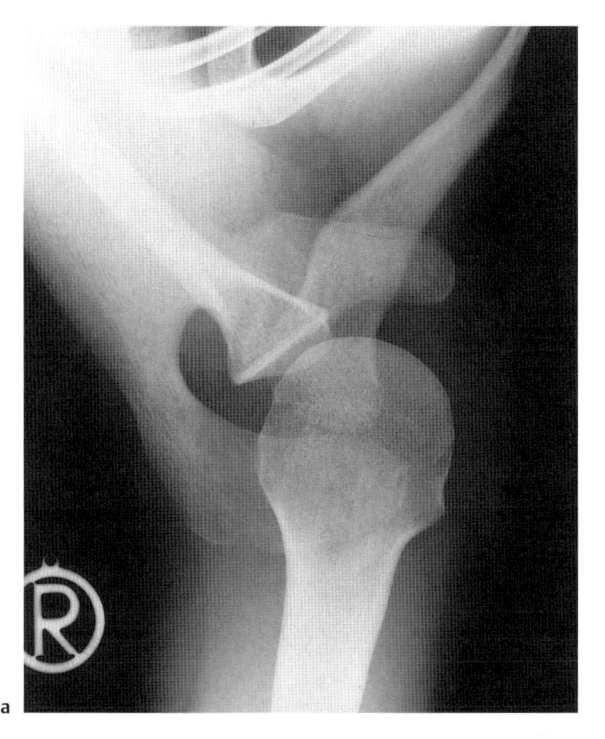

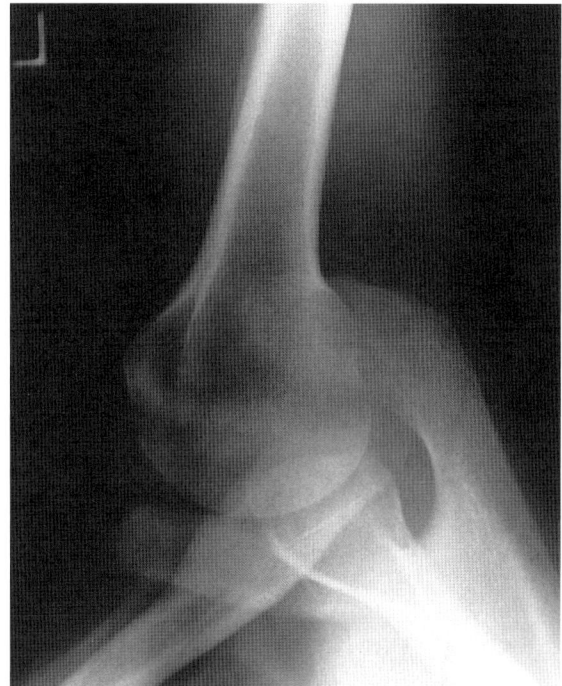

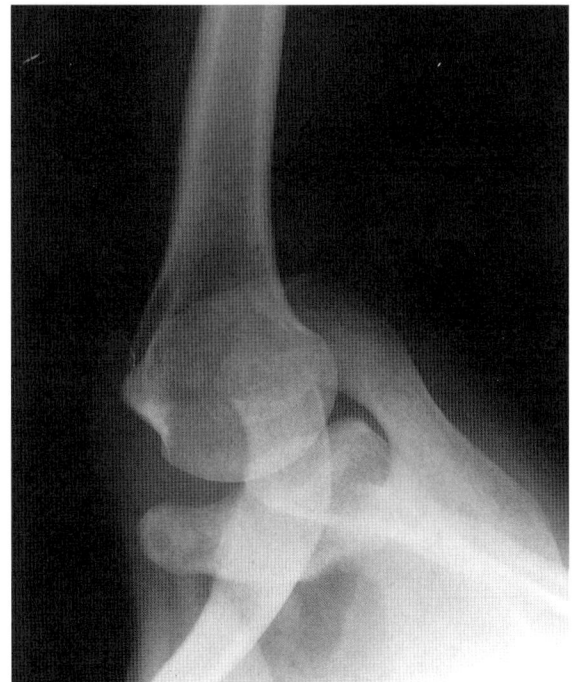

Abb. 18.41 a–d Transaxilläre Röntgenaufnahmen der Schulter.
a Normaler Befund.
b Dorsal versetzte Klavikula.
c Überprojektion von lateraler Klavikula und Akromion.

Allerdings gibt auch das normale a.-p. Röntgenbild des AC-Gelenks schon Hinweise auf eine vorhandene oder fehlende Verletzung der Deltotrapezoidfaszie: Die Verletzungen mit intakter Deltotrapezoidfaszie führen nur zu einem relativen Klavikulahochstand. Dagegen kommt es üblicherweise zu einem Skapulatiefstand, der allerdings in der einseitigen Aufnahme nicht erkennbar ist. Hierzu bedarf es der Rötgenpanoramaaufnahme mit Abbildung beider Schultern einschließlich der Schulterblätter zumindest bis zum unteren Glenoidrand. Dabei sieht man projektionsabhängig manchmal sehr gut die Kippung des Schulterblatts bei nur leichtem oder sogar fehlendem echtem Hochstand der Klavikula im Vergleich zur Gegenseite.

Hingegen führt die komplette Verletzung der Deltotrapezoidfaszie regelhaft zu einem echten Hochstand der Klavikula auch im Vergleich zur Gegenseite, da sowohl die aktiven wie passiven klavikulastabilisierenden Strukturen zerrissen sind. Unter dem Einfluss u.a. des Sternokleidomastoideusmuskels wie erhaltener Anteile der Pars descendens des Trapeziusmuskels kommt es zur Hochverlagerung der Klavikula.

Sonographie. Viele Unfallmechanismen – vor allem auch Rasanztraumen wie z.B. Skistürze oder Stürze beim Eishockeyspiel – sind geeignet, begleitende Rotatorenmanschettenverletzungen zu verursachen. Diese werden mit der Sonographie abgeklärt.

Die Sonographie des AC-Gelenks und seiner angrenzenden Strukturen dient zwei Zwecken: Einerseits soll das Ausmaß der (Sub-)Luxation dokumentiert werden und damit auf den Umfang des Gewebsschadens geschlossen werden, andererseits lädierte Strukturen direkt dargestellt werden.

Analog zum gehaltenen Röntgenbild kann man die Distanz zwischen Akromion und Klavikula darstellen, die gut mit dem Röntgenbild korreliert (Matter u. Mitarb. 1995). Kock u. Mitarb. (1994) berechneten aus der radiologisch

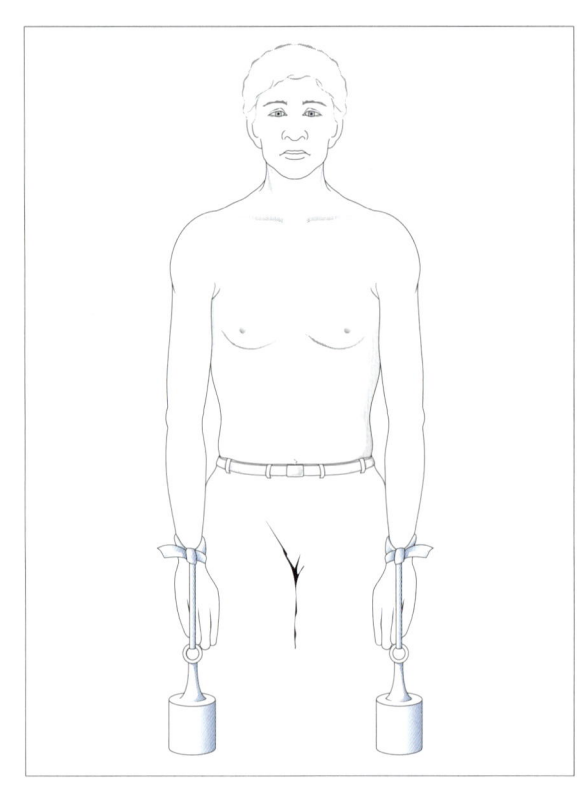

Abb. 18.42 Röntgenaufnahme mit Belastung der Arme.

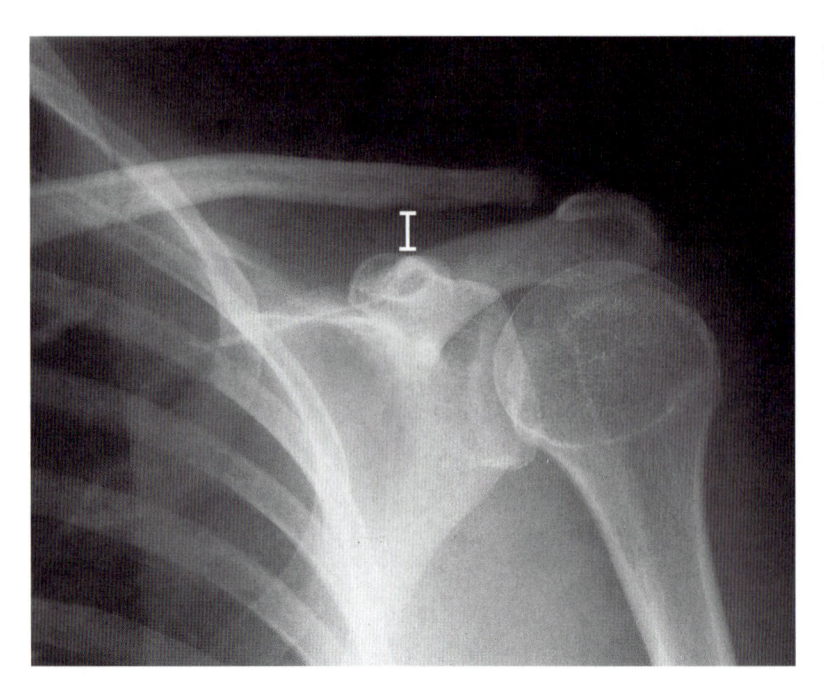

Abb. 18.43 Messung des korakoklavikulären Abstands im Röntgenbild.

wie sonographisch gemessenen Weite des AC-Gelenkspalts der nicht betroffenen und der betroffenen Seite einen Quotienten, den sog. AC-Index, der beim Verletzungstyp Tossy I 1 betrug, beim Typ II radiologisch 0,5 und sonographisch 0,49 ergab und beim Typ III radiologisch den Wert 0,2 und sonographisch den Wert 0,21 hatte. Ein Index unter 0,3 zeigt einen Verletzungstyp III (oder höher) an.

Analog dazu berichtete Sluming (1995) über die sonographische Untersuchung der korakoklavikulären Distanz im Vergleich zum Röntgenbild und fand eine mittlere Abweichung von nur 0,38 mm.

Zudem kann die Sonographie mit parasagittalen Schallkopfpositionen vor und hinter der Klavikula die Insertionsverhältnisse der Pars clavicularis des Deltamuskels und des Trapeziusmuskels und ihrer Faszien darstellen.

Sonographisch findet man bei der Darstellung des AC-Gelenks selbst (Schnitt etwa rechtwinklig zum Gelenkspalt und annähernd parallel zur lateralen Klavikula, Abb. 18.44) einen Erguss oder ein Hämatom im Gelenk, gelegentlich kann man auch die Desinsertion eines Kapselanteils entweder vom Akromion oder von der lateralen Klavikula feststellen. Beim Typ I und II bestehen in der Regel keine oder nur geringe Hämatome im Deltamuskel. Die Insertionen von Pars clavicularis des Deltamuskels und Pars descendens des Trapezius sind unverletzt und ohne oder nur mit geringem Hämatom darstellbar. Beim Typ III nach Rockwood findet man entsprechend der größeren Verletzungsenergie häufiger Hämatome im Delta- oder Trapeziusmuskel, wobei die Insertion zumindest partiell intakt ist. Erkennbar ist dies an der einwandfrei nachweisbaren Insertion der Fascia subdeltoidea des Deltamuskels und der Fascia subtrapezoidea ventral und dorsal in die laterale Klavikula. Hingegen kann die Deltotrapezoidfaszie unter Erhalt der Kontinuität partiell desinseriert sein. Die Beurteilung erfolgt mit einer parasagittalen Schallkopfposition vor und hinter der lateralen Klavikula (Abb. 18.45 a-c).

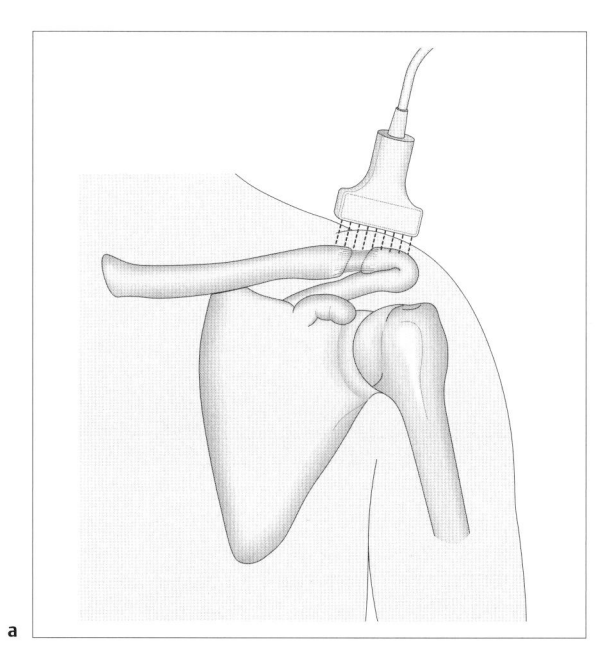

Eine ventrale, quere Schallkopfposition vor dem ACG erlaubt auch die Beurteilung der horizontalen Versetzung der lateralen Klavikula. Da die vordere Akromionkante die Klavikulakontur in individuell unterschiedlichem Ausmaß nach ventral überragt, ist für die Beurteilung immer auch die Untersuchung der Gegenseite erforderlich.

Beim Typ IV besteht ein deutliches Hämatom im Deltamuskel und/oder Trapeziusmuskel, und die Deltotrapezoidfaszie ist sichtbar desinseriert, d. h. es besteht eine Kontinuitätstrennung. Seltener ist die Faszie in der Kontinuität erhalten, aber komplett von der lateralen Klavikula desinseriert. Bei einer horizontalen Versetzung liegen dabei meist auch Abrisse der flächig inserierenden Deltamuskelanteile an der lateralen Klavikula vor. Ein feines und sicheres Zeichen einer frischen Typ-IV-Verletzung ist die Desinsertion der Fascia subdeltoidea an der lateralen Klavikula (Abb. 18.45 c).

Beim Typ V findet man weite Desinsertionen der Faszien von der denudierten lateralen Klavikula, die dabei meist schon direkt die Haut vorwölbt und nur noch durch diese gehalten wird.

Weitergehende bildgebende Untersuchungsverfahren wie CT oder MRT sind routinemäßig nicht erforderlich. In sehr seltenen Sonderfällen, wie z. B. proximalen Rotato-

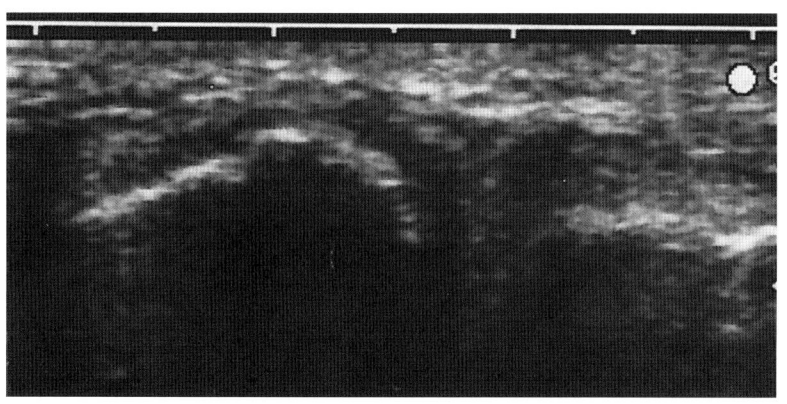

Abb. 18.44 a u. b Superior-transversale Schallkopfposition zur Darstellung des AC-Gelenks und Darstellung des ACG in diesem Schnitt mit verbreitertem Gelenkspalt. Klavikula links.

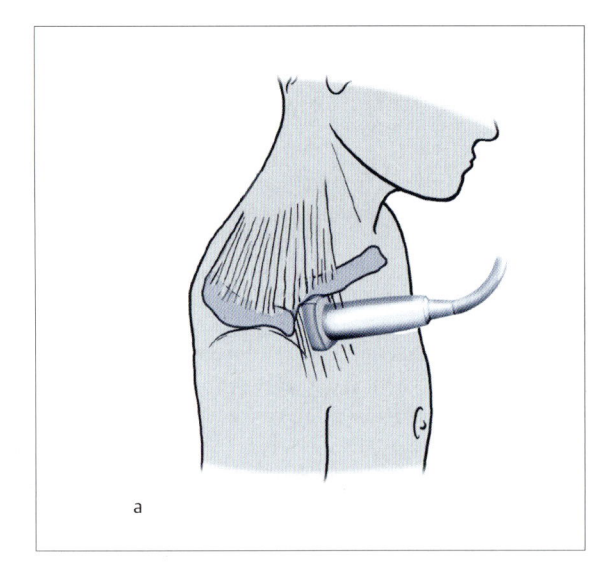

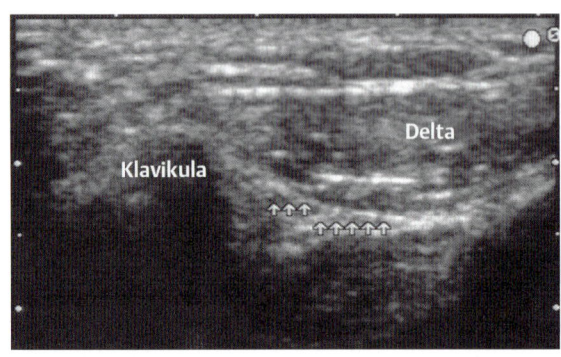

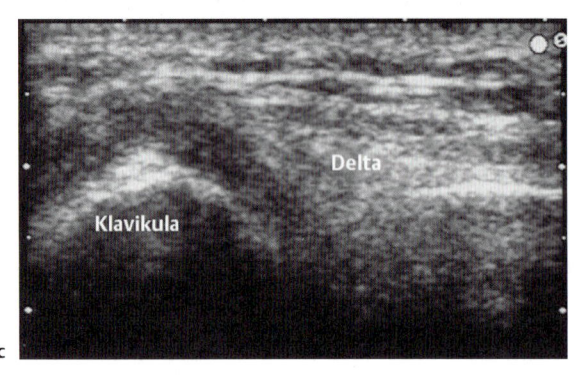

Abb. 18.45
a Parasagittale Schallkopfposition zur Darstellung der Deltotrapezoidfaszien-Insertion.
b Normale Darstellung. ↑↑↑ Fascia subdeltoidea
c Darstellung mit abgelöster Deltotrapezoidfaszie.

renmanschettenverletzungen im Muskel-Sehnen-Übergang durch eine dorsal-inferior versetzte laterale Klavikula (Naumann 1986, Yanagisawa u. Mitarb. 1998), kann ein MRT indiziert sein. Die Sonographie kann diese Verletzung wegen der knöchernen Überlagerung durch die Klavikula nicht abbilden.

Therapie

Früher wurden viele ACG-Dislokationen des Grades Tossy III und teilweise auch des Grades II operativ behandelt. Heute besteht unter den meisten Autoren Einigkeit, dass man Grad I und II konservativ behandelt. Entsprechend den **Ergebnissen** umfangreicher Vergleichsstudien (s. Tab. 18.5) und auch einer Metaanalyse von Phillips u. Mitarb. (1998) sind die konservative und operative Behandlung bei Grad-III-Verletzungen zumindest gleichwertig, wobei das funktionelle Endergebnis nach konservativer Therapie sogar oft schneller erreicht wird (Rosenorn u. Pedersen 1974, Imatani u. Mitarb. 1975, Galpin u. Mitarb. 1985, Larsen u. Mitarb. 1986, MacDonald u. Mitarb. 1988, Press u. Mitarb. 1997). Die besten Ergebnisse in der Literatur werden mit 98 % Erfolgsrate für konservative Behandlung (Dias u. Mitarb. 1987) wie mit 100 % bzw. 97 % auch für operative Behandlung (Kato u. Mitarb. 1984) berichtet. Für Überkopftätige und Sportler mit entsprechenden Belastungen wird vielfach das operative Vorgehen favorisiert, obwohl harte Daten dafür kaum existieren.

Insofern besteht nur bei Sondersituationen eine Indikation zur operativen Behandlung von drittgradigen ACG-Verletzungen, zumal die Metaanalyse von Phillips u. Mitarb. (1998) zeigte, dass nach Operationen in 59 % weitere chirurgische Maßnahmen (Metallentfernungen wie weitere kurative Maßnahmen) erforderlich waren, nach konservativer Therapie hingegen nur in 6 %. Die Infektionsrate lag nach operativer Versorgung bei 6,3 %.

Von dieser Regel kann bei Verletzungen des Grades III abgewichen werden, wenn ausgesprochen hohe Ansprüche an die Schulterfunktion vorliegen und auch geringe Funktionsminderungen sich z. B. sportlich stark leistungshemmend auswirken würden. So fanden Press u. Mitarb. (1997) im Vergleich konservativer zu operativer Versorgung zwar eine wesentlich kürzere Arbeitsunfähigkeit (0,8 Monate/2,6 Monate) und eine wesentlich kürzere Zeit bis zur Wiederaufnahme sportlicher Aktivitäten (3,5 Monate/6,4 Monate) bei konservativer Therapie. Hingegen war in der operativen Gruppe die Zeit bis zur kompletten Schmerzfreiheit geringer wie auch die endgültig erreichte Beweglichkeit besser. Es bestanden keine Unterschiede in der Kraft. Die präoperative Aufklärung sollte somit darauf hinweisen, dass statistisch die Operationsergebnisse nicht besser sind als diejenigen der konservativen Behandlung, aber individuell von der anatomischen Wiederherstellung ein – vor allem bedarfsabhängig – besseres Ergebnis erwartet werden kann. McFarland u. Mitarb. (1997) kamen bei einer Umfrage unter 42 amerikanischen Orthopäden, die professionelle Baseballteams betreuten, zu dem Ergebnis, dass 69 % die drittgradige Verletzung nach Tossy konservativ behandeln würden, während 31 % die sofortige operative Versorgung favorisierten.

Hingegen liegt bei höhergradigen Verletzungen des Grades IV und V regelmäßig eine Operationsindikation vor, da hier die muskulofaszialen Begleitverletzungen die Prognose bestimmen. Zerrissene Faszien und Muskeln re-

Tab. 18.5 Ergebnisse von Vergleichsstudien konservativer und operativer Therapie von Akromioklavikular-Gelenksprengungen vom Typ Tossy III/Rockwood III

Autor	n (operativ/konservativ)	Operationstechnik	Konservative Therapie	Erfolgsrate (%)
Bannister 1989 (randomisiert)	27/33	Bosworth	2 Wochen Schlinge	Operation 84 konservativ 100
Imatami 1975	15/12	transartikulärer Steinmann-Nagel oder Bosworth	3 Wochen Velpeau	Operation 60 konservativ 58
Kato 1984	47/41/42	offene Reposition und K-Draht-Fixation/ geschlossene Reposition und K-Draht-Fixierung/konservative Therapie	Schlinge oder Kenny-Howard-Verband	offen 100 geschlossen 97 konservativ 86
Larsen 1986 (randomisiert)	40/39	transartikuläre K-Drähte + Bandnaht	Desault-Verband	Operation 93 konservativ 97
Powers/Bach 1971 (durchschnittlich 12 Jahre nach Behandlung)	14 operativ	Bandrekonstruktion + transartikuläre Drähte		Operation 79
	4 operativ	laterale Klavikularesektion nach Gurd/Mumford		Operation 75
	28 konservativ		Stimson-Tape-Verband	konservativ 86
Taft 1987	52/75	Bosworth oder ACG-Drahtung	4 Wochen Desault	Operation 90 konservativ 94

trahieren sich und sind ohne operative Rekonstruktion nicht ohne Dehiszenz und Insuffizienz reparabel. Insofern ist es von besonderer Bedeutung, diagnostisch die den Grad Rockwood III überschreitenden Verletzungen zu erfassen.

Konservative Therapie

Die konservative Behandlung wurde früher teilweise mit erheblichem Aufwand an orthetischen Fixierungsmaßnahmen betrieben (z. B. Kenny-Howard-Orthese, s. Abb. 18.**46a**). Eine zuverlässige Fixierung der Klavikula gegenüber der Skapula ist jedoch mit konservativen Maßnahmen kaum möglich, da beide ausgesprochen mobil sind: Die Skapula bewegt sich auf dem Thorax, z. T. schon bei endgradigen Bewegungen der Halswirbelsäule durch die am medialen Skapularand inserierenden zervikoskapulären Muskeln. Rotationsbewegungen des hängenden Arms führen ab mittleren Bewegungsausschlägen zu Pro- und Retraktionsmitbewegungen des Schulterblatts. Jede Änderung der Rumpfform, z. B. beim Wechsel vom Sitzen zum Stehen oder auch schon der Sitzhaltung von der vorderen zur hinteren Sitzposition, ist begleitet von kleinen Skapulaeinstellbewegungen auf dem Thorax. Selbst ein Thoraxarmgips immobilisiert das AC-Gelenk nicht vollständig. Insofern wird jede AC-Gelenkverletzung mit strukturell die Kapsel und Bänder elongierendem oder zerreißendem Schaden mit einer Überlänge und damit mechanischen Insuffizienz ausheilen.

Der Vorteil einer orthetischen Behandlung gegenüber einer temporären Ruhigstellung oder Protektion ist bislang nicht bewiesen (Taft u. Mitarb. [1987]: schlechteste **Ergebnisse** – noch schlechter als keine Behandlung (!) – mit Tape oder Gips). Insofern besteht die konservative Therapie der akuten Verletzung jeden Schweregrades aus lokalen und systemischen antiphlogistischen, abschwellenden Maßnahmen wie Kühlung und nichtsteroidalen Antirheumatika. Zudem kommt für eine Initialphase von wenigen Tagen eine Protektion durch Schlinge oder Gilchrist-Verband oder auch spezielle AC-Gelenkbandagen in Frage, wobei eine komplette Immobilisierung nicht erforderlich ist, da nicht erreichbar. Nach Abschwellung und Erreichen relativer Schmerzarmut, worunter Schmerzarmut bei Alltagsbewegungen zu verstehen ist, kann gezielt die Beweglichkeit wiedergewonnen werden. Schmerzarmut bei normalen Alltagsbelastungen wird in der Regel innerhalb von 2(–3) Wochen erreicht. In vielen Fällen reichen zur Wiederherstellung der Beweglichkeit selbständige Übungen nach initialer Anleitung durch Arzt oder Krankengymnast(in), in manchen Fällen ist formelle Krankengymnastik erforderlich. Diese Entscheidung sollte der Arzt rasch nach Abschwellung der Schulter anhand des dann vorliegenden Bewegungsmusters treffen. Sekundäre Einsteifungen nach Schultereckgelenkverletzungen sind anders als bei glenohumeralen und subakromialen Verletzungen Raritäten.

Neben der Wiederherstellung der Beweglichkeit sollte die Krankengymnastik die beiden einzigen aktiven Stabilisatoren der lateralen Klavikula einbeziehen, nämlich die Pars ascendens des Trapeziusmuskels und die Pars clavicularis des Deltamuskels. Da beide isoliert nicht willkürlich innervierbar sind, empfiehlt sich das Arbeiten vor allem mit neurophysiologischen Techniken. Wenn persistierende Dehiszenzen in der Trapeziusfaszie in der Ebene zwischen Pars ascendens und Pars descendens verbleiben, geht der gleichsinnige Effekt von Pars ascendens und Pars

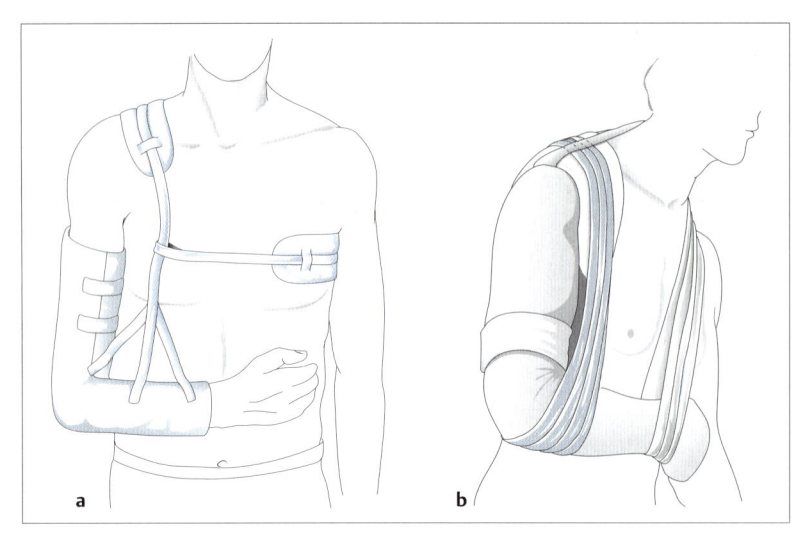

Abb. 18.46
a Kenny-Howard-Orthese.
b Kombinierter Gilchrist-Tape-Verband zur Reposition des AC-Gelenks.

descendens des Trapeziusmuskels auf die laterale Klavikula und das Akromion verloren. Dies ist dann auch krankengymnastisch kaum gezielt ausgleichbar, da keine Technik bekannt ist, mit der selektiv einzelne Teile des Muskels aktiviert werden können.

Wenn man bei Verletzungen vom Typ III oder höhergradig eine Reposition versuchen möchte (z. B. wenn eine Operation nicht möglich ist oder nicht gewünscht wird), empfiehlt sich ein Tape-Verband für 4–6 Wochen über die laterale Klavikula nach ventral zum Thorax und nach dorsal zur Schulterblattregion nach vorheriger Anlage eines Gilchrist-Verbands (Abb. 18.**46b**). Bei der Anlage des Tape-Verbands muss unbedingt durch Anheben des Schulter-Arm-Komplexes und Depression der lateralen Klavikula eine Reposition des Gelenks erfolgen. Tape-Zügel müssen dann auch den proximalen Unterarm umfassen, um den Arm-Schulter-Komplex anzuheben. Trotzdem sind die Ergebnisse unvorhersehbar.

Schlechte Ergebnisse nach konservativer Behandlung werden fast immer innerhalb von 6 Monaten manifest (Taft u. Mitarb. 1987, Hedtmann u. Mitarb. 1998) und sollten bei entsprechenden Funktionsstörungen und Schmerzen Anlass zur operativen Korrektur sein. Die Kombination von sekundärer Arthrose und residueller Instabilität bezeichnet man als (Sub-)Luxationsarthropathie des AC-Gelenks: Bei Schultereckgelenken, die nach einer Verletzung mit permanenter Subluxation defekt heilen, kommt es häufig zur inkongruenzbedingten Sekundärarthrose. Diese ist relativ häufig nach Verletzungen vom Schweregrad II, da die Gelenkpartner in Subluxationsstellung und Inkongruenz verbleiben. Da dies eine klassische präarthrotische Deformität ist, verwundern die doch sehr ermutigenden Ergebnisse der konservativen Behandlung. Dies entspricht aber den Erfahrungen mit der primären Arthrose, die ausgesprochen häufig, aber selten symptomatisch ist (s. Kap. 10).

Nach Verletzungen vom Typ Rockwood III verbleiben die Gelenkpartner oft in kompletter Luxationsstellung.

Ein Teil heilt aber offensichtlich mit sekundärer Gewebeschrumpfung aus, denn nach eigenen Ergebnissen ist nach mehr als 2 Jahren der ursprüngliche Verletzungstyp in mehr als 1/3 der Fälle auch in einer Belastungsaufnahme nicht mehr zu identifizieren, sondern stellt sich wie ein Typ II dar. Diese Gelenke unterliegen denselben Gesetzmäßigkeiten wie primäre Typ-II-Verletzungen, d.h. sie stellen durch die Subluxation der noch in Kontakt befindlichen Gelenkkörper eine präarthrotische Deformität dar.

Abb. 18.**47** gibt eine Übersicht über das diagnostische und therapeutische Vorgehen bei ACG-Verletzungen.

Operative Versorgung der frischen Akromioklavikulargelenkluxation bzw. -subluxation

Ziele der operativen Versorgung sind
- Reposition des Gelenks in koronarer wie horizontaler Ebene,
- Retention der (möglichst anatomischen) Reposition,
- Entfernung von nicht rekonstruierbaren, zerrissenen Kapsel- und Diskusanteilen sowie ggf. von abgescherten Knorpelfragmenten,
- Rekonstruktion der zerrissenen Deltotrapezoidfaszienanteile,
- Rekonstruktion der zerrissenen korakoklavikulären und kapsulären Strukturen (sofern möglich).

Hierfür werden in der Literatur seit dem ersten Viertel unseres Jahrhunderts eine Vielzahl von Möglichkeiten angegeben, die die o.g. Ziele in unterschiedlicher Weise und oft nur teilweise erreichen.

Historisch zu sehen sind Versorgungen mit autologer Fascia-lata-Plastik (Bunnel 1928, Henry 1929) oder Sehnentranspositionen (Thiemeyer 1954), Transposition des korakoidalen Endes des Lig. coracoacromiale auf die laterale Klavikula (Neviaser 1951), Augmentation durch Känguruhsehnen (Poli 1953), aber auch Nylonbänder (Iino u. Fujita 1969).

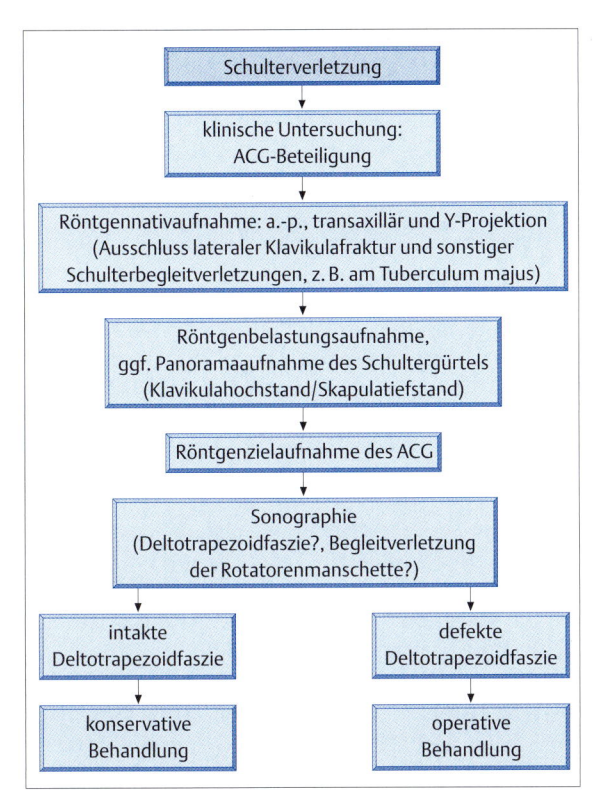

Abb. 18.47 Diagnostisch-therapeutischer Algorithmus bei Verletzungen des Akromioklavikulargelenks.

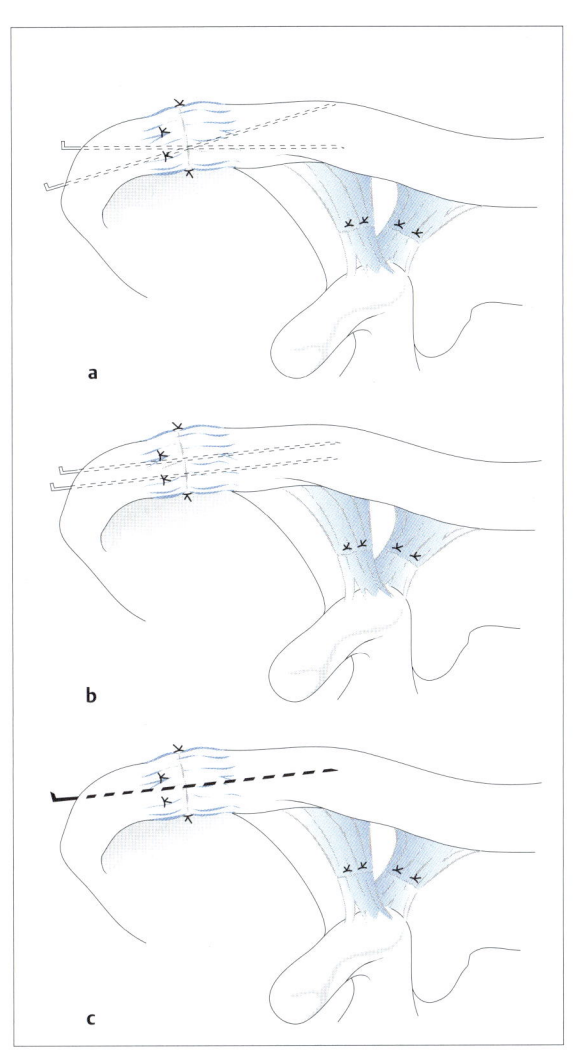

Abb. 18.48 a – c Stabilisierung mit transartikulären Kirschner-Drähten. (Die Variante **c** stellt, ggf. in Kombination mit korakoklavikulärer und/oder akromioklavikulärer PDS-Kordel-Augmentation die von den Autoren favorisierte Operation dar.)

Es wird vielfach in der Literatur angegeben, die korakoklavikulären Bänder zu nähen. Dies ist jedoch in vielen Fällen aufgrund der zerfetzten Struktur nicht mehr möglich. Eher selten findet man Bänder, die pilzartig mit einer festen periostalen Anheftung von der Unterfläche des Schlüsselbeins abgerissen sind und sich dann mit einer transossären Naht gut wieder reinserieren lassen. In einer Vielzahl der Fälle sind aber die Versuche einer anatomischen Bandrekonstruktion frustran und der Aufwand lohnt sich nicht.

Die **transartikuläre Kirschner-Drahtfixation** wird meist Phemister (1942) zugeschrieben, wurde aber bereits von Murray (1940) publiziert (Abb. 18.**48**).

Die Verwendung von 2 Kirschner-Drähten führt zu einer Rotations- und begrenzten Winkelstabilität.
- **Vorteil:** technisch unkompliziert.
- **Nachteile:** Eine Drahtdislokationen ist nicht selten. Es können schwere Komplikationen durch Drahtwanderung auftreten (Lyons u. Rockwood 1990), da die Drähte fast überall ober- und unterhalb des Zwerchfells gefunden werden können (zervikaler Spinalkanal, Pleura/Lunge, Leber, Halsweichteile, Aorta, Subklaviaarterie) (Grauthoff u. Klammer 1978, Norrel u. Llewellyn 1965) (Abb. 18.**49**). Eine Metallentfernung ist deshalb immer erforderlich. Die komplette Aufhebung der Beweglichkeit im AC-Gelenk kann vorzeitige Gelenkdegeneration fördern. Zudem ist die Läsion des Gelenkknorpels durch 2 Drähte erheblich.

Eine Variante ist die Verwendung nur eines **Kirschner-Drahts nach Bloom** (1945) (Abb. 18.**48c**), der dann allerdings 2 oder 2,5 mm Durchmesser haben sollte. Die Rotationsfähigkeit der Klavikula ist damit in leichtem Ausmaß gegeben und die Gefahr des Drahtbruchs geringer.

Die Methode der transartikulären Kirschner-Drahtfixation wurde unter dem Einfluss der AO erweitert zur **Zuggurtung mit zusätzlicher Achterdrahtschlinge** (Kuner u. Mitarb. 1978) (Abb. 18.**50**).
- **Vorteile:** Die Stabilität ist höher als bei einfacher Drahtung. Die Gefahr der Drahtdislokation ist gering. Die Gelenkspaltbreite kann dosiert werden.

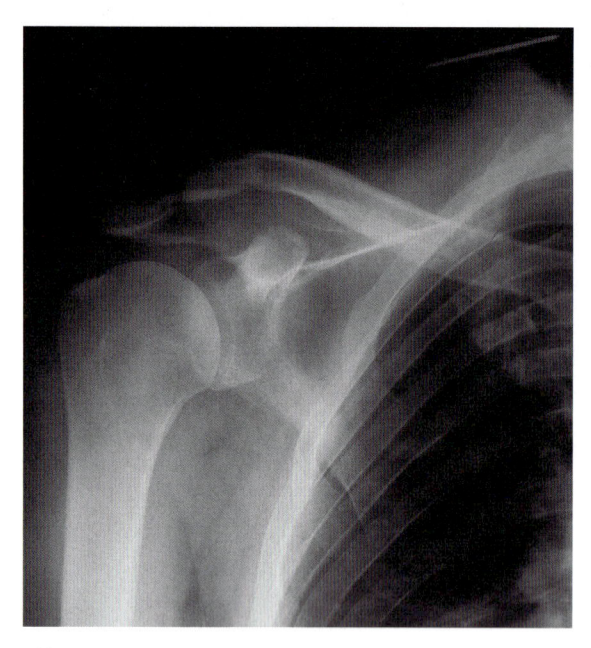

Abb. 18.49 Disloziertes Kirschner-Draht nach transartikulärer Fixation: Der Draht liegt im lateralen Halsdreieck und irritiert den Plexus brachialis.

- **Nachteil:** Die axiale Spannung ist schwer dosierbar. Dadurch ist eine übermäßige Kompression der knorpeligen Flächen möglich mit der Folge einer vorzeitigen Gelenkdegeneration.

Eine bis heute gebräuchliche Methode wurde von Bosworth (1941) mit der Methode der **korakoklavikulären Verschraubung** eingeführt (Abb. 18.**51**): Eine Zugschraube wird unter Röntgendurchleuchtung von der lateralen Klavikula bis in die Basis des Processus coracoideus eingebracht. Das Gleitloch in der Klavikula wird etwas größer (ca. 1 mm) als bei einem üblichen Gleitloch angelegt, um Mikrobewegungen des Schulterblatts gegenüber der Klavikula nicht gleich auf die Schraubenverankerung zu übertragen. Die Schraube wird nach ca. 8 Wochen entfernt. Rockwood benutzt eine Spezialschraube mit größerem, flachen Kopf.

In dieser Zeit darf der Patient nur unter der Horizontalen bewegen, da es sonst zum Schraubenbruch kommen kann.

- **Vorteil:** technisch recht einfach. Ausreichende Stabilität.
- **Nachteile:** Schraubenbrüche kommen nicht selten vor. Eine Metallentfernung ist erforderlich. Die korakoklavikulären Bänder verkalken häufig. Die horizontale Ausrichtung ist nicht gut kontrollierbar. Weichteilige Begleitverletzungen innerhalb und außerhalb des Gelenks werden bei ausschließlicher Verschraubung nicht versorgt.

Eine Stabilisierung mit metallischen Implantaten, die meist als sog. **Hakenplatten** (nach Balser oder Wolter) bezeichnet werden, kann durchgeführt werden. Sie werden mit einem Teil (Platte) auf die laterale Klavikula geschraubt und fassen mit einer weiteren, an der Platte befestigten Komponente (Haken) unter das Akromion (Abb. 18.**52**). Von Rahmanzadeh (1990) wurde eine Modifikation mit **gelenkiger Verbindung** der akromialen und klavikulären Komponente angegeben. Ein tatsächlicher Vorteil gegenüber den anderen Hakenplatten wurde nicht nachgewiesen.

- **Vorteile:** sehr stabile Konstruktion, frühe Belastbarkeit gegeben.
- **Nachteile:** Operation technisch manchmal anspruchsvoll. Zur Fixation der Platte ist eine erhebliche Ablösung von Delta- und Trapeziusinsertion von der lateralen Klavikula notwendig. Gelegentlich kommt es zu Komponentendissoziation oder Hakenbruch. Eine Metallentfernung ist erforderlich.

Die Beeinträchtigung der Funktion der Deltotrapezoidfaszie ist wahrscheinlich auch dafür verantwortlich, dass diese Implantate eine hohe Rate an Residualinsta-

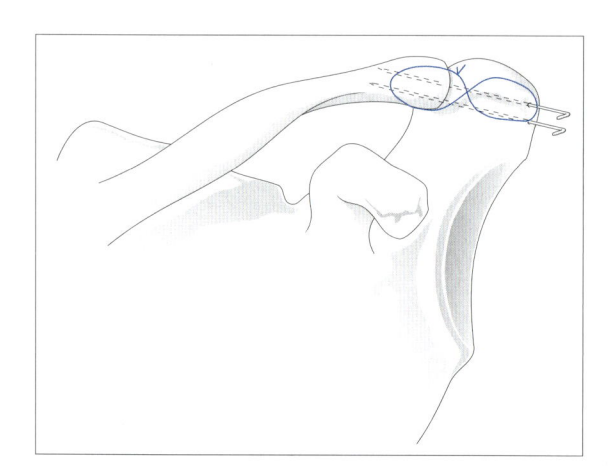

Abb. 18.50 Fixierung mit 2 Kirschner-Drähten und Zuggurtung.

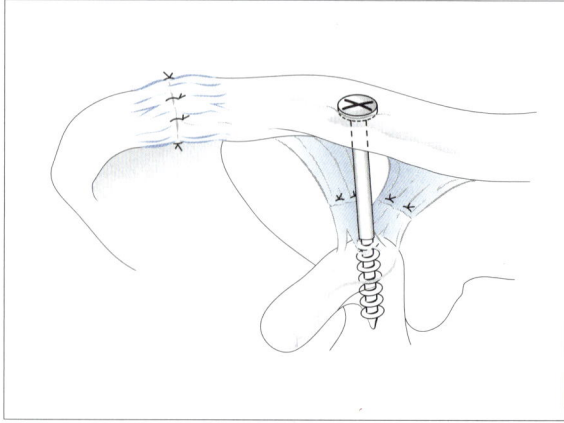

Abb. 18.51 Behandlung mit Bosworth-Schraube.

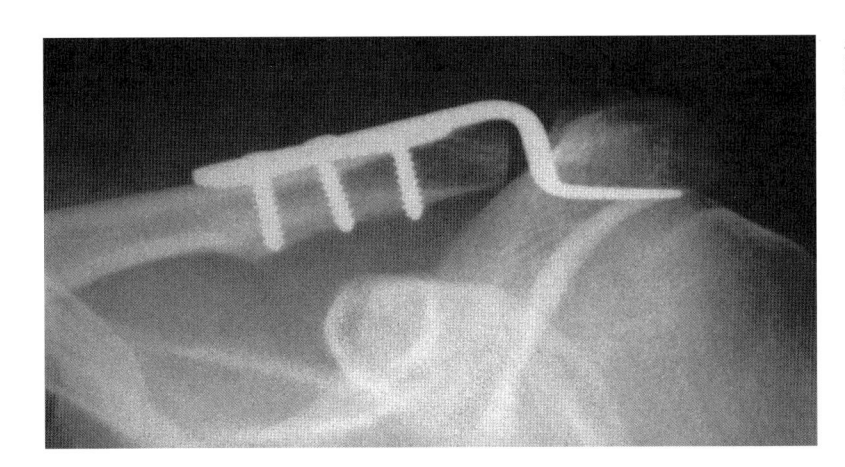

Abb. 18.52 Hakenplatte nach Dreithaler zur Stabilisierung des AC-Gelenks (Abb. von Dr. Dreithaler, Berlin).

bilitäten zeigen (Göhring u. Mitarb. [1993]: Wolter-Platte: 50% im Vergleich zu 28,3% nach Zuggurtung mit 2-K-Drähten und Schlinge und 23,8% nach PDS-Kordel-Zuggurtung. Graupe u. Mitarb. [1995]: Balser-Platte: 36,7%).

Broos u. Mitarb. (1997) kommen im mittelfristigen Vergleich nach 4,7 J. von zwei entweder mit Bosworth-Schraube oder Wolter-Platte behandelten Kollektiven (n = 87) mit Verletzungen vom Typ Tossy III zu einem ernüchternden **Ergebnis**: Es wurden nur 60% sehr gute oder gute Resultate erzielt ohne Unterschied zwischen den Gruppen. In 16% trat ein Implantat-Versagen auf, in 25% eine Rezidiv- oder Residualinstabilität, in 41% eine Sekundärarthrose. Entscheidend für das Endergebnis war die erzielte Stabilität des Gelenks.

Eine neuere Hakenplatte nach Dreithaler (Abb. 18.52) scheint einige der Nachteile der älteren Platten nicht mehr aufzuweisen.

Die **dynamische Stabilisierung** nach Dewar und Barrington (1965) wurde erstmalig schon von Vargas (1942) und später von Cattaneo (1959) beschrieben. (Abb. 18.53). Der Ursprung des kurzen Bizepskopfs wird auf die laterale Klavikula transponiert. Die Operationsmethode wurde von den Autoren für die Versorgung chronischer Instabilitäten angegeben, später von anderen auch für die frische Versorgung benutzt.
- **Vorteile:** relativ einfache Operationstechnik, keine Metallentfernung erforderlich.
- **Nachteile:** Spannungsdosierung nur schwer möglich. Keine Kontrolle über das tatsächliche Ausmaß der kraniokaudalen Korrektur. Keine horizontale Korrektur. Kaum Hebeeffekt auf die Skapula, sondern nur Depression der lateralen Klavikula.

Gurd (1941) und Mumford (1941) schlugen die **primäre Resektion des lateralen Klavikulaendes** vor (Abb. 18.54).
    Vorteil: einfache Operationstechnik.
    Nachteile: Ein Vorteil gegenüber der konservativen Behandlung ist allenfalls theoretisch und nur für Verletzungen II. Grades erkennbar: Da kein in Subluxation stehendes Gelenk mehr vorhanden ist, kann auch keine ggf. später symptomatisch werdende Arthrose entstehen. Angesichts der guten Resultate konservativer Behandlung wie auch der Sekundäroperation bei posttraumatischer Arthrose erscheint dies nicht gerechtfertigt. Die Operation behebt in keiner Weise die Instabilität, kann u. U. sogar eine zusätzliche Instabilität fördern (Blazar u. Mitarb. 1998). Als Primärversorgung der frischen traumatischen Instabilität ist diese Methode nur indiziert, wenn schwere Chondralläsionen vorliegen.

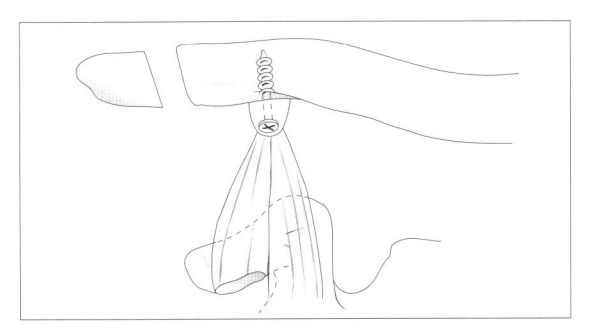

Abb. 18.53 Dynamische Stabilisierung mit Transposition der Korakoidsehnen (nach Dewar, Barrington sowie Vargas u. Cattaneo).

Modifikationen der Gurd-Mumford-Technik sind **Resektions-Interpositions-Arthroplastiken** mit Kapselanteilen, wie sie von Aronsson (1954) und Laumann (1980) beschrieben wurden. Sie weisen ein sicheres Interponat auf und gewährleisten wahrscheinlich auch eine höhere Stabilität. Für die Behandlung der frischen Luxation gelten dieselben Einwände gegen dieses Verfahren wie für die Gurd-Mumford-Technik.

Bei der **Operation nach Weaver und Dunn** (1972) (Abb. 18.55) wird eine laterale Klavikularesektion analog Gurd und Mumford vorgenommen. Anschließend wird nach Reposition des Gelenks das Lig. coracoacromiale von der Vorderunterkante des Akromions abgelöst und auf den lateralen Klavikulastumpf transponiert. Es wird dort mit transossären Nähten befestigt. Die Idee der Stabilisierung der lateralen Klavikula und des AC-Gelenks mit

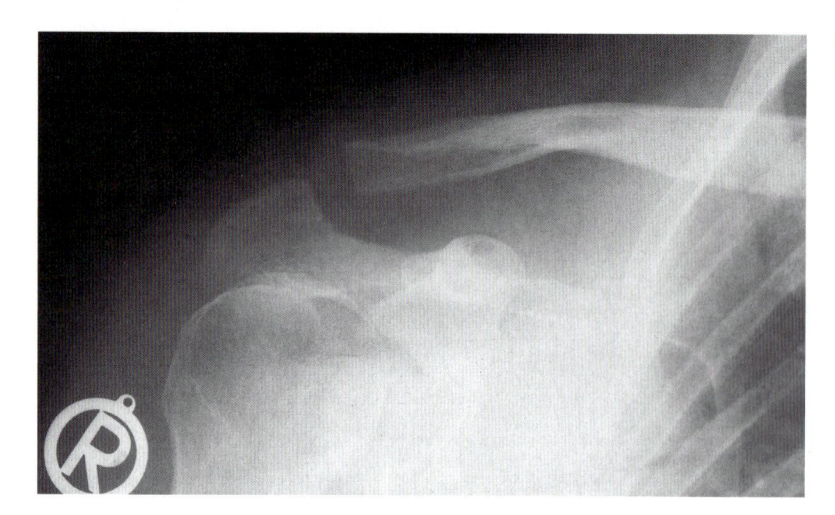

Abb. 18.54 Resektion des lateralen Klavikulaendes nach Gurd/Mumford.

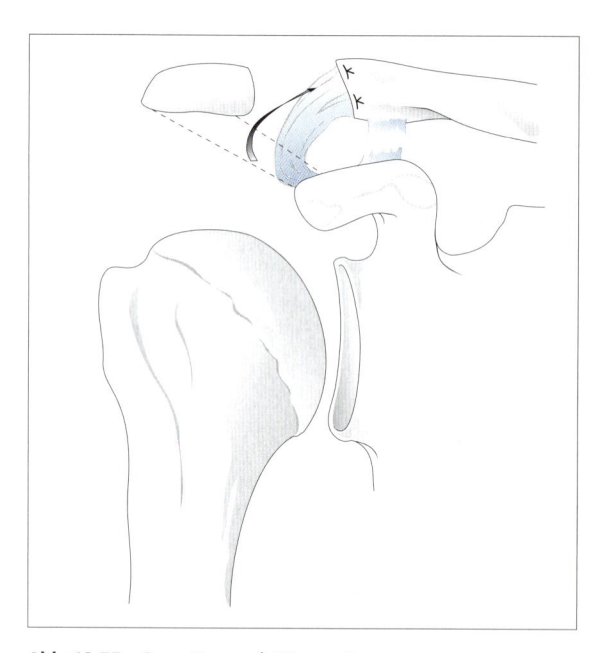

Abb. 18.55 Operation nach Weaver-Dunn.

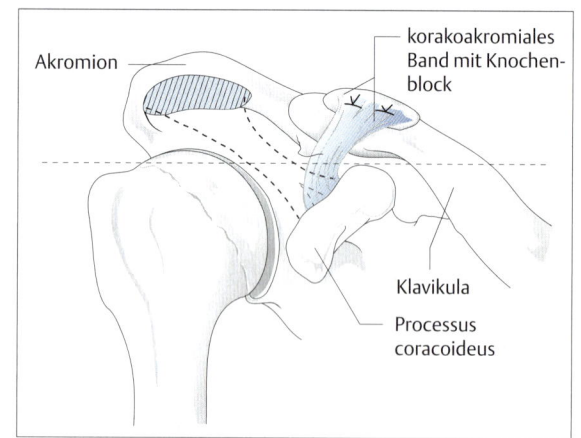

Abb. 18.56 Operation nach Kawabe.

dem Lig. coracoacromiale geht bereits auf Cadenat (1917) zurück.
- **Vorteile:** Das Lig. coracoacromiale gibt eine gute vertikale Stabilität, da es in seiner Zerreißfestigkeit zwischen einem medialen und lateralen Knieseitenband liegt. Der notwendige Zugang erlaubt gut eine zusätzliche Versorgung von muskulofaszialen Verletzungen.
- **Nachteile:** Die zu neutralisierenden Kräfte sind nach einem frischen Trauma hoch, sodass ein Versagen der transossären Fixation des Bandes droht oder zusätzliche Drahtfixierung nötig ist. Wenig geeignet, eine horizontale Instabilität zu kontrollieren.

Bei noch guten Knorpelverhältnissen wird das Gelenk unnötig geopfert. Manchmal kommt es zum leichten Kraftverlust wie nach Gurd/Mumford-Operation.

Die Operationen nach Kawabe u. Mitarb. (1984) (Abb. 18.**56**) bzw. Shoji u. Mitarb. (1986) sind **Modifikationen der Operation nach Weaver-Dunn**: Die laterale Klavikula wird bei der Operation nach Kawabe nicht reseziert, sondern das Lig. coracoacromiale wird mit einer kleinen Knochenleiste von der Vorderunterkante des Akromions auf die Vorderkante der lateralen Klavikula transponiert und hier entweder mit Nähten oder einer kleinen Schraube fixiert. Bei der Operation nach Shoji wird das Lig. coracoacromiale mit einem kleinen Knochenblock von der Akromionkante in den offenen Medullarkanal der lateral resezierten Klavikula transponiert.
- **Vorteil:** Das Gelenk wird bei der Operation nach Kawabe nicht unnötig geopfert. Nach Einheilung des Ligaments liegt eine sehr stabile Führung der lateralen Klavikula vor.
- **Nachteile:** Alle Überlegungen zur mangelnden Primärstabilität bei der Weaver-Dunn-Operation gelten auch hier bis zur Einheilung. Auch hier ist ggf. eine transartikuläre Drahtfixation erforderlich. Für die Operation nach Shoji gelten die Einschränkungen, die für die pri-

märe Resektion der lateralen Klavikula nach Gurd/Mumford gemacht wurden in gleicher Weise.

De la Caffiniere u. Mitarb. (1998) beschreiben für Läsionen mit dorsohorizontaler Versetzung der Klavikula (Typ Rockwood IV und ggf. V) eine Technik, bei der das transponierte Lig. coracoacromiale durch einen kapsulofibrösen Streifen der abgelösten oberen Kapsel-Periost-Verbindung augmentiert wird.

Bei der **Stabilisierung mit resorbierbaren PDS-Kordeln oder PDS-Bändern** (Rehm 1985, Hessmann u. Mitarb. 1995 u. 1997) (Abb. 18.57) werden nach Reposition des Gelenks jeweils korakoklavikuläre und ggf. zusätzliche akromioklavikuläre Schlingen aus PDS-Kordeln von 1 oder 1,5 mm Stärke gelegt. In der Regel benutzt man 3 einzeln gelegte korakoklavikuläre Schlingen, die in Achtertour gelegt werden. Zusätzlich kann eine akromioklavikuläre Achterschlinge gelegt werden. Bei sehr instabilen Verhältnissen wird temporär für ca. 2–4 Wochen ein zentraler akromioklavikulärer Kirschner-Draht von 2 mm Dicke gelegt, der eine freie Rotation des Schlüsselbeins erlaubt. Z.T. werden anstelle der PDS-Kordeln auch PDS-Bänder von 5 mm Breite benutzt.

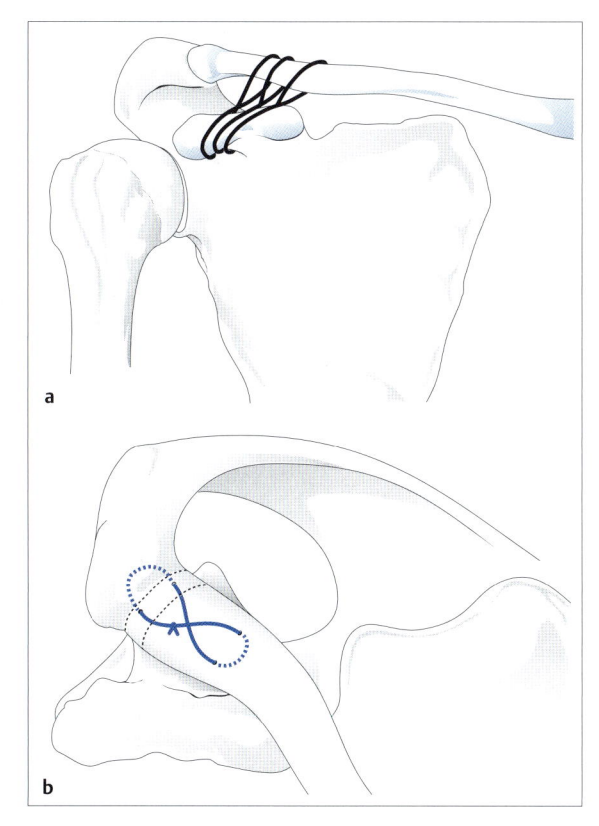

Abb. 18.57 Akromioklavikuläre und korakoklavikuläre Stabilisierung mit PDS-Kordeln. Alternativ zu dieser Technik kann auch eine starke Kordel mit zusätzlicher Verankerung in einem Bohrloch in der Klavikula verwendet werden.

- **Vorteile:** exakt dosierbare Korrektur in der Koronar- wie Horizontalebene. Da der Zugang die Darstellung der lateralen Klavikula und des Gelenks erfordert, können Begleitverletzungen der Deltotrapezoidfaszie erkannt und adäquat mitbehandelt werden. Semirigide Stabilisierung, die frühe Bewegungstherapie ermöglicht.
- **Nachteile:** relativ aufwendige Operationstechnik. Gelegentlich vorzeitige Dehnung oder sogar Riss der Kordeln mit Korrekturverlust. Selten sog. Pseudoinfektionen bei entzündlicher Reaktion infolge Resorption der PDS-Materialien. Bei PDS-Bändern wahrscheinlich häufiger als bei Kordeln.

Analoge Operationen werden auch mit nicht resorbierbaren Materialien wie Dacron oder Nylon durchgeführt. Neault u. Mitarb. (1996) und Colosimo u. Mitarb. (1996) wiesen auf die Möglichkeit von späten Infektionen und schweren Fremdkörperreaktionen auch noch nach Jahren hin, sodass derartige nichtresorbierbare Implantate heute möglichst nicht mehr verwendet werden sollten.

Wir bevorzugen die Rekonstruktion mit resorbierbaren PDS-Kordeln und ziehen sie auch den PDS-Bändern vor, da mit diesen keine Versorgung in einer Achterschlinge möglich ist, sondern nur in Form einer ovalären Schlinge. Die Schlinge in Achterform erlaubt durch Verschieben der Umschlingungsebene am Processus coracoideus eine Dosierung der ventralisierenden Komponente. Bei einer einfachen Schlinge kann es leichter passieren, dass die Klavikula zu stark ventralisiert wird. Die Bänder mit relativ hohem Friktionswiderstand auf der Klavikula können auch zu einer Verdrehung der Klavikula um die Längsachse führen.

Operative Versorgung der veralteten Akromioklavikulargelenkverletzung

Es sind verschiedene Gruppen von Patienten zu unterscheiden:
- Patienten mit adäquater konservativer Versorgung, beschwerdefreiem, meist jahrelangem Intervall und dann erneut einsetzenden ACG-Beschwerden. In diesen Fällen handelt es sich meist um posttraumatische Sekundärarthrosen, seltener um posttraumatische laterale Klavikulaosteolysen. Klinisch fassbare Stabilitätsprobleme bestehen in der Regel nicht. Die Behandlung besteht in einer Resektion des lateralen Klavikulaendes nach Gurd/Mumford, ggf. mit Interposition von Kapselanteilen nach Aronsson und Laumann. Die Ergebnisse können – vor allem bei hohen funktionellen Ansprüchen – noch verbessert werden durch die Transposition des Lig. coracoacromiale nach Weaver-Dunn.

Die **Ergebnisse** entsprechen denjenigen der Primäroperation von ACG-Verletzungen und bei idiopathischen Arthrosen mit einer Erfolgsrate von >80%.

Arthroskopische Resektionen des lateralen Klavikulaendes versagen hingegen bei posttraumatischen Arthrosen zu einem hohen Anteil von über 40% (Flatow

u. Mitarb. 1995) und können somit nicht für diese Indikation empfohlen werden. Ursache sind wahrscheinlich residuelle Mikroinstabilitäten, die durch Kapseleingriff und Narbenschrumpfung beim offenen Vorgehen kompensiert werden.
- Patienten, die nach konservativer oder operativer Behandlung nie beschwerdefrei wurden. Hier sind 2 Gruppen zu unterscheiden:
  - Patienten mit artikulärer Problematik ohne klinisch relevante Begleitinstabilität: Es handelt sich in diesen Fällen nach konservativer Behandlung um schwere Diskusläsionen mit konsekutiver Früharthrose oder primäre Knorpelschädigungen. Nach operativer Behandlung kann ebenfalls entweder infolge primärer Chondralläsion oder z. B. auch als Nebenwirkung übermäßiger Gelenkkompression nach Zuggurtungen eine Früharthrose auftreten. Auch diese Patienten werden zu > 80 % durch ACG-Resektions-Arthroplastik nach Gurd/Mumford erfolgreich behandelt, wobei die Variante mit zusätzlicher Stabilisierung durch die Transposition des Lig. coracoacromiale nach Weaver-Dunn zu bevorzugen ist.
  - Patienten mit symptomatischer Residualinstabilität nach konservativer oder operativer Behandlung: Nach konservativer wie operativer Behandlung handelt es sich meist um kombinierte vertikal-horizontale Mehrfachinstabilitäten mit Verletzung sowohl der akromioklavikulären, korakoklavikulären und muskulären Stabilisatoren. Bei den chronischen Verletzungen wird unterschieden in diejenigen mit ausschließlich vertikaler Komponente (Gruppe A), zusätzlich dynamisch-horizontaler Komponente (Gruppe B) und mit permanenter horizontaler Dislokation (in der Regel nach dorsal) (Gruppe C). Diese wurden entweder primär nicht erkannt und deshalb keine Operation indiziert oder sie war nicht gewünscht. Bei operativer Behandlung wurde ggf. die horizontale Instabilität nicht adäquat mitbehandelt, oder die Primäroperation versagte aus unterschiedlichen Gründen wie Nahtinsuffizienz, therapeutischer Fehler in der Nachbehandlung oder mangelnder Disziplin der Patienten. Oft liegt auch eine gewebliche Narbeninsuffizienz vor, die bei der Planung von Rezidivoperationen zu berücksichtigen ist. Nach der Entfernung von Hakenplatten treten selten auch sekundäre Insuffizienzen der Deltotrapezoidfaszie mit symptomatischen Instabilitäten auf. Diese Patienten waren meist nie beschwerdefrei.

  In all diesen Fällen ist in einem hohen Anteil mit einer sekundären Schädigung der knorpeligen Flächen zu rechnen, sodass eine alleinige Stabilisierungsmaßnahme ein zwar stabiles, aber arthrotisches Gelenk hinterließe. Die adäquate Therapie ist insofern die Resektionsarthroplastik mit Ligamenttransposition nach Weaver-Dunn (Abb. 18.55), korakoklavikuläre und ggf. zusätzliche akromioklaviku-

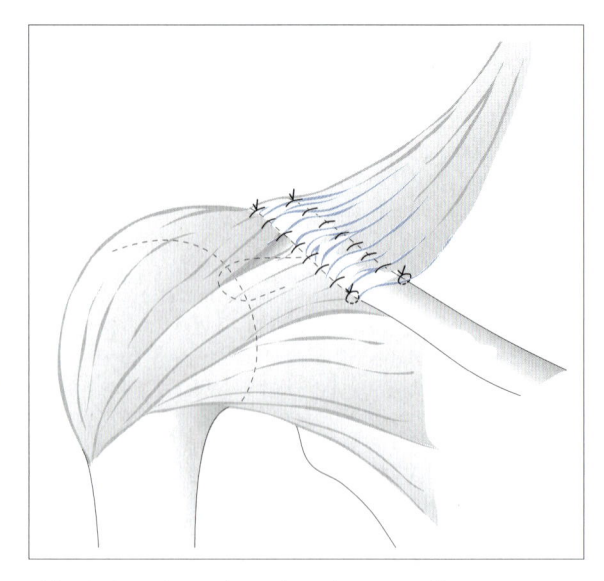

Abb. 18.58 Rekonstruktion der Deltotrapezoidfaszie mit Doppelung.

läre PDS-Kordel-Stabilisierung (Abb. 18.57) und Rekonstruktion der Deltotrapezoidfaszie (Abb. 18.58) (Hedtmann u. Mitarb. 1998).

Für Fälle mit sehr hoher, veralteter Luxation des AC-Gelenks werden in der Literatur auch Einzelfälle von Rekonstruktionstechniken mit angulärer Klavikulaosteotomie angegeben (Dannöhl 1984, Berg 1995).

Spätinstabilitäten des AC-Gelenks nach temporärer Beschwerdefreiheit sind nicht bekannt. Wenn posttraumatisch persistierende Hypermobilitäten des AC-Gelenks ohne klinische Symptome bekannt sind und dann Beschwerden einsetzen, liegt fast immer eine symptomatische Sekundärarthrose vor. In diesen Fällen ist eine Resektionsarthroplastik mit Ligamenttransposition nach Weaver-Dunn ausreichend.

Operative Behandlung der (Sub-)Luxationsarthropathie

Bereits Taft u. Mitarb. (1987) fanden, dass die klinischen **Langzeitergebnisse** von AC-Gelenkluxationen sich bei konservativer (9,5 Jahre), operativer (10,8 Jahre) oder fehlender Behandlung (13 Jahre) nicht unterscheiden. Gefundene Score-Differenzen gingen auf mitbewertete röntgenologische Aspekte zurück. Sie zeigten aber auch, dass bei anatomischer Reposition nur in 15 % posttraumatische Arthrosen zu erwarten sind, bei residueller Fehlstellung hingegen in 45 %. Allerdings war nur in 29 % dieser Fälle sekundär eine laterale Klavikularesektion erforderlich. Auch Krüger-Franke u. Mitarb. (1993) fanden keinen Unterschied bei Patienten mit und ohne radiologischer Sekundärarthrose. Smith und Stewart (1979) stellten sogar bei 20-Jahres-Ergebnissen keine signifikante Korrelation zwischen der radiologisch diagnostizierten Arthrose und klinischen Beschwerden fest.

In Fällen hochgradiger ACG-Dislokationen mit Sekundärarthrosen, die in diesen Fällen vor allem über eine Knorpeldegeneration entsteht, wenn die Gelenkpartner keinen Kontakt mehr haben, spielt die Restinstabilität oft eine gleichwertige oder sogar vorrangige Rolle gegenüber der Gelenkdegeneration. Die zusätzliche Stabilisierung durch das korakoakromiale Ligament ist in allen Fällen posttraumatischer Arthrose indiziert, auch wenn eine Residualinstabilität klinisch und/oder radiologisch nicht nachgewiesen oder nicht sicher von einer permanenten, nicht zwangsläufig instabilen Fehlstellung differenziert werden kann.

Bereits subtile Residualstabilitäten führen bei reinen Resektionsarthroplastiken ohne stabilisierende Maßnahmen zu wesentlich schlechteren Ergebnissen (Flatow u. Mitarb. 1995), sodass hier immer eine Operation nach Weaver-Dunn indiziert ist.

Bircher u. Mitarb. (1996) berichten von der in der Modifikation nach Shoji durchgeführten Weaver-Dunn-Operation anhand von 24 Patienten von einer 100%igen Erfolgsrate bei Spätinstabilitäten und -arthrosen nach Verletzungen vom Typ Rockwood III–V.

In Fällen von feststellbarer Makroinstabilität sind zusätzliche, temporär stabilisierende Maßnahmen erforderlich bis zur festen Einheilung eines nach Weaver-Dunn transponierten Lig. coracoacromiale. Dieses Band ist prinzipiell zur Stabilisierung gut geeignet, da es fast die Stärke von Knieseitenbändern besitzt (Wasmer u. Mitarb. 1985). Allerdings muss es in der Einheilungsphase bei fortbestehender Dislokationstendenz geschützt werden. Hierzu dienen PDS-Augmentationen, die mit 1- oder 1,5-mm-Kordeln sowohl akromioklavikulär wie korakoklavikulär erfolgen analog dem Vorgehen bei frischen Verletzungen (Hedtmann u. Mitarb. 1998).

Alternativ kann man die klavikuloskapuläre Stellung durch eine korakoklavikuläre Bosworth-Schraube temporär sichern (Guy u. Mitarb. 1998, Rockwood u. Mitarb. 1998).

Nachbehandlung

Nach allen Formen der operativen Versorgung **frischer Akromioklavikulargelenkluxation bzw. -subluxation** sollte eine initiale Phase von ca. 2 Wochen mit ausschließlich passiver Krankengymnastik vergehen, bis man auf assistierte und aktive Übungen übergeht. Dies ist notwendig zur sicheren Heilung der Delta- und Trapeziusinsertionen. Dies gilt ausdrücklich auch für die sog. primär belastungsstabilen Hakenplattenversorgungen, da das Implantat nicht die Muskelursprünge schützt. Bei temporärer Spickdrahtfixierung werden passiv ca. 90° Flexion und ca. 70° Abduktion in Skapulaebene toleriert, ohne dass es zur übermäßigen Belastung der Drähte mit Bruchgefahr käme. Die Drähte können in Abhängigkeit vom Ausmaß der kapsuloligamentären Zerstörung und begleitender, zusätzlicher Stabilisierungsmaßnahmen, wie z.B. resorbierbarer Kordeln, nach 2–4, sonst später nach 6–8 Wochen entfernt werden. Längeres Belassen ist nicht sinnvoll.

Nach ca. 4 Monaten kann wieder von einer vollen Belastbarkeit ausgegangen werden. Spitzensportler mit Extrembelastungen sollten über eine weitere Aufbauphase von ca. 2 Monaten an die Maximalbelastung herangeführt werden.

Komplikationen

Gelegentlich findet sich einige Monate nach einer ACG-Verletzung eine **posttraumatische laterale Klavikulaosteolyse**. Im frühen Stadium mit reaktiv-entzündlichen Veränderungen kann man symptomatisch nichtsteroidale Antiphlogistika verordnen, ggf. auch intraartikuläre Steroide. Bei deren Applikation muss man sich darüber im Klaren sein, dass durch die antiproliferative Wirkung zumindest potenziell ein Fortschreiten der Nekrose gefördert werden kann. Andererseits ist oft nur mit Steroiden die Situation konservativ zu beherrschen. Ein Teil der Patienten geht mit adaptiven Prozessen und trotz Ausbildung einer deutlichen Sekundärarthrose in ein symptomloses Stadium über, auch eine weitgehende Restitution des lateralen Klavikulaendes wurde beschrieben (Levine u. Mitarb. 1976). Andere wird man bei fortbestehenden Beschwerden mit einer Resektionsarthroplastik behandeln. Die technische Differentialindikation zwischen einer reinen Resektionsplastik nach Gurd/Mumford oder einer Weaver-Dunn-Operation erfolgt in gleicher Weise wie bei den AC-Arthrosen. Bei großen körperlichen Ansprüchen oder erkennbarer Restinstabilität wird man sich zu einer Weaver-Dunn-Operation entscheiden. Die **Nachbehandlung** erfolgt nach denselben Richtlinien wie bei den Arthrosen.

Literatur

Alasaarela E, Tervonen O, Takalo R, Lahde S, Suramo I. Ultrasound evaluation of the acromioclavicular joint. J Rheumatol. 1997; 24: 1959–1963.

Alexander OM. Dislocation of the acromio-clavicular joint. Radiography 1949; 15: 260.

Alldredge RH. Surgical treatment of acromioclavicular dislocation. Clin Orthop 1969; 63: 262–263.

Allman FL. Fractures and ligamentous injuries of the clavicle and its articulation. J Bone Joint Surg. 1967; 49-A: 774–784.

Alnor P. Die posttraumatische Osteolyse des lateralen Claviculaendes. Fortschr Röntgenstr. 1951; 75: 364.

Alpert M, Myers MM. Osteolysis of the acromial end of the clavicles in rheumatoid arthritis. Am J Roentgenol. 1961; 86: 251.

Augerau B, Robert J, Apoil A. Treatment of severe acromioclavicular dislocation: A coracoclavicular ligamentoplasty derived from Cadenat's procedure. Ann Chir 1981; 35: 720–722.

Bailey RW. A dynamic repair for complete acromioclavicular joint dislocation. J Bone Joint Surg 1965; 47-A: 858.

Bannister GC, Wallace WA, Stableforth PG, Hutson MA. the management of acute acromiclavicular dislocation. A randomised prospective controlled trial. J Bone Joint Surg. 1981; 71b: 848–850.

Bargren JH, Erlanger S, Dick HM. Biomechanics and comparison of two operative methods of treatment of complete acromiovicular separation. Clin Orthop. 1978; 130: 267–272.

Batt M. Ergebnisse der Resektionsarthroplastik des Schultereckgelenkes. Med. Dissertation, Bochum 1993.

Berg E. A preliminary report of acromioclavicular joint reconstruction with clavicular corticotomy. J Shoulder Elbow Surg. 1995; 4:135–140.

Berson BL, Gilbert MS, Green S. Acromioclavicular dislocations: Treatment by transfer of the conjoined tendon and distal end of the coracoid process to the clavicle. Clin Orthop 1978; 135:157–164.

Bircher HP, Julke M, Thur C. Rekonstruktion der alten symptomatischen AC-Gelenksluxation (Rockwood IIII bis V) Nach modifizierter Methode von Weaver-Dunn. Swiss Surg. 1996; 2:46–50.

Bjerneld H, Hovelius L, Thorling J. Acromio-clavicular separations treated conservatively. A 5-year follow-up study. Acta Orthop Scand. 1983; 54:743–745.

Blazar PE, Iannotti JP, Williams GR. Anteroposterior instability of the distal clavicle after distal clavicle resection. Clin-Orthop. 1998; 348:114–120.

Bleuler R. Welche Fälle von Luxatio acromio-clavicularis sollten operiert werden? Z. Unfallmed. Berufskrankheiten 1950; 43:120–127.

Bloom FA. Wire fixation in acromioclavicular dislocation. J Bone Joint Surg. 1945; 27:273–276.

Boehm D, Fischer A, Gohlke F. Lateral Clavicle Resection – The relation of the coracoclavicular ligaments and the suprascapular nerve to the acromioclavicular joint. Vortrag, Kongreß der Europäischen Gesellschaft für Schulter- und Ellenbogenchirurgie, Lissabon, September 2000

Bossart PJ, Joyce SM, Manaster BJ, Packer SM. Lack of efficiacy of "weighted" radiographs in diagnosing acute acromioclavicular separation. Ann Emerg Med. 1998; 20:17[1]–24.

Bosworth BM. Acromioclavicular separation: New method of repair. Surg Gynecol Obstet 1941; 73:866–871.

Bosworth BM. Acromioclavicular dislocation: End-results of screw suspension treatment. Ann Surg 1948; 127:98–111.

Broos P, Stoffelen D, van de Sijpe K, Fourneau I. Operative Versorgung der vollständigen AC-Luxation Tossy III mit der Bosworth-Schraube oder der Wolter-Platte. Eine kritische Betrachtung. Unfallchirurgie 1997; 23:153–159.

Brunelli G. La Correxione Della Lussazione Acromioclavicolare Col Trapianto Del Capo Breve Del Bicipita. Arch Orthpä 1959; 72:848–856.

Brunelli G, Brunelli F. The treatment of acromioclavicular dislocation by transfer of the short head of biceps. Int Orthop (SICOT) 1988; 12:105–108.

Bundens WD, Cook JI. Repair of acromioclavicular separations by deltoid-trapezius imbrication. Clin Orthop. 1961; 20:109–115.

Bunnel S. Fascial graft for dislocation of the acromioclavicular joint. Surg Gynecol Obstet. 1928; 46:563.

Burton ML. Operative Treatment of acromioclavicular dislocation. Bull Hosp Joint Dis 1975; 36:109.

Cadenat FM. The treatment of dislocations and fractures of the outer end of the clavicle. Int Clin Series 1917; 27:145–169 Zit. Nach van Fleet TA, Bach B. Injuries to the acromioclacicular joint. Orthop Rev. 1994; 23:123–129.

de la Caffiniere JY, de la Caffiniere M, Lacaze F. Traitement Des dislocations acromio-claviculaires au moyen d'une plastie coraco clavi-acromiale (CCA). Rev Chir Orthop Reparatrice Appar Mot. 1998; 84:9–16.

Cattaneo R. The correction of acromioclavicular dislocation with transplantation of the short head of biceps. Arch Orthop. 1951; 72:848.

Cofield RH, Simonet WT. The shoulder in sports. Mayo Clin Proc. 1984; 59:157–164.

Colosimo AJ, Hummer CD, Heidt RS. Aseptic foreign body reaction to dacron graft material used For coracoclavicular ligament reconstruction after type III acromioclavicular dislocation. Am J Sports Med. 1996; 24:561–563.

Constant CR, Ahg Murley AGG. A clinical method of functional assessment of the shoulder. Clin Orth. 1987; 214:160–164.

Copeland, L Kessel L. Disruption of the Acromioclavicular Joint: Surgical Anatomy and Biological Repair. In Bailey I, Kessel L (Hrsg.). Shoulder Surgery. Springer, Berlin, Heidelberg, New York, 1982:188–194.

Cox JS. The Fate of the acromioclavicular joint in athletic injuries. Am J Sports Med. 1981:9.

Curry GJ, Lyttle SN. Expendible bones. Am J Surg. 1955; 89:819.

Dannöhl CH. Angulationsosteotomie an der Clavicula bei veralteten Luxationen im Acromioclavikulargelenk. Akt Traumatologie 1984; 14:282–284.

Dawe CJ. Acromioclavicular joint injuries. J Bone Joint Surg. 62-B, 1980:269 (Abstract).

Depalma AF. Degenerative changes in sternoclavicular and acromioclavicular joints in various decades. Thomas, Springfield/Ill, 1957.

Depalma AF. Surgical anatomy of acromioclavicular and sternoclavicular joints. Surg Clin North Am. 1963; 43:1541.

Dewar FP, Barrington TW. The treatment of chronic acromio-clavicular dislocation. J. Bone Joint Surg. 47-B, 1965:32–35.

Dias JJ, Steingold RF, Richardson RA, Tesfayohannes B. The conservative treatment of acromio-clavicular dislocation. J Bone Joint Surg. 1987; 69-B:719–722.

Ducloyer P, Fumery P, Christel P, Landreau P, Witwoet J. Place de l'acute]intervention de dewar et barrington modifiée dans le traitement des luxations acromio-claviculares récentes et anciennes. J Traumatol Sport 1989; 6:63–76.

Dumontier C, A Sautet, M Man, Apoil A. Acromioclavicular dislocations: treatment by coracoacromial ligamentoplasty. J Shoulder Elbow Surg. 1995; 4:130–134.

Dupus J, P Badelon, G Dayde. aspects radiologiques d'une osteolyse essentielle progressive de la main gauche. J Radiol. 1936; 20:383–387.

Ehricht HG. Die Osteolyse des lateralen Claviculaendes nach Pressluftschaden. Arch Orthop Unfallchir. 1951; 50:576–589.

Eskola A, Vainionpaa S, Korkala S, Santavirta S, Gronblad M, Rokkanen P. Four year-outcome of operative treatment of acute acromioclavicular trauma. J Orthop Trauma 1991; 5:9–13.

Eskola A, Santavirta S, Viljakka HT, Wirta J, Partio TE, Hoikka V. The results of operative resection of the lateral end of the clavicle. J Bone Joint Surg. 1996; 78-A:584–587.

Fenkl R, Gotzen L. Die sonographische Diagnostik beim verletzten Akromioklavikulargelenk. Ein standardisiertes Untersuchungsverfahren. Unfallchirurg 1992; 95:393–400.

Flatow EL, Duralde XA, Nicholson GP, Pollock RG, Biglian LU. Arthroscopic resection of the distal clavicle with a superior approach. J Shoulder Elbow Surg. 1995; 4:41–50.

Fremerey RM, Lobenhoffer P, Ramacker K, Gerich T, Skutek M, Bosch U. Akute AC-Gelenksprengung – operative oder konservative Therapie? Unfallchirurg 2001; 104:294–299.

Fukuda K, Craig EV, Kai-Nan AN, Cofield RH, Chao EYS. Biomechanical study of the ligamentous system of the acromioclavicular joint. J Bone Joint Surg. 1986; 68-A:434–440.

Galpin RD, Hawkins RJ, Grainger RW. A comparative analysis of operative versus nonoperative treatment of grade III acromioclavicular separation. Clin Orthop. 1985; 193:150–155.

Gerber C, Rockwood CA. Subcoracoid dislocation of the lateral end of the clavicle: A report of three cases. J Bone Joint Surg 1987; 69A:924–927.

Gillespie HS: Excision of the outer end of the clavicle for dislocation of the acromioclavicular joint. Can J Surg 1964; 7:18.

Glick JM, Milburn LJ, Haggerty JF, Nishimoto D. Dislocated acromioclavicular joint: follow-up study of 35 unreduced acromioclavicular dislocations. Am J Sports Med. 1977; 5:264.

Glorion B, Delplace J. Traitement chirurgical des luxations acromio-claviculaires par la technique de dewar et barrington. Rev Chir Orthop Rep App Mot. 1973; 59:667–679.

Göhring U, Matusewicz A, Friedl W, Ruf W. Behandlungsergebnisse nach unterschiedlichen Operationsverfahren zur Versorgung einer Schultereckgelenksverletzung. Chirurg 1993; 64:565–571.

Graupe F, Dauer U, Eyssel M. Spätergebnisse nach operativer Behandlung der Schultereckgelenkssprengung Tossy III durch Balser-Platte. Unfallchirurg 1995; 98:422–426.

Grauthoff VH, Klammer KI. Komplikationen durch Wanderung von Kirschnerdrähten aus der Klavikula. Fortschr Röntgenstr. 1978; 128:591–594.

Griffiths CJ, Glucksman E. Posttraumatic osteolysis of the clavicle: a case report. Arch Emerg Med. 1986; 3:129–132.

Gruber G, Konermann W. Sonographie der Stütz- und Bewegungsorgane. Chapman und Hall 1997; pp 4–17.

Gurd FB. The treatment of complete dislocation of the outer end of the clavicle. Ann Surg. 1941; 113:1094–1098.

Guy DK, Wirth MA, Griffin JL, Rockwood jr CA. Reconstruction of chronic and complete dislocations of the acromioclavicular joint. Clin Orthop. 1998; 347:138–149.

Hedtmann A, Fett H. Atlas und Lehrbuch der Schultersonografie. 2. Auflage. Enke, Stuttgart, 1991.

Hedtmann A, Fett H, Ludwig J. Die Behandlung veralteter, posttraumatischer Akromioklavikulargelenkinstabilitäten und -Arthrosen. Orthopäde 1998; 27:556–566.

Henry MD. Acromioclavicular dislocations. Minnesota Medicine 1921; 12:431–433.

Hessmann M, Gotzen L, Gehling H, Ruschenpohler D. Ergebnisse nach Rekonstruktion der Schultereckgelenkssprengung unter Verwendung von PDS-Bändern. Unfallchirurg 1997; 100:193–197.

Hessmann M, Gotzen L, Gehling H, Ruschenpohler D. Acromiavicular reconstruction augmented with polydioxanonsulphate bands. Surgical Technique And Results. Am J Sports Med. 1995; 23:552–556.

Hipp E. Pathologie und Klinik des Schultereckgelenkes und des Schlüsselbein-Brustbein-Gelenkes. In Lange M (Hrsg.). Verhandlungen der Deutschen Orthopädischen Gesellschaft, 52. Kongreß 1965, Thieme, Stuttgart 1966:110ff.

Horn JS. The traumatic anatomy and treatment of acute acromioclavicular dislocation. J Bone Joint Surg. 1954; 36-B:194–201.

Iino S, Fujita S. The treatment of acromioclavicular dislocation. Orthop Surg. (Tokyo) 1961; 20:583.

Imatani RJ, Hanlonj JJ, Cady GW. Acute complete acromioclavicular separation. J Bone Joint Surg. 1975; 57-B:328.

Jacobs B, Wada PA. Acromioclavicular joint injury: an end-result study. J Bone Joint Surg. 1966; 48 A:475.

Jeandel P, Garbe L, Di-Schino M, G Martet G, Chouc PY, Dufour M. Osteolyse post-traumatique de l'acute]extrémité distale de la clavicule. Etude anatomopathologique de deux observation. Rev Rhum Mal Olsteoartic. 1992; 59:207–212.

Jerosch J, Steinbeck J, Schröder M, Castro WH. Arthroscopic resection of the acromioclavicular joint (Arac). Knee Surg Sports Traumatol Arthrosc. 1993; 1:209–215.

Kato F, Hayashi H, Miyazaki T et al. Treatment of acute complete dislocation of the acromioclavicular joint. In Bateman JE, Welsh RP (Hrsg.). Surgery of the shoulder. Decker, Toronto 1984:67–69.

Kato F. Acromioclavicular injuries. In Watson M (Hrsg.). Surgical Disorders of the Shoulder. Churchill Livingstone, Edinburgh, London, Melbourne, New York, 1991:555–562.

Kawabe N, Watanabe R, Sato M. Treatment of Complete Acromioclavicular Separation by Coracoacromial Ligament Transfer. Clin Orthop. 1984; 185:222–227.

Klimkiewicz JJ, Sher J, Karduna A, Williams GR, Ianotti JP. A Biomechanical Analysis of the Acromioclavicular Ligament as a Restraint in Resisting Posterior Translation of the Clavicle. 13 th Open Meeting, Am Shoulder and Elbow Surgeons, San Franscisco, 16. Febr. 1997.

Kock HJ, Jürgens C, Hanke J, Schmit-Neuerburg KP. Standardisierte sonographische Untersuchung zur Klassifizierung der Instabilität des Schultereckgelenkes. Unfallchirurgie 1994; 20:66–71.

Krüger-Franke M, Maurer T, Rosemeyer B. Ergebnisse eines kombinierten Operationsverfahrens bei der kompletten AC-Gelenkluxation Tosy III. Unfallchirurg. 1993; 96:1–5.

Küster MS, Hales PF. Davis SJ. The effects of arthroscopic acromioplasty on the acromioclavicular joint. J Shoulder Elbow Surg. 1998; 7:140–3.

Kuner EH, Kleiser E, Lindenmeier HL. Die acromio-claviculäre Luxation. Akt Traumatol. 1971; 8:205–209.

Lancaster S, Horowitz M, Alonso J. complete acromioclavicular separation: a comparison of operative methods. Clin Orthop. 1987; 216:80–88.

Laczcano MA, Anzel SH, Kelly PJ. Complete dislocation and subluxation of the acromioclavicular joint. J Bone Joint Surg. 1961; 43-A:379.

Larsen E, Bjerg-Nielsen A, Christensen P. Conservative treatment of acromioclavicular dislocation. A prospective controlled and randomised study. J Bone Joint Surg. 1986; 68 A:552–555.

Laumann U. The so-called "periarthritis humeroscapularis"-possibilities of an operative treatment. Arch Orthop Traumat Surg. 1980; 97:27.

Levine AH, Pais MJ, Schwartz EE. Posttraumatic osteolysis of the distal clavicle with emphasis on early radiologic changes. Am J Roentgenol 1976; 127:781–784.

Loew M, Schiltenwolf M, Bernd L. Sonographische Diagnostik bei Verletzungen des Schultereckgelenkes. Z Orthop 1993; 131:302–306.

Lyons FA, Rockwood CA. Migration of pins used in operations on the shoulder. J Bone Joint Surg. 1990; 72-A:1262–1267.

Madsen B. Osteolysis of the acromial end of the clavicle following trauma. Br J Radiol 1963; 36:822–828.

MacDonald PB, Alexander MJ, Frejuk JR, Johnson GE. Comprehensive functional analysis of shoulders following complete acromioclavicular separation. Am J Sports Med. 1988; 16:475–480.

Malcapi C, Grassi G, Oretti D. Posterior dislocation of the acromioclavicular joint: a rare or an easily overlooked disease? Ital J Traumatol. 1978; 4:79–83.

Mathews LS, Simonson BG, Wolock BS. Osteolysis of the distal clavicle in a female body builder. A case report. Am J Sports Med. 1993; 21:50–52.

Matter HP, Gruber G, Harland U. Möglichkeiten der sonographischen Diagnostik bei Akromioklavikulargelenk-Verletzungen Typ Tossy III im Vergleich mit gehaltenen Röntgenaufnahmen. Sportverletzung, Sportschaden 1995; 9:14–20.

McFarland EG, Blivin SJ, Doehring CB, Curl LA, Silberstein C. Treatment of grade III acromioclavicular separations in professional throwing athletes: results of a survey. Am J Orthop. 1997; 26:771–774.

Merchan EC. Osteolysis of the distal clavicle in a woman. case report and review of the literature. Ital J Traumatol. 1992; 18:561–563.

Mulier T, Stuyck J, Fabry G. Conservative treatment of acromioclavicular dislocation. evaluation of functional and radiological results after six years follow-up. Acta Orthop Belg. 1993; 59:255–262.

Mosheim J, Elconin KB. Repair of acute acromioclavicular dislocation, utilizing the coracoacromial ligament. J Bone Joint Surg 1969; 51A:812.

Mumford EB. Acromioclavicular dislocation. A new operative treatment. J Bone Joint Surg. 1941; 23:799–802.

Murphy OB, R Bellamy R, Wheeler W, Brower TD. Posttraumatic osteolysis of the distal clavicle. Clin Orthop. 1975; 109:108–114.

Murray G. Fixation of dislocation of the acromioclavicular joint and rupture of the coracoclavicular ligaments. Can Med Assoc J. 1940; 43:270.

Naumann Th. Der seltene Fall einer habituellen lateralen Claviculaluxation dorsal subacromial (Fallbericht). Z. Orthop. 1986; 124:34–35.

Neault Ma, Nuber GW, Marymont JV. Infections after surgical repair of acromioclavicular separations with nonabsorbable tape or suture. J Shoulder Elbow Surg. 1996; 5:477–478.

Neviaser JS. Acromioclavicular Dislocations Treated by Transference of the Coracoacromial Ligament. Arch Surg. 1952; 64:292–297.

Neviaser JS. Acromioclavicular dislocations treated by transference of the coracoacromial ligament. A long-term follow-up in a series of 112 cases. Clin Orth. 1968; 58:57–68.

Norrell H, Llewellyn RC. Migration of a threaded Steinmann pin from an acromioclavicular joint into the spinal canal. A case report. J Bone Joint Surg. 1965; 47-A:1024–1026.

Novak PJ, Bach BR, Romeo AA, Hager CA. Surgical resection of the distal clavicle. J Shoulder Elbow Surg. 1995; 4:35–49.

Patte D, Debeyre J. Traitement chirurgical des ruptures de la coiffe des rotateurs de l'épaule. Chirurgie 1983; 109:337–341.

Petersson CJ. Resection of the lateral end of the clavicle. A 3 to 30-year-follow-up. Acta Orthop Scand. 1983; 54:904–907.

Petersson CJ, Gentz CF. Rupture of the supraspinatus tendon. The significance of distally pointing acromioclavicular osteophytes. Acta Orthop Scand. 1983; 174:143–148.

Phemister DB. Treatment of acromioclavicular dislocation by open reduction and threaded wire fixation. J Bone Joint Surg. 1942; 24:166.

Phillips AM, Smart C, Groom AFG. Acromioclavicular dislocation. Conservative or surgical therapy. Clin Orthop. 1998; 353:10–17.

Poli A. Acromioclavicular dislocation: treatment and results. Arch Orthop. 1953; 6:669.

Post M. Current concepts in the diagnosis and management of acromioclavicular dislocations. Clin Orthop. 1985; 200:234–247.

Powers JA, Bach PJ. Acromioclavicular separation. Clin Orthop. 1971; 104:213–223.

Press J, Zuckerman JD, Gallagher M, Cuomo F. Treatment of grade III acromioclavicular separations. operative versus nonoperative management. Bull Hosp Jt Dis. 1997; 56:77–83.

Quigley TB. Injuries to the acromioclavicular and sternoclavicular joints sustained in athletics. Surg Clin North Am. 1963; 42:551.

Ramanzadeh R, Voigt C, Fahimi S. Operative Behandlung der Akromioklavikulargelenksverletzungen. Helv Chir Acta 1991; 57:805–814.

Rasuchning W, Nordesjö LO, Nordgren B et al. Resection arthroplasty for repair of complete acromioclavicular separations. Arch Orthop Trauma Surg 1980; 97:161–164.

Rehm KE. Versorgung der Schultereckgelenkssprengung ohne metallisches Implantat. In Refior HJ, Plitz W, Jäger M, Hackenbroch MH (Hrsg.). Biomechanik der gesunden und kranken Schulter. Thieme, Stuttgart, New York 1985:47–465.

Rockwood CA. Injuries to the acromioclavicular joint. In Rockwood CA, Greene DP (Hrsg.). Fractures in Adults, Vol. 1, 1. Aufl., Lippincott, Philadelphia, 1984:869–872.

Rockwood CA. Injuries to the acromioclavicular joint. In Rockwood CA, Greene DP (Hrsg.). Fractures In Adults, Vol. 1, 2. Aufl., Lippincott, Philadelphia, 1991:860–910.

Rockwood CA, Young DC. Disorders of the Acromioclavicular Joint. In Rockwood CA, Matsen FA (Hrsg.). The Shoulder, Vol. 1, Saunders, Philadelphia, 1990:413–476.

Rockwood CA, Williams GR, Young DC. Disorders of the Acromioclavicular Joint. In Rockwood CA, Matsen Fa (Hrsg.). The Shoulder, 2nd Edition. Vol. 1, Saunders, Philadelphia, 1998:483–553.

Rosenorn M, Pedersen AB. A comparison between conservative and operative treatment of acute acromioclavicular separation. Acta Orthop Scand. 1974; 45:50–59.

Sage J. Recurrent inferior dislocation of the clavicle at the acromioclavicular Joint. Am J Sports Med. 1982; 10:145–146.

Salter EG, Nasca, Shelley BS. Anatomical observations on the acromioclavicular joint and supporting ligaments. Am J Sports Med 1987; 15(3):199–206.

Sanders JO, Lyons FA, Rockwood jr CA. Management of dislocations of both ends of the clavicle. J Bone Joint Surg. 1990; 72-A:399–402.

Shaffer B, Evans B, Ferrero G. Release and reattachment of the coracoacromial ligament: a cadaveric study. J Shoulder Elbow Surg. 1997; 6:297–305.

Shoji H, Roth C, Chuinard R. Bone block transfer of coracoacromial ligament in acromioclavicular injury. Clin Orthop. 1986; 208:272–277.

Sluming VA. Measuring the coracoclavicular distance with ultrasound – a new technique. Br J Radiol. 1995; 68:189–193.

Sluming VA. A method of comparison of the methods of distraction for stress examination of the acromioclavicular joint. Br J Radiol 1995; 68:1181–1184.

Smith MJ, Stewart MJ. Acute Acromioclavicular Separations. A 20-Year Study. Am J Sports Med. 1971; 7:62–71.

Taft T, Wilson FC, Oglesby JW. Dislocation of the acromioclavicular joint. J Bone Joint Surg. 1987; 69-A:1045–1051.

Thiemeyer jr JF. A method of repair of symptomatic chronic acromioclavicular dislocation. Ann Surg. 1954; 140:75–80.

Tossy JD, Mead NC, Sigmond HM. Acromioclavicular separations: Useful and practical classification for treatment. Clin Orth. 1963; 28:111–119.

Urist M. Complete dislocation of the acromioclavicular joint: the nature of the traumatic lesions and effective methods of treatment with an analysis of forty-one cases. J Bone Joint Surg. 1946; 28-A:813.

Vaatainen U, Pirinen A, Makela A. Radiological evaluation of the acromioclavicular joint. Skeletal Radiol. 1991; 20[2]:115–6.

Van Fleet TA, Bach B. Injuries to the acromioclavicular joint. Diagnosis and management. Orthop. Rev 1994; 23 (2):123–129.

Vargas L. Repair of complete acromioclavicular dislocation utilizing the short head of the biceps. J Bone Joint Surg. 1942; 24:772.

Voigt C, Enes-Gaiao F, Fahimi S. Die Behandlung der akromioklavikularen Luxation mit der Gelenkplatte nach Rahmanzadeh. Aktuelle Traumatol 1994; 24:128–132.

Walsh MW, Peterson DA, Shelton G, Neumann R. Shoulder strength following acromioclavicular injury. Am J Sports Med. 1985; 13:152–158.

Warren-Smith CD, Ward MW. Operation for acromioclavicular dislocation. J Bone Joint Surg. 1987; 69-B:715–722.

Wasmer G, Hagena FW, Bergmann M, Mittelmeier T. Anatomische und biomechanische Untersuchungen des Lig. Coracoacromiale am Menschen. In Refior HJ, Plitz W, Jäger M, Hackenbroch MH (Hrsg.). Biomechanik der gesunden und kranken Schulter. Thieme, Stuttgart, New York 1985:61–65.

Weaver JK, Dunn HK. Treatment of Acromioclavicular Injuries, especially Complete Acromioclavicular Separations. J Bone Joint Surg. 1972; 54-A:1187–1197.

Weinstein DM, McCann PD, McIlveen SJ, Flatow EL, Bigliani LU. Surgical Treatment of Complete Acromioclavicular Dislocations. Am J Sports Med. 1995; 23:324–331.

Werder H. Posttraumatische Osteolyse des lateralen Schlüsselbeinendes. Schweiz Med Wochenschr. 1951; 80:912.

Williams GR, Nguyen VD, Rockwood CA Jr. Classification and radiographic analysis of acromioclavicular dislocations. Appl. Radiol. 1989; 12 : 29 – 34.

Wojtys E, Nelson G. Conservative Treatment of Grade III Acromioclavicular Dislocations. Clin Orthop. 1991; 268 : 112 – 119.

Yanagisawa K, Hamada K, Gotoh M, Miyazaki S, Fukuda H. Posteroinferior Acromioclavicular Dislocation with Supraspinatus Tear. Clin Orth. 1998; 353 : 134 – 137.

18.5 Verletzungen des Sternoklavikulargelenks

D. Böhm und F. Gohlke

Pathogenese

Verletzungen des SC-Gelenks sind meist Folge einer indirekten, vom abduzierten Arm über die Klavikula fortgeleiteten Gewalteinwirkung (Heinig 1968, Wirth 1999); seltener sind direkte Traumen. Prinzipiell ist eine Luxation nach ventral, kranial, kaudal oder dorsal möglich, wobei es sich grundsätzlich um ventrokraniale oder dorsokaudale Luxationen handelt. Bei jeder Luxation kommt es nach Tscherne (1966) zu einer Medialverschiebung der Klavikula. Der Discus articularis verbleibt hierbei in den meisten Fällen am Manubrium sterni (Kennedy 1949).

Die **Richtung der Luxation** ist von mehreren Faktoren abhängig:
- Position der Klavikula zum Zeitpunkt der Gewalteinwirkung,
- Richtung und der Stärke der einwirkenden Kraft,
- Neigungswinkel zwischen Gelenkachse und der Sagittalebene,
- Gelenkbeweglichkeit,
- Gelenkspaltbreite.

Durch eine nach kaudal und dorsal auf die Schulter einwirkende Kraft kommt es zu einer Verletzung der ventralen Kapsel-Band-Strukturen und somit zu einer ventralen Subluxation oder Luxation (Abb. 18.**59 a**).

Kommt die einwirkende Kraft direkt von ventral auf das mediale Klavikulaende oder wird die Schulter bei einer axialen Belastung der Klavikula zusätzlich nach vorne gedrückt, kann eine hintere Luxation des SC-Gelenks (Buckerfield 1984) entstehen (Abb. 18.**59 b**). Bei diesem Luxationstyp kann es durch das mediale Klavikulaende auch zu Verletzungen der retrosternal gelegenen Strukturen kommen.

Allman (1967) unterteilt die Kapsel-Band-Verletzungen des SC-Gelenks in **3 Schweregrade**:
- Grad I. Dehnung von sternoklavikulären und kostoklavikulären Bändern,
- Grad II. Ruptur der sternoklavikulären Bänder bei intakten kostoklavikulären Bändern, verbunden mit einer geringen Deformität (Subluxation),
- Grad III. Ruptur von sternoklavikulären und kostoklavikulären Bändern, verbunden mit einer anterioren oder posterioren Luxation.

Diese Klassifikation ist sowohl für vordere als auch für hintere Luxationen anwendbar.

Bei Luxationsfrakturen kommt es zusätzlich zur Luxation im SC-Gelenk zu einer Fraktur der medialen Klavikula (Abb. 18.**60**). Diese Verletzungen sind seltener als reine Luxationen (Nutz 1986). Die kostoklavikulären Bänder bleiben dabei meist intakt. Bei Kindern handelt es sich fast

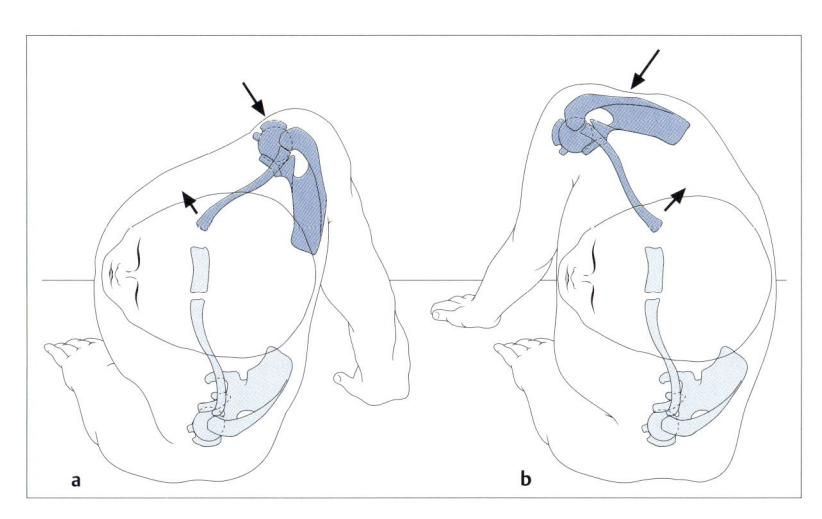

Abb. 18.59
a Unfallmechanismus der vorderen Luxation des SC-Gelenks: Eine von anterolateral auf die Schulter einwirkende Kraft disloziert die mediale Klavikula nach ventral.
b Unfallmechanismus der hinteren Luxation des SC-Gelenks: Eine von posterolateral auf die Schulter einwirkende Kraft disloziert die mediale Klavikula nach dorsal.

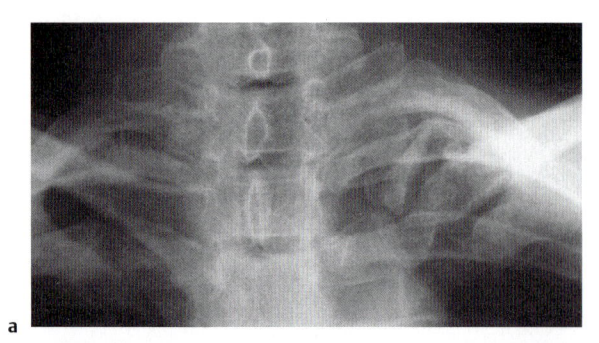

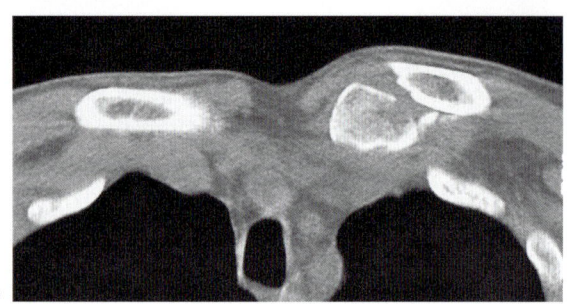

Abb. 18.60 a u. b Gelenknahe mediale Klavikulafraktur bei einem 42-jährigen Mann in der Röntgenprojektion nach Zimmer und im CT.

immer um Epiphysenverletzungen (Dameron 1984). Da die mediale Klavikulaepiphyse sich erst im Alter von 23–25 Jahren verschließt (Eskola 1989), kann es somit auch bei jungen Erwachsenen noch zu derartigen Verletzungen kommen. Gelenkbeteiligende Frakturen des medialen Klavikulaendes als mögliche Fehldiagnosen einer Luxation (Brinker 1999) werden in Kapitel 18.6 abgehandelt.

Sehr selten ist eine Luxation der kompletten Klavikula („floating clavicle"). Hier ist der ligamentäre Halteapparat der Klavikula vollständig zerstört und diese sowohl im SC-Gelenk als auch im Akromioklavikulargelenk (AC-Gelenk) luxiert.

Epidemiologie

Als einzige direkte Verbindung des Arms mit dem Achsenskelett ist das Sternoklavikulargelenk (SC-Gelenk) nur sehr selten von Verletzungen betroffen. Nach Rowe (1958) machen die Verletzungen des Sternoklavikulargelenks einen Anteil von 3% der Verletzungen des Schultergürtels, die Luxationen des Sternoklaviulargelenks 1,5% aller Luxationen aus (Wirth u. Cotta 1958). Die vordere Luxation ist mit 3:1 (Rockwood 1984) bis 19:1 (Nettles 1968) wesentlich häufiger als die hintere.

Diagnostik

Klinische Diagnostik

In erster Linie treten Schmerzen lokalisiert über dem SC-Gelenk auf, und die betroffene Schulter ist verkürzt. Der Patient unterstützt meist den betroffenen Arm mit der anderen Hand und hat den Kopf zur betroffenen Seite geneigt. Dies reduziert den Zug des M. sternocleidomastoideus am medialen Klavikulaende. Supinationsbewegungen des Unterarms führen zu einer Schmerzverstärkung. Der Patient kann im Liegen schmerzbedingt die betroffene Schulter nicht auf der Unterlage ablegen. Üblicherweise ist eine hintere Luxation schmerzhafter als eine vordere. Subluxationsstellungen sind aufgrund der posttraumatischen Schwellung klinisch meist schwer zu erkennen. Luxationen können jedoch meist gesehen oder zumindest palpiert werden.

Eine vordere Luxation ist bei prominentem gut tastbaren Klavikulaende leicht zu identifizieren, wobei die Klavikula entweder ventral fixiert oder mobil ist. Ausgeprägte Weichteilschwellungen können eine hintere Luxation auch wie eine vordere imponieren lassen (Rockwood 1984) oder die Luxation ganz verdecken.

Bei der hinteren Luxation ist in der Regel das mediale Klavikulaende nicht tastbar, dafür aber die laterale Kante des Sternums. Begleitsymptome wie Atemschmerz, Kurzatmigkeit, Erstickungsgefühle, Schluckbeschwerden, retrosternale Engegefühle, Synkopen oder Zeichen einer Einflussstauung können vorliegen und sollten ernst genommen werden, da es zur Ausbildung eines Pneumothorax oder zum Schock kommen kann. Daher muss der Patient entsprechend gründlich untersucht und ggf. überwacht werden. Nach Reposition bilden sich die Symptome zurück, sofern sie nur auf eine Kompression der betroffenen Strukturen zurückzuführen sind (Buckerfield 1984).

Bei einer Luxationsfraktur können prinzipiell die gleichen Symptome auftreten wie bei einer Luxation; durch Knochensplitter kann es dabei auch zu einer Perforation der Haut kommen.

Bei einer Luxation der Klavikula kommt es immer zu einer vorderen Luxation im SC-Gelenk und zu einer hinteren Luxation im AC-Gelenk. Die gesamte Klavikula ist hierbei prominent und schmerzhaft.

Nicht reponierte SC-Gelenkluxationen, persistierende Subluxationen, in Fehlstellung verheilte mediale Klavikulafrakturen oder eine SC-Gelenkarthrose können Ursachen für chronische Beschwerden am SC-Gelenk sein. Die Patienten klagen über Schmerzen nicht nur bei starken Belastungen, sondern bereits auch bei alltäglichen Bewegungen. Häufig wird eine Schmerzausstrahlung in den Arm angegeben.

Das wichtigste klinische Zeichen ist jedoch der umschriebene Druckschmerz über dem prominenten, kolbenförmig aufgetriebenen sternalen Klavikulaende. Klinische Zeichen, bildgebende Verfahren und konservative Therapieformen wurden bereits ausführlich in Kap. 19 beschrieben.

Bei einer **spontanen Subluxationen oder Luxationen** handelt es sich um eine atraumatische Instabilität des SC-Gelenks. Sie ist in der Regel schmerzfrei und häufig mit einer generalisierten Bandlaxität verbunden. Hauptsächlich sind junge Frauen unter 20 betroffen, bei denen es in

Anteversion oder Abduktion des Armes über Kopfhöhe zu einer ventralen Verschiebung des SC-Gelenks kommt (Rockwood 1988).

Bildgebende Diagnostik

Zu den anatomischen Grundlagen und der Darstellung mit den bildgebenden Verfahren siehe auch Kap. 1, 4.3 und 13.

Stellt sich klinisch der Verdacht auf eine **vordere Luxation/Subluxation** und zeigt die Standard AP-Aufnahme ein höher stehendes mediales Klavikulaende, sollten eine Doppelaufnahme nach Zimmer sowie die Aufnahme nach Rockwood (s. Kap. 13) durchgeführt werden. Auf der Zimmer-Aufnahme kann die superiore Verschiebung der medialen Klavikula und auf der Rockwood-Aufnahme die Ventralverschiebung der medialen Klavikula gut dargestellt werden. Da auch diese Aufnahmen bei Subluxationen nicht immer ausreichend sind, ist häufig eine CT-Untersuchung notwendig.

Stellt sich klinisch der Verdacht auf eine **hintere Luxation/Subluxation** und zeigt die Standard AP-Aufnahme ein tiefer stehendes mediales Klavikulaende, sollten eine Doppelaufnahme nach Zimmer sowie die Aufnahme nach Rockwood (s. Kap. 13) zur Diagnosesicherung durchgeführt werden. Auf der Zimmer-Aufnahme kann die inferiore Verschiebung des medialen Klavikulaendes und auf der Rockwood-Aufnahme seine Dorsalverschiebung gut dargestellt werden. Da auch diese Aufnahmen bei Subluxationen und auch kompletten Luxationen nicht immer ausreichend sind, ist oft eine CT-Untersuchung notwendig (Thomas 1999) (s. Abb. 13.**4**).

Therapie

Konservative Therapie

Vordere Luxation. Verletzungen des Grades I nach Allman sollten konservativ mit lokalen Maßnahmen wie Eisapplikation und Ruhigstellung des Arms mit einer Schlinge für einige Tage behandelt werden. Nach Abklingen der Symptome wird eine frühfunktionelle Behandlung begonnen und der Arm wieder zunehmend zum normalen Gebrauch eingesetzt (Wirth 1999).

Verletzungen des Grades II nach Allman (Subluxationen) sollten zunächst durch Zug der Schulter nach hinten (wie bei der Reposition einer Klavikulafraktur) unter Lokalanästhesie reponiert, und anschließend im Rucksack- oder Tape-Verband ruhig gestellt werden (Allman 1967). Eine Schonung des Arms für 6 Wochen (bis zur Verheilung der Kapsel-Band-Läsion) sollte zur Vermeidung einer chronischen Instabilität eingehalten werden.

Bei einer Typ-III-SC-Gelenkluxation sollte zunächst der Versuch einer geschlossenen Reposition unternommen werden. In Rückenlage mit einem Sandsack zwischen den Schultern wird durch Druck auf die mediale Klavikula die Luxation reponiert (Abb. 18.**61 a**). Gelingt dies nicht, können zusätzlich von einem Helfer die Schultern auf den Tisch gepresst werden, um die nach medial verschobene Klavikula wieder zu lateralisieren.. Falls dies unter Lokal-

anästhesie nicht möglich ist, sollte die Reposition unter Masken- oder Intubationsnarkose erfolgen. Meist erweist sich die Reposition bei Nachlassen des Drucks als instabil und die Klavikula disloziert spontan. Bei stabiler Reposition kann mit einem Rucksackverband weiterbehandelt werden. Nach 6-wöchiger Immobilisation und anschließender 2-wöchiger Mobilisierungsphase ohne Belastung sollte der Arm wieder voll einsetzbar sein. Kann die Reposition nicht gehalten werden, wird der Patient mit einem Rucksackverband oder einer einfachen Schlinge bis zum Abklingen der Symptome behandelt, und gegebenenfalls operativ stabilisiert.

Hintere Luxation. Verletzungen des Grades I und II nach Allman können wie vordere Luxationen behandelt werden (s. Kap. 18.4). Komplette hintere Luxationen sind zu 25 % mit Komplikationen verbunden (Worman 1967) und sollten aufgrund der Verletzungsgefahr mediastinaler Strukturen möglichst rasch reponiert werden. Sind vaskuläre, neurologische und kardiopulmonale Begleitverletzungen ausgeschlossen, sollte zunächst unter Allgemeinnarkose eine geschlossene Reposition angestrebt werden. Hierzu wird der Patient in Rückenlage auf einem Sandsack zwischen den Skapulae gelagert. Im Wesentlichen stehen 2 verschiedene Repositionstechniken zur Verfügung:

- Bei der **Traktions-Adduktions-Technik** wird der Arm in Adduktionsposition gebracht und gleichzeitig die Schulter nach unten gezogen wird. Die erste Rippe wird hierbei als Hypomochlion genutzt (Buckerfield 1984).
- Die Traktions-Abduktions-Technik (Abb. 18.**61 b**) wird von den meisten Autoren favorisiert. Hierbei wird unter Traktion der abduzierte Arm in Extension gebracht (McKenzie 1963). Direkter Druck auf die Schulter bei axialem Zug erleichtert die Mobilisation des SC-Gelenks. Bei erfolgreicher Reposition springt die Klavikula oft mit einem hörbaren Schnappen ins Gelenk zurück.

Im Gegensatz zur vorderen Luxation, bei welcher die Reposition erfahrungsgemäß nur selten erhalten bleibt, ist bei der hinteren Luxation die Reposition zwar schwieriger, dafür bleibt die Retention danach in der Regel stabil.

Bei Versagen der geschlossenen Reposition kann unter Narkose über Stichinzisionen die Klavikula mit einer Backhausklemme gefasst und durch Zug reponiert werden (Rockwood 1984) (Abb. 18.**61 c**). Eine anschließende Ruhigstellung mit einem Rucksackverband über sechs Wochen wird empfohlen. Nach der Immobilisierung des Arms erfolgt eine 2-wöchige Mobilisierungsphase ohne Armbelastung.

Klavikulaluxation. Eine Luxation der Klavikula sowohl im SC- als auch im AC-Gelenk wird als „Klavikulaluxation" bezeichnet. In der Regel entsteht diese durch eine vordere Luxation im SC-Gelenk und eine hintere Luxation im AC-Gelenk (Sanders 1990). Ein konservativer Therapieversuch

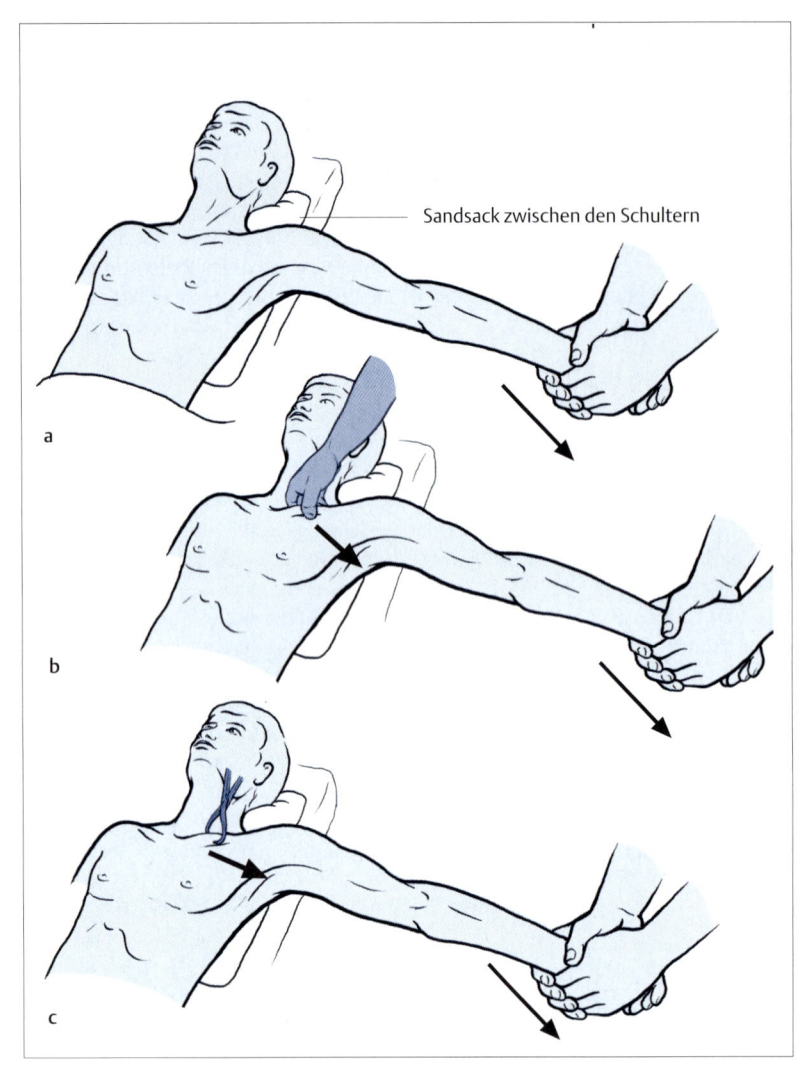

Abb. 18.61

a Technik zur geschlossenen *Reposition einer vorderen SC-Gelenkluxation:* Der Patient wird auf dem Rücken mit einem Sandsack zwischen den Schulterblättern gelagert. Ein Helfer übt Zug am Handgelenk aus und bringt den Arm dabei in Dorsalextension und Abduktion. Gleichzeitig wird mit der Hand direkter Druck auf die mediale Klavikula ausgeübt.

b Technik zur geschlossenen *Reposition einer hinteren SC-Gelenkluxation:* Der Patient wird auf dem Rücken gelagert, ein Helfer übt Zug am Handgelenk aus und bringt den Arm dabei in Dorsalextension und Abduktion. Gleichzeitig wird versucht, die mediale Klavikula nach ventral zu ziehen.

c Technik zur geschlossenen *Reposition einer hinteren SC-Gelenkluxation:* Bei Versagen der rein manuellen Reposition kann unter Narkose über Stichinzisionen die mediale Klavikula mit einer Backhausklemme gefasst und durch Zug reponiert werden.

ist primär gerechtfertigt, da selbst bei Ausheilung in Fehlstellung eine normale, schmerzfreie Beweglichkeit resultieren kann (Jain 1984, Cook 1987). In der größten publizierten Serie zu diesem Thema beschreibt Sanders (1990) jedoch, dass 4 von 6 Patienten persistierende Schmerzen über dem AC-Gelenk behielten, während das SC-Gelenk stets unauffällig blieb. Er empfiehlt für diese Situation die operative Stabilisierung des AC-Gelenks mittels Transposition des Lig. coracoacromiale nach Weaver und Dunn (1972). Es ist jedoch anzumerken, dass die Patienten von Sanders im Durchschnitt 35 Jahre jünger waren als die der anderen Autoren.

Spontane Subluxationen oder Luxationen. Eine operative Therapie ist in diesen Fällen normalerweise nicht angezeigt (Sadr 1979), sogar eher kontraindiziert, da trotz Operation meist keine Besserung auftritt (Wirth 1999). Einzig Booth (1979) berichtete über die erfolgreiche operative Versorgung von vier Patienten. Patientinnen sollten auf die meistens ästhetisch unbefriedigende Narbenbildung hingewiesen werden.

Spontane hintere Luxationen des SC-Gelenks sind extrem selten. Martin (1993) führte nach einer misslungenen geschlossenen Reposition eine konservative Behandlung durch. Ein Jahr nach dem Ereignis war die Patientin asymptomatisch. Martinez (1999) berichtete von einer spontanen hinteren Subluxation, welche er mit einer Verstärkung des Lig. sternoklaviculare anterius durch die Gracilis-Sehne erfolgreich behandelte.

Operative Therapie
Patientenlagerung und Zugangsweg. Der Patient wird in Allgemeinnarkose auf dem Rücken mit einem niedrigen Polster zwischen den Skapulae gelagert. Der Arm der betroffenen Seite sollte frei bleiben, um Zug ausüben zu können. Die Abdeckung muss die gesamte Klavikula mit AC-Gelenk, die obere Hälfte des Sternums und das gegenseitige SC-Gelenk frei lassen, um über ausreichend viele

Orientierungspunkte für eine exakte Reposition zu verfügen.

Wir verwenden bei allen Operationen am SC-Gelenk einen standardisierten Zugang, welcher am Oberrand der Klavikula entlang läuft und über das SC-Gelenk nach kaudal zieht. Die Länge des Hautschnitts beträgt ca. 5–10 cm. Nach Mobilisieren des spärlichen Subkutangewebes und Durchtrennen der oberflächlichen Faszie sowie des Platysmas werden die mediale Klavikula, die SC-Gelenkkapsel, der Übergang zur ersten Rippe und ca. die Hälfte des Manubrium sterni dargestellt.

Resektion der medialen Klavikula

Bei erhaltenen kostoklavikulären Bändern und arthrotisch verändertem SC-Gelenk stellt eine Resektionsarthroplastik eine sinnvolle und einfache Therapie dar (Abb. 18.62). Das SC-Gelenk wird mit dem Elektrokauter durch einen annähernd horizontalen Schnitt an der Oberseite eröffnet und

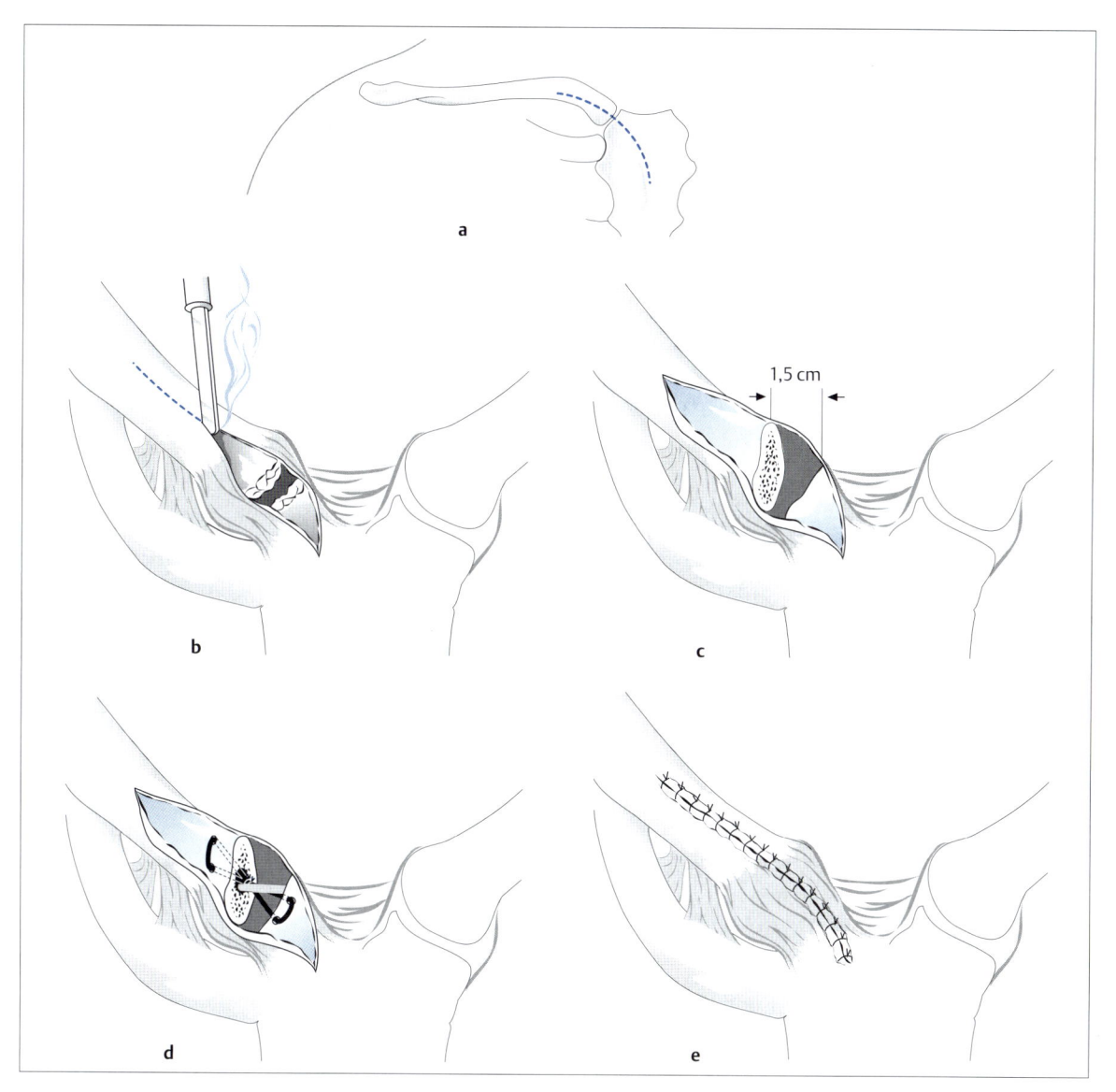

Abb. 18.62

a Operativer Zugangsweg zum SC-Gelenk: Bogenförmige Hautinzision.
b Eröffnen der SC-Gelenkskapsel: Längsspaltung am Oberrand des Gelenks mit dem Elektrokauter.
c Resektion der medialen Klavikula: Vom kranialen Ende werden etwa 1,5 cm vertikal reseziert, sodass die kostoklavikulären Bandansätze am kaudalen Pol erhalten bleiben.
d Durchzug der Palmaris-longus-Sehne und einer 1 mm starken PDS-Kordel in einer Achterschlinge durch jeweils zwei Bohrlöcher in Klavikula und Sternum. Die Sehne wird nach Reposition des Gelenks in sich vernäht, die PDS-Kordel in der verbliebenen Lücke verknotet.
e Verschluss der Gelenkkapsel des SC-Gelenks: Mit resorbierbaren Nahtmaterial wird ein kompletter Verschluss angestrebt.

das Periost der Klavikula schonend abpräpariert (Abb. 18.**62b**). Hierbei sollte der klavikulären Anteil des M. sternocleidomastoideus im Verbund mit dem Periost bleiben. Ist das nicht möglich, können Teile davon abgelöst werden, eine komplette Ablösung sollte jedoch vermieden werden. Einfacher ist es, den kaudalen Periostschlauch mit den daran hängenden kostoklavikulären Bändern zu erhalten.

Die mediale Klavikula wird mit ihrer Zirkumferenz dargestellt und unter Schutz der dorsalen Strukturen rautenförmig reseziert. Am kaudalen Pol sollte höchstens 1 cm reseziert werden, um den Ansatz der kostoklavikulären Bänder nicht zu gefährden. Die kraniale Breite dieser Raute sollte ca. 1,5 cm betragen (Abb. 18.**62c**). Hierzu verwenden wir eine oszillierende Säge. Die dorsalen Strukturen werden durch einen von kranial eingebrachten stumpfen Hohmann-Hebel geschützt. Die Ränder sollten möglichst glatt präpariert werden. Der in Verbund mit dem Lig. interarticulare stehende Discus interarticularis ist meistens zerrissen; erweist sich der Diskus intakt, sollte er möglichst erhalten und mit der superioren Kapsel vernäht werden. Nach Naht der Kapsel und Verschluss des Periostschlauchs sollte die Stabilität abschließend manuell getestet werden (Abb. 18.**62e**). Bei einer instabilen Situation sollte eine zusätzliche transossäre Stabilisierung der Klavikula an das Sternum durchgeführt werden (z. B. mit einer Achterschlinge mittels PDS-Kordel von 1 mm Stärke, s. Abb. 18.**62d**). Eine **postoperative Ruhigstellung** erfolgt im Gilchrist-Verband für zwei Wochen, eine Limitierung der Elevation auf 70° bis zur 6. Woche nach der Operation.

Der von Rockwood (1984) ausgesprochenen Empfehlung, 1–1,5 Inch (2,5–3,7 cm) zu resezieren, können wir uns nicht anschließen, da hierbei nach unseren Erfahrungen die kostoklavikulären Bandstrukturen ihren klavikulären Ansatz verlieren. Exakte Angaben zur Distanz des klavikulären Ligamentansatzes zum SC-Gelenk liegen in der Literatur jedoch nicht vor. Nicht einmal Cave (1961) hat diesen Aspekt bei seiner Studie von 153 kostoklavikulären Bändern untersucht. Eine genaue Inspektion des kaudalen Klavikulapols zur Identifizierung der Ansatzzone ist daher vor der Resektion wichtig, da der kostoklavikuläre Bandapparat möglichst erhalten bleiben sollte.

Acus (1995) hat bei insgesamt 15 Patienten nach Resektion von durchschnittlich 2,9 cm Breite der medialen Klavikula in 9 Fällen sehr gute und gute, 4 befriedigende und 2 schlechte Ergebnisse erzielt. 14 dieser Patienten gaben eine signifikante Besserung ihrer Beschwerden durch die Operation an. Eine Regeneration der resezierten Klavikula führte zu schlechteren Resultaten.

Rekonstruktion der sternoklavikulären Verbindungen

Bankart (1938) verwendete einen etwa 8 mm breiten Fascia-lata-Streifen, den er durch jeweils zwei Bohrlöcher in Klavikula und Sternum zog und im ehemaligen Gelenkbereich vernähte. Fery (1988) beschreibt eine Technik mit transartikulärer Kirschner-Drahtfixierung, Burri (1985) setzt Karbonbänder und Friedl (1994) eine 2-mm-PDS-Kordel ein. Jäger (1978) empfiehlt Fascia lata oder autologe, lypholisierte Dura. Martinez (1999) verwendet die Sehne des M. gracilis. Von Rüter (1993) wird nach Rekonstruktion der Bandstrukturen eine Platte auf beide Gelenkpartner aufgeschraubt, die in 2. Sitzung wieder entfernt werden sollte. Rockwood (1984) verwendet das Lig. intraarticulare, zieht es in den Klavikulastumpf hinein und fixiert es mit transossären Nähten. Dies setzt aber voraus, dass der Diskus und das Ligament erhalten oder zumindest rekonstruierbar sind. Vorteil dieser Methode ist, dass keine zusätzlichen Strukturen verletzt werden müssen und keine weiteren Hautschnitte notwendig sind.

Wir bevorzugen die Verwendung der ipsilateralen Palmaris-longus-Sehne (falls vorhanden) und zusätzliche Augmentation mittels einer 1 mm starken PDS-Kordel: Über 2–3 kleine Inzisionen im Sehnenverlauf wird zunächst die präoperativ getastete Palmarissehne auf maximaler Länge gewonnen. Der Zugang zum SC-Gelenk erfolgt wie bereits oben beschrieben. Es wird wiederum die mediale Klavikula über dem Ansatz der kostoklavikulären Bänder schräg nach kraniolateral reseziert, der Diskus und das Lig. intraarticulare inspiziert und wenn möglich erhalten. Meist ist jedoch eine Resektion der zerrissenen Strukturen notwendig. In Klavikula und Sternum werden jeweils 2 Bohrlöcher gesetzt und die armierte Palmarissehne zusammen mit einer PDS-Kordel in einer Achterschlinge durchgezogen (Abb. 18.**62d**). In Repositionsstellung wird die Palmarissehne gegenseitig vernäht, die PDS-Kordel verknotet und Kapsel- sowie Periostreste darüber verschlossen. Um eine ästhetisch unbefriedigende Narbenbildung zu verhindern, sollte eine intrakutane Hautnaht verwendet werden. Postoperativ erfolgt die Anlage eines Gilchrist-Verbands für 6 Wochen. In dieser Phase sind nur Pendelübungen mit kurzem Hebelarm erlaubt.

Rekonstruktion der kostoklavikulären Verbindungen

Alternativ zu freien Transplantaten wie Palmaris-longus-Sehne oder Fascia-lata-Streifen (Eskola 1989) fanden auch ortsständigen Strukturen wie die Subklaviussehne (Burrows 1951), der sternale Kopf des M. Sternokleidomastoideus mit einem Sternumperiostlappen (Brown 1961), Nylon, bzw. Seidecerclagen (Fery 1988) Verwendung. Die transossäre Fesselung mit der Subklaviussehne birgt die Nachteile einer ausgedehnten Ablösung des M. pectoralis major.

Während Burrows (1951) 2 Patienten erfolgreich mit seiner Technik operierte, hatte Barth (1983) in 2 Fällen mit dieser Technik aufgrund persistierender Instabilität keinen Erfolg. Brown (1961) brachte bei seiner Technik temporär zusätzlich einen transartikulären Rush-Nagel ein, was bei drei Patienten zu teilweise schwerwiegenden Komplikationen führte. Booth (1979), der auf eine zusätzliche Drahtfixierung verzichtete, erzielte bei 4 Patienten mit spontanen Luxationen gute Ergebnisse, während Fery (1988) in seinem Krankengut über zwei ausgezeichnete und ein schlechtes Ergebnis berichtete.

Rekonstruktion der sternoklavikulären und kostoklavikulären Verbindungen

Für den Ersatz sowohl der sternoklavikularen als auch der kostoklavikularen Bandverbindungen ist eine relativ lange Sehne notwendig. Eskola (1989) hat hierfür bei chronischen Dislokationen die Sehnen des M. palmaris longus oder M. plantaris verwendet und bei 3 Patienten gute und bei zwei Patienten befriedigende Ergebnisse erzielt. Er verzichtete hierbei auf eine Resektion der medialen Klavikula.

Umstellungsosteotomie der Klavikula

Dieses 1967 von Omer beschrieben Verfahren soll durch eine Klavikulaosteotomie den Hebelarm der Klavikula auf das SC-Gelenk verringern und so den rekonstruierten Bandapparat entlasten. Der klavikuläre Ansatz des M. sternocleidomastoideus wird hierbei abgelöst. Omer beschreibt 2 Patienten mit nachfolgender Osteomyelitis, 2 Fälle mit Nagelbruch und eine Nagelwanderung bei insgesamt 5 operierten Patienten. Wir würden daher vom Einsatz dieses Verfahrens abraten.

Arthrodese des SC-Gelenks

Von Witt und Cotta (1958) wurde nach Entknorpelung des Gelenks ein mit Cerclagen fixierter Verschiebespan aus der Klavikula zur Überbrückung eingesetzt. Aufgrund der starken funktionellen Einschränkungen der Schulterbeweglichkeit ist in Übereinstimmung mit Rockwood (1984) eine Arthrodese des SC-Gelenks nicht zu empfehlen.

Spezielle operative Therapie

Vordere Luxation. Eine primäre operative Versorgung wird nicht empfohlen (Rockwood 1984, Friedmann 1998). Verbleiben nach der Ausheilung weiterhin Beschwerden, sollte die operative Versorgung erfolgen. Wir bevorzugen hierfür die in Abb. 18.61 beschriebene Technik mit Rekonstruktion der SC-Gelenks unter Einflechtung der ipsilateralen Palmaris-longus-Sehne und einer PDS-Kordel.

Hintere Luxation. Kann weder eine geschlossene noch eine minimalinvasive Reposition erreicht und gehalten werden, sollte eine offene Reposition erfolgen (Tscherne 1966). Eine Rekonstruktion der gerissenen Bandstrukturen ist in diesem Fall zu empfehlen. Um eine stabile Position zu halten, ist eine zusätzliche Stabilisierung günstig. Das Einbringen von Kirschner-Drähten, auch Gewindebohrdrähten und Cerclagen, sollte aufgrund der beschriebenen – manchmal sogar tödlichen – Komplikationen (Nettles 1968) nur dann erfolgen, wenn keine andere Alternative zur Verfügung steht.

Wir bevorzugen die in Abb. 18.62 beschriebene Technik mit Rekonstruktion der SC-Gelenks unter Einflechtung der ipsilateralen Palmaris-longus-Sehne und einer PDS-Kordel. Anschließend erfolgt eine Ruhigstellung im Gilchrist-Verband für 6 Wochen, gefolgt von einer 2-wöchigen Mobilisierung ohne Belastung.

Luxationsfrakturen. Luxationsfrakturen des SC-Gelenks sind äußerst selten. Beim Erwachsenen kann eine Retention mittels einer modifizierten Y-Platte durchgeführt werden, welche nach 6 Wochen wieder entfernt wird (Haug 1986), oder eine Fesselung mit einer Drahtcerclage erfolgen (Nutz 1986) (Abb. 18.63). Hierbei bringt die Versorgung mit einer Platte nicht die Gefahr des Drahtbruchs mit anschließender Wanderung mit sich und ist somit vorzuziehen. Da die mediale Klavikulaepiphyse sich erst im Alter von 23–25 Jahren verschließt (Eskola 1989), handelt es sich bis zu diesem Alter meist um Epiphysenverletzungen (Dameron 1984). Bei den am häufigsten vorkommenden Verletzungen des Typs I oder II nach Salter-Harris bleibt die Epiphyse normalerweise in Verbund mit dem Sternum (Dameron 1984). Der kaudale Periostschlauch sowie die Ligg. costoclavicularia bleiben intakt. Eine geschlossene Reposition und anschließende Ruhigstellung ist aufgrund des großen Heilungspotenzials in dieser Region meist ausreichend, operative Maßnahmen sind nur bei persistierender Luxation erforderlich. Hier wird dann die Klavikula wieder in den Periostschlauch reponiert und dieser mit einer Naht verschlossen.

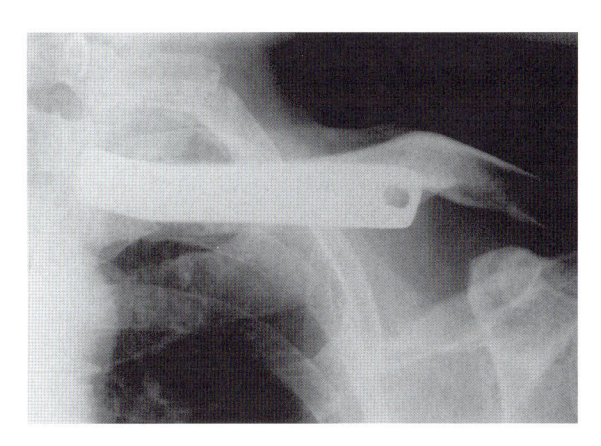

Abb. 18.63 Versorgung einer gelenknahen medialen Klavikulafraktur (s. Abb. 18.60) mittels einer anatomisch geformten Platte nach Mewes (s. auch Abb. 18.62).

Veraltete Luxationen und posttraumatische Zustände. Erst wenn die konservative Therapie versagt, ist bei entsprechenden Symptomen eine operative Intervention indiziert. Wir bevorzugen die in Abb. 18.62 beschriebene Technik mit Rekonstruktion der SC-Gelenks unter Einflechtung der ipsilaterlen Palmaris longus Sehne und einer PDS-Kordel. Anschließend erfolgt eine Ruhigstellung im Gilchrist-Verband für 6 Wochen, gefolgt von einer 2-wöchigen Mobilisierung ohne Belastung.

Komplikationen

Bei der **konservativen Therapie vorderer Luxationen** kann zu 70% mit klinisch guten Ergebnissen gerechnet werden (de Jong 1990). Es können jedoch eine verbleibende Instabilität, eine posttraumatische Arthrose oder kosmetisch störenden Auftreibungen des SC-Gelenks entstehen. **Hintere Luxationen** sollten aufgrund der Gefahr einer Kompression des Mediastinums grundsätzlich reponiert werden. Sie hinterlassen danach selten Instabilitäten (Rockwood 1984).

Bei der **operativen Therapie** kann es neben den allgemeinen Komplikationen wie Wundheilungsstörungen, Infektionen, Gefäß- und Nervenverletzungen vor allem durch eingebrachte Drähte und Cerclagen zu erheblichen spezifischen Komplikationen kommen. Verletzungen der Pleura oder Lunge mit Hämato- oder Pneumothorax, massive Blutungen oder Herzbeuteltamponaden mit zum Teil tödlichen Ausgang sind als Folge von gewandertem Material beschrieben (Nettels 1986). Erosionen und ausbleibende Frakturheilung der ersten Rippe wurden von Reilly (1999) beim Einsatz von Dacron gesehen. Aufgrund der vielen beschrieben Komplikationen durch Fremdmaterialien bevorzugen wir den Einsatz von autolgem Material. Rezidivierende Instabilitäten und persistierende Schmerzen zählen genauso wie eine ästhetisch störende Narbenbildung zu den bei allen Methoden aufgeführten Komplikationen.

Literatur

Acus RW, Bell RH, Fisher DL. Proximal clavicle excision: An Analysis of results. J Shoulder Elbow Surg. 1995; 4(3):182–187.

Allman FL. Fractures and Ligamentous Injuries of the Clavicle and its Articulation. J Bone Joint Surg. 1967; 49-A:774–784.

Bankart ASB. An Operation for Recurrent Dislocation (Subluxation) of the Sternoclavicular Joint. Br J Surg. 1938; 26:320–323.

Barth E, Hagen R. Surgical treatment of dislocations of the sternoclavicular joint. Acta orthop scand. 1983; 64:746–747.

Booth CM, Roper BA. Chronic Dislocation of the Sternoclavicular Joint. Clin Orthop. 1979; 140:17–20.

Breitner S, Wirth CJ. Die Resektion des acromialen und sternalen Claviculaendes. Z Orthop. 1987; 125:363–368.

Brinker MR, Simon RG. Pseudo-dislocation of the sternoclavicular joint. J Orthop Trauma. 1999; 13(3):222–225.

Brown JE. Anterior sternoclavicular dislocation. A method of repair. Am J Orthop. 1961; 3:184–189.

Buckerfield CT, Castle ME. Acute Traumatic Retrosternal Dislocation of the Clavicle. J Bone Joint Surg. 1984; 66 A:379–385.

Burri C, Nuegebauer R. Carbon Fiber Replacement of the Ligaments of the Shoulder Girdle and the Treatments of Lateral Instability of the Ankle Joint. Clin Orthop. 1985; 196:112–117.

Burrows HJ. Tenodesis of subclavius in the treatment of recurrent dislocation of the sterno-clavicular joint. J Bone Joint Surg. 1951; 33-B:240–243.

Cook F, Horowitz M. Bipolar clavicular dislocation. J Bone Joint Surg. 1987; 69-A:145–147.

Cooper AP. Treatise of dislocations and fractures of the joints. 2nd Am.ed. (from the 6th London ed.). Lilly Wait Carter Hendee, Boston, 1832.

Dameron TB, Rockwood CA. Fractures and dislocations of the shoulder. In Rockwood CA, Wilkins KE, King RE (Hrsg.). Fractures in children. JP Lippincott, Philadelphia, 1984:624–653.

De Jong KP, Sukui, DM. Anterior sternoclavicular dislocation: A longterm follow-up study. J Orthop Trauma 1990; 4:420–423.

Destouet JM, Gilula LA, Murphy WA, and Sagel SS. Computed Tomography of the Sternoclavicular Joint and Sternum. Radiology 1981; 138:123–128.

Eskola A, Vainionpää S, Vastamäki M, Slätis P, Rokkanen P. Operation for old sternoclavicular dislocation. J Bone Joint Surg. 1989; 71-B:63–65.

Fery A., Sommelet J. Dislocation of the Sternoclavicular Joint: A Review of 49 Cases. Int Orthop. 1988; 12:187–195.

Friedl W, Fritz T. Die PDS-Kordelfixation der sternoklavikularen Luxation und para-artikulären Klavikulafrakturen. Unfallchirurg. 1994; 97:263–265.

Friedmann RJ. Die Instabilität des Sternoklavikulargelenks. Orthopäde 1998; 27:567–570.

Haug W (1986); Retention einer seltenen Sterno-clavicular-Luxationsfraktur mittels modifizierter Y-Platte der AO. Akt Traumatol. 1986; 16:39–40.

Jain AS. Traumatic floating clavicle. J Bone Joint Surg. 1984; 66-B:560–561.

Jäger M, Wirth C. Kapselbandläsionen des Sternoklavikulargelenks. In Jäger M, Wirth C. Kapselbandläsionen. Thieme, New York, 1978:115–122.

Kennedy JC. Retrosternal Dislocation of the Clavicle. J Bone Joint Surg. 1949; 31 B:74–75.

Levinsohn EM. Computed Tomography in the diagnosis of the sternoclavicular joint. Clin Orthop. 1979; 140:12–16.

Lourie JA (1980) Tomography in the diagnosis of posterior dislocation of the sternoclavicular joint. Acta Orthop Scand. 1980; 5:579–580.

Martin SD, Altchek D, Erlanger S. Atraumatic posterior dislocation of the sternoclavicular joint. Clin Orthop. 1993; 292:159–164.

Martinez A, Rodriguez A, Gonzalez G, Herrera A, Domingo J. Atraumatic spontaneus posterior subluxation of the sternoclavicular joint. Arch Orthop Trauma Surg. 1999; 119(5–6):344–346.

McKenzie JMM. Retrosternal Dislocation of the Clavicle: A Report of Two Cases. J Bone Joint Surg. 1963; 45 B:138–141.

Nettles JL, Linscheid R. Sternoclavicular Dislocations. J Trauma 1986; 8:158–164.

Nutz V. Luxationsfraktur des Sternoclaviculargelenks. Unfallchirurg. 1986; 89:145–148.

Omer GE. Osteotomy of the Clavicle in Surgical Reduction of Anterior Sternoclavicular Dislocation. J Trauma 1967; 7:584–590.

Pollock RC, Bankes MJ, Emery RJ. Diagnosis of retrosternal dislocation of the clavicle witd ultrasound. Injury 1996; 27:670–671.

Reilly P, Bruguera JA, Copeland SA. Erosion and nonunion of the first rib after sternoclavicular reconstruction with Dacron. J Shoulder Elbow Surg. 1999; 8(1):76–78.

Rockwood jr CA. Injuries to the Sternoclavicular Joint. In Rockwood jr CA, Green DP (Hrsg.). Fractures, 2nd ed. vol. 1, 910–948. JB Lippincott, Philadelphia, 1984.

Rockwood jr CA, Odor JM. Spontaneous Atraumatic Anterior Subluxations of the Sternoclavicular Joint in Young Adults: Report of 37 Cases (abstract). Orthop Trans. 1988; 12:557.

Rockwood jr CA, Groh GI, Wirth MA, Grassi FA (1987) Resection Arthroplasty of the Sternoclavicular Joint 1987; 79 A:387–393.

Rowe CR. Shoulder girdle injuries. In Cave EF (ed.). Fractures and other injuries. Year Book Publishers, Chicago, 1958.

Rüter A, Kotter A, Braun W. Die Behandlung der frischen sternoklavikulären Luxation. Operat Orthop Traumatol. 1993; 5:92–99.

Sadr B, Swann M. Spontaneous Dislocation of the Sternoclavicular Joint. Acta Orthop Scand. 1979; 50:269–274.

Thomas DP, Davies A, Hoddinott HC. Posterior sternoclavicular dislocation – a diagnosis easily missed. Ann R Coll Surg Engl. 1999; 81(3):201–204.

Tscherne H, Magerl F. Beitrag zur retrosternalen Schlüsselbeinverrenkung. Mschr Unfallheilk. 1966; 69:112.

Weaver JK, Dunn HK. Treatment of acromioclavicular injuries, especially complete separation. J Bone Joint Surg. 1972; 54-A:1187–1194.

Wirth MA, Rockwood jr CA. Disorders of the Sternoclavicular Joint: Pathophysiology, Diagnosis, and Management, In Ianotti JP, Williams GR (Hrsg.). Disorders of the Shoulder: Diagnosis and Management. Lippincott Williams Wilkins, Philadelphia, 1999.

Witt AN, Cotta H. Die operative Wiederherstellung der Clavicula und ihrer Gelenke. Chir Praxis 1958; 1:69.

Worman LW, Leagus C. Intrathoracic Injury Following Retrosternal Dislocation of the Clavicle. J Trauma 1967; 7:416–423.

18.6 Klavikulafrakturen

A. Werner

Pathogenese

Über stabile Bandverbindungen mit dem Sternum und der Skapula verbunden, stellt die Klavikula das einzige knöcherne Bindeglied zwischen Rumpf und Arm dar. Sie ist für die Form und Funktion des Schultergürtels essenziell.

Die Klavikula erscheint in der Frontalansicht als gerade, in der Ansicht von oben als S-förmig gekrümmt. In der Sagittalebene ist der Querschnitt medial eher rund, nach lateral flach. Form als auch Dicke des Knochens sind an die unterschiedlichen Muskelansätze sowie die Funktion angepasst (Ljunggren 1979).

Beim wachsenden Skelett sind eine mediale und eine laterale Wachstumsfuge vorhanden, wobei die mediale ca. 80% zum Längenwachstum der Klavikula beiträgt. Diese mediale Epiphyse schließt sich manchmal erst in der 3. Dekade, was zur Fehldiagnose mediale Fraktur führen kann. Bemerkenswert ist die relativ lockere Verbindung von Knochen und Periost beim Kind und jungen Erwachsenen, die zu einem Ausreißen des proximalen Fragments aus dem Periostschlauch mit dem klinischen Bild der sog. „Pseudoluxation" führen kann. Dabei bleibt der Periostschlauch mit dem (intakten) AC-Gelenk stehen, während das „ausgerissene" mediale Fragment durch Muskelzug nach oben disloziert wird.

Die Gesamtbewegung der Klavikula bzw. ihrer zwei Gelenke im Rahmen der Elevationsbewegung des Schultergelenks entspricht mit ca. 60° derjenigen im sog. skapulothorakalen Nebengelenk. Das Sternoklavikulargelenk trägt hierzu mit ca. 40°, das ligamentär fester geführte Akromioklavikulargelenk mit ca. 20° bei. Die ca. 40°–50° betragende Rotation der Klavikula um ihre longitudinale Achse bei der Elevation findet fast ausschließlich im Sternoklavikulargelenk statt. Näheres ist Kapitel 1 zu entnehmen.

Funktionell-anatomische Studien (Ljunggren 1979) haben gezeigt, dass das mittlere Drittel der Klavikula den schwächsten Abschnitt darstellt. Gerade in diesem Abschnitt greifen Spannungs- und Biegekräfte wie auch Torsionskräfte an.

Nach Allman und Neer (1990) besteht ein Zusammenhang zwischen dem einwirkenden Trauma und dem Ort der Fraktur: Frakturen im mittleren Drittel der Klavikula (Typ I) treten in der Regel bei seitlicher Krafteinwirkung auf die Schulter auf, meist beim Sturz direkt auf die Schulter oder selten auf den seitlich ausgestreckten Arm. Laterale Klavikulafrakturen (Typ II) treten dagegen eher bei kraniokaudal einwirkender Kraft auf, z.B. beim Sturz auf die hintere Schulterpartie. Mediale Frakturen (Typ III) resultieren meist aus direkten Traumen. Stanley u. Mitarb. (1988) sahen jedoch keinen solchen Zusammenhang. Nach dieser Studie wird die direkte Krafteinwirkung auf die Schulter (Sturz, Anprall) in 87% aller Frakturen als Ursache angegeben, in 7% ein direktes Trauma auf die Klavikula und in lediglich 6% ein Sturz auf den ausgestreckten Arm.

Klassifikationen. Es existieren in der Literatur verschiedene Klassifikationen, die sich nach der Frakturform (Grünholzfraktur, Schrägfraktur etc.) oder aber üblicherweise nach der Frakturlokalisation richten. **Allman** empfahl 1967 die bis heute allgemein angewandte Einteilung in drei Gruppen:
- Gruppe I Frakturen des mittleren Drittels (Abb. 18.**64**),
- Gruppe II Frakturen des lateralen Drittels,
- Gruppe III Frakturen des medialen Drittels.

Frakturen des mittleren Drittels (Gruppe I) sind mit ca. 80% weitaus am häufigsten, während die lateralen Gruppe-II-Frakturen mit ca. 15% und die medialen Gruppe-III-Frakturen mit ca. 5% sehr viel seltener sind.

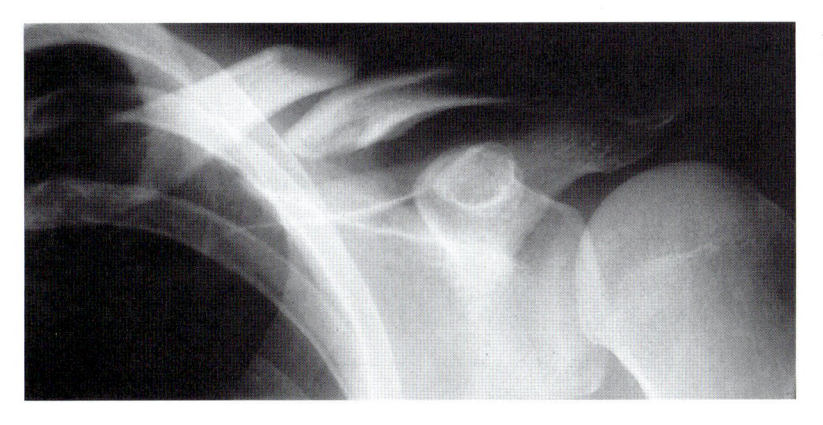

Abb. 18.64 Fraktur im mittleren Drittel (Typ I nach Allman).

Neer (1968, 1990) sowie Jäger und Breitner (1984) stellten ergänzend eine Klassifikation der lateralen (distalen) Klavikulafraktur auf (Abb. 18.**65**).
- Typ I: minimale Dislokation, intakte korakoklavikuläre Ligamente (Fraktur zwischen Lig. conoideum und trapezoideum oder zwischen korakoklavikulären und akromioklavikulären Ligamenten) (Abb. 18.**66**),
- Typ II: dislozierte Fraktur, Ablösung der Ligamente vom proximalen Fragment,
- Typ III: Fraktur der Gelenkfläche (AC-Gelenk).

Hierbei ist der Typ II mit ca. 80% der lateralen Klavikulafrakturen weitaus am häufigsten.

Klassifikation distaler Klavikulafrakturen nach **Jäger und Breitner** (1984):
- Typ I   lateral der korakoklavikulären Ligamente,
- Typ II im Bereich des Ansatzes der korakoklavikulären Ligamente,
  - IIa Ruptur der Pars conoidea,
  - IIb Ruptur der Pars trapezoidea,
- Typ III medial der korakoklavikulären Ligamente,
- Typ IV medial des AC-Gelenks („Pseudoluxation" des Jugendlichen mit Einriss des Periostschlauchs).

Die Autoren haben mit dieser Klassifikation eine typabhängige Therapieempfehlung gegeben (s. u.).

Die sehr ausführliche Einteilung von **Craig** (1990) stellt eine Kombination der Allman-Klassifikation sowie der differenzierten Einteilung der lateralen Klavikulafrakturen dar.
- Gruppe 1   Fraktur des mittleren Drittels,
- Gruppe 2   Fraktur des lateralen Drittels,
  - Typ I: minimal disloziert (interligamentär),
  - Typ II: disloziert, medial der korakoklavikulären Ligamente (A.: Lig. conoideum und trapezoideum intakt, z. B. Lig. conoideum rupturiert, Lig. trapezoideum intakt),
  - Typ III: Fraktur der Klavikulagelenkfläche,
  - Typ IV: kindliche Fraktur mit rupturiertem Periostschlauch und Dislokation des proximalen Fragments,
  - Typ V: Trümmerfrakturen,
- Gruppe 3   Fraktur des medialen Drittels,
  - Typ I: minimal disloziert,
  - Typ II: disloziert, Ligamente rupturiert,
  - Typ III: intraartikuläre Fraktur,
  - Typ IV: kindliche Epiphysenlösung,
  - Typ V: Trümmerfrakturen.

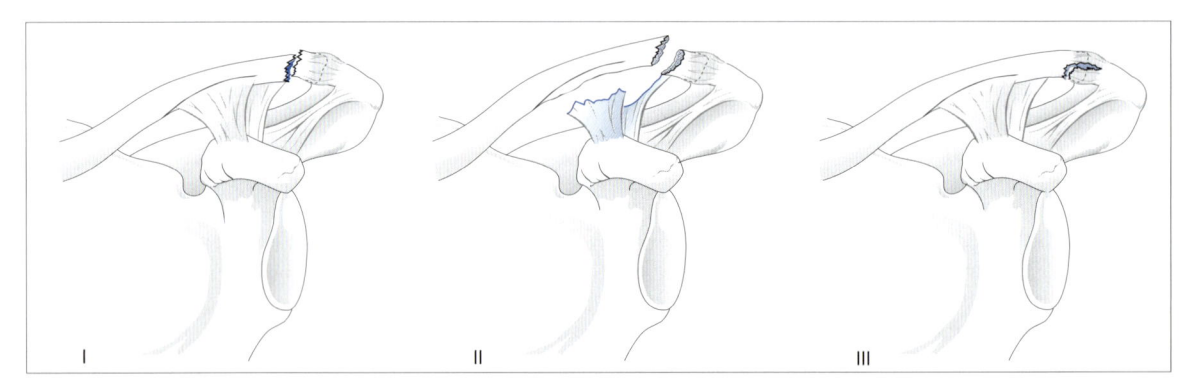

Abb. 18.65 Klassifikation lateraler Klavikulafrakturen nach Neer.

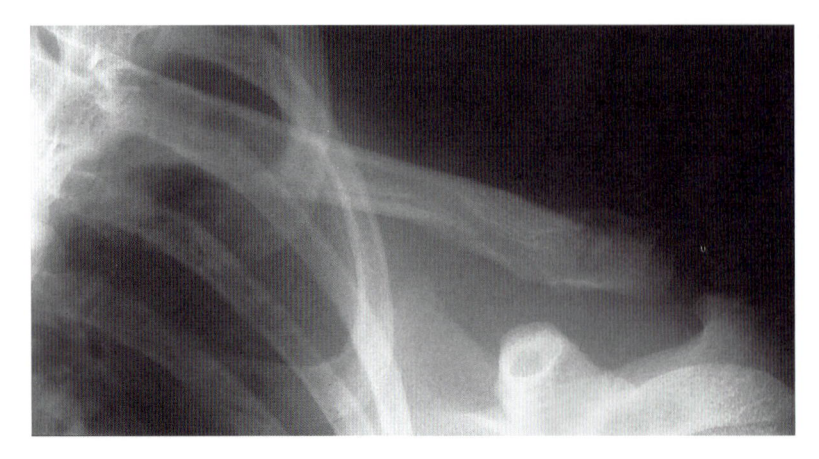

Abb. 18.66 Fraktur im lateralen Drittel (Typ I nach Neer).

Epidemiologie

Die Fraktur der Klavikula zählt zu den häufigsten knöchernen Verletzungen. Literaturangaben zufolge machen sie zwischen 4 und 15 % aller Frakturen aus (Nordqvist u. Peterson 1994). Dabei ist die Inzidenz bei Kindern etwas höher als beim Erwachsenen. Die Klavikula ist in 35–40 % aller knöchernen Verletzungen des Schultergürtels betroffen. Bei unkomplizierten Frakturen liegt das Durchschnittsalter zwischen 6 und 16 Jahren, bei Mehrfragmentfrakturen dagegen bei 41 Jahren (s.o).

Diagnostik

Klinisch führt die Fraktur des mittleren Drittels zu einem Absinken der Schulter nach vorne und unten. Das mediale Fragment wird dagegen durch Muskelzug nach hinten und oben gezogen. Die unmittelbar subkutane Lage der Klavikula ermöglicht die direkte Palpation von Deformität und Krepitation im Frakturbereich. Dagegen können nichtdislozierte (Grünholz-) Frakturen beim Kind sowie solche der Klavikulagelenkflächen leicht übersehen werden. Die Kontrolle der distalen Blut- sowie Nervenversorgung ist aufgrund der Nähe insbesondere der mittleren Klavikula zu Gefäßen und Plexus ebenso essenziell wie die der seitengleichen Lungenbelüftung zum Ausschluss einer Pleura- oder Lungenbeteiligung.

Radiologisch werden Frakturen des mittleren Anteils auf Standardaufnahmen in zwei Ebenen diagnostiziert: eine a.-p. Aufnahme sowie eine um 45° gekippte, kaudokranial gerichtete Aufnahme. Bei Frakturen im lateralen Anteil kann eine laterale, sog. „Y-Aufnahme" weitere Informationen liefern. Zur Beurteilung des korakoklavikulären Bandapparates werden beidseitige Belastungsaufnahmen wie bei der AC-Gelenkluxation angefertigt. Frakturen der Gelenkflächen machen manchmal Schichtaufnahmen oder ein CT notwendig.

Therapie

Konservative Therapie

Frakturen **im mittleren Anteil der Klavikula (Typ I nach Allmann)** werden konservativ behandelt. Bei ausreichendem Kontakt der Fragmentenden ist eine In-situ-Ruhigstellung ausreichend, Pseudarthrosen sind selten. Bei unzureichendem Kontakt kann die Fraktur in der Regel durch einen nach kranial, lateral und dorsal gerichteten Zug an der Schulter ausreichend reponiert werden. Ggf. erfolgt dies in lokaler (Bruchspalt-)Anästhesie. Allgemein wird zur Ruhigstellung der sog. Rucksackverband verwendet. Jedoch ist hiermit manchmal eine Reposition schwer zu halten, sodass Neer (1990) stattdessen eine Ruhigstellung im Gipsverband („clavicular cast") empfiehlt. Die Verwendung eines Gilchrist-Verbands bzw. einer einfachen Schlinge führt nach Anderson u. Mitarb. (1987) zu gleich guten Ergebnissen wie der Rucksackverband. Die Autoren verweisen auf den Zeitaufwand (häufiges Nachziehen) sowie mögliche Komplikationen durch den Rucksackverband und empfehlen daher die einfache Ruhigstellung in der Schlinge. Jedoch hat der Rucksackverband den Vorteil, Hand und Ellenbogen frei zu lassen. Craig (1996) stellt für 6–8 Wochen im Rucksackverband ruhig und erlaubt die Rotation des Arms in adduzierter Stellung. Anschließend gibt er für weitere 3–4 Wochen eine Schlinge, während gleichzeitig mit krankengymnastischen Übungen begonnen wird.

Während kindliche Frakturen nach 3–4 Wochen als stabil zu betrachten sind, muss beim Erwachsenen mit einer Heilungsdauer von 8 Wochen gerechnet werden. Entsprechend lange sollten schulterbeanspruchende Tätigkeiten (Beruf, Sport) unterlassen werden. Kontrollröntgenaufnahmen sind nur bei entsprechenden Beschwerden indiziert.

Bei **Frakturen des lateralen Drittels (Typ II nach Allman), Typ I nach Neer,** ist der korakoklavikuläre Bandapparat intakt, wodurch die Fraktur stabilisiert wird. Die Dislokation ist meist minimal, sodass eine konservative Therapie mit Ruhigstellung in einer Schlinge oder im Gilchrist-Verband in der Regel ausreicht.

Frakturen des medialen Drittels (Typ III nach Allman) können, da sie selten disloziert sind, in der Regel konservativ mittels Ruhigstellung des Arms im Gilchrist-Verband oder in einer Schlinge behandelt werden.

Operative Therapie

Indikationen zur operativen Therapie bei Frakturen **im mittleren Anteil der Klavikula (Typ I nach Allmann)** stellen dar:
- neurovaskuläre Komplikationen, falls sie durch geschlossene Reposition nicht zu beheben sind,
- offene Frakturen oder drohende Weichteilpenetration,
- Interposition von Weichteilen oder Fehlrotation bei Mehrfragmentfraktur,
- Ungenügende Möglichkeit der Ruhigstellung (Polytrauma, Krampfleiden etc.),
- Die sog. „floating scapula" bei Kombinationsverletzung von Klavikula und Skapula,
- Verkürzung von > 1,5–2 cm und/oder Achenabweichungen von > 15–20° mit funktioneller Beeinträchtigung,
- kosmetisch störende Deformität (relative Indikation).

In unseren Händen bewährt hat sich die halbrohrförmige, S-förmig gebogene **Kompressionsplatte nach Meves (1973)** (Abb. 18.67). Sie ist als 85-mm- oder 100-mm-Implantat der Klavikulaanatomie angepasst.

Alternativ kommen eine 3,5-mm-DCP oder eine 3,5-mm-Rekonstruktionsplatte infrage (AO). Die Platte wird entweder auf der Oberseite oder auf der Vorderseite der Klavikula anmodelliert. Die ventrale Lage hat den Vorteil, dass die Weichteildeckung besser ist und längere Schrauben verwendet werden können. Die Lage auf der Oberseite der Klavikula kann teilweise einen besseren Zuggurtungseffekt erzielen. Bei ausgedehnten knöchernen

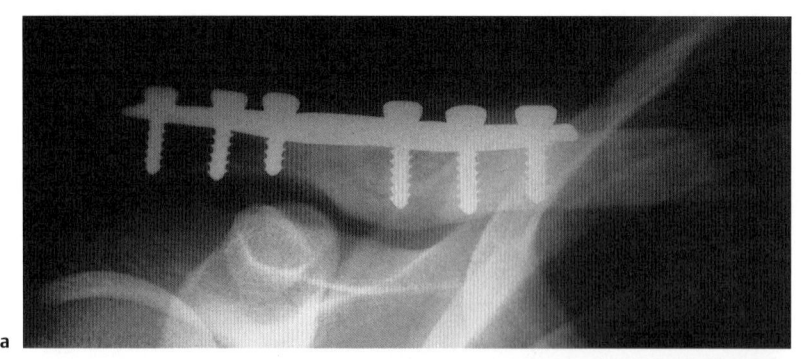

Abb. 18.67a u. b Plattenosteosynthese bei Fraktur des Klavikulaschafts.

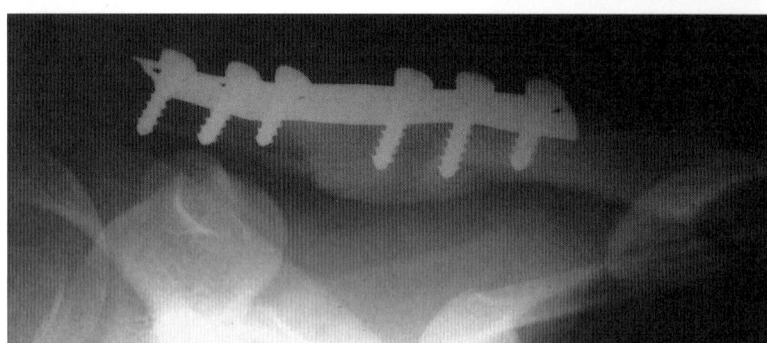

Defekten, besonders bei über 15 mm Länge, können trikortikale Beckenkammspäne zur Überbrückung verwendet werden, vergleichbar der Therapie einer Pseudarthrose.

Neer empfiehlt eine **intramedulläre Schienung** mittels Steinmann-Nagel. Dieser wird nach Aufbohren der Markhöhle und Eröffnung der vorderen Kortikalis retrograd vom Frakturspalt aus in das proximale Fragment eingebracht. Durch das Loch in der vorderen Kortikalis wird der Pin mit dem stumpfen Ende ausgeführt. Nach Reposition der Fraktur wird der Nagel dann wieder vorgeschoben und im lateralen Fragment verankert. Anschließend wird der Pin an der medialen Eintrittsstelle umgebogen, um ein Wandern nach lateral zu verhindern. Alternativ wird der Nagel von lateral und dorsal unter Schonung des AC-Gelenks nach medial über die Fraktur vorgeschoben und in der vorderen Kortikalis des medialen Fragments verankert, ohne diese zu penetrieren.

Vorteile der **intramedullären Fixation** im Vergleich zur Plattenosteosynthese sind das geringere Weichteiltrauma zur Exposition, die herabgesetzte Beeinträchtigung des Periosts, die einfachere Metallentfernung und nicht zuletzt das Fehlen der Schraubenlöcher als potenzielle Schwachpunkte. **Nachteil** ist die im Vergleich zur Plattenosteosynthese mangelnde Rotationsstabilität.

Frakturen des lateralen Drittels (Typ II nach Allman), Typ II nach Neer, werden in der Regel operativ behandelt. Konservative Behandlung ist bei ausreichender Stellung zwar möglich, aufgrund der instabilen Situation aber mit einer hohen Pseuarthrosenrate verbunden.

Neer-II-Frakturen mit ausreichend großem distalen Fragment können mit einer Kleinfragment-T-Platte (AO) oder einer der o.g. Platten versorgt werden.

Ein K-Draht oder Steinmann-Pin wird bei intramedullärer Fixation transakromial in das distale Klavikulafragment eingebracht, die Fraktur reponiert und der Draht oder Pin dann im proximalen Fragment verankert. Alternativ kann eine Zuggurtungsosteosynthese, ebenfalls transakromial, erfolgen (Abb. 18.**68**).

Zusätzlich empfiehlt Craig eine korakoklavikuläre Stabilisierung mittels nichtresorbierbaren Nähten, die um Korakoid und Klavikula geschlungen werden. Wir verwenden alternativ eine 2-mm-PDS-Kordel. Neer beschränkt sich allein auf die korakoklavikuläre Fixation mit nichtresorbierbaren Nähten. Die korakoklavikulären Bänder sollten – wenn möglich – genäht werden. Insgesamt ist die Therapie der Typ-II-Fraktur ähnlich der Versorgung der akuten AC-Gelenksprengung.

Typ-III-Frakturen können bei ausreichender Stellung konservativ behandelt werden. Handelt es sich um eine Typ-II-Fraktur mit intraartikulärer Ausbreitung, ist eine operative Therpaie (s.o.) indiziert. Oftmals wird diese Fraktur initial übersehen. Bei Ausbildung einer posttraumatischen Arthrose ist die laterale Klavikularesektion indiziert, ggf. mit Transposition des Lig. coracoacromiale (Operation nach Weaver-Dunn).

Bei „**Pseudoluxation" (Typ IV nach Jäger u. Breitner)** empfahlen Jäger und Breitner (1984) die operative Versorgung mittels Zuggurtung und Naht des Periostschlauches. Schonender, da die laterale Gelenkfläche nicht tangierend, erscheint die korakoklavikuläre Fixation (s.o.).

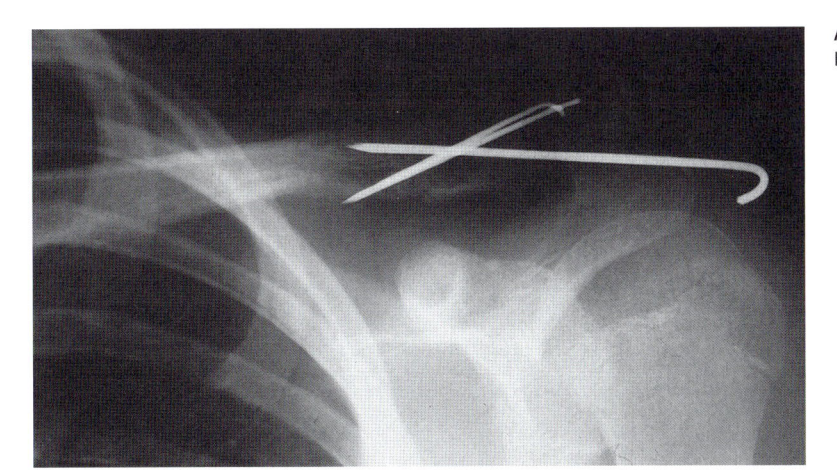

Abb. 18.68 Zuggurtung einer lateralen Klavikulafraktur.

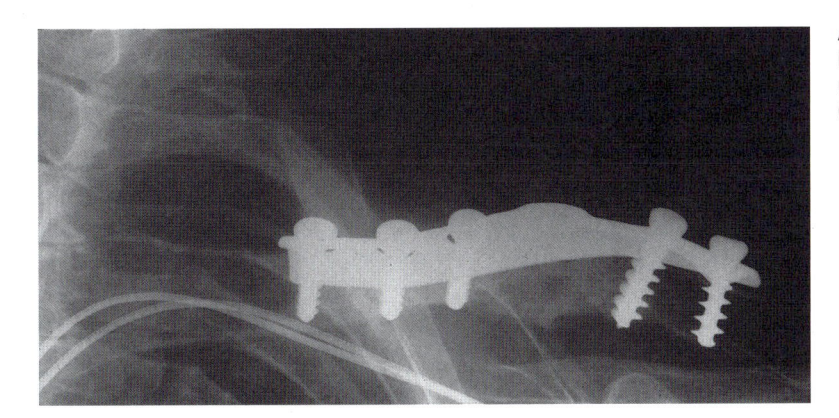

Abb. 18.69 Versorgung einer Klavikulapseudarthrose mittels Meves-Platte und Anlagerung autologer Spongiosa (Beckenkamm).

Operationsbedürftige Befunde bei **Frakturen des medialen Drittels (Typ III nach Allman)** treten auf bei zusätzlichen Rupturen des kostoklavikulären Bandapparates, wo größere Dislokationen auftreten können. Bei Beteiligung der klavikulären Gelenkfläche des SC-Gelenks kann eine posttraumatische Arthrose entstehen. In diesen Fällen ist u. U. die Resektion des medialen Klavikulaendes indiziert mit Interposition des klavikulären Kopfs des M. sternocleidomastoideus in den Resektionsspalt. Auf den Erhalt des kostoklavikulären Bandapparates ist zu achten.

Nochmals sei darauf hingewiesen, dass der späte Epiphysenschluss in der 3. Dekade zu der Fehldiagnose einer medialen Fraktur führen kann.

Komplikationen

Neurovaskuläre Strukturen – Lunge und Pleura. Die Nähe insbesondere des mittleren Anteils der Klavikula zu den unmittelbar darunter verlaufenden neurovaskulären Strukturen birgt die Gefahr der Verletzung bzw. Irritation dieser Strukturen sowohl unmittelbar im Rahmen des Traumas als auch sekundär durch Fehlstellung oder überschüssige Kallusbildung. So können Verletzungen der Subklaviagefäße, aber auch der A. carotis, ebenso auftreten wie Schäden am Plexus brachialis, insbesondere mit Beteiligung des N. ulnaris (Craig). Sekundäre Outlet-Syndrome entstehen durch Einengung des Raums zwischen Klavikula und 1. Rippe. Sowohl akute als auch subakute, chronische Läsionen stellen eine Operationsindikation dar.

Rowe (1968) sah in einer Serie von 690 Klavikulafrakturen in 3 % einen Pneumothorax, ebenso ist der Hämatothorax als Begleitverletzung beschrieben.

Pseudarthrosen. Pseudarthrosenbildung nach Klavikulafrakturen sind selten. Die Inzidenz wird in der Literatur mit 0,1 %– 13 % angegeben (Ballmer u. Mitarb.1998). Das primäre Ausmaß der Fragmentdislokation ist nach Jupiter und Leffert (1987) der wichtigste ätiologische Faktor. Weitere Risikofaktoren stellen eine primär operative Behandlung, ungenügende Ruhigstellung, Refrakturen nach frühzeitiger Metallentfernung, Mehrfragmentfrakturen sowie Weichteilinterposition dar. In den meisten Fällen treten Pseudarthrosen im mittleren Drittel auf (Ballmer u. Mitarb. 1998, Jupiter 1987). Lediglich Neer sah diese häufiger nach lateraler Klavikulafraktur. Die mediale Klavikulapseudarthrose ist sehr selten. Klavikulapseudarthrosen treten in der Mehrzahl als atrophe Pseudarthrosen auf (Jupiter 1987).

Die Therapie der Wahl stellt die Plattenosteosynthese (Abb. 18.**69**), befundabhängig mit gleichzeitiger Anlagerung eines autologen (Beckenkamm-)Spans dar. Alternativ kommt eine intramedulläre Pin-Fixation, ebenfalls verbunden mit Spongiosaanlagerung, zur Anwendung (s.o.). Mit beiden Verfahren werden Fusionsraten von 95% erreicht (Ballmer u. Mitarb. 1998, Boehme u. Mitarb. 1991). Jedoch scheinen die klinisch-funktionellen Ergebnisse der Plattenosteosynthese besser als die der Pin-Fixierung zu sein. Bei Beteiligung der lateralen Gelenkfläche wird das laterale Klavikulaende reseziert. Neer empfiehlt in diesen Fällen die zusätzliche Transposition des Lig coracoacromiale, d.h. eine Operation nach Weaver-Dunn.

Deformitäten. Verkürzungen der Klavikula bis zu 15 mm und Achsfehlstellungen bis zu 15–20° werden funktionell kompensiert und bedürfen i.d.R. keiner Korrektur. Fehlstellungen größeren Ausmaßes sind mit funktionellen Einschränkungen verbunden (Eskola 1986) und stellen eine Indikation zur operativen Korrektur dar.

In manchen Fällen treten z.T. kosmetisch störende, z.T. aber auch die Gefäß-Nerven-Strukturen einengende Deformitäten, z.B. durch übermäßige Kallusbildung, auf. Die ersteren stellen – wie bereits genannt – relative, die letzteren absolute Indikationen zur Revision dar.

Literatur

Anderson K, Jensen PO, Lauritzen J. Treatment of Clavicular Fractures: Figure-of-eight Bandage vs. a Simple Sling. Acta Orthop Scand. 1987; 57:71–74.

Ballmer FT, Lambert SM, Hertel R. Decortication and plate osteosynthesis for nonunion of the clavicle. J Shoulder Elbow Surg. 1998:7:581–585.

Boehme D, Curtis RJ, DeHaan JT, Kay SP, Young DC, Rockwood CA. Non-union of fractures of the mid-shaft of the clavicle. Treatment with a modified Hagie intramedullary pin and autogenous bone-grafting. J Bone Joint Surg (Am). 1991; 73 A:1219–1226.

Craig E. Fractures of the Clavicle. In. Rockwood CA, Matsen FA (Eds.). The Shoulder. W.B. Saunders, Philadelphia, 1990.

Craig E. Fractures of the Clavicle. In Rockwood CA, Green DP, Bucholz RW and Heckman JD (eds.). Rockwood and Green`s Fractures in Adults. 4th edition. Lippincott-Raven, Philadelphia, 1996.

Eskola A, Vainionpäa S, Myllynen P, Pätiälä H, Rokkanen P. Surgery for ununited clavicular fracture. Acta Orthop Scand. 1986; 57:366–367.

Jäger M, Breitner S. Therapiebezogene Klassifikation der lateralen Claviculafraktur. Unfallheilkunde 1984; 87:467–473.

Jupiter JB, Leffert RD. Non-Union of the Clavicle. J Bone Joint Surg (Am). 1987; 69 A:753–760.

Ljunggren AE. Clavicular Function. Acta Orthop Scand 50, 1979, 261–268

Meves H. Stabile und funktionsgerechte Osteosynthese von Klavikulaschaftfrakturen und -pseudarthrosen mit einer neuen Kompressionsplatte. Acta chirurgica Austriaca 1973; 4:78–81.

Müller ME, Allgöwer M, Schneider R, Willenegger H (Hrsg.). Manual der Osteosynthese (AO-Technik). 3. Aufl. Springer, Berlin, Heidelberg, New York, 19__

Neer Ch. Fractures of the distal third of the clavicle. Clin Orthop. 1968; 58:43.

Neer Ch. Shoulder Reconstruction. W.B. Saunders, Philadelphia, 1990

Nordqvist A, Petersson C. The Incidence of Fractures of the Clavicle. Clin Orthop. 1994; 300:127–132.

Rowe CR. An Atlas of Anatomy and Treatment of Mid-Clavicular Fractures. Clin Orthop. 1968; 58:29–42.

Stanley D, Trowbrige EA, Norris SH. The Mechanism of Clavicular Fracture. J Bone Joint Surg. 1988; 70 B:461–464.

18.7 Skapulafrakturen

F. Gohlke

Pathogenese

Während Glenoidrandfrakturen meistens Folge einer Luxation sind, bei der die Fragmente mit dem adhärenten Kapsel-Band-Apparat abreißen, steht bei intraartikulären Abscher- und Trümmerbrüchen ebenso wie bei Einstauchungen der Gelenkfläche überwiegend die zusätzliche Komponente einer Impaktion des Humeruskopfs im Vordergrund. Das Verletzungsmuster ist abhängig von der Knochenqualität, der Richtung und Stärke der einwirkenden Kräfte, der Intaktheit des Kapsel-Band-Apparates und dem auftretenden Reflexmuskeltonus. Die bewegliche Aufhängung der Skapula lässt Ausweichbewegungen entlang der skapulothorakalen Verschiebeschicht und ein gewisses Maß an Flexibilität innerhalb der Gelenkkette des Schultergürtels zu. Deshalb sind ausgedehnte Skapulafrakturen als Folge eines indirekten Traumas, das axial über den Arm fortgeleitet wird nur bei erheblicher Krafteinwirkung, z.B. bei einem Hochrasanztrauma möglich.

Bei einer überwiegend translatorisch ausgerichteten Kraft wird die Energie in eine Luxation mit Zerreißung der Kapsel-Bandstrukturen, seltener auch in eine Luxationsfraktur oder Kombinationsverletzung des Schultergürtels umgesetzt. Ungewöhnliche Luxationsformen, z.B. eine Luxatio erecta (s. Kap. 14), sind ebenfalls meistens Folge einer ungewöhnlich großen Gewalteinwirkung.

Einige Frakturen, insbesondere die des Korpus, werden oft durch ein direktes Trauma oder eine stumpfe Gewalteinwirkung, z.B. eine Quetschverletzung, verursacht.

Bei verminderter Knochenqualität, z.B. hochgradiger Osteoporose, kann eine Einstauchung der Gelenkkörper auch schon bei geringerer Krafteinwirkung, z.B. einem Sturz auf den ausgestreckten Arm, entstehen. Im mittleren und höheren Lebensalter entstehen daraus jedoch viel häufiger Brüche des proximalen Humerus, z.B. die valgusimpaktierte 4-Fragment-Fraktur, als Skapulafrakturen. Das mittlere Lebensalter bei Skapulafrakturen beträgt daher 35–50 Jahre (Armstrong 1984, Thompson 1985).

Die Verletzungsmuster bei Skapulafrakturen können nach unterschiedlichen Gesichtspunkten eingeteilt werden: Lokalisation, Pathomechanismus und der Notwendigkeit einer operativen Versorgung aufgrund prognostischer Kriterien (Tab. 18.6). Der praktische Wert jeder Einteilung hängt jedoch in erster Linie davon ab, ob sie den Schwe-

Tab. 18.6   Einteilung der Skapulafrakturen

Betroffene anatomische Strukturen	Extraartikulär	Intraartikulär	Therapie
Korpus (ein oder mehrere Fragmente)	Skapulablatt	∅	meistens konservativ
Fortsätze	Spina Akromion Processus coracoideus	∅ ∅ superiores Glenoidfragment + Basis des Processus coracoideus	operativ bei Dislokation
Kollum (∅ Instabilität des Schultergürtels)	Collum anatomicum, Collum chirurgicum	∅	je nach Dislokation und Begleitschäden, überwiegend konservativ
Glenohumeralgelenk (Ideberg 1987)	Glenoidrandfragment + Abriss der Korakoidspitze als Folge einer vorderen Luxation	Glenoidrand kaudales Fragment (quer, schräg) horizontale Skapulaspaltung korakoglenoidales Fragment Trümmerbruch	operativ bei Stufenbildung der Dislokation > 2 mm optional, > 5 mm eindeutig
Kombinationsverletzungen mit Beteiligung des Humerus	bei Hochrasanztraumen alle Kombinationen möglich, jedoch selten	meistens Glenoidrand, seltener andere Frakturtypen und Tuberkulumabriss, Mehrfragmentfraktur bis Neer IV	überwiegend operativ je nach Frakturtyp
mit Instabilität des Schultergürtels	Collum chirurgicum und Klavikulafraktur Sprengung des AC-Gelenks Klavikula, AC-Gelenk + Akromionfraktur	Fraktur der Cavitas glenoidalis bis in Kollum und Korpus und Kavikulafraktur SC-, AC-Gelenksprengung mehrer Fragmente, laterale Skapulahälfte + Klavikula	überwiegend operativ

regrad der Verletzung berücksichtigt und Richtlinien für die weitere Therapie liefert. Thompson u. Mitarb. (1985) richten sich daher nach der Häufigkeit von Begleitverletzungen und Komplikationen. Zdrakovic und Dramholt (1974) unterscheiden 3 Typen, bei denen neben einer anatomischen Zuordnung der Fragmente auch die Nähe zum Glenohumeralgelenk und damit auch die zu erwartenden therapeutischen Probleme berücksichtigt werden:

- Typ 1 Schulterblatt (Korpus),
- Typ 2 Apophysen einschließlich der Fortsätze (Processus coracoideus, Spina und Akromion),
- Typ 3 Lateral-superiorer Anteil der Skapula einschließlich des Glenoidhalses und der Gelenkfläche.

Unter prognostischen Gesichtspunkt ist es daher sinnvoll, deutlich zwischen intra- und extraartikulären Frakturen sowie Kombinationsverletzungen zu unterscheiden.

Extraartikuläre Frakturen. Verletzungen des Korpus (Abb. 18.70 a) werden häufig durch eine erhebliche stumpfe Gewalteinwirkung verursacht, was die hohe Koinzidenz mit Begleitverletzungen erklärt. Durch die günstige Schienung im umgebenden Muskelmantel sind die Fragmente meistens wenig verschoben.

Frakturen der Fortsätze (Abb. 18.70 b u. c) entstehen entweder durch eine direkte Gewalteinwirkung, selten durch Muskelzug, oder indirekt durch eine forcierte Einstauchung des Humeruskopfs unter dem Fornix bzw. als Abriss mit dem Lig. coracoacromiale oder den korakoklavikulären Bändern.

Abrissfrakturen der **Korakoidspitze** sind gelegentlich nach vorderer Luxation (Garci-Elias u. Salo 1985) zu beobachten. Häufiger finden sie sich bei verhakten, übersehenen vorderen Luxationen im höheren Lebensalter. Unter dem Zug des M. coracobrachialis und kurzen Bizepskopfs kann sich das distale Fragment nach kaudal verschieben und zu einer Pseudarthrose führen.

Die Fraktur der Basis des Processus coracoideus verläuft dagegen meistens gelenknah oder sogar intraartikulär. Da hierfür eine erhebliche Krafteinwirkung erforderlich ist, muss man sorgfältig nach weiteren Begleitverletzungen des Schultergürtels suchen.

Ogawa u. Mitarb. (1990) fanden bei 67 Korakoidfrakturen zu 82% die Frakturlinie medial der korakoklavikulären Bänder, basisnah (Typ 1). Bei 28% schloss dieses Fragment auch das kraniale Drittel der Glenoidfläche mit ein. Seltener war dagegen ein Typ 2 nachzuweisen, bei dem die Fraktur lateral der korakoklavikulären Bänder verlief. Luxationen und traumatische Rotatorenmanschettenabrisse fanden sie nur bei dem Typ 1, während bei dem Typ 2 zu 70% gleichzeitig laterale Klavikulafrakturen vorkamen.

Bei **Frakturen im Bereich der Spina scapulae** und des **Akromions** ist eine Dislokation unter dem Zug des M. deltoideus ist möglich. Daher können sich nach diesem Frakturtyp Pseudarthrosen entwickeln. Besonderes Augenmerk hat der Koinzidenz mit einer Verletzung der Klavikula und den gelenknahen Anteilen der Skapula zu gelten.

Frakturen des Glenoidhalses können gelenknah entweder im sog. Collum anatomicum oder dem Collum chirurgicum auftreten.

Bei einer Fraktur im Collum chirurgicum kann sich die Gelenkfläche soweit einstauchen, dass der inferiore Glenoidpol wie ein Sporn heraussteht oder unter dem Zug des Caput longum des M. triceps brachii dislozieren (Abb. 18.71). Spätfolgen sind jedoch bei konservativer Behandlung eher selten.

Eine Irritation des N. axillaris in der lateralen Achsellücke durch prominente Anteile des kaudalen Glenoidpols oder heterotope Ossifikationen ist möglich. Bei weit überstehendem Akromion und einer Einstauchung der Gelenkfläche mit Kippung der Gelenkfläche kann die Abduktion des Humerus im Sinne eines Impingements behindert werden.

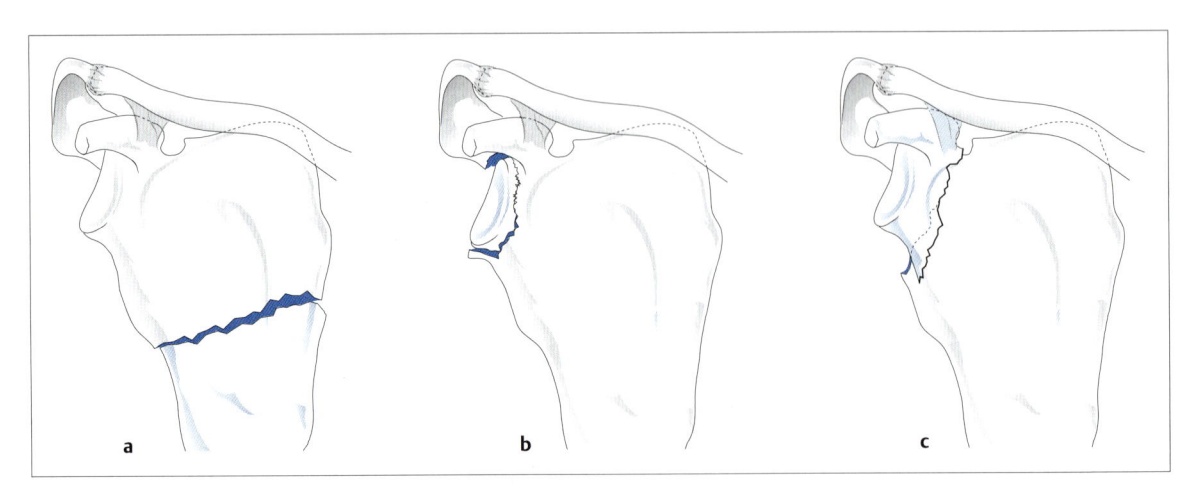

Abb. 18.70 a–c   Extraartikuläre Frakturen der Skapula.
a Querfraktur des Korpus.
b Fraktur im Collum anatomicum mit Einstauchung der Glenoidfläche.
c Fraktur im Collum chirurgicum.

18.7 Skapulafrakturen

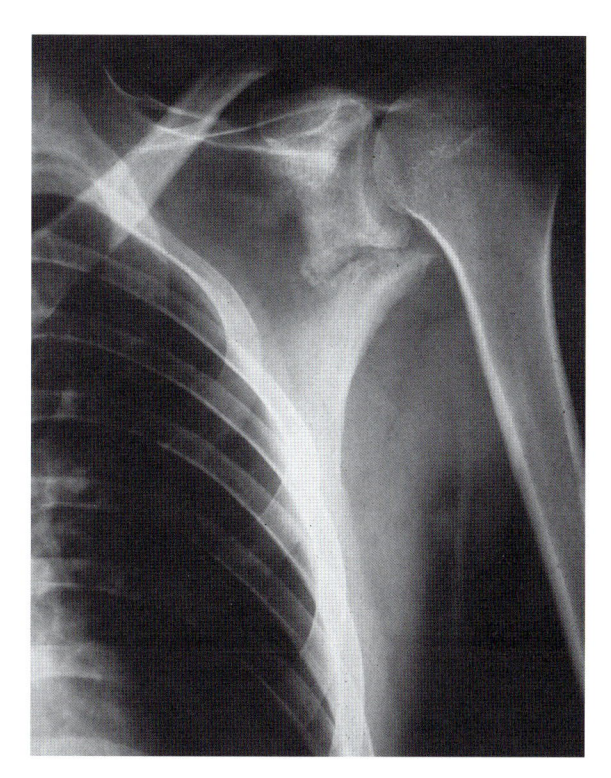

Abb. 18.71 Röntgenbefund einer eingestauchten Fraktur des Skapulahalses.

und ein Absinken des Schultergürtels, die sog. „floating shoulder" (Herscovici u. Mitarb. 1992) entwickeln kann. Bei diesem Frakturtyp sind Begleitverletzungen des Thorax häufig.

Wenn der Frakturspalt in der Nähe der Incisura scapulae verläuft oder es zu einer Verschiebung kleinerer Fragmente kommt, ist eine Läsion des N. supracapularis möglich.

Intraartikuläre Frakturen. Wegen der Gefahr einer späteren Instabilität oder Sekundärarthrose durch Stufenbildung im Gelenk hat den intraartikulären Frakturen besondere Beachtung zu gelten (Kavanagh u. Mitarb. 1993).

Bei vorderen Instabilitäten unterscheiden Bigliani u. Mitarb. (1998) 3 Gruppen von **Glenoidranddefekten** (knöcherne Bankart-Läsionen) (Abb. 18.72):

- Typ I: dislozierte, pseudarthrotisch verheilte Abrissfrakturen,
- Typ II: nach medial dislozierte, in Fehlstellung verheilte Fragmente,
- Typ III: den Substanzverlust durch Abschliff des Glenoidrands,
  - IIIa: weniger als 25% Verlust,
  - IIIb: mehr als 25% Verlust.

Skapulafrakturen im Collum chirurgicum kommen nicht selten zusammen mit Verletzungen der Klavikula und des AC-Gelenks vor, woraus sich eine Instabilität

Hierbei werden jedoch nur kleinere Fragmente unter dem Gesichtspunkt der Stabilität im GH-Gelenk berücksichtigt.

Ideberg (1987) unterteilt die intraartikulären Glenoidfrakturen (**Frakturen der Gelenkflächen**), ohne kleinere Abrissfragmente zu berücksichtigen, in 5 Typen, wobei weniger die Anzahl der Fragmente als der Verlauf der Frakturlinien maßgeblich ist (Tab. 18.7). Daher wurde dieser

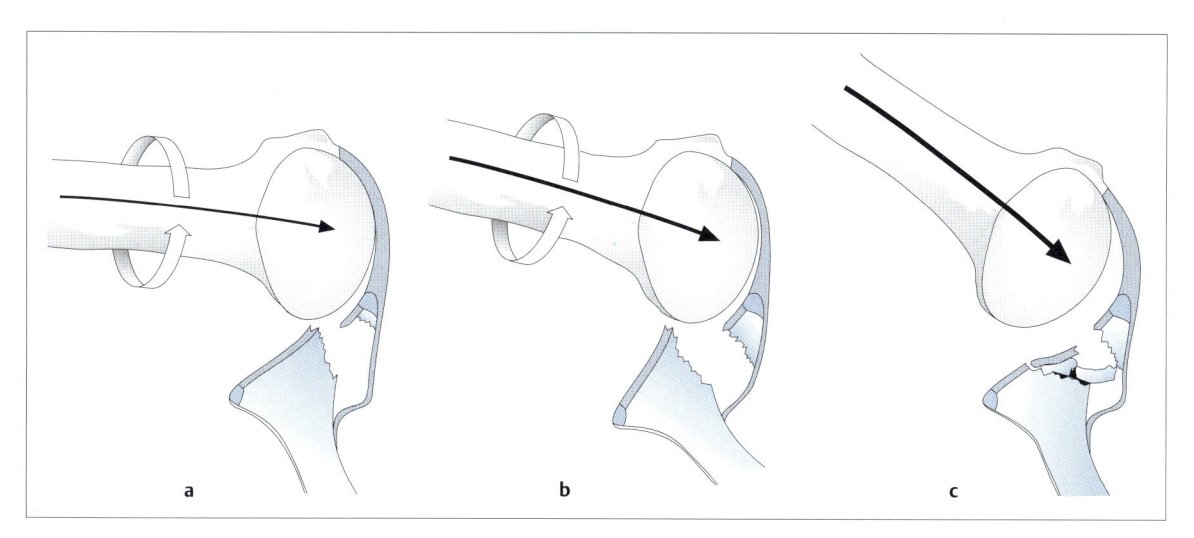

Abb. 18.72 a–c Verschiedene Formen von Glenoidrandfrakturen. Die Ausbildung der Glenoidfragmente hängt entscheidend von der Größe und Richtung der resultierenden Kraft ab. Diese setzt sich zusammen aus den fortgeleiteten Kompressions- und Scherkräften sowie einem Drehmoment, entstanden aus Rotationskräften, die am Humerus angreifen. Von Bedeutung ist zudem der Widerstand, der von dem Kapsel-Band-Apparat und den reflektorischen Muskelkräften geleistet wird. Je nach Knochenqualität entsteht dabei entweder ein knöcherner Abriss des Labrum glenoidale, ein Abscherbruch oder eine impaktierte Trümmerzone. In höherem Lebensalter oder bei Osteoporose entstehen durch eine Einstauchung eher proximale Humerusfrakturen.

Tab. 18.7 Einteilung der intraartikulären Skapulafrakturen (nach Ideberg)

Typ 1	Glenoidrandbruch
Typ 2a	kaudales Fragment, querer Verlauf der Frakturlinie
Typ 2b	kaudales Fragment, schräger Verlauf der Frakturlinie
Typ 3*	oberes Fragment mit Korakoidbasis
Typ 4	Spaltung des Korpus einschließlich der Gelenkfläche
Typ 5	Spaltung mit zusätzlichem Fragment
Typ 6	eingestauchter Trümmerbruch

Klassifikation von Goss (1992) später noch ein Typ VI, der eine ausgedehnte Trümmerzone der Gelenkfläche beinhaltet, hinzugefügt. Obwohl die Glenoidfrakturen nur ca. 20% aller Skapulafrakturen ausmachen, stellen sie die häufigste Indikation zur operativen Behandlung dar.

Eine Sonderstellung kommt superioren Glenoidfrakturen zu, bei denen der Processus coracoideus mit abreißt. Ogawa u. Mitarb. (1990) fanden in diesen Fällen häufig begleitende AC-Gelenksprengungen, Luxationen im GH-Gelenk und traumatische Rotatorenmanschettenabrisse.

Kombinationsverletzungen. Hinsichtlich der Koinzidenz mit Begleitverletzungen weisen insbesondere die komplexeren Frakturen des Glenoids und des Corpus scapulae auf eine erhebliche stumpfe Gewalteinwirkung hin. Zusätzliche Läsionen des Thorax, der Halswirbelsäule sowie des Plexus brachialis kommen häufig vor (Thompson u. Mitarb. 1985, Fischer u. Mitarb. 1985). Diese können zunächst bei der Akutversorgung eines Polytraumas oft nicht richtig eingeschätzt werden.

Die Kombination von extra- oder intraartikulären **Glenoidfrakturen** mit **Frakturen der Klavikula** oder einer **Sprengung des AC-Gelenks** (Abb. 18.73) kann zu einer Instabilität des gesamten Schultergürtels gegenüber dem Rumpf führen („floating shoulder"). Goss (1993) betrachtet daher den Schultergürtel als einen Ring, der von ligamentären und knöchernen Elementen gebildet wird. Erst eine Unterbrechung dieser Gelenkkette an mindestens 2 Stellen (z. B. distale Klavikula oder AC-Gelenk und Glenoidhalsfraktur) führt zu einer vollständigen Unterbrechung der Aufhängung des Schultergürtels, die operativ behandelt werden muss.

Kombinierte Frakturen von Humerus und Skapula simulieren eine Luxation mit knöcherner Bankart-Läsion des Labrums und Avulsion der Rotatorenmanschette. Es handelt sich bevorzugt um eine Verletzung im mittleren Lebensalter (30.–50. Lebensjahr). Selten liegen größere Humerusfragmente vor. Bei Hochrasanztraumen können, wenn auch sehr selten zu beobachten, eingestauchte Brüche mit mehreren großen Fragmenten von Skapula und Humerus vorkommen (Abb. 18.74). Begleitende Läsionen des Plexus brachialis oder N. axillaris sind häufiger zu beobachten.

Die **skapulothorakale Dissoziation** entspricht einem inneren Abriss des Arms (einschließlich der Skapula) vom Rumpf (Oreck u. Mitarb. 1984). Die entstandenen Schäden beinhalten einen Abriss der dorsomedialen Anteile der muskulären Schlinge von der Skapula und schließen eine Ruptur im SC-, AC-Gelenk oder eine Klavikulafraktur mit ein. Das neurovaskuläre Bündel ist im unterschiedlichen Maße zusätzlich geschädigt. Bei einem kom-

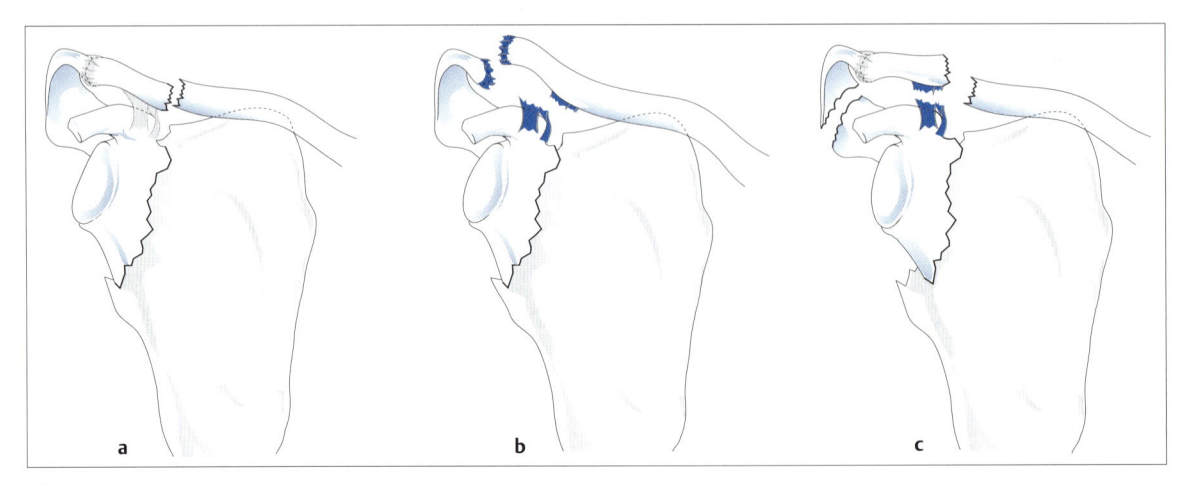

Abb. 18.73 a–c Kombinationsverletzungen der Skapula.
a Fraktur im Collum chirurgicum mit zusätzlicher („rettender") Klavikulafraktur.
b Durch zusätzliche Ruptur der korakoklavikulären Bänder entsteht bei gleichem Typ einer Kollumfraktur eine Instabilität des Schultergürtels.
c Vollbild einer Instabilität des Schultergürtels („floating shoulder") bei zusätzlichen Frakturen der Spina scapulae und Klavikula sowie Ruptur der korakoklavikulären Bänder.

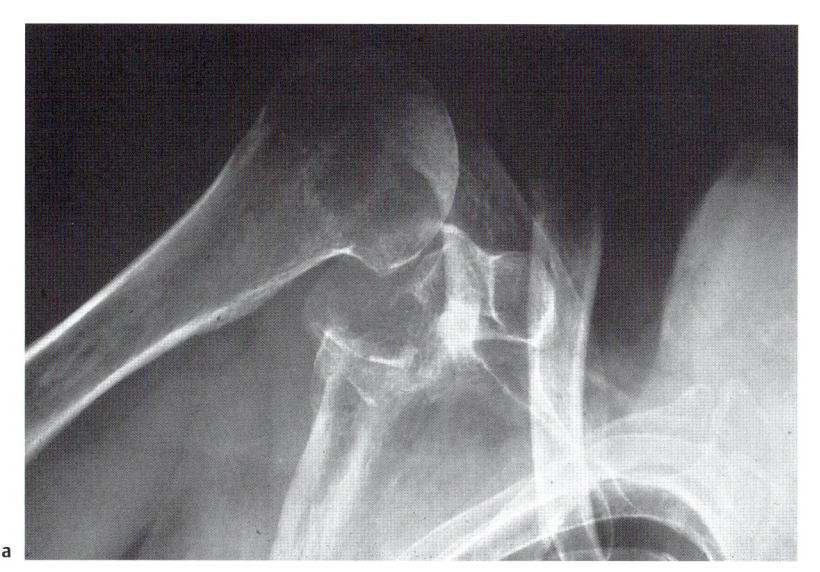

Abb. 18.74a u. b Röntgenologischer Verlauf nach kranialer Luxation.
a Dislokation mit Fraktur des Akromions und des Skapulahalses.

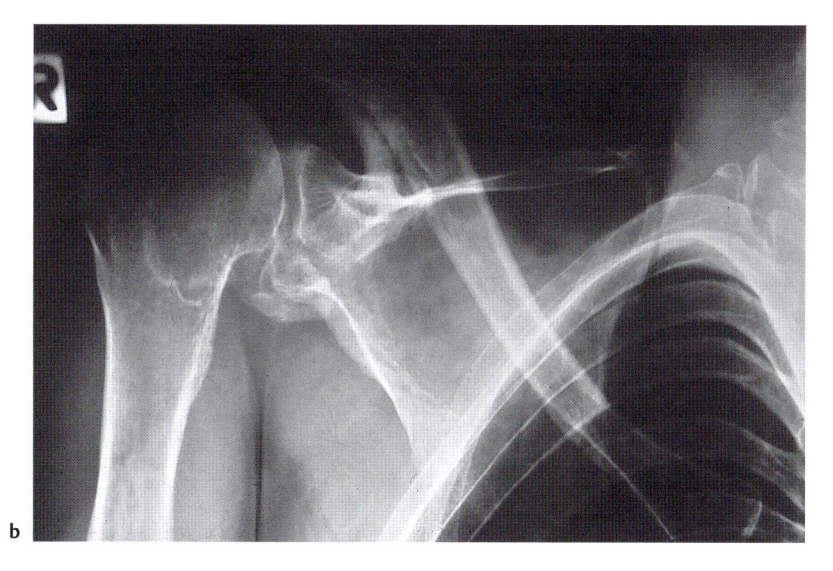

b 2 Jahre nach konservativer Behandlung deutliche, mäßig schmerzhafte Bewegungseinschränkung.

pletten Abriss der Gefäße und des Plexus brachialis entspricht dies einer gedeckten, „inneren" Amputation der oberen Gliedmaßen (Ebraheim u. Mitarb. 1988). Durch den Abriss der Gefäße können erhebliche innere Blutungen und eine Minderperfusion des Arms entstehen.

Epidemiologie

Die Angaben zur Inzidenz von Skapulafrakturen hängen davon ab, ob auch kleinere Glenoidrandfrakturen hinzugerechnet werden. Meistens werden jedoch die durch Luxationen verursachten, kleineren Abrissfragmente in den Statistiken nicht berücksichtigt. Die Grenzen zu größeren Abscherfragmenten oder Impressionsbrüchen sind dennoch fließend und vom Unfallmechanismus her oft nicht zu unterscheiden.

Skapulafrakturen sind bei einem Anteil von ca. 0,4–1% aller Frakturen (Hardegger, Rowe 1963) als eher seltene Verletzungen anzusehen. Sie machen nur 3–5% aller Verletzungen am Schultergürtel aus. Der überwiegende Anteil der schwerwiegenden Frakturen ist die Folge von Verkehrsunfällen, wobei wiederum 15–25% auf Motorradunfälle entfallen (Butters 1998). Diese Verletzungen können aber auch durch einen Sturz aus großer Höhe, z.B. von einer Leiter, beim Skifahren oder einen Reitunfall, verursacht sein.

Am häufigsten sind Korpus (10–60%) und Collum scapulae (49–89%) betroffen (Butters 1998), während der Anteil der Glenoidfrakturen nur 10–15% beträgt (Goss 1992, Ideberg 1887). Die Koinzidenz von Schulterblattbrüchen mit Begleitverletzungen ist insbesondere bei der direkten Einwirkung eines stumpfen Traumas hoch. Je nach Anteil polytraumatisierter Patienten an den Zuweisungen der jeweiligen Zentren liegen die Angaben zwischen 35–95% (Armstrong u. Vanderspuy 1984, Fischer u. Mitarb. 1985, Thompson u. Mitarb. 1985, Wilbur u. Evans 1975). Rippenfrakturen und Lungenkontusion (20–60%), Pneumothorax (20–50%) und Schädel-Hirn-Trauma (20–40%) gehören zu den häufigsten schweren Begleitverletzungen. Insbesondere bei zusätzlichen Klavikulafrakturen (20–30%), die häufiger mit glenoidnahen Frakturen (Fischer u. Mitarb. 1985, McGahan 1980) vorkommen, steigt die Rate an Läsionen des Plexus brachialis (5–15%) und Frakturen der HWS und BWS.

Diagnostik

Das klinische Bild der Skapulafrakturen wird von einer schmerzhaften Funktionseinschränkung geprägt, die einer Pseudoparalyse bei Rotatorenmanschettenruptur entsprechen kann (Neviasier 1956). Außer einer mäßigen Schwellung und schmerzhaften Bewegungseinschränkung kann die Symptomatik jedoch wenig Hinweise auf die Fraktur liefern. Bei röntgenologischen Hinweisen auf eine Skapulafaktur (Korpus und Kollum) sollten Rippenfrakturen und ein Pneumothorax klinisch und röntgenologisch ausgeschlossen werden. Wegen der Koinzidenz mit Plexus- und Gefäßläsionen ist eine sorgfältige Kontrolle der Durchblutung und des neurologischen Status des Arms erforderlich.

Bei einer skapulothorakalen Dissoziation wird das klinische Bild neben der Weichteilschwellung (durch den Muskelabriss und die Einblutung) durch eine Verlagerung der Skapula nach lateral und kaudal und den Verlust einer gesteuerten Mitbewegung der Skapula bei der Armhebung bestimmt. Direkt nach dem Trauma stehen meistens die lebensbedrohende hämodynamische Instabilität, Begleitverletzungen des Thorax und Komplikationen durch andere Frakturen (z.B. Becken oder Wirbelsäule) im Vordergrund (Clements u. Reisser 1996). Diese Begleitverletzungen und die häufig verspätete Diagnosestellung erklären die mit 10–20% recht hohe Mortalität.

Erste Hinweise auf eine Fraktur kann bereits das a.-p. Röntgenbild des knöchernen Thorax liefern. Neben den Standardröntgenprojektionen (a.-p. und axial) sind spezielle Projektionen zur tangentialen Darstellung des Skapulabetts, z.B. die Supraspinatus-Outlet-Aufnahme nach Neer, hilfreich.

Eine genauere Darstellung, insbesondere hinsichtlich der Gelenkbeteiligung oder des proximalen Humerus, lässt sich im Röntgen-CT erreichen. Die 3-dimensionale Rekonstruktion erleichtert die Interpretation bei unklarer Lage der Fragmente.

Differenzialdiagnose

Bei **Verletzungen der Fortsätze** sind differenzialdiagnostisch persistierende Apophysen (z.B. Os acromiale, s. Kap. 1) und Ermüdungsbrüche (s. Kap. 15) abzugrenzen.

Therapie

Extraartikuläre Frakturen. Die weit überwiegende Anzahl kann konservativ und frühfunktionell behandelt werden. Nur stark dislozierte oder instabile Frakturen müssen operativ reponiert und stabilisiert werden.

Dislozierte Frakturen des Akromions und der Spina können mit einer Zuggurtung oder Stablisierung mittels Rekonstruktionsplatte versorgt werden.

Wenig dislozierte Kollumfrakturen können konservativ behandelt werden, da auch unter Frühmobilisierung Pseudarthrosen kaum vorkommen (Lindblom und Leven 1974). Bei deutlicher Verschiebung oder Einstauchung kann eine Bewegungseinschränkung und Schwäche der Abduktion resultieren (Gagey u. Mitarb. 1984, Ada und Miller 1991). Als Ursachen werden ein Anschlagen des lateralisierten Akromions und ein Verlust an Vorspannung der Rotatorenmanschette diskutiert. Die Notwendigkeit einer operativen Reposition wird jedoch kontrovers beurteilt (Armstrong u. Vanderspuy 1984, Lindblom 1974, Zdravkovic u. Damholt 1974).

Kollumfrakturen mit einer Instabilität des Schultergürtels können oft schon durch eine Reposition und Stabilisierung der Klavikula, für die wir die anatomisch angepasste Rekonstruktionsplatte nach Mewes bevorzugen, ausreichend versorgt werden.

Intraartikuläre Frakturen. Die Behandlung knöcherner **Bankart-Läsionen** ist individuell zu entscheiden und folgt den Richtlinien, die in Kapitel 14 ausgeführt sind. Als grobe Regel gilt, dass weniger als 2 mm dislozierte Glenoidfrakturen bei einem Lebensalter über 40 konservativ behandelt werden können (Kavanagh u. Mitarb. 1993). Bei einer Breite der Fragmente von mehr als 5 mm und deutlicher Dislokation besteht bei frischen Verletzungen eine eindeutige Indikation zur Refixation (Abb. 18.75). Eine weitere Indikation stellt die anteriore Subluxationsstellung des Humeruskopfs dar. Dabei ist sorgfältig darauf zu achten, dass die eingebrachten Schrauben keinesfalls die Kontur des Glenoidrands überschreiten. Begleitende Weichteilverletzungen (Abriss der Kapsel oder der Rotatorenmanschette) sind zu versorgen.

Eine **stärkere Verschiebung der Gelenkflächen** erfordert die operative Rekonstruktion, um der Entwicklung einer sekundären Arthrose vorzubeugen. Das Ausmaß der tolerablen Verschiebung wird jedoch noch kontrovers diskutiert (Grün und Gerber 1992).

Größere Fragmente oder die Aufspaltung des Korpus können z.B. mit einer an der Margo lateralis angelagerten Drittelrohrplatte (AO) stabilisiert werden. Ist eine größere Exposition des Schulterblatts und der Margo lateralis erforderlich, ist der dorsale Zugang zu bevorzugen. Über einen modifizierten Zugang nach Kocher oder Norris (1988) kann unter Schonung der Äste des N. suprascapularis (s. Kap. 1) im Intervall zwischen M. infraspinatus und teres minor eingegangen werden. Von dort lässt sich entweder der M. infraspinatus nach kranial abschieben oder

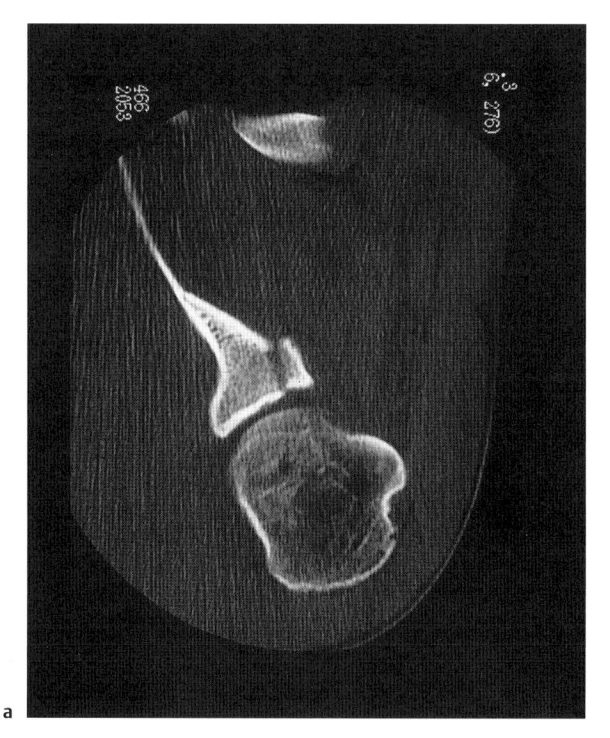

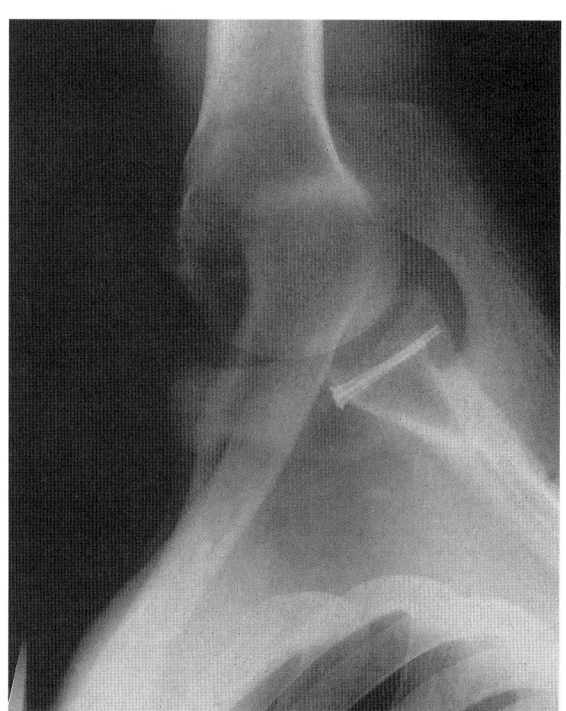

Abb. 18.75 a u. b Glenoidrandfraktur nach vorderer Luxation und Ergebnis nach Reposition und Verschraubung mit kanülierten Titanschrauben nach Resch in der axialen Röntgenprojektion (**b**).

temporär vom Humerus ablösen und zurückschlagen. In diesem Fall muss jedoch der Verlauf der motorischen Äste des N. suprascapularis (ca. 1,5 cm medial vom Glenoidrand entfernt) und des N. axillaris in der lateralen Achsellücke (s. Kap. 1) beachtet werden.

Der Zugang nach Rockwood mit einem Splitting des Deltamuskels von der Spina aus nach kaudal erlaubt lediglich die Versorgung hinterer Glenoidrandbrüche, da die weitere Exposition der Skapula durch die Nähe der Äste des N. suprascapularis eingeschränkt wird.

Kombinationsverletzungen. Bei kombinierten Frakturen von **Skapula und Klavikula** hat als erster Schritt bei instabilen Frakturen die Versorgung der Klavikula oder des AC-Gelenks zu erfolgen. Ist damit keine ausreichende Reposition der dislozierten Skapulafragmente zu erreichen oder handelt es sich um eine intraartikuläre Fraktur, muss – je nach Lage der Fragmente – von ventral oder dorsal her eine weitere Rekonstruktion durchgeführt werden. In der Regel kommt es jedoch nach Reposition der Klavikula zu einer befriedigenden Einstellung der Skapulafragmente.

Bei kombinierten Frakturen von **Skapula und Humerus** ist beim jüngeren Menschen nach einer Luxation – wegen der Rezidivgefahr – die anatomische Refixation der Glenoidrandfragmente zusammen mit der adhärenten Kapsel vordringlich. Nichtdislozierte kleinere Tuberculum-majus-Fragmente können durch eine vorübergehende Ruhigstellung in abduzierter Stellung des Arms auf einem Postbotenkissen entlastet werden. Eine inferiore Subluxationsstellung des Humerus bei röntgenologischem Nachweis mehrerer kleiner Tuberculum-majus-Fragmente spricht für einen kompletten Abriss der Rotatorenmanschette oder eine begleitende Plexus- bzw. N.-axillaris-Läsion und stellt eine klare Operationsindikation dar. Diese Behandlung erlaubt zudem eine frühzeitige passive Mobilisierung zur Verhinderung der Einsteifung. Die prophylaktische Gabe einer medikamentösen Prophylaxe mit Indometacin sollte erwogen werden, da in derartigen Fällen die Inzidenz von heterotopen Ossifikationen erhöht ist (Post 1980).

Bei größeren Fragmenten, insbesondere dislozierten Fragmenten des proximalen Humerus, ist eine Verschraubung (z. B. perkutan unter Verwendung kanülierter Systeme) oder eine Zuggurtungscerclage zur frühfunktionellen Behandlung zu empfehlen (Beispiel s. Kap. 14). Die Kombination von Glenoidhalsfrakturen mit instabilen proximalen Humerusfrakturen ist dagegen eher selten und kann eine ähnliche Instabilität wie bei einer „floating shoulder" (s. Abb. 18.74) bewirken. In diesen Fällen sollte mindestens die Humerus- und Klavikulafraktur stabilisiert werden.

Mehrfragment- oder Trümmerfrakturen, insbesondere die des älteren Menschen, können die Versorgung mit einer Schulterprothese erfordern. Größere Substanzverluste am Glenoid durch die Einstauchung des Humerus bei ausgeprägter Osteoporose lassen sich durch eine Anlagerung und Verschraubung von Anteilen der ersetzten Humeruskalotte ausgleichen.

Bei **skapulothorakalen Dissoziationen** stehen die Erhaltung der Vitalfunktionen und die Blutstillung im Vordergrund der Akutversorgung. Das weitere Vorgehen ist von dem Ausmaß der Plexusschäden abhängig. Für den Fall, dass ein kompletter Ausfall vorliegt und eine zumindest partielle Erholung unwahrscheinlich ist, wird die Amputation oberhalb des Ellenbogens empfohlen (Damschen u. Mitarb. 1997). Bei inkompletten Plexusschäden sind zunächst eine Rekonstruktion der Gefäßläsion und Stabilisierung des Schultergürtels (z.B. durch Osteosynthese der Klavikulafraktur) anzustreben.

Längerfristig sind auch bei einem Erfolg dieser Maßnahmen in der Regel weitere Eingriffe (z.B. Muskeltranspositionen, Plexusrevision oder Arthrodese) erforderlich, um eine brauchbare Funktion des Arms herzustellen.

Literatur

Ada JR, Miller ME. Scapular fractures: Analysis of 113 cases. Clin Orthop. 1991; 269:174–180.

Armstrong CP, Vanderspuy J. The fractured scapula: Importance in management based on a series of 62 patients. Injury 1994; 15:324–329.

Aston JW, Gregory CF. Dislocation of the shoulder with significant fracture of the glenoid. J Bone Joint Surg. 1973; 55-A:1531–1533.

Bigliani LU, Newton PM, Steinmann SP, Connor PM, McIlveen J. Glenoid rim lesions associated with recurrent anterior dislocation of the shoulder. Am J Sports Med. 1998; 26:41–45.

Butters KP. The Scapula. In Rockwood CA, Matsen FA (Hrsg.). The Shoulder. Bd. 2, Saunders, Philadelphia, 1998:391–427.

Clements RH, Reisser JR. Scapulothoracic dissociation: A devasting injury. J Trauma 1996; 40:146–149.

Damschen DD, Cogbill TH, Siegel MJ. Scapulothoracic dissociation caused by blunt trauma. J Trauma 1997; 42:537–540.

Ebraheim NA, An S, Jackson WT et al. Scapulothoracic dissociation. J Bone Joint Surg. 1988; 70-A:428–432.

Fischer RP, Flynn TC, Miller PW, Thompson DA. Scapular fractures and associated major ipsilateral upper torso injuries. Curr Concepts Trauma Care 1985; 1:14–16.

Gagey O, Carey JP, Mazas F. Les fractures récentes de l'acute] omoplate à propos de 43 cas. Rev Chir Orthop. 1984; 70:443–447.

Garci-Elias M, Salo JM. Nonnunion of a fractured coracoid process after dislocation of the shoulder. J Bone Joint Surg. 1985; 67-B:722–723.

Goss TP. Fractures of the glenoid cavity. J Bone Joint Surg. 1992; 74-A:299.

Goss TP. Double disruptions of the superior shoulder suspensory complex. J Orthop Trauma 1993; 7:99–106.

Grün GS, Gerber C. Fractures of the scapula: should they be fixed? AAOS Meeting, Washington DC, 1992.

Hardegger FH, Simpson LA, Weber BG. The operative treatment of scapular fractures. J Bone Joint Surg. 1984; 66-B:725–731.

Hardegger FH, Simpson LA, Weber BG. Die Behandlung von Schulterblattbrüchen. Unfallheilkunde 1984; 87:58–66.

Herscovici D, Sanders R, DiPasquale T, Gregory P. The floating shoulder: Ipsilateral clavicle and neck fractures. J Bone Joint Surg. 1992; 74-B:362–364.

Kavanagh BF, Bradway JK, Cofield RH. Open reduction and internal fixation of displaced intraarticular fractures of the glenoid fossa. J Bone joint Surg. 1993; 75-A:479–484.

Ideberg R. Unusual glenoid fractures: a report on 92 cases. Acta orthop scand. 1987; 58:191–192.

Lindblom A, Leven H. Prognosis in fractures of the body and neck of the scapula. Acta Chir Scand. 1974; 140:33.

McGahan JG, Rab GT, Dublin A. Fractures of the scapula. J Trauma 1980; 20:880–883.

Ogawa K, Toyama Y, Ishige S, Matsui K. Fracture of the coracoid process: ist classification and pathomechanism. J Jap Orthop Assoc. 1990; 64:909–919.

Oreck SL, Burgess A, Levine AM. Traumatic lateral displacement of the scapula: A radiographic sign of neurovascular disruption. J Bone Joint Surg Am. 1984; 66:758–763.

Post M. Fractures of the upper humerus. Orthop Clin North Am. 1980; 11:239.

Norris TR. Fractures and dislocations of the glenohumeral complex. In Chapman MW (Hrsg.). Operative Orthopaedics, vol 1, Lippincott, Philadelphia, 1988:203–230.

Rowe CR. Fractures of the scapula. Surg Clin North Am. 1963; 43:1565–1571.

Thompson DA, Flynn TC, Miller PW, Fischer RP. The significance of scapular fractures. J Trauma 1985; 25:974–977.

Wilbur MC, Evans EB. Fractures of the scapula – an analysis of forty cases and review of literature. J Bone Joint Surg. 1977; 59-A:358–362.

Zdravkovic D, Damholt VV. Comminuted and severly displaced fractures of the scapula. Acta Orthop Scand. 1974; 45:60–65.

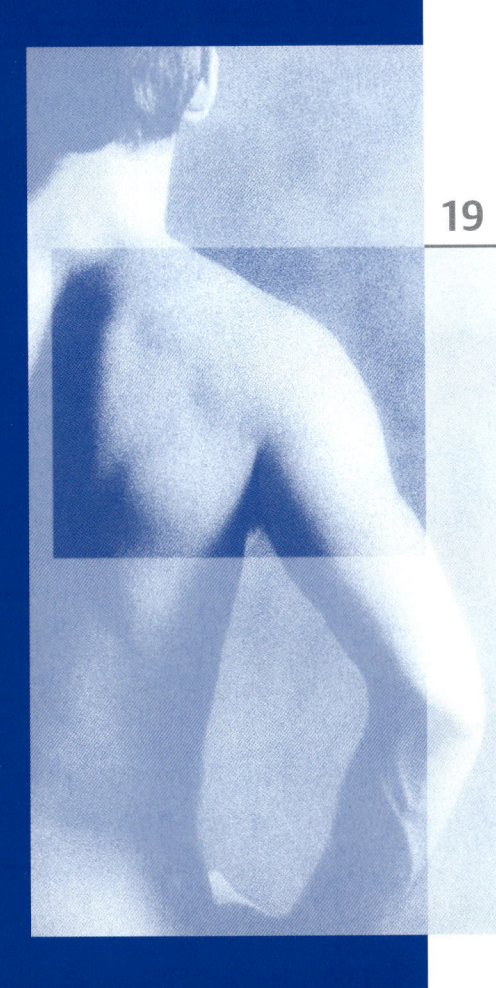

19 Tumoren des Schultergürtels und des Schultergelenks

P. Wuisman und Ch. Melzer

19.1 **Primäre Knochentumoren und tumorähnliche Läsionen**

19.2 **Skelettmetastasen**

Knochenmetastasen sind eine häufige Komplikation einer Tumorerkrankung. Nach den Filterorganen Lunge und Leber steht das Skelett an 3. Stelle. Wirbelsäule, Becken, Rippen und die proximalen Epi- und Metaphysen von Humerus und Femur sind am häufigsten befallen. Diagnostisch und therapeutisch ist dabei von Bedeutung, dass bei Tumoren, die ähnlich häufig Metastasen verursachen, der Skelettbefall doch unterschiedlich ausfallen kann.

Primäre Knochentumoren sind dagegen im Vergleich zu degenerativen oder stoffwechselbedingten Erkrankungen am Skelett sehr selten. Nach Unni (1996) betreffen nur ca. 1% aller Tumoren das Skelettsystem (Unni 1996). Unter den benignen und malignen Primärtumoren sind demnach 27% im Bereich des Femurs, 13% an der Tibia, 13% im Bereich der Wirbelsäule und dem Sakrum, 11% im Schambein und 9% im Bereich des Humerus lokalisiert. Alle anderen Skelettabschnitte sind viel seltener betroffen.

Die relative Seltenheit der primären Skeletttumoren kann bei Beginn der Erkrankung zu Fehldiagnosen und Behandlungsverzögerung führen. Erst seit den letzten 20–25 Jahren wurde durch die Einführung von modernen bildgebenden Verfahren und effektiven adjuvanten Therapeutika eine wesentliche Verbesserung der rezidivfreien Überlebenszeit erreicht.

Gerade diese günstige Prognose ist ein entscheidender Grund dafür, dass zahlreiche Extremitäten erhaltende Verfahren – auch im Schulterbereich – in den letzten 2 Jahrzehnten entwickelt wurden. Neben der Freiheit von Rezidiven (lokal und fern) sollen eine genaue Rekonstruktion und eine möglichst vollständige Erhaltung der Funktion erzielt werden.

19.1 Primäre Knochentumoren und tumorähnliche Läsionen

Weil sie hinsichtlich Diagnostik und Therapie ähnliche Probleme verursachen wie die benignen Knochentumoren, werden tumorähnlichen Erkrankungen, wie z. B. die juvenile und die aneurysmatische Knochenzysten sowie die fibröse Dysplasie, zusammen mit den Knochentumoren besprochen. Das Plasmozytom, das primär maligne Lymphom und das Retikulosarkom nehmen eine Sonderstellung ein, da sie vom Markraumgewebe ausgehen. Diese Tumoren treten primär in Blut oder Lymphknoten auf und manifestieren sich nur selten als solitäre knöcherne Geschwulst.

Pathogenese

Zum Verständnis der mannigfaltigen und komplizierten Erscheinungsformen der Knochentumoren trägt die These bei, dass die Tumorentstehung eng mit der Skelettentwicklung und Gewebedifferenzierung zusammenhängt (Abb. 19.1). Danach stellen Tumoren Entgleisungen dieser normalen Vorgänge dar und entstehen vorwiegend zu einem Zeitpunkt und an jener Stelle, an der die betreffende normale Zellaktivität besonders groß ist: während der Wachstumsperiode insbesondere im Bereich der Wachstumszonen, also an den knienahen Femur- und Tibiametaphysen und der proximalen Humerusepiphyse.

Epidemiologie

Tumorart. Unter allen Primärtumoren rangiert das medulläre hochmaligne Osteosarkom neben dem Osteochondrom mit etwa 18% an 1. Stelle. Diese Daten beziehen sich auf histologisch gesicherte Tumoren, wobei zu berücksichtigen ist, dass z. B. höchstens 20–30% der solitären Osteochondrome entfernt und damit histologisch untersucht werden (Freyschmidt u. Ostertag 1988). Unter allen benignen Tumoren sind Chondrom und Osteoidosteom am häufigsten bzw. zweithäufigsten. Der Riesenzelltumor nimmt eine Sonderstellung ein: Die Ansichten bezüglich seiner Bösartigkeit (benigne oder semimaligne) sind nicht einheitlich. Manche Autoren halten ihn für benigne (Wuisman 1989). Der Riesenzelltumor hat mit etwa

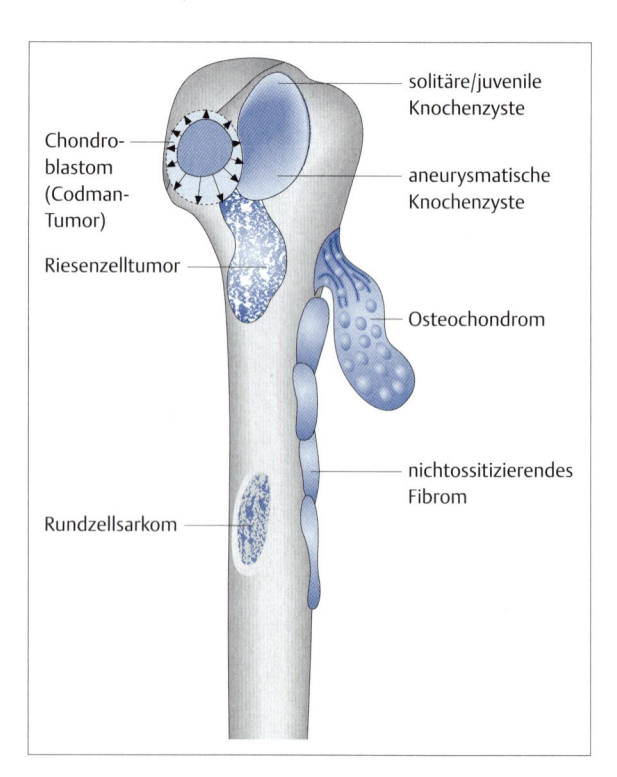

Abb. 19.1 Prädilektionsorte primärer Knochentumoren unterschiedlicher Dignität.

8 % einen verhältnismäßig hohen Anteil an allen Knochentumoren. Nach dem Osteosarkom ist der am häufigsten anzutreffende maligne Knochentumor das Chondrosarkom. Zu den relativ oft vorkommenden malignen Knochentumoren im Bereich der Extremitäten zählt auch das Ewing-Sarkom.

Lokalisation. Proximaler Humerusabschnitt und Weichteilgewebe des Schultergürtels nehmen den 2. Platz bezüglich des Auftretens von malignen, benignen und tumorähnlichen Läsionen ein. Nach dem distalen Femur- und dem proximalen Tibiabereich ist der proximale Humerusabschnitt am häufigsten von knöchernen Läsionen befallen. Bei Jugendlichen treten in der Metaphyse des proximalen Humerus am häufigsten tumorähnliche Zysten und Osteochondrome auf. In der Metaphyse des proximalen Humerusbereichs bei Jugendlichen treten am häufigsten tumorähnliche Zysten auf. Osteochondrome findet man bei Jugendlichen im Wachstumsalter am proximalen Humerusende. Das Chondroblastom tritt am häufigsten im Epiphysenbereich des Humerus auf. Riesenzelltumoren findet man vor allem in der Nähe des Kniegelenks, gefolgt vom distalen Radiusepiphysenbereich; weniger oft kommen Riesenzelltumoren im proximalen epimetaphysären Humerusbereich vor.

Das Osteosarkom ist der häufigste maligne primäre Knochentumor des proximalen Humerusabschnitts. Nach den Regionen um die knienahe Femur- und Tibiametaphyse ist das Osteosarkom in diesem Bereich am dritthäufigsten lokalisiert. Das Chondrosarkom ist als zweithäufigster maligner Knochentumor im proximalen Humerusbereich anzutreffen. Das Ewing-Sarkom manifestiert sich eher im diaphysären Bereich des Humerus, gelegentlich auch in der Skapula.

An der Skapula sind die am häufigsten zu diagnostizierenden Tumoren Markraumzellläsionen und Metastasen. Das am häufigsten vorkommende Sarkom ist das Chondrosarkom. Osteoidosteome und Osteoblastome befinden sich vorwiegend juxtaglenoidal.

Die Klavikula ist dagegen nur selten von benignen oder malignen Tumoren befallen, und keine der genannten Läsionen wird gehäuft in der Klavikula angetroffen.

Altersverteilung. In den beiden ersten Lebensdekaden dominieren bei den benignen Tumoren und tumorähnlichen Läsionen des Schultergürtels vor allem das Osteochondrom, die juvenile Knochenzyste und die aneurysmatische Knochenzyste (Abb. 19.**2**). Wenn ältere Kinder, Jugendliche und junge Erwachsenen während längerer Zeit über lokalisierte Schmerzen klagen, sollte an ein Osteoidosteom gedacht und danach gesucht werden. Weniger häufig und eher im frühen Erwachsenenalter tritt das Chondroblastom auf. Riesenzelltumoren trifft man gehäuft in der 2. und 3. Lebensdekade an.

Bei Kindern und Jugendlichen mit einer unregelmäßigen Osteolyse- und/oder Sklerosezone der Humerusdiaphyse, welche die Knochengrenzen überschreitet, sollte

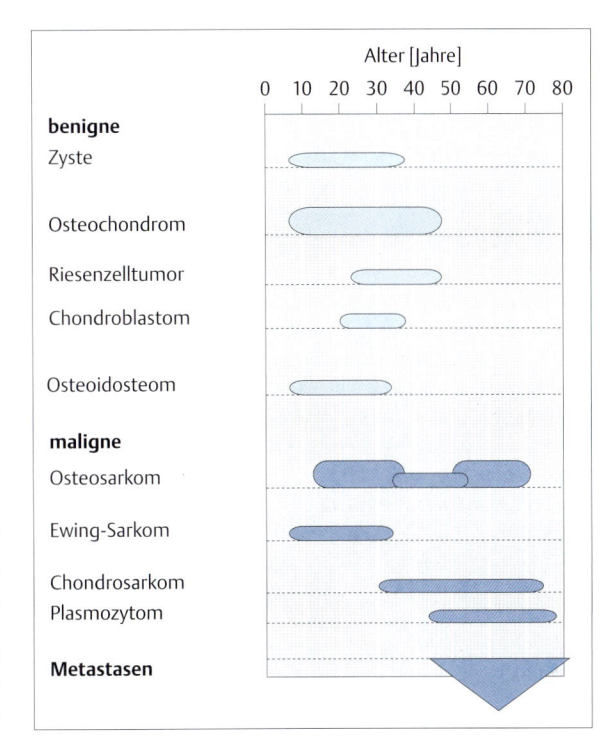

Abb. 19.2 Altersverteilung der Knochentumoren.

an erster Stelle an ein Osteosarkom gedacht werden. Das Ewing-Sarkom befällt vor allem Kinder in der 1. Lebensdekade. Das klinische Bild lässt manchmal zuerst an eine akute Entzündung denken.

Ab dem 40. Lebensjahr ist bei einer neu gewachsenen Osteolyse von einer Metastase (v. a. von Brust, Schilddrüse, Niere, Lunge) auszugehen bis das Gegenteil feststeht. Differenzialdiagnostisch gewinnt hier vor allem das Chondrosarkom an Bedeutung. Im höheren Lebensalter muss auch mit dem Auftreten eines Myeloms oder Lymphoms gerechnet werden.

Diagnostik

Klinische Diagnostik

Wie bei jeder anderen Erkrankung ist es auch bei einem Tumor im Schultergürtelbereich sehr wichtig, eine genaue Anamnese zu erheben. Die anamnestischen Angaben beschränken sich meist auf die Symptome Schmerzen, Schwellung, eingeschränkte Funktion oder Fraktur ohne adäquates Trauma. Vielfach wird der erstbehandelnde Arzt durch die Anamnese und Untersuchung in die Irre geführt und leitet eine unzureichende Therapie ein.

Für die meisten Tumoren existiert jedoch keine spezifische Symptomatik. Die einzelnen Krankheitszeichen treten jeweils mit einer gewissen Streubreite auf. Die Schmerzcharakteristiken bieten im Allgemeinen nur wenige diagnostische Anhaltspunkte. Neben dem Schmerz ist die Schwellung ein weiteres Zeichen eines eventuell vorliegenden Tumors.

Skapulatumoren können erhebliche Ausmaße annehmen, ehe sie klinisch auffällig werden. Eine Asymmetrie im Erscheinungsbild (z. B. ein abstehendes Schulterblatt) mit Knacken oder Knarren im Schulterblatt kann bereits Hinweis auf einen Tumor sein.

Die Klavikulakontur weist schnell sichtbare Veränderungen auf.

Am Humerus erschweren der umgebende Weichteilmantel (Muskulatur) und/oder die intraossäre Lokalisation eines Knochentumors die lokale Befunderhebung mancher Tumoren. Plötzlich auftretende Bewegungseinschränkungen und/oder Gelenkergüsse sind selten. Frakturen nach einem banalen bzw. inadäquaten Unfallereignis können auf einen pathologischen Knochenprozess hinweisen. Gewichtsverlust, Anämie, beschleunigte Blutsenkung und die Erhöhung der alkalischen Serumphosphatase können Begleitsymptome eines rasch wachsenden Knochentumors sein. Gehen die Beschwerden – Schmerzen, Schwellung, Bewegungseinschränkung – nach initialer Konsultation mit oder ohne Behandlung nicht zurück, sollten eine Röntgenuntersuchung und ggf. weiterführende Untersuchungen erfolgen (Abb. 19.3) (Simon 1993). Dies kann ausschlaggebend für die weitere Therapie und den Heilerfolg sein.

Stadieneinteilungen dienen seit längerer Zeit zur Analyse unterschiedlicher Patientengruppen. Enneking (1980, 1986) entwarf in Zusammenarbeit mit der Musculoskeletal Tumor Society (MSTS) das Surgical Staging System (SSS) für benigne und maligne Weichteil- und Knochentumoren (Tab. 19.1). Ein zentrales Kriterium bei der Beurteilung und Einteilung der Tumoren ist das biologische Verhalten, das anhand der tumorbedingten lokalen Veränderungen definiert wird. Das Spektrum dieser Veränderungen umfasst klinische, radiologische und histologische Aspekte.

Tab. 19.1 Stadieneinteilung nach Enneking

Tumorart	Stadium	Charakterisierung
beniger Tumor	1	G0, T0, M0
	2	G0, T0, M0
	3	G0, T1–2, M0–1
maligner Tumor	I	G1, T1–2, M0
	II	G2, T1–2, M0
	III	G1–2, T1–2, M1

G Malignitätsgrad (0 benigne, 1 niedrigmaligne, 2 hochmaligne), T Kompartment (1 innerhalb, 2 außerhalb), M Metastasen (0 keine Metastasen, 1 Lokal- oder Fernmetastasen)

Die entscheidenden Kriterien zur Charakterisierung der unterschiedlichen Stadien (Tab. 19.1) sind der **histologische Befund**:
- G0 benignes zytologisches Bild,
- G1 malignes zytologisches Bild niedrigen Grades,
- G2 malignes zytologisches Bild höheren Grades,

die **anatomische Lokalisation**:
- T0, T1 Tumoren innerhalb eines Kompartments,
- T2 Tumoren außerhalb eines Kompartments,

das Vorhandensein oder Fehlen von **Metastasen**:
- M0 keine Metastasen,
- M1 regionäre oder Fernmetastasen.

Aus der Kombination der o. g. Merkmale ergibt sich eine Einteilung in Stadien. Benigne Tumoren werden den Stadien 1–3 und maligne den Stadien I–III zugeordnet. Zu-

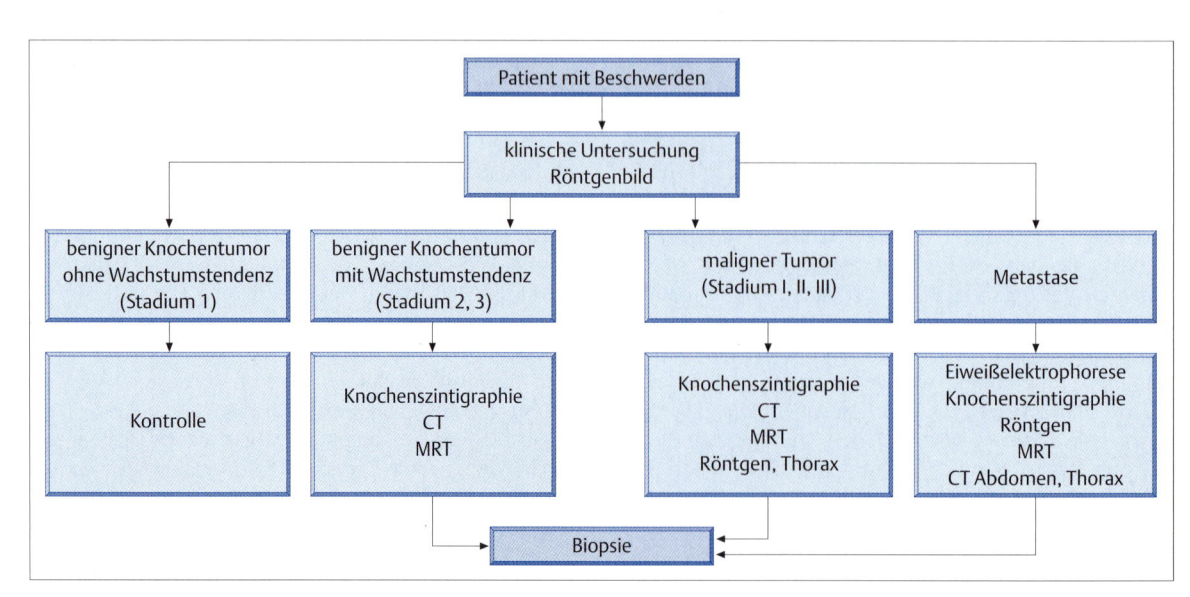

Abb. 19.3 Diagnostischer Algorithmus bei Knochentumoren (nach Simon).

sätzliche Untergruppen (A oder B) weisen darauf hin, ob die Tumoren innerhalb (A) oder bereits außerhalb der anatomischen Kompartments wachsen (B).

Probebiopsie. Die Diagnose eines Weichteil- oder Knochentumors wird aufgrund der feingeweblichen Untersuchung von repräsentativem Tumorgewebe gestellt. Eine Biopsie kann geschlossen (Feinnadelaspiration, Nadelbiopsie, Stanzbiopsie) oder offen (Inzisionsbiopsie, Exzisionsbiopsie) durchgeführt werden (Tab. 19.2). Bei Weichteiltumoren und bei Knochentumoren mit einer extraossären Tumorkomponente können eine szintigraphisch gesteuerte Feinnadelaspiration oder eine Nadelbiopsie zur Bestimmung der Artdiagnose ausreichen (Akerman 1996, Berning 1993, Konermann 1995, Willen 1995). Dies ist bei intakter Kortikalis sehr schwierig durchzuführen. Bei Weichteilrezidiv oder bei Tumoren des blutbildenden Systems kann die Feinnadelbiopsie ebenfalls erfolgreich eingesetzt werden (Exner 1996).

Zumeist wird bei Knochentumoren eine Stanz- oder Inzisionsbiopsie durchgeführt, nur selten eine Feinnadelaspiration oder eine Nadelbiopsie. Bei Stanzbiopsien wird über eine kutane Stichinzision unter Kontrolle bildgebender Verfahren ein Gewebszylinder entnommen. Die diagnostische Sicherheit der Stanzbiopsie wird bei Knochentumoren höher angegeben als für die Aspirations- oder Nadelbiopsie (Berning 1993).

Vorteile der Stanzbiopsie sind die Möglichkeit, sie in Lokalanästhesie auszuführen, das minimale Operationstrauma und das geringe Infektionsrisiko. Probleme bestehen besonders bei stark sklerosiertem Knochen oder Knochenzysten, weil hier keine ausreichende Gewebemenge zu gewinnen ist. Eine offene Inzisionsbiopsie, bei der unter partieller Freilegung des Tumors eine Probe entnommen wird, kann dann erforderlich sein. Nachteile dieser sind das größere Operationstrauma, ein geringgradig höheres Infektionsrisiko und die Notwendigkeit einer Narkose.

Die Exzisionsbiopsie ist bei malignen Knochentumoren kontraindiziert. Sie ist radiologisch gesicherten benignen Läsionen wie einem Osteoidosteom oder einer kartilaginären Exostose vorbehalten. Da die Differenzialdiagnose sehr schwierig sein kann, sollte die günstigste Entnahmestelle mit dem Pathologen und dem Radiologen besprochen werden.

Es sollte immer genügend Material gewonnen werden und dieses sofort unfixiert in die Pathologieabteilung gebracht werden.

Bei Verdacht eines malignen Primärtumors muss eine während der Probeentnahme durchgeführte Gefrierschnittuntersuchung klären, ob diagnostisch repräsentatives Material gewonnen wurde. Die Beurteilung des Gewebes erfordert einen erfahrenen Tumorpathologen.

Das chirurgische Vorgehen bei der Probebiopsie ist von großer Bedeutung: Die Narben infolge Probebiopsie, Drainageaustritt und Wunddrainagegang sollten später bei der endgültigen Operation en bloc am Präparat verbleiben, weshalb die Drainage daher direkt aus der Wunde bzw. in unmittelbarer Nachbarschaft des Wundwinkels ausgeleitet werden muss. Am Humerus sollten das Gefäßnervenbündel nicht dargestellt und das Glenohumeralgelenk nicht eröffnet werden. Das bedeutet, dass im Humerusbereich der Tumor in der Regel anterolateral und im Skapulabereich posterior direkt transmuskulär, lateral des medialen Skapularands, angegangen wird. Eine Klavikulabiopsie sollte direkt über dem Knochen erfolgen.

Aus historischer Sicht betrachtet, entwickelte sich die Klassifikation der Primärtumoren durch ein Zusammentragen klinischer, röntgenologischer und histologischer Befunde. Erst die Interpretation aller Details in ihrer Gesamtheit erlaubte Aussagen über die Prognose und den erfolgreichsten Therapieansatz. Nach der WHO-Klassifikation von 1972, modifiziert von Schajovicz (1993), ist die Zuordnung eines Tumors im Wesentlichen von der im histologischen Bild vorhandenen Matrix bzw. Interzellularsubstanz abhängig (Tab. 19.3). Einige Tumoren lassen sich jedoch nicht einordnen und weisen andere Charakteristika auf, wie z.B. Riesenzellen oder ein zystisches Erscheinungsbild. Dass die Differenzierung der Knochentumoren noch nicht abgeschlossen ist, zeigen die kontroverse Diskussion über die Zuordnung von Riesenzelltumoren oder die Gliederung der Osteosarkome in Subentitäten. Die Schwierigkeit der Differenzierung besteht darin, dass bisher zwar detaillierte zytobiologische Untersuchungen unter Berücksichtigung klinisch-pathologischer Befunde der Knochentumoren vorliegen, aber exakt definierbare Abgrenzungen einzelner (Sub-)Entitäten noch nicht möglich sind.

Bildgebende Diagnostik
Röntgendiagnostik. Zu Beginn der Diagnostik muss ein Röntgenbild in 2 Ebenen angefertigt werden. Alle anderen

Tab. 19.2 Biopsietechniken

Biopsieart	Technik	Gewebe
geschlossen	Feinnadelaspiration	Weichteiltumor Weichteilanteile eines Knochentumors Lokalrezidiv (Weichteil)
geschlossen	Nadelbiopsie	Weichteiltumor Weichteilanteile eines Knochentumors Lokalrezidiv (Weichteil)
geschlossen	Stanzbiopsie	Knochentumor Lokalrezidiv eines Knochentumors
offen	Inzisionsbiopsie	Weichteiltumor Knochentumor Lokalrezidiv
offen	Exzisionsbiopsie	Osteochondrom, Osteoidosteom

Tab. 19.3 WHO-Klassifikation der Knochentumoren (aus Schajowicz F. Histological Typing of Bone Tumors. 2nd. Ed. WHO International Classification of Tumour, 1993)

Muttergewebe	Benigne Tumoren	Maligne Tumoren
Knorpelgewebe	Osteochondrom: solitär oder multipel Chondrom: solitär oder multipel benignes Chondroblastom Chondromyxoidfibrom	primäres Chondrosarkom, sekundäres Chondrosarkom entdifferenziertes Chondrosarkom Klarzellchondrosarkom mesenchymales Chondrosarkom juxtakortikales Chondrosarkom
Knochengewebe	Osteom Osteoidosteom Osteoblastom	hochmalignes Osteosarkom hochdifferenziertes Osteosarkom multizentrisches Osteosarkom parossales Osteosarkom periostales Osteosarkom malignes Osteoblastom
?	benigner Riesenzelltumor	maligner Riesenzelltumor
Bindegewebe	Myxom benignes fibröses Histiozytom desmoplastisches Fibrom ossifizierendes Fibrom	Fibrosarkom malignes fibröses Histiozytom malignes Mesenchymom entdifferenziertes Sarkom
Markraumgewebe		Ewing-Sarkom primär malignes Lymphom Plasmozytom Retikulosarkom
Gefäßgewebe	Hämangioperizytom Lymphangiom	malignes Hämangioperizytom Hämangioendotheliom
Hämangiom		Angiosarkom
Glomustumor	Glomangiom	
Muskulatur	Leiomyom Rhabdomyom	Leiomyosarkom Rhabdomyosarkom
Fettgewebe	Lipom	Liposarkom
Nervengewebe	Neurinom Neurofibrom	neurogenes Sarkom
Chordagewebe		Chordom
?		Adamantinom
tumorähnliche Läsionen	juvenile Knochenzyste aneurysmatische Knochenzyste intraossäres Ganglion nicht ossifizierendes Fibrom eosinophiles Granulom fibröse Dysplasie Myositis ossificans „Brauner Tumor" bei Hyperparathyreoidismus	

Methoden sind ergänzende Untersuchungen, die gezielt eingesetzt werden sollten.

Das Röntgenbild kann mit einiger Zuverlässigkeit Hinweise auf Aggressivität und Dignität eines Prozesses geben oder sogar in manchen Fällen mit hoher Zuverlässigkeit die richtige Diagnose erbringen. Für die Diagnose sind zu beachten:
- röntgenmorphologische Veränderungen (Osteosklerose, Osteolyse, Osteopenie),
- genaue Lage (epi-, meta-, und/oder diaphysär),
- Form und Ausdehnung (größter Durchmesser),
- Begrenzung (scharf, unscharf, Randsklerose, Periostreaktion),
- Tumormatrixverkalkung (Aspekt).

Einen entscheidenden Einfluss auf das Röntgenbild hat die Wachstumsgeschwindigkeit, die das biologische Verhalten einer Geschwulst anzeigt.

Nach Lodwick (1980) liegen drei Grundmuster einer Knochenzerstörung vor:
- geografische Destruktion (tritt überwiegend im spongiösen Knochen auf – expansives oder langsames Tumorwachstum),
- mottenfraßartige Destruktion (zahlreiche, verstreute, unterschiedlich große Osteolysen, kortikaler und/oder spongiöser Knochen ist betroffen),
- die permeierende Destruktion (multiple, isomorphe, winzige ovale oder streifige Aufhellung, wobei die Abgrenzung zum gesunden Gewebe unscharf ist).

Teilt man die Wachstumsgeschwindigkeiten auf einer Skala ein, dann liegt die geografische Destruktion auf der langsamen (eher benigner Tumor), die permeierende auf der sehr raschen Seite (eher aggressiv-benigner und hochmaligner Tumor), während die mottenfraßartige Destruktion sich in der Mitte (eher aktiv-benigne und niedrigmaligne Tumoren) befindet. Die Artdiagnose eines Knochentumors lässt sich bei großer Erfahrung des Untersuchers in vielen Fällen aus der Lokalisation, der Röntgenmorphologie und dem Patientenalter ableiten.

Die konventionelle Tomographie wird in der Ära der Computertomographie und der Kernspintomographie nicht mehr eingesetzt. Als Zusatzuntersuchung kann die Angiographie eingesetzt werden, um
- die Biopsieentnahmestelle,
- die topographische Beziehung der Gefäße zum Tumor im axillären Bereich (Abb. 19.4),
- das Ansprechen auf die Chemotherapie,
- die Stadieneinteilung von Knochentumoren zu bestimmen (Enneking 1980, 1986, Hudson 1981, Kumpan 1986).

Computertomographie (CT). Vorteile der CT bei der Beurteilung von Tumoren im Bereich des Schultergürtels liegen u.a. in der großen Dichteauflösung und der überlagerungsfreien Abbildung. Parossale Geschwulstausbrüche können im Vergleich zum Röntgen sehr viel früher nachgewiesen werden. Die Gegenüberstellung computertomographisch erkennbarer Destruktionsmuster und einer röntgenmorphologischen Klassifikation (Lodwick 1980) ergibt eine diagnostische Treffsicherheit von ca. 84% (Brown 1986).

Die intramedulläre Ausdehnung eines Tumors nach intravenöser Kontrastmittelgabe ist mit dem CT exakt zu bestimmen. Die Markinfiltration zeigt sich durch eine messbare Erhöhung der Dichte im Markraum. Dabei ist weniger der Absolutwert als der Vergleich mit der Gegenseite einer nicht befallenen Region entscheidend. Dagegen ist die exakte Form der extraossären Tumorgrenzen wegen der schlechteren Auflösung nicht zuverlässig beurteilbar. Kompaktabeteiligungen und reaktive Periostveränderungen können aber manchmal besser als auf dem konventionellen Röntgenbild beurteilt werden.

Der große Vorteil der CT gegenüber der konventionellen Röntgenaufnahme liegt in der Darstellbarkeit von Weichteilkomponenten. Mit dem CT können auch Skip-Läsionen gut dargestellt werden, wenn die angrenzenden Regionen ebenfalls sichtbar sind und eine ausreichende Schnittdichte verwendet wurde. Nach intravenöser Kontrastmittelgabe kann eine mögliche Infiltration des Gefäß-Nerven-Bündels (Aa. und Vv. axillares, Plexus brachialis) abgeschätzt werden. Für die Bewertung des Erfolgs einer adjuvanten Therapie können der Rückgang der Weichteilkomponente, die zunehmende Rekalzifizierung oder der Nachweis von regressiven Veränderungen im Tumorgewebe herangezogen werden. Diese Kriterien sind aber nicht absolut zuverlässig. Evtl. müssen CT-gesteuerte Probeentnahmen und 3D-Rekonstruktionen des Knochens gemacht werden. Perkutane, CT-gesteuerte Probeentnahmen können mit hoher Genauigkeit durchgeführt werden. 3D-Rekonstruktionen der Schultergürtelknochen sind hilfreich bei der Festlegung des operativen Vorgehens, der Bestimmung der notwendigen Resektionsränder und zur Anfertigung von Spezialimplantaten.

Nach der Operation wird der Einsatz der CT nicht selten durch liegende Metallimplantate eingeschränkt. Derzeit werden Korrekturalgorithmen entwickelt, die die Metallartefakte reduzieren sollen.

Magnetresonanztomographie (MRT). Weichteiltumoren sowie das Ausmaß einer extraossären Ausdehnung von Knochentumoren sind auf dem Röntgenbild nicht zuverlässig erkennbar, sodass die klinische Untersuchung und die Magnetresonanztomographie (MRT) im Vordergrund stehen (Erlemann 1990). Die Bedeutung der MRT für die Diagnostik von Knochen- und Weichteiltumoren des Schultergürtels liegt vor allem in der Beurteilung von Ausdehnung, Ansprechen auf eine adjuvante Therapie und im Nachweis oder Ausschluss von (Lokal-)Rezidiven.

Standard sind T1- und T2-gewichtete Spinechosequenzen. Mit ihnen gelingt eine kontrastreiche Abgrenzung der Läsion von den normalen Umgebungsstrukturen, sodass eine ausreichende Anzahl von Bildern pro Sequenz in verschiedenen Ebene erstellt werden kann und die Untersuchungszeit für den Patienten zumutbar bleibt.

Für die Darstellung der intraossären Tumorausdehnung haben sich T1-gewichtete Spinechosequenzen bewährt. Das Tumorgewebe zeigt eine niedrige oder intermediäre Signalintensität, die sich deutlich von der hohen Signalintensität des gesunden Knochenmarks abhebt. Ebenso sind Abgrenzungen zwischen extraossärer Tumorkomponente bzw. Weichteiltumor und Fettgewebe zuverlässig möglich. Dagegen ist der Kontrast zwischen Tumor und umgebender Muskulatur niedrig. In der T2-gewichteten Spinechosequenz stellt sich das Tumorgewebe meistens mit einer höheren Signalintensität als das normale Knochenmark dar. Die Muskulatur erscheint in dieser Sequenz signalarm.

Weitere MRT-Untersuchungen bei Knochen- und Weichteiltumoren können mit Gradientenechosequenzen erfolgen; dynamische Untersuchungen sind nach intravenöser Applikation von Gadolinium DTPA (GD-DTPA)

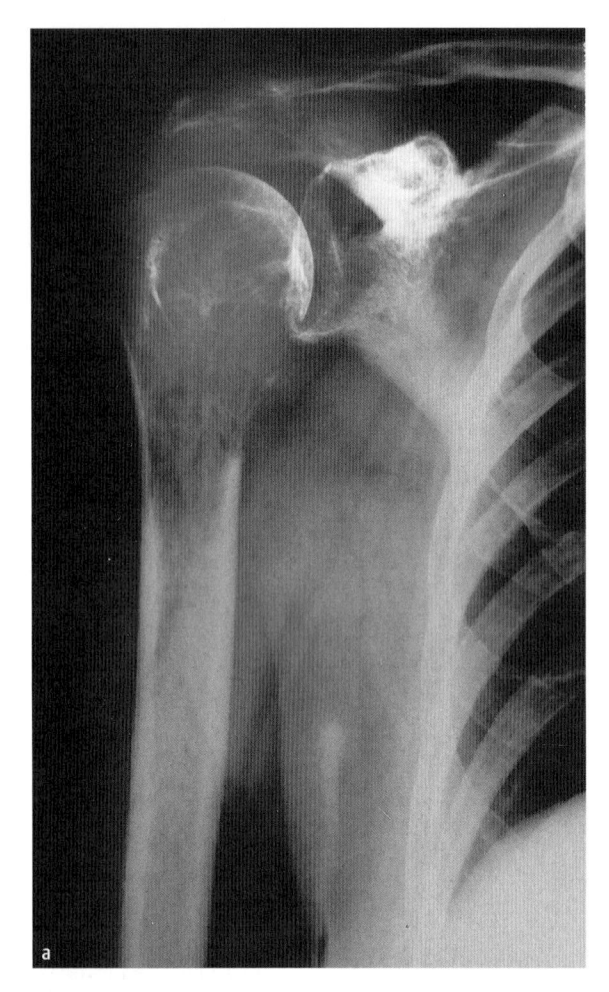

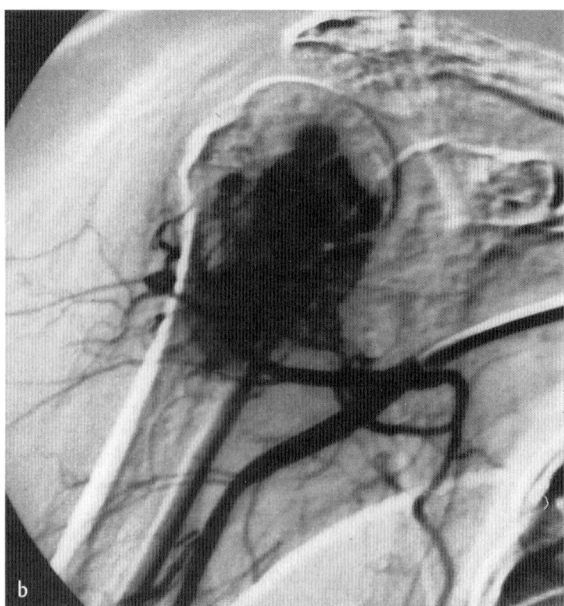

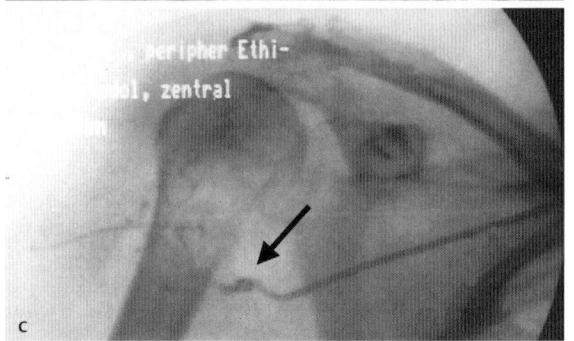

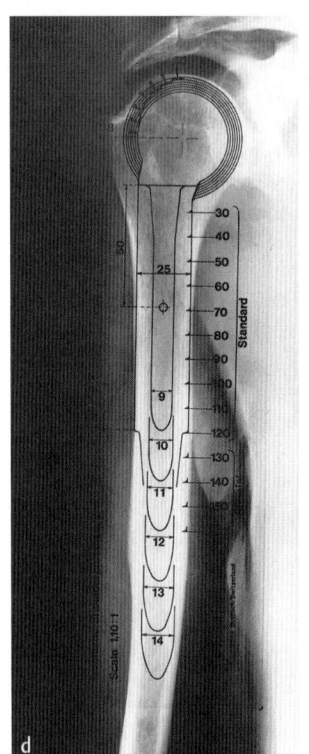

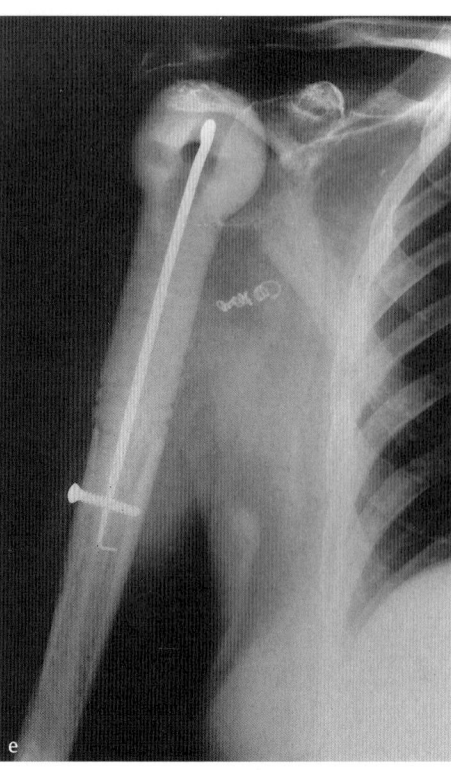

19 Tumoren des Schultergürtels und des Schultergelenks

Abb. 19.4 a–e Metastase eines Nierenzellkarzinoms bei einer 65-jährigen Patientin.
b Präoperativ angelegtes Angiogramm mit ausgeprägter Vaskularisation.
c Angiographisches Bild nach erfolgreicher Embolisation (Pfeile: Metallspiralen).
d u. e Präoperative Planung und postoperative Röntgenaufnahme nach Resektion des proximalen Humerus und Implantation einer RM-Prothese.

möglich. Die Anwendung von Gradientenechosequenzen verkürzt die Untersuchungszeit stark, hat aber den Nachteil, dass eine Abgrenzung der Tumoren zur Umgebung weniger zuverlässig ist. Nach Applikation von GD-DTPA weisen die meisten Tumoren in den T1-gewichteten Aufnahmen eine deutlich erhöhte Signalintensität auf, wodurch der Kontrast zwischen Tumor und umgebender Muskulatur im T1-betonten Bild deutlich erhöht wird.

Im Gegensatz zum CT ist bei der MRT keine 3-dimensionale Darstellung möglich. Entscheidende Informationen über Tumorausdehnung, Skip-Metastasen, Tumorgrenzen, Infiltrationen des Gelenkkavums, Penetration der Wachstumsfuge oder Ausdehnung des Tumors im Weichteilgewebe sind gut darstellbar. Alle Informationen sind für die Operationsplanung wichtig.

In der postoperativen Phase ist ein wesentlicher Vorteil der MRT die Möglichkeit, Lokalrezidive bzw. regionale Metastasierungen früh zu erkennen. Auch mit Titanimplantaten kann die MRT durchgeführt werden, sodass postoperative Kontrolluntersuchungen möglich sind. Der Nachteil der MRT besteht in der relativ langen Untersuchungszeit, was bei Patienten mit stärkeren Schmerzen oder bei Kindern zu Bewegungsartefakten führen kann. Im Grenzbereich zwischen extraossärer Tumorkomponente und Weichteilen ist jedoch der Tumor von einem begleitenden Ödem nicht verlässlich unterscheidbar.

Skelettszintigraphie. Die Anreicherung osteotroper Radionuklide (z. B. ^{99}Technetium) erfolgt bei Tumoren in den Teilen des Knochengewebes, die reaktiv von normalem Periost und Endost gebildet werden. Reaktive Knochenneubildung und Neovaskularisation sind jedoch keine spezifischen Effekte des Neoplasmas, sondern eine unspezifische Reaktion des Knochengewebes auf lokale Störungen. Die Anreicherung osteotroper Radionuklide ist daher unspezifisch, die Zuordnung des pathologischen Befundes muss durch Röntgendiagnostik und/oder Histologie erfolgen. Auch mit dem grundsätzlich zu bevorzugenden 3-Phasen-Skelettszintigramm gelingt keine zuverlässige Unterscheidung benigner und maligner Prozesse. Ein stark hypervaskularisierter Tumor führt bereits in der Blood-Pool-Phase zu einer starken Anreicherung.

Eine effektive Chemo- und/oder Strahlentherapie ist von einer Reduktion der Vaskularisation des Tumors begleitet und führt daher zu einer Abnahme der ^{99}Technetium-Anreicherung (Knop 1985), was für die Verlaufsbeobachtung von Bedeutung ist.

Über die Beurteilung der Aktivität eines Prozesses oder das Ansprechen auf eine adjuvante Therapie hinausgehend, kann die Skelettszintigraphie im Rahmen des Stagings von Knochen- und Weichteiltumoren eingesetzt werden. So lassen sich Skip-Läsionen vor dem Auftreten röntgenologischer Veränderungen nachweisen. Schließlich ist das Szintigramm sowohl bei der präoperativen Suche nach Metastasen als auch bei der Beurteilung des postoperativen Verlaufs von Bedeutung.

Sonographie. Mit der Sonographie lassen sich in erster Linie begleitende Weichteilveränderungen darstellen. Durch die Verwendung der farbkodierten Duplex- oder Power-Dopplersonographie sind zusätzliche Informationen über die Vaskularisierung des Tumors zu gewinnen. Damit kann bei Metastasen im Zusammenhang mit dem klinischen Kontext (Lebensalter, Geschlecht, Lokalisation) der mögliche Ausgangspunkt eines unbekannten Primärtumors eingegrenzt werden. Eine Artdiagnose ist anhand der Echogenitätsveränderungen in der Regel nicht möglich. Lediglich bei mit Flüssigkeit gefüllten zystischen Tumoren (z. B. der Bursa subacromialis bei rheumatoider Arthritis) lässt sich die Diagnose weitgehend sichern und ggf. eine sonographiegesteuerte Punktion durchführen.

Differenzialdiagnose

Bei Veränderungen der **Klavikulakontur** kommen in erster Linie rheumatische Affektionen infrage; aber auch eine Osteomyelitis, Tumoren oder ein Tietze-Syndrom sind auszuschließen.

Therapie

Konservative Therapie

Die meisten Knochentumoren sind gegenüber einer Strahlentherapie nicht oder wenig sensibel, sodass derzeit nur beim Ewing-Sarkom oder als Palliativmaßnahme die adjuvante Therapie einen festen Bestandteil in der Behandlung einnimmt (Abb. 19.**5**). Maligne Umwandlungen bestrahlter benigner oder maligner Primärtumoren nach Jahrzehnten sind beschrieben worden.

Mit der Entwicklung einer (neo-)adjuvanten **Polychemotherapie** ist ein entscheidender Durchbruch in der Behandlung einiger hochmaligner Primärtumoren des Knochens (Osteosarkom, Ewing-Sarkom) und des Weichteilgewebes (Rhabdomyosarkom, Synovialsarkom) gelungen.

Es handelt sich um komplizierte Chemotherapieschemata, die im Rahmen multizentrischer Studien (z. B. CESS-Studie, COSS-Studie) durchgeführt werden. Beim Ewing-Sarkom kann die kombinierte Behandlung (Chemotherapie und hochdosierte lokale Bestrahlung) eine Alternative zur chirurgischen Entfernung des Primärtumors darstellen.

Die **thermische Behandlung** strebt ein Abtöten der Tumorzellen durch lokale Erhitzung (z. B. mit Knochenzement) oder eine Vereisung (mit flüssigem Stickstoff) an. Die Kryotherapie wird bei tumorähnlichen Läsionen, aggressiv-benignen und niedrigmalignen Tumoren, aber insbesondere bei Lokalrezidiven tumorähnlicher und benigner Läsionen angewendet (Malawar 1991, Schreuder 1997).

Chirurgische Therapie

Um die Behandlungsergebnisse von **Tumoren** zu analysieren, hat Enneking ein abgestuftes Schema definiert (Tab. 19.**4**) (Enneking 1980, 1986). Knochen und Weichteiltumoren können durch eine

19 Tumoren des Schultergürtels und des Schultergelenks

```
maligner Knochentumor
  │
  ├──► Stadium 1 oder Stadium 2,
  │    Tumor unempfindlich gegenüber
  │    adjuvanter Therapie:
  │
  │    weite oder radikale Resektion ohne (Klavikula,
  │    Skapula) oder mit Rekonstruktion (Humerus)
  │    Tikhoff-Linberg-Resektion
  │    Humerusexartikulation
  │    thorakoskapulare Amputation
  │    Explantation-Replantation
  │
  │    Prüfung der Resektionsränder
  │                                    ──►  eventuell adjuvante Therapie:
  │                                         Bestrahlung
  │                                         Chemotherapie
  │                                         hormonelle Therapie
  │                                         Immuntherapie
  │                                         Kombination
  │
  └──► Stadium 2 oder 3,
       Tumor empfindlich für
       (neo-)adjuvante Therapie
                                       ──►  eventuell adjuvante Therapie:
                                            weite oder radikale Resektion ohne (Klavikula,
                                            Skapula) oder mit Rekonstruktion (Humerus)
                                            Tikhoff-Linberg-Resektion
                                            Humerusexartikulation
                                            thorakoskapulare Amputation
                                            Explantation-Replantation

                                            Prüfung der Resektionsränder
                                            Prüfung des Therapieerfolgs
```

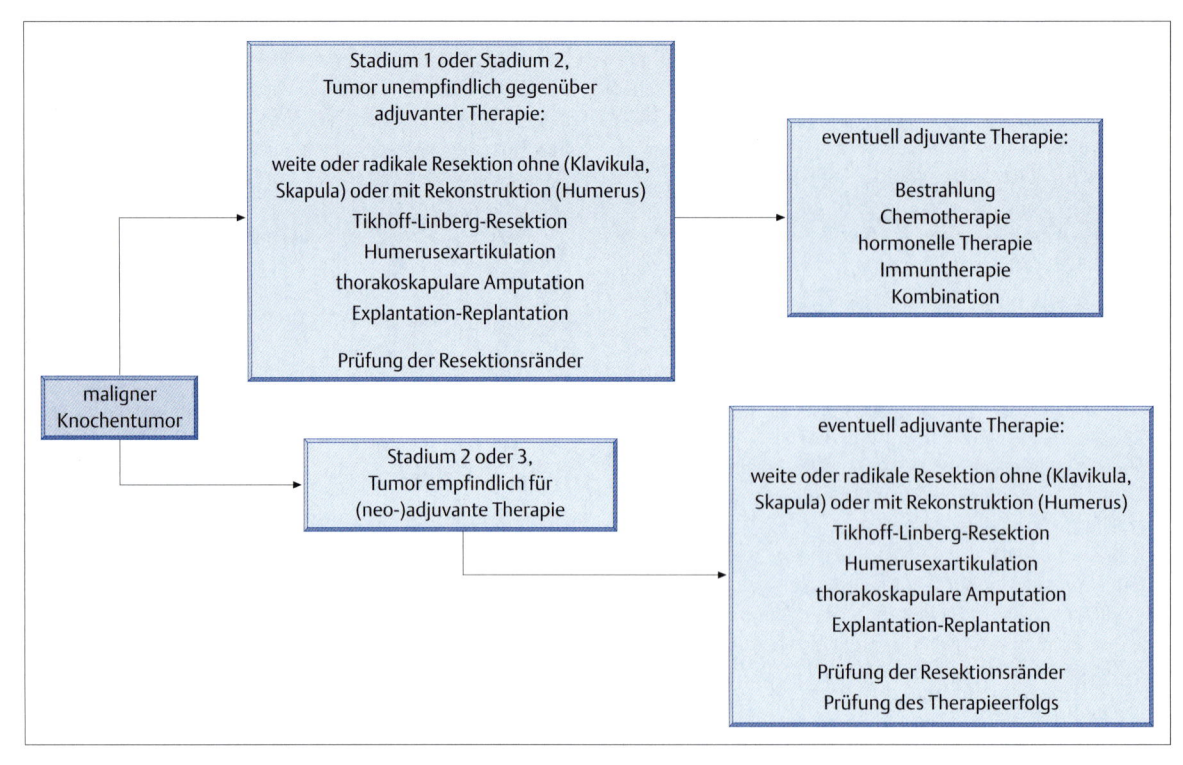

Abb. 19.5 Therapieschema maligner Knochentumoren des Schultergürtels.

Tab. 19.4 Operatives Behandlungsschema von Tumoren nach Enneking

Intrakapsuläre Exzision/Amputation	Exzision/Amputation innerhalb der Kapsel bzw. Pseudokapsel
Marginale Exzision/Amputation	Exzision/Amputation extrakapsulär durch die reaktive Zone
Weite Exzision/Amputation	Exzision/Amputation durch gesundes Gewebe innerhalb des betroffenen Kompartments
Radikale Exzision/Amputation	Exzision/Amputation durch gesundes Gewebe unter Mitnahme des betroffenen Kompartments

- **intrakapsuläre** Exzision/Amputation: innerhalb der Kapsel bzw. Pseudokapsel,
- **marginale** Exzision/Amputation: extrakapsulär durch die reaktive Zone,
- **weite** Exzision/Amputation: durch gesundes Gewebe innerhalb des betroffenen Kompartments oder
- **radikale** Exzision/Amputation: durch gesundes Gewebe unter Mitnahme des betroffenen Kompartments entfernt werden.

Zusätzlich werden die Gruppen in „kontaminiert" oder „nicht kontaminiert" eingeteilt.

Für benigne Tumoren und tumorähnliche Läsionen, die operativ behandelt werden, kommt die intraläsionale oder marginale Exzision mit oder ohne effektive Adjuvanz infrage (Abb. 19.6). Nur selten ist bei aggressiv-benignen Tumoren eine weite En-Bloc-Resektion erforderlich (Abb. 19.5).

Niedrig oder hochmaligne Primärtumoren dagegen müssen chirurgisch mit einer weiten oder radikalen En-Bloc-Resektion oder sogar Amputation behandelt werden (Abb. 19.5). Abhängig vom Dignitätsgrad und dem histologischen Typ sind (neo-)adjuvante Chemo- und/oder Strahlentherapie erforderlich.

Um die Behandlungsergebnisse der **Schultergürteltumoren** (Humerus, Skapula) einheitlich beurteilen zu können, sind abgestufte chirurgische Behandlungssysteme definiert worden (Enneking 1990, Malawar 1991). Das von Malawar u. Mitarb. (1991) (Abb. 19.7) vorgeschlagene System basiert auf den resezierten anatomischen Strukturen und ermöglicht Vergleichstudien. 6 Resektionsarten werden unterschieden. Zusätzliche Untergruppen (A oder B) weisen darauf hin, ob die Abduktion erhalten bleibt (A) bzw. teilweise oder ganz verloren geht (B).

Die Tumorresektionen des Schultergürtels werden nach den üblichen standardisierten onkologisch-chirurgischen Methoden vorgenommen (Tab. 19.4 u. Abb. 19.5) und bestehen immer aus 3 Abschnitten:

- einer weiten oder radikalen Resektion bzw. Amputation,

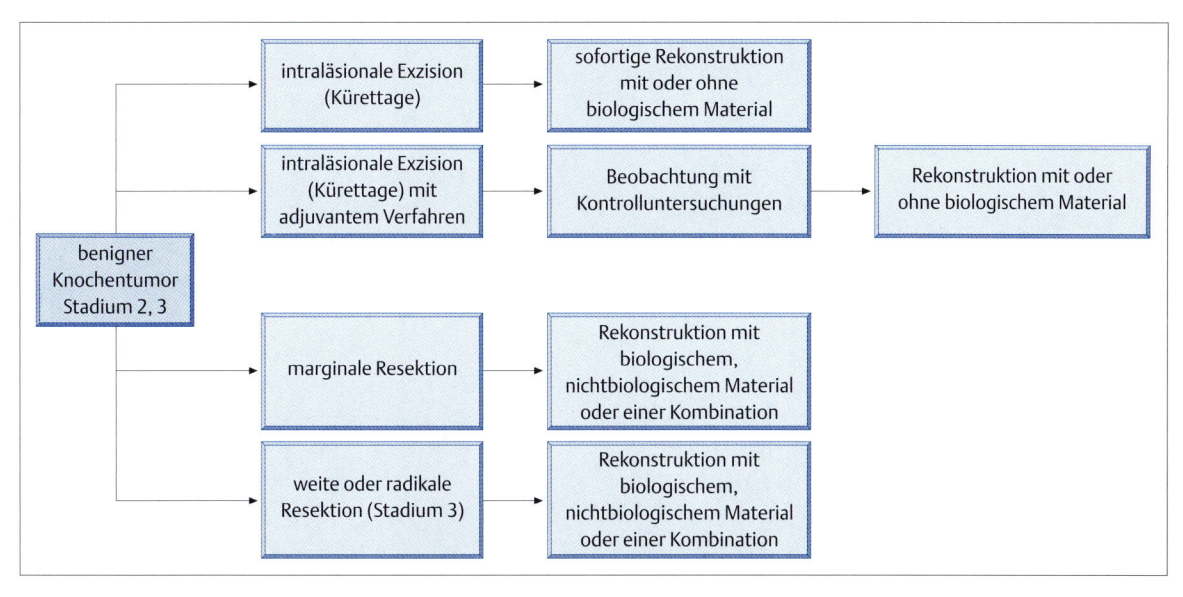

Abb. 19.6 Therapieschema benigner Tumoren.

- einer Rekonstruktion des Knochendefekts (nur bei Humerusbefall) sowie der
- funktionellen Muskel- und Weichteilrekonstruktion.

Benigne oder maligne Tumoren des Schulterblatts ohne Befall des Schultergelenks (Stadium 3) werden primär weit unter Erhaltung des Glenoids (Typ-II-Resektion, Abb. 19.7) oder radikal operiert (Typ-III-Resektion, Abb. 19.7). Eine knöcherne Rekonstruktion ist nicht notwendig.

Benigne Tumoren des Stadiums 3 oder primär maligne Tumoren des proximalen Humerus ohne (Typ-I-Resektion,

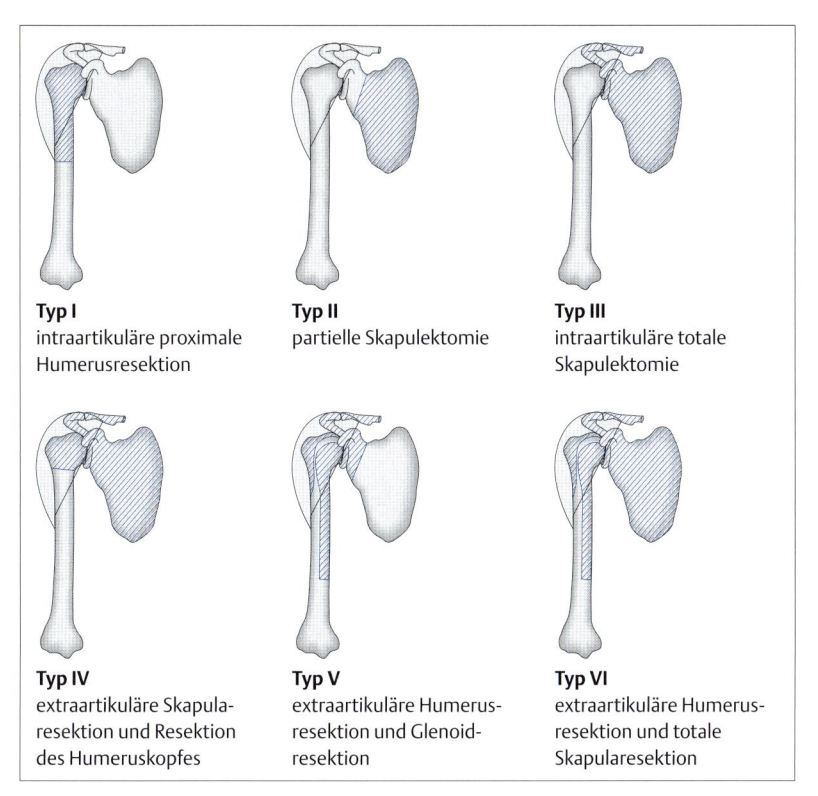

Abb. 19.7 Chirurgisches Behandlungssystem zur Behandlung von aggressiv-benignen (Stadium 3) und malignen Primärtumoren des Schultergürtels (nach Malawar).

Typ I intraartikuläre proximale Humerusresektion

Typ II partielle Skapulektomie

Typ III intraartikuläre totale Skapulektomie

Typ IV extraartikuläre Skapularesektion und Resektion des Humeruskopfes

Typ V extraartikuläre Humerusresektion und Glenoidresektion

Typ VI extraartikuläre Humerusresektion und totale Skapularesektion

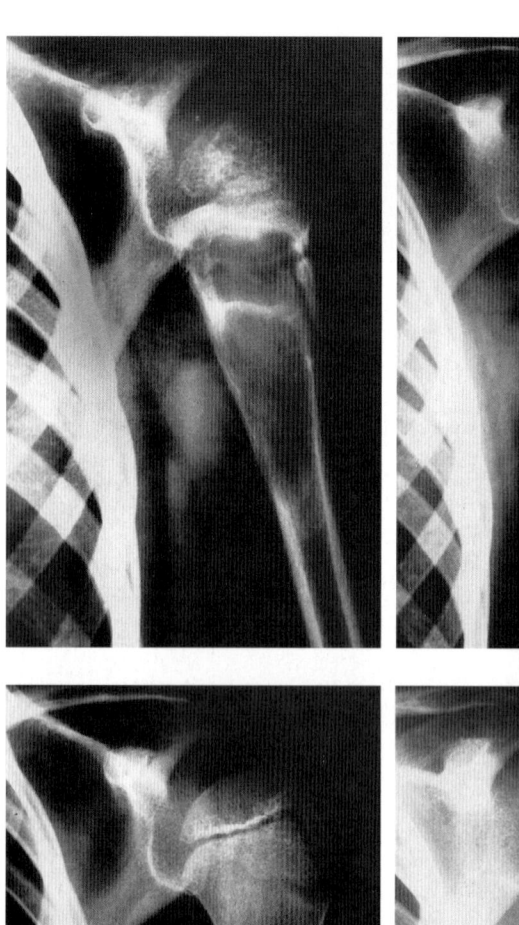

Abb. 19.8 a–d Pathologische Fraktur im Alter von 6 Jahren bei histologisch gesicherter juveniler Knochenzyste.
b 4 Monate nach 2-maliger Cortisoninjektion.

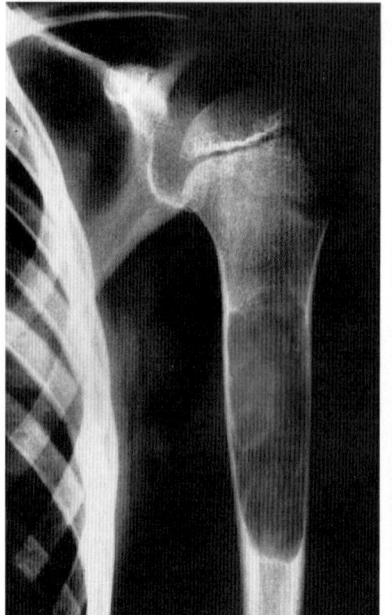

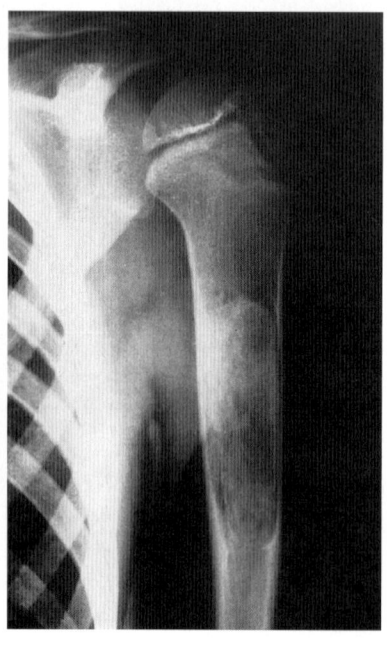

c Rezidiv nach 2 Jahren.
d Ergebnis nach der 3. Cortisoninjektion.

Abb. 19.7) oder mit Befall (Typ-V-Resektion, Abb. 19.7) des Glenohumeralgelenks werden ebenfalls zunächst in weitem Abstand operiert.

Primäre maligne Knochen- und Weichteiltumoren der Skapula, des Schultergelenks oder des proximalen Humerus, die eine extraartikuläre Resektion der Skapula (Typ-IV-Resektion, Abb. 19.7) oder des proximalen Humerus erfordern (Typ-VI-Resektion, Abb. 19.7), können unter Erhaltung der oberen Extremität operiert werden, sodass eine Teilfunktion von Ellenbogen und Hand erhalten bleibt. Das Resektat enthält den proximalen Humerus, das nicht eröffnete Schultergelenk und Teile bzw. die ganze Skapula.

Die Auswahl des Rekonstruktionsverfahren gestaltet sich individuell und wird in enger Absprache mit den Betroffenen bzw. Angehörigen vorgenommen.

Benigne Tumoren und tumorähnliche Erkrankungen.
Das Problem der Behandlung tumorähnlicher Erkrankungen, wie z.B. der **solitären** und **aneurysmatischen Knochenzyste**, liegt vor allem in der Schwierigkeit, Lokalrezidive zu verhindern. Bei juvenilen Knochenzysten kann eine Ausheilung durch mehrfache Cortisoninstillationen erreicht werden (Abb. 19.8). Beim Vorliegen einer Spon-

19.1 Primäre Knochentumoren und tumorähnliche Läsionen | 623

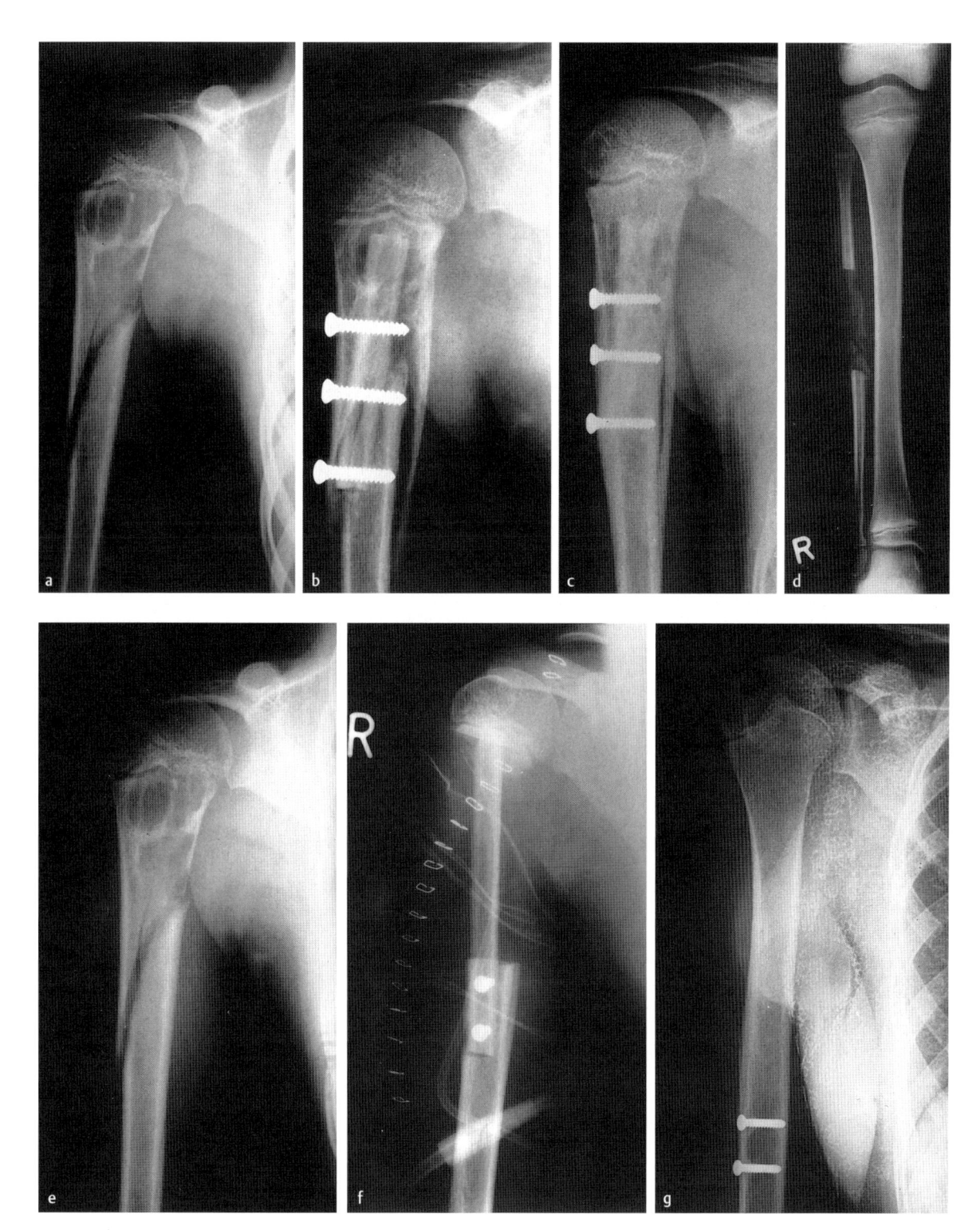

Abb. 19.9 a–g Pathologische Fraktur bei aneurysmatischer Knochenzyste im Alter von 6 Jahren.
b u. **d** 6 Wochen postoperativ Kallusbildung im Bereich des zystischen Tumors und in der Entnahmestelle.
c Vollständige knöcherne Durchbauung der Zyste.
e–g Rezidiv nach 2 Jahren.
f En-bloc-Resektion mit Fibulainterposition unter Schonung der Epiphysenfuge.
g 2 Jahre postoperativ Rezidivfreiheit mit Remodellierung des proximalen Humerus.

tanfraktur, röntgenologisch charakterisiert durch das Fallen-Fragment-Zeichen, sollte erst die Frakturheilung abgewartet werden, zumal nach einer Spontanfraktur mit einer Spontanheilung gerechnet werden kann. Oft muss die Zyste kürettiert und mit verschiedenen Materialien aufgefüllt werden. Hierfür werden meistens auto- oder homologe Spongiosa, Kortikalis-Chips, zunehmend auch Kollagen, Hydroxylapatit- oder Calciumphosphatpartikel verwendet. Insbesondere am proximalen Humerusabschnitt ist die primäre ersatzlose subperiostale Resektion erfolgreich durchgeführt worden. Auch über eine Phenolisierung oder eine zusätzliche thermische Einwirkung als adjuvante Therapiemaßnahme nach Kürettage ist berichtet worden (Schreuder 1997). Bei der Kürettage einer fugennahen Zyste besteht die Gefahr einer Fugenverletzung mit nachfolgenden Wachstumsstörungen. Bei Rezidiven empfiehlt sich die totale subperiostale Resektion mit Einsatz eines Knochenspans. Es ist auch eine erneute Kürettage in Kombination mit einer adjuvanten Thermobehandlung (v. a. Kryochirurgie) durchgeführt worden (Malawar 1991, Schreuder 1997).

Die Therapie der **aneurysmatischen Knochenzyste** besteht in der vollständigen Ausräumung, gefolgt von einer effektiven Adjuvanz (Kryochirurgie mit flüssigem Stickstoff, temporäre Zementplombierung) (Schreuder 1997). Da eine vollständige Ausräumung oft nur schwer durchführbar ist, werden teilweise hohe Rezidivraten angegeben. Eine subperiostale En-Bloc-Resektion unter Schonung der Epiphysenfuge kann dann erfolgreich sein (Abb. 19.9).

Das **eosinophile Granulom** liegt meistens diaphysär und kann zu einem ovalen osteolytischen Herd mit permeierender Zerstörung der benachbarten Kortikalis führen. Die histologische Abgrenzung von dem oft sehr ähnlichen Ewing-Sarkom durch eine Biopsie ist sehr wichtig. Häufig heilt die Krankheit sogar nach partieller Kürettage aus.

Gelegentlich führt eine **fibröse Dysplasie** zu Spontanverformungen oder Spontanfrakturen, woraus Verbiegungen entstehen können. Korrekturosteotomien oder eine Auffädelung mit homologem Material können gelegentlich notwendig sein (Abb. 19.10).

Ein **intraossäres Ganglion** kann subchondral lokalisiert sein, und wegen der Gefahr des Gelenkeinbruchs ist eine Ausräumung und Auffüllung mit autologer Spongiosa angezeigt.

Die **pigmentierte villonoduläre Synovitis**, röntgenologisch gekenzeichnet durch multiple runde Osteolysen, kann zu einer lokalen Destruktion des Glenohumeralgelenks führen. Bei der lokalen Form reicht die endoskopische Entfernung aus. Ist die Form diffus oder liegen Rezidive vor, können eine vollständige offene Synovektomie und sorgfältige Kürettagen der Osteolysen erforderlich sein. Bei ausgedehntem Befall und nach wiederholten Rezidiven können eine Gelenkresektion und Protheseimplantation notwendig sein.

Ein **Osteochondrom** sollte an der Basis abgetragen werden, Lokalrezidive treten nur selten auf. Die präoperativ festgestellte Dicke der Knorpelkappe sowie der Verlauf weisen auf eine eher seltene maligne Entartung hin.

Ein **Osteoidosteom** kann heute perkutan mit einer Laser- oder Thermokoagulierung des Nidus erfolgreich angegangen werden (de Berg 1995). **Osteoblastome, Chondroblastome, Enchondrome** und **Riesenzelltumoren** werden meistens ausgeräumt und die entstandene Höhle je nach Befund (Stadium) mit einer temporären, adjuvant wirksamen (segmentierten) Zementplombe (Abb. 19.6 u. Abb. 19.11) aufgefüllt. Dabei wird der Zement meistens segmentiert, sodass die spätere Entfernung erleichtert und eine sekundäre Infraktion des Knochenabschnitts vermieden wird (Wuisman 1989). Wir erwarten 2 Wirkungen: Durch die bei der Polymerisation frei werdende Hitze werden nach einer intraläsionalen oder marginalen Exzision mikroskopisch kleine, randständige Tumorbezirke devitalisiert. Außerdem kommt es durch die Anwendung des Zements zu einer ausreichenden Stabilisierung der Gelenkregion, sodass eine frühfunktionelle Behandlung beginnen kann. Nach Vorliegen des definitiven histologischen Befunds oder nach ausreichender Beobachtungszeit (gesichert durch den Befund einer CT- oder MR-Kontrolluntersuchung) werden der Zement entfernt, Biop-

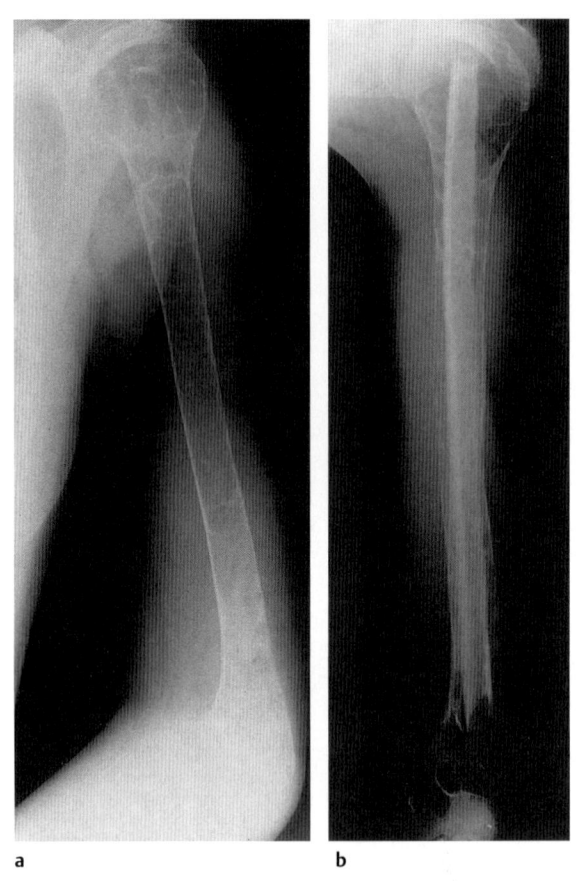

Abb. 19.10 a u. b Fibröse Dysplasie des gesamten Humerus. **b** Auffädelung mit homologer Fibula.

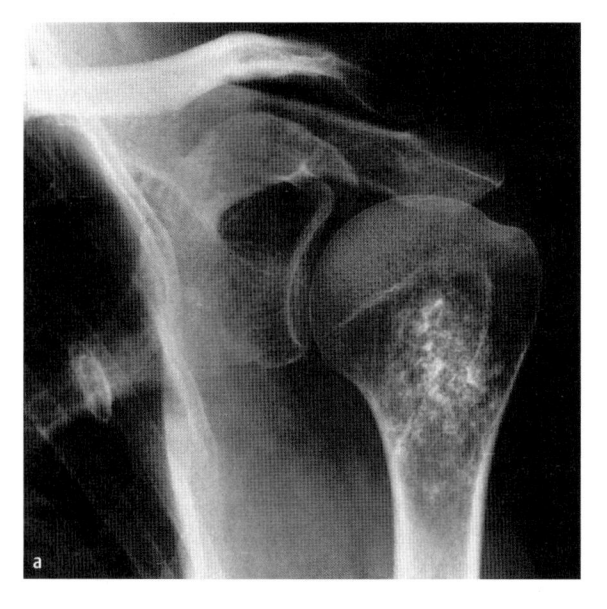

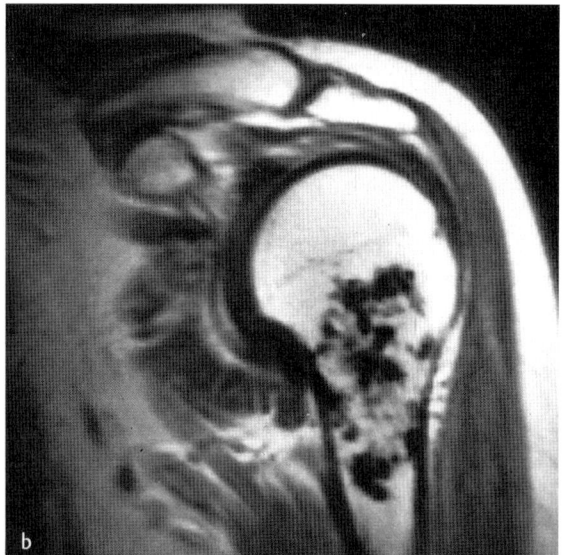

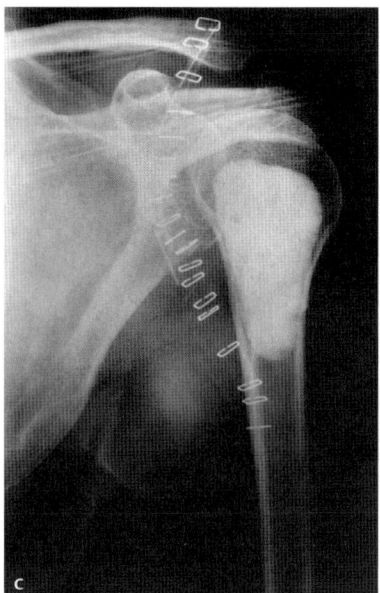

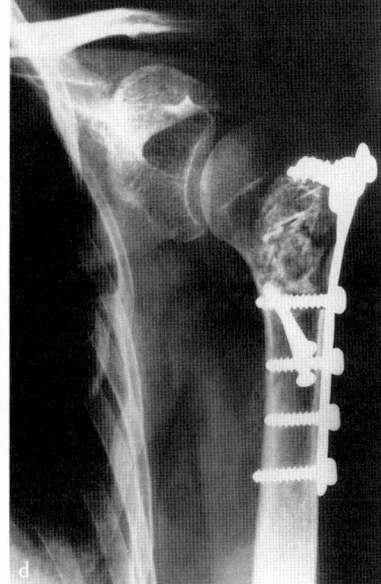

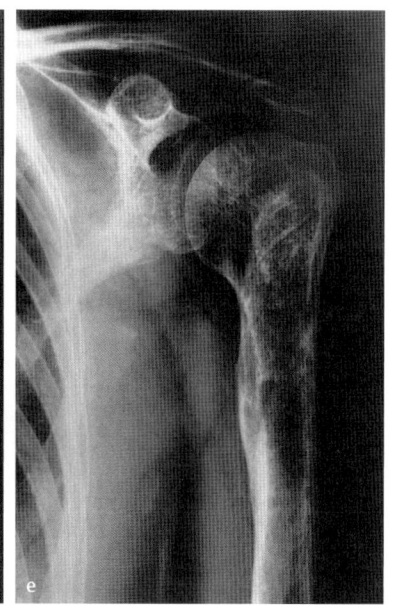

Abb. 19.11 a–e Enchondrom Stadium 2 bei einer 51-jährigen Patientin.
c–e Zunächst vollständige Entfernung des Tumors bei stammnaher Lokalisation und Auffüllung mit Knochenzement.
d Nach Vorliegen des histologischen Befundes autogene Knochentransplantation und Osteosynthese.
e Ausheilungsergebnis.

sien aus randständigen Bezirken entnommen sowie eine kortikospongiöse Rekonstruktion mit autologem und/oder homologem Knochen durchgeführt. Je nach Rekonstruktion der tragenden Knochenabschnitte sind vorübergehend eine Entlastung und äußere Schienung erforderlich. Als Alternative der adjuvanten Behandlung bieten sich die Kryotherapie (flüssiger Stickstoff) oder die Phenolbehandlung an, gefolgt von einer Zementeinlage oder sofortigen Spongiosaplastik (Malawar 1991).

Die Indikation zu einer primär weiten Exzision mit oder ohne Rekonstruktion des benignen Tumors ist nur dann gegeben, wenn ein aggressiver Tumor im Stadium 3 (Tumor mit extraossärem Wachstum) vorliegt und wenn aufgrund der Lokalisation des Tumors diese Behandlung zu keiner Instabilität des Gelenks oder der Extremität führt (z.B. an Klavikula oder Schulterblatt).

Maligne Tumoren. Wenn möglich, sollte eine **weite Teilresektion des Skapulablatts** unter Erhalt des glenohumeralen Gelenks durchgeführt werden (Typ-II-Resektion, Abb. 19.**7**). Eine Rekonstruktion ist nicht notwendig und die verbliebene Funktion meistens ausgezeichnet.

Eine radikale Skapulektomie (Typ-III-Resektion, Abb. 19.**7**) wird aber meistens bei hochgradig malignen Skapulatumoren vorgenommen. Die Skapula mit Anteilen der umgebenden Muskulatur (Mm. rhomboidei, M. trapezius, M. levator scapulae, M. latissimus dorsi, M deltoideus, M. serratus und Mm. der Rotatorenmanschette) wird reseziert. Die Sehnen der M. coracobrachialis und des M. biceps brachii werden durchtrennt und nachher zur Rekonstruktion verwendet. Die Exartikulationen erfolgen im Akromioklavikular- und Glenohumeralgelenk.

Zur Rekonstruktion erfolgt zunächst die Medialisierung des Humeruskopfs unterhalb des akromialen Klavikulaendes gegen die Rippen. Anschließend werden die Sehnen des M. coracobrachialis und des M. biceps an der Klavikula refixiert. Die Weichteildeckung wird mit den verbliebenen Muskeln durchgeführt. Ein akzeptables kosmetisches Ergebnis, ein gewisses Maß an gelenkähnlicher Stabilität sowie eine aktive Abduktion bis zu 30° nach erfolgreicher Rehabilitation können erreicht werden.

Sarkome der Klavikula wachsen früh außerhalb des Kompartments und schnell in den Plexus brachialis, die A. und V. subclavia und/oder die Thoraxwand hinein. Sowohl bei aggressiv-benignen oder malignen Läsionen sollte daher primär eine weite oder radikale **Resektion der Klavikula** durchgeführt werden (Abb. 19.**12**). Wenn über ein Drittel der Klavikula reseziert werden muss, sollte eine komplette anstelle einer partiellen Resektion vorgenommen werden, um einen prominenten, manchmal schmerzhaften Klavikulastumpf zu vermeiden. Eine Rekonstruktion nach Teil- oder Gesamtresektion ist nicht erforderlich.

Wenn möglich, sollte eine weite **Teilresektion des proximalen Humerus** unter (Typ-I-Resektion, Abb. 19.**7**) oder ohne Erhalt (Typ-V-Resektion, Abb. 19.**7**) des glenohumeralen Gelenks durchgeführt werden. Je nach Resektionsart des proximalen Humerus kann die Rekonstruktion mit auto- und/oder allogenem Material (Clavicula pro humero, freier gefäßgestielter Fibula, massivem allogenem Knochen-/Gelenkersatz oder Kombinationen), nichtbiologischem Material (Tumorspezialprothesen, Spacer, Knochenzement) oder einer Kombination (sog. Composite-Allograft-Prothese) vorgenommen werden (Capanna 1986, Capanna 1990, Gebhardt 1990, Jensen 1995, O'Connor 1996, Wuisman 1995). Die verbliebene Funktion ist abhängig von der Erhaltung des N. axillaris und Anteilen des Deltamuskels. Die Auswahl des Rekonstruktionsverfahrens gestaltet sich individuell und wird meistens in enger Absprache mit dem Betroffenen bzw. dessen Angehörigen vorgenommen.

Bei günstiger Lokalisation am proximalen Humerus ohne Infiltration des Plexus brachialis und der Gefäße kann die **Clavicula-pro-humero-Operation** ein zufriedenstellendes Ergebnis durch den Erhalt der Ellenbogen- und Handfunktion erreichen (Abb. 19.**13**) (Winkelmann 1992). Die Indikation wird vor allem bei Kindern und Jugendlichen mit einem malignen oder aggressiv-benignen Knochentumor im Stadium 3 gestellt.

Die Transposition der gefäßgestielten Klavikula ist im Vergleich zu der sonst üblichen gefäßgestielten, freien Fibulatransplantation ein wesentlich einfacheres Verfahren. Zuerst wird das Schlüsselbein unter Erhalt der Gefäßversorgung freipräpariert. Danach erfolgt die weite Resektion des Tumors am proximalen Humerus. Es folgen die Transposition des Schlüsselbeins und die Osteosynthese mit dem verbliebenen Anteil des Humerus. Die Brustwand- und Oberarmmuskeln lassen sich wieder am heruntergeklappten Schlüsselbein und den umgebenden Weichteilen refixieren.

Die erzielte Funktion ist beachtlich. Der Bewegungsumfang wird durch die Mitbewegung des Schulterblattes bestimmt und entspricht im Wesentlichen dem nach einer Arthrodese im Glenohumeralgelenk. Nach knöcherner Konsolidierung wird die transponierte Klavikula der auftretenden Belastung entsprechend umgebaut.

Bei Patienten mit adjuvanter Chemotherapie besteht ein erhöhtes Risiko für einen verzögerten knöchernen Durchbau oder die Entwicklung einer Pseudarthrose.

Die Methode der **gefäßgestielten proximalen Fibulatransplantation** stellt eine zeitaufwendige Alternative dar. Das Fibulaköpfchen wird mit einem unterschiedlich langen Teil der Fibula transplantiert. Unter dem Reiz der Belastung sind bei offenen Wachstumsfugen sogar eine Hypertrophie und ein Längenwachstum des Transplantats zu erwarten.

Die Nachteile dieser Operation bestehen in der Invasivität (2 Eingriffe, davon einer an dem gesunden Bein), der zusätzlichen Knochenentnahme und dem Zeitaufwand (Narkosedauer) für die Reanastomosierung sowie der Gefahr einer späteren Fraktur oder Pseudarthrose. Für die Glenohumeralarthrodese oder für die Rekonstruktion von Defekten im Schaftbereich besitzt die gefäßgestielte Fibulatransplantation in Kombination mit einem homologen, kortikospongiösen Transplantat entscheidende Vorteile (O'Connor 1996, Wuisman 1995).

Bei günstiger Lokalisation eines Tumors im proximalen Humerusbereich ohne Infiltration des Plexus brachialis und der Gefäße kann die knöcherne Defektüberbrückung über eine **Tumorspezialendoprothese** erfolgen. Die Prothesen werden heute in modularen, baukastenähnlichen Systemen angeboten und können intraoperativ individuell zusammengebaut werden (Abb. 19.**14**) (Capanna 1986). Für Patienten im Wachstumsalter sind spezielle verlängerbare Tumorprothesen entwickelt worden.

Nach der Resektion des betroffenen Knochenabschnitts erfolgt die Vorbereitung des Markraums. Der Markraum wird auf die nötige Weite aufgebohrt und anschließend die Rekonstruktion mit der Tumorprothese durchgeführt. Danach werden verbliebende Kapselstrukturen, Bänder

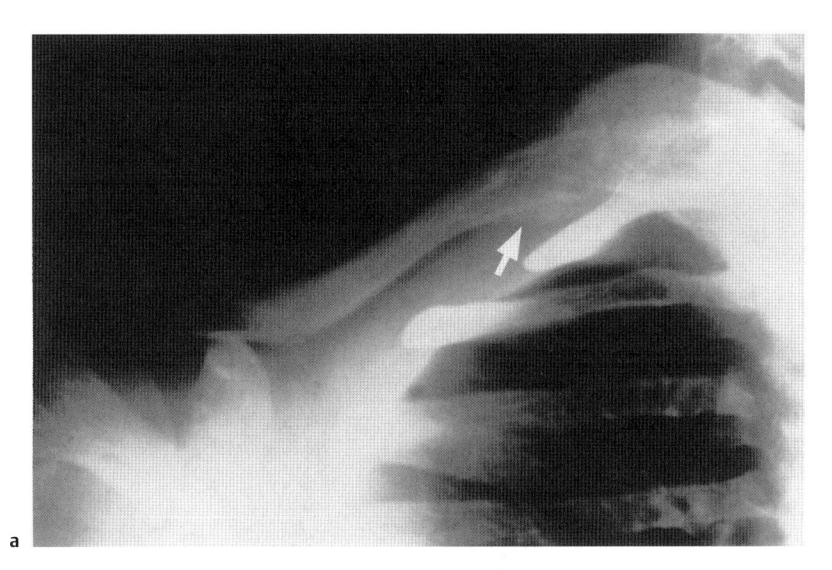

Abb. 19.12 a–c Ewing-Sarkom der Klavikula im Alter von 8 Jahren mit Codman-Dreieck (Pfeile).

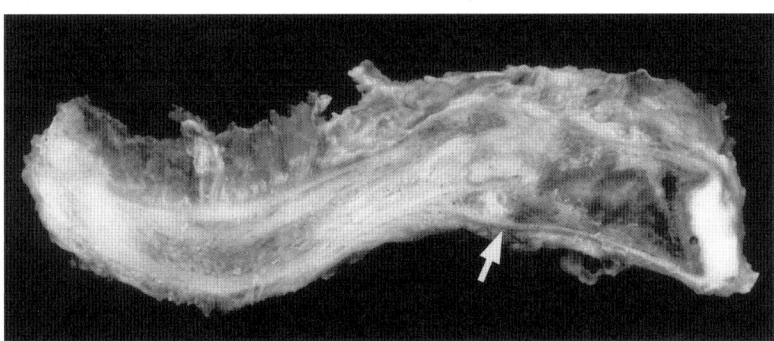

b Resektionspräparat mit extraossärem Tumorwachstum (Pfeile).

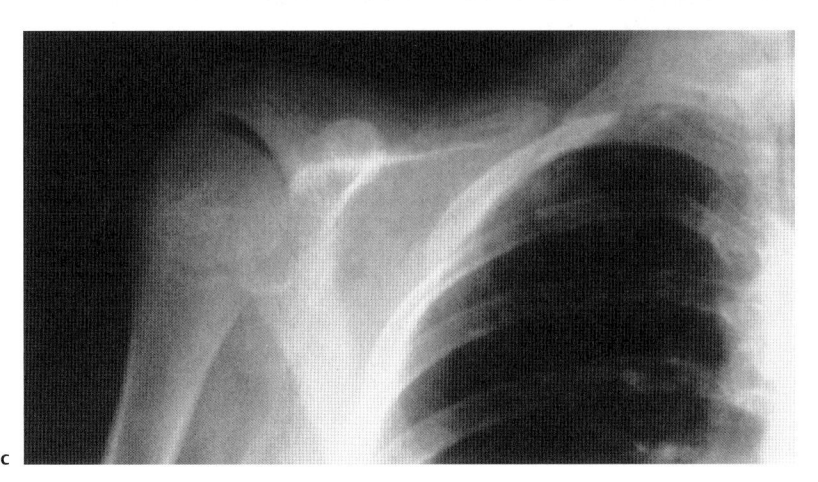

c 2 Jahre nach radikaler Resektion der Klavikula.

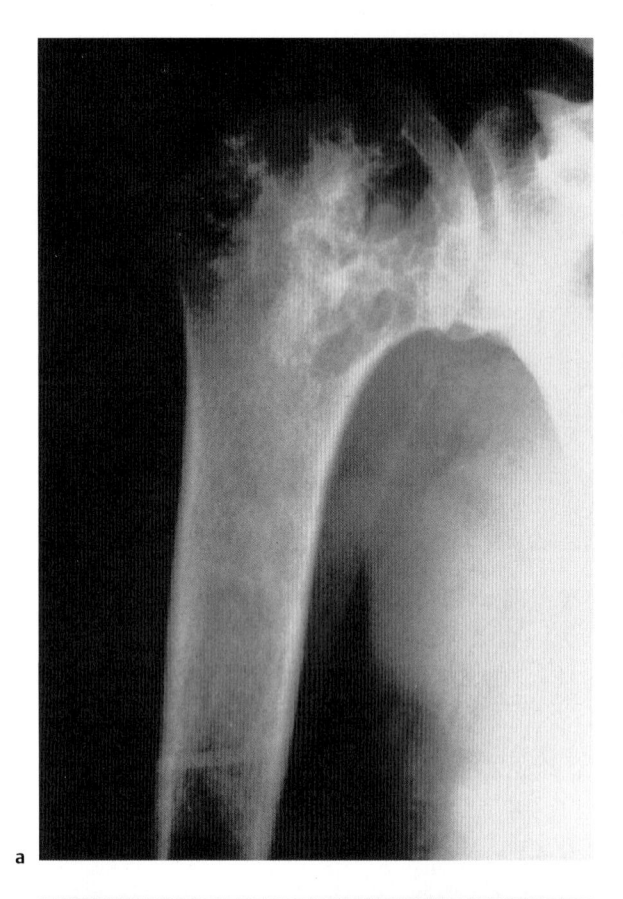

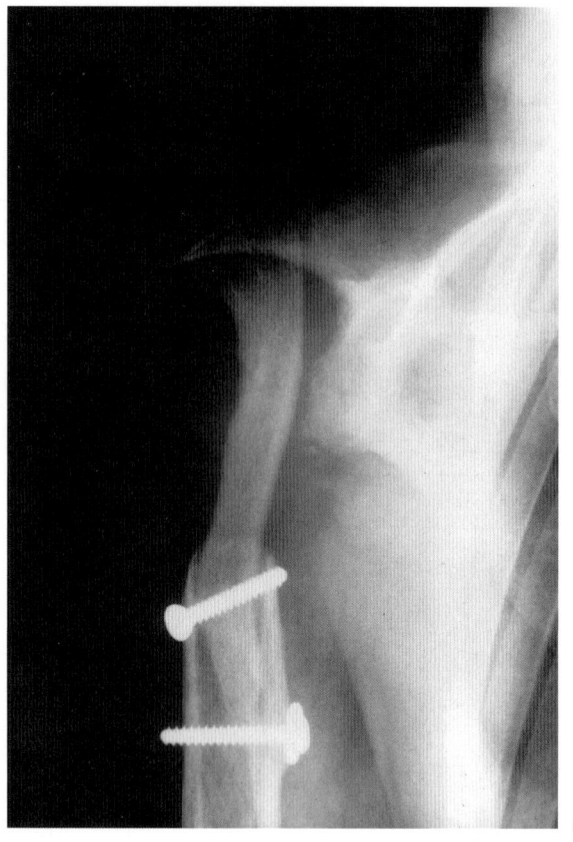

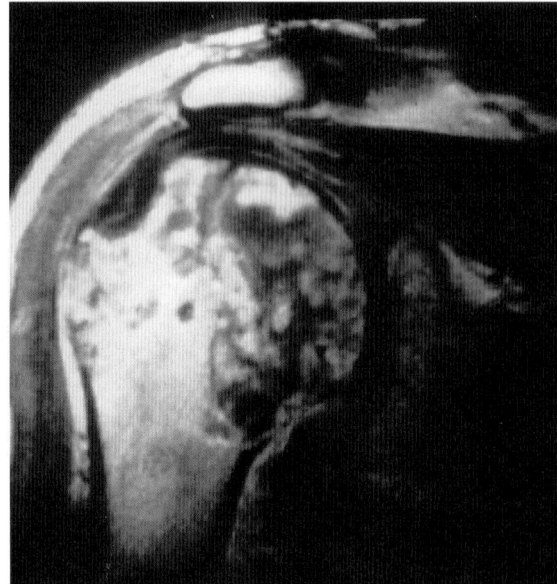

Abb. 19.13 a–c Chondrosarkom Grad 2 der rechten proximalen Humerusepimetaphyse bei einem 31-jährigen Patienten.
b Kernspintomographisches Bild.
c 6 Monate nach weiter Resektion und Clavicula-pro-humero-Rekonstruktion.

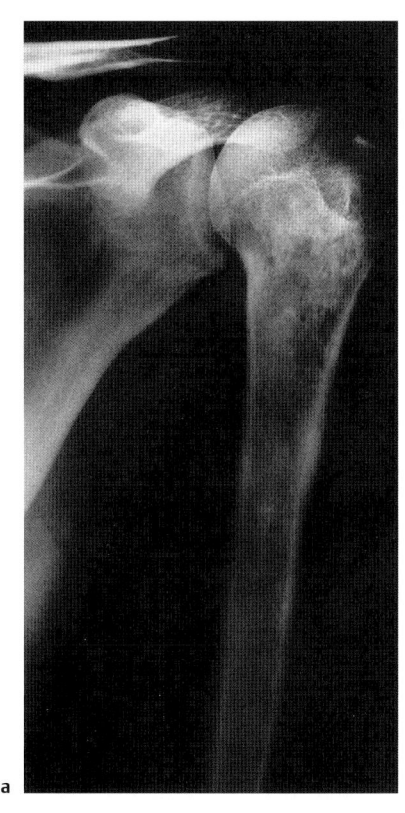

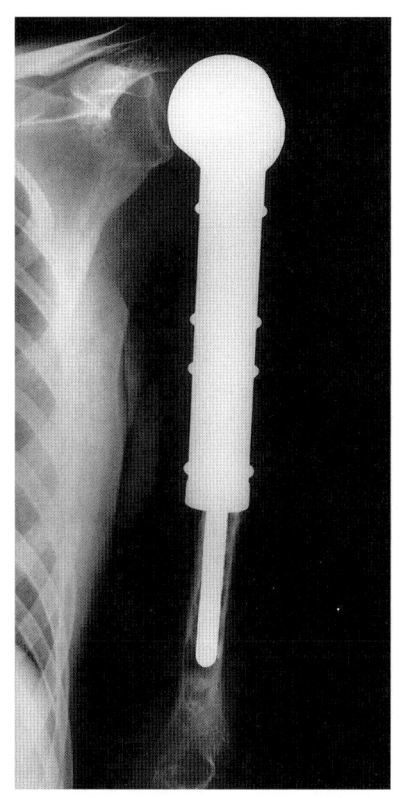

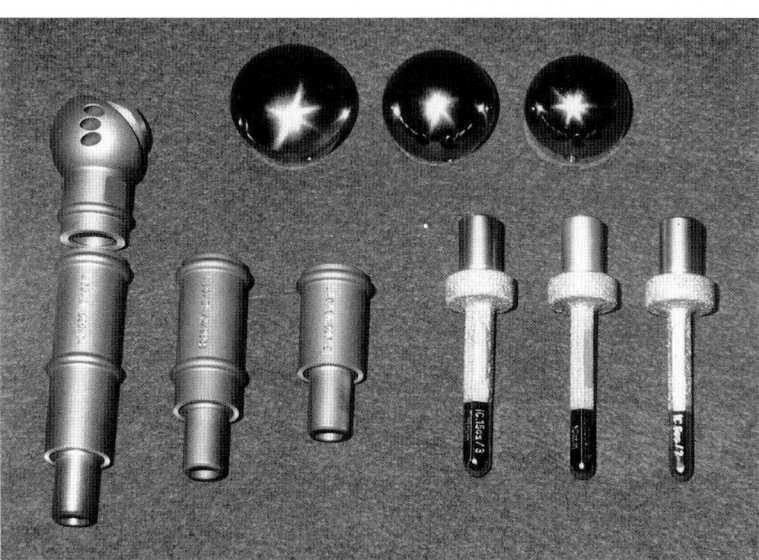

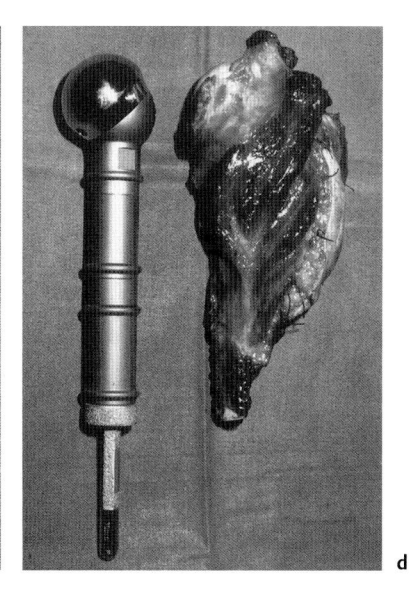

Abb. 19.14 a–f Osteosarkom des linken proximalen Humerus bei einer 16-jährigen Patientin.
a Fortgeschrittenes Tumorstadium mit Destruktion der Kortikalis (Stadium II nach Enneking).
b Postoperative Röntgenaufnahme nach Tumorresektion und alloplastischem proximalem Humerusersatz.
c u. **d** Tumorprothese; Tumorresektat und modulare Tumorprothese in gleicher Länge.

Abb. 19.14 e–f ▶

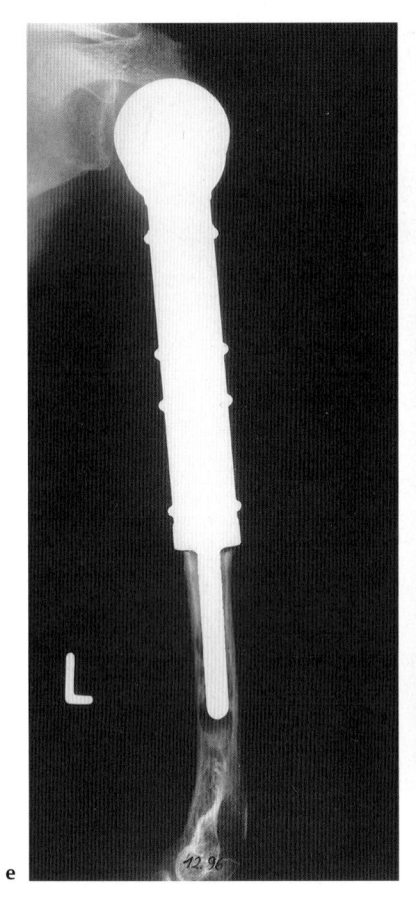

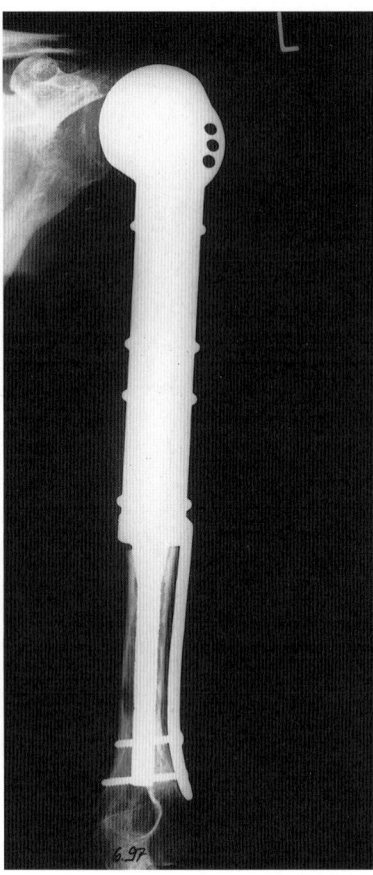

Abb. 19.14 e u. f Implantatlockerung und Revision nach einem Jahr.
f 3 Monate nach Auswechselung des Verankerungsteiles (Sonderanfertigung) und Spongiosaplastik.

und Muskeln direkt oder unter Verwendung eines Dacronschlauchs an die Prothese geheftet.

Auf die Schulterfunktion muss aber in der Regel teilweise verzichtet werden, da N. axillaris und Deltamuskel in unmittelbarer Nähe des Tumors liegen und deswegen durchtrennt bzw. zum Teil mitreseziert werden. In Fällen, bei denen lediglich die Rotatorenmanschette geopfert werden muss und die Funktion des M. deltoideus erhalten bleibt (Malawar I° und II°), bietet die Implantation einer gekoppelten inversen Prothese nach Grammont (Kap. 16.4) eine Alternative. Danach kann mit einer deutlich besseren Funktion (Abduktion und Elevation) als bei einer Hemiendoprothese gerechnet werden. Als Nachteil dieses gekoppelten Implantats ist die höhere Rate an Lockerungen der Glenoidkomponente im Langzeitverlauf anzunehmen (Favard u. Mitarb. 1998).

Bei Endoprothesenimplantation ist über Luxation, Lockerung, Infektion einschließlich Spätinfekt und Prothesenbruch aufzuklären.

Beim Einsatz eines **Allografts** wird folgendermaßen vorgegangen: Nach Indikationsstellung wird anhand einer Röntgenspezialaufnahme (Messaufnahme der Schulter mit proximalem Humerus in 2 Ebenen) ein passendes allogenes (homologes) Transplantat ausgewählt. Nach der Resektion des betroffenen Humerusabschnitts erfolgen die Aufbereitung und Befestigung des Transplantates.

Beim **osteochondralen Allograft** (Abb. 19.15) werden unter Belassung der Kapselstrukturen sämtliche Weichteile einschließlich des Periosts vom Transplantat entfernt. Nach der Aufbohrung des Markraums auf die entsprechende Weite wird die Rekonstruktion unter Verwendung von antibiotikahaltigem Zement im Markraum und einer Plattenosteosynthese durchgeführt. Danach werden verbleibende Kapselstrukturen und Sehnen an die korrespondierenden Strukturen des Allografts refixiert (Gebhardt 1990, Wuisman 1995).

Als Alternative zu einem osteochondralen Allograft kann eine **Allograft-Composite-Prothese** (Abb. 19.16) eingesetzt werden (Jensen 1995). Nach der Aufbohrung des Markraums des allogenen Implantats wird eine Humerusprothese in den Markraum eingebracht und fixiert, wobei das Transplantat meistens mittels einer Plattenosteosynthese am verbliebenen Humerus fixiert wird.

Die verbliebene Funktion des Schultergürtels ist sowohl bei der Anwendung eines osteochondralen Allografts als auch einer Allograft-Composite-Prothese abhängig von der Erhaltung des N. axillaris und von Anteilen des Deltamuskel.

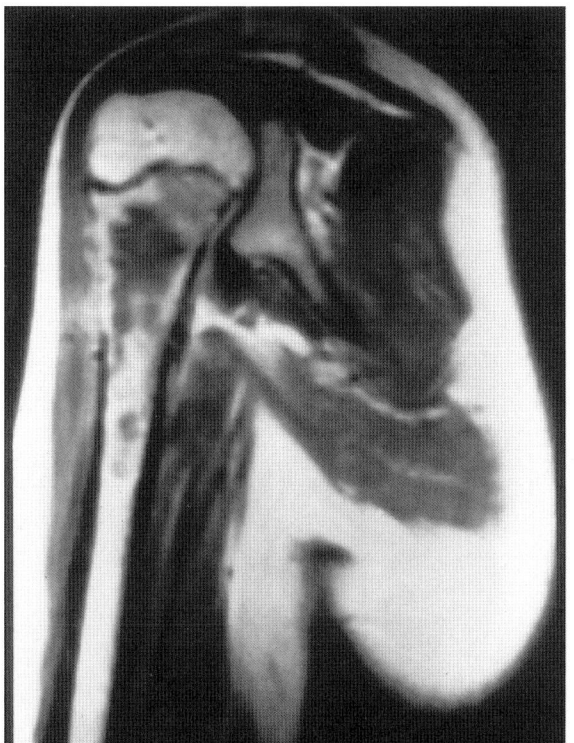

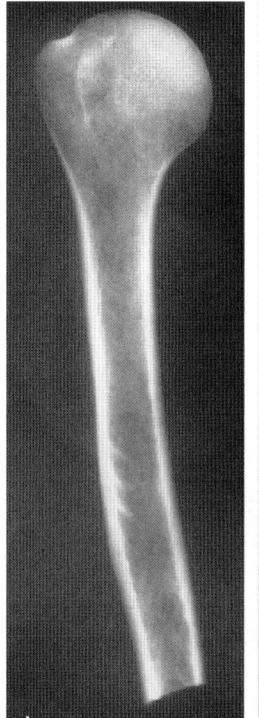

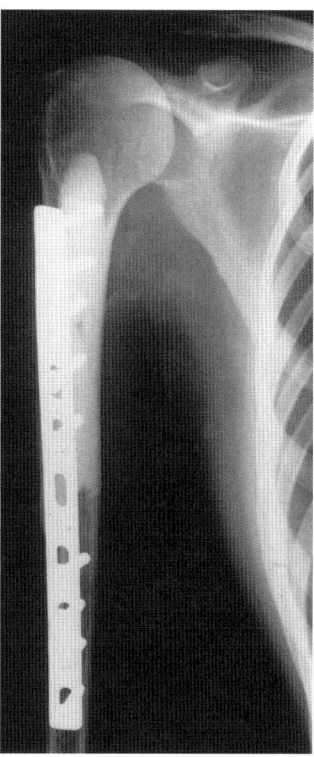

Abb. 19.15 a–c   **a** Kernspintomographisches Bild eines Osteosarkoms der rechten Humerusmetadiaphyse bei einer 13-jährigen Patientin.
b Homologes osteochondrales Allograft.
c 3 Jahre nach weiter Resektion und osteochondraler Allograft-Rekonstruktion.

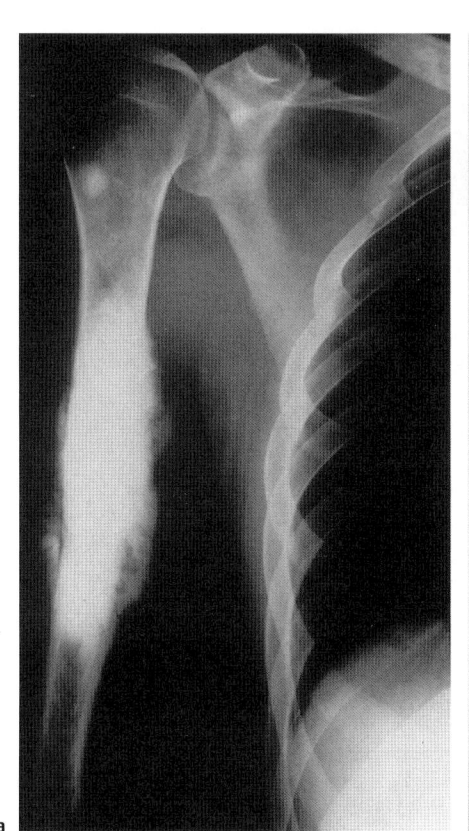

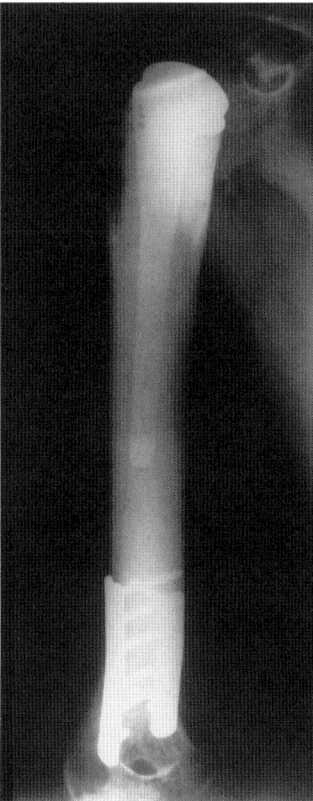

Abb. 19.16 a u. b   Osteosarkom des rechten Humerusschafts mit proximaler Skip-Läsion bei einer 21-jährigen Patientin.
b 1 Jahr nach weiter Resektion und Composite-Allograft-Rekonstruktion.

Die Indikation zu einer **Arthrodese mit einem allogenen Knochentransplantat** ist gegeben, wenn ein Einbruch des Tumors im Humerusgelenk vorliegt, sodass eine extraartikuläre Resektion unter Mitnahme eines Großteils des Weichteilmantels vorgenommen werden muss (Typ-V-Resektion, Abb. 19.7) (O'Conner 1996). Eine Allograft-Arthrodese führt dann zu einer erhöhten Stabilität und möglicherweise auch zu einer besseren Funktion. 2 verschiedene Fixierungstechniken des Allografts sind prinzipiell möglich:
- eine individuell angefertigte Arthodeseplatte,
- ein Arthrodesenagel.

Ohne zusätzliche Überbrückung durch autologen Knochen bleibt die Langzeitprognose hinsichtlich des späteren Auftretens von Ermüdungsbrüchen oder einer Pseudarthrose jedoch unsicher.

Die Indikation zu einer **Intercalary-Autograft-Allograft-Rekonstruktion** (Abb. 19.17) ist gegeben, wenn ein Primärtumor Bereiche der Meta- und Diaphyse des proximalen Humerus einschließt. Wenn die präoperative Diagnostik den Hinweis liefert, dass eine weite Exzision unter Erhaltung beider angrenzender Gelenke (Schulter- und Ellenbogengelenk) durchgeführt werden kann, kommt dieses operative Vorgehen infrage. Die ipsilaterale

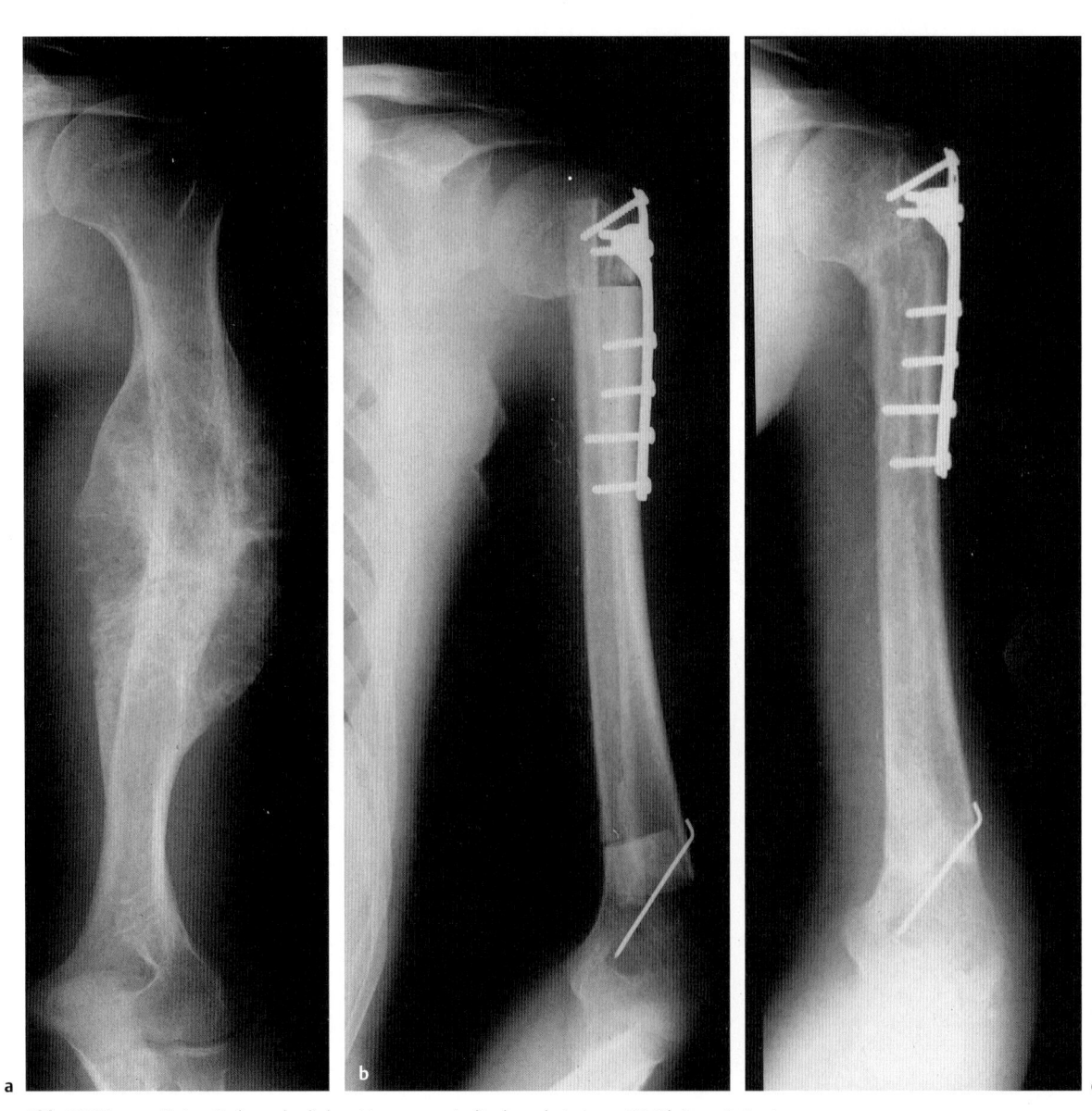

Abb. 19.17 a–c Ewing-Sarkom der linken Humerusmetadiaphyse bei einem 26-jährigen Patienten.
b 4 Monate nach weiter Resektion und Intercalary-Autograft-Allograft-Rekonstruktion (vaskularisierte Fibula).
c 3 Jahre postoperativ vollständige Inkorporation des Transplantats.

19.1 Primäre Knochentumoren und tumorähnliche Läsionen

Fibula wird gefäßgestielt freipräpariert und in den Markraum der verbliebenen Humerusanteile platziert. Anschließend wird in ein allogenes Transplantat eine Nut gefräst und das Autograft passgerecht eingesetzt. Vorteile dieses Vorgehens sind neben einer schnelleren Einheilung des Transplantats an den Überbrückungszonen der Schutz der transplantierten autologen Fibula. Außerdem kann so eine geschützte Hypertrophie der Fibula stattfinden. Die Funktionen von Schultergürtel und Ellenbogengelenk bleiben damit meistens weitgehend erhalten.

Bei extremitätenerhaltenden Tumoroperationen am Schultergürtel, bei denen ein sehr großes allogenes Transplantat eingesetzt wird, ist über Wundheilungsstörungen, erhöhtes Risiko einer Infektion des Allografts, Pseudarthrosen, Abstoßungsreaktionen sowie Spätfrakturen aufzuklären.

Bei jeder weiten oder radikalen En-Bloc-Resektion im Bereich des Schultergürtels müssen mehr oder weniger große Anteile von Haut, funktionsfähiger Muskulatur, Gefäßen, Nerven, Ligamenten und Gelenkkapsel reseziert werden. Zur Verbesserung der Funktion und zum Schutz des eingesetzten Materials müssen häufig eine Muskel- und Sehnenverlagerung sowie eine Kapsel- und Hautrekonstruktion vorgenommen werden.

Eine Muskel- oder Schwenklappentransplantation kann mit dem M. latissimus dorsi bzw. dem M. pectoralis major

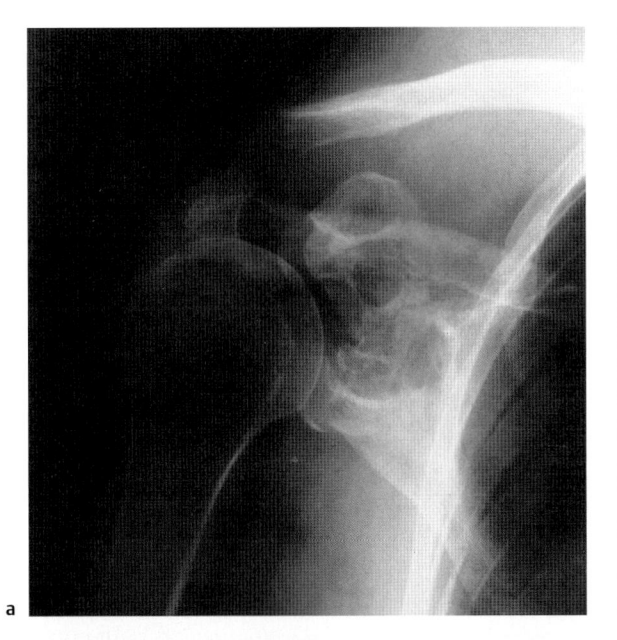

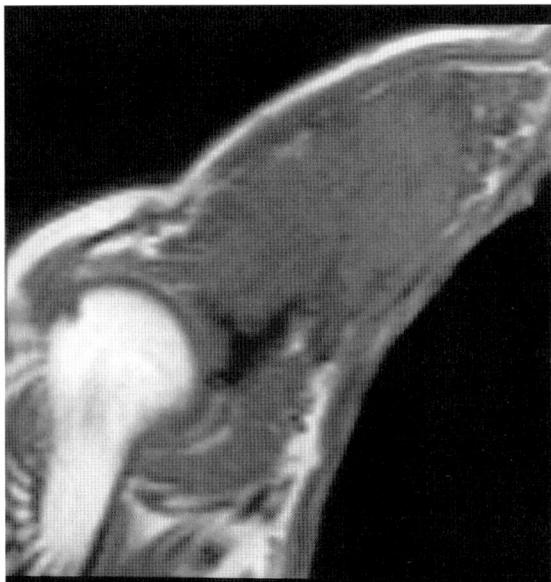

Abb. 19.18 a–c Solitary fibrous Tumor des Weichteilgewebes periskapulär mit Teildestruktion der Skapula bei einer 58-jährigen Patientin.
b Kernspintomographisches Bild mit Befall des Glenohumeralgelenks.
c 3 Monate nach weiter Tikhoff-Linberg-Resektion (Typ IV nach Malawar).

durchgeführt werden. Verbliebene Kapselstrukturen und Bänder des Glenohumeralgelenks können an der Prothese reinseriert oder mit korrespondierenden Strukturen eines Allografts rekonstruiert werden. Als Alternative bietet sich die Verwendung freier, autologer Fascia-lata-Streifen an.

Wegen der notwendigen Resektion des N. axillaris und Teilen des M. deltoideus kann jedoch zumeist nur eine mäßige Funktion im Glenohumeralgelenk erzielt werden.

Maligne primäre Knochen- und Weichteiltumoren der Skapula, des Schultergelenks oder des proximalen Humerus, die eine extraartikuläre Resektion der Skapula (Typ-IV-Resektion, Abb. 19.**7**) oder des proximalen Humerus erfordern (Typ-VI-Resektion, Abb. 19.**7**), können unter Erhaltung der oberen Extremität operiert und damit eine Teilfunktion des Ellenbogens und der Hand erhalten werden (**Tikhoff-Linberg-Resektion**, Abb. 19.**18** u. 19.**19**) (Capanna 1990, Malawar 1991). Das Resektat enthält den proximalen Humerus, das nicht eröffnete Schultergelenk und Teile bzw. die ganze Skapula.

Kontraindikationen stellen Tumoren der Skapula oder des Humerus dar, die noch einen ausreichenden Sicherheitsabstand zum Gelenk aufweisen und deshalb aufgrund ihrer Ausdehnung keine extraartikuläre Resektion erfordern.

Primärtumoren, die das axilläre Gefäß-Nerven-Bündel und/oder die Thoraxwand infiltriert haben, können durch die Tikhoff-Linberg-Resektion nicht sicher im Gesunden entfernt werden.

Nach dem Eingriff ist die Schulterfunktion in Abhängigkeit von Resektionstyp und Resektionsausmaß entweder stark eingeschränkt oder komplett aufgehoben. Um eine weite Resektionsgrenze zu bekommen, kann die Resektion eines Nerven (zum Beispiel N. radialis oder N. musculocutaneous) mit entsprechendem Ausfall der zugehörigen Funktion an Hand oder Unterarm erforderlich sein.

Nur selten ist eine **primäre interskapulothorakale Amputation** (Abb. 19.**20**) notwendig. Indikationen sind ein schlechtes Ansprechen des Tumors auf eine präoperative adjuvante Therapie und das Einwachsen eines malignen Tumors in den Plexus brachialis oder das axilläre Gefäß-Nerven-Bündel bzw. in die Thoraxwand. Auch bei einer intraoperativen Tumoreröffnung mit erhöhter Gefahr eines lokalen Rezidivs oder bei einem lokalen Rezidiv eines malignen Primärtumors ist die interskapulothorakale Amputation indiziert.

Bei einem Kleinkind ist die Implantation einer Prothese (Wachstumsprothese) mit Folgeoperationen verbunden. Hier stellt sich ebenfalls die Frage, ob eine primäre Amputation sinnvoll ist. Bei allen Fällen jedoch, in denen eine Amputation ansteht, ist vorher zu überprüfen, ob die Möglichkeit einer Resektion mit Reimplantation besteht. (Windhager 1995).

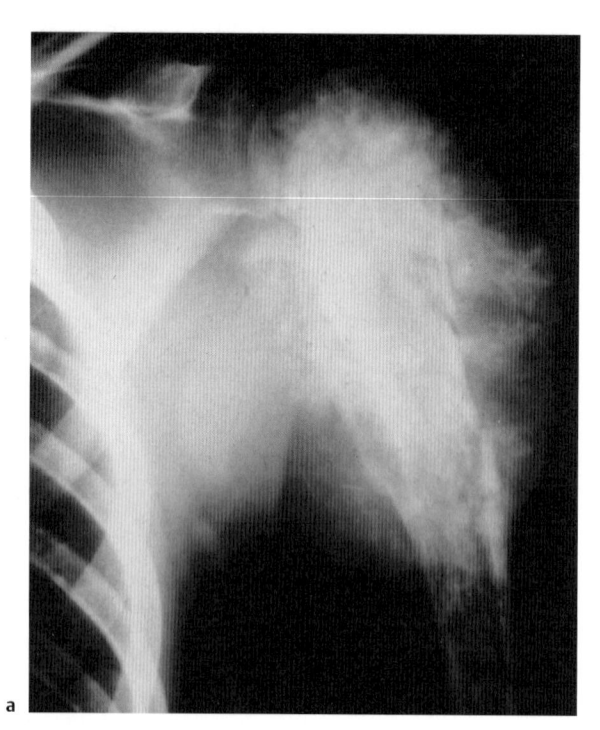

Abb. 19.19 a u. b **a** Osteosarkom der linken Humerusepimetadiaphyse mit Glenohumeralgelenkbefall und pathologischer Fraktur bei einer 17-jährigen Patientin.

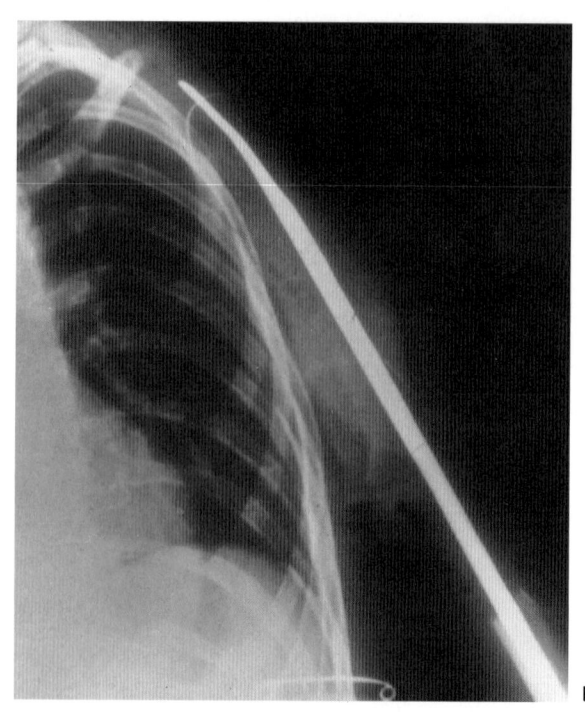

b 1 Jahr nach weiter Tikhoff-Linberg-Resektion (Typ VI nach Malawar) und Rekonstruktion mit Spezialprothese.

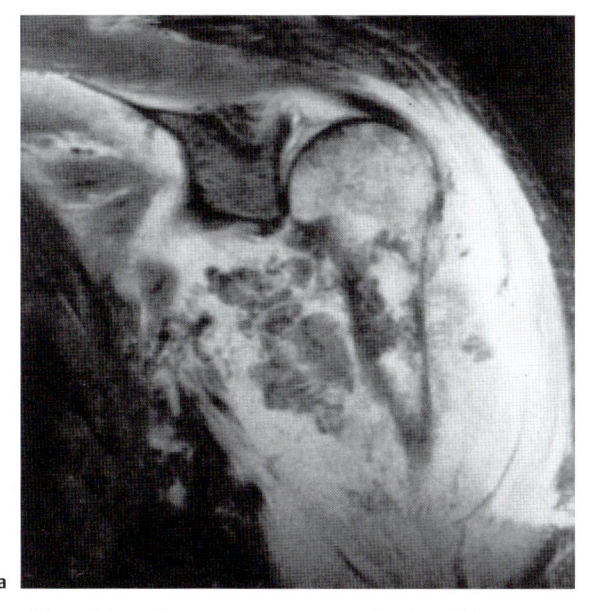

Abb. 19.20 a u. b **a** Kernspintomographisches Bild eines Osteosarkoms des linken proximalen Humerus mit Befall des Glenohumeralgelenks, der Axilla und des Gefäß-Nerven-Bündels bei einer 30-jährigen Patientin. Indikation zur interthorakoskapulären Amputation.
b 3 Monate nach dem ablativen Verfahren.

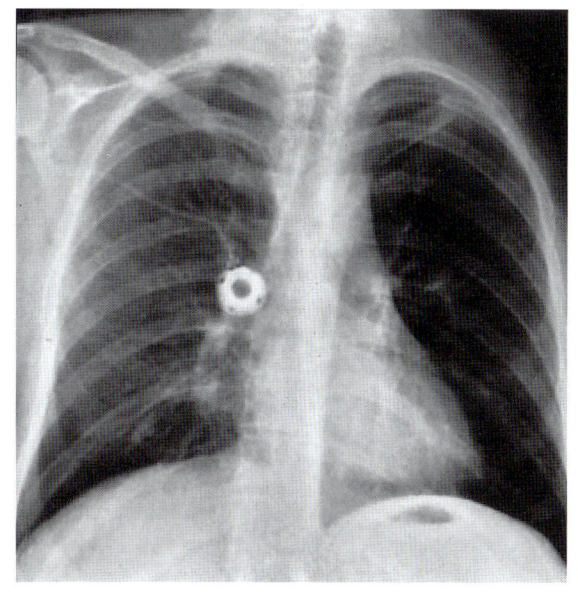

19.2 Skelettmetastasen

Nach dem 40. Lebensjahr treten Knochenmetastasen gehäuft als Komplikation einer Tumorkrankheit auf (Abb. 19.2). Sie sind viel häufiger als primäre Knochentumoren und befallen meist mehrere Skelettabschnitte. Monostotische Metastasen finden sich in etwa 10–15 % (Petasnick 1977). Durch Knochenschmerzen, pathologische Frakturen, Hyperkalzämie und Beeinträchtigung der Hämatopoese können sie erhebliche klinische Bedeutung erlangen.

Knochenmetastasen wurden bislang fast ausschließlich in fortgeschrittenen Stadien diagnostiziert und vorwiegend durch Bestrahlung behandelt.

Eine Hormon- oder Chemotherapie ist nur wirkungsvoll, wenn der Primärtumor auf diese Behandlung anspricht. In den letzten Jahren hat die chirurgische Behandlung gebrochener oder frakturgefährdeter Knochen mit Metastasenbefall beträchtliche Fortschritte gemacht.

Als eine weitere ergänzende Maßnahme bietet sich heute die Osteoprotektion durch eine pharmakologische Osteolysehemmung mit Biphosphonaten an. Die Behandlung soll Schmerzen reduzieren, die Funktion nach Möglichkeit erhalten oder wiederherstellen und ggf. zumindest die Pflege erleichtern.

Tab. 19.5 Häufigkeitsverteilung von Knochenmetastasen verschiedener Karzinome* (aus Walther HE. Untersuchungen über Krebsmetastasen: die Streufähigkeit als Maß der Bösartigkeit einer Geschwulst. Z Krebsforsch 48, 1939, 468–494)

Mammakarzinom	45 %
Prostatakarzinom	40 %
Schilddrüsenkarzinom	31 %
Bronchial-/Lungenkarzinom	29 %
Nierenzellkarzinom	27 %
Melanom	22 %
Hodenkarzinom	21 %
Uteruskarzinom	11 %
Magenkarzinom	6 %
Gallenblasen- und Gallengangkarzinom	6 %
Ovarialkarzinom	4 %
Pankreaskarzinom	2 %
Dickdarmkarzinom	2 %
Rektumkarzinom	2 %

* N = 1510

Epidemiologie

Lokalisation und Häufigkeit von Skelettmetastasen sind abhängig vom Primärtumor (Abb. 19.2 u. Tab. 19.5). Überwiegend sind Patienten im 7. Lebensalter betroffen, wobei es sich vorrangig um Frauen handelt. Am Schultergürtelskelett stehen Metastasen von Brust, Lunge, Schilddrüse, Niere oder Prostata (in abnehmender Frequenz) im Vordergrund, seltener dagegen liegt der Primärtumor im Gastrointestinaltrakt (Yazawa 1990). Bei etwa 5–10% aller Tumorerkrankungen bleibt trotz ausgedehnter Suche der Primärtumor unbekannt (Jungi 1990).

Metastasen finden sich zwar mit 1,3% nur selten im Humerus. Metastasenbedingte Spontanfrakturen kommen jedoch am dritthäufigsten am Humerus vor (Dominok u. Knoch 1982, Uehlinger 1981). Auch die Klavikula ist mit 6% aller durch Metastasen verursachten Spontanfrakturen häufig betroffen (Uehlinger 1981).

An den Extremitäten führen maligne Erkrankungen des hämatopoetischen oder immunologischen Systems seltener zu pathologischen Frakturen. In erster Linie handelt es sich dabei um multifokale Plasmozytome.

Diagnostik

Bildgebende Diagnostik

Magnetresonanztomographie. Die Anwendung der MRT bei tumorösen Skelettmetastasen unterscheidet sich prinzipiell nicht von primären Knochentumoren (Peiss 1990). Die MRT ist beim Nachweis von pathologischen Veränderungen und somit auch Metastasen des Knochenmarks hochsensitiv und dem konventionellen Röntgen und dem CT überlegen (Smolarz 1990). In mehreren Studien wurde sogar eine der Skelettszintigraphie überlegene Sensitivität beim Nachweis von Skelettmetastasen nachgewiesen (Frank 1990, Kattapuram 1990). Das Phänomen eines negativen szintigraphischen Befunds bei osteolytischer Infiltration ist insbesondere für das Plasmozytom bekannt und zeigt die diagnostische Überlegenheit des MRT.

Ein für Skelettmetastasen typisches Signalmuster existiert jedoch nicht. Skelettmetastasen zeigen in den T1-gewichteten Sequenzen im Vergleich zum umgebenden Knochenmark in der Regel eine geringere Dichte. Ausnahme sind melaninhaltige Metastasen maligner Melanome sowie hämorrhagisch veränderte Metastasen, die signalreicher zur Darstellung kommen. Das Signalverhalten von Skelettmetastasen in T2-gewichteten SE-Sequenzen ist abhängig von ihrem Verkalkungsgrad.

Rein osteolytische Metastasen sind als signalreiche Areale zu erkennen, eine reduzierte Signalintensität ist jedoch bei melaninhaltigen Metastasen maligner Melanome sowie – abhängig vom Alter der Hämorrhagie – bei eingebluteten Metastasen möglich. Osteoplastische Metastasen können auch eine Reduktion der Signalintensität aufweisen. Eine tumoröse Infiltration der Kortikalis stellt sich in T2-gewichteten SE-Sequenzen als signalreiche Struktur dar. Im Falle einer extraossären Ausdehnung gelingt die Abgrenzung osteolytischer Skelettmetastasen von der angrenzenden Muskulatur in der Regel mit der T2-gewichteten Messung.

Alternativ kommen T1-gewichtete SE- oder GE-Sequenzen nach intravenöser Applikation von GD-DTPA in Betracht. Hierbei führt die verstärkte Kontrastmittelaufnahme von vitalem Tumorgewebe zu einer Verbesserung des Kontrasts. Neben dem Signalverhalten wird zur Beschreibung von Skelettmetastasen das Verteilungsmuster herangezogen, wobei grundsätzlich zwischen fokalem und diffusem Metastasierungstyp unterschieden werden kann.

Als **Differenzialdiagnose** einer solitären osteoplastischen Metastase kommen eine Kompaktainsel oder ein Osteom in Betracht, und bei multiplen Läsionen dieser Art muss neben multiplen osteoplastischen Metastasen auch an eine Osteopoikilie gedacht werden.

Trotz großer Vorteile der MRT bleibt die Skelettszintigraphie wegen ihrer Fähigkeit, das gesamte Skelettsystem in einem Untersuchungsgang darzustellen, die primäre Methode beim Staging von soliden Tumoren. An 2. Stelle stehen **gezielte konventionelle Röntgenaufnahmen** des Skeletts.

Eine notwendige Indikation zur MRT ergibt sich bei unklarem szintigraphischem Befund oder einer Diskrepanz zwischen szintigraphischem und röntgenologischem Befund. Auch Widersprüche zwischen negativen szintigraphischen und positiven klinischen Befunden können eine MRT-Untersuchung notwendig machen.

Szintigraphie. Die Skelettszintigraphie ist bei einer Sensitivität von 94% als **Screening-Methode** für ossäre Metastasen allen anderen Untersuchungsverfahren überlegen (Tab. 19.6) (Rieden 1988). Durch sie kann eine Störung des Knochenstoffwechsels frühzeitiger erfasst werden als die im Röntgenbild sichtbaren Veränderungen.

Skelettmetastasen bewirken meistens eine Störung des Knochenstoffwechsels mit mehr oder weniger ausgeprägter reaktiver oder tumorindizierter Knochenneubildung und führen so zu vermehrter Nuklideinlagerung. Andererseits können Knochenmetastasen, insbesondere bei Hypernephrom oder Schilddrüsenkarzinom, mit lokalen Minderspeicherungen bzw. Speicherdefekten einhergehen oder eine normale Aktivitätsverteilung aufweisen, wenn die reaktive Knochenneubildung fehlt.

Tab. 19.6 Beitrag der Skelettszintigraphie bei Metastasen

Screening-Methode im präoperativen Staging
Ausschlussdiagnostik bei negativem Röntgenbefund
Bestimmung der Ausdehnung der Knochenmetastasierung
Bestimmung des Aktivitätsgrades
Verlaufs- und Therapiekontrolle

Ein bekannter Nachteil der Szintigraphie ist ihre geringe Spezifität (falsch positive Befunde in 6%, falsch negative Befunde in 4%), da jede Störung des Knochenstoffwechsels zu lokal vermehrter Nuklideinlagerung führen kann.

Auf jedem Fall ist eine röntgenologische Kontrolle zur artdiagnostischen Abklärung der szintigraphisch auffälligen Skelettabschnitte durchzuführen, um falsche Befundinterpretationen zu vermeiden. Bei fehlender Traumaanamnese ist ein pathologischer szintigraphischer Befund, der kein röntgenologisches Korrelat aufweist, solange als metastasenverdächtig anzusehen, bis das Gegenteil bewiesen ist. Auch schmerzhafte Skelettregionen bei negativem Scan sollten röntgenologisch abgeklärt werden.

Eine weitere Ursache falsch negativer Befunde kann eine das gesamte Skelettsystem durchsetzende, kleinfleckige Metastasierung sein, die zu einer homogenen Aktivitätsverteilung ohne fokale Läsionen und damit Fehlinterpretation führt.

Therapie

Konservative Therapie

Patienten mit Metastasen von malignen Nieren-, Brust-, Schilddrüsen- und Prostatatumoren haben in den letzten Jahren zunehmend längere Überlebenszeiten. Durch die Verbesserung der adjuvanten Therapie ist zu erwarten, dass die Prognose quoad vitam bei Patienten mit Metastasen weiter zunehmen wird.

Die Ziele der systemischen Behandlung von Knochenmetastasen bestehen in der Linderung metastasenbedingter Schmerzen, der Verhinderung weiterer Knochendestruktionen und ggf. der Rekalzifizierung einer osteolytischen Knochenregion.

Bei den systemischen Maßnahmen stehen je nach Tumorart Hormone, Zytostatika und Biphosphonate einzeln oder in Kombination zur Verfügung. Vor Beginn einer systemischen Behandlung sowie auch im weiteren Verlauf muss geprüft werden, ob Knochenveränderungen vorliegen, die eine Frakturgefährdung darstellen. In einem solchen Fall müsste vor der systemischen Therapie eine lokale Behandlungsmaßnahme (Operation, Bestrahlung) in Erwägung gezogen werden (Abb. 19.21).

Im Vordergrund einer palliativen Strahlentherapie bei Metastasierung im Bereich des Schultergürtelskeletts stehen die Reduktion von Schmerzen und Frakturgefährdung oder seltener die Behandlung einer neurologischen Symptomatik. Die Einschätzung einer Palliativdosis bei multipler Metastasierung ist weit schwieriger und aufgrund der individuell sehr unterschiedlichen Symptomatik und Prognose nur eingeschränkt zu standardisieren.

Pathologische Frakturen oder frakturgefährdete Läsionen im Schultergürtelbereich stellen grundsätzlich die Indikation zu einem primär chirurgischen Vorgehen dar. Eingebrachtes Osteosynthesematerial stellt für die nachfolgende Strahlentherapie keine Kontraindikation dar (Frößler 1977, Hymmen 1971). Die Frakturheilung wird durch die Strahlentherapie nicht verhindert, eine geringe zeitliche Verzögerung kann aber auftreten. Beim Vorliegen einer ausgedehnten Metastasierung mit einem deutlich reduzierten Allgemeinzustand kann die Strahlentherapie in Verbindung mit einer konservativen Frakturbehandlung eine Stabilisierung erreichen.

Im lokalen Behandlungsspektrum von Metastasen des Schultergürtels spielt die interventionelle radiologische Therapie mittels Katheterembolisation eine eher geringe Rolle. Das Indikationsspektrum umfasst eine präoperative Embolisierung zur Verminderung des intraoperativen Blutverlustes, eine palliative Schmerzlinderung oder die Behandlung bei Blutungskomplikationen (Abb. 19.4). Vor allem hypervaskuläre Metastasen eines Nierenkarzinoms bilden die Indikation zur präoperativen Embolisation (Abb. 19.4). Obwohl es sich beim Schilddrüsenkarzinom

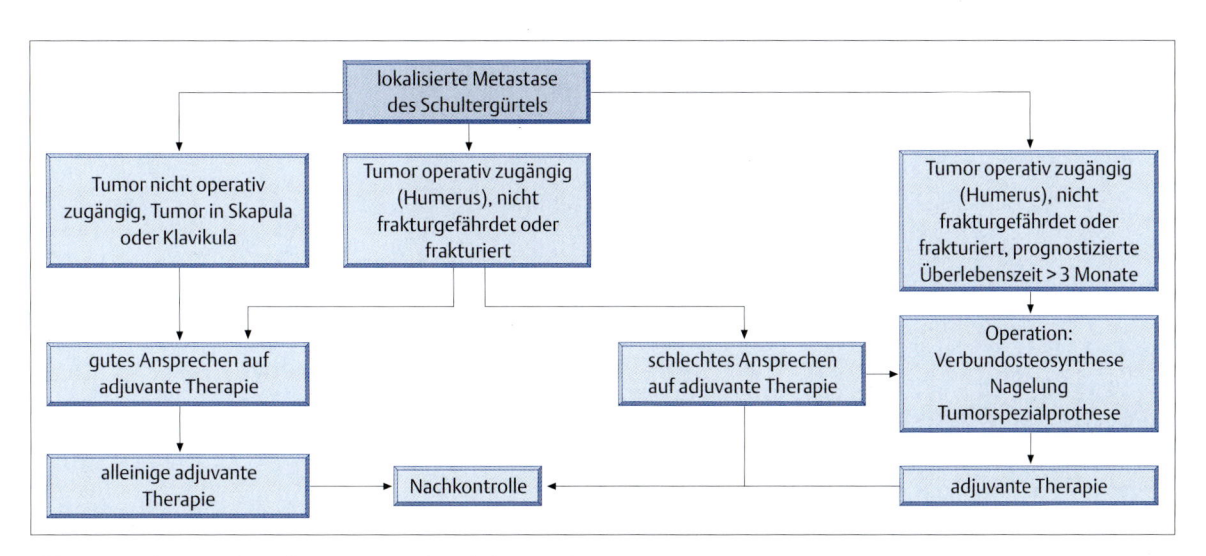

Abb. 19.21 Therapieschema für Metastasen des Schultergürtels.

ebenfalls um hypervaskuläre Metastasen handelt, sollte wegen der Möglichkeit einer adjuvanten und mit gutem Erfolg in Bezug auf die weitere Lebenserwartung durchführbaren Radiojodtherapie keine präoperative Embolisation erfolgen.

Operative Therapie
Die Behandlung der Metastasen des Schultergürtels erfolgt traditionell eher konservativ, vor allem unter der Vorstellung, dass eine Abstützung der Arme in der Regel nicht vorrangig sei. Dementsprechend wird die Indikation zu aktiverem Vorgehen dann vermehrt gesehen, wenn infolge einer Schwächung der unteren Gliedmaßen die Arme für Abstützfunktionen gebraucht werden (Abb. 19.21). Im Gegensatz zu pathologischen Frakturen der unteren Extremität wird daher am Humerus eher eine übungsstabile Osteosynthese durchgeführt.

Eine pathologische Fraktur stellt in der Regel eine Indikation zur operativen Stabilisierung dar, obwohl einige Frakturen, insbesondere solche mit osteoplastischen Anteilen der Metastase, auch konservativ behandelt ausheilen können.

Für die Operationsplanung ist es wichtig, die Überlebenszeit abzuschätzen. Nach allgemeiner Erfahrung wird eine Wiederherstellung der Integrität des Skelettsystems angestrebt, wenn die erwartete Überlebenszeit wenigstens 3 Monate beträgt.

Die seltenen Metastasen der Skapula oder der Klavikula werden primär eher durch adjuvante Therapiemaßnahmen angegangen. Eine Resektion kommt hier in der Regel nicht in Betracht. Eine Rekonstruktion nach Resektion wird nicht vorgenommen, da die Lebensqualität bei meist infauster Prognose mit einem Minimum an Hospitalisations- und Rehabilitationszeit verbessert werden soll.

Die gebräuchlichste Stabilisierungsmaßnahme bei frakturgefährdetem oder frakturiertem Humerus stellt nach wie vor die Plattenosteosynthese dar. Dabei wird die Metastase intraläsional ausgeräumt bzw. der tumortragende

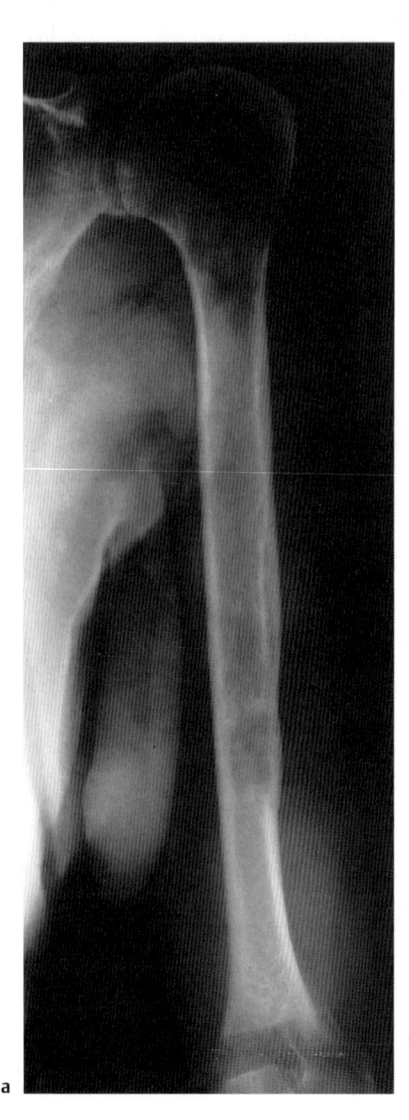

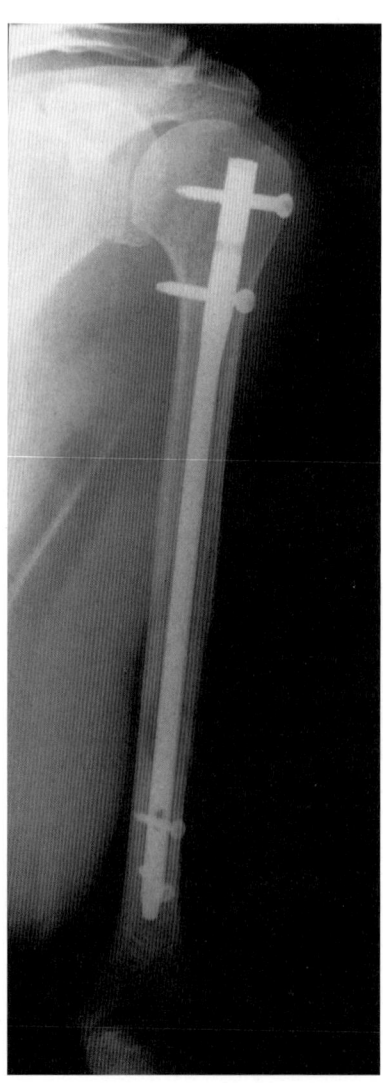

Abb. 19.22 a u. b Metastase eines Nierenzellkarzinoms des linken Humerusschafts bei einer 74-jährigen Patientin. **b** Intramedulläre Nagelung.

Abschnitt reseziert und die Osteosynthese mit einer stabilen Platte durchgeführt. Zur besseren Verankerung der Kortikalisschrauben hat sich die Kombination mit Knochenzement als Verbundosteosynthese allgemein durchgesetzt (Harrington 1976). Die Verbundosteosynthese muss großzügig erfolgen, da meist ein ausgedehnter Befall vorliegt. Bei zu knapper Ausdehnung kann sonst bei einer Zunahme der Osteolyse eine Refraktur auftreten. Die postoperative Bestrahlung kann dieses Risiko eindämmen.

Plattenosteosynthesen am Humerusschaft erfordern ebenso wie der partielle Schaftersatz immer eine langstreckige Freilegung des Knochens. Dieser Nachteil gilt insbesondere für Metastasen mit ausgedehntem Befall. Darüber hinaus können Weichteilveränderungen infolge einer Bestrahlung oder ein Lymphödem zu einer Wundheilungsstörung führen. Häufig ist der N. radialis gefährdet. Diese operationstechnischen Schwierigkeiten lassen sich mit einer intramedulären Frakturstabilisierung weitgehend vermeiden (Abb. 19.**22**) (Kramer 1987, Pritchard 1988, Sennerich 1989). Marknagelung bzw. gekreuzte Rush-Pins erscheinen, wenn es sich um eine Lokalisation am distalen Humerus handelt, sicherer als die Verbundosteosynthese, bei der rasch die Substanz zur Verankerung aufgebraucht sein kann. Daher wird zunehmend die Marknagelung bevorzugt.

Ein gelenknaher Befall schränkt den Einsatz von Verbundosteosynthese oder Marknagelung gleichermaßen ein. Daher kommt am proximalen Humerus zunehmend die Resektion des tumortragenden Abschnitts unter Verwendung eines endoprothetischen Ersatzes zur Anwendung (Abb. 19.**4**). Auch bei Frakturen in Schaftmitte oder in distalen Humerusbereich eignet sich dieses Verfahren unter Verwendung von speziellen Tumorprothesen.

Ablative Verfahren kommen nur als ultima ratio bei Tumorexulzeration oder völliger Gebrauchsunfähigkeit des Armes durch diffusen Befall infrage.

Komplikationen

Pathologische Humerusfrakturen bei Skelettmetastaen oder Primärtumoren werden mit einer Häufigkeit von ca. 0,5% Prozent aller Frakturen nur selten beobachtet. Eine Abschätzung des Frakturrisikos ist hilfreich, da die nichtoperative adjuvante Behandlung (Bestrahlung) eine deutlich geringere Morbidität als die operative Versorgung der Fraktur aufweist.

Mirels (Mirels 1989) hat hierzu ein Graduierungssystem entwickelt, welches zunächst einmal den verschiedenen variablen Faktoren wie Lokalisation, Schmerz, Struktur und Ausdehnung eine Gewichtung zuordnet (Tab. 19.**7**). Je nach Risikofaktor wird eine weitere Einteilung zwischen 1 und 3 vorgenommen. Auf diese Weise kann eine Gradeinteilung mit einem Wert zwischen 4 und 12 erstellt werden.

Die Validität dieser Einteilung ist hoch und reproduzierbar. Danach beträgt das Frakturrisiko bei einem Punktwert von 7 nur 5%, bei einem Punktwert von 9 dagegen bereits 33%, weshalb in diesem Fall bereits die Indikation zu einer Osteosynthese gestellt werden sollte. Nach Mirels liegt bei Grad 8 (15% Frakturrisiko) der Wendepunkt: Hier kann keine klare Empfehlung gegeben werden.

Die prophylaktische Stabilisierung ist ein wesentlich kleinerer Eingriff als die Versorgung der eingetretenen Fraktur. Dennoch sollten auch andere klinische und individuelle Faktoren bei der Entscheidungsfindung berücksichtigt werden.

Tab. 19.7 Graduierungssystem zur Abschätzung des Frakturrisikos bei Metastasen langer Röhrenknochen (aus Mirels H. Metastatic disease in long bones. A proposed scoring system for diagnosing impending pathologic fractures. Clin Orthop 249, 1989, 256–264)

	1 Punkt	2 Punkte	3 Punkte
Lokalisation	obere Extremität	untere Extremität	peritrochantär
Schmerz	gering	mäßig	funktionell ausgeprägt
Struktur	osteoplastisch	gemischt	osteolytisch
Ausdehnung	unter 1/3	1/3–2/3	über 2/3

Punktwerte (maximal 12): < 7 keine Indikation zur Stabilisation, 8 unsicher, individuell zu entscheiden, > 9 eindeutig operative Stabilisierung indiziert

Literatur

Akerman M, Dreinhöfer K, Rydholm A, Willen H, Mertens F, Mitelman F, Mandel N. Cytogenetic studies on fine-needle aspiration samples from osteosarcoma and Ewing's sarcoma. Diagn Cytopathol. 1996; 15:17–22.

de Berg JC, Pattynama PM, Obermann WR et al. Percutaneous computed-tomography-guided thermocoagulation for osteoid osteomas. Lancet. 1995; 346:350–351.

Berning W, Freyschmidt J, Ostertag H. Zur perkutanen Knochenbiopsie. Kritische Analyse von 153 Patienten. Unfallchirurg. 1993; 96:34–38.

Brown KT, Kattapuram SV, Rosenthal DI. Computed tomography analysis of bone tumors: patterns of cortical destruction and soft tissue extension. Skeletal Radiol. 1986; 15:1448.

Capanna R, van Horn JR, Biagini R, Ruggieri P, Bettelli G, Sola G. A humeral modular prostheses for bone tumour surgery: a study of 56 cases. Int Orthop. 1986; 10:231–238.

Capanna R, van Horn JR, Biagini R, Ruggieri P, Ferruzzi A, Campanacci M. The Tikhoff-Linberg procedure for bone tumors of the proximal humerus: the classical "extensive" technique versus a modified "transglenoid" resection. Arch Orthop Trauma Surg. 1990; 109:63–67.

Dominock GW und Knoch H. Knochengeschwülste und geschwulstähnliche Knochenerkrankungen. Jena: Fischer; 1982.

Enneking WF, Spanier SS, Goodman MA. A system for the surgical staging of musculoskeletal sarcoma. Clin Orthop. 1980; 153:106–115.

Enneking WF. A system of staging musculoskeletal neoplasms. Clin Orthop. 1986; 204:9–24.

Enneking WF, Dunham W, Gebhardt MC, Malawar M, Pritchard D. A system for the classification of skeletal resection. Chir Org Mov. 1990; 75 (suppl. 1):217–240.

Erlemann R, Wuisman P. Knochen- und Weichteiltumoren. In: Peters PE, Matthiaß HH, Reiser M, eds. Magnetresonanztomographie in der Orthopädie. Enke, Bd. 56; 1990; 83–105.

Exner GU, von Hochstetter AR. Technik und Taktik der Biopsie incl. Punktion. Z Orthop. 1992; 130:272–275.

Favard L, Sirevaux F, Mestdagh H, Walch G, Kempf JF, Francheschi JP, Coudane H, Mole D. La prothse inverse de Grammont dans le traitment des arthropathies de l'acute]paule à ciffe dtruite. Rsultats dne srie multicentrique de 42 cas. SOFCOT 73e Runion annuelle, Rev Chir Orthop Reparatrice Appar Mot. 1998; 84 (Suppl 2):82.

Frank JA, Ling A, Patronas NJ, Carrasquillo JA, Horvath K, Hickez AM, Dwyzer AJ. Detection of malignant bone tumors. MR imaging versus scintigraphy. AJR. 1990; 155:1043–1048.

Frößler H, Wannenmacher M. Dosismessungen im Bereich von metallischem Zahnersatz bei Kobalt-60-Gammastrahlung und bei Elektronenstrahlung. Dtsch Zahnärztl Z. 1997; 32:248–251.

Freyschmidt J, Ostertag H. Knochentumoren. Berlin, Heidelberg, New York: Springer; 1988.

Gebhardt MC, Roth YF, Mankin HJ. Osteoarticular allografts for reconstruction in the proximal part of the humerus after excision of a musculoskeletal tumor. J Bone Joint Surg. 1990; 72 A:334–335.

Harrington KD, Sim FH, Ennis JE, Johnston JO, Dick HM, Gristina AG. Methylmetacrylate as an adjunct in internal fixation of pathologic fractures: experience with three hundred and seventy-five cases. J Bone Joint Surg. 1976; 58 A:1047–1055.

Hudson TM, Enneking WF, Hawkins jr. JF. The value of angiography in planning surgical treatment of bone tumors. Radiology. 1981; 138:283.

Hymmen U, Wieland C. Bestrahlungen von malignen Knochenveränderungen nach orthopädischen Maßnahmen. Strahlentherapie. 1971; 141:146–150.

Jensen KI, Johnston JO. Proximal humeral reconstruction after excision of a primary sarcoma. Clin Orthop. 1995; 311:164–175.

Jungi WF, Osterwalder W. Vorgehen bei Metastasen mit unbekannter Primärtumor. Schweiz med Wschr. 1990; 120:1273–1279.

Kattapuram SV, Khurana JS, Scott JA, El-Khoury GY. Negative scintigraphy with positive magnetic resonance imaging in bone metastases. Skeletal Radiol. 1990; 19:113–116.

Knop J, Striztke R Monthz. Knochenszintigraphie zur Beurteilung einer Chemotherapie beim Osteosarkom. Nucl Med. 1985; 24:75.

Kramer W, Gaebel G, Stuhldreher G, Heitland W. Ergebnisse der Behandlung pathologischer Frakturen langer Röhrenknochen. Unfallchirurgie. 1987; 13:22.

Kumpan W, Lechner G, Wittich GR et al. Angiographic response of osteosarcoma following pre-operative chemotherapy. Skeletal Radiol. 1986; 15:96.

Konermann W, Wuisman P, Hillmann A, Roessner A, Blasius S. Wert der sonographisch gesteuerten Biopsie zur histologischen Diagnostik von benignen und malignen Weichteil- und Knochentumoren. Z Orthop. 1995; 133:411–421.

Lodwick GS, Wilson AJ, Farrell C et al. Determining growth rates of focal lesions of bone from radiographs. Radiology. 1980; 134:585.

Malawar M, Meller MI, Dunham W. A new surgical Classification system for Shoulder-Girdle resections. Clin Orthop. 1991; 267:33–44.

Malawar MM, Dunham W. Cryosurgery and acrylic cementation as surgical adjuncts in the treatment of aggressive (benign) bone tumors. Analysis of 25 patients below the age of 21. Clin Orthop. 1991; 262:42–57.

Mirels H. Metastatic disease in long bones. A proposed scoring system for diagnosing impending pathologic fractures. Clin Orthop. 1989; 249:256–264.

O'Connor MI, Sim FH, Chao EY. Limb Salvage for Neoplasms of the Shoulder Girdle. J Bone Joint Surg. 1996; 78 A:1872–1888.

Petasnick JP. Metastatic bone disease. In: Ranniger K, eds. Handbuch der medizinischen Radiologie. Bd V/Teil 6. Bone tumors. Berlin, Heidelberg, New York: Springer; 1977.

Peiss J, Bohndorf K. Magnetresonanztomographie in der Diagnostik von Skeletmetastasen. In: Ewerbeck V, Friedl W, eds. Chirurgische Therapie von Skelettmetastasen. Berlin, Heidelberg, New York: Springer; 1992:33–50.

Pritchard DJ. Lesions of the humerus. In: Sim FH, eds. Diagnosis and management of metastatic bone disease. A multidisciplinary approach. New York: Raven Press; 1988.

Rieden K. Knochenmetastasen – Radiologische Diagnostik, Therapie und Nachsorge. Berlin, Heidelberg, New York: Springer; 1988.

Schajowicz F. Histological Typing of Bone Tumors. 2nd. Ed. WHO International Classification of Tumour; 1993.

Schreuder HWB, Conrad 3rd EU, Bruckner JD, Howlett ATG, Sorensen LS. Treatment of simple bone cysts in children with curettage and cryosurgery. J Pediatr Orthop. 17:841–842.

Schreuder HWB, Veth RPH, Pruszynski M, Lemmens JAM, Schraffordt Koops H, Molenaar WM. Aneurysmal bone cysts treated by curettage, cryotherapy and bone grafting. J Bone Joint Surg. 1997; 79 Br:20–25.

Sennerich Th, Kurock W, Ritter G. Die Bündelnagelung zur Stabilisierung pathologischer Humerus-Frakturen bei malignen Tumoren. Z Orthop. 1989; 127:68–71.

Simon MA, Finn HA. Diagnostic strategy for bone and soft tissue tumors. J Bone Joint Surg. 1993; 75 A:622–631.

Smolarz K, Jungehülsing M, Krug B, Linden A, Göhring UJ, Schicha H. Kernspintomographie des Knochenmarks bei Karzinompatienten mit einer solitären Mehranreicherung im Skelettszintigramm. Nucl Med. 1990; 29:269–273.

Uehlinger E. Sekundäre Knochengeschwülste. In: Schinz HR, Baensch WE, Frommhold W et al., eds. Lehrbuch der Röntgendiagnostik, 6. Auflage, Bd. II/2; 1981.

Unni KK. Dahlin,s Bone Tumors. General Aspects and Data on 11.087 Cases. 5th Ed., Philadelphia, New York: Lippincott-Raven Publ.; 1996.

Walther HE. Untersuchungen über Krebsmetastasen: die Streufähigkeit als Maß der Bösartigkeit einer Geschwulst. Z Krebsforsch. 1939; 48:468–494.

Willen H, Akerman M, Carlen B. Fine needle aspiration (FNA) in the diagnosis of soft tissue tumours, a review of 22 years experience. Cytopathology. 1995; 6:236–247.

Windhager R, Millesi H, Kotz R. Resection-Reimplantation for primary malignant tumors of the arm. An alternative to fourquater Amputation. J Bone Joint Surg. 1995; 77 Br:176–184.

Winkelman W. Clavicula pro Humero. Eine neue Operationsmethode für maligne Tumoren des proximalen Humerus. Z Orthop. 1992; 130:197–201.

Wuisman P, Härle A, Nommensen B, Reiser M, Erlemann R, Roessner A, Bosse A. Der Riesenzelltumor des Knochens. Z Orthop. 1989; 127:89–97.

Wuisman P, Dethloff M, Grünert J, Rummeny E, Blasius S, Winkelmann W. Die Anwendung von massivem Allografts als Rekonstruktionsverfahren nach Resektion von Knochentumoren im Bereich der Extremitäten. Z Orthop. 1995; 133:166–175.

Yazawa Y, Frassisca FJ, Chao EY, Prittchard DJ, Sim FH, Shives TC. Metastatic bone disease. A study of the surgical treatment of 166 pathologic humeral and femoral fractures. Clin Orthop. 1990; 251:213–219.

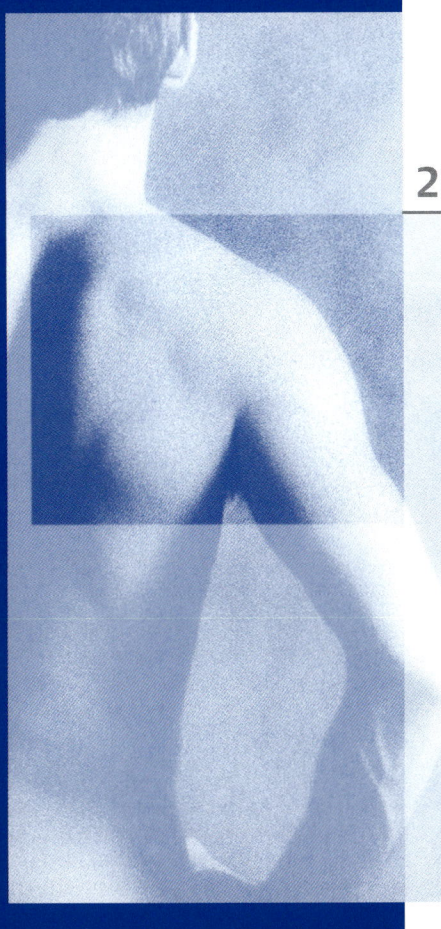

20 Begutachtung

E. Wiedemann

20.1 Gutachterliche Begriffe

20.2 Frakturen und posttraumatische Fehlstellungen im Bereich des Schultergürtels

20.3 Schulterinstabilität

20.4 Sekundäre Schultersteife

20.5 Läsionen der Rotatorenmanschette

20.6 Läsionen der langen Bizepssehne

20.7 Primärbefund und abgestufte Diagnostik

20.8 4-Säulen-Konzept der Zusammenhangsbeurteilung

20.9 Minderung der Erwerbsfähigkeit und Gliedertaxe

Die Begutachtung der Schulter ist nicht einfach. Um zu einem schlüssigen Urteil zu kommen, bedarf es einer großen klinischen Erfahrung, eines substanziellen Wissens, das auch neue Erkenntnisse aus der aktuellen Literatur umfasst, sowie einer differenzierten Kenntnis der versicherungsrechtlichen Begriffe. Gerade diese juristisch geprägten Begriffe machen dem medizinischen Gutachter oft das Leben schwer, weil sie undurchschaubar erscheinen. In Wirklichkeit handelt es sich um ein in langer Tradition entstandenes, in sich logisches Gebilde. Die Begriffe, die dabei geprägt wurden, erlauben es selbst schwierige Zusammenhangsbeurteilungen nach einem bestimmten Schema zu bearbeiten, sodass letztlich nachvollziehbare Schlüsse entstehen.

Die Gefahr dabei ist, dass der gedankliche Formalismus so starr abläuft, dass keine Prüfung des Einzelfalls mehr stattfindet. Dies ist aber die eigentliche Aufgabe des Gutachters, der seine medizinische Erfahrung und sein Wissen einsetzen muss, um ursächliche Zusammenhänge zwischen medizinischen Befunden von zufälligen Beziehungen abzugrenzen. Vor der Darstellung der für die Schulter wesentlichen Gegebenheiten sollen deshalb die juristischen Grundbegriffe erläutert werden, soweit sie hier eine Rolle spielen. Diese unterscheiden sich in den verschiedenen Versicherungssparten (gesetzliche Unfallversicherung (GUV), private Unfallversicherung (PUV), Haftpflichtversicherung etc.), auch wenn zum Teil fast gleichlautende Begriffe verwendet werden. Deshalb sollte der medizinische Gutachter diese Unterschiede kennen.

20.1 Gutachterliche Begriffe

Unfallbegriff. In der privaten wie gesetzlichen Unfallversicherung ist der Unfall definiert als ein plötzlich und zeitlich begrenzt von außen auf den Körper einwirkendes Ereignis, das zu einer Gesundheitsschädigung führt (§ 8 Abs. 1 SGB VII). In der GUV gilt als zeitliche Grenze eine Arbeitsschicht. Darüber hinaus gilt nur in der PUV auch als Unfall, wenn durch eine erhöhte willkürliche Kraftanstrengung an Gliedmaßen oder Wirbelsäule ein Gelenk verrenkt wird oder Muskeln, Sehnen, Bänder oder Kapseln gezerrt oder zerrissen werden (§ 1. IV AUB).

Schadensbegriff. Als Gesundheitsschaden bezeichnet man den von der altersentsprechenden Norm abweichenden medizinischen Befund und die daraus abzuleitende funktionelle Beeinträchtigung. Der Vorschaden ist ein bereits vor dem Ereignis nachgewiesenes Leiden mit bekannten funktionellen Störungen (Kaiser 1997). Der Betroffene muss demnach Beschwerden gehabt haben, die mit diesem Vorschaden zusammenhängen. Der bloße – etwa bildgebende – Nachweis von Veränderungen gegenüber der Norm reicht nicht aus, um einen Vorschaden anzunehmen. Vielmehr handelt es sich dann um eine Schadensanlage, also um eine Krankheitsbereitschaft aufgrund pathologisch-anatomischer Befunde ohne manifeste klinische Symptomatik oder funktionelle Störung.

Die Feststellung einer Verschlimmerung setzt immer einen Vorschaden voraus. Bei einer vorübergehenden Verschlimmerung hat die Schädigung das Grundleiden nur zeitlich begrenzt verschlimmert und der Zustand, der ohne das Ereignis bestehen würde, ist wiederhergestellt. Eine richtungsweisende Verschlimmerung liegt vor, wenn die Schädigung den Spontanverlauf des Grundleidens dauerhaft geändert hat. Die dauernde oder bleibende Verschlimmerung beschreibt den Befund, um den sich der Vorschaden bleibend erhöht hat.

Kausalitätsbeurteilung. Um den Ursachenzusammenhang zwischen dem Unfallgeschehen und dem eingetretenen Schaden beurteilen zu können, ist eine Abgrenzung zwischen unfallbedingten und konkurrierenden, unfallunabhängigen und meist vorbestehenden Faktoren vorzunehmen. Dabei sind an die Kausalitätsbeurteilung keine unerfüllbaren Anforderungen zu stellen, weil ein sog. Vollbeweis („sodass keine begründbaren Zweifel bestehen") für das Bestehen ursächlicher Zusammenhänge in der Regel nicht erbracht werden kann. Um überhaupt Aussagen zu ermöglichen, werden andere Beurteilungskriterien herangezogen, die sich allerdings in der gesetzlichen Unfallversicherung (GUV) und der privaten Unfallversicherung (PUV) deutlich unterscheiden (Rompe u. Erlenkämper 1998).

Im Sozialrecht genügt die hinreichende Wahrscheinlichkeit eines ursächlichen Zusammenhangs im Fall des zu begutachtenden Patienten. Hinreichend bedeutet dabei, dass mehr für als gegen den Zusammenhang spricht; die einfache Möglichkeit eines Zusammenhangs reicht also nicht aus. In der privaten Unfallversicherung gilt dagegen die zivilrechtliche Adäquanztheorie, nach der ein Zusammenhang besteht, sofern eine Ursache „nach allgemeiner Erfahrung" geeignet ist, den Schaden herbeizuführen. Die GUV sieht demzufolge immer den einzelnen Patienten mit allen Konsequenzen der individuellen Prüfung, wogegen in der PUV allgemein gültige Zusammenhänge beurteilt werden müssen.

In der sozialrechtlichen Kausalitätslehre wird unterschieden zwischen den Begriffen der haftungsbegründenden Kausalität als Zusammenhang zwischen geschützter Tätigkeit und Ereignis und der haftungsausfüllenden Kausalität als dem Zusammenhang zwischen Ereignis und Gesundheitsschaden. Dabei ist einzuschätzen, ob dem Ereignis der Charakter einer rechtlich wesentlichen oder unwesentlichen Ursache für die Entstehung des späteren Schadens zukommt. Ursache (Conditio sine qua non) ist jede Bedingung, die nicht hinweggedacht werden kann, ohne dass der Schaden entfiele.

Rechtlich wesentliche (Teil-)Ursache ist eine Bedingung, ohne deren Mitwirkung der Schaden entweder überhaupt nicht oder erheblich anders oder zu erheblich anderer Zeit eingetreten wäre. Rechtlich unwesentliche Ursache oder Gelegenheitsursache ist eine Bedingung, ohne die der Schaden mit Wahrscheinlichkeit durch ein alltäglich vorkommendes Ereignis zu annähernd derselben Zeit und in annähernd gleichem Ausmaß eingetreten wäre. Voraussetzung ist, dass unfallunabhängige (Mit-)Ursachen bei dem individuellen Patienten nachgewiesen sind. Es genügt beispielsweise nicht, aus statistischer Sicht zu vermuten, dass im höheren Lebensalter bestimmte degenerative Vorschäden anzunehmen sind, vielmehr müssen sie bei dem zu beurteilenden Patienten auch tatsächlich vorliegen.

Liegen mehrere Teilursachen vor, so müssen sie im Sinn einer konkurrierenden Kausalität gegeneinander abgewogen werden. Im Sozialrecht genügt es für die Annahme des Unfallzusammenhangs, dass die unfallbedingte Teilursache wesentlich für den eingetretenen Schaden ist, die unfallunabhängigen Teilursachen treten dann für die Zusammenhangsbeurteilung zurück. Der Begriff der Wesentlichkeit einer Teilursache ist nicht konkret definiert, vielmehr handelt es sich um eine Wertentscheidung anhand der Umstände des Einzelfalls „durch eine vernünftige, lebensnahe Würdigung des gesamten maßgebenden Sachverhalts unter Berücksichtigung des Schutzzwecks der anzuwendenden Normen".

Verbindlicher Grundsatz für die GUV ist, dass der Arbeitnehmer in dem Zustand geschützt ist, der zu Beginn der Arbeitsschicht vorlag. Die GUV entschädigt sowohl Körperschäden im Sinn der Entstehung einer Gesundheitsstörung als auch im Sinn der Verschlimmerung eines bereits vor dem Unfall bestehenden Leidens. Die Träger der gesetzlichen Unfallversicherung sind somit in vollem Umfang für den Gesamtschaden bzw. die Verschlimmerung leistungspflichtig, wenn dem angeschuldigten versicherten Ereignis das Merkmal einer wesentlichen (Teil-)Ursache am Zustandekommen des Gesamtschadens bzw. der Verschlimmerung zuerkannt werden muss. Demgegenüber ist in der PUV die Mitursächlichkeit unfallunabhängiger Veränderungen am Endzustand zu bewerten und oberhalb von 25% vom Gesamtschaden abzuziehen.

20.2 Frakturen und posttraumatische Fehlstellungen im Bereich des Schultergürtels

Frakturen und posttraumatische Fehlstellungen von Humeruskopf, Skapula und Klavikula stellen für die Zusammenhangsbeurteilung meist kein Problem dar, weil die Röntgen- und ggf. CT-Diagnostik eindeutige Rückschlüsse erlauben. Problematisch sind nur pathologische Frakturen, bei denen eine Abwägung zwischen der Schwächung des Knochens – etwa durch einen Tumor oder eine frühere Fraktur – und dem Ausmaß des Traumas getroffen werden muss. Anders als beispielsweise am Fuß spielen Ermüdungsbrüche am Schultergürtel keine Rolle.

Pathologische Frakturen können schon bei alltäglichen Belastungen, aber auch erst nach relevanten Unfallereignissen auftreten. Je nach dem Ausmaß der örtlichen Festigkeitsminderung des Knochens vor der Fraktur und der Bedeutung des Ereignisses ist aufgrund der Umstände des Einzelfalls zu prüfen, ob das angeschuldigte Ereignis wesentliche Teilursache oder nur Gelegenheitsursache der eingetretenen Fraktur ist.

Die typische Alterosteoporose stellt keine Schadensanlage dar, weil es sich um einen physiologischen Prozess handelt. Die Frage, ob die Fraktur eines osteoporotischen Humeruskopfs bei einer älteren Frau auch bei einem jungen Mann aufgetreten wäre, stellt sich deshalb nicht. Wesentliches Argument hierfür ist unter anderem, dass die Osteoporose ein generalisiertes Phänomen darstellt, das nicht auf die Schulter beschränkt ist und deshalb keinen speziellen Einfluss hat (Rompe u. Erlenkämper 1998). Eine andere Sichtweise käme nur infrage, falls eine Gelegenheitsursache anzunehmen ist.

In der gesetzlichen wie privaten Unfallversicherung sind Schädigungen in Folge von diagnostischen Eingriffen, vorbeugenden oder therapeutischen Maßnahmen als Unfallfolgen zu werten, wenn diese wegen des unfallbedingten Primärschadens indiziert waren. Dies gilt besonders für die operative wie konservative Behandlung von Frakturen, bei denen gehäuft Komplikationen eintreten können. So sind posttraumatische Fehlstellungen, Pseudarthrosen oder Osteomyelitiden einschließlich ihrer Behandlung als unfallbedingt einzuschätzen.

Die Prognose solcher Komplikationen ist mit Vorsicht zu bewerten, weil der langfristige Verlauf häufig unsicher und eine Verschlechterung des funktionellen Zustands nicht auszuschließen ist. So kann es nach der osteosynthetischen Versorgung von Humeruskopffrakturen zur avaskulären Nekrose der Kopfkalotte kommen (Brunner u. Schweiberer 1996). Meist werden die anatomischen Verhältnisse nur teilweise wiederhergestellt, sodass die Gefahr einer chronischen Überlastung der Rotatorenmanschette (RM) droht. Alle posttraumatischen Veränderungen am Humeruskopf können zu einer sekundären Pfannenarthrose führen. Nach der Überbauung einer Pseudarthrose etwa der Klavikula besteht die erhöhte Gefahr einer Refraktur. Eine Osteomyelitis beinhaltet auch nach ihrer Ausheilung bzw. Überführung in einen asymptomatischen Zustand stets die Gefahr ihres Wiederauftretens usw.

Ein besonderes Problem ist der primäre oder sekundäre prothetische Ersatz des Humeruskopfs bei dessen Fraktur. Die mit der Einführung dieses Konzepts von Neer erwarteten Fortschritte gegenüber der osteosynthetischen Versorgung von vitalitätsgestörten 3- und 4-Fragment-Frakturen waren bei den bisherigen Studien nicht eindeutig nachweisbar (Boileau u. Mitarb. 1999). Die Ergebnisse der Frakturprothetik hängen entscheidend davon ab, dass die Prothese in richtiger Höhe und Rotation eingebracht wird und die Tuberkula knöchern einheilen (Boileau u. Walch 1999). Kommt es aber mittelfristig zu deren Auflösung, so kann die Führung des Prothesenkopfs in der Pfanne instabil werden, was mit schlechten funktionellen Ergebnissen einhergeht. Aussagen über das Ergebnis der operativen Frakturbehandlung im Allgemeinen und besonders nach der Frakturprothetik des Humeruskopfs sollten deshalb immer erst nach ausreichendem Zeitabstand und unter Hinweis auf mögliche Spätfolgen gemacht werden.

20.3 Schulterinstabilität

20.3.1 Verletzungsmechanismen der Schulterluxation

Der typische Verletzungsmechanismus für eine traumatische vordere Schulterluxation ist eine passive Abduktions-Außenrotationsbelastung. Beispiele sind der Versuch, einen Absturz vom Dach mit der Hand an der Dachrinne abzufangen, der Treppensturz mit der Hand am Geländer oder der Skisturz mit Hängenbleiben im Stock. Ungeeignete Verletzungsmechanismen sind der ungestörte Griff nach oben, das Ausziehen eines Pullovers oder das Eintreten der Luxation bei einem ungestörten Wurf (Wiedemann u. Habermeyer 1996). Für die traumatische hintere Luxation ist umgekehrt zu fordern, dass die Belastungen im Sinn der passiven Adduktion und Innenrotation eingetreten sein müssen. Geeignet ist beispielsweise ein heftiger Sturz auf die nach vorne ausgestreckte Hand, sodass der Arm nach innen und hinten gedrückt wird.

20.3.2 Spätfolgen der Schulterinstabilität

Über den Spontanverlauf nach der traumatischen Erstluxation einer Schulter gibt es zahlreiche Studien (s. Kap. Instabilität). Auch nach mehrfachen Schulterluxationen lässt sich der weitere Verlauf relativ gut abschätzen. So ist aus den Untersuchungen von Hovelius (1987) bekannt, dass die Wahrscheinlichkeit weiterer Luxationen nach nur 2 vorderen Schulterluxationen innerhalb 2 Jahren bei 81% liegt, sofern keine operative Stabilisierung vorgenommen wird. Zur endgültigen Beurteilung des Ergebnisses einer solchen operativen Stabilisierung ist ein Zeitabstand von wenigstens 2 Jahren zu fordern. Selbst nach dieser Zeit sind aber Spätrezidive nicht ausgeschlossen.

Umstritten ist, wie häufig es zu einer Instabilitätsarthrose der Schulter kommt, weil hierzu nur wenige Daten vorliegen (Samilson u. Prieto 1983). Nach Hovelius u. Mitarb. (1996) muss innerhalb von 10 Jahren bei 11% der Patienten mit einer milden und bei 9% mit einer mittleren bis schweren Instabilitätsarthrose gerechnet werden. Dabei ist häufig nicht zu unterscheiden, ob eine posttraumatische Omarthrose Folge der Instabilität oder eines stabilisierenden Eingriffs ist. Für die Zusammenhangsfrage ist dies allerdings weniger wichtig, weil das Risiko einer operationsbedingten Instabilitätsarthrose als unfallbedingt zu sehen ist, sofern auch die zugrunde liegende Schulterinstabilität unfallbedingt war.

20.4 Sekundäre Schultersteife

Neben der primären Schultersteife (sog. frozen shoulder) kann es als Folge eines unspezifischen Traumas zur Ausbildung einer sekundären Schultersteife kommen, deren Verlauf nicht von dem einer Frozen Shoulder zu unterscheiden ist (s. Kap. Frozen Shoulder). Die Abgrenzung ist insofern schwierig, als die Ätiologie der primären Schultersteife nicht geklärt ist. Pathognomonisch für alle Schultersteifen ist die Einschränkung der passiven Gelenkbeweglichkeit in allen Ebenen und hier besonders der Außenrotation. Die Erkrankung beginnt mit einer langsam über Monate zunehmenden, schmerzhaften Einsteifung, die sich nach einem eingesteiften Intervall von einigen Monaten spontan ebenso langsam wieder löst (Neviaser u. Neviaser 1987). Sind andere Ursachen einer Schultersteife auszuschließen (Assoziation mit Diabetes mellitus und HLA B27, Shaffer u. Mitarb. 1992), so ist die auslösende Ursache bei einem Trauma oder operativen Eingriff in der Vorgeschichte mit überwiegender Wahrscheinlichkeit diesen Faktoren zuzuordnen.

20.5 Läsionen der Rotatorenmanschette

Insbesondere im Ansatzbereich am Tuberculum majus sind Läsionen der Rotatorenmanschette (RM) häufig. Diese werden vor dem Nachweis einer strukturellen Schädigung als Tendopathien oder Enthesiopathien bezeichnet. Lassen sich morphologisch Defekte nachweisen, werden diese Schädigungen häufig synonym und teilweise missverständlich als Risse, Rupturen oder Defekte bezeichnet. Im klinischen Sprachgebrauch wird der Begriff RM-Ruptur (in Anlehnung an die angloamerikanische Bezeichnung „rotator cuff tear") bevorzugt, ohne dass damit ein Unfallzusammenhang impliziert werden soll.

Bekannt ist, dass viele Fälle einer RM-Läsion klinisch symptomlos verlaufen. Besonders die kinematisch balancierten Defekte (Burkhart 1994) können funktionell durch die intakten Strukturen der RM und den M. deltoideus weitgehend kompensiert werden. Während kleinere Läsionen über einen Ventilmechanismus durch den Austritt von Gelenkflüssigkeit zu einer chronischen, schmerzhaften Bursitis subacromialis führen können, bleiben größere Defekte in Ruhe häufig schmerzarm. Eine Spontanheilung ist durch die Diastase des Sehnenansatzes und die fibrinolytische Aktivität der Gelenkflüssigkeit unwahrscheinlich. Eine prognostische Aussage über einen günstigen, funktionell kompensierten Spontanverlauf der Läsion oder über ein potenzielles Fortschreiten mit dem möglichen Endzustand einer sekundären Defektarthropathie („cuff tear arthropathy") ist im Einzelfall jedoch spekulativ.

20.5.1 Vorkommen von Rotatorenmanschettenläsionen

Über die Häufigkeit des Auftretens einer RM-Läsion und ihre Altersverteilung liegen widersprüchliche Literaturangaben vor. Komplette Rissbildungen sind nach autoptischen Untersuchungen von Zuckerman u. Mitarb. (1992) jenseits des 60. Lebensjahrs in 29 %, nach Radas u. Mitarb. (1996) lediglich in weniger als 10 % der Fälle zu erwarten. Gschwend u. Mitarb. (1975) beschreiben eine deutlich höhere Inzidenz im 6. und 7. Lebensjahrzehnt, differenzieren allerdings nicht zwischen kompletter und inkompletter Läsion. In der Literatur unstritig ist das äußerst seltene Vorkommen einer kompletten RM-Ruptur vor dem 40. Lebensjahr (Hawkins u. Mitarb. 1999).

20.5.2 Ätiologie von Rotatorenmanschettenläsionen

Ätiologisch werden nach Uhthoff u. Mitarb. (1986) intrinsische von extrinsischen Tendinopathien unterschieden. Letztere sind verursacht durch eine subakromiale Enge (Gohlke u. Mitarb. 1993) bei knöchernen Hyperostosen (Akromionsporn, AC-Gelenkarthrose). Die RM-Ruptur stellt nach Neer die pathognomonische Läsion für ein solches extrinsisches Impingementsyndrom im Stadium III dar. Zweifelsohne überwiegen die degenerativen Ursachen für die Entstehung der RM-Läsion bei weitem (Weber u. Rompe 1987). Vor allem bei jüngeren Patienten wird aber in vielen Publikationen die Bedeutung des Traumas für die Entstehung des Sehnenschadens unterstrichen.

So führt Cofield (1985) in einer Serie von 510 Patienten mit RM-Rupturen in 8 % der Fälle ein „akutes Trauma" als Entstehungsursache an. Le Huec u. Mitarb. (1996) berichten über 10 Fälle einer traumatischen Intervallläsion, die bevorzugt durch ein Trauma in Innenrotation und Abduktion des Arms verursacht wurden. Der Abriss der Subskapularissehne (SCP) nimmt nach den Arbeiten von Gerber und Krushell (1991) und Walch (1993) eine Sonderstellung ein; 70 % der isolierten SCP-Rupturen sind traumatisch verursacht. Die Spekulation, dass ein Abriss der RM nur eine degenerativ vorgeschädigte Sehne betreffen könne, wird durch die Arbeiten von Norwood u. Mitarb. (1989) und Itoi und Tabata (1993) widerlegt, die über isolierte Rupturen der RM nach Sport- und Verkehrsunfällen bei Jugendlichen berichten. Umgekehrt kann sich ein degenerativer Vorschaden bei älteren Patienten unfallbedingt erweitern, wenn ein kleiner, klinisch kompensierter Defekt der Supraspinatussehne (SSP) zu einem symptomatischen, weil unbalancierten Abriss von 2–3 Sehnen zunimmt („frisch auf alt"; „acute extension", Neer 1990).

Patienten unter 32 Jahren erleiden in 25 % der Fälle bei der Schulterluxation eine RM-Partialruptur (Ebert u. Mitarb. 1999). Die höhere Inzidenz von RM-Rupturen bei Luxationen in zunehmendem Lebensalter ist bekannt. Das gilt vor allem für über 40-jährige Patienten, die in 40 % (Cazeres u. Deroche 1993) bis 70 % (McLaughlin u. Kavallaro 1950) komplette Rupturen aufweisen.

20.5.3 Reißfestigkeit der Rotatorenmanschette

Die Biomechanik der RM und hier speziell die Reißfestigkeit der Sehne des SSP als Hauptmanifestationsort degenerativer Veränderungen stellt ein sehr komplexes Gebiet mit vielen offenen Fragen dar. Bisher liegen nur wenige Studien vor, die methodisch nur eingeschränkt miteinander verglichen werden können.

Nakajima u. Mitarb. (1994) testeten die Reißfestigkeit der SSP-Sehne, wobei sie eine getrennte Untersuchung der bursaseitigen und der artikulärseitigen Sehnenschichten vornahmen. Dabei hielten die bursaseitigen Sehnenanteile mit eher parallel ausgerichteten, kräftigen Kollagenfaserbündeln einer stärkeren Dehnung stand als die zwar rigiden, aber weniger widerstandsfähigen gelenkseitigen Sehnenanteile. Itoi u. Mitarb. (1995) durchtrennten die SSP-Sehne in einen vorderen, mittleren und hinteren Streifen und untersuchten diese Präparate jeweils getrennt. Sie fanden deutlich höhere Zugfestigkeiten in den ventralen Sehnenabschnitten im Vergleich zu den weiter dorsal gelegenen (ca. 4:1). Rickert u. Mitarb. (1998) wiesen die Altersabhängigkeit der Reißfestigkeit der intakten SSP-Sehne nach. Bei Maximalwerten bis zu 1850 N in jungen Lebensjahren nahmen die Reißfestigkeit und Steifigkeit der Sehne mit dem Alter signifikant ab.

Um die biomechanische Belastung der RM bei einem Unfall richtig einschätzen zu können, muss man wissen, welche Funktion ihre Anteile in bestimmten Armstellungen haben, welcher Kraftvektor also von ihnen ausgeht (Putz 1996). Verläuft dieser Kraftvektor in einer bestimmten Gelenkstellung oberhalb des aktuellen Drehpunkts, so ergibt sich eine abduzierende Wirkung, verläuft er unterhalb, so tritt eine adduzierende Kraft auf. Analog gilt dies für die Innen- und Außenrotation. Bei extremen Gelenkstellungen ist es keinesfalls einfach zu sagen, auf welcher Seite des aktuellen Drehpunkts der Kraftvektor eines bestimmten Muskels verläuft. Für den SCP ergibt sich beispielsweise neben seiner Hauptfunktion der Innenrotation eine je nach Gelenkstellung stärker abduzierende oder adduzierende Wirkung.

20.5.4 Verletzungsmechanismen der Rotatorenmanschette

Die RM stabilisiert den Humeruskopf bei allen Bewegungen im Glenohumeralgelenk. Translationsbewegungen zwischen den Gelenkflächen finden bei der aktiven Bewegung nur in geringem Ausmaß statt. Aus diesem Grund sind alle Verletzungsabläufe, die das Schultergelenk ausrenken können, prinzipiell dazu geeignet, die Sehnen der RM durch exzentrische Überdehnung zu schädigen (Neviaser u. Mitarb. 1993). Bei der Schadensanalyse muss der Elastizitätsverlust des Sehnengewebes mit zunehmendem Lebensalter berücksichtigt werden, der eine RM-Ruptur als Begleitverletzung von Schulterluxationen bzw. -subluxationen begünstigt.

Unbeschadet der Notwendigkeit einer individuellen Prüfung, ob ein bestimmter Unfallmechanismus geeignet war, die RM zu schädigen, ergeben sich aus dem Querschnitt der zu prüfenden Zusammenhänge allgemeine Gesichtspunkte. Dabei lassen sich 2 grundsätzlich unterschiedliche Schädigungsmechanismen der RM unterscheiden (Loew u. Mitarb. 2000):

- Abscheren des Sehnenansatzes von innen, sobald der maximal zulässige Rotationswinkel überschritten ist und der Sehnenansatz mit dem Pfannenrand in Konflikt gerät („inneres Impingement"). Dieser Mechanismus tritt beispielsweise bei einer Schulterluxation auf, falls der Ansatz der SSP- und der Infraspinatussehne (ISP) am dorsokranialen Pfannenrand abgeschert wird („Luxationsruptur der RM"). Natürlich kann dieser Mechanismus auch ohne vollständige Luxation des Glenohumeralgelenks zur Schädigung des Rotatorenansatzes führen (gelenkseitige Teilläsion).
- Exzentrische Belastung angespannter Anteile der RM, die zum Abriss der Sehne vom Tuberkulum bzw. zum Riss der Sehne in ihrer kritischen Zone führt. Dieser Mechanismus kann beispielsweise beim Sturz auf den abduzierten Arm auftreten, sofern der Arm gegen den Körper gedrückt, also passiv adduziert wird. Die SSP-Sehne wird dabei entgegen ihrer Zugrichtung belastet. Ein ähnlicher Mechanismus tritt bei der forcierten Rückwärtsführung oder Innenrotation des Arms auf, bei denen die SSP- und ISP-Sehne belastet werden.

Beiden Mechanismen ist gemeinsam, dass schädigende Kräfte aufgrund der Hebelgesetze um so stärker wirksam werden, je weiter peripher sie am Arm ansetzen. Beispielsweise können Kräfte an der Hand bei einer angenommenen Armlänge von 660 mm und einem Humeruskopfradius von 22 mm mit etwa dem 30fachen auf die RM einwirken. Dies bedeutet, dass bereits eine Last von 5 kg an der Hand mit der Hebelkraft von 1500 N auf den Ansatz der RM einwirken kann, falls nicht andere Mechanismen schützend eingreifen.

Die exzentrische Belastung der RM wird zusätzlich verstärkt, wenn die durch den Unfallmechanismus gedehnten Anteile aktiv angespannt waren, während die schädigende Kraft einwirkte. Bei einer passiven Dehnung der RM muss berücksichtigt werden, dass die Spannung in der Sehne unter 2 Bedingungen rasch ansteigt (Hersche u. Gerber 1998):

- Die Ruhelänge des Muskels wird bei seiner Dehnung überschritten. Für den SSP bedeutet dies beispielsweise eine passive Adduktion über die 0°-Stellung hinaus, für den ISP eine passive Innenrotation mit dem Arm hinter dem Rücken.

- Der Muskel ist teilweise bindegewebig umgebaut. Dann ist er weniger elastisch und kann der Dehnung nicht nachgeben.

Die Kraftvektoren, die bei einem Unfall auf die RM einwirken, sind abhängig von der Armstellung zu Beginn des Unfalls, von der Sturzhöhe, von der Sturzgeschwindigkeit usw. Verschiedene passive, indirekte und abrupte Bewegungen des Arms in Rotation und Traktion müssen deshalb zu den möglichen Verletzungsmechanismen gezählt werden, die bei Überschreiten des physiologischen Biege- und Dehnungsvermögens der RM zu ihrer strukturellen Schädigung bis hin zur Zerreißung führen können. Andererseits gibt es Ereignisabläufe, die unter kinematischen und biomechanischen Gesichtspunkten ungeeignet sind, eine Schädigung der RM zu verursachen.

Die Einschätzung „**geeigneter**" und „**ungeeigneter**" Verletzungsmechanismen (s. u.) beruht auf Rückschlüssen aus biomechanischen Modelluntersuchungen und empirischen Beobachtungen. Experimentelle und wissenschaftlich beweisende Studien zu den tatsächlichen Abläufen und Belastungen fehlen. Die Ereignisanalyse kann daher in der Zusammenhangsbewertung als Anhaltspunkt, nicht aber als alleiniger Beweis gelten.

20.5.5 Potenziell geeignete Verletzungsmechanismen

Passive forcierte Außen- oder Innenrotation bei anliegendem oder abgespreiztem Arm.
Beispiele sind Sturz vom Gerüst nach vorn mit dem Versuch, den Fall durch Festhalten abzufangen; Treppensturz mit der Hand am Geländer; stehender Fahrgast bei abrupter Bremsung des Fahrzeugs.
Pathomechanismus ist eine massive exzentrische Überdehnung der posterokranialen Strukturen der RM bei Innenrotation (SSP, ISP) oder der anterokranialen bei Außenrotation (Rotatorenintervall, lange Bizepssehne (LBS)) mit potenzieller Zerreißung der RM bzw. (Sub-)Luxation der LBS aus dem Sulcus intertubercularis.

Passive Traktion nach kaudal, ventral oder medial.
Beispiele sind ungeplantes Auffangen eines schweren fallenden oder stürzenden Gegenstands; Einzug des Arms in eine laufende Maschine.
Pathomechanismus ist eine massive Überdehnung der dorsokranialen Strukturen der RM (SSP, ISP) mit potenzieller Zerreißung.

Axiale Stauchung nach kranioventral oder ventromedial.
Beispiel ist ein Sturz auf den nach hinten ausgestreckten Arm.

Pathomechanismus ist eine massive Überdehnung der ventro- und dorsokranialen Strukturen der RM (SCP, SSP, ISP, LBS) mit potenzieller Zerreißung der RM bzw. Luxation der LBS aus dem Sulcus intertubercularis. Der SCP wird bei Außenrotations-, der ISP bei Innenrotationsstellung des Arms geschädigt.

20.5.6 Ungeeignete Verletzungsmechanismen

Stauchung nach kraniodorsal oder medial.
Beispiel ist der einfache Sturz nach vorn oder seitlich auf den Arm ohne starke Verdrehung oder forcierte Adduktion.
Der **Pathomechanismus** kann wie folgt beschrieben werden: Schulterpfanne, Knochen- und Bandstrukturen des Schulterdachs wirken einer kritischen Überdehnung der RM entgegen. Es kann allenfalls zu einer Quetschung oder Stauchung der RM kommen.

Direktes Anpralltrauma.
Beispiele sind Sturz oder Anstoßen mit direkter Prellung der Schulter.
Der **Pathomechanismus** ist wie folgt: Durch seine mechanische Schutzfunktion verhindert der M. deltoideus eine strukturelle Schädigung der RM.

Aktive Kraftanstrengungen.
Beispiele sind Anheben oder Abhalten von Lasten.

20.5.7 Spontanverlauf der traumatischen Rotatorenmanschettenruptur

Die akute RM-Läsion verursacht primär einen Schmerz und einen Kraft- und Funktionsverlust, deren charakteristischer zeitlicher Verlauf auf eine frische Schädigung der RM hinweist. Im Moment des Ereignisses verspürt der Patient einen scharfen, stechenden Schmerz in der Schulter, der bis in den Oberarm ziehen kann. Ein vom Patienten vernommenes Reißgeräusch oder eine sofortige aktive Bewegungsunfähigkeit (Pseudoparalyse) des Arms sind eindeutige Hinweise auf einen akut eingetretenen Schaden. Dieser muss von einer begleitenden Plexus- oder Axillarisläsion, wie sie gehäuft bei älteren Patienten auftritt, unterschieden werden.

Vor allem bei Mehrfachverletzungen wird der Schulterbefund anfangs oft missachtet. Im Falle einer degenerativen Vorschädigung, besonders bei der Vergrößerung eines schon vorbestehendem Sehnendefekts, kann das Ereignis vom Patienten zunächst als wenig schmerzhaft empfunden werden; die Beschwerden treten in diesem Fall erst Stunden später auf.

Die Entwicklung nach einer traumatischen RM-Läsion ist durch einen typischen, phasenhaften Verlauf gekennzeichnet:

- **Akute Phase** (0 bis 3 Tage). Der nach der Verletzung initial sehr heftige Schmerz lässt nach kurzer Zeit nach und wird für den Betroffenen tolerabel. Aktive Bewegungen vor allem ab der Brusthöhe sind jedoch schmerzhaft und kraftreduziert. Während nach einem Riss in der SSP-Sehne Flexions- und Abduktionsbewegungen über 60 Grad größte Schwierigkeiten bereiten, sind Patienten mit isolierter SCP-Läsion dazu in der Lage, wobei aktive Bewegungen gegen Widerstand schmerzhaft sind.
- **Subakute Phase** (3 bis 14 Tage). Nach Rückbildung der anfänglichen Beschwerden leidet der Patient unter einer schmerzhaften Einschränkung der aktiven Beweglichkeit, einer Kraftminderung und vor allem unter nächtlichen Schmerzen.
- **Postakute Phase** (14 Tage bis 4 Wochen). In der postakuten Phase kann der initiale Bewegungsverlust durch die protagonistische Muskulatur so weit kompensiert werden, dass eine passable Gelenkbeweglichkeit resultiert. Bei persistierenden Schmerzen kann aber die aktive Bewegungseinschränkung noch zunehmen, und es kann eine passive Bewegungseinschränkung hinzutreten (posttraumatische, reaktive „frozen shoulder").

In einer Untersuchung von Basset und Cofield (1983) betrug die durchschnittliche Abduktionsfähigkeit im Zeitraum von 1–3 Monaten nach traumatischen RM-Rupturen 33° (0–180°); 95% der Patienten konnten aktiv nicht über 90° abduzieren. Physiotherapie und Analgetikaeinnahme können die Schmerzen reduzieren und die Beweglichkeit verbessern, sodass insgesamt ein augenscheinlich milderer Verlauf resultiert. Der traumatisch bedingte Kraftverlust kann jedoch nur selten kompensiert werden. Hier liegt ein wichtiger Unterschied zum Verletzungsbild bei degenerativer, zum Zeitpunkt des Unfalls jedoch kompensierter Vorschädigung.

20.6 Läsionen der langen Bizepssehne

Eine Ruptur der LBS ist nur sehr selten direkt traumatischen Ursprungs. Vorkommen kann dies nur beim jungen Patienten, der einer maximalen Belastung ausgesetzt wird. Typische Mechanismen sind die Supination des Unterarms gegen plötzlichen Widerstand, die Blockade einer kräftigen Wurfbewegung oder der Sturz auf den ausgestreckten Arm. Der Patient empfindet einen scharfen Ruck, dem ein stechender Schmerz folgen kann (Post u. Benca 1989).

Wesentlich häufiger ist der Riss nach degenerativen Veränderungen, wie sie jenseits des 4. Lebensjahrzehnts auftreten. Meist handelt es sich dann um eine Tenosynovitis der LBS als Folge eines Impingementsyndroms (Neer 1990), seltener um eine primäre Tendinitis der LBS. Die Sehne reißt dann in der Impingementzone unter dem Akromion bzw. im proximalen Anteil des Sulcus intertubercularis. Ein unfallbedingter Zusammenhang besteht nicht, weil auch geringfügige Traumen die Ruptur einer degenerativ vorgeschädigten Sehne auslösen können.

Nach Habermeyer und Walch (1996) besteht eine enge Beziehung zwischen einer Intervallläsion der RM und einer Schädigung der LBS. Neben einer Tendinitis und Teileinrissen kann es zur Subluxation der LBS im Rotatorenintervall kommen. Die Sehne ist dann einer erhöhten mechanischen Belastung ausgesetzt. Die Subluxation kann beispielsweise von einer Insuffizienz des superioren glenohumeralen Bandes, von einem Riss des kranialen SCP-Ansatzes oder von einer Fraktur bzw. Pseudarthrose des Tuberculum minus ausgehen. Teilrisse der LBS können aufgrund der Beziehung zum Rotatorenintervall größere Beschwerden verursachen als der vollständige Abriss, der gelegentlich sogar zu einer Schmerzbefreiung führen kann („saving rupture").

Ursprungsläsionen der LBS werden nach Snyder als SLAP-Läsionen bezeichnet und in 4 Grundtypen eingeteilt (s. Kap. Sportartspezifische Erkrankungen). Bei 140 Patienten mit einem Durchschnittsalter von 38 Jahren fand sich zu 31% ein Sturz oder ein Zusammenstoß als Ursache, zu 19% eine Schulterinstabilität, zu 28% eine chronische Überlastung bei Gewichthebern oder Überkopfsportlern und zu 22% keine erkennbare Ursache (Snyder u. Mitarb. 1995). Ein akutes Trauma ist demnach für etwa die Hälfte der SLAP-Läsionen verantwortlich. Ein typischer Mechanismus ist der Sturz auf die ausgestreckte Hand, der zu einer maximalen Einstauchung des Humeruskopfs unter das Schulterdach führt und den Bizepsanker stark beansprucht. Möglicherweise wird dies durch die reflektorische Anspannung des Bizeps beim Sturzvorgang noch verstärkt. Der Einriss beginnt dorsal am kranialen Labrum und setzt sich dann nach ventral fort. Ein völlig anderer Mechanismus ist dagegen die chronische Überlastung des Bizepssehnenankers bei Wurfsportlern, besonders durch die Kontraktion des Bizeps während der Abschwungphase der Bewegung.

20.7 Primärbefund und abgestufte Diagnostik

Anamnese. Der körperliche Status des Patienten vor dem Ereignis stellt einen wesentlichen Parameter für die Beurteilung einer Schulterverletzung dar. Bei Frakturen und Luxationen ist es von herausragender Bedeutung, ob es sich um das erste oder um ein wiederkehrendes Ereignis handelte, und bei einer Läsion der RM bzw. der LBS muss geklärt werden, ob diese bereits Vorschäden aufwiesen. Deshalb müssen vorbestehende Unfälle, Beschwerden oder Vorbehandlungen primär erfragt und dokumentiert werden. Dabei ist auch die Gegenschulter mit einzubeziehen. Die gesetzlichen Krankenkassen können mit Einverständnis des Patienten ein Vorerkrankungsverzeichnis erstellen, das unabhängig von dessen Angaben umfassenden Aufschluss gibt.

Zeitpunkt der Primärdiagnostik. Besonders bei Läsionen der RM ist ein zeitnaher Zusammenhang zwischen dem Ereignis, dem Auftreten von Beschwerden und der Erstvorstellung beim Arzt zu fordern. Ein Fortsetzen der Arbeit nach dem Unfallereignis schließt eine traumatische Schädigung der RM allerdings nicht aus. Leichte körperliche Arbeiten und Bürotätigkeiten können nach eingetretener Verletzung durchaus ausgeführt werden. Es ist jedoch anzunehmen, dass ein Patient mit einer frischen RM-Läsion aufgrund seiner Beschwerden binnen 72 Stunden einen Arzt konsultiert, wobei hier der Zeitpunkt der Verletzung (Wochenende?), eine mögliche Selbstmedikation und die individuelle Schmerztoleranz zu berücksichtigen sind.

Unfallhergang. Der Unfallhergang muss durch den Arzt im Detail erfragt und dokumentiert werden. Die Analyse komplexer Verletzungsabläufe ist retrospektiv nur selten möglich. Sind die äußeren Umstände nicht objektivierbar, so sind intensive Bemühungen notwendig, um den Unfallhergang möglichst genau zu rekonstruieren. Möglich ist dies selbst dann, wenn sich ein Patient nicht an Einzelheiten des Hergangs erinnern kann.

Aus der Arbeitssituation lässt sich häufig schließen, in welcher Stellung der Arm zu Beginn des Unfalls war. Schmerzen oder zusätzliche Verletzungen im Bereich des Ellenbogens oder der Hand weisen darauf hin, mit welcher Stelle des Körpers ein Patient bei einem Sturz den ersten Aufschlag erlitten hat. Die Stellung des Patienten nach dem Unfall erlaubt Rückschlüsse darauf, wie der Arm bei einem komplexen Unfallmechanismus verdreht wurde. Erfahrungsgemäß können viele Patienten verbal nicht zwischen einem Sturz auf den Arm oder direkt auf die Schulter unterscheiden. Deshalb sollte man sich nach Möglichkeit den Unfallhergang in allen Einzelheiten praktisch demonstrieren lassen.

Inspektion. Prellmarken, Abschürfungen und Hämatome an Schulter, Oberarm, Ellenbogen, Unterarm und Hand sind vollständig zu dokumentieren. Bei Luxationen der Schulter fallen die veränderte Kontur („leere Pfanne") und die veränderte Gelenkstellung auf. Tritt ohne direkte Traumatisierung ein Bluterguss an Schulter, Oberarm oder Brust auf, ist dies ein verlässliches Zeichen für eine erhebliche indirekte Gewalteinwirkung. Bei einem Abriss der RM kommt die Blutung aus dem Gebiet des Sehnenansatzes. Gelegentlich folgt ein hämatogener Erguss der LBS und wird im zugehörigen Muskelbauch erkennbar. Das Ausbleiben eines Hämatoms schließt ein traumatisches Ereignis allerdings nicht aus. Bursa und M. deltoideus können das Durchtreten eines Blutergusses an die Oberfläche verhindern. In diesem Fall ist die im Seitenvergleich sichtbare Schwellung der Schulterkontur mit Spannungsgefühl und verändertem Hautturgor Hinweis auf die Verletzung.

Bei der Erstuntersuchung des Patienten ist auf Muskelatrophien zu achten, die besonders in den Logen des SSP und ISP am Schulterblatt Hinweis auf eine bereits länger bestehende Schädigung der RM geben. Auch ein vorbestehender Abriss der LBS mit typischer Distalisierung des Muskelbauchs weist auf eine relevante Vorschädigung der RM hin, weil Abrisse der LBS gehäuft im Zusammenhang mit einem Impingementsyndrom auftreten.

Palpation. Der standardisierte Untersuchungsgang beinhaltet die Palpation des AC-Gelenks, des Tuberculum minus mit Ansatz des SCP, des Sulcus intertubercularis mit LBS, des Tuberculum majus mit Ansätzen von SSP und ISP und des Processus coracoideus. Außerdem ist eine unter dem Schulterdach tastbare Krepitation bei passiver Bewegung des Arms als Hinweis auf eine RM-Schädigung zu beachten (Chylareki u. Hierholzer 1996). Manchmal gelingt es sogar, den Sehnendefekt unter dem Vorderrand des Akromions als schmerzhafte Delle zu palpieren. Bei einer Schulterluxation müssen besonders die Durchblutung des Arms (Qualität des Radialispulses, Rekapillarisierungszeit) und die Sensibilität (Autonomgebiet des N. axillaris über dem lateralen Deltoideus) dokumentiert werden.

Beweglichkeitsprüfung. Die Dokumentation der Beweglichkeit erfolgt nach der Neutral-0-Methode. Bei akuten Schmerzen empfiehlt es sich, primär die passive Beweglichkeit zu überprüfen, die in der akuten bis subakuten Phase einer RM-Ruptur frei ist, jedoch bei frischer Schädigung nur unter Schmerzen toleriert wird. Eine vermehrte passive Außenrotationsfähigkeit weist auf eine SCP-Ruptur hin. Kommt es nach der Verletzung zu einer Pseudoparalyse, d. h. zum völligen Ausfall der aktiven Abduktion ohne neurologische Schädigung, muss von einer frischen Verletzung der RM ausgegangen werden. Hinweis auf eine Schädigung des SSP ist das Hochziehen der Schulter beim Versuch, den Arm aktiv anzuheben (skapulothorakale

Kompensation). Das Ausmaß des aktiven Bewegungsverlustes lässt keinen Rückschluss auf die Größe des RM-Defekts zu.

Bei einer vorderen Schulterinstabilität ist die glenohumerale Beweglichkeit in der Luxationsstellung wegen der schmerzhaften Verhakung aufgehoben. Im Intervall ist sie dagegen allenfalls im Sinn der Außenrotation geringfügig eingeschränkt. Die Überprüfung der passiven Rotationsfähigkeit stellt sicher, dass keine hintere Schulterluxation übersehen wird.

Spezifische Funktionstests. Die klassischen Funktionsteste für die verschiedenen Anteile der RM und die LBS sollten schon bei der Erstuntersuchung erhoben werden (s. Kap. 4.1). Auch die Funktion und Stabilität des AC- und SC-Gelenks sollten überprüft werden. Befunde zur Laxität und Stabilität des Glenohumeralgelenks im Seitenvergleich runden die klinische Untersuchung ab.

Bildgebung. Nach einem relevanten Trauma an der Schulter müssen schon allein zum Ausschluss einer Fraktur oder Luxation Röntgenaufnahmen angefertigt werden. Bildet sich die akute Symptomatik nicht im Verlauf einer Woche deutlich zurück, so besteht der Verdacht auf eine zusätzliche Weichteilläsion, wie z. B. einen Schaden an der RM, und damit die Indikation zu einer differenzierten bildgebenden Diagnostik. Nach der Reposition einer Luxation stellt sich diese Frage unabhängig von der weiteren Symptomatik, um die Therapie festlegen zu können.

Röntgen. Die Standardröntgenserie beinhaltet Aufnahmen im anteroposterioren Strahlengang mit korrekter Einstellung des Gelenkspalts (true a.-p.), eine axiale Aufnahme und eine Supraspinatustunnelaufnahme. Bei dieser Projektion wird der Röntgenstrahl annähernd parallel zur Spina scapulae eingestellt und damit um etwa 20° abgesenkt. Ist die axiale Aufnahme schmerzbedingt nicht möglich, so kann man sich mit der Technik nach Velpeau behelfen. Eine transthorakale Aufnahme ist dagegen obsolet, weil sie kaum verwertbare Informationen liefert.

Bei Verdacht auf eine traumatische Schädigung der RM ermöglicht bereits das konventionelle Röntgenbild eine Aussage über ihren Zustand. Ein Traktionsosteophyt an der vorderen Unterkante des Akromions ist ein Hinweis auf das Vorliegen einer subakromialen Enge mit Pathologie der RM. Eine Korrelation zwischen dem Vorliegen von Osteophyten am AC-Gelenk und Defekten der RM ist gesichert (Bigliani u. Mitarb. 1992, Cuomo u. Mitarb. 1998). Auch ein Os acromiale im axialen Strahlengang steht im Zusammenhang mit einer vorbestehenden RM-Pathologie (Mudge u. Mitarb. 1984).

Ein weiteres wichtiges radiologisches Kriterium ist der akromiohumerale Abstand (AHA), die Distanz zwischen der Akromionunterfläche und dem Scheitelpunkt des Humeruskopfs in der True-a.-p.-Aufnahme (Normalwert 7–14 mm, Bonnin 1993, Weiner u. Macnab 1970). Eine frische Ruptur zeigt auf den Unfallaufnahmen keinen Humeruskopfhochstand. Ein Höhertreten des Humeruskopfs entwickelt sich auch bei einer großen RM-Ruptur erst innerhalb einiger Monate. Eine Hypersklerosierung am Oberrand des Tuberculum majus weist neben zystischen Veränderungen auf eine vorbestehende Enthesiopathie hin.

Finden sich auf den Erstaufnahmen Kalkherde im Sehnenansatz, so ist der Befund nicht als degenerative Läsion zu werten, weil es sich bei der Tendinosis calcarea nicht um eine degenerative, sondern um eine Erkrankung mit günstigem Spontanverlauf handelt (Loew u. Mitarb. 1996, Uhthoff u. Mitarb. 1986, Uthoff u. Sarkar 1995).

Sonographie. Die Schultersonographie ist eine treffsichere Methode zur Primärdiagnostik einer RM-Läsion. Die Untersuchung wird standardisiert nach Untersuchungsmethodik und -kriterien von Hedtmann und Fett (1991) durchgeführt. Das Fehlen einer oder mehrerer Sehnen, ihre Strukturunterbrechung, ein Kalibersprung oder eine Konkavität der Sehnenkappe (Konturumkehr) sind eindeutige Schädigungszeichen. In der dynamischen Untersuchung können pathologische Veränderungen der LBS, wie z. B. ihre Luxation oder Subluxation, erkannt werden.

Eine Flüssigkeitsansammlung im Subakromialraum ist innerhalb von 14 Tagen nach dem Trauma als Hämatom zu werten. In der Folgezeit muss differenzialdiagnostisch zwischen einer traumatischen Bursitis und dem Übertreten von Gelenkflüssigkeit unterschieden werden, der für eine RM-Läsion sprechen würde. Sonographisch kann außerdem eine Muskelatrophie erkannt werden (Mueller u. Mitarb. 1998), womit Rückschlüsse auf zeitliche Zusammenhänge möglich werden.

Arthrographie. Die Arthrographie des Schultergelenks erlaubt Aussagen zur gelenkseitigen Partialruptur und zu transmuralen Rissen der RM. Wird sie initial durchgeführt, kann im Verletzungsfall unter Umständen ein Hämatom punktiert werden, das für einen Unfallzusammenhang hochspezifisch ist.

Magnetresonanztomographie. Bei einer Schulterinstabilität ist die Magnetresonanztomographie (MRT) das Mittel der Wahl zu einer differenzierten Darstellung von Schäden an Labrum und Kapsel wie der typischen Bankart-Läsion. Zudem lässt sich auch die knöcherne Konfiguration mit hinreichender Genauigkeit darstellen (Pfannenrandabbrüche, Hill-Sachs-Impression). Ein Knochenmarksödem („bone bruise") am Tuberculum majus weist auf eine frische traumatische Schädigung hin, sei es ein artikulärseitiger Teilriss der SSP-Sehne nach einer Schulterluxation bzw. -subluxation oder eine „verborgene" Spongiosafraktur des Tuberkulums selbst.

Bei unklarer Diagnose und therapieresistenten Beschwerden ist innerhalb von 6 Wochen nach dem Unfallereignis ein MRT zu fordern. Das MRT weist – vor allem in Kontrastmitteltechnik – eine hohe diagnostische Treffsicherheit bezüglich eines Schadens an der RM auf. Mit dieser Methode erschließen sich zudem weitere Beurteilungskriterien, wie Defektgröße und -lokalisation, Sehnendicke, der Retraktionsgrad der Sehne sowie das Ausmaß einer möglichen Muskelatrophie und -verfettung.

Computertomographie. Bis zur Einführung der MRT war ein Arthro-CT der Schulter zur Instabilitätsdiagnostik üblich. Ihre diesbezügliche Treffsicherheit ist hoch und bezüglich der knöchernen Situation, vor allem in Feinschnitttechnik, unübertroffen. Bei einer Schädigung der RM können die Beurteilungskriterien der konventionellen Röntgendarstellung auch auf das Nativ-CT übertragen werden; die Auswertung ist jedoch durch die vorgegebene Horizontalebene schwieriger. Eine CT ohne Kontrastmittel erlaubt keine direkte, aussagekräftige Rupturdiagnostik. Indirekte Hinweise für einen länger bestehenden Defekt sind der Humeruskopfhochstand sowie die degenerative Verfettung der RM-Muskulatur (Gradeinteilung nach Goutallier u. Mitarb. 1994).

Operationsbefunde. Zur Beurteilung der Schadensursache muss auch der makroskopische Operationsbefund herangezogen werden. Bei einer Schulterinstabilität spricht ein Bankart-Defekt für die traumatische Genese der Luxationsneigung, weil sich bei atraumatischen Instabilitätsformen typischerweise nur pathologische Ausweitungen der Kapselstrukturen finden. Wird ein Schaden an der RM innerhalb von 2 Wochen nach dem Ereignis operiert, so weisen Hämarthros und blutiger Bursaerguss auf eine traumatische Genese hin. Bei jungen Patienten kann es nach Unfällen zu L-förmigen Einrissen im Rotatorenintervall zwischen SSP und ISP kommen (Habermeyer u. Mitarb. 1997, Iannotti 1991).

Die isolierte SCP-Ruptur sowie das frische Hämatom am Sehnenrand können eindeutig einem frischen Trauma zugeordnet werden (Braune u. Mitarb. 2000). Charakteristisch für eine frische traumatische Entstehung einer RM-Ruptur ist die Schädigung und Luxation der LBS mit begleitender Pathologie im Rotatorenintervall. Andere Aussagen bezüglich Rupturgröße, makroskopischer Rupturform, Sehnenrandqualität und -retraktionsgrad ergeben keine sicheren Unterscheidungsmerkmale zwischen frischer und älterer traumatischer oder degenerativer RM-Läsion (Braune u. Mitarb. 2000). Sekundärveränderungen im Sehnenansatzbereich (Chondromalazie, Exostosen) sprechen für länger bestehende degenerative Läsionen.

Histologie. Der histologische Befund ist bis zu 3 Monaten nach einer Schädigung der RM als Kausalitätsindiz zu verwenden. Auf vorbestehende Schäden weisen Strukturveränderungen der kollagenen Fasern, Fibroblastenreichtum und eine ausgeprägte chondroide Metaplasie hin. Bei frischen Verletzungen der RM stehen Hämosiderineinschlüsse, Hypervaskularisation und reparative Veränderungen im Vordergrund.

20.8 4-Säulen-Konzept der Zusammenhangsbeurteilung

Die angeführten Begutachtungsvorgaben machen deutlich, dass eine Zusammenhangsbeurteilung ausschließlich aufgrund der Analyse des angeschuldigten Unfallmechanismus nur selten möglich ist (Beickert u. Bühren 1998, Conzen 1986). Einerseits ist dieser durch den Verletzten häufig nicht in der wünschenswerten Genauigkeit reproduzierbar, andererseits sind wichtige individuelle Faktoren (Ablenkung, Wucht des Aufpralls etc.) auch in Kenntnis des Unfallablaufs nicht exakt definierbar. Die eindimensionale Beurteilung des Verletzungshergangs lässt außerdem den Stellenwert unfallunabhängiger Einflüsse unberücksichtigt.

Es hat sich daher bewährt, die Zusammenhangsbegutachtung auf 4 unabhängige Säulen zu gründen, deren synoptische Auswertung eine Kausalitätsbeurteilung ermöglicht (Loew u. Rompe 1994). In die Bewertung einbezogen werden muss die Analyse
- der Vorgeschichte,
- des Ereignisablaufs,
- des Verletzungsbilds, besonders im zeitlichen Verlauf, und des apparativ oder invasiv gesicherten pathomorphologischen Befunds.

Bezogen auf die Schulterinstabilität bedeutet dies, dass der Vorgeschichte eine herausragende Rolle zukommt. Die Erstluxation ist das entscheidende Ereignis, bei dem der prognostisch wichtige Teil eines unfallbedingten Dauerschadens eintritt. Das Ausmaß knöcherner Begleitverletzungen steht dabei in direkter Beziehung zur Schwere des Traumas. Die genaue Anamnese erlaubt es in vielen Fällen, zwischen einer traumatischen und einer atraumatischen Instabilitätsform zu unterscheiden. Die Unmöglichkeit, eine erstmals luxierte Schulter ohne Sedierung oder Narkose zu reponieren und eine deutlich erkennbare, knöcherne Hill-Sachs-Impression sind beweisend für die traumatische Genese der Luxation (Tab. 20.1; Wiedemann u. Habermeyer 1996). Umgekehrt sprechen eine Erstluxation ohne adäquates Trauma, einfache Reposition ohne Narkose und fehlende knöcherne Begleitverletzungen bei allgemeiner Gelenklaxität für eine atraumatische Instabilitätsform.

In der Sozialversicherung gilt zusätzlich, dass eine Schulterinstabilität aufgrund repetitiver Mikrotraumen nicht als Unfallfolge anerkannt werden kann, weil es an der zeitlichen Begrenzung der schädigenden Einflüsse auf

Tab. 20.1 Beurteilungskriterien zur Einschätzung der Instabilitätsform (nach Wiedemann u. Habermeyer)

Faktoren, die für eine traumatische Instabilität sprechen	Faktoren, die für eine atraumatische Instabilität sprechen
geeigneter Unfallmechanismus	kein adäquates Trauma allgemeine Gelenklaxität willkürliche Luxationsneigung
lange Zeitdauer bis zur Reposition	Spontanreposition
Reposition nur in Narkose möglich	Reposition durch einfachen Zug ohne Narkose
knöcherner Bankart-Defekt	
großer Hill-Sachs-Defekt	kein Hill-Sachs-Defekt

eine Arbeitsschicht mangelt. Bei willkürlichen Luxationsformen spielen Unfallereignisse ohnehin keine Rolle.

Das 4-Säulen-Konzept erlaubt es auch, bisher nicht beschriebene Verletzungen an der Schulter zu beurteilen, wie die AC- oder SC-Gelenkluxation. Während die AC-Sprengung bei der Zusammenhangsbeurteilung unproblematisch ist, müssen bei der SC-Luxation ähnliche Erwägungen wie beim Schulterhauptgelenk angestellt werden. Bekannt ist beispielsweise die atraumatische Luxationsneigung im SC-Gelenk bei jungen Frauen, die im Grunde keinen Krankheitswert hat (Rockwood u. Odor 1988). Bei der posttraumatischen AC-Arthrose ist zu beachten, dass große Unterschiede zwischen dem radiologischen Bild und der klinischen Symptomatik bestehen können. Typischerweise entwickeln sich die akuten Beschwerden nach einer stärkeren Kontusion bzw. Teilsprengung des AC-Gelenks (Grad 1–2) erst weitgehend zurück, bis nach 6–12 Monaten die posttraumatische Arthrose symptomatisch wird.

Tab. 20.2 Beurteilungskriterien zur Begutachtung der Rotatorenmanschettenläsion (nach Loew). Hauptkriterien fettgedruckt. Erläuterungen zu den einzelnen Kriterien im Text. Bei Überwiegen der Hauptkriterien „Pro" ist der Zusammenhang hinreichend wahrscheinlich. Als Gegenbeweis gekennzeichnete Kriterien schließen den Zusammenhang in der Regel aus.

	Pro	Kontra
Vorgeschichte	**Alter < 40 Jahre** Alter < 50 Jahre **Vorerkrankungsverzeichnis leer**	**Rotatorenmanschettenschädigung aktenkundig** Gegenbeweis
Unfallmechanismen	**geeigneter Sturz** Sturz/Trauma mit unklarem Hergang	**kein Unfall** – Gegenbeweis ungeeigneter Ereignisablauf
Klinischer Primärbefund	**Arztbesuch innerhalb 24 Stunden** Arztbesuch innerhalb von 3 Tagen **Hämatom Schulter/proximaler Oberarm** aktive Bewegung < 90/90/0 **Drop-Arm-Zeichen** **Jobe-Test pathologisch** Kraftverlust ARO/IRO-Stress **Röntgen: keine Überlastungszeichen an Humeruskopf und AC-Gelenk**	**kein Arztbesuch innerhalb 1 Woche** **kein Arztbesuch innerhalb 1 Monats** – Gegenbeweis **Muskelatrophie** **Spontanruptur der LBS** **Röntgen: Defektarthropathie** – Gegenbeweis **Röntgen: Sekundärveränderungen (HK, ACG)** **Röntgen: Gegenseite Defektarthropathie**
Pathomorphologischer Befund	**Sono-/Arthrographie in 1 Woche (Ruptur/Erguss)** Sono-/Arthrographie in 6 Wochen (Ruptur/Erguss) **MRT innerhalb 2 Wochen (Ruptur, bone bruise)** MRT innerhalb 6 Wochen (Ruptur, bone bruise) **OP: Hämarthros** OP: Läsionstyp, Sehne (zerrissen, Einblutung) **Histologie: überwiegend frische traumatische Veränderungen**	**Sonographie: Gegenseite Ruptur** **MRT innerhalb 6 Wochen (fettige Degeneration)** – Gegenbeweis **MRT innerhalb 12 Wochen (fettige Degeneration)** **OP bis 2 Wochen: Sehne glattrandig, kein Hämatom** Gegenbeweis **OP bis 6 Wo: Sehne glattrandig, kraniale Chondromalazie**
Befund zum Gutachten	**Röntgen: Progredienz der Sekundärveränderungen** Sonographie: Gegenseite o.B. Röntgen: Gegenseite o.B.	**Röntgen: Gegenseite Defektarthropathie** **Sonographie: Gegenseite Ruptur**

Bei entsprechenden bildgebenden Befunden ist eine solche Arthrose als unfallbedingt einzuschätzen.

Der Abriss der LBS ist zwar weit überwiegend ein degeneratives Leiden, er kann aber auch im Zusammenhang mit einer traumatischen Intervallläsion oder einer SLAP-Läsion auftreten. Insofern kann die Zusammenhangsbeurteilung fast so schwierig sein wie im Fall der RM-Läsion, für die nachfolgend ein Schema vorgestellt wird.

„Pro"- und „Kontra"-Kriterien bei der Rotatorenmanschettenläsion. Die gutachterliche Bewertung der RM-Läsion basiert immer auf einer Einzelfallbeurteilung (Loew u. Mitarb. 2000). Allgemein verbindliche Richtlinien der Kausalitätsbeurteilung sind daher unzulässig. Als Entscheidungshilfe im Einzelfall sind in der Tab. 20.**2** Kriterien zusammengefasst, die für oder gegen einen Kausalzusammenhang zwischen dem angeschuldigten Unfallereignis und der Schädigung der RM sprechen.

Die Hauptkriterien können gegeneinander aufgerechnet werden. Dabei entspricht ein Überwiegen der Hauptkriterien „Pro" für, der Hauptkriterien „Kontra" gegen einen kausalen Zusammenhang zwischen Ereignis und Schaden. Die Nebenkriterien sind weniger gewichtige Argumente für oder gegen einen Kausalzusammenhang. Treffen mehr als 3 Hauptkriterien „Kontra" zu, so ist kaum anzunehmen, dass das Ereignis eine wesentliche Teilursache für das Zustandekommen des Schadens darstellt. Die als Gegenbeweis gekennzeichneten „Kontra"-Kriterien führen in der Regel zu einem Kausalitätsausschluss.

20.9 Minderung der Erwerbsfähigkeit und Gliedertaxe

In der GUV werden Körperschäden entschädigt, die durch ein versichertes Ereignis hervorgerufen werden. Maßstab ist die Minderung der Erwerbsfähigkeit in Prozent (MdE). Erwerbsfähigkeit bedeutet die Fähigkeit des Betroffenen, sich unter Ausnutzung aller Arbeitsgelegenheiten, die ihm im gesamten Erwerbsleben offen stehen, einen Erwerb zu verschaffen (Rompe u. Erlenkämper 1998).

In der GUV ist die MdE unabhängig von den konkreten Erwerbsverhältnissen des Patienten abstrakt einzuschätzen. Die Einschätzung der unfallbedingten MdE muss auf die betreffenden Körperschäden ausgerichtet und begrenzt sein. Letztlich ist es dabei nicht wichtig, welcher Schaden im anatomisch-pathologischen Sinn an der Schulter vorliegt, sondern welche Beschränkungen dem Verletzten durch diesen Schaden bei einer Erwerbstätigkeit jetzt und zukünftig entstehen. Für die individuell zu bestimmende MdE ist die Erwerbsfähigkeit vor dem Unfall mit 100% anzusetzen. Die durch eine Schädigung im Bereich des Schultergelenks hervorgerufene MdE ist zwischen 0 und 40% einzustufen.

In der PUV erfolgt die Bewertung ebenfalls nach abstrakten Gesichtspunkten. Es wurden Invaliditätsgrade festgelegt, die unter Ausschluss des Nachweises eines individuell höheren oder geringeren Grads gelten (§ 7.I.2 AUB). Der Verlust eines Arms im Schultergelenk führt danach zu einem Invaliditätsgrad von 70%. Bei Teilverlust oder Funktionsbeeinträchtigung wird der entsprechende Teil des Prozentsatzes angenommen. Im Regelfall können Schäden am Schultergelenk nach der Gliedertaxe zu einer maximalen Beeinträchtigung der Gebrauchsfähigkeit von 6/10 des Armwerts führen.

Es gilt zu beachten, dass die MdE den auf die ganze Person bezogenen Erwerbsminderungsgrad ausdrückt, während sich der Gliedertaxwert ausschließlich auf die verletzte Gliedmaße bezieht. Eine Vermengung der Bemessungsnormen der PUV und GUV und damit eine direkte Umrechnung der prozentualen MdE in Gliedertaxwerte ist daher unzulässig. Tab. 20.**3** enthält Vorschläge zur Bewertung einer Schädigung des Schultergelenks nach der GUV und PUV. Grundsätzlich ist jedoch in jedem Einzelfall die individuelle Situation zu beurteilen.

Tab. 20.3 **Vorschläge zur Bewertung nach MdE und Gliedertaxe (nach Loew)**

MdE 40%	hochgradig schmerzhafte Bewegungsunfähigkeit des Schultergürtels
Diagnosen	destruierende Omarthrose, „Milwaukee-Schulter", schmerzhafte Ankylose, in funktionell ungünstiger Stellung, chronischer Gelenkinfekt
Befund	proximale und distale Muskelatrophie, Dystrophie des Arms, verminderte periphere Gebrauchsspuren (Handbeschwielung)
Gliedertaxe	5/10–6/10 Armwert
MdE 30%	schmerzhafte aktive und passive Bewegungseinschränkung, Abduktion/Anteversion aktiv < 60°, passiv < 90–90–0° (Abduktion-Anteversion-ARO), deutliche Kraftminderung
Diagnosen	Arthrodese in günstiger Stellung, hyperostotische Arthrose, Defektarthropathie
Befund	proximale Muskelatrophie, verminderte periphere Gebrauchsspuren (Handbeschwielung)
Gliedertaxe	4/10–4/7 Armwert
MdE 20%	aktive Bewegungseinschränkung < 120–120–0° (Abduktion-Anteversion-ARO), passive Bewegungseinschränkung < 20%
Diagnosen	RM-Schädigung ohne Defektarthropathie, RM-Rekonstruktion mit ungünstigem Verlauf, Schulterinstabilität > 1 Luxation/Jahr
Befund	Muskelminderung Schultergürtel, Kraftminderung, keine periphere Atrophie/Dystrophie
Gliedertaxe	2/10–3/7 Armwert
MdE 10%	Beweglichkeit aktiv > 120–120–0° (Abduktion-Anteversion-ARO), keine passive Bewegungseinschränkung
Diagnosen	kleine RM-Ruptur, Abriss der LBS, postoperative Residuen, geringfügige posttraumatische Deformitäten ohne Gelenkflächenbeteiligung, AC-Arthrose, Schulterinstabilität < 1 Luxation/Jahr, rezidivierende Subluxationen
Befund	keine proximale oder periphere Atrophie oder Dystrophie
Gliedertaxe	1/7–2/10 Armwert

Literatur

Basset RW, Cofield RH. Acute tears of the rotator cuff. The timing of surgical repair. Clin Orthop. 1983; 175:18–24.

Beickert R, Bühren V. Zusammenhangsfragen bei Verletzungen an der Rotatorenmanschette und der langen Bizepssehne. Trauma Berufskrankh. 1998; 1:61–67.

Bigliani LU, Cordasco FA, McIlveen SJ, Musso ES. Operative treatment of failed repairs of the rotator cuff. J Bone Joint Surg. 1992; 74-A:1505–1515.

Boileau P, Tinsi L, Le Huec JC, Molé D, Sinnerton R, Walch G. Results of shoulder arthroplasty in acute fractures of the proximal humerus. In Walch G, Boileau P (eds.). Shoulder arthroplasty: 331–345. Springer, Berlin, 1999.

Boileau P, Walch G. Shoulder arthroplasty for proximal humeral fractures: Problems and solutions. In Walch G, Boileau P (eds.). Shoulder arthroplasty: 297–314. Springer, Berlin, 1999.

Bonnin M. La radiographie simple dans les tendon sus-epineux. Journees Lyonnaises d'epaule, Lyon, 1.–4. April 1993, Kongreßband: 305–320.

Braune C, Gramlich H, Habermeyer P. Der makroskopische Aspekt der Rotatorenmanschettenruptur bei traumatischen und atraumatischen Rupturformen. Unfallchirurg 2000; 103:462–467.

Brunner U, Schweiberer L. Humeruskopffraktur. In Habermeyer P, Schweiberer L (Hrsg.). Schulterchirurgie: 239–259. Urban und Schwarzenberg, München, 1996.

Burkhart SS. Reconciling the paradox of rotator cuff repair versus debridement: A unified biomechanical rationale for the treatment of rotator cuff tears. Arthroscopy 1994; 10: 4–19.

Cazeres C, Deroche P. Premiere luxation antéro-interne de l'epaule survenant après 40 ans: etude d'une serie de 115 patients. Journees Lyonnaises d'epaule, Lyon, 1.–4. April 1993, Kongreßband: 442–451.

Chylarecki Ch, Hierholzer G. Frische Verletzungen und Verletzungsfolgen. In Hierholzer G, Kunze G, Peters D (Hrsg.). Gutachtenkolloquium 11. Gutachterliche Beurteilung der Rotatorenmanschette: 9–27. Springer, Berlin, 1996.

Cofield RH. Rotator cuff disease of the shoulder. J Bone Joint Surg. 1985; 67-A:974–979.

Conzen H. Die Begutachtung von Schäden an der Rotatorenmanschette in der gesetzlichen Unfallversicherung. Schriftenreihe Unfallmedizinische Tagungen der Landesverbände der gewerblichen Berufsgenossenschaften 1986; 61:251–257.

Cuomo F, Kummer FJ, Zuckerman JD, Lyon T, Blair B, Olsen T. The influence of acromioclavicular joint morphology on rotator cuff tears. J Shoulder Elbow Surg. 1998; 7:555–559.

Ebert T, Gramlich H, Habermeyer P. Arthroskopische Befunde bei der traumatischen vorderen Schultererstluxation – Prospektive Studie unter Beachtung von Patientenalter und Beschwerdepersistenz nach dem Traumaereignis. Arthroskopie 1999; 12:171–176.

Gerber C, Krushell RJ. Isolated rupture of the tendon of the subscapularis muscle. J Bone Joint Surg. 1991; 73-B:389–394.

Gohlke F, Bartel T, Ganndorfer A. The influence of variations of the coracoacromial arch on the development of rotator cuff tears. Arch Orthop Trauma Surg. 1993; 113:28–32.

Goutallier D, Postel J-M, Bernageau J, Lavau L, Voisin M-C. Fatty muscle degeneration in cuff ruptures. Clin Orthop. 1994; 304:78–83.

Gschwend N, Zippel J, Liechti R, Grass S. Die Therapie der Rotatorenmanschettenruptur an der Schulter. Arch Orthop Unfallchir. 1975; 83:129–143.

Habermeyer P, Junghanns H, Lehmann M. Cuff pathology in athletes under the age of 40 years. In Gazielly DF, Gleyze P, Thomas T (eds.). The cuff. Elsevier, Paris, 1997:399–403.

Habermeyer P, Walch G. The biceps tendon and rotator cuff disease. In Burkhead jr WZ (ed.). Rotator cuff disorders. Williams and Wilkins, Baltimore, 1996: 142–159.

Hawkins RJ, Morin WD, Bonutti PM. Surgical treatment of full-thickness rotator cuff tears in patients 40 years of age or younger. J Shoulder Elbow Surg. 1999; 8:259–265.

Hedtmann A, Fett H (Hrsg.). Atlas und Lehrbuch der Ultraschalldiagnostik. Enke, Stuttgart, 1991.

Hersche O, Gerber C. Passive tension in the supraspinatus musculotendinous unit after long-standing rupture of its tendon: A preliminary report. J Shoulder Elbow Surg. 1998; 7:393–396.

Hovelius L. Anterior dislocation of the shoulder in teen-agers and young adults. J Bone Joint Surg. 1987; 69-A:393–399.

Hovelius L, Augustini BG, Fredin H, Johansson O, Norlin R, Thorling J. Primary anterior dislocation of the shoulder in young patients. J Bone Joint Surg. 1996; 78-A:1677–1684.

Iannotti JP. Rotator cuff disorders. AAOS Monograph Series 37, 1991:42.

Itoi E, Berglund LJ, Grabowski JJ, Schultz FM, Growney ES, Morrey BF, An KN. Tensile properties of the supraspinatus tendon. J Orthop Res. 1995; 13:578–584.

Itoi E, Tabata S. Rotator cuff tears in the adolescent. Orthopaedics 1993; 16:78–81.

Kaiser V. Der sogenannte Vorschaden: seine unterschiedliche Bedeutung bei der Unfallbegutachtung. Akt Traumatol. 1997; 27:117–119.

Le Huec JC, Schaeverbeke T, Moinard M, Kind M, Diard F, Dehais J, Le Rebeller A. Traumatic tear of the rotator intervall. J Shoulder Elbow Surg. 1996; 5:41–46.

Loew M, Habermeyer P, Wiedemann E, Rickert M, Gohlke F. Empfehlungen zu Diagnostik und Begutachtung der traumatischen Rotatorenmanschettenläsion. Unfallchirurg 2000; 103:417–426.

Loew M, Rompe G. Beurteilungskriterien zur Begutachtung der Rotatorenmanschettenruptur. Unfallchirurg 1994; 97:121–126.

Loew M, Sabo D, Wehrle M, Mau H. Relationship between calcifying tendinitis and subacromial impingement pathology. A prospective radiographic and magnetic resonance imaging study. J Shoulder Elbow Surg. 1996; 5:314–319.

McLaughlin HL, Kavallaro WV. Primary anterior dislocation of the shoulder. Am J Surg. 1950; 80:615–619.

Mudge MK, Wood VE, Frykman GK. Rotator cuff tears associated with os acromiale. J Bone Joint Surg. 1984; 66-A:427–429.

Mueller Th, Gohlke F, Boehm D, Werner A, Eulert J. Ultrasonography of the supraspinatus muscle. J Shoulder Elbow Surg. 1998; 7:187.

Nakajima T, Rokuuma N, Hamada K, Tomatsu T, Fukuda H. Histological and biomechanical chracteristics of the supraspinatus tendon: Reference to rotator cuff tearing. J Shoulder Elbow Surg. 1994; 3:79–87.

Neer C. Shoulder reconstruction. WB Saunders, Philadelphia, 1990.

Neviaser RJ, Neviaser TJ. The frozen shoulder. Diagnosis and management. Clin Orthop. 1987; 223:59–64.

Neviaser RJ, Neviaser TJ, Neviaser JS. Anterior dislocation of the shoulder and rotator cuff rupture. Clin Orthop. 1993; 291:103–106.

Norwood LA, Barrack R, Jacobson KE. Clinical presentation of complete tears of the rotator cuff. J Bone Joint Surg. 1989; 71-A:499–505.

Post M, Benca P. Primary tendinitis of the long head of the biceps. Clin Orthop. 1989; 246:117–125.

Putz R. Topographie und funktionelle Anatomie des Schultergürtels und des Schultergelenks. In Habermeyer P, Schweiberer L (Hrsg.). Schulterchirurgie: 1–20. Urban und Schwarzenberg, München, 1996.

Radas C, Pieper H-G, Krahl H, Blank M. Die Inzidenz der Rotatorenmanschettenruptur – Abhängigkeit von Alter, Geschlecht, Händigkeit und Beruf. Akt Traumatol. 1996; 26:56–61.

Rickert M, Georgousis H, Witzel U. Die native Reißfestigkeit der Sehne des Musculus supraspinatus beim Menschen. Eine biomechanische Untersuchung. Unfallchirurg 1998; 101:265–270.

Rockwood jr CA, Odor JM. Spontaneous atraumatic anterior subluxation of the sternoclavicular joint in young aldults: Report of 37 cases. Orthop Trans. 1988; 12:557.

Rompe G, Erlenkämper A. Begutachtung der Haltungs- und Bewegungsorgane, 3. Aufl. Thieme, Stuttgart, 1998.

Samilson RL, Prieto V. Disloaction arthropathy of the shoulder. J Bone Joint Surg. 1983; 65-A:456–460.

Shaffer B, Tibone JE, Kerlan RK. Frozen shoulder. A long-term follow-up. J Bone Joint Surg. 1992; 74-A:738–746.

Snyder SJ, Banas MP, Karzel RP. An analysis of 140 injuries to the superior glenoid labrum. J Shoulder Elbow Surg. 1995; 4:243–248.

Uhthoff H, Löhr J, Hammond I, Sarkar K. Ätiologie und Pathogenese von Rupturen der Rotatorenmanschette. H Unfallheilk. 1986; 180:3–9.

Uhthoff HK, Sarkar K. Anatomie und Pathologie der Rotatorenmanschette. Orthopäde 1995; 24:468–474.

Walch G. Synthèse sur l'epidemiologie et l'etiologie des ruptures de la coiffe des rotateurs. Journees Lyonnaises d'epaule, Lyon, 1.–4. April 1993, Kongreßband: 256–266.

Weber M, Rompe G. Die Entstehung und Beurteilung der sogenannten Rotatorenmanschettenrupturen. Z Orthop. 1987; 125:108–119.

Weiner DS, Macnab I. Superior migration of the humeral head. A radiological aid in the diagnosis of tears of the rotator cuff. J Bone Joint Surg. 1970; 52-B:524–527.

Wiedemann E, Habermeyer P. Schulterluxation. In Habermeyer P, Schweiberer L (Hrsg.). Schulterchirurgie: 215–238. Urban und Schwarzenberg, München, 1996.

Zuckerman JD, Kummer FJ, Cuomo F, Simon J, Rosenblum S. The influence of coracoacromial arch anatomy on rotator cuff tears. J Shoulder Elbow Surg. 1992; 1:4–14.

Sachverzeichnis

A

Abduktion s. auch Armabduktion
– Definition 74
Abduktions-Außenrotations-Kombination 78
– Dokumentation der erreichten Region 79
Abduktions-Außenrotations-Aufnahme 270, 272
Abduktions-Außenrotations-Test 80 f
Abduktionskraft 84
Abduktionstest, horizontaler 92
Abduzensparese 179
Abrissfraktur, Leistungssportler 464
Abstand
– akromiohumeraler 287
– korakoklavikulärer, Messung
– – im Röntgenbild 572
– – im Sonogramm 575
Abstütztest 150
ACES-Score (American Shoulder and Elbow Surgeons Score) 99
AC-Gelenk s. Akromioklavikulargelenk
ACG-Test 355
Achsellücke
– laterale 26, 31
– – Nervenkompressionssyndrom 150 f
– – Zugangswege 31
– mediale 26, 31
AC-Index 575
Acromionizer 281
Adduktion, Definition 74
Adduktionskraft 84
Adduktionstest, horizontaler 91 f
Adduktionswiderstandstest 91, 355
Adhäsion
– glenohumerale 62
– subakromiale 267, 282
Adson-Test 94, 148, 523
Agonistenhypotonie 267
Akne
– pustulöse, osteoartikuläre Manifestation 376
– SAPHO-Syndrom 375
Akromioklavikularaffektion, Nachbehandlung, postoperative 364
Akromioklavikulararthropathie, diskogene, isolierte 364
Akromioklavikulararthrose 73, 352 f
– aktivierte 138
– asymptomatische, Aktivierung 149, 353
– Ätiologie 352 f
– Differenzialdiagnose 357
– hypertrophe, Differenzierungstest 92
– idiopathische, Operationsindikation 363
– Injektionstherapie 358

– Knochenszintigraphie 357
– Magnetresonanztomographie 137, 356
– postnekrotische 353
– Röntgenprojektion mit ansteigendem Strahlengang 356
– Schulterbeweglichkeit 355
– Sonographie 357
– bei Subakromialsyndrom 74
– Supraspinatuskanaleinengung 352
– Therapie 358 ff
– – medikamentöse 358
Akromioklavikulargelenk 7 f, 350 ff
– Arthroskopie 162
– Belastungsaufnahme 111
– Bewegungen 52
– Bewegungsausmaß 8
– Corticosteroidinjektion 358
– Destabilisierung bei subakromialer Dekompression 282
– Dislokation 8
– – Impingement 263
– Distensionstest 92
– Erguss, Sonographie 357
– Flügelbewegung 8
– Funktion 350 f, 567
– Gelenkebene 7
– Gelenkkapselsicherung 8
– Impingement, Subakromialsyndrom 72
– Injektion
– – intraartikuläre 92
– – subakromiale 267 f
– – subartikuläre 92
– Injektionstest 97
– – subartikulärer 97
– Innervation 33
– Instabilität 149
– – Ätiologie 355
– – posttraumatische 74
– Instabilitätszeichen 90 f
– Irritation, funktionelle 355
– Irritationszeichen 91 f
– Kapsel-Band-Verletzung, Röntgendiagnostik 111
– Kapseldehnung 568
– Lockerung, bilaterale 177
– Lokalanästhetikuminjektion, subakromiale 267 f
– Luxation, Nachbehandlung 585
– Luxationsarthropathie, Therapie, operative 584 f
– Nervus-axillaris-Abstand 32
– Osteophyten 72
– Palpation 93
– Resektion 8
– Resektionsarthroplastik 359 ff
– – endoskopische 359 ff
– – Ergebnisse 363
– Resektions-Transpositions-Arthroplastik 359 f, 362
– rheumatische Affektion 354
– Röntgenaufnahme 111
– Sonographie 118
– – Schallkopfposition 121

– Sprengung bei Glenoidfraktur 606
– Stabilisierung
– – dynamische 581
– – bei Klavikulaluxation 592
– – muskuläre 568
– Stabilität, horizontale 568
– Subluxation
– – Nachbehandlung 585
– – Therapie, operative 578 ff
– Subluxationsarthropathie, Therapie, operative 584 f
– Verletzung 567 ff
– – Algorithmus, diagnostisch-therapeutischer 579
– – Aufklärung, präoperative 576
– – Beschwerden, posttherapeutisch persistierende 584
– – Beweglichkeitswiederherstellung 577
– – Diagnostik 571 ff
– – – bildgebende 572 ff
– – – klinische 571 f
– – Dislokationsausmaß 572
– – Gradeinteilung 74
– – Hakenplatte 580 f
– – Implantat, metallisches 580
– – Kirschner-Draht-Fixation, transartikuläre 579
– – Klavikularesektion, laterale, primäre 581
– – Klavikulastellung 570
– – Komplikation 585
– – Krankengymnastik 577
– – Operationsindikation 576
– – Pathogenese 568 ff
– – PDS-Kordel-Stabilisierung 583
– – Reposition 571
– – Resektions-Interpositions-Arthroplastik 581
– – Residualinstabilität 584
– – Rockwood-Klassifikation 132 f, 568, 571
– – Röntgenuntersuchung 572
– – Ruhigstellung
– – – orthetische 577 f
– – – temporäre 577
– – Schmerzauslösung 571
– – Skapulastellung 570
– – Sonographie 132 f, 574 ff
– – Stabilisierung, dynamische 581
– – Therapie 576 ff
– – – konservative 576 ff
– – – – Ergebnis 576 f
– – – operative 576, 578 ff
– – – – Ergebnis 576 f
– – – – Ziel 578
– – Tossy-Klassifikation 568 ff
– – Unfallmechanismus 567
– – veraltete 583 f
– – Verschraubung 580
– – Zuggurtung 579
– – Zielaufnahme 356, 572

Akromioklavikulargelenkaffektion 149
– Diagnostik 355 ff
– – bildgebende 355 ff
– Krankengymnastik 358
– Operationsdifferenzialindikation, technische 363 f
– physikalische Therapie 359
– Röntgenuntersuchung 355 f
– Schmerzprojektion 355
– Therapie, operative 359 ff
Akromioklavikulargelenk-Differenzierungstest 92
Akromioklavikulargelenkerkrankung
– Arthroskopie 162
– Terminologie 73 f
Akromioklavikulargelenkläsion, O'Brien-Test 82 f
Akromioklavikulargelenkspalt
– Lage 350
– verschmälerter 356
Akromioklavikulargelenkzyste 354
Akromion 57
– Dimensionen 8
– flaches 10
– gebogenes 10
– Gefäßversorgung 28
– hakenförmiges 10
– Morphologie, pathologische 258
– Nervus-axillaris-Abstand 32
– Ossifikationszentren 170 f
– Spornbildung 250
Akromionapophyse 6
Akromionapophysenfuge, offene 305
Akromionaufnahme 110
Akromionbasis, Stressfraktur 464
Akromionbewegung 76
Akromionektomie 277
– partielle laterale 277
– totale 277
Akromionfehlbildung 173
Akromionform 258
Akromionfraktur 8, 604
– dislozierte 607
Akromionkante
– anterolaterale, Sonographie 119
– vordere, Darstellung 281
Akromionneigung 9
Akromionosteophyten
– Entfernung 281
– Röntgenaufnahme 110
Akromionresektion, zu ausgedehnte 285
Akromionspaltbildung, persistierende 170 ff
Akromiontyp, Y-Aufnahme 106 f
Akromionvarianten 10
Akromionwinkel 106
Akromioplastik 159 f
– anteriore 277, 290
– – offene 279, 281

Akromioplastik
- erfolglose 285
- Indikationsstellung 263
- zu sparsame 285
Akroosteitis, pustulöse 375
Akzessoriusparese 150
Allen-Test 94, 523
Allmann-Klassifikation, Klavikulafraktur 597
Alloarthroplastik, Planung 475
Allograft
- Knochentumorbehandlung 630 f
- osteochondrales 630
Allograft-Arthrodese 632
Allograft-Composite-Prothese 630
ALPSA-Läsion 390
Altersosteoporose 643
AMBRI (atraumatische Schulterinstabilität) 394
- Kind/Jugendlicher 437 f
American Shoulder and Elbow Surgeons Score 99
Amputation, interskapulothorakale 634 f
Anamnese
- Begutachtung 649
- strukturierte 76 f
Angiographie, Knochentumor 617
Angulus superior scapulae, prominenter, bei geburtstraumatischer Plexusläsion 190 f
Anspannungsmanöver, isometrisches 267
Anspannungsschmerz, tendomyopathischer 79
Antagonistenhypertonie 267
Anteversion, schmerzfreie, Punktetabelle 101
Antibiose 216
Antibiotikaprophylaxe, perioperative 216
Antibiotikaträger, intraartikuläre 216
Antiphlogistika, nichtsteroidale 234 f
- - bei Subakromialsyndrom 273 f
- - topische Applikation 274
Apert-Syndrom, Humerusfehlbildung 178
Apophysenfuge
- akromiale, offene 305
- metamesoakromiale, Röntgendarstellung 270
- offene, Computertomographie 272
Apprehensionstest 396
- falsch positiver 95
- hinterer 88
- - positiver 428
- Schulterinstabilität, multidirektionale 435
- vorderer 87 f
Arbeitsfähigkeit, Score nach Ha'Eri 100
Arlt-Technik, Humeruskopfreposition 402
Arm
- Bewegungsebenen 50 f
- hängender, Rotation 76
- Längszug 86 f

Armabduktion (s. auch Abduktion) 50 f, 74
- Kraft, resultierende 57
- maximale 351
- schmerzfreie, Punktetabelle 101
- schmerzhafte 475, 480
- Skapulabewegung 52 f
- Wiederherstellung durch Sehnentranspostion 194
Armabriss, innerer 606
Armadduktion 50 f
Armamputation, innere, gedeckte 607
Armanteversion 50 f
Armaußenrotation
- blockierte 425
- Definition 74
- endgradige, Impingement 463
- forcierte, Schulterluxation, vordere 386
- schmerzfreie, Punktetabelle 101
- Schultersonographie 124
- Wiederherstellung durch Sehnentranspostion 194
Armaußenrotatoren, Verkürzung 267
- bei adhäsivem Subakromialsyndrom 250
Armbelastung bei Röntgenaufnahme 574
Armbewegung
- beteiligte Gelenke 50
- Muskelkraft, wirksame 55
Armbewegungsschmerz 475
- Humeruskopfnekrose 482
Armelevation 50 f
- Akromioklavikulargelenkbewegungen 52
- Force Couple 56
- Musculus-deltoideus-Funktion 56
- Musculus-supraspinatus-Funktion 56
- Rotatorenmanschetten-funktion 56
- Sternoklavikulargelenkbewegungen 52
Armermüdbarkeit, schmerzhafte 266
Armfalltest 85 f
Armhebung
- beteiligte Gelenke 76
- schmerzhafte 266
- Terminologie 74
Arminnenrotation
- endgradige, behinderte 251
- isometrische, schmerzhafte 267
- Wiederherstellung durch Sehnentranspostion 194
Armknospe 5
Armlähmung, schlaffe
- Neugeborenes 187
- traumatisch bedingte 199 f
Armmuskeln, autochthone, Ontogenese 5
Armplexuslähmung s. Plexuslähmung
Armpseudoparalyse 266
Armretroversion 50 f

Armrotation 50 f
- Humeruskopftranslation 381 f
Armrotatorenschwäche, dysbalancierte 260
Armruhigstellung nach Humeruskopfreposition 402 f
Armschwäche
- Rotatorenmanschettendefekt 287
- schmerzinduzierte 267
Arteria
- arcuata 27 f
- axillaris 26 f
- - Kompression 521
- circumflexa
- - humeri
- - - anterior 26 f, 553 f
- - - - Ramus ascendens 28
- - - posterior 26 f, 554
- - - - Kompression beim Sportler 464
- - - - Schädigung, traumatische 481
- - scapulae 26 ff
- subclavia, Kompression 522
- suprascapularis 25 ff
- thoracoacromialis 26 f
- thoracodorsalis 26 f
- transversa cervicis, Ramus profundus 28
Arthritis
- enteropathische, Schultergelenkbeteiligung 226
- glenohumerale
- - bakterielle 149
- - Differenzialdiagnose 344
- - Magnetresonanztomographie 144
- HLA-B27-assoziierte 358
- infektassoziierte 222
- - Differenzialdiagnose 233
- - Gelenkdestruktion 232
- - Nachweis 227
- - Schultergelenkbeteiligung 226
- infektiöse 149
- - Differenzialdiagnose 233
- postenteritische, reaktive, Schultergelenkbeteiligung 226
- psoriatica, Schultergelenkbeteiligung 226
- rheumatoide
- - Akromioklavikulargelenkbeteiligung 354
- - im Alter 152
- - Ätiologie 222
- - Basistherapie, medikamentöse 234 f
- - Befallmuster 234
- - Chirurgie, rekonstruktive 237 ff
- - Computertomographie 229
- - Diagnostik 223, 225, 227
- - Differenzialdiagnose 233
- - Direktzeichen 229
- - Doppelosteotomie 237 f
- - Endoprothetik 239 ff, 497
- - Entzündungsparameter 225
- - Epidemiologie 223
- - Erstmanifestation am Schultergelenk 225

- - feuchte 230
- - Kollateralphänomene 227
- - Magnetresonanztomographie 230
- - Pathogenese 222 f
- - Resektionsarthroplastik 238
- - resorptive 230
- - Röntgenbefund 230
- - Röntgendiagnostik 227 ff
- - Schultergelenkbeteiligung 473
- - Schultergelenkveränderung 228
- - Serologie 225, 227
- - seronegative 227
- - Skelettszintigraphie 231 f
- - Sonographie 230 f
- - Synovektomie 236 f
- - Synoviorthese 235 f
- - Therapie 234
- - - medikamentöse 234 f
- - trockene 230
- - Verlauf 229 f
- septische, glenohumerale, Arthroskopie 158
- Synoviaanalyse 227
- virusinduzierte, Schultergelenkbeteiligung 226
Arthro-Computertomographie 116 f
- Omarthrose 472
Arthrodese
- bei Knochentumor 632
- bei Omarthrose 477
- - Ergebnis 478
- bei rheumatoider Arthritis 238
- Schultergelenk 217, 219, 477
Arthrographie 112 ff
- Befund
- - falsch negativer 115
- - falsch positiver 115
- Begutachtung 650
- Geysireffekt 354
- indirekte 142
- Kontrastmittelaustritt, medialer 311
- bei Subakromialsyndrom 272
Arthrolyse, arthroskopische 161 f
Arthro-MRT
- indirekte 230
- Schulterinstabilität 398, 400
Arthroostitis pustulosa, Schultergelenkbeteiligung 226
Arthropathie, destruierende, glenohumerale, Magnetresonanztomographie 145
Arthrose
- akromioklavikuläre, posttraumatische 584 f
- glenohumerale s. Omarthrose
- postnekrotische 73
- posttraumatische 73
- sternoklavikuläre 590
Arthroskopie 154 ff
Articulatio
- acromioclavicularis s. Akromioklavikulargelenk
- humeri s. Glenohumeralgelenk

Articulatio
- sternoclavicularis s. Sternoklavikulargelenk

Athletic Shoulder Outcome Rating Scale 99

Außenrotation s. auch Armaußenrotation
- Definition 74

Außenrotationsosteotomie
- bei Schultergelenkdeformität 194f
- bei traumatischer Plexusläsion 204

Außenrotationsschwäche 80f
Autoimmunerkrankung 222
Axillarfalte, vordere, kontrakter Strang 179
Axillarisparese, Schulterbeweglichkeit, passive 79
Axonotmesis, Plexus brachialis 186

B

Ballsportart
- Schultergelenkinstabilität, posttraumatische 453ff
- Schulterverletzung 450

Band(Bänder) s. auch Ligament
- glenohumerale 64
- kostoklavikuläres 7, 368
- – Ossifikation 374

Bandapparat
- kapsuloligamentärer, Instabilität, Magnetresonanztomographie 141
- korakoklavikulärer 351, 567f
- – Funktion 567
- – Ruptur bei Skapulafraktur 606

Bankart-Läsion
- knöcherne 390
- – Behandlung 608
- – Röntgenaufnahme 110
- – Therapie, operative 417
- – Magnetresonanztomographie 142f
- – Nativ-Computertomographie 117
- – Refixation, arthroskopische 427

Bankart-Refixation des kapsuloligamentären Komplexes 404, 406
- – – Ergebnis 419f

Basakromion 171
Bateman-Einteilung, Rotatorenmanschettendefekt 290
Beach-Chair-Lagerung 537
Begutachtung 642ff
- Anamnese 649
- Arthrographie 650
- Beweglichkeitsprüfung 649f
- Computertomographie 651
- Diagnostik 649ff
- Funktionstests 650
- Histologie 651
- Inspektion 649
- Magnetresonanztomographie 650
- Operationsbefunde 651
- Palpation 649

- Primärbefund 649ff
- Primärdiagnostik, Zeitpunkt 649
- Röntgenaufnahme 650
- Sonographie 650
- Unfallhergang 649

Belastungshaltung, sternale 351
Bennett-Läsion bei sportlicher Überkopfbelastung 462
Beweglichkeit
- aktive, Messung 78f
- Begutachtung 649f
- glenohumerale 350
- passive, Messung 79
- skapulohumerale 76
- skapulothorakale 76, 350

Bewegungsausmaß, schmerzfreies 101f
Bewegungsebenen 50f
Bewegungseinschränkung
- Frozen Shoulder 340ff
- glenohumerale, Diagnostik, klinische 76
- Tendinosis calcarea 319

Bigliani-Akromionformen 258
Bindegewebsschwäche, Schulterinstabilität, multidirektionale 435
Biofeedback, EMG-gesteuertes, bei willkürlicher hinterer Schulterinstabilität 434
Biopsietechnik 615
Bizepsanker, abgelöster 460f
Bizepsankerläsion, Magnetresonanztomographie 143f
Bizepssehne, lange 25, 64, 156, 248, 351, 568
- Doppelung 181
- Druckschmerz 93, 96
- Echogenität 133
- fehlende Darstellung im Sulkus 132
- Führung, intraartikuläre 310
- Funktion für das Schultergelenk 25, 57
- Funktion, stabilisierende 66, 310
- Halobildung 131f
- Instabilität 254, 311
- Läsion 311, 313ff
- – Arthroskopie 158, 314
- – Begutachtung 648
- – Diagnostik 313f
- – Pathogenese 313
- – periphere 313
- – bei sportlicher Überkopfbelastung 463
- – sulkusassoziierte 313
- – supratuberkuläre 313
- – Therapie 314f
- – Topographie 313
- Lokalanästhetikuminjektion, diagnostische 314
- Luxation 314
- – frische 463
- – traumatische 393
- Partialdefekt 254
- Partialruptur 132
- Pendelzeichen, sonographisches 314
- Pulley 22ff, 298, 648

- Rekonstruktion bei Rotatorenmanschettenrekonstruktion 315
- Ruptur 254, 313
- – Arthrographie 114
- – Begutachtung 648
- – rheumatische Erkrankung 223
- Scherkräfte 12
- Schlüssellochplastik 316
- Sonographie 269
- – Normalbefund 122
- – pathologischer Befund 130ff
- Stabilität 12
- Steroidinfiltraiton 314
- Subluxation 132, 313
- – mediale, supratuberkulare 311
- Tendinitis 313, 463
- – Behandlung 315
- – sekundäre 314
- Tenodese 314, 463
- – im Sulcus bicipitalis 316
- – Technik 315f
- Tenotomie, arthroskopische 316
- Testung 81f
- Tubularisationstechnik 316f
- Überdachung 22
- Ursprung 310
- Ursprungsläsion 313, 648
- Ursprungsvarianten 25
- Verbreiterung 130ff
- Verlauf 12, 30
- Verschmälerung 132
- Zonen 25

Bizepssehnenluxation 303
Bizepssehnenschlinge 22f
- Aufbau 24
Bizepssehnentendinitis, Magnetresonanztomographie 144
Bizepstest 81f
Bogen
- korakoakromialer 65, 248f
- – Druckbelastung 257
- – Funktion 257
- – Gleitschicht 57, 65
- – Impingement 56, 58
- – Impingementzone 250f
- – Kontaktphänomenauslösung 84f
- – Maximaldruck bei Elevationsbewegung 59
- – schmerzhafter 78, 85
- – akromioklavikulärer 85
- – hoher 92
- – oberer 85
- – subakromialer 85
- – umgekehrter 85
- – unterer 85

Boicev-Muskeltransposition bei vorderer Schulterinstabilität 411
Borreliose 151
Bosworth-Schraube 580
Brachial Birth Palsy s. Plexusläsion, geburtstraumatische
BSCA s. Bursa subcoracoacromialis
Buford-Komplex 15, 156
Bullhead-Zeichen, szintigraphisches 372

Burner-Syndrom 464
Bursa
- infraspinata 6, 215
- subacromialis 156
- – Druck 58, 65
- – Echogenitätsveränderung 124
- – Erguss, rheumatisch bedingter 225
- – Funktion 57f, 65, 249
- – Konturumkehr 125f
- – Nozizeption 249
- – sensorische Nervenendigungen 33f
- – Sonographie 118, 133
- – – Normalbefund 122
- – – pathologischer Befund 124ff
- – Strukturveränderung, sonographische 124
- – Stufenbildung 124f
- – Unterbrechung 124f
- – Verbreiterung 124f
- – Versorgung bei Rotatorenmanschettenrekonstruktion 295
- subacromio-deltoidea
- – Kontrastmittelfüllung 113ff
- – Magnetresonanztomographie 138
- subcoracoacromialis 122
- subcoracoidea 6, 16, 215
- subscapularis 215
- – Obliteration 341

Bursektomie 280
Bursitis
- kristallinduzierte 319
- rheumatische, chronische 139
- subacromialis 249
- – Arthroskopiebefund 157
- – Magnetresonanztomographie 138f
- subdeltoidea 249

Bursographie bei Subakromialsyndrom 272
B-Vitamine, neurotrope 524

C

Caput humeri s. Humeruskopf
Caspari-Nahttechnik, transglenoidale, bei vorderer Schulterinstabilität 412
Cavitas glenoidalis s. Glenoidfläche
Cerclagedraht-Fixation, Humerusfraktur, proximale 539
Chemical Shift Imaging 141
Chlamydiennachweis 227
Chondroblastom
- Prädilektionsort 612
- Therapie 624

Chondrokalzinose 321
Chondromalazie
- glenohumerale 470f
- Stadien 471

Chondromatose, synoviale
- Akromioklavikulargelenkzyste 354
- Arthroskopiebefund 157

Sachverzeichnis

Chondromatose, synoviale
– Magnetresonanztomographie 144
– primäre 489 ff
– – Ätiologie 489
– – Diagnostik 489
– – Differenzialdiagnose 489
– – Histologie 489
– – Komplikation 491
– – maligne Transformation 491
– – – Omarthrose, sekundäre 473, 490
– – Phasen 489
– – Therapie 489 ff
– – Therapieergebnisse 491
– sternoklavikuläre 377
Chondrosarkom
– synoviales, sekundäres 491
– Therapie 628
C4-Läsion 150
C6-Läsion 150
C7-Läsion, geburtstraumatische 187
Clavicula-pro-humero-Operation 626, 628
Clavicular Cast 599
Codman-Dreieck 627
Codmann-Griff 93
Codman-Paradoxon 51
Codman-Tumor 612
Collum
– anatomicum, Fraktur, Therapie, operative 540
– chirurgicum
– – Fraktur
– – – dislozierte 536
– – – Reposition 536 f
– – Osteotomie 546
– – Pseudarthrose 565
– scapulae, Fraktur 603 f
Computertomographie 116 f
– Arthrographie bei Subakromialsyndrom 272
– Begutachtung 651
– Humeruskopfnekrose 485
– Knochentumor 617
– Knochentumorverlauf 617
– Säuglingsschulter 192
– Schultergelenkinfektion 216
– Schulterinstabilität 398 f
– Sternoklavikulargelenkerkrankung 369 f, 373
Concavity Compression 381
Constant-Murley-Score 100 ff
– altersadaptierter 103
– geschlechtsadaptierter 103
– Kategorien 101
– kraftadaptierter 103
– subjektive Parameter 101
Constant-Score 102 f
– nach TEP-Implantation 241
Corpus scapulae
– Fehlbildung 173
– Fraktur 603 f
Corticosteroide
– bei rheumatischer Erkrankung 234 f
– unerwünschte Wirkungen 235
Corticosteroidinjektion
– akromioklavikuläre 358
– intraartikuläre 235
– intrabursale 274

– selektive, bei Subakromialsyndrom 274 f
– subakromiale 274 f
– – bei Tendinosis calcarea 322, 325
Corticosteroidtherapie, Knochennekrose, aseptische 480 f
COX-2-Hemmer, selektive 234
– bei Subakromialsyndrom 273
Craig-Klassifikation, Klavikulafraktur 598
Crank-Test 398, 462
CRMO s. Osteomyelitis, multifokale, chronisch rekurrierende
CSI (Chemical Shift Imaging) 141
CSI-Spektroskopie 141

D

DANA-Endoprothese 494
DASH (Disabilities of the Arm, Shoulder and Hand) 99
Débridement
– arthroskopisches 217
– – bei Omarthrose 476
– – – Ergebnis 478
– chirurgisches, offenes 217
Deformität, sekundäre, bei geburtstraumatischer Plexusläsion 189 ff
Déjerine-Klumpke-Plexuslähmung 186
Dekompression, subakromiale 290
– endoskopische 159, 280 ff
– – Technik 281 f
– – Ergebnisse 283 ff
– – Infektion 282
– – Komplikation 282
– – Mini-open-Technik 290
– – Nachbehandlung 282
Dekompressionsoperation 280
– einfache 280
– erweiterte 280
– globale 280
– subakromiale 277 f, 280
– – Beschwerdenpersistenz 149
– – Indikation 277 f
Deltainterpositionsplastik 299
Deltamuskelatrophie 151
Deltamuskelhämatom 575
Deltamuskelrelief, Einsenkung 86
Delta-Prothese, inverse 502, 504
Deltotrapezoidfaszie 569
– Rekonstruktion 584
– Verletzung 568
– Ruptur 8
– Zerreißung, komplette 571
Diabetes mellitus, Frozen Shoulder 341
Diagnostik
– kernspintomographische s. Magnetresonanztomographie
– klinische 76 ff
– radiologische 105 ff
– sonographische s. Sonographie

Disabilities of the Arm, Shoulder and Hand 99
Discus articularis
– akromioklavikulärer 7
– – defekter 352
– sternoklavikulärer 7, 368
Diskopathie, akromioklavikuläre, Operation 362 ff
Dissoziation, skapulothorakale 606 f
– klinisches Bild 608
– Therapie 610
Distanz, korakoklavikuläre, Messung
– im Röntgenbild 572
– im Sonogramm 575
Distensionsarthrographie 115
Distraktions-TOS 523
Doppelosteotomie
– bei Omarthrose 476
– – Ergebnis 478
– bei rheumatoider Arthritis 237
Double-Crush-Syndrom 523
Double-line-Zeichen im Magnetresonanztomogramm 483 f
Drawer-Test 396
Druck
– atmosphärischer, Schultergelenkstabilität 65
– intraartikulärer, negativer 385 f
Druckschmerz, dorsal-infraakromialer 93
Dübel, resorbierbarer, intraartikuläre Kapsel-Labrum-Komplex-Refixation 413
Durchflechtungstechnik, Sehnenrandverankerung am Humerus 292 f
Dysostosis cleidocranialis 177
Dysplasie, fibröse 624

E

East-Test 523
Echogenität, erhöhte 133
Eden-Hybinette-Operation 405, 410
– Ergebnis 421
– modifizierte 410
Elektromyographie 55
Elevation, Definition 74
Ellman-Einteilung, Rotatorenmanschettendefekt 291
EMG (Elektromyographie) 55
Empty can Test (Supraspinatustest nach Jobe) 81 f, 267
Enchondrom, Therapie 624 f
Endoprothese
– bipolare 478, 502 f
– – Ergebnisse 513
– gekoppelte 502, 504
– inverse 502
– vollgekoppelte 501
– vollmodulare 494
Endoprothesenimplantation 505 ff
– Ergebnisse 512 ff
– Infektionsrate 510
– Komplikation 509 ff
– Nachbehandlung 509

– bei primärer synovialer Chondromatose 490
– Revisionsoperation 510
– Rotatorenmanschettendefekt, sekundärer 510
– Zugang 505
Endoprotheseninstabilität 510
Endoprothesenlockerung 478
Endoprothesenmodelle 497 ff
Endoprothesenschaftimplantation 508
– zementfreie 508
Endoprothetik 493 ff
– bei Omarthrose 477 f, 495 f
– – Ergebnis 478 f
– bei rheumatischer Schultergelenkerkrankung 239 ff
Engpasssyndrom, subakromiales, Arthroskopie 159, 162
Enneking-Behandlungsschema von Knochentumoren 620
Entbindungslähmung s. Plexusläsion, geburtstraumatische
Entzündliches Syndrom der vorderen Thoraxwand 376
Entzündlich-rheumatische Erkrankung, Arthroskopiebefund 157
Entzündungsparameter 225
Epiphysenfugenverlauf, Humerus, proximaler 6
Erb-Duchenne-Plexuslähmung 186 f
Ermüdungsfraktur 464
Ersatzoperation bei geburtstraumatischer Plexuslähmung 193
Erwerbsminderungsgrad 654
ESD s. Dekompression, subakromiale, endoskopische
ESWT s. Stoßwellentherapie, extrakorporale
Ewing-Sarkom 627
– Intercalary-Autograft-Allograft-Rekonstruktion 632
Extension, Definition 74
Extensionskraft 84
Extensionstest, horizontaler 355
Extremitätenmuskelverlagerung auf den Rumpf 5
Exzisionsbiopsie 615

F

Fadenanker, intraartikuläre Kapsel-Labrum-Komplex-Refixation 413 f
Fascia
– lata 578
– – Glenoidüberzug 477
– – Schultergelenkkapselrekonstruktion 418
– – Sternoklavikulargelenkstabilisierung 594
– subdeltoidea
– – Sonographie 575 f
– – – Normalbefund 122
– – supraspinata, Verstärkungszug 8
Fasciculus obliquus 24
Fazialisparese 179
Fehlstellung, posttraumatische, Begutachtung 643 f

Feinnadelaspiration 615
Femurkondylus, lateraler, Dysplasie 178
Fettgewebe, Magnetresonanztomographie 137 ff
Fettstreifen, peribursaler 138
Fibrom, nichtossifizierendes, Prädilektionsort 612
Fibula, proximale, gefäßgestielte, Transplantation nach Humerusresektion 626
Flaschenzugnähte nach Kölbel 293 f
Flexion, Definition 74
Flexionskraft 84
Floating clavicle 590
Floating Shoulder 605 f
Flügelbewegung, Akromioklavikulargelenk 8
Flügelfell 179
Foramen
– sublabrales 156
– Weitbrecht 16
Force Couple 56
Fornix humeri 8 f, 248
– Einfluss auf die Glenohumeralgelenkstabilität 10
– Funktion 8
– – Gelenkstabilisierung 383 f
– Messwerte 9
Fossa
– infraspinata 13
– – Ganglion 528
– – Größenzunahme in der Evolution 4 f
– suprapinata 13
– – Ganglion 457, 529
Fraktur
– Begutachtung 643
– pathologische, knochenzystenbedingte 622 ff
– periprothetische 510
Frakturendoprothese, Komplikation 543
Frakturendoprothesenversorgung
– primäre 542
– sekundäre 542
Frakturrisiko bei Humerusmetastase 639
Freezing Shoulder 342, 346
Friedrich-Krankheit 376
Frozen Shoulder 149, 340 ff
– Analgesie 345
– Arthrographie 115 ff
– Arthroskopie 341 f
– – operative Maßnahmen 346
– Ätiologie 340 f
– Definition 340
– Diagnostik 342 ff
– – bildgebende 344
– Differenzialdiagnose 344
– Epidemiologie 342
– Injektionstherapie 345
– Kapseldistension 345
– Krankheitsphasen 342 f
– Lokalanästhetikuminjektion mit erhöhtem Druck 116
– Magnetresonanztomographie 144
– Mobilisation 346
– operative Maßnahmen 346

– Pathogenese 341 f
– Physiotherapie 345
– primäre 340
– Röntgenbefund 344
– Rotatorenintervallläsion 311
– sekundäre 340 f
– Sonographie 344
– Szintigraphie 344
– Therapie 345 f
Fukuda-Test 86, 396
Fulcrumtest 88
Functional Tears 287
Funktionelle Störung 148
Funktionell-strukturelle Störung, gemischte 148
Funktionstest, Begutachtung 650

G

Gadolinium 137, 230
– Knochentumordiagnostik 617
Gagey-Hyperabduktionstest 89 f
Gang
– bipeder 4
– tetrapeder 4
Ganglion
– in der Infraspinatusgrube 528
– intraossäres 624
– in der Supraspinatusgrube 457
– – Operationsergebnis 529
Gardner-Zugang zur Rotatorenmanschette 288
Gebrauchshypermobilität 37, 261
– Hyperabduktionssyndrom 522
Gefäß-Nerven-Kompression s. Kompressionssyndrom, neurovaskuläres
Gefäßverletzung bei Klavikulafraktur 601
Geisel-Test 94
Gelenk
– dimeres 36
– skapulothorakales, Beweglichkeitseinschränkung 344
Gelenkanatomie, knöcherne 60
Gelenkbildung, korakoklavikuläre 177
Gelenkerguss
– akromioklavikulärer, Sonographie 357
– Punktion 217
Gelenkersatz, Indikation 495 ff
Gelenkflächendestruktion
– infektionsbedingte 218
– Ursache 495
Gelenkinstabilität, glenohumerale s. Glenohumeralgelenk, Instabilität
Gelenkirritationszeichen 91 f
Gelenkkapsel s. auch Kapsel
– Abriss 63
– Funktion 63 f
– Kontraktur 341
– Raffung 404, 406 f
– Ruptur, Magnetresonanztomographie 143

– Schrumpfung 267
– – bei adhäsivem Subakromialsyndrom 250
– – Frozen Shoulder 341
– – thermische 413, 415
– Veränderung, fibrosierende 342
– Vorspannung, erhöhte 381
Gelenkknirschen 222
Gelenkknorpel 13
Gelenkkörper
– freier 472 f
– – Arthroskopie 157 f
– knorpelig-knöcherne, multiple 489
Gelenkkörperdistraktion 38
Gelenkkräfte 57 ff
Gelenklaxität
– generalisierte 435
– glenohumerale 37, 60
– Translationstest 86
Gelenkpfanne s. Glenoid
Gelenkspiel 37, 85 f
Gelenkstabilisatoren
– aktive 60
– dynamische 66
– passive 60
– statische 60 ff
Gelenkstabilität 59 ff
Gelenkstrukturen, Ontogenese 5
Gelenktasche, kapsuloperiostale, weite, Magnetresonanztomographie 142 f
Gelenktoilette 157
Gelenkverkalkung, dystrophe, bei Rotatorenmanschettendefekt 321 f
Geröllzyste 471
Gesundheitsschaden, Definition, versicherungsrechtliche 642
Gesundheitsstatus, SF 36 100
Gilbert-Schulterbewertungsskala 196 f
Gilchrist-Verband 300
– nach Humeruskopfreposition 402 f
Gipsverband bei Klavikulafraktur 599
GLAD-Läsion 390
– Magnetresonanztomographie 142
Gleitschicht, skapulothorakale 52
Glenohumeralarthrose s. Omarthrose
Glenohumeralgelenk (s. auch Schultergelenk) 10 ff
– Anatomie, arthroskopische 156 f
– Arthrographie 112 ff
– – Doppelkontrastmethode 112
– – Kontrastmittelinjektion 112
– – Lokalanästhesie 112
– – Normalbefund 113
– Arthrose s. Omarthrose
– Beweglichkeit 76
– – muskuläre Einheiten 39
– Bewegungsablauf 52 f
– Bewegungseinschränkung 343
– Bewegungsfreiheitsgrade 36

– Bewegungsradius 38 f
– Corticoidinstillation 235
– Deltasplitting 32
– Depressoren 275 f
– Elevation, maximale 50 f
– entzündlich-rheumatische Erkrankung, Arthroskopiebefund 157
– Erguss, Magnetresonanztomographie 145
– Extension, Magnetresonanztomographie 142
– Formgebung, knöcherne 383 f
– Gelenkflächenhaftung 62
– Gelenkflächeninkongruenz 10
– Gelenkflächenmissverhältnis 11
– Gelenkkräfte 57 ff
– Geometrie 10, 381
– Geometrieveränderung
– – instabilitätsverursachende 383
– – primäre 383
– Infektionsweg 214 f
– Instabilität 15, 17, 60, 380 ff
– – Anamnese 394
– – anteriore 393
– – anteroinferiore 393
– – Arthroseentstehung 473
– – Arthroskopie 395
– – Ätiopathogenese 380 ff
– – atraumatische 393 f
– – – anteriore 383
– – – posteriore 383
– – Ausmaß 395
– – bidirektionale 393
– – Computertomographie 398 f
– – Dauer 394
– – Definition 380
– – Diagnostik 118, 395 ff
– – – bildgebende 398 ff
– – Epidemiologie 393
– – hintere, willkürliche 433 f
– – Klassifikation 393 ff
– – Konstitution, kapsuloligamentäre 73
– – kontralaterale, nach Operation 393
– – Kontrollsituation, motorische 73
– – kraniale 393
– – Magnetresonanztomographie 398, 400
– – multidirektionale 393, 434 ff
– – posteriore 384, 393
– – – MR-Zeichen 143
– – posteroinferiore 393
– – posttraumatische
– – rezidivierende 389
– – – bei sportlicher Überkopfbelastung 453 ff
– – Richtung 73, 393 f
– – Röntgenuntersuchung 110 f, 398 ff
– – – Standardprojektion 399
– – sensomotorische Rückkopplung 32 f
– – Sonographie 118
– – – Schallkopfposition 121
– – Terminologie 73
– – Testung 87 ff

Glenohumeralgelenk, Geometrieveränderung
– – Untersuchung
– – – klinische 395 ff
– – – in Narkose 400 f
– – – Ursache 73
– – – vordere 401 ff
– – – posttraumatische 392 f
– – – Stabilisierung, Rowe-Score 99
– Kapsel 15 f
– – Histologie 18 ff
– – Kollagenfaserbündel 19 f
– – stabilisierende Funktion 18 f
– Kapselabriss 63
– Kapsel-Band-Strukturen 63 ff
– Kapselfestigkeit 20
– Kapseltypen 17
– Kapselverstärkung, ligmentäre 36 ff
– – rezentrierende Wirkung 36
– – vorgegebene Faserlänge 38
– – Vorspannung 38
– Kapselverstärkungszüge 64
– Kapselvolumen 38
– Kinematik 35 ff
– Kompressionskräfte 39, 381
– Kontraktur, angeborene 182
– Kraft, resultierende 61 f
– – – bei Armabduktion 57
– Kräftebalance 35
– Kraftkomponenten 57
– kranial dezentriertes 496
– Laxität 60
– Magnetresonanztomographie 144
– Merkmale 59
– Mikrotraumen, repetitive 394
– Musculus-supraspinatus-Funktion 56
– Muskelbalancestörung 382
– Muskelfunktion 38 ff
– Muskelkräfte 381
– Muskeln
– – oberflächliche 39
– – periphere 39
– – tiefe 39
– Nervenendigungen 34
– Ontogenese 6
– Rezidivluxation 382
– Rollen 52 f
– Röntgenaufnahme
– – anterior-posteriore 105 f
– – Armrotationsstellungen 108
– – axiale 106
– – gehaltene 110 f
– – transthorakale 109 f
– Rotation 52 f
– – Schultergürtelmitbewegung 39
– Rotationszentrum 36
– Sicherung, kapsuloligamentäre 384
– Skapulafraktur 603
– Sonographie 110
– Stabilisatoren 275
– – aktive 60, 380 ff
– – dynamische 66
– – passive 60
– – statische 60 ff, 380 f, 383 ff
– – – Funktion 385

– Stabilisierung, dynamische 35 f
– Stabilität 59 ff, 380
– – Diagnostik 395 ff
– – Einflussfaktoren 380
– – Fornix-humeri-Einfluss 10
– – Kapselfunktion 63
– – kraniokaudale 383 f
– – Muskelkräfte 66
– – Propriozeption 382
– – Testung 87 ff
– – Stabilitätsquotient 62 f
– Totalendoprothese s. Totalendoprothese, glenohumerale
– Translation 52 f
– Verstärkung, ligamentäre 16 f
– Zwangstranslation 37
Glenohumeralgelenkerkrankung, sportartspezifische 450 ff
Glenohumeralgelenkpfanne s. Glenoid
Glenohumeralgelenkspalt, aufgehobener 472
Glenohumeralindex, transversaler 117
Glenoid
– Abrieb
– – posteriorer 470, 472
– – – Korrektur 507
– – superiorer 497
– flaches 246
– Formschlüssigkeit 37, 39
– Größenverhältnisse 63
– Krümmungsradius 60 f
– künstliches 493 f, 499
– – Implantation 506 f
– – Verankerung 499 f
– Stabilitätssektor 62
– Typisierung bei Omarthrose 496
Glenoidabscherfraktur 389
Glenoidabschleifung 507
Glenoidanomalie, Schulterinstabilität, posteroinferiore 428 f
Glenoidanteversion 60
Glenoidarthrose, sekundäre, nach Hemiarthroplastik 510
Glenoidaufbau 478, 507
Glenoidazetabulisierung 145
Glenoiddysplasie 173 ff, 383
– MRT-Befund 174
– Röntgenbefund 174
– Therapie 175
Glenoiderosion 497
Glenoidersatz 499 f
– bei Glenoidunregelmäßigkeit 500
– Kontraindikation 497
– Lockerung, vorzeitige 500
– modularer 499
Glenoidfragmentgröße 605
Glenoidfraktur 605 f
– mit Akromioklavikulargelenksprengung 606
– Arthrose 73
– mit Klavikulafraktur 606
Glenoidgelenkfläche 13 f, 61
– Chondromalazie 470
– Durchmesser 11
– Einstauchung 604
– Knochenkernentwicklung 6 f

– Messwerte 13
– Querdurchmesser, maximaler 117
Glenoidhalsfraktur 604
Glenoidhypoplasie 383
– Korrektur 430 f
Glenoidkante, dorsale, Span, kortikospongiöser 431
Glenoidkrümmung, Nativ-Computertomographie 117
Glenoidlänge
– kraniokaudale 61, 63
– ventrodorsale 61, 63
Glenoidneigung 10 f
– zum Corpus scapulae 117
– Nativ-Computertomographie 117
– Omarthrose 472
– posteroinferiore, verstärkte 428
– transversale, veränderte 383 f
– verstärkte, Korrektur 430 f
Glenoidosteotomie 430
– Ergebnis 431
– inferiore 383
– juxtaartikuläre, mit proximaler Humerusosteotomie 476
Glenoidprotrusion, zentrale 470
Glenoidrand
– anterokaudaler, Röntgenaufnahme 110
– inferiorer, Verknöcherung 462
– Knochenblocktransposition 404, 410
– – Ergebnis 420
– – Spanplastik 410
– vorderer
– – Läsion, knöcherne 387
– – – Klassifikation 390
– – Rekonstruktion 405
Glenoidrandfragment 603
Glenoidrandfraktur 605
– Computertomographie 388
– Therapie 609
Glenoidresektion 621
Glenoidretroversion 60 f, 500
Glenoidtiefe 61, 63
Gliedergürtelschmerz 234
Gliedertaxe 653 f
Globalbeweglichkeit, passive 79
Goldenhar-Syndrom 169
Golfschulter 456
Gradientenechosequenz 136 f
Granulom, eosinophiles, Therapie 624
Gurd-Mumford-Resektionsarthroplastik 359 f
– Ergebnisse 363
GUV s. Unfallversicherung, gesetzliche

H

HAGL-Läsion 389 f
Hakenplatte bei Akromioklavikulargelenkverletzung 580 f
Halsdreieck, laterales 29
Halsrippenresektion, Indikation 524
Halsrippensyndrom 521

Halstead-Test 94, 523
Halswirbelsäule
– Beschwerden, Differenzialdiagnose 234
– Beweglichkeitsprüfung 77 f
– Funktionsstörung 76
– Untersuchung 77
Hantelheben 459
HAT s. Hyperabduktionstest
Hawkins/Kennedy-Impingementzeichen 84 f
Hawkins-Load-and-Shift-Test 88 f
Head splitting fractures 532 f, 546
Heinig-Röntgenaufnahmetechnik 369
Hemiarthroplastik, Glenoidarthrose, sekundäre 510
Hermodsson-Hill-Sachs-Defekt, Sonographie 118
Hill-Sachs-Läsion 388
– Diagnostik, bildgebende 398
– Lokalisation bei Luxation 389
– Luxation bei sportlicher Überkopfbelastung 454
– Nativ-Computertomographie 117
– Schulterinstabilität 384 f
– Schulterluxation, hintere, verhakte 426
– Sonographie 118
– vordere 426
– – Diagnostik 427
Hippokrates-Technik, Humeruskopfreposition 402
Hitchcock-Bechtol-Bizepstenodese 316
HLA-Assoziation, Arthritis, rheumatoide 222
HLA-B27 227
Holt-Oram-Syndrom 172
Horizontalabduktion, Definition 74
Horizontaladduktion, Definition 74
Hornblower sign 81
Hüftgelenk, Vergleich mit Schultergelenk 59
Humerus
– Gefäßversorgung 27 f
– Knochenkernentwicklung 6
– proximaler
– – Drehosteotomie 404, 410
– – Arthroseentstehung 474
– – – Ergebnis 420
– – – Folgeschäden 418
– – – reverse 426
– – Epiphysenfugenverlauf 6
– – Ermüdungsfraktur 464
– – Messwerte 11 f
– – Osteotomie mit juxtaartikulärer Glenoidosteotomie 476
– – Resektion 626
– – – bei Knochenmetastase 618
– varus 178
– Verknöcherung 6
Humerusaußenrotation, Bewegungsradius, glenohumeraler 39

Sachverzeichnis

Humeruschondrosarkom, Clavicula-pro-humero-Operation 628
Humerusdiaphyse, Verknöcherung 5
Humerusdysplasie, fibröse 624
Humerusepiphysenverletzung, Kind 551
Humerusersatz, alloplastischer 629
Humerus-Ewing-Sarkom, Intercalary-Autograft-Allograft-Rekonstruktion 632
Humerusfehlbildung 178
Humerus-2-Fragment-Fraktur, proximale 532 f
Humerus-3-Fragment-Fraktur, proximale
- Diagnostik 554
- dislozierte 553
- Endoprothesenversorgung 553 ff
- Therapie 554 ff
- – operative 542
- veraltete 547
Humerus-4-Fragment-Fraktur
- Drahtosteosynthese, intramedulläre 543
- proximale 533
- – Diagnostik 554
- – dislozierte 553
- – Endoprothesenversorgung 553 ff
- – Therapie 554 ff
- – – operative 542
- valgusdislozierte 534
- valgusimpaktierte 534
- – Fixation, intramedulläre 546
- – Therapie
- – – operative 543 f
- – – – nach Resch 544
Humerusfraktur 532 ff
- Arthrose 73
- pathologische, metastasenbedingte 639
- proximale 532 ff
- – 3 D-Darstellung 116
- – AO-Klassifikation 535
- – Cerclagedraht-Fixation 539
- – Computertomographie 116
- – Constant-Score 549
- – Diagnostik 532 ff
- – dislozierte 532 ff
- – – impaktierte 535
- – Epidemiologie 532
- – extraartikuläre, unilokale 535
- – fehlverheilte 546
- – Fixation, intramedulläre 538 f
- – Fragmentverschiebung 532 f
- – Frakturendoprothesenversorgung
- – – Komplikation 561
- – – primäre 542
- – – sekundäre 542
- – Gipsverbandbehandlung 537
- – intraartikuläre 535
- – Kind 551 ff

- – Kirschner-Draht-Fixation
- – – intramedulläre n. Kapandji 538 f
- – – perkutane 538
- – Klassifikation 532 ff
- – mit Luxation 535
- – Marknagelung 539
- – metaphysär
- – – impaktierte 535
- – – nicht impaktierte 535
- – Minimalosteosynthese, Ergebnis 542, 549
- – Neer-Klassifikation 532 ff
- – Nekroserate 549
- – Operationsindikation 536 f
- – Plattenosteosynthese 539 f
- – Reposition 536 f
- – – geschlossene 536 f
- – – Indikation 536 f
- – – Nachbehandlung 537
- – – offene, beim Kind 553
- – Röntgenuntersuchung 109
- – – Traumaserie 532
- – Rotatorenmanschettenausriss 542
- – Schienenbehandlung 537
- – Schraubenosteosynthese 540
- – Segmente 532
- – Spontankorrektur 551
- – Therapie 536 ff
- – – konservative 536
- – – operative 537
- – – – Lagerung 537
- – – – Zugang 537 f
- – Therapieergebnisse 546 ff
- – tuberkuläre 535
- – – Reposition 537
- – veraltete, Behandlung 565
- – Zugang
- – – anterolateraler 538
- – – deltopektoraler 537 f
- – mit Skapulafraktur 606
- – Therapie 609
- – subkapitale, veraltete 109
Humerushalslänge, virtuelle 11 f
Humerushypoplasie 172
Humerusimplantat, winkelstabiles 543
Humeruskopf
- Anstoßen am Akromion 58
- Beziehung
- – zu Gefäßen 548
- – zum Plexus brachialis 548
- Chondromalazie 470 f
- Dezentrierung 380
- – akute 394
- – chronische 394
- – kraniale, dynamische 261
- – provozierte s. Apprehensionstest
- – rezidivierende 394
- – willkürliche 433 f
- Durchmesser 12
- Fehlstellung nach fehlverheilter Fraktur 546
- 3-Fragment-Fraktur 553 ff
- – Diagnostik 554
- – Therapie 554 ff
- – veraltete, Therapie, operative 559 ff
- 4-Fragment-Fraktur 481, 553 ff
- – Diagnostik 554

- – Prothesenplanung 555
- – Röntgendiagnostik 555
- – Therapie 554 ff
- – veraltete, Therapie, operative 559 f
- Gefäßversorgung 27 f, 553 f
- Gelenkflächenausrichtung zum Schaft 61
- Gelenkflächenkrümmung 12
- Gelenkflächenquerdurchmesser, maximaler 117
- Gelenkflächenradius 11
- Gelenkflächenzentrum 11
- Hochtreten bei Rotatorenmanschettendefekt 254
- Hüftkopftransplantat 426, 428
- Impressionsfraktur 546
- – Korrektur 428
- Knochenkernentwicklung 6
- Kortikalisdefekt, Sonographie 118
- Kortikalisveränderung, subchondrale, Sonographie 118
- Kraft, resultierende
- – Luxationskomponente 62 f
- – Stabilisationskomponente 62 f
- Krafteinwirkung 61
- Krümmungsradius 61
- Mehrfragmentfraktur 534, 553 ff
- – Diagnostik 554
- – Perfusion 27 f
- – Prothesenplanung 555
- – Therapie 554 ff
- – Therapieergebnis 562 ff
- – veraltete, Therapie, operative 559 ff
- Meißelfraktur 546
- Nekroserisiko nach Fraktur 554
- Oberfläche 61
- Oberflächenersatz 494, 498
- Offset 11
- Osteophyt 471 f
- – kaudaler, Größe 473
- prominenter, bei geburtstraumatischer Plexusläsion 190 f
- Röntgenaufnahme, tangentiale 109
- Sekundärveränderung bei Defektarthropathie 127
- Sonographie, Normalbefund 122
- Verschieblichkeit 60
- – vermehrte s. Glenohumeralgelenk, Instabilität
- Zentrierung 249, 275
Humeruskopfdepression 381
Humeruskopfdepressor 39
Humeruskopfdislokation
- 3-D-Rekonstruktion 224
- rheumatische Erkrankung 224
Humeruskopfendoprothese 239 f, 477 f, 493 ff
- Dezentrierung 564
- 3. Generation 498 f
- bei Humeruskopfnekrose 486
- Implantation 557
- Implantationsfehler 510
- Luxation, anterosuperiore 241
- Material 493

- nach Mehrfragmentfraktur 557
- Modelle 497 ff
- Offset, medialer 494, 497 f
- Rotationszentrumsversatz 494, 497 f
- Schaftverankerung 499
- zu tief implantierte 265
Humeruskopffraktur
- fehlverheilte 534
- Frakturendoprothesenversorgung, Ergebnis 562 ff
- Therapieergebnis 562 ff
Humeruskopfimpaktion 565
Humeruskopfkalotte
- Dislokation bei Fraktur im anatomischen Hals 532 f
Humeruskopfknorpel, Abstand zum Sehnenansatz 252
Humeruskopfluxation (s. auch Schulterluxation) 65, 380
- intrathorakale 401
- posteriore
- – Impressionsfraktur 546
- – willkürliche 432
- – – Operationsindikation 434
- subglenoidale 401
- subklavikuläre 401
- vordere, Reposition 401 f
- willkürliche 380
- – Positionstyp 433 f
Humeruskopfnekrose 149, 480 ff
- Analgesie, medikamentöse 486
- Arthrose 73
- aseptische 480 ff
- – steroidinduzierte 480 f
- Ätiologie 480 f
- Behandlung, arthroskopische 157
- Computertomographie 485
- Definition 480
- Diagnostik 149, 482 ff
- – bildgebende 482 ff
- Endoprothesenimplantation 486
- – Ergebnis 513
- – Indikation 496
- Epidemiologie 481 f
- nach Humerusfraktur 565
- Magnetresonanztomographie 482 f
- – Signalmuster 484 f
- Nekroseherdanbohrung 486
- Pathogenese 480 f
- posttraumatische 480 f
- Morphologie 485
- radiologische Kriterien 482 f
- Szintigraphie 482
- Therapie 485 ff
- – konservative 485 f
- – operative 485 ff
- – – stadienorientierte 485
- Therapiebeginn 485
- Therapieergebnisse 487 f
- toxisch bedingte 481
Humeruskopf-Pfannen-Relation 10 f
Humeruskopfrand, Impression, traumatisch bedingte 387

Humeruskopfreposition 401 f
- Methoden 402
- offene 403
Humeruskopfresektion 621
Humeruskopfretroversion
- bei Endoprothesenimplantation 557 f
- bei geburtstraumatischer Plexusläsion 189 f
Humeruskopfsubluxation 380
- dorsale, bei Omarthrose 472
- bei geburtstraumatischer Plexusläsion 189 f, 192
- kraniale 287
- lähmungsbedingte 382
- Rotatorendefektarthropathie 304
- vordere, willkürliche 434
- willkürliche 380, 434
Humeruskopftranslation
- Beurteilung 396 f
- gelenkpositionsabhängige 397
- horizontale, Schweregrade 396 f
- inferiore 397
- muskulär bedingte 381
- Sonographie 118
- vermehrte 380
Humeruskopfzentrierung 56
Humeruskorrekturosteotomie, proximale 546 f
Humerusluxationsfraktur, proximale 565
Humerusmehrfragmentfraktur, proximale 534, 553 ff
- Diagnostik 554
- 3-D-Rekonstruktion 533
- Therapie 554 ff
- veraltete, Therapie, operative 559 ff
Humerusmetaphyse, proximale 214
Humerusmetastase 638 f
- Frakturrisiko 639
- Stabilisierung, prophylaktische 639
Humerusosteosarkom
- Allograft-Composite-Rekonstruktion 631
- Humerusersatz, alloplastischer 629
- Magnetresonanztomographie 631
Humerusosteotomie
- Nachbehandlung 205
- bei Schultergelenkdeformität 194 f
- - Ergebnis 197
- bei traumatischer Plexusläsion 204
- - - Ergebnis 209 f
Humerusresektion, proximale
- extraartikuläre 621
- intraartikuläre 621
Humerusretrotorsion 10 f
- Messung im Computertomogramm 399
- physiologische 61
- vermehrte, Wurfsportler 457
Humerusschaftersatz 639
Humerusschaftfragment, Dislokation 532 f

Humerustranslation, Untersuchung in Narkose 400
Humerustumor 612 ff
- Altersverteilung 612
- Lokalisation 612 f
- Tumorart 612 f
Hyperabduktionssyndrom 520, 522
Hyperabduktionstest 398
- nach Gagey 89 f
- horizontaler 369
Hyperadduktionstest, horizontaler 369
Hyperkyphose, thorakale, Impingemententstehung 263 f
Hyperlordose, zervikale, Frozen Shoulder 343
Hypermobilität 73
- konstitutionelle 149
- selektive 37
Hyperostose
- SAPHO-Syndrom 375
- sternokostoklavikuläre 374, 376
Hypomobilität, funktionelle, thorakovertebrale, 148

I

IgM-Rheumafaktoren 227
Impingement
- Bogen, korakoakromialer 56, 58
- funktionelles 263
- glenoidales 72
- - posterosuperiores, Wasserballspieler 456
- Graduierung beim Sportler 262
- inneres 646
- instabilitätsassoziiertes 261
- korakoidales 247, 250
- O'Brien-Test 82 f
- - Magnetresonanztomographie 138
- - Retrokorakoidplastik 295
- Magnetresonanztomographie 137 f
- oberes 92
- posteriores, bei sportlicher Überkopfbelastung 462 f
- posterosuperiores 262 f
- - Magnetresonanztomographie 138
- - beim Wurfsportler 39
- primäres 264
- sekundäres 264 f
- - Dekompressionsoperation, subakromiale 278
- - bei Schultergelenkinstabilität 261 ff
- - bei sportlicher Überkopfbelastung 455 ff
- Stadien 257, 265
- subakromiales 72, 247, 250
- - Anamnese 77
- - Arthroskopie 159
- - Differenzierungstest 92
- - nach Humeruskopfersatz 241
- - Pathogenese 257

- - Translation, anterosuperiore 260
- - Volleyballspieler 457
- - bei Wurfbelastung 453
Impingementtest
- arthroskopischer 281
- nach Neer 96
Impingementzeichen 84 f, 266
- nach Hawkins/Kennedy 84 f
- nach Neer 84
- Omarthrose, aktivierte 149
- Rotatorenmanschette 72
- Tendinosis calcarea 319
Implantat
- Magnetresonanztomographie 136
- metallisches, bei Akromioklavikulargelenkverletzung 580 f
Incisura scapulae 13, 351, 568
- Defektbildung 173
- knöcherne Erweiterung 528
- - Varianten 527
Infektion
- nach Rotatorenmanschettenrekonstruktion 306
- Sternoklavikulargelenk 376
- subakromiale 149
- nach subakromialer Dekompression 282
Inferior capsular Shift 406
Infraspinatussehne 120
- Verflechtung mit der Rotatorenmanschette 22
Infraspinatussehnendefekt, Signe du Clairon 81
Injektion 96
- subakromiale 92
- - Neer-Impingementtest 96
Injektionstest, glenohumeraler 96
Injektionstherapie
- bei Frozen Shoulder 345
- bei Tendinosis calcarea 322
Inkongruenz, glenohumerale, Plexusläsion, geburtstraumatische 188
Innenrotation
- Definition 74
- schmerzfreie, Punktetabelle 102
Innenrotation-Extension-Kombination 79
Innenrotationskontraktur
- Endoprothesenimplantation 505
- bei geburtstraumatischer Plexusläsion 190 f
Innenrotationsosteotomie bei Schultergelenkdeformität 195
Inspektion 77 f
- Begutachtung 649
Instabilität
- akromioklavikulare s. Akromioklavikulargelenk, Instabilität
- glenohumerale s. Glenohumeralgelenk, Instabilität
Instabilitätsarthrose 473
- Begutachtung 644
- Endoprothetik 496
- Stadieneinteilung 473

Instabilitätsimpingement bei sportlicher Überkopfbelastung 455 ff
Instabilitätszeichen 87 ff
- akromioklavikuläres 90 f
- sternoklavikuläres 91
Insuffizienz, neuromuskuläre, Subakromialsyndrom-Entstehungstheorie 259 ff
Intercalary-Autograft-Allograft-Rekonstruktion 632
Intervallschlinge, Instabilität 254
Invaliditätsgrade 654
Inzisionsbiopsie, Tumordiagnostik 615
Irritation, neurovaskuläre 93 ff
Isobex-Kraftanalysegerät 83, 102

J

Jobe/Moynes-Repositionstest 89 f
Jobe-Supraspinatustest 81 f, 267

K

Kalkdepotentfernung, endoskopische 160, 324
Kalkdepot-Nadelpunktion 323
Kallusbildung, übermäßige, Klavikulafraktur 601 f
Kalzinose, tumoröse, Magnetresonanztomographie 146
Kapandji-Drahtosteo-Synthese 538 f
Kappenarthroplastik 494
Kapsel s. auch Gelenkkapsel
Kapseldistension bei Frozen Shoulder 345
Kapselfaltenadhäsion 341
Kapsel-Labrum-Komplex
- Abriss 415
- - Kind/Jugendlicher 438
- Läsion, instabilitätsspezifische 160
- Mobilisierung, arthroskopische 161
- Refixation
- - extraartikuläre 413
- - intraartikuläre 412 ff
Kapsel-Limbus-Komplex, Ablösung, Arthro-Computertomographie 116
Kapselraffung
- beim Athleten 455
- hintere, bei multidirektionaler Schulterinstabilität 437
Kapselrelease bei Rotatorenmanschettenrekonstruktion 291 f
Kapselschrumpfung, thermische 161, 413
- bei atraumatischer unwillkürlicher hinterer Schulterinstabilität 429
- endoskopische, beim Athleten 455

Kapsel-Sehnen-Dissektion, Rotatorenmanschettendefekt 253
Kapselshift
– arthroskopischer 161
– Ergebnis 420
– inferiore, bei multidirektionaler Schulterinstabilität 437
Kapsulitis, adhäsive 149
– – Rotatorenintervallläsion 311
Karpaltunnelsyndrom, atypisches 151
Katheterdrainage, perkutane 217
Kausalitätsbeurteilung 642
Kausalitätslehre, sozialrechtliche 642
Kawabe-Operation 582
Kenny-Howard-Orthese 577 f
Kernspintomographie s. Magnetresonanztomographie
Kinematik 35 ff
Kirschner-Draht, dislozierter 580
Kirschner-Draht-Fixation
– intramedulläre, Collum-chirurgicum-Fraktur 538 f
– Klavikulafraktur, laterale 600
– perkutane
– – Collum-chirurgicum-Fraktur 538
– – Humerusfraktur, proximale, beim Kind 551 f
– – transartikuläre, Akromioklavikulargelenkverletzung 579
Klaviertastenphänomen 90 f
– direktes 570
– umgekehrtes 91, 570
Klavikula
– Formveränderung bei Sprengel-Deformität 168 f
– gefäßgestielte, Transposition 626
– Gesamtbewegung 597
– Knochenbildung 6
– laterale
– – Dislokation, posteroinferiore 571
– – hochstehende 571
– – Resektion 359 ff
– – – zu weite 359 f
– mediale
– – Druckschmerz 590
– – Knochennekrose, aseptische 376
– – Osteitis, kondensierende 373
– – prominente 91
– – Resektion 373, 376, 593 f
– Ontogenese 5
Klavikulaaplasie 177
Klavikulaaufnahme 112
Klavikuladefekt 175
Klavikuladeformität 602
Klavikulaende, laterales, Resektion, arthroskopische 162
Klavikulaepiphysenverletzung 590
Klavikulafehlbildung 175 ff
Klavikulafraktur 597 ff
– Diagnostik 599
– Epidemiologie 599

– fehlverheilte, Kompressionssyndrom 523
– bei Glenoidfraktur 606
– Kallusbildung, übermäßige 601 f
– Klassifikation 597 f
– Komplikation 601 f
– Krafteinwirkung 597
– laterale 597
– – Neer-Klassifikation 598
– – Operationsindikation 600
– – Zuggurtung 601
– mediale 597
– – fehlverheilte 590
– – gelenknahe 595
– mittleres Drittel 597
– – Operationsindikation 599
– – Plattenosteosynthese 599 f
– Pathogenese 597 f
– Schienung, intramedulläre 600
– bei Skapulafraktur 606, 609
– Therapie 599 ff, 609
– – konservative 599
– – operative 599 ff
Klavikulahebung 350
Klavikulahochstand, relativer 571
Klavikulakorrekturosteotomie 524
Klavikulaluxation
– komplette 590
– Therapie, konservative 591 f
Klavikulamehrfragmentfraktur 599
Klavikulametastase 638
Klavikulaosteolyse, laterale 73, 149, 353 f
– Ätiologie 353
– Differenzialdiagnose 357 f
– Knochenszintigraphie 357
– Magnetresonanztomographie 356
– Operationsindikation 364
– posttraumatische 353, 585
– repetitiv-mikrotraumatisch verursachte 353
– spontane 464
– Röntgenbefund 353 f
Klavikula-Processus-coracoideus-Synostose 177
Klavikulapseudarthrose 601 f
– kongenitale 175 f
Klavikulapseudoluxation 597
– Therapie, operative 600 f
Klavikularesektion
– laterale, primäre, bei Akromioklavikulargelenkverletzung 581
– mediale, Ruhigstellung, postoperative 594
– radikale 626 f
– totale 626
Klavikularotation 52, 597
Klavikularversetzung, Röntgenaufnahme 572 f
Klavikulasarkom 626
Klavikulasenkung 350
Klavikula-Skapula-Bewegungseinheit 8
Klavikulatranslation, Sonographie 118
Klavikulatumor 614

Klavikulaumstellungsosteotomie 595
Klavikulaverkürzung 602
Klavikulaverschieblichkeit
– horizontale 91
– vertikale 90 f
Klavikulawachstumsfuge, mediale 597
Klippel-Feil-Syndrom 169
Kniegelenkstabilität 59 f
Knochendestruktion
– geographische 617
– mottenfraßartige 617
– permeierende 617
Knochendysplasie, fibröse 624
Knochenmetastase(n) 612, 635 ff
– Angiographie 618
– Diagnostik 636 f
– Epidemiologie 636
– Magnetresonanztomographie 636
– osteoblastische, solitäre 636
– Primärtumor 635
– Screening-Methode 636
– Skelettszintigraphie 636 f
– Therapie
– – konservative 637
– – operative 638 f
– Überlebenszeit 638
Knochennekrose, aseptische, steroidinduzierte, Lokalisation 481
Knochenszintigraphie
– Akromioklavikulararthrose 357
– Bullhead-Zeichen 372
– Klavikulaosteolyse, laterale 357
Knochentransplantat, allogenes, Arthrodese 632
Knochentumor
– Aktivitätsbeurteilung 619
– Algorithmus, diagnostischer 614
– Altersverteilung 613
– Angiographie 617
– Ausbreitung, intraossäre 617
– beniger 616
– Behandlung 622, 624
– Excision, weite, Indikation 625
– – Therapieschema 621
– Computertomographie 617
– Diagnostik 613 ff
– – bildgebende 615 ff
– – klinische 613 ff
– 3-D-Rekonstruktion 617
– Endoprothesenversorgung 626, 630
– Enneking-Behandlungsschema 620
– Histologie 614
– Klassifikation 615
– Kleinkind 634
– Knochenzerstörungsmuster 617
– Läsionsabgrenzung 617
– Lokalisation 613
– – anatomische 614
– Magnetresonanztomographie 617, 619
– – postoperative 619

– maligner 616
– – Metastasierung 614
– – Therapie, chirurgische 626 ff
– – Therapieschema 620
– Polychemotherapie 619
– primärer 612 ff
– – Prädilektionsorte 612
– Probebiopsie 615
– Röntgendiagnostik 615
– Skelettszintigraphie 619
– Stadieneinteilung 614
– Therapie 619 ff
– – chirurgische 619 ff
– – konservative 619
– – thermische Behandlung 619
– Verlaufskontrolle 617
– Wachstumsgeschwindigkeit 616 f
– WHO-Klassifikation 616
Knochenzerstörung, tumorbedingte 617
Knochenzyste
– aneurysmatische
– – Fraktur, pathologische 623
– – Prädilektionsort 612
– – Therapie 624
– juvenile
– – Fraktur, pathologische 622 f
– – Prädilektionsort 612
– solitäre, Prädilektionsort 612
Kohäsion, glenohumerale 62
Kölbel-Vorbeugungstest 85
Kölbel-Zugang zur Rotatorenmanschette 288 f
Kombinationsbewegungen, Untersuchung 78 f
Komplex, kapsuloligamentärer, Refixation 404, 406
Kompression, neurovaskuläre 93 ff, 520 ff
Kompressionsneuropathie, periphere 523
Kompressionsplatte, Klavikulafraktur, mittleres Drittel 599 f
Kompressionssyndrom, neurovaskuläres 93 ff, 520 ff
– nach Klavikulafraktur 601
– Prädilektionsstellen 520
Kompressionstest 398
– Akromioklavikulargelenkirritation 91
– Sternoklavikulargelenkirritation 92
Kompressions-TOS 523
Kontaktsportart, Schulterverletzung 450
Kontaktzone, glenohumerale 470
Korakoid-Periost-Lappen 315
Korakoidplastik 295
Korakoidsehnentransposition 581
Korakoidspitze, Abrissfraktur 604
Korakoidtransposition an den Glenoidrand 404, 410 f
– Erfolgskriterien 411
Korakoklavikularabstand, Messung
– im Röntgenbild 574
– im Sonogramm 575

Korbhenkelläsion, Labrum glenoidale 390, 460 f
Kostoklavikuläres Syndrom 520, 522 f
– – Klavikulakorrekturosteotomie 524
Kostoklavikularsyndrom-Test 94, 523
Kraft 102 f
Kraftmessung 83 f
– Constant-Score 102 f
– instrumentelle 83
– manuelle 83
– sitzender Patient 102
– stehender Patient 102
– Tests 82
Kraftsport, Klavikulaosteolyse, laterale 353
Krankengymnastik
– bei Akromioklavikulargelenkaffektion 358
– nach Akromioklavikulargelenkverletzung 577
– bei neurovaskulärem Schultergürtelsyndrom 524
– bei Subakromialsyndrom 276 f
– bei Tendinosis calcarea 322
Kryotherapie, tumorähnliche Läsion 619
Kugelgelenk 10
Kyphose, thorakale, vermehrte, Frozen Shoulder 343

L

Labrum glenoidale 13 ff
– Ablösung 6, 15
– Abriss 62, 387, 389, 461
– – Arthro-CT 388
– – Arthroskopiebefund 388
– – inkompletter 387, 390
– – bei posteroinferiorer Schulterluxation 427
– anteriores, Läsion bei sportlicher Überkopfbelastung 460 ff
– anterosuperiores
– – Kollagenfasergerüst 15 f
– – Refixation 29
– – Gefäßversorgung 29
– – Gelenkstabilisierung 62
– – Histologie 14
– – Instabilität, Magnetresonanztomographie 141
– – Korbhenkelläsion 390, 460 f
– – kraniales, Läsion, Magnetresonanztomographie 143
– Läsion
– – Arthroskopie 158
– – Testverfahren 398
– – Lichtmikroskopie 15
– – Maße 63
– – Normalbefund 390
– posteriores, Läsion bei sportlicher Überkopfbelastung 462
– superiores
– – Korbhenkelriss 144
– – Läsion, SLAP-Läsion 389
– – – Einteilung 460 f
– – – bei sportlicher Überkopfbelastung 460 ff
– Verknöcherung 15

Labrum-Kapsel-Komplex s. Kapsel-Labrum-Komplex
LACS (Laser assisted capsular shrinkage; thermische Kapselschrumpfung) 161, 413
Lag Sign 82, 267
Lähmung, Humeruskopfsubluxation 382
Laser assisted capsular shrinkage (thermische Kapselschrumpfung) 161, 413
Laxität, konstitutionelle 380
– Hyperabduktionssyndrom 522
Lebensqualität bei Schulterinstabilität, WOSI 100
Leffert-Test 86
Lift-off-Test 80, 267
– aktiver 80
– passiver 82
Ligament s. auch Band
– glenohumerales 156 f
– – inferiores 18 ff, 64 f
– – – Aufbauvarianten 18 f
– – – Funktion 65
– – – Hyperabduktionstest 89 f
– – – Verlauf 65
– – mittleres 15 f, 18, 64 f, 156
– – – Abriss 389
– – – Insertionsvariante 390
– – – MRT-Befund 18
– – – Varianten 18
– – – Verlauf 65
– – superiores 17 f, 23 f, 64 f, 248, 310
– – – Läsion, luxationsbedingte 392
– – – Sonogramm 123
– – – Verlauf 64
– kapsulotendinöses 250, 256
Ligamentkomplex, kostoklavikulärer 368
Ligamentum
– acromioclaviculare 8
– – inferius 8, 351, 568
– – superius 8, 351, 568
– – – Klavikularesektion 360
– acromiohumerale 181
– conoideum 8 f, 351, 568
– coracoacromiale 8 f, 57, 156 f, 310, 351, 568
– – Abtrennung 290
– – Metaplasie, chondroide 257
– – Ossifikation 250
– – Röntgenaufnahme 110
– – Resektion 277 ff
– – – Indikation 278
– – – offene 279
– – sensorische Nervenendigungen 33 f
– – Sonographie 119 f
– – Transposition 581 f
– – – auf den Klavikulastumpf 360, 362
– – Zuggurtungsfunktion 8
– coracoclaviculare 8
– coracohumerale 21, 23 f, 64, 246, 310 f
– – Durchtrennung 346
– – Echogenität 133
– – fleischig-nodulär verdicktes 342
– – Funktion 24
– – Läsion, mediale 311

– – Transposition bei Rotatorenmanschettenrekonstruktion 295
– – Verlauf 64
– – vorderer Schenkel 123
– costoclaviculare 7, 368
– glenohumerale s. Ligament, glenohumerales
– humeri transversum 310
– interarticulare 7
– interclaviculare 7
– spinoglenoidale 13
– sternoclaviculare
– – anterius 7, 368
– – posterius 7, 368
– transversum scapulae 13, 25
– – inferius 13
– – Resektion 528
– – superius 351, 568
– trapezoideum 8 f, 351, 568
– – Hauptfunktion 8
Linearschallkopf, hochauflösender 118
Lippmann-Bizepstenodese 316
Lipom, Magnetresonanztomographie 145
Load-and-Shift-Test 88 f, 396
– modifizierter 400
Lokalanästhetikuminjektion, subakromiale 267 f
Low-grade-Synovialsarkom 491
Lump Sign 190 f
Luxatio
– erecta 401
– subcoracoidea 401
Luxation
– traumatische, Rotatorenruptur 303
– übersehene 344
Luxationsarthropathie 473
– akromioklavikuläre, Therapie, operative 584 f
– Endoprothetik 496
Luxationstasche, vordere, große 161

M

Magic-Angle-Phänomen 139
Magnetresonanztomographie 118, 136 ff
– Akromioklavikulararthrose 356
– Artefakt 136
– Arthrographie, indirekte 142
– Begutachtung 650
– Detektionssequenz 137
– Double-line-Zeichen 483 f
– 3 D-Sequenzen 137
– Gradientenechosequenz 136
– Hochfeldgerät 136
– Humeruskopfnekrose 482 ff
– Humerusosteosarkom 631
– Indikationsstellung 137
– Klavikulaosteolyse, laterale 356
– Knochenmetastasen 636
– Knochentumor 617, 619
– Kontraindikation 136
– Kontrastmittel 230
– Kontrastmitteleinsatz 137

– Kontrastmittelgabe, intraartikuläre 142
– Magic-Angle-Phänomen 139
– Niederfeldgerät 136
– – offenes 136
– Oberflächenspule 136
– Omarthrose 473
– Osteomyelitis, multifokale, chronisch rekurrierende 375
– rheumatoide Arthritis 230
– Säuglingsschulter 192
– Schultergelenkinfektion 216
– Schulterinstabilität 398, 400
– Spinechosequenz 136
– Sternoklavikulargelenkerkrankung 370 f
– Subakromialsyndrom 273
– Turbofaktor 137
– Turbo-Spin-Echo-Sequenz 136 f
– Untersuchungsposition 136
– Untersuchungsprotokoll 142
– Voraussetzungen 136
Magnuson-Stack-Muskeltransposition bei vorderer Schulterinstabilität 411
Malgaigne-Furche 388
Maloney-Linie 270
Marknagelung
– Humerusfraktur, proximale 539
– Humerusschaftmetastase 638
Mason-Allen-Durchflechtungstechnik 293
Matratzennaht, vertikale 292 f
McLaughlin-Subskapularis-Ansatzversetzung 426
MdE (Minderung der Erwerbsfähigkeit) 653 f
Mecmesin-Myometer 83 f
Melanommetastase, Magnetresonanztomographie 146
Mesakromion 6, 171
Mesoakromialfuge, offene 305 f
Metakromialfuge, offene 305
Metakromion 6, 171
Methotrexat 235
MGHL s. Ligament, glenohumerales, mittleres
Mikrotraumen, repetitive, Gebrauchshypermobilität 261
Military-Brace-Test 94, 523
Milwaukee-Schulter 321 f
Minderung der Erwerbsfähigkeit 653 f
Minimalosteosynthese 542
Möbius-Syndrom 179
Morenheim-Grube 26
Morgan-Nahttechnik, transglenoidale 412
MRT s. Magnetresonanztomographie
Musculus
– axillopectoralis 180
– biceps brachii 43
– – Caput longum 14
– – – Ursprungssehne s. Bizepssehne, lange
– – Funktion 43
– – Regeneration nach Armplexusrekonstruktion 188

Musculus, biceps brachii, Sehnenvarianten 180
– – Testung 81
– coracobrachialis 43
– – Funktion 43
– deltoideus (s. auch Deltamuskel) 43
– – Ablösung bei subakromialer Dekompression 281
– – Abspaltung von der Akromionlateralkante 290
– – Aplasie 178
– – Begleitverletzung bei Akromioklavikulargelenkverletzung 132
– – EMG-Aktivität 55
– – Force Couple 56
– – Funktion 43
– – Humeruskopfzentrierung 275
– – Querschnitt 54
– – Reinsertion
– – – bei Rotatorenmanschettenrekonstruktion 295
– – – transossäre, Nachbehandlung 282
– – Spaltung bei Rotatorenmanschettenrekonstruktion 289
– – Strangbildung, fibröse 181
– – Testung 79
– – Varianten 179
– – Zugrichtung 56
– infraspinatus 4, 13, 21, 42, 64, 156, 248
– – Atrophie bei sportlicher Überkopfbelastung 457, 464
– – EMG-Aktivität 55
– – Funktion 42
– – Gefäßversorgung 28
– – Innervation 30
– – Palpation 93
– – Querschnitt 54
– – Sonographie, Schallkopfposition 121
– – Testung 79 f
– – Zugrichtung 56
– latissimus dorsi 32, 40
– – Funktion 42
– – Sehnentransposition 194, 297 f
– – Testung 80
– – Varianten 179
– levator scapulae 41
– – Dysfunktion 148
– – Funktion 41
– pectoralis
– – Aplasie 179
– – Defekt 179
– – major 40
– – – Aplasie 178
– – – – partielle 178
– – – Funktion 40
– – – Sehnentransposition 297 f
– – – Verkürzung, Impingemententstehung 263 f
– – minor 40
– – – Funktion 40
– – – Sehnenvariante 181
– – – Varianten 179
– – – Verkürzung, Impingemententstehung 263 f

– – Varianten 179
– rhomboideus
– – major 41
– – – Funktion 41
– – minor 41
– – – Funktion 41
– serratus anterior 41
– – Ausfall 40
– – fehlender 179
– – Funktion 41
– – Parese 151
– – Varianten 179
– sternocleidomastoideus, schmerzhafter 355
– subclavius 42
– – Funktion 42
– – Varianten 179
– subscapularis 13, 24, 42, 64, 248
– – Ansatzversetzung 426
– – Beteiligung bei Rotatorenmanschettendefekt 287
– – Distanz zum Glenoidrand 30
– – Ersatz 297
– – Funktion 42
– – Gefäßversorgung 28
– – Innervation 30
– – Läsion bei Schulterluxation 391
– – Mobilisierung 30
– – Querschnitt 54
– – Riss 80
– – Ruptur bei Schulterluxation 415
– – Sehnenabriss 304
– – Sehneneinriss 463
– – Sehnenverlängerung 506
– – – plastische 478
– – Testung 80
– – Zugrichtung 56
– subscapularis-teres-latissimus 180 f
– supracoracoideus 4
– supraspinatus 4, 13, 21, 24, 42, 64, 248
– – Agonistenhypotonie 267
– – Antagonistenhypertonie 267
– – Atrophie 140
– – Degeneration, fettige 141
– – Funktion 42, 56
– – Gefäßversorgung 25, 28
– – Impression bei AC-Arthrose 356
– – Innervation 30
– – Jobe-Test 81
– – Palpation 93
– – Querschnitt 54
– – Sehne s. Supraspinatussehne
– – Sonographie, Schallkopfposition 121
– – Testung 79
– – Thomazeau-Tangentenzeichen 140
– – Zugrichtung 56
– teres
– – major 42
– – – Funktion 42
– – – Sehnentransposition 194
– – – Testung 80
– – – Varianten 179

– – minor 42, 248
– – – Entstehung 4
– – – Funktion 42
– – – Innervation 4
– – – Querschnitt 54
– – – Testung 79 f
– – – Varianten 179
– – – Zugrichtung 56
– trapezius (s. auch Trapeziusmuskel) 41
– – Aplasie 179
– – Begleitverletzung bei Akromioklavikulargelenkverletzung 132
– – Funktion 41
– – Pars
– – – ascendens, Dysfunktion 148
– – – descendens, schmerzhafte 355
– triceps brachii 43
– – Funktion 43
Muskelatrophie 151
– Magnetresonanztomographie 140
Muskelblasteme 5
Muskeldefekt 178 f
Muskeldegeneration, fettige 140
Muskelhypertrophie, proximale, Hyperabduktionssyndrom 522
Muskelhypotrophie bei geburtstraumatischer Plexusläsion 190
Muskelkontraktion, exzentrische, Belastungsgrenzenüberschreitung 452
Muskelkraft 54 ff
– Plexusläsion, traumatische 200 f
– wirksame 55
Muskelkraft-Skala 195
Muskelquerschnitt 54 f
Muskelschwäche, Sehnenüberlastung 260
Muskel-Sehnen-Transposition
– extrinsische 297
– intrinsische 296
Muskeltransposition
– Nachbehandlung 205
– bei Rotatorendefektarthropathie 305
– bei Schultergelenkdeformität 194
– Ergebnis 197
– bei traumatischer Plexusläsion 200, 203 f
– bei vorderer Schulterinstabilität 411
Myelitis, transverse 152
Myometer 102

N

Nachtschmerz 77, 266, 287
– Frozen Shoulder 149
– Tendinosis calcarea 321
Nackengriff 74
– Untersuchung 78
Nadelaspiration, Gelenkinfektionsnachweis 215
Nadelbiopsie 615

Naffziger-Test 148
Nagel-Patella-Syndrom 178
Nahttechnik, transglenoidale, bei vorderer Schulterinstabilität 411 f
Napoleon-Zeichen 80 f
Nativ-Computertomographie 117
Nebengelenk, subakromiales 9, 58, 65, 249, 251
Needling bei Tendinosis calcarea 323
Neer-II-Endoprothese 494
Neer-Impingementtest 96
Neer-Impingementzeichen 84
Neer-Klassifikation, Klavikulafraktur 598
Neer-T-Shift-Kapselraffung 407
Nervenblockade, selektive 56
Nervenendigung
– freie 33
– Golgi-ähnliche 33
– sensorische 32 f
Nerven-Gefäß-Kompression s. Kompressionssyndrom, neurovaskuläres
Nervenkompressionssyndrom beim Sportler 464
Nervus
– axillaris 4, 26, 29, 31 f
– – Dekompression 464
– – Gelenkäste 33
– – Kompression
– – – Musculus subscapularis-teres-latissimus 180 f
– – – beim Sportler 464
– – Läsion
– – – luxationsbedingte 401
– – – bei Schulterluxation 391
– – – bei Skapulafraktur 604
– – – Nervenkompressionssyndrom 150 f
– – Ramus circumflexus 32
– – Verlauf 32
– cutaneus
– – antebrachii medialis 29
– – brachii
– – – lateralis superior 32
– – – medialis 29
– dorsalis scapulae 29 f
– medianus 29, 31 f
– – Lokalanästhesieblockade, diagnostische 151
– musculocutaneus 29 f, 32
– – Schonung bei Arthroskopie 155
– pectoralis
– – lateralis 29 f
– – medialis 29 f
– phrenicus, Läsion, geburtstraumatische 187
– radialis 29, 31 f
– – Verlauf 32
– subclavius 29 f
– subscapularis 29, 33
– suprascapularis 13, 25 f, 29 f
– – Blockade, diagnostische 267
– – Dekompression 464
– – Ergebnis 529
– – Gelenkäste 33
– – Kompression 13
– – – beim Sportler 464

Sachverzeichnis

Nervus, suprascapularis, Leitungsblockade, selektive 56
– – Ramus infraspinatus, Kompressionsneuropathie 150, 528
– – Schädigung, sportartspezifische 457
– – Verlauf 31
– thoracicus longus 29 f
– – Läsion 150
– thoracodorsalis 29 f, 32
– ulnaris 29, 31 f
– – Verletzung bei Klavikulafraktur 601
Nervus-suprascapularis-Syndrom 6, 150, 527 ff
Neurolues 152
Neuropraxie, Plexus brachialis 186
Neurotmesis, Plexus brachialis 186
Neutral-Abduktions-Test 79 f
Neutral-Außenrotations-Test 79 f
Neutral-Innenrotations-Test 80
Non-Bankart-Läsion 389 f
Non-Outlet-Impingement 257, 264 f
– Dekompressionsoperation, subakromiale 278
Nozizeption 32

O

O'Brien-Test 82 f, 398
– falsch positiver 355
Obstetric brachial Plexus Lesion s. Plexusläsion, geburtstraumatische
Obstetric Paralysis s. Plexusläsion, geburtstraumatische
Omarthrose 73, 149, 157, 470 ff
– aktivierte 149, 475
– Arthro-CT 472
– Arthrodese 477
– – Ergebnis 478
– – 3-D-Darstellung 556
– Débridement, arthroskopisches 476
– – Ergebnis 478
– Definition 470
– Diagnostik 475
– Differenzialdiagnose 233
– Doppelosteotomie 476
– – Ergebnis 478
– Endoprothetik 477 f, 495 f
– – Ergebnis 478 f, 513
– Epidemiologie 474
– Gelenkpfannentypisierung 496
– nach Humeruskopfnekrose 481
– Magnetresonanztomographie 473
– nach operativer Gelenkstabilisierung 418 f
– Pathogenese 470 ff
– pathologische Charakteristika 471
– Pfannenstatus, präoperativer 500
– postoperative 474
– bei primärer synovialer Chondromatose 490
– Resektions-Interpositions-Arthroplastik 476
– – Ergebnis 478
– – Rotatorendefektarthropathie 304
– – sekundäre 229, 473
– Therapie 475 ff
– – konservative 476
– – operative 476 ff
– Ursache 470
Ontogenese 5 f
Onychoosteodysplasie s. Nagel-Patella-Syndrom
Os
– acromiale, mobiles 172
– omovertebrale 168, 171
– supracoracoideum 6
Ossifikation, heterotope 285
Osteitis, kondensierende, Klavikula 373
Osteoblastom 624
Osteochondrom, Prädilektionsort 612
Osteochondrosis dissecans, Arthroskopiebefund 157
– Gelenkchondromatose 489
Osteoidosteom 624
Osteolyse, spontane 464
Osteomyelitis
– multifokale, chronisch rekurrierende 374 ff
– – Magnetresonanztomographie 375
– – Röntgenbefund 374 f
– – SAPHO-Syndrom 375
Osteophyten 471
– Akromioklavikulargelenk 72
– klavikuläre 356
Osteoporose, steroidinduzierte, Verhinderung 235
Osteotomie
– bei Schultergelenkdeformität 194 f
– – Ergebnis 194 f
– bei traumatischer Plexusläsion 204
– – Ergebnis 209 f
Outlet-Impingement 257, 264 f

P

Pacini-Körperchen 33
de-Palma-Bizepstenodese 315
Palmaris-longus-Sehne, Sternoklavikulargelenkstabilisierung 593 f
Palm-up-Test 81 f, 96, 267
Palpationszeichen 92 f
Pancoast-Tumor 345
Pannus 222
– Magnetresonanztomographie 230
Parkinson-Krankheit 152
Parkinson-Syndrom 152
Parsonage-Turner-Syndrom 151
Patelladysplasie 178
Patte-Einteilung, Rotatorenmanschettendefekt 290 f
Patte-Score 100
PDS-Band 583
PDS-Kordel
– Akromioklavikulargelenkstabilisierung 583
– Sternoklavikulargelenkstabilisierung 593 f
Pectoralis-minor-Syndrom 520, 522
Periarthritis humeroscapularis 72, 247
Periarthropathie 72
Perthes-Läsion 390
Pfanne s. Glenoid
3-Phasen-Skelettszintigraphie 231
Physiotherapie
– bei Frozen Shoulder 345
– frühfunktionelle, nach Schultergelenkinfektion 218
– bei Subakromialsyndrom 277
Plattenosteosynthese
– Humerusfraktur, proximale 539 f
– Humerusmetastase 638 f
Plexographie 523
Plexus brachialis 26, 29 f
– Axonotmesis 186
– Beziehung zum Humeruskopf 548
– Entzündung 151
– Kompression 521
– Läsion s. Plexusläsion
– Neuritis, oligosymptomatische 150
– Neurotmesis 186
– Neuropraxie 186
– Pars
– – infraclavicularis 30 ff
– – – Fasciculus
– – – – lateralis 29 ff
– – – – medialis 29, 31
– – – – posterior 29, 31
– – supraclavicularis 30
– Überdehnung beim Sportler 464
– Verletzung bei Klavikulafraktur 601
Plexusblockade, axilläre, diagnostische 151
Plexuslähmung
– fast komplete 187
– geburtstraumatische 186 ff
– – Ätiologie 186
– – Diagnostik 186 f
– – bildgebende 187
– – Ersatzoperation 193
– – Folgeschäden 195
– – Klassifikation 186 f
– – Therapieergebnis 195 f
– – Therapiekonzept 193
– – Weichteil-Release 193
– komplette 187
– obere 186 f
– – erweiterte 187
Plexusläsion 186 ff
– geburtstraumatische 186 ff
– – Deformität, sekundäre 189 ff
– – Differenzialdiagnose 187
– – Prognose 188 f
– – Therapiekonzept 188
– – Sekundäroperation, Indikation 202
– traumatische 199 ff
– – Ätiologie 199
– – Diagnostik 200
– – Epidemiologie 199
– – Muskelkraft 200 f
– – Muskeltransposition 200, 203 f
– – – Ergebnis 207 f
– – – Nachbehandlung 205
– – – Operationsplanung 200
– – Osteotomie 204
– – – Ergebnis 209 f
– – – Nachbehandlung 205
– – 3-Phasen-Diagnostik 200
– – Röntgendiagnostik 200
– – Schulterarthrodese 200, 202 f
– – – Ergebnis 205 f
– – – Nachbehandlung 205
– – Therapie 200, 202 ff
Pneumothorax nach Klavikulafraktur 601
Poland-Syndrom 179
Polychemotherapie 619
Polyethylenglenoid 494
Polymyalgia rheumatica 152, 234
Post-Benca-Bizepstenodese 316 f
Posterior-Stress-Test 427
Power-Dopplersonographie 231
Präakromion 171
Press-up 459
Processus coracoideus 57, 248
– Abriss 8
– Dimensionen 8
– Ermüdungsfraktur 464
– Fehlbildung 173
– Fraktur bei Schulterluxation 383 f
– Knochenkern, persistierender 7
– Knochenkernentwicklung 6 f
– Knochenspangenabmeißelung 295
– Prominenz bei geburtstraumatischer Plexusläsion 189 f
– Sonographie 119
– Transposition an den Glenoidrand 404, 410 f
– – Erfolgskriterien 411
Processus-coracoideus-Klavikula-Synostose 177
Propriozeption 382
Prothese, inverse, nach Grammont 305
Provokationstest 96
PSC s. Chondromatose, synoviale, primäre
Pseudarthrose, kongenitale, Klavikula 175 f
Pseudoparalyse 79, 266
Pseudo-Sleeve-Avulsion 389
Pseudozyste 229
Pterygium colli 179
Pulsabschwächung bei Provokationsmanöver 523
Punktion 96
Push-up-plus 459
Pustulose 375
Putti-Platt-Kapselraffung 406 f
PUV s. Unfallversicherung, private

Q

Quadrantentest 77 f
Quadrilateral Space Syndrome 524

R

Radikulopathie, zervikale, beim Sportler 464
Radionuklid, osteotropes 619
Radionuklidangiographie 231
Radiosynoviorthese 235 f
– Nebenwirkung 236
Radiusköpfchenhypoplasie 178
Raum
– subakromialer s. Subakromialraum
– subkorakoakromialer s. Subakromialraum
RDA s. Rotatorendefektarthropathie
Reflexdystrophie, Differenzialdiagnose 233, 344
Regionalanästhesie, Schulterarthroskopie 155
Reiben
– intraartikuläres 475
– subakromiales 475
Reiskornbursitis 139
Reiter-Syndrom, Schultergelenkbeteiligung 226
Relocation Test 89 f
Repositionstest nach Jobe/Moynes 89 f
Resektionsarthroplastik bei rheumatoider Arthritis 238
Resektions-Interpositions-Arthroplastik
– Akromioklavikulargelenk 581
– Schultergelenk 238, 476
– – Ergebnis 478
Retrokorakoidplastik 295
Rezeptor
– korpuskulärer 35
– sensorischer 382
Rezeptortypen, artikuläre 33
Rezessus, axillärer 156
Rhenium-186-Sulfat, Synoviorthese 235
Rheumafaktoren 222, 227
Rheumatische Erkrankung 222 ff
– Ätiologie 222
– Definition 222
– Magnetresonanztomographie 230
– Röntgendiagnostik 227 ff
– Schultergelenkbeteiligung 225 f
– Serologie 225, 227
– Skelettszintigraphie 231
– Sonographie 230 f
– Sternoklavikulargelenkbeteiligung 374
– Synovektomie 236
Rhomboideusmuskulatur, Dysfunktion 148

Rhythmus
– skapulohumeraler 40, 52 f, 76
– – Störung
– – – funktionelle 148
– – – Subakromialsyndrom 266
– skapulothorakaler, Störung, Tennisspieler 457
RIAP s. Resektions-Interpositions-Arthroplastik
Riesenzelltumor
– Prädilektionsort 612
– Therapie 624
1. Rippe, Hypomobilität 522
Rockwood-Akromioplastik 279, 281
Rockwood-Klassifikation, Akromioklavikulargelenkverletzung 568, 571
Rockwood-Röntgenaufnahmetechnik 369
Röntgenaufnahme
– anterior-posteriore 270
– mit Armbelastung 574
– axiale 270
– Begutachtung 650
– standardisierte 105
– transaxilläre 270
– – Akromioklavikulargelenkverletzung 572
– Tumordiagnostik 615 f
Röntgendiagnostik 105 ff
– Schwedenstatus 108
– Traumaserie 532
Röntgenprojektion mit ansteigendem Strahlengang 356, 572
Roos-Test 94 f, 522
Rotationsstellung, Hawkins-Load-and-Shift-Test 89
Rotator Cable 23, 250, 256
Rotator Cuff 247
Rotatorendefektarthropathie 73, 265, 304 f, 473 f
– Röntgenbefund 304
Rotatorenintervall 17, 21 ff, 64, 310
– Aufbau 22 ff
– Definition 22
– Funktion 311
– insuffizientes 311
– Nervenendigungen 34
– Resektion 346
– Verletzung, traumatische 311
– Verschluss bei Kapselraffung 410
– Verstärkung, ligamentäre 23
Rotatorenintervallläsion 310 ff
– Arthroskopie 311 f
– isolierte, Magnetresonanztomographie 141
– Läsion der langen Bizepssehne 648
– Palm-up-Test 81 f
– Pathogenese 311
– bei Schulterluxation 391
– bei sportlicher Überkopfbelastung 463
– Therapie 311
Rotatorenmanschette 21 f, 156
– Abriss 389
– Altersveränderungen 251
– Anatomie 247 ff

– Anteil
– – kapsulärer 21
– – sehniger 21
– Anteiltransposition 287
– Ausriss bei Humerusfraktur 542
– Dekompression, Indikation 279, 286 f
– Destruktion, rheumatische 223
– Echogenitätsveränderung 124, 127 f
– Entlastungsinzision 292
– Entwicklung 4
– fehlende 126 f
– Force Couple 56
– Funktion 246
– Gefäßversorgung 28 f
– Impingementzeichen 72
– Inhomogenität, sonographische 127
– Kalibersprung 126
– Kalkdepot, Y-Aufnahme 106
– Kollagenfaserbündel-Verflechtung 23
– Kraft, resultierende 380
– Kraftverhältnisse 249 f
– Ligament
– – kapsulotendinöses 250, 256
– Luxationsruptur 646
– Magnetresonanztomographie 139 ff
– Massendefekt 474
– Massenruptur, nicht rekonstruierbare 158
– Mobilisation 291
– Nervenendigungen 34
– – sensorische 32
– Ontogenese 6
– Palpation 93
– Partialdefekt 252 f, 291, 463
– – Débridement, arthroskopisches 285
– – Definition 252
– – luxationsbedingter 391
– Partialruptur
– – Magnetresonanztomographie 139
– – Schweregradeinteilung 139
– Reißfestigkeit 646
– Schicht
– – kapsuläre 259
– – tendinöse 259
– Schichtenkonstruktion 249
– Schwächung, strukturelle 264
– Sonographie 118 ff, 269, 475
– – pathologischer Befund 124, 126 ff
– – postoperative 129 f
– Strukturveränderung, sonographische 124, 127 f
– Tendopathiezeichen 72
– Totaldefekt 291
– Vaskularisation 249
– Veränderung, degenerative, Pathogenese 249 ff
– Verbreiterung 127
– Verflechtungszone 22
– Verkalkung, Sonographiebefund 128

– Verletzungsmechanismus 646 f
– Verschmälerung 126, 269
– Verschmelzung 6
– Verwringungsmechanismus 246
– Zone
– – avaskuläre 119, 249, 259
– – echoarme 124, 127 f
– – echoreiche 124, 127 f
– – – bei Verkalkung 128
– – kritische 119, 249, 259
– Zugang 288 f
– – transakromialer 289
Rotatorenmanschettendefekt 72, 252 ff
– Abduktions-Außenrotations-Test 80
– Adduktion, spannungsarme, an den Thorax 288
– Akromioklavikulararthrose 352
– Akromioklavikulargelenkzyste 354
– Armfalltest 85 f
– Ausdehnung, sagittale 290 f
– Ausmaß 289
– Beginn 252
– Beschwerden 287
– Beweglichkeit, passive 79
– Darstellung 288 f
– Débridement 288, 291
– Dekompression, Indikationsstellung 279, 287
– mit dystropher Gelenkverkalkung 321 f
– Einteilung 290 f
– Endoprothesenimplantation 509
– Ersatzoperation 296 ff
– Erstbeschreibung 247
– Größe 130
– großer, Operationsergebnis 287
– Häufigkeit 254 ff
– Humeruskopfstellung 254
– irreparabler 288
– Kapsel-Sehnen-Dissektion 253
– kompletter
– – Definition 252
– – Fortschreiten 256
– – Lokalisation 252
– Mini-open-Repair 296
– Neutral-Außenrotations-Test 79
– Omarthrose 473 f
– Operationsindikation 286
– posttraumatischer 72
– Sehnenretraktion 253
– Sehnenverankerung 288
– Sonographiebefund 129 f
– sportliche Überkopfbelastung 456 f
– Therapie
– – Ergebnis 283 ff
– – Fehlschlag 285
– Verschluss 288
Rotatorenmanschettenerkrankung 246 ff
– Anamnese 266
– Arthroskopie 158 ff

Rotatorenmanschettenerkran-
kung, Diagnostik 265 ff
– – klinische 266 f
– Injektionsverfahren, diagnos-
tisches 267 f
– Röntgendiagnostik 270 f
– Sonographie 269
– Terminologie 72
– Therapie 273 ff
Rotatorenmanschettenkräfti-
gung,
Übungen 458 f
Rotatorenmanschettenläsion
– akute Phase 648
– Ätiologie 645
– Befund
– – zum Gutachten 652
– – pathomorphologischer 652
– Begutachtung 645
– Beurteilungskriterien 652
– postakute Phase 648
– Primärbefund, klinischer 652
– bei Schulterluxation 391
– subakute Phase 648
– Unfallmechanismus 652
– Vorgeschichte 652
– Vorkommen 645
– Vorzugslokalisation 119
Rotatorenmanschettenrekons-
truktion 286 ff
– Aktivitätsphase 301 ff
– arthroskopische, minimal-
offen-assistierte 296
– Beschwerdepersistenz 149
– Bursaversorgung 295
– Débridement 291
– Deltamuskelrefixation 295
– Entlastungsinzision 292
– Ergebnis 297, 307 ff
– Exzision 292
– Gelenkraumverschluss 295
– Identifikation der Strukturen 290
– Indikation 286 ff
– Infektion 306
– Intermediärphase 301
– Inzision, plastische 292
– Kapselrelease 291 f
– Kombizugang 289
– – Hautschnitt 304
– Komplikation 306
– Kräftigungsphase 301 f
– Lagerung, postoperative 300
– Manschettenmobilisation 291
– Nachbehandlung 299 ff
– – krankengymnastische 300 f
– offene, arthroskopisch assis-
tierte 296
– Operationstraumareaktion 299
– Protektionsphase 301
– Rezidivdefekt 307
– – Häufigkeit 309
– Rezidivoperation 305
– Schultersteife
– – postoperative 303
– – präoperative 303
– Score nach Wolfgang 100
– Sehnentransposition 295
– Sehnenverankerung 292 ff
– Technik 288 ff

– Therapie, physikalische, post-
operative 300
– UCLA-Score 98
– Verlauf, postoperativer 300
– Ziel 288
– Zugang 288 f
– – transakromialer 289
Rotatorenmanschettenruptur
– Begutachtung 646
– Definition 252
– entzündliche Reaktion 114
– inkomplette 286
– – Arthroskopie 159
– intratendinöse 286
– ischämiebedingte 28
– komplette 286
– – Arthrographie 113 f
– – Arthroskopie 160
– Magnetresonanztomographie 140
– Operationsindikation 286
– partielle, Arthroskopie 159
– bei Schulterluxation 415
– Schweregradeinteilung 140
– Score nach Reichelt 100
– traumatische 254, 387
– – Spontanverlauf 647 f
– Verletzungsmechanismus
– – potenziell geeigneter 647
– – ungeeigneter 647
Rotatorenmanschettenstümpfe
– Armierung 290
– Retraktion 290
Rotatorenmanschettenverkal-
kung 72, 317 f
– Differenzialdiagnose 321
– Klassifikation 320
– Subakromialsyndrom-Phase,
hochakute 319
Rotatorenruptur bei traumati-
scher
Luxation 303
Rotatorensehnendekompression 277
Rowe-Score 99
Rowing 459
Rückenschwimmen,
Subakromialsyndrom 456
Rucksackverband 599
Ruffini-Körperchen 33
Rumpfwirbelsäule, Unter-
suchung 77
Rundzellsarkom, Prädilektions-
ort 612

S

Säbelhiebhautschnitt 288
SAPHO-Syndrom 375 f
– Differenzierung 376
– Knochenszintigraphie 372
SAS s. Subakromialsyndrom
Säuglingsschulter
– Computertomographie 192
– Magnetresonanztomographie 192
– Sonographie 192
Scalenus-anterior-Syndrom 521 f
– Therapie 524

Scalenus-minimus-Syndrom 521 f
– Therapie 524
Scapula alata 40, 179
SCCH (sternokostoklavikuläre
Hyperostose) 374, 376
SC-Gelenk s. Sternoklavikular-
gelenk
Schadensbegriff 642
Schallkopfposition 119 ff
– dorsal-transversale 121
– korakoakromiale 119 ff
– kranial-transversale 121 f
– parasagittale 121 f, 576
– superior-transversale 575
– ventral-transversale 121
Schlüssellochplastik, Bizepsseh-
ne, lange 316, 463
Schmerz, übertragener 152
Schmerzsyndrom, subakromia-
les, Differenzialdiagnose 233
Schnürsenkelnaht, Sehnenrand-
verankerung am Humerus 292 f
Schraubenosteosynthese
– Humerusfraktur, proximale 540
– Tuberculum-majus-Fraktur 541
– Tuberculum-minus-Fraktur 541
Schulter
– Bewegungsrichtung 74
– Entwicklung 4 ff
– Gefäßversorgung 25 f
– Impingement 72
– Kombinationsbewegungen 74
– Röntgenschema 270
– verkürzte 590
Schulteramyotrophie, neuralgi-
sche 151
Schulterarthrodese
– Nachbehandlung 205
– bei rheumatoider Arthritis 238
– Technik 203
– bei traumatischer Plexusläsi-
on 200, 202 f
Schulterarthrographie 272
Schulterarthroskopie 154 ff
– Anästhesie 155
– Durchführung 155
– Lagerung 154 f
– Standardzugang 155
Schulterbeweglichkeit, auffäl-
lige 177
Schulterbewertungsskala 196 f
Schulterblatt s. Skapula
Schultereckgelenk s. Akromio-
klavikulargelenk
Schulterendoprothese
– dislozierte 240
– Frühkomplikation 241
– totale, aseptische Lockerung 241
Schultererkrankung
– Differenzialdiagnose 148 ff
– – neurologische 151 f
– – neuroorthopädische 150 f
– – orthopädische 148 f
– – orthopädisch-rheumatolo-
gische 152

– rheumatische s. auch Arthri-
tis, rheumatoide
– – Definition 222
– – Diagnostik 223 ff
– – Differenzialdiagnose 233 f
– – Doppelosteotomie 237
– – Endoprothetik 239 ff
– – Resektionsarthroplastik 238
– – Therapie 234 ff
– – Terminologie 72 ff
Schulterfunktion
– Klassifikation 195 f
– Simple Shoulder Test 99
Schultergelenk s. auch
Glenohumeralgelenk
– Arthrodese 217, 219
– Außenrotationseinschrän-
kung 149
– Azetabulisierung 229
– Computertomographie 272
– Débridement
– – arthroskopisches 217
– – chirurgisches, offenes 217
– Einsteifung nach subakro-
mialer Dekompression 282
– Funktion der langen Bizeps-
sehne 25
– Hemiprothese 239
– Infektionsweg 217
– Innenrotationseinschränkung 149
– Katheterdrainage, perkutane 217
– Kontrolle, propriozeptive 32
– Magnetresonanztomographie 136
– – bei rheumatoider Arthritis 230
– Nervendigungen 34
– Ontogenese 5
– Resektionsarthroplastik 238
– Rezeptoren, sensorische 382
– Röntgenaufnahme
– – anterior-posteriore 475
– – axiale 475
– Schwachpunkt 22
– Sekundärarthrose 229
– Sonographie 192, 230 f
– Veränderung, rheumatische 228
Schultergelenkbeweglichkeit 50 ff
Schultergelenkchirurgie,
Infektionsprophylaxe 216
Schultergelenkdeformität
– Computertomographie 192
– bei geburtstraumatischer
Plexusläsion 189 ff
– MRT-Bild 192
– Osteotomie 194 f
– Ergebnis 197
– Sehnentransposition, Ergeb-
nis 197
– Sonographie 192
Schultergelenkdestruktion
– Arthritis, infektassoziierte 232
– rheumatische 223, 228
– – Begleitzysten 229

Schultergelenkersatz
- Infektion 214
- - Therapie 217
- totaler 239 ff
Schultergelenkinfektion 214 ff
- Antibiotikatherapie 216
- Arthroskopie 158
- Aspirationsdiagnostik 215
- Ätiologie 214
- Diagnostik 215
- - bildgebende 215
- Differenzialdiagnose 216
- Gelenkflächendestruktion 218
- Komplikation 218
- Nachbehandlung 218
- Physiotherapie, frühfunktionelle 218
- Prophylaxe 216
- Therapie 216
- - operative 217 f
Schultergelenkinstabilität s. Schulterinstabilität
Schultergelenkkapsel (s. auch Gelenkkapsel; s. auch Kapsel) 15 ff
- Abriss am Humerus 389
- anteroposteriore, arterielle Versorgung 28
- anterosuperiore, Ausweitung 393
- Ausdehnung, Rückenschwimmer 456
- Defekt, anterosuperiorer, traumatischer 391 f
- Dehnung, traumatische 387
- dorsale, Plikatur 427
- Einriss 389 f
- - intermediärer 389
- Funktion 63 f
- Gelenkstabilisierung 384
- hintere, Ausweitung 428
- inferiore, Release, arthroskopisches 162
- Komplex
- - anteroinferiorer 20
- - posteriorer 20
- - superiorer 20
- Laxität 428, 433 f
- Nervenendigungen, sensorische 32
- Oberfläche 64
- posteroinferiore
- - Ausweitung 427
- - - Arthro-MRT 433
- Raffung 404, 406
- Reißfestigkeit 389
- Ruptur 387
- ventrale, fehlende 418
- Verstärkungszüge 64, 156
Schultergelenkkapsel
- Raffung
- - Folgeschaden 418
- - konzentrische 407
- - Schrumpfung, thermische 413, 415
- - bei atraumatischer unwillkürlicher hinterer Instabilität 429
Schultergelenkkontraktur
- Behandlung 193
- - Ergebnis 197
- - mit Reposition 193
- - Sehnentransposition 194

Schultergelenkkörper, Resorption, progrediente 229
Schultergelenklaxität
- konstitutionelle 434 f
- luxationsbedingte 435
- sekundäre 435
Schultergelenkluxation s. Schulterluxation
Schultergelenkpfanne s. Glenoid
Schultergelenkprothese, Reimplantation nach Infektionsbehandlung 217 f
Schultergelenkpunktion 217
Schultergelenkspalt, Verschmälerung 228 f
Schultergelenkstabilisierung
- arthroskopische 160 f
- - bei atraumatischer unwillkürlicher hinterer Instabilität 429
- - Ergebnis 421
- operative
- - Folgeschaden 418 f
- - Hardware-Komplikation 419
Schultergelenkstabilität 59 ff
- Beeinträchtigungsfaktoren 60
- Gelenkkapselfunktion 18 f
- Ligamenteinfluss 20
Schultergürtel 7 f
- Beweglichkeit, aktive, Messung 78
- Entwicklung 4
- Fehlhaltung, Frozen Shoulder 343
- Muskelkräfte 54 ff
Schultergürtelinstabilität 603, 605
- Skapulafraktur 606
Schultergürtelknochen, Ontogenese 5
Schultergürtelmetastasen, Therapieschema 637
Schultergürtelmitbewegung 39
Schultergürtelmuskulatur, Varianten 179
Schultergürtelsyndrom, neurovaskuläres 93 f, 148, 520 ff
- Diagnosestellungsverzögerung 521
- Diagnostik 521 ff
- - elektrophysiologische 523
- Differenzialdiagnose 524
- Distraktionstyp 523
- Druckschmerzpunkte 523
- Epidemiologie 520 f
- Erkrankungsbeginn 520
- Kompressionstyp 523
- Krankengymnastik 524
- posttraumatisches 520
- Provokationstests 148
- beim Sportler 464
- Therapie 524
- Therapieergebnisse 525
- Untersuchung, neurologische 523
Schultergürteltumor
- En-bloc-Resektion 633
- maligner
- - Behandlungssystem, chirurgisches 621
- - Therapieschema 620
- - Resektion 620
- - weite 633

Schulterhebetest, passiver 523
Schulterhebung, beidseitige 78 f
Schulterinfektion 214 ff
Schulterinstabilität 60
- Anamnese 394
- anteroinferiore 311
- anteroposteriore 311
- Arthroseentstehung 473
- Arthroskopie 160 f
- atraumatische 394
- - Kind/Jugendlicher 437 f
- Begutachtung 644
- Beurteilungskriterien 652
- bidirektionale 393
- - bei multidirektionaler Laxität 435
- Computertomographie 398 f
- Diagnostik 395 ff
- - bildgebende 398 ff
- Graduierung beim Sportler 262
- hintere 424 ff
- - atraumatische, Kind/Jugendlicher 438
- - bei multidirektionaler Laxität 435
- - posttraumatische 426 ff
- - - Diagnostik 426 f
- - - Therapie 427 f
- - bei sportlicher Überkopfbelastung 454 f
- - T-Shift-Kaspelraffung 418
- - unwillkürliche
- - - atraumatische 428 ff
- - - - Therapie 428 ff
- - - - Therapieergebnisse 431 ff
- - - willkürliche 432 ff
- - - Therapie 434
- Impingement, sekundäres 261 ff
- Kind/Jugendlicher 437 ff
- Klassifikation 393 ff
- kontralaterales Auftreten nach Operation 393
- Lebensqualität, WOSI 100
- Magnetresonanztomographie 398, 400
- multidirektionale 203, 393, 434 ff
- - Ätiologie 435
- - Diagnostik, präoperative 436
- - Differenzialdiagnose 435 f
- - Komplikation 436
- - operative Therapie 436
- - Rekonstruktion, offene 437
- - Rezidivrate 436
- - bei sportlicher Überkopfbelastung 454
- - Stabilisierung, arthroskopische 436
- - T-Shift-Kaspelraffung 418
- - vorwiegend hintere 436
- - vorwiegend vordere 436
- - posteroinferiore, willkürliche, bei multidirektionaler Laxität 436
- - posttraumatische 394
- - - Kind/Jugendlicher 438
- - rezidivierende 160
- - bei sportlicher Überkopfbelastung 453 ff

- Röntgenstandardprojektion 399
- Spätfolgen, Begutachtung 644
- bei sportlicher Überkopfbelastung 453 ff
- - - Therapie 458 ff
- Subakromialsyndromentstehungstheorie 261 ff
- Untersuchung
- - klinische 395 ff
- - in Narkose 400 f
- vordere
- - atraumatische 403 ff
- - - Operationsindikation 404
- - - Therapie
- - - - konservative 404
- - - - operative 405
- - Bankart-Opertion 406
- - Eden-Hybinette-Operation, modifizierte 410
- - Humerusdrehosteotomie 410
- - Kapsel-Labrum-Komplex-Refixation, intraartikuläre 412 f
- - Kapselraffung 406
- - Knochenblockoperation 410
- - Korakoidtransposition 410
- - Muskeltransposition 411
- - Nahttechnik, transglenoidale 411 f
- - posttraumatische 403 ff
- - - Operationsindikation 404
- - - Therapie
- - - - konservative 404
- - - - operative 405
- - Spanplastik 410
- - Stabilisierung
- - - arthroskopische 411 ff
- - - - Ergebnis 412, 421
- - - - Fehlermöglichkeiten 415
- - - offene, Ergebnis 422 f
- - Stapling 411
- - T-Shift-Kapselraffung 407 f
- - unidirektionale, bei multidirektionaler Laxität 435
- - willkürliche, bei multidirektionaler Laxität 436
- Vorgeschichte 651
Schulterluxation
- angeborene 173
- hintere
- - Arthro-CT 425
- - atraumatische, Positionstyp 428
- - Röntgenbild 425
- - traumatische 425 f
- - - Therapie 425 f
- - verhakte 425
- - rezidivierende 426
- - veraltete 425 f
- - willkürliche 434
- - posteroinferiore, posttraumatische, rezidivierende 427 f
- - reponierte, Magnetresonanztomographie 143
- - rezidivierende
- - - Arthro-Computertomographie-Befund 116
- - - Arthrographiebefund 114

Schulterluxation, Rotatorenintervallläsion 391
– Rotatorenmanschettenläsion 391
– spontane, rheumatisch bedingte 227
– Subskapularismuskelläsion 391
– traumatische 387 ff, 401 ff, 425 f
– – Inzidenz 393
– – Komplexverletzung 387
– – Arthro-CT 392
– – Röntgenbild 392
– – Läsionstypen 387 ff
– – Prognose beim Sportler 454
– – Spontanverlauf 393
– – Unfallmechanismus 386 f
– verhakte, bei sportlicher Überkopfbelastung 454
– Verletzungsmechanismus 644
– vordere
– – bei forcierter Armaußenrotation 386
– – Korakoidfraktur 383 f
– – posttraumatische
– – – Kind/Jugendlicher 438
– – – rezidivierende, Operationsverfahren 404
– – Reposition 401 f
– – Rezidiv 393, 415, 417 f
– – Therapieergebnis, unbefriedigendes 417
– – traumatische 401 ff
– – – Begleitverletzung 415 ff
– – – Humeruskopfreposition 401 ff
– – – Klassifikation 401
– – – Komplikation, neurologische 403
– – – Therapie 401 ff
– willkürliche 395
Schultermuskulatur 54 ff
– EMG-Aktivität 55
– Gelenkstabilisierung 66
– Nervenblockade, selektive 56
– Zugrichtung 56
Schulterpalpation 92 f
Schulterparadoxon 51
Schulterregion, Untersuchung 76 ff
Schulterschmerz
– funktionell bedingter 148
– hochakuter 319
– Nervus-suprascapularis-Syndrom 527
– Rotatorenmanschettendefekt 287
– übertragener 152
Schulter-Schublade 396
Schulterscore 98 ff
Schultersonographie 215
– Normalbefund 122 ff
Schulterstabilisierung, extraartikuläre, Zugang 155
Schultersteife s. auch Frozen Shoulder
– Arthrographie 115 ff
– Arthroskopie 161 f
– bei posttraumatischer Humeruskopfnekrose 487

– vor Rotatorenmanschettenrekonstruktion 303
– nach Rotatorenmanschettenrekonstruktion 303
– sekundäre, Begutachtung 644
– Ursache 340
Schultersubluxation
– atraumatische, Kind/Jugendlicher 438
– posteroinferiore, posttraumatische, rezidivierende 427 f
– willkürliche 395
Schultertrauma
– direktes 386
– indirektes 386
– Plexusläsion 199
Schulterverletzung, sportartspezifische 450 ff
Schürzengriff 74, 80
– Schultersonographie 124
Schwedenstatus 108
Schwerathlet, Klavikulaosteolyse, laterale, spontane 464
Schwimmerschulter 524
Score
– nach Blauth 100
– nach Ha'Eri 100
– idealer, Anforderungen 98
– nach Reichelt 100
– nach Wolfgang 100
Scoring-System 98 ff
Sehnendefekt, degenerativer 259
Sehnendegeneration 251 f
– belastungsbedingte 259
– biologisch begründete 259
– Subakromialsyndromentstehungstheorie 259
Sehnendissektion 253
Sehnenelastizitätsverlust 267
Sehnenersatz, orthotoper 296
Sehnenretraktion, Rotatorenmanschettendefekt 253
Sehnenruptur, spontane, Leistungssportler 464
Sehnenveränderung, degenerative 252
Sehnenverankerung
– arthroskopische 296
– bei Rotatorenmanschettendefekt 288
– bei Rotatorenmanschettenrekonstruktion 292 ff
Sehnenverkalkung, Zyklus 318
Selective capsular Shift 407 f
Semitendinosussehne, Schultergelenkkapselrekonstruktion 418
Serratus-anterior-Parese 150
SF 36 100
SGHL s. Ligament, glenohumerales, superioris
Shift, glenoidseitige 407, 410
Shoulder Pain and Disability Index 99
Shoulder-Shrug-Test 369
Sichelphänomen 482
Sichelzellanämie, Knochennekrose, aseptische 481 f
Signe de Clairon 81, 287
Simple Shoulder Test 99
Skalenusdreieck 520
Skalenuslücke, hintere 29

Skapula 13
– Bewegungsebenen 50
– fehlrotierte, hypoplastische 172
– Gefäßversorgung 28
– glenoidnahe, Knochendichte 13 f
– Knochenkernentwicklung 6
– Positionierungskontrolle 40
– Ruheposition 52
Skapulaanlage, Verknöcherung 5
Skapulabeweglichkeit 76
– eingeschränkte 168
Skapulabewegungsausschläge, extreme, sportartbedingte 527
Skapuladepression 50, 52
Skapuladeszension 5
Skapuladoppelung 173
Skapuladysfunktion 148
Skapulaebene 52
Skapulaelevation 50, 52
Skapulafehlbildung 168 ff
– Nagel-Patella-Syndrom 178
Skapulaflügeln 432, 434
Skapulafraktur 603 ff
– Diagnostik 608
– 3-D-Rekonstruktion 608
– Einteilung 603
– Epidemiologie 607 f
– extraartikuläre 604
– Humerusbeteiligung 603
– mit Humerusfraktur 606
– intraartikuläre 605 f
– Kombinationsverletzung 606
– Pathogenese 603 ff
– Ruptur der korakoklavikulären Bänder 606
– Therapie 608 f
Skapulahals, Korrekturosteotomie 175
Skapulahalsfraktur 603 ff
– dislozierte 607
– eingestauchte 605
Skapula-Index 5
Skapulakaudalisierung, dynamische 170
Skapula-Klavikula-Bewegungseinheit 8
Skapulamehrfragmentfraktur 609
Skapulametastase 638
Skapulamuskelatrophie 287
Skapulamuskulaturkräftigung, Übungen 458 f
Skapulaosteotomie bei hinterer Schulterinstabilität 430
Skapula-Pfannen-Winkel 117
Skapulaprotraktion 50, 52, 350, 567
Skapularandleisten 6
Skapularesektion
– extraartikuläre 621
– weite 626
Skapularetraktion 50, 52, 350, 567
Skapularotation 50, 52, 567
– bei Armabduktion 350
Skapulastellung 76
– Hyperabduktionssyndrom 522
Skapulatrümmerfraktur 609

Skapulatumor 614
– maligner 626
– Therapie 621, 626
Skapulaventralisierung, Frozen Shoulder 343
Skapulaveränderung in der Evolution 4 f
Skapulaverschiebung nach kranial, frühkindliche 168
Skapulawinkel
– medialer, Höhe bei Sprengel-Deformität 169
– unterer, Bewegung 76
Skapulazeichen nach Putti 190 f
Skapulektomie
– partielle 621
– radikale 626
– – Rekonstruktion 626
– totale 621
– – intraartikuläre 621
Skelettentwicklung 5 ff
Skelettmetastasen s. Knochenmetastasen
Skelettmuskulatur
– Maximalkraft 54
– Ontogenese 5
Skelettszintigraphie s. auch Szintigraphie
– Knochenmetastasen 636 f
– Knochentumordiagnostik 619
– bei rheumatoider Arthritis 231 f
Skeletttuberkulose 149
Skip-Läsion 617, 619
SLAP-Läsion 390 f, 463
– Arthro-MRT 462
– Arthroskopie 158, 391
– Gelenkinstabilität 391
– Magnetresonanztomographie 143 f
– O'Brien-Test 82 f
– Snyder-Klassifikation 143
– bei sportlicher Überkopfbelastung 460 f
Snyder-Einteilung
– Rotatorenmanschettendefekt 291
– SLAP-Läsion 143
Solitary fibrous Tumor 633
Sonographie 118 ff
– Akromioklavikulararthrose 357
– Akromioklavikulargelenkverletzung 574 ff
– apparative Voraussetzungen 118
– Artefakt 134
– Befundinterpretationsfehler 133
– Begutachtung 650
– echoarme Zone 134
– echoreiche Zone 133
– bei Frozen Shoulder 344
– Grenzschichtveränderung 133
– Horizontalschnitt, dorsaler 123 f
– Indikation 118
– Infektionsnachweis 215
– Normalbefund 122 ff
– bei rheumatoider Arthritis 230 f
– Rotatorenmanschette 475

Sonographie, Schallkopfposition 119 ff
– – dorsal-transversale 121
– – korakoakromiale 119 ff
– – kranial-transversale 121 f
– – parasagittale 121 f, 576
– – superior-transversale 575
– – ventral-transversale 121
– Schulterinstabilität 398 f
– Standard-Schallkopfposition 119
– Sternoklavikulargelenkerkrankung 371
– bei Subakromialsyndrom 119 ff, 269
– Sulkusschnitt 121, 123
– Transversalschnitt
– – dorsaler 124
– – ventraler 123
– Untersuchung, dynamische 124
– Untersuchungstechnik 122
Sozialrecht 642
SPADI (Shoulder Pain and Disability Index) 99
Spanplastik
– bei hinterer Schulterinstabilität 431
– bei vorderer Schulterinstabilität 410, 420 f
SPECT-Szintillationskamera 231
Speed-Test 81 f, 96, 267
Spina scapulae
– – Abgangswinkel 9
– – Abrissfraktur 464
– – Fraktur 604
Spinatimuskelatrophie 527
Spinechosequenz 136 f
Spondylarthritis
– hyperostotica pustulopsoriatica 376
– Schultergelenkbeteiligung 226
Spondylarthropathie 227
– Schultergelenkbeteiligung 226
Spondylitis ankylosans, Schultergelenkbeteiligung 226, 234
Sporn, ethesiopathischer 271
Sprengel-Deformität 168 ff
– Cavendish-Schweregradeinteilung 169
– Diagnostik 169 f
– – bildgebende 170
– Epidemiologie 168
– Holt-Oram-Syndrom 172
– Komplikation 170
– Pathogenese 168
– Rigault-Einteilung 169
– Röntgenbefund 170
– Therapie 170
– – operative 170 f
SST (Simple Shoulder Test) 99
Stabilisierung
– akromioklavikuläre, PDS-Kordel 583
– korakoklavikuläre 600
– – PDS-Kordel 583
Stabilitätsquotient, Glenohumeralgelenk 62 f
Stabilitätssektor, Glenoid 62
Standardröntgenaufnahme 105
Stanzbiopsie, Tumordiagnostik 615

Stapling bei vorderer Schulterinstabilität 411
Steinmann-Nagel, Klavikulafraktur 600
Stenose, subakromiale, kongenitale 259, 270
Stereophotogrammetrie, computergestützte 10
Sternoklavikulararthrose 373
Sternoklavikulargelenk 7 f, 368 ff
– Arthrodese 595
– Beweglichkeit 368
– Bewegungen 52
– Doppel-Aufnahme nach Zimmer 111 f
– Funktionsprüfung 351
– Gelenkflächen 368
– Infektion 376
– Instabilitätszeichen 91
– Irritationszeichen 92
– Kapsel-Band-Verletzung, Schweregrade 589
– ligamentäre Sicherung 368
– Palpation 93
– Zugang 593
Sternoklavikulargelenkerkrankung
– Computertomographie 369 f, 373
– Magnetresonanztomographie 370 f, 375
– rheumatische 374
– Röntgendiagnostik 369 f
– Sonographie 371
– Therapie 372 f
– – operative 373
Sternoklavikulargelenkluxation
– Diagnostik 590
– – bildgebende 591
– hintere 589 f
– – Operationsindikation 595
– – Reposition
– – – Traktions-Abduktions-Technik 591 f
– – – Traktions-Adduktions-Technik 591
– nicht reponierte 590
– Reposition, geschlossene 591 f
– Richtung, Einflussfaktoren 589
– Sonographie 371
– spontane 590, 592
– Therapie
– – Komplikation 595 f
– – konservative 591
– – operative 592 f
– veraltete 595
– vordere 589 f
– – Operationsindikation 595
– – Reposition 591 f
– – Unfallmechanismus 589
Sternoklavikulargelenkluxationsfraktur 589
– Operationsindikation 595
Sternoklavikulargelenkstabilisierung 594
Sternoklavikulargelenksubluxation
– Diagnostik, bildgebende 591
– persistierende 590
– spontane 590, 592

Sternoklavikulargelenkverletzung 589 ff
– Diagnostik 590 f
– – bildgebende 591
– Therapie 591 ff
– – Komplikation 595 f
– – konservative 591 f
– – operative 592 ff
Steroid s. Corticosteroid
Stimson-Technik, Humeruskopfreposition 402
Stoßwellentherapie, extrakorporale 346
– bei Subakromialsyndrom 277
– bei Tendinosis calcarea 323
– – Ergebnisse 325 f
Subakromialraum
– Anatomie, arthroskopische 157
– Dach 8 f
– Darstellung 288 f
– Débridement 160
– Einengung 9
– Endoskopie 154 f
– – Zugang 155
– Gelenkkörper, freie 158
– Kräfte 58 f
– Nervenendigungen, sensorische 32
– Volumenvermehrung 249 f
– Y-Aufnahme 106 ff
– Zugang 288
Subakromialsyndrom 72, 246 ff
– mit AC-Arthrose 74
– mit ACG-Impingement 72
– adhäsives 72, 250, 264 f
– akute Phase bei Rotatorenmanschettenverkalkung 319
– Anamnese 266
– Arthrographie 272
– Ätiologie, aktuelles Konzept 263 ff
– belastungsbedingtes 259 f
– Bursographie 272
– CT-Arthrographie 272
– Dekompressionsoperation 277
– – Indikationsstellung 263
– Diagnostik 265 ff
– – klinische 266 f
– einfaches 250, 265
– funktionelle Normalisierung 275
– Impingementtheorie 256 ff
– Injektionsverfahren, diagnostisches 267 f
– Instabilitätstheorie 261 ff
– Krankengymnastik 276
– Magnetresonanztomographie 273
– Neer-Klassifikation 264 f
– – modifizierte 265
– Nozizeption 249
– Palm-up-Test 81
– Pathogenese
– – aktuelles Konzept 263 ff
– – Neer-Theorie 257
– Physiotherapie, detonisierende 277
– Röntgendiagnostik 270 f
– bei Rotatorendefektarthropathie 265
– bei Rotatorenmanschettendefekt 72, 265

– sekundäres 148
– Sonographie, Schallkopfposition 119 ff
– bei sportlicher Überkopfbelastung 455 ff
– – Therapie 458 ff
– Steroidapplikation, selektive 274 f
– Stoßwellentherapie, extrakorporale 277
– strukturelle Veränderung 119
– Tendinosis calcarea 72, 265, 317 ff
– Theorie
– – der neuromuskulären Insuffizienz 259 ff
– – der primären Sehnendegeneration 259
– Therapie
– – antiinflammatorische 273 ff
– – Ergebnisse 282 f
– – konservative 273 ff
– – – gescheiterte 278
– Wurfbewegung, repetitive 451
– zervikogenes 148
Sublabral hole 6
Subluxation, akromioklavikuläre, kongenitale 177
Subluxationsarthropathie, akromioklavikuläre, Therapie, operative 584 f
Subskapularissehne 64, 156, 351, 568
– Druckschmerz 93
– Palpation 93
– Transposition bei Rotatorenmanschettenrekonstruktion 295
Subskapularissehnenabriss 304
Subskapularissehnendefekt, Lift-off-Test 80
Subskapularissehnenruptur, traumatische 314
Subskapularissehnenverlängerung 506
Sulcus
– bicipitalis 31, 310
– – Degeneration 12
– – fehlende Bizepssehnendarstellung bei Sonographie 132
– – Impaktierung 303
– – osteophytär obliterierter 303
– – Palpation 93
– deltoideopectoralis, Zugang zur Rotatorenmanschette 289
– intertubercularis 12
– – Ausformung 12
– – Bizepssehneninspektion, arthroskopische 158
– – Röntgenaufnahme 109
– – Variationsbreite 4
Sulkusaufnahme 109
Sulkusschnitt, sonographischer 121
– – Normalbefund 123 f
Sulkuszeichen 86 f, 397
Suppressionstest 96
Supraspinatusatrophie 527

Supraspinatuskanaleinengung, Akromioklavikulararthrose 352
Supraspinatus-Muscle-Belly-Rate 141
Supraspinatus-Outlet 9
Supraspinatus-Outlet-Aufnahme 106 ff
Supraspinatus-Outlet-Enge, sportliche Überkopfbelastung 456, 458
Supraspinatussehne 351, 568
– avaskuläre Zone 29
– critical Zone 29
– Durchblutungsstörung 28 f
– Einriss 463
– Gleitsehnenfunktion 260
– Impingement 9
– Kalkdepot, Röntgenaufnahme 108
– Magnetresonanztomographie 139
– Mobilisation 30
– Partialdefekt, rheumatische Erkrankung 223
– Refixation, transossäre 541
– Sonographie 119 f
– Verflechtung mit der Rotatorenmanschette 22
– Zerreißungskraft 259
Supraspinatussehnenausriss 541
Supraspinatussehnendefekt 254
– Signe du Clairon 81
Supraspinatussehnentotaldefekt 290
Supraspinatustest nach Jobe 81 f, 267
Supraspinatusverkalkung
– Klassifikation 320 f
– Sonogramm 320
Supratubercular Ridge 12
Syndrom der lateralen Achsellücke 150, 524
Synostose, korakoklavikuläre 177
Synovektomie 236 f
– endoskopische 158, 237
– glenohumerale, arthroskopische 158
– Operationstechnik 236 f
– bei primärer synovialer Chondromatose 490
– schmerzlindernder Effekt 236
Synoviaanalyse 215, 227
Synovialfalte, dreieckige 342
Synovialis
– Biopsie, Infktionsnachweis 215
– Magnetresonanztomographie 230
– Vaskularisation, Diagnostik 230 f
Synoviorthese 235 f
Synovitis
– akromioklavikulare 222
– glenohumerale 222
– Magnetresonanztomographie 230
– bei Omarthrose 473
– SAPHO-Syndrom 375
– sternoklavikulare 222

– villonoduläre, pigmentierte 624
– Arthroskopie 158
Szintigraphie 231 f
– dynamische 231
– bei Frozen Shoulder 344
– frühstatische 231
– Humeruskopfnekrose 482
– spätstatische 231

T

Tangentenzeichen nach Thomazeau 140
Technetium-99 m 231, 619
Tendinitis
– calcarea 149
– kristallinduzierte 319
Tendinosis 249
– calcarea 317 ff
– – Arthroskopie 160
– – Ätiologie 317
– – chronische 321
– – Corticosteroidinjektion, subakromiale 322
– – – Ergebnisse 325
– – Diagnostik 319 ff
– – – bildgebende 320 f
– – Differenzialdiagnose 321
– – Epidemiologie 318
– – Injektionstherapie 322
– – Kalkdepotlokalisation 318
– – Krankengymnastik 322
– – Kryotherapie 322
– – Needling 323
– – Operation, endoskopische 324
– – Operationsindikation 323
– – Pathogenese 317 f
– – Röntgenbestrahlung 323
– – – Ergebnisse 326
– – Röntgendiagnostik 320
– – Schmerzschub, postoperativer 324
– – Sonographie 320
– – Stoßwellentherapie, extrakorporale 277, 323
– – – Ergebnisse 325 f
– – Subakromialsyndrom 72, 265
– – Therapie, operative 323 ff
– – – Ergebnisse 326 f
– – Ultraschalltherapie 322
– – – Ergebnisse 325
– – Magnetresonanztomographie 139
Tendo capitis longi musculi biciitis s. Bizepssehne, lange
Tendopathiezeichen 267
– Rotatorenmanschette 72
– Tendinosis calcarea 319
Tennisspieler 457
– Subakromialsyndrom 458
Tenosynovialitis, Bizepssehne, lange 131 f
Th1-Läsion, geburtstraumatische 187
Thawing Shoulder 343
Thomazeau-Tangentenzeichen 140

Thoracic-outlet-Syndrom s. Schultergürtelsyndrom, neurovaskuläres
Thorax, Sagittaldurchmesser 4
Tikhoff-Linberg-Resektion 633 f
TNF-Inhibitor bei rheumatischer Erkrankung 235
Toivonen-Akromionwinkel 107
TOS (Thoracic-outlet-Syndrom) s. Schultergürtelsyndrom, neurovaskuläres
Tossy-Klassifikation, Akromioklavikulargelenkverletzung 568 f
Totalendoprothese, glenohumerale 500 f
– Gelenkpartnerkoppelung 500 f
– bei Humeruskopfnekrose 486
– Lockerung 511
– bei primärer synovialer Chondromatose 490
– Radiuskonformität 501
– Radiusnonkonformität 501
Translation
– anterosuperiore, Impingement, subakromiales 260
– Graduierung 89
– hintere 86
– untere 86
– vordere 86
Translationstest 85 f
Transplantat, kortikospongiöses, Glenoidaufbau 478
Trapeziusmuskelhämatom 575
Trapeziusmuskelparese 150
Trapeziustransfer
– Nachbehandlung 205
– Technik 204
– bei traumatischer Plexusläsion 203 f
– – Ergebnis 207 f
Traumaserie, röntgenologische 532
Triamcinolonhexacetonid 235
Triggerpunkte 92
Triple Verouillage 411
Trompeterzeichen 81
T-Shift-Kapselraffung 407
– bei atraumatischer unwillkürlicher hinterer Schulterinstabilität 429 f
– dorsale 429 f
– Ergebnis 433
– Modifikation 430
– Nachbehandlung 430
– glenoidseitige 430
– bei hinterer Schulterinstabilität 427 ff
– Indikation 418
Tuberculum
– majus
– – Abriss 387
– – – bei Schulterluxation 415 f
– – – veralteter 305
– – Anstoßen am Glenoidrand 39
– – Dislokation 415
– – Knochenkernentwicklung 6

– – Osteotomie 546, 559 f
– – Palpation 93
– minus
– – Abriss 387, 417, 464
– – Knochenkernentwicklung 6
– – Osteotomie 559 f
– – Palpation 93
– – Transfer bei Humeruskopf-Impressionsfraktur 546
– supraglenoidale, Abrissfraktur 464
Tuberculum-majus-Fraktur
– Fragmentdislokation 532 f
– Schraubenosteosynthese 541
– Therapie, operative 540 f
– Verschraubung, perkutane, nach Resch 541
– Zugang 541
– – anterolateraler 538
– Zuggurtung 541
Tuberculum-minus-Fraktur
– Fragmentdislokation 532 f
– Therapie, operative 541
Tuberkulaanheilung in Fehlstellung 565
Tuberkuladislokation, posttraumatische, Omarthrose 473
Tuberkularefixation nach Humeruskopfendoprothesenimplantation 557 f, 560
TUBS s. Schulterinstabilität, posttraumatische
Tubularisationstechnik, Bizepssehne, lange 316
Tumor 152
– Klassifikation 615
– Magnetresonanztomographie 145 f
– Probebiopsie 615
– Stadieneinteilung 614
Tumorähnliche Läsion
– Behandlung 622, 624
– Kryotherapie 619
– Magnetresonanztomographie 145 f
Tumorart 612
Tumorentstehung 612
Tumorexzision
– intrakapsuläre 620
– marginale 620
– radikale 620
– weite 620
Tumorlokalisation 613
Tumor-Nekrose-Faktor-Inhibitor bei rheumatischer Erkrankung 235
Tumoroperation, extremitätenerhaltende 633 f
Tumorspezialendoprothese 626
Turbofaktor 137

U

Überkopfbelastung, sportliche 451 ff
Überkreuzungstest 355
UCLA-Score (University of California Los Angeles Score) 98
Unfallbegriff 642
Unfallhergang 649

Unfallversicherung
- gesetzliche 642
- Körperschadenentschädigung 654
- private 642
University of California Los Angeles Score 98
Untersuchungsbefund, klinischer, Vieldeutigkeit 95
Untersuchungsgang, klinischer 97
Usuren, rheumatisch bedingte 229

V

Vakuumphänomen 371
Vena
- axillaris 26
- cephalica 26
- subclavia, Kompression 523
Verbindung
- kostoklavikuläre, Rekonstruktion 594 f
- sternoklavikuläre, Rekonstruktion 594 f
Verkalkung, periartikuläre 247
Verschraubung, korakoklavikuläre 580
Volleyballspieler
- Impingement 457
- Nervus-suprascapularis-Syndrom 527

Vorbeugungstest nach Kölbel 85
V-Y-Plastik, Kapselshift, arthroskopischer 161

W

Wachstumsprothese 634
Wasserballspieler, Subakromialsyndrom 456
Weaver-Dunn-Operation 581 f, 600
- Modifikation 582
Weichteildefekt, periartikulärer, rheumatisch bedingter 225
Weichteilhämangiom, Magnetresonanztomographie 145
Weichteil-Release bei geburtstraumatischer Plexuslähmung 193
Weichteiltumor, Magnetresonanztomographie 146
Weichteilveränderung, Sonographie 118 ff
Western Ontario Shoulder Instability Index 100
West-Point-Aufnahme 110
White/Milch-Technik, Humeruskopfreposition 402
α-Winkel 9 f
β-Winkel 9 f
Woodward-Operation bei Sprengel-Deformität 170 f

WOSI (Western Ontario Shoulder Instability Index) 100
Wright-Test 94, 523
Wundinspektion, postoperative 216
Wurfbewegung
- Biomechanik 452 f
- repetitive 451 ff
- Schultergürtelfunktion 453
- Schulterverletzung 450
Wurfsportler, Impingement, posterosuperiores 39
Wurzelblockade, zervikale, selektive 268

Y

Y-Aufnahme 106 ff, 270 f
- Humeruskopf-4-Fragment-Fraktur, Therapie 555
- posttraumatische 532
- Projektionsverhältnisse 270 f
- bei Rotatorenmanschettenverkalkung 320
Yergason-Test 81 f

Z

Zementplombe 624 f
Zervikalsyndrom
- pseudoradikuläres 524
- radikuläres 150, 524
- - Anamnese 266

Zervikoaxilläres Syndrom 520
Zervikothorakobrachialer Übergang, Pathologie 524
Zimmer-Röntgenaufnahmetechnik 369 f
Zosterneuritis 151 f
Zugang
- anterolateraler 538
- deltopektoraler 537 f
- - erweiterter 559, 561
Zügel
- posteriorer 156
- vorderer 156
Zuggurtung
- Akromioklavikulargelenkverletzung 579
- Humerus-4-Fragment-Fraktur, proximale 542
- Klavikulafraktur, laterale 601
- Tuberculum-majus-Fraktur 541
Zusammenhangsbeurteilung, versicherungsrechtlicher
- Ereignisablauf 651 f
- 4-Säulen-Modell 651 ff
- Verletzungsbild 651
- Vorgeschichte 651 f
Zwangstranslation 410
- glenohumerale 37
Zwei-Schritt-Akromioplastik 279, 281